翻译此书，对学科意义深远。

我很赞赏译者的眼光和努力……

张鹏

学术经典权威著作

古世瑞

麦卡锡
整形外科学

Plastic Surgery: Aesthetic

美容卷

第 4 版

人民卫生出版社
·北 京·

图书在版编目（CIP）数据

麦卡锡整形外科学 . 美容卷 /（美）J. 彼得·鲁宾
（J. Peter Rubin）主编；范巨峰，宋建星主译 . —北
京：人民卫生出版社，2021.8
　ISBN 978-7-117-31801-3

　I. ①麦…　Ⅱ. ①J…②范…③宋…　Ⅲ. ①美容 –
整形外科学　Ⅳ. ①R62

中国版本图书馆 CIP 数据核字（2021）第 137716 号

人卫智网　**www.ipmph.com**	医学教育、学术、考试、健康，	
	购书智慧智能综合服务平台	
人卫官网　**www.pmph.com**	人卫官方资讯发布平台	

图字：01-2020-5490 号

麦卡锡整形外科学：美容卷
Maikaxi Zhengxing Waikexue：Meirong Juan

主　　译：范巨峰　宋建星
出版发行：人民卫生出版社（中继线 010-59780011）
地　　址：北京市朝阳区潘家园南里 19 号
邮　　编：100021
E - mail：pmph @ pmph.com
购书热线：010-59787592　010-59787584　010-65264830
印　　刷：北京盛通印刷股份有限公司
经　　销：新华书店
开　　本：889×1194　1/16　印张：52
字　　数：2080 千字
版　　次：2021 年 8 月第 1 版
印　　次：2021 年 9 月第 1 次印刷
标准书号：ISBN 978-7-117-31801-3
定　　价：698.00 元

打击盗版举报电话：**010-59787491**　**E-mail：WQ @ pmph.com**
质量问题联系电话：**010-59787234**　**E-mail：zhiliang @ pmph.com**

总主编　Peter C. Neligan
总主译　范巨峰

麦卡锡
整形外科学
Plastic Surgery: Aesthetic

美容卷

第 4 版

主　　编　J. Peter Rubin
多媒体主编　Daniel Z. Liu
主　　译　范巨峰　宋建星
主　　审　范巨峰　李世荣　江 华

人民卫生出版社
·北 京·

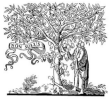

ELSEVIER

Elsevier (Singapore) Pte Ltd.

3 Killiney Road

#08-01 Winsland House I

Singapore 239519

Tel: (65) 6349-0200

Fax: (65) 6733-1817

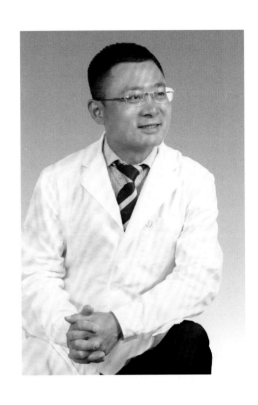

范巨峰，教授，主任医师，博士生导师。中国协和医科大学博士，哈佛大学医学院博士后。

中国医学科学院整形外科医院博士（硕士师从岳纪良教授，博士师从李森恺教授），美国哈佛大学医学院博上后（师从 Michael Yaremchuk），美国宾夕法尼亚大学附属医院访问学者（师从 Linton Whitaker），美国纽约大学医学院访问学者（师从 Joseph McCarthy）。美国哈佛大学医学院附属波士顿儿童医院、附属麻省眼耳医院、附属布列根和妇女医院，美国费城儿童医院访问学者。

现任北京朝阳医院整形美容中心主任，首都医科大学博士研究生导师，国家远程医疗与互联网医学中心整形美容专家委员会主任委员，中华医学会医学美容分会常务委员、美容技术学组组长，中国医师协会美容与整形医师分会常务委员、新技术学组组长，北京医学会医学美学与美容学分会副主任委员，中国整形美容协会脂肪医学分会副会长、抗衰老分会副会长，《中国美容整形外科杂志》副主编等职。

从事整形外科工作 20 余年，主要擅长面部年轻化手术，脂肪移植，眼部、鼻部、乳房美容整形，面部埋线提升，瘢痕治疗等。作为课题负责人与课题组主要成员，主持并参加国家自然科学基金项目、卫健委临床学科重点项目、教育部博士点基金等多个科研项目。入选北京市"215"高层次卫生技术人才项目、北京市科技新星计划、北京市优秀人才计划、首都医学发展科研基金项目、北京市"十百千"卫生人才"百"级项目。获北京市科学技术奖三等奖。发表 SCI 论文和国内核心期刊论文 40 余篇。

主编、主译人民卫生出版社专著 11 部：总主译第 3 版《麦卡锡整形外科学》（共 6 卷），主译第 4 版《麦卡锡整形外科学：乳房卷》；主编《注射美容外科学》，主编《埋线美容外科学》，主编《简明美容外科手术精要》，主编《医学抗衰老》。

译者名录

范巨峰　首都医科大学附属北京朝阳医院　整形外科

宋建星　上海长海医院　整形外科

陶　然　上海长海医院　整形外科

楼晓莉　上海长海医院　整形外科

韩　岩　中国人民解放军总医院第一医学中心
　　　　整形修复科

陈尤白　中国人民解放军总医院第一医学中心
　　　　整形修复科

李　丹　中国人民解放军总医院第一医学中心
　　　　整形修复科

陶　然　中国人民解放军总医院第一医学中心
　　　　整形修复科

郭伶俐　中国人民解放军总医院第一医学中心
　　　　整形修复科

郝立君　哈尔滨医科大学附属第一医院
　　　　整形美容中心

徐海倩　哈尔滨医科大学附属第一医院
　　　　整形美容中心

陈鑫玥　哈尔滨医科大学附属第一医院
　　　　整形美容中心

胡志奇　南方医科大学南方医院　整形美容外科

苗　勇　南方医科大学南方医院　整形美容外科

贾　真　南方医科大学南方医院　整形美容外科

刘林嶓　郑州大学第一附属医院　整形外科

李广帅　郑州大学第一附属医院　整形外科

王琪影　郑州大学第一附属医院　整形外科

吴毅平　华中科技大学同济医学院附属同济医院
　　　　整形外科

余　晶　华中科技大学同济医学院附属同济医院
　　　　整形外科

侯　楷　华中科技大学同济医学院附属同济医院
　　　　整形外科

滕　利　中国医学科学院整形外科医院　颅颌面外科
　　　　二中心

马刘红　中国医学科学院整形外科医院　颅颌面外科
　　　　二中心

穆　林　中国医学科学院整形外科医院　颅颌面外科
　　　　二中心

程　飚　中国人民解放军南部战区总医院　烧伤整形
　　　　外科

朱美抒　中国人民解放军南部战区总医院　烧伤整形
　　　　外科

郑志芳　中国人民解放军南部战区总医院　烧伤整形
　　　　外科

曾　东　中国人民解放军南部战区总医院　烧伤整形
　　　　外科

刘　流　昆明医科大学第一附属医院　整形外科

赵　娴　昆明医科大学第一附属医院　整形外科

龚　桌　昆明医科大学第一附属医院　整形外科

黄金龙　江苏省中医院(南京中医药大学附属医院)
　　　　整形外科

马志兵　江苏省中医院(南京中医药大学附属医院)
　　　　整形外科

王亚雯　江苏省中医院(南京中医药大学附属医院)
　　　　整形外科

谢宏彬　北京大学第三医院　整形外科

赵润蕾　北京大学第三医院　整形外科

王关卉儿　北京大学第三医院　整形外科

唐世杰　汕头大学医学院第二附属医院　整形外科

赵焓杏　汕头大学医学院第二附属医院　整形外科

朱镇森　汕头大学医学院第二附属医院　整形外科

宋慧峰　中国人民解放军总医院第四医学中心
　　　　烧伤整形科

岳晓彤　中国人民解放军总医院第四医学中心
　　　　烧伤整形科

陈甫寰　中国人民解放军总医院第四医学中心
　　　　烧伤整形科

丁维进　湖州南太湖医院　整形外科

曹卫刚　上海交通大学医学院附属第九人民医院
　　　　整复外科

王　杭　四川大学华西口腔医院　医疗美容科

刘　硕　四川大学华西口腔医院　医疗美容科

邱　禾　四川大学华西口腔医院　医疗美容科

编者名录

主编团队

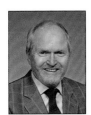

Editor-in-Chief
Peter C. Neligan, MB, FRCS(I), FRCSC, FACS
Professor of Surgery
Department of Surgery, Division of Plastic Surgery
University of Washington
Seattle, WA, USA

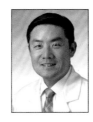

Volume 4: Lower Extremity, Trunk, and Burns
David H. Song, MD, MBA, FACS
Regional Chief, MedStar Health
Plastic and Reconstructive Surgery
Professor and Chairman
Department of Plastic Surgery
Georgetown University School of Medicine
Washington, DC, USA

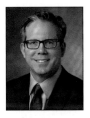

Volume 1: Principles
Geoffrey C. Gurtner, MD, FACS
Johnson and Johnson Distinguished Professor of
Surgery and Vice Chairman,
Department of Surgery (Plastic Surgery)
Stanford University
Stanford, CA, USA

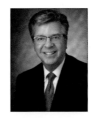

Volume 5: Breast
Maurice Y. Nahabedian, MD, FACS
Professor and Chief
Section of Plastic Surgery
MedStar Washington Hospital Center
Washington, DC, USA;
Vice Chairman
Department of Plastic Surgery
MedStar Georgetown University Hospital
Washington, DC, USA

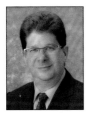

Volume 2: Aesthetic
J. Peter Rubin, MD, FACS
UPMC Professor of Plastic Surgery
Chair, Department of Plastic Surgery
Professor of Bioengineering
University of Pittsburgh
Pittsburgh, PA, USA

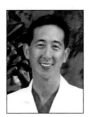

Volume 6: Hand and Upper Extremity
James Chang, MD
Johnson & Johnson Distinguished
Professor and Chief
Division of Plastic and Reconstructive Surgery
Stanford University Medical Center
Stanford, CA, USA

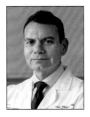

Volume 3: Craniofacial, Head and Neck Surgery
Eduardo D. Rodriguez, MD, DDS
Helen L. Kimmel Professor of Reconstructive
Plastic Surgery
Chair, Hansjörg Wyss Department of Plastic
Surgery
NYU School of Medicine
NYU Langone Medical Center
New York, NY, USA

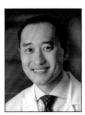

Multimedia editor
Daniel Z. Liu, MD
Plastic and Reconstructive Surgeon
Cancer Treatment Centers of America at Midwestern Regional Medical Center
Zion, IL, USA

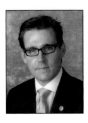

Volume 3: Pediatric Plastic Surgery
Joseph E. Losee, MD
Ross H. Musgrave Professor of Pediatric Plastic
Surgery
Department of Plastic Surgery
University of Pittsburgh Medical Center;
Chief Division of Pediatric Plastic Surgery
Children's Hospital of Pittsburgh
Pittsburgh, PA, USA

美容卷编者

Paul N. Afrooz, MD
Resident
Plastic and Reconstructive Surgery
University of Pittsburgh Medical Center
Pittsburgh, PA, USA

Jamil Ahmad, MD, FRCSC
Director of Research and Education
The Plastic Surgery Clinic
Mississauga;
Assistant Professor
Surgery
University of Toronto
Toronto, Ontario, Canada

Lisa E. Airan, MD
Aesthetic Dermatologist NYC
Private Practice;
Associate Clinical Professor Department of
Dermatology
Mount Sinai School of Medicine
New York, NY, USA

Gary J. Alter, MD
Assistant Clinical Professor
Division of Plastic Surgery
University of California
Los Angeles, CA, USA

Al S. Aly, MD
Professor of Plastic Surgery
Aesthetic and Plastic Surgery Institute University
of California Irvine
Orange, CA, USA

Khalid Al-Zahrani, MD, SSC-PLAST
Assistant Professor
Consultant Plastic Surgeon
King Khalid University Hospital
King Saud University
Riyadh, Saudi Arabia

Bryan Armijo, MD
Plastic Surgery Chief Resident
Department of Plastic and Reconstructive
Surgery
Case Western Reserve/University Hospitals
Cleveland, OH, USA

Daniel C. Baker, MD
Professor of Surgery
Institute of Reconstructive Plastic Surgery
New York University Medical Center
Department of Plastic Surgery
New York, NY, USA

Fritz E. Barton Jr., MD
Clinical Professor
Department of Plastic Surgery
UT Southwestern Medical Center
Dallas, TX, USA

Leslie Baumann, MD
CEO
Baumann Cosmetic and Research Institute
Miami, FL, USA

Miles G. Berry, MS, FRCS(Plast)
Consultant Plastic and Aesthetic Surgeon
Institute of Cosmetic and Reconstructive
Surgery
London, UK

Trevor M. Born, MD
Division of Plastic Surgery
Lenox Hill/Manhattan Eye Ear and Throat
Hospital North Shore-LIJ Hospital
New York, NY, USA;
Clinical Lecturer
Division of Plastic Surgery
University of Toronto Western Division
Toronto, Ontario, Canada

Terrence W. Bruner, MD, MBA
Private Practice
Greenville, SC, USA

Andrés F. Cánchica, MD
Chief Resident of Plastic Surgery
Plastic Surgery Service Dr. Osvaldo Saldanha
São Paulo, Brazil

Joseph F. Capella, MD
Chief Post-bariatric Body Contouring
Division of Plastic Surgery
Hackensack University Medical Center
Hackensack, NJ, USA

Robert F. Centeno, MD, MBA
Medical Director
St. Croix Plastic Surgery and MediSpa;
Chief Medical Quality Officer
Governor Juan F. Luis Hospital and Medical
Center
Christiansted, Saint Croix, United States Virgin
Islands

Ernest S. Chiu, MD, FACS
Associate Professor of Plastic Surgery
Department of Plastic Surgery
New York University
New York, NY, USA

Jong Woo Choi, MD, PhD, MMM
Associate Professor
Department of Plastic and Reconstructive
Surgery
Seoul Asan Medical Center
Seoul, South Korea

Steven R. Cohen, MD
Senior Clinical Research Fellow, Clinical
Professor
Plastic Surgery
University of California
San Diego, CA;
Director
Craniofacial Surgery
Rady Children's Hospital, Private Practice,
FACES+ Plastic Surgery, Skin and Laser Center
La Jolla, CA, USA

Sydney R. Coleman, MD
Assistant Clinical Professor
Plastic Surgery
New York University Medical Center
New York;
Assistant Clinical Professor
Plastic Surgery
University of Pittsburgh Medical Center
Pittsburgh, PA, USA

Mark B. Constantian, MD
Private Practice
Surgery (Plastic Surgery)
St. Joseph Hospital
Nashua, NH, USA;
Adjunct Clinical Professor
Surgery (Plastic Surgery)
University of Wisconsin School of Medicine
Madison, WI, USA;
Visiting Professor
Plastic Surgery
University of Virginia Health System
Charlottesville, VA, USA

Rafael A. Couto, MD
Plastic Surgery Resident
Department of Plastic Surgery
Cleveland Clinic
Cleveland, OH, USA

Albert Cram, MD
Professor Emeritus
University of Iowa
Iowa City Plastic Surgery
Coralville, IO, USA

Phillip Dauwe, MD
Department of Plastic Surgery
University of Texas Southwestern Medical
School
Dallas, TX, USA

Dai M. Davies, FRCS
Consultant and Institute Director
Institute of Cosmetic and Reconstructive
Surgery
London, UK

Jose Abel De la Peña Salcedo, MD, FACS
Plastic Surgeon
Director
Instituto de Cirugia Plastica S.C.
Huixquilucan
Estado de Mexico, Mexico

Barry DiBernardo, MD, FACS
Clinical Associate Professor, Plastic Surgery
Rutgers, New Jersey Medical School
Director New Jersey Plastic Surgery
Montclair, NJ, USA

Felmont F. Eaves III, MD, FACS
Professor of Surgery, Emory University
Medical Director, Emory Aesthetic Center
Medical Director, EAC Ambulatory Surgery
Center
Atlanta, GA, USA

Marco Ellis, MD
Director of Craniofacial Surgery
Northwestern Specialists in Plastic Surgery;
Adjunct Assistant Professor
University of Illinois Chicago Medical Center
Chicago, IL, USA

Dino Elyassnia, MD
Associate Plastic Surgeon
Marten Clinic of Plastic Surgery
San Francisco, CA, USA

Julius Few Jr., MD
Director
The Few Institute for Aesthetic Plastic Surgery;
Clinical Professor
Plastic Surgery
University of Chicago Pritzker School of
Medicine
Chicago, IL, USA

Osvaldo Ribeiro Saldanha Filho, MD
Professor of Plastic Surgery
Plastic Surgery Service Dr. Osvaldo Saldanha
São Paulo, Brazil

Jack Fisher, MD
Associate Clinical Professor
Plastic Surgery
Vanderbilt University
Nashville, TN, USA

Nicholas A. Flugstad, MD
Flugstad Plastic Surgery
Bellevue, WA, USA

**James D. Frame, MBBS, FRCS, FRCSEd,
FRCS(Plast)**
Professor of Aesthetic Plastic Surgery
Anglia Ruskin University
Chelmsford, UK

Jazmina M. Gonzalez, MD
Bitar Cosmetic Surgery Institute
Fairfax, VA, USA

Richard J. Greco, MD
CEO
The Georgia Institute For Plastic Surgery
Savannah, GA, USA

Ronald P. Gruber, MD
Adjunct Associate Clinical Professor
Division of Plastic and Reconstructive Surgery
Stanford University
Stanford, CA
Clinical Association Professor
Division of Plastic and Reconstructive Surgery
University of California San Francisco
San Francisco, CA, USA

Bahman Guyuron, MD, FCVS
Editor in Chief, Aesthetic Plastic Surgery Journal
Emeritus Professor of Plastic Surgery
Case School of Medicine
Cleveland, OH, USA

Joseph P. Hunstad, MD, FACS
Associate Consulting Professor
Division of Plastic Surgery
The University of North Carolina at Chapel Hill;
Private Practice
Huntersville/Charlotte, NC, USA

Clyde H. Ishii, MD, FACS
Assistant Clinical Professor of Surgery
John A. Burns School of Medicine;
Chief, Department of Plastic Surgery
Shriners Hospital
Honolulu Unit
Honolulu, HI, USA

Nicole J. Jarrett, MD
Department of Plastic Surgery
University of Pittsburgh
Pittsburgh, PA, USA

Elizabeth B. Jelks, MD
Private Practice
Jelks Medical
New York, NY, USA

Glenn W. Jelks, MD
Associate Professor
Department of Ophthalmology
Department of Plastic Surgery
New York University School of Medicine
New York, NY, USA

Mark Laurence Jewell, MD
Assistant Clinical Professor Plastic Surgery
Oregon Health Science University
Portland, OR, USA

David M. Kahn, MD
Clinical Associate Professor of Plastic Surgery
Department of Surgery
Stanford University School of Medicine
Stanford, CA, USA

Michael A. C. Kane, BS, MD
Attending Surgeon
Plastic Surgery
Manhattan Eye, Ear, and Throat Hospital
New York, NY, USA

David L. Kaufman, MD, FACS
Private Practice Plastic Surgery
Aesthetic Artistry Surgical and Medical Center
Folsom, CA, USA

Jeffrey Kenkel, MD
Professor and Chairman
Department of Plastic Surgery
UT Southwestern Medical Center
Dallas, TX, USA

Kyung S. Koh, MD, PhD
Professor of Plastic Surgery
Asan Medical Center, University of Ulsan School
of Medicine
Seoul, South Korea

Tracy Leong, MD
Dermatology
Rady Children's Hospital - San Diego;
Sharp Memorial Hospital;
University California San Diego Medical Center
San Diego;
Private Practice, FACES+ Plastic Surgery, Skin
and Laser Center
La Jolla, CA, USA

Steven M. Levine, MD
Assistant Professor of Surgery (Plastic)
Hofstra Medical School, Northwell Health,
New York, NY, USA

Michelle B. Locke, MBChB, MD
Senior Lecturer in Surgery
Department of Surgery
University of Auckland Faculty of Medicine and
Health Sciences;
South Auckland Clinical Campus
Middlemore Hospital
Auckland, New Zealand

Alyssa Lolofie
University of Utah
Salt Lake City, UT, USA

Timothy J. Marten, MD, FACS
Founder and Director
Marten Clinic of Plastic Surgery
San Francisco, CA, USA

Bryan Mendelson, FRCSE, FRACS, FACS
The Centre for Facial Plastic Surgery
Toorak, Victoria, Australia

Constantino G. Mendieta, MD, FACS
Private Practice
Miami, FL, USA

Drew B. Metcalfe, MD
Division of Plastic and Reconstructive Surgery
Emory University
Atlanta, GA, USA

Gabriele C. Miotto, MD
Emory School of Medicine
Atlanta, GA, USA

Foad Nahai, MD
Professor of Surgery
Division of Plastic and Reconstructive Surgery
Department of Surgery
Emory University School of Medicine
Emory Aesthetic Center at Paces
Atlanta, Georgia, USA

Suzan Obagi, MD
Associate Professor of Dermatology
Dermatology
University of Pittsburgh;
Associate Professor of Plastic Surgery
Plastic Surgery
University of Pittsburgh
Pittsburgh, PA, USA

Sabina Aparecida Alvarez de Paiva, MD
Resident of Plastic Surgery
Plastic Surgery Service Dr. Ewaldo Bolivar de
Souza Pinto
São Paulo, Brazil

Galen Perdikis, MD
Assistant Professor of Surgery
Division of Plastic Surgery
Emory University School of Medicine
Atlanta, GA, USA

Jason Posner, MD, FACS
Private Practice
Boca Raton, FL, USA

Dirk F. Richter, MD, PhD
Clinical Professor of Plastic Surgery
University of Bonn
Director and Chief
Dreifaltigkeits-Hospital
Wesseling, Germany

Thomas L. Roberts III, FACS
Plastic Surgery Center of the Carolinas
Spartanburg, SC, USA

Jocelyn Celeste Ledezma Rodriguez, MD
Private Practice
Guadalajara, Jalisco, Mexico

Rod J. Rohrich, MD
Clinical Professor and Founding Chair
Department of Plastic Surgery
Distinguished Teaching Professor
University of Texas Southwestern Medical Center
Founding Partner
Dallas Plastic Surgery Institute
Dallas, TX, USA

E. Victor Ross, MD
Director of Laser and Cosmetic Dermatology
Scripps Clinic
San Diego, CA, USA

J. Peter Rubin, MD, FACS
Chief
Plastic and Reconstructive Surgery
University of Pittsburgh Medical Center;
Associate Professor
Department of Surgery
University of Pittsburgh
Pittsburgh, PA, USA

Ahmad N. Saad, MD
Private Practice
FACES+ Plastic Surgery
Skin and Laser Center
La Jolla, CA, USA

Alesia P. Saboeiro, MD
Attending Physician
Private Practice
New York, NY, USA

Cristianna Bonnetto Saldanha, MD
Plastic Surgery Service Dr. Osvaldo Saldanha
São Paulo, Brazil

Osvaldo Saldanha, MD, PhD
Director of Plastic Surgery Service Dr. Osvaldo
Saldanha;
Professor of Plastic Surgery Department
Universidade Metropolitana de Santos
- UNIMES
São Paulo, Brazil

Renato Saltz, MD, FACS
Saltz Plastic Surgery
President
International Society of Aesthetic Plastic Surgery
Adjunct Professor of Surgery
University of Utah
Past-President, American Society for Aesthetic
Plastic Surgery
Salt Lake City and Park City, UT, USA

Paulo Rodamilans Sanjuan MD
Chief Resident of Plastic Surgery
Plastic Surgery Service Dr. Ewaldo Boliar de
Souza Pinto
São Paulo, Brazil

Nina Schwaiger, MD
Senior Specialist in Plastic and Aesthetic
Surgery
Department of Plastic Surgery
Dreifaltigkeits-Hospital Wesseling
Wesseling, Germany

Douglas S. Steinbrech, MD, FACS
Gotham Plastic Surgery
New York, NY, USA

Phillip J. Stephan, MD
Clinical Faculty
Plastic Surgery
UT Southwestern Medical School;
Plastic Surgeon
Texoma Plastic Surgery
Wichita Falls, TX, USA

David Gonzalez Sosa, MD
Plastic and Reconstructive Surgery
Hospital Quirónsalud Torrevieja
Alicante, Spain

James M. Stuzin, MD
Associate Professor of Surgery
(Plastic) Voluntary
University of Miami Leonard M. Miller School of
Medicine
Miami, FL, USA

Daniel Suissa, MD, MSc
Clinical Instructor
Section of Plastic and Reconstructive Surgery
Yale University
New Haven, CT, USA

Charles H. Thorne, MD
Associate Professor of Plastic Surgery
Department of Plastic Surgery
NYU School of Medicine
New York, NY, USA

Ali Totonchi, MD
Assistant Professor
Plastic Surgery
Case Western Reserve University;
Medical Director Craniofacial Deformity Clinic
Plastic Surgery
MetroHealth Medical center
Cleveland, OH, USA

Jonathan W. Toy, MD, FRCSC
Program Director, Plastic Surgery Residency
Program Assistant Clinical Professor
University of Alberta
Edmonton, Alberta, Canada

Matthew J. Trovato, MD
Dallas Plastic Surgery Institute
Dallas, TX, USA

Simeon H. Wall Jr., MD, FACS
Director
The Wall Center for Plastic Surgery;
Assistant Clinical Professor
Plastic Surgery
LSU Health Sciences Center at Shreveport
Shreveport, LA, USA

Joshua T. Waltzman, MD, MBA
Private Practice
Waltzman Plastic and Reconstructive Surgery
Long Beach, CA, USA

Richard J. Warren, MD, FRCSC
Clinical Professor
Division of Plastic Surgery
University of British Columbia
Vancouver, British Columbia, Canada

Edmund Weisberg, MS, MBE
University of Pennsylvania
Philadelphia, PA, USA

Scott Woehrle, MS BS
Physician Assistant
Department of Plastic Surgery
Jospeh Capella Plastic Surgery
Ramsey, NJ, USA

Chin-Ho Wong, MBBS, MRCS, MMed(Surg), FAMS(Plast Surg)
W Aesthetic Plastic Surgery
Mt Elizabeth Novena Specialist Center
Singapore

Alan Yan, MD
Former Fellow
Adult Reconstructive and Aesthetic
Craniomaxillofacial Surgery
Division of Plastic and Reconstructive Surgery
Massachusetts General Hospital
Boston, MA, USA

Michael J. Yaremchuk, MD
Chief of Craniofacial Surgery
Massachusetts General Hospital;
Clinical Professor of Surgery
Harvard Medical School;
Program Director
Harvard Plastic Surgery Residency Program
Boston, MA, USA

James E. Zins, MD
Chairman
Department of Plastic Surgery
Dermatology and Plastic Surgery Institute
Cleveland Clinic
Cleveland, OH, USA

中文版序

世界整形外科历经了 2 600 多年的发展历程。公元前 6 世纪古印度婆罗门教的圣书 *Sushruta Samhita* 中记述了应用面颊部或前额皮瓣再造鼻缺损的全部过程，这可以看作最早有记载的整形外科萌芽。

plastic 一词出现于 1818 年，可以标志着整形外科的正式开始。plastic 起源于希腊语的 "*piastikos*"，由德国外科医师 Karl Fedlinand von Graefe（1787—1840 年）在 1818 年出版的专著 *Rhinoplasty* 中首先使用了这一术语。

1914—1939 年，是现代整形外科发展的初始阶段，这个时期奠定了今天整形外科的基本概念。而第二次世界大战及其以后的时代则是整形外科稳步发展的时期。第二次世界大战极大促进了整形外科的发展，可以说，整形外科是从战火中飞出的"金凤凰"。

Plastic Surgery 是世界整形外科的经典教材和权威著作，原名 *Reconstructive Plastic Surgery*，它总结了之前已出版的各整形专科著作，第 1 版成书于 1964 年，主编是 John Converse。1977 年，Converse 出版了第 2 版 *Reconstructive Plastic Surgery*。1990 年，Joseph McCarthy 担任了这套丛书的主编，并改名为 *Plastic Surgey*，该丛书共 8 卷，无论对国外整形外科还是中国整形外科，都产生了巨大的影响。2006 年，Stephen J. Mathes 主编出版了 *Plastic Surgey*（第 2 版）。遗憾的是，当时尚无中文译本，语言成了中国医生学习这套著作的障碍！

2013 年，Peter C. Neligan 主编出版了 *Plastic Surgey*（第 3 版）。同年，首都医科大学附属北京朝阳医院整形外科范巨峰主任作为总主译，组织了全国 120 多位专家开始翻译这套巨著，至 2019 年 6 月，这套 6 卷、共 3 000 万字的中文译本终于由人民卫生出版社全部出版，取名为《麦卡锡整形外科学》，以纪念本套丛书中最著名、影响力最大的由 McCarthy 主编的 1990 年版本。中译本的译者们不仅为中国医生解决了语言问题，而且在翻译中融入自身经验，非常有助于加深年轻医生对经典著作的学习和理解，为帮助中国医生走向国际整形外科学术殿堂搭起了桥梁。

2018 年，Peter C. Neligan 主编出版了 *Plastic Surgey*（第 4 版），范巨峰教授于第一时间组织了全国最优秀的整形外科专家开始翻译，他们根据第 3 版读者们的反映和需求，先从《乳房卷》《美容卷》开始翻译。

如果仅仅从章节标题来看，第 4 版和第 3 版《美容卷》的区别并不大，只是顺序发生了一些变动。但是，由于原著《美容卷》主编和部分章节作者发生了变更，内容自然会有相应变化。而且即便是一些没有变动的作者，其近年来观念的更新也体现在了一些章节的核心内容里。医学翻译工作的特点是："越是核心的内容越在细微处，越是细微的差别越见专家真功夫"。这就需要中文译者们花费大量的时间、精力去理解分析鉴别这些变化和更新。"新观念不一定就是对的，老观念经过了时间检验，也未必是错的"。不要小看这部分工作，翻译专家只有花费了大量的时间去检索和阅读文献之后，结合自己的临床经验，才能确切翻译。当译者质疑原作观点时，本书有时还会附上主流观点，以供读者参考。为了精益求精，第 4 版美容卷中大约 10 章内容，请了国内 4~5 组专家反复翻译和审校，这比第 3 版的翻译标准高出许多（第 3 版每章请一组专家翻译，另一组审校，共两组）。

中译本的翻译和审校工作非常有特色，集中了国内近年来整形美容领域最优秀、最活跃的一批大专家、大教授们——他们个人临床经验丰富、专业水平高；都有国外留学经历，英文水平高；最重要的是，他们对中国整形外科事业有着强烈的责任感和使命感。正是由于参与翻译和审校专家们投入了巨大的心血和努力，才呈现给了我们这部学术经典和权威著作。初步感觉本书的翻译质量较上一版更高。当然，最终的评价取决于广大读者。

2020 年翻译期间,正值新冠疫情肆虐,每位专家既要克服疫情带来的巨大心理压力,又要投入到各自岗位的抗疫工作中去,同时还要保质保量地完成翻译工作,实属不易！这段人类历史上的特殊时期令我们铭记！

我为第 4 版《麦卡锡整形外科学:美容卷》能在疫情期间高效完成翻译且保证了高水平的翻译质量感到高兴和欣慰。希望这部新版经典著作能在上一版的基础上,进一步帮助更多的中国医生打开眼界、了解世界、学到知识、提高技术,从而与世界接轨,更好地提高医术、更好地为患者服务。

我很荣幸为第 4 版《麦卡锡整形外科学:美容卷》作序。

李世荣

中国人民解放军陆军军医大学　三级教授　主任医师　博士生导师

中华医学会医学美容分会　主任委员

《中华医学美学美容杂志》主编

中华医学会医学美容教育学院　院长

2021 年 5 月

译　序

Plastic Surgery 是国际上经典的整形外科学著作,被誉为"整形外科学的圣经"。然而受语言的影响,国内真正能够通读整套英文原著的医生并不多,这大大限制了国内医生学习世界整形外科学先进技术和理念的机会。我在读研究生时,就一直有一个想法,如果能把 *Plastic Surgery* 翻译成中文,该有多好!当 2006 年我在纽约大学见到 *Plastic Surgery* 的主编 Joseph G. McCarthy 本人时,这个想法变得史为强烈,直到 2013 年人民卫生出版社的一位老师鼓励我把理想实现。

2013 年,刚好 Elsevier 出版社出版了 *Plastic Surgery*(第 3 版),当时还只有电子版。Elsevier 出版社和人民卫生出版社都非常支持我的想法,翻译此书的事情一拍即合。我们邀请到了全国 120 余位专家参与了翻译工作。邀请的专家都有着共同的特点:博士学历、丰富的临床工作和手术实践经验、扎实的英文及中文功底,最重要的是对这项工作都有极大的热情和使命感。大家倾注了大量的心血,历经数载,至 2019 年 6 月,终于为读者呈现了全 6 卷、3 000 余万字的《麦卡锡整形外科学》(第 3 版)。正是由于参与翻译工作的专家们极高的专业水平和认真的工作态度,《麦卡锡整形外科学》(第 3 版)出版后收获了很好的反响,证明了 *Plastic Surgery* 著作本身的权威性和专业性,为中国的整形外科医生们提供了宝贵的学习资源。

《麦卡锡整形外科学》(第 3 版)的翻译和出版过程中受到了整形外科学界前辈们的悉心关怀和大力支持。张涤生院士于去世前两个月在病榻上为本书题词"翻译此书,对学科意义深远。我很赞赏译者的眼光和努力……"。中华医学会医学美容分会李世荣主任委员为多部分卷作序,并为全书题词"学术经典,权威著作"。而每当听到一位医生或在读博士告诉我,他从《麦卡锡整形外科学》中学到了知识、更新了观念时,我都倍感欣慰和兴奋。

所以,当 *Plastic Surgery*(第 4 版)在美国出版后,人民卫生出版社又与我商讨继续翻译新版著作时,我毫不犹豫地答应了。

在 *Plastic Surgery*(第 4 版)翻译和审校过程中,我们尽量做到了与第 3 版在词汇上的统一和标准化,同时沿用了原著 *Plastic Surgery* 的序列顺序和中文版《麦卡锡整形外科学》的书名,所以命名为《麦卡锡整形外科学》(第 4 版)。

《麦卡锡整形外科学:美容卷》(第 4 版)共 30 章,与第 3 版相比,内容粗看大致相似,但是主编更换了,同时新增和更换了部分章节作者。相对于第 3 版,有些章节表现为虽然篇幅变化不大,但是核心内容明显存在更新迭代。而一旦参与翻译和审校的国内专家没有与时俱进的更新观念或者知识面不够宽广,就会出现用"老思维解释新概念"的问题。有些内容虽然貌似只有一点点差异,但是失之毫厘谬以千里,甚至会出现南辕北辙的理解和翻译差异。为了精益求精,第 4 版中的部分内容,请了国内 4~5 组专家多次反复翻译和审校,涉及的内容有 10 章之多,这比第 3 版的翻译标准高出许多。

衷心感谢所有参与第 3 版、第 4 版《麦卡锡整形外科学》翻译和审校的专家们!衷心感谢学术界的前辈们!衷心感谢所有为《麦卡锡整形外科学》顺利出版做出过贡献的朋友们!衷心感谢一直支持《麦卡锡整形外科学》的读者同道们!

特别感谢疫情之下仍然初心不改,一如既往地支持中国整形事业,寒冬里为第 4 版《麦卡锡整形外科学:美容卷》伸出温暖之手的上海昊海生物科技股份有限公司和以色列飞顿激光公司。

第 4 版《麦卡锡整形外科学:美容卷》的翻译和出版过程,是疫情之下整形界同道不忘初衷、同舟共济、砥砺前行的过程,让我们铭记这段人类历史上的特殊时期!

谨以此书献给在 2020 年抗击新冠疫情中献出宝贵生命的白衣天使们!

谨以此书献给在 2020 年翻译本书期间永远离开我的亲爱的母亲闫玉珍!愿母亲在天堂为本书的出版而骄傲!

愿全球疫情早日结束,愿抗疫早日成功,愿人类永远健康!

范巨峰

首都医科大学附属北京朝阳医院整形外科　主任

2021 年 5 月

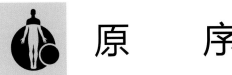

原　序

　　我在写本书第 3 版前言的时候提到，能够成为这个伟大系列著作的主编，我感到无比荣幸和惊喜。这一次，对于能够参与这个系列的更新工作，我同样感到无比感激。当 Elsevier 出版社给我来电，建议我开始准备第 4 版的时候，我的第一反应是为时过早。从 2012 年第 3 版出版到现在，整形外科领域能发生什么变化呢？而事实上，该领域在过去几年已经取得了长足的发展，我也希望本版著作能够将最新的知识纳入其中。

　　我们这一专业领域可谓意义非凡。最近，Chadra 和两位 Agarwal 在 *Plastic and Reconstructive Surgery—Global Open* 杂志中发表了一篇题为《整形外科学细分》的文章，并在文中提出了以下定义："整形外科学是外科学的一个专业分支，它解决的是器官在感观、活动与保护身体外向通道方面的畸形、缺陷和异常问题，方法包括但不限于组织的再造、植入、回植与移植，目的是恢复和改善器官的形态与功能，并使其更加美观。"这是一个包罗万象却又十分恰当的定义，体现了本专业领域所涉的范围之广。

　　在第 3 版中，我介绍了每一位分卷主编。事实上，整形外科分支已十分多元，一个人已无法成为所有分支领域的专家，我本人自然也不是这样的专家。我认为这次的编写工作能够顺利进行，是因为各个分卷的主编不仅能凭借其专业知识成为各个分支的最佳代表，并且十分熟悉各自领域的最新进展和推动其发展的人物。我们在新版著作中延续了这样的合作模式。上一版著作的 7 位主编中的 4 位继续为本版做出了贡献，带来了最新、最专业的内容。Gurtner、Song、Rodriguez、Losee 和 Chang 负责各自分卷的更新工作，对部分内容作了保留，部分作了大范围修订，部分作了补充，还有部分作了删减。Peter Rubin 接替了 Rick Warren，负责《美容卷》的编写工作。美学分支在整形外科领域的地位有些特别，但同样十分重要。Warren 出色地完成了第 3 版《美容卷》的编写工作。然而，尽管他十分热爱这样的工作，但再次接受这一任务超出了他本人的意愿。与之类似，Jim Grotting 也出色地完成了上一版《乳房卷》的编写工作，但他决定，在新版中对该卷内容作大量修改的工作应该由一位观点新颖的人来担任。于是，Maurice Nahabedian 接过了这一任务。我希望读者会喜欢这两卷中修改的内容。

　　Allen Van Beek 是上一版的视频主编，他汇总了大量优质的视频资料，作为对文本的补充。这一次，我们希望更进一步。虽然我们对文本相关的视频已经作了大量补充（视频总数超过了 170 个），但我们同时还补充了与所选章节相关的讲座视频。我们筛选出了关键的章节，并将章节中所用的图片加入讲座视频中，制作了章节的口述展示版本，并在线上发布。Daniel Liu 接替了 Van Beek，担任了本版的多媒体主编（非视频主编），对本书的出版做出了巨大的贡献。本书各关键章节的展示视频一共超过 70 个，最大程度上方便了各位读者尽其所能，以最简单的方式获取知识。其中的许多展示都是由各对应章节的作者亲自完成，其余展示由 Liu 教授和我根据各章节内容进行汇编。希望这些内容能够对读者有所帮助。

　　读者或许想知道这一系列工作都是如何完成的。在对本版进行规划期间，由 Belinda Kuhn 带领的 Elsevier 团队和我在旧金山进行了一次面对面会谈。各分卷的主编以及在伦敦工作的编辑团队也都参加了会议。我们花了整整 1 周的时间，把第 3 版著作逐卷、逐章审阅了一遍。随后，我们决定了哪些内容需要保留，哪些需要补充，哪些需要修订，哪些需要改写。我们同时还决定了各章节的作者，保留了许多现有的作者，也让一些新作者接替了原作者，这样做的目的是让著作能够真实反映该领域所发生的变化。此外，我们还决定要对著作进行一些务实的改动。例如，读者会注意到，我们省略了 6 个分卷中的第二到第六分卷的全部索引，只突出了这几个分卷的目录。这让我们得以为每个分卷省下几百页的篇幅，降低了出版成本，并将这部分成本用于升级的网络内容的制作。

自第 3 版出版以来,我走遍了世界各地,见证了这一版著作对该领域产生的巨大影响,尤其是人才培养方面的影响,并对此深感触动。无论我走到哪里,都有人告诉我,这部著作是他们重要的教学资源,是知识的源泉。第 3 版著作已被译成葡萄牙语、西班牙语和中文,我对此倍感欣慰,也得到了极大的鼓励。我希望此次出版的第 4 版能够继续为该领域做出贡献,为执业外科医生提供宝贵资源,也能够让正在接受培训的人员做好准备,迎接未来在整形外科领域的职业生涯。

Peter C. Neligan

Seattle, WA

September, 2017

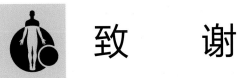

致　　谢

　　我的妻子 Gabrielle Kane 一直是我的坚强后盾。在工作中,她不仅给予我鼓励,还依据她本人在医学领域的工作和教育经验,对我提出了建设性的批评意见。对此,我无以为报。本系列著作得以付梓,得益于 Elsevier 出版社的编辑团队。感谢 Belinda Kuhn 带领的团队,成员包括 Alexandra Mortimer、Louise Cook 以及最新加入的 Sam Crowe。Elsevier 出版社的加工团队在本项目的推进过程中同样发挥了关键作用。Geoff Gurtner、Peter Rubin、Ed Rodriguez、Joe Losee、David Song、Mo Nahabedian、Jim Chang 和 Dan Liu 作为分卷主编对本版著作进行了编写和修订,对保持本系列著作的专业性和时效性作出了重要贡献。Nick Vedder 带领的、我在华盛顿大学的同事团队为我提供了持续不断的鼓励与支持。最后,也是最重要的,感谢参与了本项目的各位住院医师和实习医师,是他们让我们保持专注,并为他们提供最佳的解决方案。

Peter C. Neligan,MB,FRCS(I),FRCSC,FACS

　　致我挚爱的家人:我的妻子 Julie 对我坚定不移的支持和鼓励,让这一切得以实现;还有我们的孩子 Eliana、Liviya、Zachary 和 Talya,他们让我们的生活充满了乐趣。

J. Peter Rubin,MD,FACS

目　录

下篇　全身美容手术

视　　频

献给未来的整形医生们。

接过火炬，带领我们前进吧！

Dedicated to future plastic surgeons.

Take up the torch and lead us forward!

第1章

患者管理

Michelle B. Locke,Foad Nahai

概要

- 社会对整形手术的需求正在增加:
  - 美国整形美容外科学会(American Society for Aesthetic Plastic Surgery,ASAPS)报告的整形手术的数量自 1997 年以来增长了 82%;
  - 35~50 岁的女性是手术和非手术治疗的最大患者群体。
- 了解患者的手术动机和对结果的期望是术后满足患者的关键:
  - 管理患者的术后期望需要充分、耐心的教育
  - 术前做好反复沟通,再次确认
  - 务必在术前讨论中确认修订手术的方案。
- 术后随访应包括详细的文字说明和外科医生的联系方式:
  - 术后需要定期随访,以帮助患者康复
  - 应对情绪低落或对结果不满意的患者增加随访次数,加强沟通。

为获得医生和患者一致满意的结果,了解患者的手术动机、期待值和愿望与手术技术同样重要[1]。

社会对美容手术的兴趣

美的概念

美是什么? 吸引力的概念似乎是与生俱来的,并且在不同的文化和宗教中都很相似。尽管它可能会受到社会趋势和广告的影响,但研究表明,主观吸引力在很大程度上是生物学性的,个人偏好的影响只占了一小部分。对不同文化群体的身体吸引力一致性的评级研究表明,面部吸引力是特定物种一致而非特定种族一致[2,3]。美国的一项研究表明,

亚裔、西班牙裔、白人和非裔美国人提供的关于面部整体美观程度的评级具有很高的相关性,尽管面部表情和性成熟等特征对某些文化群体的影响要大于其他文化群体,但总体上还是面部吸引力的影响最大[3]。同样,白人和非裔美国人对身材的判断也有所不同。判断可能会受到文化的影响;例如,传统的罗马鼻在大小和形状上与非裔美国人的鼻子截然不同,因此对于一个人可能是畸形的部位可能对另一个人却有吸引力。对于美是什么,或者如何定义一张漂亮的脸的问题,没有简单的答案。

为了确定什么是吸引人的面孔,一些研究人员评估了面部特征,方法是先对个体的面孔进行判断,再将结果与计算机生成的合成面孔进行比较[4,5]。该研究表明了合成面孔比单独面孔更具吸引力的趋势,因此研究人员宣称"有吸引力的面孔是平均脸"。其他人对此说法提出异议,称数学上平均的脸与这里提到的平均脸是不相同的[6,7]。有趣的是,在对陌生人的面部吸引力进行判断时,对受试者进行功能磁共振成像扫描表明,面部吸引力随眼神接触而增加,而不是个体吸引力本身会增加[8,9]。这些研究还表明,面部吸引力是陌生人可以快速识别的基本条件。实际上,判断一个陌生人的吸引力只需要 150 毫秒,这一过程中眼睛也不会转动。

过去 30 年,有 2 000 多篇有关面部吸引力研究的文章发表。20 世纪 70 年代和 80 年代的社会和心理学文献广泛研究了对外表吸引力的反应,统计数据表明,外表吸引力对人的自尊和幸福感具有显著影响[2]。这意味着,美貌的影响力不仅仅是肤浅的外表[10]。儿科研究表明,父母会为有魅力的孩子提供更好的照顾,并对更可爱的婴儿做出更积极的回应[11]。研究还表明,有魅力的女人会得到更多的约会,并被认为具有更积极的社会属性。Housman 认为[10]有魅力的人比没有魅力的人更有可能被雇用、晋升,并获得更高的薪水。有吸引力的人一生中可能获得成功和幸福的机会更大。由于潜在的好处远不止自尊心的提高,因此人们为了提高他们的吸引力或矫正畸形而进行手术和非手术的整形也就不足为奇了。

整形手术的社会接受度不断提高

整形外科专业起源于先天性缺陷和后天性损伤的重建手术,纯粹出于美学原因的外科手术后来才被纳入该领域。美国各地的研究表明,整形手术的社会接受度正在增加。《2010 年美国整形美容外科协会速览》消费者态度调查发现,53% 的女性和 49% 的男性接受手术,而 27% 的已婚美国人和 33% 的未婚美国人会考虑进行手术[12]。如果将这些态度与 5 年前的结果进行比较,当时只有 20% 的美国人愿意接受整形手术。最近 RealSelf.com(一个在线社交媒体风格的网络社区,用于学习和共享有关整形手术程序的信息)于 2014 年 12 月委托 Zeitgeist Research 进行了一项消费者态度调查[13]。接受调查的女性中,有 30% 以上准备接受整形手术以改变容貌,7% 的人已经做过整形手术[13]。

这种接受度的提高可能与近年来媒体的广泛报道有关,这使整形手术本质上变得常态化,并增加了整形手术的收益[14]。这其中包括名人公开讨论其整形手术的过程,以及自 2002 年以来一直播出的流行电视节目 *Nip/Tuck* 系列和真人秀节目 *Dr. 90210* 与 *Extreme Makeover*。即使 E！电视台的最新节目 *Botched* 专注报道整形手术的问题,也不太可能使观众对整形手术的态度产生负面影响,因为整形手术仍被认为是一种使不快乐的患者的身体恢复理想状态的有效方法。除了电视媒体以外,Facebook 和 Instagram 等社交媒体网站近年的兴起还导致年轻的患者定期上传自拍照。有人提出,缺陷会被相机镜头放大,促使年轻一代转向整形手术来矫正或改善其外观[15]。然而,使整形手术成为主流娱乐形式的弊端在于:人们对手术的意义、复杂性、恢复时间以及潜在的并发症产生了误解。这些问题增加了患者提出不切实际的期望值的可能性,整形外科医师必须在术前面诊时明确地和患者交流这些问题。

2016 年的 ASAPS 外科手术统计数据显示,最常进行的整形手术为吸脂术(414 335 例)和隆乳术(310 444 例)(图 1.1)[16]。与 1997 年以来的外科手术统计相比,这些手术的数量有显著的增加(图 1.2)。这与在此期间进行的整形手术总体相比,增长率几乎达到 100%。在同一时期,非手术美容数量也出现了显著增长,例如注射(肉毒杆菌毒素,透明质酸等),激光脱毛和换肤技术,其增长速度超过了外科手术,

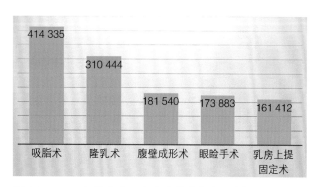

图 1.1　2016 年排名前五位的外科手术类型(美国整形美容外科学会 2016 年数据)

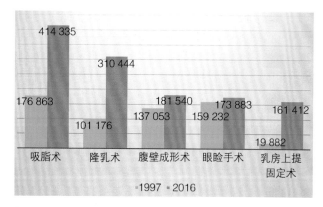

图 1.2　1997 年至 2016 年手术数量的变化(美国整形美容外科学会 2016 年数据)

自 1997 年以来增长了 650%[16]。这种趋势也凸显了公众对美容手术的普遍接受程度,而且非手术方法的普及可能会在将来带来一批原本考虑手术治疗的潜在患者。

接受手术和非外科手术的患者数量最多的年龄群体为 35~50 岁。ASAPS 统计数据表明,年龄在此年龄段以下(19~34 岁)的患者与稍高年龄段的患者接受整形外科手术的比例几乎相同(分别为 25.3% 和 25.6%)(表 1.1)[16]。这可能与整形外科社会接受度的提高有关。同样,大众媒体对身体形象的关注使人们更加青睐美容手术,尤其是在对互联网更为了解的年轻人群中[13]。这些结果并非只出现在美国,大多数西方国家都是如此。英国的 *More!* 杂志对读者进行调查显示,20 多岁的女性中有 72% 希望接受整形手术[17]。当然,进行手术与非手术整形治疗的患者中的大多数(90.3%)是女性(表 1.2)。

表 1.1　整形外科患者年龄分布

	18 岁以下	19~34 岁	35~50 岁	51~64 岁	65 岁以上
手术治疗	2.0%	25.3%	38.8%	25.6%	8.3%
非手术治疗	1.5%	16.3%	39.3%	30.8%	12.1%

美国整形美容外科学会 2016 年数据。

表 1.2　整形外科患者性别分布

	男性		女性	
	人数	占比	人数	占比
手术治疗	1 795 081	90.7%	184 515	9.3%
非手术治疗	10 638 430	91.1%	1 036 324	8.9%
总计	12 433 511	91.06%	1 220 839	8.94%

美国整形美容外科学会 2016 年数据。

医生的广告宣传

整形美容外科手术最初发展时,用广告对外科医生进行宣传被认为是令人讨厌的,并且被大多数从业者所拒绝。但是,随着时代的变迁,广告变得司空见惯。在这些作者看来,广告应该谨慎,专业和真实。专业且全面的网站可以通过公共搜索引擎访问,也可以通过外科医生所属的专业机构网站链接进行访问,这是一种常见的广告形式。许多患者

认为,如果可能的话,他们希望能看到手术前后的对比照片,而外科医生当然必须意识到要保持患者隐私。该网站至少应涵盖外科医生的个人理念和擅长的手术,并提供联系方式和地址。此外,在当地杂志或报纸上刊登广告是可以的,但是,重要的是不要试图让整形外科成为一种向患者出售的服务,而应宣传它的可行性和能够专业、细心地满足患者的需求。美国整形外科医师协会(American Society of Plastic Surgeons, ASPS)和ASAPS均拥有成员必须遵守的广告道德守则和准则。这些条款明确禁止对外科医生的资质或预期结果进行虚假宣传。

患者进行美容手术的动机

正如 Greer 在 1984 年所说的那样:"为了获得医生和患者一致满意的结果,了解患者的动机、期望和愿望与手术技术同样重要。"[1]患者可能出于多种原因而进行美容手术,而了解患者的动机是接诊的第一要务。想要整形的最好理由是自我完善。但是,还有许多其他潜在原因,患者可能会觉得手术会以某种方式改变他们的生活,也许会使他们更加外向,帮助他们寻找伴侣或挽救他们的婚姻。外科医生必须警惕不配合的患者,因为即使术后的效果很好,可能仍不能使患者满意。

在初次面诊期间,外科医生必须尝试确定患者的实际需求,这可能与配偶、伴侣或父母的要求有所不同。如果患者与其的伴侣一起参加了第一次面诊,并且外科医生认为伴侣是患者来面诊的背后推动力,则应单独安排与患者的第二次面诊,重要的是要确保患者是在充分了解手术方式之后才进行手术。

关于患者动机的另一个潜在警告信号是"频换医生"。如今医疗体制鼓励患者在自愿的情况下寻求第二甚至第三意见,如果外科医生知道患者已经看过几位医生,则应该保持警惕。外科医生应询问其原因。可能其他医生有充分的理由拒绝了患者的手术请求。比如患者的期望可能过高且不切实际,或者优柔寡断。除非对患者到处换医生的原因有透彻的了解,否则外科医生应谨慎为这些患者提供手术。

理想型患者

整形美容手术的理想患者是外科医生可以与之发展融洽和相互理解关系的患者。患者应使外科医生和其他工作人员感到愉悦,具有有效的沟通技巧,理解能力强,受过良好教育,并充分了解其潜在治疗方法。他们须有较明显的畸形进行矫正,对结果有现实的期望,并对潜在的并发症有充分的了解,且应明智地遵守术前和术后的指示。不幸的是,并非所有的患者都符合这些要求!

特殊患者群体

男性美容手术患者

在过去的 18 年中,对男性进行的美容手术数量增加了

273% 以上。目前,男性患者占美国所有美容手术的 9.3%,2016 年男性接受了近 200 000 例美容手术[16]。最常见的手术包括吸脂和耳鼻手术(分别为耳整形术和鼻整形术)(图1.3)。但是,男性也占接受面部美容手术的患者的很大一部分,在 2016 年,男性接受的手术中,隆下颌占总数的 23.1%,颈部提拉占 21.3%,全面部提升(除皱)手术占 11.3%。

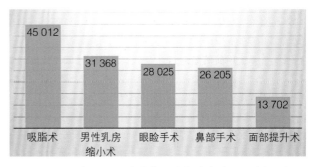

图 1.3 2016 年男性接受最多的美容手术前 5 名(美国整形美容学会 2016 年数据)

重要的是,在并发症的数据中,男性经常会有更高的概率出现术后并发症,尤其是血肿发生率。医生应在手术前与患者就此事进行彻底讨论。在大多数报道中,男性除皱术后血肿的发生率为 8%~13%,是女性的两倍。这可能与男性面部皮肤的血管增多,有更多的微血管来供应毛囊有关[18]。严格的围手术期血压控制可能是降低这一概率最重要因素。为此,作者团队通常在术后对男性使用 0.1mg 可乐定(一种中枢作用的 α_2 肾上腺素能受体激动剂)。该药物有助于稳定他们的血压并具有长效作用,半衰期约为 12 小时。

年轻的美容手术患者

多少岁可以进行整形手术?这不是一个可以直截了当回答的问题,答案通常取决于手术的原因以及患者畸形和关注的程度。青少年患者的数量很少。2016 年接受整形外科手术的所有患者中只有 1.8%[16]。ASAPS 和 ASPS 在过去 16 年中报告的数据显示,在这段时间里,每年的比例相似,介于 1%~3% 之间。耳后缩手术(耳成形术)是青少年群体中最常见的手术,鼻整形手术紧随其后(图 1.4)。尽管 ASAPS 2016 年的数据显示,18 岁及以下的女性进行隆乳手

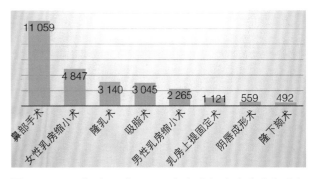

图 1.4 2016 年对 18 岁及以下患者进行的外科手术总数(美国整形美容外科学会 2016 年数据)

术的数量仅占总量的 1.0%，但就数量而言，这是该年龄组第四常见的手术类型，2016 年进行了 3 140 例。超过 30% 的患者纯粹出于美容目的（图 1.5）。要知道，美国食品药品管理局（Food and Drug Administration, FDA）仅批准 18 岁及以上女性使用盐水填充的乳房假体来美容，以及 22 岁以上女性使用硅胶填充的假体。FDA 指出此限制的原因是"乳腺癌患病率在青少年和 20 岁出头的女性中持续增长，并且担心年轻女性可能心理不够成熟，无法就潜在风险做出明智的决定"。

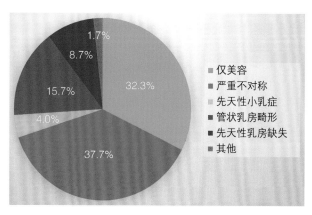

图 1.5 2016 年 17 岁及以下女性接受隆乳手术原因分布（美国整形美容外科学会 2016 年数据）

就像 FDA 所提示的那样，对年轻患者进行手术时最大的担忧是青少年对手术有不切实际的期望。显然，整形外科医生在进行任何外科手术之前，需要评估年轻患者的情感成熟度和身体成熟度。年轻的患者必须了解手术本身会导致永久性改变，患者尤其必须理解手术将产生永久性瘢痕，并且终生都会伴随着潜在的并发症。医生应当对年轻患者为何希望进行手术以及患者认为这会对她的生活产生什么影响进行彻底的术前评估。如果对手术可能做出的改变有任何不切实际的期望，医生就应该警惕，暂停进行手术，直到患者情绪上更加成熟为止，并可以促使其转诊。

在美国几乎所有地区，未满 18 岁的人被视为未成年人，因此不能同意接受手术。州立法要求任何 18 岁以下的患者均需获得父母的同意才能接受手术。但是，国家承认的法定成年年龄是任意的，并且是否具备判断能力与年龄没有绝对关系。虽然这可能令人困惑，但该立法的基本原则是避免未成年人做出不良决定。负责任的整形外科医生在保护年轻患者免受不必要手术的后果方面也可以发挥作用，即使患者已超过成年年龄。关心患者的整体健康是外科医生的首要工作。

年轻患者在手术期间和术后需要的照顾不比年龄较大患者少。在术前评估中，医生需记录是谁陪同患者。是父母还是其他人？还是男朋友或者女朋友？虽然不要求 18 岁以上的患者告知父母其手术要求，但如果患者已经和父母讨论过手术并获得了家人支持，则是更成熟的表现。与此相对的是，年轻患者不想告诉任何人他们正在接受手术。术后康复期间谁来照顾他们？谁来带他们进行后续随访？如果出现

并发症，谁来照顾他们？而且，以美容为目的整形手术通常不包括在保险范围内，这引发了患者将如何支付基本手术费用，以及他们能为修复和并发症的费用做出怎样的准备的问题。父母和家人的支持在精神上和身体上都可以提供帮助，整形外科医生应警惕在没有明显支持条件的情况下对年轻患者进行手术。

朋友或家人成为医生的整形手术患者

当医生本人的朋友或家人向医生面诊并希望获得外科专业建议时，这代表他们强烈认可后者作为整形外科医生的技能和声誉。但是，这种奉承可能很昂贵，因为家人和朋友经常期望免费或有大折扣的手术。这样不仅降低了医疗费用，而且还浪费了医生的手术时间，而这些时间本可以花在对另一位患者进行合理收费的手术上。重要的是要有一个明确的办法来提前应对这类情况。

如果医生不希望进行有折扣的手术，有一种策略是向患者解释其提供了专业服务，因此将有一项服务账单。但是，由于对方对医生本人很重要，因此医生将努力以不同的方式提供额外的帮助。例如，对于全职工作的朋友或医疗同事而言，医生在正常办公时间之外（例如晚上或周末）抽时间去看患者的办法可能非常有价值。即使医生为了与其患者见面而为加班的护士支付加班费，费用也可能大大低于折扣后的手术费用。

更好的办法是为家人、朋友、其他医疗保健专业人士和办公室工作人员减免手术费。但是，提供的折扣金额将随关系而变化。与患者面对面讨论可能会很尴尬以及困难。为避免这种情况，作者给患者写了一封信，解释了作者对此事的立场，这是 Tom Rees 几年前与作者分享的观点的修改版本（图 1.6）。

当然，这种观点忽略了是否应该对家人和朋友进行手术的道德问题。《道德守则》规定，除非在紧急情况下或在疾病较小的情况下，医生不应治疗自己或与之有关的任何人，例如其配偶或子女。这是因为医生与患者之间的情感纽带可能会损害医生的手术质量并降低医生的判断力。尽管如此，在作者的职业中，为家人做手术似乎很普遍。如果医生确实要进行此手术，请确保可以安全且高标准地进行。如果医生认为这种关系可能会影响其判断力，则可以毫不犹豫地将患者转介给同事。

初次沟通

第一次与机构联系

尽管网站对医生的介绍很可能是患者对医生及其手术能力的首次接触和第一印象，但是接待员通常是患者在医生机构与之联系的第一人。接待人员给患者留下良好的第一印象很重要。要确保接听电话的人提供友好，高效的个人服务。接待员应该能够回答有关医生和手术设备的问题，并提

PACES
Plastic Surgery and Recovery Center

Foad Nahai, M.D., F.A.C.S.

致我亲爱的朋友和家人：

　　在我从事整形手术的许多年里,出于原则,我向亲密的朋友和医生提供了完全免费的服务。随着时间的推移,我有幸结交了更多的朋友,也获得了其他医生和家人对我的职业信心,以至于我现在的大部分时间都花在了做这样的手术上。随着手术费用的增加,尤其是我们的医疗事故保险的保费越来越高,对我而言,继续提供这样的优惠已经不太可行。

　　实不相瞒,我不得不向亲密的朋友和同事收取日常费用,这让我感到尴尬和反感;因此,我很乐意提供一个适当的礼貌折扣。我希望您能理解并体谅我,因为我所能提供的只是我所拥有的专业知识和我的时间。

　　谨上。

Foad Nahai, MD

The Palisades　◆　Suite 640　◆　3200 Downwood Circle　◆　Atlanta, Georgia 30327
Phone: (404) 351-0051　◆　Fax: (404) 351-0632　◆　NAHAIMD@aol.com

图 1.6　给亲朋好友提供外科手术折扣的信件范本

供有关医生可以提供服务的信息。这可能包括大约的费用,因为许多患者希望在预约之前知道这一点。如果接待人员不知道所问问题的答案,则他们应该能够将潜在的患者带给可以回答他们的人,可能是医生的患者协调员、行政助理或护士。

让接待人员询问患者通过哪些途径了解到医生是很必要的。他们可能是通过朋友或家人介绍或者在互联网上查询,甚至看到过医生的广告。应该记录这些信息,并且定期对其进行评估,以确认医生的广告费用是否得到有效的产值。

在安排患者去面诊时,请确保接待人员明确如何联系患者。有些患者可能不愿意在他们的工作地点或家里接听电话,或者如果他们没有私人语音信箱,他们可能不希望医生给他们留言。随着新的患者管理系统被集成到越来越多的实践中,这些信息尤其重要。系统可以自动为医生联系患者,提醒他们面诊时间或询问就诊的反馈。如果患者的纸质或电子记录中未明确指出首选的联系方式,则可能会侵犯患者的隐私。

一旦为患者安排了预约时间,信息包便会从机构发出,尽管所有信息也可以在诊所网站上获得。这包括有关外科医生和手术的信息,医院位置、地图和停车说明附上一份健康调查表,要求患者填写该表并在就诊时将其带上(图 1.7)。该包装也可以个性化,以包括有关患者正在考虑的手术的小册子。尽管所有这些信息都可以在医生的网站上显示,但是

并非所有患者都具备计算机知识,并且打印好的资料可以在见面时帮助医生提供指导。

护士评估

在作者的实践中,第一个看到和评估患者的人是作者的护士。患者被带进一个面诊室,护士和患者一起填写预评估表。这包括检查健康调查表是否正确填写,是否如实记录过敏情况,以及确认今天预约的目的。有时护士会根据患者以及可能会做的手术选择性地看患者术前和术后的照片。评估结束后,护士把信息留给医生,让医生在见患者之前再读一遍。护士也可以对患者提供有价值的反馈。在医生自己进入房间之前,提醒患者任何潜在的问题都是有帮助的。此外,有些患者可能对外科医生很有礼貌,但对其他工作人员很粗鲁,所以了解护士对患者的第一印象以及医生自己的第一印象总是有用的。

术者评估

检查完信息后,医生会先自我介绍,并询问能为患者做些什么,过程大约 15~30 分钟。首先,医生会讨论患者的手术目的,这一做法有助于医生评估患者的期望是否合理,医生是否能满足他们的期望。这也比以封闭的问题开始面诊更能有效地建立与患者的亲密关系。然后医生将与患者一

T. Roderick Hester, Jr., MD

Mark A. Codner, MD

Foad Nahai, MD, FACS

Farzad Nahai, MD

Kristin Boehm

Susan Hurt, MD

电话：　　　　　传真：

日期：_____

姓名：_____

年龄：_____

转诊医师：_____

推荐人：_____

职业：_____

主要病症：

•

•

现有病症：

系统回顾：

　身高：

　体重：

既往病史：

1. 严重的疾病：

2. 手术：

3. 其他住院史：

4. 药物过敏：

5. 血液疾病或出血？

　DVT 病史？　是　否

6. 乳胶过敏？　　是　否

7. 目前使用的药物：

乳房 X 线片：是　否

最后一次拍片时间：

吸烟史？　　是　否

酒精：

相关病史：

• 寄生虫

• 湿疹

• 粉刺

• 皮肤病

影响血液的药物：

• ASA

• 维生素 E

• 布洛芬

• 膳食 / 草药补品：

家庭病史和个人病史：

1. 乳腺癌

2. 皮肤癌

图 1.7　面诊前医疗问卷的示例

病史记录表

PACES
Plastic Surgery and Recovery Center

请认真回答以下问题,以确保我们能为您提供最优质、安全的服务。

姓名 _____　男性 ☐　女性 ☐　年龄_____　身高_____　体重_____

面诊原因 _____

私人医生
医生姓名:_____　专业:_____
办公电话:(　　　)_____-_____　上次体检日期:_____

病史

现在或过去是否有以下疾病:

	是 否		是 否		是 否
贫血	☐ ☐	眼睛干燥	☐ ☐	肾病	☐ ☐
麻醉反应	☐ ☐	癫痫	☐ ☐	肝病	☐ ☐
关节炎	☐ ☐	晕厥或黑视	☐ ☐	肺病	☐ ☐
哮喘	☐ ☐	纤维肌痛	☐ ☐	偏头痛	☐ ☐
背部疼痛	☐ ☐	青光眼	☐ ☐	消化性溃疡	☐ ☐
出血倾向	☐ ☐	心脏病	☐ ☐	肺炎	☐ ☐
血栓 / 深静脉血栓	☐ ☐	心杂音	☐ ☐	呼吸短促	☐ ☐
乳腺癌	☐ ☐	肝炎	☐ ☐	卒中	☐ ☐
癌症	☐ ☐	单纯疱疹 / 发热性疱疹	☐ ☐	甲状腺疾病	☐ ☐
胸痛	☐ ☐	高血压	☐ ☐	视力减退	☐ ☐
糖尿病	☐ ☐	艾滋病	☐ ☐	气喘	☐ ☐

如是,或有其他疾病,请说明:
_____

手术史

既往手术

日期_____　　　　　　　　　　日期_____
日期_____　　　　　　　　　　日期_____
日期_____　　　　　　　　　　日期_____

当前用药情况

是否正在服用以下药物:

	是 否		是 否
阿司匹林或布洛芬,非甾体抗炎药	☐ ☐	维生素与草药补品	☐ ☐
香豆素(华法林)	☐ ☐	过去 1 年服用过类固醇	☐ ☐
关节炎药物	☐ ☐	维甲酸	☐ ☐
避孕药	☐ ☐	异维甲酸	☐ ☐

如正在服用其他药物,请说明:
_____
_____
_____

过敏史
是否服用过敏药物:☐ 否　☐ 是　如是,请说明:_____　是否对乳胶过敏 ☐ 否　☐ 是

瘢痕史
既往是否出现过多或外观不佳的瘢痕 / 瘢痕瘤 / 肥大?　☐ 是　☐ 否

家族病史
您的直系亲属是否有以下疾病史? 如是,请在对应疾病旁边写下家庭成员。

	是 否		是 否
外感热病 _____	☐ ☐	糖尿病 _____	☐ ☐
卒中 _____	☐ ☐	癌症 _____	☐ ☐
麻醉反应 _____	☐ ☐	出血性疾病 _____	☐ ☐

如有其他疾病,请说明:

个人病史
您是否吸烟? ☐ 否　☐ 是　每天___包。您是否饮酒? ☐ 否　☐ 是　每周饮酒量____

仅女性:
您是否曾怀孕? ☐ 否　☐ 是　如是,怀孕次数_____　子女数量_____
是否母乳喂养? ☐ 否　☐ 是　　　　上次乳房 X 线检查:_____日期_____ ☐ 正常　☐ 异常

图 1.7(续)

起回顾所有的健康信息,包括个人吸烟史和深静脉血栓形成,以及关于手术的操作问题。在回顾这些问题之后,双方再继续讨论面诊原因。

在整个预约过程中,医生会通过外表、妆容、举止、肢体语言和对手术的热情程度来评估患者。医生想知道患者是否是个现实的人,有合理的期望。我能实现这些目标吗? 我喜欢这位患者吗? 如果有并发症,我会很乐意看到患者定期来我的诊所,我能为对方提供贯穿整个治疗过程的支持吗? 医生相信患者也会对医生做出类似的判断,所以医生会努力保持专注,保持眼神交流,而不是盯着纸条看,在自己的行为举止中表现出友好和关心。医生总是在面诊结束时提供关于自己是否认为患者适合做手术的反馈。

拍照

正式的、标准化的照片是在第一次见面时拍摄的。拍照必须征得患者同意,并在签署的同意书上写明图像的预期用途(图 1.8)。该同意书只允许展示患者的病历,用于教学、出版、网站使用目的或展示给其他患者。作者有一份单独的同意书给任何同意在网站上使用照片的患者,以确保其完全理解这一过程,避免任何不必要的法律问题。

作者的诊所有一个专业的摄影师,负责拍摄图像,并提供数字修改的图像来预测术后的外观。这对除皱手术和鼻整形手术特别有帮助。通常情况下,鼻整形手术的患者会有不止一种术后选择,这样他们就可以看到如果鼻梁向后或驼峰减少得更多会是什么样子。这有助于确保医生和患者对手术有相似的目标。然而,重要的是要让患者明白,这些术后示意图照片并不能保证术后效果完全一样。

诊所助理

在结束面诊并拍下照片后,患者就会去见诊所助理。虽然作者不会催促患者在第一次预约时就作出任何决定,但还是会提及费用的问题和排期的等候时间。如果需要住院或留观,诊所助理会给患者展示病房的照片,如果需要,还会带患者参观有可供参观的病房。诊所助理还将再次与患者讨论手术、并发症和恢复时间,并成为患者的联络人,负责回答问题、安排手术或进一步的预约。

面诊后

患者回家时总会带上关于手术手续和程序的书面材料。患者离开后,作者会在写临床记录的同时,口述注意事项,让助理发给患者。这封信重申了双方的讨论内容和可能的手术计划(图 1.9)。作者通常会要求患者在安排手术之前免费再来接受第二次面诊。

PACES 整形外科与康复中心

3200 Downwood Circle

Suite 640

Atlanta,Georgia 30327

(404)351-0051

拍摄同意书

本人特此自愿授权 Paces and Paces North 整形外科中心和 / 或其指定的雇员以记录和使用自己的任何术前、术中或术后照片,以用于记录、研究、教育和医疗出版,以及协助其他人做出手术决定。这些用途中的任何一种都可以从此表格中删除。

此外,本人了解本人不会因这些照片的使用而获得任何形式的补偿。

本人特此声明,因使用这些照片或与之结合使用而引起的任何索赔和要求,将由 Paces 整形外科中心及其代理商承担。

签名＿＿＿＿＿＿＿＿＿＿＿＿＿　　　　　　日期＿＿＿＿＿＿＿＿

打印姓名＿＿＿＿＿＿＿＿＿＿＿＿＿

本人特此证明,本人为上述未成年患者的父母或法定监护人,并据此提供本文件中上文所述的授权并准予许可。

父母 / 法定监护人签名＿＿＿＿＿＿＿＿＿＿＿　　　　　日期＿＿＿＿＿＿＿＿

打印姓名＿＿＿＿＿＿＿＿＿＿＿＿＿

图 1.8　拍照同意书范例

P A C E S
PLASTIC SURGERY

T. Roderick Hester, Jr., M.D. | Foad Nahai, M.D. | Clinton D. McCord, M.D.
Farzad R. Nahai, M.D. | Kristin A. Boehm, M.D.
Susan C. Hurt, M.D.

尊敬的患者：

很高兴与您在 Paces 整形外科见面,根据我们之前的讨论,您适合进行隆乳手术。在这个手术中,我们计划通过一个切口在您的胸部肌肉下面放置一个盐水假体(盐水填充)。我知道您想要的最终胸围尺寸,我会尽最大努力满足您的要求。但是,我们将根据您乳房的尺寸而不是移植物的体积来选择您的假体。手术将会作为一项门诊流程在我们的手术室进行。

您必须要明白,隆乳术后的维护和修复并不是免费的;假体并非永久性,最终会失效而不得不进行更换。乳房包膜挛缩(乳房硬化)的风险一直存在,可能需要二次手术和更换假体。我很期待再次与您见面,并在您做出最后决定之前,我们继续讨论手术的风险和并发症。在此期间,如果您需要任何信息或帮助,请随时联系我们。

祝好。

谨上。

Foad Nahai, MD

The Palisades
3200 Downwood Circle | Suite 640 | Atlanta, GA 30327 | ph: 404 351 0051 | fax: 404 351 0632
www.pacesplasticsurgery.com

图 1.9 面诊后的跟进信示例

二次及后续面诊

第二次面诊让作者有机会回答任何后续问题,并与患者一起回顾作者的手术计划。双方还可以借此机会再次详细谈论手术的步骤、瘢痕和潜在的并发症。双方还讨论了可能需要进行的修复手术和相关费用。作者经常会给患者布置一些关于第二次面诊的"家庭作业":作者会要求进行面部美容手术的患者带来自己 15~20 年之前的照片,鼻整形的患者带来图片杂志上他们喜欢的鼻子,隆乳患者带来任何他们喜欢的图片,等等。这些有助于作者想象能通过手术达到的效果,并确保患者和作者的目标相似。

如果要进行手术,通常在第二次面诊结束时预约。Courtiss 提出过"多次就诊犹豫不决"规则——这意味着要谨慎对待要求与医生进行第三次或更多术前预约的患者[19]。这可能是犹豫不决或不确定的危险信号,表明这不是理想的手术患者。

对潜在患者说"不"

对患者说"不"可能很难,但有时是必要的。医生应该注意自己的直觉,并谨慎行事。如果医生有顾虑,就不要给患者做手术。毕竟,整形手术是真正的选择性手术,所以如果医生觉得不符合患者的最佳利益,就不要去做。

什么时候说"不"

外科医生认为患者不适合做手术的原因有很多。根据 Gorney 和 Martello 的说法,患者可能在生理上或者心理上不适合手术。从生理的角度来看,患者希望改变的畸形或外观必须对外科医生而言是可见的,并能被矫正。有些患者对外科医生可能认为是轻微或无关紧要的畸形极为关注。理想的患者符合 Gorney 患者选择图的对角线(图 1.10)[20,21]。

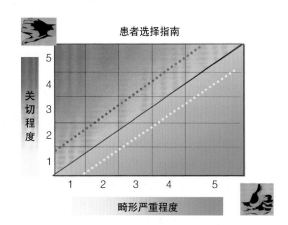

图 1.10 Gorney 患者选择指导

然而，对要求鼻整形的患者研究未能证明畸形的程度与畸形对患者造成的心理困扰程度之间存在显著的相关性[22]。这意味着，即使外科医生觉得畸形是次要的，但是在矫正手术后提高患者自尊的可能性也不一定是次要的。拒绝为患者做手术的原因包括：

- 医生(或其员工)不喜欢这位患者。
- 医生认为患者不喜欢医生。
- 患者的要求不合理或期望过高。
- 医生认为患者有心理问题，如身体畸形障碍(body dysmorphic disorder，BDD)。
- 医生觉得患者情绪不稳定，无法承受手术。

BDD 在本套书的其他部分(原理与原则卷第 3 章)有详细的介绍，但是在这里简要地对其讨论，因为它与患者的选择尤其相关。BDD 被《精神疾病诊断与统计手册》(第 5 版)认为是一种躯体形式的疾病，其定义为"当人们全神贯注于某件事时，由于感知到身体外观上的缺陷或瑕疵而产生的重复行为或精神行为"[23]。如果存在生理异常，患者会表现出明显过度的担忧。确诊 BDD 的标准是病情必须严重到足以损害患者的社交或其他功能。一般人群的发病率是未知的，但被认为在 0.5% 到 2% 之间。据报道，在做整形手术的人群中，BDD 的发生率在 7% 到 15% 之间[24,25]。整形外科患者面诊的过程中，最常见的症状是对微小缺陷的过度关注或忧虑，表现为花很长时间详细描述缺陷[24]。患者可能显得情绪低落，说话单调，也可能对以前的手术过程表示不满，或要求重复手术。其他不太常见的特征可能会在整形医生的办公室里表现得很明显，包括伪装和用手抠自己的身体。

由于 BDD 的诊断要求患者的功能因缺陷而受损，因此整形医生询问患者这种缺陷对他们的社交或日常功能有什么影响是很重要的。在对这些患者进行手术之前，明确识别他们是否为这类患者是非常重要的，因为外科手术可能会使问题恶化[26]。如果进行了手术，超过 75% 的人会对手术结果不满，这可能会导致医疗事故诉讼甚至暴力行为。对这些患者进行手术也被证明会导致其无休止地要求更多的手术，甚至导致精神病和自杀。不幸的是，整形外科医生并非总能预先确定这些患者。Sarwer 在 2002 年发表了对 ASAPS 成员的调查结果，大多数受访者(84%)表示他们曾为一名他们最初认为合适的患者做过手术，术后才发现对方是 BDD 患者[27]。其中，43% 的受访者表示，患者似乎在术后比术前更在意本身的缺陷，另有 39% 的受访者表示，患者不专注于初始缺陷，但侧重于不同的感知缺陷。最令人担忧的是，40% 的受访者表示，曾经有 BDD 患者曾向他们发出过法律或肢体威胁，或者两者兼而有之。考虑到这些风险，将 BDD 列为禁忌证对于整形手术是明智的。除此之外，可能还有其他的心理社会问题应该被视为手术的相对禁忌证。最近的一项系统研究发现，自恋和强迫性人格障碍与患者和医生对手术结果感到有关，而年轻、男性性别、轻微畸形和不切实际的期望也被发现是不良结果的预测因素[28]。如果医生觉得患者有人格障碍，在重新考虑整形手术之前，最好先进行心理科或精神科面诊和治疗[1,24]。

如果医生担心患者心理能力是否能承受手术，Sykes 建议先尝试微创手术[29]。例如，如果患者想要进行面部年轻化治疗，如果合适的话，医生可以尝试一些临时的治疗方法，如注射肉毒毒素或填充物，看看患者对这些治疗的耐受性如何。如果患者反应良好，定期接受随访，并在术后表现合理，这有助于医生确定患者可能可以承受手术。同样，治疗后的不良行为有助于医生在错误地为患者实施手术前真正地了解该患者。

如何说"不"

一旦医生决定不给患者做手术，医生必须如实向患者交代清楚。不要在措辞上模棱两可，留给患者医生可能会改变主意的希望。不要责备患者，必要时，自己承担责任。像"我不准备给您动手术，因为我认为我不能达到您想要的结果"这样的句子是最合适的。

同意手术需包含什么

管理手术期望

假设医生了解患者的目标和愿望并认为能够实现目标，则可以安排手术。管理患者的期望值需要对患者进行全面的教育。医生应该跟患者明确说明手术风险的收益比，以及有关手术和康复可能的时间。作者会让患者"忘记美容一词，记住手术一词"，并且告知他们所有手术都带有风险。向患者展示其他患者在手术后不同时间的照片有助于他们了解可能达到的效果。这在诸如化学剥离之类的手术之前特别有意义，这可能与患者在进行该手术之前必须接受的重大短期术后发病率有关。作者为所有患者提供了有关该手术的书面信息以及术后护理说明。如果他们在手术前有任何其他疑问，他们可以与作者或作者的诊所助理联系。

管理费用期望

在进行任何外科手术之前，患者会收到诊所助理提供的所有费用的明确记录。需要明确指出的是，保险公司对于大多数美容手术是不予报销的，患者将自行承担费用。根据作者的惯例，有一项原则是在操作之前的 14 天内全额支付该账单。术前的财务讨论还包括谁将为可能出现的并发症或必要的修复治疗付费。作者还会对患者声明，账单费用仅为估算。如果手术时间超出预期，作者不会改变手术费用，但患者将负责任何额外的手术室或麻醉费用。尽管有些人会推荐金融贷款机构安排贷款来支付手术费用，但作者对此并不推崇，作者认为，对难以负担费用或需要借钱支付费用的患者进行选择性整形手术的做法并不可取。

知情同意

知情同意是一个过程，而不是一张纸。作者用患者可以理解的方式清楚地解释了一般风险和特定风险,并且不会低估术后的恢复时间。作者和诊所助理会在与患者的第二次面诊中重申这些风险。每个手术都有一份特定的同意书(图1.11)。作者会要求患者阅读同意书,并在最后一页上签名。如文献中所建议,这包括有关支付修复费用的内容,患者也必须阅读和签字[30]。

有些医生可能希望在未获得本人书面许可的情况下,限制患者在互联网上发布有关医生或患者的手术信息。尽管这不是作者目前的做法,但是随着博客网站和社交媒体的迅速发展,一位不满意或有报复心理的患者可能会在互联网上发布信息,从而对医生的声誉造成不可估量的损失,所涉及的人数远远超过了口口相传。从法律上讲,除非有如上所述的限制条件,否则也很难纠正这种情况或删除误导的帖子。

患者的术前注意事项

术前,作者会以口头和同意书的形式向患者明确表示,他们必须在手术前停止吸烟(不仅仅是减少吸烟)同时还会要求他们在术前立即减少饮酒。根据手术类型,作者的护士会讨论皮肤护理方案,例如在术前适当使用类维生素 A。作者所有的面部美容患者会在术前 1 周开始服用甘菊蓝和菠萝蛋白酶,以减少淤青。所有患者在手术前 2 周会收到应避免使用的药物的完整清单,包括阿司匹林、维生素 E 和含有非甾体抗炎药的止痛药,例如布洛芬(图 1.12)。他们还被要求停止使用任何草药或膳食补充剂。

麻醉面诊

由于所有整形美容手术都是选择性的,因此为了患者安全起见,所有患者都必须在手术前与内科医生交流。他们还会与麻醉师会面,进行术前检查并讨论麻醉护理(图1.13)。内科医师或麻醉医师会根据需要要求进行进一步检查,如有必要,可将手术推迟至获得许可为止。这些访问确保了患者适合进行手术,并确认患者适合在合规的手术室中接受治疗。这还使患者有机会在手术前熟悉麻醉计划和仪器。这种熟悉度有助于避免和减轻手术当天的迟发性焦虑感。

术后随访

手术后,患者可能会在康复室留观住院,值班医生会对

手术同意书

我,＿＿＿＿＿＿＿＿＿＿,希望 Foad Nahai,M.D.,F.A.C.S. 以及由他指派的助手执行以下手术:

■ 棉籽油 / TCA- 节段性化学换肤(使用棉籽油和三氯乙酸,对前额和周围区域皮肤进行化学剥脱)

■ 眼睑成形术(去除本人上下眼睑多余的皮肤和脂肪)

■ 小切口除皱 - 面部和颈部提升(从本人脸部,颈部和颈部去除多余的皮肤,将瘢痕减至最少)

Foad Nahai 向本人充分解释了手术的性质和目的,可能的替代治疗方法,包括不进行治疗或手术风险和可能的并发症。在本人术前面诊期间,本人了解这不是紧急情况,并被告知所有手术均涉及一般风险,包括但不限于出血、感染、神经或组织损伤,以及较罕见的心搏骤停、死亡或其他严重的身体伤害。本人明白对于可能获得的结果没有任何保证。

本人知道将要进行麻醉,且麻醉也存在风险。本人同意由 Foad Nahai 或合格的麻醉师使用他认为适当的麻醉剂进行麻醉。

医生已向本人解释,在手术过程中,可能会发生无法预料的情况,因此有必要延长手术时间,本人特此授权本人的医生和 / 或他选择的助手执行以下必要且合乎需要的程序,包括但不限于病理科医生、放射科医生或实验室的服务。本段授予的权限应扩大到手术开始之前本人的医生无法预料的补救措施。

本人了解,如果在本人的计划中使用计算机生成的文档,则仅将其用于说明和讨论。使用此类电子更改后的图像,对于本人最终外观没有任何明示或暗示的保证。

本人了解摄影对于计划和评估手术很重要,并且本人允许在手术之前、期间和之后拍摄照片,仅出于记录目的,并保留在本人的病历表中。

本机构工作人员不对孕妇进行全麻或 MAC 麻醉。建议所有生育年龄的女性患者在麻醉和手术前进行妊娠试验。采取此预防措施的原因是麻醉对任何未出生的胎儿存在造成伤害的风险。您在下面的签名表示您希望免除该妊娠试验,并自行承担风险,并免除 PACES 整形外科、Emory 大学和您的医师对可能发生的任何并发症的所有责任和赔偿。

本机构提供怀孕测试,需要您额外付费。

图 1.11　手术同意书示例

PACES 整形外科与康复中心

3200 Downwood Circle，Suite 640

Atlanta，Georgia 30327

电话：404-351-0051　传真：404-351-0632

手术前：

请勿服用维生素 E、大蒜片、圣约翰草、银杏叶、松果菊、绿茶、人参、减肥产品，术前两周和术后 1 周不得服用阿司匹林，因为这些可能会促进出血。

如果您正在服用香豆素，请立即通知我们，同时您必须联系开处方的医生。他将决定您是否能为了手术而在一段时间内不服用该药物，并给予书面医疗许可。

阿司匹林的产品包括：

Alka Seltzer	Anacin	Ascriptin	BC Tablets
Bufferin	Cheracol	Cope	Coricidin
Darvon Compound	Bayer	Fiorinal	Dristan
Soma Compound	Ecotrin	Empirin	Excedrin
Midol	Sine-Aid	Sine-Off	Percodan
Stendin	Vanquish	Triaminicin	

布洛芬药物包括：

Advil	Medipren	Nuprin
Aleve	Motrin	Rufen

抗关节炎药物包括：

Voltarin	Clinoril	Feldene	Indocin
Naprosyn	Tolectin	Anaprox	Orudis
Dolobid	Relafen	Ansaid	Butazolidin
Daypro			

请在您手术之前只服用泰诺（对乙酰氨基酚）止痛

我们建议您在手术前和康复期间每天服用 4~6 次维生素 C，每次 500mg，以改善手术造成的瘀伤和肿胀，并促进愈合。我们也建议手术前服用蒙大拿山金车。

如果您对正在服用的这些药物或其他药物有任何疑问，请致电与护士联系。

图 1.12　患者被告知要避免的术前用药示例

留观或住院的患者进行检查，并由护士进行夜间护理。第二天早上，作者会检查患者，回答患者的问题并安排出院。可以在离开之前或术后进行随访时拔除引流物。所有患者均会被提供镇痛药处方以及关于并发症要注意的事项的说明（图 1.14）。患者离开之前会拿到联系方式，可以在工作时间与办公室取得联系。下班后，诊所依然提供接听服务，并将其转发给外科医生。患者回家后，医生或护士会在当晚和第二天早上给他们打电话，以确认他们的恢复情况，并回答任何问题。在离开办公室之前，工作人员会和患者预约进行随访的日期和时间。

后续面诊

作者的诊所为面部外科手术患者提供了一个单独的候诊室，因此他们术前不必在患者的主候诊室花费时间。出于礼貌，作者总是尽力尽快与患者见面。双方坐在面诊室里，专注于患者，而不是临床记录，询问恢复后的情况，舒适度等。然后作者会取下敷料并检查伤口。讨论进展情况，在这一阶段，患者有机会提出问题。患者通常会提出一系列问题，而作者会花一些时间来解决患者提出的所有问题。

在术后的前 1~2 周内，肿胀和瘀伤最明显时，患者可能会对手术的结果产生怀疑。毕竟，在此期间，患者通常看起来更糟，而不是更好！因此，在这段时间里，作者会经常与他们见面，向他们表示支持，有时每周两次，如果需要的话，甚至更多，然后随着时间的推移安排他们的后续会面。患者在手术后总是要拍照以作记录。作者鼓励患者继续定期进行面诊，直到双方看到最终的结果，大概是 6 个月到 1 年。一旦患者完全康复并不再对手术感到疑虑，作者会在其愿意会面期间安排回诊，通常每年一次。

麻醉前评估
Paces 整形外科和康复中心

请完成正反面的所有问题并签名　　　　　　　　计划手术日期：＿＿年＿＿月＿＿日

名字＿＿＿＿＿＿　性别＿＿＿　年龄＿＿＿岁　出生日期＿＿＿年＿＿月＿＿日　身高＿＿＿　体重＿＿＿　职业＿＿＿＿＿＿

您的首诊医师＿＿＿＿＿＿＿＿＿＿＿＿＿＿＿＿＿＿＿＿＿＿＿　电话／地址＿＿＿＿＿＿＿＿

最近一次体格检查＿＿＿＿＿　由谁进行＿＿＿＿＿＿＿＿＿＿＿＿＿＿

您目前是否有怀孕可能？＿＿＿＿＿　末次月经是哪一天？＿＿＿＿＿

列出所有过敏史和过敏症状

药物,胶带,碘,乳胶等	您对它们的反应	药物,胶带,碘,乳胶等	您对它们的反应

列出处方药	使用的原因	剂量	**列出处方药**	使用的原因	剂量

列出您服用的所有非处方药,天然或中草药产品＿＿＿＿＿＿＿＿＿＿＿＿＿

如果您之前曾麻醉过,请列出这些手术和大概的日期

年份	手术	年份	手术	年份	手术

麻醉后您是否感到恶心？＿＿＿＿＿　与麻醉有关的其他问题？＿＿＿＿＿＿＿＿＿＿

有没有与您直接相关的人发高热或与有麻醉相关的呼吸问题？＿＿＿＿＿

您会晕车吗？＿＿＿＿＿（这会增加手术后出现恶心的风险。）

如果您现在或曾经符合以下情况,请圈出：

是　否……心脏状况：心绞痛,胸痛,以前的心脏病发作,心律不齐,高血压,杂音,心力衰竭,其他＿＿＿＿＿

是　否……心脏治疗,起搏器,内部除颤器,支架放置或其他心脏手术或心脏检查＿＿＿＿＿＿＿＿＿

是　否……您是否有任何呼吸问题：睡眠呼吸暂停,哮喘,肺气肿,慢性感冒,最近的肺炎性支气管炎,流行性感冒,鼻窦感染或最近的感冒,或者您每天都咳嗽吗？

是　否……您是否对肺部进行过任何治疗或有所改善？

是　否……您是否曾做过主要的牙齿手术：牙帽,牙饰,牙冠,牙桥,假牙？

图 1.13　术前麻醉评估表示例

2010 年 4 月 14 日

■ 皮损：皮肤在紧张状态下偶尔会出现血液循环不良，从而导致水泡、皮肤发红，并有较小概率发生小面积的皮损。皮损最常见发生在耳后，但也可能发生在其他地方。这种情况如果发生，会延迟愈合，而且可能导致出现浅表瘢痕。您可能需要一些"修复"产品。(这就是为什么作者要求吸烟者在手术前和手术后几周内停止吸烟，因为他们出现这种并发症的风险最大)。

■ 术后下垂：适当的皮肤张力是很重要的。如果把皮肤拉得太紧，血液循环就会减少，皮肤将会坏死。Nahai 医生会尽可能把您的皮肤提升或收紧到一个安全程度。如果您的皮肤没有正常的弹性，它可能会比预期的更快地松弛或下垂。这不是您的医生的错，如果您的皮肤属于此类型，术后出现轻微的皮肤褶皱是好的迹象。

■ 神经损伤：面神经主干损伤及其中一支周围神经的暂时性损伤是罕见的。如果这种情况发生，您可能会出现额部、上唇、或下唇活动困难，通常需要一到两个月才能缓解；但是，永久性损伤仍有小概率发生。有时，支持耳垂的感觉神经会受到损伤，尽管医生会尽力保护它的功能。

■ 不对称：没有人的面部是完全对称的。许多人在他们做完面部提升后，第一次仔细检查自己时会注意到不对称。因为这项手术既是一门科学，也是一门艺术，因此手术不对称是可能发生的。需要再次进行手术的概率是很低的。

■ 慢性疼痛：大多数面部提升手术会在术后几天的时间里引起轻微的不适，所有的皮肤感觉将在 3~5 个月内恢复正常。在非常罕见的情况下，患者会感觉到手术部位的慢性疼痛持续一年或更长(偶尔更长)。极少数情况下，患者会抱怨手术区域的表面发热的或变红。这些症状可能发生在运动后或没有明显的原因，并可能发生几个月。所有上述症状的原因及具体治疗尚不清楚。按摩和冰袋对症状有帮助，您需要耐心和理解，因为症状会随时间而消失。

■ 腮腺区的肿胀和疼痛：腮腺(耳下和耳前的一个大唾液腺)的表面在手术中因需收紧深层组织而被暴露。术后 1~4 周，腮腺区域偶尔会出现肿胀或进食不适。这是一个自限性的问题，不用治疗就能解决。

■ 瘢痕：瘢痕是难以避免的问题，并且在 6~12 个月的时间里，瘢痕可能会从粉红色和坚硬变为褪色和柔软；有些瘢痕可能会变宽，变得低平或出现凸起、坚硬和"玫瑰般"的红色，这可能需要两年或更长时间才能褪色和软化；瘢痕可能永久可见。

■ 脱发：头皮切口线上可能有一些头发脱落。

第 5 页

2010 年 4 月 14 日

■ 液体引流：组织液可能积累在皮肤下，如果发生，可能需要引流或抽吸(通过针抽吸)。

■ 深层结构损伤：血管、神经和肌肉在整形过程中可能受到损伤。这种伤害的发生率很少见。(见神经损伤)

■ 面部提升术是选择性的手术。化学剥脱换肤、激光换肤和吸脂可能提供某种程度的好处，但也有其自身的潜在风险。

第 6 页

图 1.14　出院通知书范本

2010 年 4 月 14 日

恢复注意事项

眼睑手术（双眼皮手术）

■ 干燥：手术后，您可能会感觉到眼睛比平时干燥。这种感觉通常在术后几天到几周内消退。在此之前可使用人工泪液或润滑使眼睛保持舒适。

■ 敏感度和视力：您的眼睛可能会在几天内对光线感到敏感，而您的视力可能会模糊到术后 10 天。这是常见的情况，无须恐慌。

■ 麻木：沿睑缘可能会出现麻木，这属于正常现象，通常在几周内消失。在恢复的这段时间里，您可能会感觉到沿瘢痕周围的瘙痒或刺痛。

■ 肿胀：肿胀在几个月内不会消失。在此期间，眼睑会感觉比正常时更重更厚。

■ 瘢痕：当瘢痕变成白色的时候，几乎是看不见的，但通常需要 4~12 个月。

■ 眼睑沾粘：有时在做完手术的晚上，上、下眼睑会粘在一起，可用一个湿润的棉签轻轻地将眼睑分开。

化学换肤

■ 术区的发痒和干燥：这些都是常见的症状，一旦急性"烧伤"创面愈合，应停止使用 Preparation H，换用一些温和、润滑的产品，如优色林（Aquaphor）或杆菌肽药膏。一旦"新皮肤"变得稍微"硬"了一点，您可以使用任何普通的保湿用品。剥落和干燥的皮肤表层将被逐渐清除。

■ 单纯疱疹和唇疱疹：如果您在治疗区域或其他部位出现疱疹性病变，请致电我们，因为现在已经有了具体的治疗方法。

■ 暴露在阳光下：在户外时使用防晒系数（Sun Protection Factor，SPF）至少 15 以上的防晒霜，因为新皮肤的敏感性会持续几个月。

■ 活动：只要您愿意，您可以立即恢复工作和活动。大多数人的结痂需要 7~14 天才能清除，随后方可化妆。

除皱（面部提升术）

■ 麻木：在手术期间，当皮肤与下层组织分离时，细小感觉神经会被切断。手术后会出现不同程度的麻木，随着神经重新连接皮肤，麻木感会逐渐改善。脸部、颈部和颊部麻木的情况可能会持续 2 个月，额部和头皮可能会持续 9~12 个月。

■ 紧绷感：在面部提升后，颈部会经常感到紧绷感。在术中，皮肤和底层肌肉都会被收紧，以形成更好和更持久的结果。此外，肿胀感会在第一周内下降，随之颈部会感觉更紧。不要惊慌！您不会窒息，1 个月之后这种感觉就会改善。

第 13 页

2010 年 4 月 14 日

■ 感觉神经的愈合：神经再生时会出现瘙痒、灼热及刺痛的感觉。冰敷、润肤霜和温和的按摩在这一阶段会有助于愈合。

■ 皮下硬块：手术后，皮肤下会存在一定程度的硬块，随着时间的推移会恢复正常。局部按摩可以加快这一问题的解决，通常需要 2~4 个月才能完全消失。

■ 不对称肿胀：不要惊慌，如果您的术区一边比对侧更肿胀或麻木。这很常见，通常几周内就会消失。

■ 眼部症状：您的眼睑可能会感到紧绷，即使没有手术，因为肿胀发生在整个面部。视力可能被眼部的药膏模糊，药膏可以在手术中使眼睛得到保护。可在术后几天内使用眼药水和冰袋。

■ 活动：大多数有面部提升的患者在手术后 3~4 天内逐渐感觉正常，尽管他们会感到肿胀，但还是可以从事轻度办公室工作，但是至少手术后 3 周才可以做剧烈的活动或有氧运动！剧烈的活动会导致出血并且肿胀会持续更长一段时间。

第 14 页

图 1.14（续）

2010 年 4 月 14 日

特定术后须知

眼睑成形术

■ 冰敷:冰袋或海绵冰块对眼睑成形术后很有帮助,可舒缓术后疼痛。但睡眠比在眼皮上敷冰更重要,所以不要为了冰敷而保持清醒。如您在睡眠过程中醒来,可在重新入睡前冰敷几分钟。

■ 姿势:保持头部抬高有助于减轻肿胀。许多患者用多个枕头垫高头部,或睡在躺椅上,以保持他们的头在心脏的水平线上。

■ 出血和血凝块:如果缝合处流血,用海绵加压 10~20 分钟便会停止。如果血凝块卡在缝合处,则用过氧化氢溶液或肥皂水温和地清洗。

■ 拆线:医生会在手术后 4~6 天拆线,可从这时起开始做瘢痕按摩。

■ 防晒霜和化妆品:在缝合线被移除后,在眼皮上使用 SPF 15 以上的防晒霜,并在手术后至少 6 个月继续防晒。您可以在缝线拆掉后的第二天在眼皮上涂上防晒霜后进行化妆。

■ 活动:大多数人在重睑手术后 1~2 天感觉正常(尽管肿胀和淤青可能会持续更长时间)。如果您的工作不涉及任何重体力工作,您可以按照自己的要求重新开始工作。术后至少 3 周不要做有氧或剧烈的运动,以免发生过度肿胀或出血。

化学换肤

■ 注意事项

□ 尽量避免面部表情,在愈合过程中,大幅度的表情动作可能会拉伸或撕裂皮肤。

□ 在淋浴时,背对淋浴头,并将头后仰着洗头。

□ 不要让淋浴水直接打到您的脸上。

□ 在所有创面恢复后,彻底防晒 1 个月。

□ 在皮肤愈合时不要化妆。

□ 不要让您的头发碰到您的脸。

□ 仰卧睡觉并抬高头部可以帮助减轻肿胀,防止枕头摩擦您的脸。

□ 避免使用牙线。

□ 虽然感染很罕见,但如果您发现术区有渗液或凸起,请通知您的医生。

■ 持续护理:您的医生会指导您手术后的任何改变和进一步的护理。避免受伤和阳光照射。一旦得到医生的许可,外出时应涂防晒霜,防晒霜的 SPF 至少为 30。

第 8 页

2010 年 4 月 14 日

■ 提前购买护理用品:

□ 1 盒 4×4 纱布海绵

□ 蒸馏水

□ 优色林(Aquaphor)

□ Cetaphil 洗面乳

□ Cetaphil 润肤乳

□ 1% 氢化可的松霜

■ 药物治疗:在术前预约时,医生会给您开一张用于止痛的药物处方,通常在手术后的头几天需要用到。您的其他处方是抗生素和抗病毒药物,以尽量减少感染和热病疱疹。请按照处方服用所有药物。

■ 保护新生皮肤:在接触面部之前,一定要洗手。从使用去角质剂开始到愈合的过程会持续 10~14 天。在此期间,请遵循这些简单的指示,以确保快速和无并发症的情况下恢复。继续服用处方的抗病毒和抗生素药物,直到完全恢复。这将有助于避免"发热水泡"。并且应该尽量避免接触患感冒或病毒感染的人。

在激光换肤治疗或果酸换肤后的前 7 天,遵循以下指引对您而言至关重要。如果您出现肿胀,该症状会逐渐消失。术后 7~9 天因为皮肤表面被表皮(新皮肤)覆盖,新的表面很薄、很嫩,所以可能会改变护理方式。您将在每次回访时得到适当的护肤指示。

■ 饮食指导:如果口周也进行了换肤治疗,请避免过量咀嚼和说话。尽量多补充饮料,试着在清醒的时候每小时喝 10 盎司(约 295.7ml)饮料,最好是苹果汁和姜汁。48 小时后,尽量养成软食的习惯,比如汤、意大利面、奶昔、

图 1.14(续)

布丁或酸奶。避免吃需要过多咀嚼的硬食，如薯片或肉。您应该在条件允许的范围内改善食物的合理搭配。

■ 活动：前 48 小时仍保持休息。您可以在疼痛程度允许的范围内恢复正常的活动。仰卧时头稍微抬起来。避免可能导致损伤的活动。尽量避免暴露在阳光下。前 5 天尽量避免剧烈运动、工作或玩耍。

第 9 页

2010 年 4 月 14 日

■ 皮肤护理：渗血是较常见的情况，所以每天 3~4 次清洁术区皮肤非常重要，以防止结痂。在洗脸前洗手。如果您有美甲，在触摸脸部之前需戴上一次性手套。

使用 Cetaphil 洁面乳和蒸馏水，用 4×4 纱布垫轻轻擦拭，并轻轻清洁皮肤，去除表面蜂蜜色的痂皮。如果结痂硬化，请用蒸馏水浸泡过的纱布湿敷 10 分钟，然后用 4×4s 和 Cetaphil 清洁剂擦拭。

接下来，用优色林覆盖术区，保持区域湿润。

此过程一天重复 3~4 次，或根据需要继续增加次数。

如果您的眼睑部位做了治疗，可使用盐水浸泡纱布垫清洗眼睛周围的皮肤。用眼药膏保持眼睛湿润。

在第 5~7 天或当渗出停止时，用 Cetaphil 洁面乳和温热的自来水用指尖清洗面部，并拍干。将 1/4 量的 Cetaphil 润肤乳与硬币大小的 1% 氢化可的松乳膏混合，应用于激光或去皮区域。

除皱术（面部提升）

■ 发热：如果发红加重或蔓延并且疼痛加剧，您可能是浅表性感染。请致电 Nahai 医生或者护士。依据症状的严重程度，您可能需要看医生和 / 或接受抗生素治疗。

■ 敷料：外科手术后会有大量的敷料包在（面部 UIFT）外部施加压力，有助于吸收任何正常发生的渗血和外部引流。如果敷料太紧或引起疼痛，请致电我们。工作人员可能会指引您完全或部分拆掉下颌下方的敷料，这通常会减轻不适。去除整个敷料不会引起任何问题。我们会在手术后的第二天早上把外部敷料取下来，然后用一个很轻的敷料来代替，第二天您就可以把它拿掉。在那之后，您无须再使用敷料。

■ 姿势：尽量抬起头有助于减少术后肿胀。如果可以的话，睡在 2~3 个枕头上，让您的头保持在心脏的高度以上，但避免过度的颈部弯曲。

■ 引流装置：在您的面部两侧，可能会在皮肤下面放一个引流装置。从太阳穴或耳朵后面的一个小切口取出。这些引流装置会把手术后积聚的液体引流出来，使您能更快地愈合。当引流装置被放入时，每根管子末端的气囊都会被压缩，从而产生柔韧性，当液体聚集在气囊中时，气囊会膨胀。

第 10 页

2010 年 4 月 14 日

引流管护理：用安全针把排水管的集液器固定在敷料上。手术结束当晚，您应该打开顶上的开关，把集液器倒空，并挤压气囊以重新将其压缩，且保持引流管真空。每当集液器填满或膨胀 50% 以上时，便进行此操作。

如果集液器在清空后迅速填满，或者您需要每天排空 3 次以上，请致电与我们联系。Nahai 医生或护士通常会在手术后的第二天清除引流管，但有时会被留到 2~3 天。移除时可能感觉有点不舒服，但并不痛苦。您可以在引流管拔掉后的第二天洗澡和洗头。

■ 出血：手术后少量渗出和出血是正常的。而且在您回家后，敷料可能会被血染色，且染色的区域会变大，这是正常现象。如果发生严重出血或压迫，请立即致电与我们联系。

■ 缝合：在手术后的 1 周内，您耳前的缝合线将被移除。如果您在下颌下做了一个切口，这些缝合线也将会被同时拆除。头发内的和耳后面的缝合线也会被拆除。

■ 防晒霜和化妆：必须保护您的瘢痕不受阳光照射。术后 6 个月，使用防晒霜，SPF 至少为 15。应该在化妆前涂上。您可以在您的缝合线被移除后 2 天开始使用化妆品。

■ 皮肤护理：面部和颈部的所有皮肤在手术后可能会感到干燥和干裂。通常患者在手术后两周可以恢复术前的皮肤护理习惯。

■ 头发护理：面部提升后，大多数患者头发的质地和柔顺性可能会出现暂时的改变。您的头发只是对术后作出反应，会在 6 周内自然恢复。如果您计划染发或烫发，为了达到最佳效果，应该在手术前或等到术后 6 周后进行。

■ 洗发水：手术后 48 小时或引流管拔除后 24 小时，您可以洗头，也可以让理发师帮您洗。在任何一种情况下，如果使用吹风机，应该保持在最低的热度，因为您的部分头皮可能没有知觉。

第 11 页

图 1.14（续）

2010 年 4 月 14 日

特定手术风险

眼睑成形术(眼皮手术)

■ 下眼睑下垂或无张力:下眼睑肌肉的神经暂时或长期丧失功能会使下眼睑下垂。肌肉通常在几天内恢复功能。提拉眼睑和向上按摩通常是有帮助的。很少患者需要做修复手术。

■ 粟粒疹(沿切口线形成的微小囊肿):小囊肿通常在愈合阶段沿切口形成。这些问题会随着时间的推移而消失,或者 Nahaica 医生会在术后随访中用针头帮您挑出。

■ 下眼睑退缩和外翻:极少数情况下,眼睑瘢痕或过度皮肤切除可导致眼睑边缘外翻或眼睑向下拉力。使用免缝胶带进行粘贴和按摩通常可以解决这一问题,但部分患者需要进一步的手术治疗。

■ 上睑闭合困难:这是由于皮肤切除过度或术后肌无力所导致。虽然我们希望尽可能多地去除皮肤以获得"最佳效果",但我们会保守地操作,并利用我们最好的判断和经验来避免这样的问题。在极度罕见的情况下,您可能需要植皮。

■ 上睑下垂:手术可能损害支持和提拉上眼睑的结构。不过这不太可能发生,如果发生了,您可能需要进一步的手术。

■ 眼睛干燥:眼睑手术后,您的眼睛可能会比平常感觉干燥。我们建议使用人工泪液或软膏缓解。如果您在手术前眼睛有干燥的问题,您必须和您的外科医生就此进行讨论。

■ 不对称:双侧眼睑的愈合程度不一。双眼极小的差异在正常人中很常见,在手术后也很常见。手术后,患者会对自己进行更认真的检查,并更加关注这一问题。几乎所有的细小不对称会随着愈合的完成而消失。

■ 眼睑内部损伤:眼睛肌肉和神经在眼睑成形术中很少会被损伤。如果损伤发生,可能需要进行二次手术(通常由眼科医生操作),但永久性的损伤是可能会发生的。

■ 不满意的结果:如果您对眼睑成形术的结果不满意,可以通过时间推移,愈合过程或二次手术来解决。

第 2 页

2010 年 4 月 14 日

■ 失明:这是一种非常罕见的并发症。眼睛周围的眶内深部出血可能是潜在的原因。避免眶内注射和在手术过程中使用精细止血(使用精细电凝)可避免这种可怕并发症的潜在危险。大多数整形外科医生甚至都不知道有其他外科医生遇见过此问题!

选择

■ 您和 Nahai 医生选择进行眼睑手术。不做手术可以避免所有潜在的风险。有几种不同的眼睑手术方法可供选择。如果您对您和 Nahai 医生商定的方法有任何疑问,请多向医生询问,直到您对您的决定感到完全满意为止。

化学换肤

■ 色素减退:治疗后会存在正常肤色消失或减少,使用"稀释"的苯酚去皮会降低失去皮肤颜色的风险,但这样做就不能消除皱纹了,因为"稀释"会降低渗透的深度。

较轻的换肤,如三氯乙酸(TCA)、间苯二酚或乙醇酸,在正常情况下不会引起过多的色素沉着。

色素减退是永久性的,如果发生这种情况,可能需要定期使用化妆品。

■ 换肤方法选择的基本原理:酚类对有皱纹的皮肤效果明显,但需要承担色素减退的风险。轻度换肤,如 TCA 或间苯二酚,将有助于减少更多的浅表皱纹,但不会消除较深的皱纹。

■ 瘢痕:使用苯酚、TCA 或间苯二酚后可出现浅表瘢痕,但相对不常见。如果发生这种情况,通常会出现在局部或分散的区域。注射类固醇,使用有机硅薄膜、磨皮以及随时间的推移都有助于解决该问题。

■ 色素沉着增加:换肤后可出现皮肤颜色加深或慢性泛红。这一问题通常会随着时间的推移而消退。如果您需要治疗,美白霜可以有帮助,但可能需要 1~3 个月才会起效。

■ 疱疹和其他感染:如果您有疱疹感染史,请告诉您的外科医生或护士(包括口唇疱,热病疱疹,带状疱疹)。对方会给您一个佐维拉(Zovirax)的处方,作为术区发病的预防措施。其他皮肤感染可能发生在换肤后,将需要使用抗生素治疗。

■ 溃疡:如果您没有疱疹病史,但在治疗部位出现任何溃疡。请致电我们进行药物治疗。

第 3 页

图 1.14(续)

■ 不满意结果:化学换肤的结果令人不满意的原因有很多,包括低于预期的皮肤变化、留下瘢痕、增加或减少皮肤色泽、皮肤坏死(脱落)等。

■ 皮肤病变复发:浅表皮损常会通过换肤去除,但可能会复发,需要通过其他方法进行二次清除。

■ 皮肤癌:虽然皮肤剥脱可能有助于某些癌前病变,但此类病变可能不会被消除,甚至会再次发生。

■ 对晒伤的敏感性:更深的皮肤剥离(通常是苯酚)可能会使您的皮肤对日晒一直敏感。

■ 皱纹复发:已经消除或减少的皱纹可能随年龄增长而复发。今后可能需要接受进一步的治疗。

■ 延迟愈合:有时更深层次的换肤会导致恢复时间比预期更长。不适感会相应延长,最后的结果可能是形成薄且敏感的皮肤。

■ 心脏并发症:酚制剂偶尔引发心脏异常或者严重的心脏问题,需要住院治疗。目前已有几宗死亡病例的报道。

选择

■ 化学换肤是一种选择性治疗,患者也可以选择放弃此项治疗,从而避免风险。其他选择包括其他类型的皮肤剥脱、磨皮术、激光换肤、瘢痕切除、皮肤收紧和真皮填充物。外科手术的选择也有潜在的并发症。

除皱(面部提升术)

■ 除皱术切口(瘢痕):颞区除皱时,Nahai 医生可以使切口位于(面部提升)发际线内侧或前面。如果切口位于前面,瘢痕是可见的,但是发际线不会改变。在发际线内留下的瘢痕不会被看见,但是当提拉完成后,头发会向上移动。我们发现,最好把切口选在耳前,瘢痕选在耳屏后,这样切口就可以尽可能隐蔽。

耳后的切口也可以在发际线内或下方进行。如果在发际线内做,大部分瘢痕会被隐藏,但是发际线会有所改变,而且您的耳朵后面会有更多的无毛皮肤。如果 Nahai 医生将切口选在发际线下面,发际线将保持不变,如果您把头发梳起来,就会看到瘢痕。

■ 血肿:如果术后皮下出血过多,会形成血肿。如果血肿比较小,身体会逐渐吸收。如果它变大,它可能需要通过手术去除。切除血块的手术并不常见,但偶尔也是必要的。

■ 感觉丧失:永久性的麻木很罕见。这样的情况通常会发生在耳垂皮肤,极少数情况下发生耳前皮肤。

第 4 页

图 1.14(续)

不满意的结果

在理想的情况下,患者和手术医生都对结果感到满意。但也存在 3 种不令人满意的结果:

1. 患者满意,手术医生不满意。
2. 患者和手术医生都不满意。
3. 患者不满意,手术医生满意。

患者满意

如果患者感到高兴,则即使外科医生觉得这与其的最佳结果相去甚远,也无须进一步治疗。满足患者的期望,使其快乐是整形外科医生的目标。但是,在这种情况下,如果患者对结果的满意度改变主意,则外科医生应建议进一步的随访,以便将来对患者进行复查。

患者和手术医生都不满意

当结果不能令人满意时,医生必须将个人感觉放在一旁,尽管可能很难。不要独自面对并发症或不良后果。要接受对手术不满意的患者,因为这种情况会发生在所有整形医生身上[30]。在这种情况下,可能会需进一步的手术。在医生进行术后随诊期间,请向患者保证医生了解他们的不满,可以看到他们所关注的问题,医生对这些问题也不满意,并会尽全力为他们解决问题。如果发生并发症,请与患者保持联系并解释发生的情况。在私下里,医生应对初次手术中的手术技术进行诚实的自我评估,并尝试确定导致不满意结果的原因。问问自己:"出了什么问题?"和"我将如何防止再次发生这种情况?"接下来,问问自己是否能够独自解决问题。如果医生不愿意再次进行手术,请考虑转诊患者以寻求其他意见,或在适当时与专科医生沟通。双方还应讨论进一步手术的费用。如果在术前已谈及这些内容,术后对话会更容易进行。作者的做法是提供免费修复手术。医生的方法可能会有所不同,但一般而言,医生应该免除外科手术费,尽管患者可能需要承担设备和麻醉费。如果医生要求其他医生面诊,医生需自己承担(或至少部分承担)另一位外科医生的费用。首先,请为患者提供清晰的计划说明,并确保已解决他们的担忧。

患者不满意，手术医生满意

这是一个非常糟糕的结果，因为它通常表明外科医生与患者之间的沟通中断或患者选择不充分。首先，评估到底出了什么问题。医生最初有类似的目标吗？患者是否患有医生在术前评估中未发现的心理疾病，例如 BDD？最重要的是，医生能看到并认同患者不满意的地方吗？如果不能，那么医生将永远无法修复它，也无法让患者满意。如果医生看到患者不满意的畸形或缺损，则可能需要进一步手术。否则，可能需要让患者征求其他医生的意见，将其转给同专业的同事，或者甚至请精神科医生作进一步评估。

管理不满意的患者

管理不满意的患者既富有挑战性，又耗费时间。这需要整形医生的耐心和敏锐。大多数患者的不满是由于沟通失败和患者选择不当，而不是技术错误[31]。显然，提高医生的患者评估和选择的技巧可以帮助医生减少不满意的患者的数量。然而，当不愉快发生时，不满的背后通常是患者和外科医生之间关系的破裂。这意味着有效的沟通是管理这些患者的关键。花些时间，带着同情心和同理心倾听患者关心的问题，试着找出引起不满的具体原因，并确保他们的问题被倾听、接受和理解[32]。

管理同事的不满意的患者

不满意的患者可能是医生自己的，也可能是同事的。切勿批评自己的同事或专业人士，也不要批评以前的手术中发生的事情，这一点很重要。应像对待任何新患者一样对患者进行管理，记录完整的病史，并进行身体评估。作者几乎总是可以向患者解释自己发现的内容，说自己以前看过它，并解释如何对其进行修改。有时，患者只是需要补充性的意见，在仍然有融洽关系的情况下，作者鼓励患者找之前的医师。如果患者坚持不去他/她原来的医生处就诊，那么作者会讨论手术费用。由于之前的手术不是作者做的，因此任何修复手术将由患者支付全额费用。作者会解释说，如果患者找之前的医师，可能只需较低的费用。如果患者希望由作者进行修复手术，作者会尽一切努力联系原来的主治医生以获取信息，并在可能的情况下收到旧记录（包括术前照片）。请记住，未经患者同意，医生不能与其他外科医生联系，也不能与任何人讨论患者的情况。

管理自己的不满意的患者

如上所述，提高患者满意度的关键是改善沟通。当患者不满意或结果不满意时，作者会在诊所中更频繁地复诊患者（即使作者本人和工作人员都希望少见患者！）。作者会试图为患者提供情感支持和保证。如果发生这种情况，作者将对患者没有得到所希望的结果表示遗憾。在这些面诊期间，将免除任何可能的面诊费。让其他工作人员（例如最高级的护士）参加与医生的所有面诊会很有帮助，并在可能的情况下与患者建立融洽的关系。患者可能会告诉护士一些他或她不会告诉医生的信息，并且如果医生与患者之间的关系中断了，护士会在将信息传递给患者方面有所帮助。出于类似的原因，应鼓励患者带上朋友或家人参加面诊。为了所有人的安全，并避免日后出现矛盾，请确保在患者记录中清楚记录所有面诊和讨论。在每次面诊结束时向患者发送一封信可能会很有帮助，信中总结了双方进行过的所有讨论和做出的任何决定。

结论

在整形外科领域，选择患者是具有挑战性的。然而，患者评估的技巧很难直接教授给实习期的住院医师，而医生通常是通过在实践中尝试和犯错来学习患者评估的。拥有能识别出不适合进行手术或可能无法从情感上应对手术的患者的能力，是成功进行手术的重要组成部分。术前花时间陪同患者，以确保他们了解潜在的益处、风险和并发症有助于医生的术前工作，因为这样能使患者的期望更有可能实现。整形外科医生的主要责任是患者的安全、舒适度和满意度。作者不会进行自认为不符合患者最大利益的手术。关注患者的福利，利用良好的沟通技巧，并在术前对患者进行全面评估，可以防止术后不满。

参考文献

1. Greer DM. Psychiatric consultation in plastic surgery: the surgeon's perspective. *Psychosomatics*. 1984;25:470.
2. Bashour M. History and current concepts in the analysis of facial attractiveness. *Plast Reconstr Surg*. 2006;118:741–756. *Bashour provides an interesting discussion of the history of facial attractiveness with reference to the neoclassical canons, anthropology, and cephalometrics. He provides insights into social psychology and the components of facial attractiveness.*
3. Cunningham MR, Roberts AR, Barbee AP, et al. "Their ideas of beauty are, on the whole, the same as ours": consistency and variability in the cross-cultural perception of female physical attractiveness. *J Pers Soc Psychol*. 1995;68:261–279.
4. Langlois JH, Roggman LA. Attractive faces are only average. *Psychol Sci*. 1990;1:115–121.
5. Langlois JH, Roggman LA, Musselman L. What is average and what is not average about attractive faces? *Psychol Sci*. 1994;5:214–220.
6. Alley TR, Cunningham MR. Averaged faces are attractive, but very attractive faces are not average. *Psychol Sci*. 1991;2:123–125.
7. Perrett DI, May KA, Yoshikawa S. Facial shape and judgements of female attractiveness. *Nature*. 1994;368:239–242.
8. Kampe KK, Frith CD, Dolan RJ, Frith U. Reward value of attractiveness and gaze.[Erratum appears in Nature. 2002;416:602]. *Nature*. 2001;413:589.
9. Aharon I, Etcoff N, Ariely D, et al. Beautiful faces have variable reward value: fMRI and behavioral evidence. *Neuron*. 2001;32:537–551.
10. Housman SB. Psychosocial aspects of plastic surgery. In: McCarthy JG, ed. *Plastic Surgery*. 1. Philadelphia: WB Saunders Company; 1990:113–118.
11. Hildebrandt KA, Fitzgerald H. The infant's physical attractiveness: its effects on bonding and attachment. *Infant Ment Health J*. 1983;4:3.
12. *Cosmetic Surgery National Data Bank Statistics, Consumer Attitudes Survey*; 2010. Available at <http://www.surgery.org/sites/default/files/Stats2010_1.pdf>.
13. PRNewsWire. *New study reveals one in five women plan to pursue*

cosmetic surgery. Seattle, USA: RealSelf.com; 2015. Available from: <http://www.prnewswire.com/news-releases/new-study-reveals-one-in-five-women-plan-to-pursue-cosmetic-surgery-300034188.html>.

14. Lee S-Y. The effect of cosmetic surgery realty shows on women's beliefs of beauty privileges, perceptions of cosmetic surgery, and desires for cosmetic enhancements. *Am Commun J*. 2014;16:1–14.

15. West K. *How to take the perfect selfie? Millennials under 30 getting cosmetic surgery for better social media pics*. New York: FashionTimes.com; 2015. Available from: <http://bit.ly/1IN9OFW>.

16. *2016 Cosmetic Surgery National Data Bank Statistics, American Society for Aesthetic Plastic Surgery*. Available at <http://www.surgery.org/sites/default/files/ASAPS-Stats2016.pdf>.

17. Mathews K. *72% of young women want plastic surgery*. RealSelf.com; 2011. Available from: <http://www.realself.com/blog/72-young-women-plastic-surgery-poll-finds#.VWzhf0bdejK>; 2011.

18. Baker DC, Stefani WA, Chiu ES. Reducing the incidence of hematoma requiring surgical evacuation following male rhytidectomy: a 30-year review of 985 cases. *Plast Reconstr Surg*. 2005;116:1973–1985.

19. Courtiss EH. Patient counseling. In: Gradinger G, Kaye B, eds. *Symposium on Problems and Complications in Aesthetic Plastic Surgery of the Face*. St Louis: Mosby; 1984.

20. Gorney M, Martello J. Patient selection criteria. *Clin Plast Surg*. 1999;26:37–40. *The authors discuss the features of a suitable compared with an unsuitable patient for cosmetic surgery, and provide their visual representation graph of deformity vs concern level, to aid in patient selection.*

21. Gorney M. Mirror, mirror on the wall: the interface between illusion and reality in aesthetic surgery. *Facial Plast Surg Clin North Am*. 2008;16:203–205.

22. Hay GG. Psychiatric aspects of cosmetic nasal operations. *Br J Psychiatry*. 1970;116:85–97.

23. American Psychiatric Association. *Diagnostic and Statistical Manual of Mental Disorders*. 5th ed. Arlington, VA: American Psychiatric Association; 2013.

24. Ende KH, Lewis DL, Kabaker SS. Body dysmorphic disorder. *Facial Plast Surg Clin North Am*. 2008;16:217–223. *The authors provide an excellent description of body dysmorphic disorder and how to identify it in patients presenting to a cosmetic surgery practice. Management strategies, including psychiatric referral and treatment prior to considering surgery, are covered.*

25. Rinker B, Donnelly M, Vasconez HC. Teaching patient selection in aesthetic surgery: use of the standardized patient. *Ann Plast Surg*. 2008;61:127–131, discussion 32.

26. Hanes KR. Body dysmorphic disorder: an underestimated entity? *Australas J Dermatol*. 1995;36:227–228.

27. Sarwer DB. Awareness and identification of body dysmorphic disorder by aesthetic surgeons: results of a survey of American Society for Aesthetic Plastic Surgery members. *Aesthet Surg J*. 2002;22:531–535.

28. Herruer JMMD, Prins JBPD, van Heerbeek NMDPD, et al. Negative predictors for satisfaction in patients seeking facial cosmetic surgery: a systematic review. *Plast Reconstr Surg*. 2015;135:1596–1605.

29. Sykes JM. Managing the psychological aspects of plastic surgery patients. *Curr Opin Otolaryngol Head Neck Surg*. 2009;17:321–325.

30. Goode RL. The unhappy patient following facial plastic surgery: what to do? *Facial Plast Surg Clin North Am*. 2008;16:183–186. *Goode covers how to be a better patient selector and how to manage an unhappy patient. He clearly covers his program for dealing with a patient who has a flawed result, as well as one who has a good outcome but is still unsatisfied.*

31. Blackburn VF, Blackburn AV. Taking a history in aesthetic surgery: SAGA–the surgeon's tool for patient selection. *J Plast Reconstr Aesthet Surg*. 2008;61:723–729.

32. Sykes JM. Patient selection in facial plastic surgery. *Facial Plast Surg Clin North Am*. 2008;16:173–176. *Sykes summarizes the process of patient selection and refusing services to plastic surgery patients with useful management suggestions and comments on the role of the plastic surgeon.*

第 2 章

医院、门诊或诊所的建立

Richard J. Greco, Nicole J. Jarrett

整形行业正在不断地变化。一般外科医师甚至是专业认证的外科医师与家庭医师之间的竞争也越来越激烈。如果他们的业务运作不当，即使是最有成就的整形外科医生也可能破产。开办诊所、张贴标牌以及仅留一个电话号码就能让事业长青的日子已经一去不复返了。

诊所必须建立一个系统来处理患者关注的各个方面：对患者进行营销，给患者留下良好的"第一印象"，提供足够的信息来教育他们，引导后续的行动并安排患者来讨论他们的疑虑（理想的患者面诊），并最终帮助他们管理手术的时间安排和经费筹措。本章无意帮助医生确定患者是否为理想的治疗对象，但将讨论如何获得作为外科医师的权利以及如何管理具有成本效益的美容手术。

如果医生能与对手术感兴趣的患者交谈，评估他们的担忧，帮助他们计划最佳的手术方案并在友好和包容的环境中进行手术，不久之后，医生可以看到心情愉悦的术后患者对他们的结果感到满意，并听他们讲述医生如何帮助他们丰富了人生，那自然再好不过。但很少有医生会真实经历过类似情况。一个人或一个组织必须执行所有幕后工作，以吸引患者，向他们讲解适合他们的服务项目，帮助他们预约看整形外科医生，根据他们的决定进行计划和财务管理，并帮助提供或安排可用的、合适的手术设备。这才是管理一家美容诊所的全部内容——事无巨细。

确定业务范围

首先要确定的是将要提供给患者的确切内容和诊所理念。诊所是仅开展单纯的美容项目还是美容和修复重建的结合？如果仅开展单纯的美容手术，是否计划创造一个专属的市场？会进行非手术和手术治疗吗？会进行植发吗？一旦确定了诊所将提供什么项目，就应该创建一份宗旨声明，向工作人员、患者和全世界描述诊所的立场以及服务对象。

诊所经营的范围和价值观都应该指向患者关注的东西，这将有助于在行业内树立品牌，指导医疗工作并帮助员工决定如何以最佳方式执行工作。所有内容都必须符合外科医生的愿望和宗旨声明的内容。一位外科医生获得医师协会的认证对患者而言是一条重要信息，这不仅关乎医生的资质证明，也关乎其为患者提供服务的能力。

吸引患者

将患者吸引到诊所的方法有很多。外科医生的执业生涯声望及该医生在本地区或国家的知名度是吸引患者的条件。最好的"新美容患者"是先前认识并信任外科医生的患者——无论是来自以前的美容手术还是重建手术。他们在面诊后进行手术的可能性最高。第二好的新患者是先前患者推荐的患者，或者是他们医生的家人、朋友或美学家直接推荐的患者。外科医生正在接受第二重验证或获得患者的信任。

面向新患者的所有工作应该以与宗旨声明相一致的方式进行，并且应专注于该诊所选择发展的业务领域。在开始之前，请确保办公室和系统已准备好处理突然增多的电话和查询。人们可能犯的最严重的错误是花大量的钱吸引新的"潜在客户"，然后用糟糕的顾客体验或第一印象把他们惹恼。接下来，需要研究目标人群的人口统计资料，该群体代表最有可能成为患者的一群人。了解受众特征有助于决定接触他们的最佳媒介，以及如何使他们意识到自己的选择，并在医生能力所及的范围内对他们进行教育。最终目的都是鼓励个人访问该机构的网站或与诊所工作人员进行交流。在这两种情况下，目标都应该是营造良好的第一印象，提供优质的客户服务和出色的指导，争取安排会面以了解更多信息并解答他们的问题和疑虑的机会。

即使外科医生的目标仅仅是进行手术，但采用介绍性程序或辅助服务来吸引新患者进入他们的诊疗间会让患者开始建立对服务及员工的信任，并让患者了解服务的水平和医生的专业度。当他们准备好手术时，他们很可能会与外科医生的团队融洽相处。

第一印象对美容患者至关重要

医生只有一个机会给人留下良好的第一印象，并且之后很难对其进行更改。留下深刻印象的价值不可低估。Richard Branson 曾经说过："就像我会在与他人会面的 30 秒钟之内就决定对对方的看法一样，我也会在 30 秒之内决定一份商业计划是否能激起我的兴趣。"第一印象既能产生信任，也能产生怀疑。

如今，第一印象来自网站、印刷广告或接待员接听电话的方式。当潜在的患者上网时，他们会快速浏览诊所的简介——在 5 到 10 秒钟内，他们就会决定该诊所是否值得更深入的了解，还是只是单击返回到下一个列表。患者渴望获得信息并且非常机灵，他们有多种方式来决定他们的选择。这包括审查外科医生的证书和培训、患者推荐、医生评级和评论、医疗事故历史记录、医疗委员会或社会处罚，以及医生、朋友和家人的口口相传。因此，外科医生应该非常熟悉患者访问诊所网站时所看到的内容。患者还可能通过匿名致电外科医生办公室来测试医生将如何对待患者。

患者的评价是"新广告"，相比起对负面评论做出回应，促使满意的患者发表有关其经历的评论，不仅可以改善搜索引擎的优化，而且可以改善潜在客户的转化率，因为写得很好的评论是非常有效的二次验证形式，超过 90% 的客户都会受到他们的影响[1]。超过三分之二的消费者对在线评论和个人推荐的信任程度一样高，并且会将业务线索转化率提高 50% 以上[2]。据 Google 报道，"3 星或更高的评级"获得了 47 次移动点击中的 41 项，哈佛商学院的一项研究发现，Yelp 网站的评价每增长 1 颗星会带来 5%~9% 的收入增长[3]。

专业拍摄的"患者推荐"视频是外科医生可以控制的另一种二次验证来源。招募专业人员来寻找特定的"狂热爱好者"或满意的患者，他们可以讲述一个很好的故事，说明外科医生如何通过手术技术、安全和富有同情心的方式帮助实现其渴望的目标，从而帮助改变了他们的人生。此类内容可以是针对特定手术的，可以放置于诊所登录页面上，也可以位于潜在患者要查看的其他页面上，例如术前术后对比页面。

第二次提高患者"第一印象"的机会出现在患者了解了大量的信息后，在他们走进候诊室体验和参观时（候诊室是否干净，舒适，专业？），以及在他们与接待人员见面时（后者会自我介绍并用名字向前者打招呼吗？），其他将继续建立信任或不信任的因素将包括在与医生见面前的等待时间，与医生第一次见面的地点（在外科医生的私人办公室或检查室），与医生见面时是否穿衣（以及是否感到脆弱），工作人员和医生的着装和仪表，以及外科医生的肢体语言、风度和言谈举止。

打印版或电子版患者辅助指导材料

患者已经致电办公室，并与办公室工作人员交谈，正在等待更多信息。工作人员是否向这些潜在患者发送了信息？发送"欢迎包裹"是树立另一次良好第一印象的机会。包裹应包括有关患者感兴趣的手术的更多详细信息，验证其选择的外科医生和执业者的信息，新患者登记表以及他们需要了解的政策。"欢迎包裹"可以是邮寄的印刷材料或设计合理，带有指向网站上特定视频的链接，以供患者观看的电子邮件（附录 2.1）。工作人员需要审核发送的材料——它们是否把相关业务介绍到位，并提供了患者所需的所有信息？

附录 2.1　欢迎信样本

亲爱的_____，

我很高兴有机会就您的询问与您进一步联系。这是一些关于隆乳术的基本信息，如果您还有问题，我很乐意在您方便的时候和您交流。

Greco 医生需要在您方便的时候和您进行讨论。他每周四下午以及周一和周五上午在 Savannah 诊所坐诊，周二下午在 Bluffton 的 SC 诊所坐诊。他的面诊费是_____。该手术费仅为估算，准确的费用将在面诊后确定。用生理盐水假体隆乳的估计费用是_____，硅胶假体的估计费用是_____。整个手术过程大约需要 1~1.5 个小时。手术将在乳房下方的褶皱处开一个小切口，然后置入填充物。切口缝合完成后会给您穿上固定用的胸罩。您的假体可能开始位置比较高，之后会下降至正常位置。所有的术后注意事项将在您面诊期间详细说明。

我相信您会对 Greco 医生、他的工作人员、我们的设施和您的恢复效果及所得到的服务感到非常满意。这是我们的网站链接，您可以在上面看到"患者就诊过程"

您可登录诊所网站查看手术前后图片以及 Greco 医生的杰出资历。网站里还有更多内容，您可以随意浏览。

感谢您与我们办公室的初次联系。我期待着尽快与您交谈。我会帮您解决关于美容手术的任何问题或顾虑。

谨上。

Jil Trower
Dr. Richard Greco 医生助理
乔治亚整形外科学院
JTrower@mycosmeticsurgeon.md

面诊前电联

作者会在所有新患者预约面诊的前一晚给他们打电话。作者会询问他们是否方便按约定时间参加面诊，是否知道医生的办公室在哪里。一个电话只花费不到一分钟的时间，却降低了患者的"缺席"率，并证明了患者在选择诊疗时将获得的"额外"服务水平。这还给患者留下了深刻的印象，其中许多患者会和他们的朋友和家人分享他们在诊所办公室的经历。

办公室的环境

办公室的装饰通常是诊所个性的体现。办公室必须干净，井井有条，光线充足且布置合理。前台应开放且宜人，但也要提供私密性。工作人员应该待人友好且富有魅力。提供最新的材料供患者阅读，提供饮料供患者等待时饮用，以及告知顾客医生是否会准时见面都会使患者获得舒适的体验，也是对患者时间的尊重。在某些环境中，华丽的设施可能会起作用，但是通常患者会认为这是过度的，并认为装修豪华的诊所会收取更高的费用。

向患者做自我介绍

一个潜在的新患者正在考虑花一大笔钱，他们认为他们的时间和外科医生的时间一样宝贵。他们对医生迟到的任何借口都不感兴趣，并希望医生和他们交谈时不要表现出烦躁。他们不希望在打电话或发短信时被忽略。

一名获得医师协会认证的整形外科医生已经通过了许多严格的知识和技能测试，可以保持冷静和自信。做一个好的倾听者是很重要的，要充分理解患者所描述的身体问题和寻求帮助的潜在动机。外科医生有责任帮助患者决定其是不是该目标手术的理想对象。

潜在患者对整形医生的长相和声音都有先入之见。穿着得体、职业化是很重要的。虽然作者有时会在手术间隙让患者看见自己穿着工作服，但总体而言，作者的穿着和作者希望看到的任何为其本人提供可能会永远改变自己的人生，而且要收取数千美元服务费的专业人士的穿着是一样的。

每个医生都有自己需要照顾的特定患者群体，也都有自己的个性。作为一名外科医生，适应这一角色非常重要，但医生可以做好自己，甚至可以通过着装来适应这一角色。

所有新的美容和乳房再造患者都被带到作者的个人办公室并进行首次介绍。作者认为在患者穿好衣服之后再去见他们是很重要的。这让他们意识到，医生不只是把他们当作一具身体来检查。他们会在护士的陪同下去作者的办公室，护士会随意地与患者开始对话，但此举是有具体目标的：①减轻患者面诊医生的焦虑；②告诉他们今天的面谈包含什么内容；③允许他们表达自己所关心的问题；④向患者确认与其见面的医生的能力、手术技巧和对患者的关切与理解。

当作者走进房间时，总是先做自我介绍，和患者握手，并给他们一个温暖的微笑。作者希望他们能感到舒适，并能够在穿着完好时描述他们的担忧。作者通常会先问他们关心什么，以及医生能如何帮助他们。作者总是能找到方法来询问他们的个人问题，比如他们的生活目标，在哪里工作，做什么职业，以及喜欢什么类型的活动。重要的是要在多个层面上与患者沟通，表明医生对他们作为个体的关注和理解，以及对他们寻求本机构服务的动机的关注和理解。

面诊室经验和利用技术改善患者体验

患者和他们的同伴被带进了检查室。医生想给他们提供一个舒适的"水疗"体验，所以会为他们提供柔软、干净的浴袍。患者穿着纸做的长袍会觉得不舒服。然后医生开始对患者进行教育，让患者观看特定的手术视频，如果他们愿意，他们可以使用电脑观看其他视频。看完后，医生会开始体检。体检过程中需要重点对患者的隐私和羞怯心理保持敏感。

医生的目标是为每个患者提供"理想的面诊"。医生希望被看作是患者的教育者和倡导者，而不是推销员。作者喜欢对患者进行评估，拍下合适的照片，然后让患者脱下长袍坐在医生旁边，双方一起在电脑屏幕上看照片。大多数患者都不知道自己的身体长什么样——尤其是从后面看。即使作者可以直接指出不完美的部位，但作者不愿意主动提出，而是会请他们根据照片中看到的自己提出想要改变的部位，然后向他们解释医生可以如何提供帮助。

使用前沿技术，如三维成像或图像软件和说明性解剖图，不仅可以教育患者和他们的家属，还证明了外科医生给他们带来的价值远超过其他不那么重要的人。从数字图书馆中即刻向他们展示单个患者的结果可以证明外科医生的能力，以及外科医生所认为的可能结果。重要的是要向他们展示平均和良好的结果，并告诉他们针对其自身问题的预期结果。

如果患者还对其他部位表示关切，他们可以在房间内立即观看手术视频和前后照片。最好的情况是他们可以通过一个加密的网站，在家里回看面诊的过程，包括所有面诊时观看的照片、对比图和解剖图。

帮助患者决定是否继续手术的后续程序

护士、医生助理或办公室经理需要能够向患者解释手术的成本，并在必要时能够讨论财务方案。医生应准备好针对特定患者的专业性患者评估表患者，内容须显示外科医生资料、置入物、麻醉程序和设备费用。患者希望能够得到外科医生手写的感谢便条，并告诉他们愿意回答任何进一步手术的问题，后续将安排电话回答任何其他未解决的问题。在患者的问题得到解答及焦虑得到缓解之前，邀请他们尽可能多次复诊。工作人员应经常问问他们的期望是否得到了满足，以及是否可以为他们提供其他帮助。

优秀的医生助理应该学习如何在患者做决定时确认他们是否有任何具体的问题以及他们的理想手术时机。根据作者的经验，在他们决定继续治疗之前，通常需要进行七次交谈，因此，如果患者没有立即预约治疗，不要急于认为他们"不感兴趣"[4]。温和地跟进并回答他们所有的问题,目标是提供一种让患者满意的体验,让他们告诉所有的家人和朋友[5]。

手术经验

如果患者已经接受了很好的术前教育并决定进行手术,医务人员应该为该手术患者提供同等出色的体验。作者会在手术前一晚亲自打电话给作者所有的患者,看看他们是否有任何最后的问题或担忧。

手术设施应该干净、舒适和宜人;护士应该专业和熟练。患者在术前应该有私人的舒适空间,患者在等待手术的时候喜欢使用 Bair Hugger 加温器(3M, Maplewood, MN)。在服用镇静剂后,患者不会记得很多关于手术的过程,但是会记得他们是否在疼痛或恶心中醒来,医生会用长效局麻药和止吐药来增加患者的麻醉时间。在手术过程中,医务人员每小时都会给家属打电话,以减轻他们的担忧,并向他们汇报亲人的病情进展。如果患者希望住院或留观,机构会安排两名护士照看他们,并在术前询问他们最喜欢的软饮料、零食和软食品,这样就可以为他们提供这些东西。医生会在患者到达前填写术后处方,并确保他们在离开前了解术后的伤口情况和护理。

术后护理经验

术后当天晚上,作者会给所有的患者打电话,询问他们的护理人员,看他们是否有任何问题。许多人会非常感激,他们会告诉他们的朋友,并会单独地把患者介绍给医生。每个患者都有医生助理的电话,患者可以随时拨打对方的个人电话询问任何问题。患者很少会滥用这一功能,但会为能够在不打扰医生的情况下得到问题的解答而表示谢意。

试着为术后患者提供一个单独的通道,让他们尽快进入休息的房间,在他们等待的时候给他们一杯苏打水或白开水。接受整形手术的患者不希望长时间在等候区等待,特别是当他们出现肿胀、淤青,术区被包裹起来的时候。术后护理要轻柔,医务人员要提供术后淋巴水肿的按摩和伤口 / 瘢痕的护理和指导。

在术后随访时,护士应在患者进入病房前将患者术前照片显示在电脑显示器上。大多数患者不记得手术前的样子,当他们被巧妙地提醒时,他们的抱怨会少很多。随着他们的恢复情况越来越好,作者们会为他们制作一组手术前和手术后的照片,带回家与朋友分享。医生会询问他们是否愿意让其他患者看他们的照片。如果愿意,机构工作人员也会询问是否可以在机构的网站或营销材料中使用它们。当机构获得了使用它们的许可时,也会问他们是否会用电脑,如果会的话,他们是否愿意上网写一篇关于他们经验的评论来帮助其他患者更好地理解本机构的手术、流程和就诊体验。工作人员会为他们提供一张预先印制的卡片,上面列举了最

受患者欢迎的评级网站的链接,供他们访问。

如今与患者交流的方式有很多,包括固话、手机、短信、电子邮件和快递。重要的是确定患者倾向使用的联系方式,以及最新的电话号码和地址。创建群发邮件或通信服务、生日祝福提醒和提供特殊"优先患者"服务都能够有效地以最温和的方式让患者对机构的工作铭记在心。最理想的情况就是使用软件自动提供此类功能。

术后调查

重要的是在术后 3 个月对所有患者进行调查。这能使他们克服困难的术后恢复,但也因为足够快的进行术后随访,会使患者想起任何不符合他们期望的地方。即使是设计得最好的方案,也依赖于执行者认真且持续地完成他们的工作。如果存在任何复发的问题,可以作为处理以后患者的经验。

个人或团队

如今,开设医疗机构的经济学特性和复杂性使其很难独自实现。例如,如果外科医生想拥有自己的手术设备来提供非常个性化和私人的护理,1 名外科医生通常会亏损,2 名会实现收支平衡,而 3 名以上则会通过此类服务盈利。共享办公室租金、人事费用、计算机系统、公共设施以及耗材数量折扣可能是让外科医生得以在短期内继续私人执业的唯一方法。共享营销费用、网站成本以及新技术的成本,也可以使整个团队更快地扩展。

人员配备

员工一直代表着医生的形象,是诊所最重要的资产。招聘员工要注重品行。虽然可以对雇用的人进行任何技能的培训,但是不可能改变他们对患者和同事的态度。这种态度尽管在某些场景中(例如在学术环境中)可能无法完全控制,但最好尝试让工作人员了解诊所所秉承的文化理念。外科医生必须以身作则,并在团队内部进行有效沟通,以加强这些想法,而这些想法通常可以通过每日例会或每周 / 每两周一次的员工会议来实现[6]。

参考文献

1. Gesenhues A. Survey: 90% Of customers say buying decisions are influenced by online reviews. *Marketing Land*. Available at: <http://marketingland.com/survey-customers-more-frustrated-by-how-long-it-takes-to-resolve-a-customer-service-issue-than-the-resolution-38756>; 2013. *This survey looks at the influence of online reviews on the decision to buy a product. It found that reviews in general, whether positive or negative had a significant impact.*

2. Anderson M. 88% of consumers trust online reviews as much as personal recommendations. *Search Engine Land*. Available at: <http://searchengineland.com/88-consumers-trust-online-reviews-much-personal-recommendations-195803>; 2014. *This is another look at the influence of reviews on consumers and it found that the majority of customers trust online reviews.*

3. Luca M. Reviews, reputation, and revenue: the case of Yelp.com. *Harvard Business School*. Available at: <http://hbswk.hbs.edu/item/6833.html>; 2011.
4. Olesen M. *Personal correspondence*. 2015.
5. Blanchard K, Bowles S. *Raving Fans! Revolutionary Approach to Customer Service*. New York: William Morrow and Company; 1993.
6. Crawford J, Saltz R. Secrets to Success. In: Saltz R, ed. *Cosmetic Medicine & Aesthetic Surgery*. St. Louis: Quality Medical Publishing.; 2009:515–520.

延伸阅读

Anderson K, Zemke R. *Delivering Knock Your Socks off Service*. 4th ed. Summit, NJ: Performance Research Associates; 2006.
Lundin SC, Paul H, Christensen J. *Fish! A Proven Way to Boost Morale and Ignite Results*. London: Hodder & Stoughton; 2000.
Buford GA, House SE. *Beauty and the Business*. Garden City, NJ: Morgan James Publishing; 2010.

第 3 章

整形美容手术中患者安全的基本要素

Drew B. Metcalfe，Gabriele C. Miotto，Galen Perdikis，Felmont F. Eaves III

概要

- 几个世纪以来，人们一直认识到患者安全的重要性。但是，医疗错误仍然会发生，而这些错误通常跟前哨事件的"瑞士奶酪理论"有关。
- 美容手术通常是选择性的手术，在这种情况下患者安全起着更加重要的作用。
- "安全的三大支柱"——工具和证据[循证医学(evidence-based medicine，EBM)]，系统和流程，以及文化和交流——可以帮助医生了解患者的安全和错误，以及美容外科医师如何改变其实践以改善患者安全。
- 质量与安全性息息相关，提高患者安全性的因素与提高医生团队在美容手术中提供的护理质量的因素完全相同。

简介

　　患者安全的概念已经存在了几个世纪。希波克拉底誓言的原话"避免造成伤害或错误"明确承认医疗行为可能会造成伤害。此外，通常被认为同样出自希波克拉底的一句流传甚广的格言"首要任务是不伤害患者"也强调了对患者进行护理时安全的重要性[1]。然而，随后的几个世纪，无数的实例证明，医疗行为是有害的甚至是致命的，突出了在患者安全方面持续存在的缺陷[2]。

　　1999 年，美国医学研究所(Institute of Medicine，IOM)医疗保健质量委员会(Committee on Quality of Healthcare)发布了具有里程碑意义的报告——《以人为本：建立更安全的卫生系统》(To Err Is Human：Building a Safer Health System)[3]。该报告强调一个事实，即每年约有 4.4 万 ~9.8 万人由于可预防的医疗错误而导致在医院死亡[4]。据估计，全国不良医疗事件造成的损失为 376 亿美元，其中 170 亿美元的损失来自可预防的不良医疗事件。恺撒家庭基金会(Kaiser Family Foundation)在报告发布后不久进行的一项民意调查发现，41% 的美国人一直在关注新闻中关于医疗错误的报道，而 42% 的美国人认为该报告将医疗错误视为"严重问题"[5]。一项 2004 年的民意调查发现，有 34% 的美国人认为自己或家人在生活中的某个时候经历过医疗错误，而 21% 的美国人则认为该过错造成了严重的健康后果[6]。

　　外科医生一直认识到患者安全的重要性，并寻求找到减少事故的方法。许多外科手术都是为了使患者即时恢复健康，但是美容外科手术通常被认为完全是选择性的，其目的是美化外观而不是治疗危及生命的状况。因此，患者的安全在美容手术中起着更为重要的作用。

　　在会议上，外科医生经常会问作者一些问题，例如"在腹部成形术中预防静脉血栓栓塞(venous thromboembolic，VTE)的最佳方案是什么？"和"选择性手术使用抗生素的最佳时机，类型和持续时间是什么？"。在一定程度上，这类问题的本质说明了他们对患者安全性的误解。获得这些重点问题的答案不会让人成为一名安全操作的外科医生。正如作者将在本章中尝试说明的内容，不仅答案会因患者个体和手术操作而异，而且会随时间而变化。更为重要的是，患者护理方面的其他因素可能比诸如此类的知识点具有更大的影响。因此，作者不会尝试创建一个清单，以解决诸如 VTE 预防、预防手术部位感染、预防麻醉并发症、医学筛查等特定主题的问题，而是会尽力讲解与建立可用于全面解决患者安全问题的安全诊疗文化相关的因素。

什么是患者安全，什么是医疗错误？

　　为了了解患者安全和可能危及患者安全的错误，定义此类术语并理解其涵盖的内容非常重要。在一项具有里程碑意义的研究中，美国医学研究所将患者安全定义为免受意外伤害。该定义掩盖了潜在且复杂的伤害源。美国国家患者安全基金会提供了更详细的定义:患者安全是"避免、预防和改善医疗过程中产生的不良后果或伤害"[7]。

应用于医疗服务的"错误"一词既复杂又存疑。该术语可能会使出主意的人产生羞耻感,并导致意想不到的后果,如避免举报和害怕被投诉[8]。此外,它很难定义和衡量,因此,人们创建了许多的名词;疏漏,过失,错误,违规,未遂事故,可能应予赔偿的事件等[9]。错误可以通过多种方式进行分类:计划或判断错误与执行错误,费用错误与疏忽错误,与结果错误相关的错误,与过程有关的错误。在研究此类问题时,Gruber 和 Bohnen 提出了关于错误的定义,试图合并这些概念,将医疗错误定义为"在计划或执行过程中已经或可能导致意外后果的疏忽行为。"[10]

因此,从某种意义上讲,医疗错误无论是否会导致不良后果,都可以归咎于没有提供足够理想的服务。如果未发生任何错误,人们便认为患者安全可以实现。显然,这两者在包括美容手术在内的任何医疗环境中都是无法实现的。尽管并发症、发病和死亡事件仍在继续发生,这表明仍有许多工作要做,但在过去的几年中,整形外科医生制定了许多有效措施来解决安全问题,下文将讨论其中一些措施。

为什么会发生错误?

直到最近,医疗错误仍被视为"术者个人问题",而应对措施通常是通过惩罚、再培训或其他旨在防止个人再次发生错误的措施来解决负责人的不良表现[11]。但是,涉及许多行业的人为错误的详尽研究表明,即使有最先进的培训和高水平的个人能力,也不可能将人为错误率消除到每 20 万个工作小时中小于 1 例。此外,对于"高"风险活动或行业(例如医疗卫生),此比率上升至每 20 000 小时出现 1 例[12,13]。因此,根据该数据,零错误只能被视为减少错误的目标和策略,在现实中并不存在。尽管可能会对极少数故意渎职的人员,采取惩罚性措施,但大多数错误是由有照护能力的医疗从业者造成的,并且是由于系统故障或通信故障所致。对于这些原因,简单地劝告个人要加更小心不太可能防止再次发生错误。

情况改善后的下一步通常便是传播相关知识。然而,IOM 报告和许多其他报告显示,现代医学中患者安全和护理质量问题的主要原因不是缺乏知识,而是系统、流程和环境的不足[14,15]。联合委员会表示,超过 70% 的患者发生的安全事件与这些因素有关[16]。

患者安全的三大支柱

"三大支柱"(图 3.1)已成为一个有用的概念,不仅可以理解影响患者安全和错误的因素,而且还可以帮助美容外科医师改变工作方式以改善患者安全[17]。它反映了以丰田生产系统为主的工业领域使用的质量体系[2]。这 3 个支柱分

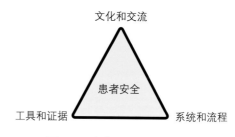

图 3.1　患者安全的三大支柱

别是:

- 工具和资源,重点在于循证医学和最佳临床实践
- 系统和流程
- 文化和交流

工具和证据:循证医学 / 最佳实践

在整形外科方面,作者拥有许多工具和技术,包括出色的外科手术设备、现代化的仪器及许多其他有形资产。与作者共事的人——他们的培训、技能和经验是至关重要的资源,没有这些资源,就不可能提供完善的护理。但是,到目前为止,最容易被忽视的工具是医生累积的认知知识"库",其中包括医生对解剖学、生理学、外科手术程序和结果的理解。

从医学院学生到住院医师,医学从业者会从书籍、实践经验、期刊、会议以及与同事的互动中学习。但是,这些资源大多数都充满偏见、利益冲突和专家文化。EBM 的出现是基于对这些偏见的理解以及医生对于预测并最小化偏见的需要,以便开发出更好的证据,从而进行更好的决策。David Sackett 领导的 McMaster 大学小组是循证医学运动的现代领导者。Sackett 将循证医学定义为"明智、明确地使用当前最佳证据来制定有关患者的护理决策。"[18]循证医学现在被确定为医学史上最重要的 15 个进展之一[19]。

Sackett 和他的同事将循证医学的概念分为 5 个步骤:

1. 将信息需求转化为可回答的问题。例如,外科医生想知道在接受腹部整形术的个体患者中哪种 VTE 预防效果最佳。"哪种 VTE 预防方案最适合腹壁成形术患者?"这个问题是不够的。相反,外科医生需要了解患者的特征,如何进行手术以及危险因素,以便搜索适用于该特定患者人群的证据。

2. 确定最佳可用证据。根据步骤 1 中确定的参数,进行有条理的搜索,以识别最相关的信息。MEDLINE 和其他在线资源极大地方便了证据的识别。

3. 评估证据对当前问题的有效性、影响和适用性。关键分析技能被应用在证据的评估中。证据水平可能有助于评估单个出版物中存在偏见的风险,但正确的评估还需要对研究方法进行分析以寻找缺陷,这可能会损害信息的有效性。确定该证据是否具有影响力或是否适用于正在做出的患者护理决策也很关键。某些整形外科杂志已采用"证据水平"金字塔作为在该领域促进和推进循证医学的视觉方式(图 3.2)[20]。

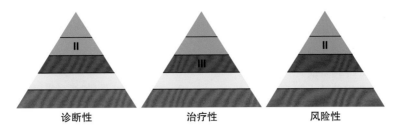

图 3.2　证据等级金字塔,显示了证据等级(Ⅰ~Ⅳ级)和本文所解决的临床问题。 左:诊断性临床问题已解决,证据级别为Ⅱ级。 中:已解决的治疗性临床问题,证据等级为Ⅲ级。 右:风险性临床问题已解决,证据级别为Ⅱ级。(*Reproduced with permission from Sullivan D,Chung KC,Eaves FF 3rd, Rohrich RJ. The level of evidence pyramid:indicating levels of evidence in Plastic and Reconstructive Surgery articles*. Plast Reconstr Surg. 2011;128:311-314.)

4. 结合临床经验和个别患者的特征和需求。循证医学绝不是美容手术中"千篇一律"方法,其核心原则是将最佳证据与患者的个人价值、目标和资源以及自己的技能和经验相结合。

5. 继续检查并完善步骤1~4。随着新证据的出现,更好的证据将取代较旧的、无效的证据。有时,较老的、已确立的治疗方法会显示为劣等,或者如 Sackett 所指出的那样,循证医学是"帮助聪明的医生停止无效治疗的一种方式"[18]。

现在,人们对美容手术原理的理解比以往任何时候都要深刻,至少部分是由于对循证医学的重视。但是,从长远来看,更好的证据能否最终回答诸如"垂直或其他类型的乳房固定术实际上是否获得更好地长期效果"之类的问题?医生在研究美容外科方面面临的一些障碍与缺乏标准化或适当的结果指标有关。诸如 Breast-Q[21] 和 Face-Q[22] 之类的以患者为基础的结果指标的发展无疑使医生对患者满意度指标有了更深入的了解,但是要建立适当的指标,无论这些指标是否与发病率、死亡率或患者对手术结果的理解相关。

即使掌握了最佳证据,执行也常常充满困难和失败。在规划实践中的复杂变更时,需要解决各个级别的潜在障碍。例如,变革的障碍可能包括缺乏认识或知识,强化,控制,社会规范,领导能力或设施[23]。根据 Grol 和 Weensing 的说法,规划应考虑到创新的性质,所涉人员的特征,因此,要有效地改善医生在美容外科手术中提供的安全患者护理服务,就必须采用适当的系统和程序[23]。

系统与流程

如果知识是整形外科的原材料,那么系统就是机器。人们目前对系统的大部分理解来自 Charles Perrow 和 James Reason 的工作。根据 Reason 的说法,"系统是一组相互依赖的元素,它们相互配合以实现一个共同的目标。这些要素可能是人为因素,也可能是非人为因素(设备、技术等)。"[14]

系统和流程是人们将工具(技能,资源和最佳证据)运用到行动中的机制,是人们完成工作的方式。系统和流程(及其实现)可以简单也可以很复杂,但是具有共同的要素(框3.1)。

框 3.1　系统和流程:公共要素

定义要完成的任务——这应该基于最佳的可用证据和最佳的临床实践。

评估可用资源——是否有合适的设备?团队成员是否经过适当的培训?为了完成任务,是否需要额外的资源?

计划——与团队成员一起工作,定义完成任务的流程。谁来做这项工作?什么时候完成?在哪里进行?如何执行?

物流——物流是计划的细节,例如如何在正确的时间及地点获得正确的资源。

培训——团队成员需要在新的流程或系统中接受培训。他们不仅需要了解自己的角色,还需要了解其他团队成员的角色。实践(可能包括模拟)可以显著提高实现新流程的可靠性。

系统工具——包括检查表的使用、超时、传递和组织流程的开发。

评估、监督和修改——为了监督系统是否有效,结果必须用具体的指标来评估。当期望的结果没有实现时,分析根本原因可以得知系统在何处失效以及为什么失效。系统中的变化可以通过这些知识来实现,包括对基础问题的重新评估,这一过程被称为双环学习。通过这一方式,系统不断得到改进,从而不断减少错误。

举一个美容外科医生的实践例子,请考虑以下情形。根据文件评估,选择进行腹部成形术的患者将接受主动术前加温以降低体温过低的风险[24]。做出这一决定后,外科医生惊讶地发现,下一个患者在接受麻醉之后体温很快降到 35.8℃。麻醉后发生了什么?尽管工作内容是固定的,但可能工作人员对谁来负责放置保温毯仍然感到疑惑(规划问题),可能现场没有可用的电源插座供机器插电使用(后勤问题),也有可能只是负责此事的团队成员忘记了(缺少检查表的问题)。

如何在整形美容手术中整合系统和流程?

检查列表是现代医疗系统中一种特别有用的工具。作为 Pittsburg 地区卫生保健计划(Pittsburg Regional Healthcare

Initiative,PRHI)的一部分,简单的中心静脉置管检查表的实现已经证明了检查表在医疗保健方面的优势。美国疾病预防控制中心估计,在美国因中心静脉置管而引起的血液感染每年影响多达 25 万患者,导致约 15% 或更多的人死亡[25]。此外,每次感染的额外护理费用估计为数万美元。然而,在 2001—2004 年期间,参与 PRHI 的 20 多家匹兹堡医院能够将中央感染的发病率降低 50% 以上。事实上,有些医院把发病率减少了 90% 以上[26]。根据 NEJM 的报告[27],在该计划中,与中心静脉导管相关的并发症的总数从 27.3 [95% 可信区间(CI),25.9~28.7]降至 16.7(95% 可信区间,15.6~17.9),绝对风险降低 10.6(95% 可信区间 8.7~12.4)。有一种或多种并发症的患者比例从 15.4% 下降到 10.6%($P<0.001$)。住院死亡率从 1.5%(95% CI 1.2~2.0)降至 0.8%(95% CI 0.6~1.1),绝对风险降低 0.7 个百分点(95% CI 0.2~1.2)。检查表确保在中心静脉置管中使用最佳操作方式,并显著降低了中心静脉导管感染率和医疗成本。这一优势已经被一些医疗保健系统和医院所复制,如果推广到整个美国,仅这些改进就能挽救成千上万人的生命和数十亿美元的资金。

在整形美容手术领域,检查表可以在常规的患者护理过程中使用。应用将循证医学与系统和流程联系起来的检查表的其中一个例子是作者现在在 Emory 美容医院使用的手术部位预防感染方案。本方案使用了当前最好的证据来支持明智和及时地使用抗生素预防美容手术和其他干预措施,以减少手术部位感染(框 3.2)。

通过仔细研究手术部位感染(surgical site infection,SSI)方案及其使用方法,医生团队可以确定它的组成部分,这有助于团队成员使用循证医学这一有效的体系和护理服务提供流程。

1. 利用现有的 EBM 建立了整形美容外科手术部位感染检查表;

2. 检核表会呈交职员,并获批准使用;

3. 将检查表张贴在手术室里,以备患者对其内容有任何疑问;

4. 护士和麻醉师确认,在把患者带到手术室之前,所有的术前步骤都要遵守协议;

5. 护士和麻醉师确认,在手术室会遵循协议中包含的所有术前步骤;

6. 在手术前稍等片刻,确认工作人员遵循术前术区感染协议的步骤;

7. 手术结束后回顾并汇报所有流程,这能促进问题解决的讨论,巩固机构的常规流程。

文化和交流

在这三大支柱中,文化和交流可能是最重要的。安全是技术因素(循证医学、系统和程序)和文化因素(安全 = T × C)的产物。促进安全的努力大多集中在护理的技术方面,而忽视了文化方面,这使患者面临巨大的出错风险。在评估医疗事故时,70% 的情况下,有人知道一些事情,但没有说

框 3.2   手术部位感染预防方案

1. **在择期手术前,对远离手术部位的感染进行矫正和治疗。**

2. **术前剪短头发(如有必要),剃须。**
   - 术前面诊是提醒患者剃须
   - 指引文件中包含关于患者剃须的资料
   - 有 ASC 中准备一次性理发刀头

3. **使用手术团队确定的术前手和 / 或前臂消毒方法。**
   - Avagard(手消)可用

4. **合适的外科敷料和洞巾。**
   - 考虑戴双层手套

5. **适当的外科抗菌预防。**
   - 如果患者体重低于 80kg,则在切口前 30~60 分钟内使用 1g 头孢唑林;体重 80kg 以上的患者使用 2g。如有过敏反应,80kg 以下得患者使用 600mg 克林霉素,80kg 以上的患者使用 800mg 克林霉素
   - 术中,在给予初始剂量 3 小时后重复剂量
   - 抗菌预防不应持续超过 24 小时

6. **术前预热 30~60 分钟,围手术期维持正常体温(36℃以上)。**
   - 在手术过程中使用主动保暖设备(空气毯、保暖垫)。
   - 强烈建议将室温设置在 70 ℉(约 21.1℃)以上。
   - 当明确患者在术前准备、悬吊及在准备中需暴露等情况时,将室温升高至 72°~75℉(约 22.2~23.9℃)。

7. **在酒精溶液中使用 0.5%~2% 氯己定,在面部使用 10% 聚维酮 – 碘。会阴区应准备水性溶液(聚乙烯异丁醚和氯己定)。**

8. **糖尿病患者术中及术后血糖控制(目标:低于 150mg/dl)。**

出来。作者团队认为,人们会在团队的工作中畅所欲言,因为团队成员都是富有同情心的、友好的外科医生,但成员们是否花过时间来讨论需要如何作为一个团队与团队进行沟通。上次医生问自己的员工:"如果你看到我要犯错,即使你不确定,你会说出来吗?"在医生的工作中,医生是否有一套安全舒适的制度,让自己的员工提出安全问题、解决方案,甚至可能的实践改进建议?授权自己的团队发言,培养安全文化能让他们具备发现系统中的任何漏洞的能力,例如,在作者的工作中最初遇到过的,在术前区域缺少预防体温过低的保温毯的问题。这项工作的其中一个目的是培养一种赋权、尊重和团队沟通的,以人为本的工作环境[28]。

在一个受约束的、"指责"的环境中,沟通和创新会受到抑制。尊重他人——员工、同事和患者——是创造最安全工作环境的关键因素,因此,职业精神的影响——或缺乏职业精神的影响——是真实存在的[29]。从员工资源管理到团队建设和沟通培训,都是医生团队提升文化的工具。改变这种文化需要领导层和医师的全力支持。这是一个连续的过程,而不是一次性的权宜之计。努力促进以团队为基础的结构为医生团队提供了一些在专业且受尊重的环境中讨论潜在错误而不必担心遭受惩罚的空间。关注医疗保健系统的

设计可能是预防错误、减轻其影响和减少出现伤害的概率的最有效方法。

瑞士奶酪模型

错误的发生通常是由于在未预期的交互中同时发生了多个错误，从而创建了一个故障增长和进化的事件链[30,31]。它们的累积导致了事故，Perrow 将其定义为"对固定系统造

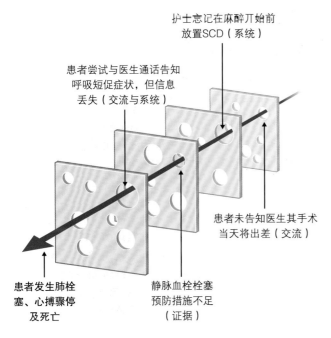

护士忘记在麻醉开始前放置SCD（系统）

患者尝试与医生通话告知呼吸短促症状，但信息丢失（交流与系统）

患者未告知医生其手术当天将出差（交流）

患者发生肺栓塞、心搏骤停及死亡

静脉血栓栓塞预防措施不足（证据）

图 3.3　患者安全"瑞士奶酪模型"的图形演示。奶酪上的孔代表潜在的错误。通常，前哨事件（例如未能预防或治疗静脉血栓事件）涉及一系列护理要点（切片），并且只有当错误（孔）对齐时才会发生该事件。 通过建立一种包含证据系统文化和沟通的安全文化，潜在的错误（漏洞）会变小，层数也会增加

成损害，从而破坏该系统当前或未来输出的事件"（图 3.3）。

也许最广为人知的安全模型是 Reason 提出的"瑞士奶酪模型"[14,32]。该模型用瑞士奶酪切片来比喻不同层次的保护或脆弱性。在患者的护理过程中，可以用堆叠在一起的几片瑞士奶酪图像来表示。这些小孔代表了在照护患者时潜在、积极的错误，而具有保护性、坚实的奶酪部分代表错误不会发生的地方。虽然每一层的保护都是不完整的，就像任何给定的切片上的孔所代表的那样，但是一旦将几个切片堆叠在一起，出现完全对齐的孔洞的可能性就会很小。对于一个不良事件的发生，通常几个错误必须对齐，以便不良事件通过每一保护层而不被停止。如果系统提供了良好的保护，这些孔就会很小，而且很少会对齐。然而，在一些系统中，某些时候孔洞可能会对齐，使错误得以传播，并导致对患者的伤害。

从该模型中得出最重要的概念之一是在复杂的系统

中，一个错误很少足以导致不良事件或损害的发生。该模型还强调了不仅要完善人类行为（这显然是一项不可能完成的任务），还要创建一个具有多个重叠保护层的系统，以最大限度地减少错误对患者造成的潜在伤害。像知识一样，流程可以被传授、改进和完善，系统本身可以成为持续安全和质量改进的机制。检查表、双环学习、问题解决技术、错误管理和组织例程的开发等工具可以帮助医生团队提高整形美容手术患者的安全性。

结论

近年来，人们的观念出现了一个重要转变，那就是认识到工作效率和质量改进是患者安全的代名词。改善患者安全性的因素（即固定的系统和流程，持续的质量改进文化，以及安全、沟通和专业的工作环境）与改善医生团队提供的护理质量的因素完全相同。安全护理与优质护理是相辅相成的。

为了在美容手术中优化患者安全，专业组织、培训计划、期刊以及整形美容外科医生都需要改变态度，将重点重新放在教育上，其中外科医生的态度转变最为重要。传统意义上的美容外科教育主要集中在手术技术上的优化，但是，如联合委员会的数据所示，这并不是通常发生错误的地方，绝大多数错误与系统、文化和沟通失误有关。优化患者安全性要求外科医生接受有关如何持续改善决策所用的证据，他们用于执行这些决策的系统和流程以及他们的工作文化的教育。

参考文献

1. Shelton JD. A piece of my mind: the harm of "first, do no harm". *JAMA*. 2000;284:2687–2688.
2. Spear SJ. Fixing health care from the inside, today. *Harv Bus Rev*. 2005;83:78–91, 158.
3. Kohn LT, Corrigan J, Donaldson MS. *To Err is Human: Building a Safer Health System*. Washington, D.C.: National Academy Press; 2000:xxi, 287. *This landmark publication highlights the problem of medical error and outlines the huge implications of these errors.*
4. American Hospital Association. *Hospital Statistics*. Chicago: AHA; 1999.
5. Kaiser Family Foundation. *Five years after IOM Report on Medical Errors, nearly half of all consumers worry about the safety of their healthcare*. Available at: <http://www.kff.org/kaiserpolls/pomr111704nr.cfm>; 2004.
6. Princeton Survey Research Associates. *Survey on Healthcare and the 2000 Elections*. Storrs, CT: Roper Centre for Public Opinion Research; 2000.
7. National Patient Safety Foundation. *Agenda for research and development in patient safety*. Available from: <http://www.npsf.org>; 2005.
8. Fish JM. Human error in medicine: promise and pitfalls, part 2. *Ann Emerg Med*. 2001;37:419–420. *This paper looks at methods of improving quality and preventing error in emergency medicine. It points out potential pitfalls that must be avoided.*
9. Leape LL. Error in medicine. *JAMA*. 1994;272:1851–1857.
10. Grober ED, Bohnen JM. Defining medical error. *Can J Surg*. 2005;48:39–44. *In this paper the authors discuss how medical errors should be measured and point out the difficulty of reporting and determining the severity of medical errors if there is no method of standardization.*
11. Wachter RM. *Understanding Patient Safety*. New York: McGraw-Hill; 2008.
12. Duffey RB, Saull JW. *Know The Risk: Learning from Errors and Accidents: Safety and Risk in Today's Technology*. Burlington: Butterworth-Heinemann; 2003.

13. Duffey RB, Saull JW. Errors in technological systems. *Hum Factors Ergon Manuf Serv Ind*. 2003;13:279–291.

14. Reason JT. *Human Error*. Cambridge: Cambridge University Press; 1990.

15. Leape LL. Errors in medicine. *Clin Chim Acta*. 2009;404:2–5. *Although the main focus of patient safety has been the implementation of safe practices several approaches have developed. Six major changes are required: 1. Move from lookoing at errors as individual failures to the realization that they are caused by system errors. 2. Move from a punitive culture to a just one. 3. Move from secrecy to transparency. 4. Change from being provider centered to being patient centered. 5. Move from reliance on individual performance excellence to interdependent collaborative interprofessional teamwork. 6. Accountability is universal and reciprocal, not top-down.*

16. Chang A, Schyve PM, Croteau RJ, et al. The JCAHO patient safety event taxonomy: a standardized terminology and classification schema for near misses and adverse events. *Int J Qual Health Care*. 2005;17:95–105.

17. Eaves FF 3rd. An integrated model of patient safety and quality of care. *Aesthet Surg J*. 2011;31:714–715.

18. Thoma A, Eaves FF 3rd. A brief history of evidence-based medicine (EBM) and the contributions of Dr David Sackett. *Aesthet Surg J*. 2015;35:NP261–NP263.

19. Godlee F. Milestones on the long road to knowledge. *BMJ*. 2007;334(suppl 1):s2–s3.

20. Sullivan D, Chung KC, Eaves FF 3rd, Rohrich RJ. The level of evidence pyramid: indicating levels of evidence in Plastic and Reconstructive Surgery articles. *Plast Reconstr Surg*. 2011;128: 311–314. *This paper outlines the different levels of evidence and their implication on reliability and usefulness.*

21. Pusic AL, Klassen AF, Scott AM, et al. Development of a new patient-reported outcome measure for breast surgery: the BREAST-Q. *Plast Reconstr Surg*. 2009;124:345–353.

22. Klassen AF, Cano SJ, Scott A, et al. Measuring patient-reported outcomes in facial aesthetic patients: development of the FACE-Q. *Facial Plast Surg*. 2010;26:303–309.

23. Grol R, Wensing M. What drives change? Barriers to and incentives for achieving evidence-based practice. *Med J Aust*. 2004;180:S57–S60.

24. Young VL, Watson ME. Prevention of perioperative hypothermia in plastic surgery. *Aesthet Surg J*. 2006;26:551–571.

25. Burke JP. Infection control – a problem for patient safety. *N Engl J Med*. 2003;348:651–656.

26. Centers for Disease Control and Prevention. Reduction in central line-associated bloodstream infections among patients in intensive care units–Pennsylvania, April 2001–March 2005. *MMWR Morb Mortal Wkly Rep*. 2005;54:1013–1016.

27. Pronovost P, Needham D, Berenholtz S, et al. An intervention to decrease catheter-related bloodstream infections in the ICU. *N Engl J Med*. 2006;355:2725–2732.

28. Sexton JB, Makary MA, Tersigni AR, et al. Teamwork in the operating room: frontline perspectives among hospitals and operating room personnel. *Anesthesiology*. 2006;105:877–884.

29. Sexton JB, Helmreich RL, Neilands TB, et al. The Safety Attitudes Questionnaire: psychometric properties, benchmarking data, and emerging research. *BMC Health Serv Res*. 2006;6:44.

30. Perrow C. *Normal Accidents: Living with High-Risk Technologies*. New York: Basic Books; 1984.

31. Bogner MS. *Human Error in Medicine*. Hillsdale, N.J.: L. Erlbaum Associates; 1994.

32. Reason JT. *Managing the Risks of Organizational Accidents*. Aldershot, UK: Ashgate; 1997.

上篇

面部美容手术

第 4 章

皮肤护理与非手术皮肤年轻化

Leslie Baumann, Edmund Weisberg

过去 30 年,化妆业和药妆业在研发上取得了重大突破,以致市场上出现大量的护肤产品。尽管大多数消费者仍在药房和护肤店购买护肤产品,但复杂的药妆科学仍令人困惑、望而生畏,而且容易被曲解。框 4.1 列出了医生在为患者开药妆产品之前应遵循的 10 个步骤。这 10 个步骤具有一定的挑战性,但医生拥有扎实的科学功底,使他们能够为市场宣传和试验结果做出解读,对于遵循这 10 个步骤至关重要。随着含有更多有效生物活性成分(例如干细胞和生长因子)产品的出现,认识这些产品的正确使用方法非常重要。在撰写本章时,美国国会正在考虑通过一项加强美国食品药品管理局(Food and Drug Administration,FDA)对药妆成分监督的法案。无论该法案是否能通过,理智的患者显然都会寻求医生(尤其是整形外科医生和皮肤科医生)根据他们的皮肤类型为其制定合理的护肤方案。

框 4.1 处方药妆的 10 个步骤

1. 诊断患者的皮肤类型
2. 了解每种成分的科学性质
3. 理解各成分间的相互作用
4. 理解药妆品的配方
5. 理解产品的制造和包装方式
6. 将护肤方案与患者的皮肤类型相匹配
7. 选择产品的顺序,使其相协同
8. 教育患者正确使用该产品
9. 教育员工进行有关如何向患者解释产品重要性
10. 在 4 周后随访患者,以便调整护肤方案

诊断皮肤类型

为患者开出合理护肤方案的第一步是正确诊断其皮肤

类型。作者开发了 Baumann 皮肤分型系统(BSTS),该系统使用一份有效的问卷将患者诊断为 16 种不同的 Baumann 皮肤类型之一[1,2]。该方法基于 4 个参数评估皮肤:①油性与干性;②敏感性与耐受性;③色沉与非色沉;④易皱型与紧绷型(无皱纹)。问卷针对这 4 个参数确定皮肤的表型,从而产生 16 种不同的皮肤类型,这些皮肤类型由 4 个字母表示。为了帮助患者记住自己的 Baumann 皮肤类型,每种皮肤类型都与颜色和编号相关联(图 4.1)。例如,皮肤干燥、发红、肤色均匀、细纹的患者将被指定为 DSNW(干性,敏感,非色素性,易皱)型,其类型为 4 型 Baumann 皮肤,为浅粉红色。

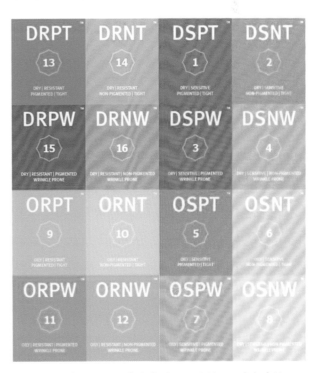

图 4.1 16 种 Baumann 皮肤类型。D,干性;N,非色素性;O,油性;P,色素性;R,耐受性;S,敏感性;T,紧致;W,易皱

研究表明，有些患者记得自己皮肤类型的数字，而其余患者记得颜色或四个字母。使用该皮肤命名法可以促进医生/患者之间的交流，从而促使护肤产品与患者的皮肤类型相适应[3]。这一皮肤类型词汇将在以下药妆成分讨论中使用，本章其余部分将讨论与 BSTS 系统有关的护肤科学。能意识到 Baumann 皮肤类型（Baumann skin type，BST）会随着季节、荷尔蒙、生活方式、怀孕、用药、居住地迁移以及其他因素变化而有所不同。如果患者经历了上述任何变化，则应重新参加问卷调查，以便可以适当调整他们的护肤方案。

皮肤类型特征

屏障受损、缺乏天然保湿因子（natural moisturizing factor，NMF）和皮脂产生减少是皮肤干燥（dry，D）或干燥症的特征。干性皮肤类型更容易遭受类视黄醇、痤疮药物和其他刺激性成分的刺激。

油性（oily，O）皮肤的特征是充足旺盛的皮脂分泌。皮脂是一种油性封闭物质，可覆盖皮肤表面，防止水分蒸发并保护皮肤免受刺激。

"混合性皮肤"通常是指以下两种情况之一：①油性 T 区，在 BSTS 中将其指定为油性皮肤；②冬季干燥，夏季为油性。在后一种情况下，在这两个季节中，BST 会有所不同，并且患者将需要两种独立的护肤方案来适应季节变化（热量和湿度）。

敏感性（sensitive，S）皮肤类型可以分为 4 种，每种类型的特征都和炎症有关。4 种敏感性皮肤类型是：痤疮（粉刺）、酒渣鼻（发红）、灼痛/刺痛和过敏。患者经常表现出几种不同类型的敏感皮肤。例如，对护肤品反应产生频繁的出疹并形成丘疹的患者为患有痤疮、敏感皮肤的过敏亚型。辨认敏感皮肤的类型很重要，因为它们需要不同的药妆成分。

耐受性（resistant，R）皮肤类型不会遭受上述 4 种形式的炎症。它们有很强的皮肤屏障功能，但需要更高浓度的药妆成分，因为他们的皮肤可以有效地防止渗透。

BSTS 中的色素性（pigmented，P）皮肤类型具有不均匀的肤色，并且容易在确切压力下产生色素沉着。例如晒斑、黄褐斑和炎症后色沉的病史。该定义是指皮肤色素的均匀性，而不是种族或整体性肤色。

BSTS 中的非色素性（non-pigmented，N）皮肤类型具有均匀的肤色，不需要亮肤成分。肤色均匀的深色皮肤个体将被指定为（N）皮肤类型。

由于年龄或生活方式因素（例如吸烟、日晒和浴床的使用）等因素，易皱型（wrinkle-prone，W）皮肤存在皮肤老化的风险。易皱型皮肤应采取预防老化的策略，包括每天使用防晒霜、类视黄醇和抗氧化剂（包括抗坏血酸）。

紧致（tight，T）型皮肤看起来更年轻，并且没有使他们皮肤更易老化的日晒史和吸烟史或其他生活方式等因素。该皮肤类型不需要抗衰老成分，但仍建议每天使用 SPF，以最大程度减少皮肤老化和皮肤癌的风险。

根据皮肤类型制定护肤方案

在制定护肤方案时，必须考虑所有参数。例如，一种表现出酒渣鼻敏感皮肤亚型的 DSNW（干性，敏感性，非色素性，易皱）皮肤类型是一种极其常见但具有挑战性的皮肤类型。DSNW 型的特点是皮肤屏障受损，刺激物容易进入皮肤。它们很容易产生炎症反应，以至于刺激物会产生强烈的反应。该类型皮肤难以适应大多数抗衰成分（如类视黄醇和羟基酸）。必须优先考虑加强皮肤屏障和减少炎症反应。当皮肤稳定后，再缓慢添加类视黄醇。

诊断出患者的皮肤类型并制定出适合该皮肤类型的治疗方案之后，医生必须对患者就如何使用该产品进行正确的说明。例如，如果计划缓慢添加类视黄醇，则医生应该就关于如何添加为患者做出详细说明。DSNW 型皮肤患者可适当地使用 3 天的加强屏障的清洁剂和保湿剂，然后每隔 3 晚开始在保湿剂顶部使用豌豆大小的类视黄醇。两周后，类视黄醇可以隔夜使用。再过两周，类视黄醇可以每晚使用。然而，没有表现出弱化的皮肤屏障或对炎症敏感性的 ORNW 型皮肤患者可以即刻每晚开始使用类视黄醇。给患者做适当的教育将会询问医生的次数，并改善治疗效果。

从一开始就进行预期管理至关重要。应当告知患者，除每年随诊外，还应分别在 4、8、12 和 16 周内随诊。因为治疗方案会随着皮肤类型的变化进行调整，直到达到长期的皮肤保养状态。通过随访，将对护肤方案进行调整，例如增加类视黄醇的剂量、停止增白剂、添加或减去抗炎成分以及改变保湿水平。如果医师在天气变化剧烈的地方执业，应该按季节接诊患者。如果医生从一开始就向患者说明，色素沉着问题至少需要 12 周、痤疮至少需要 8 周、而细纹可能需要 6 个月以上的持续的类视黄醇治疗才会改善，患者将更愿意长期服用维甲酸、定期随访并获得满意的结果。应告知患者，如果他们的护肤方案不再适合他们时，则应重新参加问卷调查以确定他们的皮肤类型是否改变。为患者特定皮肤类型提供有效治疗计划的信息可以提高患者的认知和依从性。

诊断皮肤类型，开处方，对患者进行教育，以及进行随访和调整方案的方法不在本章范围之内。这一方法之所以重要，是因为要进行一致且频繁的专业培训。有关使用此方法的更多信息，请参见 STSFranchise.com。本章的其余部分将重点讨论特定皮肤问题的科学以及用于治疗此类皮肤的药妆成分。

按皮肤类型分类的护肤

干性和油性皮肤类型

干燥症或干性皮肤的特征是干燥和皲裂，并且在皮肤主要增塑剂和水分含量降低时出现[4]。角质层中的水分含量必须至少为 10%，以保证皮肤的正常状态[5]。当皮肤的渗透性屏障出现缺陷、使多余的水分蒸发到大气中时，就会发生表皮水分流失（transepidermal water loss，TEWL）的增加，进而发展为干燥症。

屏障受损的病因通常是多因素的，并且是变化的，例如刺激性的去污剂、丙酮、降低胆固醇的药物和过度的清洁（框 4.2）。皮肤干燥的患者患变态反应性和刺激性皮炎的风险会增加，因为他们受损的屏障无法将刺激物和过敏原阻挡在皮肤之外。

框 4.2　可能导致皮肤干燥的外在因素	
• 热水	• 污染
• 清洁剂	• 其他化学品
• 衣物摩擦	• 空调
• 频繁的航空旅行	

清洁剂和保湿剂会影响皮肤内和皮肤上的皮脂和其他部位脂质含量，从而极大地影响皮肤的保护屏障。干性皮肤需要添加更多的脂质，而油性皮肤需要去除脂质。皮肤上脂质的正确平衡和正确类型对于健康的皮肤和良好治疗效果至关重要。含有大量皮脂的油性皮肤患过敏的风险较低，患粉刺的风险却明显升高。含有足量脂肪酸、神经酰胺和胆固醇的干性皮肤的屏障功能良好和并且很少出现过敏以及刺激性反应。

可以将目标成分（例如抗菌剂、消炎药、脱色剂、羟基酸和其他成分）添加到清洁剂和保湿剂中，但基本配方必须适合患者的皮肤类型。

清洁剂

应该给油性类型皮肤用泡沫清洁剂，以清除皮肤上多余的脂质。另一方面，干性皮肤则需要无泡沫清洁剂，以保持皮肤的脂质和湿润，从而为角质层提供屏障修复成分（框 4.3）。清洁剂和保湿剂的选择会极大地影响整个护肤方案以及手术效果。

框 4.3　屏障修复成分
以下 3 种成分必须以相等的比例存在：
神经酰胺
脂肪酸，例如硬脂酸和亚油酸
胆固醇

保湿霜

大多数油性皮肤不喜欢保湿剂和防晒霜，因为在皮肤表面皮脂充足或增加的情况下会感到沉重。油性皮肤在早上不需要保湿霜，但是在一天的这段时间内可以使用防晒霜代替保湿霜。

屏障修复

屏障修复产品是保湿剂中最重要的类别，因为它们为皮肤提供保湿和自我修复所需成分。众所周知，为了增强皮肤屏障，必须以 1∶1∶1 的比例应用 3 种外源性脂质，以形成正确的三维皮肤屏障结构[6]。当使用正确比例的神经酰胺、脂肪酸和胆固醇时，会加速损伤后的屏障恢复。如果仅使用单一成分，或者使用的比例不正确，则会破坏皮肤屏障的恢复。尽管这一理念已经存在了数十年，但实际上市场上几乎没有含有该成分的产品。

神经酰胺

很难找到含真正神经酰胺的产品，因为它们价格昂贵。实际上至少存在九种不同类型的神经酰胺，但是神经酰胺 -1 是独特的，因为它含有抗炎脂肪酸亚油酸。最初使用的神经酰胺来源于动物，但当疯牛病出现后，这便成为一个问题。植物来源的神经酰胺未表现出加强屏障所需的适当结构。因此，研发出了合成的"伪酰胺"。最好的、研究最多的假神经酰胺是肉豆蔻酰基 / 棕榈酰基氧代硬脂酰胺 / 芳酰胺单乙醇胺。它形成一种多层乳液，可精确模拟形成天然皮肤屏障的天然马耳他十字形成物。该技术被称为 MLE 技术，开发于韩国首尔。除了增强皮肤屏障，MLE 技术还可以防止类固醇诱导的皮肤变薄[7]。因此，该技术对于类固醇的长期治疗也非常有用，例如患有湿疹和牛皮癣的患者。加强皮肤屏障的其他选择聚焦在增加皮肤自身神经酰胺 -1 的产生上。研究证明使用含有亚油酸的局部制剂（如红花油）会增加神经酰胺 -1 的形成[8]。

脂肪酸和胆固醇

脂肪酸存在于保湿剂和天然油中，例如硬脂酸、亚油酸和棕榈酸。胆固醇是内源性产生的，天然存在于动物脂肪中，包括奶酪、蛋黄、牛肉、家禽和鱼。亚麻籽和花生含有类似胆固醇的成分，称为植物甾醇。高胆固醇血症患者应尽量减少胆固醇的摄入；因此，外用胆固醇是一个较好的选择，因为它不会提高血清胆固醇水平。

对于皮肤干燥的患者，使用含神经酰胺、脂肪酸和胆固醇比例为 1∶1∶1 的屏障修复保湿剂是至关重要的。在手术前两天使用此类制剂可能会减少在手术过程中使用的抗菌清洁剂和胶带接触引发的刺激性皮炎的发生率。

密封剂

密封性成分可覆盖皮肤表面，从而抑制表皮水分流失并产生润肤效果。皮脂、维生素 E（皮脂中含量丰富）和角鲨烯是天然存在的封闭成分。最好的两种合成密封成分是凡士林和矿物油。然而，这些成分质感油腻，患者可能无法接受[9]。这些成分已被植物来源的油所取代，这些油含有脂肪酸和赋予抗氧化剂活性或在炎症和其他细胞过程中起作用的活性成分。2004 年，一项针对 34 例轻度至中度干燥症患者的随机双盲对照试验表明，矿物油和初榨椰子油与保湿剂一样安全有效，两组的表面脂质水平和皮肤水合作用均得到明显改善[10]。

密封剂仅在皮肤上存在时才有效；移除后，表皮水分流失将恢复到先前的水平。因此，密封剂通常在保湿剂中与保湿剂成分结合使用。其他常用的密封性成分包括羊毛脂、石蜡、角鲨烯、聚二甲基硅氧烷、丙二醇、蜂蜡、大豆油、葡萄籽油[11]、摩洛哥坚果油、葵花籽、月见草、橄榄油和荷荷巴油[12-16]。

精油

随着天然和有机成分的普及程度不断提高,皮肤护理方案中使用或包含油脂成分也逐渐增多。油是一种非极性物质,在室温下为液态(黏液),来源于植物、动物或石化原料。油可以是易挥发的(容易变成蒸气)或不挥发的。含有挥发性芳香族化合物或来自植物的"精华"的油被称为"精油"。天然来源的油含有丰富的脂质(脂肪酸),皮肤需要此类脂质来适当形成细胞膜并发挥功能,以防止表皮水分流失。具体而言,几种天然含有对维持皮肤屏障重要的脂肪酸,例如亚油酸,存在于摩洛哥坚果油,向日葵,红花及其他油中的 ω-6 脂肪酸。亚油酸很重要,因为皮肤细胞会利用它来产生神经酰胺,这是皮肤屏障的重要组成部分。另外,亚油酸具有抗炎特性。油中还发现了许多其他水合脂肪酸,例如硬脂酸。护肤方案中的脂肪酸会大大影响其他成分的渗透。例如,橄榄油中的油酸具有极性结构,使其能够通过将烷基链插入神经酰胺来破坏皮肤屏障,与完整的神经酰胺相比,屏障更易流动,分子更易于扩散。因此,在使用油之前,要知道它们是否会增强或削弱皮肤屏障,这一点非常重要。摩洛哥坚果和红花可增强屏障,而橄榄油会削弱屏障。

保湿剂

保湿剂是具有高吸水能力的水溶性材料,通常用于护肤产品中,通过帮助皮肤锁住水分来"迅速改善细纹和皱纹"。然而,在低湿度条件下,保湿剂会通过吸引表皮和真皮深层的水分而使皮肤反常脱水,从而加剧脱水[18]。因此,保湿剂应在干燥的环境中与封闭性成分结合使用。常用的保湿剂包括甘油、尿素、山梨糖醇、透明质酸钠(透明质酸),丙二醇、α 羟基酸(alpha hydroxy acid,AHA)和糖。

α 羟基酸

AHA 之所以如此命名,是因为它在 α 位上含有一个羟基,它既能起到保湿剂的作用,也能起到去角质的作用。这个多用途的家族包括乙醇酸(来自甘蔗)、乳酸(来自酸牛奶)、柠檬酸(来自柑橘类水果)、苹果酸(来自苹果)、酒石酸(来自葡萄)和植酸(来自大米)[19]。乙醇酸和乳酸是最常用的 AHA,是最早进入市场的 AHA,并且将是此处讨论的唯一 AHA。羟基酸的美容作用包括角质层的正常化去角质,从而减少皮肤表面的死皮,让皮肤产生更好地润滑度和透亮度[20]。AHA 和 β 羟基酸(beta hydroxy acid,BHA)降解桥粒并在角质层的基底水平上影响角质细胞的凝聚力[21],它们会改变 pH 并促进脱皮。高浓度使用 AHA 和 BHA 会导致角质形成细胞脱离和表皮溶解(水疱)。较低浓度的 AHA 和 BHA 的使用会降低颗粒层正上方的间皮细胞之间的内聚力,从而加速脱皮和角质层变薄。较薄的角质层可能会带来一些缺点,例如增加对刺激和过敏原的敏感性,并降低皮肤对于紫外线照射的保护能力[5]。尽管一项研究表明乙醇酸具有光保护作用[22],但随后的研究表明,光敏性的提高与 AHA 的应用有关[23,24]。FDA 现在要求 AHA 产品贴有标签,提示患者应结合防晒用品使用。

乳酸

乳酸最早于 1943 年用于治疗皮肤干燥[25],是一种常用的 AHA,存在于几种家用产品以及用于治疗严重鱼鳞病或牛皮癣处方的保湿剂中。它是独特的羟基酸,因为它是天然保湿因子(natural moisturizing factor,NMF)的成分,而天然保湿因子在皮肤水合过程中起着重要作用。对缓冲的 12% 乳酸铵乳液的活性研究已证明了乳酸的保湿能力[26]。此外,乳酸还具有抗衰老的功效,这是一项双盲对照研究实验,该研究发现 8% 的 L-乳酸配方在治疗光老化皮肤问题方面比密封成分效果好,统计学显示,皮肤粗糙度、斑驳性色素沉着和灰黄程度有明显改善[27]。由于一些患者可能不喜欢乳酸的酸牛奶味。因此,它不是很受欢迎的护肤产品。

乙醇酸

乙醇酸是最常用的 AHA。在 1996 年,Ditre 等的研究表明,经组织学检测,使用 AHA 可以使皮肤厚度增加 25%,增加真皮中的酸性黏多糖,改善弹性纤维的质量,并增加胶原蛋白的密度[28]。这些数据得到了 Moon 等的肯定,Moon 等报道用乙醇酸处理的小鼠表现出明显的皱纹减少和胶原蛋白生成增加,胶原蛋白生成通常随年龄增长而降低[29]。使用成纤维细胞培养物已在体内和体外证明了用 AHA 处理后胶原蛋白产量的增加。一项研究表明,乙醇酸治疗可提高胶原蛋白的合成以及体外成纤维细胞的增殖[30]。当更高浓度的乙醇酸用作化学性换肤时,与其他换肤不同,乙醇酸必须在使用后进行中和,以防止皮肤灼伤。这使得乙醇酸在人体大面积的使用更加困难。

敏感型皮肤

一直以来,敏感型皮肤很难完全定性。Yokota 等以及 Pons-Guiraud 通过在过去 10 年中开发分类系统来解决这个复杂的问题;然而,很少有人赞成对敏感肌肤进行分类[31,32]。在 Baumann 皮肤分型框架内,根据临床表现,敏感皮肤可分为 4 种类型:1 型(出现开放性和封闭性粉刺和丘疹;又称痤疮型或 S1 型)、2 型(由于热、辛辣食物、情绪或任何原因的血管扩张引起的面部潮红;又称酒渣鼻或 S2 型)、3 型(任何原因的灼伤、瘙痒或刺痛;又称 S3 型)和 4 型(易患接触性皮炎和刺激性皮炎,通常与皮肤屏障受损有关;又称 S4 型)。尽管这些皮肤问题的病因截然不同,但它们有一个共同点-炎症。患者可能同时患有敏感的皮肤亚型。例如,一个人可能会烧灼和刺痛,并出现脸红和发红。该患者会被认为是 S2 和 S3 型敏感皮肤或"酒渣鼻皮肤类型"。痤疮和酒渣鼻是最常见的敏感性皮肤亚型。因此,剩余的敏感型皮肤讨论将集中在痤疮和酒渣鼻的治疗上。

1 型敏感性皮肤:粉刺

寻常型痤疮以开放或闭合的粉刺、丘疹和脓疱为特征。这是一个涉及毛囊脂肪单位的多因素过程,通常以 8 周为一个周期。痤疮可能是由于接触化妆品[33]或护发产品引起的,尤其是当它们含有肉豆蔻酸异丙酯时。痤疮药物会使皮肤干燥并破坏皮肤屏障。因此,干燥皮肤类型最难坚持痤疮治疗。痤疮控制的关键在于持续使用痤疮药物,痤疮治疗通常至少需要八周时间才能有所改善,患者也会因此而灰心。众所周知,青少年是最容易患痤疮的人群,他们不遵守痤疮药物治疗是出了名的,这也使得治愈痤疮变得更加困难。痤疮也可能发生在激光换肤后,这很可能是由于毛囊皮脂腺单位的破坏。在所有的病例中,都需要个体化的治疗,以达到让患者满意的细节和漂亮的外表(框 4.4)。

框 4.4 痤疮治疗方案

- 夜间应使用水杨酸清洁剂或爽肤水、局部抗菌药和类维生素 A。
- 推荐非痤疮性防晒霜很重要。
- 如果患者需要保湿霜,请选择非痤疮保湿霜。
- 抗菌药物应每天使用两次。
- 可以添加银丝纺织枕套以减少痤疮丙酸杆菌水平。
- 在进行激光换肤之前,类维生素 A 可以帮助皮肤做好手术准备并加快愈合速度。
- 激光换肤后,银是最佳的局部治疗选择,因为其他药物会减慢愈合速度并刺激皮肤。

痤疮的病因因人而异。但是,有 3 个主要因素是已经确定的:①皮脂腺功能亢进;②滤泡角化的改变;③痤疮丙酸杆菌的影响。口服异维甲酸可以减少皮脂的产生。维甲酸和羟基酸(例如水杨酸)可使卵泡角化正常化,而蓝光、抗生素、银和过氧化苯甲酰(BP)则可减少引起痤疮的痤疮丙酸杆菌。

细菌耐药性在美国和世界范围内都是一个严峻的问题,痤疮丙酸杆菌通常对红霉素和克林霉素具有耐药性。过氧化苯甲酰和银可能有助于预防抗生素对红霉素和克林霉素的耐药性。过氧化苯甲酰是美国在非处方药和处方药中可用于治疗痤疮的少数药物之一[34]。另一方面,银尚未被 FDA 批准用于治疗痤疮,但通常用于伤口愈合敷料中以加快愈合速度并减少伤口感染。由于刺激的风险,BP 的使用仅限于屏障受损的干性皮肤。它会与其他成分(例如维甲酸和抗坏血酸)发生反应,从而降低这些成分的功效。最重要的是,BP 是皮肤中自由基的来源,可能导致糖基化、线粒体损伤和皮肤老化[35,36]。建议与抗氧化剂结合使用,以最大限度地减少皮肤损伤。几个世纪以来,银一直用于抗菌和促进伤口愈合。与其他类痤疮药物(如维甲酸和过氧化苯甲酰类药物)相比,银没有刺激性并且能够保护皮肤屏障,尽管未被批准治疗痤疮,银仍然是治疗痤疮的良好辅助剂[37]。

护肤和护发产品中的许多成分都会使痤疮加重(框 4.5),包括防晒成分[38]。肉豆蔻酸异丙酯包含在某些形式的维甲酸中,它是公认的痤疮病因。痤疮与摩擦、潮湿、缺乏睡眠、糖和乳制品过度摄入以及压力有关。应该告知患者改善痤疮的关键是预防痤疮,并且必须有一个长期坚持的护肤过程。在激光换肤前后使用抗菌清洁剂和银丝枕套可以防止皮肤在换肤术后损伤。过氧化苯甲酰,维甲酸和水杨酸对于皮肤刺激性过大,不能用于激光治疗后的患者。

框 4.5 护肤和护发产品中可能引起痤疮的局成分[12-14]

- 鳄梨油
- 硬脂酸丁酯
- 鲸蜡硬脂醇聚醚 -20
- 可可脂
- 椰子油
- 油酸癸酯
- 月见草油
- 硬脂酸异辛酯
- 异丙酯
- 异丙醇
- 肉豆蔻酸异丙酯
- 棕榈酸异丙酯
- 新戊酸异硬脂酯
- 羊毛脂
- 月桂醇聚醚
- 月桂酸
- 棕榈酸辛酯
- 硬脂酸辛酯
- 油醇聚醚 -3
- PPG₂ 肉豆蔻酸丙酸酯
- 人造红色色素
- 豆油
- 硬脂酸

2 型敏感性皮肤:酒渣鼻

酒渣鼻是一种慢性进行性疾病,表现为面部中央红斑、毛细血管扩张、潮红和面部发红。患者经常有丘疹和脓疱,这使得这种疾病难以与痤疮区分开。加重症状的因素因人而异,包括阳光、热量、饮酒、运动、过度情绪和辛辣食物(框 4.6)。

框 4.6 诱发酒渣鼻的物质

- 酒精
- 季节变化
- 奶酪
- 巧克力
- 情绪
- 运动
- 温度的极端变化
- 摩擦,例如磨砂膏和刷子
- 高温,例如桑拿浴室和温暖的环境
- 激素变化
- 热(温度)食物和饮料
- 辛辣食物和饮料
- 压力
- 外用类固醇

关于酒渣鼻的机制尚不清楚,文献中有很多争论,尚未达成共识。

药物治疗的两个主要目标是血管舒张和炎症。有两种新型 α 受体激动剂阻断药进入市场,药物引起的血管收缩在酒渣鼻的治疗中成效显著,但是这两种药是处方药:溴莫尼定和羟甲唑啉。同样,伊维菌素是一种已知可以杀死蠕螨的杀螨剂,它被认为对酒渣鼻也有所影响。然而,这种说法仅限于药妆品中发现的抗炎成分。

就像患者可能表现出的敏感皮肤类型存在差异一样,也有各种各样的抗炎治疗方法适用于所有类型敏感皮肤表现出的常见症状。一定要记住,酒渣鼻患者不应使用任何引起反弹性血管舒张的抗炎成分。例如，在许多非处方护肤"抗红肿"产品中发现了类固醇(例如氢化可的松)。它们通过引起暂时的血管收缩而起作用，随之而来的血管舒张会导致症状加重。换句话说，长期使用类固醇会加重酒渣鼻，应避免使用。血管内激光治疗(595nm 激光)是长期治疗酒渣鼻的绝佳选择，应与抗炎成分和/或酒渣鼻药物联合使用(框4.7)。

框4.7　酒渣鼻患者使用说明

- 酒渣鼻治疗应结合目前 595nm 激光治疗或强脉冲光电治疗，并且还需由抗炎和舒缓成分组成的家庭护理方案。
- 外用处方药包括外用抗生素(如甲硝唑)、抗炎药(如壬二酸)、血管收缩药(如溴莫尼定和羟甲唑啉)及抗寄生虫药(如伊维菌素)。
- 口服处方药包括多西环素(强力霉素)和商标名为 Oracea 的改良型多西环素(强力霉素)。
- 摩洛哥坚果油，绿茶，甘草提取物，白藜芦醇，烟酰胺，小白菊和咖啡因都是有效的外用成分。
- 避免接触诱发因素，包括面部毛刷、磨砂膏和热源。

3 型敏感皮肤:刺痛

3 型敏感性皮肤的人会感到皮肤的刺痛感和烧灼感。现在，刺痛感和烧灼感的病因尚不清楚。刺痛感可能伴有发红，但通常没有明显的症状。每个人似乎都对不同的物质引起的刺痛都不一样。例如，乳酸已被用作鉴定刺痛的测试方法;但是，所有饱受刺痛感折磨的患者在接触乳酸后都能缓解。引起皮肤护理产品刺痛的最常见成分是酸，例如抗坏血酸(维生素 C)、苯甲酸、乙醇酸、乳酸和水杨酸。防晒成分(如阿伏苯宗)可能会在易感人群中引起刺痛。当患者开始使用维甲酸时，在治疗的最初几周内，他们经常会感到刺痛，包括水，直到他们的皮肤适应维甲酸。

目前还不清楚是刺痛作用于何种神经受体。有关这种敏感皮肤亚型的详细论述可以参考《化妆品皮肤病学:原理与实践》(第 2 版)第 17 章(McGraw-Hill，2009)。这种敏感皮肤亚型的治疗涉及避免接触引起刺痛的成分。

4 型敏感皮肤:过敏型

敏感性皮肤中的过敏型是最难治疗的一种，因为必须找出罪魁祸首。护理的标准是将过敏原置于手背的斑片试验;然而结果并不确定。作者发现，如果不能选择斑片试验，发现过敏原最好的办法是让患者记录在什么部位的皮肤用了什么产品。例如，如果他们在拉直头发后并使用指甲油和睫毛膏时会出疹子，那么他们可能会对甲醛过敏。为了更加区别复杂的情况，可以用许多不同的名称来了解诸如甲醛等过敏原。有些成分仅在阳光下才是过敏原，这就是所谓的"光过敏"。

一旦确定了罪魁祸首的过敏原，患者应避免接触该过敏家族中的所有成分。例如，对万寿菊(又称金盏花)和

豚草过敏的患者也会对金莲花、洋甘菊、紫锥菊和雏菊科中的其他植物过敏。当患者患有无法确定的过敏患者时，最好与接触性皮炎专家沟通。尝试选择成分较少的产品，并了解有机产品通常是皮肤过敏的原因，即使许多过敏的患者改用有机产品，因为他们没有意识到过敏性植物成分的作用。接触性和刺激性皮炎在短期内可以使用皮质类固醇治疗，但重要的是要避免接触过敏原和刺激物。如果患者是干燥性皮肤，皮肤屏障可能会受损，从而使过敏原和刺激物更容易进入皮肤。加用修复屏障的保湿剂和清洁剂可以帮助这种类型皮肤增加对过敏原的抵抗力。

炎症

炎症过程是由大量的炎症介质包括组胺、细胞因子、类花生酸(如前列腺素、血栓烷和白三烯)、补体级联成分、激肽、纤维蛋白肽酶和自由基组成的[39]。花生四烯酸(arachidonic acid，AA)级联在炎症中起主要作用，因为 AA 被分解为引起炎症的物质，例如前列腺素和白三烯。AA 分解涉及的两个重要途径是:

1. 环氧合酶途径:导致产生前列腺素。
2. 脂氧合酶途径:导致白三烯的产生。

水杨酸盐(阿司匹林和水杨酸)通过抑制环氧合酶途径起作用。前列腺素拮抗剂成分包括小白菊、甘草提取物和燕麦片，而姜黄和甘菊是白三烯拮抗剂。七叶树是血管收缩剂、皮质类固醇(例如氢化可的松)也是血管收缩剂。抗炎多酚存在于许多抗氧化剂中，可通过中和自由基来减轻炎症。

敏感皮肤的外用抗炎治疗

皮质类固醇

皮质类固醇抑制花生四烯酸的释放及其随后的转化为类花生酸[40]。痤疮和酒渣鼻患者不应使用皮质类固醇，因为存在口周皮炎、类固醇痤疮和反弹性血管舒张的风险。但是，当四型过敏性皮肤患者发生过敏时，皮质类固醇仍然是首选治疗方法。虽然局部皮质类固醇通常可耐受短期治疗炎症性皮肤病，但长期使用会影响皮肤，例如皮肤萎缩、多毛症、毛囊炎、痤疮、纹状体、毛细血管扩张、紫癜和色素变化[41,42]。慢性局部使用皮质类固醇也报道过较严重的全身性副作用，包括下丘脑-垂体轴抑制、高血糖、骨坏死、青光眼和白内障[43-47]。

水杨酸

在实验和临床环境中发现，水杨酸酯通过影响花生四烯酸级联反应而提供抗炎活性[48]。在实验和临床环境中发现，水杨酸酯通过影响花生四烯酸级联反应而提供抗炎活性。水杨酸是一种 β 羟基酸，将在本章的羟基酸部分进行论述。水杨酸通过减少痤疮相关的炎症，暂时收缩毛孔，降低痤疮发生的频率和严重性，并从毛孔中去除角质碎屑。水杨酸具有亲脂性，因此比其他粉刺成分能够更好地通过毛孔渗透皮脂。因此，它已经成为非处方痤疮产品中的主流成分。水杨酸还用于治疗酒渣鼻和其他浅表炎症。但是，刺痛性痤疮和干燥性皮肤的类型可能无法忍受其使用。

硫 / 磺乙酰胺

含硫药物的使用始于希波克拉底(约公元前 500 年)[49]，硫仍然被主要用于治疗痤疮、脂溢性皮炎、酒渣鼻、疥疮和花斑癣[50]。元素硫及其各种形式(如硫化物、亚硫酸盐和硫醇)除具有抗炎剂作用外，还具有抗菌和抗真菌特性[51]。硫经常与磺乙酰胺钠(一种具有抗菌特性的磺酰胺剂)结合使用，特别是作为对氨基苯甲酸的竞争性拮抗剂，对氨基苯甲酸是细菌生长的必需成分[52]。磺乙酰胺钠对于痤疮丙酸杆菌有效果[53]。硫的去角质和抗炎作用以及磺胺乙酰胺的抗菌作用共同产生了一种有效的外用制剂，用于治疗寻常痤疮、酒渣鼻和脂溢性皮炎[54]。直到最近配制出新的气味更好的硫磺皂之后，许多含硫产品才没有类似鸡蛋的臭味。

天然成分

植物源产品获得了大量的使用和广泛的兴趣[55]。下文着重论述已知具有抗炎活性的植物成分。与任何植物成分一样，这些成分可能会在 4 型敏感性皮肤中引起接触性皮炎。

尿囊素

尿囊素是紫草科植物叶的提取物。也被称为 5- 脲基乙内酰脲或乙二醛二脲。FDA 在专著中将尿囊素称为皮肤保护剂，并在许多药妆配方中出现，包括用于敏感性皮肤和头皮屑的产品。尽管它是敏感性皮肤护肤产品的常见成分，但有关其对皮肤炎症影响的公开数据很少。

芦荟

最可能的有效抗炎成分包括：水杨酸酯，具有"阿司匹林样作用"；乳酸镁，被认为可以抑制组胺的产生；缓激肽和血栓烷抑制剂，可减轻疼痛；多糖，特别是乙酰甘露聚糖，被认为具有免疫调节活性[56,57]。直接从植物中剔除的芦荟通常用于治疗烧伤。患者出于"健康原因"饮用保健食品店出售的芦荟汁，但尚未有研究对于口服芦荟对炎症的功效进行评估。

摩洛哥坚果油

摩洛哥坚果油由于其高含量的亚油酸而作为具有强大抗炎作用的成分，已被证实其对花生四烯酸级联反应的抑制作用，从而防止了炎症性前列腺素的产生[58]。亚油酸的存在有助于皮肤产生神经酰胺 1，神经酰胺 1 对屏障功能很重要。摩洛哥坚果油还含抗氧化剂，例如 γ- 生育酚，它被认为是清除自由基最有效的生育酚[58]。摩洛哥坚果油是从刺阿干树的果实中获取的，刺阿干树是生长于摩洛哥西南部干旱气候下的一种生长缓慢的树。摩洛哥起源的纯摩洛哥坚果油并未与痤疮相关，但重要的是要认识到市场上有许多不纯的摩洛哥坚果油，可能包含导致其他类型痤疮的油。由于这些原因，起源于摩洛哥的高品质纯摩洛哥坚果油产品适合敏感性皮肤的患者。摩洛哥坚果油也可用于烧伤，激光换肤后的皮肤以及伤口。摩洛哥坚果油具有独特的气味，随着时间的推移(3~4 个月以上)会更加明显。因此，应尽可能使用新鲜的坚果油。

甘草提取物

甘草(*Liquiritae officinalis*)以黑色或红色的糖果形式而闻名。然而，它是全身或局部药物的植物来源，其已在草药中使用了约 4 000 年[59]。两种甘草(*Glycyrrhiza glabra* 和 *G. inflata*)表现出最多的治疗作用，包括抗炎作用[16,60]。据报道，具有生物活性的代谢产物甘草次酸在亚急性和慢性皮肤病中表现出抗炎活性，因此已被用于治疗湿疹、瘙痒、接触性皮炎，脂溢性皮炎和牛皮癣[61]。有证据表明，甘草次酸可以赋予可的松样作用，从而抑制炎症性前列腺素和白三烯[62]。

甘草根(*G. inflata*)中的主要活性成分甘草查耳酮对花生四烯酸引起的小鼠耳朵水肿具有抗炎作用[63,64]。一项研究评估五种不同甘草查耳酮的作用，研究人员发现五种甘草查耳酮中的四种，包括甘草查耳酮 A，阻碍了单核细胞和 T 细胞促炎细胞因子的产生。作者得出的结论是：甘草查耳酮 A 及其某些合成类似物可能具有免疫调节作用，表明它们适合治疗传染性疾病和其他炎性疾病[65]。

葡萄籽提取物

葡萄籽提取物来源于葡萄，松树皮，海松和碧萝芷。它是强抗氧化剂低聚原花青素(oligomeric proanthocyanidin, OPC)的丰富来源，通常缩写为原花青素。口服补充剂可减少紫外线(ultraviolet, UV)照射后的红斑，并抑制核因子 κB 依赖的基因表达，这是紫外线诱导的促炎反应的标志[66]。该成分经口服和外用可减少炎症。

烟酰胺

烟酰胺，也被称为烟酰胺或维生素 B$_3$，是辅酶烟酰胺腺嘌呤二核苷酸(NAD+)和烟酰胺腺嘌呤二核苷酸磷酸(NADP+)的重要组成部分。烟酰胺对皮肤有许多有益的作用，因为它参与了 200 多种酶促反应。在本节中，烟酰胺调节聚 ADP-核糖聚合酶 1，该酶在炎症性细胞因子的表达中具有重要作用。烟酰胺将在本章的色素沉着部分进一步论述。

硒

硒是人体必需的微量元素，存在于肉、鱼、巴西坚果、贝类、乳制品、谷物和谷物产品中。它是形成谷胱甘肽过氧化物酶(最重要的天然抗氧化剂防御剂之一)所必需的抗氧化剂。谷胱甘肽过氧化物酶和维生素 E 一样可以保护细胞膜免于氧化降解。研究表明，维生素 E 和硒具有协同作用，以提供这种保护作用[67]。硒在防止炎症细胞因子产生方面也表现出抗炎活性，此类炎症可发生于紫外线暴露后，例如，导致免疫反应和光损伤[68]。硫化硒形式的硒经常在头皮屑洗发剂中发现，并被用作沐浴露，用于治疗多种皮肤病，例如花斑癣。

敏感皮肤的总结

为了正确治疗敏感皮肤，明确患者敏感性皮肤的亚型至关重要。患者可能同时属于一种或多种类型的敏感性皮肤。敏感性皮肤类型通常会因维甲酸和色素沉着而产生炎症。没有一系列病史几乎不可能诊断出敏感性皮肤，因为正是皮肤行为模式才能准确地诊断患者是否患有敏感性皮肤。超过 40% 的美国人认为自己患有敏感性皮肤；但是，他们很少知道他们拥有哪种敏感性皮肤。许多容易长粉刺的患者并不认为自己有敏感的皮肤，可能会使用对他们而言刺激性过大的配方，包括去角质产品。在向患者推荐护肤产品之前，先确定敏感性皮肤类型会改善治疗效果。无法识别出敏感性皮肤类型会导致急症、皮疹、发红和刺痛,这会减弱患者的信任并损害患者/医师的关系。

色素沉着的皮肤类型:肤色不均

在 Baumann 皮肤分类系统中,"有色皮肤类型"是指肤色不均或皮肤色素沉着不均的皮肤。肤色均匀的患者被称为"无色素患者"。换句话说,Baumann 皮肤类型分类基于肤色的均匀性,而不是基于肤色或种族。治疗有色皮肤类型的目标是使肤色均匀,使皮肤呈均匀的颜色。黄褐斑是在色素性皮肤类型中常见的疾病。这是一种令人沮丧的疾病,因为无法治愈,而且往往会复发。在治疗有黄褐斑病史的患者时,患者教育至关重要。有黄褐斑病史的患者应注意避免换肤术并避免强烈的化学剥离,因为复发率非常高,特别是对于无防晒保护的患者。这些换肤疗法通常用于治疗黄褐斑,但医生必须权衡其风险和收益。建议在换肤术之前使用脱色护肤产品,以减少黄褐斑的发生。框 4.8 列出了黄褐斑患者和炎症后色素沉着倾向应避免的活动。

框 4.8　黄褐斑

黄褐斑患者应避免:

- 阳光照射
- 热量
- 褪黑激素补充剂
- 补充雌激素
- 换肤术
- 强化学换肤
- 皮肤炎症

肤色取决于黑色素,黑色素由黑色素细胞产生,包装在黑素体中,并通过蛋白酶激活受体(protease-activated receptor,PAR)-2 介导的受体进入角质形成细胞。当产生过多的黑色素时,会导致色素沉着或色差症,皮肤会出现肤色不均。黑色素的产生受到多种因素的刺激,包括紫外线、雌激素、刺激黑素细胞的激素(melanocyte-stimulating hormone,MSH)、压力、炎症、损伤、红外线和热量。用于治疗皮肤色素沉着不均的产品类别包括防晒霜、羟酸、酪氨酸酶抑制剂、PAR-2 阻滞剂、木质素过氧化物酶和维甲酸。重要的是要向患者解释,所有亮肤治疗都需要 12~16 周才能达到结果,而阳光直射会立即导致该病复发。

酪氨酸酶抑制剂

酪氨酸酶被认为是表皮黑色素细胞中黑色素生物合成的限速酶,是控制黑色素合成的酶。大多数减少黑色素形成的产品均属于酪氨酸酶抑制剂。酪氨酸酶需要铜才能起作用。许多抗氧化剂与铜螯合,使这些化合物具有抑制酪氨酸酶的能力。因此,一些抗氧化剂被认为是酪氨酸酶抑制剂。

对苯二酚

对苯二酚(hydroquinone,HQ)是最常用的酪氨酸酶抑制剂,通常是炎症后色素沉着和黄褐斑的主要治疗选择[69]。使用 HQ 是通过影响 DNA 和 RNA 的产生而导致细胞代谢的可逆抑制,并使酪氨酸酶活性降低 90%[70]。尽管单独使用有效,但 HQ 经常与其他成分(如维甲酸、乙醇酸、曲酸和壬二酸)联合使用。

在美国,2% 的苯二酚可通过非处方药获得,4% 的苯二酚需要通过处方药购买。苯二酚是苯的衍生物,这引发了人们对其安全性的担忧。2001 年,欧洲国家禁止将苯二酚作为一般化妆品使用,并且在亚洲也被严格管制。但是,苯二酚在世界范围内的医生监督下已在全球范围内使用了 50 多年,并且还没有任何与该药物相关的皮肤或皮内恶性肿瘤的文献记载[72]。在接触苯二酚的工人中观察到的最严重的不利健康影响是眼睛的色素沉着,在少数情况下会导致永久性角膜损害[73]。FDA 主要关注外源性褐黄病的发展,这种疾病相反地导致皮肤黑化[74],但在北美仅 30 例褐黄病归咎于使用苯二酚[72]。苯二酚更常见的副作用包括接触性皮炎和指甲变色。尽管大多数皮肤科医生都认为苯二酚是安全的并且是最有效的选择,但是 FDA 内部关于其安全性辩论促使了公司研究新型、争议较小的皮肤增白剂。

熊果苷

熊果苷($C_{12}H_{16}O_7$)存在于梨树和某些草药(例如小麦和熊果)的叶子中,是一种天然存在的 β-D- 吡喃葡萄糖苷,由结合到葡萄糖上的苯二酚分子组成。传统上在日本使用,熊果苷的脱色机制涉及可逆地抑制黑素体酪氨酸酶活性,而不是阻碍酪氨酸酶的表达和合成[75]。然而,熊果苷作为脱色剂的有效性尚不确定。脱氧熊果苷是一种合成的熊果苷衍生物,在体外和体内均表现出令人满意的结果,对酪氨酸酶的抑制作用要比其植物源的前体更大。

类黄酮

在 5 000 多种类黄酮化合物中,很多都具有脱色活性。几种类黄酮具有直接抑制酪氨酸酶的能力,并作用于黑色素氧化生成途径的后半部分。白藜芦醇是近年来众所周知是红酒中的重要成分,也会引起色素沉着。乙氧基白藜芦醇和庚醇与白藜芦醇相似,但是它更有效的酪氨酸酶抑制剂[77,78]。从草莓,绿茶,桉树和天竺葵中分离出来的鞣花酸是一种酪氨酸酶抑制剂,可在不引起细胞毒性反应的情况下影响黑素生成[79]。来源于龙胆根的龙胆酸甲酯和龙胆酸可抑制酪氨酸酶。

曲酸

曲酸(5- 羟基 -2- 羟甲基 -γ- 吡喃酮或 $C_6H_6O_4$)是曲霉菌,醋菌和青霉菌的各种真菌代谢物。它在酪氨酸酶需要发挥作用时主要通过螯合铜来实现抑制酪氨酸酶活性[82]。曲酸已广泛用于美容剂中,尤其是在日本和不允许使用苯二酚的国家[83]。其流行程度部分是由于其抑制酪氨酸酶的功效,但也可以归因于其防腐剂和抗生素活性延长了产品货架期[84]。在两项单独的研究中,曲酸与乙醇酸联合使用对于色素沉着过度的治疗比 10% 乙醇酸和 4% 苯二酚更有效[85,86]。曲酸的标准浓度为 1%,因为更高的浓度会导致接触性过敏[87,88]。但是,1% 的乳膏有敏化作用[86]。曲酸的衍生物也是有效的,可以通过增加皮肤渗透,从而提高功效。

甘草提取物

甘草提取物中的主要活性成分即剑兰(Glycyrrhiza glabra),可不改变 DNA 合成的情况下抑制细胞培养物中的酪氨酸酶活性。0.5% 加拉普丁的局部外用可以抑制豚鼠皮肤中 UVB 诱导的色素沉着和红斑的作用[90]。临床研究已经证明剑兰具有治疗黄褐斑的功效[91]，而一项研究表明，格拉定汀比苯二酚具有更好的脱色效果。

黑素体转移抑制剂 /PAR-2 阻滞剂

PAR-2 是一种 G 蛋白偶联受体，可以使含黑色素的黑素体从黑素细胞移动到角质形成细胞。

PAR-2 受体阻滞剂不会分解已经存在于角膜核细胞中的黑色素。因此，要延迟到 12~16 周后次才能观察到结果。将 PAR-2 抑制剂与诸如维甲酸的去角质产品一起使用可加快该过程。

烟酰胺

烟酰胺是维生素 B_3 的生物活性酰胺，已显示出抑制黑素体向表皮角质形成细胞转移的作用。临床试验表明，烟酰胺在体外模型中可抑制黑素体转移多达 68%，并可以改善面部色素沉着[93]。每天两次使用 5% 烟酰胺制剂，持续 8 周可显著改善过度的色素沉着，同时使用 3.5% 烟酰胺与棕榈酸视黄酯联合使用也同样有效[94]。值得注意的是，烟酰胺的色素沉着作用已被证明是可逆的[95]。烟酰胺由于具有脱色和抗炎功能，现在已被用于许多产品中。

大豆

大豆含有许多可以用作药妆的成分，包括亚油酸、磷脂、多糖、B 族维生素、生育酚、植物甾醇、异黄酮（如染料木黄酮）和皂苷[96]。大豆的发酵和加工会影响这些成分的效用，因此重要的是尽可能多地了解作为护肤产品的大豆。例如，具有大量雌激素成分（异黄酮）的大豆会加剧皮肤色素沉着，因为雌激素会上调黑色素的生成。大豆中的异黄酮含量较低（雌激素成分），但含有大豆胰蛋白酶抑制剂（soybean trypsin inhibitor，STI）和 Bowmann-Birk 抑制剂（Bowmann-Birk inhibitor，BBI）蛋白将减少皮肤色素沉着。

大豆通常分为两类：未发酵的和发酵的。非发酵大豆食品包括干大豆、大豆坚果、新鲜毛豆、豆浆和豆腐。发酵大豆产品包括味噌、酱油、纳豆和发酵豆腐产品[97]。发酵过程分解了许多大豆成分，包括 STI 和 BBI 蛋白以及皂苷，但一些研究表明，异黄酮是可以留存的，一项研究发现，乳酸发酵可以增加糖苷配基，这是异黄酮的一种重要生物活性形式。

研究表明，豆浆和豆浆衍生蛋白（特别是 STI 和 BBI）可抑制 PAR-2 的活化[99]，并且它们会引起皮肤脱色[100]。这些小的大豆蛋白会在发酵和其他类型的加工过程中被破坏。因此，如以下研究所述，大多数在标签上包含"大豆"的产品均不具有减少皮肤色素沉着的能力。

在人体试验中，局部大豆提取物可减少皮肤色素沉着[101]。在一项平行随机双盲安慰剂对照的试验中，65 名患有中度严重斑状色素沉着、雀斑、色斑、触觉粗糙和暗沉的妇女，评估了含有 STI 和 BBI 的专用大豆保湿霜对色素沉着、肤色和其他光老化特征的疗效。在每天使用两次大豆保湿霜和安慰剂持续 12 周之后，研究者通过临床观察、患者的自我评估和比色法和数码摄影得出结论：与安慰剂相比，大豆保湿霜显著改善了所有指标，包括整体外观。这类特殊的大豆只能在一些护肤品品牌里找到，并贴着写有"活性大豆"

的标签。选择正确的使用方法也至关重要，当局部使用大豆可以减少皮肤色素沉着，而直接食用大豆时，会因为胃酸破坏 STI 和 BBI 蛋白，导致大豆不能经口被吸收[100]。

皮肤老化

对于整形外科医生而言，最常见的皮肤问题就是皮肤老化。作为医生，需要判断出易于出现皱纹的人，并告知他们使用抗氧化剂、类维生素 A、日常防晒霜和其他抗衰老策略的好处。皮肤老化是内外在因素复杂相互作用造成的结果。内源性衰老是由于个人遗传和时间流逝而自然出现的结果，很难避免和人为调控。外源性衰老是外源性损伤的结果，如暴露于紫外线辐射、吸烟、其他感染以及营养不良，而根据这一定义，它是可以避免的。事实上，80% 的面部衰老都是仅仅由于太阳暴晒造成的[103]。

就细胞的水平而言，紫外线照射通过多种机制导致皮肤损伤，包括日晒伤细胞的形成、胸腺嘧啶二聚体的形成、胶原酶的产生和炎症反应的产生，这会导致光老化、光致癌和光免疫抑制[104]。Gilchrest 等在 2009 年发表的一篇论文指出，紫外线照射引起的光老化和光变与端粒 DNA 损伤信号有关，而端粒 DNA 损伤信号可能也激活癌症而丧失保护机制[105]。端粒使特殊的染色体成分随年龄增大而变短。因此，端粒缺失或侵蚀成为衡量细胞衰老的一个重要指标，一个真正衡量人体内部衰老的时钟[106]。端粒酶是一种稳定或延长端粒的酶，在 90% 的肿瘤中都有表达，但在许多体细胞组织中却没有[106]。然而，表皮是为数不多可以使端粒酶再生表达的组织之一[107]，端粒酶被认为在人类表皮的整个再生过程中对端粒有着阻止其过度丢失的作用[108]。有趣的是，由于紫外线辐射可对 DNA 造成有害的影响，也可使端粒加速缩短，因此紫外线辐射对衰老的影响，既有内在的，也有外在的。在皮肤老化和光损伤中，通常也能观察到端粒破坏后 p53 的信号转导[109]。目前，还没有针对端粒酶的护肤品。

以视力可见的角度而言，皮肤老化最突出的表现是因为皮肤真皮层改变而诱发皱纹的进一步发展。由于很少有护肤品成分能充分渗透真皮改善深层皱纹，所以预防皱纹是抗老化皮肤护肤品的重点[110]。

具体而言，皮肤科医生的目标是减缓下降或补充三种主要的皮肤成分（胶原蛋白、弹性蛋白和透明质酸），它们都已经被证明含量会随着年龄增大而减少。而炎症会导致皮肤结构成分的分解，所以减少炎症的发生是很重要的。另外，自由基的形成也可导致皮肤炎症，它可直接作用于角质细胞和真皮细胞的生长因子和细胞因子受体。

虽然生长因子和细胞因子在皮肤衰老中的具体作用机制尚未完全清楚，但可以确定，几种生长因子和细胞因子之间有着复杂的相互影响，从而共同发挥作用。然而，更容易理解的是自由基对衰老过程的影响。由自由基可以诱导的丝裂原活化蛋白激酶途径的激活，这已被证明可导致胶原酶的合成，其为胶原的降解做好了准备[112]。使用抗氧化剂来抑制这一途径被认为是通过阻止胶原酶的产生来防止光老化。Kang 等在一项关于人类皮肤的研究中证明,抗氧化剂染料木素和 n- 乙酰半胱氨酸预处理阻碍了紫外线对于基因驱动胶原酶的诱导[112]。维生素 C、维生素 E、阿魏酸、辅酶 Q10、绿茶、碧萝芷、水杨酸、坚果油、白藜芦醇和艾地苯醌都是多种护肤产品中的抗氧化剂。

易生皱纹型皮肤

众所周知,吸烟、日晒和日光浴会促进皮肤老化,基因也同样会导致皮肤老化,虽然目前还不知道具体哪些基因在皮肤老化中起作用。Baumann 皮肤分型系统通过一份问卷确定患者的生活习惯是否会使他们皮肤更易老化,如果确定如此,这些人会被定义为“容易起皱”。被标记为“W”型(易起皱)皮肤的患者将接受预防衰老的治疗。

预防(和治疗)皮肤老化应该是一系列的措施,其中包括日常的防晒、抗氧化剂和类维生素 A 的使用。在寒冷的天气里,每天使用防晒系数至少为 15 的防晒霜也是很重要的,众所周知,紫外线照射的逐渐积累会导致皮肤老化。与 Baumann 皮肤类型相匹配的防晒霜将有助于提高皮肤对于防晒霜的适应性。例如,油性皮肤的人通常不使用防晒霜,因为他们感觉太重了。油性皮肤的患者应减少早上保湿霜的使用,而是使用防晒系数低的防晒霜通常是种不错的解决方法。维甲酸是有效的抗衰老方案的第二重要部分。已发现它们可通过促进胶原蛋白的产生并减少与胶原蛋白和弹性蛋白降解有关的基质金属蛋白酶(MMP)来防止衰老并改善皱纹[113,114]。刚开始类视黄醇可能会令人感到不适,因此患者应遵照详细的使用说明,如框 4.9 所示。抗氧化剂可以对抗氧化应激和环境损伤(如污染和紫外线照射)产生的自

框 4.9 类视黄醇的使用说明

- 阳光会分解类视黄醇,所以须在晚上使用。
- 随着时间的推移,您的皮肤会逐渐适应类视黄醇,所以要谨慎使用且有耐心。
- 从最低的剂量(0.25% 维生素 a)开始,再缓慢增加剂量。
- 在晚上使用时,先涂抹保湿霜后再使用类视黄醇,坚持1 个月后,转变为先涂抹类视黄醇,再涂抹保湿霜。
- 在前 2 周,每间隔三晚使用一次类视黄醇,一次约豌豆大小的量。
- 如果未出现发红或刺激,增加为 2 周内隔一晚一次。
- 如果仍未出现发红或刺激,就持续为隔一晚一次。
- 打蜡脱毛前一周停止使用类视黄醇。
- 只从自己信任的来源购买类视黄醇产品——网上有很多假冒产品。
- 如果使用类视黄醇后发红或刺激,停止使用 4 天,每天保湿 2 次,然后慢慢重新开始使用。发红和发炎说明你用的剂量太多、药效太强或次数太频繁。
- 长期使用类视黄醇已被证明可以改善皱纹、黑斑和皮肤纹理,并保护皮肤免受进一步老化。类视黄醇十分值得使用!

由基,也被认为能够发挥重要的抗衰老作用。抗坏血酸是用于抗衰老的重要抗氧化剂,它还能够刺激细胞,以促进胶原蛋白合成。

类视黄醇

类视黄醇是从维生素 A 中提取的一系列化合物,包括 β- 胡萝卜素、类胡萝卜素、维生素 A、维甲酸、塔扎罗汀和阿达帕林。几十年来,类维生素 A 一直被局部和系统地用于治疗皮肤病,特别是痤疮。30 多年前,当女性痤疮患者报告使用维甲酸治疗后,她们感觉到皮肤更光滑、皱纹更少,皮肤科医生开始对类维生素 a 的抗衰老作用产生了兴趣[115]。随后,一项临床试验表明,使用维甲酸治疗的患者对日光照射诱导的表皮萎缩、发育不良、角化病和色素沉着障碍方面具有改善效果。这些早期的观察结果已经被大量的临床试验证实[116]。

这些数据最终促使 FDA 批准维甲酸(品牌名 Renova)治疗光损伤。目前,FDA 只批准了维甲酸(Renova)和他扎罗汀(Avag)这两种外用药物。从那时起,研究表明类视黄醇也具有有效的抗衰老特性。

作用机制

类视黄醇是一类可以和维甲酸受体结合的激素[117,118]。类视黄醇可以直接作用于含有类视黄醇应答元件启动子区域的基因中诱导转录,也可以间接作用于某些基因的转录,最终影响细胞的分化和增殖[119]。第一代类视黄醇(维生素 A 和维甲酸)暴露在紫外线和其他形式的光照下会不稳定,因此应该在晚上使用。这引发了长久以来对于局部使用类视黄醇使皮肤对阳光敏感的误解,而实际上是类视黄醇自身对阳光敏感。第三代类视黄醇—阿达帕林和他扎罗汀—在结构上发生了改变,比第一代和第二代分子在光照下更加稳定[120]。第一代类视黄醇和阿达帕林在接触到氧化苯甲酰等氧化剂时也不稳定[121],因此,很难将两者有效地结合起来。这意味着大多数组合制剂不含活性维生素 A 或维甲酸,尤其是在光照下。

维甲酸不仅被批准用于治疗光老化多年,而且它在预防皮肤老化方面也发挥着作用。在紫外线照射的环境中,基质金属酶的产量会显著增加,它可以降解多种胶原蛋白。基质金属酶基因的激活导致胶原酶、明胶酶和基质溶解酶的合成,进而使皮肤胶原蛋白完全降解[122]。维甲酸的应用已被证明可以抑制以上三种基质金属蛋白酶的诱导[114]。紫外线照射除了可以激活降解胶原蛋白酶的基因外,紫外线照射也被证明可以减少胶原蛋白的产生。用维甲酸预先处理皮肤,已被证明可以减少前胶原合成时的损失。类视黄醇也被证明可以增加人的胶原合成[113]。局部应用 0.1% 维甲酸于光损伤皮肤,可以一定程度恢复 I 型胶原水平。基于这些原因,人们认为持续使用类视黄醇药物有助于预防和治疗光损伤[123]。

副作用

皮肤发红、结痂和刺痛是外用类视黄醇最常见的副作用。发生此类情况后,患者在使用其他许多产品也很有可能会出现刺痛感,包括温和的润肤霜和水。如果服用类视黄醇

的患者感到刺激,除非有其他明确证明,否则类视黄醇就是诱因。这种刺激被称为类视黄醇性皮炎。它与类视黄醇的类型和剂量有关,通常在最初治疗 2~4 天内出现[124]。类视黄醇引起的刺激与它们对于光老化治疗的有效性并无关联,尽管许多人最初对此并不认同。一项研究对两种不同浓度的维甲酸(0.1% 和 0.025%)进行了比较。尽管在光老化治疗中同样有效,但两组之间的刺激程度存在显著差异,0.1%维甲酸处理组的刺激发生率几乎是 0.025% 维甲酸处理组的 3 倍[125]。刺激反应似乎是受体介导的,研究结果表明,在维甲酸受体缺陷的转基因小鼠皮肤上外用维甲酸,没有发现表皮增生或脱屑[126]。

因此,最好开始使用低剂量的类视黄醇,并减少使用次数,以避免皮炎和增加患者对药物的适应性。刚接受类视黄醇治疗的患者应观察 4 周,以便让他们可以持续而有效的进行这项治疗。

抗氧化剂

自由基通过使糖基化、破坏 DNA 和线粒体以及氧化细胞膜中的脂质而导致衰老。抗氧化剂通过中和自由基来帮助防止这种损害。没有"最好的"抗氧化剂。事实上,抗氧化剂在很多情况下同时使用效果最好。例如,维生素 E 和 C 在一起使用时比单独使用时具有更强的抗氧化性。因此,最好尽可能多地尝试和使用不同的抗氧化剂。此外,给药途径应该多样化,包括饮食、补充剂、饮料和局部给药。

人类饮食中最常见的抗氧化剂来源是咖啡,然而,茶、巧克力、葡萄酒以及水果和蔬菜也富含抗氧化剂。尽管口服补充也有助于预防衰老,但本节将重点介绍抗氧化剂的局部应用。

维生素 C

抗坏血酸也被称为维生素 C,存在于柑橘类水果、黑加仑、红辣椒和绿叶蔬菜中。它是一种抗氧化剂,有刺激成纤维细胞产生胶原蛋白的能力,因为胶原蛋白的产生需要抗坏血酸存在。维生素 C 已被证明通过与超氧阴离子或羟基自由基反应来破坏紫外线诱导的自由基的生成,这使它在 20 世纪 80 年代被运用在各种"日照后"产品中[127]。在动物模型中局部应用维生素 C 可以产生光保护效应,在临床上表现为显著减少红斑和肿瘤的形成,在组织学上表现为紫外线 A 和紫外线 B 照射后日晒伤细胞的减少[128,129]。在猪皮中,与单独使用防晒霜相比,外用维生素 C 与紫外线 A 或紫外线 B 防晒霜联合使用可以提高防晒效果[130]。

目前可用的大多数外用维生素 C 制剂都不稳定,不能渗透到真皮,使其不能发挥作用。将维生素 C 分子结构暴露在紫外线或空气中,会导致分子增加两个电子,转化为含有芳香环的脱氢 -L- 抗坏血酸,这种物质可以还原为抗坏血酸,但如果进一步氧化,环就会不可逆地打开,形成二酮糖醛酸,而维生素 C 溶液则会永久的失去活性[131]。

因此,密封容器与紫外线隔离很有必要,产品还必须维持在一个低 pH,其使用时才能被充分吸收。这个规则的一个例外是维生素 C 的抗坏血酸磷酸盐形式,当不处于低 pH 环境时,它也可以渗透到皮肤。抗坏血酸对胶原蛋白的生成有促进作用,是抗衰老最重要的抗氧化剂,但只有少数公司成功地研发出稳定有效的维生素 C 配方。某些维生素 C 对酪氨酸酶有抑制作用,是治疗色素沉着障碍的有效方法。

维生素 E

维生素 E 存在于各种蔬菜中,如芦笋和菠菜,以及种子、坚果和橄榄,是 8 种相关生育酚和生育三烯醇的通用术语。维生素 E 的形式被称为"维生素 E"或"生育酚",其后是所附物质的名称,如"生育酚乙酸酯"。维生素 E 表现出吸收更好,而生育酚则较其具有稍长的储存时间。化妆品中使用的维生素 E 形式,通常是醋酸萘酚酯和亚油酸生育酚酯,比 d- 生育酚酯更不容易引起接触性皮炎且在室温下更稳定。维生素 E 具有润肤和抗氧化的特性,延长护肤品的保质期,增强抗坏血酸的抗氧化能力。局部应用 α- 生育酚已被证明对紫外线引起的小鼠皮肤损伤有明显的保护作用[132]。

辅酶 Q10

辅酶 Q10(CoQ10)存在于所有的细胞中,参与能量产生,也被称为泛醌,是一种强大的抗氧化剂。CoQ10 在三磷酸腺苷途径中起重要作用,三磷酸腺苷途径可以在体内使每个细胞的线粒体供能。外用 CoQ10 已被证明可以穿透表皮层,降低氧化水平,并抑制紫外线 A 照射后成纤维细胞胶原酶的表达[133]。大多数 CoQ10 研究结果都是经口服用,而不是局部使用。用于降低胆固醇的他汀类药物可导致自然产生的 CoQ10 水平降低,从而导致肌肉疼痛和疲劳[134]。一些研究表明,低 CoQ10 水平与黑色素瘤风险增加有关。因此对于患者而言,使用 CoQ10 治疗日照射时应偏向稍高剂量,尤其是已经服用降胆固醇药物的情况[135]。口服辅酶 Q10 具有咖啡因类作用,所以应在早上服用补充剂。

葡萄籽提取物

从葡萄籽(Vitis vinifera)中提取出的原花青素物质富含多酚[136,137],这是各种浆果(如草莓、蔓越莓、越橘和蓝莓)、绿茶和红茶、红酒和红甘蓝中发现有效的自由基清除剂[138]。在志愿者身上局部使用葡萄籽提取物后,发现可以增强其防晒因子[139]。葡萄籽提取物被认为是比维生素 C 和 E 更有效的自由基清除剂[140]。葡萄籽提取物中的生物类黄酮似乎能增强人体吸收维生素的能力,从而为其他营养物质提供一个共生的环境。

白藜芦醇

白藜芦醇(反式 -3,5,4′ 三羟二苯乙烯)是一种多酚类植物抗毒素化合物,广泛存在于葡萄、浆果、红酒和其他食物的果皮和种子中。有两种亚型:较稳定的反式白藜芦醇和顺式白藜芦醇。在被紫外线 B 照射前和照射后局部应用白藜芦醇,已在 SKH-1 无毛小鼠中被证明可降低紫外线 B 诱导的肿瘤发生率,并在长期研究中延缓皮肤肿瘤发生[141]。在 2005 年的一项研究中,照射前局部应用白藜芦醇可防止紫外线 B 介导的皮肤损伤,表现为紫外线 B 介导的过氧化氢生成和白细胞浸润明显减少,皮肤水肿被抑制,氧化应激的标志——脂质过氧化也被抑制[142]。

正常的人类角质细胞体外预处理与白藜芦醇还证明其可抑制紫外线 B 诱导的 NF-κB 通路激活[143]。有趣的是,在该项研究中,白藜芦醇的后处理与预处理具有同等的保护作用,这意味着白藜芦醇介导的反应可能不是防晒效果。事实上,白藜芦醇是通过抑制环氧合酶来发挥抗炎性的[144]。白藜芦醇被添加到各种护肤品中,包括抗衰老霜、眼霜、面部保湿霜、补充剂和防晒霜。这也带来了一些挑战。白藜芦醇口服时生物利用度很低,因为它在肝脏和肠道的代谢非常迅速[144]。因此,局部配方是首选。各种增加稳定性和皮肤渗透的配方已被研发。然而,白藜芦醇受 pH 和温度的影响,也可能与护肤方案中的其他成分发生反应,导致功效丧失[145]。

绿茶

从山茶花中提取的绿茶是研究最多的抗氧化剂之一,很多体外和体内实验都在研究它的功效[146]。绿茶中的多酚儿茶素,包括 (−) 表儿茶素 -3- 没食子酸酯(ECG)、(−) 没食子儿茶素 -3- 没食子酸酯(GCG)、(−) 没食子儿茶素 -3- 没食子酸酯(EGC)和 (−) 没食子儿茶素 -3-O- 没食子酸酯(EGCG)已被证明可以调节细胞增殖、炎症反应和肿瘤促进剂反应中重要的生化途径[147]。EGCG 似乎是这些化合物中最有效的,是局部护肤产品的首选形式。

在人体皮肤中,这些来自局部应用绿茶的多酚已被证明可以提供光保护,剂量依赖性地减少紫外线引起的红斑、晒伤细胞的数量和 DNA 损伤,同时保护表皮朗格汉斯细胞[148]。此外,在小鼠实验中有证据表明,EGCG 诱导的白介素 -12 增加,这使修复紫外线诱导 DNA 损伤的酶产生增加[149]。

EGCG 还可以防止胶原蛋白降解,可以避免光损伤通过下调紫外线诱导的 AP-1 NF-κB 表达,也可以通过抑制金属蛋白酶的表达在小鼠皮肤[150]。在 2004 年的一项研究中,无毛 SKH-1 小鼠口服绿茶多酚后暴露于多剂量紫外线 B 中,发现绿茶多酚可以抑制紫外线 B 诱导的蛋白氧化,也让基质表达降解金属酶[150]。

这项发现与在体外人体皮肤成纤维细胞 HS68 细胞中观察得到的结果相同,证明了绿茶多酚的抗衰老功效。因此,口服和外用绿茶作为皮肤的抗氧化剂是很好的选择。大多数在标签上注明“绿茶”的产品并不含有足够的绿茶 EGCG 成分。EGCG 含量通常不会在产品标签上列出。值得注意的是,大量的绿茶会使护肤品变成棕色,这是判断绿茶提取物含量的一个指标。

抗氧化剂的总结

没有确凿的研究表明抗氧化剂可以防止皮肤老化,因为长期的试验很难进行。重要的是记住,也没有长期试验证明防晒霜可以防止皮肤老化。要证明预防衰老是件很有难度的事。然而,基础科学研究表明,抗氧化剂在防止皮肤老化的许多原因中发挥作用,如糖基化、DNA 损伤、线粒体损伤和脂质氧化。出于这一原因,建议将抗氧化剂和防晒霜作为日常预防措施是明智的。多项研究表明,类视黄醇可以改善老化皮肤的外观。因此,类视黄醇是抗衰老护肤方案中重要的一部分。

无创治疗

医学美容的处方药物

多年来,从事美容学者一直通过面部美容来改善皮肤的外观,这些治疗通常在水疗、沙龙以及医疗实践中进行。医用美容与这些面部美容的区别在于,它们须在医疗监督下进行,并将处方药纳入使用。例如,咪喹莫特,一种 toll 样受体激动剂被证明可以改善老化皮肤的外观[151]。处方药类视黄醇,如维甲酸、阿达帕林和他扎罗汀,可以与其他成分结合使用来激活维甲酸受体。酒渣鼻、黄褐斑和痤疮的药物也可用于治疗。这些成分可以与激光、灯光、射频、超声波、针刺、冷冻疗法和化学换肤结合使用。根据患者的 Baumann 皮肤类型而定的医疗美容处方,关于处方的具体操作规程超出了本章的范围,但重点是医生们可以有权使用多种处方药,他们可以运用说明书外作用来改善皮肤的外观。

微晶换肤术

微晶换肤是一种无痛的换肤方式,不需要麻醉或恢复时间,也不会产生副作用。这一过程提供直接作用,可以改善皮肤纹理去除最表层的角质层[152]。微晶磨皮机推动无菌微粉化的氧化铝晶体在皮肤上,同时应用真空吸力去除这些颗粒和剥落的皮肤。治疗的深度取决于粒子推进的力和设备通过皮肤的速度[153]。它可以促进局部用药时的吸收[154,155]。

微晶换肤设备被归类为化妆品而非药品,因此不受 FDA 监管。这使设备制造商的营销策略不受质疑或未经证实。典型的适应证包括痤疮,痤疮瘢痕,皮肤色素沉着,膨胀纹和光老化[154]。2013 年,微晶换肤术是第五大最受欢迎的微创美容项目[156]。

其他方式

在治疗时,有太多的工具可以与药妆品、处方药、医学美容和化妆结合使用。例如,蓝光(400~420nm)被证明通过根除痤疮杆菌来改善痤疮[157]。红光减少皮肤炎症。射频、超声波和其他热源被用来收紧身体和面部的皮肤。这类治疗的工作原理是在 55~75℃范围内传递热量,导致胶原蛋白中氢键断裂,氢键是用于稳定三螺旋结构。当此情况发生时,胶原分子从其自然状态不可逆地打开,导致胶原收缩和皮肤紧绷[158]。在治疗周期中,这些紧肤程序应该与局部的维甲酸和抗坏血酸相结合,以增加胶原蛋白的生成。化学换肤使用各种再修复,去角质、美白和消炎。激光和强脉冲光可以用来减少黑色素斑和血红蛋白的积累。这些方法经常结合使用以提高疗效。无论选择何种手术,每天坚持使用针对患者 Baumann 皮肤类型的护肤品将进一步改善疗效。

结论

医患沟通的第一步是确定患者的 Baumann 皮肤类型，部分患者需要接受手术治疗，即使手术区域并不在脸上，但皮肤的健康也会影响愈合和瘢痕的形成。对皮肤类型的诊断，使医生能够识别出可能发展为接触性皮炎、刺激性皮炎、炎症、痤疮和炎症后色素沉着的患者。例如，被诊断为皮肤干燥类型的患者，皮肤屏障会受到损伤。他们更有可能遭遇胶粘剂过敏或反应的刺激，如在手术前或手术期间使用肥皂或抗菌液[159]。

术前使用隔离修复润肤霜 4 天，这可以通过加强皮肤的隔离来减少皮炎的发生。接受激光换肤术的患者往往会在闭塞软膏的愈合阶段出现痤疮。识别痤疮敏感皮肤类型将提醒医生告知使用银色织物枕套或衣服，以减少痤疮细菌计数和降低术后痤疮的风险。维甲酸、锌和抗坏血酸可以促进伤口愈合。一项研究表明，与接受安慰剂的患者相比，经维甲酸预处理的磨皮患者愈合快 4 天，发生粟丘疹及炎症后色素沉着都较少[160]。其他几项研究也显示，局部使用维甲酸类药物也有类似的愈合效果[161]。受伤前使用类视黄醇会加速愈合，但受伤后使用类视黄醇会减慢愈合。术前和术后的皮肤护理与日常皮肤护理一样重要，以最大限度地改善患者的皮肤健康，改善手术效果。

参考文献

1. Baumann L. *The Skin Type Solution*. New York: Bantam Dell; 2006. *The Skin Type Solution represents a significant advance in classifying skin and assisting practitioners and patients in selecting the most suitable skincare products. The Baumann Skin Typing System, described comprehensively in this book, simultaneously considers skin type according to four different parameters that yield 16 distinct skin type permutations.*
2. Baumann LS, Penfield RD, Clarke JL, Duque DK. A validated questionnaire for quantifying skin oiliness. *J Cosmet Dermatol Sci App.* 2014;4:78–84.
3. Baumann L. The importance of skin type: the Baumann Skin Type System. In: *Cosmeceuticals and Cosmetic Ingredients.* New York: McGraw-Hill; 2014:1–4.
4. Takahashi M, Kawasaki K, Tanaka M, et al. The mechanism of stratum corneum plasticization with water. *Bioeng Skin.* 1981;67–72.
5. Draelos ZD. Therapeutic moisturizers. *Dermatol Clin.* 2000;18:597.
6. Zettersten EM, Ghadially R, Feingold KR, et al. Optimal ratios of topical stratum corneum lipids improve barrier recovery in chronologically aged skin. *J Am Acad Dermatol.* 1997;37:403–408.
7. Ahn SK, Bak HN, Park BD, et al. Effects of a multilamellar emulsion on glucocorticoid-induced epidermal atrophy and barrier impairment. *J Dermatol.* 2006;33:80–90.
8. Baumann L. Barrier repair ingredients. In: *Cosmeceuticals and Cosmetic Ingredients.* New York: McGraw-Hill; 2014:54–56.
9. American Academy of Dermatology invitational symposium on comedogenicity. *J Am Acad Dermatol.* 1989;20:272–277.
10. Agero AL, Verallo-Rowell VM. A randomized double-blind controlled trial comparing extra virgin coconut oil with mineral oil as a moisturizer for mild to moderate xerosis. *Dermatitis.* 2004;15:109–116.
11. Draelos Z. Moisturizers. In: Draelos Z, ed. *Atlas of Cosmetic Dermatology.* New York: Churchill Livingstone; 2000:83.
12. Darmstadt GL, Mao-Qiang M, Chi E, et al. Impact of topical oils on the skin barrier: possible implications for neonatal health in developing countries. *Acta Paediatr.* 2002;91:546–554.
13. Darmstadt GL, Saha SK, Ahmed AS, et al. Effect of topical treatment with skin barrier-enhancing emollients on nosocomial infections in preterm infants in Bangladesh: a randomized controlled trial. *Lancet.* 2005;365:1039–1045.
14. Berbis P, Hesse S, Privat Y. Essential fatty acids and the skin. *Allerg Immunol (Paris).* 1990;22:225–231.
15. Williams HC. Evening primrose oil for atopic dermatitis. *Br Med J.* 2003;327:1358–1359.
16. Aburjai T, Natsheh FM. Plants used in cosmetics. *Phytother Res.* 2003;17:987–1000.
17. Baumann L. Oils. In: *Cosmeceuticals and Cosmetic Ingredients.* New York: McGraw-Hill; 2014:23–24.
18. Idson B. Dry skin: moisturizing and emolliency. *Cosmet Toiletr.* 1992;107:69.
19. Lawrence N, Brody HJ, Alt TH. Chemical peeling. In: Coleman W, Hanke W, eds. *Cosmetic Surgery of the Skin.* 2nd ed. St. Louis: CV Mosby; 1997:85–111.
20. Berardesca E, Distante F, Vignoli GP, et al. Alpha hydroxyacids modulate stratum corneum barrier function. *Br J Dermatol.* 1997;137:934–938.
21. Van Scott EJ, Yu R. Hyperkeratinization, corneocyte cohesion, and alpha hydroxy acids. *J Am Acad Dermatol.* 1984;11:867–879.
22. Perricone NV, Dinardo JC. Photoprotective and antiinflammatory effects of topical glycolic acid. *Dermatol Surg.* 1996;22:435–437.
23. Kaidbey K, Sutherland B, Bennett P, et al. Topical glycolic acid enhances photodamage by ultraviolet light. *Photodermatol Photoimmunol Photomed.* 2003;19:21–27.
24. Tsen-Fang T, Bowman HP, Shiou-Hwa S, et al. Effects of glycolic acid on light-induced pigmentation in Asian and Caucasian subjects. *J Am Acad Dermatol.* 2000;43:238–243.
25. Stern E. Topical application of lactic acid in the treatment and prevention of certain disorders of the skin. *Urol Cutaneous Rev.* 1943;50:106.
26. Yu R, Van Scott E. Bioavailability of alpha-hydroxyacids in topical formulations. *J Cosmet Dermatol.* 1996;9:54.
27. Stiller MJ, Bartolone J, Stern R, et al. Topical 8% glycolic acid and 8% L-lactic acid creams for the treatment of photodamaged skin. A double-blind vehicle-controlled clinical trial. *Arch Dermatol.* 1996;132:631–636.
28. Ditre CM, Griffin TD, Murphy GF, et al. Effects of alpha-hydroxy acids on photoaged skin: a pilot clinical, histologic, and ultrastructural study. *J Am Acad Dermatol.* 1996;34:187–195.
29. Moon SE, Park SB, Ahn HT, et al. The effect of glycolic acid on photoaged albino hairless mouse skin. *Dermatol Surg.* 1999;25:179–182.
30. Kim SJ, Park JH, Kim DH, et al. Increased in vivo collagen synthesis and in vitro cell proliferative effect of glycolic acid. *Dermatol Surg.* 1998;24:1054–1058.
31. Yokota T, Matsumoto M, Sakamaki T, et al. Classification of sensitive skin and development of a treatment system appropriate for each group. *IFSCC Mag.* 2003;6:303–307.
32. Pons-Guiraud A. Sensitive skin: a complex and multifactorial syndrome. *J Cosmet Dermatol.* 2004;3:145–148.
33. Kligman AM, Mills OH. Acne cosmetica. *Arch Dermatol.* 1972;106:843–850.
34. Baumann L. Benzoyl peroxide. In: *Cosmeceuticals and Cosmetic Ingredients.* New York: McGraw-Hill; 2014:292–296.
35. Babizhayev MA, Deyev AI, Savel'yeva EL, et al. Skin beautification with oral non-hydrolized versions of carnosine and carcinine: effective therapeutic management and cosmetic skin care solutions against oxidative glycation and free-radical production as a causal mechanism of diabetic complications and skin aging. *J Dermatolog Treat.* 2012;23:345–384.
36. Cadenas E, Davies KJ. Mitochondrial free radical generation, oxidative stress, and aging. *Free Radic Biol Med.* 2000;29:222–230.
37. Baumann L. Silver. In: *Cosmeceuticals and Cosmetic Ingredients.* New York: McGraw-Hill; 2014:311–316.
38. Foley P, Nixon R, Marks R, et al. The frequency of reactions to sunscreens: results of a longitudinal population-based study on the regular use of sunscreens in Australia. *Br J Dermatol.* 1993;128:512–518.
39. Baumann L. Anti-inflammatory agents. In: *Cosmeceuticals and Cosmetic Ingredients.* New York: McGraw-Hill; 2014:227–228.
40. Rhen T, Cidlowski JA. Antiinflammatory action of glucocorticoids – new mechanisms for old drugs. *N Engl J Med.* 2005;353:1711–1723.
41. Cohen DE, Heidary N. Treatment of irritant and allergic contact dermatitis. *Dermatol Ther.* 2004;17:334–340.
42. Marks R. Adverse side effects from the use of topical

corticosteroids. In: Maibach HI, Surger C, eds. *Topical Corticosteroids*. Basel: Karger; 1992:170–183.

43. Walsh P, Aeling JL, Huff L, et al. Hypothalamus–pituitary–adrenal axis suppression by superpotent topical steroids. *J Am Acad Dermatol*. 1993;29:501.

44. Hengge UR, Ruzicka T, Schwartz RA, et al. Adverse effects of topical glucocorticosteroids. *J Am Acad Dermatol*. 2006;54:1–15.

45. Gebhard KL, Maibach HI. Relationship between systemic corticosteroids and osteonecrosis. *Am J Clin Dermatol*. 2001;2: 377–388.

46. Becker B. The effect of topical corticosteroids in secondary glaucomas. *Arch Ophthalmol*. 1964;72:769–771.

47. Becker B. Cataracts and topical corticosteroids. *Am J Ophthalmol*. 1964;58:872–873.

48. Wu KK. Salicylates and their spectrum of activity. *Curr Med Chem*. 2007;6:278–292.

49. Harvey SC. Antiseptis and disinfectants; fungicides; ectoparasiticides. In: Gilman AG, Goodman LS, Rall TW, eds. *Goodman and Gilman's The Pharmacological Basis of Therapeutics*. 7th ed. New York: MacMillan; 1985:959–979.

50. Lin AN, Reimer RJ, Carter DM. Sulfur revisited. *J Am Acad Dermatol*. 1988;18:553–558.

51. Konaklieva MI, Plotkin BJ. Anti-inflammatory sulfur-containing agents with additional modes of action. *Curr Med Chem*. 2007;6:271–277.

52. *Plexion SCT(tm) (sodium sulfacetamide 10% and sulfur 5%), [package insert]*. Scottsdale, AZ, Medicis: The Dermatology Company; 2001.

53. Tarimci N, Sener S, Kilinç T. Topical sodium sulfacetamide/sulfur lotion. *J Clin Pharm Ther*. 1997;22:301.

54. Gupta AK, Nicol K. The use of sulfur in dermatology. *J Drugs Dermatol*. 2004;3:427–431.

55. Baumann LS. Less-known botanical cosmeceuticals. *Dermatol Ther*. 2007;20:330–342.

56. Talmadge J, Chavez J, Jacobs L, et al. Fractionation of *Aloe vera* L. inner gel, purification and molecular profiling of activity. *Int Immunopharmacol*. 2004;4:1757–1773.

57. Lee JK, Lee MK, Yun YP. Acemannan purified from *Aloe vera* induces phenotypic and functional maturation of immature dendritic cells. *Int Immunopharmacol*. 2001;1:1275–1284.

58. Baumann L. Argan oil. In: *Cosmeceuticals and Cosmetic Ingredients*. New York: McGraw-Hill; 2014:25–27.

59. Gibson MR. Glycyrrhiza in old and new perspectives. *Lloydia*. 1978;41:348–354.

60. Agarwal R, Wang ZY, Mukhtar H. Inhibition of mouse skin tumor-initiating activity of DMBA by chronic oral feeding of glycyrrhizin in drinking water. *Nutr Cancer*. 1991;15:187–193.

61. Saeedi M, Morteza-Semnani K, Ghoreishi MR. The treatment of atopic dermatitis with licorice gel. *J Dermatolog Treat*. 2003;14:153–157.

62. Ohuchi K, Kamada Y, Levine L, et al. Glycyrrhizin inhibits prostaglandin E_2 production by activated peritoneal macrophages from rats. *Prostaglandins Med*. 1981;7:457–463.

63. Friis-Møller A, Chen M, Fuursted K, et al. In vitro antimycobacterial and antilegionella activity of licochalcone A from Chinese licorice roots. *Planta Med*. 2002;68:416–419.

64. Shibata S, Inoue H, Iwata S, et al. Inhibitory effects of licochalcone A isolated from *Glycyrrhiza inflata* root on inflammatory ear edema and tumour promotion in mice. *Planta Med*. 1991;57:221–224.

65. Barfod L, Kemp K, Hansen M, et al. Chalcones from Chinese liquorice inhibit proliferation of T cells and production of cytokines. *Int Immunopharmacol*. 2002;2:545–555.

66. Baumann L. Pycnogenol. In: *Cosmeceuticals and Cosmetic Ingredients*. New York: McGraw-Hill; 2014:148–151.

67. Vitoux D, Chappuis P, Arnaud J, et al. Selenium, glutathione peroxidase, peroxides and platelet functions. *Ann Biol Clin (Paris)*. 1996;54:181–187.

68. Leverkus M, Yaar M, Eller MS, et al. Post-transcriptional regulation of UV induced TNF-alpha expression. *J Invest Dermatol*. 1998;110:353–357.

69. Penney KB, Smith CJ, Allen JC. Depigmenting action of hydroquinone depends on disruption of fundamental cell processes. *J Invest Dermatol*. 1984;82:308–310.

70. Nordlund JJ. Postinflammatory hyperpigmentation. *Dermatol Clin*. 1988;6:185–192.

71. Guevara IL, Pandya AG. Melasma treated with hydroquinone, tretinoin and a fluorinated steroid. *Int J Dermatol*. 2001;40:212–215.

72. Nordlund JJ, Grimes PE, Ortonne JP. The safety of hydroquinone. *J Eur Acad Dermatol Venereol*. 2006;20:781–787.

73. DeCaprio AP. The toxicology of hydroquinone – relevance to occupational and environmental exposure. *Crit Rev Toxicol*. 1999;29:283–330.

74. Lawrence N, Bligard CA, Reed R, et al. Exogenous ochronosis in the United States. *J Am Acad Dermatol*. 1988;18:1207–1211.

75. Maeda K, Fukuda M. Arbutin: mechanism of its depigmenting action in human melanocyte culture. *J Pharmacol Exp Ther*. 1996;276:765–769.

76. Boissy RE, Visscher M, DeLong MA. DeoxyArbutin: a novel reversible tyrosinase inhibitor with effective in vivo skin lightening potency. *Exp Dermatol*. 2005;14:601–608.

77. Ohguchi K, Tanaka T, Kido T, et al. Effects of hydroxystilbene derivatives on tyrosinase activity. *Biochem Biophys Res Commun*. 2003;307.861–863.

78. Lin CB, Babiarz L, Liebel F, et al. Modulation of microphthalmia-associated transcription factor gene expression alters skin pigmentation. *J Invest Dermatol*. 2002;119:1330–1340.

79. Shimogaki H, Tanaka Y, Tamai H, et al. In vitro and in vivo evaluation of ellagic acid on melanogenesis inhibition. *Int J Cosmet Sci*. 2000;22:291–303.

80. Curto EV, Kwong C, Hermersdörfer H, et al. Inhibitors of mammalian melanocytes tyrosinase: in vitro comparisons of alkyl esters of gentisic acid and other putative inhibitors. *Biochem Pharmacol*. 1999;15:663–672.

81. Bhat R, Hadi SM. Photoinactivation of bacteriophage lambda by kojic acid and Fe(III): role of oxygen radical intermediates in the reaction. *Biochem Mol Biol Int*. 1994;32:731–735.

82. Hira Y, Hatae S, Inoue T, et al. Inhibitory effects of kojic acid on melanin formation. In vitro and in vivo studies in black goldfish. *J Jpn Cosmet Sci Soc*. 1982;6:193.

83. Cabanes J, Chazarra S, Garcia-Carmona F. Kojic acid, a cosmetic skin whitening agent, is a slow-binding inhibitor of catecholase activity of tyrosinase. *J Pharm Pharmacol*. 1994;46:982–985.

84. Uher M, Brtko J, Rajniakova O, et al. Kojic acid and its derivatives in cosmetics and health protection. *Parfuem Kosmet*. 1993;74:554.

85. Ellis DA, Tan AK, Ellis CS. Superficial micropeels: glycolic acid and alpha-hydroxy acid with kojic acid. *Facial Plast Surg*. 1995;11:15.

86. Garcia A, Fulton JE Jr. The combination of glycolic acid and hydroquinone or kojic acid for the treatment of melasma and related conditions. *Dermatol Surg*. 1996;22:443–447.

87. Nakagawa M, Kawai K, Kawai K. Contact allergy to kojic acid in skin care products. *Contact Dermatitis*. 1995;32:9–13.

88. Nakayama G, Watanabe N, Nishioka K, et al. Treatment of chloasma with kojic acid cream. *Jpn J Clin Dermatol*. 1982;36:715–722.

89. Lee YS, Park JH, Kim MH, et al. Synthesis of tyrosinase inhibitory kojic acid derivative. *Arch Pharm (Weinheim)*. 2006;339:111–114.

90. Yokota T, Nishio H, Kubota Y, et al. The inhibitory effect of glabridin from licorice extracts on melanogenesis and inflammation. *Pigment Cell Res*. 1998;11:355–361.

91. Amer M, Metwalli M. Topical liquiritin improves melasma. *Int J Dermatol*. 2000;39:299–301.

92. Holloway VL. Ethnic cosmetic products. *Dermatol Clin*. 2003;21:743–749.

93. Hakozaki T, Minwalla L, Zhuang J, et al. The effect of niacinamide on reducing cutaneous pigmentation and suppression of melanosome transfer. *Br J Dermatol*. 2002;147:20–31.

94. Otte N, Borelli C, Korting HC. Nicotinamide – biologic actions of an emerging cosmetic ingredient. *Int J Cosmet Sci*. 2005;27:255–261.

95. Greatens A, Hakozaki T, Koshoffer A, et al. Effective inhibition of melanosome transfer to keratinocytes by lectins and niacinamide is reversible. *Exp Dermatol*. 2005;14:498–508.

96. Dixit AK, Antony JIX, Sharma NK, Tiwari RK. Soybean constituents and their functional benefits. *Opp Chall Scope Nat Prod Med Chem*. 2011;367–383.

97. Baumann L. Soy. In: *Cosmeceuticals and Cosmetic Ingredients*. New York: McGraw-Hill; 2014:129–134.

98. Lai LR, Hsieh SC, Huang HY, Chou CC. Effect of lactic fermentation on the total phenolic, saponin and phytic acid contents as well as anti-colon cancer cell proliferation activity of soymilk. *J Biosci Bioeng*. 2013;115:552–556.

99. Seiberg M, Paine C, Sharlow E, et al. Inhibition of melanosome transfer results in skin lightening. *J Invest Dermatol*. 2000;115: 162–167.

100. Paine C, Sharlow E, Liebel F, et al. An alternative approach to depigmentation by **soy**bean extracts via inhibition of the PAR-2

pathway. *J Invest Dermatol.* 2001;116:587–595.

101. Hermanns JF, Petit L, Martalo O, et al. Unraveling the patterns of subclinical pheomelanin-enriched facial hyperpigmentation: effect of depigmenting agents. *Dermatology.* 2000;201:118–122.

102. Nazzaro-Porro M. The use of azelaic acid in hyperpigmentation. *Rev Contemp Pharmacother.* 1993;4:415.

103. Uitto J. Understanding premature skin aging. *N Engl J Med.* 1997;337:1463–1465.

104. Marrot L, Belaïdi JP, Meunier JR. Importance of UVA photoprotection as shown by genotoxic related endpoints: DNA damage and p53 status. *Mutat Res.* 2005;571:175–184.

105. Gilchrest BA, Eller MS, Yaar M. Telomere-mediated effects on melanogenesis and skin aging. *J Investig Dermatol Symp Proc.* 2009;14:25–31.

106. Boukamp P. Ageing mechanisms: the role of telomere loss. *Clin Exp Dermatol.* 2001;26:562–565.

107. Boukamp P. Skin aging: a role for telomerase and telomere dynamics? *Curr Mol Med.* 2005;5:171–177. *Over the last 15 years, the roles of telomeres and telomerase have emerged as integral in unraveling the mechanisms of intrinsic or cellular aging. Noting that the epidermis is one of the few regenerative tissues to express telomerase, Boukamp considers the provocative question of whether epidermal telomerase can play a role in retarding or preventing cutaneous aging.*

108. Krunic D, et al. Tissue context-activated telomerase in human epidermis correlates with little age-dependent telomere loss. *Biochim Biophys Acta.* 2009;1792:297–308.

109. Kosmadaki MG, Gilchrest BA. The role of telomeres in skin aging/photoaging. *Micron.* 2004;35:155–159.

110. Baumann L. How to prevent photoaging? *J Invest Dermatol.* 2005;125:xii–xiii.

111. Fitzpatrick RE. Endogenous growth factors as cosmeceuticals. *Dermatol Surg.* 2005;31:827–831, discussion 831.

112. Kang S, Chung JH, Lee JH, et al. Topical *N*-acetyl cysteine and genistein prevent ultraviolet-light-induced signaling that leads to photoaging in human skin in vivo. *J Invest Dermatol.* 2003;120:835–841.

113. Woodley DT, Zelickson AS, Briggaman RA, et al. Treatment of photoaged skin with topical tretinoin increases epidermal-dermal anchoring fibrils. A preliminary report. *JAMA.* 1990;263:3057–3059.

114. Fisher GJ, Datta SC, Talwar HS, et al. Molecular basis of sun-induced premature skin ageing and retinoid antagonism. *Nature.* 1996;379:335–339. *It is well established that chronic sun exposure leads to the manifestation of premature or extrinsic skin aging. Fisher et al. show that retinoids, long used for treating acne as well as photoaging, can inhibit the UV induction of several collagen-degrading enzymes, suggesting that retinoids have the potential to prevent skin aging.*

115. Kligman L, Kligman AM. Photoaging – retinoids, alpha hydroxy acids, and antioxidants. In: Gabard B, Elsner P, Surber C, et al., eds. *Dermatopharmacology of Topical Preparations.* New York: Springer; 2000:383.

116. Kligman AM, Grove GL, Hirose R, et al. Topical tretinoin for photoaged skin. *J Am Acad Dermatol.* 1986;15:836–859.

117. Giguere V, Ong ES, Segui P, et al. Identification of a receptor for the morphogen retinoic acid. *Nature.* 1987;330:624–629.

118. Petkovich M, Brand NJ, Krust A, et al. A human retinoic acid receptor which belongs to the family of nuclear receptors. *Nature.* 1987;330:444–450.

119. Chandraratna RA. Tazarotene – first of a new generation of receptor-selective retinoids. *Br J Dermatol.* 1996;135:18–25.

120. Weiss JS. Current options for topical treatment of acne vulgaris. *Pediatr Dermatol.* 1997;14:480–488.

121. Martin B, Meunier C, Montels D, et al. Chemical stability of adapalene and tretinin when combined with benzoyl peroxide in presence and in absence of visible light and ultraviolet radiation. *Br J Dermatol.* 1998;139(suppl 52):8–11.

122. Fisher GJ, Wang ZQ, Datta SC, et al. Pathophysiology of premature skin aging induced by ultraviolet light. *N Engl J Med.* 1997;337:1419–1428.

123. Fisher GJ, Talwar HS, Lin J, et al. Molecular mechanisms of photoaging in human skin in vivo and their prevention by all-trans retinoic acid. *Photochem Photobiol.* 1999;69:154–157.

124. Griffiths CE, Finkel LJ, Tranfaglia MG, et al. An in vivo experimental model for effects of topical retinoic acid in human skin. *Br J Dermatol.* 1993;129:389–394.

125. Griffiths CE, Kang S, Ellis CN, et al. Two concentrations of topical tretinoin (retinoic acid) cause similar improvement of photoaging but different degrees of irritation. A double-blind, vehicle-controlled comparison of 0.1% and 0.025% tretinoin creams. *Arch Dermatol.* 1995;131:1037–1044.

126. Feng X, Peng ZH, Di W, et al. Suprabasal expression of a dominant-negative RXR alpha mutant in transgenic mouse epidermis impairs regulation of gene transcription and basal keratinocyte proliferation by RAR-selective retinoids. *Genes Dev.* 1997;11:59–71.

127. Scarpa M, Stevanato R, Viglino P, et al. Superoxide ion as active intermediate in the autoxidation of ascorbate by molecular oxygen. Effect of superoxide dismutase. *J Biol Chem.* 1983;258:6695–6697.

128. Darr D, Combs S, Dunston S, et al. Topical vitamin C protects porcine skin from ultraviolet radiation-induced damage. *Br J Dermatol.* 1992;127:247–253.

129. Dunham WB, Zuckerkandl E, Reynolds R, et al. Effects of intake of L-ascorbic acid on the incidence of dermal neoplasms induced in mice by ultraviolet light. *Proc Natl Acad Sci USA.* 1982;79:7532–7536.

130. Darr D, Dunston S, Faust H, Pinnell S. Effectiveness of antioxidants (vitamin C and E) with and without sunscreens as topical photoprotectants. *Acta Derm Venereol.* 1996;76:264–268.

131. Gey KF. Vitamins E plus C and interacting conutrients required for optimal health. A critical and constructive review of epidemiology and supplementation data regarding cardiovascular disease and cancer. *Biofactors.* 1998;7:113–174.

132. Weber C, Podda M, Rallis M, et al. Efficacy of topically applied tocopherols and tocotrienols in protection of murine skin from oxidative damage induced by UV-irradiation. *Free Radic Biol Med.* 1997;22:761–769.

133. Hoppe U, Bergemann J, Diembeck W, et al. Coenzyme Q10, a cutaneous antioxidant and energizer. *Biofactors.* 1999;9:371–378.

134. Watts GF, Castelluccio C, Rice-Evans C, et al. Plasma coenzyme Q (ubiquinone) concentrations in patients treated with simvastatin. *J Clin Pathol.* 1993;46:1055–1057.

135. Picardo M, Grammatico P, Roccella F, et al. Imbalance in the antioxidant pool in melanoma cells and normal melanocytes from patients with melanoma. *J Invest Dermatol.* 1996;107:322–326.

136. Waterhouse AL, Walzem RL. Nutrition of grape phenolics. In: Rice-Evans CA, Packer L, eds. *Flavonoids in Health and Disease.* New York: Marcel Dekkar; 1998:359–385.

137. Carando S, Teissedre P-L. Catechin and procyanidin levels in French wines: contribution to dietary intake. In: Gross GG, Hemingway RW, Yoshida T, eds. *Plant Polyphenols 2: Chemistry, Biology, Pharmacology, Ecology.* New York: Kluwer Academic/Plenum; 1999:725–737.

138. Ricardo da Silva JM, Darman N, Fernandez Y, Mitjavila S. Oxygen free radical scavenger capacity in aqueous models of different procyanidins from grape seeds. *J Agric Food Chem.* 1991;39:1549–1552.

139. Bagchi D, Bagchi M, Stohs SJ, et al. Free radicals and grape seed proanthocyanidin extract: importance in human health and disease prevention. *Toxicology.* 2000;148:187–197.

140. Bagchi D, Garg A, Krohn RL, et al. Oxygen free radical scavenging abilities of vitamins C and E, and a grape seed proanthocyanidin extract in vitro. *Res Commun Mol Pathol Pharmacol.* 1997;95:179–189.

141. Aziz MH, Reagan-Shaw S, Wu J, et al. Chemoprevention of skin cancer by grape constituent resveratrol: relevance to human disease? *FASEB J.* 2005;19:1193–1195.

142. Aziz MH, Afaq F, Ahmad N. Prevention of ultraviolet-B radiation damage by resveratrol in mouse skin is mediated via modulation in survivin. *Photochem Photobiol.* 2005;81:25–31.

143. Adhami VM, Afaq F, Ahmad N. Suppression of ultraviolet B exposure-mediated activation of NF-kappaB in normal human keratinocytes by resveratrol. *Neoplasia.* 2003;5:74–82.

144. Ndiaye M, Philippe C, Mukhtar H, Ahmad N. The grape antioxidant resveratrol for skin disorders: promise, prospects, and challenges. *Arch Biochem Biophys.* 2011;508:164–170.

145. Zupančič S, Lavrič Z, Kristl J. Stability and solubility of trans-resveratrol are strongly influenced by pH and temperature. *Eur J Pharm Biopharm.* 2015;93:196–204.

146. Hsu S. Green tea and the skin. *J Am Acad Dermatol.* 2005;52:1049–1059.

147. Katiyar SK, Ahmad N, Mukhtar H. Green tea and skin. *Arch Dermatol.* 2000;136:989–994.

148. Elmets CA, Singh D, Tubesing K, et al. Cutaneous photoprotection from ultraviolet injury by green tea polyphenols. *J Am Acad Dermatol.* 2001;44:425–432.

149. Meeran SM, Mantena SK, Elmets CA, Katiyar SK. (–)-Epigallocatechin-3-gallate prevents photocarcinogenesis in mice through interleukin-12-dependent DNA repair.

Cancer Res. 2006;66:5512–5520.

150. Vayalil PK, Mittal A, Hara Y, et al. Green tea polyphenols prevent ultraviolet light-induced oxidative damage and matrix metalloproteinases expression in mouse skin. *J Invest Dermatol.* 2004;122:1480–1487.

151. Metcalf S, Crowson AN, Naylor M, et al. Imiquimod as an antiaging agent. *J Am Acad Dermatol.* 2007;56:422–425.

152. Lawrence N. New and emerging treatments for photoaging. *Dermatol Clin.* 2000;18:99–112.

153. Alkhawam L, Alam M. Dermabrasion and microdermabrasion. *Facial Plast Surg.* 2009;25:301–310.

154. Karimipour DJ, Karimipour G, Orringer JS. Microdermabrasion: an evidence-based review. *Plast Reconstr Surg.* 2010;125:372–377.

155. Prausnitz MR, Langer R. Transdermal drug delivery. *Nat Biotechnol.* 2008;26:1261–1268.

156. American Society of Plastic Surgeons website. *Top five cosmetic minimally-invasive procedures of 2013.* <https://www.plasticsurgery .org/news/press-releases/plastic-surgery-statistics-show-new -consumer-trends>; 2013.

157. Kjeldstad B. Photoinactivation of Propionibacterium acnes by near-ultraviolet light. *Z Naturforsch [C].* 1984;39:300–302.

158. Stylianopoulos T, Aksan A, Barocas VH. A structural, kinetic model of soft tissue thermomechanics. *Biophys J.* 2008;94:717–725.

159. Lodén M. Barrier recovery and influence of irritant stimuli in skin treated with a moisturizing cream. *Contact Dermatitis.* 1997;36:256–260.

160. Mandy SH. Tretinoin in the preoperative and postoperative management of dermabrasion. *J Am Acad Dermatol.* 1986;15:878–879, 888–889.

161. Popp C, Kligman AM, Stoudemayer TJ. Pretreatment of photoaged forearm skin with topical tretinoin accelerates healing of full-thickness wounds. *Br J Dermatol.* 1995;132:46–53.

第 5.1 章

注射剂与换肤技术：导论

J. Peter Rubin

本部分内容是对注射填充材料和技术的全面概述，旨在说明如何实现非手术治疗的美学意义上的改善。优秀的专家组成员为本部分内容撰写做出了巨大贡献。该部分从软组织填充物章节开始，由 Trevor Born 及其同事进行详细介绍。本章重点介绍了填充材料的特点、技术、获得最大收益的填充方案和并发症的处理。下一章讲述的是肉毒毒素相关内容。注射肉毒毒素已经发展成为一种革命性的、安全的和被广泛使用的增强面部美学的强有力的方法。Kane 是一位真正的肉毒毒素应用大师，是该领域的先驱，也是一位杰出的教育家。他强调了肉毒毒素的多功能性和达到预期效果的核心技术要点。激光换肤术将在随后一章中讨论，由

Steven Cohen 及其同事进行介绍，本章对适应证、适宜的技术、并发症的处理及预防作了明确的论述。最后一章介绍化学剥脱换肤术。Suzan Obagi 是国际公认的皮肤化学换肤专家，他对这项技术提出了很精彩的观点。该章重点讨论了化学换肤的正确使用，强调了患者的选择，以及如何在尽量减少并发症的同时使该项技术达到最佳效果。

本部分内容所涵盖的材料为整形外科医生提供了一个强大的工具箱，用于指导非手术方法辅助改善面部年轻化的实践操作。重要的是，本部分内容所涉及的技术是高度互补的，深入了解此类技术，以及选择患者的适应证和并发症处理，对整形美容外科医生具有重要的医学参考价值。

注射剂与换肤技术：软组织填充材料

Trevor M. Born, Lisa E. Airan, Daniel Suissa

概要

- 软组织填充剂为面部皱纹和面部轮廓矫正，以及与衰老相关的容积损失的修复提供了一种多用途方法。

- 可逆性是填充材料的一个优势，它允许按需要对技术错误或随年龄增长而发生的组织变化进行动态调整。

- 经验少的注射者应选择吸收快的填充物，如透明质酸（hyaluronic acid，HA）。这样可以更快地解决任何技术错误或过度填充。透明质酸酶可用于溶解填充物。

- 对于深在褶皱和泪沟的处理，重要的是从深部进行矫正。这样外观更自然，并为未来进一步的矫正留下空间。这些区域的过度矫正会导致明显的形态异常。

- "超适应证外"使用合成材料在技术上是可行的，但存在一定风险。在以这种方式使用产品时应谨慎。此外，医生必须将"超适应证外"应用告知患者。

- 患者往往会忘记自己术前的外观，治疗前和治疗后的照相以及标记注射前的不对称是非常必要的。

- 适当的技术（少量注射、适当的注射深度和剂量、适当的矫正不足等）可一定程度上避免真皮填充剂的并发症。

简介

使用注射填充材料来修饰皮肤轮廓和皮下软组织一直是人们感兴趣的课题。然而，可以有效和安全实现这一目标的材料直到最近几十年才出现。整形外科医生现在逐渐接触到多种填充材料，可以用来改善衰老的痕迹或矫正在许多疾病过程中出现的轮廓缺陷。为了实现最佳效果，整形外科医生必须了解每种产品的特性。

本章的目的是介绍不同种类的填充剂及其使用的适应证和注射技术。面部老化的矫正也需要特别关注。此外，本章还将介绍填充剂相关的禁忌证和并发症，以及如何避免和治疗。在掌握使用软组织填充剂之前，了解皱纹形成的原理是非常重要的。

历史回顾

早在100多年前，德国外科医生 Neuber 就有关于皮下小脂肪块皮下移植来进行组织扩大的报道[2]。后来，随着注射器的发明，1911年 Brunning 第一次注射了脂肪，但由于脂肪显著吸收和脂肪坏死的原因，这项技术未能普及。直到吸脂术和微脂肪移植概念的提出，使用吸脂术进行软组织增大的技术才得以重回大众视野。

在最初移植脂肪的同时，医生还会尝试注入其他合成材料以使软组织膨胀[2,3]。1899年，Robert Gersuny 首次注射凡士林，后来 Eckstein 用石蜡矫正瘘管和疝，获得美学意义上的软组织增大。肉芽肿性炎症反应（副干酪样肉芽肿）、结节形成、栓塞和移位等严重的并发症在早期就有报道，但石蜡在被废弃前被使用了20多年。

关于使用硅胶的第一次报道是在二战末期的日本，当时很多女性都在乳房注射了非医用级别硅胶。1947年，James Barrett Brown 在美国首次使用硅胶来矫正软组织缺损。同时，硬质和橡胶硅胶被发现用于制造同种异体置入物。早期曾有不严谨的动物实验表明注射硅胶是安全的，而医生们也相信了这些错误信息。这项技术的普及导致了许多并发症，如肿块形成、移位、溃疡和压迫。尽管美国食品药品管理局（Food And Drug Administration，FDA）在20世纪90年代采取了更积极的措施，将使用非医用级别硅胶定为违法行为，但硅胶非法注射行为至今仍在继续。现今，高纯度医用硅油（AdatoSil 5000，Silikone 1000）被 FDA 批准用于治疗视网膜脱离，但不可用于美容注射。这些产品可以在"超适应证外"超范围用于软组织增大，但目前并没有支持这种做法的安全数据[5,6]。

1981 年，牛胶原蛋白成为 FDA 批准的第一个软组织填充剂软组织扩增。很快，它就成为所有填充材料进行参考的金标准。它的快速吸收性和致敏性促进了开发具有无致敏性和长持续性的合成材料。直到 20 年后，透明质酸才被投入临床使用。而在被美国批准作为软组织填充物之前，透明质酸已经有多种医疗用途。透明质酸真皮填充剂迅速取代胶原蛋白成为软组织填充美容的黄金标准。

高需求和透明质酸产品的成功激发了人们对透明质酸类似物的强烈寻求，这些产品具有低致敏性和长持续性。这些探索反过来催生了一些更新和更持久的产品，如聚左旋乳酸（poly-L-lactic acid，PLLA；Sculptra，2004 年获 FDA 批准用于治疗 HIV 相关的面部脂肪萎缩；Sculptra Aesthetic，2009 年获 FDA 批准）、钙羟基磷灰石（Radiesse 微晶瓷，2006 年获 FDA 批准）、聚甲基丙烯酸甲酯（polymethylmethacrylate，PMMA）/ 聚丙烯酰胺类产品如 Bellafill（曾用名 Artefill，2006 年获 FDA 批准）。今天，整形外科医生已经有许多安全的填充材料可选，加以训练有素的安全使用方式，它们将会产生前所未有的美学效果。

皱纹的病理生理学

老化是一个复杂的过程，是内源性因素（软组织的老化、骨骼的改变 / 萎缩和肌肉的过度活动等）和外源性因素（重力作用和日光损伤）共同作用的结果。面部平滑流畅的外观被尖锐的角度、细小或较深的皱纹和局部突起、凹陷所替代。关于面部老化的解剖改变将在此卷其他章节中详细探讨。

人体衰老引发的骨骼改变会导致面部整体高度的下降及面部结构一定程度的增宽。眼眶容积增加会导致眶缘降低，产生眼球内陷的外观。这些和年龄相关的面部整体高度下降，导致了中面部软组织附着区域减小，表现为颊部下垂、鼻唇沟加深、上唇复合体显得更笨重并泪沟以及口周皱纹显现。如果牙齿缺失，齿槽的高度会减低，颊部会出现萎缩。此外，软组织韧带附着逐渐松弛，进一步促进了皮肤褶皱形成。

随着年龄增长，细胞分裂速度减慢。表皮变薄，表皮和真皮的连接变得更平坦，同时角质层的完整性降低，基底细胞出现了更多的异型性改变。这些改变增加了皮肤失水，使皮肤更干燥、脆弱。而真皮层变薄，包括弹性纤维、胶原纤维减少、皮脂腺数量减少和活性降低，使皮肤干燥进一步加重。上述所有的改变使皮肤变得干燥、缺乏弹性和脆弱，从而更容易受到重力的影响产生皱纹。

长期日光下暴露是影响皮肤老化最显著的环境因素，会直接导致肤色改变、雀斑形成和毛细血管扩张，从而失去年轻粉红的面容。光老化皮肤的表皮实际上较正常皮肤是增厚的，会导致皮肤纹理粗糙。虽然胶原的整体含量减少，然而在真皮的浅层会出现胶原蛋白产生增加的区域（边界区），该区域存在一种慢性炎症的过程，被称为日光性皮炎。日光性弹性纤维变性是光老化皮肤的特征性变化，真皮内含有丰富的退化增厚的弹性纤维。最后，日光暴露使得细胞基

质减少，加剧了皱纹或褶皱。

在显微镜下，所有皱纹都表现出真皮的变薄和断裂。虽然细纹、褶皱、褶痕、沟纹和皱纹等词经常互换使用，但还是可以通过具体特征将不同类型的皱纹区别开来。细纹指的是涉及真皮浅层的皮肤质地变化。表情纹可以向下延伸到真皮的中层（线）或全层（沟）。这些皱纹是由于面部肌肉收缩反复折叠皮肤形成的，因此它们垂直于肌肉收缩方向，并且发生在眉间、眶周、前额和口唇等位置。这些动态皱纹最终会成为静态皱纹，即使在肌肉松弛时仍然可见。

褶皱指较大的沟槽，常伴有一定程度的皮肤重叠。这通常是软组织继发于重力作用、支持减少和皮肤弹性降低的结果。例如上睑皮肤松垂、鼻唇沟、木偶纹、颊纹和水平颈纹。泪沟是指眼眶下的凹沟，是由于软组织沿弓状缘固定形成、位于膨出的眶下脂肪下方下垂的软组织之间。

准确对皱纹进行分类是指导正确治疗的关键。皮肤真皮上层的浅表皱纹，可采用磨皮术、化学换肤或激光治疗。表情纹可选择有肌肉失活作用的神经调节剂（Botox、Dysport 和 Xeomin）或肌切开术 / 肌切除术，也可联合使用填充材料改善。皮肤填充材料在褶皱形成早期的治疗中最有用，或者在褶皱形成的晚期，注射填充材料可作为手术的辅助手段。多年以来，为了帮助指导医生治疗和改进评估，多种分类法陆续出现。其中，Lemperle 分类法基于皱纹深度制定，非常有用（表 5.2.1）。

表 5.2.1　已被 FDA 批准的生物填充材料

FDA 批准的生物填充材料	类型
Cymetra	人体真皮
AlloDerm	人体真皮基质
Dermalogen	人体胶原蛋白基质
Surgisis	猪胶原蛋白基质
Restylane/Perlane	透明质酸（细菌来源）
Eleevess	透明质酸（细菌来源）
Juvederm	透明质酸（细菌来源）

填充材料的分类

软组织填充材料是寻求最短恢复期、进行面部年轻化治疗患者的理想选择。对于不需要手术的年轻患者，这些材料提供了一个可行的选择，而对于年龄较大的患者，手术可以与填充材料和其他表面治疗联合应用，以产生最佳效果[8,9]。

尽管目前可用的填充材料产品的数量和种类已有不少，但人们尚未找到最理想的填充材料[10-12]。理想填充剂的定义可能是有争议的，但有一些基本的特性是一致的（框 5.2.1）。总之，尽管世界范围内对理想软组织填充物的持续研发很重要，但仍需要在接受新产品和确保患者安全之间取得平衡。事实上，在 2015 年 5 月，FDA 发布了一篇名为《软组织填充物意外注入面部血管》的安全通报，其中指出：

- 无毒
- 生物相容
- 效果持久(未必永久)
- 可逆
- 即取即用
- 自体成分
- 使用简单
- 安全
- 可产生积极、自然、可识别的变化
- 恢复时间短
- 填充层次(可穿过真皮,填充于皮下、肌肉内或骨膜层)
- 可预测(维持时间、容量变化与注射后反应)
- 随年龄增长表现良好
- 外观不可见/不可触及

"……意外将软组织填充物注入面部血管会导致罕见但严重的并发症……可能会导致视力损害、失明、中风、皮肤坏死或面部底层结构的损伤和/或坏死等。某些注射部位血管栓塞的报道更为常见,如眉部和鼻眉间、鼻部和鼻周、前额和眼周(眶周)。"[13]

该声明还建议,如果医生的培训水平和经验不足,应避免进行注射填充材料的操作[13]。

为了更好地了解每一种产品的特点,不管是已经应用或是正在生产中的填充材料都可根据以下类别进行分类:

- 自体材料
- 生物材料
- 合成材料

自体填充材料

自体材料来源于患者自身组织[14-17]。因此它们在安全性方面最接近理想软组织填充物的描述。然而自体组织需要获取和注射两个步骤,因此使用不方便。当然,毒性、变应原性、免疫原性、致癌性和致畸性等都无需顾虑,但供体部位的瘢痕、感染、移位、炎症反应、永久性丧失和不可靠的再生性需要慎重考虑。自体填充材料包括:

- 真皮、筋膜、软骨、浅表肌肉腱膜系统(superficial musculoaponeurotic system ,SMAS)、乳房假体包膜。
- 脂肪移植
- 富含血小板纤维蛋白基质(platelet-rich fibrin matrix, PRFM)
- 富含血小板血浆(platelet-rich plasma,PRP)
- 培养成纤维细胞
- 骨髓来源和脂肪来源的干细胞

真皮和软骨移植在整形外科的应用历史悠久,而且经过仔细处理并移植,这些移植物会有很好的、持久的效果。类似地,可以使用来自大腿阔筋膜、颈肌和 SMAS 的筋膜移植。在良好的受区,筋膜是永久性的,可通过宿主成纤维细胞的爬行替代和筋膜成纤维细胞的持续生存能力来维持。

脂肪移植物作为组织的整体游离转移,在移植后会至少失去一半的体积,并经常出现囊肿、钙化和坏死肿块。然而这与微脂肪移植不同,后者是小块完整的脂肪组织以无损伤的方式获取,然后沿着多通道注入少量脂肪。这样使注射的脂肪细胞更靠近血供区域,以增加脂肪生存和整合。该技术的最大优点是,存活下来的脂肪是永久性的。缺点是很难预测存活率,有供区的位置要求,以及对处理脂肪时长有要求[14-16,18]。

Selphyl(Aesthetic Factors,Princeton,NJ)是一项专利系统,它可以从患者自体血中提取富含血小板纤维蛋白基质(PRFM)。这种新技术对血液进行 3 步处理,大约需要 20 分钟,在治疗室内即可完成。收集的 PRFM 随后即可用于注射填充皱纹。一般采集 9mm 血液样本可以获得 4mm 的 PRFM。在 3 周内胶原蛋白和真皮基质的形成均增加,并且早期证据也证明了皱纹矫正效果的持久性(长达 20 个月)[19,21,22]。

它的适应证包括矫正鼻唇沟、眉间皱纹和全面部年轻化治疗,以及痤疮和其他瘢痕治疗。Selphy1 在美国(FDA)和欧洲(CE 认证)已被批准使用。

一种新产品 Harvest PRP(Harvest-Terumo,Plymouth,MA;2012 获 FDA 批准)提供了一种成本和时间效率高的 PRP 提取方法,只需 15 分钟处理,在治疗室内即可完成。

近年来,LAVIV 或 Azficel-T(Fibmcell Science,Exton,PA;2011 年获 FDA 批准)获得批准用于矫正中度到重度的鼻唇沟褶皱。LAVIV 是一种自体细胞产品,由耳后皮肤来源的成纤维细胞组成[23]。从皮肤组织活检获得成纤维细胞在无菌的条件下进行培养和扩增,直到获得足够用于连续三次注射的细胞量。疗程间隔为 3~6 周。虽然 LAVIV 的作用机制尚不清楚,接受治疗的患者中多达 57% 都获得了 Lemperle 分级提高 2 级的改善效果,但这种矫正效果在 6 个月以后的持续时长有待证明。

生物填充材料

从有机来源(人类、动物或细菌)衍生的生物填充材料具有成品性和可用性的优点,但也可能带来过敏原性、免疫原性和疾病传播等问题[25-29]。生物制剂只能提供暂时的效果,通常无法完全矫正皱纹或折痕。3 种主要类型的生物组织填充材料是脱细胞软组织基质、胶原蛋白和透明质酸产品(见表 5.2.1)。

AlloDerm(LifeCell,Branchburg,NJ)是一种无细胞、结构完整的人真皮移植片,首次用于临床是用于治疗皮肤全层烧伤。将预筛选的人类尸体皮肤进行预处理,去除免疫原性细胞,而保持基质结构和生化成分完整。移植材料作为受体细胞增殖的模板,最终产生软组织再生。它的一些美容相关应用包括隆唇、矫正鼻唇沟、眉间皱纹软化、鼻整形(鼻背和鼻尖),以及鼻中隔穿孔、Frey 综合征(味觉性出汗综合征)、吸脂后并发症和瘢痕治疗等。并发症包括感染、持续性可触及或肿块以及移植物材料的缩小。

Cymetra（LifeCell，Branchburg，NJ）也是一种人类尸体真皮来源的冻干脱细胞胶原基质，呈颗粒状。该产品被 FDA 批准用于皮下注射、唇部、鼻唇沟以及深皱纹的治疗。

牛胶原蛋白，商品名为 Zyderm 和 Zyplast（Allergan，Irvine，CA），在 1981 年上市，是第一种被 FDA 批准用于软组织填充的商业化销售注射剂。在当时，它是所有其他填充材料的参考标准。CosmoDerm 和 CosmoPlast（Allergan，Irvine，CA）含有人体胶原蛋白，而且不需要预先皮试[30-32]。目前该注射剂已不再使用。

透明质酸是一种常见的黏多糖，为大多数生物所共有，是滑膜液和皮肤、软骨和骨骼的结缔组织的组成部分。在人体皮肤中，透明质酸能增加体积，并起到减震和润滑的作用。未经处理的透明质酸分子结构只在体内维持几天就会被肝脏快速降解和代谢[33]。解决这一问题的方法是将透明质酸分子交联成更稳定、降解时间更长的化合物[34]。

透明质酸具有极强的亲水性，通过与周围组织间液体中的水结合来维持其体积。事实上，1g 透明质酸可以结合 6L 水[33]。当透明质酸被周围组织逐渐降解时，透明质酸的底层分子结合更多的水，因此能保持最初的充盈体积。这一过程被称为"等容降解"，这就是为什么透明质酸填充剂可以保持几乎恒定的填充体积，直到产品几乎完全降解[33,35]。

目前市场上透明质酸填充剂的显著差异包括透明质酸的来源、浓度、交联的类型和程度、未改性的游离透明质酸分子数量以及产品是单相（内聚凝胶）还是双相（颗粒）。另一个重要的特性是凝胶的弹性系数（又称 G′），它是对凝胶硬度和抗变形能力的一种度量[36]。

Restylane（Galderma，Lausanne，Switzerland）是一种透明质酸软组织填充剂，2003 年获得 FDA 批准用于面部皱纹的矫正[7,37-45]。现在它被归类为四种不同大小的组成粒子：Restylane、Restylane-L、Restylane Silk 和 Perlane。Hydrelle，曾用名 Elevess（Arnica Therapeutics，Bedford，MA，2006 年获 FDA 批准），是一种含有高浓度透明质酸和利多卡因的产品，适用于中度皱纹和较深的褶皱。Prevelle Silk（Mentor，Santa Barbara，CA；2008 年获 FDA 批准）于 2008 年引入美国，在美国它相当于 Restylane。2006 年，Allergan 公司的 Juvederm 系列透明质酸填充剂获得了 FDA 的批准。Juvederm 产品的浓度和黏度各不相同。在欧洲，它被标为 Juvederm Ultra 2 号、3 号、4 号和 Juvederm Voluma，而在北美，它被标为 Juvederm Ultra 和 Juvederm Ultra Plus，并可能含有利多卡因（Juvederm XC）。2013 年，Juvederm Voluma XC 获得了 FDA 的批准，但 Volbella 和 Volift 在撰写本章时仍只在加拿大和欧洲销售。这些较新的透明质酸填充剂使用了 Vycross 专利技术，该技术结合了短链和长链透明质酸，比只有长链透明质酸的 Juvederm Ultra 实现了更有效的交联。透明质酸短链的添加使交叉链接更多，结构更稳定，因此比上一代效果更持久。这种增加的交联也产生了更多的粘胶凝胶，因此也有更强的组织提升能力。

Belotero Balance（Merz，Greensboro，NC；2011 年获 FDA 批准）是另一种较新的 HA 填充剂。它有独特的性质使它更软（低 G′），更持久，特别适用于细纹的表浅注射。它的低黏

度使它能均匀地散在软组织各处，从而形成柔软、光滑的填充效果。

如上所述，许多近来的填充物已经是含有利多卡因的，但是作为一种选择，利多卡因（通常浓度为 2%）可以与大多数填充物混合以获得注射时的镇痛效果。然而，这一做法很可能会改变产品的黏度和它的某些特性。另外在世界其他地方还可以买到大量的非 FDA 批准的生物填充材料。这些主要是基于透明质酸的产品，有各种来源、加工方和交联程度（表 5.2.2）。

表 5.2.2　未获 FDA 批准的生物填充材料

未被 FDA 批准的生物填充材料	类型	国家或地区（获批）
R-fine	透明质酸	加拿大，欧洲，亚洲
Emervel	透明质酸（交联）	欧洲
Hyaluderm	透明质酸	欧洲
Revaness/ReDexis	透明质酸（交联）	加拿大
MacDermol S/MacDermol R	透明质酸（鸟类来源，交联）	欧洲
Varioderm	NASHA	欧洲
Amalian	NASHA	欧洲
Macrolane	NASHA	欧洲
Teosyal	NASHA	欧洲，加拿大
Zetaderm/Zetavisc	NASHA	欧洲，加拿大，俄罗斯
HydraFill	NASHA（交联）	欧洲
Esthelis/Fortelis/Belotero	NASHA（CMP 技术，交联）	欧洲，加拿大，亚洲
Puragen	NASHA（DXL 技术，交联）	欧洲
Rolifan/Philoderm/Beautygel/Esthirase/Coilingel	NASHA（交联）	欧洲，加拿大，巴西
HyalSkin	NASHA（BDDE 交联）	欧洲

BDDE，1，4- 丁二醇二缩水甘油醚；CMP，内聚高密度基质；DXL，双交联；NASHA，非动物源性稳定化的透明质酸。

合成填充材料

合成材料能提供持久性效果。许多可注射和手术置入的合成产品已使用多年，但其中很多因为出现并发症而受到谴责，包括肉芽肿、急（慢）性感染、移位及并发症或材料移除引起的畸形。这也突显了美国监管程序与世界其他地区的不同。FDA 控制着美国市场的准入，并实施严格的"超适应证"做法，这意味着制造商必须详细说明这种材料的确切适用范围。经 FDA 批准的合成填充材料见表 5.2.3。

AdntoSil 5000 和 Silikone 1000 是黏度经过改进的硅胶产品，已被 FDA 批准用于治疗视网膜脱离。在美国，它们没有被获准用于美容用途，建议谨慎使用。从历史上看，可注射的硅胶产品往往会导致局部硬化、移位、炎症和皮

表 5.2.3 获 FDA 批准的合成填充材料

FDA 批准的合成填充材料	类型
AdatoSil 5000	硅胶
Silikon 1000	硅胶
Bellafill（Artecoll）	聚甲基丙烯酸甲酯（PMMA）
Radiesse	羟基磷灰石钙
Sculptra（New-Fill）	聚左旋乳酸（PLLA）

肤坏死等[4,49]。

Bellafill 是一种永久性的可注射置入物，由悬浮在牛胶原蛋白中的抛光 PMMA 微球组成，比例为 20%:80%[50-52]。注射后，胶原被吸收，圆形光滑的微球则被宿主胶原包住，并稳定下来成为永久存在。在过去的 10 年里，Bellafill 一直以 Artecoll 在欧洲使用，并于 2006 年 10 月获得 FDA 的批准。

Radiesse 是羟基磷灰石钙(30%)和多糖凝胶(70%)的混合物[52-58]。多糖凝胶颜色非常白，使得 Radiesse 不适用于真皮。Radiesse 被 FDA 批准(2006 年 12 月)用于鼻唇沟和木偶纹的矫正，并于 2015 年年中被 FDA 批准作为手部背部的化妆品填充剂[59]。据报道，它的寿命在 1 到 2 年之间。

Sculptra(Galderma，Lausanne，Switzerland)是一种生物可降解材料，由聚左旋乳酸(PLLA)、羧甲基纤维素钠和非焦性甘露醇组成。使用方法：在注射前 2 小时内用 5~10ml 无菌水重新配制，不需要皮试[60,61]。Sculptra 被认为可以诱导成纤维细胞分化，从而产生胶原蛋白。随时间推移(6~24 个月)，Sculptra 在皮肤中被降解为二氧化碳和水[62,63]。

作为可吸收缝合线的组成部分，Sculptra 已在外科产品中使用了 20 多年。自 1999 年以来，它还在美国以外的 30 多个国家以 "New-filler" 的商标安全地用于各种面部体积和轮廓畸形的矫正治疗。2004 年 8 月，它被 FDA 批准为唯一矫正人类免疫缺陷病毒(human immunodeficiency virus，HIV)相关面部脂肪萎缩的产品，并在美国被批准用于美容(Sculptra Aesthetic；2009 年获 FDA 批准)。将它注射到皮下脂肪损失/体积损失的区域，可以获得体积逐步、显著增加的效果。据报道，连续进行 3 个疗程，每次间隔约 1 个月，效果可以持续长达 2 年。

世界各地有大量其他合成填充材料，本章[48,64]和表 5.2.4、表 5.2.5 列出了一部分。因为在文献中甚少找到支持这些产品的临床试验结果方面的证据，所以很难评论这些产品的有效性和安全性。

注射技术

在实施注射填充材料操作前，应考虑对治疗区域进行麻醉。比如颏神经、眶下神经和眶上/滑车上神经等神经阻滞能有效地对面部大面积进行镇痛。而另一种方法是使用利多卡因直接浸润，但这可能导致治疗部位解剖结构改变，从而使注射填充矫枉过正或矫正不足。另外，在浸润麻醉中加入肾上腺素可以减少淤青发生[65]。

表 5.2.4 未获 FDA 批准应用的合成填充材料

非 FDA 批准的合成填充材料	类型	国家或地区(获批)
Bioplastique	硅胶	欧洲
Aquamid	聚丙烯酰胺	欧洲及其他 40 个国家
Beautical	聚丙烯酰胺	欧洲
Bio-Alcamid	聚丙烯酰胺	欧洲
Outline	聚丙烯酰胺	欧洲
Evolution	聚丙烯酰胺	欧洲
Formacryl	聚丙烯酰胺	俄罗斯
Argiform	聚丙烯酰胺	俄罗斯
Bioformacryl	聚丙烯酰胺	乌克兰
Amazing Gel	聚丙烯酰胺	亚洲
DermaLive/DermaDeep	聚丙烯酰胺	法国
Metacril	甲基丙烯酸甲酯	巴西
ArteSense	甲基丙烯酸甲酯	欧洲，加拿大，亚洲
Rhegecoll	甲基丙烯酸甲酯	世界范围内审批中
Laresse Dermal Filler	羧甲基纤维素/聚乙烯	欧洲
Atléan BTCP	磷酸三钙	欧洲
Bioinblue	聚乙烯醇	欧洲
Reviderm	DEAE 葡聚糖凝胶	欧洲，加拿大，亚洲
Matridex	DEAE 葡聚糖凝胶	欧洲

DEAE，二乙氨乙基。

注射用针很大程度上取决于注射产品的黏度。低黏度的透明质酸产品，如 Restylane Fine Lines，注射时使用 30~31G 针头。黏度高的透明质酸产品，如 Restylane、Perlane 和 Juvaderm，可以通过小针头(如 30G)或更大的 28G 针头缓慢注射。Radiesse 通常需要 28G 的针头，而 Sculptra 和 Bellafill 属于黏度最高的注射产品，至少需要 26G 的针头。注射通常根据针头的前进或后退而采用顺行或逆行的方式。

注射方法可以从简单的线性注射、小剂量点状注射到更复杂的方法，例如连续线性注射、扇形注射、交叉注射以及连续多点穿刺注射。这些技术结合使用取决于治疗的位置[66]。通常情况下，医生会根据治疗的部位联合应用这些方法。

线性注射或隧道注射方法既可以进行皮内注射也可以进行皮下注射(图 5.2.1A)。当针头插入到目标位置后，采用退针推药的方式注射填充材料。线性注射最常用于矫正皱纹。但是处理较深皱纹时，必须在不同层次中进行多次平行的线性注射才能达到所需的体积填充效果(图 5.2.1C)。该技术常用的例子包括眉间纹、鼻唇沟、唇部和泪槽沟等。

扇形注射方法由线性注射方法(图 5.2.2A)变化而来。它是在针头完全从皮肤抽出前呈扇形向不同的方向再次穿

表 5.2.5　填充材料属性

填充材料	类别	成分	黏度*	填充层次†	优点	缺点和并发症
Perlane Juvederm Ultra Plus Puragen	生物材料	HA（细菌来源）	+++	真皮深层	效果持久 可被用于深层组织及骨旁 反应最小 不需皮试	水肿程度较重 持续 3~5 天
Restylane Juvederm Ultra Elevess Hylaform	生物材料	HA（细菌来源） HA（细菌来源） HA（细菌来源） HA（鸟类来源）	++	真皮浅层	效果持久 可被用于深层组织及骨旁 反应最小 无需皮试	水肿程度较重 持续 3~5 天
Restylane Fine Lines	生物材料	HA（细菌来源）	+	真皮表皮交界层	特别适合眉间纹及细纹 不适用于骨旁	较 Restylane 或 Perlane 持续时间短
Bellafill（ArteColl）	合成材料 / 生物材料	牛胶原蛋白包裹的聚甲基丙烯酸甲酯微球（PMMA）	+++	真皮深层或皮下	用于深褶皱及痤疮瘢痕效果持久	结节，可能需要类固醇治疗或手术切除 有肉芽肿风险 胶原蛋白反应 需要皮试
Radiesse	合成材料	羟基磷灰石钙	+++	真皮深层或皮下	效果持久 可被用于深层组织和骨旁反应最小 不需皮试	水肿较重持续 3~5 天 外观不规则（与注射技术有关）
Sculptra	合成材料	聚左旋乳酸（PLLA）	++	真皮深层或皮下	效果持久 可被用于深层组织和骨旁 反应最小 不需皮试	水肿较重持续 3~5 天 外观不规则（与注射技术有关） 炎症反应 需要多次治疗

HA，透明质酸

* 大多数公司不用流动性来衡量填充材料的黏度：+，最小黏度，最易流动；+ +，中等黏度；+++，最大黏度，流动难。

† 注射层次也取决于所需矫正的量或类型。

刺，以退针注射的方式注入填充材料，直到完成充分矫正。这种方法在颊部填充时特别适用，也可用于下颌前沟和鼻唇沟的矫正。

交叉注射方法常用于较大面积区域的矫正，如木偶纹 / 下颌前沟或下颊部凹陷（图 5.2.2B）。互相垂直的两个扇形注射也构成了一种交叉注射的形式，这种方法常用于颊部填充。

通常将针刺入深部组织并注射少量填充材料的方法称为点状注射法（图 5.2.1B）。如果以这种方式注射大量填充材料可能会产生可触及的结节和不规则的外形。而多个小液滴连续推注，被称为连续穿刺注射法。这些液滴必须要紧密排列在一起以防止产生不规则外观。如果出现任何异常外观，可以通过按摩改善。这种方法常用于矫正泪沟和隆唇，也可用于治疗所有其他的皱纹和褶皱。有经验的注射医师经常会将所有这些方法联合应用。

一些医生建议使用钝头微针注射。许多研究者描述了减少淤青的经验，特别是在使用扇形注射法时[67-69]。

适应证和应用

使用真皮填充剂有很多适应证。以下列出了需要注射填充的最常见的面部老化区域。同时，也对每个部位适宜填充剂的类型以及注射技术上的细微差别进行了说明。为了便于讨论，低黏度的透明质酸（low-viscosity HA，LVHA）填充材料代指 Restylane Fine lines 和 Belotero Balance，中等黏度的透明质酸（medium-viscosity HA，MVHA）填充材料包括 Restylane、Juvaderm Ultra 和 Hydrelle，高黏度的透明质酸（high-viscosity HA，HVHA）包括 Perlane 和 Juvaderm Ultra Plus。

眉间皱纹

眉间皱纹理想的治疗方法是与肉毒毒素联合应用。眉

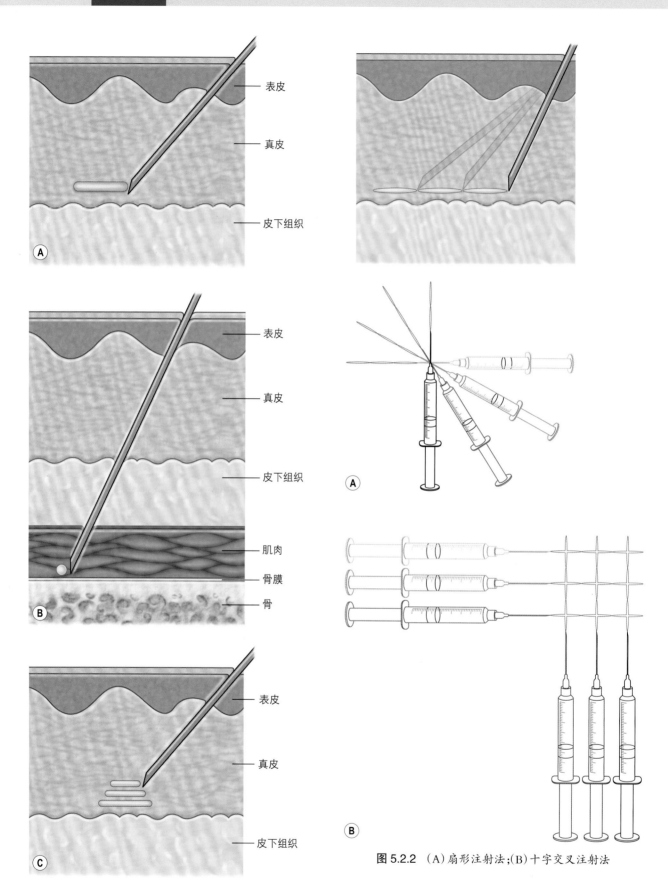

图 5.2.1 皮肤填充材料注射方法。(A)线性注射法或隧道注射法;(B)点状注射法;(C)平行线注射法

图 5.2.2 (A)扇形注射法;(B)十字交叉注射法

间皱纹可能是由一定程度的浅表皱纹和较深褶皱组成,最好选用 Restylane Fine Lines 在表皮 - 真皮交界层注射治疗,这种产品可以采用连续多点注射或连续线性注射的方法。线性注射可以平行或以十字交叉的方式来进行。任何一种方法均可在注入填充材料的同时改善皱纹。如果皱纹比较宽,可以使用中等黏度的透明质酸填充材料注射至真皮中层 - 浅层。注射剂量必须要小,以避免组织坏死。当与肉毒毒素联合应用时,效果可以持续 8 个月甚至更长时间。有时这些填充材料可能需要分层注射。在对非常薄的皮肤进行注射填充时,应特别小心,避免局部肿块或隆起出现。

额部皱纹

该区域的注射方法与眉间皱纹类似。如果患者额部肌肉活动非常活跃,那么使用肉毒毒素会有助于获得更好的效果并延长效果持续时间。如果不用肉毒毒素,填充材料可能持续时间很短。但是对于有中度至重度眉下垂的患者,使用肉毒毒素应谨慎。低黏度的填充材料(Restylane Fine Lines)更常用,而且可以通过连续多点注射法或连续线性注射法填充到真皮 - 表皮交界处(图 5.2.3C)。

眉部

通过在眉外侧组织深层注射中等黏度的透明质酸填充材料如 Restylane,可以将眉部提升 1~2mm。颞部组织体积通常会随着年龄增长而减少,在深层注射约 1ml 的透明质酸可以帮助恢复年轻化轮廓及达到提眉效果。此外,上睑脂肪去除手术有时会导致一定程度的上睑凹陷或骨性眶缘轮廓显露。在一些个体的衰老过程中也能看到同样的凹陷。这种外观可以通过在眶上缘下方注射透明质酸予以矫正。上睑和眉部恢复年轻化外观的同时也会产生眉上提的感觉。

值得注意的是,每次注射的量不宜过多,以免形成血栓或损伤感觉神经。填充材料应注射到非移动性层次。在眉部注射时必须小心,因为此处有眶上 / 滑车上神经 / 动静脉走行。中等黏度的透明质酸填充剂是该部位很好的深层填充材料。高黏度的透明质酸填充材料,如 Perlane,是效果更为持久的备选产品,应用方式类似。

泪沟

泪沟可以应用填充材料来获得的精力充沛、年轻化的外观。眶下缘凹陷和鼻颊沟可以通过深达骨和骨膜上的注射填充来改善(图 5.2.4)。这一方式确保了填充材料不会被触及到或看见,尤其是在表情活动时。鉴于此,各种不同的填充材料都被应用过,但最常用的是 Restylane、Juvederm 或 Perlane。其他长效填充材料如 Radiesse、Sculptra 和 Bellafill 一旦出现可视结节 / 肉芽肿将形成毁灭性的结果,应该避免在该部位使用[53,70-72]。

通常每侧需要 0.5~1.5ml 的填充材料即可,具体用量取决于泪沟的严重程度和对颧突突度的期望值。在注射局部

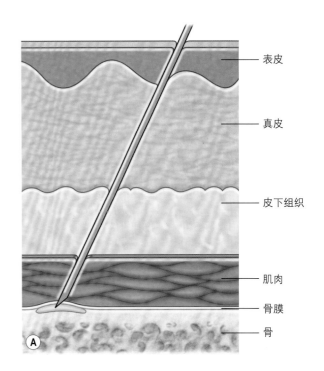

表皮

真皮

皮下组织

肌肉

骨膜

骨

(A)

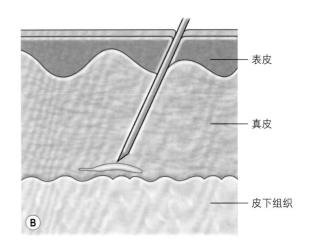

表皮

真皮

皮下组织

(B)

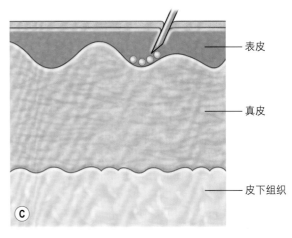

表皮

真皮

皮下组织

(C)

图 5.2.3 将真皮填充剂注射层次:(A)组织 / 骨膜深层;(B)较浅层的皮下组织;(C)最浅层的表皮 - 真皮交界处

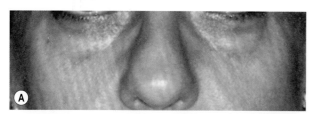

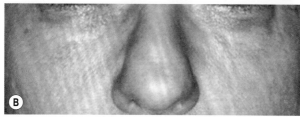

图 5.2.4 泪沟。(A)48 岁妇女,有明显泪沟,显示疲惫外观。选用 Perlane 填充在眶周凹陷处的骨膜上以及颧骨上,以增加颧颊部突度和最大程度减少凹陷。单侧用量为 1.1ml,主要填充于眶周凹陷处,少量填充颧骨部,增加颊部相对于眼球的突出。(B)治疗后 6 个月效果

麻醉剂之前应标记待矫正的区域,并保留足够的时间使肾上腺素最大程度地发挥作用,以使淤青最小化。填充材料适宜通过连续点状或连续线状注射法,退针推注,并在注射中持续用非操作手感觉眶下缘的位置。填充材料注入后可以按摩使其在骨面及凹陷区域分布平滑。如果填充物注射后即刻发现肿胀和青紫,应该进行压迫和冷敷。如果过度矫正,在 2~3 周内都可以通过按摩改善。如果过度矫正的情况仍然存在,可以使用透明质酸酶溶解部分透明质酸填充材料。

鼻唇沟

　　鼻唇沟可能有不同的形状、长度和深度。此外,一些患者在该区域已经存在毛细血管扩张,注射会使情况变得更糟。Lemperle 博士所描述的分级系统(表 5.2.6)在评估和与患者讨论他们的目标时很有用。

　　鼻唇沟的矫正程度在平均情况下应该达到褶皱深度的约 50%(图 5.2.5)。必须注意不可过度填充褶皱,因为这会使患者在做表情或微笑时面容变得怪异。填充材料可以用来软化褶皱较宽的部分,通常是上部 2/3 到侧口角。这里可以选择所有类型的填充材料[39]。中等黏度的透明质酸填充材料和胶原可以填充至真皮的中层到深层。选用诸如高黏度的透明质酸填充材料 Perlane,或者半永久/永久的填充材料(Radiesse、Sculptra、Bellafill),产品应该填充至皮下组织深层(见图 5.2.3C)[43,70,73,74]。填充注射时应与鼻唇沟成一定角度,以减少此处面动脉的血管内注射的风险。分层注射填充可以延长效果维持时间(见图 5.2.4B)。此外,对于非常深的褶皱,黏度更高的产品(Perlane)或永久/半永久产品(Radiesse、Sculptra、Bellafill)可以填充在低黏度填充材料下层,如 Restylane 和 Juvaderm。这样可能会增加矫正效果的持续时间,并使外观更为精致。如果鼻唇沟混合有表浅皱纹,可以使用 Restylane Fine Lines 软化。就所有需要重复注射

表 5.2.6　Lemperle 鼻唇沟分级

分级	说明
0	无皱纹
1	皱纹隐约可见
2	皱纹较浅
3	皱纹较深
4	皱纹深,边缘清晰
5	皱纹非常深,且出现多余褶皱

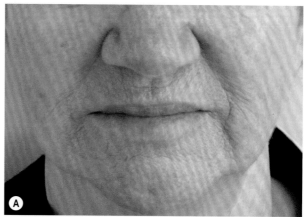

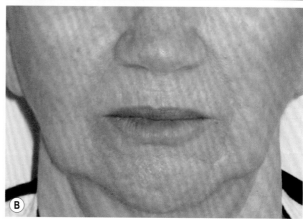

图 5.2.5 鼻唇沟和木偶纹。(A)64 岁女性,出现口周纹和明显下颌。然而,她对手术年轻化治疗不感兴趣,只想让她的口周皱纹和鼻唇沟看起来柔和一些。大约 0.4ml 的 Restylane 用于鼻唇沟,0.3ml 用于处理每侧的木偶线。(B)治疗后 1 个月

的透明质酸产品而言,填充材料的持续时间越长,实现相同体积和轮廓变化所需要的体积就越小。在注射后数天内轻拍鼻唇沟可以帮助填充材料与瘢痕组织固定,阻止鼻唇沟外侧的填充材料随着者的微笑而移位。在注射后的几天内,用胶带固定鼻唇沟可以将填充剂与瘢痕组织粘连在一起,来防止微笑时产品向鼻唇沟外侧移位。

颧部填充

　　大多数可用的填充材料都可以有效的实现颧部填

充[75]。对于半永久性和永久性填充材料，必须注意将其注射到组织深层（图 5.2.3A）。对于透明质酸填充剂，最深层到最浅层均可以使用（见图 5.2.3A~C）。中等黏度的透明质酸填充材料如 Juvaderm 和 Restylane 可以通过这一方式注射至骨表面、组织深部和真皮中。另外，更为持久的填充材料如高黏度透明质酸填充材料、Radiesse、Sculptra 或 Bellafill 可用于深部填充，如果必要的话可以在较浅层注射中等黏度的透明质酸填充材料以获得进一步改善。该方法可以产生更持久的效果。最适合颧部填充的方法是扇形注射法，进针点先选择外侧，然后是颧突的下方（图 5.2.4A）。不过，其他技术或许也可以产生很好的效果。治疗后第一周应避免压迫填充区域。如果使用得当，真皮填充材料可以替代假体进行颧部扩增。

木偶纹

木偶纹从口角结合点斜向下方延伸，使人产生悲伤的外观。通常存在体积缺失并向内下延伸到下颌缘水平，产生所谓的下颌前沟。因此，矫正木偶纹往往需要联合矫正下颌前沟。目前大多数可用的填充材料都可以用于矫正木偶纹。前面在其他部位提到的原则也适用于此。较为持久的高黏度填充材料用于深部矫正，而黏度较小、更精细的产品，如 Restylane 用于更表浅的矫正[76]。需要填充的区域实际上呈三角形，从木偶纹延续到下唇外侧红唇缘再到颏部外上方（图 5.2.6）。通常是从上方和下方两个独立的注射位点采用扇形注射方法填充，可以平滑地矫正该区域（见图 5.2.4C）。在这个频繁活动区域需要注意，部分或完全矫正是可行的，但不可矫枉过正，过度填充可能导致填充物在口腔黏膜下可见或出现可触及的肿块，以及做表情时的奇怪外观。

下颌轮廓填充

在沿下颌线的区域（填充下颌前凹处），填充材料最好注射在深层的骨面上（最理想的是骨膜下）或皮下，以便能达到类似于固体置入物的增加软组织的效果（见图 5.2.3A）。可以使用中等黏度或高黏度的透明质酸填充材料。下颌缘的填充通常与木偶纹／下颌前沟联合治疗。将透明质酸注射到凹陷的最深点，可矫正大部分的畸形。为了完全矫正下颌的畸形可能还需要进行真皮深层的注射。

全面部容积填充

随着老化的进展，软组织下垂和萎缩使得外观的凹陷和褶皱更加明显。面部整体容积的重构，包括矫正颞部凹陷、提眉、填充眶周凹陷、颧部、下颌缘和口周，可以产生明显年轻化的外观（图 5.2.7 和图 5.2.8）。这种非手术的面部提升可以通过深部组织注射 HA、Sculptra 或 Radiesse，与浅层注射透明质酸相结合，以获得更精细的填充效果。由于 Radiesse 和 Sculptra 在最终外观效果都会延迟显现，且可能需要多次注射，因此在深层组织中使用黏度更大的透明质酸填充剂会

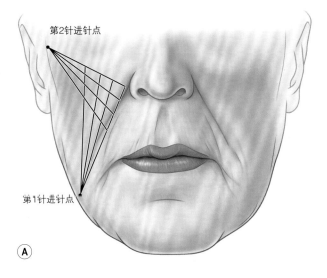

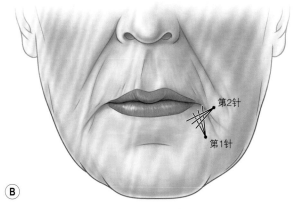

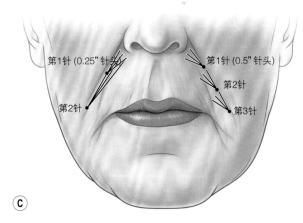

图 5.2.6　颧骨垫高（A）、木偶纹（B）与鼻唇沟（C）治疗所用技术

产生立竿见影的效果和更可预测的结果。使用 Radiesse 和 Sculptra 的优点是它们分别可以持续 1 年和 2~3 年。另外，自体脂肪也可用于全面部容积填充，与较"精细"的填充材料，如 Restylane Fine Lines 联合应用以获得更浅层的矫正。

面部脂肪萎缩

对于艾滋病患者抗病毒治疗相关的脂肪萎缩外观的柔

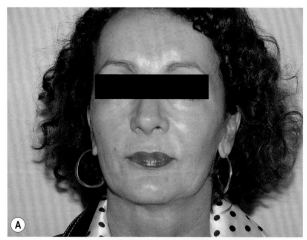

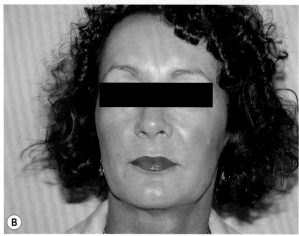

图 5.2.7　Sculptra 治疗。51 岁女性患者接受 3 次 Sculptra（每次两瓶）填充眉部、面颊与下颌的治疗前（A）与治疗后 1 年效果（B）对比。每瓶 Sculptra 产品使用 7ml 无菌水与 3ml 1% 利多卡因（含肾上腺素）进行稀释

化治疗，高黏度或中等黏度的透明质酸填充材料是理想的填充材料，其他的选择包括 Sculptra、Radiesse、Bellafill 和自体脂肪等[77,78]。最好处理的区域是颧骨 - 颞骨毗邻的凹窝、颧弓，而颧骨下的凹陷不处理。在颞部和颧弓附近，应将填充材料注射到骨膜内或骨膜下，要小心缓慢注射，以确保注射均匀，并将淤青最小化。产品很容易塑形，但如果按摩力度过大，整体填充效果将会降到最低。治疗目的并不是要完全填充整个萎缩区域，而是要柔化轮廓，以使萎缩情况不会显得过于严重。在颧骨下凹陷处，治疗目标应该是矫正 1/3~1/2 的凹陷即可。此处可用线性或扇形注射方法，来实现逐步改善和稳定的效果。

　　每个区域填充体积平均为 0.5~1.5ml。根据患者所要求的目标不同，填充体积有个体差异。在 2~4 周的基础上重复注射可以有助于体积欠缺较多部位的塑形。

隆唇

　　唇部塑形可以通过几种填充剂来实现（图 5.2.9A 和 B）[79,80]。理想情况下，患者本身嘴唇形状良好，仅仅进行唇

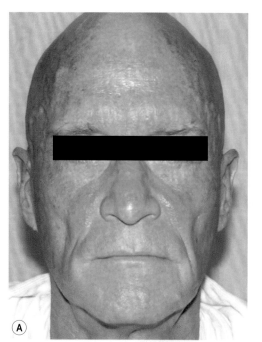

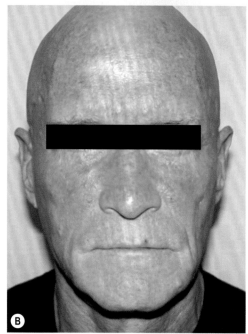

图 5.2.8　脂肪移植。50 岁男性患者接受少量脂肪填充颞部、面颊与下颌，并接受双侧眼睑成形术的治疗前（A）与治疗后 1 年（B）效果对比

红丰盈填充即可产生良好效果。而通常情况下，唇部左右两侧在长度和厚度上是不同的，这必须在隆唇注射前向患者说明。

　　注射过程通常从唇红缘开始，以增强其清晰度和增加突出度。人中嵴也可以用填充剂进行真皮中层填充，但必须小心不要拉长上唇长度。在注射填充材料的同时触诊组织非常重要。唇红缘到唇红干湿交界的填充深度应在黏膜深部口轮匝肌内。如果将填充材料直接注射于黏膜下，它会呈现蓝色。

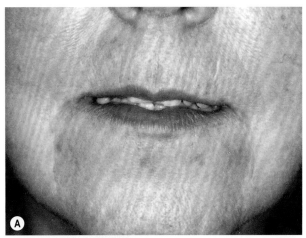

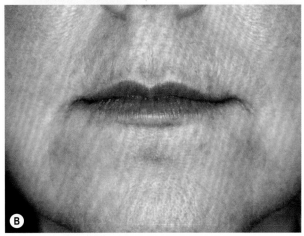

图 5.2.9　唇部治疗。（A）51 岁女性患者要求隆唇。医生在其唇红缘与人中嵴处注射了 Restylane，以实现缩窄的外观。Restylane 注射从唇内侧的唇红缘开始，直至干湿交界处。（B）治疗后 3 个月照片表明，填充材料具有良好的持久性

在唇红干湿交界后方沿湿性黏膜注射填充可增强唇的容量和突度。根据患者的需求和嘴唇的初始形状，填充材料的注射位置应作出改变。通常上唇在唇红缘以上出现萎缩，尤其是侧面，修复时将中等黏度的透明质酸填充材料推注于真皮中层，以增加上唇体积和恢复上唇突度。上唇的唇红缘上方应使用最小体积，因为任何增加的体积都可能导致上唇变长。还必须注意在与鼻唇沟相邻的上唇皮肤处应限制填充量，以避免导致上唇和鼻唇沟在微笑时显得笨拙，呈现"小丑"样上唇或在上唇外侧边缘形成一个特别的褶皱。

对于唇部长而薄且笑容动作幅度大的患者，他们的效果可能会因为唇组织张力而受限。他们也常常抱怨当微笑时唇部太薄。但这是动态变化，并不能用填充材料或置入物矫正。嘴唇紧贴牙列或 Ⅱ 类咬合的患者应保守扩增填充容积，因为牙列不整齐可能使得上唇显得过于突出或呈现"鸭嘴样"外观。

上 / 下唇填充的剂量平均为 0.5~1.0ml。中等黏度的透明质酸填充材料可以维持 4~6 个月；但是重复注射时，效果可以维持 8 个月至 1 年。必须注意唇部柔软且活动量大的

人，他们可能对高黏度产品反应不佳，以免注射后嘴唇显得过于僵硬。当注射高黏度透明质酸产品时，应避免形成结节或肿块，一旦出现很难通过按摩改善。由于 Radiesse 和 Sculptra 这两种产品的结节发生率很高，所以不建议用于隆唇。Radiesse 和 Sculptra 因为结节形成的高发率，不应该用于隆唇。Bellafill 是永久性隆唇的选择之一，但是会导致可见结节。

如果患者有唇部置入物，填充材料则可以围绕置入物填充。透明质酸填充材料也可与其他组织填充材料联合使用。低黏度的透明质酸类填充材料可首先沿唇红缘注射，这样可以增加白唇厚度。在 Bellafill 注射隆唇 2 3 个月的等待期后，中等黏度透明质酸类填充材料可以在同一部位填充。最后，既往有疱疹史的患者应给予预防性治疗，因为注射可能导致疱疹复发和瘢痕形成。

鼻整形（超适应证外应用）

许多填充材料已被用于矫正轻度鼻畸形（图 5.2.10A 和 B）[56,81]。而更常见的是透明质酸填充材料和羟基磷灰石钙在非手术鼻整形中的应用。尽管 Radiesse 可能比透明质酸填充材料能提供更强的支撑力，但如果剂量太大或填充太浅，会被看出来。一般而言，永久性填充材料有更高的肉眼可见或可触及的风险。如果要使用类似于 Bellafill 的永久性填充材料，最好首次尝试用可吸收填充材料进行矫正。注射方法可以选择连续线性注射或隧道技术。填充材料应推注于皮下，尤其是皮肤较薄的患者，以避免肉眼可见。鼻背或鼻尖的凹凸不平可以用这一方法矫正。需要注意，已有文献报道了与注射填充相关的鼻翼皮肤和鼻尖坏死，特别是鼻整形术后。因此，在每个隧道应少量推注（<0.1ml），持续评估肤色是否有苍白的情况以避免皮肤受损。使用透明质酸填充剂的优点之一在于，一旦注射后皮肤苍白缺血，可以通过注射透明质酸酶溶解而缓解症状。硝酸甘油软膏和热敷也有助于防止或限制这种情况下的皮肤坏死。使用透明质酸填充材料的优点在于，该产品可以在注射透明质酸酶后改善局部缺血状态。同时，硝酸甘油软膏和热敷也可以辅助预防皮肤坏死。

瘢痕和组织缺损

许多软组织缺损可以用透明质酸填充产品（Restylane 或 Juvaderm）或永久性填充剂（Bellafill、自体脂肪）来矫正。选择哪种通常取决于瘢痕的深度和严重程度。瘢痕组织的柔软性和可扩张性非常重要。局部的注射张力不可过高，否则可能导致组织坏死。完全矫正可能需要多种治疗方法，但通常矫正是永久性的。在痤疮、水痘和创伤性瘢痕方面可以取得良好且持久的效果。同时使用 18G 针头处理瘢痕可以提升效果。在类固醇导致的萎缩性瘢痕上使用 Restylane Fine Lines 是有帮助的，但可能导致矫正不全。Botox 对眉间、前额和下巴等活动部位的瘢痕有帮助，会使这些部位表情动作减弱，从而延长填充材料的维持时间。

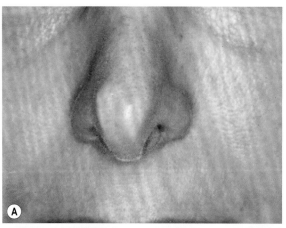

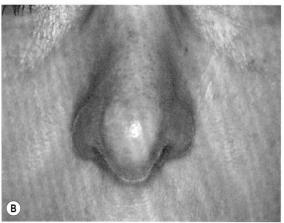

图 5.2.10　鼻部治疗。(A)30 岁的女性患者对其鼻软骨的不规则外观表示关切。医生使用 Restylane 进行了凹陷填充和鼻尖重塑。Restylane 注射量为 0.4ml，以柔化鼻软骨外观。该患者最初要求通过鼻整形术调整鼻尖。患者既往无手术史，鼻尖除不规则外观随时间推移而加剧外，未有过其他变化。鼻尖皮肤非常薄，任何手术导致的轻微不规则都会清晰可见；此外，开放入路鼻整形术可能会导致皮肤受损。医生通过局部麻醉并注射 0.4ml Restylane 塑造了新的鼻尖轮廓。(B)注射后 5 个月照片

手部年轻化

　　虽然皮肤填充材料主要用于面部年轻化，但其在手部年轻化中的应用越来越受到重视(图 5.2.11A 和 B)[82-84]。这种软组织填充术可以减轻随着年龄增长而加剧的静脉、伸肌腱和骨突起可见的外观。可采用多扇形皮下注射法，以避免血管、肌腱和手背神经的损伤。脂肪是用于此目标的一种极好的自体填充物，但它的需要吸脂手术来收获。透明质酸填充材料和 Radiesse(超适应证外)可用于填充手背到掌指关节的水平的皮下软组织。

透明质酸酶的用法和剂量

　　正如前面几节所提到的，透明质酸酶在填充过量、结

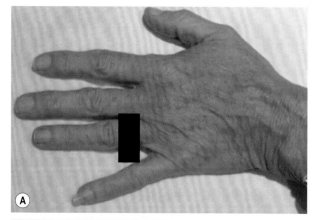

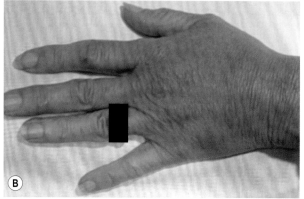

图 5.2.11　手部治疗。60 岁女性患者接受左手注射 1.3ml Radiesse 的治疗前(A)与治疗后 6 个月(B)效果对比

节、不对称或移位时对溶解透明质酸填充材料非常有用。在 2005 年，Vartanian 和他的同事进行了一项随机研究，证实了透明质酸酶对溶解 Restylane 的疗效[85]。尽管目前透明质酸酶的应用很广泛，但由于不同的透明质酸产品对透明质酸酶的反应不同，所以没有明确的使用剂量指南[86]。一些病例表明，剂量高达 75~150U 的透明质酸酶才有疗效，但高剂量也会增加过敏反应[85]。这些与剂量有关的过敏反应可表现为发红、血管性水肿和罕见的过敏性休克[87]。

　　在最近的一篇综述中，Bailey 等建议从每个部位 5~15U 的小剂量开始，如果需要，可以两周后重复治疗。该方法理论上应该能尽量减少过敏反应的可能。作者还主张避免用于蜂刺过敏的患者，因为此类患者存在对透明质酸酶交叉过敏反应的风险。对牛胶原蛋白过敏的患者也是如此，应避免使用牛来源的透明质酸酶[88]。

禁忌证和注意事项

　　应用皮肤填充材料没有很多绝对禁忌证。可能最重要的一点是患者的期望不切实际。在组织下垂和皮肤松弛的情况正在进展时，不能使用填充材料代替手术。在这种情况下，医生应告知患者，相对于外科手术可获得的更显著的改善，填充物只发挥辅助作用。此外，一些年轻患

者面部皱纹和褶皱是表情运动的结果,消除后可能造成不自然面具样外观。这一点应该向要求完全消除褶皱的患者提前说明。

对于容易形成瘢痕疙瘩和增生性瘢痕的患者,医生需要向其强调风险[89]。最好在不显眼的地方先少量试用填充材料。出现感染、异物反应或炎症是使用填充材料的禁忌证。如果已知对某种胶原蛋白过敏,那么含有胶原蛋白的Bellafill 应禁用。

使用抗凝剂(华法林、非甾体抗炎药、肝素)或具有类似功效的天然产物(鱼油、维生素 D、大蒜)可能导致明显的淤青。这一情况应该告知患者,且最好在注射前数周停止服用此类药物或食物。如果患者不能做到上述要求,皮肤填充材料只能在患者愿意接受出现瘀斑才可以使用。

在毛细血管扩张症患者中,注射填充材料可能会使其外观和范围加重。但这并非一个严格的禁忌证,使用激光有助于减轻注射填充对这些浅表血管畸形外观的影响。

激光治疗不会影响深部填充材料如 Radiesse 或 Ballafill 的效果。这是由于该类产品填充部位深,并且其熔点远高于激光产生的热度。但是,如果应用更为表浅的透明质酸和胶原蛋白填充材料,应该在激光治疗后延迟一段时间再实施。

有关妊娠期、哺乳期以及 18 岁以下人群中使用皮肤填充材料的不良反应尚无相应报道。尽管副作用出现的可能性不大,在此类群体中也应谨慎处理。

如 Radiesse、Sculptra、Bellafill、Restylane/Juvaderm Ultra Plus 等黏稠、持久的化合物,因可触及 / 可见结节形成,不宜用于真皮浅层。特别是,唇部应避免应用 Radiesse,因为它导致早期结节形成的比例较高(高达 20%)。

因为填充材料的使用可能会导致不符合预期的外观,更谨慎的做法是在首次填充时应用维持时间较短的填充材料。如果效果确如患者所期,在下一次治疗时可选择维持时间更为永久的材料。填充材料与任何自身免疫性疾病间没有密切相关性。而且,自身免疫性疾病和结缔组织疾病如硬皮病也并不是使用皮肤填充剂的禁忌证,因为伤口愈合过程是正常的。有一些证据表明,Sculptra 注射在某些情况下如患有结节病时可能诱发更明显的炎症反应(广泛肉芽肿形成以及面部水肿),但该证据并非来自权威的报道。同样,这些产品可以在糖尿病、艾滋病或使用免疫抑制剂的患者中使用,没有发现感染率的显著增加。

皮肤偏薄的患者有较高的可触及或肉眼可见的风险,因此深层、少量注射填充材料是很重要的。脂溢性皮肤能够更好地掩盖填充材料造成的不规则形状,但产品可能会通过毛孔溢出,甚至形成脓疱。

最后,目前尚无不同种类填充材料分层注射填充的不良反应报道。然而,谨慎的做法是首次注射后间隔几个月再在同一部位注射第二种填充物。通过这种方式,在发生不良反应时,医生便有可能确定是哪种产品造成的。

并发症及其处理

所有的填充材料都有潜在的副作用。可能出现的常见并发症有结节、肿块、形状不规则、疼痛、淤青或血肿以及过度矫正和不对称。治疗部位出现间歇性肿胀的情况较为罕见,通常需要 2~6 周的时间才能消退。个别患者会出现明显肿胀的注射反应,可以考虑使用口服类固醇以减轻此类速发性肿胀[90-99]。

少数情况下,在注射填充后的最初几周,患者可能在注射部位皮肤上出现红斑。临床上与过敏表现不同,需要排除蜂窝织炎。一种轻外用类固醇可作为初始治疗。一般而言,此类反应不需要治疗就能在短时间内消失。透明质酸填充材料的过敏反应发生率约为 0.03%。如果外用类固醇注射治疗此类过敏反应无效或疗效甚微,可能需要口服类固醇治疗。过敏反应会导致出长期瘢痕。

使用 Seulptra 和 Radiesse 所致的结节或丘疹通常与注射部位过于表浅有关。此类浅表结节可以伴发肤色异常。按摩对于避免此类炎性结节的形成至关重要。使用 Radiesse 时,并发症最常发生于唇部,可出现 10%~20% 的早期结节发生率。如果出现结节、肿块、形状不规则,可以采用注射稀释的低浓度类固醇和按摩来治疗。然而,如果形状不规则持续存在并且对类固醇无效,可能需要切除。最近,学者们对某些永久性填充材料结节中生物膜的潜在影响产生了兴趣。它们被认为是具有低度持续性炎症的结节,对抗生素或类固醇注射液没有反应,可能需要手术移除填充物[101-109]。

填充材料的其他早期反应包括无菌性脓肿和毛细血管扩张[107-109]。当一次性大量使用填充材料时,可能会无菌性脓肿,需要引流。此类情况可能出现在初次注射后 2 周,需要局部切开,使用 18G 针头引流。将混有黄白组织碎片的透明液体物即刻引流,症状会得以快速缓解。

Bellafill 可能会导致局部的肉芽肿反应[90,110,111]。迄今为止,北美报告的病例数较低(0.02%~1%)。在欧洲有更广泛的关于让肉芽肿的报道(可能是由于该产品的前几代产品)。它可能表现为局部肿块、结节,质地柔软。组织学检查发现结节中存在巨细胞和多核巨细胞,并伴有炎症反应。如果产品注射于真皮浅层,组织形成可能会导致皮肤颜色发白。此类情况与任何透明质酸填充材料注射至真皮表浅层时可能发生蓝变色(丁达尔效应)类似。在每个注射隧道如果 Bellafill 不是小量注射,就容易形成结节。此类情况可以通过局部切除、按摩或稀释类固醇注射(曲安奈德 0.2mg/ml)进行治疗。如果出现炎症,可能需要更高浓度的曲安奈德(高达 40mg/ml)进行控制。如果出现肉芽肿,可以选择的治疗方法包括直接注射类固醇、切除、口服类固醇系统治疗或根据肉芽肿的严重程度进行联合治疗[90,98,111]。

所有填充材料的注射都可能会导致疱疹复发,因此有单纯疱疹病史的患者应该用适当的抗病毒药物进行预防性治疗。

软组织坏死和栓塞现象已有报道,虽然罕见(译者注:在中国并不少见),但可以非常严重[112-115]。用于注射治疗后面部任何区域苍白的原则包括热敷、硝酸甘油、透明质酸酶、阿司匹林和肝素,以逆转局部缺血状况,或将其程度降至最低。失明可能是此类注射后缺血性事件中最严重的,表现为视力丧失和剧烈的眼部疼痛。通过对文献的广泛回顾,Ozturk 等发现了 61 例由脂肪以外的面部填充物(透明质酸、羟基磷灰石钙、聚左旋乳酸、胶原蛋白和真皮基质)引起的血管闭塞。这些病例中有 12 例即刻失明,最常见的导致视觉并发症的注射部位是鼻部(32.8%)、眉间(26.2%)和鼻唇沟(26.2%)[116]。

其他综述文章似乎表明,与人工合成的填充物相比,注射自体脂肪导致的失明几乎总是永久性的,在少数情况下还伴有脑梗死[117-120]。

结论

在面部微创年轻化领域,众多填充材料的发展为整形外科医生提供了宝贵的工具。正确的诊断,适当的技术和适宜的填充物是塑造自然外观和避免医源性问题的关键。

参考文献

1. Lemperle G, Holmes RE, Cohen SR, et al. A classification of facial wrinkles. *Plast Reconstr Surg.* 2001;108:1751–1752. *The authors offer a standard classification for the assessment of facial rhytides. This system is based on wrinkle depth and can be a useful guide in the treatment of wrinkles, including nasolabial folds.*
2. Kontis TC, Rivkin A. The history of injectable facial fillers. *Facial Plast Surg.* 2009;25:67–72.
3. Glicenstein J. The first "fillers", Vaseline and paraffin. From miracle to disaster. *Ann Chir Plast Esthet.* 2007;52:157–161.
4. Allevato MA, Pastorale EP, Zamboni M, et al. Complications following industrial liquid silicone injection. *Int J Dermatol.* 1996;35:193–195.
5. Mastruserio DN, Pesqueira MJ, Cobb MW. Severe granulomatous reaction and facial ulceration occurring after subcutaneous silicone injection. *J Am Acad Dermatol.* 1996;34:849–852.
6. Lemperle G, de Fazio S, Nicolau P. ArteFill: a third-generation permanent dermal filler and tissue stimulator. *Clin Plast Surg.* 2006;33:551–565.
7. Brandt FS, Cazzaniga A. Hyaluronic acid fillers: Restylane and Perlane. *Facial Plast Surg Clin North Am.* 2007;15:63–76.
8. Carruthers JD, Carruthers A. Facial sculpting and tissue augmentation. *Dermatol Surg.* 2005;31:1604–1612.
9. Buck DW 2nd, Alam M, Kim JY. Injectable fillers for facial rejuvenation: a review. *J Plast Reconstr Aesthet Surg.* 2009;62:11–18.
10. Broder KW, Cohen SR. An overview of permanent and semipermanent fillers. *Plast Reconstr Surg.* 2006;118(suppl):7S–14S.
11. Graivier M, Cohen SR. The semipermanent and permanent dermal/subdermal fillers supplement. *Plast Reconstr Surg.* 2006;118(suppl):6S.
12. Rohrich RJ. Semipermanent and permanent dermal/subdermal fillers supplement. *Plast Reconstr Surg.* 2006;118(suppl):1S–3S.
13. <http://www.fda.gov/MedicalDevices/Safety/AlertsandNotices/ucm448255.htm>.
14. Chajchir A. Fat injection: long term follow up. *Aesthetic Plast Surg.* 1996;20:291–296.
15. Coleman SR. Long-term survival of fat transplants: controlled demonstrations. *Aesthetic Plast Surg.* 1995;19:421–425.
16. Coleman SR. Structural fat grafts: the ideal filler? *Clin Plast Surg.* 2001;28:111–119. *In this article, Coleman first presents micro fat grafts as an ideal autologous filler. Structural fat grafts have become a unique tool in permanent soft-tissue augmentation with applications that span all areas of plastic surgery.*
17. Fagien S. Facial soft-tissue augmentation with injectable autologous and allogeneic human tissue collagen matrix (autologen and dermalogen). *Plast Reconstr Surg.* 2000;105:362–373.
18. Matsudo P, Toledo L. Experience in injected fat grafting. *Aesthetic Plast Surg.* 1988;12:35–38.
19. Sclafani AP. Platelet-rich fibrin matrix for improvement of deep nasolabial folds. *J Cosmet Dermatol.* 2010;9:66–71.
20. Sclafani AP. Applications of platelet-rich fibrin matrix in facial plastic surgery. *Facial Plast Surg.* 2009;25:270–276.
21. Sclafani AP, McCormick SA. Induction of dermal collagenesis, angiogenesis, and adipogenesis in human skin by injection of platelet-richfibrin matrix. *Arch Facial Plast Surg.* 2012;14:132–136.
22. Sclafani AP, Azzi J. Platelet preparations for use in facial rejuvenation and wound healing: a critical review of current literature. *Aesthetic Plast Surg.* 2015;39:495–505.
23. <www.mylaviv.com/pdf/LAVIV-prescribing-info.pdf>.
24. Smith SR, Munavalli G, Weiss R. A multicenter, double-blind, placebo-controlled trial of autologous fibroblast therapy for the treatment of nasolabial fold wrinkles. *Dermatol Surg.* 2012;38:1234–1243.
25. Achauer B, VanderKam VM, Celikoz B, et al. Augmentation of facial soft-tissue defects with Alloderm dermal graft. *Ann Plast Surg.* 1998;41:503–507.
26. Burres S. Soft-tissue augmentation with Fascian. *Clin Plast Surg.* 2001;28:101–110.
27. Castor SA, To WC, Papay FA. Lip augmentation with AlloDerm acellular allogenic dermal graft and fat autograft: a comparison with autologous fat injection alone. *Aesthetic Plast Surg.* 1999;23:218–223.
28. Friedman PM, Mafong EA, Kauvar AN, et al. Safety data of injectable nonanimal stabilized hyaluronic acid gel for soft tissue augmentation. *J Dermatol Surg.* 2002;28:491–494.
29. Downie J, Mao Z, Rachel Lo TW, et al. A double-blind, clinical evaluation of facial augmentation treatments: a comparison of PRI 1, PRI 2, Zyplast and Perlane. *J Plast Reconstr Aesthet Surg.* 2009;62:1636–1643.
30. Cockerham K, Hsu VJ. Collagen-based dermal fillers: past, present, future. *Facial Plast Surg.* 2009;25:106–113.
31. Matarasso SL. Injectable collagens: lost but not forgotten – a review of products, indications, and injection techniques. *Plast Reconstr Surg.* 2007;120(suppl):17S–26S.
32. Bauman L. CosmoDerm/CosmoPlast (human bioengineered collagen) for the aging face. *Facial Plast Surg.* 2004;20:125–128.
33. Dyan SH, Bassichis BA. Facial dermal fillers: selection of appropriate products and techniques. *Aesthet Surg J.* 2008;28:335–347.
34. Monheit GD, Coleman KM. Hyaluronic acid fillers. *Dermatol Ther.* 2006;19:141–150.
35. Tezel A, Fredrickson GH. The science of hyaluronic acid dermal fillers. *J Cosmet Laser Ther.* 2008;10:35–42.
36. Kablik J, Monheit GD, Yu L, et al. Comparative physical properties of hyaluronic acid dermal fillers. *Dermatol Surg.* 2009;35(suppl 1):302–312.
37. Lambros V. Volumizing the brow with hyaluronic acid fillers. *Aesthet Surg J.* 2009;29:174–179.
38. Manna F, Dentini M, Desideri P, et al. Comparative chemical evaluation of two commercially available derivatives of hyaluronic acid (hylaform from rooster combs and restylane from *Streptococcus*) used for soft tissue augmentation. *J Eur Acad Dermatol Venereol.* 1999;13:183–192.
39. Pinsky MA, Thomas JA, Murphy DK, et al. Juvéderm injectable gel: a multicenter, double-blind, randomized study of safety and effectiveness. *Aesthet Surg J.* 2008;28:17–23.
40. Edwards PC, Fantasia JE. Review of long-term adverse effects associated with the use of chemically-modified animal and nonanimal source hyaluronic acid dermal fillers. *Clin Interv Aging.* 2007;2:509–519.
41. Smith KC. Practical use of Juvéderm: early experience. *Plast Reconstr Surg.* 2007;120(suppl):67S–73S.
42. Clark CP 3rd. Animal-based hyaluronic acid fillers: scientific and technical considerations. *Plast Reconstr Surg.* 2007;120(suppl):27S–32S.
43. Baumann LS, Shamban AT, Lupo MP, et al. Comparison of smooth-gel hyaluronic acid dermal fillers with cross-linked bovine collagen: a multicenter, double-masked, randomized, within-subject study. *Dermatol Surg.* 2007;33(suppl 2):S128–S135.

44. Monheit GD, Prather CL. Juvéderm: a hyaluronic acid dermal filler. *J Drugs Dermatol*. 2007;6:1091–1095.

45. Rohrich RJ, Ghavami A, Crosby MA. The role of hyaluronic acid fillers (Restylane) in facial cosmetic surgery: review and technical considerations. *Plast Reconstr Surg*. 2007;120(suppl):41S–54S.

46. Callan P, Goodman GJ, Carlisle I, et al. Efficacy and safety of a hyaluronic acid filler in subjects treated for correction of midface volume deficiency: a 24 month study. *Clin Cosmet Investig Dermatol*. 2013;6:81–89.

47. Lorenc ZP, Fagien S, Flynn TC, et al. Clinical application and assessment of Belotero: a roundtable discussion. *Plast Reconstr Surg*. 2013;132(suppl 2):69S–76S.

48. *The European Aesthetic Guide, Dermal Filler Product Comparison Chart*, Spring. 2009. Available online at: <www.euroabg.com>.

49. Fagien S, Klein AW. A brief overview and history of temporary fillers: evolution, advantages, and limitations. *Plast Reconstr Surg*. 2007;120(suppl):8S–16S.

50. Lemperle G, Gauthier-Hazan N, Lemperle M. PMMA-microspheres (Artecoll) for long-lasting correction of wrinkles: refinements and statistical results. *Aesthetic Plast Surg*. 1998;22:356–365.

51. Lemperle G, Kind P. Biocompatibility of Artecoll. *Plast Reconstr Surg*. 1999;103:338–340.

52. Broder KW, Cohen SR. ArteFill: a permanent skin filler. *Expert Rev Med Devices*. 2006;3:281–289.

53. Hevia O. A retrospective review of calcium hydroxylapatite for correction of volume loss in the infraorbital region. *Dermatol Surg*. 2009;35:1487–1494.

54. Sklar JA, White SM. Radiance FN: a new soft tissue filler. *Dermatol Surg*. 2004;30:764–768, discussion 768.

55. Zide B. Radiance: short term experience. *Aesthet Surg J*. 2003;23:495–499.

56. Siclovan HR, Jomah JA. Injectable calcium hydroxylapatite for correction of nasal bridge deformities. *Aesthetic Plast Surg*. 2009;33:544–548.

57. Ahn MS. Calcium hydroxylapatite: Radiesse. *Facial Plast Surg Clin North Am*. 2007;15:85–90.

58. Flaharty P. Radiance. *Facial Plast Surg*. 2004;20:165–169.

59. <http://www.fda.gov/MedicalDevices/ ProductsandMedicalProcedures/DeviceApprovalsandClearances/ Recently-ApprovedDevices/ucm451776.htm>.

60. Lam SM, Azizzadeh B, Graivier M. Injectable poly-L-lactic acid (Sculptra): technical considerations in soft-tissue contouring. *Plast Reconstr Surg*. 2006;118:55S–63S.

61. Vleggaar D. Poly-L-lactic acid: consultation on the injection techniques. *J Eur Acad Dermatol Venereol*. 2006;(suppl 1):17–21.

62. Gogolewski S, Jovanovic M, Perren SM, et al. Tissue response and in vivo degradation of selected polyhydroxyacids: polylactides (PLA), poly(3-hydroxybutyrate) (PHB), and poly(3-hydroxybutyrate-co-3-hydroxyvalerate) (PHB/VA). *J Biomed Mater Res*. 1993;27:1135–1148.

63. Vleggaar D, Bauer U. Facial enhancement and the European experience with Sculptra (poly-L-lactic acid). *J Drugs Dermatol*. 2004;3:542–547.

64. Nácul AM, Nácul AP, Greca de Born A. Bioplastique as a complement in conventional plastic surgery. *Aesthetic Plast Surg*. 1998;22:444–450.

65. Funt D, Pavicic T. Dermal fillers in aesthetics: an overview of adverse events and treatment approaches. *Clin Cosmet Investig Dermatol*. 2013;6:295–316.

66. Arian LE, Born TM. Nonsurgical lower eyelid lift. *Plast Reconstr Surg*. 2005;116:1785–1792. *In this publication the authors present for the first time a means of correcting the tear trough and the infraorbital rim hollow. They offer a non-surgical alternative to a lower blepharoplasty by camouflaging the infraorbital fat bulge. This is ideal in the case of the non-surgical candidate.*

67. Fulton J, Caperton C, Weinkle S, et al. Filler injections with the blunt-tip microcannula. *J Drugs Dermatol*. 2012;11:1098–1103.

68. Zeichner JA, Cohen JL. Use of blunt tipped cannulas for soft tissue fillers. *J Drugs Dermatol*. 2012;11:70–72.

69. Niamtu J III. Filler injection with micro-cannula instead of needles. *Dermatol Surg*. 2009;35:2005–2008.

70. Alam M, Yoo SS. Technique for calcium hydroxylapatite injection for correction of nasolabial fold depressions. *J Am Acad Dermatol*. 2007;56:285–289.

71. Biesman B. Caution in the use of soft tissue injectable fillers in the tear trough region. *Aesthet Surg J*. 2010;30:269.

72. Goldberg RA. Nonsurgical filling of the periorbital hollows.

Aesthet Surg J. 2006;26:69–71.

73. Bass LS, Smith S, Busso M, et al. Calcium hydroxylapatite (Radiesse) for treatment of nasolabial folds: long-term safety and efficacy results. *Aesthet Surg J*. 2010;30:235–238.

74. Salles AG, Lotierzo PH, Gimenez R, et al. Evaluation of the poly-L-lactic acid implant for treatment of the nasolabial fold: 3-year follow-up evaluation. *Aesthetic Plast Surg*. 2008;32: 753–756.

75. Lowe NJ, Grover R. Injectable hyaluronic acid implant for malar and mental enhancement. *Dermatol Surg*. 2006;32:881–885, discussion 885.

76. Weinkle S. Injection techniques for revolumization of the perioral region with hyaluronic acid. *J Drugs Dermatol*. 2010;9:367–371.

77. Sturm LP, Cooter RD, Mutimer KL, et al. A systematic review of permanent and semipermanent dermal fillers for HIV-associated facial lipoatrophy. *AIDS Patient Care STDS*. 2009;23:699–714.

78. Burgess CM, Quiroga RM. Assessment of the safety and efficacy of poly-L-lactic acid for the treatment of HIV-associated facial lipoatrophy. *J Am Acad Dermatol*. 2005;52:233–239.

79. Hoffmann C, Schuller-Petrovic S, Soyer HP, et al. Adverse reactions after cosmetic lip augmentations with permanent biologically inert implant materials. *J Am Acad Dermatol*. 1999;40:100–102.

80. Born T, Airan LE, McGrath MH, et al. Soft tissue fillers in aesthetic surgery. In: Nahai F, ed. *The Art of Aesthetic Surgery*. Vol. I. St. Louis, MO: Quality Medical Publishing; 2005:224–288.

81. Humphrey CD, Arkins JP, Dayan SH. Soft tissue fillers in the nose. *Aesthet Surg J*. 2009;29:477–484.

82. Marmur ES, Al Quran H, De Sa Earp AP, et al. A five-patient satisfaction pilot study of calcium hydroxylapatite injection for treatment of aging hands. *Dermatol Surg*. 2009;35:1978–1984.

83. Man J, Rao J, Goldman M. A double-blind, comparative study of nonanimal-stabilized hyaluronic acid versus human collagen for tissue augmentation of the dorsal hands. *Dermatol Surg*. 2008;34:1026–1031.

84. Busso M, Applebaum D. Hand augmentation with Radiesse (calcium hydroxylapatite). *Dermatol Ther*. 2007;20:385–387.

85. Vartanian AJ, Frankel AS, Rubin MG. Injected hyaluronidase reduces Restylane-mediated cutaneous augmentation. *Arch Facial Plast Surg*. 2005;7:231–237.

86. Sall I, Férard G. Comparison of the sensitivity of 11 cross-linked hyaluronic acid gels to bovine testis hyaluronidase. *Polym Degrad Stab*. 2007;92:915–919.

87. Brody HJ. Use of hyaluronidase in the treatment of granulomatous hyaluronic acid reactions or unwanted hyaluronic acid misplacement. *Dermatol Surg*. 2005;31:893–897.

88. Bailey SH, Fagien S, Rohrich RJ. Changing role of hyaluronidase in plastic surgery. *Plast Reconstr Surg*. 2014;133:127e–132e.

89. Taylor SC, Burgess CM, Callender VD. Safety of nonanimal stabilized hyaluronic acid dermal fillers in patients with skin of color: a randomized, evaluator-blinded comparative trial. *Dermatol Surg*. 2009;35(suppl 2):1653–1660.

90. Lemperle G, Gauthier-Hazan N, Wolters M, et al. Foreign body granulomas after all injectable dermal fillers: part 1. Possible causes. *Plast Reconstr Surg*. 2009;123:1842–1863.

91. Sclafani AP, Fagien S. Treatment of injectable soft tissue filler complications. *Dermatol Surg*. 2009;35(suppl 2):1672–1680. *Even though rare, complications of dermal fillers can be devastating. The authors present a thorough review of all possible complications of dermal fillers and their causes in order to prevent them. The authors also offer an algorithm of how to treat such complications once they occur.*

92. Winslow CP. The management of dermal filler complications. *Facial Plast Surg*. 2009;25:124–128.

93. Hirsch RJ, Stier M. Complications of soft tissue augmentation. *J Drugs Dermatol*. 2008;7:841–845.

94. Cohen JL. Understanding, avoiding, and managing dermal filler complications. *Dermatol Surg*. 2008;34(suppl 1):S92–S99.

95. Goldberg DJ. Legal ramifications of off-label filler use. *Clin Plast Surg*. 2006;33:597–601.

96. Lemperle G, Duffy DM. Treatment options for dermal filler complications. *Aesthet Surg J*. 2006;26:356–364.

97. Narins RS, Jewell M, Rubin M, et al. Clinical conference: management of rare events following dermal fillers – focal necrosis and angry red bumps. *Dermatol Surg*. 2006;32:426–434.

98. Ghislanzoni M, Bianchi F, Barbareschi M, et al. Cutaneous granulomatous reaction to injectable hyaluronic acid gel. *Br J Dermatol*. 2006;154:755–758.

99. Lowe NJ, Maxwell CA, Patnaik R. Adverse reactions to dermal fillers: review. *Dermatol Surg.* 2005;31:1616–1625.

100. Lupton JR, Alster TS. Cutaneous hypersensitivity reaction to injectable hyaluronic gel. *Dermatol Surg.* 1998;24:1317–1325.

101. Narins RS, Coleman WP III, Glogau RG. Recommendations and treatment options for nodules and other filler complications. *Dermatol Surg.* 2009;35(suppl 2):1667–1671.

102. Lewis K. Riddle of biofilm resistance. *Antimicrob Agents Chemother.* 2001;45:999–1007.

103. Rohrich RJ, Monheit G, Nguyen AT, et al. Soft-tissue filler complications: the important role of biofilms. *Plast Reconstr Surg.* 2010;125:1250–1256.

104. Bjarnsholt T, Tolker-Nielsen T, Givskov M, et al. Detection of bacteria by fluorescence in situ hybridization in culture-negative soft tissue filler lesions. *Dermatol Surg.* 2009;35(suppl 2):1620–1624.

105. Christensen L. Normal and pathologic tissue reactions to soft tissue gel fillers. *Dermatol Surg.* 2007;33(suppl 2):S168–S175.

106. Alhede M, Er Ö, Eickhardt S, et al. Bacterial biofilm formation and treatment in soft tissue fillers. *Pathog Dis.* 2014;70:339–346.

107. Shafir R, Amir A, Gur E. Long-term complications of facial injection with Restylane (injectable hyaluronic acid). *Plast Reconstr Surg.* 2000;106:1215–1216.

108. Sherman RN. Avoiding dermal filler complications. *Clin Dermatol.* 2009;27:S23–S32.

109. Glogau RG, Kane MA. Effect of injection techniques on the rate of local adverse events in patients implanted with nonanimal hyaluronic acid gel dermal fillers. *Dermatol Surg.* 2008;34(suppl 1):S105–S109.

110. Kim KJ, Lee HW, Lee MW, et al. Artecoll granuloma: a rare adverse reaction induced by microimplant in the treatment of neck wrinkles. *Dermatol Surg.* 2004;30:545–547.

111. Lemperle G, Gauthier-Hazan N. Foreign body granulomas after all injectable dermal fillers: part 2. Treatment options. *Plast Reconstr Surg.* 2009;123:1864–1873.

112. Glaich AS, Cohen JL, Goldberg LH. Injection necrosis of the glabella: protocol for prevention and treatment after use of dermal fillers. *Dermatol Surg.* 2006;32:276–281.

113. Hanke CW, Higley HR, Jolivette DM, et al. Abscess formation and local necrosis after treatment with Zyderm or Zyplast collagen implant. *J Am Acad Dermatol.* 1991;25:319–326.

114. Grunebaum LD, Bogdan Allemann I, Dayan S, et al. The risk of alar necrosis associated with dermal filler injection. *Dermatol Surg.* 2009;35(suppl 2):1635–1640.

115. Inoue K, Sato K, Matsumoto D, et al. Arterial embolization and skin necrosis of the nasal ala following injection of dermal fillers. *Plast Reconstr Surg.* 2008;121:127e–128e.

116. Ozturk CN, Li Y, Tunk R, et al. Complications following injection of soft-tissue fillers. *Aesthet Surg J.* 2013;33:862–877.

117. Sung MS, Kim HG, Woo KI, et al. Ocular ischemia and ischemic oculomotor nerve palsy after vascular embolization of injectable calcium hydroxylapatite filler. *Ophthal Plast Reconstr Surg.* 2010;26:289–291.

118. Lazzeri D, Agostini T, Figus M, et al. Blindness following cosmetic injections of the face. *Plast Reconstr Surg.* 2012;129:994–1012.

119. Park SW, Woo SJ, Park KH, et al. Iatrogenic retinal artery occlusion caused by cosmetic facial filler injections. *Am J Ophthalmol.* 2012;154:653–662.

120. Roberts SA, Arthurs BP. Severe visual loss and orbital infarction following periorbital aesthetic poly-L-lactic acid (PLLA) injection. *Ophthal Plast Reconstr Surg.* 2012;28:e68–e70.

注射剂与换肤技术：肉毒毒素（BoNT-A）

Michael A. C. Kane

概要

- 如果适应证选择合理，A 型肉毒毒素（botulinum toxin type A，BoNT-A）可使几乎整个面部和颈部实现年轻化效果。
- 仔细观察患者治疗部位的功能解剖特点是决定 A 型肉毒毒素的剂量及注射部位的关键。
- 在某些面部区域，只需进行局部肌内注射即可完成精细控制，可以使邻近肌肉系统代偿该肌肉的肌力减弱。

简介

面部老化有多方面的原因，包括真皮变薄、弹性降低、面部组织量缺失、遗传因素、重力、骨骼变化、日光损伤和吸烟等。面部表情同样可以导致老化。面部表情肌活动会导致特定皱纹形成。此外也有其他因素参与了皱纹的形成。因此，只要皱纹或不美观外形是由肌肉活动引起的，就可以用 A 型肉毒毒素治疗。然而，A 型肉毒毒素对这些不美观区域的治疗效果的好坏取决于它的形成因素中除肌肉活动以外的因素所占比重。例如，相对年轻患者的眉间纹几乎完全由皱眉肌和降眉间肌的作用引起，即可用 A 型肉毒毒素完全根除。相反，年老女性的垂直唇纹伴有皮肤薄、有晒伤、吸烟史、唇部组织不足时形成的手风琴式的褶皱，只能通过谨慎注射口轮匝肌进行部分改善。

在美国，A 型肉毒毒素治疗是目前美国最常见的整形手术，在整形美容外科领域占有重要地位。2008 年，美国实施 A 型肉毒毒素注射治疗者有近 360 万例。数量远远超过吸脂术、隆乳术、隆鼻术、面部提升术和眼睑成形术之和[1]。

虽然本章主要讨论面部表情肌对皱纹形成的影响，但皮肤对表情肌收缩的对抗作用，也是皱纹形成的重要因素。

历史回顾

A 型肉毒毒素最早用于眼科是治疗斜视：

- A 型肉毒毒素注射到痉挛性眼外肌的方法作为无创操作替代了手术治疗
- 在恒河猴中其有效性首次得到证实[2]
- 其安全性和有效性随后在人类身上得到了证实[3]
- A 型肉毒毒素在眼科的应用很快扩展到了对致盲性眼睑痉挛的治疗：
- 向痉挛的眼轮匝肌注射 A 型肉毒毒素可缓解平均 12 周[4]。
- A 型肉毒毒素的使用迅速扩展到医学美学领域：
- 1992 年 5 年发表的一篇文献报道了 A 型肉毒毒素对 18 例眉间纹的美容价值[5]。
- 鉴于美学原因，眉间肌仍然是最常见的注射肌肉。然而，A 型肉毒毒素已经被用于注射面部多处肌肉，结果各不相同。

基础科学

药理学和药代动力学

肉毒杆菌是革兰氏阳性厌氧菌，根据血清型的不同，依次命名为 A~G 型，其中 A 型作用最强。

美国上市使用的医用肉毒毒素为 A 型和 B 型。A 型肉毒毒素是一种由 1 296 个氨基酸组成的多肽序列，由一条 100kDa 的重链和 50kDa 的轻链通过二硫键结合而成[6]。

在正常运作的神经肌肉接头处，动作电位传到突触前神经元末梢，打开了电压依赖性钙通道。细胞外钙离子的内流,通过25kDa的可溶性N-乙基马来酰亚胺敏感因子附着蛋白(SNAP-25)发挥作用,使含有乙酰胆碱的囊泡与突触前神经元的细胞膜结合融合。所释放的乙酰胆碱穿过突触间隙,与突触后膜的乙酰胆碱受体结合,打开钠钾离子通道,使运动终板去极化,导致肌纤维收缩[7]。

要点

- 使用A型肉毒毒素进行面部年轻化治疗最重要的因素是功能解剖。
- 为了最大程度降低出现僵硬、不自然外观的风险,应使用最低有效剂量的A型肉毒毒素。
- 提眉的效果取决于提眉肌相对于降眉肌的弱化强度。
- A型肉毒毒素的剂量应取决于注射肌肉的预估形态,而非皱纹的深度。
- 避免使用阿司匹林与非甾体抗炎药会降低瘀斑的发病率和严重程度。
- 额肌下半部分的提眉作用最大。
- 相比于点状注射,唇部线性注射能实现更自然的效果。
- 注射前冷却皮肤能最大程度减少患者的不适感。
- 通常而言,降肌注射剂量大于提肌能实现注射区域更柔和的提升效果。
- 额肌注射剂量过大会导致"女巫下巴"畸形和口腔功能不全。

在注射肉毒毒素后,重链与轴突末端结合,使毒素通过内吞作用进入神经元。在细胞质中,促溶的轻链降解SNAP-25,从而阻止含有乙酰胆碱的囊泡与细胞膜融合,抑制乙酰胆碱的释放。数天内,受影响的神经无法释放乙酰胆碱,导致其所支配的肌纤维弛缓性麻痹。B型肉毒毒素也会导致弛缓性麻痹,但它通过抑制synaptobrevin(一种与SNAP-25.7类似的囊泡相关膜蛋白)而起作用[7]。除特别说明外,本章其余部分提及的肉毒毒素为A型肉毒毒素。

注射数周后肌肉功能开始恢复,其机制尚不完全清楚。起初,小的神经突从受影响的神经元中生长出来,形成新的功能突触,能够释放乙酰胆碱。然而,当原始神经元恢复功能时,这些神经网络便收缩消失。通常在使用后最初3~4个月是肉毒毒素的临床反应期,6~7个月后,效果完全消失。大多数患者定期接受治疗后,A型肉毒毒素的作用时间会延长。在美容领域应用时,B型肉毒毒素的作用的持续时间显著少于A型,有效的初始反应时间为2~3个月。

A型肉毒毒素产品

目前在美国有几种肉毒毒素产品:

- Botox(onabotulinumtoxinA)(Allergan Inc.,Irvine,CA)瓶中含有100U真空干燥的A型肉毒杆菌神经毒素复合物、0.5mg白蛋白和0.9mg氯化钠,不含防腐剂[8]。
- Botox Cosmetic(onabotulinumtoxinA)(Allergan Inc.,Irvine,CA)瓶中含有50U真空干燥的A型肉毒杆菌神经毒素复合物、0.25mg白蛋白和0.45mg不含防腐剂的氯化钠;或100U真空干燥的A型肉毒杆菌神经毒素复合物、0.5mg白

蛋白、0.9mg氯化钠,不含防腐剂[9]。

- 注射用Dysport(abobotulinumtoxinA)(Tercica Inc.,Brisbane,CA;Medicis Aesthetics Inc.,Scottsdale,AZ)含500U或300U冻干A型肉毒毒素、125μg人血清白蛋白和2.5mg乳糖[10]。
- 注射用Xeomin(incobotulinumtoxinA)(Merz North America,Raleigh,NC)含每瓶50~100U。

B型肉毒毒素产品

- Mybloc(rimabotulinumtoxinB)注射液(Solstice Neurosciences Inc.,South San Francisco,CA)3.5ml溶液,含有B型肉毒杆菌毒素5 000U/ml,0.05%的人血清白蛋白、0.01mol/L琥珀酸钠和0.1mol/L的氯化钠[11]。

其中,Dysport和Botox是由A型肉毒杆菌(霍尔株)发酵产生,而B型肉毒毒素Mybloc是由B型肉毒杆菌(豆株)发酵产生[12]。需要注意的是,所用的制备方法和检测方法决定了每种产品的不同效力。不同肉毒菌毒素产品的制备不可相互替换[13,14]。

虽然上述列表已经列出多个相关产品,但在实际临床应用中,还会使用到更多种的肉毒毒素产品。不论此类产品是注射或局部使用(RT001,Revance Therapeutics,Newark,CA),其治疗策略相同:明确需要治疗的目标肌肉,将其松弛到一定程度。这些产品的给药方案总是处于不断变化中,而良好的判断力、批判性的眼光和熟悉的功能解剖学理论却永远不会过时。因此,这也适用于还没有应用的神经毒素。新的A型肉毒毒素制剂将具有不同的复合蛋白、不同的赋形剂、不同的复合物大小、不同的药代动力学,以及不同的给药方案。评价这些产物的关键是解离。其中,独立的1296氨基酸链的基本功能是相同的。

美容适应证

Botox Cosmetic可以用来暂时性改善与皱眉肌和/或皱眉间肌活性相关的成人中、重度眉间纹。也可以暂时性改善与眼轮匝肌活动相关的中到重度鱼尾纹[9]。

Dysport可以暂时改善与降眉间肌和皱眉肌活动相关的成人(<65岁)中重度的眉间纹[10]。

Xeomin可暂时改善与皱眉肌和/或降眉间肌活动相关的成人中重度眉间纹[15]。

尽管A型肉毒毒素被批准的美容应用范围仅限于眉间纹和鱼尾纹,但它已被广泛进行了超适应证外应用。从1991年起,作者用它治疗过面部的每块肌肉。

B型肉毒毒素在美容应用中起着相对次要的作用。与A型肉毒毒素相比,它有更快的起效时间,这可能是有益的,但由于其pH低和作用时间较短,注射时会产生更大的疼痛而限制了其美容用途。在个别情况下,如果患者对A型肉毒毒素耐药时,可以考虑。对于全脸激光换肤和下面部瘢痕修复后,也可以辅助应用,不仅能减少早期愈合阶段治疗区的相对运动量,同时因为它药效短,可以避免面部僵硬外观的延长。

A 型肉毒毒素和 B 型肉毒毒素在神经方面的应用越来越广泛。治疗范围已经从治疗颈部肌张力障碍[16],发展为包括肢体痉挛和肌张力障碍、高分泌综合征,如唾液过多、头痛、下腰痛[17]和手部书写痉挛[18]。

注意事项和禁忌证

在注射部位有感染时以及已知对任何肉毒毒素制剂或任何配方成分有过敏者,禁止使用含有肉毒杆菌毒素的产品。A 型肉毒毒素禁止用于神经肌肉传导障碍的患者,如重症肌无力或兰氏 - 伊顿肌无力综合征。Dysport 因含有少量乳糖,可能含有微量牛奶蛋白而不应该用于已知对牛奶蛋白过敏者[10]。

对于目前正在服用会影响神经肌肉传递药物的患者要谨慎使用 A 型肉毒毒素,如神经肌肉阻滞剂、林可酰胺类、氨基糖苷类、多黏菌素、奎尼丁、硫酸镁、胆碱酯酶抑制剂或氯化琥珀胆碱,因为它们可增强 A 型肉毒毒素的作用。肉毒毒素对孕妇的安全性尚未确定,应该避免使用。

不良反应

在美国,美国食品药品管理局报道的适应证内和超适应证外应用 A 型或 B 型肉毒毒素所产生的严重的系统性不良反应包括呼吸功能损伤和死亡[19],因此所有含肉毒毒素产品的标签必须包含以下警告信息:

上市后的报告表明,所有肉毒毒素产品的作用可能会从注射区域扩散至周围,产生与肉毒毒素作用相关的症状。这些症状包括乏力、全身肌肉无力、复视、视力模糊、上睑下垂、吞咽困难、发音困难、构音障碍、尿失禁和呼吸困难。这些症状在注射后数小时至数周内均有报告。吞咽和呼吸困难可危及生命,已有死亡报告。最大的风险可能出现在儿童肌肉痉挛的治疗,但也可发生于成人痉挛的治疗,特别是对存在潜在风险者。在未经批准的使用中,包括儿童和成人肌肉痉挛,以及在批准的适应证中,发生肉毒毒素药效扩散的病例所用剂量与用于治疗颈部肌张力障碍的剂量相当,且剂量较低。

A 型和 B 型肉毒毒素产品制造商报道的不良反应包括鼻咽炎、头痛、注射部位疼痛、出血、淤青、水肿、红斑、感染、炎症、鼻窦炎、皮下血肿及恶心[8-11]。由于肉毒毒素扩散,也可能产生邻近肌肉的无力等不良影响。这些不良反应的类型将在下文详述。为了使淤青最小化,治疗前 2 周应避免使用阿司匹林和非甾体抗炎药。

在 A 型肉毒毒素的美容应用中,中和抗体的产生是很罕见的。它通常与神经病学用途的高剂量应用有关[20,21],然而也有报道称由于美容应用所致[22]。

剂量

A 型肉毒毒素产品的制造商都会为他们的产品提供推荐的剂量,但这仅限于指定的用途,如眉间纹。然而,患者的面部肌肉存在个体差异,因此美容治疗过程中不能完全使用恒定的标准剂量。不同性别间也存在明显差异,与女性相比,男性一般(但不总是)肌肉更发达,需要更大的剂量。

以 Botox 治疗眉间纹为例,制造商建议在每侧皱眉肌注射 8U,在降眉间肌注射 4U,总剂量为 20U;然而,多数医师治疗眉间皱纹的剂量平均为 25U,少数医师应用的剂量甚至高达 80U,上面部剂量接近 100U。作者通常使用 5~22.5U,中位数剂量为 15U。因此,每位临床医生都必须熟悉这些产品,通过经验建立自己最佳的肉毒毒素注射技术。

一项应用 A 型肉毒毒素(Dysport)及安慰剂治疗眉间纹的随机双盲对照试验证实了上述观点[23]。基于降眉间肌 / 皱眉肌的肌肉大小,降眉间肌的注射剂量在女性为 50U、60U 或 70U,在男性为 60U、70U 或 80U。使用这种变量注射技术进行 A 型肉毒毒素治疗后 30 天,有效率为 85%,安慰剂组有效率 3%(P<0.001)。与其他研究中接受 50U 的眉间纹(批准应用,标签推荐剂量)患者相比,不同剂量的患者往往有更好的疗效,起效更快,并且不增加不良事件发生率。

A 型肉毒毒素产品不具有生物等效性,不能互换使用,因为它们在单位效价方面存在差异。A 型肉毒毒素的产品之间不具有生物等效性,不能互换使用,它们单位效价存在差异,而且测量方法也存在根本差异。一项随机双盲研究对 onabotulinumtoxinA 和 incobotulinumtoxinA 进行了比较,其剂量为每眉间 24U,结果显示,incobotulinumtoxinA 并不比 onabotulinumtoxinA 差[24]。作者认为,公平地说,incobotulinumtoxinA 和 onabotulinumtoxinA 有相似的给药方案,虽然 A 型肉毒毒素的单位有很大不同。

100U 的 Botox Cosmetic 的建议稀释方法为用 2.5ml 生理盐水稀释,300U 的 Dysport 用 2.5ml 或 1.5ml 的非储存的生理盐水稀释。在实际操作中,用量范围很广,从 1.0ml 到 6.0ml 不等。大多数医生使用储存型生理盐水(超适应证外),因为它的弱麻醉效果(苯甲醇是防腐剂),如果在两次使用之间将药瓶保存几天,则使用储存型生理盐水可作为防腐剂。最近一项面向专家的调查显示,几乎所有人都曾将每瓶药液用于不止一个患者(同样没有根据标签用药)。更小的体积是考虑到更高浓度的剂量和更少的痛(基于注射量)。更大的体积需要等剂量分配更多的注射点,因此,也许能更好控制注射剂量。自 1991 年和 2011 年以来,作者对于每瓶 100U 的 onabotulinumtoxinA 和 incobotulinumtoxinA 均使用 4.0ml 的非储存生理盐水稀释。Dysport 则是按说明用 3.0ml 的非储存生理盐水稀释。

患者选择

A 型肉毒毒素适应证选择的决策细节

想成为一名熟练精通的肉毒毒素注射医生而不仅仅是一名技术员的绝对关键是要了解面部的功能解剖结构特点。

解剖学教科书显示了不同面部肌肉的位置及起止点。虽然书本里允许细微的和可预期的解剖变异，但并不能满足临床医生面对个体之间的功能解剖学的巨大差异，甚至是同一面部的不同侧面。即使不同个体具有相似的面部表情肌肉，他们的微笑表情也是各不相同的，这取决于肌肉群中占主导地位的是哪块肌肉[25]。即使同一块肌肉的不同部分也可以支配并显著改变表情（图5.3.1）。

因此，必须仔细分析每个患者的面部特点，以确定哪块肌肉的哪一部分在面部活动中占优势并引起面部皱纹或其他不美的外观。这些肌肉节段是A型肉毒毒素治疗的靶点即受益之处。关键是要花必要的时间去分析患者面部，并辨别出这些细节。这对下面部尤其重要，整形外科医生应该高度熟悉这些肌肉及其可能的解剖变异。了解下面部的运动方式是使用A型肉毒毒素改善鼻唇沟、口周纹、颏部凹陷、木偶纹和口角下垂的关键。这不是新手注射医师的操作领域，因为一旦剂量不适宜，所产生的后果无法被接受，近似于上面部注射难度。

注射技术

A型肉毒毒素的治疗并非孤注一掷的过程。一定量的毒素会阻滞一定数量的神经末梢。因此，对去神经所需要剂量进行精细控制是可行的。尽管在讨论毒素时经常使用"麻痹"一词，但实际上很少达到这个程度。相反，选择性地弱化目标肌肉是为了达到令人愉悦的美学效果。

眉间纹

眉间纹是A型肉毒毒素应用于美容治疗的首个部位。与上面部的其他区域类似，A型肉毒毒素的使用是基于长期的外科手术。在眉形提升中，为了减轻眉间沟和眉间向下拉力，通常会使眉间肌肉组织松弛下来。

即使在表面上看起来很简单的眉间区域，在功能解剖学上也有很大差异。大多数人皱眉时，主要是眉头内聚伴有眉头下降，然而并非人人如此。有些人主要以垂直方式使眉显著下垂；而有些人皱眉会内聚眉毛的同时，上提眉头，形成一种古怪的表情。

作者应用A型肉毒毒素治疗皱眉肌和降眉肌的中位剂量为：Botox和Xeomin分别为15U（女性）~17.5U（男性），Dysport（总剂量）分别为50U（女性）~60U（男性）。观察每位患者在会诊过程中的正常表情活动后，患者皱眉和放松，反复多次，然后皱鼻（如闻到异味的表情）放松，反复多次。这样就可以判断哪部分肌肉占主导地位，哪些特定区域是A型肉毒毒素作用的目标（图5.3.2）。

注射时，作者会将额部和眉部皮肤向头侧移动，并用非注射手通过按压上眼眶边缘将其固定。嘱患者皱眉，眉中部上缘皮肤可显现出凹痕，该凹痕即对应于水平皱眉时皱眉肌

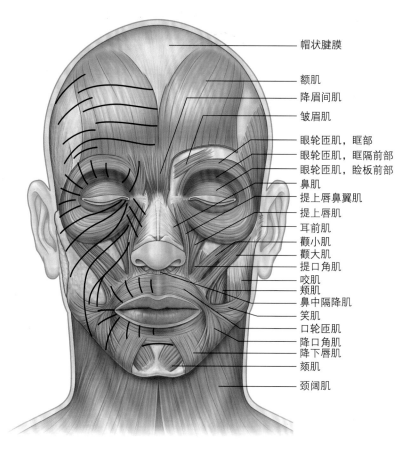

图5.3.1 面部肌肉分布

帽状腱膜
额肌
降眉间肌
皱眉肌
眼轮匝肌，眶部
眼轮匝肌，眶隔前部
眼轮匝肌，睑板前部
鼻肌
提上唇鼻翼肌
提上唇肌
耳前肌
颧小肌
颧大肌
提口角肌
咬肌
颊肌
鼻中隔降肌
笑肌
口轮匝肌
降口角肌
降下唇肌
颏肌
颈阔肌

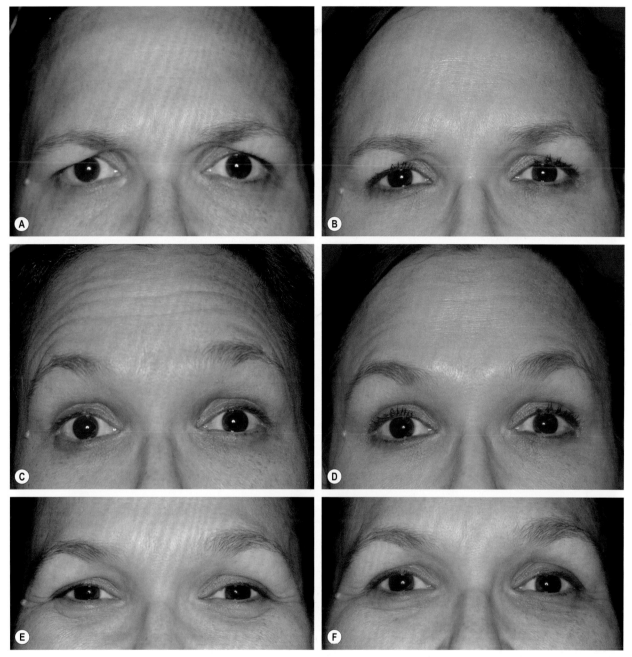

图 5.3.2　患者 40 岁，女性。作者为其注射 A 型肉毒毒素长达 16 年。最近一次注射在 2 年前。自注射后 3 年起，药效维持时间越来越长。(A)注射前嘱患者皱眉，由于长期注射只有轻度皱纹，外侧肌肉膨隆，外侧眉部和上睑下垂。(B)眉间注射 60U 的 Dysport 后，皱眉细纹进一步减轻，眼睑外侧被覆盖的问题得到改善，肌肉隆起减少。应注意到这位患者出现了外侧眼轮匝肌聚集，这是肌肉萎缩后发生的代偿性反应。(C)注射前嘱患者提眉，左侧略强于右侧。(D)额肌注射 Dysport 共 20U（左侧注射 11U，右侧注射 9U）后嘱患者提眉。可见注射后额部变得更光滑但仍能表达表情和情绪。眉毛不对称得到部分矫正。完美的对称并不总是治疗目标。只要不对称性没有加重，大多数患者对结果都会满意，因为注射前患者往往注意不到小的不对称。(E)注射前微笑。可见患者双侧眉外侧和上睑外侧的下垂并有明显睑板前眼轮匝肌隆起等不美观表现。(F)每侧外眼角和下眼睑区注射 15U 的 Dysport 后的微笑。可见鱼尾纹减少，但未完全消失，这很重要，因为微笑时没有鱼尾纹显得表情非常不自然。青少年笑起来也有鱼尾纹。另外，外侧眉毛下降减轻，在不影响下眼睑位置的情况下眼轮匝肌有很大改善

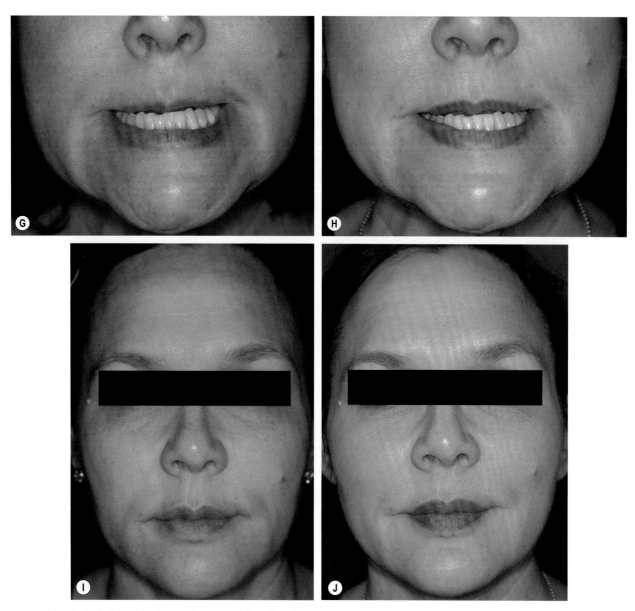

图 5.3.2（续） （G）注射前做露齿动作。可见该患者降口角肌力量较弱。根据作者经验，降口角肌是下面部对肉毒毒素反应最快的最易萎缩的肌肉。需要注意其不对称性——根据作者经验，降口角肌也是下面部最不对称的肌肉。（H）用 Dysport 注射左侧降口角肌 7U，注射右侧 3U 后，做露齿动作。可见双侧降口角肌不对称性得到改善。左侧降口角肌浅凹变浅，口角上提。（I）注射前静息状态。（J）注射后静息状态。可见眶周皱纹减轻，眉部获得轻微提升，上睑臃肿得到改善，小幅度口角上提。由于长期肌肉萎缩，该患者获得的收益比一般患者要少

尾部插入眉毛真皮的位置。首先在皱眉肌尾部注射，然后向中间推进，向降眉间肌注射少量肉毒毒素。对侧同法，由外向内。大多数男性的皱眉肌比女性长得多，其尾部可外延至瞳孔中线。对于垂直皱眉者需要将更大剂量的 A 型肉毒毒素注射在皱眉肌内侧和降眉肌。作者通常不会在男性患者皱眉肌的外侧尾部注射，防止出现女性化眉毛，以保留更多的动作表情。

额部

水平额纹可以通过肉毒毒素松弛额肌治疗。使用 Botox 和 Xeomin 时，额肌的治疗剂量范围约为 2.5~20U，然而大多数需要 3.75~6.25U。Dysport 在该部位中位剂量为 15U（统计涵盖所有总剂量）。由于额部解剖结构和功能高度变异，因此注意不要过度松弛额肌，否则会导致额部过度平滑形成

不自然的外观，甚至出现眉下垂和眼睑下垂。虽然大多数的解剖教科书都描述了额部特点，但在实际操作中发现，额肌通常是连续的，甚至在中线处也有肌肉组织。

观察患者正常的表情动态，嘱患者反复多次提眉和降眉，直到疲劳点。再次观察，肌肉最强壮的部分而不是皱纹，才是注射治疗的目标部位。作者目前还未找到能够达到最佳治疗效果的标准注射模式。

鱼尾纹和下眼睑

在选定的患者中，削弱外侧和下方的眼轮匝肌力量，可以减少鱼尾纹和下眼睑皱纹。通常静态即出现鱼尾纹时，患者就会寻求治疗。在发现肉毒毒素的作用以前，多通过外科手术来削弱外侧眼轮匝肌来减轻鱼尾纹[28]。鱼尾纹和下睑纹相互会聚，而且它们由眼轮匝肌收缩形成的机制相同，因此可同时接受肉毒毒素治疗。基于眼周的功能解剖，鱼尾纹可以分为不同种类[29]。全扇形鱼尾纹：由于外侧眼轮匝肌收缩引起，形成从眉外侧到下睑/上颊部结合部的皮肤皱纹。应注意到不同患者鱼尾纹的不同表现与程度，具体治疗方式应基于眼轮匝肌的解剖和功能而定。

该区域的过度治疗可能会导致不良的结果，轻者表现为"惊恐"面容，严重者会出现颊部下垂的外观。虽然大多数整形外科医师都能意识到上外侧眼轮匝肌是眉尾的降肌，但许多人却忽略了下外侧眼轮匝肌是面颊部的重要的辅助提肌。如果在其下外侧部分过度去神经化，可能会使面颊部下垂，导致颧部低平，在睑颊交界处出现皮肤褶皱。

下睑的眼轮匝肌过度去神经化可产生多种不美观的后果。对于下睑相对松弛的患者，这种过度治疗可能会导致下睑外翻或下睑退缩。对于存在眶隔脂肪脱垂的患者，削弱眶隔前眼轮匝肌可加速眼袋的形成。由于此处肌肉还具有辅助淋巴回流的功能，严重去神经化可导致淋巴水肿。

鱼尾纹注射治疗应严谨慎重，以防止这些潜在问题。虽然没有标准剂量或给药模式，但作者对大多数患者单侧鱼尾纹和下眼睑轮匝肌推荐剂量是 3.75U 和 5U 的 Botox 或 12.5U 的 Dysport。A 型肉毒毒素不应该浪费在相对不活跃的肌肉上。必须认识到，眶周外侧的肌肉功能存在较大的解剖差异。作者首先注射在肌肉活动最强的部位，然后沿着最强点周围进行小剂量发散注射。这一做法的目的是阶梯状降低肌肉活动，从而避免整块肌肉僵硬和相邻肌肉收缩力的代偿性增强。

眉部提升

通过 A 型肉毒毒素注射进行眉部提升曾经存在争议。根据《整形外科和皮肤病学杂志》上的文献报道，A 型肉毒毒素只能起到降眉作用或通过内侧的降眉而形成提眉的假象。然而，根据作者的经验，应用 A 型肉毒毒素可以有效提升眉部超过 6mm。个中原理非常简单。

通过对降眉的肌内注射肉毒毒素可以起到眉部提升作用，而通过对眉部提肌注射肉毒毒素也能起到提眉作用，其

机制目前仍不明确。这个看似悖论的解释是由于代偿作用，未经治疗的肌肉代偿性功能亢进。这也同样解释了当外侧眼轮匝肌过度注射后会导致下睑皱纹加重。

这不仅是使侧面皮肤平滑后造成的错觉，而是由于增加了下睑非注射部位肌肉的静息张力。这也解释了当额肌中部注射高剂量肉毒毒素后导致外侧皱纹加重，眉峰出现在外侧，呈现"Mr. Spock"（《星际迷航》中的角色）面容。通过弱化部分额肌会导致其他部分额肌提升功能亢进。因此，为了最大限度地提升眉部，可以在不参与提眉的额肌处注射肉毒毒素。通常眉毛上方和内侧的中央部位进行肉毒毒素注射。眉毛侧面的额肌也要注射，使在眉毛上方的额肌提升更有力。

眉内侧降肌有 11 块，包括降眉间肌、皱眉肌水平头、皱眉肌斜头、降眉肌、内侧眼轮匝肌以及某些患者的鼻肌。在大多数患者中，鼻肌对眉位置的影响很小；然而对于有些患者，注射其他眉部降肌产生的眉内侧提升作用有限，这些患者通常有鼻肌参与降眉功能。通过鼻肌注射可进一步使眉抬高。

外侧眼轮匝肌参与眉外侧的降眉功能。这种动力学特点在不同患者间存在差异，因此不能通过单点注射来提升眉外侧。对于微笑时眉外侧不下降的患者，通过单纯眼轮匝肌外侧注射不能获得有效的提眉效果。根据每位患者的功能解剖差异制定个体化治疗是十分关键的。

A 型肉毒毒素提眉治疗没有标准的注射模式。为了使内侧眉部提升，可以将内侧眉毛的降肌去神经化，同时减弱外侧眉上方的额肌，使内侧额肌功能相对增强。为获得外侧眉部提升，可以弱化外侧的眉部降肌，同时弱化内侧额肌。对于弓形眉，可以通过弱化外侧的降眉肌肉，保留中外 1/3 交界处的额肌功能获得眉形改善。对于男性患者，保留较宽区域的额肌正常功能，能够在均匀提升眉部的同时保持水平眉形，避免产生女性的弓形眉。对于单侧眉提升术，应在高侧眉上方弱化该部分额肌，诱导低侧眉上额肌拉力增强。

颈部

颈阔肌条索是应用 A 型肉毒毒素注射的另一个良好适应证[30]。颈部美容治疗的关键是评估颈阔肌条索的形成因素是源于皮肤还是颈阔肌。最好的适应证是无明显皮肤松弛而颈阔肌发达的患者（图 5.3.3）。如果患者颈部皮肤存在明显的松弛，则不适合进行 A 型肉毒毒素注射，因为当颈阔肌肌力被减弱后皮肤会进一步松弛。

使用 Xeomin 和 Botox 时，剂量范围约为 15~30U，大多数患者需要约 17.5U。而 Dysport 传统使用剂量约为 50U。嘱患者紧咬牙露出下排牙齿，可以使颈阔肌条索变得明显，并且用非注射手的拇指和示指夹捏住。然后嘱患者放松，自下颌缘下方依次向下注射至颈阔肌条索内，至正常活动下肉眼可见的条索末端。通过在颈部横纹上/下方注射少量肉毒毒素也可以改善症状。

对于使用 A 型肉毒毒素的治疗颈阔肌条索的良好人选如下：相对年轻（35~45 岁），颈阔肌发达而无明显皮肤松弛

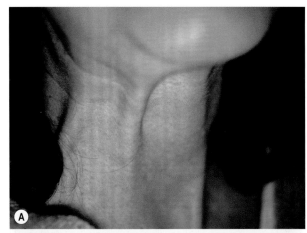

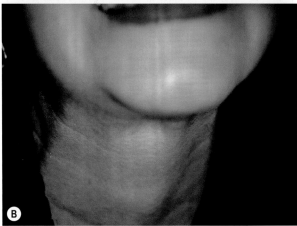

图 5.3.3　患者 35 岁,要求进行颈部年轻化治疗。(A)注射前可见颈部紧张时没有多余皮肤或脂肪,有显著的颈阔肌条索。触诊该患者颈阔肌很厚,说明其肌肉量较大。(B)注射后效果。注射方法:20U 的 Botox 注射右颈内侧条索,7.5U 的 Botox 注射右颈外侧条索,左侧同法

的患者是极好的候选;同样,任何年龄患者,若他们接受过颈部多余皮肤切除手术,且有反复出现的颈阔肌条索,也是不错的选择。一个较少,但常见于年轻患者颈部吸脂术时过度去除脂肪的情况,导致出现了明显的颈阔肌条索。

鼻唇沟

如果患者选择适当且沟通良好,鼻唇沟是进行 A 型肉毒毒素注射的极好区域[31,32]。提上唇鼻翼肌参与了内侧鼻唇沟形成和上唇中部最后 3~4mm 的提升[31]。弱化这块肌肉可以使内侧鼻唇沟平滑,并改变患者微笑模式。Rubin 描述了 3 种主要的微笑模式。最常见的"蒙娜丽莎"式的微笑模式由颧肌支配,上唇提升的最高点位于口角。"露齿笑"主要由于提上唇肌收缩而形成,微笑时上唇提升的最高点位于上唇中部。35% 的人存在这种微笑,他们也是 A 型肉毒毒素治疗的潜在目标人群。因为在微笑时,提上唇肌注射可以使微笑时上唇中部下降,将"露齿笑"转变成"蒙娜丽莎"微笑。对于原本就表现为"蒙娜丽莎"微笑的患者,注射肉毒毒素后会使"蒙娜丽莎"微笑变得夸张,大多数患者认为

这样夸张的微笑并不美观。

"露龈笑"是"露齿笑"的极端表现形式(图 5.3.4)。这种微笑模式应用 A 型肉毒毒素注射提上唇鼻翼提肌获益最大。"露龈笑"常常是非对称的,因此需要非对称注射治疗。这类患者常同时表现为内侧鼻唇沟加深,注射治疗对这一点也会相应改善。上唇的下垂掩盖了牙龈,从而使笑容更加愉悦。通过降低上唇而隐藏牙龈,会使笑容更加迷人。

一旦患者被确定为合适候选人,注射技术就相对简单了。注射前,可以为患者预先模拟治疗后的效果:患者面对镜子平视并微笑,医师用棉签将上唇向下推 3~4mm,可以模拟治疗后的微笑形态和鼻唇沟变化。

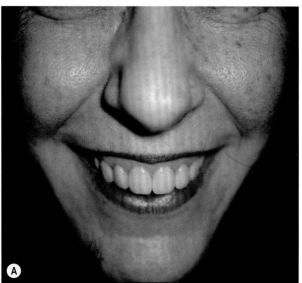

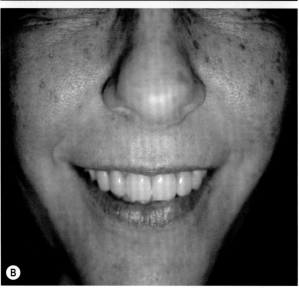

图 5.3.4　患者 35 岁,要求改善露龈笑。(A)注射前的微笑状态。(B)将 Myobloc(B 型肉毒毒素)750U 注射提上唇鼻翼肌,500U 注射上部口轮匝肌。可见鼻唇沟变浅,上唇中央下降比上唇外侧下降更明显。这也说明了所有类型的毒素都可以用于美容改善。然而目前可选的 B 型肉毒毒素的美容应用范围有限,因为与 A 型肉毒毒素制剂相比,它的注射疼痛感更强(pH 较低),更容易扩散,作用维持时间较短

注射时，用非注射手示指压住鼻骨下方与上颌骨连接处。这时，示指一半位于梨状孔上方，另一半位于鼻骨和上颌骨之间的凹陷处。然后嘱患者用力微笑，可以感受到位于凹陷外侧的提上唇鼻翼肌。注射层次为骨膜之上，每侧注射1点，总剂量范围是 3.75~10U 的 Xeomin 或 Botox，大多数患者用量为 5U。通常 Dysport 的总剂量约为 15~20U。

口周皱纹

A 型肉毒毒素是下面部年轻化治疗的有效方式，但是该部位注射的技巧要求较高，在注射前必须要熟悉药物特性及精确掌握注射剂量（图 5.3.5）。注射 A 型肉毒毒素可以改善口周皱纹、颏部凹陷（酒窝征）和口角下垂。需要再次强调，充分了解每位患者解剖功能特点是治疗的关键，需要避免 A 型肉毒毒素注射剂量不当而引起的无法接受的不良后果。首次注射下面部时，使用较低的剂量并多次补充注射的方式比单次大剂量注射更能避免严重并发症[26,27]。

口周皱纹令很多患者苦恼。口周放射状皱纹是由皮肤固有老化（皮肤变薄、日晒损伤、吸烟），组织容积缺失，以及口轮匝肌的反复收缩引起。最常见的年轻化治疗手段是利用软组织填充材料注射治疗。将含有透明质酸的产品注射到红唇和白唇下可以改善皱纹，恢复缺失体积，并即刻效果，恢复时间短。而对部分患者而言，A 型肉毒毒素也是有效的治疗手段。一部分人已经接受过面部其他部位 A 型肉毒毒素治疗，只希望改善唇部线条。另一些人想要改善口周皱纹，但却坚持不改变口唇大小，因为他们害怕看起来像是整形过的。第三部分也是最大的一组患者同时接受 A 型肉毒毒素和填充材料注射。皮肤填充材料可以恢复皮肤容积和填充皱纹，而 A 型肉毒毒素则可以减轻由口轮匝肌对皮肤的收缩力。

为了判断括约肌功能的强弱，可以嘱患者反复收缩和放松口唇。Xeomin 和 Botox 的剂量范围约为每瓣唇 2~7U（Dysport 为 5~15U），但大多数患者每瓣唇只需要使用 Botox 3U（或 Dysport 7.5U）。与面部其他部位需要小范围精确注射的方式相比，此处注射范围应更广泛，以实现对口轮匝肌弥散的、一般程度的减弱。人中处一般无需注射，因为很少有皱纹产生。用生理盐水将合适剂量的 A 型肉毒毒素按照一定的比例稀释，会使药物分布更均匀[27]。注射方法为：于唇

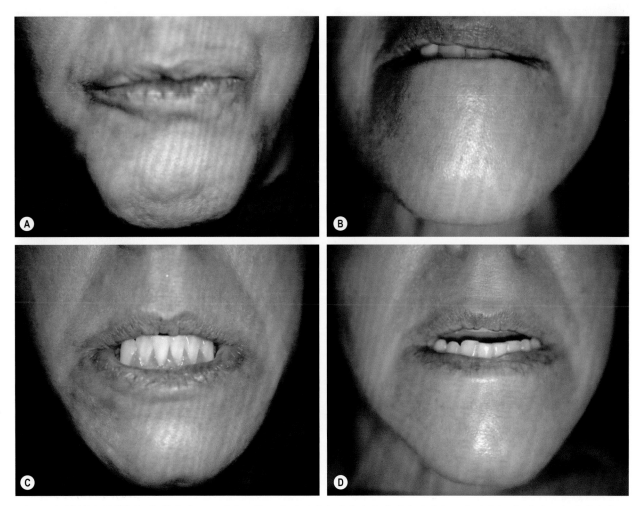

图 5.3.5　患者主诉对下面部整体外观不满意。最显著原因是即使静息状态时都会有颏肌收缩（见 G）。（A）注射前嘱患者噘嘴以收缩颏肌。（B）颏肌注射 5U 的 Botox 后，颏部不平整得到改善。（C）降下唇时显露出牙龈及两侧颏唇沟区褶皱。（D）用 7.5U 的 Botox 对称性的注射降口角肌后，做降下唇动作。可见下牙龈不显露，颏肌凹陷处得到改善

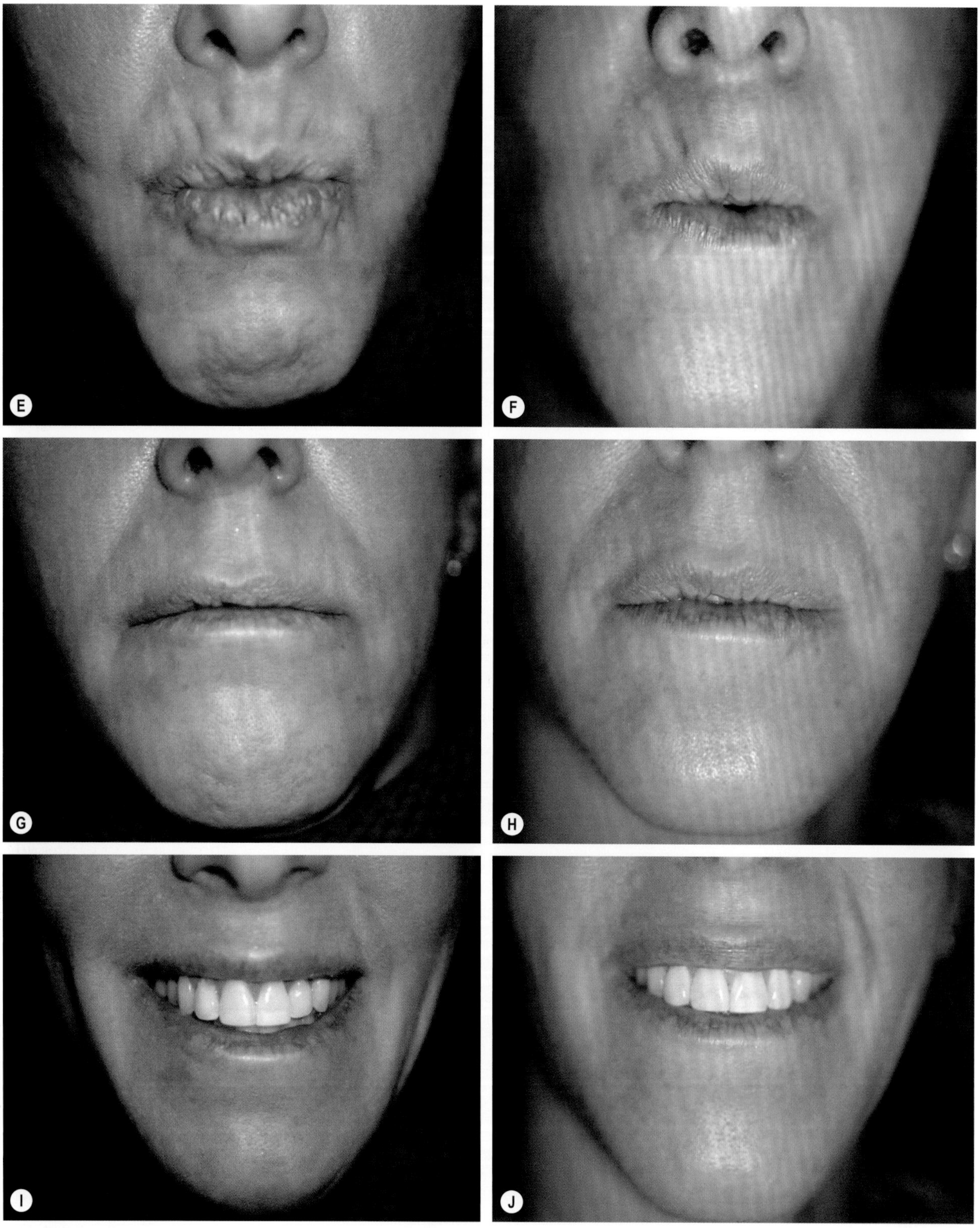

图 5.3.5(续) (E)注射前嘱患者噘嘴。(F)每个嘴唇注射 2U 的 Botox 后噘嘴,可见唇部皱纹有改善,但未消失。线性贯穿嘴唇注射肉毒毒素可以改善此类外观。(G)注射前的静息状态。(H)注射 Botox 后的静息状态。可见颏部宽度变得更小,更精致。由于降口角肌的松弛,口角提升,口角下方表观体积不足消失。伴随口轮匝肌注射,唇看起来更丰满,唇纹减少。口唇水平宽度看起来缩小了,下面部整体轮廓得到了改善。(I)注射前微笑。(J)注射后微笑更自然。可见下唇微微上翘,这有助于保护口腔功能,也显得更年轻。而当同时注射下面部多个区域时,患者可能会感到虚弱乏力

红缘上方几毫米处，平行于唇缘进针，退针时推药。上、下唇可以在同一疗程中注射。一旦过量注射，该部位极易出现并发症。上唇功能过度减弱会导致严重问题，如无法发出爆破音、接着是不能常规讲话，最后是口语能力异常。而下唇注射过量可能导致流涎和口语能力问题。对有重度皱纹和肌肉萎缩的老年患者治疗应格外谨慎。

无论是否同时注射填充材料，适当减弱口轮匝肌的浅层纤维可以帮助减轻由括约肌运动产生的皱纹。1998 年，作者放弃了当时更流行的点位注射技术，开始在唇红缘几毫米上使用线性注射技术。这会使得外观更均匀，避免了部分非治疗区域出现代偿性肌肉功能亢进。

颏肌

许多患者在积极讲话或闭口睡眠时，颏部会形成不美观的酒窝征。颏肌经由致密的纤维间隔连接到真皮层，这些间隔将颏肌表层的力量和轮廓传递到皮肤，颏肌收缩时即导致了此类外观。伴有颏肌肥大的患者也可出现颏部凹陷和偶尔隆起。

使用 Botox 或 Xeomin 时，颏肌的注射剂量范围大约是 2.5~10U，而大多数患者需要剂量为 2.5~5U。使用 Dysport 时，7~13U（总剂量）也可获得类似效果。弱化颏肌必须小心谨慎，因为颏肌功能是抬高颏部组织垫和提升下唇，对口语能力至关重要。必须注意只能注射颏肌浅层，而保留深层颏肌充分发挥作用。注射方法为：注射针由头侧平行于皮肤表面穿入，注射层次为肌肉浅层与其上被覆筋膜之间。很重要的一点：有潜在口语能力问题的患者可以表现出颏肌肥大和酒窝征。这类患者必须谨慎注射并提前告知治疗可能带来的风险。因此，颏部常与降口角肌同时注射，以保持下唇的高度。

降口角肌

降口角肌是一块三角形肌肉，主要功能是使口角下降。该动作会导致木偶纹形成及口角联合下的水平皱纹。在降口角肌注射 A 型肉毒毒素可以提升口角，减少微笑时下列牙齿的暴露，对改善木偶纹和口角下方的水平皱纹也有帮助。

该部位使用 Xeomin 或 Botox 治疗时，双侧总剂量范围约为 2.5~10U，大多数患者需要量为 5~7.5U（Dysport 常用剂量为 10~15U）。反复嘱咐患者露出下排牙齿，挡住牙列。该动作通常会导致口角下方出现水平皱纹。每侧降口角肌注射 2 点，第 1 注射点位于水平皱纹处，第 2 注射点位于第 1 注射点和下颌骨下缘的中点，且在降口角肌收缩牵拉口角的方向上。大多数患者的降口角肌收缩牵拉口角向下向外；然而，少部分患者表现为向下向内牵拉。第二次注射沿该运动轴进行即可。

再次强调治疗成功的关键是熟悉每个患者的功能解剖。此外，必须注意不可注射在降口角肌的头侧。首先，由于肌肉向头端走行时肌纤维变细并形成腱膜，因此，降口角肌头侧收缩功能相对较弱。其次，该处下口轮匝肌不能承受

集中注射，否则易导致口腔功能障碍和流涎。只要注射正确，降口角肌是下面部注射治疗最安全的区域之一。即使稍微注射过量，也不会导致口腔功能不全，而只引起下唇隆起。而事实上，因下口轮匝肌或颏肌功能减弱或面部神经损伤而导致的口腔功能障碍，也是可以通过注射降口角肌得以缓解的。注射下唇的同时进行透明质酸填充会起到很好的静态维持效果。

手术并发症的修复

许多美容外科手术的并发症可通过 A 型肉毒毒素注射得到有效治疗：

■ 提眉术：术后早期观察到的眉形过度下拉，由于手术未完全切除皱眉肌或降眉间肌导致的，可以通过注射 A 型肉毒毒素进行治疗，保持眉毛高位。眉提升过度也可以通过注射额肌得以改善。

■ 隆颏术：手术失败导致颏肌不连续和颏部凹陷，可通过肉毒毒素仔细注射至表浅颏肌来治疗。

■ 隆乳术：隆乳术后的胸大肌长期痉挛可以通过胸大肌下部肉毒毒素注射治疗。

■ 手术或外伤：对于患侧面部的面神经损伤的症状，通常可以用肉毒毒素削弱健侧未受损肌肉力量来有效掩盖。而对于面部除皱术后的下颌缘神经损伤，通常需要注射对侧的降口角肌、降下唇肌和颏肌。

多汗症

A 型肉毒毒素注射已用于治疗手掌[33]、足底[34]、面部[35]、腋窝[36,37] 多汗症。足底和手掌的注射需要在镇痛下进行，否则可能非常痛苦[38]。必须注意避免注射手和脚部肌肉，以免造成手和脚的功能障碍。治疗效果通常持续更长时间，大约 6 个月。

唾液腺

A 型肉毒毒素注射可以使大唾液腺体积减小。面颈部提拉除皱术中下颌下腺是否切除存在争议。作者用 A 型肉毒毒素注射减少下颌下腺和腮腺体积，效果维持了 20 年。每侧腮腺使用 20U 的 Xeomin 或 Botox（Dysport 等效剂量为 50U）。大的下颌下腺应用 Xeomin 或 Botox 的起始剂量为 15U（Dysport 等效剂量为 40U），注射剂量随着注射次数而逐渐减少，当腺体缩小后注射剂量降到 5~7.5U 的 Xeomin 或 Botox/12.5~15U 的 Dysport。注射后留察 30 分钟，观察下颌下腺注射后是否有颈部出血的迹象。

术后护理

关于 A 型肉毒毒素治疗后首个 24 小时内的护理方案存在广泛分歧。尽管缺乏证据支持，但仍然建议治疗后 6 小

时内不弯腰,24 小时内不乘飞机。然而,作者认为 90 分钟内避免剧烈运动对治疗有益,因为多数学者认为这段时间是肉毒毒素与神经元细胞膜结合所需的时间。

结果、预后及并发症

潜在不良反应

每个治疗过程都有不良反应发生的可能,肉毒毒素治疗也不例外。然而,它的并发症往往是轻微的,少见的,暂时的。大多数与治疗相关的不良反应是由于肉毒毒素弥散到相邻肌肉组织引起的。由于尚无注射前准确测量肌肉大小的方法,因此肌肉大小评估的难度大和随后的给药剂量偏差也可能导致不良反应发生。

淤青和疼痛是任何经皮穿刺注射治疗常见的不良反应。上面部注射最常见的不良反应是眉下垂和上睑下垂。有时可以通过弱化相关的降肌,从而使提肌(额肌)作用占主导地位来改善。而 α 受体激动剂滴剂能兴奋 Müller 肌有助于改善上睑下垂。

下面部注射 A 型肉毒毒素的并发症包括口角不对称、吞咽困难和口腔功能障碍。例如,治疗垂直唇纹的相关不良事件包括进食和饮水困难或难以发出某些爆破音。

二次治疗

已经接受治疗但希望进一步提高效果的患者

A 型肉毒毒素注射相关的最常见二次治疗是伴随的填充材料注射。A 型肉毒毒素和填充材料具有良好的协同作用。它们通过各自不同的途径协同作用,通常会产生显著的治疗效果。当 A 型肉毒毒素针对形成皱纹的表情肌进行治疗时,填充材料则可改善面颈部衰老导致的容积缺失和结构变化。

激光换肤是另一种得益于 A 型肉毒毒素注射的治疗方式。作用机制在很多方面类似于注射 A 型肉毒毒素对瘢痕的修复改善。结果表明表情肌运动相对减少可以促进伤口愈合,并使瘢痕组织不明显。此外,有发现指出 A 型肉毒毒素对皮肤具有直接影响,其机制正在研究中。作者尽量避免让肉毒毒素进入真皮层,因为虽然它可能对痤疮治疗和毛孔缩小有益,但它可能会让皮肤产生反光、有整形痕迹及不自然的外观。

参考文献

1. American Society for Aesthetic Plastic Surgery. *Cosmetic Surgery National Data Bank: 2014 Statistics. Online.* Available at: http://www.surgery.org/media/news-releases/the-american-society-for-aesthetic-plastic-surgery-reports-americans-spent-more-than-12-billion-in-2014--pro.
2. Scott A, Rosenbaum A, Collins C. Pharmacologic weakening of extraocular muscles. *Invest Ophthalmol Vis Sci.* 1973;12:924–927.
3. Scott A. Botulinum toxin injection into extraocular muscles as an alternative to strabismus surgery. *J Pediatr Ophthalmol Strabismus.* 1980;17:21–25.
4. Scott A, Kennedy R, Stubbs H. Botulinum A toxin injection as a treatment for blepharospasm. *Arch Ophthalmol.* 1985;103:347–350.
5. Carruthers J, Carruthers J. Treatment of glabellar frown lines with *Clostridium botulinum* A exotoxin. *Dermatol Surg.* 1992;18:17–21.
6. Sharma S, Zhou Y, Singh B. Cloning, expression, and purification of C-terminal quarter of the heavy chain of botulinum neurotoxin type A. *Protein Expr Purif.* 2006;45:288–295.
7. Huang W, Foster J, Rogachefsky A. Pharmacology of botulinum toxin. *J Am Acad Dermatol.* 2000;43:249–259.
8. Botox® (onabotulinumtoxinA) for injection. *Prescribing Information.* Irvine, CA: Allergan, Inc.; 2009.
9. Botox® Cosmetic (onabotulinumtoxinA) for injection. *Prescribing Information.* Irvine, CA: Allergan, Inc.; 2014.
10. Dysport™ for injection (abobotulinumtoxinA). *Prescribing Information.* Brisbane, CA: Tercica, Inc., and Scottsdale, AZ: Medicis Aesthetics Inc.; 2014.
11. Myobloc® (rimabotulinumtoxinB) injection. *Prescribing Information.* South San Francisco, CA: Solstice Neurosciences Inc.; 2009.
12. Wenzel R, Jones D, Borrego J. Comparing two botulinum toxin type A formulations using manufacturers' product summaries. *J Clin Pharm Ther.* 2007;32:387–402.
13. Wohlfarth K, Sycha T, Ranoux D, et al. Dose equivalence of two commercial preparations of botulinum neurotoxin type A: Time for a reassessment? *Curr Med Res Opin.* 2009;25:1573–1584.
14. Karsai S, Raulin C. Current evidence on the unit equivalence of different botulinum neurotoxin A formulations and recommendations for clinical practice in dermatology. *Dermatol Surg.* 2009;35:1–8.
15. Xeomin (incobotulinumtoxinA) for injection. *Prescribing Information.* Greensboro, NC: Merz Pharmaceuticals LLC; 2013.
16. Truong D, Duane D, Jankovic J, et al. The efficacy and safety of botulinum type A toxin (Dysport) in cervical dystonia: results of the first US randomized double-blind, placebo-controlled study. *Mov Disord.* 2005;20:783–791.
17. Ney J, Joseph K. Neurologic uses of botulinum neurotoxin type A. *Neuropsychiatr Dis Treat.* 2007;3:785–798.
18. Wissel J, Kabus C, Wenzel R, et al. Botulinum toxin in writer's cramp: objective response evaluation in 31 patients. *J Neurol Neurosurg Psychiatry.* 1996;61:172–175.
19. Food and Drug Administration. *Update of Safety Review of OnabotulinumtoxinA (marketed as Botox/Botox Cosmetic), AbobotulinumtoxinA (marketed as Dysport) and RimabotulinumtoxinB (marketed as Myobloc).* Department of Health and Human Services; 2009 Online. Available at: <http://www.fda.gov/Drugs/DrugSafety/PostmarketDrugSafetyInformationforPatientsandProviders/DrugSafetyInformationforHeathcareProfessionals/ucm174959.htm>.
20. Borodic G, Johnson E, Goodnough M, et al. Botulinum toxin therapy, immunologic resistance, and problems with available materials. *Neurology.* 1996;46:26–29.
21. Dressler D, Adib Saberi F. New formulation of Botox: complete antibody-induced treatment failure in cervical dystonia. *J Neurol Neurosurg Psychiatry.* 2007;78:108–109.
22. Borodic G. Botulinum toxin, immunologic considerations with long-term repeated use, with emphasis on cosmetic applications. *Facial Plast Surg Clin North Am.* 2007;15:11–16.
23. Kane M, Brandt F, Rohrich R, et al. Evaluation of variable-dose treatment with a new U.S. Botulinum Toxin Type A (Dysport) for correction of moderate to severe glabellar lines: results from a phase III, randomized, double-blind, placebo-controlled study. *Plast Reconstr Surg.* 2009;124:1619–1629.
24. Sattler G, Callander MJ, Grablowitz D, et al. Noninferiority of incobotulinumtoxinA, free from complexing proteins, compared with another botulinum toxin type A in the treatment of glabellar frown lines. *Dermatol Surg.* 2010;36(suppl 4):2146–2154.
25. Rubin L. The anatomy of a smile: its importance in the treatment of facial paralysis. *Plast Reconstr Surg.* 1975;53:384–387.
26. Kane M. Botox injections for lower facial rejuvenation. *Oral Maxillofac Surg Clin North Am.* 2005;17:41–49.
27. Kane M. The functional anatomy of the lower face as it applies to rejuvenation via chemodenervation. *Facial Plast Surg.* 2005;21:55–64.
28. Aston S. Orbicularis oculi muscle flaps: a technique to reduce crow's feet and lateral canthal skin folds. *Plast Recostr Surg.* 1980;8:679–686.
29. Kane M. Classification of crow's feet patterns among Caucasian women: the key to individualizing treatment. *Plast Reconstr Surg.* 2003;112(suppl):S33–S39.

30. Kane M. Nonsurgical treatment of platysmal bands with injection of botulinum toxin A. *Plast Reconstr Surg*. 1999;103:656–663.

31. Pessa J. Improving the acute nasolabial angle and medial nasolabial fold by levator alae muscle resection. *Ann Plast Surg*. 1992;29:23–30.

32. Kane M. The effect of botulinum toxin injections on the nasolabial fold. *Plast Reconstr Surg*. 2003;112(suppl):S66–S72.

33. Moreau M, Cauhepe C, Magues J, et al. A double-blind, randomized, comparative study of Dysport® vs. Botox® in primary palmar hyperhidrosis. *Br J Derm*. 2003;149:1041–1045.

34. Benohanian A. Treatment of recalcitrant plantar hyperhidrosis with type-A botulinum toxin injections and aluminum chloride in salicylic acid gel. *Dermatol Online J*. 2008;28:5.

35. Glaser D, Hebert A, Pariser D, et al. Facial hyperhidrosis: best practice recommendations and special considerations. *Cutis*. 2007;79(5 suppl):29–32.

36. Heckmann M, Ceballos-Baumann A, Plewig G. Botulinum toxin A for axillary hyperhidrosis (excessive sweating). *N Engl J Med*. 2001;344:488–493.

37. Heckmann M, Plewig G. Low-dose efficacy of botulinum toxin A for axillary hyperhidrosis. *Arch Dermatol*. 2005;141:1255–1259.

38. Richards R. Ethyl chloride spray for sensory relief for botulinum toxin injections of the hands and feet. *J Cutan Med Surg*. 2009;13:253–256.

第 5.4 章

注射剂与换肤技术：激光换肤

Steven R.Cohen，Ahmad N.Saad，Tracy Leong，E. Victor Ross

概要

- 非手术式面部年轻化治疗取决于将呈现出的皮肤病理状况与逆转衰老的适当干预相匹配。

- 激光干预治疗取决于以选择性光热效应、精准分层加热或点阵为基础的皮损。

- 面部年轻化是指在皮肤表面用神经毒素、填充剂以及含不同浓度富基质血管成分的自体脂肪移植补充的过程。

- 更深层次的加热和通过长脉冲实现紧致皮肤的方式（射频，超声）都能够协同激光治疗。

- 与非点阵激光相比，点阵激光在达到面部年轻化效果的同时可以降低感染、色素沉着、疼痛的风险，并缩短恢复时间。

- 通过大量的可见光和近红外技术可以减少血管性色素症。

- 可以通过选择性光热效应、重复的点阵程序或基于短脉冲激光-组织交互作用时间限制加热的精准消融方法来治疗色素沉着病变。

简介

激光、化学剥脱术和其他技术在面部年轻化中的应用越来越多[1]。从逻辑而言，对面部年轻化的正确认知需要基于对皮肤解剖和生理的了解，因为它们与皮肤衰老有关。对面部的任何评估都应该包括表皮，因为日晒和衰老会导致表皮色素不均、皱纹和毛细血管扩张并体现在表皮上。表皮改变包括基底色素沉着、角化过度和表皮"活性"部分变薄。

皮肤老化的另一个因素来自真皮的改变，其中糖胺聚糖（glycosaminoglycans，GAGs）减少，弹性蛋白纤维减少，并且胶原蛋白性质的改变会导致皮肤细纹、蜡黄，最终导致鹅卵石样结节出现。在微观下，这些变化表现为日光性弹力纤

维变性。同时，收缩无力的血管膨胀表现为毛细血管扩张。在一些患者中，色素沉着是由真皮和表皮色素障碍引起的。皮肤老化的第三个原因是骨骼退化，从真皮到皮肤表面的连接减弱，以及软组织体积的损失[1,2]。

大多数基于能量的干预治疗解决了皮肤老化的一个或多个问题。表皮色素沉着可以通过色素特异性激光或激光剥脱来解决。在第一种情况下，可见光用于选择性地加热表皮。正确的激光参数选择应该优先选色素沉着病变区，而不影响正常的皮肤。另一方面，传统的"非点阵"激光剥脱的目标是皮肤中的水成分，因此它作用于皮肤的最上层。加热烧灼的深度由波长、功率密度、通量和脉宽决定[1]。

血管加热有三大类设备：(a) 可见光技术（520~600nm）；(b) 近红外 I（nearinfrared I, NIR I）技术（755、800nm）；(c) 近红外 II（NIR II）技术（940、980、1 064nm）。前者是进行较强的血红蛋白（HgB）和黑色素加热，第二个设备是进行中度的血红蛋白和黑色素加热，第三个设备是进行中度的血红蛋白但相对较弱的黑色素加热。深度加热设备包括激光、卤素灯、带有长波长截止滤光器的氙气闪光灯、射频（radiofrequency, RF）、超声（ultrasound, US）和组合技术[3]。

自从 20 世纪 60 年代医疗激光问世以来，激光作为一种医疗手段已经得到了广泛的应用。"laser"一词是术语"light amplification by stimulated emission of radiation"的首字母缩写。激光设备本身由一个能量源、一个激光介质和一个谐振管组成的。介质可以是气体、液体或固体，该设备也常被用于命名激光器的类型（如红宝石激光器和二氧化碳激光器）。它们发出的光由沿同一方向运动的光子组成，使得激光具有很强的方向性。激光是单色的，这意味着所有的光子都有相同的波长。相比之下，强脉冲光（intense pulsed light, IPL）由许多不同的波长组成。每种激光的特定波长将决定激光束如何与组织相互作用。光可以被组织反射，被组织散射，或透射穿过组织。其原理是激光被特定的目标组织（发色团）吸收。激光用于靶向特定组织的机制叫做选择性光热分解

(photothermolysis,photo = 光;thermolysis= 通过加热分解)[4]。

激光大致可分为两类:烧灼类和非烧灼类。直到最近,烧灼类激光(意为剥脱)已经成为除皱的"金标准"。波长为10 600nm 的二氧化碳激光和波长为 2 940nm 的 Er:YAG(掺铒钇铝石榴石)激光是烧灼类激光处理的主流。一个相对较新的是铒:YSGG(铒:钇钪镓石榴石)(2 790nm)[5]。每一束激光,都有一股强烈的能量被传送到皮肤上。能量加热皮肤中的水分,使水分和组织都蒸发。每通过一次激光,一定深度的皮肤就会被蒸发和 / 或凝固。在损伤和随后的愈合过程中,就会产生新的胶原层。虽然非点阵烧灼激光非常有效,并在激光嫩肤中占有 席之地,但每 种激光都可能有感染、瘢痕、色素减退、皮肤纹理和光泽度异常的风险。此外,在皮肤完全愈合之前需要复杂的后期护理。红斑的解决可能都需要几个月的时间。

非烧灼非点阵治疗比点阵烧灼治疗更安全,但需要冷却表皮,可能会降低治疗的效果。一般而言,小的治疗窗口期与非烧灼治疗相关,除了可见光途径减少皮肤色变外,还实现了适当的美容增强。YAG 1 320nm 脉冲激光是一种广泛应用于临床的非烧灼类激光。IPL、单极射频紧肤、光热能(light heat energy,LHE)和发光二极管(light emitting diode,LED)都是非烧灼激光治疗的例子[1-3]。

点阵光热分解效应是一种较新的皮肤年轻化的方法(图5.4.1)。成千上万被活组织包围的微小伤口快速愈合,并由多种激光波长和传输系统完成。通过表皮凝结进行表面强化和真皮加热进行深层重塑的结合方法,可见即刻和延迟的治疗结果。与选择性光热效应通过色彩对比度来破坏靶细胞不同,点阵光热效应只会根据微光束的模式破坏特定区域,而其他区域则完全不受影响。点阵激光技术是 1 550nm波长。然而,点阵激光的概念可以应用于几乎任何波长的光,可用于烧灼激光换肤和非烧灼激光换肤。随着损伤密度和损伤深度的增加,相比之下,点阵激光没有非点阵激光相关的副作用[4]。

点阵光热效应是在 2003 年被引入的。美国食品药品管理局(Food and Drug Administration,FDA)批准它能消除眼眶周围皱纹(2004 年)、皮肤表面重修(2005 年)、黄褐斑(2005年)、色素病变、雀斑、老年斑(2004 年)和痤疮(2006 年)。从那时起,许多公司引进了能够提供点阵光的激光器。在此,作者回顾了各种可用的激光设备,并讨论了自身的临床经验与点阵式光热效应[4,5]。

历史回顾

激光在医学上已经使用了几十年。Alexander 等[1]特别提到阿尔伯特·爱因斯坦是第一个在 1917 年受激辐射电磁理论中描述了激光概念的人[2]。1960 年,Theodore Maimon发明了第一种使用红宝石晶体的激光,不久之后,激光就被应用于眼科[1]。在接下来的几年里,医学领域的许多其他从业者,包括皮肤科、耳鼻喉科、神经外科和妇科,都将激光应用到他们的临床中。选择性光热效应是激光靶向特定组织

传统选择性光热效应

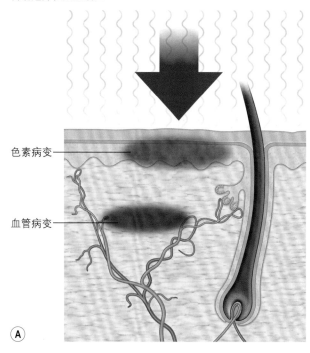

(A)

点阵光热效应

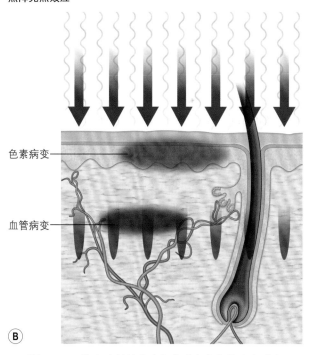

(B)

图 5.4.1 传统选择性(A)与点阵(B)光热效应对比

的理论基础[4,5]。根据 Alexander 等[1]的研究,第一个激光是波长为 577nm 的脉冲染料激光,该波长是血红蛋白的吸收峰之一。该装置主要用于血管病变的治疗。Alexander[1]指出,被许多人称作"激光医学之父"的皮肤科医生 Leon Goldman 率先开展了许多关于皮肤激光的早期工作,并发表了用红宝石激光治疗血管性胎记的临床经验[6-8]。

1964 年开发的二氧化碳激光器最初是一种连续波激光器。它设计了一个高度聚焦的原件来切割皮肤[1]。它所作

用的区域不流血。似乎也产生较少的水肿，可能是因为激光封闭了淋巴管[9]。1984年，眼科医生Sterling Baker完成了第一例激光眼睑成形术[10]。二氧化碳激光也被用作皮肤损伤的烧灼工具，但早期激光对能量参数的控制有限，所以导致热损伤和瘢痕频繁发生[1]。

根据Alexander及其合著者的说法[1]，将激光能量的传输从连续模式转变为脉冲模式是早期改进激光换肤术的关键。研发电子开闭器的目的是中断连续波并产生激光能量（即脉冲）的间歇爆发，从而减少激光照射时间。最初脉冲持续时间为0.1~1秒，但仍然太长，除非使用非常低的功率，否则无法避免瘢痕的形成[1]。随后开发出超脉冲激光，虽然它提供了更短的脉冲时间（脉冲宽度）和更高的功率，但仍然有较高的并发症发生率[1]。超脉冲技术将超脉冲激光功率提高了7倍，脉宽却降低到不到1毫秒[1]。这些早期的进展有助于降低热损伤和相关的瘢痕形成，使二氧化碳激光能够用作换肤工具。在1991年，Fitzpatrick等使用该激光治疗光化性皮损和光化性唇炎，并注意到皱纹的改善[11]。这些发现为之后采用带有短脉冲、高能二氧化碳的激光换肤术来治疗光老化皮肤和痤疮瘢痕提供基础[1]。

20世纪90年代中期，YAG激光的问世为激光换肤术提供了另一种选择，它可以单独使用，也可以与二氧化碳激光结合使用[1]。最初的激光换肤研究大多归功于皮肤科医生[12]。激光换肤越来越受欢迎，它也被整形美容外科医生广泛接受。随着越来越多的瘢痕和色素沉着问题被报道出来，医疗界对点阵二氧化碳和Er:YAG技术早期的热情也消退了[1]。

为了将治疗扩展到所有类型的皮肤，并且提高安全性，减少瘢痕和色素沉着的概率。2003年，Reliant技术公司将点阵激光换肤术作为一种新的治疗手段。点阵光热效应已成为治疗多种皮肤和光老化的重要手段。不像全表面的平直束激光换肤，点阵激光换肤破坏的是目标范围内的特定微处理区域。几乎所有的激光波长都可以被分级，并且早期的非烧灼点阵激光对于治疗细纹、色素沉着和痤疮瘢痕都是安全有效的。

因为非烧灼激光波长对于更深的皱纹以及更多的日光性弹力纤维组织变性效果并不理想，因此，开发出了点阵二氧化碳和Er:YAG激光，它们既保留了大部分非烧灼点阵激光换肤的安全性，又使其疗效更接近于非点阵激光消融。自从2003年第一个点阵激光器问世以来，市场上就出现了许多具有各种不同功能的点阵治疗设备。在美容领域，安全是最重要的，点阵激光换肤已经引起了患者和医生的广泛共鸣，成为激光微创美容治疗的主导趋势[13-15]。

另一种非烧灼技术是单极射频皮肤紧致术[16]。单极射频技术开发于20世纪90年代中期，2002年被FDA批准使用。单极射频技术将受控的射频脉冲传递至真皮和皮下，以促进胶原重塑[16]。在使用能量的过程中，使用低温喷剂可以避免对浅表真皮的意外伤害[16]。2013年，"可注射"的温控射频设备进入市场。这些设备让操作者更好地把控了靶组织最高温度和临床终点。随着控制的提高，这些设备经过同行验证，并且参数能被复制，使其治疗更加标准化。超声波疗法也很受欢迎。它们将控制深度和温度的超声能量集中到真皮，以刺激胶原蛋白产生，同时使皮肤年轻化。

激光整形手术的基础科学

伤口愈合生物学

伤口愈合的3个主要阶段包括再生、瘢痕形成和伤口收缩[17]。

在皮肤表面损伤中，如果表皮的基底层是完整的，那就能够使表皮增生和再生。此类损伤只涉及真皮基底层的极小损伤，因此不会留疤。随着皮肤损伤的加深，伤口愈合依赖于伤口边缘和皮肤附件的角质细胞的迁移和增殖。真皮内的胶原受影响，并发生一些变化。角质形成细胞开始在受伤后数小时内从伤口边缘迁移，包括4个阶段：①动员：紧靠创面的上皮细胞扩大、变平，与邻近细胞及基底膜分离；②迁移：当边缘细胞迁移时，紧随其后的细胞也趋于变平、断开连接、移动。上皮细胞流一直持续，直到前进中的细胞接触另一侧的细胞，此时运动突然停止，该过程被称为接触抑制；③增殖/有丝分裂：远离创面边缘的固定基底细胞开始有丝分裂，取代迁移的细胞。迁移过来的细胞开始分裂和繁殖；④分化：一旦创面间隙被周围前进的细胞所连接，基底细胞就会发生正常的分化。角化细胞迁移和增殖激发包括去细胞间接触，生长因子[表皮生长因子（epidermal growth factor，EGF）、转化生长因子α（transforming growth factor alpha，TGF-α）、角化细胞生长因子、转化生长因子β（TGF-β）]，去基底膜正常组成成分（IV型胶原蛋白、层粘连蛋白等），以及可降解的细胞外基质蛋白的接触。

湿润的环境（适当的敷料）、痂的清创术（纤维蛋白、死的中性粒细胞和其他碎屑）、生长因子和皮肤附件（面部和头皮）的高度集中有助于再上皮化[17,18]。

一旦角质形成细胞接触并达到接触抑制，半桥粒重新形成，细胞变得更像基底细胞，细胞增殖产生多层略薄的新表皮[17,18]。

对皮肤深层损伤发生之后（更深的化学剥离）的伤口愈合，将导致创面愈合的瘢痕形成。该过程包括炎症、增殖和重塑几个阶段，如下所述。

炎症

组织损伤导致细胞损伤和血液成分外渗。形成的血凝块重新止血，为细胞迁移提供了临时基质。血管活性和炎症介质随后由血小板生成[血小板源生长因子（platelet-derived growth factor，PDGF）]、凝血级联反应、激活补体通路（C3a和C5a）以及损伤或激活的实质细胞产生[10]。血管收缩在受伤后几秒钟内开始，持续10~15分钟，是由于肾上腺素被释放到外周循环，刺激交感神经系统，释放去甲肾上腺素的结果。血管舒张和毛细血管渗漏是由多种因素介导的，包括白三烯、前列腺素、激肽、组胺和补体因子C3a和C5a。白细胞迁移是由细胞外基质成分和几种炎症介质激发的。中性粒细胞清除创面上的外来颗粒和细菌,然后由巨噬细胞将其挤压或吞噬。在特异性趋化剂的作用下,单核细胞浸润创面,成为活化的巨噬细胞,促进创面愈合的协调。具体而言,血管生成、成纤维细胞的迁移和增殖、胶原蛋白的生成以及伤口的收缩都是由巨噬细胞控制的[17,18]。

伤口愈合过程在很大程度上是由细胞因子的有序产生来调节的,细胞因子控制着负责细胞迁移、增殖和合成活动的基因激活。

增殖

该阶段包括上皮形成、血管生成、肉芽组织形成和胶原沉积。上一节讨论了上皮化。肿瘤坏死因子 α(tumor necrosis factor alpha,TNF-α)激发的血管生成是以内皮细胞迁移和毛细血管形成为标志。毛细血管向伤口的迁移对伤口的正常愈合至关重要[17,18]。许多血管生成发生在伤口愈合的早期阶段,包括毛细血管后小静脉内皮细胞的芽生。肉芽形成阶段和组织沉积需要毛细血管提供的营养,而该过程的失败会导致伤口长期无法愈合。增殖阶段的最后一部分是肉芽组织的形成。成纤维细胞从周围组织迁移到伤口部位,被激活后开始合成胶原蛋白并增殖。PDGF 和 EGF 是成纤维细胞的主要信号,来源于血小板和巨噬细胞。成纤维细胞中 PDGF 的表达通过自分泌和旁分泌信号放大[17,18]。位于伤口部位的成纤维细胞(称为伤口成纤维细胞)将开始合成胶原蛋白和转变成收缩伤口的肌成纤维细胞(由巨噬细胞分泌的 TGF-β1 诱发);与来自伤口周围的成纤维细胞相比,它们的增殖更少。而该过程的失败会导致伤口长期无法愈合。针对 PDGF,成纤维细胞开始合成由 Ⅲ 型胶原,糖胺聚糖和纤连蛋白组成的临时基质[17]。

重塑

该阶段包括伤口收缩和胶原重塑。

伤口收缩是特定的成纤维细胞表达 α-肌动蛋白(肌成纤维细胞)及其与细胞因子和细胞外基质(extracellular matrix,ECM)相互作用的结果。在愈合的第二周,成纤维细胞呈肌成纤维细胞表型,其特征是沿细胞膜胞质表面有大量含肌动蛋白的微丝。成纤维细胞通过整合素受体与胶原基质保持接触[17,18]。伤口收缩需要 TGF-β、PDGF 和肌成纤维细胞外基质通过整合素受体相互作用来刺激。当肌成纤维细胞收缩时,它们对 ECM 施加压力,随后作用于创面边缘。21 天后以瘢痕重塑为主。尽管拉伸强度增加,但胶原蛋白含量没有增加。胶原蛋白以缓慢的速度进行合成,并以相同的速度被胶原酶所降解。随着伤口的愈合,排列混乱、细小的胶原纤维被与皮肤应力平行排列的、较粗纤维所取代。Ⅲ 型胶原蛋白的比例逐渐减少,水和蛋白多糖的数量也逐渐减少。成熟过程的持续时间取决于伤口开放的时间长短[17,18]。

迁移上皮的边缘是炎症和纤维增生之间的过渡。伤口开放的中心,慢性细菌入侵导致持续的炎症刺激。该组织含有炎性细胞、较高浓度的幼稚血管和可降解细胞外基质(Ⅰ型胶原、纤维蛋白和纤维连接蛋白)[17,18]。当炎症反应延长

时,该组织看起来像"肉芽组织"。一旦伤口被上皮细胞覆盖,炎症刺激被消除,成纤维细胞将占主导地位。而且在迁移的上皮细胞之后,成纤维细胞更少,表明伤口更成熟。上皮细胞似乎是炎症细胞凋亡的诱导源。

然而,如果炎症期持续超过 2~3 周,则该刺激可能消失,并可能导致增生性瘢痕。

激光组织相互作用与激光特性

对组织光电特性相互作用的理解可以使医生扩展他们的激光库和优化效果。激光作为光源非常有用,因为它可以精确地控制加热的位置和温度[19]。然而,组织反应本质上并不特定于热源。原则上,大量的非激光设备(即强脉冲光)也可以用来加热皮肤[19]。在许多情况下,激光只是一种把灯光转换成更强大的单色形式的方法。关于激光介质,有二极管激光器、固体激光器和气体激光器[1]。固体激光器的一个例子是铒∶玻璃激光器。这些激光器有一个由闪光灯驱动的固体棒。并且小型化的二极管激光器已经普及。一些二极管激光器与原件分离并且由光纤传输。其他激光在机头配置激光二极管。强脉冲光器件越来越类似于发射毫秒(ms)域脉冲的激光器。皮肤色素团的吸收光谱很宽,因此,宽带光源在某些美容产品中是一种合理的方法。

对于连续波激光器,任何使用光程序的基本参数是功率、时间和光斑大小;对于脉冲激光器,基本参数是每个脉冲的能量、脉冲持续时间、光斑大小、光斑强度和重复频率[20]。所有参数在描述激光过程时都应加以考虑。能量是用焦耳(J)来测量的。单位面积所传递的能量是能量流,有时称为剂量或辐射照射,通常用 J/cm² 表示。能量传递的速率称为功率,以瓦特(W)为计量单位。一瓦特等于一焦耳每秒(W=J/s)。单位面积的功率称为辐照度或功率密度,通常用 W/cm² 表示。激光照射时间(脉冲激光称为脉冲宽度)是能量传递的时间[1]。

辐射强度等于辐照度乘以曝光时间[21]。其他重要的因素还有激光光斑的大小(波长从 400 到 1 200nm 对皮肤内部的强度有很大的影响),入射光是汇聚的、发散的还是漫射的,以及照射区辐照度的均匀性(空间光束轮廓)。脉冲剖面,即脉冲在时间上的形状特征(瞬时功率与时间的关系),是影响组织反应的另一个特征。

光 - 组织相互作用(light-tissue interaction,LTI)的分子基础

在任何光 - 组织相互作用中,热效应或光化学效应取决于靶细胞的局部吸收能量密度。当①靶体吸收系数超过周围组织吸收系数时(选择性光热分解),升温空间可以定位;②对周围正常组织进行冷却,使其最高温度不超过一定的损伤阈值[22];或③采用非常小的(通常直径 <500m)小束或微束(即点阵方法,见上)。局部发热(例如,毛细血管扩张和雀斑)分别是由病变中相对于周围皮肤的 HgB 和黑色素过剩引起的。相比之下,"非点阵"中红外(mid-infrared,MIR)激

光器通过加热和冷却方案来限制温度升高,从而允许选择性皮肤加热[23]。

相比较以组织中水为目标而言,以单独的发色团为目标更有优势,特别是当发色团与周围组织的光吸收比率较大时(即 >10)[22-24]。例如,至少在肤色较浅的患者中,以真皮血红蛋白(HgB)为目标可以通过最小表面降温来实现。即使在主要指征是镇痛而不是表皮保护的情况下,降温也是可实现的。此外,由于没有大量加热,减少了严重损伤皮肤的风险。最后,由于温度只会局部升高,因此通常相比针对无处不在组织中的水的设备,疼痛感较弱。热损伤是由时间/温度组合决定的。蛋白质的变性与暴露时间呈线性关系,与温度呈指数关系。也就是说,细胞死亡对温度比对时间更敏感[22]。大多数用于加热的装置是基于光热或"电热"机制,即光能或电能转换为热能。最近,超声波设备被应用于收紧皮肤[25]。所有光与物质的交互作用都由两个过程控制:吸收和散射。主要的皮肤色素团吸收光谱主导激光-组织交互作用。如果组织是透明的,那么只需要吸收度来体现光在皮肤中的扩散。

然而,由于光的散射作用使真皮呈现白色(牛奶是一种用来描述真皮散射光的恰当模型)。散射是皮肤中大部分光行为产生的原因(光束分散,光斑大小效应等)。发生散射的波长主要集中在 400 至 1 200nm 之间(该范围内水吸收率较差)[1]。

皮肤中有 3 种主要的靶色基团(水、血红蛋白和黑色素)。水约占真皮和表皮浅层的 65%。紫外线会吸收一些水分。在 400nm 至 800nm 之间,吸水量很少(这与人们在现实生活中的经验相一致,可见光很容易通过水传播)。超过 800nm,在 980nm 处有一个小的吸收峰,随后在 1 480nm 和 10 600nm 处会出现一个较高峰。水最大的吸收峰值是 2 940nm(铒激光)[1]。

选择性光热分解

除了用水加热的情况外,皮肤年轻化可以在分散加热的基础上,通过浓度相对较低的其他靶色基团(如黑色素,血红蛋白)来实现。25 年前,Anderso 提出了选择性光热分解(selective photothermolysis,SPT)的概念。

他指出,选择性光热分解要能实现加热范围最大化取决于:①达到优先被目标结构吸收的波长;②照射时间必须小于或等于目标结构冷却所需的时间;③足以破坏目标结构的能量[4]。皮肤相对于血红蛋白和黑色素的异质性使得成千上万个微观目标受到有选择性的伤害。

热消除时间是靶组织温度降到最高温度的确定百分比所需的时间(激光照射后)。较大的靶组织需要更长的冷却时间,因此可以在更大的脉冲持续时间范围内保持空间选择性。即便如此,作为一般规则,假设施加足够的能量密度,较长的脉冲持续时间将导致更大的附加损害。在使用激光的情况下,假设靶组织被瞬间加热,因此通常将 τ 视为脉冲后的冷却时间[4]。

作用类型

光热作用

大多数激光应用都依靠热效应。光热作用取决于从凝固到汽化的加热类型和程度。温度对组织有多种影响。低于 43℃,即使照射时间长达 20 分钟,皮肤也不会受到损害。因此,超过体温约 5℃的温度,皮肤都不会发生可测的变化。通常发生在 42~50℃的温度下,首先出现的变化是分子构象的变化。较高的温度下,很短的时间[几秒钟或在极端情况下(>100℃)小于 1 毫秒]都会导致细胞死亡[1,4]。

生物刺激

生物刺激(也称为低水平激光治疗)属于光化学相互作用的范畴。大多数生物刺激研究都涉及低功率激光,该领域仍然存在很多争议。如今,LED 的家用设备可在很宽的波长范围内使用。常用的能量密度为 $1\sim10J/cm^2$,并且通常不会出现急性体温升高,也没有任何临床终点[1,4]。

冷却

在应用表面冷却之前,功效和表皮损伤的通量阈值通常接近。可见光技术[尤其是 IPL,磷酸钛酸钾(potassium titanium oxide phosphate,KTP)激光和脉冲染料激光(pulsed dye laser,PDL)等绿黄色光源]的波长范围最有可能损伤表皮。

在皮肤激光应用中,表皮经常无辜受损,因为针对的靶组织(例如毛囊或血管)位于真皮中[1,4]。

除可见光(绿色、黄色和红色)光源外,近红外和中红外激光还采用了表面冷却。对于 NIR 激光器,表面冷却非常重要,不仅因为真皮/表皮相接处产生的表皮加热。此外,深光束穿透可能会导致灾难性的整体发热。使用 MIR 激光(波长 1.32、1.45 和 1.54μm),靶色基团是水。因此,即使低能量密度,也必须进行表面冷却。如果没有冷却或局部的设计,水在皮肤中的普遍存在就会导致激光产从顶层到底层的伤害。所有技术都容易受到操作失误和设备故障的影响。随之而来的是,越来越多的医生依赖于冷却装置,如果缺乏适当的测试,就会出现过度制冷的缺点。断裂的蓝宝石窗口、致冷剂喷雾装置失效以及弯曲的强制空气冷却器管都会导致表皮的意外损伤[1,4]。

非剥脱性面部皮肤年轻化

非剥脱性面部皮肤年轻化(non-ablative facial skin rejuvenation,NSR)的最初概念是通过选择性的皮肤加热来减少皱纹[26,27]。并设计了深度穿透的非分形中红外激光,再加上表面冷却技术,可以"绕过"表皮。形成层状的真皮损伤。不幸的是,二氧化碳类的激光从未被复制,因为真皮加热不是过重就是过轻。浅表严重的皮肤加热几乎总是与表皮损伤有关。随之而来的是,此前,所有这些设备并没有改善面部静态皱纹的原因是日光性弹性组织的变性[1,4]。

"非剥脱性"一词现已演变为包括任何基于电,光,射频或超声的,具有相对表皮保护作用的干预措施[28]。除了减少皱纹外,新的成果措施还包括改善痤疮瘢痕、改善毛细血管扩张、色素均质化、收缩毛孔、紧致皮肤(面颊、颈部和一些面部以外部位)和改善肤色[26,28]。

最近,基于射频和超声的技术越来越受欢迎。射频能量利用皮肤内组织的抵抗力来将射频转化为热能。该方法可用于治疗所有皮肤类型的患者,促进胶原蛋白生成和皮肤收缩。超声波技术会在皮肤上形成"热凝固点",可促进胶原蛋白生成和皮肤紧致。

Sadick 基于光损伤的类型开发了一种非剥脱性皮肤年轻化的分类方法。在他的论文里,1 型光损伤的症状包括皮肤表面不规则,该情况又分为 3 种子类型。1a 型的症状包括酒渣鼻和毛细血管扩张;1b 型的症状包括毛孔过大和皮肤粗糙;1c 型的症状为色素变化。2 型年轻化的治疗对象为更深的皱纹和体积缺失。

点阵换肤术

点阵式光热作用代表一种更新的治疗层次(见图 5.4.1)。由成千上万个活组织包裹的微小伤口是用各种激光波长和传递系统制成的,因此角质层基本上保持完整。通过将表皮凝固以重现换肤效果和将真皮加热以深层重构相结合,可以看到立即效果和延迟效果。

如上所述,点阵激光换肤技术于 2003 年首次投入市场[29]。最初的点阵激光使用掺铒光纤,用水作为发色基团,并以每秒发出 3 000 个红外(1 550nm)激光脉冲的速度进行能量传递。最初的分级激光器创建了一系列微热处理区(microthermal treatment zone,MTZ),其密度在 400~6 400MTZ/cm² 范围内,尺寸为 50~150μm[29]。每个 MTZ 形成从表皮到真皮中层的热变性胶原蛋白。与剥脱性激光不同,点阵激光仅凝结一部分治疗区域,保留了活的表皮和未处理的真皮

岛,这些岛在保持皮肤屏障功能的同时加快了上皮的形成(图 5.4.2)[1,29]。

诊断与临床评估

在进行激光治疗之前,对患者进行充分的评估和照相记录是必不可少的[29,30,31]。该评估包括对光化性损害的严重程度,皱纹深度和数量的考虑,以及是否需要其他换肤手段。有深皱纹和面部皮肤松弛过度的患者可能更适于传统除皱术。具有中度光损伤和中度皱纹的患者则更具有选择性,可以从多种换肤手段中选择一种。有些患者可能会从这两种方法中都受益,因为除皱术通常可解决皮肤量和软组织移位,而换肤术可解决皮肤质量问题[30,31]。然而,应注意的是,当同时进行除皱和换肤时,应格外小心。同时,如果进行了除皱术,建议避免面部受损的皮肤进行换肤,因为这样可能会导致伤口愈合问题[30,31]。

Fitzpatrick 的日光反应性皮肤类型量表是评估患者进行表面重塑程序的重要工具。该量表描述了患者对紫外线的反应和现有色素沉着的程度。Ⅰ型患者总是灼伤,从不晒黑。Ⅱ型患者不易晒黑,通常会灼伤。Ⅲ型患者晒黑但有时会灼伤。Ⅳ型患者很少灼伤,易晒黑。Ⅴ型患者非常容易晒黑,很少灼伤。Ⅵ型患者非常容易晒黑,从不灼伤[32]。肤色较浅的患者可以接受剥脱或激光治疗,对色素异常沉着的担忧降到最低,而皮肤较黑的患者发生不必要的色素沉着或色素减退的风险更高[32]。一个经常被忽略的问题是,患者在换肤后往往会恢复其本色(除非此操作非常深)。

因此,尽管人们担心结构性深肤色患者可能有暂时性色素沉着的风险,但在实际操作中,严重受损的Ⅱ型和Ⅲ型

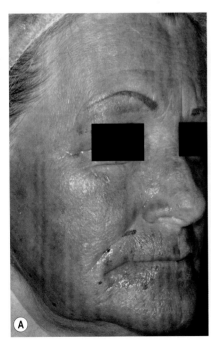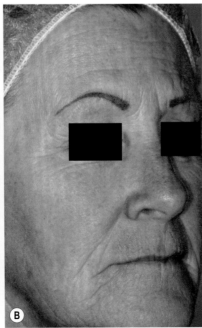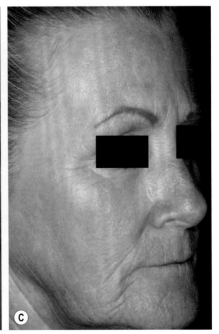

图 5.4.2　部分重修表面(2 940nm):(A)处理后立即进行;(B)激光处理前;(C)激光处理后 3 个月

患者是中深度换肤的最大挑战。该组患者一旦通过手术去除了古铜色，在减少光损伤后往往会保持白色。这可能会在已处理区域和未处理区域间产生明显的界限。另一个有用的分类系统是 Glogau[33]光损伤等级。I 型患者起皱少，无角化病，无瘢痕，无需化妆。II 型患者具有早期皱纹，早期光老化变化，瘢痕最少，并且需要少量化妆。III 型患者易出现静态皱纹中度光化性角化病，中度瘢痕，并且总是需要补妆。IV 型患者有严重的皱纹、光化性角化病和瘢痕，即使大量化妆也无法掩盖。

作为患者全面检查的一部分，应与体格检查一起完成详细的病史和系统检查[30,31]。预先存在心脏、肝和肾疾病可能会影响治疗决策和选择化学剥脱或替代换肤方法。已显示使用外源性雌激素，口服避孕药和其他光敏药物会使患者容易发生不可预测的色素变化[30,31]。因此，在治疗前后数周应避免使用此类药物。对于包括表皮损害在内的任何情况，医生应在治疗前后几天为有单纯疱疹感染史的患者提供抗病毒预防。预防将有助于最大限度地减少发生再上皮化过程时有害病毒再激活的机会。还建议在进行换肤之前确保任何现有的病毒性病变完全愈合[30,31]。

需要患者配合并遵守治疗后方案，以确保正常的伤口愈合并避免并发症[30,31]。不建议可能因职业而不依从或无法避免阳光曝晒的患者接受治疗。由于较厚，较油腻的皮肤有剥脱剂或激光渗透不均匀的风险，因此男性被认为是不理想的治疗对象。如果出现色素紊乱，男性也不愿意使用化妆来伪装。由于先前的放射治疗或目前使用的异维甲酸（Accutane）导致上皮附属物数量减少的患者也是不理想的治疗对象，因为愈合的过程会更缓慢，并且更容易留瘢痕。应将最近使用异维甲酸作为中度、深度剥脱或其他激光换肤术的绝对禁忌证。在停用维甲酸后至少 6 个月，以使治疗前的上皮附属物充分再生[30,31]。对于非剥脱治疗，异维甲酸（Accutane）在伤口愈合中的作用机制尚不清楚。最有可能的是，愈合将不受影响地进行，并且无需采取特殊的预防措施。不过，只有在治疗效果大于潜在风险的情况下，才应在异维甲酸应用过程中进行治疗。

患者选择和治疗

对于 520~800nm 的波长，主要吸收靶色基是血红蛋白和黑色素，因此色素沉着和血管扩张是通过直接加热黑色素和血红蛋白（通过单一波长或闪光灯）来实现的[34]。尽管将针对血红蛋白／血管的设备的脉冲宽度（pw）限制在 0.45~100ms，但通过调 Q 纳秒脉冲或使用毫秒级脉冲进行较温和的加热，可以实现黑素体加热。对于分散的较小（0.1~0.6mm）的毛细血管扩张，可以应用 PDL，KTP 激光或 IPL（图 5.4.3）[34]。对于较大的血管（>1mm）和／或较黑的皮肤，最好使用 Nd:YAG 激光，但是必须注意使用足够的通量和最小的能量密度和光斑。另一种选择是将 595nm 和 1 064nm 顺序脉冲组合在一起，它们可以同时处理较小和较大的毛细血管扩张[35]。

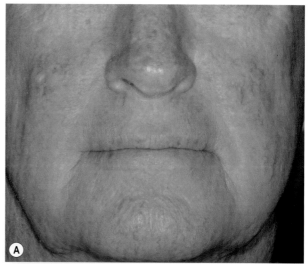
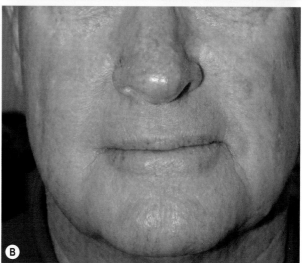

图 5.4.3　（A）KTP（磷酸二钾钛）激光治疗前后;（B）(8J/cm², 20 毫秒)

如果患者的毛细血管扩张局限于狭窄的区域，作者通常使用较小的光斑（1~4mm）和长脉冲 KTP 激光或 PDL[1,34]。另外，医生也可以使用非紫癜的 IPL 设置。PDL 的特定类型决定光斑大小、能量密度范围、冷却类型和脉冲宽度。现代的 PDL 可以产生 10~12mm 的有效能量密度光斑。此外，大脉冲（脉冲包络）由 6~8 个微脉冲组成，因此在没有紫癜高风险的情况下具有更好的疗效。但是，最常用的现代脉冲染料激光需要通过两种渠道来实现面部年轻化，一种用于治疗色素性病变（使用专用的色素病变"压迫"原件或禁用冷却装置），而另一项则用于血管病变的治疗[1,34]。最近，翠绿宝石激光器已经用于中等直径血管性疾病的治疗。穿透深度可使血管凝结达 1~2mm，但黑色素的高吸收率限制了其对较轻患者的作用，除非采用非常激进的冷却措施[36]。

作者会使用调 Q 翠绿宝石激光治疗具有少量散在雀斑的浅肤色患者，治疗终点是产生白色霜冻。然而，当患有孤立性色差症的患者，遇到重要的约会而不能接受结痂时，使用调 Q 激光则并不适合。在这种情况下，尽管纳秒级脉冲可以达到更好的一次性治疗效果,但作者仍会使用毫秒级设备,因为其产生延迟的咖啡渣样结痂相对不明显。

另一方面,在深色皮肤患者治疗组中,作者通常发现在应用 532nm、755nm 和 694nm 治疗后出现色素残留。这种情况下,有时很难在短暂的间隔后确定色素是否代表治疗病变或炎症后色素沉着(post-inflammatory hyperpigmentation,PIH)中残留的黑色素。由于患者通常在 3~7 天后反馈病灶几乎完全清除,至少对于较薄的雀斑而言,作者认为持久性的色素沉着是炎症后色沉。因此,为了让部分 PIH 得到恢复,作者将重复治疗推迟 8 至 12 周。然而,这一时期未被患者接受,除了外生脂溢性角化病之外,患者对病变比最初呈现的颜色更深感到失望或生气。通过使用含有对苯二酚、维甲酸和 / 或各种强度和组合的局部类固醇的乳膏可以加速 PIH 的清除。用这些药物进行预处理可能会降低 PIH 的风险。但防晒是必不可少的。对于较轻、较薄的脂溢性角化病,可以施加多个 532nm 纳秒脉冲。对于一些较厚、较暗的脂溢性角化病,可使用长脉冲二极管激光器或长脉冲翠绿宝石激光来达到变灰的临床终点。必须注意掩盖任何较深色的病灶周围皮肤[1,37]。最近的一篇文章表明,较长的脉冲可见光不太可能在肤色较深的患者中引起 PIH[38]。但是,对于浅颜色的雀斑或稍微晒黑的皮肤,无论是将 PDL 与压缩激光、IPL 激光还是 KTP 激光一起使用,都会产生损害选择性皮损,因为通常没有足够的颜色对比度。对于这些所谓的"低对比度"损伤,"治疗指数"较低。

对于过度弥漫性色沉(也称光化性古铜色)患者,作者将长脉冲可变点 KTP 激光与接触冷却作为首选。这种激光的副作用很少,不会损坏毛囊部(对男性患者很重要),并且手持部件轻巧且易于操作。当接诊到雀斑颜色深浅不一的白人患者时,作者首先采用调 Q 翠绿宝石激光对浅色痣进行治疗,然后在同一疗程中使用 IPL 或 KTP 激光进行全面部治疗。特别是对于已经转化为脂溢性角化(seborrheic keratosis,SK)的雀斑,作者会采用脉冲 CO_2 激光或铒 YAG 激光进行治疗[1,34-37]。必须使用剥脱性激光或其他方法治疗外生、较轻的脂溢性角化病,只需有最小的色差即可。作者将调 Q 的翠绿宝石光束聚焦到一个很小的点位(1~2mm),并通过重复脉冲使较小的平坦的雀斑变得更小(也可以使用 Q 532nm 激光)。有时观察到轻微的出血,但是该技术愈合速度较快。另外,长脉冲二极管激光器(810nm)或长脉冲翠绿宝石激光器可以用于某些色素性脂溢性角化病[1,17]。治疗中应使用高密度能量,对于深肤色的患者,需用防护物品遮盖周围正常的皮肤[37]。

作者还使用长脉冲翠绿宝石激光器,无论是否冷却,都可进行全面部年轻化。血管性和色素性疾病均可采用冷却方法进行治疗,但是由于黑色素与血红蛋白加热比在 755nm 处较高,所以此方法只适用于浅肤色患者。对于单纯色素病的治疗,必须采用非冷却方法。像 IPL 一样,必须注意避免毛发覆盖区域,以减少脱发的风险[1,34-37]。

对于脉冲产生系统,配置在灯和皮肤之间的过滤器可优化特定目标的加热。在选择激光或 IPL 进行面部或颈部的全脸年轻化治疗时,脉冲配置应在表皮和真皮血管之间实现最大的差异加热。模型显示,较长的脉冲(或脉冲序列)比表皮加热更有利于血管加热[1,37]。

黄褐斑是对于激光治疗而言颇具挑战性的疾病,最可能的原因是黄褐斑具有动态炎性反应(与雀斑的稳定性相比)[39]。剥脱性激光有时可以改善病情;但是,剥脱通常必须深层(或非常浅层仅涉及上表皮)进行。否则炎症后色沉也许会掩盖所有治疗效果。另一方面,只要设置不是太高,较长的脉冲可见光激光技术,调 Q Nd:YAG 激光和分数方法可能会逐步改善黄褐斑[40,41]。如果仅有黄褐斑,没有分散的"静态"色素沉着病变(如雀斑),在考虑介入治疗之前,作者要先从局部使用氢醌和类维生素 A 开始。使用调 Q 的 Nd:YAG 激光,通常会清除一些色素。每 1~2 周为一个疗程,约 8 个疗程;但是,复发率很高。另外,最近有报道称:使用调 Q d:YAG 激光多次治疗后产生点状色素减退[42,43]。作者还没有发现调 Q 的翠绿宝石、调 Q 红宝石或调 Q 532nm 激光对治疗黄褐斑有益[1,37]。在所有情况下,尽管 1 周之内即可得到满意的效果,但黄褐斑恶化会随之而来。

重复调 Q Nd:YAG 和调 Q 翠绿宝石激光器可以减轻小痣的危害。作者将这些治疗方法用于脸上有小的、分散的、颜色均匀的病变的亚洲患者。可以使用长脉冲翠绿宝石激光来治疗此类皮损。可以通过 PDL 和调 Q YAG 激光的组合来治疗红色瘢痕和外伤性文身[1,34-41]。白人出现的半透明的肉色痣可以通过剥脱性 CO_2 或 Er:YAG 激光来治疗。最佳的方法是刮除病灶,以消散病灶(如果所有病灶在临床上均相似,则至少应提交其中一份作为代表性样品进行病理学解释),然后再将激光与一个小光斑(1~2mm)以气化方式使病灶并与周围的皮肤"齐平"。复发并不罕见,同样,即使在已经变平的情况下,也可出现表面颜色变深。调 Q 翠绿宝石激光及调 Q 红宝石激光可以后续用于治疗色素沉着直至其消失。

皱纹的改善可通过加热血管(低通量 PDL,低通量 KTP 或低通量 1 064nm)来实现。这些技术仅取决于级联效应,即毛细血管加热减少皱纹后,释放炎症介质。短脉冲(0.3~50 毫秒)低通量 Nd:YAG 激光器已用于面部年轻化治疗。原理是,在大体积上缓慢地连续加热(或者可能通过微容器集中加热)可能会刺激新的胶原蛋白沉积,从而紧致皮肤,减少炎症甚至缩小毛孔[44-46]。一个例子是"创世纪"程序,以 5~7Hz 的频率在脸部上绘制 5 000~12 000 个脉冲,并在 12~15J/cm^2 范围内涂上 5mm 的光斑。终点是刚好在疼痛阈值以下的局部出现短暂皮肤变暖。没有麻醉药,因此确保患者提供有关温度过高的反馈。该激光器的更新版本包括实时温度反馈选项[47]。

可以通过加热真皮组织水分(1.32、1.54 和 1.45μm 的设备)来改善皮肤。这些激光加热组织水分。因此,在没有表面冷却的情况下,除非施加很小的能量密度或者小光斑(<0.4mm),否则会观察到从上到下的广泛热损伤。所有这些波长均可通过适当的混合注量,重复率,表皮冷却和脉冲持续时间来加热网状真皮[48-51]。

痤疮瘢痕很常见,可以通过非剥脱性手段加以改善。Jacob 等[52]提出了 3 种类型的痤疮瘢痕:冰锥型、滚动型和箱车型。冰锥瘢痕是狭窄的、深的、清晰划界的凹陷,延伸到真皮深层或皮下层。滚动型瘢痕通常大于 4~5mm 宽,且由外观正常皮肤深部牵拉而形成的凹槽。箱车型瘢痕是指具有垂直锋利边界的凹陷瘢痕。另一种分类方案包括其他的瘢痕名称,包括黄斑瘢痕(红斑,白色或棕色)、弹性瘢痕(如细纹)、丘疹性瘢痕和增生性瘢痕[53]。

以合理的方式考虑瘢痕的微观解剖。滚动型瘢痕出现在毛囊渗出,是炎症的最终产物,引起皮下脂肪的破坏。可以采用许多的紧肤手段治疗此类瘢痕(基于射频或超声的能量)。尽管有时会有所帮助,但仍缺乏可预见性改善,仅用于对滚动型瘢痕或其他容量减少(萎缩)的瘢痕进行干预。对于箱车型瘢痕,应首先考虑采用点阵激光技术(非剥脱性或剥脱性),具体取决于患者的期望值及可接受的误工期。较大的覆盖面(每次处理的表面积为 20% 至 30%)及较深的穿透深度可达到最佳疗效[1,28,29]。

长脉冲和毫秒域 Nd:YAG 设备已应用于痤疮瘢痕的治疗。调 Q[54] Nd:YAG 激光束通常治疗参数为 2~4J/cm²,光斑为 4~6mm,发射次数为 3 次。终点是红斑,偶有瘀斑。除男性患者由于毛发区域脉搏跳动会更加疼痛外,该治疗方法仅引起轻微的不适。在使用较长的脉冲系统时,以 10~50J/cm²

的速度进行多次重复(通常为 3 次)。终点是轻度红斑和水肿[54]。应注意避免男性患者出现黑色毛发区域,以免造成潜在的毛发脱失。填充剂可以补充上述步骤,特别是在滚动型瘢痕伴有明显的减少时(图 5.4.4)。

虽然光动力首次提出是将其作为治疗单个 AK 的方法,现在将光动力疗法(photodynamic therapy,PDT)结合蓝光和红光用于光化学换肤。在一种配置中,用 0.5~2 小时将 20% 的液态氨基乙酰丙酸(liquid aminolevulinic acid,ALA)溶液在皮肤上轻轻铺开,然后整个治疗部位经过一个宽光谱的光源照射(图 5.4.5)。现已证明,ALA 可增强对色力减退和血管病变的脉冲光反应[55]。作者按以下方式使用 ALA:如果患者出现 AK、毛细血管扩张和色差,作者将 ALA 与脉冲可见光源相结合,然后是 5~10 分钟的连续红色光源波(continuous wave,CW)。这种情况下,在用丙酮擦洗后,立即涂上 ALA 溶液,30 分钟后,应用 5% 利多卡因乳膏。再过 30 分钟后,使用脉冲光源,紧接着是 CW 光源。用冷风来产生麻醉效果。作者使用麻药来缩短 ALA 的使用时间,因为作者发现它可以加快 ALA 吸收并增强 PDT 效果。

虽然 ALA-PDT 现已被用于皮脂腺增生的治疗[56],但它只对具有较长的潜伏期和连续红光照射时有效。

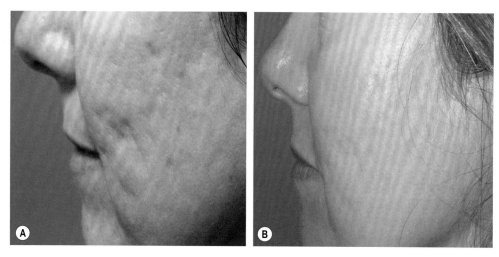

图 5.4.4　用 1 550nm 点阵式玻璃激光治疗痤疮:(A)术前;(B)术后 6 个月

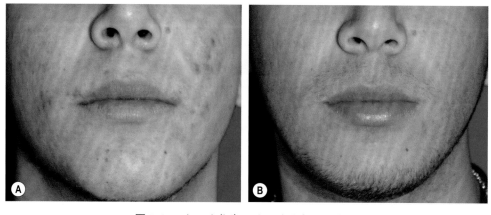

图 5.4.5　(A,B)氨基乙酰丙酸的光动力疗法

最近,部分 1 927nm 激光已获得 FDA 批准用来治疗 AK。激光可保持多步骤同时运行,直到达到 90% 覆盖率。以这种高覆盖模式,当激光对全脸或部分进行治疗时,AK 可以被完全清除。有时当修复损伤时,可预先进行清刮治疗。

深层加热长脉冲 - 紧肤

近年来,采用多模式、综合的方法治疗面部衰老已成为主流。所以,激光设备的操作者也需要熟悉其他技术,以提供一个更全面的方法来解决面部老化,并获得更好的效果。现有许多可发热的机器用于皮肤收紧。主要有:①单极射频;②双极射频;③三极射频;④分离射频针;⑤输出光谱 800~1 200nm 的快速重复率滤波氙气闪光灯;⑥深度加热卤素灯;⑦超声波。大多数深度加热机制是基于时间 / 温度两方面对胶原蛋白进行加热,该机制可使病灶的“部分”纤维损伤。

单极射频使用可控性射频脉冲选择性加热真皮下层和皮下组织,同时通过冷剂喷雾避免对浅层真皮造成伤害[16]。2005 年,单极射频被 FDA 批准用于全身紧肤治疗。一些研究表明,当使用正规的操作及遇到合适的患者,则患者往往对单极射频具有很高的满意度[16]。根据严重程度,可以对受损区域进行 1~3 次射频治疗。疼痛及恢复期很短。绝大多数患者在治疗后便能进行所有的正常活动。合适的患者指了解该设备局限性,且有轻度至中度的皱纹的患者(图 5.4.6)[16]。

新一代的“注射用”单极射频采用温度控制,设置好皮肤深度后可刺入一排针头。该装置允许操作者“注入”射频能量,同时通过敏感探头调节组织温度,提供更可控的治疗。它可通过在皮肤中放置 5 对电极针形成“脉冲”,使真皮深层区域(深 2~3mm)聚集,从而实现皮肤收紧。最广泛的运用,是在皮肤表面下 1~3mm,约 70℃下保持 4 秒。

双极和三极射频技术也可有效用于除皱及皮肤松弛、痤疮、血管和色素沉着病变等[57-63]。

穿透力更强的卤素灯可以加热真皮浅层 1~2mm。通过表面冷却,脉冲持续时间通常为 2~6 秒。氙气闪光灯装置可被程序设置,以提供表面冷却的快速脉冲串。和卤素灯一样,作用可持续提高皮肤温度。在处理过程中使用低成本的 IR (温度)仪表来保持 38~41℃ 的表面温度。一种新引进的超声波系统(Ulthera Inc.,Mesa,AZ)能使真皮中 3~5mm 深的小区域凝集。深度取决于传感器配置,其作用是额部、脸颊和颈部抬高 / 收紧。

点阵式光热分解作用

自从引进该技术后,市场上出现了大量的点阵激光设备。总体而言,对于评估长期皮肤换肤效果的关键,不是皮肤即刻紧致程度,而是新胶原蛋白的产生——损伤的深度决定这一生物过程[1,64,65]。

点阵激光通过产生数以千计的多重微热区穿透到真皮层,被称为点阵式光热分解[29,64,65]。

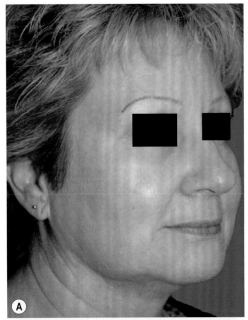

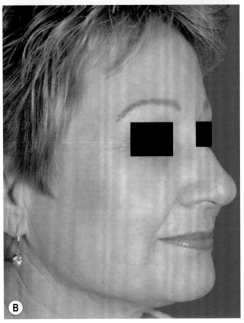

图 5.4.6 (A)治疗前;(B)用单极射频治疗后 6 个月

用显微激光斑点(每一个直径为 70~100μm)模式对皮肤进行小区域治疗,可使切口以一种特别的方式愈合。由于每个激光光斑(MTZ)周围都是健康的组织,真皮乳头层中的许多干细胞和黑素细胞都被保留了下来,所以微小伤口能快速愈合,一方面得益于快速表皮再生化,另一方面是400~700μm 深处胶原的再生[29,64,65]。

临床研究[4,5,9]表明,4~6 次治疗(1 周 1 次)可以重塑真皮基质成分,从而紧致胶原蛋白和弹性蛋白。治疗前需要先表面麻醉和蓝染,大约需要 60 分钟。另外激光治疗需要 45 分钟。随着激光器械的不断更新,现已不再需要蓝染。

一般很少有副作用。在治疗后约 1 小时可能有类似轻度晒伤的感觉。1~3 天内皮肤呈粉红色(见图 5.4.5),这是正常的愈合迹象。肿胀通常很轻微,24 小时内新的皮肤开始生长。皮肤修复过程包括表皮剥落和变成古铜色。在整个过程都必须使用防晒霜。达到最佳治疗效果大约需要3~6个月[4,5,9]。

点阵激光对减少细纹有明显效果。能够使面部、颈部、胸部、肩部、手臂和手上光损伤的皮肤恢复活力;减少老年斑、斑疹和皮肤异色;治疗痤疮瘢痕及色素沉着。点阵激光对部分皮肤粗糙和较深皱纹的患者也有明显改善[29,64,65]。

2004年,新型点阵激光被引入市场(Fraxel Re:Store 1500,Solta Medical,Pleasanton,CA)。这是一个1500nm的分次铒激光:玻璃激光器。它将所有光学技术优势和医疗软件结合,为医生提供了新的治疗选择,比以前版本的激光穿透深度提高了30%,剂量持续可控,穿透深度得到优化。这项显著提高的技术为患者提供一种安全、有效、无创的治疗方案,适用于从轻度晒伤到严重痤疮瘢痕的各种皮肤状况[29,64,65]。

通过新设计的光学变焦手控系统,医生可以通过精确的剂量控制穿透皮肤表面以下1.0mm。穿透更深则可以更大程度的刺激新胶原自然生成,从而促进自我修复和重塑[29,64,65]。

经过2~3年的研究,二氧化碳点阵激光于2007年12月上市。Fraxel Re:pair是一种波长为10 600nm的微灼烧型CO$_2$激光器。其疗效接近全层剥脱的激光,但恢复明显减少,出现不良事件的风险更小,也没有色素延迟减退的案例报告。大多数患者只需接受一次治疗,但少部分患者也需要在3~6个月后再次治疗。

该激光器具有完全烧蚀激光器的功效,但是停机时间明显减少,不良事件的风险降低,并且没有色素沉着延迟的报道。尽管可以在3~6个月后重复进行该治疗,但大多数患者只能进行一次治疗。治疗后需休息2~3天,会出现较严重的红斑和渗出,6~7天后明显的红斑逐渐变淡,在接下来的一个月里,发红逐渐消失。主要的临床目标是去除皱纹,紧致皮肤,严重的光损伤,痤疮和手术瘢痕。而Fraxel Re:store 1500点阵激光的作用原理是产生微小致热带,从而凝固表皮和真皮组织。Re:pair激光的原理是气化损伤的组织中心,在损伤的边缘留下凝固性坏死后,从而立即使皮肤紧致和皱纹减少。脉冲能量越高,穿透深度越大。治疗区域密度越高,治疗表面积越大。通过丰富的经验和精确地选择参数,从而改变能量和密度,如此,激光可以安全地治疗几乎所有类型的皮肤。在所有剥脱性和非剥脱性点阵式激光中,Re:pair激光的损伤最严重。虽然损伤明显,但48小时内表皮细胞便可再生[29,64,65]。

2009年,同一家制造商推出了双波长点阵激光器(Fraxel dual)。该技术拥有两种不同的波长(1 550nm和1 927nm)。增加的波长使操作者能够更好地处理色素沉着和皮肤变色。

最近,作者的研究团队报告了接受点阵激光治疗的716名患者的经验。根据所治疗的患者情况(皱纹与色素沉着等问题)和患者的休息期长短,研究人员使用三种不同波长的激光进行了治疗。采用1550/1927双波长激光治疗222例;点阵1550激光325例;CO$_2$点阵激光169例。716例患者中29例(4.05%)发生不良反应和并发症。并发症一般较

轻,经治疗均完全消除。1550/1927双波长激光的患者并发症为1.12%,点阵1550激光患者为4.05%,CO$_2$点阵激光的患者为3.38%。并发症包括:轻度烧伤/擦伤2例,痤疮11例,皮疹4例,疱疹3例,长时间红斑2例[66]。

其他多种商用剥脱性和非剥脱性点阵激光器

1 440nm:玻璃激光器(Affirm,Cynosure,Westford,MA)是非剥脱性的。从本质上讲,它具有一些独特的功能,不仅可以对皮肤表面进行点阵激光治疗,而它的激光独特之处在于结合了顶点脉冲(CAP)技术,该技术采用衍射元件来弯曲波长以治疗更大的表面积。激光能将高能量和低能量的光都传送到选定的治疗区域,从而"细分"治疗。1 440nm Nd:YAG Affirm激光系统将CAP阵列结合起来作为一项治疗,高能量密度区域周围为低水平加热区,该微热再生方法使得高能量区域发生胶原重塑,这是通过刺激周围低能量区的胶原蛋白所诱发。CAP阵列是一种特殊的透镜阵列结构,由大约1 000个衍射的元素组成,每个单脉冲可以影响更多的表面积。高能量密度的"极点"造成一个柱状凝固带,而周围未凝固的组织被温和地加热。从组织学角度,高能量区域点阵深度大约为300μm,因而可控制治疗表面的光损伤。提出如此的治疗组合,是为了进一步改善治疗效果,但是目前依然存在一些副作用。激光是通过冲压技术传送的,光斑大小为300μm,修复面积是光斑大小的五倍。采用脉冲技术,每次治疗必须更换机头,这是该治疗唯一的耗材[29,64,65]。

Harmony XL(Harmony XL,Alma Lasers,Buffalo Grove,IL)是波长为2 940nm的Er:YAG点阵激光。它是多功能平台系统的一部分,该平台拥有10种不同的技术,可治疗从血管性损伤到光老化的一系列问题。2 940nm的Er:YAG激光的微光学透镜在皮肤上11mm×11mm的治疗区域内产生49(7×7)或81(9×9)像素大小的剥脱点。该光点的大小是Fraxel Re:pair的三倍,其覆盖面积固定为20%。当使用点阵式探头时,此激光可将能量传递到20~50μm的深度。脉冲宽度为1、1.5或2ms。激光发射是脉冲式的,最大覆盖率变动范围从98mm^2/s到121mm^2/s。每次治疗必须更换探头。它既能让患者得到剥脱性治疗所能达到的满意效果,又能给患者提供非剥脱性治疗的舒适程度和便利,从而受到大家的青睐。它可以安全地用于面部,颈部,胸部,手臂和手掌的治疗[29,64,65]。其他的点阵激光器根据光斑大小、治疗深度、能量传输和传输方式(静态和动态)而有所不同。

Icon(Cynosure,Chelmsford,MA)是一种在完整系统中包含两个机头的点阵激光器。它结合了1 540nm和2 940nm点阵激光机头。这两个机头均使用衍射光学器件,以产生固定间距的微热损伤阵列。它可以进行多次扫描,直到达到特定的治疗密度和深度为止。

另一款较新的设备(Halo,Sciton,Palo Alto,CA)采用一种新的扫描技术,该技术将1 470nm(非剥脱性)和2 940nm剥脱性波长同时结合在同一治疗中的同个机头中。该系统可以确定剥脱性和非剥脱性点阵激光治疗伤口损伤的程度,以优化嫩肤和瘢痕治疗的效果。该平台还集成了一个表面

温度监测器,以减少皮肤灼伤的风险。

局部换肤程序的临床经验

　　口腔周围的皱纹(图 5.4.7、图 5.4.8)是所有点阵激光治疗中最困难的,根据皱纹的严重程度,需要 4~6 次治疗,每次间隔 2~4 周。皱纹对治疗的反应慢,且一般需要进行填充,另外通常需要较高的能量(3~4 个周期)。也就是说,对于较深的口周皱纹,推荐使用非剥脱性 CO_2 激光或 Er:YAG 激光(见图 5.4.8)。对于痤疮瘢痕的治疗,医生必须有充分的耐心和时间以使胶原重塑(见图 5.4.4)。使用 1550 铒玻璃点阵激光,常需要 4~6 次治疗,每次间隔 3~4 周不等。若皮肤能耐受,则使用尽可能高的能量。治疗前可以选择先麻醉。它对于色素沉着会有较好的效果,患有黄褐斑及其他皮肤变色的患者在进行激光前需先使用氢醌进行治疗。一般需要

4~5 个疗程,每次间隔 10~14 天,低能量重复多个周期。虽然黄褐斑可能很难治疗和根除,但亚洲人治疗后仍可以获得良好的效果。治疗失败并不罕见,常不能达到患者预期效果。向患者预先描述一个符合实际的期望,同时应对患者进行教育,以帮助他们了解治疗的局限性[1,29,64,65]。

　　并发症虽然不常见,但也会发生。炎症后的色素沉着(PIH),需要 3~6 个月才能消退。可以外用氢醌和维甲酸(0.05% 或 0.10%)治疗。作者使用的 Obagi 皮肤护理系统包括氢醌、维甲酸、维生素 C 和防晒霜。有疱疹病史的患者如果没有使用阿昔洛韦或类似的药物进行预治疗,可能会出现疱疹。如果明确有疱疹病史,应在点阵激光治疗前 48 小时对患者进行治疗[1,29]。

　　在实际操作中,无论是否有单纯疱疹病毒(herpes simplex virus,HSV)病史,在所有患者的治疗前 48 小时,作者都会给他们使用 Valtrex(葛兰素史克,Research Triangle

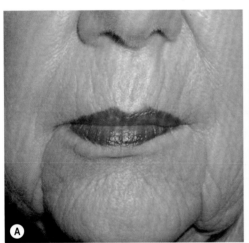
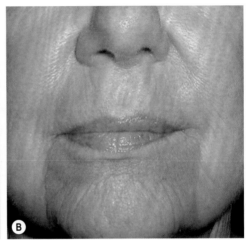

图 5.4.7 1 550nm 分数玻璃激光治疗口周皱纹:
(A)6 次治疗之前;(B)6 次治疗之后 6 个月

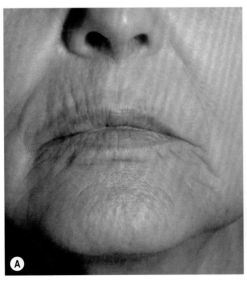
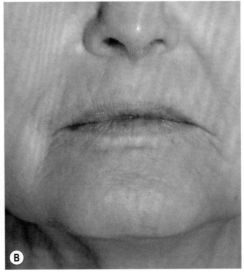

图 5.4.8 用分数 CO_2 激光治疗口周皱纹:
(A)单次治疗前;(B)单次治疗后 6 个月

Park, NC) 预防性治疗(500mg、口服、一天两次、一次一片)。对所有采用 CO_2 激光治疗的患者,不论有无 HSV 病史,均给予预防性抗病毒药物和抗生素(Keflex,除非发现过敏,否则给予克林霉素)。治疗前 3 周和治疗后 6 周应停止使用所有刺激性或磨砂的产品(Retina-A、乙醇酸、水杨酸、乳酸、苯过氧化物或任何面部清洁膏)。

随着时间的推移,患者会发现色素沉着逐渐减轻,干皱的肤质、细小皱纹和深皱纹均得到改善。较深的皱纹对治疗存在延迟反应,需经过几个月的时间才能使胶原重塑。皮肤明显变紧致属于继发效果,并且存在积累效应。这种紧致在鼻唇沟和眉间尤为明显。与其他非剥脱性治疗相比,1550 铒玻璃点阵激光有更持久的疗效。目前,这个层面上尚没有临床研究数据对其他的点阵激光进行比较性研究,因此很难进行等价评估,尤其是当激光穿透之不深或治疗次数不同时[1,29,64,65]。

当使用 Zimmer 冷却器、苯海拉明片和泰诺(酚麻美敏片)或其他类似药物时,患者对 1550 铒玻璃点阵激光的耐受力可达到同其他 Er:YAG 或铒玻璃激光一样水平。男性较女性的耐受性差,需要适当降低能量。女性的皮肤在月经周期可能会更敏感[1,29,64,65]。

光老化皮肤、细小皱纹和"干皱"的皮肤对治疗的反应最好。眼周皱纹的治疗也能取得不错的疗效。使用低能量、高密度(6~8mJ/cm²;250MTZ/cm²)的治疗会有较好的效果。点阵式光热治疗也可以作为手术的辅助治疗手段,但是安全性参数尚不明确。目前还不清楚在面部提升术患者中应用点阵激光治疗是否会破坏皮瓣(图5.4.9)[1,29,64,65]。

患者在接受二氧化碳点阵激光治疗前,进行的皮肤护理方案与剥脱性较小的 1 550nm 铒玻璃点阵激光相似。需在激光治疗之前 1 小时外用麻醉药膏及常规使用金属防护眼镜。许多患者需要口服止痛药,另外有一些患者需要阻滞三叉神经 I ~ III 支以进行面部麻醉。全面部激光治疗大约需要 20 分钟。能量和密度参数需根据患者的皮肤类型和所治疗的状况来选择。较低的能量和密度用于 Fitzpatrick 分型中易晒黑的皮肤类型,而较高的能量和密度用于暗疮和深层皱纹,具体取决于皮肤类型。通常,在颈部和胸部也使用较低的能量和密度[1,29,64,65]。

近年来,非手术面部年轻化的多模式综合治疗已成为一种普遍的方案。使用剥脱性或非剥脱性激光结合深层加热长脉冲皮肤紧致技术(射频或超声为基础)为患者提供了良好的美学效果。在该治疗中,激光提供光热分解,促使本章前面提到的变化,而射频或超声技术将热能传送到深层,促进胶原蛋白的再生、收缩和皮肤紧致(图5.4.10)。

禁忌证

激光和化学换肤术有共同的禁忌证。主要包括活动性细菌、病毒、真菌或疱疹感染;开放性伤口;既往有对药物过敏史;术前已有炎症性皮肤病;不配合及有不切实际期望的患者;瘢痕体质的患者[30,31]。

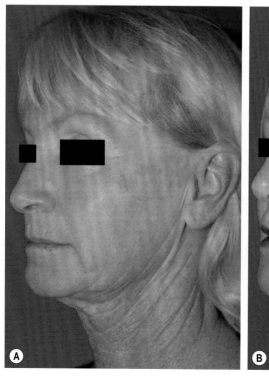
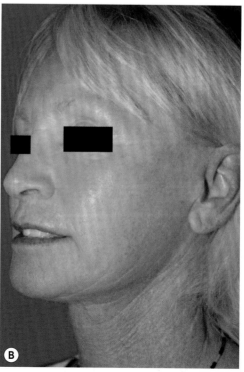

图 5.4.9 点阵 CO_2 换肤治疗顺序——先进行 SMAS 面部提升术,3 个月后进行点阵 CO_2 治疗:(A)治疗前;(B)治疗后 6 个月

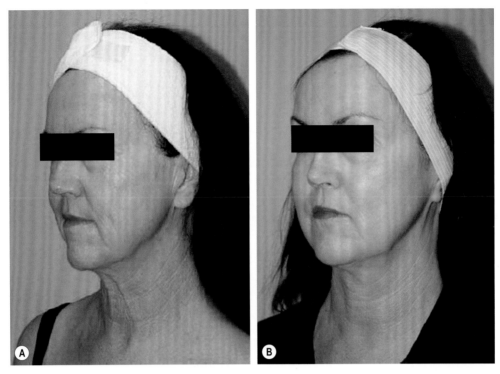

图5.4.10　ThermiRF(ThermiAesthetics,LLC,Southlake,TX)和 Fraxel 治疗前(A)和治疗后(B)

术后护理

　　术后护理的目的是为伤口愈合提供一个湿润的环境。最初,在整个治疗区使用大量的温和软膏(白凡士林,A&D软膏)。目前认为植物油可以缩短恢复时间,但可能对患者产生刺激。任何时候,患者面部感到紧绷或干燥,就需要反复涂抹软膏。当外层皮屑开始脱落时,患者就可以开始淋浴。需使用温和的皂类用指尖轻柔地清洁面部皮肤。清洁后,应将面部皮肤蘸干,重新涂上一层软膏。要指导患者在恢复期不要搔抓面部。化学剥脱术后,一部分医师选用含有血小板产物和生长因子的外用药膏涂抹。虽然这些产品在其他临床研究中被报道可以促进伤口愈合,但在此领域缺乏随机对照临床研究来予以证实。对于每位患者而言,了解表皮再生的过程和遵守术后护理原则是非常重要的。医师应告知患者这些基本信息,例如面部水肿可能会导致复视;若进行抗病毒治疗,应持续到表皮再生完成后;在伤口愈合的早期48小时内需复查,之后每间隔几天复查一次。医师应指导患者避免使用反式维甲酸、防晒霜或化妆,直到医师评估皮肤已完全愈合为止[30,31]。

　　激光治疗术后护理包括治疗后应立即使用纱布覆盖和冰敷,根据术后2~3天渗出和结痂情况,每3~4小时可用水和醋湿敷。建议术后前3天每晚给予苯海拉明胶囊口服,术后前3天给予凡士林油外用。在整个修复过程中,给予Cetaphil lotion(丝塔芙乳液)外用。术后48小时内表皮细胞基本完成表皮再生,完全愈合需经历数天。红斑于术后3~4天变淡,3~4周后消退。早期的治疗效果很明显[30,31]。

并发症

色素改变

　　色素改变是常见的并发症,特别是经过深度剥脱或穿透较深的激光治疗。采取适当的预防措施(如前所述)能预防不必要的色素改变。通常肤色较浅的人比肤色较深的人出现色素沉着的风险低。表浅或中等深度剥脱性治疗前联合使用氢醌和维甲酸乳膏(Kligman 配方),深度剥脱术后早期应用该治疗,可以减少这种并发症[30,31]。

瘢痕

　　瘢痕仍然是面部换肤治疗后最严重的并发症。其诱发因素尚不清楚,但一般而言,除感染外,治疗深度是传统面部换肤治疗的主要危险因素。以点阵激光为例,进行微创区深度和密度应足够保守,以避免皮肤大面积热损伤。对所有患者采用其最合适自身的个性化换肤治疗方案,可以降低瘢痕形成的风险。此外,为了进一步降低瘢痕形成的风险,应该建议患者不要触摸或搔抓正在愈合的皮肤。有瘢痕疙瘩病史的患者应绝对避免进行中度或深度治疗,对于此类高风险患者,可进行微弱的表浅治疗使角质层或浅层表皮剥脱[30,31]。

感染

对于中度至深度剥脱的患者,可用杆菌肽治疗,并使用聚维酮碘清洁面部,降低感染风险。然而,由于接触性皮炎的风险,一些从业人员会尽量避免使用杆菌肽,而是使用阿夸弗尔。阿昔洛韦(400mg 口服,每日 2 次)可预防唇疱疹,治疗前 2 天开始口服,持续至治疗后 7 天。念珠菌感染也可以发生,需短期应用氟康唑治疗。细菌培养也很必要,从而可选择敏感的抗生素[30,31]。剥脱性点阵激光术后非典型分枝杆菌感染的病例近年来已有报道[67],这很可能是由于点阵化穿透模式增加了该类感染的概率。降低风险的措施包括治疗前彻底清洁,治疗期间和疗染后即刻避免伤口处沾自来水。医生应该注意到与感染最大的关联是疼痛。如果皮肤愈合不良,患者报告有明显的疼痛,就有可能感染。没有疼痛并不会消除感染的可能性,但会显著降低其可能性。

持久性红斑

患者通常不会反馈红斑这一并发症,因为红斑通常在30~90 天内消退,但有时红斑会持续。持续性红斑通常不是永久性的,局部使用氢化可的松可以加速愈合过程[30,31]。

痤疮

部分患者会在面部换肤术后出现痤疮。这通常发生在3~9 天之间。应采取细菌培养,并应使用覆盖革兰氏阳性菌的抗生素进行治疗。如果已确诊发生了痤疮,那相应的局部治疗也应该同时进行。如果严重到一定程度,可以开始使用异维甲酸[30,31]。

粟粒疹

小的包涵囊肿有时被称为粟粒疹,可出现在治疗后的愈合过程中。此类症状通常出现在表皮再生后 2~3 周左右,并可由于外用药膏加重,主要是皮脂腺堵塞所致[30,31]。

声明

Cohen、Saad 和 Leong 与本章讨论的任何商业激光公司均无财务关系。Ross 接受了来自 Palomar、Lumenis、Candela 和 Cutera 的 酬 金,并 从 Candela、Palomar、Sciton、Cutera 和 Syneron 等公司获得了科研支持。

参考文献

1. Alexander JT, Goldman MP, Roberts TL. Facial resurfacing. In: Mathes J, ed. *Plastic Surgery*. Vol. 2. 2nd ed. Philadelphia, PA: WB Saunders; 2006:339–384.
2. Smith L. Histopathologic characteristics and ultrastructure of aging skin. *Cutis*. 1989;43:414.
3. Brody HJ. *Chemical Peeling and Resurfacing*. 2nd ed. St. Louis, MO: Mosby-Yearbooks; 1997:29–38.
4. Anderson RR, Parrish JA. Selective photothermolysis: precise microsurgery by selective absorption of pulsed radiation. *Science*. 1983;220:524–527.
5. Ross EV, Swann M, Soon S, et al. Full-face treatments with the 2790-nm erbium:YSGG laser system. *J Drugs Dermatol*. 2009;8:248–252.
6. Goldman L, Wilson RG, Hornby P, et al. Radiation from a Q-switched ruby laser. Effect of repeated impacts of power output of 10 megawatts on a tattoo of man. *J Invest Dermatol*. 1965;44: 69–71.
7. Goldman L, Rockwell RJ. Laser action at the cellular level. *JAMA*. 1966;198:641–644.
8. Goldman L, Rockwell RJ Jr. Laser systems and their applications in medicine and biology. *Adv Biomed Eng Med Phys*. 1968;1:317–382.
9. Schenk P, Ehrenberger K. Effect of CO_2 laser on skin lymphatics. An ultrastructural study. *Langenbecks Arch Chir*. 1980;350:145–150.
10. Baker SS, Muenzler WS, Small RG, et al. Carbon dioxide laser blepharoplasty. *Ophthalmology*. 1984;91:238–244.
11. Fitzpatrick RE, Goldman MP, Satur NM, et al. Pulsed carbon dioxide laser resurfacing of photo-aged facial skin. *Arch Dermatol*. 1996;132:395–402. *This is a blinded assessment of CO_2 laser efficacy for periorbital and perioral rhytids. CO_2 laser was found to be useful in this setting.*
12. Kaufmann R, Hibst R. Pulsed 2.94-microns erbium-YAG laser skin ablation –experimental results and first clinical application. *Clin Exp Dermatol*. 1990;15:389–393.
13. Manstein D, Herron GS, Sink RK, et al. Fractional photothermolysis: a new concept for cutaneous remodeling using microscopic patterns of thermal injury. *Lasers Surg Med*. 2004;34:426–438. *A novel method for skin resurfacing is presented. Microscopic treatment zones are targeted for thermal injury.*
14. Geronemus RG. Fractional photothermolysis: current and future applications. *Lasers Surg Med*. 2006;38:169–176.
15. Mezzana P, Valeriani M. Rejuvenation of the aging face using fractional photothermolysis and intense pulsed light: a new technique. *Acta Chir Plast*. 2007;49:47–50.
16. Dover JS, Zelickson B. Results of a survey of 5,700 patient monopolar radiofrequency facial skin tightening treatments: assessment of a low-energy multiple-pass technique leading to a clinical endpoint algorithm. *Dermatol Surg*. 2007;33:900–907.
17. Gillitzer R, Goebeler M. Chemokines in cutaneous wound healing. *J Leukoc Biol*. 2001;69:513–521.
18. Glat PM, Longaker MT. Wound healing. In: Aston SJ, Beasley RW, Thorne CH, eds. *Grabb and Smith's Plastic Surgery*. Philadelphia, PA: Lippincott-Raven; 1997.
19. Anderson RR. Dermatologic history of the ruby laser: the long story of short pulses. *Arch Dermatol*. 2003;139:70–74.
20. Welch AJ, van Gemert MJ. Overview of optical and thermal interaction and nomenclature. In: Welch AJ, van Gemert MJ, eds. *Optical Thermal Response of Laser- Irradiated Tissue*. New York, NY: Plenum; 1995:1–14.
21. Anderson R, Ross E. Laser–tissue interactions. In: Fitzpatrick R, Goldman M, eds. *Cosmetic Laser Surgery*. St Louis, MO: Mosby; 2000:1–30.
22. Anderson R. Laser–tissue interactions. In: Goldman M, Fitzparick R, eds. *Cutaneous Laser Surgery – The Art and Science of Selective Photothermolysis*. St Louis, MO: Mosby; 1994:3–5.
23. Ross EV, Sajben FP, Hsia J, et al. Nonablative skin remodeling: selective dermal heating with a mid-infrared laser and contact cooling combination. *Lasers Surg Med*. 2000;26:186–195.
24. Ross E, Anderson R. Laser tissue interactions. In: Goldman M, ed. *Cutaneous and Cosmetic Laser Surgery*. Philadelphia, PA: Elsevier; 2006.
25. Alam M, White LE, Martin N, et al. Ultrasound tightening of facial and neck skin: a rater-blinded prospective cohort study. *J Am Acad Dermatol*. 2010;62:262–269.
26. Kelly KM, Nelson JS, Lask GP, et al. Cryogen spray cooling in combination with nonablative laser treatment of facial rhytides. *Arch Dermatol*. 1999;135:691–694.
27. Lask G, Lee PK, Seyfzadeh M, et al. Nonablative laser treatment of facial rhytides. In: Anderson RR, ed. *Lasers in Surgery: Advanced Characterization, Therapeutics, and Systems VII*. Vol. 2970. San Jose, CA: Society of Photo-Instrumentation Engineers; 1997:338–349.
28. Sadick NS. Update on non-ablative light therapy for rejuvenation: a review. *Lasers Surg Med*. 2003;32:120–128. *A review of non-ablative skin resurfacing modalities is presented.*
29. Cohen SR, Henssler C, Johnston J. Fractional photothermolysis for skin rejuvenation. *Plast Reconstr Surg*. 2009;124:281–290.

30. Fabbrocini G *Chemical peels*. 2015. Online. Available at: http://emedicine.medscape.com/article/1829120-overview.

31. Hilinski JM, Revis DR, Seagle MB *Skin resurfacing – chemical peels*. Online. Available at: www.emedicine.com.

32. Fitzpatrick RE, Goldman MP, Satur NM, et al. Pulsed carbon dioxide laser resurfacing of photo-aged facial skin. *Arch Dermatol*. 1996;132:395–402.

33. Glogau RG, Matarasso SL. Chemical peels. Trichloroacetic acid and phenol. *Dermatol Clin*. 1995;13:263–276.

34. Ross EV, Zelickson BD. Biophysics of nonablative dermal remodeling. *Semin Cutan Med Surg*. 2002;21:251–265.

35. Saafan AM, Salah MM. Using pulsed dual-wavelength 595 and 1064 nm is more effective in the management of hemangiomas. *J Drugs Dermatol*. 2010;9:310–314.

36. Kauvar AN, Rosen N, Khrom T. A newly modified 595-nm pulsed dye laser with compression handpiece for the treatment of photodamaged skin. *Lasers Surg Med*. 2006;38:808–813.

37. Soon SL, Ross EV. Letter: use of a perforated plastic shield for precise application of intense pulsed light. *Dermatol Surg*. 2008;34:1149–1150.

38. Kono T, Manstein D, Chan HH, et al. Q-switched ruby versus long-pulsed dye laser delivered with compression for treatment of facial lentigines in Asians. *Lasers Surg Med*. 2006;38:94–97.

39. Taylor CR, Anderson RR. Ineffective treatment of refractory melasma and postinflammatory hyperpigmentation by Q-switched ruby laser. *J Dermatol Surg Oncol*. 1994;20:592–597.

40. Chan HH, Kono T. The use of lasers and intense pulsed light sources for the treatment of pigmentary lesions. *Skin Therapy Lett*. 2004;9:5–7.

41. Negishi K, Kushikata N, Tezuka Y, et al. Study of the incidence and nature of "very subtle epidermal melasma" in relation to intense pulsed light treatment. *Dermatol Surg*. 2004;30:881–886.

42. Wattanakrai P, Mornchan R, Eimpunth S. Low-fluence Q-switched neodymium-doped yttrium aluminum garnet (1,064 nm) laser for the treatment of facial melasma in Asians. *Dermatol Surg*. 2010;36:76–87.

43. Hwang CY, Lin CS, Tseng ML, et al. Spotted leucoderma after treatment of facial hyperpigmentation on hemodialysis patients employing 1064-nm Q-switched Nd:YAG laser. *J Cosmet Laser Ther*. 2010;12:47–50.

44. Taylor MB, Prokopenko I. Split-face comparison of radiofrequency versus long-pulse Nd:YAG treatment of facial laxity. *J Cosmet Laser Ther*. 2006;8:17–22.

45. Trelles MA, Alvarez X, Martin-Vazquez MJ, et al. Assessment of the efficacy of nonablative long-pulsed 1064-nm Nd:YAG laser treatment of wrinkles compared at 2, 4, and 6 months. *Facial Plast Surg*. 2005;21:145–153.

46. Prieto VG, Diwan AH, Shea CR, et al. Effects of intense pulsed light and the 1,064 nm Nd:YAG laser on sun-damaged human skin: histologic and immunohistochemical analysis. *Dermatol Surg*. 2005;31:522–525.

47. Lipper GM, Perez M. Nonablative acne scar reduction after a series of treatments with a short-pulsed 1,064-nm neodymium:YAG laser. *Dermatol Surg*. 2006;32:998–1006.

48. Jih MH, Friedman PM, Kimyai-Asadi A, et al. Successful treatment of a chronic atrophic dog-bite scar with the 1450-nm diode laser. *Dermatol Surg*. 2004;30:1161–1163.

49. Dahan S, Lagarde JM, Turlier V, et al. Treatment of neck lines and forehead rhytids with a nonablative 1540-nm Er:glass laser: a controlled clinical study combined with the measurement of the thickness and the mechanical properties of the skin. *Dermatol Surg*. 2004;30:872–880.

50. Paithankar DY, Clifford JM, Saleh BA, et al. Subsurface skin renewal by treatment with a 1450-nm laser in combination with dynamic cooling. *J Biomed Opt*. 2003;8:545–551.

51. Goldberg DJ. Nonablative dermal remodeling: does it really work? *Arch Dermatol*. 2002;138:1366–1368.

52. Jacob CI, Dover JS, Kaminer MS. Acne scarring: a classification system and review of treatment options. *J Am Acad Dermatol*. 2001;45:109–117.

53. Goodman G. Post acne scarring: a review. *J Cosmet Laser Ther*. 2003;5:77–95. *The acne scar is a historically difficult problem with pathology that varies considerably within and between patients. The authors emphasize the necessity of applying lesion-specific techniques in their review of evolving technologies to address acne scars.*

54. Yaghmai D, Garden JM, Bakus AD, et al. Comparison of a 1,064 nm laser and a 1,320 nm laser for the nonablative treatment of acne scars. *Dermatol Surg*. 2005;31:903–909.

55. Alster TS, Tanzi EL, Welsh EC. Photorejuvenation of facial skin with topical 20% 5-aminolevulinic acid and intense pulsed light treatment: a split-face comparison study. *J Drugs Dermatol*. 2005;4:35–38.

56. Richey DF. Aminolevulinic acid photodynamic therapy for sebaceous gland hyperplasia. *Dermatol Clin*. 2007;25:59–65.

57. Gold MH. Eremia S, ed. *Skin Tightening with the Aluma Skin Tightening System in Office Based Cosmetic Procedures*. Cambridge, UK: Cambridge University Press; 2010:246–249.

58. Sadick NS, Shaoul J. Hair removal using a combination of conducted radiofrequency and optical energies – an 18-month follow up. *J Cosmet Laser Ther*. 2004;6:21–26.

59. Chess C. Prospective study on combination diode laser and bipolar radiofrequency energies for the treatment of leg veins. *J Cosmet Laser Ther*. 2004;6:27–31.

60. Hruza G, Taub AF, Collier SL, et al. Skin rejuvenation and wrinkle reduction using a fractional radiofrequency system. *J Drugs Dermatol*. 2009;8:259–265.

61. Gold MH, Foster A, Biron J. Clinical evaluation of a new fractionated bipolar radiofrequency device for the treatment of photoaging. *J Am Acad Dermatol*. 2011;64:AB171.

62. Kaplan H, Gat A. Clinical and histopathological results following TriPollar radiofrequency skin treatments. *J Cosmet Laser Ther*. 2009;11:78–84.

63. Boisnic S, Branchet MC. Ex vivo human skin evaluation of localized fat reduction and anti-aging effect of TriPollar radio frequency treatments. *J Cosmet Laser Ther*. 2010;12:25–31.

64. Bass LS. Rejuvenation of the aging face using Fraxel laser treatment. *Aesthet Surg J*. 2005;25:307.

65. Bernstein EF, Andersen D, Zelickson BD. Laser resurfacing for dermal photoaging. *Clin Plast Surg*. 2000;27:221.

66. Saad AN, Lim S, Goodacre A, et al. *Complications associated with fractional lasers: a review of 716 patients treated by medically supervised, nurse and physician assistant laser specialists*. Presented at the American Society of Aesthetic Plastic Surgery 2015 annual meeting, Montreal.

67. Palm MD, Butterwick KJ, Goldman MP. *Mycobacterium chelonae* infection after fractionated carbon dioxide facial resurfacing (presenting as an atypical acneiform eruption). Case report and literature review. *Dermatol Surg*. 2010;36:1473–1481.

第 5.5 章

注射剂与换肤技术：化学剥脱术

Suzan Obagi

概要

- 皮肤换肤术受欢迎程度持续上升。
- 化学剥脱术在皮肤换肤中继续扮演着重要角色。
- 可根据不同患者的种族背景和不同患者的要求定制个性化治疗。
- 可与多种激光模式安全地结合使用，以增强效果。

简介

随着世界范围内无创和微创手术的增加，皮肤换肤术越来越受欢迎。化学剥脱术是一种低成本，但非常有效的方法，可以通过该方法实现皮肤换肤。对于某些适应证而言，化学剥脱术是激光换肤的一个很好的替代方法，另外也是激光换肤的一个很好的辅助方法。通过适当的患者评估，皮肤准备，和制定正确的治疗计划，皮肤年轻化治疗可以有显著的效果。

要点

1. 皮肤解剖知识合理的应用换肤术至关重要。
2. 化学剥脱术可以根据患者的不同要求进行调整。
3. 了解各种剥脱剂的知识，可以根据每个患者的需要选择合适的剥脱方式。
4. 适当的化学换肤可以使深色皮肤的患者得到安全的治疗。

无创和微创手术增加的趋势使得化学剥脱术越来越受欢迎。美国整形外科学会（American Society of Plastic Surgery, ASPS）2014 年的调查数据显示，自 2000 年以来，外科整形手术减少了 12%，而无创门诊整形手术增加了154%。深肤色患者最关心的皮肤问题是如何改变肤色。安全地实施换肤术和方面问题息息相关：选择使用化学还是激光剥脱术，患者之间的种族差异，皮肤解剖知识，患者提出的问题的深度，合理的治疗过程等。

认识到皮肤老化过程既包括内部因素（时间流逝），也包括外部因素（环境损害），两者都很重要。内源性衰老表明随着时间的推移，表皮和真皮萎缩，皮肤细胞更新减慢。从大约 18 岁开始，胶原蛋白、弹力蛋白和糖胺聚糖的产量逐年下降。此外，日晒和吸烟的共同影响比单独任何一种更有害。

患者选择

化学换肤术的适应证包括皮肤纹理的改变，如痤疮瘢痕、毛孔粗大和皱纹；色素的变化，如雀斑／小雀斑和光损伤（表 5.5.1 和图 5.5.1）。此外，剥脱术已被用于治疗癌前病变的皮肤。

表 5.5.1　皮肤换肤的临床适应证

皮肤的解剖层次	临床表现	治疗方案
表皮	表皮黄褐斑	外用产品
	光化性角化	表皮剥脱
	脂溢性角化病 [a]	色素激光
	晒斑（太阳斑）	
	雀斑	
真皮	真皮层黄褐斑	中深度换肤
	皱纹—深度不同	
	瘢痕—深度不同	深层剥脱
	毛细血管扩张 [b]	血管内激光
	皮脂腺增生 [a]	
	真皮层黄褐斑	
表皮和真皮	混合型黄褐斑	中深度换肤

[a] 最好用激光治疗（使用脱毛针治疗皮肤病变）。
[b] 最好用特定色基激光处理。

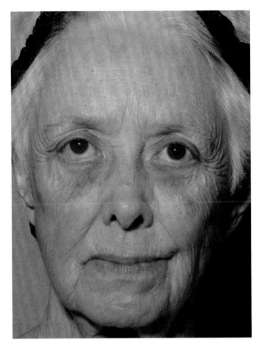

图 5.5.1　光老化的皮肤显示出皱纹、色差和容积缺失

与任何美容外科手术一样，评估、术前谈话和适当的患者选择都至关重要。即使医生认为手术是成功的，由于几乎无法直接观察到的皮肤异常而寻求治疗的患者也可能对术后的结果不满意。

患者病史

详细的病史和体格检查应重点关注可能影响伤口愈合的药物和疾病（表 5.5.2）。药物包括肾上腺皮质激素、免疫抑制剂或 D- 青霉胺，疾病包括糖尿病或硬皮病。吸烟或"吸电子烟"（电子尼古丁），或之前对面部和颈部的辐射治疗也会损害伤口愈合，因为正常的表皮再生需要结构完整、功能

正常的毛囊皮脂腺单位和良好的血液供应。此外，吸烟或日晒会缩短任何皮肤改善的持续时间。

患者的身体情况和营养状况也是伤口愈合的重要考虑因素。尤其是在减肥手术患者数量不断增加的时代，减肥术后的患者通常缺乏必要的营养物质或蛋白质。医生应询问患者之前是否存在伤口愈合不良、增生性瘢痕或炎症后色素沉着（postinflammatory hyperpigmentation，PIH）的趋势。如有脂溢性皮炎、特应性皮炎和酒渣鼻，则表明皮肤中存在炎症，从而增加了皮肤正常屏障功能改变所引起的术后并发症的风险。黄褐斑是一种非常常见的色素病，患者需要为此寻求治疗（图 5.5.2）。但是，如果患者服用雌激素或口服避孕药，并且正在使用含激素的宫内节育器（intrauterine device，IUD）或在恢复阶段暴露于阳光或高温下，则她可能容易在手术愈合阶段会导致黄褐斑复发或暂时性 PIH 问题。

由于有长期愈合和增生性瘢痕形成的报道，近来，6 个月联用或口服维甲酸的使用被普遍认为是绝对的禁忌证。近期的许多研究都使此类担忧的合理性受到了质疑，并挑战了异维甲酸在皮肤换肤和激光治疗方面损害伤口愈合的传统思维[2-6]。在明确的指南出现之前，作者在换肤前 3~4 个月停止对患者使用异维甲酸，直到术后 2~3 个月才重新开始使用。如果患者出现痤疮或酒渣鼻，可以使用抗炎抗生素（多西环素）减轻症状，而不会影响伤口的愈合。

这一问题也出现在同时进行皮肤换肤和整形手术时的安全性上。过去，人们认为将这些过程结合起来会影响伤口愈合[7]。

最近的研究报道了分段激光换肤结合短瓣除皱术[8]，全脸激光皮肤消融结合除皱术的安全性结果[9]，二氧化碳分级激光已被用于补充和增强内镜下眉提升术和手术眼睑整形的效果[10]，同时进行整形，通过减少激光能量设置和减少通过次数，可以在皮瓣上进行激光换肤，从而获得了好的美学效果[11]。

虽然大多数患者可以安全地进行换肤，但绝对禁忌证包括怀孕、治疗部位的感染、明显的瘢痕体质以及不遵医嘱。

表 5.5.2　患者的社会史和病史

	既往史	相对禁忌证	绝对禁忌证
病史	药物 系统疾病 精神疾病 • 抑郁症 • 强迫症 • 身体变形障碍 耐甲氧西林金黄色葡萄球菌史 放疗 单纯疱疹病毒或水痘带状疱疹病毒易感体质	活性痤疮，酒渣鼻，结缔组织病，白癜风 营养不良的减肥手术糖尿病 近期使用过异维甲酸	治疗部位的主动感染 治疗部位的瘢痕病史 - 避免真皮网状层的手术 怀孕
社会史	吸烟史 长期阳光照射	吸烟 / 吸电子烟 / 使用尼古丁	不遵医嘱 不切实际的期望

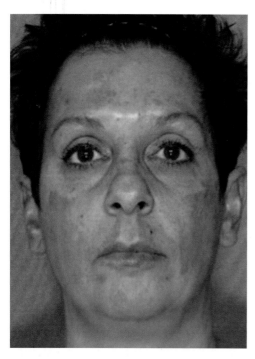

图 5.5.2　黄褐斑 - 受热，外伤和激素会使激素色素沉着加剧

评估皮肤类型

　　传统的皮肤分类系统（例如 Fitzpatrick 皮肤类型或 Glogau 皮肤类型）无法为医生提供选择最佳治疗方式所需的所有信息。特别是，这些量表是在非消融和部分消融技术出现之前制定的，对于皮肤较厚或者较黑的患者效果不佳。

　　作者利用 Obagi 皮肤分类（表 5.5.3）来帮助进行合理的手术计划。

　　应特别注意有雀斑的患者发展为黄褐斑或有 PIH 倾向。无论种族背景如何，此类问题的存在预示着存在术后过度色素沉着的风险。如果此类患者可以安全治疗，那术前和术后皮肤调理时间至少延长 8~12 周。

换肤前后的皮肤调理

　　在换肤之前，应开始适当的皮肤调理至少 6 周（深色皮肤的人需要 8~12 周或更长时间）[12]。通常，患者将使用该方案直至手术前一天晚上。维甲酸 0.05%~0.1% 或视黄醛 0.1% 的乳霜可促进胶原蛋白的合成，增强对苯二酚的渗透性，恢复正常的表皮厚度和成熟度，并改善日光弹性组织变性[13,14]。研究表明，皮肤换肤的患者可以通过使用维甲酸预处理来加快伤口愈合。由于许多类维甲酸不稳定，因此建议在晚上使用。建议患者每晚在整个面部（包括下眼睑）向整个脸部涂抹 0.5~1g 维甲酸或视黄醛，并涂抹平至发际线，下颚和耳廓前区域。应避开眼角和嘴角。上眼睑应每周治疗一到两次。如果存在明显的类维甲酸炎，可以在换肤前 4~7 天停止局部用药。

　　对苯二酚 4% 乳霜可降低发炎后色素沉着的风险。由于对苯二酚的半衰期为 12 小时，因此需要每天使用两次。指示患者每天两次将 1g 涂抹于整个面部，第二次光线应用于最深色的色素沉着区域（太阳斑，黄褐斑）。

　　可以在早晨使用局部多羟基酸 / 内酯酸（poly-hydroxy acid/lactobionic acid，PHA）或 6%~8% 的 α- 羟基酸（alpha-

表 5.5.3　Obagi 皮肤分级

皮肤变量	皮肤调理 - 换肤前后	适宜的手术和潜在的并发症
颜色	调理因肤色而异 肤色较深的白人、肤色较浅的亚洲人或非裔美国人采用深度的治疗	与深度和肤色有关的并发症 深色皮肤： 色素减退 ● 浅层：罕见 ● 中层：可能 ● 深层：更可能出现 色素沉着 ● 任何深度都可能出现
油性	皮肤表面油脂较多会干扰皮肤调理的有效性 它可能会导致术后痤疮发作 术前局部或全身治疗以控制或减少表面油腻 *	过多的油脂会阻碍化学剥离时酸的渗透激光换肤不受油性的影响
厚度	薄皮肤需要真皮乳头层手术来增厚真皮乳头胶原层 厚皮肤需要真皮网状层水平手术来改变结构	薄皮肤：浅至中等深度的剥脱 中等厚度的皮肤：适用于剥脱，磨皮，分次激光 较厚皮肤：更深的化学剥皮，磨皮，分次激光
松弛	皮肤松弛需要胶原蛋白长期补充以防止进一步松弛	区分皮肤和肌肉松弛： 皮肤松弛：中等深度剥离至真皮乳头层 肌肉松弛：单独面部提拉或与中等深度的皮肤剥脱结合使用（改善任何相关的皮肤松弛）
脆性	目标是维持或增加皮肤强度	皮肤脆性与术后瘢痕形成有关 对于较脆弱的皮肤，手术深度应限于真皮乳头层

* 如果使用全身性异维甲酸，谨慎的做法是将中等或深层皮肤换肤至少延迟 3 个月（中深度换肤）至 6 个月（更深层次的换肤）。

hydroxy acid,AHA),以帮助减少痤疮发作并增强对苯二酚或维甲酸的渗透性。这对于皮肤浓密或油性的患者尤其重要。然而,该类试剂可氧化维甲酸,因此不建议在夜间将其与维甲酸一起使用。

防晒霜的光保护对于保护皮肤免受紫外线(ultraviolet,UV)的有害影响非常重要。此外,人们对可见光对老化过程的影响也产生了新的兴趣。因此,人们可能会看到在可见光谱范围内,防晒的进展很有效。

根据其作用机制,防晒霜已分为化学吸收剂(有机)和物理阻滞剂(无机)。在作者的实践中,物理防晒霜是唯一推荐的光保护类型。它们包含氧化锌和二氧化钛,它们在化学上属于惰性剂,因此刺激性较小,并且不会引起过敏。

新型的微粉化锌或钛配方提高了防晒产品的档次,实际上可以代替患者的保湿剂。

在手术前使用适当的皮肤调理剂有助于减少事后色素沉着的风险。此外,改善的皮肤质地促使患者进行进一步的手术以增强皮肤(图 5.5.3A 和 B)。最后,患者坚持皮肤护理方案的能力有助于预测哪些患者最有可能遵循术后指导。

无论其先前有病毒感染的个人史,所有患者均应接受单纯疱疹病毒(herpes simplex virus,HSV)或水痘带状疱疹病毒(varicella zoster virus,VZV)的预防,以防止再次激活和潜在的瘢痕形成。伐昔洛韦是作者首选的药物;通常的剂量是每天两次,每次 500mg,从手术前一天开始一直持续到皮肤完全愈合为止(化学剥离换肤 7 天,激光换肤 15 天)。如果患者有明显的 HSV 或 VZV 病史,则应服用伐昔洛韦,每天两次每次 1g。如果需要控制暴发,则该剂量可以每天增加 3 倍。仅当感染发生时才使用抗生素和抗念珠菌剂。但是,

莫匹罗星软膏可让患者在换肤前 1 周开始使用,每天 3 次涂于鼻孔,并持续至皮肤完全愈合。

处理:化学剥脱术

术语

本章并非严格根据使用的酸类型,而是根据化学剥脱对皮肤的渗透深度进行分类(表 5.5.4)。剥脱是指局限于表皮(基底层及以上)的损伤。到达真皮乳头层但未进入真皮的网状层剥离归类至轻度,而中等深度的剥离是指已进入真皮网状层的浅层。深层剥离延伸到真皮网状层的中层。必须监测术中体征以评估穿透深度。后续将就此作进一步讨论。

作用机制

关于皮肤酸的相互作用和渗透性,有几个关键因素需要注意,包括所使用酸的类型、酸的浓度、酸在皮肤上的摩擦力及所用剂量,是否已适当地对皮肤进行预处理以增强渗透力,以及在某些情况下酸在皮肤上的接触时间[16](表 5.5.5)。剥脱剂的选择应基于溶液的作用机制,而不是酸浓度。化学剥脱剂分为角质层分离剂或蛋白质变性剂。角质层分解剂主要用于浅层去角质,而蛋白质变性剂可用于浅层或深层剥脱。如下面将要讨论的,角蛋白分解剂可以与蛋白质变性剂结合使用以增强剥离的渗透性。

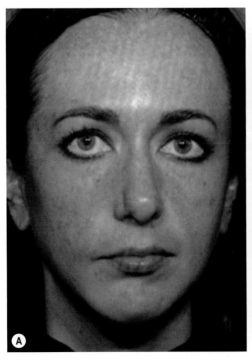
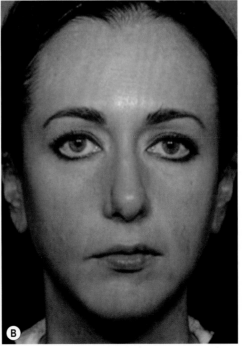

图 5.5.3　由维甲酸、对苯二酚、α-羟基酸和防晒霜组成的局部皮肤护理方案治疗前(A)和治疗 6 周后(B)

表 5.5.4　化学剥离配方

酸的性质	常用浓度和性质和配方
角质分解剂	水杨酸剥离 15%~30%
	乙醇酸 50%~70%
	Jessner 溶液
	苯酚 25%~50%*
蛋白变性剂	三氯乙酸 15%~100%
	苯酚 60%~88%
	Baker-Gordon 苯酚皮：50% 苯酚，2.1% 巴豆油
	Hetter 苯酚剥脱剂：50% 酚，0.7% 巴豆油
	Hetter "all around"：35% 酚，0.4% 巴豆油 Hetter VL（颈部和眼睑）：3% 苯酚，0.1% 巴豆油
	Stone V-K：62% 苯酚，0.16% 巴豆油
	Stone 2：60% 苯酚，0.2% 巴豆油

*浓度低于 50% 的苯酚具有溶角蛋白特性

表 5.5.5　酸渗透的要点

	增强剥离溶液渗透皮肤的能力
酸性质	蛋白质变性剂的渗透深度大于溶角蛋白
	较高的浓度比较低的浓度渗透的更多
	较高剂量的酸渗透比较低剂量的渗透更多
	蛋白质变性剂之前使用的角质分解剂可导致更深的酸渗透
皮肤的特性	较薄的皮肤，酸渗入的深度会更深
	适当维甲酸化的皮肤将更快，更均匀地吸收酸
	对溶液施加压力会导致更深的渗透
	使皮肤脱脂，增强剥离渗透力
	开放伤口吸收酸最快

*将剥离与磨皮剂和激光重铺表面结合使用时需要小心。首先应进行剥离，然后将酸洗掉，然后进行激光或磨皮。

角质分解剂

角质分解剂之所以能充当去角质剂是因为角质分解剂能够破坏角质形成细胞之间黏附的能力。乙醇酸、水杨酸和 Jessner 溶液是最常用的角质层剥离溶液。Jessner 溶液由间苯二酚、水杨酸和乳酸混合在乙醇中。此类药物主要用于表面症状，例如粗糙、粉刺和轻度色素沉着。

水杨酸和 Jessner 溶液比乙醇酸具有优势，因为水杨酸具有亲脂性。因此，这两种剥离溶液比诸如乙醇酸的亲水剂更好地渗透痤疮病变或油性皮肤。与乙醇酸相比，它们的另一个优点是水杨酸和 Jessner 溶液不必苛求与皮肤紧密接触时间。

所有这 3 种剥离剂的优势是几乎没有"恢复期"，也没有麻醉要求，而且操作简便。由于这些剥离的表面性质，仅在间隔数周的一系列剥离之后才能看到结果。但是，由于这些剥离的表面性质，无论进行多少次剥离处理，皱纹、痤疮瘢痕或皮肤黄褐斑等较深的问题都不会改善。

蛋白质变性剂

三氯乙酸剥脱剂

三氯乙酸（trichloroacetic acid，TCA）可达到各种深度，因此被认为是化学剥脱剂的"主力军"。当 TCA 穿透皮肤后，会引起表皮，真皮以及血管中蛋白质的凝结和变性。TCA 是自中和的，因此它不能被其他物质中和。这意味着一旦将 TCA 应用于皮肤，它将持续渗透直至在一定量蛋白质的凝结过程中用完为止。这是一个关键概念，因为无论浓度如何，后续使用 TCA 都会使剥离更深，直到酸将蛋白质凝结在皮肤深处。基于此知识，根据酸浓度将 TCA 皮肤剥脱称为浅层或深层是不准确的。

另一个关键点是，TCA 的配制有四种方法[17]。因此，为了避免配制错误，最重要的是使用重量 / 体积方法，从可靠的来源购买酸。作者使用 30%TCA 解决方案，然后将其作为蓝色剥脱剂的一部分以配制 15%、20%、22% 或 25% 的溶液。

尽管许多医生已经从化学换肤转变为"安全性和可复制性"的激光换肤，但化学换肤可以系统地处理皮肤问题，使其成为改善皮肤的强大工具。为了获得更一致的结果，同时让医生更好地使用剥脱剂，已开发出多种 TCA 剥离剂（Jessner- TCA 剥离剂，乙醇酸 -TCA 剥离剂，蓝色剥离剂）。从解剖学来讲，它们被制作成可穿透真皮乳头层并进入真皮网状层的最浅层的制剂。主要适应证是表皮和真皮上层的最浅层。从病理角度来讲，其主要适应证是表皮和真皮上层的病理损伤：光损伤，光化性角化病，毛孔粗大，晒斑，雀斑，细纹和非常浅的非纤维化瘢痕。更深层的病理改变，例如深的皱纹或深瘢痕不适合用这些剥脱剂进行矫正。

这些组合的 TCA 剥脱剂可以归类为"加速"或"减速"。为了加快 TCA 剥脱剂的渗透和深度，制作了两种结合了角质溶解剂的改良剥脱剂[18]。Jessner 溶液的应用可以使随后使用的 35%TCA 更快，更深地渗透。乙醇酸 - TCA 剥脱剂采用了类似的机制，该类溶液在 35%TCA 中预先加入了 70% 乙醇酸（角质层分解）。

蓝色剥脱剂的独特之处在于，它不会增加剥脱剂的速度和深度，而是减慢了整个过程的速度[20]。这使医生得以更好地控制剥脱剂的深度。蓝剥脱剂结合了非离子蓝色染料，甘油和皂苷，其 TCA 的比容为 30%，可产生 15%、20% 或更高百分比的 TCA- 蓝剥脱剂溶液。TCA（一种无色溶液）的使用需要密切注意，以避免在先前处理过的区域重复使用。因此，蓝色染料是有利的，因为它染色了角质层并帮助医师可视化。由于 TCA 是亲水性的，因此使用皂素作为乳化剂可产生均匀的 TCA- 油水乳液，以较慢且更均匀的方式渗透皮肤。

苯酚剥脱剂

由于苯酚对皮肤的主要作用，苯酚剥脱剂被归类为深剥脱剂。与 TCA 相似，苯酚通过蛋白质变性和凝结起作用。但是，苯酚与三氯乙酸的不同之处在于，前者可以快速渗透至网状真皮层。与 TCA 相似，苯酚通过蛋白质变性和凝结起作用。但是，苯酚与三氯乙酸的不同之处在于，它可以快速渗透至网状真皮层[21]。苯酚被肝脏部分解毒和肾脏排泄。苯酚经皮吸收可导致血清苯酚水平快速升高,从而导致全身毒性和心律不齐。因此,术前应确保所有患者的心脏,肝脏和肾脏都没有问题。此外,还必须进行术中心脏监护和至少1L 静脉(IV)水合作用[22]。

由于苯酚剥脱剂渗透到网状真皮中层的深度较大,有形成瘢痕、长期红斑、红斑延长和色素沉着的高风险。因此,该类剥脱剂的实用范围仅限于一小部分年龄较大,皮肤白皙,有大片皱纹和皮肤松弛的患者。尽管到达真皮网状层的任何换肤方法都可能导致永久性色素减退,但传统的 Baker-Gordon 剥脱方式却维持高到难以接受的色素减退概率。较低浓度的苯酚(25%~50%)可用于实现较轻微的剥脱。然而,其结果并不比 TCA 好,并且仍然存在全身毒性的风险。

对 Baker-Gordon 剥脱剂配方中巴豆油的含量进行减量,显著减少了术后色素沉着,术后红斑和瘢痕形成的数量。Hetter 和 Stone 都分别描述了酚剥脱剂的改良剂(较低的酚酸浓度和 / 或较低的巴豆油浓度),可以更好地控制渗透深度[23,24],从而可以治疗各种皮肤类型的患者。这些更新的配方引起了人们对苯酚剥脱剂的新兴趣,因为它们为医师提供了激光换肤的临床经验和经济有效替代品。

技术

乙醇酸剥脱剂,水杨酸剥脱剂,Jessner 剥脱剂

提示与要点

乙醇酸剥脱剂,水杨酸剥脱剂,Jessner 剥脱剂
该类浅层剥脱剂必须在清洁皮肤后使用,让患者清洁脸上的化妆品和乳液。首先用 70% 乙醇(ETOH)去除皮肤油脂。但是,如果希望将剥脱剂作用的层次更深,则可以用丙酮对皮肤进行脱脂。

乙醇酸剥脱剂

乙醇酸必须迅速(在 15~20 秒之内)使用于治疗区域,并且必须计算接触皮肤时间。乙醇酸以较低的浓度开始,随后进行治疗,也可以较高的浓度使用或者增加与皮肤的接触时间。通常,用纱布或大号棉签涂抹 50%~70% 的乙醇酸。酸与皮肤接触 30s 后进行治疗,总接触时间长达 1~2 分钟。然后将剥脱剂用大量水稀释或用碳酸氢钠中和。时间准确性很重要,因为一项研究表明乙醇酸留在皮肤上 15 分钟会造成真皮损伤,结果与 35%~50% 的三氯乙酸相同[25]。

水杨酸剥脱剂

使用纱布或棉签将水杨酸以 20%~35% 的浓度涂抹在用丙酮或酒精清洁过的皮肤上。可以帮助多种项目应用于有问题的区域,以增强渗透深度。6 分钟后,用水冲洗剥脱剂,水杨酸不需要中和,在溶剂蒸发后它会析出,形成粉末于皮肤表面。

由于存在水杨酸中毒的危险,应避免大面积使用或者于皮肤上包裹密闭使用。

Jessner 剥脱剂

Jessner 溶液也可用于酒精或丙酮清洁过的皮肤。该解决方案可以多次涂覆到问题区域。6 分钟后,剥脱剂用水洗净。

TCA 剥脱剂

TCA 通常用于实现中等深度的剥脱。恢复时间可以在 5~10 天之间,并且该过程可能伴随着进行性剥脱时的明显不适感。但是,疼痛通常在患者回家之前就减轻了。接受肌内或静脉内镇静的患者对手术的耐受性更好,此时允许加快剥脱速度。通过使用带有冷冻空气和口服镇静剂的强力风扇或冷却装置,可以实现更好的疼痛控制。在皮肤剥落之前不能使用局部麻醉剂,因为它们会增加 TCA 的渗透力并可能导致超过剥落目标的深度。

换肤,无论是用剥脱剂还是激光,都是要正确判断皮肤深度迹象。不论进行的 TCA 剥脱类型如何,不断进行的临床深度体征均保持不变。各种剥脱剂之间的唯一区别是这些迹象出现的速度。

建议刚入门刷酸的医生在开始更快的刷酸之前先采用相对缓慢的刷酸技术。结合使用角蛋白水解性剥脱剂和 TCA 剥脱剂将加快 TCA 的渗透速度,因此具有比预期渗透更深的风险。

就像激光换肤和磨皮一样,医生在换肤前必须牢记皮肤厚度在解剖结果上的不同变异。

残留的油脂或厚厚的污垢可能会导致斑点状的剥脱;因此,在进行操作之前,必须对面部进行清洁和脱脂。对操作深度表象的监测在剥脱过程中非常重要[26]。由于三氯乙酸的作用使表皮和真皮蛋白凝结,皮肤上逐渐出现结霜[20]。首次使用 TCA 时,轻质,无组织的霜开始形成(1 级结霜)(图 5.5.4A 和图 5.5.5A)。

进一步应用会导致霜冻结实,但具有弥散的粉红色背景(血管舒张;2 级结霜)(图 5.5.4B);此结霜水平表明真皮乳头层已剥落。霜的粉红色背景称为"粉红色迹象"(图 5.5.5B)[20]。只要乳头真皮的血管仍保持正常血流,"粉红色迹象"就很明显。此"粉红色迹象"是标准的真皮乳头层剥脱的终点。

接着使用化学剥脱剂溶液将导致进一步的蛋白质凝结,更坚实的白色霜冻以及"粉红色迹象"的消失,表明真皮乳头层血管丛的凝结(3 级结霜)(图 5.5.4C)。

在深色皮肤中很难看到"粉红色迹象"。深色皮肤的人换肤时,必须使用"表皮滑动"来衡量深度[20]。"表皮滑动"标志显示为皮肤过度皱纹的出现。

真皮乳头层的水肿以及固定纤维的破坏使得表皮更易发生移动,皮肤受到推压或者被捏起时会容易产生褶皱,而

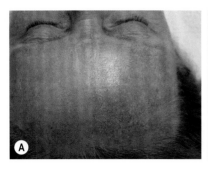 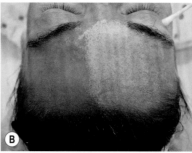 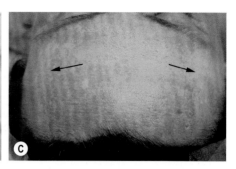

图 5.5.4 （A）1 级结霜：额头右侧轻度无组织的结霜。（B）2 级结霜：前额右侧带粉红色背景（"粉红色迹象"）的均匀结霜。（C）3 级结霜：额头外侧（箭头）上无粉红色背景的固体结霜

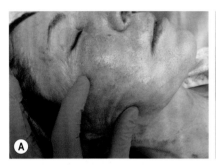 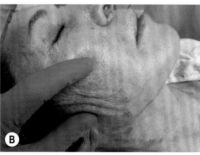 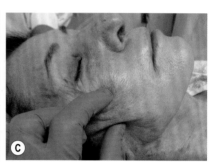

图 5.5.5 剥离进展迹象：（A）霜冻少，无水肿，无表皮滑动迹象；（B）2 级结霜，最小的水肿，几乎是固体霜冻，具有粉红色背景和表皮滑动；（C）3 级结霜，更深，霜冻更牢固，出现水肿，表皮滑动消失

当真皮乳头层的蛋白发生凝结并黏附至表皮凝结蛋白上时，该现象则会消失，这表明剥脱的深度已经达到真皮网状浅层（图 5.5.5C），此时，皮肤呈现出粉红色的状态也将随之消失。对于皮肤较厚的患者，"表皮滑动"现象表现得并不明显，只能以皮肤呈现出粉红色的状态来表示剥脱的深度。

随着 TCA 进一步渗透到真皮网状上层，皮肤将会由原来呈现出粉红色的状态进而表现为明显的白霜反应，并且此时捏起皮肤时皮肤将出现水肿，这说明此时已经渗透至真皮乳头层全层但刚达到真皮网状层浅层，这是大多数剥脱的止点。如果超过这一深度，白霜会进一步加深变为灰色，将会导致瘢痕以及色素沉着的概率增加。

Jessner-TCA 复合剥脱剂

首先清洁皮肤，再用丙酮对面部进行脱脂，然后用 2cm×2cm 的纱布或者棉签蘸取 Jessner 溶液均匀地涂抹至面部直到面部出现轻微的白霜反应，接着用纱布或者棉签蘸取少量 35% 浓度的 TCA 溶液均匀地涂抹至面部后，用 2 分钟来观察评估 TCA 渗透的深度再进行下一步操作，结霜不明显的区域可以再一次重复操作，另外要避免面部皮肤在发际线、耳缘、下颌缘出现明显的分界。

乙醇酸 -TCA 复合剥脱剂

首先用肥皂和清水将皮肤清洗干净，然后迅速将未加入缓冲液的 70% 浓度的乙醇酸均匀涂抹至面部，停留 2 分钟后用清水洗净，然后用纱布或者棉签蘸取少量 35% 浓度的 TCA 溶液均匀地涂抹至面部，让酸中和 2~3 分钟后，对于结霜不明显的区域可以再一次重复操作。

TCA- 蓝剂复合剥脱剂

首先用酒精擦拭皮肤，然后将蓝剂分别与 2ml、4ml 和 6ml 的 30% 浓度的 TCA 溶液混合制备出 15%、20% 以及 22% 浓度的复合液。如果患者是清醒的，则只能将混合液均匀涂抹至面部的一个象限区域，如果患者是处于镇静状态，则可以将混合液均匀涂抹至整个面部，2~3 分钟后，可再叠加涂抹一遍混合液。皮肤较薄的患者相对于皮肤较厚的患者所需的用量应该要少一些，当皮肤着色为蓝色，出现白霜反应以及皮肤呈现出粉红色的状态则表明剥脱的深度已经到达真皮乳头层，叠加涂抹后，皮肤呈现出粉红色的状态现象将会消失，这表明剥脱的深度已经透过真皮乳头层全层并刚好到达真皮网状层浅层。这是 TCA- 蓝剂复合剥脱所推荐的最大剥脱深度。

苯酚剥脱

Hetter VL 剥脱剂

经过改良后更加轻薄的苯酚剥脱剂，如 Hetter VL 溶液，在对局部进行治疗时可以不需要心脏监护以及静脉补液。但是当治疗面积过大时，或者使用浓度更高的苯酚剥落剂

时,患者必须具备良好的心脏和肝肾功能,并进行适当的心脏监护和静脉补液。

首先将皮肤用酒精进行脱脂,由于苯酚溶液中的油和水会呈现出不相容的状态,所以在使用前一定要摇匀,然后用棉签将溶液均匀的抹在皮肤上,必须留意用量,不能让溶液在脸上流淌,皮肤一旦接触到溶液后,将会迅速发生白霜反应,反应的止点是皮肤出现均匀的白霜(图 5.5.6)。因为白霜会迅速消失,因此医生必须密切观察,以确保不会使用过多的溶液从而导致剥脱的深度过深。

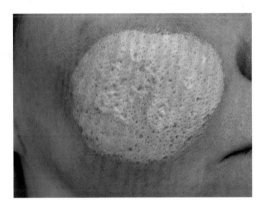

图 5.5.6　苯酚溶液剥脱产生的白霜——在较深的瘢痕上会产生更明显白霜,而瘢痕周围的白霜则会少一些

联合应用

在采取某些预防措施的情况下,化学剥落可与激光换肤以及手术相结合,当激光与化学剥落同时应用时,应遵循以下指导:①首先进行非剥脱性或极小剥脱性激光(血管和色素型激光)或电干燥法;②然后进行中等深度的剥脱;③可以在某些有需要的部位进行苯酚溶液剥脱;④将皮肤上残留的酸擦净;⑤然后可以对某些局部区域再进行一次激光加强治疗(图 5.5.7)如果剥脱与手术一同进行,则需要注意不要在受损的皮瓣上进行治疗。

术后护理

轻度剥脱

患者的治疗区域会出现少量的红斑以及不同程度的脱屑,并且在恢复期需要避免日晒。患者应该每天洗脸两次且动作需要轻柔,另外还可以使用一些轻薄的保湿剂和防晒霜。并且应该坚持使用维甲酸或者 α- 羟基乳液直到皮肤完全康复。

中等深度至深度剥脱

每个患者术后恢复的速度都不同,但大部分患者 7~8 天能够完全康复(图 5.5.8),极少数深度剥脱的患者需要 10 天才能完全康复。在术后 24~48 小时,患者面部会出现水肿,如果某些区域还使用了苯酚溶液或者二次激光治疗,则该区域还将会渗出大量蛋白液。每位医生都会对自己患者的术后护理做出一些调整,作者结合自身 15 年的临床经验进行了许多修整,最终,制定了一份简化的术后护理流程。

患者需要术前一星期开始每天在鼻孔涂抹莫匹罗星软膏三次,直到术后皮肤完全恢复愈合,每天需要使用双手(不可使用毛巾)洁面两次且只仅能用温和的清洁剂清洁。

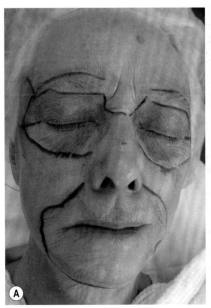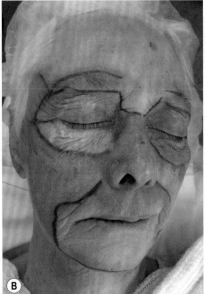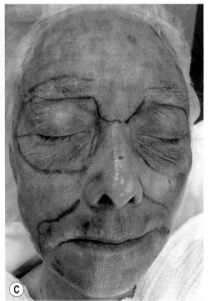

图 5.5.7　联合应用:(A)首先进行 TCA- 蓝剂复合剥脱;(B)然后在眶周进行 Hetter VL 剥脱,接着将皮肤清洗干净;(C)最后在口周及额部进行激光治疗

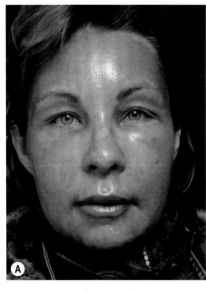
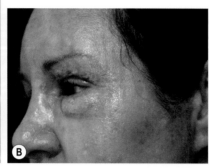
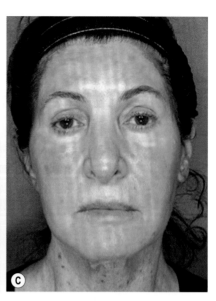

图 5.5.8　创口愈合阶段:(A)前 48 小时,中等深度剥脱,肿胀高峰期;(B)激光换肤和苯酚剥脱的区域会有蛋白液渗出(眶周);(C)术后 7 天,全面部中等深度剥脱,颈部病损区在接受激光术后仍在恢复

除了每天 2 次的日常清洁(中午和傍晚),患者还需要用 Domeboro 溶液将纱布浸湿后敷于术区 10 分钟,每次在清洗或湿敷后,患者需要在皮肤上涂抹无刺激性的润肤剂,如 Vaniply 软膏或者 Aquaphor 软膏。

患者需要持续使用该方案治疗直至皮肤完全再上皮化,在皮肤再上皮化之后,患者可以逐步恢复日常的皮肤护理,在此期间需要避免运动和日晒,另外还需要告知患者在恢复期间不要摩擦或刮擦皮肤(表 5.5.6)。

表 5.5.6　提示与要点:剥脱术

增强剥离深度的方法	增强舒适感的方法
用丙酮来进行皮肤的脱脂	冷喷或使用风力大的风扇
用比较大的力度来涂抹进行剥脱的溶液	口服镇痛药:布洛芬、哌替啶、氢可酮
涂抹更多的剥脱溶液	播放音乐或营造轻松的氛围
使用更高浓度的酸	静脉镇静
在深度剥脱之前先进行浅层剥脱或者微晶换肤 [a]	神经阻滞 [b]

[a] 需要谨慎使用此类能够增强剥脱深度的技巧。
[b] 也许无法完全镇痛。

结果

如果患者做好了术前、术中以及术后注意事项,将会取得令人满意的效果,患者的皮肤将会更加的紧致与饱满,并且可以减少皮肤癌变的概率(图 5.5.9~ 图 5.5.11)。

并发症

提示与要点

无论是使用激光、剥脱术,还是皮肤磨削术,其并发症都是相同的(图 5.5.12),包括增生性瘢痕、持续性红斑(超过 3 个月)以及色素改变,这些并发症的发生主要与创口的深度有关,与操作的方式无关,相反,由于换肤后皮肤屏障功能受损,会发生感染。

感染一定要尽早地发现和预防,这样可以避免瘢痕的形成,感染一般是由细菌导致(金黄色葡萄球菌,社区获得性耐甲氧西林金黄色葡萄球菌),其次是病毒所致(单纯疱疹病毒、水痘 - 带状疱疹病毒),极少是由于真菌所致(念珠菌)。

当怀疑有真菌感染时可以在实验室采取氢氧化钾湿片法进行检测。如果患者正在接受广谱抗生素治疗并且发生了感染,那么最先考虑的是由于铜绿假单胞菌和其他革兰氏阴性菌所致需要根据培养环境和敏感性来鉴定细菌,当结果不明确时需要针对最可能导致的病因进行适当地系统治疗。

尽管预防疱疹的发生可以明显地降低病毒感染的概率,但是有一些患者在接受抑制性治疗也会有病毒感染,一旦怀疑病毒感染,直接荧光抗体试验可以快速确实是否为疱疹或带状疱疹感染。不过患者仍然需要接受抗病毒治疗直到最终确认结果,治疗方式和水痘 - 带状疱疹感染治疗一样(即伐昔洛韦 1g,每日 3 次,连续 10 天)。

术后进行皮肤护理会对诊断过敏性接触性皮炎造成影响,患者通常抱怨皮肤会产生瘙痒和灼热感并且伴随皮肤发

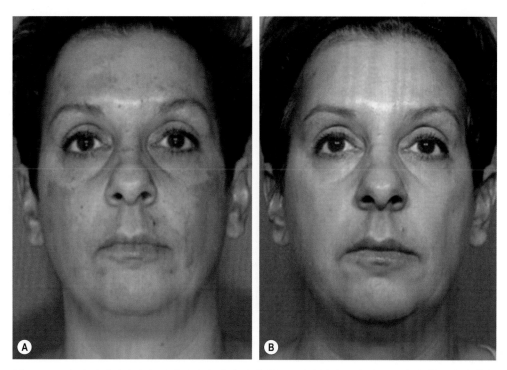

图 5.5.9　皮肤治疗前（A）和治疗后（B），患者有黄褐斑，同时接受了皮肤调理和中等深度的蓝剂剥脱

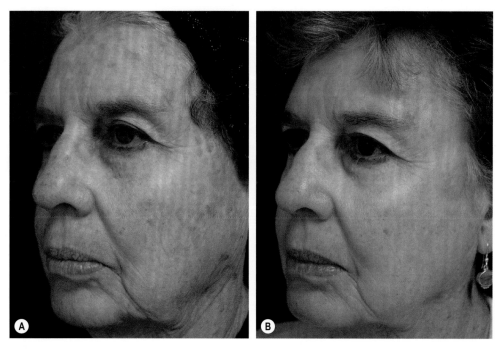

图 5.5.10　皮肤治疗前（A）和治疗后（B），患者在 3 个月前接受了全面部中等深度的蓝剂剥脱和对病变的皮肤采用激光治疗

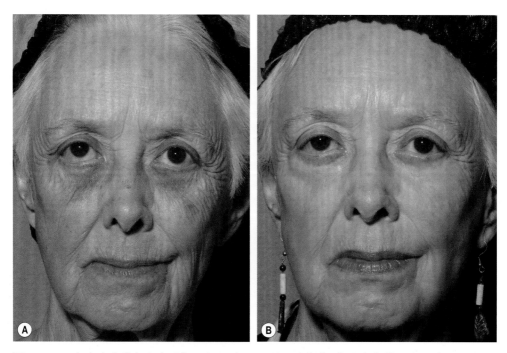

图 5.5.11　皮肤治疗前和治疗后(A、B),如图 5.5.1 所示的患者,在接受中等深度的蓝剂剥脱,额部进行激光治疗,口周及眶周进行 Hetter VL 剥脱后 4 个月

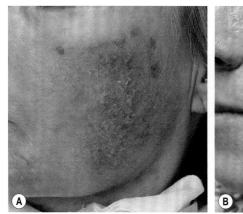 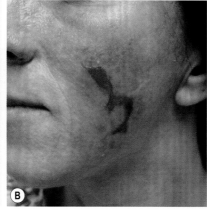 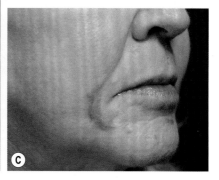

图 5.5.12　并发症:(A)脓疱疮;(B)伤口愈合延迟;(C)增生性瘢痕形成

红。患者虽然皮肤已经恢复但是创口还未愈合,最有可能的原因是丙二醇或者羊毛脂所致,必须在早期防止病毒或者念珠菌感染。

如果考虑最可能的诊断还是过敏性接触性皮炎,患者应该停止涂抹一切有可能致敏的物质,使用清水洗脸,并仅在皮肤上涂抹一层白凡士林,也可以局部涂抹一些中效的皮质类固醇软膏,但要确保其成分内不含丙二醇。并且每隔一天就需要检测患者创口的愈合情况。

色素减退会令患者感到十分困扰,但是任何到达真皮网状层的治疗都有可能导致永久性的色素减退,对于肤色较浅的患者可能不会感到明显的差异,但是肤色较深的患者会更容易注意到这种差异,因此,需要在术前对肤色较深的患者进行强调,同时必须和有严重光损伤皮肤病的患者所导致

的假性色素减退相区分,假性色素减退是指治疗后新生的皮肤肤色比周边原来的肤色浅,这是因为新生的皮肤已经消除了光损伤,而不是说新生的皮肤本来肤色就浅。

所有患者都有可能发生 PIH,PIH 会使新生的皮肤肤色发生改变,所以必须提前预防以及对其进行一些预处理。通常创口在 8~10 天后会完全愈合,创口完全愈合恢复后,医生可通过皮肤护理来避免或者减少 PIH 的发生。但是,如果出现了 PIH,可以每隔两周局部使用水杨酸剥脱加速其色素的分解。

术后还可能突然会出现痤疮和酒渣鼻,在进展为瘢痕之前可以通过使用广谱抗生素来预防,并且该类广谱抗生素(四环素、多西环素)可以和局部治疗联合应用来减少此类情况的发生。

化学剥脱相较于激光治疗导致持续性红斑时间超过两

周的情况更加少见，一般是在较大强度激光治疗、皮肤磨削术和经改良的苯酚剥脱术后几个月内出现，医生需要密切关注该类红斑出现的区域，因为它们可能会进展为瘢痕，通常见于已经穿透真皮网状层（甚至更深）的创口处和发生感染的创口处，可以持续几周在该区域局部涂抹中 - 强效的类固醇激素（曲安奈德或氯倍他索），每天 2 次，但是过多地使用类固醇激素会产生不良反应，因此需要密切监测患者的情况。尽早使用脉冲染料激光（非紫癜模式）治疗可以解决红斑并且延缓瘢痕的进展，而且可以不再使用类固醇激素，激光治疗应该每隔 2~4 周进行一次直到红斑消退为止。

换肤最难处理的并发症是瘢痕的产生和皮肤质地的改变，瘢痕可呈现出多种形态，如萎缩性瘢痕、增生性瘢痕和瘢痕疙瘩，如前所述，延迟愈合和感染的区域都可能进展为瘢痕，所以对于早期的监测和预防一定要有足够的重视。如剥离的皮肤已经开始增厚或者纤维化，则需要每天涂抹强效的类固醇激素，一天两次，持续使用 3~4 周，不要将类固醇激素涂抹到正常的皮肤上，不然可能会导致皮肤出现萎缩、毛细血管扩张以及质地脆弱。同时要使用脉冲染料激光尽早进行干预治疗，这种激光可以明显的改善红斑、皮肤质地，甚至有时还可以延缓瘢痕的进展。

如果局部涂抹类固醇激素不能改善瘢痕，那么可以在瘢痕内注射类固醇激素以及结合一些手法按摩。对于瘢痕较厚的部位应当每隔 2~4 周进行一次曲安奈德注射，依据瘢痕的厚度配比建议为 1~10mg/ml，也可以采取曲安奈德和 5- 氟尿嘧啶联合应用，其优点是可以减少类固醇激素的注射用量。5- 氟尿嘧啶是一种抗代谢药物，有助于减缓瘢痕纤维化（表 5.5.7）。

表 5.5.7　化学换肤术并发症

并发症	注释
感染	细菌 [a]
	革兰氏阳性（金黄色葡萄球菌）
	革兰氏阴性（如皮肤被阻塞）
	病毒 [b]
	单纯疱疹病毒
	水痘 - 带状疱疹病毒
	真菌 [c]
接触性皮炎	排除一切可能的过敏原
	改用清水洁面以及使用温和的润肤剂
	局部涂抹中 - 强效的类固醇激素软膏 [d]
瘢痕	延迟愈合的区域
	发红（类似于愤怒时的面部颜色）的区域
	瘢痕内注射皮质内固醇激素
	局部涂抹中 - 强效的类固醇激素软膏
	脉冲染料激光系列治疗
色差症	炎症后色素沉着
	局部涂抹药物或者浅层剥脱
	炎症后色素减退
	可能是永久性的，可以通过激光和微针进行改善

[a] 排除耐甲氧西林金黄色葡萄球菌的必要培养环境和敏感性。
[b] 直接荧光抗体试验可快速诊断。
[c] 氢氧化钾湿片法鉴别真菌感染。
[d] 皮肤再上皮化阶段需要谨慎使用类固醇激素。

结论

随着无创治疗数量的增长，皮肤换肤术也呈现出增长的状态，激光和皮肤紧致设备的不断更新升级不仅提升了患者对一些新治疗方式的认知，同时也提高了患者对一些传统治疗方式（如剥脱术）的兴趣。随着技术的发展，如何将它们与现有的皮肤换肤治疗相结合是使皮肤再年轻化的关键。医生应当考虑所有能导致面部衰老的成因，以及面部发生的变化，这样就可以精心制定出详细的诊疗方案并确保患者能够十分满意。

参考文献

1. American Society of Plastic Surgeons. *2014 Plastic Surgery Statistics Report*. Available at: <https://d2wirczt3b6wjm.cloudfront.net/News/Statistics/2014/plastic-surgery-statistics-full-report-2014.pdf>.
2. Khatri KA. Diode laser hair removal in patients undergoing isotretinoin therapy. *Dermatol Surg*. 2004;30:1205–1207.
3. Chandrashekar BS, Varsha DV, Vasanth V, et al. Safety of performing invasive acne scar treatment and laser hair removal in patients on oral isotretinoin: a retrospective study of 110 patients. *Int J Dermatol*. 2014;53:1281–1285.
4. Picosse FR, Yarak S, Cabral NC, et al. Early chemabrasion for acne scars after treatment with oral isotretinoin. *Dermatol Surg*. 2012;38:1521–1526.
5. Kim HW, Chang SE, Kim JE, et al. The safe delivery of fractional ablative carbon dioxide laser treatment for acne scars in Asian patients receiving oral isotretinoin. *Dermatol Surg*. 2014;40: 1361–1366.
6. Obagi S, Obagi Z, Bridenstine JB. Isotretinoin use during chemical skin resurfacing: a review of complications. *Am J Cosmet Surg*. 2002;19:9–13. *A retrospective study of chemical peel patients looking at the incidence of hypertrophic scarring in patients that recently took isotretinoin, were on isotretinoin, or took isotretinoin during the perioperative period. The study found that past, current, and postoperative use of isotretinoin did not result in hypertrophic scarring if the depth of the peel was kept to the papillary dermis.*
7. Dingman DL, Hartog J, Sieminonow M. Simultaneous deep-plane face-lift and trichloroacetic acid peel. *Plast Reconstr Surg*. 1994;93:86–93, discussion 4–5.
8. Taghizadeh F, Leibowitz A, Ellison T, et al. Short flap rhytidectomy and fractional CO₂ laser rejuvenation of the aging face. *J Cosmet Dermatol*. 2013;12:49–56.
9. Jackson IT, Yavuzer R, Beal B. Simultaneous face lift and carbon dioxide laser resurfacing: a proven technique. *Plast Reconstr Surg*. 2001;108:802–803.
10. Trelles MA, Brychta P, Stanek J, et al. Laser techniques associated with facial aesthetic and reparative surgery. *Facial Plast Surg*. 2005;21:83–98.
11. Koch BB, Perkins SW. Simultaneous rhytidectomy and full-face carbon dioxide resurfacing: a case series and meta-analysis. *Arch Facial Plast Surg*. 2002;4:227–233.
12. Spencer L, Obagi S. Cosmetic dermatologic skin care: the essence of our training. *J Cosmet Dermatol*. 2007;20:663–669.
13. Weinstein GD, Nigra TP, Pochi PE, et al. Topical tretinoin for treatment of photodamaged skin. A multicenter study. *Arch Dermatol*. 1991;127:659–665.
14. Didierjean L, Tran C, Sorg O, et al. Biological activities of topical retinaldehyde. *Dermatology*. 1999;199(suppl 1):19–24.
15. Hevia O, Nemeth AJ, Taylor JR. Tretinoin accelerates healing after trichloroacetic acid chemical peel. *Arch Dermatol*. 1991;127:678–682.
16. Moy LS, Howe K, Moy RL. Glycolic acid modulation of collagen production in human skin fibroblast cultures in vitro. *Dermatol Surg*. 1996;22:439–441.
17. Bridenstine JB, Dolezal JF. Standardizing chemical peel solution formulations to avoid mishaps: great fluctuations in actual concentrations of trichloroacetic acid. *J Dermatol Surg Oncol*. 1994;20:813–816.

18. Monheit GD. The Jessner's–trichloroacetic acid peel. An enhanced medium-depth chemical peel. *Dermatol Clin*. 1995;13:277–283. *Details the indications for Jessner's-trichloroacetic acid peel and how to perform the peel. Describes the rationale behind using Jessner's solution prior to TCA application.*

19. Coleman WP, Futrell JM. The glycolic acid and trichloroacetic acid peel. *J Dermatol Surg Oncol*. 1994;20:76–80.

20. Obagi Z, Obagi S, Alaiti S, Stevens M. TCA-based blue peel: a standardized procedure with depth control. *Dermatol Surg*. 1999;25:773–780. *Details the mechanism of action of TCA peels while describing the rationale behind the TCA-based blue peel. In addition, explains in detail how to perform the TCA-based blue peel.*

21. Brody HJ. Deep peeling. In: Brody HJ, ed. *Chemical Peeling and Resurfacing*. 2nd ed. St. Louis, MO: Mosby; 1997:137–160.

22. Truppman ES, Ellenby JD. Major electrocardiographic changes during chemical face peeling. *Plast Reconstr Surg*. 1979;63:44–48.

23. Hetter GP. An examination of the phenol–croton oil peel: part I. Dissecting the formula. *Plast Reconstr Surg*. 2000;105:227–239, discussion 249–51. *Describes the factors affecting the depth of penetration of phenol acid peels. The author breaks down the various components of the phenol peel solutions and identifies the role each of them plays. He further details the important role of croton oil in driving the phenol peels deeper.*

24. Stone PA. The use of modified phenol for chemical face peeling. *Clin Plast Surg*. 1998;25:21–44.

25. Moy LS, Peace S, Moy RL. Comparison of the effect of various chemical peeling agents in a mini-pig model. *Dermatol Surg*. 1996;22:429–432.

26. Johnson JB, Ichinose H, Obagi ZE, et al. Obagi's modified trichloroacetic acid (TCA)–controlled variable-depth peel: a study of clinical signs correlating with histological finding. *Ann Plast Surg*. 1996;36:225–237.

27. Zhang AY, Obagi S. Diagnosis and management of skin resurfacing-related complications. *Oral Maxillofac Surg Clin North Am*. 2009;21:1–12. *An overview of the common and rare complications associated with skin resurfacing. Evaluation, diagnosis, and management is discussed in detail. Photographs are shown to illustrate these complications.*

面部提升术:面部解剖与面部衰老

Bryan Mendelson, Chin-Ho Wong

简介

　　面部衰老的发生机制可通过解剖学角度进行解释,尤其是不同个体中发生衰老变化及结果的差异。根据面部解剖学特点设计面部年轻化的手术入路,可获得自然持久且损伤最小的手术效果。

　　在面部手术操作时,掌握面部软组织层次构建的原则是保证手术安全的基石[1]。了解面部神经分支与面部软组织层、支持韧带和软组织间隙之间的关系,对预估面部神经的位置至关重要,对解决手术操作时最关心的面部神经分支定位及走行也非常重要。

面部分区

　　传统的面部分区是将其分为 3 部分(上、中和下 1/3)[2]。在选择通过手术解决患者关心的问题时,这一方法是有效的,但它在概念层面存在局限性,因为它并非基于面部功能进行分区。从功能角度,面部可分为前面部和侧面部。前面部高度进化,包括最主要的交流和面部表情表达的功能。与前面部相对比,侧面部主要包含咀嚼所涉及的组织结构[3]。从眶外侧缘向下的垂直线是前面部区域和侧面部区域之间的大致分界线。在组织内部,一系列面部支持韧带沿着这条线分布,将前面部和侧面部分隔开来(图 6.1.1)。面部表情肌位于前面部浅筋膜,主要分布于眼周和口周。面部这一高度灵活的区域可以做精细的表情运动,并容易随着年龄的增长而松弛。相较而言,侧面部相对固定,因为它覆盖的与咀嚼相关的结构——颞肌、咬肌、腮腺及其导管——都位于深筋膜深处。侧面部唯一的表浅肌肉是位于面部下 1/3 的颈阔肌,它延伸到口角轴水平。

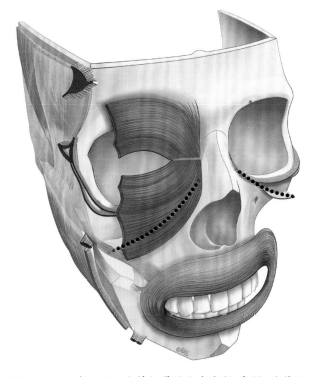

图 6.1.1 面部分区。支持韧带的垂直线(红色所示)将可移动的前面部与相对固定的侧面部分离开来。在功能上,前面部与面部表情相适应,而侧面部则与咀嚼结构相附着。图中所示韧带从上至下为:颞部韧带、眶外侧韧带、颧韧带、咬肌韧带和下颌韧带。中颊部结构在咬肌前间隙内功能性的分为相互独立而重叠的两部分。眼眶相关的结构,轮匝肌支持韧带和眼轮匝肌位于浅层,并在颧前间隙顶部扩展(蓝色阴影所示),而口周部分则位于下方及更深层(黄色阴影所示),包括颧前间隙底部和更深层结构、颧肌起点和颧韧带。(Dr. Levent Efe, CMI.)

　　重要的是,前面部的软组织被细分为两部分:覆盖在骨腔上的高度特化的括约肌和覆盖在骨骼上的部分[4]。由于没有深筋膜层的支撑,覆盖在眼眶和口腔上的软组织排列改变。由于紧靠后方的组织间隙内无法给予支撑,通过"代偿"的方式,这些软组织从骨腔边缘高度特化的支持韧带系统获取支撑。这些过渡区(骨骼和骨腔上覆盖的区域之间)的固定,虽然在年轻时不可见,但会随着年龄增长而变得愈加明显。

面部手术解剖:浅表肌腱膜系统、面部间隙和支持韧带

　　面部的5个同心层包括:①皮肤;②皮下组织;③浅表肌腱膜系统(musculo-aponeurotic layer,SMAS);④疏松网状组织;⑤深筋膜。这5层结构在头皮和前额最为明显(颅底穹窿为适应人类高度发达的额叶而进化扩张,导致该部位软组织的扩张)。头皮是研究分层解剖理论的最佳部位(图6.1.2*)。第4层(疏松网状组织)是允许浅筋膜(1~3层的复合瓣)在深筋膜(第5层)上滑动的连接层,正如前文所述的面部表情肌额肌,其功能独立于深层的咀嚼肌和颞肌。头皮的简化解剖图显示了第4层的基本原型。该平面没有结构穿行,基本上是一个无血管的滑行间隙。沿着上颞线和横跨眶上缘的头皮边界处,头皮和前额被韧带附件牢牢固定。神经血管等重要结构在从深部向浅层过渡走行时总是紧邻支持韧带。在面部其他部分,虽然构造本质一样,但复杂性大大提高。这是由于中面部向前突度的缺乏而形成的压实作用(在其

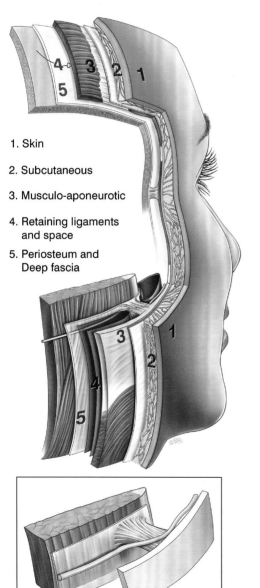

1. Skin

2. Subcutaneous

3. Musculo-aponeurotic

4. Retaining ligaments and space

5. Periosteum and Deep fascia

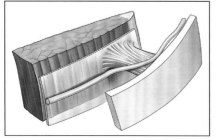

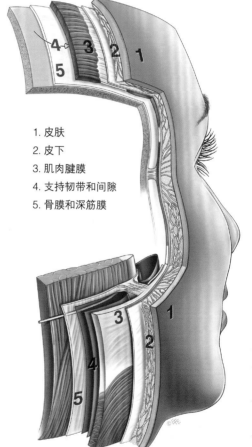

1. 皮肤

2. 皮下

3. 肌肉腱膜

4. 支持韧带和间隙

5. 骨膜和深筋膜

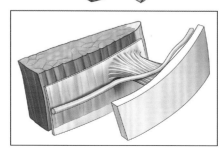

图6.1.2　面部软组织的5层基本构造在头皮部位表现得最为明显。然而随着这5层结构在整个面部的覆盖延续,却因面部不同区域的功能变化而发生显著的区域性改变。第4层是最易变异的一层,包含与支持韧带交互的软组织间隙。此外,面部神经分支穿过第4层,在其中保留在间隙外侧,然后与支持韧带紧密联系攀附至第3层。(Dr. Levent Efe, CMI.)

＊根据授权要求,本章图须在文中保留原文。

他物种中也是如此),眼眶和口腔的主导地位限制了支持韧带和肌肉对骨性平台附着的可及性。为了将这 5 层稳固在面部骨骼上,一个复杂精巧的支持韧带系统将真皮与面部骨骼(或面部骨骼被咀嚼功能的骨骼肌覆盖处的深筋膜)黏附在一起;该支持韧带系统结构贯穿整个面部同轴层(图 6.1.3和图 6.1.4)[5,6]。

第 1 层:皮肤

表皮层富含细胞,主要由分化的角质细胞和少量产生色素的黑素细胞以及呈递抗原的 Langerhans 细胞组成。丰富的血管丛是真皮的重要组成部分。真皮的厚度与其功能有关,且常与其活动度成反比。真皮在眼睑处最薄,在前额和鼻尖处最厚。真皮越薄,就越容易随衰老而发生质变,如皱纹和褶皱的形成。

第 2 层:皮下组织

皮下组织层由两部分组成:提供容积的皮下脂肪和将真皮与其下 SMAS 黏附的皮肤纤维支持带[7,8]。值得注意的是,皮肤支持带是穿过皮下组织的支持韧带的一部分。在面部的不同区域,支持带的数量、比例和排列也不尽相同。在头皮中,皮下层厚度均匀,与外覆的真皮层的固定保持一致。相反,在面部,皮下层的厚度和附着有显著差异。在特定的

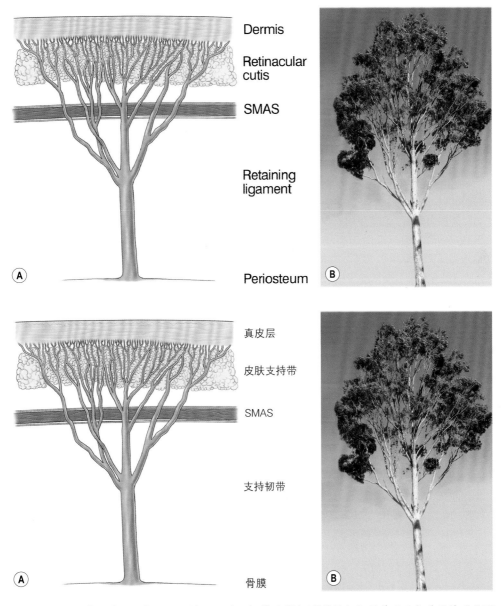

图 6.1.3　支持韧带的形式可以比作一棵树。韧带的"树干"将软组织附着至面部骨骼骨膜或深部肌肉筋膜上。韧带穿透所有软组织层,其众多分支呈扇形展开,穿透 SMAS,最终插入真皮层。皮下层的韧带结构被视为皮肤支持带。(Dr. Levent Efe, CMI.)

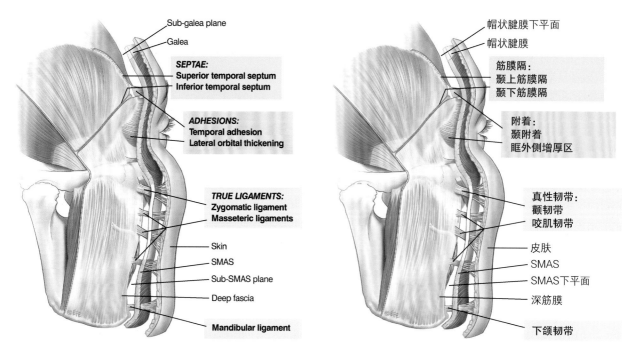

图 6.1.4　面部支持韧带的 3 种形态:附着、筋膜隔和真性韧带。(Dr. Levent Efe, CMI.)

区域,如眼睑和唇部,皮下层被显著压实,以至于脂肪看起来似乎不存在。在其他区域,如鼻唇部分,皮下层非常厚[4]。在皮下组织较厚的区域,皮肤支持带显著延长,使其纤维具有随衰老而变弱及膨胀的倾向。在皮下组织内,总体而言,皮下层与其外覆真皮的附着比与其下 SMAS 的附着更加牢固和密实。这也是皮肤支持带纤维"树样"排列的结果(见图 6.1.3),即深部较少但较粗的纤维穿过 SMAS 层,然后分为众多细微韧带,到达并插入真皮层。这也是在较深的皮下水平(即在其下 SMAS 的表面)进行皮下剥离比在更加靠近真皮的表浅层更容易的原因,因为该水平的皮肤支持带纤维较少,且皮下脂肪与下面的 SMAS 外表面并非直接附着。

此外,皮肤支持带纤维在面部并非均衡分布,而是随着其下深层结构解剖的不同而出现密度和分布的差异[7]。了解了下方的第 4 层的解剖后,以下事实就变得显而易见:在支持带的位置,垂直朝向的皮肤支持带纤维密度最高,而且对上覆软组织的支持效果最好,皮下脂肪隔室的边界也由此形成。该类区域,如颧骨体上的所谓的 McGregor 段,通常需要锐性剥离才能移动。位于第 4 层的支持韧带之间的空隙形成了面部软组织间隙,有助于深筋膜与浅筋膜的活动。在皮下脂肪下有间隙的位置,支持带纤维密度较小,且走向更加水平,因此,该部位的组织相对容易剥离,通常可以用手指钝性分离(图 6.1.5)。在皮下脂肪中,这种皮肤支持带纤维的密度和分布差异是之前描述的所谓的"表浅皮下脂肪"隔室的解剖学基础[9-11]。在这些研究中,向皮下脂肪注射染料可以使互不相连的隔室内脂肪着色。虽然表浅皮下脂肪隔室之间的关联仍有待讨论,但由于注射染料的扩散被支持韧带限制在这些隔室的边界,从解剖学角度而言,它是第 2 层的一部分[12]。

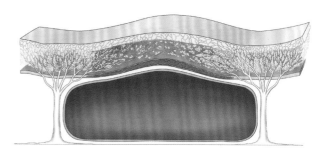

图 6.1.5　面部不同区域的皮肤支持带纤维的有效强度存在差异。覆盖在支持韧带上方的皮肤支持带纤维排列更加紧密,且为垂直朝向。因此,通过手术方式在该部位掀起皮下组织瓣时通常需要锐性剥离。相反,覆盖在 SMAS 下间隙上的皮下隔室区域,皮肤支持带纤维密度稀疏,且朝向更加水平,因此相对容易的钝性分离通常就能充分提拉此部位的皮下面部提升组织瓣。(Dr. Levent Efe, CMI.)

第 3 层:肌肉腱膜层

面部表情肌肉是独一无二的,与深筋膜下的骨骼肌有本质区别,因为它们位于表浅筋膜内,且能移动其本身所属的软组织。所有面部表情肌肉都全部或大部分走行于第 3 层,主要覆盖眶周和口周。在头皮原型中,枕额肌移动覆盖在前额上的软组织,而其下表面在帽状腱膜下间隙(第 4 层)上滑行。第 3 层在整个面部上是连续的,但出于描述的目的,某些部位会根据其内部表浅肌肉的不同而被赋予不同的名称。覆盖头皮的为帽状组织,覆盖颞部的为颞顶(颞浅)筋膜,在眶周区域的为轮匝肌筋膜,覆盖中面部和下面部及颈部的颈阔肌的为 SMAS 层[13]。

在第 3 层，面部肌肉本身呈宽广扁平的层状形态，形成覆盖前面部的表浅层。额肌、眼轮匝肌及颈阔肌分别覆盖面部的上、中及下 1/3。该层肌肉与骨骼的直接附着最少，通过如前文所述的垂直朝向的支持带间接在骨骼外围移动。额肌被颞上隔沿着上颞线固定，眼轮匝肌外侧由眶外侧增厚区固定，下外侧缘由颧骨主韧带固定，颈阔肌上缘被较低的关键咬肌韧带固定。第 3 层的深层肌肉为骨骼腔隙周围的括约肌提供了良好的功能控制。位于上 1/3 面部的深层肌肉包括皱眉肌和降眉间肌；位于口周的深层肌肉包括提肌群（颧大肌、颧小肌、提上唇肌、提口角肌）和围绕口腔括约肌的提上唇鼻翼肌和降肌群（降口角肌、降唇肌）以及颏肌[1]。

第 4 层

在 SMAS 下面部提升术中，剥离平面位于第 4 层[14,15]。该层是一个相当复杂的区域，它包括以下结构：①软组织间隙；②支持韧带；③以表浅软组织为起点，止于骨附着的固有肌肉的深部；④从深部向浅表穿行的面部神经分支。在功能上，第 4 层存在一系列软组织间隙，使得眶周和口周的面部表情肌（位于面部软组织间隙顶部）可以在深筋膜上独立运动，不受下方咀嚼的影响（位于面部软组织间隙底部下方）[16]。面部支持韧带被策略性地放置在软组织间隙间的边界内（图 6.1.6）。在侧面部，紧邻耳前，自耳软骨向前延伸 25~30mm 至颈阔肌后缘，有一弥漫性韧带附着区，被 Furnas 描述为颈阔肌 - 耳筋膜（platysma auricular fascia，PAF）[7]。

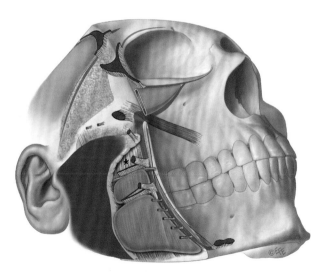

图 6.1.6　侧面部第 4 层的解剖学形态标志。间隙（蓝色），韧带（红色）和重要的解剖区域（斑点区）。最大的韧带附着区域为颈阔肌 - 耳筋膜（PAF），覆盖于腮腺及其副叶上，并在面部活动度最小的第 4 层水平的后部占主导地位。在支持韧带的垂直线上，侧面部过渡为前面部。颧骨上和咬肌下部上的间隙允许相互间适当移动。紧靠颧弓上方和下方的三角形区域包含重要的解剖结构，即面部神经颞支和颧支，分别从侧面部移行至前面部。标注星号位置为咬肌前间隙上极。（Dr. Levent Efe，CMI.）

由于该区域没有面部表情表达，真皮、皮下组织、SMAS 和下方的腮腺背膜（第 1~5 层）在此融为一层，构成弥漫性支持韧带区域。第 4 层在该部位为没有软组织间隙的融合层，因为此处不需要浅筋膜的移动性。相反，在前面部，骨性腔隙上方及周围活动度较大，该处韧带被显著压实，并排列在骨性腔隙的边缘。这些边界内的区域下方存在深层筋膜，为眼睑和嘴唇活动提供了支撑。对外科医生而言，重点在于支持韧带也是面部神经分支从深层向浅层移动，最终分布于目标肌肉的标志点。

面部软组织间隙有两种形式：①骨性腔隙上覆的软组织间隙，如眶隔前间隙、口唇下的口腔前庭和颊部下鼻唇段；②骨骼上覆的软组织间隙，此处间隙可以使上覆的浅筋膜在较深的第 5 层表面自由滑动。

第 5 层

面部软组织的最深面为深筋膜，由覆盖在骨上的骨膜形成。在侧面部，咀嚼肌（颞肌和咬肌）覆盖在骨骼上，该位置深筋膜由肌肉覆膜所代替，颧弓上方为颞深筋膜，颧弓下方为咬肌筋膜。腮腺筋膜也是深筋膜的一部分。颈深筋膜为相应的颈部深筋膜层，覆盖肩甲舌骨肌上肌肉，并分裂形成包含下颌下腺的下颌下间隙。深筋膜虽薄但坚韧，并与面部支持韧带相附着。在眶周和口周骨性腔隙上，深筋膜缺如，由起源于骨腔的可移动的内层衬里取代，即结膜或口腔黏膜。前文所描述的"深部脂肪隔室"即位于第 5 层，通常被称为骨膜前脂肪[11,12]。

骨骼腔隙上方解剖

典型的 5 层结构解剖模式在前面部的眶区、口腔及鼻腔会有所改变（图 6.1.7）。只有外 3 层复合组织延续为覆盖空腔上的软组织。该复合体中的 SMAS 层包括轮匝括约肌，这些肌肉延伸至眼睑和口周软组织孔穴边缘。5 层结构中至关重要的支持韧带在这些骨腔结构上缺如。因此，从固定区域上相对固定的部位移行为骨腔上具有高度活动度的软组织开合区域，这一过渡会伴有解剖结构和功能的变化。为了支撑上述复合体，沿着骨性眼眶边缘的支持韧带更加紧实坚韧（图 6.1.8）。这是眶周韧带的解剖学基础，在下睑部，眶周韧带为眼轮匝肌支持韧带，将眼轮匝肌固定于眶缘骨膜[17-20]。在口腔周围，韧带起源于颧骨体平台和咬肌上方的深筋膜[21]。

眼睑和口唇的更深层部分起源于它们所覆盖的骨骼腔隙，不再是面部软组织的延续。在眼睑部，较深的睑肌及其相关的腱膜（上睑提肌和眼睑囊筋膜）和脂肪由眶隔筋膜系统维系固定。上、下眼睑的游离缘从睑板获取它们的韧带支撑，内眦、外眦肌腱分别附着在眶内侧缘和眶外侧缘。在睑板前区域，浅层和深层眼睑结构融合，前、后薄层融合。但在下睑部，眶缘和睑板前区之间的区域，前、后薄层保持完全分离，如眶隔前轮匝肌与眶隔没有附着。这是下眼睑隔前间隙

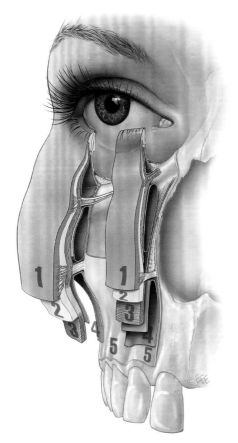

图 6.1.7　覆盖中面颊骨骼上的软组织解剖,展示了面部间隙的排列(隔前间隙、颧骨前间隙和上颌前间隙)和骨性、眶部及口腔相关的韧带(上方为轮匝肌支持韧带、下方为颧骨韧带和上颌韧带)。(Dr. Levent Efe, CMI.)

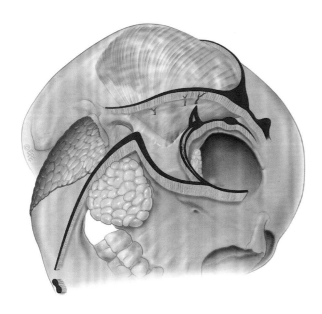

图 6.1.8　位于骨性腔隙周围的支持韧带系统稳固了腔隙上方及其周围的软组织。(Dr. Levent Efe, CMI.)

手术重要的解剖学基础。上眼睑区域没有与下睑对等的间隙,因为眶上缘上方的轮匝肌下脂肪垫在眶隔外表面上延续,并附着于轮匝肌深面覆盖的筋膜上,继续向下延伸至几近上睑提肌与轮匝肌交汇处。

覆盖上颌和下颌的口腔前庭的范围对上覆软组织的衰老易感性有重要影响。腔隙下的骨骼无法提供韧带附着来支撑覆盖这一大片区域的软组织。口唇及面颊相邻部分的极高活动度使其容易衰老,而下面部提升术的目的主要是矫正这一无支撑组织的衰老变化。

面部间隙

SMAS 深面第 4 层大部分由软组织"间隙"构成。这些间隙的边界由支持韧带加固[4,6,21]。重要的是,这些区域也是解剖学上可以进行剥离的"安全间隙",因为这些间隙内没有结构交叉,所有面部神经分支都在这些间隙外。由于每个软组织间隙的顶部几乎都缺少支持,所以与加固的韧带边界相比,它们更容易随年龄增长而变得松弛。这种不同程度的松弛导致了许多随年龄增长而发生的特征变化。一旦通过手术确定了间隙的边界,就可以在直视下精准地释放边界内的支持韧带,以实现所需的位移,同时保留与韧带密切相关的重要结构。下文简要介绍了外科学上重要的面部软组织间隙。

上部颞间隙

颞区上覆的间隙被斜行的颞下隔分为两个独立的隔室(图 6.1.9)。上部隔室为真性间隙,下部隔室并不是间隙,而是一个包含重要解剖结构的区域[17]。两个间隙位于颞浅筋膜(颞顶筋膜)和颞深筋膜(颞肌筋膜)之间。解剖学上,上部隔室是前额解剖向下进入上颞部的延伸,下部隔室是上颊部解剖向上进入下颞部的延伸[22]。

上部颞间隙被颞上筋膜隔(superior temporal septum, STS)从前额部沿着上颞线隔开。在颞间隙前下方,上部间隙与含有重要解剖结构的下部颞三角区域被颞下筋膜隔(inferior temporal septum, ITS)隔开。这两个隔膜在三角形附着区融合,该附着区也即颞(眶)韧带[17]。上部颞间隙为进入眉外侧区和中颊部上部提供了安全的手术入路[23]。通过钝性剥离可以很容易打开间隙至其边界。一旦确定了边界,就可以通过精准的剥离将这些边界松解。颞上隔可以迅速松解,需要注意保留眶上神经外侧(深)支,该分支与隔膜平行,在隔膜内侧约 0.5cm[17]。颞下隔可以作为一个重要的解剖标志,因为面部神经颞支紧邻颞下隔下方并与之平行。为了松解颞下隔,需将间隙的顶部轻柔地从颞深筋膜底部提起,这可以将隔膜三维化,为在颞深筋膜底部水平轻柔地松解隔膜做好准备;同时要牢记,在颞下区覆盖下,面部神经额支位于间隙顶部颞顶筋膜深面。一旦被松解,就可以看到前哨静脉。前哨静脉不是面部神经颞支定位的理想标志,因为它们向头侧走行至静脉,在前哨静脉和颞下隔之间,面部神

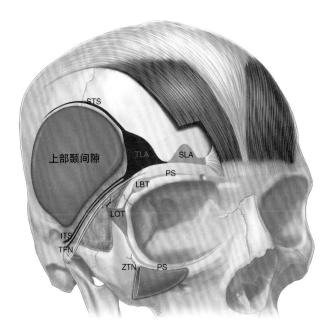

图 6.1.9　眶周第 4 层结构示意图。上方为颞部韧带颞上隔(STS)和颞下隔(ITS)之间的颞上间隙,颞上隔和颞下隔均为颞部韧带附着(TLA)的延续。上部颞间隙内没有解剖结构。颞部韧带附着继续向内侧延伸为眶上韧带附着(SLA)。二层的颞下隔下方是包含重要结构的下颞部三角形区域,此处有面部神经颞支(TFN)。颧颞神经(ZTN)的内、外侧支和前哨静脉也在该区域第 4 层交汇。眶周隔(PS,图中绿色所示)在眶缘外有两个增厚区,即眶外侧增厚(LOT)和眉外侧增厚(LBT)。(Dr. Levent Efe,CMI.)

经颞支于颞顶筋膜深面下悬吊的脂肪内穿行。

颧前间隙

　　覆盖于颧骨体上呈三角形的间隙为颧前间隙,其底部覆盖着颧肌起点。颧前间隙可以让其顶部的眼轮匝肌(眶部)和其底部下方的颧肌相互独立移位。颧前间隙上覆的轮匝肌的收缩可以提拉颧骨前软组织,导致颧部笑纹(鱼尾纹下方)的形成(图 6.1.10)[18]。随着衰老松弛,颧前间隙的顶部下移,导致更大幅度的眼轮匝肌收缩,使得颧部皱纹随衰老而更加明显。随着颧前间隙的衰老,其顶部因其良好的边界支撑而膨胀凸出,这是临床实体的解剖学基础,该临床实体有颧丘、颧袋或颧部月牙等多种描述。这些畸形表明组织出现了显著的松弛,而相关的治疗就是直接收紧松弛的间隙顶部。

上颌前间隙

　　上颌前间隙呈四边形(颧前间隙内侧),覆盖上颌[24]。该间隙底部为提上唇肌。上颌前间隙允许其顶部的眼轮匝肌和其底部下方的唇部提肌肌群能相互独立移动。图 6.1.11详细说明了上颌前间隙的解剖学关系。该间隙具有重要临床意义,因为其顶部的松弛会促使鼻唇沟随衰老而加深。

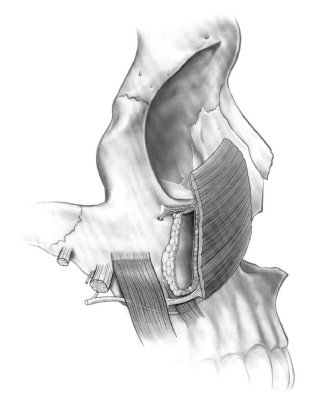

图 6.1.10　颧前间隙覆盖于颧骨体上。颧肌肌群起点在间隙底部下方骨膜前脂肪之间延伸。眼轮匝肌深面及其内衬薄层脂肪(眼轮匝肌下脂肪)形成颧前间隙顶部。上部韧带边缘由轮匝肌支持韧带形成,没有下部边缘加固的颧韧带强韧。(Dr. Levent Efe,CMI.)

下部咬肌前间隙

　　咬肌前间隙覆盖于咬肌下半部,与颞间隙类似,该间隙覆盖于咀嚼肌的深筋膜上(图 6.1.12)[21]。这一滑行的软组织平面允许下颌的张合不受限制,并且避免其上覆软组织的过度扭曲。颈阔肌形成该间隙的顶部。下部咬肌前间隙具有重要的临床意义,因为它是下颌随年龄增长而衰老的解剖学基础。尤其是在通过咬肌韧带与咬肌前间隙附着薄弱的位置,以及间隙下缘无韧带的区域,咬肌间隙顶部的松弛分别表现为口下颌沟和下颌下垂。在咬肌前间隙的前下角位置,下颌韧带提供了相对稳定的固定,促进面部酒窝的形成,将其上方的口下颌沟与其下方的下颌下垂分离开来。

中部咬肌前间隙

　　中部咬肌前间隙是一个头侧朝向下部咬肌前间隙的四边形间隙(图 6.1.13)[25]。咬肌筋膜和 SMAS 分别形成该间隙的顶部和底部,但下部间隙底部的颈阔肌并不向上延伸至这个水平。在 SMAS 下面部提升术中,中部咬肌间隙是一个重要的面部软组织间隙,因为该间隙是解剖学上安全的剥离区域,面部神经分支在间隙上、下边界内紧靠间隙外。腮腺

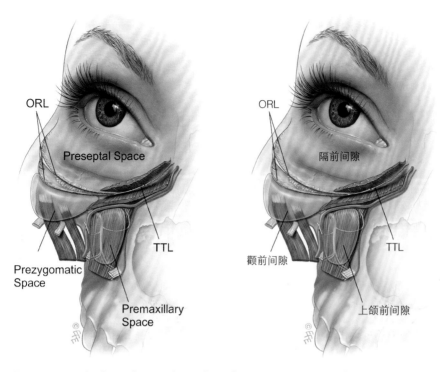

图 6.1.11　上颌前间隙解剖及其关键解剖学关系。TTL，泪槽韧带；ORL，眼轮匝肌支持韧带。（Dr. Levent Efe, CMI.）

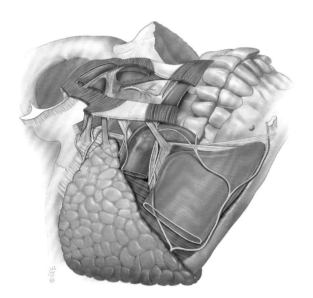

图 6.1.12　长斜方形状的下部咬肌前间隙覆盖于咬肌下半部。颈阔肌形成下部间隙的底部，但没有延伸越过中部间隙。间隙后缘为腮腺前缘，而间隙前缘靠近咬肌前缘处通过咬肌韧带加固。下部边界是可移动的，肠系膜样的，且不包含任何韧带。颈阔肌顶部在下部前缘和下缘边界处的薄弱附着导致了下颌下垂形成，下颌下垂紧挨强韧的下颌韧带后方。颊间隙位于关键的咬肌韧带前部，包含颊部脂肪。所有的面部神经分支在间隙周围及外侧走行。手术上重要的面部神经下颌分支离开固定的颈阔肌-耳筋膜（PAF）后，在间隙下边界下方走行，然后上行至可移动的膜质下缘的外表面，随后到达下颌韧带。（Dr. Levent Efe, CMI.）

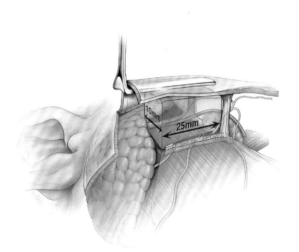

图 6.1.13　中部咬肌前间隙位于腮腺囊内，覆盖于咬肌前部，位于下部间隙上方。面部神经的上、下颊干在间隙上、下边界内的间隙外走行。颊脂肪垫的咬肌突是唯一内容物，可存在变异。（Dr. Levent Efe, CMI.）

及导管与中部咬肌前间隙的上边界紧密联系。

颊间隙

　　颊间隙为面部深层间隙之一,就像下颌下间隙(包含下颌下腺),深至深筋膜层(第 5 层)[26,27]。年轻时,颊间隙位于前面部,口角轴水平上方咬肌前缘内侧。该间隙及其内容物颊部脂肪促进了上覆中颊部鼻唇段的运动,也缓冲了该区域因下颌运动而导致的过度移位。随着间隙边界的衰老和摩擦,尤其是咬肌韧带下缘,导致颈阔肌与咬肌的黏着减弱。这会导致间隙扩大,致使颊部脂肪向下脱垂至口角轴水平下方,进入下面部。颊部脂肪覆盖下部咬肌前缘会导致口下颌沟和下颌下垂愈发明显。

面部支持韧带

　　面部支持韧带将 5 层面部软组织绑定在一起,同时也是皮肤沟槽(在松垂 / 膨胀区域之间可见)的解剖学基础,对中颊部的生理特征进行剖析有助于阐明上述关键概念。泪槽沟 - 轮匝肌支持韧带复合体是中颊部上部关键的支持韧带[28]。它恰好位于眶缘外,紧沿眶缘。该支持韧带系统将骨性腔隙(眶部)与下方的骨性平台(中面颊骨骼)分开,起到稳固和保护下眼睑软组织的作用;在下睑软组织区域,该韧带系统从骨上相对固定区域过渡到眶腔上活动区域。

　　泪槽韧带是一个真性骨皮韧带,起于上颌骨,穿透 5 个

软组织层,插入泪槽部位真皮层,将 5 个软组织层绑定在一起[28]。如前所述,该支持韧带是泪槽畸形的解剖学基础(图 6.1.14)。在外侧,泪槽韧带继续延伸为轮匝肌支持韧带。轮匝肌支持韧带之前已被证实为睑颊沟的解剖学基础。泪槽韧带与眼轮匝肌支持韧带的连续性解释了随着衰老加重,泪槽变得与睑颊沟连续,形成了明显的皮沟,有时称为突出的"睑 - 颊结合部"。这表明面部软组织支持韧带在皮沟随衰老而愈发可见的过程中起到了关键作用。

面部神经分支

　　面部神经损伤的危险区域已在文献中得到了很好的描述,但这对外科医生而言意义不大,因为这只是从局部解剖学的二维视角提供了神经相对于表面标志的预期走向[29-31]。当手术操作逐渐接近面部神经时,信心来自:①与前文所述的分层解剖相关的,对神经的三维走向的理解;②通过肉眼识别的,与界定标志相关的神经(图 6.1.15)[32]。面部神经分支离开腮腺,并深达侧面部第 5 层。当靠近前面部时,这些神经横穿第 4 层,并上行至面部表情肌深面。在横穿第 4 层的这些过渡区时,神经受到损伤的风险最大[25,33]。这些过渡区的位置是可预估的,它与为神经提供稳定和保护的支持韧带密切相关。通过手术松解这些韧带以获得必要的活动度时必须格外小心,避免伤及靠近这些韧带的神经。

　　面部神经颞支的体表定位沿 Pitanguy 线分布,为耳屏

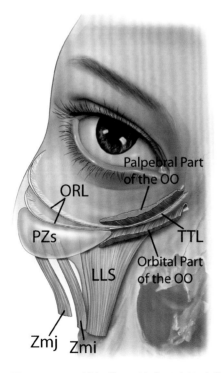
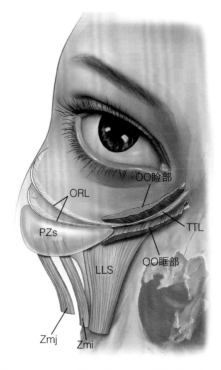

图 6.1.14　泪槽韧带,泪槽畸形的解剖学基础。TTL,泪槽韧带;ORL,眼轮匝肌支持韧带;OO,眼轮匝肌;PZs,颧前间隙;LLS,提上唇肌;Zmj:颧大肌;Zmi:颧小肌。(Dr. Levent Efe,CMI.)

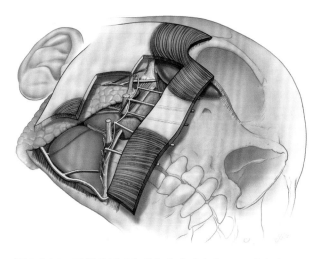

图 6.1.15　图解强调面部神经分支的定位,以及它们与间隙和韧带相关的走行的变化。在侧面部,神经始终位于间隙外侧及深部。当它们接近韧带的边界,进入移动的前面部时,面部神经分支从第5层下方移行进入第3层,并一直与支持韧带紧密联系形成边界。相邻神经干之间互相连接的神经分支紧邻 SMAS 深面。(Dr. Levent Efe,CMI.)

下 0.5cm 的点与眶上缘外侧 1.5cm 的点的连线[34-37]。传统观点认为,面部神经颞支一旦离开腮腺就会从深筋膜表浅延伸,于 SMAS 深面横穿颧弓。由于其位置表浅,一般不建议实施横断该部位的 SMAS 的手术,即所谓的"高位 SMAS 横断术"(也即位于颧弓或颧弓上方)。如今,人们已经确认,当颞支穿过颧弓时,神经的走行比之前所认为的更深。一项组织学研究证实,颞支从颧弓下方离开腮腺的位置移行至颧弓上大约 2cm 处进入颞顶筋膜下表面[38]。颞支在一组织层(第4层)内走行,正好位于颞顶筋膜(第3层)深面,紧贴骨膜表浅,在其上方为颞肌筋膜(第5层),神经走行全程受到筋膜脂肪层的保护,该筋膜脂肪层为腮腺 - 咬肌筋膜的向上延伸,称为腮腺 - 颞筋膜。另一研究发现,面部神经颞支在颧弓上方 1.5~3cm 处的颞顶筋膜(第3层)下方移行。在神经更靠近头侧的位置穿过前哨静脉之前,颞支移行至颞顶筋膜的深面。因此,如果在颞部切口看到前哨静脉,则表明颞支位于颞顶筋膜下片状层中的下部颞间隙的顶部[17]。

面部神经颧支于颧骨下的深筋膜深处,向腮腺导管头侧离开腮腺。该神经伴行面横动脉在咬肌上水平走行。强韧的颧骨支持韧带起源于颧骨体下缘,紧靠颧大肌起点外侧。在这一区域,主要的颧神经在肌肉下方继续延伸,在颧大肌和颧小肌下方走行,提供深层支配[39-41]。在颧韧带外侧缘,通常有一个小的运动神经分支支配眼轮匝肌,并于眼轮匝肌下外侧角进入该肌肉[41]。通过垂直的铺展手术剪进行谨慎的剥离对于避免伤及该分支至关重要。

面部神经上颊干离开腮腺,位于腮腺导管表层,大致与腮腺导管伴行,并继续在咬肌筋膜深处,于中部咬肌前间隙的上边界外侧走行[25]。该分支靠近咬肌前缘,于咬肌筋膜下方离开底部,并与上部关键咬肌韧带紧密联系。面部神经下颊干在大约耳垂水平,于腮腺下部离开向下走行,并仍在

下部咬肌前间隙的咬肌筋膜底部下方延伸,到达中部咬肌前间隙下边界。同样,在靠近咬肌前缘时,下颊干从深部移行至与下部关键咬肌韧带紧密联系的 SMAS 下表面。当神经到达第3层后,在继续延伸至受神经支配的前面部表情肌之前,颞支,上、下颊干及下颌分支之间相互交叉连接。这解释了这些神经对肌肉的交叉重叠支配。

从手术风险角度来看,颞支和下颌支最为重要,因为它们所支配的肌肉缺乏交叉神经支配。下颌缘神经在其被固定的部位受损伤风险较大,因为该位置神经和支持韧带紧密联系,在走行早期,下颌角周围,神经在 PAF 内,接着向前靠近下颌韧带[42-45]。下颌支的走行段大部分是可移动的,并与咬肌前间隙下边界保持联系。没有必要在神经附近解剖,因为覆盖在下颌和下颌下区域的颈阔肌本身已具有移动性。神经在下部咬肌前间隙下边界韧带内走行时的移动性解释了该部分走行的位置存在变异的原因(有时在下颌骨下方)。

面部衰老的变化

年轻的面庞通常饱满圆润,而衰老的面部特征是臃肿、下垂和疲惫。面部的衰老变化始于面部骨骼,发生在面部各个层次。目前对衰老过程的理解主要还是基于经验,因为理解的基础是满足患者对实现年轻外表的需求而设计的治疗的有效性。从历史发展的角度来看,对松弛皮肤的拉紧(传统面部提升术)、去除明显多余的组织(传统眼睑成形术)、提紧皮肤和提亮肤色(早期苯酚剥脱和二氧化碳激光换肤)以及近年出现的软组织容积增大(脂肪充填和软组织填充物填充)技术都对外观年轻化产生了积极的影响。每一项技术的成功都归功于其对面部衰老成因的逆转。然而,单一疗法的持续运用往往对衰老的改善有限,多种疗法的综合运用可以获得更好的年轻化效果。

对面部软组织层衰老变化的解剖学认识是面部年轻化治疗的理论基础。皮肤的变化显而易见,影响第5层的面部骨骼的变化也可通过放射学观察到。由于表浅筋膜(第2层和第3层)内的变化无法直接测量,故以经验判断为主。衰老的表面解剖变化与第2、3、4层解剖的相关性表明,软组织间隙顶部的膨胀与相邻的无膨胀的皮肤凹槽形成鲜明对比。凹槽反映了支持韧带在间隙边界的真皮插入处所施加的限制。关于膨胀在多大程度上反映了原发性组织退化和松弛造成的真性延长,以及有多少"明显"松弛是由容积(骨骼和软组织)丢失导致,目前尚无明确定义。

皮肤

皮肤衰老受遗传、环境暴露、激素变化和代谢过程的影响[46-52]。随着年龄的增长,年轻时柔韧的皮肤因失去弹性和结构支撑而变得薄而扁平。细胞外基质的萎缩表现为真皮层成纤维细胞数量减少、胶原蛋白(特别是Ⅰ型和Ⅲ型)和弹性蛋白水平下降。虽然年龄性皮肤衰老和光老化可以容易地被区分,并被认为是两个独立的现象,但两者都具有重要

的分子特征:促进基质金属蛋白酶(matrix metalloproteinase , MMP)表达的信号转导改变、前胶原合成减少和结缔组织损伤。氧化应激被认为是衰老过程中最重要的驱动因素,导致过氧化氢和其他活性氧(ROS)的增加,以及抗氧化酶的减少。这些变化会导致基因和蛋白质结构的改变。其他环境因素,尤其是吸烟,会加速皮肤衰老 10~20 年。胶原酶增加和皮肤血液循环减少也被认为是可能的机制。面部表情肌肉以一种特定的模式收缩皮肤。随着底层胶原蛋白的削弱和皮肤变薄,真皮层失去了抵抗肌肉反复收缩的能力,从而在皮肤上留下纹路,甚至最终变为静态纹。

皮下组织

皮下组织层中的纤维和脂肪组织并非均匀分布,而是分布在不同的隔室内。由于皮下脂肪在特定部位突出,因此被赋予了特殊的名称,如"颧脂肪垫"和"鼻唇脂肪"[53,54]。这些皮下隔室的边界与支持韧带的位置相对应,支持韧带表浅穿行以插入真皮层。年轻时,这些隔室之间过渡平滑,难以分辨。随着年龄增长,一系列的凹凸组织形成,将这些隔室分开。导致这些变化的因素包括脂肪下移、选择性萎缩和肥厚以及支持韧带的衰弱,导致脂肪隔室异位。然而,目前人们已明确,随年龄增长,衰老对脂肪下移的影响最小[55]。支持韧带的独特分隔将脂肪保持在其相对应的位置。

肌肉衰老

骨骼肌通常会随着年龄增长而萎缩高达 50%[56]。这可能适用于咀嚼肌,如颞肌和咬肌,因为随年龄增长,牙列情况恶化,大力咀嚼的需求减少。目前尚无关于衰老对这些肌肉的影响的具体研究报道。与骨骼肌不同的是,面部表情肌由于经常参与面部表情表达,可能不会随着年龄增长而经历同样程度的退化。眼轮匝肌并没有随着年龄增长而发生组织学改变,没有肌纤维的消失,未与周围组织粘连或下垂[57]。磁共振成像对上唇提肌、颧大肌和提上唇肌的长度、厚度和体积的分析表明,这些肌肉未随年龄增长而发生变化[58]。相反,上唇轮匝肌随着年龄的增长而萎缩,肌肉厚度减少,肌束变小,外围肌外膜增加。

面部间隙和支持韧带

多联纤维系统随年龄增长而减弱,韧带强度下降,松弛度增加。一般而言,软组织间隙随年龄的增长而增大,并与活动量成正比。这在下部咬肌前间隙和相关的下颌运动部位最明显,而颧骨上受影响最小。间隙的扩张程度与韧带边界的松弛度有关,并导致相对固定区域之间的隆起。因此,在老年患者中,间隙很容易剥离,并且随韧带强度减弱,间隙边界变宽。在年轻人中,软组织间隙较小,不容易通过钝性剥离打开(图 6.1.16)。

骨骼变化

面部骨骼会随年龄增长发生显著变化(图 6.1.17),这会对衰老的面部外观产生巨大的影响(图 6.1.18)[59-71]。出生时,面部骨骼发育不完全,为初始形态。这也是婴幼儿经常会出现短暂而明显的中颊节段的原因(尽管组织质量极好),随年龄增长,其随着中颊部骨骼的扩张而消失。在成年早期即可能达到骨骼突度的峰值。此后,当某些区域继续扩大时,面部骨骼的选择性区域发生明显的骨吸收。具有较强吸收倾向的区域包括中面部骨骼,特别是由上颌骨(包括鼻部梨状区)、眶上内侧缘、眶下外侧缘和下颌骨前颊区构成的部

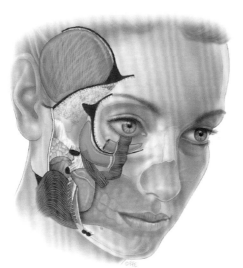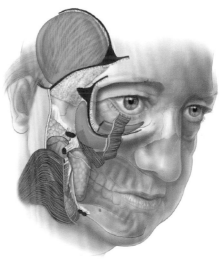

图 6.1.16　年轻人的软组织间隙为紧致的滑行平面间隙。随着年龄增长,间隙扩大,在面部运动量较大的部位(即下面部),间隙扩张也较大,因为该部位下部咬肌韧带边界扩张最多。颈阔肌和咬肌的附着减弱,使得下部咬肌前间隙的该角落扩张,形成了下颌下垂。韧带张力的减弱也使得颊脂肪下移进入口下颌沟。(Dr. Levent Efe, CMI.)

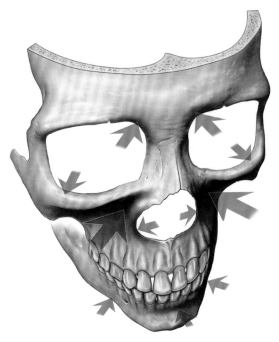

图 6.1.17　箭头所示的颅面骨骼区域是最易随年龄增长而发生骨吸收的部位，吸收的相对程度与箭头大小一致。（Dr. Levent Efe，CMI.）

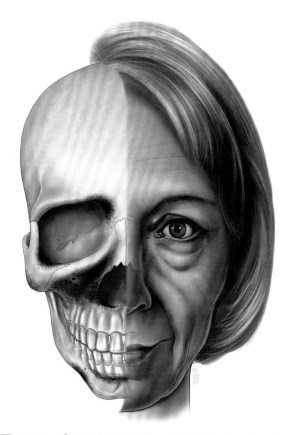

图 6.1.18　骨骼衰老及其结果。骨骼上的斑点区表明骨质吸收区域及其相关吸收量。在右侧，面部软组织中呈现的衰老的迹象与骨吸收所导致的骨骼支撑减弱区域相对应。（Dr. Levent Efe，CMI.）

分[72,73]。由此造成的骨骼基础的缺陷对上覆软组织有显著的影响。尤其在中颊部，上颌骨后缩会导致泪槽和鼻唇沟的突出。面部骨骼的后缩导致多联纤维支持韧带的起点向后移位。这会将皮肤向内拉，加重了随年龄增长而形成的相对凸出区域之间的凹陷。中颊部的后缩伴随着突度的丧失，给人以组织随年龄增长而下降的视觉印象。一些患者先天性骨骼结构较弱，相对后缩，因此骨骼突度不足。在这种情况下，骨骼可能是面容表现过早衰老的主要原因。因此，如果患者出现面部过早衰老，其成因便有可能是相关骨骼部分的弱化后缩，为了获得更好的美学效果，应该解决其骨骼结构的弱化后缩。

面部衰老的局部变化

颞部与前额区

与前额皮肤不同，颞部皮肤较薄，与其下方组织层的黏着也较弱。疏松的附着反映了其下方广泛的颞间隙，以及周围颞韧带的性质。这些韧带不同于其他的面部韧带，是隔膜状的，不能穿透颞部薄而疏松的皮下层（第2层）而继续延伸。这就解释了为什么颞部深层处理对上覆皮肤的治疗效果不如面颊部。

皱眉肌收缩与悲痛和忧伤的情绪状态有关[74]。皱眉肌的横头牵拉眉毛向内侧移动，产生垂直的眉间纹。皱眉肌斜头、降眉肌及眼轮匝肌的内侧肌纤维共同下拉内侧眉端，并产生斜行的眉间纹。同样具有降眉作用的降眉间肌会产生鼻部皮肤横纹。在外侧，眼轮匝肌外侧肌纤维和皱眉肌横头的收缩会促使外侧眉端下垂。眉外侧的下垂，再加上随年龄增长而松弛的皮肤，在较小程度上会造成上睑皮肤的假性过剩。自眉外侧皮肤悬垂部位开始额肌过度紧张，以及它对拮抗肌肉（皱眉肌、眼轮匝肌和降眉间肌）作用的反应导致额横纹的形成[75]。相反，眉内侧端很少随年龄增加而下移，反而可能会上升[76-78]。这一现象的机制包括额肌的慢性激活。这可能是提升了与临床或亚临床上睑提肌无力相关的眉/眼睑复合体，或是为了缓解因上睑外侧皮肤过多而致的视野障碍[75]。在解剖学上，额肌大约止于颞融合线（颞上隔）。颞融合线外侧缺乏向上的矢量来抵消降眉肌的下拉矢量和眉外侧的重力，这或许就是眉外侧下移程度更大的原因。

中颊部

中颊部是中面部前份[4]，呈三角形，上以下睑的睑板前部分为界，内以鼻侧和鼻唇沟下为界，外以颧骨颧弓交界的外侧面颊为界。光滑圆润的中颊部是年轻的有力象征，会让面部显得光鲜靓丽。随着年龄增长，中颊部的3个部分逐渐变得清晰可辨，因为它们会被3个中颊部的皮肤凹槽分开，即鼻颧沟、睑颧沟和颊中沟。中颊部的这种"分割"会对面部外观产生显著的影响，导致随年龄增长而产生"疲惫"的面貌外观。

中颊部软组织在结构上由 3 个节段或"模块"组成,每个节段都覆盖着中颊部骨骼的特定部分(图 6.1.19)。睑颊部分覆盖在眶下缘突起上,颧部节段覆盖在颧骨上,鼻唇部分覆盖在上颌骨前表面上。中颊部的骨骼结构包括前面部的眶腔、鼻腔和口腔 3 个骨性腔隙。由于存在许多间隙,以及骨性支撑程度有限,中颊部有一些固有的结构弱点。3 种因素使得中颊部容易受到衰老的影响,这 3 种因素为:①中颊部的楔形软组织,上部较薄,而下部较厚;②从眶下缘相对突出部位开始,中颊部骨骼自然后倾;③随着年龄增长,上颌骨的吸收会导致中颊部显著后缩。这种后缩情况并不是均衡的,因为上颌骨向内侧和下方的后缩程度更大[73]。衰老早期,上颌的后缩,伴随颊部楔形软组织的轻度下降,会导致上颊部容积的明显缩小。这会导致在眶下缘突出部分的少量脂肪(最初被上颊部的容积所遮掩)显露出来,尤其是眼睑下方中部的脂肪膨出。这种情况会造成下睑"加长"的视觉印象。同时,下颊部上覆软组织团块厚度的增加往往掩盖了上颌骨吸收的程度,给人以软组织团块已下移至中颊部下部的显著观感。

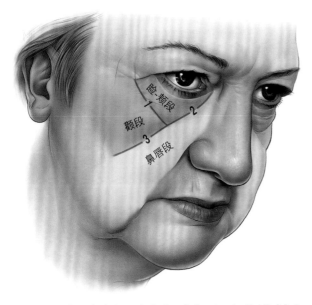

图 6.1.19　中颊部包括 3 个部分,其中,睑 - 颊段(蓝色)和颧段(绿色)在眶周区域内。这两个节段均与鼻唇段(黄色)相邻,鼻唇段位于口腔前庭上方的口周区内域。这 3 个节段的边界形成 3 道凹槽,它们像字母 Y 的斜体一样相互连接。睑颧沟(1)覆盖眶缘下外侧及鼻颧沟(2)覆盖眶缘下内侧,然后继续进入颊中沟(3)。(Dr. Levent Efe, CMI.)

中颊部的 3 个节段中,下眼睑部分随年龄增长呈动态变化。它的表面有两个明显的凹槽,在衰老过程中,它们的表现不尽相同,常常共存。上部凹槽为睑板下沟,位于眼睑睑板前和隔前部分的结合部。它确定了睑板前膨出的下边界。年轻时,睑板前膨出是上方眼睑和下方面颊部的视觉分离处。这种所谓的"高位睑 - 颊结合部"位于眶下缘上方,是年轻的特征。睑板下沟的位置不随衰老而改变,尽管它的轮廓常消失。下部凹槽是睑 - 颊结合部,该结合部与眼睑的

隔前部分的下缘有关。下部凹槽通常不会出现在年轻人中,而是随着年龄增长逐渐显现,然后逐渐加深,随时间推移略有下移。它最初出现时呈柔和的 C 形轮廓,但随着"下移",尤其是中央部分,其形状逐渐变为角度更大的 V 形,V 形内侧由发育中的鼻颧沟形成,外侧由睑颧沟形成。在 V 形的中央部位,也是最低最深的部分,鼻颧沟沿着颊部继续向下形成颊中沟,将颊部分为颧段和鼻唇段。这种轮廓划分变化而皮肤本身却没有下移的原因可以用组织层间的差异来解释。在第 4 层中,位于眶下缘中心的眼轮匝肌支持韧带并非刚性,因此扩张会导致它和第 3 层及眼轮匝肌之间的相对滑动。随着睑 - 颊结合部变得更加突出,它在视觉上取代了睑板下沟,成为下眼睑和颊部之间新的分界。这就是"随年龄增长的睑 - 颊结合部延长"这一常用但不准确的描述的基础。事实上,这是由于随着年龄增长,视觉上从年轻时突出的睑板下沟转移到睑 - 颊结合部的结果。矫正中颊部睑 - 颊部分的衰老,睑 - 颊结合部和长下睑明显下移的轮廓,也就是俗称的"改善睑 - 颊结合部"。

下面部

下面部的下颌下垂和口下颌沟在年轻时不会出现,而是随着年龄增长逐渐显现。通过对面部软组织间隙,特别是咬肌前间隙概念的描述,可以从解剖学基础上理解下颌下垂形成的机制[21]。随着衰老的开始,咬肌前间隙顶部出现松弛,并伴有前边界和下边界的削弱。相比之下,主要的支持韧带(关键的咬肌韧带和下颌韧带)仍然相对强韧,这些部位的表浅筋膜仍然牢牢地固定在下面的深筋膜上。在下部咬肌前间隙(关键咬肌韧带的下方)的前边界,较弱的咬肌韧带的松弛膨胀和颊部脂肪的向下移位(在颊间隙内)是口下颌沟发生发展的解剖学基础。下颌韧带划分了从口下颌沟上、中间及下颌下的过渡区域。下颌下垂的形成是由于下部咬肌前间隙顶部膨胀,从而导致下颌骨下方的组织下降。下颌下垂越突出,下颌韧带所提供的皮肤系带就越明显。因此,矫正这些衰老改变的解剖学方法是减少下移的颊部脂肪,收紧咬肌前间隙的顶部。

基于衰老面部解剖结构矫正面部衰老变化的相关问题

剥离平面

皮下剥离平面(第 2 层)是面部提升术中最常用的平面,可单独使用,但更常见的是在表浅层面进行某种形式的 SMAS 处理时使用(图 6.1.20)[79-81]。应区分侧面部的皮下剥离和前面部的皮下剥离。这个剥离平面被认为是"安全的",因为解剖始终停留在面部神经分支的表浅,这也是第 2 层剥离的主要优势所在。皮下剥离可以在表浅皮下层或深层皮下水平进行。在表浅皮下层,由于多联韧带在插入真皮前分支扩展,使得皮肤支持带纤维密度更高。在深层皮下层,

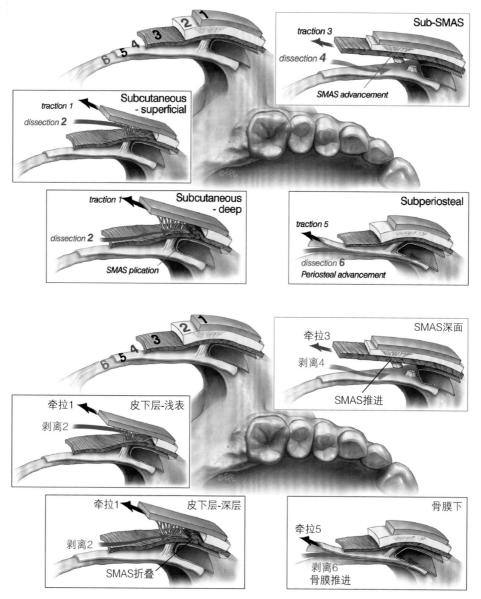

图 6.1.20　面部提升术中剥离和提拉的可选层次。剥离可通过 3 层中的任何一层进行,即面部上 2/3 的皮下层(第 2 层)、SMAS 深面(第 4 层)和骨膜下(第 6 层),同时对皮肤(第 1 层)、SMAS 层(第 3 层)或骨膜(第 5 层)进行牵拉。(Dr. Levent Efe,CMI.)

SMAS 外表面上的纤维较少,纤维倾向于变粗变强。深层皮下层的韧性并不均匀:一些区域,如面部间隙上方,本身就比较容易剥离,而其他覆盖在韧带上的区域,附着更牢固,需要通过手术进行锐性剥离。例如,颧突上的 McGregor 段处(颧韧带所在位置)和下颌韧带上方通常需要进行锐性剥离。相反,在下面部咬肌前间隙上方,皮下层很容易剥离,只需要手指钝性剥离。

SMAS 深面剥离(第 4 层水平)

在头皮部位,这是剥离的首选组织平面,因为该层面的剥离使得头皮很容易通过无血管的网状组织与下面骨膜(第 5 层)分离,轻松且安全。该部位的解剖结构决定了淤青和肿胀一般都比较轻微。就面部而言,虽然解剖学原理保持不

变,但第 4 层很可能是最危险的剥离平面,因为面部神经分支从第 5 层经过该层过渡至第 3 层以支配第 3 层中的面部肌肉。然而,需要注意的是,与头皮的情况类似,在第 4 层掀起组织瓣,可以获得坚韧且结构完整的复合组织瓣,可以有效地收紧松弛组织,面部 SMAS 深面剥离也具有同样的优势和潜在的好处[82]。通过应用前面所描述的面部三维解剖知识,可以在第 4 层安全地进行剥离,面部间隙的关键就是为该层手术提供了安全的通路。因为这些间隙是"预先剥离的",所以可以迅速、无创且容易地进入这些间隙。下部咬肌前间隙便符合这一特点。皮下剥离是在紧邻耳屏前 30mm 处通过固定的区域,即 PAF 处进行,该区域 SMAS 与包括腮腺囊在内的深筋膜融合[83]。由于手术的目的是矫正可移动的前面部的松弛,因此侧面部的剥离程度是次要的。保持

PAF 完整性的另一个优势在于其质地坚韧,可用于缝合固定。一旦剥离超过了 PAF(以颈阔肌后缘为标志),应该切开 SMAS 层直接进入下部咬肌前间隙。只能通过轻柔的钝性剥离打开该间隙,以确定其边界。下方的咬肌前间隙和上方的颞前间隙形成了前面部的一系列软组织间隙(图 6.1.21)。支持韧带加固了软组织间隙的边界,同时这些边界也是重要解剖结构所在的位置。需要精准地松解这些结构,以消除它们对软组织的束缚作用;在年轻患者中实现这些操作更为困难,因为年轻时韧带更密集,更强韧。通过掀起开放的相邻面部间隙来优化清晰的视觉效果是有益的。当使用钝性剪刀,并用刀片轻柔地垂直铺展时,周围的脂肪和网状组织分离,显露出韧带及与之相关的面部神经分支。随着组织进一步被掀起,韧带会由于进一步绷紧而变得更加明确,此时可安全地将其松解,而神经则斜向走行,离开韧带,不受拉伸控制的影响。通过 SMAS 深面间隙可安全、无创地进入面部各个部位,通过颞深间隙可进入眉外侧,通过隔前间隙可进入下睑,通过颧前间隙和上颌前间隙可进入中颊部[84]。

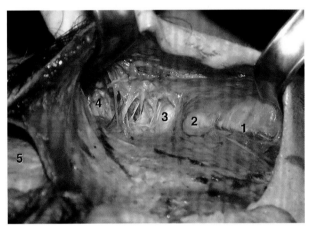

图 6.1.21　在复合组织瓣面部提升术中,SMAS 深面的面部间隙相互连接,可实现安全剥离。咬肌前间隙:1,下部;2,中部;3,上部;4,颞前间隙;5,颞上间隙。(Dr. Levent Efe,CMI.)

第 5 层

就面部神经损伤的风险而言,骨膜下"提升术"有很强的安全优势,因为神经分布于浅层,且远端神经不会穿过这个平面[85-88]。然而,骨膜下面部提升术也有其本身的局限性。作为骨膜下提升术的一部分,5 个组织层上累积的衰老改变被提拉矫正。需要进行过度矫正才能实现所需的软组织形状和肤色的改变,以弥补"提升滞后"现象,该现象与软组织厚度和松弛度成正比。因此,在组织层更加致密的区域实施骨膜下提升术效果最好,提升延迟也最小。眉区有效且受欢迎的骨膜下提升便是一个例子。在较厚的组织层,如中颊部的鼻唇部,提升滞后的现象严重限制了效果的改善。由于骨膜的坚韧特性,需要在目标区域之外进行广泛的剥离,或在需要提升区域之外立即进行"骨膜松解",以将该区域分隔至一个有限的岛状骨膜上。

缝合固定

虽然需要适当的手术松解以获得移动性,但只有良好的手术固定,将移动提拉后的软组织固定在新的位置,才能获得期望的手术效果。表浅筋膜的强度和韧性不是均匀的。支持韧带所在的区域有其固有韧带的加固,使该区域成为缝合固定的理想位置。它也是牵引所形成的最自然的外观的位置,因为这些是面部自然悬吊的位置。因此,缝线固定应放置在支持韧带所在的位置。在前面部 SMAS 深面的手术中,在固定缝线放置的部位,支持韧带强度已减弱或被分成若干支,以移动复合组织瓣,这些固定缝线可作为支持韧带的替代物。因此,在保留"可移动的"间隙时,替换缝线应具有原韧带所提供的支撑能力。在这方面,编织的永久缝线有其优势,因为它们会刺激胶原和弹性纤维在线内沉积,可形成韧带类似物[89]。颈阔肌耳筋膜是侧面部的一个弥漫性韧带区,由于其固有的强度,无论从解剖学上还是物理特性上,它都是固定面部提升组织瓣的理想区域。

总结

本章整合了现有文献中详细的解剖学信息,旨在帮助读者理解面部解剖的概念及其随衰老而改变的过程。掌握这些知识将为选择合乎逻辑且效果理想的衰老面部年轻化手术技术奠定解剖学基础。

参考文献

1. Mendelson BC. Facelift anatomy, SMAS, retaining ligaments and facial spaces. In: Aston I, Steinbrech DS, Walden IL, eds. *Aesthetic Plastic Surgery*. London: Saunders Elsevier; 2009:53–72.
2. Nahai F. Clinical decision making in face lift and neck lift. In: *The Art of Aesthetic Surgery: Principles and Technique*. St. Louis, MO: Quality Medical Publishing, Inc.; 2005:898–926.
3. Mendelson BC. Correction of the nasolabial fold: extended SMAS dissection with periosteal fixation. *Plast Reconstr Surg*. 1992;89:822–833.
4. Mendelson BC, Jacobson SR. Surgical anatomy of the midcheek; facial layers, spaces, and midcheek segments. *Clin Plast Surg*. 2008;35:395–404.
5. Stuzin JM, Baker TJ, Gordon HL. The relationship of the superficial and deep facial fascias: relevance to rhytidectomy and aging. *Plast Reconstr Surg*. 1992;89:441–449. *A discussion of the concept of facial soft tissue being arranged in concentric layers, and the SMAS as the "investing" layer of the superficial mimetic muscles of the face. The relationship between the deep and superficial fascias is described, with acknowledgement of "areola" planes and areas of dense fibrous attachments, including true osteocutaneous ligaments and other coalescences representing the retaining ligamentous boundaries of the face. Age-associated laxity of the retaining ligament was noted to be a key component of facial aging.*
6. Mendelson BC. Advances in the understanding of the surgical anatomy of the face. In: Eisenmann-Klein M, Neuhann-Lorenz C, eds. *Innovations in Plastic and Aesthetic Surgery*. New York, NY: Springer Verlag; 2007:141–145.
7. Furnas DW. The retaining ligaments of the cheek. *Plast Reconstr Surg*. 1989;83:11–16.
8. Furnas D. The superficial musculoaponeurotic plane and the retaining ligaments of the face. In: Psillakis JM, ed. *Deep Face-Lifting Techniques*. New York, NY: Thieme Medical Publishers; 1994.
9. Rohrich RJ, Pessa JE. The fat compartments of the face: anatomy and clinical implications for cosmetic surgery. *Plast Reconstr Surg*. 2007;119:2219–2227.

10. Rohrich RJ, Pessa JE. The retaining system of the face: histologic evaluation of the septal boundaries of the subcutaneous fat compartments. *Plast Reconstr Surg.* 2008;121:1804–1809.

11. Rohrich RJ, Pessa JE. The anatomy and clinical implications of perioral submuscular fat. *Plast Reconstr Surg.* 2009;124:266–271.

12. Surek CC, Beut J, Stephens R, et al. Pertinent anatomy and analysis for midface volumizing procedures. *Plast Reconstr Surg.* 2015;135:818e–829e.

13. Mitz V, Peyronie M. The superficial musculo-aponeurotic system (SMAS) in the parotid and cheek area. *Plast Reconstr Surg.* 1976;58:80–88.

14. Hamra ST. Deep-plane rhytidectomy. *Plast Reconstr Surg.* 1990;86:53–61, discussion 62–3.

15. Hamra ST. Composite rhytidectomy. *Plast Reconstr Surg.* 1992;90:1–13.

16. Muzaffar AR, Mendelson BC, Adams WP Jr. Surgical anatomy of the ligamentous attachments of the lower lid and lateral canthus. *Plast Reconstr Surg.* 2002;110:873–884.

17. Moss CJ, Mendelson BC, Taylor GI. Surgical anatomy of the ligamentous attachments in the temple and periorbital regions. *Plast Reconstr Surg.* 2000;105:1475–1490. *A through description of the retaining ligaments of the temporal and periorbital regions is given. The term "ligamentous adhesion" is introduced to increase the understanding of the system, and there is emphasis on the relations of the temporal branch of the facial nerve and the trigeminal branches to structures visualized in surgery rather than to less useful landmarks which are not. A discussion of age-related changes to the region compliments one of surgical approach with respect to the anatomy described.*

18. Mendelson BC, Muzaffar AR, Adams WP Jr. Surgical anatomy of the midcheek and malar mounds. *Plast Reconstr Surg.* 2002;110:885–896, discussion 897–911.

19. Ghavami A, Pessa JE, Janis J, et al. The orbicularis retaining ligament of the medial orbit: closing the circle. *Plast Reconstr Surg.* 2008;121:994–1001.

20. Yousif NJ, Mendelson BC. Anatomy of the midface. *Clin Plast Surg.* 1995;22:227–240.

21. Mendelson BC, Freeman ME, Wu W, et al. Surgical anatomy of the lower face: the premasseter space, the jowl, and the labiomandibular fold. *Aesthetic Plast Surg.* 2008;32:185–195. *This paper introduces the concept of the "premasseter" space, age-related changes, and utility for safe subSMAS dissection. Distinction is made between this space, over the lower part of the masseter, and another space overlying the upper part of the masseter where the neurovascular structures, the accessory lobe of the parotid gland and duct are located. The true shape of the anterior border of the masseter muscle is described, with the border ending anteroinferiorly at the mandibular ligament. This description completes the picture of the retaining ligaments as a continuous border separating the anterior and lateral parts of the face. The relations of the facial nerve branches, particularly that of the lower buccal trunk, to the masseter and its fascia are described.*

22. O'Brien JX, Ashton MW, Rozen WM, et al. New perspectives on the surgical anatomy and nomenclature of the temporal region. Literature review and dissection study. *Plast Reconstr Surg.* 2013;131:510–522.

23. Knize DM. Anatomic concepts for brow lift procedures. *Plast Reconstr Surg.* 2009;124:2118–2126.

24. Wong CH, Mendelson B. Facial soft-tissue spaces and retaining ligaments of the midcheek: defining the premaxillary space. *Plast Reconstr Surg.* 2013;132:49–56.

25. Mendelson BC, Wong CH. Surgical anatomy of the middle premasseter space and its application in sub-SMAS face lift surgery. *Plast Reconstr Surg.* 2013;132:57–64.

26. Kahn JL, Wolfram-Gabel R, Bourjat P. Anatomy and imaging of the deep fat of the face. *Clin Anat.* 2000;13:373–382.

27. Zhang HM, Yan YP, Qi KM, et al. Anatomical structure of the buccal fat pad and its clinical adaptations. *Plast Reconstr Surg.* 2002;109:2509–2518.

28. Wong CH, Hsieh MK, Mendelson B. The tear trough ligament: anatomical basis for the tear trough deformity. *Plast Reconstr Surg.* 2012;129:1392–1402.

29. Baker DC, Conley J. Avoiding facial nerve injuries in rhytidectomy: anatomic variations and pitfalls. *Plast Reconstr Surg.* 1979;64:781–795.

30. Gosain AK. Surgical anatomy of the facial nerve. *Clin Plast Surg.* 1995;22:241–251.

31. Seckel BR. *Facial Danger Zones: Avoiding Nerve Injury in Facial Plastic Surgery.* St. Louis, MO: Quality Medical Publishing; 1994.

32. Owsley JQ, Agrawal CA. Safely navigating around the facial nerve in three-dimensions. *Clin Plast Surg.* 2008;35:469–477.

33. Ruess W, Owsley JQ. The anatomy of the skin and fascial layers of the face in aesthetic surgery. *Clin Plast Surg.* 1987;14:677–682.

34. Pitanguy I, Ramos AS. The frontal branch of the facial nerve: the importance of its variations in facelifting. *Plast Reconstr Surg.* 1966;38:352–356.

35. Furnas DW. Landmarks for the trunks and the temporofacial division of the facial nerve. *Br J Surg.* 1965;52:694–696.

36. Stuzin JM, Wagstrom L, Kawamoto HK, et al. Anatomy of the frontal branch of the facial nerve: the significance of the temporal fat pad. *Plast Reconstr Surg.* 1989;83:265–271.

37. Agarwal CA, Mendenhall SD 3rd, Foreman KB, et al. The course of the frontal branch of the facial nerve in relation to fascial planes: an anatomic study. *Plast Reconstr Surg.* 2010;125:532–537.

38. Trussler AP, Stephan P, Hatef D, et al. The frontal branch of the facial nerve across the zygomatic arch: anatomical relevance of the high-SMAS technique. *Plast Reconstr Surg.* 2010;125:1221–1229.

39. Lowe JB 3rd, Cohen M, Hunter DA, et al. Analysis of the nerve branches to the orbicularis oculi muscle of the lower eyelid in fresh cadavers. *Plast Reconstr Surg.* 2005;116:1743–1749.

40. Ramirez OM, Santamaria R. Spatial orientation of motor innervation of the lower orbicularis oculi muscle. *Aesthetic Surg J.* 2000;20:107.

41. Alghoul M, Bitik O, McBride J, et al. Relationship of the zygomatic facial nerve to the retaining ligaments of the face: the sub-SMAS danger zone. *Plast Reconstr Surg.* 2013;131:245e–252e.

42. Dingman RO, Grabb WC. Surgical anatomy of the mandibular ramus of the facial nerve based on the dissection of 100 facial halves. *Plast Reconstr Surg.* 1962;29:266–272.

43. Nelson DW, Gingrass RP. Anatomy of the mandibular branches of the facial nerve. *Plast Reconstr Surg.* 1979;63:479–482.

44. Conley J, Baker DC. Paralysis of the mandibular branch of the facial nerve. *Plast Reconstr Surg.* 1982;70:569–577.

45. Huettner F, Rueda S, Ozturk CN, et al. The relationship of the marginal mandibular nerve to the mandibular osseocutaneous ligament and lesser ligaments of the lower face. *Aesth Surg J.* 2015;35:111–120.

46. Montagna W, Carlisle K. Structural changes in the aging skin. *Br J Dermatol.* 1990;122(suppl 35):61–70.

47. Wulf HC, Sandby-Moller J, Kobayashi T, et al. Skin aging and natural photoprotection. *Micron.* 2004;35:185–191.

48. Hall G, Phillips TJ. Estrogen and skin: the effects of estrogen, menopause and hormone replacement therapy on the skin. *J Am Acad Dermatol.* 2005;53:555–568, quiz 569–72.

49. Sander CS, Chang H, Salzmann S, et al. Photoaging is associated with protein oxidation in human skin in vivo. *Invest Dermatol.* 2002;118:618–625.

50. Chung JH, Seo JY, Choi HR, et al. Modulation of skin collagen metabolism in aged and photoaged human skin in vivo. *J Invest Dermatol.* 2001;117:1218–1224.

51. Freiman A, Bird G, Metelitsa AI, et al. Cutaneous effects of smoking. *J Cutan Med Surg.* 2004;8:415–423.

52. Haruko C, Okada HC, Alleyne B, et al. Facial changes caused by smoking: a comparison between smoking and nonsmoking identical twins. *Plast Reconstr Surg.* 2013;132:1085–1092.

53. Gosain AK, Klein MH, Sudhakar PV, et al. A volumetric analysis of soft-tissue changes in the aging midface using high-resolution MRI: implications for facial rejuvenation. *Plast Reconstr Surg.* 2005;115:1143–1152, discussion 1153–5.

54. Gosain AK, Amarante MT, Hyde JS, et al. A dynamic analysis of changes in the nasolabial fold using magnetic resonance imaging: implications for facial rejuvenation and facial animation surgery. *Plast Reconstr Surg.* 1996;98:622–636.

55. Lambros V. Observations on periorbital and midface aging. *Plast Reconstr Surg.* 2007;120:1367–1376.

56. Faulkner JA, Larkin LM, Claflin DR, et al. Age-related changes in the structure and function of the skeletal muscles. *Clin Exp Phamacol Physiol.* 2007;34:1091–1096.

57. Pottier F, El-Shazly NZ, El-Shazly AE. Aging of orbicularis oculi: anatomophysiologic considerations in upper blepharoplasty. *Arch Facial Plast Surg.* 2008;10:346–349.

58. Penna V, Stark GB, Eisenhardt SU, et al. The aging lip: a comparative histological analysis of age-related changes in the upper lip complex. *Plast Reconstr Surg.* 2009;124:624–628.

59. Hellman M. Changes in the human face brought about by development. *Int J Orthod.* 1927;13:475–516.

60. Todd TW. Thickness of the white male cranium. *Anat Rec.* 1924;27:245–256.

61. Lasker GW. The age factor in bodily measurements of adult male and female Mexicans. *Hum Biol.* 1953;25:50–63.

62. Garn SM, Rohmann CG, Wagner B, et al. Continuing bone growth during adult life: a general phenomenon. *Am J Phys Anthropol.* 1967;26:313–317.

63. Kahn DM, Shaw RB Jr. Aging of the bony orbit: a three-dimensional computed tomographic study. *Aesthet Surg J.* 2008;28:258–264.

64. Pessa JE, Chen Y. Curve analysis of the aging orbital aperture. *Plast Reconstr Surg.* 2002;109:751–755.

65. Pessa JE, Zadoo VP, Mutimer KL, et al. Relative maxillary retrusion as a natural consequence of aging: combining skeletal and soft-tissue changes into an integrated model of midfacial aging. *Plast Reconstr Surg.* 1998;102:205–212.

66. Pessa JE. An algorithm of facial aging: verification of Lambros's theory by three-dimensional stereolithography, with reference to the pathogenesis of midfacial aging, scleral show, and the lateral suborbital trough deformity. *Plast Reconstr Surg.* 2000;106:479–488.

67. Shaw RB Jr, Kahn DM. Aging of the midface bony elements: a three-dimensional computed tomographic study. *Plast Reconstr Surg.* 2007;119:675–681.

68. Mendelson BC, Hartley W, Scott M, et al. Age-related changes of the orbit and midcheek and the implications for facial rejuvenation. *Aesthetic Plast Surg.* 2007;31:419–423.

69. Zadoo VP, Pessa JE. Biological arches and changes to the curvilinear form of the aging maxilla. *Plast Reconstr Surg.* 2000;106:460–466.

70. Pessa JE, Slice DE, Hanz KR, et al. Aging and the shape of the mandible. *Plast Reconstr Surg.* 2008;121:196–200.

71. Shaw RB Jr, Katzel EB, Koltz PF, et al. Aging of the mandible and its aesthetic implications. *Plast Reconstr Surg.* 2010;125:332–342.

72. Pessa JE, Zadoo VP, Yuan C, et al. Concertina effect and facial aging: nonlinear aspects of youthfulness and skeletal remodeling, and why, perhaps, infants have jowls. *Plast Reconstr Surg.* 1999;103:635–644.

73. Mendelson BC, Wong CH. Changes in the facial skeleton with aging: implications and clinical applications in facial rejuvenation. *Aesthetic Plast Surg.* 2012;36:753–760.

74. Schwartz GE, Fair PL, Mandel MR, et al. Facial electromyography in the assessment of improvement in depression. *Psychosom Med.* 1978;40:355–360.

75. Knize DM. Anatomic concepts for brow lift procedures. *Plast Reconstr Surg.* 2009;124:2118–2126.

76. Knize DM. Muscles that act on glabella skin: a closer look. *Plast Reconstr Surg.* 2000;105:350–361.

77. Matros E, Garcia JA, Yaremchuk MJ. Changes in eyebrow position and shape with aging. *Plast Reconstr Surg.* 2009;124:1296–1301.

78. Jelks GW, Jelks EB. The influence of orbital and eyelid anatomy on the palpebral aperture. *Clin Plast Surg.* 1991;18:183–195.

79. Baker DC. Lateral SMASectomy. *Plast Reconstr Surg.* 1997;100:509–513.

80. Tonnard P, Verpaele A. The MACS-lift short scar rhytidectomy. *Aesthet Surg J.* 2007;27:188–198.

81. Aston SJ, Walden JL. Facelift with SMAS techniques and FAME. In: Aston I, Steinbrech DS, Walden IL, eds. *Aesthetic Plastic Surgery.* London: Saunders Elsevier; 2009:73–86.

82. Mendelson BC. Surgery of the superficial musculoaponeurotic system: principles of release, vectors and fixation. *Plast Reconstr Surg.* 2001;107:1545–1552. *This article highlights the importance of adequate release of retaining ligaments of the SMAS in repositioning of the composite flap. Inadequate release can lead to suboptimal advancement of the flap, and worse, distortion of the flap if the direction of pull is incorrect, due to unwanted rotation about the parts of the retaining ligamentous system that have been left intact. The biomechanical function of the retaining ligaments is described as "quarantining" sections of the SMAS with less substantial fixation (areas now appreciated as subSMAS facial soft-tissue spaces), preventing unwanted traction on areas of the face distant to the desired action in facial expression. There is discussion on the advantage of extensive SMAS mobilization in allowing multiple and varied force vectors to be applied, which allows proper anatomical repositioning of the soft tissue of the face.*

83. Labbé D, Franco RG, Nicolas J. Platysma suspension and platysmaplasty during neck lift: anatomical study and analysis of 30 cases. *Plast Reconstr Surg.* 2006;117:2001–2007.

84. Wong CH, Mendelson BC. Midcheek lift utilizing facial soft tissue spaces of the midcheek. *Plast Reconstr Surg.* 2015;136:1155–1165.

85. Le Louarn C. The concentric malar lift: malar and lower eyelid rejuvenation. *Aesthetic Plast Surg.* 2004;28:359–372.

86. Sullivan SA, Dailey RA. Endoscopic subperiosteal midface lift: surgical technique with indications and outcomes. *Ophthal Plast Reconstr Surg.* 2002;18:319–330.

87. Ramirez OM. Three-dimensional endoscopic midface enhancement: a personal quest for the ideal cheek rejuvenation. *Plast Reconstr Surg.* 2002;109:329–340.

88. Rowe DJ, Guyuron B. Optimizing results in endoscopic forehead rejuvenation. *Clin Plast Surg.* 2008;35:355–360.

89. Huggins RJ, Freeman ME, Kerr JB, et al. Histologic and ultrastructural evaluation of sutures used for surgical fixation of the SMAS. *Aesthetic Plast Surg.* 2007;31:719–724.

面部提升术：原理与手术方法

Richard J. Warren

概要

- 与年龄相关的变化发生在面部的各个层面，包括皮肤、表浅脂肪、浅表肌腱膜系统（superficial musculo-aponeurotic system，SMAS）、深层脂肪和骨骼。
- 接受面部年轻化手术的通常是中老年患者，因此伴随其他病症的可能性较大。高血压和吸烟等危险因素应在术前处理。
- 全面的术前评估基于患者的脸型及衰老等主要问题，外科医生据此可提供相关美学诊断，并制定个性化手术方案。
- 几乎所有面部提升技术均始于皮下提升皮瓣。切口位置的设计、各层组织的处置和皮瓣的重新定位等重点问题需认真处理，以避免产生明显的手术痕迹。
- 单纯的皮下皮肤面部提升对较重的深层组织的位置改变作用有限。
- 在 SMAS 折叠缝合术中，可通过缝合表浅脂肪及其 SMAS/颈阔肌下以形成皮瓣。
- 在环形缝合技术（MACS 提升）中，皮瓣是用长的缝线环形咬住多处表浅脂肪和颈阔肌，并固定在颞深筋膜的一个点上而形成的。
- 在颈阔肌上平面形成一个皮肤和浅表脂肪瓣，沿着相同的矢量移动和推进。
- SMAS 切除术包括皮瓣及浅表脂肪的切除，以及从下颌角到颧突 SMAS 的切除，并直接缝合所产生的缺损。
- 一个提升联合皮肤附着（深面）的 SMAS 瓣可形成 SMAS/颈阔肌、表浅脂肪和皮肤共同构成的皮瓣，且都沿着相同的矢量移动和推进。
- 一个单独的 SMAS 皮瓣（双平面）会形成两个皮瓣，即皮肤的和浅表脂肪 /SMAS/ 颈阔肌的皮瓣，它们沿着两个不同的矢量推进。
- 骨膜下提升术还涉及骨的剥离，以及软组织的移动和推进。
- 所有面部提升术都应考虑额外的容积增加，以及某些部位的容积减小。
- 面部衰老现象通常涉及整个面部。因此，为了获得自然和谐的结果，患者往往会从面部其他部位的手术中受益。
- 面部提升术最常见的并发症是血肿，应及时处理。

简介

面部年轻化的完整讨论范围涉及眶周、前额、颊部、颈部和口周区域。本章作者将讨论中下面部（中 1/3 和下 1/3），即颊部和颈部。针对这些区域的操作术语包括除皱术、除皱成形术、颊成形术和面部成形术，本文将使用更为常见的术语"面部提升术"。

面部提升术最初被认为是一种在衰老面部施加牵引的方法，即切除面部外围的皮肤，并张力下闭合由此产生的缺损。从 100 多年前上述简单的开始，该技术已发展成为包含提升、扩容和重排面部组织等广泛的技术，目的是使衰老面部年轻化。

尽管许多创口较小的技术得到了发展，但目前尚无任何技术能与面部提升术相提并论，因为它能从解剖层面更加全面地解决面部衰老问题，让面部基本结构恢复到更年轻的状态。

历史回顾

面部提升术可以追溯到 20 世纪初。Stuzin[1] 对该技术丰富多彩的历史进行了深入详细的回顾，其摘要转载如下。

过去，面部美容外科已被许多作者报道过，包括 Rogers[2,3]、Rees 和 Wood-Smith[4]、Gonzalez-Ulloa[5]、Rees[6]

以及 Barton[7,8]。

但关于首例面部提升术的时间和术者仍然存疑，大多数资料都可追溯到 20 世纪的第一个十年[3,9,10]。据 Rogers[3] 记载，Hollander[11] 在 Handbuch der Kosmetik 一书中题为"美容外科"的章节中报道称，他为一位女性切除发际线边缘和自然衰老的皮肤褶皱中的部分皮肤，以消除"皱纹和下垂的脸颊"。在这一章节，Hollander 并未说明手术日期，但他在 1932 年声明，他的首例面部提升术是于 1901 年为一位波兰贵族实施的[12]。然而，Lexer[10] 于 1931 年报道称，他在 1906 年为一名女演员实施了首例面部提升术，并未意识到在此之前出现过任何此类手术。Joseph[9] 于 1921 年报道称，他在 1912 年为一位 48 岁的女性实施了矫正衰老面颊组织的手术。当 Hollander、Lexer 和 Joseph 报告他们的首例手术时，欧洲一些著名的外科医生，如 Noel、Passot、Morestin、Bourguet 和 Lagarde 也忙于开展美容手术。在美国，Miller 和 Kolle 拥有大量的美容外科实践经验。Passot[13] 于 1919 年发表了一篇图文并茂的文章，展示了发际线、前额、颞区和耳前区皮肤的椭圆形切除以收紧面部皮肤，以及皮肤和脂肪的椭圆形切除以减少颏下脂肪堆积。Bourguet[14] 报道了与 Passot 类似的椭圆形皮肤切除，他是第一个报道切除脂肪以矫正眶周脂肪垫疝出的外科医生（1924 年）[15]，并发表了脂肪垫切除手术前后的照片（1925 年）[16]。Noel 在 1926 年出版了著作[17] La Chirurgie Esthetique：Son Role Social，描述了面部整形、眼睑整形、前额提升，以及颈部皮肤松弛、烧伤、瘢痕、招风耳和上臂松弛的矫正。尽管按照现代标准，Noel 的手术并不亮眼，但她是那个时代真正的大师。

Miller[18] 出版了医学史上第一本完全以美容外科为主题的著作。Rogers[3] 一方面形容 Miller 是"江湖郎中"，同时又说其是"一个比同行领先数年的外科先行者，第一位真正意义上的美容外科医生"。Miller 著作颇丰，1906 年，他撰写了医学文献史上第一篇关于去除眼睑赘余皮肤的文章[19]；1907 年，他发表了第一篇有照片解说下眼睑切口的文章[20]，他还出版了 3 本美容外科教材[18,21,22]。Kolle 出生于德国，执业于纽约。他的 Plastic and Cosmetic Surgery[23] 一书代表了医学史上对美容外科的第二次描述。该书长达 500 多页，包含数百幅插图，包括招风耳矫治的手术前后照片，还介绍了一种矫正眼睑多余皮肤的相当激进的手术方法。Bettman[24] 第一个发表了面部提升术术前和术后的照片，并描述了连续的颞部头皮、耳前、耳后和乳突区切口。经过改良后，这基本上就是今天面部整形所用的切口。Hunt[25] 出版了著作 Plastic Surgery of the Head，Face and Neck，其中记录了面部提升术和前额 / 眉提升术。

所有早期的面部整形术操作都局限于皮肤切除和切口闭合，而不涉及皮下组织剥离。Bames[26] 描述了面部和颈部皮下剥离、下垂皮肤的提拉和多余皮肤的切除。Bettman[24] 所描述的连续切口和 Bames[26] 所推荐的皮下剥离基本上奠定了其后 40 年的面部提升术基础。Rees[6] 表示，由于职业的妒忌和贪婪，早期外科医生对面部提升术遮掩较多，不愿分享他们的技术，而医学界和公众对这一"虚荣"手术的蔑视又将许多面部提升术限制在私人办公室和小诊所。在这样的环境中，手术的范围必然受限。许多主要医疗中心的知名整形外科医生被迫在小诊所实施面部提升术，或通过手术别名来隐藏他们的病例。第一次和第二次世界大战后，著名的整形外科医生，如 Gillies、Blair、Davis、Pierce、McIndoe、Mowlem、Conway 等，实施了大量美容手术，但不愿发表相关方面的文章[6]。传统的面部提升术（仅限皮肤剥离）未能解决衰老和重力对皮肤深层结构（如肌肉、脂肪和表浅筋膜）的影响。同样，在面部、下颌和颈部畸形，局部脂肪堆积，解剖结构的不对称性以及遗传所致的畸形（如小颏畸形和钝性颏颈角）中，传统皮肤剥离面部整形术也未能解决这些广泛的变化。

Aufricht[27] 讨论了传统皮下面部提升术的局限性，尤其是其难以矫正颏下脂肪堆积和颈阔肌条索的弊病。Adamson 和同事[28] 讨论了颏下区域颈阔肌条索的矫正，Millard 与同事[29] 则建议行广泛的颏下减脂。Pennisi 和 Capozzi[30]，Baker 和 Gordon[31] 描述了面颊和侧颈深层组织的折叠缝合。Tiptonp[32] 在一项对 33 名患者行单侧折叠缝合的研究中挑战了深部缝合技术。术后两年，患者面部两侧无明显差异。Skoog[33,34] 描述了一种剥离面部浅筋膜的技术，该方法能让颈部的颈阔肌保持连续性，并沿头后方向推进肌筋膜单位。这标志着现代面部提升术的起始。Mitz 和 Peyronie[35] 使用大体解剖确定了面部 SMAS 的界限，并指出收紧 SMAS 在面部整形中是有益的。SMAS- 颈阔肌面部提升术、广泛的皮肤剥离和广泛的脂肪切除很快在世界范围内流行起来。面部和颈部皮肤深层组织的手术现在被确定为面颈部整形手术的重要组成部分。许多外科医生描述了不同的 SMAS- 颈阔肌技术来改善颈面部区域，并解决了传统面部整形无法矫正的问题[36-44]。1989 年，Furnas[45] 描述了中面部的支持韧带，解释了面部软组织的支撑和其随衰老所产生的解剖学改变。其他医生[46,47] 进一步定义了这些韧带，他们认为失去支持韧带系统的支持会使面部脂肪随着年龄的增长在面部向下下降，加深鼻唇沟并形成木偶纹（面部下颌缘脂肪松垂）。支持韧带的重要性和解剖位置促使了 SMAS 下剥离中支持韧带松解程序的改进[47-56]，这些操作的主要目的是将下降的面部脂肪重新定位到年轻时的解剖位置。有些外科医生倾向于通过骨膜下剥离而非 SMAS 下剥离来重新定位脂肪，他们会使用骨膜下剥离将下降的颧脂肪垫重新悬吊至颧骨隆凸上，来达到年轻化的手术目的[57-59]。也有研究描述了骨膜下和皮下面部提升术的综合使用[60]。

在尝试重新定位面部脂肪的同时，外科医生也观察了与年龄相关的面部萎缩[61-64]，Coleman 倡导注射填充物和注射脂肪（脂肪填充），可单独进行或与面部提升手术同时进行，以逆转衰老的面部。解剖学的剥离确定了面部脂肪在浅层和深层都有不同的分隔[61,65]。

解剖学与患者表现

面部衰老的典型特点包括：

- 皮肤的明显变化，包括褶皱、皱纹、变色、干燥和变薄。

■ 慢性肌肉收缩造成的皮肤和皮下组织中的褶皱:眉间皱纹、前额横纹和眶缘外侧的鱼尾纹。

■ 相邻解剖单位之间的褶皱加深:鼻颈静脉褶皱(泪槽)、鼻唇褶皱(鼻唇沟)、木偶纹和颏下纹。

■ 软组织下垂,尤其是下面颊部、下颌和颈部。

■ 面部上 2/3 的容积丧失,造成颞部、侧颞、中面部中心区和两侧鼻唇沟间上唇和前颌骨之间区域的凹陷,其结果是导致颞部、眶周和颧区骨性结构明显,并加深了鼻唇沟。

■ 颈部和外侧下颌缘的容积增大,导致下颌垂肉形成和颈部粗大(图 6.2.1)。

随着对面部解剖结构及其随时间变化的规律的认知不断加深,人们也能够更好地了解以上变化发生的原因。面部衰老发生在各个层面,从皮肤到骨骼,没有任何组织可以幸免。出于讨论目的,作者将面部按照第 6.1 章的描述分为 5 层:皮肤、皮下脂肪、SMAS 和面部表情肌、筋膜间隙及深筋膜。除了口腔外,面部 5 层结构之下均为骨骼。这种同心层排列的外科意义在于,剥离可以在层与层之间进行。此外,每一层中的解剖学变化可以根据需要独立处理,以解决不同的问题。

皮肤

正常皮肤通过皮肤支持带直接附着在其下层脂肪上。

在某些可预知的区域,皮肤通过致密的结缔组织与骨骼或其下方的肌肉相连;在其中一些部位,这些是绳索状的皮肤韧带;而在另一些部位,这些是带状的隔膜。由于毗邻于这些垂直走行的纤维结构常有神经和血管与皮肤相连,剥离这些区域的皮肤更困难、更易出血,如与颧皮韧带和面横动脉的穿支相联系的 McGregor 段就属于此类区域。

面部皮肤表面的变化是一些衰老最明显的迹象。皮肤衰老既有内因,也有外因。衰老的内因是基因决定的细胞凋亡的结果。皮肤变薄,黑素细胞减少,成纤维细胞数量下降,皮肤附属物丢失,从而导致干燥。在真皮基质中,胶原蛋白断裂,成纤维细胞功能受损[66,67]。较薄的皮肤更容易受到其下方面部肌肉反复收缩的影响,导致特定位置的永久性皮肤褶皱(图 6.2.2)。皮肤衰老的外因包括日光暴露、吸烟、极端温度和体重波动。

衰老的面部皮肤最终会变得更弱、更薄、更干燥。它还会失去弹性,这种情况被称为弹性组织变性。该情况具有外科意义,因为紧致的皮肤显得年轻,而且面部松弛皮肤不同程度的收紧也是手术效果良好的表现。然而,面部提升术并不能明显改善皮肤的质量或质地。因此,皮肤质地好的患者可能比皮肤质地差的患者获得更好的面部提升术效果。当皮肤质量较差时,诸如注射填充物和医美换肤等年轻化项目可能比面部提升术更加合适。然而,对于大多数面部年轻化案例而言,非手术和手术治疗可以协同进行,以获得更完美

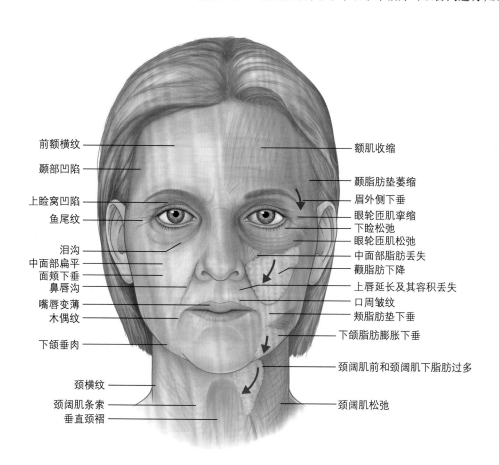

图 6.2.1　衰老的面部表现为皮肤变化,浅表皱纹和褶皱加深,软组织下垂,上 1/3 和中 1/3 容积丢失,下 1/3 容积增大

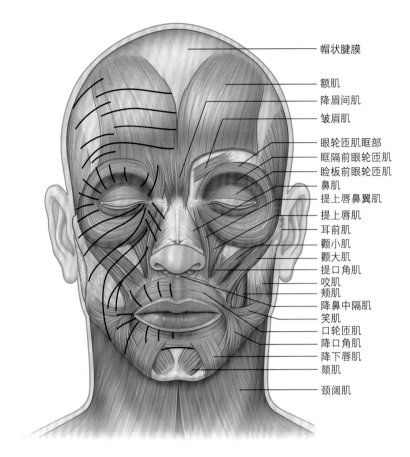

帽状腱膜

额肌

降眉间肌

皱眉肌

眼轮匝肌眶部

眶隔前眼轮匝肌

睑板前眼轮匝肌

鼻肌

提上唇鼻翼肌

提上唇肌

耳前肌

颧小肌

颧大肌

提口角肌

咬肌

颊肌

降鼻中隔肌

笑肌

口轮匝肌

降口角肌

降下唇肌

颏肌

颈阔肌

图 6.2.2　面部表情肌。实线显示皮肤上覆盖的由其下方肌肉反复收缩引起的皱纹

的效果。(互补疗法的综述内容见第 5.1~5.4 章。)

面部脂肪:下垂、体积减小和体积增加

　　脸部覆盖着一层直接深入真皮的浅表脂肪。不同个体的浅表脂肪层厚度存在很大差异。这具有外科意义,因为该层脂肪较厚的患者需要重新定位的组织会更厚重,但面部提升皮瓣的剥离会更容易。相反,对于该层脂肪较薄的患者,虽然要提升的组织重量较轻,但面部各层类洋葱样紧密堆砌在一起,如果外科医生拟将皮肤与 SMA 以及 SMAS 与其下方结构剥离,就需要化费更多时间和精力。面部表浅脂肪的厚度在颜面的不同部位也不相同。一个重要的区域就是颧脂垫,它覆盖在颧骨体上[54]。颧脂垫是一个三角形的脂肪团,其边界是鼻唇沟、眶下弓和一条横跨中面颊的斜线。它的顶端在颧突上。颧脂垫终生存在(图 6.2.3)。

　　一项研究观察了颊部的脂肪容量,发现 56% 的脂肪在 SMAS 浅层,44% 位于 SMAS 和面部表情肌的深层[68]。浅表脂肪由垂直隔膜分成 5 个不同的部分:鼻唇部、内侧面颊、中部面颊部、颞顶外侧和眶下脂肪(图 6.2.4A)[65]。

　　两块位于中央的脂肪(内侧和中部)是颧脂肪垫的主要组成部分。

　　深层脂肪也被分隔(图 6.2.4B)。最重要的是深层内侧脂肪室,它直接覆盖在骨骼上,上以眼轮匝肌支持韧带为界,外侧与颧大肌和颊脂肪垫毗邻,内侧以梨状孔为界[61](图

6.2.4C)。

　　提出脂肪隔室概念的作者提出了与年龄相关的深层内侧脂肪室萎缩导致覆盖的浅表脂肪的"假性下垂",以及由于缺乏其下方支撑而导致皮肤真性下垂的观点[61],这被认为是导致鼻唇褶皱加深和形成睑下缘下的"倒 V 畸形"的原因[69]。与深层内侧脂肪外侧相邻的是眼轮匝肌下脂肪(suborbicularis oculi fat, SOOF),SOOF 也被分成内侧和外侧两部分。

　　通过复杂巧妙的摄影分析和面部平均化处理,在衰老的上唇区域也会发现容积丢失。其结果是前颌软组织的突度降低,鼻唇沟加深[70]。

　　通常在青年时期,面部脂肪紧密堆砌,形成凹凸有致平滑起伏的表面轮廓。凹陷区域的上方可见美容高光区。颧脂肪垫在年轻的脸部创造了主要的美容高光区,紧挨着颊窝正常凹陷的上方。化妆师通过突出顶端并模拟其下方的凹陷来突显这一区域。在衰老的脸部,脂肪堆砌得不那么紧密,脸部轮廓变得更加突兀。在韧带附着紧密的区域,如腮腺前区、下颌前缘和颧韧带嵌入处,随着表面轮廓的凹陷,脂肪容积的丢失似乎加速[62]。随着年龄增长,通常会出现颧脂萎缩,导致颧部骨骼化外观。同时,颧部脂肪垫有明显的下垂,而致鼻唇沟加深。传统的外科观点认为,面颊表浅脂肪也存在下垂,在进行面部年轻化治疗时需要矫正。有证据显示,面颊中部的主要表情肌(颧大肌和颧小肌)的长度没有变化,但其上覆盖的脂肪似乎有向下移动[71]。另一项用 CT 技术

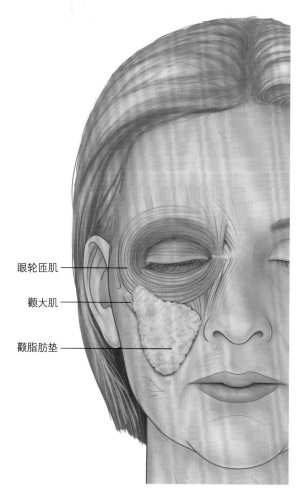

眼轮匝肌

颧大肌

颊脂肪垫

图 6.2.3　颊脂肪垫是一个三角形的增厚的浅表脂肪区域，底部沿鼻唇沟，顶端在颧突上外侧

的研究确认了面部脂肪隔室的存在，并确认与年龄相关的中面部脂肪隔室下移以及各个隔室内容积向下转移[72]。

截至本书撰写时，人们尚不清楚浅表脂肪下垂的原因是重力牵引致固定松弛的真性下垂，还是因深部脂肪隔室容积丢失导致的假性下垂。此外，人们还不能确定面部脂肪体积是深层和浅层脂肪同等减小，还是各脂肪隔室同等或不同程度减小[61]，这一领域仍有待探究。

在下面部，紧靠木偶纹后面的下颌区域似乎随着年龄的增长而变厚，使下颌看起来更宽，这种现象被称为"径向扩张"[73,74]。这可能是由脂肪堆积，或咬肌前间隙自然滑动平面内的软组织下垂引起的[75]。在下颌以下，随着软组织从深层组织附着脱落，脂肪逐渐累积，颈部常常也会出现类似的扩张。

脸型变化

外科医生认识到面部容积丢失是一个很重要的现象，其出现远远晚于相对明显的软组织下垂。为了得出这一结论，有研究对表面轮廓的变化进行了观察，得出了关于面部容积丢失的推论[61-64]。

一些区域容积的丢失，而另一些区域的体积增加，以及软组织下垂形成的级联效应会导致自然年轻曲线的丧失（图6.2.5）。

随着年龄增长，脸型发生了逆转，下颌垂肉的突出逐渐比年轻时的面颊突出更明显。实际上，年轻人的面颊是丰满的，但随着年龄的增长，下颌和颈部变得饱满。脸型从心形变成方形，或者从下端较窄的瓜子脸变成下端较宽的鹅蛋脸。这一变化被称为失去了"青春的倒锥形"，并被类比为在建筑学中自然 S 形 "Ogee" 曲线的倒转[60,76]。

SMAS

紧邻皮下脂肪深处的是 Mitz 和 Peyronie 在 1976 年[35]提出的 SMAS。SMAS 或其类似物，被认为是覆盖整个面部和颈部的连续筋膜鞘。向上走行为颞浅筋膜（颞顶筋膜），然后进入头皮成为帽状腱膜[77]，向下 SMAS 延续为覆盖颈阔肌的颈部浅筋膜。临床上，SMAS 的厚度和强度因人而异，在面部不同部位，其厚度和强度也不同，在腮腺上方附着处较厚，而前部较薄。SMAS 在颊脂肪垫下最薄弱，在那里它分束包围颧大肌和眼轮匝肌[53,78]。SMAS 有几个重要的外科意义。它附着在皮肤上的纤维使其成为覆盖皮下脂肪的载体，而且，它比皮肤更耐拉伸[79]。此外，在颧弓下方，面神经的所有分支走行于 SMAS 深面。

SMAS（面部表浅筋膜）与面部深筋膜的关系涉及散布在附着区域之间的活动区。SMAS 通过腮腺上方、颧骨体下缘和沿咬肌前缘的支持韧带与深筋膜相连（见第 6.1 章及本章下文）。在这些附着固定的区域之间，SMAS 可以在其下方的深筋膜上自由移动。在颧上区，颞浅筋膜滑行于颞深筋膜上，中颊部的 SMAS 骑跨在腮腺咬肌筋膜（咬肌前间隙）上，颈部的颈阔肌无附着地位于在其下方的带状肌肉上。

面部肌肉

面部表情肌分为两层：浅层和深层。浅层肌有眼轮匝肌、口轮匝肌、颧大肌、颧小肌、提上唇肌、笑肌和降口角肌。这些肌肉均受其深面面神经（Ⅶ）分支的支配。因此，在这些肌肉表面的手术剥离不会危及它们的支配神经。而深层的面部肌肉仅受其表面神经支配，包括颏肌、提口角肌和颊肌。对于外科医生而言，面部最重要的 3 块肌肉是眼轮匝肌、颈阔肌和颧大肌，因为眼轮匝肌和颈阔肌经常在面部提升术中被操作处置，颧大肌则在一些面部提升操作中被用作定位标志（图 6.2.2）。

大部分面部表情肌起源于骨骼，并插入真皮，从而允许面部软组织的随意和不随意运动。颈阔肌是一种纯粹的皮下肌肉，起源于胸肌筋膜，随下颌前部一个小的骨状插入点插入面部软组织。颈阔肌还通过颈部支持韧带向后与胸锁乳突肌相连[80]。颈阔肌与降下唇肌交错，在某些个体中，颈阔肌对下唇的下拉有一定的作用。颈阔肌在颈部最厚，当患者做鬼脸时可以在颈部看到。当颈阔肌向上走行越过下颌缘后，它会变薄得多。在一些个体中，可以发现颈阔肌延伸

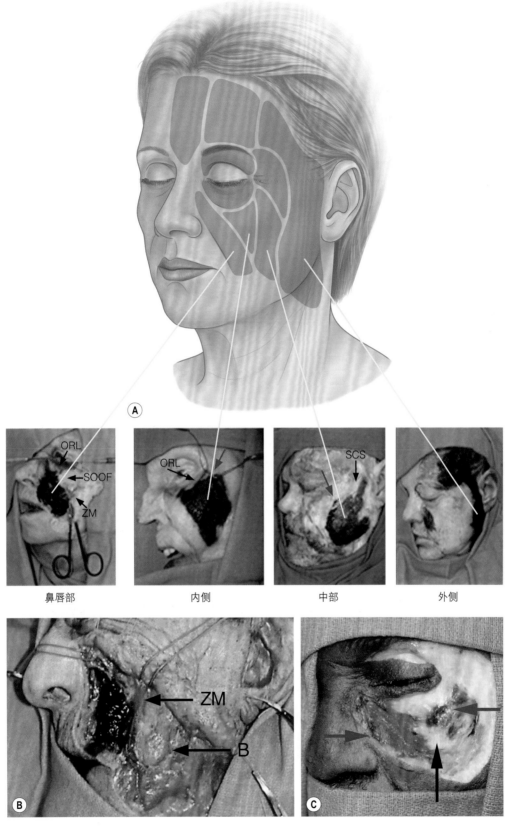

图 6.2.4　(A)面部浅表脂肪由垂直走行的隔膜隔开。在面颊中部,从内到外,这些脂肪隔室依次为鼻唇部、内侧、中部和外侧脂肪隔室。鼻唇和内侧脂肪室构成颧脂肪垫。(B)深层的面部脂肪也被隔膜隔开。深层内侧脂肪垫(蓝色)上方以眼轮匝肌支持韧带(ORL)为界,内侧以梨状孔为界,外侧以颧大肌(ZM)和颊脂肪垫(B)为界。(C)颧骨体上方的眼轮匝肌下脂肪(SOOF)为深层脂肪,其内侧部分(黄色)和外侧部分(蓝色)如图所示,内侧部分的内侧边界为深层的内侧脂肪垫(红色)

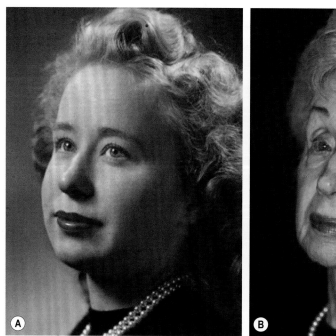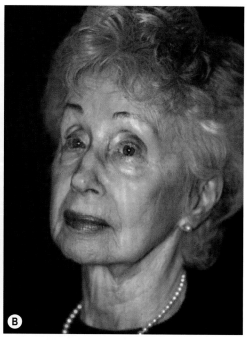

图 6.2.5 这位 72 岁的健康女性从未接受过面部手术,体重增加了约 4.5kg,但已经维持了 50 年。她眼眶周围和中面部的脂肪已丢失,其下方的骨骼显得突出,眼眶似乎扩大了。中面部的总体容积丢失。剩下的软组织下垂,使她的面颊变平,下颌线条变宽。年轻时的心形脸变为方形脸

至中颊部,偶尔会接近眼轮匝肌的下部纤维。

虽然大部分面部表情肌不会随着年龄发生明显的变化,但眼轮匝肌和颈阔肌被认为会随年龄增长发生一些变化。这两块肌肉都有较大的表面积,而且相对较薄,这意味着如果它们失去张力,或者它们的深层组织附着减弱,它们就会变成潜在的赘余组织。例如,在一些个体中,赘余发生在眼轮匝肌的下半部,这也是下眼睑臃肿的一个原因推测[81]。一些研究认为,眼轮匝肌支持韧带(眶颧韧带)的衰弱而失去了对眼轮匝肌的支持,从而导致了下眼睑 / 面颊交界处的畸形变化[69]。同样,被 SMAS 包绕的成对的颈阔肌,似乎逐渐脱离承载着其上脂肪和皮肤的颈部深处附着,最终使颏颈角变得更加钝化,在颈阔肌前缘形成可见的颈阔肌条索。眼轮匝肌和颈阔肌的另一个常见的问题是,在某些手术过程中,它们是唯一被剥离的面部肌肉,从而危及它们的某些运动神经支配。幸运的是,眼轮匝肌有多个运动神经分支,提供一定程度的侧支支配[82]。颈阔肌神经支配较少,在颈深筋膜与颈阔肌下表面之间,下颌角的正上方和前方可辨认出 2~3 个颈支。保护这些分支很重要,因为颈阔肌具有支撑结构的作用,同时也会影响下唇的下降,对于"全牙列"微笑(龇牙笑)的群体尤为如此[83]。

支持韧带

面部软组织和皮肤通过支持韧带固定,这些韧带从其下方固定的结构穿过面部脂肪插入真皮[45,46,48]。这些韧带有效地将 SMAS 及其覆盖的皮肤连接到其下方的深筋膜和骨上(图 6.2.6)。

面部有两个韧带系统。第一种是真正的连接骨和皮肤的骨皮韧带,如眶韧带、颧韧带和下颌韧带。眶韧带位于眶上缘和眶外侧缘的交界处,构成颞嵴固定区(粘连区)的下方增厚(见第 7 章)。颧韧带是一组起始于颧骨体下半部以连接颧弓的韧带。颧肌的主要骨性起源也位于此。这些韧带稳定了其上覆盖的颧脂肪垫,并穿过颧脂肪垫至其上覆盖的皮肤。在这一区域,面横动脉的穿支由深部到浅表走行,导致在表浅皮瓣(McGregor's patch)剥离的过程中,松解此处的颧韧带时出血。颧面神经的一个分支也与该区域的韧带相伴行,从骨到皮肤走行,支配颧颊隆凸部位的皮肤感觉。如第 6.1 章所述,颧韧带构成颧前间隙的下缘,如果颧脂肪垫要完全移动和提升,则必须将其松解。下颌韧带是一种短小但坚固的结构,起源于下颌骨旁正中联合处,连接覆盖的皮肤,促使木偶纹形成。

面部第二种韧带系统涉及的连接不是起源于骨骼结构,而是将 SMAS 系至深筋膜。咬肌韧带沿着咬肌的前缘,从颧部向下线状延伸至下面颊部[46]。这些韧带支撑着面颊前部,其上方更具临床意义,在那里它们与颧韧带交织在一起。可以看到斜行颈阔肌的最上端纤维终止于咬肌韧带的最上端。在腮腺上方,浅筋膜直接与深筋膜相连。这种牢固的附着连续下行,并且下行区域内包绕颈阔肌的浅筋膜直接附着在胸锁乳突肌的深筋膜上;该区域被称为颈部支持韧带[80]。

一些外科医生已经认识到固定在腮腺上的 SMAS 的重要性,而且,伴随着细微的差别,相同的软组织附着有了不同的名字:颈阔肌 - 耳筋膜[84]、颈阔肌 - 耳韧带[45],以及腮腺 - 皮肤韧带[46]。在这一区域的深部,Lore 筋膜将 SMAS 附着

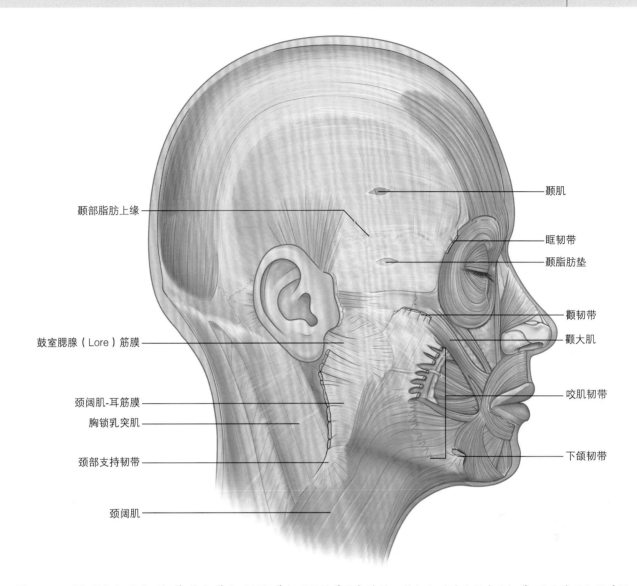

图例标注（从上到下、从左到右）：
颞部脂肪上缘
鼓室腮腺（Lore）筋膜
颈阔肌 - 耳筋膜
胸锁乳突肌
颈部支持韧带
颈阔肌
颞肌
眶韧带
颧脂肪垫
颧韧带
颧大肌
咬肌韧带
下颌韧带

图 6.2.6　面部软组织通过眶韧带、颧韧带和下颌韧带与下面的骨骼相连接。软组织通过咬肌皮肤韧带、耳垂前下方附着区 [颈阔肌 - 耳筋膜（Furnas）、颈阔肌 - 耳韧带（Mendelson）、和腮腺 - 皮肤韧带（Stuzin）和 Lore 筋膜（耳垂前面一个区域）] 与其下方深筋膜相连

在耳道骨上[85,86]。在腮腺区域，SMAS 及其覆盖的皮肤的紧密连接使这一区域的软组织不会随年龄下垂。该区域主要的外科意义是 SMAS 相对固定，且所谓的"固定 SMAS"可用于支撑手术中的可移动部分，即更前部的"可移动 SMAS"。许多面部提升术都依赖于这一理念（图 6.2.7）。

在衰老过程中支持韧带的重要性可能体现在两个方面。一种理论认为，随着年龄的增长，韧带松弛，导致其上覆盖的表浅脂肪和皮肤重力性移位。年轻时，这些软组织牢固地附着在下面的骨头和深筋膜上，而随着年龄的增长，软组织则会下垂。例如，沿着眶下缘的眼轮匝肌支持韧带可能会松弛，导致睑 - 颊交界处的 V 形畸形[69,87-89]。在颧骨突出区域，韧带松弛理论认为，颧韧带变薄弱，颧脂肪垫下垂，导致脂肪向内侧和下方移动，促使鼻唇沟形成。

第二种理论认为，随着年龄增长，支持韧带因其拴系效应与"假性下垂"有所关联。"假性下垂"的概念表明面部脂

肪容积的丧失会导致下垂，但韧带拴住其上覆盖的皮肤，导致面部表面轮廓形成凹陷和沟壑。如颧韧带引起的中颊沟，大部分由眼轮匝肌支持韧带（眶颧韧带）引起的印第安纹，以及下颌韧带引起的下颌垂肉 / 木偶纹[84-86,88]。

这两种理论都涉及下垂和皱缩，尽管目前还没有关于面部衰老方式的确凿证据，但无论哪种方式，拴系样结构在决定面部衰老的方式中都具有重要作用。而且，根据特定情况，面部提升术可以对相同的结构进行不同的处理。

深筋膜

面部最深的一层软组织是深筋膜，覆盖深部肌肉、口腔（见第 6.1 章）。在面部，深筋膜是颈深筋膜的延续，它覆盖在带状肌肉和胸锁乳突肌的表面。在颈部，深筋膜是覆盖颈肌的颈深筋膜。在颊部，覆盖咬肌的深筋膜被称为咬肌筋膜，

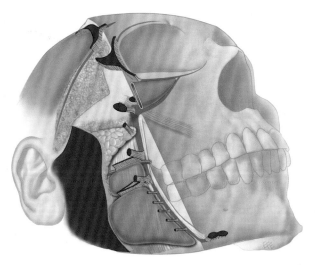

图 6.2.7　Mendelson 对软组织附着的解释(见第 6.1 章)。固定的后方软组织由颈阔肌 - 耳筋膜固定(大片红色区域)。前面部由垂直的附着体固定:眶韧带、眶外侧增厚(表浅眦角肌腱)、颧韧带、咬肌韧带、下颌韧带。在中面颊部,这些韧带有一定的活动度,而在颈阔肌 - 耳筋膜上方,可移动性受限。所谓的"固定的 SMAS"是指附着在腮腺和颈阔肌后缘的部分,在其前方则是"可移动的 SMAS"

覆盖腮腺的深筋膜被称为腮腺筋膜或腮腺囊,同时覆盖腮腺和咬肌的复合体被称为腮腺咬肌筋膜。当 SMAS 被手术提升时,在咬肌前间隙中、腮腺的前面,可以看到腮腺咬肌筋膜为一层薄而有光泽的膜。这是一个重要的手术标志,因为与颈部和颞部不同,在颊部,面神经的所有分支都深入到该深筋膜层。在深筋膜表层、SMAS 的深层,通常还有一层额外的薄层脂肪,即 SMAS 下脂肪(在第 6.1 章中,这一区域被描述为咬肌前间隙),当 SMAS 被提升时,它会进一步保护其下方的神经。如前所述,在颈部颈阔肌穿过胸锁乳突肌前缘的区域,包绕颈阔肌的 SMAS 与颈深筋膜融合,融合处深筋膜覆盖胸锁乳突肌,即所谓的颈部支持韧带。成为颈部支持韧带覆盖胸锁乳突肌。这是一个重要的因素,因为外科医生在计划通过移动颈阔肌皮瓣来解决颈部问题时,必须松解颈阔肌与胸锁乳突肌的附着(视频 6.2.1)[80]。

骨骼

面部骨骼曾经被认为在衰老过程中,其体积和形状都相当稳定。然而,有充分的证据表明,面部骨骼某些部分的萎缩是面部衰老的一个因素[90-95]。

CT 扫描年轻和老年颅骨时,显示老年颅骨的眶下缘后缩,以及眶下缘以下的上颌面部后缩(图 6.2.8)[92],其他关于骨性眼眶孔径变大的研究也已被证实(图 6.2.9)[96]。

骨丢失具有外科意义,因为它会导致整体容积的减小,更具体地说,会导致关键区域(如眶下缘)的软组织失去支撑。这会导致泪槽畸形的发展和年龄相关的前中面部扁平。骨骼缺失可以用面部假体等固体物体来替代(见第 6.8 章),也可以用软组织填充物增加容积(如脂肪移植)来替代(见

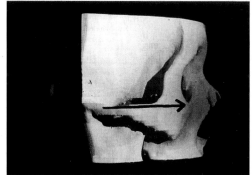

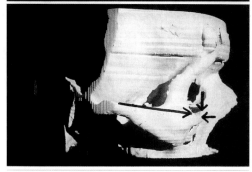

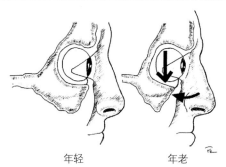

年轻　　　　　年老

图 6.2.8　CT 扫描年轻和年老颅骨时,显示年老颅骨的眶下缘后缩

第 13 章)。

面神经

面神经出茎乳孔,在腮腺内分为上下两部分。传统观念认为,面神经在腮腺浅叶穿行有 5 个分支:颞支、颧支、颊支、下颌缘支和颈支,通常包括颞支 2~3 支,颧支 4~5 支,颊支 3支,下颌支 2~3 支,颈支 2~3 支。

事实上,面神经分支的解剖有相当大的差异。一项研究确定了在腮腺有多达 8 个分支,这些分支之间有许多联系[97-99]。

颞支从腮腺上方发出,斜行穿过颧弓的中部 1/3。像所有其他面神经分支一样,颞支由深部出发至中颊部深筋膜(腮腺咬肌筋膜),但不同于颊部的其他面神经分支,颞支更表浅。颞支在颧弓上方 1.5~3.0cm 处由深到浅走行,先在颞浅筋膜(颞顶筋膜)下表面走行,然后进入颞浅筋膜内走行,直至最后止于额肌、上眼轮匝肌和皱眉肌。这表明如果手术剥离不向上延伸至颞支表浅过渡的层面时,则可以安全地从

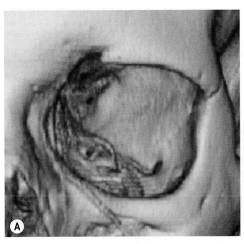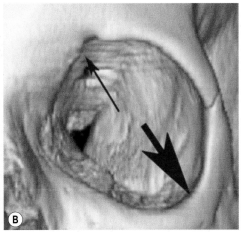

图 6.2.9　CT 扫描:(A)年轻组中的一名男性患者;(B)年老组中的一名男性患者。年老组的图像显示了显著的内上方和外下方的骨性重建(如箭头所示)

颧弓的正上方提拉 SMAS 瓣[100]。因此,第 6.7 章中描述的"高位 SMAS"操作可以安全地进行而不损伤颞支。

颞支走行的传统外部标志是一条沿着从耳屏下 0.5cm 到侧眉外侧 1.5cm[101]的线。

近期的研究发现,颞支实际上由 2~5 个独立的分支组成,这些分支并不完全依随着这条线。另一项研究则发现,这些分支横跨颧弓的中部 1/3,在外耳道前 1cm 处存在一个后安全区,在眶外侧缘后 2cm 处有一个前安全区。这些神经分支位于颧弓上方时是颞部一个可触及的标志,可以全程在颞动脉前支的前方和下方找到[102]。

颞支和颊支均出腮腺向深走行至腮腺咬肌筋膜。随着这些分支前行,它们经常相互交叉。颊支走行与面横动脉平行。当它们到达颧骨支持韧带的区域时,它们就走行至它们所支配的颧大肌、颧小肌和眼轮匝肌的下表面。在咬肌前间隙内,在腮腺咬肌筋膜深处,腮腺导管沿着一条假想的线从耳屏到口角向前走行。通常一支颊支伴随腮腺导管走行。在咬肌前缘之外,通常可以看到颊支穿过颊脂肪垫(Bichat 脂肪垫)。在这一水平,颊脂肪是颊部的延伸部分,也是颊脂肪垫最下面的部分[103]。

下颌分支在接近下颌角的位置离开腮腺。然后,在靠近下颌缘的部位向前走行,直至遇到并穿过面动脉和面静脉,然后转向更上的位置。第 6.1 章描述了面部间隙,其中,下颌支在咬肌前间隙的下缘走行,随着年龄的增长,下颌支会向下移位。因此,在仰卧位的老年患者中,下颌支在下颌缘以下走行[104]。

颈支是面神经最下方的分支,出腮腺下缘,且总是在下颌缘以下走行。颈支支配颈阔肌。其通常有 2~3 个分支,且分支形式变异较多。部分研究也有描述颈横感觉神经[83]。

由于颊支和颧支是多支且相互联系的,在单支损伤时有代偿能力,因而永久性损伤并不常见。然而,颞支和下颌缘支的侧支支配较少,如果受损,则更有可能发生永久性损伤。此外,颈支的损伤会削弱颈阔肌,导致下唇"假性麻痹"(图 6.2.10)[105]。

感觉神经

耳大神经是颈丛的一个分支,支配耳垂和耳廓外侧部分的感觉。这条神经缠绕在胸锁乳突肌的后缘,并斜行向上穿过肌肉。该神经的传统标志位于胸锁乳突肌中段,外耳道下方 6.5cm 处[106](图 6.2.11)。

耳大神经与颈外静脉平行,在颈外静脉后方约 1cm,与颈外静脉大致沿同一方向穿过胸锁乳突肌。神经位于颈浅筋膜深面,但是颈阔肌通常在胸锁乳突肌后部缺如。因此,沿着胸锁乳突骨后缘进行外科剥离时,神经有受损伤的风险,因为从技术上讲,缺少筋膜覆盖,神经皮下走行,这样的剥离属于皮下操作[81,107]。

耳颞神经是三叉神经的一个分支,支配耳前皮肤的感觉;枕小神经支配耳后头皮的感觉;颧面神经在颧骨体部从颧面孔穿出,穿透颧脂肪垫以支配颧骨隆起的皮肤带,当颧脂肪垫因手术松动时,颧面神经常会被横断(图 6.2.12)。

患者选择

与任何择期手术一样,患者的身体和精神状态必须能够承受手术、康复和潜在并发症的严酷考验,患者的期望必须切实可行。手术效果受到许多患者相关因素的影响,如面部骨骼、面部软组织重量、褶皱深度和位置、皮肤质量等。对每位患者而言,有一些问题是可以预测并逆转的,一些可以部分矫正,有些则可能完全无法矫正。

接受面部年轻化治疗的患者通常是中年或老年,因此增加了潜在医疗问题的可能性。在其他表面上健康的个体中,必须解决的具体问题包括血压、吸烟史、以及可能会加重出血的药物或膳食补充剂。

早期高血压在普通人群中很常见,如果未在手术前发现,会导致术后血肿。血肿是目前为止面部提升术最常见

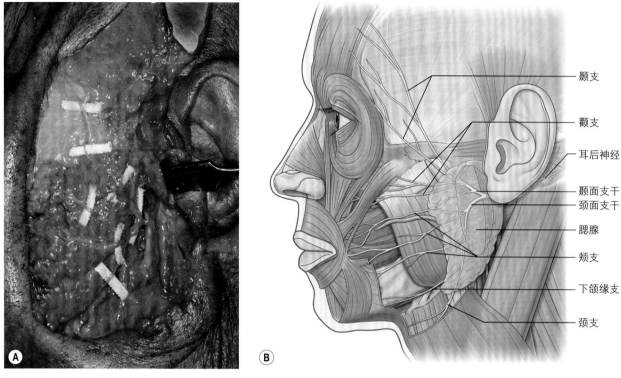

图 6.2.10　(A)面神经的大体解剖。腮腺的浅叶被剥离。切除 SMAS、颈阔肌和腮腺咬肌筋膜,显露面神经分支。(B)面神经示意图。面神经出茎乳孔,通常在腮腺内分为上、下两支。传统观点认为,可见的分支包括 5 组:颞支、颧支、颊支、下颌支和颈支。分支之间有交叉相连,尤其是颧支和颊支之间

（图 6.2.10 标注，从上到下：颞支、颧支、耳后神经、颞面支干、颈面支干、腮腺、颊支、下颌缘支、颈支）

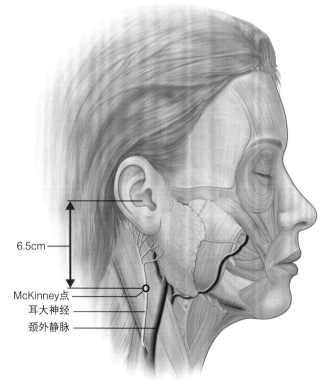

（图 6.2.11 标注：6.5cm、McKinney点、耳大神经、颈外静脉）

图 6.2.11　耳大神经在 McKinney 点穿过胸锁乳突肌中段,该点位于外耳道下方 6.5cm。它通常在颈外静脉后约 1cm 走行。在 McKinney 点前方,耳大神经被颈浅筋膜和颈阔肌(SMAS)覆盖,但在胸锁乳突肌的后缘,神经实际上是皮下走行,该处也是最常见的神经损伤部位

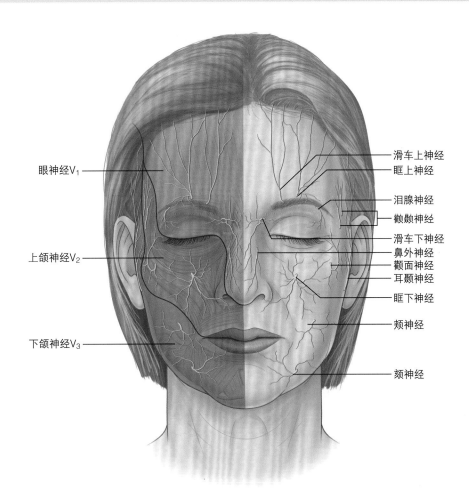

图 6.2.12 面部主要感觉神经

眼神经V₁

上颌神经V₂

下颌神经V₃

滑车上神经

眶上神经

泪腺神经

颧颥神经

滑车下神经

鼻外神经

颧面神经

耳颞神经

眶下神经

颊神经

颏神经

的并发症;因此,无法控制的高血压是手术的禁忌证,而可控制的高血压则不是。不稳定的高血压可能是最危险的情况。如果患者患有间歇性高血压(白大衣综合征),或者属于容易兴奋的 A 型个体,应该考虑围手术期使用可乐定等药物治疗。

吸烟者由于微血管收缩和细胞功能异常,可能表现出伤口愈合延迟[108]。一项研究报告指出,吸烟者发生皮瓣坏死的可能性比不吸烟者高出 12.5 倍[109]。长期吸烟者的细小动脉功能降低,可能永远不会恢复正常。尽管如此,手术前 2~3 周戒烟可以降低重大的短期风险。血液中尼古丁代谢物的检测可以用来确认患者是否已经戒烟。

基于血小板功能抑制,通常使用的非甾体抗炎药和某些膳食补充剂可能会加重术中和术后出血,患者应在手术前 3 周内避免服用这些药物。

接受面部提升术的女性患者可能正在接受激素替代治疗,这些增加了术后深静脉血栓形成(deep vein thrombosis,DVT)和致命性肺栓塞的潜在风险。对于这些患者,除了公认的预防措施外,还应考虑在手术前 3 周停止激素替代治疗。

就面部提升术的目标而言,衰老虽然会导致面部所有组织发生根本的解剖学变化。然而,患者通常只会对颈部或下颌的软组织下垂、或面颊和颈部可见的皱纹和褶皱等局部情况表示担忧。患者往往不能意识到正是潜在的解剖学变化导致了他们在镜子中看到的衰老问题。尽管如此,医生要认识到患者最关心自己所能看到的改变,这一点很重要。为决定哪些衰老变化占主导地位,以及患者最希望矫正哪些部位,患者的旧照片对帮助术前评估讨论非常有用。这也有助于患者更好地了解自己的衰老过程,并帮助患者选择其愿意接受的年轻化项目。这还有助于患者更好地了解为实现其诉求所需的手术规模。

解剖学评估

术前,外科医生应对整个面部进行适当的评估。评估检查应在光线充足的房间里进行,患者体位维持在舒适的垂直坐位。应有序检查,这样才不会有任何遗漏。应分别检查静态和动态的面部,以对面神经功能进行评估。应该将面部作为一个整体进行评估,寻找面部的三庭均等性、对称度和整体轮廓(方圆、胖瘦、宽窄)。在本章结尾,作者回顾了传统脸型的患者。脸型影响手术方式的选择[74]。例如,丰满的宽脸可能更适合软组织切除,而不是在中面部重叠面部脂肪。脂肪移植可能也没有必要。相反,一张又长又薄的脸需要保留所有的软组织,将其重叠而不是切除,并尽可能增加额外的容积。术前对面部不对称的识别很重要,外科医生需向患者指出,面部提升术会使一些不对称更加明显。

外科医生应制定一套评估面部所有区域的方法,这些区域包括前额、眼皮、脸颊、口周和颈部。对于某些个体,恰当的手术将只能矫正这些区域中的一个问题,但更常见的是,所有或大多数区域都应该依序得到矫正,以获得自然协调的效果。对前额和眶区的评估方法在第7章有详细讨论。对于颊部,外科医生应该评估面部软组织下骨骼的形状和突度,面部脂肪的体积和分布,软组织萎缩和下垂的程度,以及皮下(浅表)脂肪的相对移动性。应该注意面部任何明显的凹陷或扁平,相反,应注意下颌和颈部的任何径向扩张(脂肪沉积)。由于手术技术的多样性,外科医生应该像雕塑家一样从三维角度考虑面部,以期在某些区域增加组织,在其他区域移除组织,并将组织重新定位在更显年轻的位置。在口周区域,应该评估红唇的丰满程度,并注意上唇部位的延长。微笑时观察牙齿显露的量。评估皮肤时需注意其质量、皱纹和褶皱的深度,包括鼻唇沟和木偶纹。

颈部的评估将在第12章中讨论,但简言之,应该在不同的体位进行颈部检查,如中立位、屈曲位和侧向转位。患者被要求咬紧牙关、做鬼脸来收缩颈阔肌,这有助于确定颈阔肌的松弛程度、颈阔肌前束的强度以及颈阔肌浅层皮下脂肪的量。颈阔肌下脂肪的量也需评估。应注意下颌下腺的下垂,并在术前告知患者,因为如果没有针对性处理,这种情况在面部提升术后会显得更加明显。

检查耳部时应考虑到切口位置。重要的因素包括耳垂的大小和定位、耳屏的附着角度、面颊皮肤和耳屏皮肤的性质差异,以及耳屏的大小。耳周围的毛发密度,以及颞部、鬓角和耳后部位发际线的位置都会影响切口的选择。

仔细评估术区皮肤也很重要,以确定是否需要在面部提升术前、术中、术后做一些非手术处理。评估将包括皮肤类型、皮肤质量、皮肤赘余、褶皱深度、细皱程度和光老化程度。尤其应该检查口周皱纹,因为口周皱纹通常是患者的重要诉求。医生术前应向患者指出皮肤问题,并讨论各种选择,因为面部提升术本身不会改善皮肤的质地和质量,但许多患者常有相关误解。

良好的面部术前照片存档非常重要,应包括正位、斜侧位和侧位视图。其他可选的视图包括微笑和颈部安静及颈阔肌收缩时的特写。面部提升术带来的面部变化可能比其他美容手术更微妙,因此可靠的手术起始记录很有必要。

手术

面部提升术是一项重大手术。手术应该在良好的条件下进行,包括合格的医务人员、适当的设备和充分的预案。手术有多重麻醉选择,包括不同水平的静脉镇静下的局部麻醉和不同程度的全身麻醉下的局部麻醉。麻醉师可以与外科医生商讨决定适合患者个体的首选麻醉方式。手术中应有适当的术中定位、术中监护、术中保暖和术中DVT预防等措施。

技术

从历史上看,外科医生曾以简单的经验主义发现为指导,即当下面颊部的软组织移到中面颊和上面颊时,人们看起来更年轻。当患者在镜中手动提拉面颊或仰卧时,他们的感觉也是如此。通过把下面部容积转移到中面部,可有效获得更年轻的面型。正如前文所述,容积的变化是面部衰老的重要部分。外科医生已经能够通过移除多余的软组织容积来改善下1/3面部和颈部。近年来,外科医生还证明,仅通过增加容积就可以让人看起来更年轻[110,111]。通过将这些方法结合起来,在一些区域增加容积,在另一些区域减少体积,以及重新定位下垂组织,外科医生有能力塑造面部形状,以恢复年轻的面部轮廓。

自面部提升术开展以来,对下垂组织的重新定位一直是外科医生感兴趣的主要目标。实现这一目标的方法有很多,具体选择取决于患者个体的美学诊断、诉求以及外科医生对某一术式的熟练程度。本节将重点描述传统皮下面部提升术,回顾外科医生处理面部深层软组织的各种方法。

皮下面部提升术

首例面部提升术可追溯至20世纪初,即在颞部发际线和耳前作一个简单的皮肤切口,一些学者称此为手术创新[9-11]。这种方法逐渐演变成随意型皮瓣的大面积皮下剥离,并将此皮瓣向上外侧方向进行提拉[24,26]。这种经典术式至今仍在应用,它可收紧多余的皮肤,依靠皮肤张力来重新定位皮下的面部软组织以对抗重力作用。这种"单纯皮肤"的面部提升术的优点是其相对简单,术后恢复迅速,并且使用的解剖平面没有损伤面神经或其他深层结构的风险。但该术式固有的缺点在于,一个薄皮瓣靠其张力作用来支撑其下方厚重的软组织,该皮瓣将不可避免地伸展,导致手术效果逐渐丧失。因此,如何维持长期效果值得思考。遗憾的是,如果外科医生被误导,试图通过增加皮肤张力来重新定位下垂的深部组织,这可能会导致面部形态扭曲。皮肤张力过大会导致脸形变平,失去年轻时的圆润轮廓。此外,需要进行面部提升术的患者的皮肤通常也失去了弹性,因此,在张力作用下,很容易出现皱纹和褶皱在异常的方向上被重新定位后的牵拉外观。最后,切口线处过大的皮肤张力会导致发际线异位、脱发、耳垂扭曲、瘢痕增宽以及可能的皮瓣坏死。

尽管存在这些问题,但对深部软组织轻微下垂而以其上皮肤松弛为主的面部皮肤较薄的患者而言,这种术式相当有效。在深部组织曾被重新定位过和待解决再度松弛的皮肤的第二次或第三次面部提升术中,该技术可能也很有用。

面部提升术切口

面部提升术的切口有两种作用。其一,切口让重新定位的皮瓣得以提升,并去除多余的皮肤,这是"单纯皮肤"面部提升术的主要目标。其二,切口为面部深层组织的手术操作提供入路,这是大多数现代面部提升术的主要目标。切口应设计在可被头发和耳朵轮廓隐藏的位置。

　　在颞部区域,切口可位于毛发内,或位于发际线的前部,或两者的混合,即一部分在毛发内,再横向延伸至鬓角底部的混合切口(图 6.2.13A 和 B)。

　　毛发内切口的优势在于隐蔽性,但当提拉皮瓣时,前发际线和鬓角会移位,移位程度取决于皮肤的松弛度。如果切口位于前发际线,瘢痕可能会更明显,但发际线不会移位。鬓角底部的横向切口是一种折中的解决方案,它可以较大程度改善发际线的移位,同时最大限度地隐藏瘢痕。其他

的折中方案也有过相关介绍[112]。在决定做颞部毛发内切口之前,应先评估几个因素。首先,皮肤赘余度的术前评估有助于医生了解皮瓣的移动距离。医生还应评估眶外侧缘与颞部发际线之间的距离。在年轻人中,该距离一般小于4~5cm,而在老年患者中,这一距离会增加[113]。如果距离已经过大,或颞部发际线的预期移位将超过 5cm,则应避免毛发内切口(图 6.2.13C)。另一方面,医生必须告知患者,沿颞部发际线的可替代切口可能会留下更明显的瘢痕。由于该问题的存在,沿颞部发际线,医生还设计了许多相应解决方案,包括采取斜面切口,以促进毛发在瘢痕处的生长,以及使

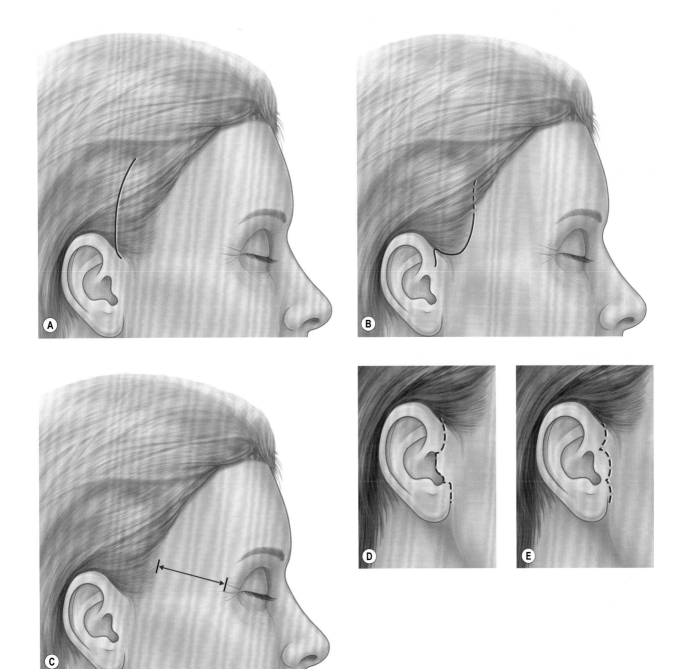

图 6.2.13　(A)当颞部发际线不会逆向移位时,颞部毛发内传统的隐形切口是合适的。(B)如果隐藏的切口会使发际线反向移位,则使用沿发际线的颞部切口。(C)眶外侧缘至颞部发际线的距离不应超过 5cm。(D)耳屏后切口沿耳屏边缘。(E)耳屏前切口置于耳屏前沟处

用锯齿状切口[114,115]。在任何情况下,都应在最小张力下精心缝合前发际线切口。此外,术前应考虑患者的意愿,因为颞部切口固然是一个必然的折中方案,但患者的偏好可能会影响这种选择。

耳前切口可以在耳屏前,也可以沿耳屏缘进行(图6.2.13D 和 E)。耳屏缘切口的优点在于隐蔽性好,但必须注意将覆盖在耳屏的皮瓣减薄,以模拟正常的耳屏外观。此外,正如 Connell[113,116]指出的那样,耳屏看起来像一个有顶边和底边的矩形,为了保留明显的下缘,应该在耳屏末端下(切迹)做一个短的横向切口。在决定行耳屏缘处切口前,必须比较耳屏皮肤和面颊皮肤的性质;如果差别太大,将厚的面颊皮肤提拉至耳屏上可能会有问题存在,因为在解剖学上,两处的皮肤存在差异。因此,在某些情况下,可首选耳屏前切口。例如,在男性群体中,如果胡须较重的皮肤被提拉到耳屏上,即使移除毛囊和修薄皮瓣也不会改善耳屏上面颊皮肤的外观,那么耳屏前入路可能是更佳的选择。在耳前的其他区域,切口的上部应沿耳轮曲线走行,沿耳垂前附着的曲线应稍微直一些;避免在耳前做长直切口(视频 6.2.2)。

在耳垂周围,切口既可位于耳垂附着处的褶皱中,也可在褶皱远端 1~2mm 处,沿耳垂留下一个皮肤袖口。这个袖口有助于闭合时耳垂的移入。

在耳后沟,切口可直接位于向上走行的耳甲沟内。相关文献已经描述过各种用于确定该切口高度的标志。这些标志包括外耳道水平,或稍高的对耳轮水平。

是否需要将耳后切口穿过无毛发区域皮肤延伸至枕区是一个重要的手术决定。一般而言,需要去除颈部多余皮肤时,可做枕部切口。短瘢痕面部提升术可避免枕部切口,适合特定患者[117]。如果切口较短,则可从耳垂和耳后切口进入侧颈,将团聚的皮肤在耳后沟内重新布置。短瘢痕切口的缺点在于,进入深部组织的通道略有受限,而且有将皮瓣以一个更加朝上的方向牵拉的倾向,这就可能需要在颞部做发际线前切口,并可能导致牵拉线和皱纹走行过于朝上。此外,短瘢痕入路对于颈部皮肤赘余的患者效果较差;若试图解决这一问题,可能会导致皮肤在耳后沟处的聚拢,形成褶皱。

从垂直进入头皮的切口[118]到沿着颈部发际线向下走行的切口,一个延伸至枕部毛发的长瘢痕切口设计可以有很多种方式。外科医生最常使用的切口则介于这两个极端之间。行枕部切口的主要目的是获取进入颈部的通路,以去除赘余的颈部皮肤,同时在几乎不扭曲枕部发际线的情况下,使切口尽可能隐蔽。如果拟去除少量皮肤,耳后切口可以从耳后沟曲线向后进入枕部毛发。如果拟从颈部切除更多的皮肤,这种方法可能会在后方发际线上形成一个缺口,因此,可使用"lazy S"形切口,即切口沿着枕部发际线走行 1~2cm,再更加向后斜行进入头皮。如果拟在切口线处去除 2cm 或更多的颈部皮肤,一个粗略的建议是使用"lazy S"入路[113]。该入路可充分切除皮肤,而不出现阶梯样畸形,同时将较低的、可能最明显部分的瘢痕隐藏在枕部低位头皮的纤细毛发中(图6.2.14、图6.2.15 和视频 6.2.3)。

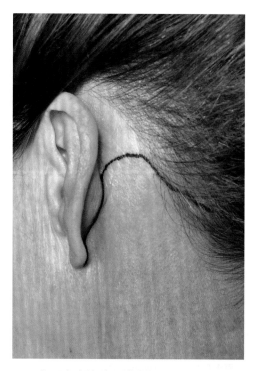

图 6.2.14　当预期皮肤移位最小时,切口仅限于耳后沟(短瘢痕技术)。当预计会有更多的皮肤尤其是从颈部移位时,切口将穿过无毛发的皮肤延伸到枕部毛发区。从几近垂直的切口向下到沿着发际线的切口,该切口的延伸方式众多。大多数外科医生使用介于这两者之间的切口,正如照片所示,在进入枕部毛发前,"lazy S"形切口沿着枕部发际线走行 1~2cm

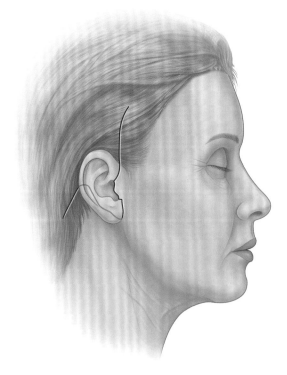

图 6.2.15　传统的面部提升皮瓣切口在颞部垂直或稍微向曲线走行,并沿着耳朵的轮廓向前和向后走行,然后斜行进入后部头皮

面部提升术皮瓣剥离

依个人喜好，外科医生可先行颞部剥离或耳后剥离。通常先用手术刀切开 1~2cm，之后许多外科医生会转换为手术剪继续剥离。在耳后区域，皮瓣牢固地附着在胸锁乳突肌和乳突的颈深筋膜上。此处也是最常见的皮瓣坏死部位，因此应在直视下将皮瓣大幅提起，并保持对皮瓣并保持对皮瓣下深筋膜的剥离，以维持皮瓣厚度。随着剥离在耳垂水平以下继续进行，外科医生必须辨识耳大神经，该神经在胸锁乳突后缘损伤的风险最大。将剥离控制在皮下平面，可保护该神经。

在颞部，如果切口沿着前发际线，剥离可直接始于皮下平面。如果切口在颞部有毛发的头皮上，可在两个平面之一进行剥离：颞顶筋膜浅部，该平面将直接延续至皮下面部提升平面，或颞浅筋膜和颞深筋膜之间。如果采用更深的入路，剥离很快行至深筋膜，但在前发际线处，剥离平面必须过渡至皮下面部提升平面。这种平面的改变产生了一条狭窄的颞浅筋膜带，它包含颞浅动、静脉和耳颞神经分支。该带被称为"颞中肌"，必须予以分离，通常需要结扎颞浅血管。支持更深层次解剖的理由是为了保护颞部毛囊，尽管必须牺牲该处的血管和神经（图 6.2.16A）。表浅平面剥离则有相反的性质：保留了颞浅筋膜内的血管和神经，但要非常小心，否则在解剖过程中可能会伤及毛囊（图 6.2.16B）。

在前发际线的前面，皮下平面随之展开。通常被称为"面部提升平面"，剥离水平通常会在真皮上留下大约 2mm

厚的脂肪，在皮瓣下表面形成鹅卵石般的脂肪层。这种解剖会产生一片随意型皮瓣，其存活将完全依赖于真皮下血管丛。在上面部，这种剥离通常继续向前，直至环绕眶外侧缘的眼轮匝肌。根据手术计划的深平面类型，中颊部的解剖可能会止于颧脂垫附近（见第 6.7 章），或在脂肪垫上继续进行，使之与覆盖的颞部和颊部皮肤松解（见第 6.6 章）。在下面颊，紧靠耳朵和耳垂前方，腮腺表面，皮肤与其下方结构相连（早期各种命名：颈阔肌 - 耳筋膜、腮腺皮肤韧带和 Lore 筋膜）。在该区域之外，皮下剥离相对容易进行。一旦耳前和耳后的皮瓣被掀起，两个剥离就会相互贯通。面部提升皮瓣剥离至颊部和颈部的范围取决于所采用的深部组织剥离技术的类型。当采用颏下切口对正中颈阔肌折叠时，颈部皮肤会向颈部中线方向牵拉。在这种情况下，广泛地将颈部皮肤从其下方的颈阔肌上松动非常重要，这样可以允许颈部皮肤沿着与颈阔肌位移相反的矢量重新覆盖。另一方面，如果没有颏下切口，颈阔肌和颈部皮肤朝同一方向移动，颈部剥离会更加受限（图 6.2.17 和图 6.2.18）。

深层组织手术

正如 6.1 章所述，面部衰老的解剖学是一个复杂的过程，涉及面部从皮肤到骨骼的各个层面。理论上，衰老面部的面部年轻化手术应解决所有或大部分组织层的衰老问题。外科医生通常会处理两类年龄相关的变化：软组织下移和中面部容积丢失。此外，下颌和颈部可能有年龄相关的容积增

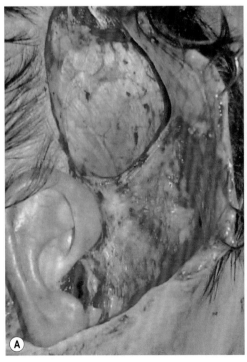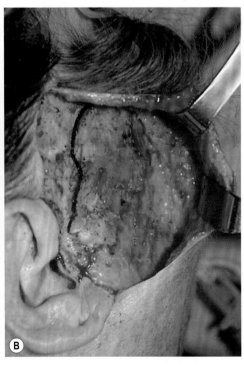

图 6.2.16 （A）面部提升皮瓣在两个不同的平面上被掀起，初始深至颞浅筋膜，对着颞深筋膜（可见卵圆窗），在颞前发际线附近改变平面，进入皮下平面。"颞中肌"是在这两个层面之间形成的组织桥梁。为整合两个平面，结扎颞浅动脉，分离"颞中肌"。（B）面部提升皮瓣在单一皮下平面被掀起，直接在颞浅筋膜上剥离，深至头皮毛囊。紫色线条勾勒出颞浅动脉前支的走行

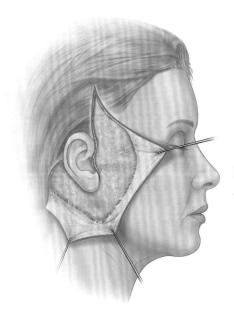

图 6.2.17　皮下面部提升皮瓣被掀起

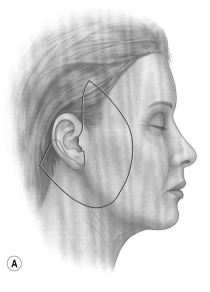

(A)

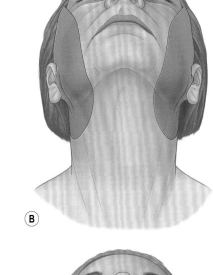

(B)

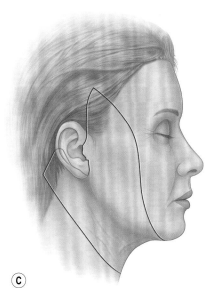

(C)

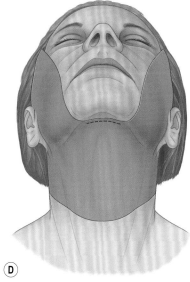

(D)

图 6.2.18（A 和 B）无颏下切口的皮下皮瓣剥离。颈阔肌和皮肤以相同方向朝上外侧移动，因此可最小限度地将皮肤与颈阔肌分开。(C 和 D) 经颏下切口的皮下皮瓣剥离。成对的颈阔肌在中线处被拉拢缝合在一起时会向内侧移位。当皮肤朝相反方向移动时，需要更彻底地将皮肤与颈阔肌分离

加。皮下面部提升皮瓣可以提紧和去除多余的皮肤，但不能解决皮下层较厚和较重软组织的下移问题。相关文献描述过许多以处理深层软组织下垂为目的的术式。本章将对此类术式进行概述，后续章节将进行更详细的描述。

SMAS 折叠

在外科医生学会提拉大片随意型皮瓣后，很明显，通过缝线缝合来操控皮肤下软组织可以更有效地改善面部轮廓[27]。

折叠缝合术形成浅层脂肪的内折叠，将浅表脂肪从下面部提拉至折叠缝线的位置。固定组织的区域，如腮腺上方固定的 SMAS（图 6.2.19）活动度较小，可以作为固定点，而在腮腺前面，可移动的组织很容易操作[119]。可使用个性化矢量的多种缝线缝合，以重塑面部浅表脂肪。这项技术相对容易掌握；它可实现患者的个性化定制，并可在术中根据需要通过去除或更换缝线进行调整。浅表脂肪可与皮肤朝不同方向移位，但通常比皮肤的位移矢量更垂直。当折叠缝线放置恰当时，伤及面神经分支的风险很小或没有。折叠术的支持者认为折叠术效果持久，无需进行有创操作和具有潜在危险的剥离[120]。折叠术的主要问题在于，如果缝线切透软组织，可能会导致治疗无效（"线切奶酪"效应）。另一个问题在于，改善的程度可能受到支持韧带拴系作用的限制，在此类技术中，支持韧带不会在更深的范围内松解；但在皮瓣剥离时，支持韧带在皮下水平被松解。当皮下脂肪脆弱时，缝合固定可能失败。此外，折叠术对下颌垂肉较重和颈部组织下垂的患者效果有限。

环形缝合术（MACS 提升术）

折叠缝合术的一种变体是环形缝合法（图 6.2.20），其主要变体是 MACS 提升术（小切口颅部悬吊术）。这一手术本身源于"S 形提升术"，依靠长的可咬合多处软组织的缝线环[121,122]。有策略地将这些缝线咬合点放置在 SMAS 和颈阔肌中。环状缝线固定在颧弓上方和耳前的颞深筋膜上。理论上讲，这项技术的有效性与组织的大量咬合有关，该技术的开发者认为这可实现表浅脂肪和 SMAS 的"微型叠瓦状"折叠[122]。可在前方放置第三条缝线来提拉颧脂肪垫，尽管脂肪垫没有被手术松解，它的重新定位取决于其本身的移动性。如果需要，颈部的治疗可通过吸脂术或颏下切口的开放手术来完成，如第 12 章所述。该技术的支持者建议使用短瘢痕切口来获取近乎垂直矢量的皮瓣。这项技术的优点与折叠术相似，尽管支持者指出更坚固的固定点（深筋膜）的使用和微叠瓦状折叠的改善作用是该技术额外的优势。但缺点与 SMAS 折叠术相同：如果缝线切透软组织即可能会失去效果，缺少深部韧带的松解，以及担忧拉固定下颌垂肉和颈部下垂组织的缝线无法有效对抗重力。最后，使用这项技术的外科医生必须解决环状缝线导致脂肪团聚的倾向，这可能会在皮肤表面遗留可见的隆起。

颈阔肌上平面面部提升术

颈阔肌上平面提升术（图 6.2.21）涉及紧贴 SMAS 和颈

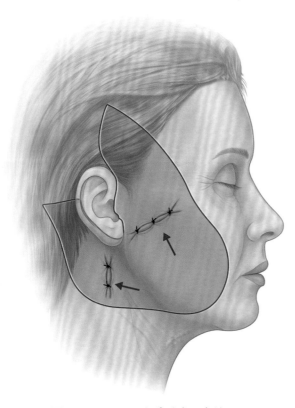

图 6.2.19　SMAS 折叠的皮下皮瓣

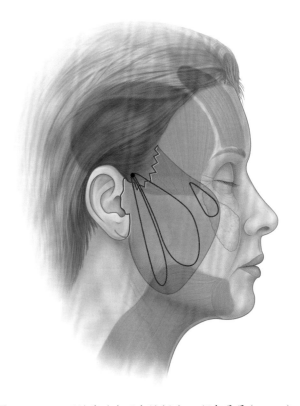

图 6.2.20　环形缝线的皮下皮瓣（小切口颅部悬吊（MACS）提升术）

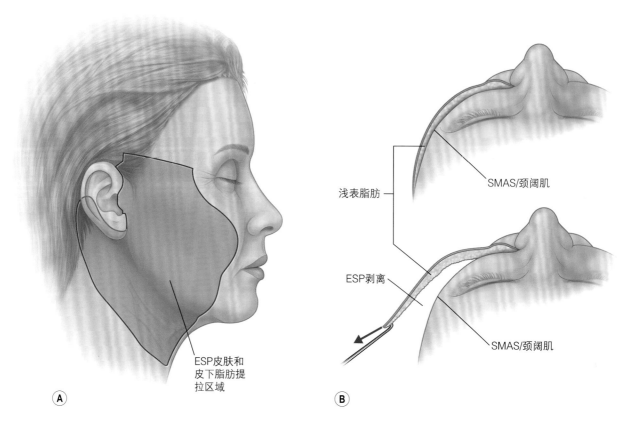

ESP皮肤和
皮下脂肪提
拉区域

浅表脂肪

SMAS/颈阔肌

ESP剥离

SMAS/颈阔肌

(A)　　　　　　　　(B)

图 6.2.21 颈阔肌上平面［延伸颈阔肌上平面（ESP）提升术］

阔肌表浅进行的深层皮下剥离。这一手术最初被称为"延伸颈阔肌上平面（extended supraplatysmal, ESP）"面部提升术，将皮肤和表浅脂肪作为一独立层提升，而不触及 SMAS 层[123]。随着面部表浅脂肪的剥离延伸越过颧突向前远至鼻唇沟，颧韧带被松解。这项技术背后的理论认为表浅脂肪是下垂的，但其下方的 SMAS 和颈阔肌不是[123]。在皮瓣掀起后，皮瓣下表面的脂肪可以被塑形，缝线也可以从该脂肪层放置到下面的固定点。在这项技术中，韧带的松解为皮瓣提供了良好的移动度，形成厚实的皮瓣。此外，没有手术穿透下方的 SMAS，理论上就没有损伤面神经分支的风险。这一方法的问题在于皮瓣是单向移动的（皮肤和脂肪一起移动），而且重新定位该皮瓣的拉力主要取决于缝合线上的皮肤张力。

SMAS 切除术

在 SMAS 切除手术中（图 6.2.22），一条 SMAS 和其下方脂肪的条带被去除，并直接缝合由此产生的缺损[124]。切除的条带从下颌角到颧脂垫边缘的颧突外侧，呈斜角斜行穿过面颊。该操作可采用传统的面部提升术切口或短瘢痕入路来完成。如有需要，颈部的治疗可直接采用吸脂术或通过颌下切口行开放手术。这项技术的优点是牵拉的位置靠近下

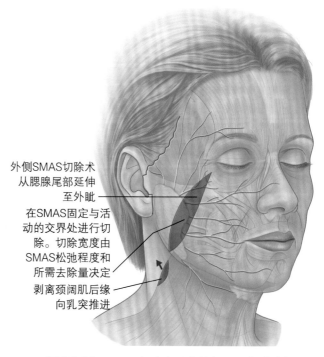

外侧SMAS切除术
从腮腺尾部延伸
至外眦

在SMAS固定与活
动的交界处进行切
除。切除宽度由
SMAS松弛程度和
所需去除量决定

剥离颈阔肌后缘
向乳突推进

图 6.2.22 SMAS 切除皮下皮瓣（SMAS 切除术）

垂的下面部组织,如下颌垂肉,因此可能比 SMAS 皮瓣更有效,因为 SMAS 皮瓣的提升是在面部的更高部位。该技术允许皮肤和 SMAS 沿着不同的矢量移动。缝合两个新生的切缘的固定比单纯折叠术更安全。与获取单独的 SMAS 皮瓣相比,该操作更快捷,因为不涉及深平面解剖,理论上对面神经损伤的风险更小。此外,相比剥离的 SMAS 皮瓣,没有剥离切缘的切口瘢痕可能会更明显。支持者认为进行固定是有效的,因为 SMAS 切除的位置大致在固定的 SMAS 和移动的 SMAS 的联合处,可将移动的组织向前推进并固定到固定的 SMAS 上。该项技术的缺点包括可能损伤面神经分支(如果 SMAS 切除得太深),以及缺乏任何韧带的松解,会限制某些组织(如颧脂肪垫)的运动。

联合皮肤的 SMAS 皮瓣(深平面面部提升术)

1974 年,Tord Skoog 发表了将皮肤、皮下脂肪和 SMAS 作为单一层面进行提拉的方法,创造了一种具备极好血液供应的厚实坚固的皮瓣。这种皮瓣也包含抗拉结构(SMAS),是保证持久效果的关键[125]。从概念来看,此操作与上文所述的 ESP 术式类似,不同之处是该术式中 SMAS 也被包含在所提升的皮瓣中。最初,该术式对前面部的改善有限,对鼻唇沟的改善很小或没有。缺乏前向运动的原因后来被证实是由于 SMAS 与上唇提升组织(颧大肌、颧小肌以及提上唇肌)的紧密联结[78]。为了克服其中的一些缺点,发展了多种改良的术式(Barton:高位 SMAS;Harma:深平面)(图 6.2.23)[53,126-128]。通常,耳屏前的皮肤仅提起 2~3cm,然后切开 SMAS,余下的剥离在 SMAS 深部继续进行,并延伸至颧大肌,从此部位将 SMAS 松解。皮肤和皮下脂肪附在 SMAS 上,然后按照外科医生的手术计划推进和固定整个皮瓣。该技术的优点在于其厚实强韧的皮瓣,以及仅需要单一平面的剥离。韧带也在术中被完全松解。该技术的变化还允许颧脂肪垫的重新定位[126,128]。缺点包括在 SMAS 下剥离固有的可能伤及面神经的风险。此外,与双平面技术(下文)不同,这些操作大多是“整体”技术,即皮肤、皮下脂肪和 SMAS 通常朝同一方向移动。

游离 SMAS 瓣的皮下面部提升术(P133)(双平面面部提升术)

外科医生希望 SMAS 和皮下脂肪朝着与皮肤不同的方向移动,因此提出了两个游离皮瓣的概念:随意型面部提升皮瓣和附着表浅脂肪的 SMAS 皮瓣(图 6.2.24)。不同作者根据这个概念开发了多种变体术式,并引入了不同术语(Stuzin:扩展 SMAS 折叠术;Connell、Marten:高位 SMAS 折叠术;Aston:辅助颊提升术)[47,51,55,129-134]。折叠术、MACS 和 SMAS 切除术的支持者认为,沿着不同的矢量移动皮肤和皮下软组织将更准确地逆转衰老过程。深层组织瓣的移位通常比皮肤瓣更加垂直。该术式的第二个优势是能够通过在内部移动和固定 SMAS 皮瓣来重新定位面部深层组织,而不需要依靠皮肤张力来支撑。因此避免了皮肤张力过大的缺

点。此外,与深平面技术一样,手术松解韧带,从而使 SMAS 和覆盖的脂肪获得极好的移动和推进。该技术的缺点是手术时间长,因为需要剥离两个不同的手术平面。此外,这两个平面都存在各自的固有问题:在行 SMAS 瓣剥离时,有损害深层结构的可能,而且,如果皮瓣剥离太薄或张力过大,皮瓣可能会出现问题。对于体形偏瘦的患者,这两层组织瓣都可能相当薄,增加了对外科医生的技术要求。

骨膜下面部提升术

1979 年,Paul Tessier 首次提出了应用颅颌面原则,经骨膜下入路提升面部组织的概念[57,135]。虽然该术式衍生了几种变体[59,136],但直至内镜技术的引入,外科医生才广泛地将这一概念付诸实践(图 6.2.25)。

经颞部入路,可在骨膜下[58,137]或骨膜上[138,139]平面进行中面部剥离。下睑或口内切口助于显露。该技术的优点是对所有重要结构的解剖足够深,且切口相对较短,中面部和侧眉可获得自然协调的提升。皮肤张力很小或没有,因此消除了皮肤张力过大的问题。一些人认为这项技术对需要改善睑下中面部联合侧眉提升的患者而言是独一无二的。该技术也适用于要求改善中面部而不收紧皮肤的年轻患者。该技术的缺点在于涉及额外的技术和设备,对下面部、颈部以及表浅结构的作用有限,特别是松弛的皮肤。此外,这项技术似乎比较适合早期的中面部衰老,因为此时的衰老原因实际上可能是面部容量的丢失,这种情况可通过微创手术(如脂肪移植)来矫正。

术式比较

手术方法众多,初学者很难选择合适的术式。在接下来的章节中,各种深层组织技术的主要支持者将详细阐述他们的方法。在这一领域,个人观点强烈碰撞,在撰写本文时,整形外科医生之间最大的意见分歧是采用何种方式处理深层面部组织。所有整形外科医生的目标都是一致的,即通过手术获得有效、持久且安全的效果。多年来,人们已进行过许多研究来比较不同的面部提升技术[32,140-148]。为了评估现有技术,有学者对 60 年来现有的文献进行了系统回顾,试图通过可靠研究证明一种方法比另一种方法更有效安全[149]。尽管进行了详尽的回顾,也没有明确的迹象表明某种面部提升技术更优。因此,外科医生必须继续根据患者的需求,权衡他们对手术效果、持久性和安全性的个人观念,结合自身的判断来选择一种恰当的术式。

皮瓣闭合(视频 6.2.4)

无论使用哪种技术(单纯骨膜下入路除外),皮瓣的移动和闭合是任何面部提升术的一部分,必须准确和仔细地完成。皮瓣闭合过程中的出错可能会造成一些明显的面部提升畸形。任何情况下,皮肤都是覆盖层,而不是结构层。因此,皮瓣重新定位是去除赘余的组织,而不是对抗下垂软组织的

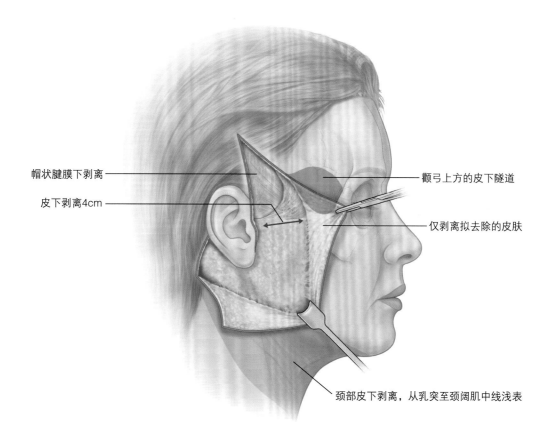

帽状腱膜下剥离

皮下剥离4cm

颧弓上方的皮下隧道

仅剥离拟去除的皮肤

颈部皮下剥离，从乳突至颈阔肌中线浅表

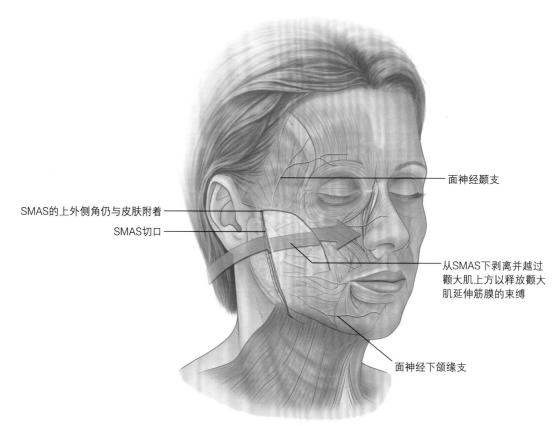

SMAS的上外侧角仍与皮肤附着

SMAS切口

面神经颞支

从SMAS下剥离并越过颧大肌上方以释放颧大肌延伸筋膜的束缚

面神经下颌缘支

图 6.2.23 联合皮肤的 SMAS 皮瓣（深平面面部提升术）

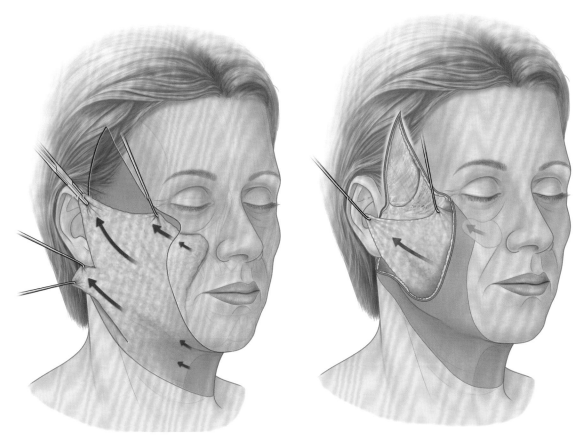

图 6.2.24　游离 SMAS 皮瓣皮下提升术(双平面面部提升术)

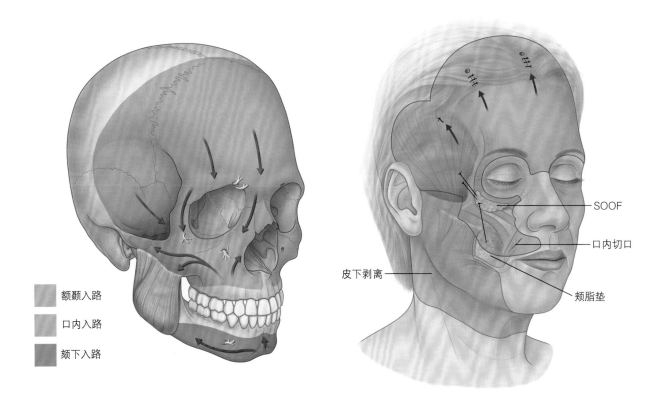

额颞入路

口内入路

颏下入路

SOOF

口内切口

皮下剥离

颊脂垫

图 6.2.25　骨膜下面部提升术。SOOF,眼轮匝肌下脂肪

方法。大多数技术沿斜向矢量推进皮瓣，该矢量的垂直度不及重新定位深层组织的典型矢量。在其他技术（如MACS提升术）中，外科医生采用近乎垂直的矢量提拉皮瓣（第6.4章）。有一种理念是将皮瓣定位至平躺时它所在的位置，这意味着当患者仰卧在手术台上时，将颊部皮瓣斜行移动至它自然所在的位置。该理论的基调是，平躺时面部皮肤以自然的方向重新覆盖，呈现出更好的外观[150]。另一个常用的建议是沿垂直于鼻唇沟的矢量将皮瓣推进至颞部。该矢量近乎沿着颧大肌长轴。根据外科情况判断皮瓣张力，皮瓣标记钳在确定皮肤应切开的位置时非常有用。前固定点紧邻耳轮，位于有毛发的头皮交界处。为了尽可能减少可见缝合瘢痕的机会，可用半埋褥式缝合将其固定到位（图6.2.26）。

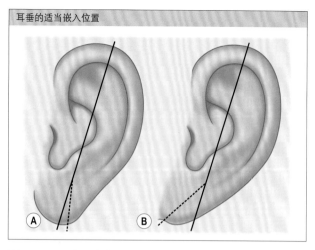

耳垂的适当嵌入位置

图6.2.27　耳垂应在耳垂长轴（虚线）后方大约15°角嵌入。如果耳垂向前拉，外观就不自然

耳垂上的张力会导致诸如"精灵耳"畸形和耳垂易位之类的扭曲，这两种情况都很难矫正（见第6.10章）。

颈部手术

面部衰老通常会伴随颈部衰老，合理的年轻化治疗会同时涉及两者的矫正。本章将介绍颈部外科的基本原则，更详细的介绍将在第12章展开。如前所述，颈部有多种结构衰老，这些组织包括颈部皮肤、皮下脂肪、颈阔肌、颈阔肌下脂肪、二腹肌和下颌腺。就像面部一样，必须在术前评估这些解剖结构，以便制定合适的手术计划。

颈部皮肤通常比面部皮肤更薄，弹性更小。随着年龄的增长，颈部皮肤变得更加松弛，常常会产生垂直的皱纹和褶皱。这些可以通过向斜后方收紧皮肤来矫正。一些外科医生认为，颈阔肌和皮肤来自同一胚胎发育层，因此，可将下方的颈阔肌与皮肤以相同的方向朝上或斜行提拉[122,151]。

随着年龄的增长，皮下脂肪可能会在前颈部积聚，但因人而异。在一些衰老的个体中，颈部很少或没有皮下脂肪。当仅存在皮下脂肪聚集，且皮肤紧致或可通过手术收紧时，才考虑通过吸脂术来移除脂肪[152]。从长远来看，若单纯行颏下吸脂，可能会导致颏下皮肤松弛（图6.2.28）。一般而言，应相对保守地去除皮下脂肪，在皮肤上留下一层足够厚的脂肪来覆盖和平整下方凹凸的解剖组织。

成对的颈阔肌存在公认的解剖学变异。大多数（约75%）的颈部在颏下1~2cm处出现颈阔肌交叉[153,154]。剩下的25%要么广泛重叠，要么完全不重叠（图6.2.29）。

随着年龄的增长，颈阔肌与颈深筋膜的紧密联结逐渐丧失，跟眼轮匝肌与眶下缘的紧密联结丢失类似。其结果是颈阔肌前缘远离颈下颌角，年轻时的锐角变成衰老后的钝角。成对的颈阔肌前缘可能会产生可见的条索，但临床经验表明，并非所有颈前可见条索都是肌肉，也可能是由过度松弛的皮肤折叠造成的。术前查体时应区分是肌肉的赘余还是皮肤的松弛。前颈阔肌条索可以是静态的（静态时即存在），也可以是动态的（仅在动态时出现）。在颈阔肌收缩与

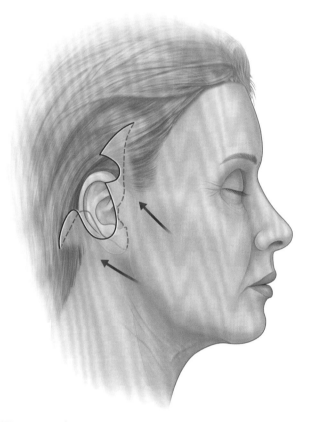

图6.2.26　典型的沿倾斜方向重新覆盖的皮瓣，其位移矢量的垂直度不及深部组织的位移矢量。然而，这方面存在相当大的技术差异；一些技术涉及更加水平的矢量（双平面扩展SMAS），而其他技术采用近乎垂直的矢量（MACS提升术）

后方的皮瓣应沿着大致平行于下颌体的矢量提拉。第二个固定点位于耳后沟的最上方，即切口开始向后过渡的位置。同样，可采用半埋褥式缝合。此时，可以在颞部和枕区进行重叠皮瓣的修剪和缝合，顺序取决于外科医生的喜好。然后修剪耳周多余的皮肤，确保零张力闭合。如果采用耳屏缘切口，则会修薄耳屏处皮瓣，并去除毛囊。在耳后沟，如果后方瓣定位正确，通常很少或没有赘余皮肤需要修剪。最后进行耳垂嵌入的处理，耳垂嵌入应与耳廓长轴向后倾斜成15°角[113,116]（图6.2.27）。

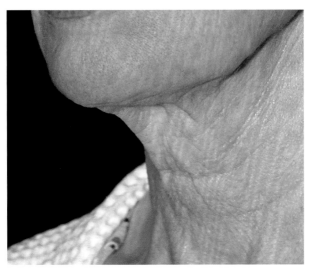

图 6.2.28 图中 55 岁女性曾于 25 年前接受颏下吸脂术。在吸脂手术的颏下区域出现过度皮肤松弛

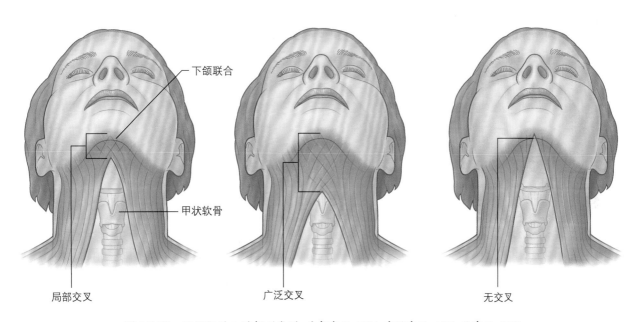

下颌联合

甲状软骨

局部交叉　　　　　　广泛交叉　　　　　　无交叉

图 6.2.29 颈阔肌的 3 种解剖类型:局部交叉,75%;广泛交叉,15%;无交叉,10%

不收缩的状态下,这些解剖变异都可以通过仔细的术前颈部检查来确定。

关于前颈的颈阔肌带有两种不同的外科理论。如上文所述,如果外科医生将颈部皮肤和颈阔肌当作一层,再连同面部 SMAS,向斜上方提拉颈阔肌后缘,并将肌肉固定到坚固的筋膜上(颈阔肌 - 耳筋膜,或 Lore 筋膜部分)[86,151,155]。

或者,通过颏下褶皱内或邻近的长约 2~3cm 的切口入路,将成对的颈阔肌与覆盖的皮肤分离,并向内牵拉,在颈部中线聚拢[28,156]。聚拢的颈阔肌的中心处常需要去除颈阔肌间的脂肪和筋膜。然后,颈阔肌可以直接聚拢缝合,或在赘余较多的情况下进行重叠缝合。将成对的颈阔肌缝合时,一些外科医生主张用多排缝线积极推进颈阔肌内侧,这被称为"紧致颈阔肌成形术"[157]。将颈阔肌内缘中心压紧缝合的理论是,产生"吊床"效应来帮助支撑颈部较深的组织,通过将

两块肌肉变成一块肌肉来消除颈阔肌条索。此外,下颈阔肌可以部分或全部横断—它是短颈的有效组成部分。

颈阔肌深处存在深层脂肪。这层脂肪可能与低位或前置的舌骨一起造成了某些个体终生圆钝的颏颈角。不能抽吸深层脂肪,只能通过颏下切口直接入路剔除。

颈阔肌深处还有成对的二腹肌。在某些情况下,前二腹肌腹部有助于颏下饱满的外观。在去除深部脂肪的同时,可以手术修薄这些肌肉。最后,当下颌下腺在下颌缘下方或在收紧颈部后可见时,可以对其行部分切除术[158,159]。

在许多情况下,只需要对颈部进行微矫正,并且通过面部提升入路,斜上提拉组织重新定位,可以完全矫正颈部问题。相反,对于只关心颈部的患者,可以进行单独的颈部手术。在这种情况下,可采用颏下切口进行脂肪去除、颈阔肌折叠或横断并处理颈阔肌深处的解剖结构[160]。颏下手术

操作后,如果皮肤松弛,可以通过单独的耳后切口,即所谓的"颈部提升术"来收紧,或者采用更常见的方法,即通过完整的皮下面部提升术来收紧。

对于一些颈部松弛为主要问题的老年男性,首选的手术可能是直接切除多余的颈部皮肤,该术式为进入颈阔肌和颈阔肌下结构提供了完美入路。该方法的主要缺点是会造成颈部中线瘢痕。这种瘢痕的垂直挛系效应可用锯齿状切口或用被两个或多个"Z"整形与竖直椭圆相嵌的切口缝合来改善[161]。

颈部术式选择

虽然大多数外科医生都认为年轻的颈部轮廓是面部提升术的主要目标之一,但过量的组织切除可能会导致"过度矫正"的颈部外观。虽然一些外科医生认为任何前颈阔肌条索的处理均需开放手术,但实际上另一些医生从来不用颈部开放术式,而是从面部提升术入路后方朝后上方提拉颈阔肌,前颈阔肌条索的问题可处理或不处理。一些外科医生认为明显可见的下颌下腺下垂应予以处理,而另一些医生则认为没有必要。反对者认为,对颈部而言,不存在完美的、通用的术式,外科医生必须针对解剖学上的差异、患者的期望以及他们自己对特定手术入路的舒适度进行个性化的处理。

辅助技术

提眉术和眼睑成形术

面部衰老是典型的泛面部现象。因此,需要综合的面部年轻化方法以获得和谐自然的效果。对于许多患者而言,眉部手术(见第 7 章)和眼睑手术(见第 9 章)是面部年轻化的关键组成部分,而面部提升术只是解决方案的一部分。

容量去除

随着面部下 1/3 的径向扩张,许多患者需要去除一些脂肪。在颊部,一些操作(如 SMAS 切除)会导致表浅脂肪移除,这是该技术正常的一部分。表浅脂肪可通过直接切除或抽脂来移除。在下颌区,通常用这种方法来改善下颌线条。面颊深层脂肪的移除涉及颊脂垫,可通过面部提升剥离或上颊沟切口将其部分去除。在颈部,如有需要,可去除表浅或深部脂肪。在所有去除脂肪的案例中,都要小心,因为移除脂肪过多可能会产生潜在的缺陷。

容量增大

如前所述,面部容积的丧失是面部衰老过程中的一个重要原因。想要适当地使衰老的面部年轻化,面部提升术需要完美的解决软组织下垂和面部萎缩的问题。面部容积的增加可通过许多不同的方法来完成,包括合成假体(颊部假体、颧下假体、眶缘假体)、可注射的合成填充物、羟基磷灰石

颗粒或注射脂肪(第 5.1、5.2、13 和 14 章将对所有相关内容进行综述)。近年来,脂肪微粒移植物(脂肪填充)的获取、处理和注射技术有了很大进步[63,162]。因此,这项技术现在可重复操作,对于大多数外科医生而言,该技术已成为他们面部提升术的一部分[163,164]。面部中 1/3 和上 1/3 的脂肪注射后,脂肪移植物的吸收率很高。眶周区域脂肪注射应避免过量,若过量则易形成脊条和肿块。不建议血管周围和移动的口唇周围的脂肪注射。通常联合面部提升术进行脂肪注射的具体部位是颞部、眶周(眶缘、上睑窝和泪槽)、中面部的沟槽和颧突。脂肪会注射至浅表脂肪层(SMAS 浅表)或紧靠骨面的深部脂肪层,后者更为常见。如前所述,有研究认为深内侧脂肪隔室可能在中面部软组织支撑方面发挥独特的作用,提示脂肪移植对这些区域有益[65]。通常,眼轮匝肌下脂肪隔室(SOOF)和深内侧脂肪隔室内的脂肪移植可帮助恢复中颊部的中面部容积。可单独或联合面部提升术进行脂肪注射。联合面部提升时,外科医生可根据喜好选择在手术开始时,面部提升皮瓣被掀起前,或是提升手术结束时再进行脂肪注射(视频 6.2.5)。

中面部提升术

为了提拉紧邻眶下缘(中面部)下的组织,人们设计了一种经下睑的手术入路[165]。这涉及睫下或经结膜眼睑成形术类型的切口,然后在上颌面部向下剥离。这一过程可在骨膜下平面进行,并要求下部骨膜的松解,或在骨膜上平面进行[166]。面颊组织团动员后,将软组织向上固定,或沿眶外侧缘向外固定[165],或更垂直地固定在眶下缘骨上[167]。该术式的缺点是外科医生需要较长时间掌握并适应该技术,且下睑易位修复的发生率较高[168]。眼睑成形术下睑入路的另一种替代方法是内镜下经颞部入路。这涉及内镜下颞部剥离的延伸,即剥离沿眶外侧缘延伸,越过颧突,进入中面部。然后,提升中面部软组织,并用长缆状缝线或特制的固定装置将其固定至颞深筋膜。一些外科医生认为,对中面部软组织下降而没有皮肤松弛的年轻患者而言,这是一项很好的技术[169]。

唇部手术

衰老的面部往往会在口周区域发生变化,但面部提升术不会对这一区域产生明显影响。常见的变化包括从上唇弓("爱神丘比特之弓")到鼻小柱基底部的上唇延长,唇红变薄,以及口周皱纹的出现。

上唇的延长程度差异较大,但是如果出现,往往会遮住上牙列,在某些情况下,甚至微笑时也不能正常露出上牙列。有研究认为从上唇弓到鼻小柱基底的理想距离是15mm[170,171]。

可以通过沿鼻基底轮廓(公牛角状切口)行皮肤切除术来缩短上唇。切除皮肤后,像皮下提升术一样直接将皮肤拉拢缝合。缺点包括潜在的可见瘢痕和一定程度的复发,这使得修复很常见(图 6.2.30)。

另一种做法是沿唇红缘去除一条皮肤,向上推进唇红。

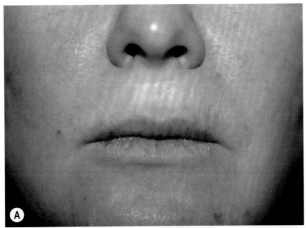

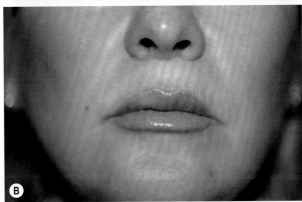

图 6.2.30　采用沿鼻基部位的公牛角状切口进行上唇缩短的术前(A)和术后(B)照片

这一做法的优势在于即刻增加了唇红的表观宽度,但缺点是消除了白色唇界,并在唇红缘遗留永久性瘢痕。女性可用口红来解决这一问题,但当瘢痕可见时,通常需终生使用。

隆唇可以通过许多不同的技术来完成。常用的方法包括填充物注射(见第 5.2 章)、脂肪注射、真皮脂肪移植、脱细胞真皮和 SMAS 移植。许多不同类型的人体组织和合成材料被用来增厚嘴唇。根据所用技术的不同,会出现各种问题,包括吸收和失效,永久过度填充的、畸形的、或无法移动的嘴唇。在某些情况下,由于血管受损而导致组织坏死。若试图沿着唇红缘进行隆唇会导致“鸭嘴”样外观,而沿着干湿汇合处隆唇才更有可能获得正常外观的嘴唇。

口周皱纹在面部提升群体中很常见。换肤术可有效地治疗这些皱纹,如化学剥脱、外科磨皮或激光治疗。(第 5.5章将对该类技术进行讨论。)换肤最常见的问题是换肤过度导致的永久性脱色。

敷料和引流

大多数外科医生使用轻质敷料来保护切口,并作为切口引流的吸收剂,但一些外科医生认为面部提升术后没有必要使用敷料。如果使用,敷料不应太松或太紧,而应柔软舒适。通常在术后第一天移除敷料。虽然外科医生在这方面的偏好有所不同,但通常都会使用引流。当在面部提升皮瓣下使用了一定的组织胶时,可不用引流。

术后护理

在术后初期,患者保持静息,并密切监测血压。任何血压升高的迹象都应非常重视,分析可能出现血压升高的原因(疼痛、焦虑、尿潴留),并采取适当的控制措施。如果血压升高是内源性的,应药物治疗。如果手术时间较长(超过 3 小时),术后恢复室,患者的腿上应放置顺序加压装置,直至患者可正常移动,然后鼓励患者在辅助下下床。术后患者应保持头部略微抬高的体位,但避免颈部弯曲。10~14 天内避免使用枕头有助于保持患者头部中立、不弯曲。面部冰敷会增加舒适感,有助于减轻肿胀。必要时可使用镇痛和止吐药。某些手术情况允许患者出院回家休养,但在另一些情况下,患者术后第一天需留院观察 1 晚。术后第一天,查看患者情况,特别注意是否存在血肿的可能性,更换或移除敷料,并根据需要拔除引流管。第一天之后,可使用另一种轻型敷料,如“枕颏带”,或不使用敷料。通常术后 2~4 天切口表面愈合后,患者方可洗头和淋浴。随后,患者需定期换药、拆线和伤口检查,最后拆线时间约为术后 7~9 天。通常,术后 2~3周复诊,然后 6~8 周再次复诊。手术效果的摄影记录应至少在术后 6 个月后进行,以使所有术后肿胀完全消退。

手术并发症

血肿

面部提升术后最常见的并发症是术后血肿。据报道,术后血肿在女性中的发生率为 2%~3%,在男性中发生率高达 8%,尽管通过精细的术中操作和术后血压控制可以将这一比例降低到 4%[172,173]。多个因素与出血有关,包括是否使用敷料、引流、纤维凝胶和血小板凝胶。研究发现,术后血肿与以下因素呈正相关:面部提升同时行颈部开发手术、患者服用血小板抑制剂(如阿司匹林和抗炎药物)、术后高血压、手术后注射肾上腺素的反弹效应逐渐消失[174,175]。预防血肿应尽可能避开这些因素。血肿通常在术后 12 小时内形成,如发现血肿扩大,应视为紧急情况,须及时处理。如果怀疑皮瓣受损且不能及时返回手术室时,可暂时拆除缝线以减轻压迫(图 6.2.31)。

感觉神经损伤

面部提升术皮瓣中的感觉神经末端分支在皮瓣掀起时通常被分开,这会导致自限性感觉异常,通常术后 6~12 个月内完全恢复。耳大神经是该手术中损伤风险最大的主要感觉神经。横断会导致外耳外侧部分以及耳前、耳后皮肤的麻木,也可能出现痛性神经瘤。如果面部提升术中发现神经

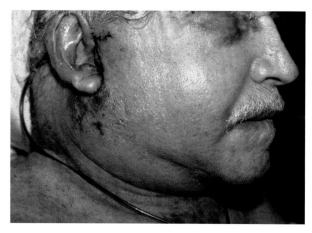

图 6.2.31 高血压男性出现术后血肿。注意无效的负压引流

被横断,无论是部分还是完全,都应在术中修复。颞面神经的一部分经常在颧脂肪垫提起时被横断,将导致外侧面颊的麻木,这种麻木会持续超过一年。该区域也可能出现永久性麻木。

运动神经损伤

术中面神经分支的损伤不易被外科医生识别,直到术后发现肌肉瘫痪才会意识到。术后即刻,在麻醉恢复室中,面神经感觉异常极为常见,通常是局部麻醉的后遗效应。一旦局麻作用消失(丁哌卡因大约 12 小时),持续性的功能障碍可能是由于手术牵拉或神经分支附近的灼烧作用所致,这些问题有望在数天或数周内自然恢复。如果面神经分支已被横断或包绕在缝线中,如果靶向肌肉接受侧支神经支配,则仍有可能完全恢复功能。最常见的受损伤的神经分支是颊支,由于神经分支之间的大量交叉支,长期后遗症很少见。受损的颞支或下颌缘支不太可能恢复,因为这些分支是存在较少侧支支配的终末支。幸运的是,任何程度的永久性瘫痪都是罕见的,据报道发生率不足 1%[176]。

令人不满意的瘢痕

切口的选择决定瘢痕是否明显和变形。切口位置不当可能会导致耳朵变形和发际线不自然的移位。张力过大会导致脱发、色素脱失和瘢痕增宽。有些瘢痕可以在以后通过瘢痕修复来改善。如有必要,增生性瘢痕可通过类固醇注射和瘢痕修复来处理(第 6.10 章将对此类问题进行讨论)。

脱发

脱发可以出现在切口线上,或被掀起作为皮瓣的有毛发生长的头皮内。脱发通常的原因是切口线张力过大。然而,如果有毛发的皮瓣被掀起,剥离过程中的灼烧或皮瓣牵拉本身也可能使毛囊受到破坏。某些情况下,永久性脱发可利用邻近带毛发的头皮瓣进行治疗。然而,对于严重脱发,为达

到足够的覆盖率,使头发在正确的方向上生长,最好通过微型植发来实现。

皮肤脱落

面部提升剥离形成了一个较大的、相对较薄的随意型皮瓣,该皮瓣置于张力下,具有较强的存活能力。皮肤脱落的因素包括张力过大、皮瓣过薄、血肿、敷料紧缩,以及可能危害最大的——吸烟。确认坏死的皮肤应保守处理,大多数此类病例最终会自行愈合,瘢痕修复可之后处理。

感染

据报道,面部提升手术中的感染比较罕见,各种资料表明,发生率不到 1%[177-179]。

然而,大多数发表了系列文章的作者只统计了需要手术引流或住院治疗的病例。临床上轻微的蜂窝组织炎和缝合处脓肿可能更常见。感染发生时,应进行外科引流、抗生素和适当的切口护理(图 6.2.32)。

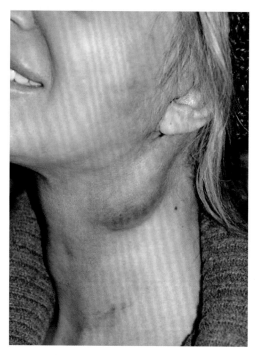

图 6.2.32 面部提升术后 1 周颈部部分皮瓣下的脓肿,经引流和抗生素治疗

面部分析、人体测量学和脸型概念

人体测量学是研究人体在大小和比例上变化的学科。据报道,古埃及人第一次将人体分成相等部分,而希腊雕塑家 Polycleitus 对美学标准的发展居功至伟,其雕塑作品 *Doryphorus* 就是一个很好的例子(图 6.2.33)[180]。文艺复兴时期,Da Vinci、Dürer、Pacioli 和 Alberti 等艺术家发展了"新

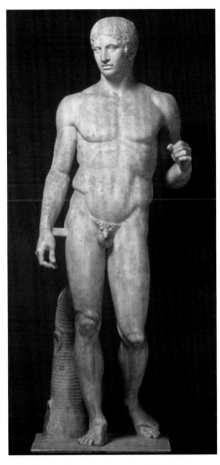

图 6.2.33　希腊雕塑家 Polycleitus 的雕塑作品 *Doryphorus*

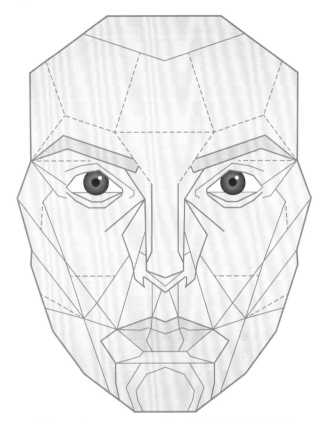

图 6.2.34　Marquardt 以 "黄金比例" 为基础的面具

古典美学标准",将面部分成对称理想的比例。

　　20 世纪是射线照相技术发展到间接测量面部骨骼的重要时期。Broadbent 的头影测量概念[181] 使其获得了 5 400 名儿童超过 36 年的标准面部数据,并进行初步汇编[182,183]。

　　将 "黄金比例" 应用于面部分析的想法是由 Seghers 等[184] 引入的,并由 Ricketts 推广流行[185,186]。具有美学吸引力的 1∶1.618 比例,由希腊字母 φ 表示,最早在公元前 3 世纪由 Pythagoreans 学派记录,最早应用于埃及和希腊的建筑。

　　Marquardt 试图通过开发黄金比例 φ 面具将面部美学的概念物化(图 6.2.34)。虽然这一概念的有效性通过年轻的欧洲裔白人的面具叠加技术得到了印证[188],但正如 Guyuron 指出的那样[189],使用二维的照片来定义一张有吸引力的面庞存在着许多局限。

　　当代的人体测量学由 Leslie Farkas 引领发展。他定义和测量了数百名不同种族和不同年龄的个体的无数软组织点和维度[190,191]。他的大量工作推动建立了一个标准值的数据库,之后的面部分析可以与之进行比较。或许同样重要的是,Farkas 意识到新古典美学标准和黄金比例的应用有限,只适用于特定人群[192,193]。

　　面部软组织分析的标准化和新古典美学标准的应用依靠一贯的面部标志,可采用标准摄像进行评估(表 6.2.1 和框 6.2.1)。面部的初始比例分析从一分为二开始,颅顶点到眼

表 6.2.1　软组织标志

标志	描述
颅顶点(V)	Frankfort 平面头部的最高点
发际中点(tr)	发际线和前额在中线处的交界点
眉间点(g)	眉间中线上前额最突出的一点
鼻根点(n)	鼻额缝和上鼻骨交界处的中线点。从外部看,鼻根点通常与鼻背的最大凹点一致,接近上睑睫毛线的水平线上
眶下点(or)	眶下缘可触及的最低点
耳点(po)	外耳道的最高点
Frankfort 平面(FH)	此线连接耳点(po)和眶下点(or),该线与地面平行用于人体测量,相当于两眼平视时头部中立位
眼内角点(en)	上眼睑和下眼睑汇合的内眦点
鼻尖点(prn)	鼻尖最突出的地方
鼻下点(sn)	鼻小柱基底与上唇中线交界处的最深点
口裂点(sto)	上唇与下唇闭合时,闭合缝的中线点
唇下点(sl)	下唇下缘和颏部上缘交界处的中线点,是颏唇沟的最深处
颏前点(pg)	中线上颏部最突出的一点
颏顶点(gn)	下颌骨下缘的最下面的点;也叫颏下点(me)。在头影测量分析中,颏顶点和颏下点是两个不同的点

1. 颅顶点到眼内角点的高度等于眼内角点到颏下点的高度（二分法）。
2. 发际中点到鼻根点、鼻根点到鼻下点和鼻下点到颏下点高度相同（三分法）。
3. 颅顶点到发际中点、发际中点到眉间点、眉间点到鼻下点和鼻下点到颏下点高度相同（四分法）。
4. 鼻翼的宽度为颞突间距的 1/4（鼻面部比例标准）。
5. 鼻的长度等于耳的高度（鼻耳比例标准）。
6. 鼻背的倾斜度等于耳郭倾斜度（鼻耳倾斜度标准）。
7. 内眦间距等于眼裂宽度（单眼的内眦到外眦）（眼眶比例标准）。
8. 内眦间距等于鼻翼宽度（眶鼻比例标准）。
9. 口裂的宽度等于鼻翼宽度的 1½（鼻口比例标准）。

内角点的高度等于眼内角点到颏顶点的高度（图 6.2.35A）。最常用的标准之一是将面部分成 3 份（图 6.2.35B）。发际中点到眉间点、眉间点到鼻下点和鼻下点到颏顶点的高度相同。显然，这项技术的局限性在于随年龄而变化的发际线位置，尤其在男性群体中更为显著。在观察面部下 1/3 时，它可以进一步被分为 3 个部分，即从鼻下点到口裂点的距离是 1/3，从口裂点颏顶点的距离是 2/3（图 6.2.35C）。四分法指出，颅顶点到发际中点、发际中点到眉间点、眉间点到鼻下点、鼻下点到颏顶点高度相同（图 6.2.35D）。Farkas 检验了这些关系的可靠性，发现大多数患者都偏离了这些比例[192,193]。面部的上半部分，尤其是女性，实际上大于下半部分，而鼻部高度通常小于上 1/3 和下 1/3。男性由于下颌更突出，下 1/3 通常更大，而女性往往下 1/3 和中间 1/3 平均。还须考虑种族原因造成的比例差异，手术时必须尊重这些差异。将面部划分为 5 个主要的审美区域（额头、眼部、鼻部、口唇和颏部），可以进行更加详细的分析。

人体测量学在即将接受手术改变基本脸型的面部术前评估特别有用。当进行正颌手术或面部置入物改变软组织下面部骨性框架时，这一点最为明显。在这种情况下，人体测量和头影测量检查是手术计划的一个重要组成部分（视频 6.2.6）。

在面部年轻化手术领域，脸型是决定面部术式选择的重要考虑因素[74,194]。虽然面部提升术通常不做正式的头影测量检查，但人体测量学原则仍然适用。大多数面部提升技术都可将面部组织向上移位，此时中面部容积通常增加，而下面部容积减少。然而，宽脸可能不会从中面部容积增加中受益，而瘦长脸型可从软组织移位和重叠的联合使用，以及额外的脂肪移植产生的容积增大中受益。美学上的考虑应取代技术上的考虑，并根据每个患者面部情况对面部提升技术进行选择和改良，以适应个体独特的需求。

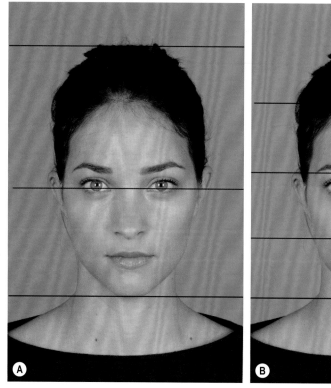
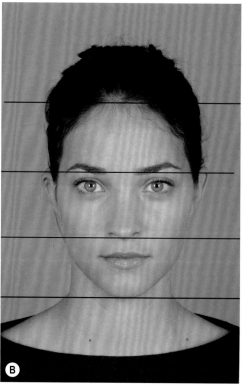

图 6.2.35　（A）二分法。颅顶点到眼内角点的高度等于眼内角点到颏下点的高度。（B）三分法。发际中点到眉间点、眉间点到鼻下点、鼻下点到颏下点高度相同。

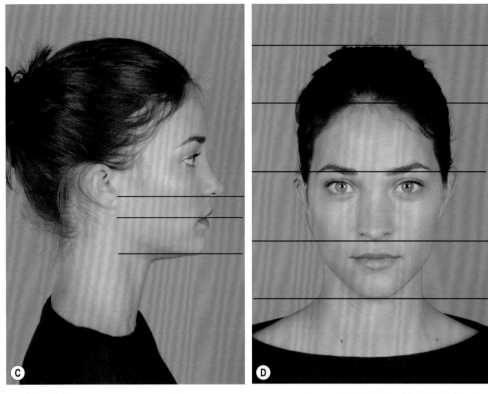

图 6.2.35（续） （C）面部的下 1/3 分为 3 个部分，即从鼻下点到口裂点的距离是 1/3，从口裂点颏下点的距离是 2/3。（D）四分法。颅顶点到发际中点、发际中点到眉间点、眉间点到鼻下点、鼻下点到颏下点高度相同

参考文献

1. Stuzin J. Aging face and neck. In: Mathes SJ, ed. *Plastic Surgery*. Philadelphia, PA: Saunders Elsevier; 2006.
2. Rogers BO. A brief history of cosmetic surgery. *Surg Clin North Am*. 1971;51:265–288.
3. Rogers BO. The development of aesthetic plastic surgery: a history. *Aesthetic Plast Surg*. 1976;1:3–24.
4. Rees TD, Wood-Smith D. *Cosmetic Facial Surgery*. Philadelphia: W.B. Saunders; 1973.
5. González-Ulloa M. The history of rhytidectomy. *Aesthetic Plast Surg*. 1980;4:1–45.
6. Rees TD. *Aesthetic Plastic Surgery*. Philadelphia, PA: W.B. Saunders; 1980.
7. Barton FE. Rhytidectomy. *Sel Read Plast Surg*. 1985;3.
8. Barton FE. The aging face/rhytidectomy. *Sel Read Plast Surg*. 1987;4.
9. Joseph J. Hangewangenplastik (melomioplastik). *Dtsch Med Wochenschr*. 1921;47:287.
10. Lexer E. *Die Gesamte Wiederherstellungschirurgie*. Vol. 2. Leipzig: JA Barth; 1931.
11. Hollander E. Die kosmetische chirurgie. In: Joseph M, ed. *Handbuch der Kosmetik*. Leipzig: Verlag von Veit; 1912:688.
12. Hollander E. Plastische (kosmetische) operation: kritische darstellung ihres gegenwartigen stands. In: Klemperer G, Klemperer F, eds. *Neue Deutsche Klinik*. Vol. 9. Berlin: Urban and Schwarzenberg; 1932:1–17.
13. Passot R. La chirurgie esthetique des rides du visages. *Presse Med*. 1919;27:258.
14. Bourguet JI. La disparition chirurgicale des rides et plis du visage. *Bull Acad Med Paris*. 1919;82:183.
15. Bourguet JV. Les hernies graisseuses de l'orbite. Notre traitement chirurgical. *Bull Acad Med Paris*. 1924;92:1270.
16. Bourguet JV. Chirurgie esthetique de la face. Les nez concaves, les rides et les "poches" sous les yeux. *Arch Prov Chir*. 1925;28:293.
17. Noel A. *La Chirurgie Esthetique: Son Role Social*. Paris: Masson et Cie; 1926.
18. Miller CC. *The Correction of Featural Imperfections*. Chicago, IL: Oak Printing Company; 1907.
19. Miller CC. The excision of bag-like folds of skin from the region about the eyes. *Med Brief*. 1906;34:648.
20. Miller CC. Semilunar excision of the skin at the outer canthus for the eradication of crow's feet. *Am J Dermatol*. 1907;11:483.
21. Miller CC. *Cosmetic Surgery: The Correction of Featural Imperfections*. Chicago, IL: Oak Printing Company; 1908.
22. Miller CC. *Cosmetic Surgery: The Correction of Featural Imperfections*. 2nd ed. Philadelphia, PA: FA Davis; 1925.
23. Kolle FS. *Plastic and Cosmetic Surgery*. New York, NY: Appleton; 1911.
24. Bettman AG. Plastic and cosmetic surgery of the face. *Northwest Med*. 1920;19:205.
25. Hunt HL. *Plastic Surgery of the Head, Face and Neck*. Philadelphia, PA: Lea & Febiger; 1926.
26. Bames H. Truth and fallacies of face peeling and facelifting. *Plast Reconstr Surg*. 1927;126:86.
27. Aufricht G. Surgery for excess skin of the face and neck. In: Wallace EB, ed. *Transactions of the Second International Congress of Plastic and Reconstructive Surgery*. Edinburgh: E & S Livingstone; 1960:495–502.
28. Adamson JE, Horton CE, Crawford HH. The surgical correction of the "turkey gobbler" deformity. *Plast Reconstr Surg*. 1964;34:598–605.
29. Millard DR, Pigott RW, Hedo A. Submandibular lipectomy. *Plast Reconstr Surg*. 1968;41:513–522.
30. Pennisi VR, Capozzi A. The transposition of fat in cervicofacial rhytidectomy. *Plast Reconstr Surg*. 1972;49:423–427.
31. Baker TJ, Gordon HL. Adjunctive aids to rhytidectomy. *South Med J*. 1969;62:108–112.
32. Tipton JB. Should the subcutaneous tissue be plicated in a face lift? *Plast Reconstr Surg*. 1974;54:1–5.
33. Skoog T. *Rhytidectomy – a personal experience and technique*. Presented and demonstrated at. Cedars of Lebanon Hospital, Miami, FL; 1973.
34. Skoog T. *Plastic Surgery: New Methods and Refinements*. Philadelphia, PA: W.B. Saunders Company; 1974.

35. Mitz V, Peyronie M. The superficial musculo-aponeurotic system (SMAS) in the parotid and cheek area. *Plast Reconstr Surg.* 1976;58:80–88. *This paper is the first description of the superficial musculo-aponeurotic system.*

36. Guerrero-Santos J, Espaillat L, Morales F. Muscular lift in cervical rhytidoplasty. *Plast Reconstr Surg.* 1974;54:127–130.

37. Peterson R. *Cervical rhytidoplasty – a personal approach.* Presented at the Annual Symposium on Aesthetic Plastic Surgery, Guadalajara, Mexico; October 1974.

38. Connell BF. Cervical lifts: the value of platysma muscle flaps. *Ann Plast Surg.* 1978;1:32–43.

39. Guerrero-Santos J. The role of the platysma muscle in rhytidoplasty. *Clin Plast Surg.* 1978;5:29–49.

40. Guerrerosantos J. Surgical correction of the fatty fallen neck. *Ann Plast Surg.* 1979;2:389–396.

41. Aston SJ. Platysma muscle in rhytidoplasty. *Ann Plast Surg.* 1979;3:529–539.

42. Lemmon ML, Hamra ST. Skoog rhytidectomy: a five-year experience with 577 patients. *Plast Reconstr Surg.* 1980;65:283–297.

43. Kaye BL. The extended neck lift: the "bottom line". *Plast Reconstr Surg.* 1980;65:429–435.

44. Kaye BL. The extended face-lift with ancillary procedures. *Ann Plast Surg.* 1981;6:335–346.

45. Furnas DW. The retaining ligaments of the cheek. *Plast Reconstr Surg.* 1989;83:11–16.

46. Stuzin JM, Baker TJ, Gordon HL. The relationship of the superficial and deep facial fascias: relevance to rhytidectomy and aging. *Plast Reconstr Surg.* 1992;89:441–449, discussion 450–451. *Anatomic dissections confirm the presence of retaining ligaments previously described by other authors as well as newly described masseteric ligaments. The authors discuss the support these structures supply between fixed bone and deep fascia and the superficial fascia.*

47. Mendelson BC. Correction of the nasolabial fold: extended SMAS dissection with periosteal fixation. *Plast Reconstr Surg.* 1992;89:822–833, discussion 834–5.

48. Bosse JP, Papillon J. Surgical anatomy of the SMAS at the malar region. In: *Transactions of the 9th International Congress of Plastic and Reconstructive Surgery.* New York, NY: McGraw-Hill; 1987: 348.

49. Hamra ST. The deep-plane rhytidectomy. *Plast Reconstr Surg.* 1990;86:53–61, discussion 62–3.

50. Stuzin JM, Baker TJ, Gordon HL. *The extended SMAS flap in the treatment of the nasolabial fold.* Presented at the American Society for Aesthetic Plastic Surgery meeting, Chicago, IL; 1990.

51. Stuzin JM, Baker TJ, Gordon HL, et al. Extended SMAS dissection as an approach to midface rejuvenation. *Clin Plast Surg.* 1995;22:295–311. *This review article outlines the authors' understanding of facial anatomy as it pertains to facelift surgery, their understanding of facial aging, and it describes their surgical procedure in detail. The procedure is called the extended SMAS dissection because it involves raising the malar fat pad in conjunction with the SMAS flap. The authors emphasize the importance of flap fixation in order to create a long lasting result.*

52. Mendelson BC. Extended sub-SMAS dissection and cheek elevation. *Clin Plast Surg.* 1995;22:325–339.

53. Barton FE. Rhytidectomy and the nasolabial fold. *Plast Reconstr Surg.* 1992;90:601–607.

54. Owsley JQ. Lifting the malar fat pad for correction of prominent nasolabial folds. *Plast Reconstr Surg.* 1993;91:463–474, discussion 475–6.

55. Connell BF, Marten TJ. The trifurcated SMAS flap: three-part segmentation of the conventional flap for improved results in the midface, cheek, and neck. *Aesthetic Plast Surg.* 1995;19:415–420.

56. Aston SJ. *Facelift with FAME technique.* Presented at the Thirty-Second Annual Baker Gordon Symposium on Cosmetic Surgery, Mercy Hospital, Miami, FL; 1998.

57. Tessier P. Facial lifting and frontal rhytidectomy. In: Fonseca J, ed. *Transactions of the VII International Congress of Plastic and Reconstructive Surgery.* Rio de Janeiro. Rio de Janerio: Cartgraf; 1979:393–396.

58. Ramirez OM, Maillard GF, Musolas A. The extended subperiosteal face lift: a definitive soft-tissue remodeling for facial rejuvenation. *Plast Reconstr Surg.* 1991;88:227–236, discussion 237–8. *The authors' experience with subperiosteal facelift techniques is reviewed. Pertinent points include: (1) using an interconnected subperiosteal approach that involves the entire zygomatic arch; (2) utilizing upward pull of the muscles of facial expression to elevate the mouth; (3) keeping the dissection deep in the temple to protect the temporal branch; and (4)*

utilizing the temporal fascia as a lifter and anchoring point.

59. Psillakis JM, Rumley TO, Camargos A. Subperiosteal approach as an improved concept for correction of the aging face. *Plast Reconstr Surg.* 1988;82:383–394.

60. Little JW. Three-dimensional rejuvenation of the midface: volumetric resculpture by malar imbrication. *Plast Reconstr Surg.* 2000;105:267–285, discussion 286–9.

61. Rohrich RJ, Pessa JE, Ristow B. The youthful cheek and the deep medial fat compartment. *Plast Reconstr Surg.* 2008;121:2107–2112. *Anatomic dissections of deep facial fat are presented (fat that is deep to the muscles of facial expression). The deep fat is compartmentalized by septae, creating the deep medial fat pad, and the suborbicularis oculi fat.*

62. Lambros V. Models of facial aging and implications for treatment. *Clin Plast Surg.* 2008;35:319–327, discussion 317.

63. Coleman SR. Facial recontouring with lipostructure. *Clin Plast Surg.* 1997;24:347–367.
   A pioneer of facial fat grafting presents early experience with lipoinjection of the face.

64. Lambros V. Observations on periorbital and midface aging. *Plast Reconstr Surg.* 2007;120:1367–1376, discussion 1377.

65. Rohrich RJ, Pessa JE. The fat compartments of the face: anatomy and clinical implications for cosmetic surgery. *Plast Reconstr Surg.* 2007;119:2219–2227, discussion 2228–31. *Anatomic dissections are presented that demonstrate how the subcutaneous fat of the face is partitioned into multiple, independent anatomical compartments. In some locations, the septae dividing the fat compartments are aligned with retaining ligaments.*

66. Fitzgerald R, Graivier MH, Kane M, et al. Update on facial aging. *Aesthet Surg J.* 2010;(30 suppl):11S–24S.

67. Kligman LH. Photoaging. Manifestations, prevention, and treatment. *Dermatol Clin.* 1986;4:517–528.

68. Raskin E, Latrenta GS. Why do we age in our cheeks? *Aesthet Surg J.* 2007;27:19–28.

69. Muzaffar AR, Mendelson BC, Adams WP. Surgical anatomy of the ligamentous attachments of the lower lid and lateral canthus. *Plast Reconstr Surg.* 2002;110:873–884, discussion 897–911.

70. Lambros V. *What really happens when we age.* Presented at the ASAPSs Facial and Rhinoplasty Symposium. Las Vegas Nevada; 2017.

71. Gosain AK, Amarante MT, Hyde JS, et al. A dynamic analysis of changes in the nasolabial fold using magnetic resonance imaging: implications for facial rejuvenation and facial animation surgery. *Plast Reconstr Surg.* 1996;98:622–636. *A comparative MRI study demonstrates the changes in subcutaneous fat that develop with age. The authors conclude that superficial fat in the cheek becomes ptotic while the underlying elevators of the lip do not elongate with age.*

72. Gierloff M, Stöhring C, Buder T, et al. Aging changes of the midfacial fat compartments: a computed tomographic study. *Plast Reconstr Surg.* 2012;129:263–273.

73. Lambros VS. Pers. comm. 1999.

74. Stuzin JM. Restoring facial shape in face lifting: the role of skeletal support in facial analysis and midface soft-tissue repositioning (Baker Gordon Symposium Cosmetic Series). *Plast Reconstr Surg.* 2007;119:362–376. *This review discusses the changes in facial shape that occur with aging, the surgical means we have to correct these changes, and alterations that should be made with different degrees of underlying skeletal support.*

75. Mendelson BC, Freeman ME, Wu W, et al. Surgical anatomy of the lower face: the premasseter space, the jowl, and the labiomandibular fold. *Aesthetic Plast Surg.* 2008;32:185–195.

76. Little JW. Volumetric perceptions in midfacial aging with altered priorities for rejuvenation. *Plast Reconstr Surg.* 2000;105:252–266, discussion 286–9.

77. Gosain AK, Yousif NJ, Madiedo G, et al. Surgical anatomy of the SMAS: a reinvestigation. *Plast Reconstr Surg.* 1993;92:1254–1263, discussion 1264–5.

78. Barton FE. The SMAS and the nasolabial fold. *Plast Reconstr Surg.* 1992;89:1054–1057, discussion 1058–9.

79. Saulis AS, Lautenschlager EP, Mustoe TA. Biomechanical and viscoelastic properties of skin, SMAS, and composite flaps as they pertain to rhytidectomy. *Plast Reconstr Surg.* 2002;110:590–598, discussion 599–600.

80. Mustoe TA, Rawlani V, Zimmerman H. Modified deep plane rhytidectomy with a lateral approach to the neck: an alternative to submental incision and dissection. *Plast Reconstr Surg.* 2011;127:357–370.

81. Furnas DW. Festoons, mounds, and bags of the eyelids and cheek. *Clin Plast Surg.* 1993;20:367–385.

82. Lowe JB, Cohen M, Hunter DA, et al. Analysis of the nerve branches to the orbicularis oculi muscle of the lower eyelid in fresh cadavers. *Plast Reconstr Surg.* 2005;116:1743–1749, discussion 1750–1.

83. Salinas NL, Jackson O, Dunham B, et al. Anatomical dissection and modified Sihler stain of the lower branches of the facial nerve. *Plast Reconstr Surg.* 2009;124:1905–1915.

84. Mendelson BC, Jacobson SR. Surgical anatomy of the midcheek: facial layers, spaces, and the midcheek segments. *Clin Plast Surg.* 2008;35:395–404, discussion 393.

85. Lore JM. *Atlas of Head and Neck Surgery.* Vol. 2. 2nd revised ed. Philadelphia, PA: W.B. Saunders Company; 1973:596–597.

86. Labbé D, Franco RG, Nicolas J. Platysma suspension and platysmaplasty during neck lift: anatomical study and analysis of 30 cases. *Plast Reconstr Surg.* 2006;117(6):2001–2007, discussion 2008–10.

87. Kikkawa DO, Lemke BN, Dortzbach RK. Relations of the superficial musculoaponeurotic system to the orbit and characterization of the orbitomalar ligament. *Ophthal Plast Reconstr Surg.* 1996;12(2):77–88.

88. Mendelson BC, Muzaffar AR, Adams WP. Surgical anatomy of the midcheek and malar mounds. *Plast Reconstr Surg.* 2002;110:885–896, discussion 897–911.

89. Moss CJ, Mendelson BC, Taylor GI. Surgical anatomy of the ligamentous attachments in the temple and periorbital regions. *Plast Reconstr Surg.* 2000;105:1475–1490, discussion 1491–8.

90. Jelks GW, Jelks EB. The influence of orbital and eyelid anatomy on the palpebral aperture. *Clin Plast Surg.* 1991;18(1):183–195.

91. Pessa JE, Desvigne LD, Lambros VS, et al. Changes in ocular globe-to-orbital rim position with age: implications for aesthetic blepharoplasty of the lower eyelids. *Aesthetic Plast Surg.* 1999;23:337–342.

92. Pessa JE, Chen Y. Curve analysis of the aging orbital aperture. *Plast Reconstr Surg.* 2002;109:751–755, discussion 756–60.

93. Pessa JE. An algorithm of facial aging: verification of Lambros's theory by three-dimensional stereolithography, with reference to the pathogenesis of midfacial aging, scleral show, and the lateral suborbital trough deformity. *Plast Reconstr Surg.* 2000;106:479–488, discussion 489–90.

94. Bartlett SP, Grossman R, Whitaker LA. Age-related changes of the craniofacial skeleton: an anthropometric and histologic analysis. *Plast Reconstr Surg.* 1992;90:592–600.

95. Shaw RB, Katzel EB, Koltz PF, et al. Aging of the mandible and its aesthetic implications. *Plast Reconstr Surg.* 2010;125:332–342.

96. Kahn DM, Shaw RB. Aging of the bony orbit: a three-dimensional computed tomographic study. *Aesthet Surg J.* 2008;28:258–264.

97. Tzafetta K, Terzis JK. Essays on the facial nerve: Part I. Microanatomy. *Plast Reconstr Surg.* 2010;125:879–889. *The authors review facial nerve anatomy and present anatomic findings that confirm extensive arborization between facial nerve branches. The discussion by Stuzin[97] highlights clinically important issues.*

98. Stuzin JM. Discussion. Essays on the facial nerve: Part I. Microanatomy. *Plast Reconstr Surg.* 2010;125:890–892.

99. Davis RA, Anson BJ, Budinger JM, et al. Surgical anatomy of the facial nerve and parotid gland based upon a study of 350 cervicofacial halves. *Surg Gynecol Obstet.* 1956;102:385–412.

100. Agarwal CA, Mendenhall SD, Foreman KB, et al. The course of the frontal branch of the facial nerve in relation to fascial planes: an anatomic study. *Plast Reconstr Surg.* 2010;125:532–537.

101. Pitanguy I, Ramos AS. The frontal branch of the facial nerve: the importance of its variations in face lifting. *Plast Reconstr Surg.* 1966;38:352–356.

102. Gosain AK, Sewall SR, Yousif NJ. The temporal branch of the facial nerve: how reliably can we predict its path? *Plast Reconstr Surg.* 1997;99:1224–1233, discussion 1234–6.

103. Stuzin JM, Wagstrom L, Kawamoto HK, et al. The anatomy and clinical applications of the buccal fat pad. *Plast Reconstr Surg.* 1990;85:29–37.

104. Nelson DW, Gingrass RP. Anatomy of the mandibular branches of the facial nerve. *Plast Reconstr Surg.* 1979;64:479–482.

105. Ellenbogen R. Pseudo-paralysis of the mandibular branch of the facial nerve after platysmal face-lift operation. *Plast Reconstr Surg.* 1979;63(3):364–368.

106. McKinney P, Katrana DJ. Prevention of injury to the great auricular nerve during rhytidectomy. *Plast Reconstr Surg.* 1980;66:675–679.

107. Rohrich RJ, Taylor NS, Ahmad J, et al. Great auricular nerve injury, the "subauricular band" phenomenon, and the periauricular adipose compartments. *Plast Reconstr Surg.* 2011;127:835–843.

108. Krueger JK, Rohrich RJ. Clearing the smoke: the scientific rationale for tobacco abstention with plastic surgery. *Plast Reconstr Surg.* 2001;108:1063–1073, discussion 1074–7.

109. Rees TD, Liverett DM, Guy CL. The effect of cigarette smoking on skin-flap survival in the face lift patient. *Plast Reconstr Surg.* 1984;73:911–915.

110. Coleman SR. Long-term survival of fat transplants: controlled demonstrations. *Aesthetic Plast Surg.* 1995;19:421–425.

111. Lambros V. Fat injection for aesthetic facial rejuvenation. *Aesthet Surg J.* 1997;17:190–198.

112. Guyuron B, Watkins F, Totonchi A. Modified temporal incision for facial rhytidectomy: an 18-year experience. *Plast Reconstr Surg.* 2005;115:609–616.

113. Marten TJ. Facelift. Planning and technique. *Clin Plast Surg.* 1997;24:269–308. *This review article covers the planning, surgical marking and technical details of two layer facelift surgery. Details regarding the skin incisions are emphasized.*

114. Camirand A, Doucet J. A comparison between parallel hairline incisions and perpendicular incisions when performing a face lift. *Plast Reconstr Surg.* 1997;99:10–15.

115. Tonnard PL. *The Macs-Lift Short Scar Rhytidectomy.* St. Louis, MO: Quality Medical Publishing Inc.; 2004.

116. Psillakis JM, Connell BF, Marten TJ. Deep layer techniques in cervicofacial rejuvenation. In: *Deep Face-Lifting Techniques.* New York, NY: Thieme Medical Publishers; 1994.

117. Baker DC. Minimal incision rhytidectomy (short scar face lift) with lateral SMASectomy. *Aesthet Surg J.* 2001;21:68–79.

118. Marchac D, Brady J, Chiou P. Face lifts with hidden scars: the vertical U incision. *Plast Reconstr Surg.* 2002;109:2539–2551, discussion 2552–4.

119. Robbins LB, Brothers DB, et al. Anterior SMAS plication for the treatment of prominent nasomandibular folds and restoration of normal cheek contour. Discussion. *Plast Reconstr Surg.* 1995;96:1279–1288.

120. Berry MG, Davies D. Platysma-SMAS plication facelift. *J Plast Reconstr Aesthet Surg.* 2010;63:793–800. *The authors describe their logic for using soft-tissue plication and describe their particular method, called the PSP lift (platysma-SMAS plication). A series of 117 consecutive patients is reported, all of whom were followed objectively with a five-point scale. There was excellent improvement with a low complication rate: 3.4% hematoma and 3.4% transient facial nerve palsies.*

121. Saylan Z. The S-lift: less is more. *Aesthet Surg J.* 1999;19:406–409.

122. Tonnard P, Verpaele A, Monstrey S, et al. Minimal access cranial suspension lift: a modified S-lift. *Plast Reconstr Surg.* 2002;109:2074–2086. *The authors report that in 1999 they modified the previously described S-lift to include improved suture fixation and soft-tissue elevation, which they named the MACS lift, an acronym for minimal access cranial suspension. Two long loop sutures are used to elevate facial soft tissue with fixation to the deep temporal fascia above the zygomatic arch and a third suture is used for the malar fat pad in the extended version of the procedure. A total of 88 patients over 20 months were presented with a low complication rate. The operative technique is described in detail.*

123. Hoefflin SM. The extended supraplatysmal plane (ESP) face lift. *Plast Reconstr Surg.* 1998;101:494–503. *The author presents his logic behind using a facelift flap that contains skin and all the subcutaneous fat down to, but not including, the SMAS. The technique is described in detail and the results with a series of 300 patients are presented. There was high patient satisfaction reported, no nerve injuries, and relatively rapid recovery.*

124. Baker DC. Lateral SMASectomy. *Plast Reconstr Surg.* 1997;100:509–513. *The author presents his personal evolution in arriving at the SMASectomy technique, describing his logic in doing so, and reports a series of 1500 cases over 5-year period. One transient buccal branch injury was encountered. The author feels this technique affords a safe, effective technique, but acknowledges that other techniques also produce excellent results.*

125. Skoog T. *Plastic Surgery.* Philadelphia, PA: W.B. Saunders Company; 1974. *In this classic text, the author describes the first technique to utilize the subSMAS plane to elevate ptotic facial tissue. Illustrations effectively convey the basics of this new technique.*

126. Hamra ST. Composite rhytidectomy. *Plast Reconstr Surg.* 1992;90:1–13.

127. Hamra ST. The zygorbicular dissection in composite rhytidectomy: an ideal midface plane. *Plast Reconstr Surg.* 1998;102:1646–1657.

128. Barton FE, Hunt J. The high-superficial musculoaponeurotic system technique in facial rejuvenation: an update. *Plast Reconstr Surg.* 2003;112:1910–1917. *This is a follow-up of a previous publication by Barton that described his variation for a SMAS-based facelift technique called the high SMAS technique. In this paper, 267 patient*

records were reviewed using the nasolabial fold as an indicator of surgical result 6 months after surgery. Using this hard endpoint, improvement was almost universally achieved with a low complication rate. Recommendations are made as to the extent of dissection required based on depth of the nasolabial fold.

129. Owsley JQ. Platysma-fascial rhytidectomy: a preliminary report. *Plast Reconstr Surg.* 1977;60:843–850.

130. Connell BF. Eyebrow, face, and neck lifts for males. *Clin Plast Surg.* 1978;5:15–28.

131. Marten TJ. High SMAS facelift: combined single flap lifting of the jawline, cheek, and midface. *Clin Plast Surg.* 2008;35:569–603, vi–vii. *The review article outlines the author's logic in utilizing a two-layer facelift, emphasizing that skin has a covering function, and that deep tissue manipulation is necessary for facial reshaping. The high SMAS facelift is described in detail, with emphasis on skin incisions, and the proper selection of vectors.*

132. Aston SJ. *The FAME technique.* Presented at the Aging Face Symposium, Waldorf Astoria Hotel, New York; 1993.

133. Aston SJ, Walden J. Facelift with SMAS technique and FAME. In: Aston SJ, Steinbrech DS, Walden JL, eds. *Aesthetic Plastic Surgery.* Philadelphia, PA: Saunders Elsevier; 2009.

134. Warren R. *The oblique SMAS with malar fat pad elevation.* Presented at the Canadian Society for Aesthetic Plastic Surgery 29th Annual Meeting, Toronto, Ontario; 2002.

135. Tessier P. [Subperiosteal face-lift]. *Ann Chir Plast Esthet.* 1989;34: 193–197.

136. De La Plaza R, Valiente E, Arroyo JM. Supraperiosteal lifting of the upper two-thirds of the face. *Br J Plast Surg.* 1991;44:325–332.

137. Hinderer UT. The sub-SMAS and subperiosteal rhytidectomy of the forehead and middle third of the face: a new approach to the aging face. *Facial Plast Surg.* 1992;8:18–32.

138. Byrd HS, Andochick SE. The deep temporal lift: a multiplanar, lateral brow, temporal, and upper face lift. *Plast Reconstr Surg.* 1996;97:928–937.

139. Hunt JA, Byrd HS. The deep temporal lift: a multiplanar lateral brow, temporal, and upper face lift. *Plast Reconstr Surg.* 2002;110:1793–1796.

140. Rees TD, Aston SJ. A clinical evaluation of the results of submusculo-aponeurotic dissection and fixation in face lifts. *Plast Reconstr Surg.* 1977;60:851–859.

141. Webster RC, Smith RC, Papsidero MJ, et al. Comparison of SMAS plication with SMAS imbrication in face lifting. *Laryngoscope.* 1982;92(8 Pt 1):901–912.

142. Ivy EJ, Lorenc ZP, Aston SJ. Is there a difference? A prospective study comparing lateral and standard SMAS face lifts with extended SMAS and composite rhytidectomies. *Plast Reconstr Surg.* 1996;98:1135–1143, discussion 1144–7.

143. Kamer FM, Frankel AS. SMAS rhytidectomy versus deep plane rhytidectomy: an objective comparison. *Plast Reconstr Surg.* 1998;102:878–881.

144. Becker FF, Bassichis BA. Deep-plane face-lift vs. superficial musculoaponeurotic system plication face-lift: a comparative study. *Arch Facial Plast Surg.* 2004;6:8–13.

145. Zager WH, Dyer WK. Minimal incision facelift. *Facial Plast Surg.* 2005;21:21–27.

146. Prado A, Andrades P, Danilla S, et al. A clinical retrospective study comparing two short-scar face lifts: minimal access cranial suspension versus lateral SMASectomy. *Plast Reconstr Surg.* 2006;117:1413–1425, discussion 1426–7.

147. Antell DE, Orseck MJ. A comparison of face lift techniques in eight consecutive sets of identical twins. *Plast Reconstr Surg.* 2007;120:1667–1673.

148. Alpert BS, Baker DC, Hamra ST, et al. Identical twin face lifts with differing techniques: a 10-year follow-up. *Plast Reconstr Surg.* 2009;123:1025–1033, discussion 1034–6.

149. Chang S, Pusic A, Rohrich RJ. A systematic review of comparison of efficacy and complication rates among face-lift techniques. *Plast Reconstr Surg.* 2011;127:423–433. *This paper presents the results of a systematic review that assessed all studies in the English language literature from 1950 until 2009 in which there was a comparison of facelift techniques. There were 57 studies identified; only 10 of these directly compared the efficacy of different facelift techniques. The study found there to be a lack of quality data regarding the efficacy and safety of facelift techniques and concluded that there was no evidence to support the use of any one facelift technique over another.*

150. Fogli AL. pers. comm. (2010)

151. Fogli AL. Skin and platysma muscle anchoring. *Aesthetic Plast Surg.* 2008;32:531–541.

152. Courtiss EH. Suction lipectomy of the neck. *Plast Reconstr Surg.* 1985;76:882–889.

153. Vistnes LM, Souther SG. The anatomical basis for common cosmetic anterior neck deformities. *Ann Plast Surg.* 1979;2: 381–388.

154. de Castro CC. The anatomy of the platysma muscle. *Plast Reconstr Surg.* 1980;66:680–683.

155. Pelle-Ceravolo M, Angelini M, Silvi E. Treatment of Anterior Neck Aging without a Submental Approach: Lateral Skin-Platysma Displacement, a New and Proven Technique for Platysma Bands and Skin Laxity. *Plast Reconstr Surg.* 2017;139(2):308–321.

156. Knize DM. Limited incision submental lipectomy and platysmaplasty. *Plast Reconstr Surg.* 1998;101:473–481.

157. Feldman JJ. *Neck Lift.* St. Louis, MO: Quality Medical Publishing Inc.; 2007.

158. Sullivan PK, Freeman MB, Schmidt S. Contouring the aging neck with submandibular gland suspension. *Aesthet Surg J.* 2006;26:465–471.

159. Singer DP, Sullivan PK. Submandibular gland I: an anatomic evaluation and surgical approach to submandibular gland resection for facial rejuvenation. *Plast Reconstr Surg.* 2003;112:1150–1154, discussion 1155–6.

160. Zins JE, Fardo D. The "anterior-only" approach to neck rejuvenation: an alternative to face lift surgery. *Plast Reconstr Surg.* 2005;115:1761–1768.

161. Gradinger GP. Anterior cervicoplasty in the male patient. *Plast Reconstr Surg.* 2000;106:1146–1154, discussion 1155.

162. Coleman SR, ed. *Structural Fat Grafting.* St. Louis, MO: Quality Medical Publishing Inc.; 2004. *This text is a comprehensive review of the history, basic science, and technical details of fat harvest and fat injection.*

163. Trepsat F. Volumetric face lifting. *Plast Reconstr Surg.* 2001;108: 1358–1370, discussion 1371–9.

164. Roberts TL, Pozner JN, Ritter E. The RSVP facelift: a highly vascular flap permitting safe, simultaneous, comprehensive facial rejuvenation in one operative setting. *Aesthetic Plast Surg.* 2000;24:313–322.

165. Hester TR, Codner MA, McCord CD. Subperiosteal malar cheeklift with lower lid blepharoplasty. In: *Eyelid Surgery: Principles and Techniques.* New York, NY: Lippincott-Raven; 1995.

166. Moelleken B. The superficial subciliary cheek lift, a technique for rejuvenating the infraorbital region and nasojugal groove: a clinical series of 71 patients. *Plast Reconstr Surg.* 1999;104:1863–1874, discussion 1875–6.

167. Le Louarn C. The concentric malar lift: malar and lower eyelid rejuvenation. *Aesthetic Plast Surg.* 2004;28:359–372, discussion 373–4.

168. Hester TR, Codner MA, McCord CD, et al. Evolution of technique of the direct transblepharoplasty approach for the correction of lower lid and midfacial aging: maximizing results and minimizing complications in a 5-year experience. *Plast Reconstr Surg.* 2000;105:393–406, discussion 407–8.

169. Anderson RD, Lo MW. Endoscopic Malar/Midface Suspension Procedure. *Plast Reconstr Surg.* 1998;102:2196–2208.

170. Austin HW. The lip lift. *Plast Reconstr Surg.* 1986;77:990–994.

171. Austin HW, Weston GW. Rejuvenation of the aging mouth. *Clin Plast Surg.* 1992;19:511–524.

172. Baker DC, Aston SJ, Guy CL, et al. The male rhytidectomy. *Plast Reconstr Surg.* 1977;60:514–522.

173. Baker DC, Stefani WA, Chiu ES. Reducing the incidence of hematoma requiring surgical evacuation following male rhytidectomy: a 30-year review of 985 cases. *Plast Reconstr Surg.* 2005;116:1973–1985, discussion 1986–7.

174. Grover R, Jones BM, Waterhouse N. The prevention of haematoma following rhytidectomy: a review of 1078 consecutive facelifts. *Br J Plast Surg.* 2001;54:481–486.

175. Jones BM, Grover R. Avoiding hematoma in cervicofacial rhytidectomy: a personal 8-year quest. Reviewing 910 patients. *Plast Reconstr Surg.* 2004;113:381–387, discussion 388–90. *The authors review a large facelift series where the most common complication of facelift surgery, hematoma, is addressed. Variables thought to influence the formation of hematoma are reviewed, including the use of dressings, drains, soft-tissue adhesives, and epinephrine.*

176. Baker DC, Conley J. Avoiding facial nerve injuries in rhytidectomy. Anatomical variations and pitfalls. *Plast Reconstr Surg.* 1979;64:781–795.

177. Zoumalan RA, Rosenberg DB. Methicillin-resistant Staphylococcus aureus-positive surgical site infections in face-lift surgery. *Arch Facial Plast Surg.* 2008;10:116–123.

178. Ullmann Y, Levy Y. Superextended facelift: our experience with 3,580 patients. *Ann Plast Surg.* 2004;52:8–14.

179. Matarasso A, Elkwood A, Rankin M, et al. National plastic surgery survey: face lift techniques and complications. *Plast Reconstr Surg.* 2000;106:1185–1195, discussion 1196.

180. Snijder GAS. *Het Onstaan van den Proportie-Kanon bij de Grieken.* Utrecht: A. Oosthoek; 1928.

181. Broadbent BH. A new X-ray technique and its application to orthodontia. *Angle Orthod.* 1931;1:45.

182. Broadbent BH. The face of the normal child. *Angle Orthod.* 1937;7:183.

183. Broadbent BH, Broadbent BH, Golden WH. *Bolton Standards of Dentofacial Developmental Growth.* St. Louis, MO: Mosby; 1975.

184. Seghers MJ, Longacre JJ, deStefano GA. The golden proportion and beauty. *Plast Reconstr Surg.* 1964;34:382–386.

185. Ricketts RM. Esthetics, environment, and the law of lip relation. *Am J Orthod.* 1968;54:272–289.

186. Ricketts RM. Divine proportion in facial esthetics. *Clin Plast Surg.* 1982;9:401–422.

187. Vegter F, Hage JJ. Clinical anthropometry and canons of the face in historical perspective. *Plast Reconstr Surg.* 2000;106:1090–1096.

188. Bashour M. An objective system for measuring facial attractiveness. *Plast Reconstr Surg.* 2006;118:757–774. *The "phi mask" is presented as a mathematical model to assess facial attractiveness. Validating this approach may lead to standardized assessment of facial aesthetic harmony.*

189. Guyuron B. Discussion: an objective system for measuring facial attractiveness. *Plast Reconstr Surg.* 2006;118:775–776.

190. Farkas LG. Results. In: Farkas LG, Munro IR, eds. *Anthropometric Facial Proportions in Medicine.* Springfield, IL: Charles C. Thomas; 1987:155–319.

191. Farkas LG. *Anthropometry of the Head and Face.* 2nd ed. New York, NY: Raven Press; 1994:21–25.

192. Farkas LG, Hreczko TA, Kolar JC, et al. Vertical and horizontal proportions of the face in young adult North American Caucasians: revision of neoclassical canons. *Plast Reconstr Surg.* 1985;75:328–338. *Conventional ideals of facial proportion were assessed with reference to 153 North American Caucasians at 6, 12, or 18 years of age. These standards were not found to be consistent with average facial proportions in this cohort.*

193. Farkas LG, Sohm P, Kolar JC, et al. Inclinations of the facial profile: art versus reality. *Plast Reconstr Surg.* 1985;75:509–519.

194. Rohrich RJ, Ghavami A, Lemmon JA, et al. The individualized component face lift: developing a systematic approach to facial rejuvenation. *Plast Reconstr Surg.* 2009;123:1050–1063.

第 6.3 章

面部提升术：颈阔肌 -SMAS 折叠术

Miles G. Berry, James D. Frame, Dai M. Davies

概要

- 牵拉方向主要为斜向外上方，但允许多方向牵拉，以进行个体化的面部提升
- 在靠近提升点处缝合效果最好。
- 颧骨垫高效果良好。
- 缩短恢复时间。
- 手术安全，且对 SMAS 薄弱或二次手术的患者尤为适用。

简介

如第 6.2 章所总结，面部提升术已取得巨大进展，从 20 世纪初单纯皮肤手术发展到如今有多种手术组织层面和技术手段可供选择。虽然每一种技术都有其支持者，但大多数技术都基于浅表肌腱膜系统(superficial musculo-aponeurotic system, SMAS)开展，该系统最初由 Skoog 在 20 世纪 70 年代[1]提出，并在 Mitz 和 Peyronie 的经典论著[2]中被详细介绍，但仍存在如何处理 SMAS 以平衡侵入性操作带来的风险和组织创伤，以及手术后的时效性的问题。

SMAS 手术的操作包括提升和前移[3]、不同层面的剥离[4,5]、联合网状物以增大颧骨突度[6]、切除[7]或折叠[8]。多样化的技术提示现阶段仍难以实现规范化流程。也有证据表明，就术后短期[9]或长期疗效而言，不同程度的有创技术之间几乎没有疗效上的实际差异[10,11]。因此，对重要结构(如面部神经)风险较低的手术很可能更加安全。SMAS 手术的局限性包括术后与预期结果不一致、对鼻唇沟和颌骨的改观不显著以及精心解剖手术时间长(特别是前 SMAS 剥离)。此外，SMAS 血供相对较少[12]，在某些情况下表现得更像移植物，并且可能因 SMAS 薄弱而不利于缝合固定，在修复或二次手术中，剥离的 SMAS 因血供不足可能会呈现为瘢痕组织。

微创手术的发展如火如荼，广受欢迎的小切口颅部悬吊[13](minimal access cranial suspension, MACS)提升术面世，该术式可在加速康复的同时减少面神经并发症，对于轻度下颌松弛和颈部下垂以及追求快速康复的年轻患者效果良好。但作为 Saylan 的"S-Lift"[14]的改良术式，MACS 提升术在时间和经验上都显示出一定的局限性。一方面是其在颧骨垫高方面的效果相对较差，可通过增加第三道缝合的方式解决，此方法也迅速成为 MACS 提升术的常规操作[15]，但精确的荷包缝合难度大，往往也难以改善皮下组织不平整的情况。故作者认为该术式对中老年患者的侧颈的改善不大，并且术后早期疼痛还会造成患者张口受限[13]。另外，在单纯垂直方向的提拉中，还有两处多余皮肤组织(或称为"猫耳")难以得到满意的处理。另一方面，扩展 MACS 术中的强力缝合会在外眦处形成皮肤束状皱褶[15]，并且经常需要辅以下睑成形术切口；然而并不是所有患者都能接受额外的手术或随之而来的瘢痕。当然，把张力限制在 SMAS 层而不是皮肤上，可以最大限度地减少皮肤"猫耳"和瘢痕牵拉[3]。

因为 MACS 提升术的以上缺陷，作者选择使用缝合法折叠 SMAS，这一过程被称为"颈阔肌 -SMAS 折叠术"(platysma-SMAS plication, PSP)。它的优点(表 6.3.1)包括斜向后上方的而非单纯垂直向的移动，以此来进行个体化的提升。垂直延伸的皮肤切口可使颞部同时得到提升，并可减少鬓角上移和瘢痕外露[16,17]。将瘢痕隐藏在颞部毛发中，可以提供更大的操作灵活性，并减少耳轮脚和发际线之间区域的脱发风险。必要时可以用耳后延伸切口来改善耳后皮肤"猫耳"的问题，但这增加了术后恢复时间，在 MACS 提升术中也有类似的报道[9]。实际上，许多患者并没有意识到瘢痕长度不是单纯取决于手术设计，而更多地取决于拉紧皮肤后多余的皮肤量。

表 6.3.1　PSP 和 MACS 要点对比

特点	PSP	MACS
切口	垂直颞部（± 耳后延伸）	倒 L 形（仅前部）
皮瓣	按需求	限制为 5cm 卵圆形
颈部剥离	是	否
颈阔肌成形	直接（耳垂下切除）	间接
SMAS 固定	SMAS-SMAS	SMAS- 颞深筋膜
颧骨垫高	是	否
方向	头后方向	以垂直为主
皮肤切除	个性化，无张力	个性化，高张力
颈部	多种手术方式	>95% 患者接受吸脂术
辅助手术	是	否

PSP，颈阔肌 -SMAS 折叠术；MACS，小切口面部悬吊术。

由于未作 SMAS 深面的剥离，PSP 手术时间短，也更安全（尤其对面神经），且术后维持时间更长，对于 SMAS 血供差的患者也适用。第二层更精细的叠瓦状缝合在使表面更光滑的同时，也增强了缝合强度。PSP 手术虽会导致两个皮下"猫耳"的形成，但第一个"猫耳"覆盖在颧骨突起上方，不仅具有垫高的效果，还使脸型从方形变为三角形，有助于面部年轻化；第二个"猫耳"位于耳垂下区，没有额外的作用，但很容易切除，是 Baker[7] 和 Waterhouse 改良的 SMAS 切除术常用的一种方法[18]。

手术技术（视频 6.3.1）

手术步骤如下：用皮下浸润肿胀液（0.5% 丁哌卡因 20ml，1∶1 000 肾上腺素 1ml 加入 200ml 生理盐水中）按标准的面部提升术对患者做术前准备。行垂直延伸入颞部头皮的标准耳屏后切口，必要时将切口延伸至耳后沟（图 6.3.1）。如有需要，可将切口向耳后延伸，皮下剥离需根据

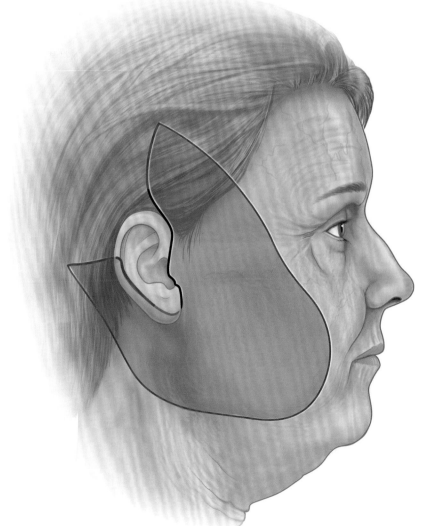

图 6.3.1　PSP 的切口和皮下剥离区域。需注意，耳后延伸并非必需，但在处理 SMAS 折叠术后颈部赘余皮肤时很有用

患者个体情况进行。向后上方牵拉前部 SMAS 以改善下颌部的形态(图 6.3.2)。关键缝合使用 2-0 聚二氧杂环己酮缝 线(PDS)(Johnson & Johnson Medical Ltd,Wokingham,UK)将 SMAS 与位置相对固定的耳前腮腺 - 咬肌筋膜连接。颈阔肌 - 乳突缝合(图 6.3.3)用于收紧颈阔肌,提高下颌角轮廓清晰度,并有助于预防"精灵耳"畸形[19]。术中出现的表面不平坦可以用 3-0 Vicryl(薇乔)缝线(Johnson & Johnson)叠瓦状缝合来解决。剥离后耳垂下方多余的 SMAS 可切除,并用 2-0 的 PDS 缝线缝合。在精细止血后,修剪多余的皮肤并无张力用 4-0 和 6-0 的尼龙线缝合切口,放置并固定引流管。引流管在术后第一天与敷料一起移除,日间手术患者在出院前移除,缝线在 4~6 天内拆除。

评估

患者和方法

　　PSP 提升手术于十余年前开始开展,并进行了 122 名纳入受试者的连续队列研究[20]。开始研究时 Pusic 等的 FACE-Q[21]评价系统还尚未推出,因此采用了简单的 Likert 量表让医生和患者同时评价手术,Kappa 相关性系数进行统计分析。

结果

　　5 名患者失随访或数据缺失,在剩下的 117 名中,平均年龄为 55 岁(29~79 岁),8 名男性,109 名女性(2 名男性转变为女性的变性人被视为生物学意义的男性)。有 3 名患者接受局部麻醉,其余患者采用全身麻醉。104 名患者同期接受了其他的美容手术(表 6.3.2),其中 92 例(78.6%)采用多种方式处理了颈部(表 6.3.3)。

　　总体而言,患者和外科医生的评价相关性很高(r=0.76)。患者的初始平均分为 4.45 分(2~5 分),终期平均分为 4.43 分(2~5 分);外科医生的初始平均分为 4.49 分(3~5 分),终期平均分为 4.45 分(3~5 分)。两个阶段评分相同者占 42.9%,上调评分者占 39.3%,下调评分者占 17.8%。

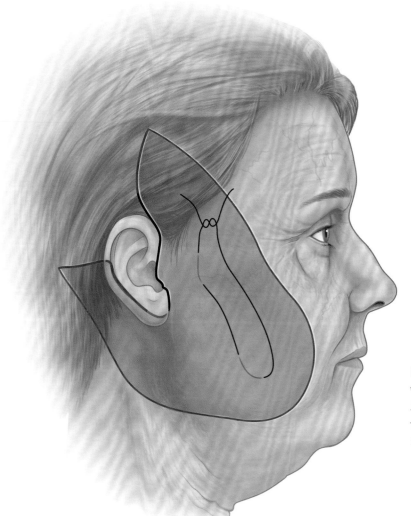

图 6.3.2　缝合关键缝线时需充分咬合前部 SAMS,将其向后上方牵拉到腮腺 - 咬肌筋膜,此过程可以进行调整,通过观察下颌轮廓、鼻唇沟变浅的情况来评估效果

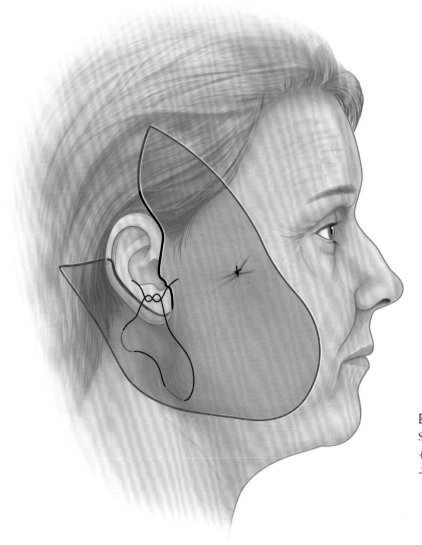

图 6.3.3　关键缝合点会形成一个 SMAS 的"猫耳",从而垫高颧骨。在后颈阔肌和乳突筋膜之间进行第二处缝合,以改善下颌形态、提升颈部

表 6.3.2　进行同期美容手术的例数

手术	例数	手术	例数
仅面部	13	面部 +4 种其他手术	5
面部 +1 种其他手术	40	面部 + 非面部手术	6
面部 +2 种其他手术	41	共计	117
面部 +3 种其他手术	12		

表 6.3.3　颈部处理的项目和数目

颈部处理术式	例数	颈部处理术式	例数
吸脂术	54	颈阔肌束离断	2
颈阔肌束离断 + 颈阔肌成形术	11	吸脂术 + 脂肪切除术	1
吸脂术 + 颈阔肌束离断 + 颈阔肌成形术	9	吸脂术 + 脂肪切除术 + 颈阔肌成形术	1
脂肪切除术 + 颈阔肌束离断 + 颈阔肌成形术	6	吸脂术 + 脂肪切除术 + 颈阔肌束离断	1
吸脂术 + 颈阔肌成形术	3	颈阔肌成形术	1
吸脂术 + 脂肪切除术 + 颈阔肌束离断 + 颈阔肌成形术	2	总计	92
脂肪切除术 + 颈阔肌成形术	2		

并发症

最常见的并发症是血肿,有 4 名患者发生(3.4%),其中 1 例是在拔除引流管后发生的。所有血肿患者均在局部麻醉下完成引流,对预后无明显不良影响(平均评分 4.75 分)。5 名患者有不同程度的神经功能障碍,4 例为运动症状,其中 1 例的症状与同侧感染有关,持续了 6 周以上;1 例单侧感觉障碍的患者在 3 个月后转诊至慢性疼痛科就诊。以上,暂时性神经损伤的总发生率为 4.3%,运动损伤为 3.4%,感觉损伤为 0.85%。5 名患者出现伤口延迟愈合,采取了保守治疗,其中 1 例口服了抗生素。2 例接受了皮内类固醇治疗以改善轻度瘢痕肥大。术后颞部切口会有不明显的小面积脱发,会自行改善,1 名患者因持续性皮肤不平整而接受了脂肪移植进行调整。此外,高血压、吸烟或二次手术与并发症在统计学层面的关联度不大。

讨论

在预期寿命更长、卫生条件更好的老龄化社会,面部年轻化手术被越来越多的患者所接受。有趣的是,研究表明,侵入性程度不同的术式之间并没有明显差异[10,11],而年轻的患者更倾向于选择术后恢复时间较短的术式。PSP 手术就是专门为解决这些问题而设计的。

必须强调的是,无论是单独的还是联合其他结构提升SMAS,都需要施加均衡的牵拉力度。Rohrich 等的出色研究揭示了离散的面部皮下分区,解释了为什么简单 SMAS 提升通常只能提升部分面部[22]。PSP 提升利用了以下两点,即缝合点越接近提升点提升的效果越佳,折叠式缝合可以按需任意调整缝合的位置。这解决了 SMAS 切除术和传统 SMAS 皮瓣提升的主要缺点之一,即切除部分与颌骨和鼻唇沟(nasolabial fold,NLF)距离很远。PSP 提升直接缝合SMAS,而不是如 MACS 采取荷包缝合,并且 PSP 方向的多样性利于定制精细化个性化的手术方案。这不同于 Robbins 的在 NLF 的外侧做一排垂直的 SMAS 缝合的前折叠术[8]。在处理 NLF 时,这种方法会迫使外侧 SMAS 和颊脂肪向前下牵引,抵消了颧骨垫高。

许多研究指出,前部 SMAS 会逐渐变薄[3,7,10],尤其是在二次手术之后[17]。Saulis 等的研究表明,与联合皮肤的复合 SMAS 皮瓣提升相比,单独的 SMAS 瓣薄弱且缝线保留率低,这是复合组织瓣爱好者所引述的一个特征[23]。然而,他们的研究还表明减小 SMAS 瓣的组织移动和应力松弛,为追求术后长期效果的 SMAS 提紧操作(如折叠术)提供了依据。Baker 认为,对皮肤进行单方向上的牵拉对于移动 SMAS 获得最大程度的解剖改善无不利影响,故 PSP 提升术中的皮肤瓣剥离程度相对于 MACS 等其他手术更大[24]。

微创手术的支持者强调垂直方向牵拉的重要性[13],然而,由于重力、支持韧带的位置和局部肌肉力量的不同,面部衰老会在多个方向发生[16]。以向前下松弛为特征的重力性衰老为例[7],只关注某些方向而忽略其他方向是不合理的[10]。

此外,传统的无颊部脂肪剥离的 SMAS 技术对颊部下垂和 NLF 的改善有限[3]。PSP 提升术中个性化的折叠对颊部形态和 NLF 有很大的改善作用(图 6.3.4)。PSP 的另一优点是,在初始的折叠后,SMAS 任何有残留的不平整都可用第二层覆盖来处理,以留下平滑的表面,且有助于 SMAS 固定的完整性。个人经验提示荷包缝合可能会导致皮肤不平整,但对此尚无较好的处理手段,这或导致患者不满。有关 SMAS 提升的固定点位置的争论仍在继续[25]。深部固定往往会使患者感到疼痛明显和张口受限[13],而 SMAS 切除术的成功说明了 SMAS-SMAS 固定的优越性[7,18]。Baker 提出的颧骨垫高也是 SMAS-SMAS 固定的优势[7]。切除并闭合耳垂下的颈阔肌 -SMAS 多余部分(图 6.3.5),可消除耳垂下的侧方肿胀,这也体现了 PSP 的优势。

神经功能障碍,尤其是运动神经功能障碍,仍然是面部提升术最可怕的并发症。在作者的研究中,没有出现永久性神经功能障碍。值得注意的是,一半的患者同期进行了内镜提眉术,这增加了面神经额支瘫痪的可能性。有趣的是,所有的神经并发症都发生在研究的前三分之一,这表明了操作的学习曲线。纳入研究的所有患者的运动神经功能都完全并且迅速地恢复,表明了 PSP 的安全性,亦缓解了批评者们对盲针插入咬肌前部 SMAS 危险性的担忧。

作者的研究所纳入的患者满意度很高(4.45 分,满分 5 分),观察者之间评分的高度相关性进一步说明这实际上是一种主观评估。在少数下调评分的患者中,75% 都经历了包括持续性感觉障碍、术后血肿和皮瓣毛细血管扩张在内的问题,但外科医生认为所有人都至少达到了 4 级手术效果。

颈部

颈部仍然是一个极富挑战性的领域,原因包括:肿胀和瘢痕恢复缓慢;颈阔肌束往往难以完全矫正;颌下脂肪切除后易在较薄的皮肤下残留不平整,反而会突出残余的下颌脂肪堆积。术后血清肿和赘余皮肤松弛是患者不满意和二次手术的主要原因。最后,颈部的微小缺陷都可能破坏颜面美观,因此需格外重视。

颈部手术方式仍存巨大争议,标准化的手术流程仍难达成共识,但由于颈部手术的补救余地小及愈合不规整,主流已更倾向于保守手术[11,13]。颈部皮瓣和面部皮瓣相比,在组织黏弹性上有本质的不同,其蠕变和应力松弛更大,导致术后更易复发,但具体机制仍待探究[23]。随着研究发现颈阔肌和胸锁乳突肌之间的滑动面,作者更强调颈前三角后上部的重要性,特别是外上方的牵拉对颈阔肌的外侧和前侧均有巨大作用[26]。

Waterhouse 在实现颈部的最佳效果方面强调了类似的理念[18],作者也完全赞同这一观点。值得重申的是,无论有没有后方切口,耳垂下剥离都可以使 SMAS 固定在乳突筋膜上以进行稳固的外侧颈阔肌成形术。在作者的研究中,75% 的患者接受了一些额外的颈部处理,其中大多数(92 人中的 54 人)仅接受了吸脂术。经过评估,9 例(7.7%)被认为颈部

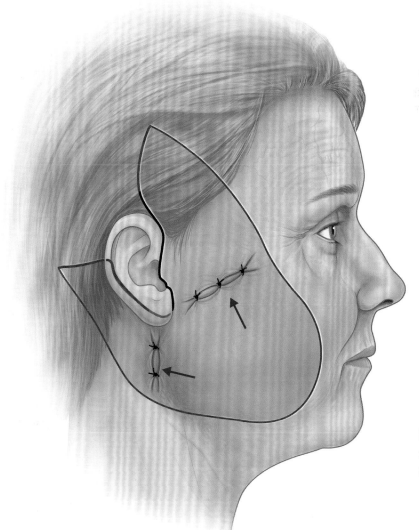

图 6.3.4 完成后的面部和颈部提升术,保留有用的颧部"猫耳"和切除影响美观的耳垂后下方的"猫耳"

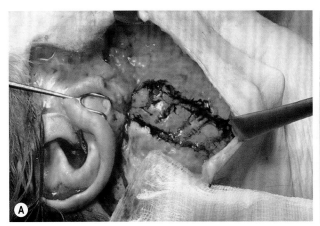
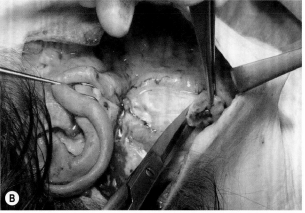

图 6.3.5 在颈阔肌 - 乳突缝合后,在耳垂下多余部分做标记(A),并在缝合前切除(B)

效果不佳。研究的前半部分和后半部分分布均等,没有明显的特征辅助这类患者选择术前方案。但需要注意的是,作者的研究随访期短,使用的结果评分也并非特别针对颈部。Jones 和 Lo[27]专门指出,从远期效果看,面部提升术后颈部皮肤松弛的情况很常见,而中面部却能保持良好的状态,表明在面部提升术中,颈部受益有限。

对于如何更好地提升颈部松弛,学术界存在不同的意见,在面部提升术中,从最松弛的位置做 SMAS 提升可获得最满意的效果,此原则同样适用于颈部提升。从解剖学讲,带状结构的颈阔肌是在 SMAS 垂直提拉过程中随着 SMAS 提升的。由于传统缝合位置在下颌线上方,除非对颈部进行额外考虑,否则颈部在术后几周内松弛复发也就不足为奇(图 6.3.6)。

矫正颈部松弛的手术方案选择取决于解剖结构。所有软组织的基础都是骨骼,所以下颌后缩或前突并伴有错颌的情况会严重影响颈部的外观。软组织的变异,如先天性变异的颈阔肌中缝位置、颈阔肌下和 / 或上方脂肪垫体积、及导致“火鸡颈(turkey neck)样皮肤松弛”(图 6.3.7)或出现皮肤

老化相关的颈阔肌条索化改变。应根据骨骼和软组织综合评估来选择手术方案。通常来讲,在面部提升术中,覆盖颈阔肌的皮肤及皮下脂肪剥离后,颈部皮肤会在 SMAS 提拉后重新覆盖。在这一阶段,一些患者可受益于缝线悬吊颈阔肌成形术,正如 I-Guide[28],其可能包括 Müller[29]所描述的颈部界限悬吊缝合(图 6.3.8)。另外,在颈阔肌条索明显的地方,可用“Gigli”技术(图 6.3.9 A~E)或开放手术进行颈阔肌松解,可伴或不伴颈阔肌成形术,松解时需注意预防下颌下腺脱垂。二腹肌束可能也需要松解和重新定位,但这相对罕见。最后,当所有其他方法都不理想时,最好、最直接的方法是进行开放手术切除多余的组织。该方法在进入肌肉时入路清晰,可以精准地重塑颈部轮廓。但对于老化的皮肤,术后通常会产生明显的瘢痕。

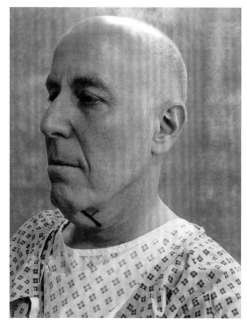

图 6.3.7　63 岁男性患者的典型“火鸡颈”的轮廓图

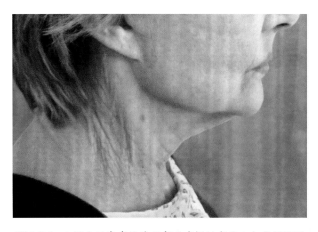

图 6.3.6　1 例女性患者接受面部垂直提拉术后 3 个月侧视图

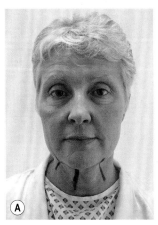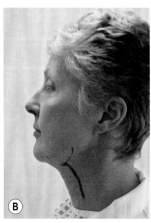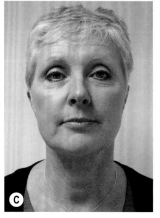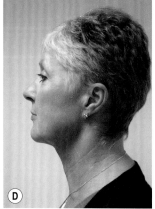

图 6.3.8　(A~D)一位 53 岁女性接受 I-Guide 颈阔肌成形术的术前图像。术后 1 年视图

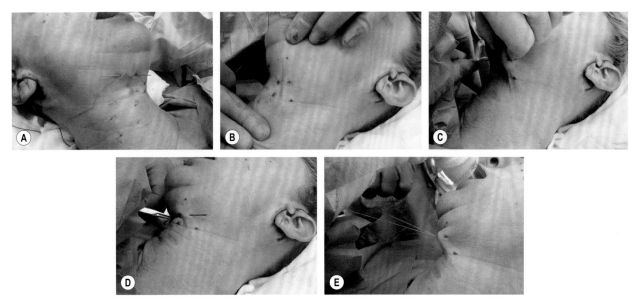

图 6.3.9（A~E）一位中年妇女使用 Gigli 技术松解颈阔肌的手术过程。此过程演示了使用直针和 3~0 Vicryl（薇乔）（Ethicon）缝线来松解术前标记的颈阔肌条索。先将皮肤和颈阔肌从位置相对固定的深层结构中提起，直针从颈阔肌后面穿过，在针完全穿出皮肤之前，针的钝端在颈阔肌前面重新穿过，从同一入口点穿出，从而使缝线环绕肌肉。拉住两个缝合线末端做锯状动作，就像使用 Gigli 锯来分割骨骼一样，可安全容易地分割颈阔肌条索

结论

　　SMAS 缝合折叠术在美学效果、并发症发生率和术后效果持久性（目前已对早期患者进行了 10 年的随访）方面都非常出色（图 6.3.10）。PSP 面部提升术将 SMAS 提升与折叠术的优点相结合，同时最大限度地减少并发症和最大化预期效果。其具有良好的解剖学基础，可进行个性化的多向 SMAS 和皮肤提升，并改善不对称性。此外，这项技术安全，也易于掌握。PSP 面部提升术既适用于日间手术，也可与其他手术相结合，尤其在自体颧骨垫高方面有优势。对集中在中面部和下颌部的下垂，PSP 效果显著，并且恢复迅速，可最大限度地减少术后恢复时间。

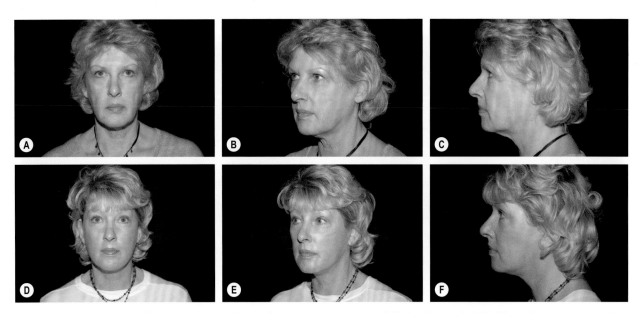

图 6.3.10（A~C）1 例 54 岁女性，既往为重度吸烟者，行颈阔肌 -SMAS 折叠术（PSP）和同期内窥镜提眉术、口周 CO_2 激光除皱术前。（D~F）同一患者术后 1 年，显示了手术后下颌和颏颈角的改善效果，同时伴有轻微的颧骨垫高

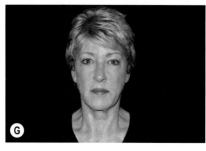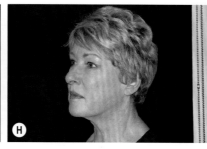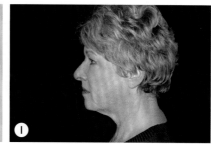

图 6.3.10（续）（G~I）术后 10 余年，患者仍对该手术的外观改善和持久性感到满意

参考文献

1. Skoog T. *Plastic Surgery*. Philadelphia, PA: W.B. Saunders; 1974:300–330.

2. Mitz V, Peyronie M. The superficial musculo-aponeurotic system (SMAS) in the parotid and cheek area. *Plast Reconstr Surg*. 1976;58:80–88. *A classic facelift paper in which the SMAS was described. It opened up a new field for surgery and study in addition to the benefits of much improved longevity over skin-only lifts.*

3. Owsley JQ. Platysma-fascial rhytidectomy: a preliminary report. *Plast Reconstr Surg*. 1977;59:843–850.

4. Hamra ST. The deep plane rhytidectomy. *Plast Reconstr Surg*. 1990;86:53–61.

5. Hamra ST. The zygorbicular dissection in composite rhytidectomy: An ideal midface plane. *Plast Reconstr Surg*. 1998;102:1646–1657.

6. Stuzin JM, Baker TJ, Baker TM. Refinements in face lifting: enhanced facial contour using Vicryl mesh incorporated into SMAS fixation. *Plast Reconstr Surg*. 2000;105:290–301. *Describes the use of Vicryl mesh to both improve the fixation and enhance overall contour. This technique excises no SMAS but utilizes the excess to augment the malar area.*

7. Baker DC. Lateral SMASectomy. *Plast Reconstr Surg*. 1997;100: 509–513.

8. Robbins LB, Brothers DB, Marshall DM. Anterior SMAS plication for the treatment of prominent nasomandibular folds and restoration of normal cheek contour. *Plast Reconstr Surg*. 1995;96:1279–1287.

9. Prado A, Andrades P, Danilla S, et al. A clinical retrospective study comparing two short-scar face lifts: minimal access cranial suspension versus lateral SMASectomy. *Plast Reconstr Surg*. 2006;117:1413–1425.

10. Ivy EJ, Lorenc PZ, Aston SJ. Is there a difference? A prospective study comparing lateral and standard SMAS facelifts with extended SMAS and composite rhytidectomies. *Plast Reconstr Surg*. 1996;98:1135–1143. *A study with the dual interest of both being able to undertake different procedures on opposite sides, in addition to the finding that significant differences were hard to detect.*

11. Alpert BS, Baker DC, Hamra ST, et al. Identical twin face lifts with differing techniques: a 10-year follow-up. *Plast Reconstr Surg*. 2009;123:1025–1033.

12. Whetzel TP, Stevenson TR. The contribution of the SMAS to the blood supply in the lateral face lift flap. *Plast Reconstr Surg*. 1997;100:1011–1018.

13. Tonnard P, Verpaele A, Monstrey S, et al. Minimal access cranial suspension lift: a modified S-lift. *Plast Reconstr Surg*. 2002;109:2074–2086.

14. Saylan Z. Purse string-formed plication of the SMAS with fixation to the zygomatic bone. *Plast Reconstr Surg*. 2002;110:667–671.

15. Verpaele A, Tonnard P, Guerao FP, et al. The third suture in MACS-lifting: making midface-lifting simple and safe. *J Plast Reconstr Aesthet Surg*. 2007;60:1287–1295.

16. Mendelson BC. Surgery of the superficial musculoaponeurotic system: principles of release, vectors, and fixation. *Plast Reconstr Surg*. 2001;107:1545–1552. *The scholarly treatise of anatomy and vectors now accepted as one of the benchmarks of principles underpinning facelifting.*

17. Guyuron B. Secondary rhytidectomy. *Plast Reconstr Surg*. 2004;114:797–800.

18. Waterhouse N, Vesely M, Bulstrode NW. Modified lateral SMASectomy. *Plast Reconstr Surg*. 2007;119:1021–1026.

19. Stanek JJ, Berry MG. Platysma-mastoid suture to prevent ear lobule deformity following facelift. *J Plast Reconstr Aesthet Surg*. 2009;62:e615–e616.

20. Berry MG, Davies DM. Platysma SMAS plication facelift. *J Plast Reconstr Aesthet Surg*. 2010;63:793–800.

21. Klassen AF, Cano SJ, Scott A, et al. Measuring patient-reported outcomes in facial aesthetic patients: development of the FACE-Q. *Facial Plast Surg*. 2010;26:303–309.

22. Rohrich RJ, Pesa JE. The fat compartments of the face: anatomy and clinical implications for cosmetic surgery. *Plast Reconstr Surg*. 2007;119:2219–2227.

23. Saulis AS, Lautenschlanger EP, Mustoe TA. Biomechanical and viscoelastic properties of skin, SMAS and composite flaps as they pertain to rhytidectomy. *Plast Reconstr Surg*. 2002;110:590–598.

24. Baker TJ. Rhytidectomy: a look back and a look forward. *Ann Plast Surg*. 2005;55:565–570.

25. Baker TJ, Stuzin JM. Personal technique of face lifting. *Plast Reconstr Surg*. 1997;100:502–508.

26. Labbé D, Franco RG, Nicolas J. Platysma suspension and platysmaplasty during neck lift: anatomical study and analysis of 30 cases. *Plast Reconstr Surg*. 2006;117:2001–2007. *An elegant study that goes a long way to explaining why the neck is frequently the most disappointing part of a facelift.*

27. Jones BM, Lo SJ. How long does a face lift last? Objective and subjective measurements over a 5-year period. *Plast Reconstr Surg*. 2012;130:1317–1327.

28. Mueller GP, Leaf N, Aston SJ, et al. The percutaneous trampoline platysmaplasty: technique and experience with 105 consecutive patients. *Aesthet Surg J*. 2012;32:11–24.

29. Mueller GP, et al. *Personal communication*. 2015.

面部提升术:面部年轻化中的环形缝合 —— 小切口颅部悬吊提升术及其改良

Mark Laurence Jewell

概要

- 应限制对拟行环形缝合或皮肤上提区域内的皮下剥离。对颈部或耳后区域皮肤的任意分层会对手术效果产生不良影响。仅剥离需要的部位,以协助完成提升,而不是扩大剥离。
- 确保颈部缝线环在颈阔肌筋膜上固定良好,这对为维持颈部提拉效果非常重要。
- 面颊部的缝线环不可过小,否则会导致组织团聚而不平整。
- 根据患者的个人需求,了解医生自身在小切口颅部悬吊(minimal access cranial suspension, MACS)提升术中创新的能力。通常情况下,医生会被一系列的技术和辅助手段束缚,这限制了其针对每个患者进行个性化设计和治疗的能力。
- MACS 缝线环悬吊法在二次手术或翻修手术中效果很好,早期的深层解剖或反复的深层剥离既具挑战性又有风险。既往 MACS 环形缝合术留下的瘢痕都愈合较好。
- 对结果批判性的评价是学习过程的一部分,以此可知何为正确,何处需要改进。技术的完善来自对结果的真实分析。

简介

在过去的 75 年中,面部年轻化手术经历了令人惊喜的进展。在回顾该手术革新的过程的同时,医生也应该批判性地问自己:"当患者提出某个面部年轻化术式时,他们在想什么?"关于面部年轻化的概念已从外科手术技术发展到现在包括面部美学、辅助治疗、面部年轻化的生物力学,以及患者对于快速恢复的微创手术的偏好。

回顾过去,针对多样化的患者群体,医生在选择各种技术方案与如何更全面、更卓越的实现面部年轻化上举棋不定。作为外科医生,有时易于选择某种面部年轻化技术,而未对该技术的缺点进行批判性反思和权衡。同时,面对面部年轻化的新技术和新理念,许多外科医生会产生抗拒、排斥的心理。

MACS 是小切口颅部悬吊术(minimal access cranial suspension)[1]的缩写。当作者第一次阅读 Tonnard 等[2-5]关于 MACS 短瘢痕除皱术的论文时,对其中关于如何依赖缝线环将组织悬吊于颅部固定点的内容感到很困惑,这与作者当时实施的传统 SMAS 提升术中分层提紧的方法相去甚远。通过解剖验证及与比利时的 Tonnard 和 Verpaele 等人的交流,作者相信 MACS 提升是一种技术新颖、效果更好的提升术。当这一面部年轻化的方法被 Labbé[6]、Mendelson[7]、Besins[8]、Pessa/Rohrich[9]和 Gardetto[10]等发表的文章验证后,实际上出现了一个统一的概念,即面部年轻化作为一项主流技术,应具有科学与生物力学的有效性。

首先,医生应问自己:"为何认为实现面部年轻化必须对面部进行分层解剖?是否可摒弃复杂的深层解剖来达到面部组织的重新分布或重新定位?与传统方式相比,使用颅部悬吊术恢复面部结构的合理性如何体现?"以及"是否能发明一种效果持久并允许将来能进行修复的创伤较小的面部年轻化技术?"

MACS 提升术的手术基础

面部年轻化的外科基础应根据每个患者的特殊需求,解决面部老化和容积丢失的生物力学效应。外科医生既往对面部老化、容积丢失、层次解剖及生物力学工程方面存在认识不足的问题。作者已在第 6.1 章中对面部老化的解剖结构进行了全面回顾,以深入了解了面部老化的复杂生物力学。衰老涉及皮肤及浅表肌腱膜系统(superficial musculoaponeurotic system, SMAS)的重力效应,组织弹性的丢失,脂肪隔容积的减少及下移,以及因光照、基因、体重下降或增加和吸烟产生的外部效应。[11-13]面部脂肪并不是一个融合的团块,而是由隔膜(以前称为韧带)分隔在单独的隔室内。面部解剖学涉及层次概念,各层之间无需手术剥离也可实现层间移位。韧带释放的支持者认为这种移位不足以提拉实现面部年轻化,但是 MACS 提升术的经验证明了充分的层间位移确实可行,且手术效果显著。

从生物力学的角度而言,由于 SMAS 层随时间推移逐渐松弛(剪切力),仅依靠提紧衰弱的面部结构(SMAS)的手术方法可能不会产生持久的效果。通过下拉筋膜与 SMAS 相连续的颈阔肌,缝线修复,如线性折叠或切除技术(折叠或 SMAS 切除术),仍容易失败(即缝线剪切力所致失败和"线切奶酪"效应)。因此,就垂直提升面部和颈部结构所需的力度大小,以及提高将其悬吊到位的成功率而言,面部年轻化又是生物力学工程中的一项重要实践。外科手术是面部年轻化解决方案的一部分,但美容医学中的辅助手段,如医学皮肤护理、填充物、神经毒素和光疗法等,若熟练使用,可协同产生更佳疗效。

MACS 提升术的理念涉及使用缝线以荷包缝合的方式提拉深部组织并将其固定到固定点。在基础 MACS 提升术中,颞深筋膜上有一个锚点位于外侧颧骨上和面神经颞

支走行的后方区域。该固定点非常牢固,可固定 0-0 或 2-0 缝线而不存在脱落风险。MACS 提升术中的"CS"指的是颅部悬吊(cranial suspension),指颞深筋膜沿颞嵴线与颅骨相连部分。MACS 提升术中不采用 SMAS 层提紧、SMAS 折叠或 SMAS 切除的方法,而单纯依靠专门的缝线悬吊。基础 MACS 提升术涉及两个缝线环,一垂直一斜行,而"扩展 MACS 提升术"涉及额外的缝线,将颧脂肪垫提拉到更向前的固定点(图 6.4.1 和图 6.4.2)。置于面部组织中的缝线环有集聚和悬吊组织的作用。Tonnard 和 Verpaele 将其称为"微型叠瓦状缝合"(图 6.4.3)。

线环的设计和排序至关重要,因为一旦将颈阔肌向上提拉,就可能在没有颈阔肌向下牵拉的作用下,旋转面部各层。因此无需将颈阔肌与皮肤解剖分离,也可通过收紧颈阔肌以达到收紧颈部皮肤的目的[7]。紧贴耳垂前方的区域称为 Lore 筋膜,可用作固定的结构来提拉组织,以实现 Labbé[5]所描述的颈阔肌垂直收紧。

MACS 提升术传统的皮肤切口采用发际前"短瘢痕"入路,无须耳后剥离。在深层组织重新定位后,在完全垂直的方向上提拉皮肤(图 6.4.4)。

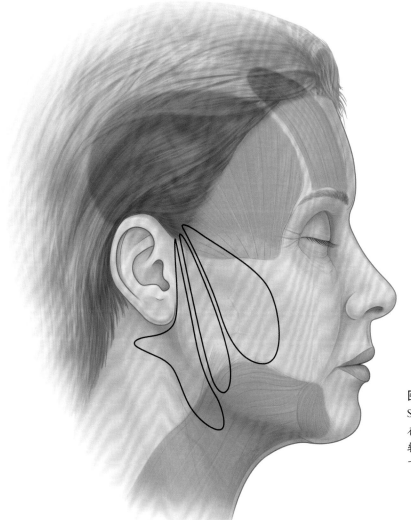

图 6.4.1 基础 MACS 提升术涉及置于 SMAS 中的两个荷包式缝线环。垂直环在下颌角下方穿过颈阔肌,以提拉颈部软组织。颊部线环抓持并提拉中颊部和下颌的软组织

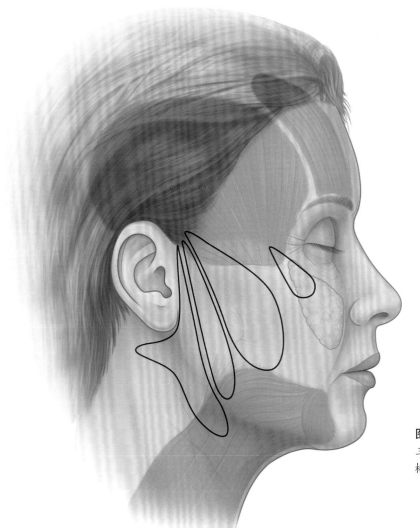

图 6.4.2　扩展 MACS 提升术增加了第三根缝合线用于提拉颧脂垫。"曲棍球棒"解剖图形

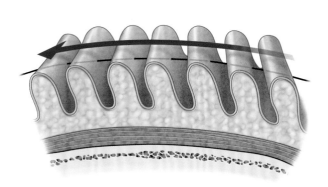

图 6.4.3　MACS 缝合会导致软组织聚拢，即所谓的"微型叠瓦状缝合"

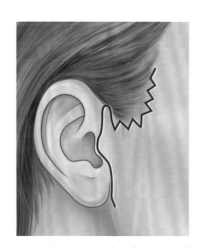

图 6.4.4　标准 MACS 提升术中的"短瘢痕"切口

与传统的 SMAS 提升术相比，MACS 提升术垂直入路的皮肤切除量要少得多。为促进良好的愈合及避免耳垂变形，须注意皮肤的无张力闭合。与 Tonnard 和 Verpaele 的理念和实践不同的是，对于面颈部松弛程度更高的患者，需扩大切口至耳后区域，以便更好地处理松弛的皮肤（图 6.4.5）。

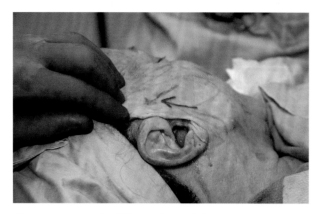

图 6.4.5　MACS 提升术中标准"短瘢痕"中的垂直皮肤推进

因此，为解决更多的松弛组织，须延伸 MACS 术语中的"MA"（小切口）部分，使得耳后切口成为必要。在最佳情况下，对于较年轻的患者，"短瘢痕"入路是可取的，但当松弛组织较多无法用"短瘢痕"入路处理时，可改良该入路，即将切口延伸到耳后区域，可解决耳垂水平皮肤松弛的问题。

MACS 提升术有许多优点。无需冒着损伤面神经的风险行深部组织平面的解剖即可轻松对深层组织进行重新定位。较少的剥离益于更快的恢复。"短瘢痕"入路避免了胸锁乳突肌上的剥离，因此消除了对耳大神经损伤的可能。MACS 缝线固定在固定点上，可避免损伤面神经颞支（图 6.4.6）。

该方法无需深层解剖即可实现容量的重新分布和面部的收紧，并可经过时间验证达到满意的生物力学效果。该技术似乎非常适合大多数追求初次和二次面部年轻化手术的患者。且该操作在术中具有可逆性，因为可以改变缝线环或放弃整个技术，而采用更传统的方法。只要愿意花时间学习手术面部年轻化的新方法，大多数外科医生均可掌握 MACS 提升术。

患者评估

每位患者都有其独特的面部年轻化需求。外科医生有责任制定策略，为每一位患者提供解决方案。根据作者的经验，在自己的患者群体中采用更整体全面的治疗方法可获得更佳的效果。这涉及美容医学和整形美容手术，可以让医疗照护持续进行，让每位患者都受益于医疗皮肤护理、组织充填物、神经毒素和光疗等辅助治疗。

以下是患者面部需要评估和决策的部分。

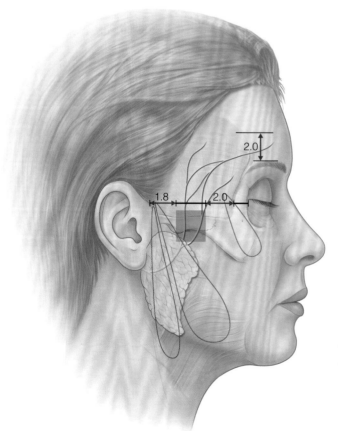

图 6.4.6　面神经颞支走行于颧弓上部中间 1/3 处。MACS 缝线固定点的设计旨在避开这些神经分支

面部骨骼结构与不对称性

结构性需求,如面颊或颏部的缺陷必须得到矫正。评估面神经功能、肌肉功能,以及是否存在任何不对称。

皮肤质量、性质与松弛度

光损害和光老化问题必须解决,可考虑医疗皮肤护理或光疗。口周的皱纹和松弛无法通过除皱术解决。

额纹和眉间纹

额部年轻化可涉及神经毒素的使用、经内镜或眼睑切口入路的年轻化手术。

面部容量

评估面部容量的丢失。可以通过手术、自体脂肪移植物或合成填充物恢复颧下沟容量。对消耗性脂肪萎缩引起的容量丢失的认识易被低估。

眼部区域

皮肤松垂、眉位置、眉下垂、脂肪袋、需行外眦手术的下睑松弛、下眼睑皮肤和颧袋都应进行评估。考虑到 MACS 提升术的实质性位移,下睑成形术通常是该手术不可或缺的一部分。

颈部

颈部松弛和颈阔肌条索会影响扩大切口的必要性,也有可能影响颏下入路即可直接对颈阔肌条索进行处理。颏下脂肪的存在可通过浅表吸脂或肌肉下直接切除来解决。对颈阔肌条索和脂肪层的直接处理是常见的,且能改善手术效果。

下颌

面部结构的下降很大程度上影响了下颌线的轮廓。根据严重程度,可能需行咬肌前间隙的解剖。

既往手术

继之前的手术之后,追求额外的改进或“维护”面部年轻化的患者,可能会出现因相互冲突的牵引方向或无效的结果而导致扭曲的变化。对于这类患者,医生需要认真思考,如果再次手术,能安全地解决什么问题。

病史

寻求面部年轻化的患者可能有某些影响其面部年轻化手术安全性的健康问题。并非所有寻求面部年轻化的患者都适合该手术,尤其是合并慢性疾病的人群。应重点关注并详细询问心脏和循环系统的健康状况。经历过手术减重的患者可能存在额外的一些问题,如面部脂肪萎缩、组织消瘦和阻塞性睡眠呼吸暂停。医生必须评估深静脉血栓(deep vein thrombosis,DVT)形成的风险并进行管理。

患者期望

无论外科手术还是药物治疗,对患者期望的管理是面部年轻化的主要部分。至关重要的是,患者在治疗前须正确认识自身,医患双方也应在可行的范围内就术后效果进行沟通。有时,修复手术必须在年轻化手术之前而非之后进行。修复手术存在失败的风险。

术前越充分地告知患者有关他们的特殊需求及关于手术或非手术的医生的建议,术后越有可能获得更好的结果。如果患者可能无法从治疗或手术中获得期望的结果,最好就此提前沟通,避免遇到因患者怀有不切实际的期望而对手术不满意的问题。

手术策略

实践证明,工作表和模板在美容外科和美容医学的许多领域都非常有用。根据自身实践情况制作简单的表格可以帮助医生为每个患者针对其自身情况制定个性化手术策略。在表格上可以注释,标注具体细节,更重要的是确定相关权衡。这样的表格非常适合用于手术或美容治疗(软组织填充物、神经毒素等)的知情同意。

如何让患者了解医生的治疗策略也很重要。简单的辅助工具,如一张打印的 10cm×15cm 可用于画图的数码照片,就能起到辅助作用。其他方法包括在患者面部用可以轻松擦除的眼线笔画标画及拍照。这些都是很好的沟通工具,可以确保医生的治疗计划与患者的需求和期望达成一致。甚至像使用一个大屏幕液晶电视展示数码照片的沟通效果也比用手持镜好得多。

MACS 提升术的麻醉方式包括局部麻醉加镇静和监护性麻醉(monitored anesthesia care,MAC)深层镇静或全身麻醉(general anesthesia,GA)。如果考虑全身麻醉,作者倾向于气管内插管(endotracheal tube,ET)而非喉罩设备,因为气管内插管导致颈部扭曲的情况较少。其他重要的考虑因素包括预防 DVT 和使用保温毯保暖,防止低温。虽然一些外科医生针对手术时间较长的患者考虑使用肝素化学预防,但血肿发生的风险会增加。一些麻醉师倾向于全身麻醉而不是监护性麻醉，因为全身麻醉可实现更好的气道管理，且气体分析仪能够测量潮气末的二氧化碳作为通气指标。

术中小心涂抹保护性眼膏，以防止角膜暴露问题。无菌胶带也可用于防止眼睑张开。有激光辅助治疗史的患者，如曾行准分子激光原位角膜磨镶术（laser-assisted in situ keratomileusis，LASIK）的患者，手术时特别容易因角膜感觉神经减退触发流泪而引起角膜问题。对于曾接受过 LASIK 的患者，可考虑由眼科医生评估泪液的产生量和泪膜质量。

手术流程（视频 6.4.1）

术前对患者进行标记，关键在于切口位置设计、解剖程度和缝线环的位置。皮瓣通常向下延伸至刚好越过下颌角，向前延伸至耳前 5~6cm 处。如果需要实施扩展 MACS 提升术，剥离范围需扩展至颧突处。MACS 提升术流程简洁直观。若考虑行自体脂肪移植，需在手术开始时获取、处理和注射脂肪，然后再作 MACS 提升术切口。术中，最好不要将待移植脂肪在室温下放置过久。任何颈前部手术（如吸脂术）均应优先进行。随后进行颊部皮瓣剥离，放置环形缝线。在此之后，如有需要可行颞部或眉部提升，最后，如有需要可行眼睑成形术。

皮肤切口与剥离范围

沿切口线注射含肾上腺素的局麻药物。在皮瓣剥离区域，作者倾向于使用含肾上腺素 1∶500 000 的湿性吸脂麻药浸润。短瘢痕切口线从耳垂后方至其上方前发际线处。沿耳垂附着从耳后褶皱，绕至耳垂附着前，沿着耳屏缘、耳轮附着前至耳轮脚，然后穿过鬓角下方，抵达前发际线上部。在前发际线内 1~2mm 处作锯齿形切口。锯齿形切口有效地增加了颞部切口的长度，以更好地容纳提拉的颊部组织瓣。在标准的 MACS 提升术中，切口被提拉至外眦的水平，而在扩展 MACS 提升术中，切口延伸至与眉尾相对的一点。组织瓣的提升通过手术剪剥离完成。如需在耳后区域作扩大切口，应在手术早期进行，因为颈部垂直收紧有利于缝线环的放置和皮肤的提拉。

固定点

选择颞深筋膜处的固定点可避开颞浅血管和面神经颞支。使用小剪刀在颧弓上方约 1cm、耳轮缘前方约 1cm 的皮下组织上作小切口以显露颞深筋膜（图 6.4.7）。

缝线置入颞肌筋膜后，作者在远离颞部血管区的位置缝合。为了减少缝线使用量及线结的触感，颈环和颊环可共用一个固定点。可吸收的单丝缝合线，如带刺的 0- 聚对二氧环己酮（polydioxanone，PDO），较不可吸收的聚丙烯（polypropylene，PP）或编织聚酯缝线更好。使用带刺缝线和少量剪开形成迂回叠瓦状走行可以很好地控制颊区的束状外观。

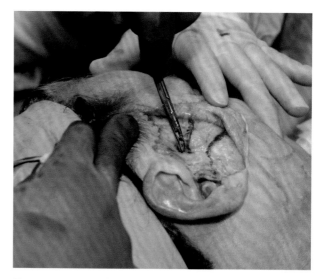

图 6.4.7　沿短瘢痕切口掀起皮瓣可见紫色标记的颧弓。注意皮肤上的标记代表缝线环位置。图示正使用剪刀向下剥离至可作垂直缝线环和面颊缝线环固定点的颞深筋膜

颈部缝线

首先放置颈部的缝线环。在耳屏前的自然褶皱里向下，SMAS 内的缝线针幅固定在 1~1.5cm 长。继续向下越过下颌角，在直接向上提拉并向后至固定点缝合前，可在颈阔肌内走行 2~3 针。以此可形成一个宽约 1cm 的 U 形环，然后在张力下于固定点处打结。缝线环没有用任何工具来固定第一个线结，这降低了缝线损坏和断裂的可能性。在作者最初的几个病例中，对颈阔肌筋膜没有足够的抓持效果，颈部收紧也未达到最佳效果；若想收紧颈部，必须在下颌角下充分缝合颈阔肌。在使用其他短瘢痕解剖技术时，光纤牵开器有助于观察深部解剖正确的缝线位置。通过接合颈阔肌筋膜并将乳突筋膜作为第二个固定点，将其向上并轻微地向后提拉，可实现颈部的额外加固。剩余的带刺缝线穿过 Lore 筋膜区，然后沿耳屏前区向上延伸（图 6.4.8）。

颊部缝线

接下来放置颊部线环。与颈环起始于颞深筋膜处的同一个固定点。缝线穿行于 SMAS，在第一个缝线环的前方向下缝合，更向前弯曲，在下颌上方形成一个更宽的环，一直向前延伸至皮瓣提升的位置。作者发现，当环路呈对数螺旋线（如鹦鹉螺）时效果最好。这允许面部结构向上旋转和体积重新定位。与垂直颈环相比，颊环与颈环之间的角度约为 30°。然后将缝线在张力下打结。初学 MACS 提升术的医生往往把颊部线环做得太小，在进行环线打结时形成一团奇怪的组织。经验表明，如果缝线环看起来不令人满意，最好的策略是将其取出并更换。

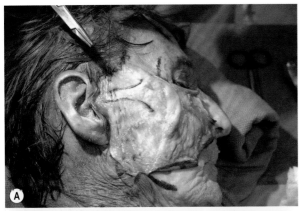

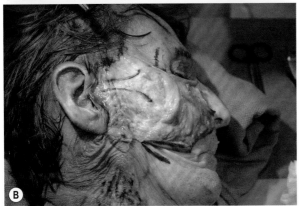

图 6.4.8　(A 和 B)尸体实例展示垂直的颈部缝合位置和效果。垂直定向,颈部牵引取决于下颌角下颈阔肌良好的缝合

颧部缝线

当颊部线环处理好之后,可为提拉颧部脂肪垫增加第三个环,即变体的"扩展 MACS 提升术"。在面神经颞支前方选择另一个固定点,该点可在眶缘外侧颞深筋膜外侧或距外眦约 1.5cm 的外侧颧骨骨膜处。两处固定点都需要在肌纤维垂直走行的眼轮匝肌上作小切口获得。这条荷包缝线斜向外眦下方 2cm 处的颧脂肪垫走行,并在此处反折,在张力下形成狭窄紧致的 U 形环。根据作者的经验,牵拉的方向是倾斜的,但应尽可能垂直,以获得理想的效果。如果外科医生对线环的位置不满意,可以很容易地将线环去除并更换,直至对其位置和组织集聚满意为止。

组织的聚拢是 MACS 缝合环不可避免的问题。可采用 0- 聚对二氧己环酮(PDO)带刺缝线迂回叠瓦状缝合或 4-0 聚乳酸羟乙酸(polyglactin)编织缝线叠瓦状缝合来解决。作者倾向于使用含三氯生(一种抗菌剂)的缝线,以减少缝合发生脓肿的风险。在离开深部组织之前,有必要将皮瓣置于组织上方,观察剥离区边缘是否有褶皱或组织聚拢。必要时用手术剪去除突出的脂肪,以便在线环内获得一个光滑的组织表面。耳屏前区的叠瓦状缝合对保存正常的耳屏前沟很重要。

皮肤推进与切除

将皮瓣沿垂直轴重新拉紧,切除多余的皮肤。若耳垂水平皮肤赘余,须通过后耳切口予以解决。作者的理念是通过延长耳后沟的切口来解决该问题,以代替对术后皮肤褶皱的处理。如有必要,作者会根据患者的颈部松弛程度,在耳后区域采用传统的除皱术切口。皮肤切除的目标是使切口边缘对合紧密,以实现无张力的切口闭合。

作者的个人技巧是使用大约 1ml 的纤维蛋白胶(按 5U/ml 稀释),将其喷洒在皮瓣上并保持 3 分钟。作者发现,这样可减少瘀斑的形成并减少引流的需求。应注意不要使用过多的纤维蛋白胶,因为它会干扰皮瓣的血运重建。

切口闭合也很简单,采用 5-0 可吸收单丝缝合深层,5-0 和 6-0 聚丙烯(polypropylene)皮肤缝线间断或连续缝合(水平褥式)。

包扎敷料涉及常规的面部提升术后敷料,若实施了前颈部的吸脂术,作者倾向于使用带硅胶支撑的泡沫。其他方面则与标准的面部提升术后护理相似。

图 6.4.9 和图 6.4.10 展示了应用 MACS 提升术的 3 个代表性案例。

MACS 提升术的个人演变

概述

由 Tonnard 和 Verpaele 等人描述的最初的 MACS 提升术已经演变成一种更全面的面部年轻化技术。虽然最初被描述为"小切口颅部悬吊术",但该手术已演变为"颅部悬吊除皱术"(cranial suspension rhytidectomy,CSR),即面部结构从颅部固定点被重新悬吊固定。该方法采用牢固的固定点,而非依赖在老化衰弱的 SMAS 层上进行线性缝合修复。此外,早期 MACS 提升术失败的经验让医生学会了如何更好地处理颈部松弛及颈阔肌条索的问题。

CSR 的技术进步包括使用带刺缝合线(PDO)、自体脂肪移植恢复容量、根据需要选择耳后切口以解决颈部皮肤松弛问题、使用纤维蛋白胶减轻瘀斑,以及开放入路颈前部颈阔肌成形术。

颅部悬吊的理念仍然有效,但技术和策略的演变囊括了更全面的手术方法,如重新定位面部和颈部松弛的组织、恢复眼眶和中面部的容积、医疗皮肤护理、眉下垂矫正、组织填充物、神经毒素,以及为改善皮肤质量 / 质地和紧实表皮下层的基于能量的治疗。

面部年轻化手术是保持美丽的一部分

整形外科医生对面部年轻化手术的技术手段深感兴

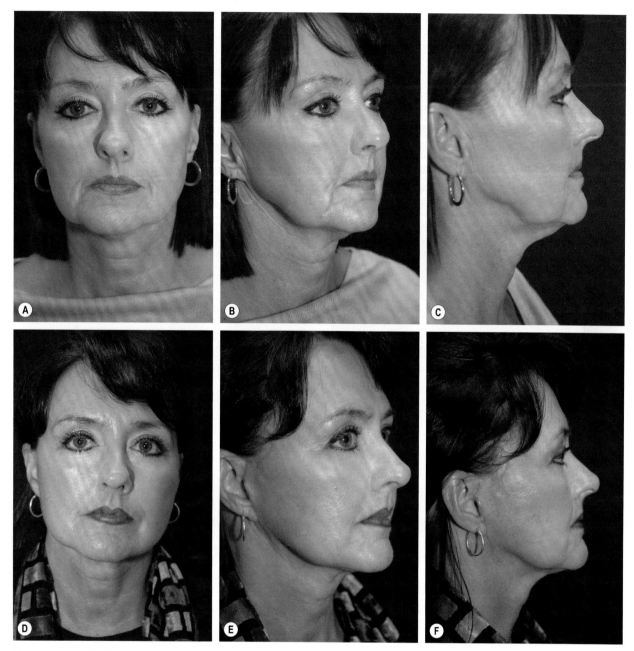

图 6.4.9　已行扩展 MACS 提升术、颏下吸脂术、颧下区自体脂肪移植及口周透明质酸填充术的 61 岁女性的术前（A~C）和术后 12 个月（D~F）照片

趣，而随着患者希望通过面部年轻化手术实现的目的的改变以及无创式的应用，世界各地的整形美容市场也正在围绕患者的需求变化而改变。过去，医生放弃某种手术方式，转而使用另一种手术方式，是为了在面部年轻化方面保持行业领先地位。人们对衰老或面部脂肪分隔的生物力学了解甚少，而是专注于组织固定方面的技术因素，因为医生关注的一切都是面部年轻化手术。由于大多数整形外科医生熟悉并热衷的是手术治疗，因此他们对非手术治疗并不重视。一位整形外科医生曾说："毕竟，只有不能做手术的人才会支持非手术治疗"。

当前，患者希望通过面部年轻化手术实现的目的及其对于只接受手术治疗的意愿都已经发生了很大的变化。诚然，全面且完美的除皱术无可替代，但无论是暂无手术需求的患者，还是接受手术之后需要帮助维护手术效果的患者，他们寻求的都不仅仅是手术本身。患者发现，由熟练的操作者注射美容针剂可获得绝佳的效果。从面部填充除皱到实现面部丰满，长效透明质酸获得了长足发展。正确注射美容性神经毒素可产生自然的效果，而不会使面部表情变得僵硬。注射分解脂肪的药物可以减少下颌脂肪沉积，而无须吸脂。微聚焦的高强度超声或射频能量可以作为紧肤的辅助手段。

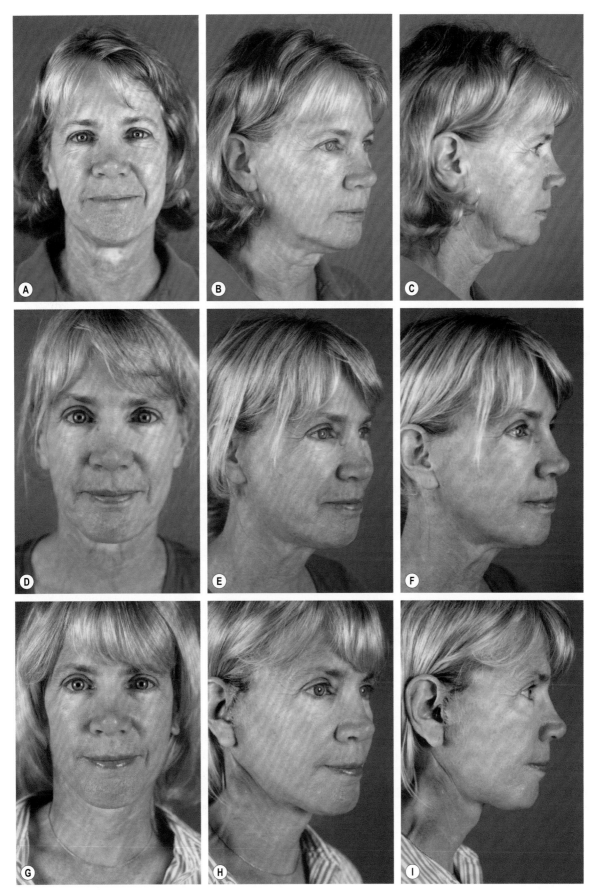

图 6.4.10　56 岁的女性，MACS 提升术后复现颈部软组织松弛。该患者接受了二次手术，放置颈部和颊部缝线环。照片为术前（A~C），MACS 提升术后（D~F）和修复手术术后 12 个月（G~I）

对患者而言,面部年轻化手术是其关注的其中一种治疗方式,而非唯一的关注点。时至今日,患者已经形成了有关面部年轻化和保持美丽的整体理念。非手术治疗和面部年轻化手术的结合为患者提供了更好、更自然和更令人满意的结果。

在本章的第一部分,作者着重介绍了 Tonnard 和 Verpaele 提出的 MACS 提升术。自从应用 MACS 提升术的原则进行面部提升以来,作者不断对最初的手术方式进行改进,并获得了更好的手术效果。基于"如何帮助某一特定患者实现令人满意的面部年轻化效果"这一概念,作者也会根据每位患者的个体情况增加辅助治疗手段。此外,作者对医疗皮肤护理、美容注射剂和基于能量的治疗的综合治疗方案给予了高度的肯定和赞扬,因为这些技术都能让患者从中获益。

按照外科手术的命名惯例,作者将 MACS 提升术重新命名为 CSR。作者认为"微创手术"的称谓不适合,外科医生应该有能力为达到预期结果进行良好的切口设计。例如,若计划广泛收紧颈部组织,可在耳后区域采用传统的除皱术切口。此外,与颞部头皮切口或 90° "伦敦印章"切口相比,鬓角切口的实用性最高。

作为一种将移动的 SMAS 层及其连带面部结构上提重新定位的方法,颅部悬吊的理念,或实际上,颅部"再悬吊"的理念仍然有效。作者个人更倾向于 CSR 这样的非分层手术,而不是 SMAS 下剥离。作者相信通过 CSR 术式可以实现与分层解剖几乎相同的面部年轻化效果。耳前/耳后区域的皮肤切除仍然与 Tonnard 和 Verpaele 的描述一致。皮肤应在无张力以及从皮肤到深层不存在组织聚拢的情况下闭合。

与传统的 SMAS 下操作相比,颅部悬吊技术作为面部年轻化的一种主要形式,在二次甚至三次修复情况下都是有效的。其他技术涉及更深的组织平面提升、SMAS 折叠或 SMAS 切除的技术,在持久性、外观表现力上随时间推移表现不佳。

早期 MACS 提升的技术演变与创新

带刺缝线

作者改良的 CSR 技术包括使用带刺的 PDO 缝线,规格通常是 #1 或 #0。这是一个有用的进步,通过更好的重新悬吊面部结构(包括颈部)似乎可以进一步改善手术效果。带刺缝线能在可移动的 SMAS 和颈部内产生强大的提拉力。作者还发现,与依靠大量的 4-0 可吸收缝线间断缝合相比,带刺缝线可以通过迂回叠瓦状的缝合方式更好地处理颊部区域的组织团聚。作者已较少使用 Tonnard 和 Verpaele 所描述的中面部缝线环。

颈部松弛复发

早期 MACS 提升术的一个众所周知的缺点是由于下颌角下颈阔肌内的单点固定容易导致颈部松弛复发。在几名曾接受传统 MACS 提升术后需要重新收紧颈部的患者身上,这一点体现得尤为明显。由此可知,颈部年轻化是否能获得更好的效果与初次面部年轻化手术密切相关。

目前,在下颌角下,作者采用一种自称之为"曲棍球棒"样的解剖方式,可更多地显露颈阔肌。与最初描述的单点固定相比,这为带刺缝线的走行提供了更好的颈阔肌显露,且有利于使用扁平的吸脂套管针行开放入路的减脂。现在,作者会将带刺缝线置于下颌骨下可移动的颈阔肌里,并采用双轴收紧,主要为垂直收紧,但是会施加一些逆向拉力。不可移动的乳突筋膜用于收紧颈部的带刺缝线提供了一个坚固的二级固定点。作者认为乳突筋膜是一个比 Lore 筋膜更牢固的固定点。

颈阔肌前区的处理

颈阔肌前区的吸脂和开放入路的颈阔肌条索处理改善了颈部治疗效果。颈阔肌条索需要进行开放式处理,颈阔肌上方和下方的脂肪均须处理,以产生轮廓清晰、角度分明的前颈部外形。作者的经验表明,带刺的可吸收缝线可在前部颈阔肌成形术中发挥良好效用。

使用纤维蛋白胶减少引流

另一个技术上的进步是使用预稀释的纤维蛋白胶来减轻手术后的瘀斑。在敷料中结合使用纤维蛋白胶和硅胶面吸脂泡沫,可解决与除皱术相关的瘀斑问题。作者已不再使用引流。

面部容量恢复

在除皱术中,面部容量恢复的问题值得一提。作者认为,在面部年轻化手术中,使用少量的自体脂肪移植来填充因脂肪萎缩导致颧下或轮匝肌下区域的容积丢失是简捷有效的。如 Lamb、Jelks 和 Surek 所述,更新的眼轮匝肌下隔室注射透明质酸填充物或自体脂肪前景看好。同样,如 Tonnard 和 Verpaele 所述,在眼睑皮肤下注射脂肪微粒似乎也可产生良好的效果。与其他医生不同,作者个人并不支持在面部注射大量自体脂肪,因为作者认为这会改变面部外观,并会存在持续数月的肿胀期。

相反,为实现面部年轻化而研发的长效透明质酸填充剂值得一提,因为它的效果可预测且持久,而且治疗时间短。与自体脂肪相比,作者个人喜欢"所见即所得"的填充剂。作者倾向用 0.9mm 的套管针来对面部和眼眶的深层进行填充剂注射,这样可降低因意外血管内注射而引发严重不良反应的风险。

非手术治疗对 CSR 术后维持预后的价值

CSR 术后的非手术治疗发挥了很大的实用价值。这包括用于管理面部动态皱纹的神经毒素，用于线条和容量恢复及维护的透明质酸填充物，以及针对皮肤和深层的基于能量的治疗。医疗皮肤护理需要持之以恒。高强度微聚焦超声（Ulthera，Inc.，Mesa，AZ）对于 CSR 术后的眉毛和颈部的皮肤紧致非常有用。

作者对 Tonnard 和 Verpaele 最初的 MACS 除皱术进行了改良并克服了他们手术的缺点。虽然计划周全且执行良好的除皱术不可代替，但作者已经能通过额外的非手术操作全面提高面部年轻化手术的质量、效果持久度和患者满意度。

在未来，作者希望探索一种处理眉外侧区域的可预测的方法，以及一种可在眼睑成形术中用于稳固下眼睑的外眦固定术辅助设备。

认识 CSR 的学习曲线

将一种新的外科技术成功整合到一位患者的医疗体系中颇具挑战性。它涉及听觉和视觉学习、生物技能以及处理在执行此过程时正常发生的事件的方法。从成人教育的角度来看，外科教育工作者如何将一套知识和技能传授给聪明的学习者是一项艰巨的任务，尤其当这种方法与直觉相悖时。

CSR 提升术良好预后的实现要求缝线环位置放置妥当及当线环拉紧时妥善处理组织团聚的问题。CSR 的提升效果相当于在 SMAS 下解剖而没有剥离分层的情况下，在带刺缝线线环上发生的组织聚拢现象，以产生容量重新分布和深层面部结构的收紧。读者也可能需要熟悉一些参考文章，因为它们是理解该术式的理论基础。

如何成功实现 CSR

计划如何成功

首先，从一例简单的、易于操作的面部提升术开始，而不是从具有挑战性的、用任何技术都难以实现良好效果的病例开始。最有可能的情况是需要在耳后作延长切口实施 CSR 提升术。只有少数患者适合采用短瘢痕入路。

考虑补充性手术的范围

患者面部年轻化的计划通常包括额外的补充手术，如下颌下脂肪成形术、前颈阔肌成形术、上或下眼睑成形术/固定术、填充物（脂肪或非动物的稳定的透明质酸填充物），以及眉毛区域的管理。医生需确保自己已对这些补充性手术进行了充分设计，并可考虑使用工作表或核查表来协助记录为每个患者设计的步骤。

麻醉的选择

从患者安全的角度而言，CSR 提升术可以在监护性麻醉、局部麻醉加微量镇静或口服镇静，或全身麻醉下进行。患者可以选择自己最习惯的麻醉方式。如果使用全身麻醉，需注意保暖，预防出现深静脉血栓及眼睛干燥等问题。作者倾向于使用浓度为 500mg/L 利多卡因搭配浓度为 1∶500 000 的肾上腺素溶液作为肿胀液。通常，前颈部可使用 50ml 肿胀液，对于 CSR，每侧使用 60~75ml。注射后等待 10 分钟，以便肾上腺素起效。在开始缝合一侧面部时，可对另一侧面部术区注射肿胀液。

手术流程

CSR 面部年轻化的第一步是吸脂术和前颈部开放式入路颈阔肌成形术。作者发现 VASER 超声吸脂设备对前颈和下颌线非常有效，该设备操作非常精确，可以准确地去除脂肪。若计划矫正前部颈阔肌条索，应在 CSR 提升术前进行。

一般情况下，作者会使用含有 1∶500 000 肾上腺素的湿性吸脂肿胀液注射到 CSR 的颈部和需要先处理的一侧面部，这样有利于解剖。在二次或第三次除皱术修复的案例中，肿胀液的使用有助于为先前手术的组织创建准确的手术平面。虽然并未每个患者都需要行颏下吸脂术，但肿胀液和 VASER 的结合有助于这一区域的解剖，并有助于触及颈阔肌条索和颈阔肌下脂肪。

接下来，继续作除皱和组织瓣提升的切口。切口完成后，将注意力转移到 CSR 提升术的颈部和颊部线环。作者使用 0 或 1-PDO 带刺缝线（Angiotech，Surgical Specialties Corporation，Braintree，MA）或 0 Stratafix PDS 带刺（透明）（Ethicon，Somerville，NJ）于耳前大约 1cm 处颞肌筋膜中的一个牢固的固定点进行固定。两环放置好之后，再决定中面部是否需要放置第三个线环。该环的固定点位于距外眦外侧约 1.5cm 处的上颌骨骨膜上。

将缝线环，尤其是颈环，放置在下颌角下的颈阔肌中非常重要。由 Tonnard 和 Verpaele 所描述的早期的 MACS 提升术存在较高的颈部松弛复发倾向，很可能是由于颈阔肌的接合不良所致。目前可利用带倒刺缝线、下颌角下的前部剥离和乳突筋膜中的次级固定点（在耳甲后面）来克服。第一个颈部线环固定妥善后，接下来继续第二个颊部线环，固定点处无需剪断缝线。该方法有助于使颞肌区域缝合材料的用量保持在最低水平。双向带刺缝线也可用于颈阔肌和颊环的颅部悬吊。多余的带刺缝线可以蛇形迂回的方式置于面颊区域，以抚平组织聚拢的区域。

眼睑手术在 CSR 提升术结束时进行，因为在缝线环放置后可能会有大量的垂直方向的皮肤聚集。

如何处理组织聚拢的提示

取决于涉及的组织量，可能需要用剪刀处理，并用 4-0 Vicryl（薇乔）缝线抚平褶皱。在皮瓣下小的皮肤凹陷需要剪刀修整才能将其释放。其他处理聚拢组织的方法是使用多余的带刺缝线，以蛇形迂回的方式来平整聚拢的组织（非常有效）。

初步闭合切口

CSR 提升术中赘余的皮肤可通过垂直向操作解决。在对深层的关于对称的张力、聚拢组织的处理和止血方面的处理满意后,需花费时间慢慢处理皮瓣。如果医生将皮瓣拉向错误的方向(水平方向),就会成为垂直矢量提拉的拥护者。因为医生很快就会意识到,对于轻度 / 中度面部松弛的患者,与垂直向操作相比,皮瓣上的水平牵拉需要作耳后切口。其他需要广泛收紧颈部的患者将需要一个"传统除皱术"切口。

切除皮肤是为了避免切口处皮肤张力。这对于获得良好的术后瘢痕至关重要。提升的皮肤的切除为了反馈开始时所做的耳前切口。幸运的是,由于局部解剖上的"固定点",鬓角处和耳屏区域不会移动,这有助于闭合切口。面部皮瓣无张力在切口闭合过程中非常重要。耳屏处推进组织需用剪刀对皮瓣进行脱脂以符合耳屏外观。

实施短瘢痕入路的 CSR 提升术时,可能会面临松弛皮肤量过大,导致皮肤在耳前区聚集的问题。在这种情况下,可以将松弛组织插入到耳后背面。记住,这样做的代价是要进行更多的解剖和皮肤转移来完成切口闭合。如果不得不在闭合切口时留下一些条束,则务必将其放在耳垂的后面而不是前面。

闭合皮肤切口

Tonnard 和 Verpaele 在耳垂区域放置引流管。作者更倾向于使用 5u/ml 的纤维蛋白胶(Artiss,Baxter Healthcare,Deerfield,IL)来代替引流。作者发现纤维蛋白胶可减少术后瘀斑,如果在切口喷洒过量的纤维蛋白胶,则可能会造成愈合不良。作者发现,对 CSR 提升术的两侧切口而言,2ml 的纤维蛋白胶便足够(每侧使用少于 1ml)。

如前所述,皮肤闭合应在无张力的情况下进行。真皮下可使用一些 5-0 Monocryl(单乔)(Ethicon,Somerville,NJ)缝线来对合切口,在皮肤(水平褥式缝合)中使用 5-0 和 6-0 普理灵(Prolene,Ethicon,Somerville,NJ)。也可以使用一些 5-0 快速吸收的肠缝线(Ethicon,Somerville,NJ)。在关闭切口阶段若可能临时使用丝线缝合,则务必去除所有该类缝线。

眼、眉手术

完成 CSR 提升术后再做眼睑手术。大量皮肤由中面部线环被提拉聚集到眼眶,在许多情况下,下眼睑成形术是必要的。眉部手术,无论是颞侧提升术、经眼睑入路的皱眉肌切除术还是内窥镜下眉部手术,都可以与 CSR 提升术同期进行。

敷料和术后护理

术后只需要简单的敷料包扎即可。作者使用硅胶支撑的泡沫敷料,该泡沫敷料用于颈前的吸脂术后,以减少颈部吸脂术后和前颈阔肌术后的颈部皮肤皱纹。在内镜下提眉术后,也可使用泡沫敷料以减轻额头肿胀。

通常情况下,患者接受 CSR 提升术后的恢复速度比"传统"除皱术更快。大多数情况下,肿胀可在 10~14 天内消退,面部"紧绷感"会在 4 周内消退。

关于 CSR 提升术的附加评论

CSR 提升术代表了一种非常灵活的面部年轻化方法。它可以提供非常自然的效果,而不会造成不适的牵拉感、面部变平以及暴露手术痕迹。这种方法还可以解决中面部松弛,并重新定位中面部脂肪。重要的是要避免颈部的广泛剥离,因为这会将皮肤与其在颈阔肌筋膜下的解剖学附着分离,从而导致颈部皮肤松弛。

CSR 提升术的另一个显著优势在于,如果外科医生认为自己使用 CSR 提升技术无法获得满意的结果,则可随时取消,并在 SMAS 解剖和耳后切口下转换回传统的术式。或者,缝线环可以保持在适当的位置,使用传统方法将皮肤重新提拉。

当一名外科医生完成了前 10 例 CSR 提升术之后,便会熟练运用手术技术,并会懂得如何处理该术式的细微差别,而对 CSR 短瘢痕除皱术及其相关技术则会感到不适应。

面部年轻化手术或治疗仍在被不断创新和精细化。得益于 Patrick Tonnard 与 Alex Verpaele 的工作,医学界发现了一种新的方法,通过创新性地使用缝线环而非对面部结构进行手术分层,将脂肪和更深层组织重新定位到年轻面部的自然固定点。其他可供考虑的技术还包括单独进行的颈部提拉和在眶周区域创新性地使用透明质酸填充剂或自体脂肪微粒移植。

CRS 提升术疑难解答

在发展个人的 CSR 提升术技巧的过程中,医生肯定会遇到一些特殊情况,如某些技术不起作用、疑似出现问题或感觉不到表皮下组织的提拉等。

框 6.4.1 列出了一些情况和建议的解决方案。

框 6.4.1　疑难解答

问题：颈部线环从组织中脱出

解决方法：再次将颈部线环置于颈阔肌筋膜内——强调使用正确的技术在下颌角下进行更多的颈前剥离，以显露更多的颈阔肌。在乳突筋膜上用带刺缝线做次级固定点，可以有效避免缝线被拉出。

问题：颊部线环已放置，但收紧时不产生提拉

解决方法：放置的线环太大，使其位于与骨骼有黏附区（非移动 SMAS）的组织上，例如上颌骨。此时需将线环更换到正确的位置。

问题：中面部线环未能提升中面部

解决方法：寻找可移动的中面部组织，并再次放置线环。

问题：大量下眼睑皮肤被向上推进

解决方法：考虑到 CSR 提升术的垂直属性，眼睑皮肤被迫上推，需行下眼睑成形术。简单的眼睑成形术即可解决皮肤过剩的问题。

问题：赘余皮肤过多，不适合行短瘢痕面部提升术

解决方法：您可能需要考虑延长耳后切口以解决皮肤过多的问题。尽管 MACS 提升术最开始被预想为"小瘢痕"面部提升术，考虑 CSR 提升术中颅部悬吊部分起主要提拉作用，切口选择由外科医生决定。

问题：担心颈部松弛复发

解决方法：颈部处理，无论在处理颈阔肌条索还是组织松弛方面，都需要一个全面的方法。这既包括条索离断的开放式前颈阔肌成形术的可能性，也包括采用带刺缝线在乳突筋膜或 Lore 筋膜中做次级固定点的考虑。

问题：超出解剖区域外的皮肤凹陷

解决方法：用剪刀以垂直铺展的运动方式来舒展导致凹皮肤陷的条索。如果在注射肿胀液或局部麻醉区域的边缘，要注意此类操作可能会导致出血。

问题：颊部线环系好后组织聚拢难以矫正

解决方法：颊部线环收拉过紧或直径过小将会产生组织团聚，对抗叠瓦状排列。此时应更换颊部线环，但不要太紧。此外，如果皮肤上有明显的小酒窝，用剪刀剪一下也很有帮助。叠瓦状缝合可以控制皮瓣下所有区域的皮肤丰满度，以改善轮廓。CSR 提升术的"艺术"要求根据需要解决此类问题，以实现最佳手术效果。使用带刺缝线以蛇形迂回的方式缝合确实有助于实现面颊或胸锁乳突肌前区域组织的平滑。

问题：第二次除皱时如何应用 CSR 技术

解决方法：CSR 提升术的额外选择是利用缝线环作面部结构颅部悬吊的"提升引擎"和上提松弛的皮肤；如果皮肤赘余过多，有需要时可采用传统的耳后入路。这在二次除皱术中 SMAS 下剥离具有挑战性和危险性的情况下也很有效。也可考虑使用规格相似的单向或双向带刺缝线缝合。在颈部松弛的情况下，可考虑在 Lore 筋膜或乳突筋膜上增加固定点。一般情况下，二次除皱术应采用鬓角切口，以避免鬓角的缩窄或消失。最有可能的情况是出现颈部松弛，需行耳后切口及剥离。

总结

　　MACS 提升术是一种非常适合中、下面部提升的技术。在没有深层组织解剖危险的情况下，通过有策略的布置缝线，重新定位深层组织。垂直矢量确保许多患者受益于小瘢痕入路，恢复更快。这项技术的患者适用面较广，并且能够被大多数愿意学习新技术的外科医生所掌握。本章作者主要介绍了最初的 MACS 提升原则，并在此基础上进行了改良，以改善手术效果。

参考文献

1. Tonnard P, Verpaele A, Monstrey S, et al. Minimal access cranial suspension lift: a modified S-lift. *Plast Reconstr Surg.* 2002;109:2074–2086.
2. Tonnard P, Verpaele A. *The MACS-lift short-scar rhytidectomy*. St Louis, MO: Quality Medical Publishing; 2004.
3. Tonnard P, Verpaele A, Gaia S. Optimising results from minimal access cranial suspension lifting (MACS-lift). *Aesthetic Plast Surg.* 2005;29:213–220.
4. Tonnard P, Verpaele A. *Short scar face lift, operative strategies and techniques*. St Louis, MO: Quality Medical Publishing; 2007.
5. Aston S, Steinbrech D, Walden J. MACS facelift. In: Tonnard P, ed. *Aesthetic Plastic Surgery*. Philadelphia, PA: Saunders Elsevier; 2009:137–149.
6. Labbé D, Franco R, Nicolas J. Platysma suspension and platysmaplasty during neck lift: anatomical study and analysis of 30 cases. *Plast Reconstr Surg.* 2006;117:2001–2007.
7. Mendelson B, Muzaffar AR, Adams WP Jr. Surgical anatomy of the midcheek and malar mounds. *Plast Reconstr Surg.* 2002;110:885–896.
8. Besins T. The "R.A.R.E." technique (reverse and repositioning effect): the renaissance of the aging face and neck. *Aesthetic Plast Surg.* 2004;28:127–142.
9. Rohrich RJ, Pessa JE. The fat compartments of the face. *Plast Reconstr Surg.* 2007;119:2219–2227.
10. Gardetto A, Dabernig J, Rainer C, et al. Does a superficial musculoaponeurotic system exist in the face and neck? An anatomical study by the tissue plastination technique. *Plast Reconstr Surg.* 2003;111:673–675.
11. Mazza E, Papes O, Rubin MB, et al. Simulation of the aging face. *J Biomech Eng.* 2007;129:619–623.
12. Barbarino G, Jabareen M, Trzewik J, et al. *Biomedical Simulation: Physically Based Finite Element Model of the Face*. Berlin: Springer-Verlag; 2008:1–10.
13. Barbarino G, Jabareen M, Trzewik J, et al. Development and validation of a three-dimensional finite element model of the face. *J Biomech Eng.* 2009;131:1–10.

面部提升术：外侧 SMAS 切除面部提升术

Daniel C. Baker，Steven M. Levine

概要

- 该手术无需传统的浅表肌腱膜系统（superficial muscular aponeurotic system，SMAS）瓣提升，因此出现浅筋膜撕裂的情况较少。
- 因大部分深层解剖位于腮腺表面上方，故面神经损伤的可能性较低。
- 由于没有提升 SMAS 瓣，其缝合线固定地更牢固，降低了术后组织开裂和轮廓故态复萌的可能性。
- SMAS 切除术并不适用于每一位患者。面部瘦削且皮下脂肪极少的患者应行简单的折叠术或叠加术。

作者的个人体会

多年来，作者听过专家组的讨论和演讲，并阅读了关于"超 SMAS""深平面""骨膜下"和其他各种探讨除皱术的文章。在寻找更好的面部提升术的过程中，这些具有开拓精神的外科医生展示了精湛的解剖学研究、漂亮的插图和质量极高的照片。他们的演讲条理清晰，具有很强的启发性和吸引力。

作者一直认为自己是一个大胆而有进取心的外科医生，这些新的、更深层次的解剖对作者本人非常有吸引力。但作者却不愿意尝试这些技术，也一直在问自己个中缘由。很有可能的解释是作者不相信这些手术效果会优于标准的 SMAS-颈阔肌技术。更重要的是，作者还不认为该术式带来的"收益"权重超过其增加的发病率和风险，尤其是对面神经的影响。

有关深度解剖和骨膜下除皱术的报告让人回想起 1976 年至 1980 年间的那段时间，当时几乎所有的专家和相关课程都在提倡完全的颈阔肌处置及获取大量的颈阔肌瓣。作为一名刚刚完成住院医师培训的整形外科医生，作者对此印象深刻，并成为一名信徒和皈依者，认为在除皱术中获得"最佳效果"的唯一方法就是使用这些技术。然而，在这些技术大多数被放弃之前的许多年里，术后患者的抱怨、并发症及过度解剖颈部产生的问题扑面而来。因此作者担心实施深平面除皱技术是否会引发类似的演变。

21 世纪以来，消费者偏爱微创和非手术技术类整形美容，如填充物、肉毒毒素、内镜和小切口美容手术。微创手术的优势很明显：创伤更小、出血更少、随之的疼痛可能更少、愈合更快、瘢痕更少。然而，小切口除皱术的最主要优点是保留了后方的发际线，避免了耳后瘢痕，这对头发向上或向后卷的女性尤为重要。这是对女性友好的面部提升术。

任何实施除皱术的外科医生的主要目标都应该是采用一种技术，以最低的风险、最少的并发症、最低的发病率和快速的术后恢复，提供始终如一的良好效果。

作者的目的不是诋毁这些深度解剖技术，也不是要抹杀创新性手术的光辉。正是他们的研究，使得人们对面部解剖学、肌肉功能和人类表情获得了更全面、更清晰的认识。作者确信，这些技术的一些方面将被很多整形外科医生所采用。但仍有一些问题有待解答：①这些新技术的适应证是什么？②风险和并发症有多大？最重要的是，③常规使用这些技术的收益是否明显大于其带来的风险？

与传统的 SMAS 提升术相比，外侧 SMAS 切除术有以下几个优势。首先，由于该术式不需要传统的 SMAS 瓣提升，因此对浅筋膜的撕裂担忧较少。其次，面神经损伤的可能性较低，因为大多数深层解剖都在腮腺表面上方。如果在腮腺前行 SMAS 切除术，只要准确切开浅筋膜不侵及深筋膜，深筋膜同样会为面神经分支提供保护。最后，由于 SMAS 瓣并未被提升，它们可更牢固地固定缝线，降低了术后组织和轮廓故态复萌的可能性。

当然，其他的除皱技术也可以产生很好的效果。每个外科医生都必须采用最适合其患者的技术。理想情况下，该技术应该是安全、连贯，可反复操作的，并适用于各种解剖学问题。外科医生还必须具有创造性，以吸收并改进他人的技术，满足每个患者的需求和愿望。目前，外侧 SMAS 切除术可满足大多数患者的需求。将来，随着内镜检查和固定技术的进步，作者将寻求改进并进一步提升作者本人现在采用的除皱技术。

必须强调的是，并非每一次除皱术中都使用 SMAS 切除术。面部瘦削和皮下脂肪极少的患者可接受简单的折叠术或叠加术。

历史回顾

作者的第一次除皱术经历是在 20 世纪 70 年代末的住院医师期间。当时的操作重点是随颈阔肌完全离断而进行广泛的颈部减脂，折叠内侧边缘，并向外侧牵拉。然而，患者术后的抱怨、并发症和颈部过度手术促使了这项技术的革新。随着 20 世纪 80 年代吸脂术的出现，作者发现利用吸脂结合强有力的外侧颈阔肌缝合，在许多患者中可获得极好的颈部轮廓。

当 SMAS 解剖在 1976 年首次广泛普及时，包括对直接位于腮腺表面的外侧 SMAS 的解剖已成为一种时尚。作者最初从 20 世纪 70 年代末开始使用这种形式的 SMAS 解剖，直至 80 年代中期，但总体而言，对简单提升和收紧外侧表浅筋膜的治疗效果感到失望。具体而言，无论是否进行外侧 SMAS 解剖，总体面部轮廓都未产生太大差别。

随着 SMAS 解剖经验的不断积累，作者认为，为了使浅筋膜在面部提升术中产生有效的轮廓变化，有必要提升腮腺前的 SMAS 已变得很明显。然而，更广泛的 SMAS 解剖使面神经分支受损的可能性增大。作者还注意到，表浅筋膜在向更前方解剖时会变薄，使得 SMAS 容易撕裂。SMAS 剥离不是作为一个连续的筋膜片被提升，而是其内部若干撕裂的筋膜片被提升，这是保持面部轮廓的不良基材。基于这些原因，作者认为，大多数患者无须进行广泛的 SMAS 剥离，而且与 SMAS 折叠术相比，其长期收益不大。

1992 年，Baker 医生意识到，将表浅筋膜合理提升的另一种选择是"外侧 SMAS 切除术"，即在覆盖腮腺前缘并延伸到外眦角的区域直接切除一条 SMAS。切除该区域的表浅筋膜可将活动的 SMAS 前部固定在腮腺表面的表浅筋膜固定部分。SMAS 切除的方向是一定的，使得 SMAS 闭合后的提升方向垂于鼻唇沟，这不仅改善了鼻唇沟，还改善了下颌和下颌轮廓。2001 年，这项技术进一步发展并改进为小切口除皱术（小瘢痕面部提升术）。

手术技术

麻醉

几乎所有的面部提升手术都是在丙泊酚静脉镇静监测的情况下进行的。患者术前 30 分钟口服可乐定 0.1~0.2mg

控制血压。面部和颈部采用 22 号腰麻针进行局部浸润麻醉，局麻药物为 0.5% 利多卡因和 1∶200 000 肾上腺素混配。在刷洗消毒之前先行面部局麻药物注射，以提供必要的 10 分钟让麻药发挥其血管收缩的作用。

切口

当预计颞部发际线偏移很少时，首选位于颞部毛发内的切口。这个切口通常需要在颞侧鬓角下耳轮脚上方水平切除一块三角形皮肤。谨记该切口会造成自然发际线的移位。如果预计移位很少或发际线较低时，这种方法是可行的。

然而，当预期会有大量皮肤移位（通常小切口除皱术的提升更垂直）或外眦与颞部发际线之间的距离大于 5cm 时，作者倾向于在颞部发际线内几毫米处作切口（图 6.5.1~图 6.5.3）。虽然这是一种折中，但女性患者永远无法接受颞部发际线的后移。若切口处理得当，这些瘢痕会愈合良好，很容易掩盖。唯一的例外可能是肤色较深的患者，愈合后的瘢痕为一条与肤色反差较大的白线。颞部发际线切口应与毛囊平行，且不高于额颞部发际线。

颞部发际线切口允许面部皮瓣能被较垂直地提升，这在小瘢痕除皱术中通常是必需的。此切口还适用于既往面部提升术致发际线后移和毛发纤细稀疏的发际线。

耳前切口的选择由外科医生决定。若处理得当，所有切口均可愈合良好且不易察觉。作者通常倾向于耳轮前的弧形切口，并在自然皮褶中下行至耳屏前方。该切口保留了薄嫩、苍白、无毛的耳屏皮肤，与通常粗糙浑厚、色泽较暗带有汗毛的面颊皮肤形成界限。对于面颊与耳屏皮肤肤色相近以及耳屏软骨不尖锐或不突出的患者，作者会行耳屏内侧切口。这些切口选择都能产生良好的手术效果。重要的是要认识到，没有一种切口模式是对所有患者都有效的，根据每个患者的解剖结构制定个体化的切口很重要。与往常一样，必须进行无张力缝合，且覆盖在耳屏上的皮肤应减脂至真皮。

在小切口除皱术中，尽量于耳垂底部结束切口。这在年轻患者中通常可以实现，但有时需要做一个短的耳后切口，以矫正面部组织瓣旋转后产生的猫耳畸形。

皮瓣提升

所有皮瓣的剥离均在直视下进行（用剪刀剥离），以最大限度地减少对真皮下神经丛的损伤，并保留皮瓣下表面的一层重要的皮下脂肪（见图 6.5.2）。作者通常在颞区作一些皮下剥离，以使皮肤更好地上提（作者认为脱发的主要原因是组织张力，而不是因浅表剥离）。必须仔细进行颞区皮下解剖，避免穿透保护面神经额支的颞浅筋膜。分离眼轮匝肌和皮肤之间的所有真皮附着至外眦。

剥离延伸过颧骨以释放颧韧带，在距鼻唇沟几厘米处停止剥离。作者认为，进一步剥离毫无益处，反而导致出血增加。颊部剥离释放咬肌皮肤韧带，如有需要，同样释放下颌韧带。

皮下剥离继续延伸覆盖下颌角与胸锁乳突肌直至颈部

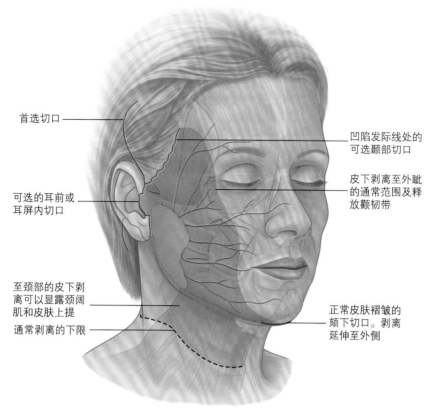

首选切口

凹陷发际线处的可选颞部切口

皮下剥离至外眦的通常范围及释放颧韧带

可选的耳前或耳屏内切口

至颈部的皮下剥离可以显露颈阔肌和皮肤上提

通常剥离的下限

正常皮肤褶皱的颏下切口。剥离延伸至外侧

图 6.5.1　外侧 SMAS 切除解剖。颞部发际线切口允许面部皮瓣能被较垂直地提升,这在小瘢痕除皱术中通常是必需的。皮下剥离延伸过颧骨以释放颧韧带,于距鼻唇沟几厘米处停止剥离。SMAS 切除是在沿着腮腺前缘的区域内从颧突外侧到下颌角的切线处进行的。宽度取决于组织的松弛程度和期望达到的提升效果。提拉方向垂直于鼻唇沟。颈阔肌皮瓣被提升并固定在乳突骨膜上

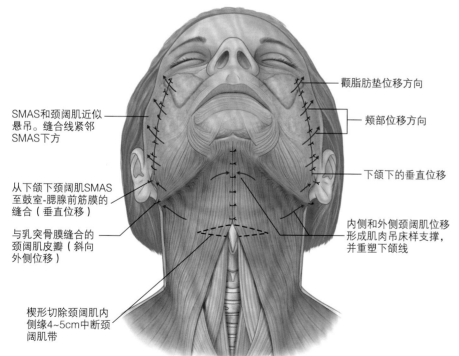

SMAS和颈阔肌近似悬吊。缝合线紧邻SMAS下方

从下颌下颈阔肌SMAS至鼓室-腮腺前筋膜的缝合(垂直位移)

与乳突骨膜缝合的颈阔肌皮瓣(斜向外侧位移)

楔形切除颈阔肌内侧缘4~5cm中断颈阔肌带

颧脂肪垫位移方向

颊部位移方向

下颌下的垂直位移

内侧和外侧颈阔肌位移形成肌肉吊床样支撑,并重塑下颌线

图 6.5.2　外侧 SMAS 切除术的切口和剥离区域。采用颞部发际线切口可以使面部皮瓣较垂直地被提升。在耳轮前作弧形切口,并于自然的皮褶中向下走行至耳屏前。皮下剥离延伸过颧骨以释放颧韧带,于距鼻唇沟几厘米处停止剥离。皮下剥离继续延伸覆盖下颌角与胸锁乳突肌的直至颈部 5~6cm 处,以此暴露颈阔肌的后半部分。如果已做颏下切口,可通过该切口连接面部和侧颈部的剥离,直至颏下剥离

5~6cm 处,以此暴露颈阔肌的后半部分。如果已做颏下切口,可通过该切口连接面部和侧颈部的剥离,直至颏下剥离。

去除颈部和下颌脂肪

只要条件允许,作者更倾向用闭式负压吸脂术处理颈部和下颌部的脂肪。作者使用 2.4mm 的 Mercedes 尖端套管针,使其在皮下间隙保持连续稳定的运动,并尽量在颈部皮肤的下表面留一层皮下脂肪。如行下颌吸脂,要尽量保守处理。

作者很少抽吸或切除颈阔肌下的脂肪,原因如下:①面神经走行于颈阔肌下方,②任何有明显颈阔肌下脂肪的患者都可能有一张肥胖的圆脸,所以切除颈阔肌下脂肪可能会造成过度手术的外观。

吸脂术通常在提升皮瓣之前进行。在吸脂时,注意不要过度抽吸 SMAS- 颈阔肌部分,因为 SMAS- 颈阔肌将会随着外侧 SMAS 切除术而被提升到下颌以上。最好的做法是在手术开始时进行吸脂,这样总能在手术结束时去除更多的脂肪。

靠近颈阔肌内侧作颏下切口

对于许多患者而言,采用闭合负压吸脂术和强效外侧颈阔肌提拉可以获得很好的效果。然而,对于小瘢痕除皱术而言,进入颈阔肌的路径受限,且外侧位移也发生了变化。因此,在这些以及活动时有明显活跃颈阔肌带的患者中,颈阔肌内侧的拉拢缝合提供了另外一个位移向量,以加强颏颈部轮廓(图 6.5.4)。

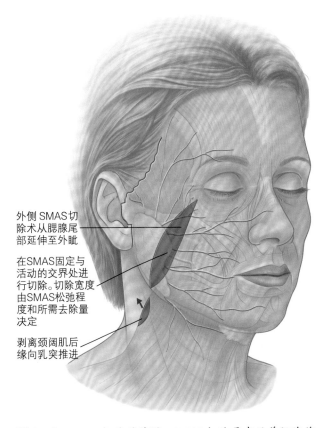

外侧 SMAS 切除术从腮腺尾部延伸至外眦

在SMAS固定与活动的交界处进行切除。切除宽度由SMAS松弛程度和所需去除量决定

剥离颈阔肌后缘向乳突推进

图 6.5.3　SMAS 切除的范围。SMAS 切除是在沿着腮腺前缘的区域内从颧突外侧到下颌角的切线处进行的。与外侧 SMAS 切除相连续的是切除覆盖腮腺尾部上和胸锁乳突肌前缘的数厘米长的颈阔肌后部

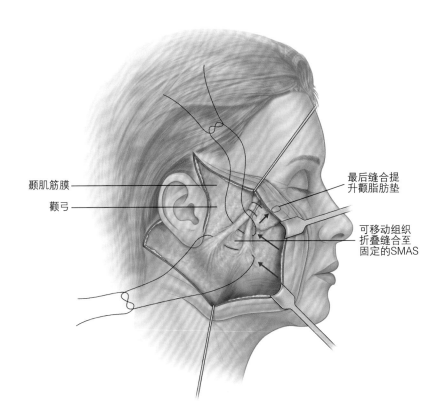

颞肌筋膜

颧弓

最后缝合提升颧脂肪垫

可移动组织折叠缝合至固定的SMAS

图 6.5.4　颈阔肌内侧拉拢缝合。在颈部过伸的状态下,通过颏下切口下进行皮下解剖。剥离范围通常至甲状软骨水平和下颌角。然后进行闭合负压吸脂术。颈阔肌内侧缘被上提数厘米。为了打破颈阔肌带的连续性,在舌骨水平切除一块楔形肌肉。然后将肌肉的内侧缘缝合

颏下切口可在颏下褶皱处或颏下正前方。在颈部过度伸展的情况下进行皮下解剖,剥离范围通常至甲状软骨水平和下颌角。然后在直视下用一个大的单孔套管针进行闭合负压吸脂。必要时可直接切除脂肪,但为避免凹陷,很少切除颈阔肌下脂肪。

确定颈阔肌的内侧边界,并将其提升数厘米。为了打破颈阔肌带的连续性,在舌骨水平切除一块楔形肌肉。然后用4-0 PDS(Ethicon, Inc., Somerville, NJ)间断埋线法将肌肉的内侧缘缝合。

颏下切口保持开放,以便在与面部剥离连通并完成外侧 SMAS 切除术后,进行最终止血和轮廓重塑。

包含颈阔肌切除的外侧 SMAS 切除术

SMAS 切除术的轮廓标记是从颧突外侧到下颌角的切线处,基本上是在沿着腮腺前缘的区域内(见图 6.5.1 和图 6.5.3)。在大多数患者中,这涉及一条从颧突外侧向腮腺尾部延伸的切除线。通常根据 SMAS 颈阔肌松弛程度,切除 2~3cm 的浅筋膜。

在 SMAS 切除术中,作者倾向于在腮腺尾部区域找到浅筋膜,以可控的方式由下往上延伸切除范围。在进行 SMAS 切除时,重要的是要将解剖限定在深筋膜的浅层,避免解剖入腮腺实质。请注意,腮腺的大小因人而异;因此,对其下潜在的面神经分支的保护程度也会有所不同。尽管如此,只要进行面深筋膜浅层的解剖,确保只切除浅筋膜,那么面神经损伤和腮腺损伤都是可以避免的。实质上,这通常是人们提升 SMAS 瓣的解剖平面,同时也是浅筋膜切除的解剖平面。

与外侧 SMAS 切除相连续的是切除覆盖腮腺尾部上和胸锁乳突肌前缘的数厘米长的颈阔肌后部。该区域的面神经不会被损伤。

位移方向

多角度提拉可实现颈前、颏颈角、下颌和鼻唇沟的矫正。第一个关键缝线在下颌角处提拉颈阔肌,并将其向后上方推进,用 2-0 Maxon(United States Surgical Corp., Norwalk, CT)缝线将其固定在固定的 SMAS 外侧(图 6.5.3~ 图 6.5.5),用以提升颈部颈阔肌和颈部皮肤。

采用 3-0 PDS 间断埋线封闭 SMAS 切除术,将固定的 SMAS 外侧均匀地缝合到更具移动性的浅筋膜前(见图 6.5.5)。提拉方向垂直于鼻唇沟。最后一次缝合时提拉颧脂肪垫,将其固定在颧筋膜上。安全有效的固定非常重要,以防止面部轮廓术后的组织开裂和故态复萌。

如果使用坚固的单丝缝线,如 PDS 或 Maxon,应将缝线埋在组织里,并修剪末端尖锐的线结。沿缝线上的任何 SMAS 或不规则脂肪的最终轮廓修整都用剪刀完成。也可在胸骨下颌角凹槽处修整脂肪,通过吸脂术完成最终塑形。

在颈部,颈阔肌外侧皮瓣在下颌缘下方区域构建。颈阔肌外侧皮瓣提升后,利用 2-0 Maxon 缝合线八字缝合,将颈阔肌固定在乳突骨膜上,以界定下颌线并改善下颌下区域的轮廓。这是作者自 1992 年 7 月以来实施的基本除皱术操作。

闭合皮肤切口,处理颞部和耳垂处的"猫耳"

在 SMAS 和颈阔肌拉拢缝合后,由于下方 SMAS 的拉力,皮下剥离范围前可能会出现一些皮肤条索。这种现象也可在颧脂肪垫提升后的下睑处看到。为了释放这些条索,以便上提皮肤,进一步的皮下剥离很重要。

第一个关键的皮肤缝合使面部组织瓣垂直向后旋转以提升中面部、下颌和下颌下皮肤。缝线固定在耳轮上方的组织嵌入水平。作者倾向于采用 3-0 PDS 埋线法连带皮瓣上大面积真皮缝合,穿过颞筋膜。在最小到中等的张力下闭合切口。可用缝合钉闭合头皮上的任何切口。为了保留发际线,通常在鬓角水平切除一块楔形皮肤。如果已做发际线前切口,作者倾向用 4-0 PDS 缝线(Ethicon, Inc., Somerville, NJ)埋线闭合皮下切口,5-0 尼龙缝线缝合皮肤。闭合切口时需要花费额外的时间和精力,以消除任何可产生"猫耳"的可能,尽量减少瘢痕。修剪面部皮瓣上的赘余皮肤,使得耳

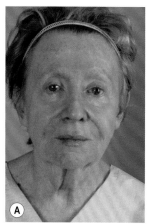
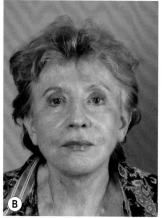
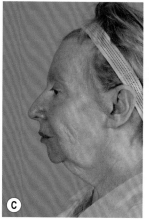
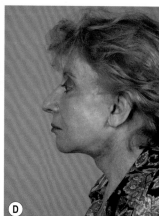

图 6.5.5 外侧 SMAS 切除术前(A 和 C)和术后 1 年(B 和 D)的患者照片

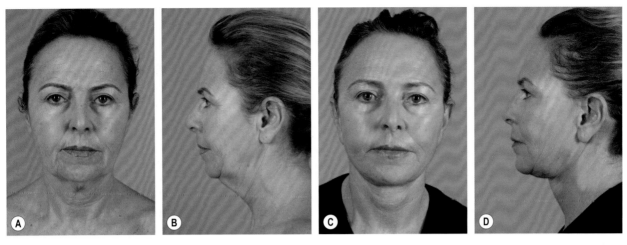

图 6.5.6　外侧 SMAS 切除术、口周磨皮术、面部增强荧光晶体技术（AFT）治疗和假体隆颏的术前（A 和 C）和术后 2 年视图（B 和 D）

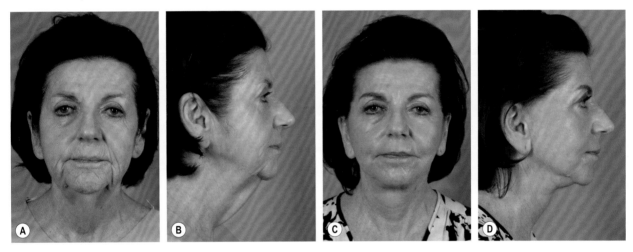

图 6.5.7　外侧 SMAS 切除术，面部增强荧光晶体技术（AFT）治疗和口周磨皮术的术前（A 和 C）和术后 1 年视图（B 和 D）

前闭合切口零张力。切口边缘应在没有缝合时就可以紧密对合。

在小瘢痕除皱术中，耳垂的修整必须是无张力的，以 4-0 PDS 缝线将皮瓣缝合并掩藏与耳垂下，缝合时连带小部分耳垂真皮，颊部皮瓣真皮及耳甲软骨膜，将张力降到最低。耳垂后面可能会出现的小"猫耳"，也较容易地被修整并于耳后沟内裁剪成一个小切口。闭合负压引流管通常于耳后沟单独作针刺孔引出。图 6.5.6 和图 6.5.7 是患者外侧 SMAS 切除术术前和术后的代表性照片。

术后护理

术后 48 小时内连续监测血压，以避免出现收缩期峰值和潜在的出血。控制血压升高是减少血肿形成的关键。

术区通常采用负压引流，并用柔软的头部敷料覆盖皮瓣和切口。虽然引流不能阻止血肿扩大，但可以用这种方式清除血性液体。在术后第七天和第十天分步拆除缝线。

当早期发现大的血肿时，通常采取床旁镇静、血压控制和冲洗即可成功处理。女性的血肿总体发病率约为 1.5%，男性为 4%。

并发症

表 6.5.1 总结了这项技术的并发症，与其他标准的面部提升术基本一致。术后虽严格监测控制血压，但血肿率仍为 1.5%。最常见的问题是耳垂和颞部发际线瘢痕的小修复。少数情况下，患者会需要二次提拉，但作者会要求所有患者在考虑任何修复之前，需经过 1 年的愈合恢复期。作者的目标是将修复的发生率控制在 5% 以内。当超过此数值时，需重新评估该技术。

表 6.5.1　3 500 例外侧 SMAS 切除术相关的并发症

并发症	发生率 /%
血肿（女 / 男）	1.5/4.0
面神经受损	0.1*
耳垂瘢痕修复	2.0
皮肤脱落坏死	2.0
耳后和颞部瘢痕修复	2.0
感染	1.0
1 年后呈现"微提拉"	2.0

* 均在 6 个月内恢复。

延伸阅读

Baker DC, Aston SJ, Guy CL, et al. The male rhytidectomy. *Plast Reconstr Surg.* 1977;60:514–522.

Baker DC. Anatomy and injuries of the facial nerve in cervicofacial rhytidectomy. In: Kaye BL, Gradinger GP, eds. *Symposium on Problems and Complications in Aesthetic Plastic Surgery of the Face.* St. Louis, MO: CV Mosby; 1984.

Baker DC. Deep dissection rhytidectomy: a plea for caution. *Plast Reconstr Surg.* 1994;93:1498–1499.

Baker DC. Lateral SMASectomy. *Plast Reconstr Surg.* 1997;100:509–513.

Baker DC. Rhytidectomy with lateral SMASectomy. *Facial Plast Surg.* 2000;16:209–213.

Baker DC. Minimal incision rhytidectomy (short scar facelift) with lateral SMASectomy: evolution and application. *Aesthet Surg J.* 2001;21:68–79.

Baker DC, Chiu ES. Bedside treatment of early acute rhytidectomy hematomas. *Plast Reconstr Surg.* 2005;115:2119–2222.

Baker DC, Conley J. Avoiding facial nerve injuries in rhytidectomy. Anatomical variations and pitfalls. *Plast Reconstr Surg.* 1979;64:781–795.

Baker DC, Rees TD. Complications of cosmetic facial surgery. In: Lewis JR, ed. *Aesthetic Plastic Surgery.* Boston, MA: Little, Brown & Co.; 1989.

Baker DC, Stefani WA, Chiu ES. Reducing the incidence of hematomas requiring surgical evacuation following male rhytidectomy: a thirty year review of 985 cases. *Plast Reconstr Surg.* 2005;116:1973–1985.

面部提升术：扩展 SMAS 技术在面部年轻化手术中的应用

James M. Stuzin

概要

- 人类面部老化与面部浅筋膜和深筋膜间的解剖关系变化有关，许多典型的面部衰老特征也随之展现。

- 在重塑面部浅筋膜和颈阔肌轮廓时，提升技术的控制可以获得更持久美观的效果。

- 实施双层浅表肌腱膜系统（superficial muscular aponeurotic system，SMAS）型面部提升术需要外科医生的全身心投入，不仅要了解面部软组织解剖，还要有精确的手术技巧。

- 双层 SMAS 型面部提升术一般历时较长，需要精确地提升皮瓣以及解剖 SMAS。

- 由于每个患者皮下脂肪和 SMAS 的厚度存在差异，要获得手术的一致性或连贯的手术操作非常具有挑战性。

- 精准的解剖剥离，安全固定 SMAS 和颈阔肌，对维持预期的术后轮廓至关重要。

- 小心植入皮瓣后充分止血，以最大程度减少术后瘢痕的产生，并确保术后快速恢复。

- 扩展 SMAS 技术的最大优势在于其美学多样性，外科医生可以根据患者的美学需求制定适合的手术轮廓方案。

简介

　　面部年轻化手术已经成为美国最常见的外科手术之一。面部提升术最初作为一种紧致皮肤手术，在 20 世纪 90 年代初出现，其技术在过去的 25 年里日臻成熟。这一发展趋势与面部软组织解剖的科学研究直接相关，从而让人们更好地理解面部解剖随着年龄增长而发生的变化。在过去 30 年，利用各种手术技术手段，以重建与衰老相关的解剖变化为共同目标的相关手术大量涌现。

　　随着时间推移，公众对整形的概念和审美观念也发生了类似的变化。最初，患者和外科医生都仅专注于面部衰老

导致的皮肤松弛，试图收紧松弛的皮肤而不是提升面部轮廓。因此，术语"面部提升术"（与"面部整形术"相对）是一个物理术语，表示一个手术步骤，其目的是提起松弛下垂的部分。遗憾的是，这一机械的面部修复方法通常使面部皮肤过于紧致、不自然。然而，基于对面部软组织解剖结构以及衰老过程中发生的解剖结构变化的深入研究，面部提升术在重建技术和美学效果上都大大提高。

　　面部提升术的治疗目标不仅仅是改善衰老的面部特征，还包括改善鼻唇沟和面颊、颈部的轮廓。与这一术语所涉及的、使松弛、衰老的面容变紧致的物理层面含义同样重要的是其美学概念，即改善面部形状，让患者重现年轻时的面部美感。为了实现这些目标，整形外科医生必须对面部软组织解剖结构有透彻的了解，熟悉随年龄增长而发生的面部轮廓的解剖结构变化，从而为患者制定个体化的理想面部轮廓。面部提升术切口的设计需要最大限度地减少瘢痕的产生，并防止发际线变形。

　　面部衰老的演变是复杂和多因素的。整形外科医生在面部年轻化手术中面临的问题包括：①与内在和外在的皮肤变化（皮肤弹性）有关的皮肤老化；②面部脂肪下降；③区域性的面部皮肤松弛；④面部脂肪离心性地远离面部骨骼的径向扩张；⑤软组织的骨骼支撑程度，既影响面部突出点的轮廓丢失，也影响面部脂肪的下降[1-4]。所有这些因素都会随年龄增长影响面部形态的变化。不同患者的衰老程度不同，术者应根据患者的个体化需求来解决每一个导致面部衰老的元素。

　　通过对比患者青年、中年时期的照片，可以充分了解求美面部老化的动态过程。青年时期的照片通常会显示出青年人特有的立体高光的位置。也可根据照片的动态变化，来推算出面部脂肪下降的位置和向量。照片的动态变化可以展示出患者从青年到中年面部形态的特定变化，并阐明重新定位面部脂肪来改善和恢复面部轮廓形态的可能性。作者认为，恢复面部年轻的轮廓形态比单纯收紧松弛的皮肤能达

到更好的美学效果。

解剖注意事项

面部软组织为同心层排列,这是安全进行面部除皱术的解剖学基础。这种同心排列允许一个解剖平面内的解剖与位于另一解剖平面内的结构完全分开进行。面部的各层是:①皮肤;②皮下脂肪;③SMAS(面部浅筋膜);④表情肌;⑤腮腺咬肌筋膜(面部深筋膜);⑥面神经,腮腺导管,颊脂肪垫,以及面动静脉的平面(已在第6.1章中进行了全面阐述)。

在面部软组织结构的综述中,重要的一点是面部软组织有一个由面部浅筋膜定义的表浅组成部分,包括SMAS和可移动面部皮肤的解剖构成(包括位于SMAS浅表的表情肌,皮下脂肪和皮肤)。面部软组织的较深部分与表浅部分形成对比,主要有面部深筋膜和与该深筋膜有关的解剖结构(包括面部相对固定的结构,如腮腺、咬肌、骨膜和面神经分支)。随着人类面部老化,浅筋膜和深筋膜间解剖关系发生变化,许多典型的面部皱纹也随之显现。面部脂肪会在浅筋膜与深筋膜之间的平面内下降,并且在该平面内会发生表浅软组织远离面部骨骼的径向扩张。作者认为,这些解剖学改变证明了通过提升SMAS来重新定位面部脂肪以恢复面部轮廓形态的可行性和合理性[5,6]。

支持韧带

面部支持韧带位于浅筋膜和深筋膜之间,这在第6.1章有过讨论。面部支持韧带将面部软组织固定在正常的解剖位置,帮助其抵抗重力[1,7]。在中面部衰老的过程中,颧弓韧带和咬肌皮肤韧带受到特别关注。颧弓韧带起于颧骨区的骨膜。这些韧带的功能是将颧脂肪垫固定于颧突的下方,维持面部的年轻化特征。

咬肌皮肤韧带是沿咬肌整个前缘延伸的纤维束带,为颊内侧软组织提供了支撑。咬肌皮肤韧带在颧骨区上与颧弓韧带混合并沿咬肌的前缘延伸至下颌缘。这些纤维束将表浅筋膜和深筋膜结合,从咬肌垂直延伸到真皮上层。咬肌皮肤韧带支撑着下颌缘上方的颊内侧软组织,维持面部年轻态。

面部支持韧带的手术意义在于它们代表了表浅筋膜和深部筋膜之间的解剖学联系。随着该支撑系统功能的衰减,面部轮廓形态开始衰老变化。面部支持韧带的位置还决定了面部提升手术所需的解剖程度。为了充分地移动皮瓣,需要在面部支持韧带系统的周边范围进行游离,特别是将皮瓣游离至颧骨区,并穿过咬肌的前缘。同样,面部支持韧带的位置和限制决定了所需的SMAS提升程度以及充分释放浅筋膜的程度。通常,这需要外科医生将SMAS层剥离扩大到颧骨区,将浅筋膜从颧弓韧带和上咬肌韧带的束缚以及腮腺前缘内侧释放出来。

美学分析与手术方案

随着年龄增长,面部轮廓形态发生变化。面部轮廓形态变化是多因素的,其中部分因素较容易解决,而另一部分因素仍是技术性难题。有一个悖论一直存在,即从青年到中年,面部解剖结构(就基本的软组织结构而言)本质上不会发生变化,但是面部外观随时间变化较大,且存在特异性。尽管每个患者的面部老化程度不同,但面部老化的表现是共同的。

面部脂肪的下垂

随着年龄的增长,面部脂肪逐渐下垂,导致面部轮廓形状发生变化。通常,年轻人的面部有充分的脂肪容量支撑。面部各组织脂肪容积的最高点位于面部美学亚单元内,这些亚单元内有高密度的支持韧带(颧突、颧弓,腮腺前区域,眶周),将一定数量的脂肪固定在特定解剖位置上。与颧骨区和腮腺前区的脂肪容积丰满度(或突度)并列的通常是颧弓下区域内的凹陷,覆盖着颊肌和颊隐窝。丰满的颧骨区和颊侧,伴有颧骨下凹和清晰的下颌缘,是年轻化的面部拥有棱角、呈锥形外观的原因。

随着年龄的增长,面部脂肪组织下移并产生明显的面部形态变化。在中年时,支撑韧带的功能减弱,面部脂肪组织逐渐向脸颊前下方移动,颧骨高点和颧骨下区的脂肪容量也失去差别,从而形成方形和底部较重的轮廓。由于面部脂肪向面部下方移动,在垂直方向上,中年面型通常显得比年轻面型长(见图6.2.5)[3,4]。

容积缺失与面部松弛

年轻的面部有丰富的脂肪组织支撑。随着时间的流逝,在面部支持韧带密度高的区域,面部软组织容积的丢失和松弛最明显。因此,在青年时期脂肪组织丰满的区域(颧骨、腮腺前区、眶外侧和眶下缘、颏外侧)在中年时软组织容积逐渐缺失,软组织支撑力的减弱使皮肤显得更加松弛。年轻的面容拥有平滑自然的轮廓,而衰老的面部因脂肪容积的丢失和脂肪组织的下降,在面部各区域之间形成了分界线。改善衰老的面部形态,需要精准的美学治疗计划,这不仅需要将下降的软组织重新归位,还要恢复面部年轻态时的组织容积,模糊各美学亚单元之间的分界线。自体脂肪注射或其他可注射的软组织填充剂是增加面部容积的辅助手段。

面部衰老是一个复杂的动态过程,往往因部位和年龄而异。Rohrich和Pessa定义了颊部皮下脂肪的分隔,为理解面部衰老的发生提出了关键要素[8]。这些研究人员意识到,面颊部皮下脂肪不是均匀分布的,而是分隔开的,每个面部脂肪隔室被特定的隔膜包围,每个隔室具有独立的穿支血供。从美学上讲,面部脂肪分隔的意义在于,它说明了颊部的特定区域内容易出现下垂和松弛,解释了为何整个面颊部不是均匀地下垂和松弛(图6.6.1)。

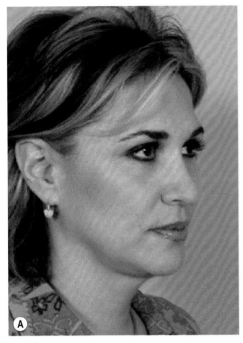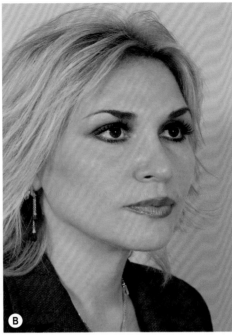

图 6.6.1 (A)由面部松垂导致的早期面部老化的 42 岁患者的术前外观。注意颊侧和腮腺前区的软组织凹陷。这位年轻的患者颧大肌外侧的脂肪隔室内容积减少。(B)面颈部除皱术后。注意,随着位于前部的脂肪被置于外上侧中面部,脂肪填充了松垂凹陷区,从而钝化了随年龄增长而出现的美学亚单元之间的分界线。还需注意术后经过面部脂肪填充,容积恢复后的面部形态的变化,看起来更加饱满有层次

　　冒着过于简化的危险,理解面部下垂松弛的一个关键是识别颧大肌的位置,它起于颧突,止于口角皮肤。颊部外侧的颧大肌松垂往往独立于颧骨区域,颧大肌内侧的松垂。对于许多患者而言,颊部外侧的松垂早发于颊脂肪垫,通常出现在 40 岁时。颊内侧和颧弓垫的下垂则发生较晚,该类下垂不仅会导致颊前组织容量支持的丢失,还会导致所谓睑下 V 形畸形的发生。该区域的松垂导致下眼睑垂直长度的明显增加,因此睑 - 颊交界处会明显下降至支撑力较差的颊前区域(图 6.6.2)。

　　在一些患者中,在口角外侧的颧骨下区会出现组织下垂。在此类患者中,软组织松垂可导致颧骨下凹陷加重,这种情况在经过软组织垂直移位的面部提升术后会变得更加明显。口角外侧的颧骨下凹陷加重会导致所谓的"小丑纹"或"颊部交叉凹陷",这是做完面部提升术后的患者的一个典型特征。手术时应减少软组织垂直方向移位,增加颧骨下凹处的组织容积,有助于防止术后交叉性颊部凹陷加重(图 6.6.3)[9]。

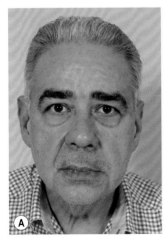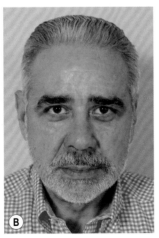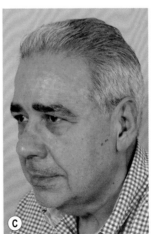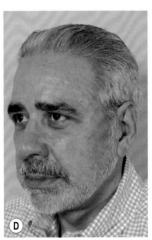

图 6.6.2 (A 和 C)一位 59 岁男性的面容,患者曾行胃旁路减重术后,术后体重下降 90 磅(约 40.8kg)。眶下缘、眶外侧缘和颧弓区明显的面部凹陷。下睑长度,眶下 V 形畸形的发生与颊脂肪垫的下垂有关。鼻唇沟外侧皮肤和脂肪的径向扩张,右侧较明显。不仅颊脂肪垫减少和下降,而且位于鼻唇沟外侧的皮肤、脂肪和面部深筋膜之间的支持韧带功能的衰减会使软组织离心脱出,从而加深鼻唇沟。(B 和 D)面部提升术后。面部脂肪填充复位后,眶下缘、眶外侧缘和颧弓区域的脂肪下垂得到改善。颊脂肪垫复位后,鼻唇沟变浅,但右侧仍较明显。提升颊脂肪垫有助于使突出的鼻唇沟变平,改善眶下 V 形畸形,但对矫正软组织的径向扩张作用不明显,鼻唇沟外侧的皮肤仍然从面部骨骼上脱出

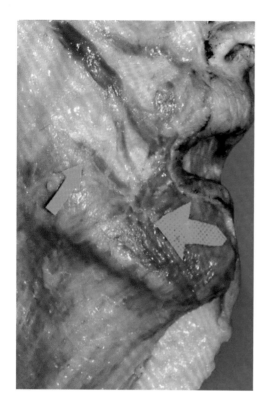

图 6.6.3　尸体解剖显示肌肉插入到口角轴处。小箭头是由面部的颈阔肌并指向笑肌。大箭头指向与颈阔肌融合的降口角肌处。值得注意的是，上方颧大肌向下走行插入到口角。在此区域发生下垂后，面颊两侧的凹陷内侧部分在升、降唇肌之间的分界处形成

径向扩张

并非所有的面部衰老都是垂直方向的，面部年轻化的主要挑战是沿中面部特定区域发生的面部软组织的径向扩张。在青年时期，皮肤和皮下脂肪通过在皮肤、皮下脂肪和浅筋膜之间横穿的纤维束附着在面部深筋膜上，并插入到深筋膜和面部肌肉组织中。随着时间流逝，表情肌运动的积累，鼻唇沟处的皮肤深至皮下脂肪，向远离面部骨骼的方向移位。因此，长时间的表情肌运动会使鼻唇沟外侧的皮肤和脂肪径向扩张并从面部骨骼向外脱出，这是衰老面孔中鼻唇沟突出的主要原因。口角和木偶纹外侧的径向扩张同样导致了许多中年患者的下颌突出，使得老化的面孔看起来呈方形且底部厚重[4,10]。

皮肤的径向扩张在技术上很难解决，因为很少有手术方法可以重建皮肤、皮下脂肪和深筋膜之间的网状支持带。可以通过增加浅筋膜的支持作用来重新归位面部脂肪，恢复脂肪的垂直移位，同时还使皮下组织更加贴紧面部骨骼。术后软组织更贴近面部深层结构，面部形态因而恢复为更年轻的轮廓状态。想要彻底治矫正面部的径向扩张存在技术性难度，因此可主要矫正下垂的面部脂肪。仍需注意，术中对下颌缘和鼻唇沟的松弛矫正不足，将大大影响术后年轻化效果。

骨骼支撑在面部年轻化手术中的作用

医生在分析患者的面部时，可以直观地评估面部形状和轮廓。照片可以反映出二维平面的衰老因素，如鼻唇沟褶皱深度、下颌突度和颈部轮廓等，这些因素是改善中年面容的关键。术前对面部形状的三维容积评估同样重要，并且受骨骼组织支撑的影响很大。

以下是术前评估面部形态时需要考虑的因素。

面部宽度、双颧骨间距和颧骨体积

过去 30 年，面部年轻化手术的重点一直在于颊脂肪垫的提升[2,11-19]。根据患者条件，适当提升颊脂肪垫是改善面部形状的重要因素。有一大部分患者术前中面部宽大，颧骨高突，颧骨体宽大，几乎没有颊脂肪垫下垂的迹象。对于这类患者，需要术前评估颊脂肪垫可提升的程度，适当的颊脂肪垫提升可改善较宽的双颧骨间距，但术后因颊脂肪垫体积增加，中面部宽度在术后正面观会显得更宽。对于面部宽度适当的患者，作者倾向于将 SMAS 的释放和颊脂肪垫的提升限制在颧突外侧，这样术后双侧颧骨间距就不会增加（图 6.6.4）。

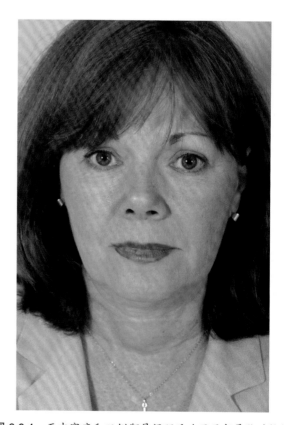

图 6.6.4　面中宽度和双侧颧骨间距反映了面部骨骼对软组织的支撑程度。颧骨较高和双侧颧间距较宽的患者适合行手术恢复颊脂肪垫，而无须增加颧骨体积（这会导致术后较宽的中面部显得更宽）。这类脸型的手术计划通常集中在改善面颊下 2/3 的外观，特别是解决颊脂肪的重新分布，以及制作颧骨下凹陷，这改善了颧骨和颧骨下区之间的美学关系

面部长度和面中下 1/3 的相对垂直长度

与宽脸相比，上颌骨垂直方向过长的患者在正面观上通常表现为长而窄的面型。在中年时，面部脂肪向前下方下降，并随着年龄增加而更加下垂。在这类患者中，提高颧脂肪垫和增加颧骨体积可对面型有改善。随着颧骨体积的增加和双侧颧骨间距的增加，正面观时面部显得更宽，因此面部的垂直长度有所减少（图 6.6.5）。

颧骨区域的突度与颧骨下区域的凹度并存

年轻时，面部脂肪垫覆盖在颧骨和腮腺前区域。颧骨的丰满与颊肌上方颧骨下区域的凹陷并存。随着年龄的增长，颧骨和颧骨下区域之间关系的改变，面部形态也随之改变。随着面部脂肪下降和面部松垂的发生，覆盖在颧突上的脂肪容量减少，颧骨下区域软组织径向扩张而导致颧骨骨性突度相对增加。因颧骨区和颧骨下区域之间美学关系发生改变，青年时期和谐、自然的锥形面部轮廓在中年时期则变成近椭圆形。随着面部脂肪大量下降，使得颧骨下区域丰满度增加，因此衰老的面型则更接近方形。

术前对颧骨区和颧骨下区域之间的关系进行正面观评估是美学治疗计划的重要组成部分。对于许多患者而言，通过增加颧骨突度和颧骨体积，恢复颧骨下凹度和颊肌内脂肪分布，是改善面部形态的关键（图 6.6.6 和图 6.6.7）。

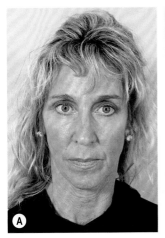 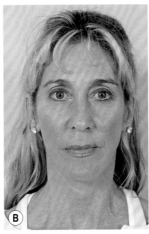 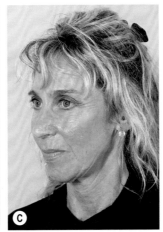 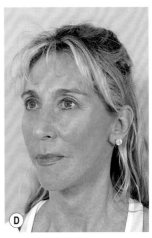

图 6.6.5　瘦长脸型的患者通常受益于颧骨体积的增加。通过颧突前的 SMAS 剥离和脂肪的重新归位，外科医生可以恢复颧部的容积，从而增加双侧颧骨间距。颧骨体积增大后，面部显得较宽，减少了相对过多的面部长度

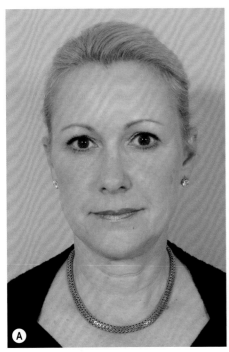 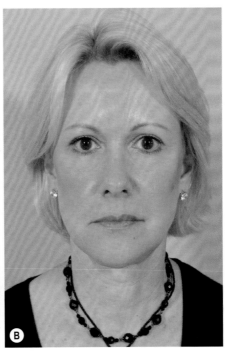

图 6.6.6　（A）术前面部形态。注意，颧部下垂增加颧骨下区域丰满度，导致面部轮廓呈椭圆形。（B）术后，随着颧脂肪垫的提升，颧部体积随颧骨下凹度的恢复而增大，从而形成更有棱角的面部轮廓特征

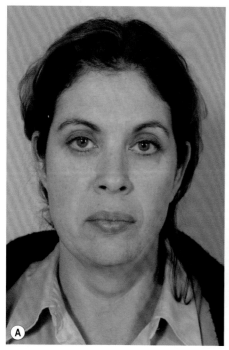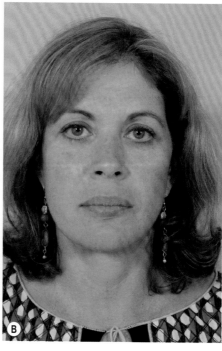

图 6.6.7 （A）术前,患者的颧骨和颧骨下区域界线不清。（B）术后外观。增加颧骨体积(和双侧颧骨间距),恢复颧骨下区的凹度,使面部看起来更有棱角,面部长度相对变短

下颌升支的垂直高度和下颌骨体的水平长度

下颌升支的垂直高度和下颌骨体的水平长度为面中下 2/3 提供骨骼支撑。拥有正常下颌升支垂直高度和下颌骨体水平长度的患者,通常可以满足骨骼对面部软组织的支撑作用,因此手术难度较小。相反,下颌升支较短,下颌平面角较大,下颌骨体长度较短的患者通常对中面部和口周软组织的复位具有较差的骨骼支撑。这些患者在恢复面部形态方面面临更大的外科手术挑战,通常需要异体或自体骨移植,以增强骨骼对软组织的支撑。

改良双层双平面 SMAS 面部提升术的美学优势

所有现代技术都有一个共同点,即面部年轻化术后轮廓在很大程度上取决于通过处理 SMAS 所形成的面部脂肪复位。SMAS 提升术的优点在于其美学多样性。将 SMAS 从固定韧带的束缚中释放出来可以给外科医生带来诸多好处,包括:①向量的多功能性;②能更好地长期控制面部脂肪在垂直方向上的复位;③能更好地长期控制面部内部脂肪复位。

向量的多样性指的是衰老的面部真皮弹性组织断裂和皮肤松弛常常不以相同的方向出现,也不与老化相关的脂肪下降同步。将 SMAS 剥离与皮肤剥离分开的主要优点在于,它允许这两层组织沿着相互独立的方向提升,效果叠加(图 6.6.8)[2,19-21]。双层 SMAS 型面部提升术的另一个优点在于,轮廓线的张力施加于浅筋膜上,从而减少皮肤的缝合张力,减少皮肤瘢痕的增生[20,21]。就向量而言,以作者的经验,与皮瓣悬吊相比,面部脂肪通常在更加垂直的向量上被复位。

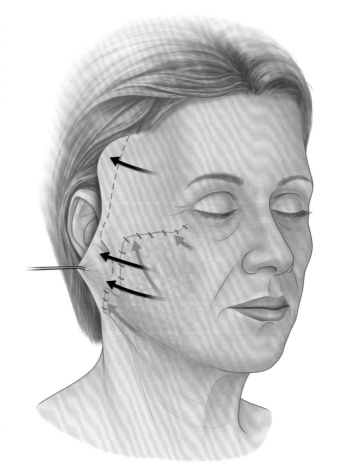

图 6.6.8 面部 SMAS 的提升趋向头侧,与皮瓣的提升方向相反,皮瓣的提升缩紧更倾向于水平方向。双层 SMAS 型面部提升术的优点在于可以使 SMAS 和皮瓣向不同方向提升

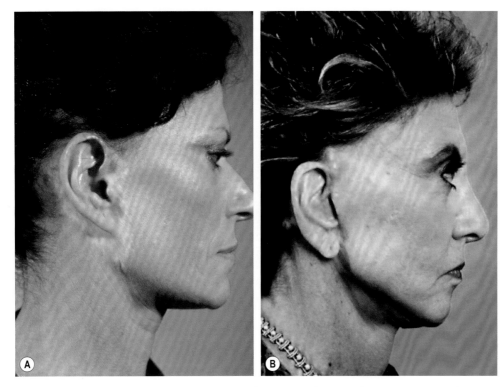

图 6.6.9　这两例患者行面颈部皮瓣悬吊后,均表现出发际线扭曲。皮瓣向头侧过度悬吊不仅会破坏颞部的发际线,还会使覆盖咬肌和腮腺的中面部外侧变平。这会使面部形态看起来过分紧缩、不自然。还需注意,若试图用较大的皮肤张力去提升老化的面部轮廓时,会增加瘢痕的产生

强大的面颈部皮瓣的垂直转移是一种传统的面部提升技术手段。虽然在改善面部松弛方面,紧致皮肤可以产生显著的效果,但遗憾的是,皮肤紧致所产生的美学效果却很难显现。特别是当皮肤向头侧牵拉提升时,皮肤的张力增加通常会导致腮腺前区更加平坦。腮腺前区是一个典型的随年龄增长而萎缩的区域。在作者看来,单纯的皮肤缩紧、提升会导致面部轮廓不自然的紧绷,从而削弱面部提升术所带来的美学效果(图 6.6.9)。

手术技巧：扩展 SMAS 的剥离

改善面部衰老的关键因素在于修复面部深层软组织的支撑。如果 SMAS 较薄,可以采用折叠 SMAS 的方法。尽管如此,充分剥离浅筋膜可获得更佳的轮廓和维持更长的术后效果。根据作者的经验,将浅筋膜从支持韧带的束缚释放出来后,浅筋膜可自由移动,从而可以更好地改善面部脂肪下垂。SMAS 的充分释放也使浅筋膜可以更好地顺应面部深层软组织和面部骨骼。矫正下垂的脂肪组织可以更好地矫正面部组织的径向扩张。

分离扩展 SMAS 的关键在于精确剥离皮瓣,注意需在 SMAS 表面保留适量脂肪。一旦皮瓣被分离后,SMAS 表面上几乎没有脂肪,从而使 SMAS 变得稀薄、脆弱且易于撕裂,难以提升。在 SMAS 除皱术中,面部轮廓提升依赖于 SMAS

层的提升和固定。SMAS 的固定效果决定了术后面部轮廓的远期效果。对侧透视法可以明确皮下脂肪和浅筋膜间的界限,提高皮瓣提升的精准度。

医生在术前需根据预定分离 SMAS 的边界,以决定皮下皮瓣的扩大程度(通常位于支持韧带内侧)。作者通常选择鼻唇沟外侧几厘米为边界,因为如剥离皮瓣至面颊内侧,将保留皮肤、SMAS 层和深筋膜间的附着。保留这些附着,然后准确、充分地剥离 SMAS 层,通过悬吊 SMAS 层来重新提升下垂的脂肪和皮肤。通过悬吊 SMAS 层来提升面部软组织可达到更好的美学效果,并改善面颈部径向扩张的程度,因为面部脂肪在内部与颊部肌肉相顺应(图 6.6.10)。

提升 SMAS

表浅筋膜的剥离让医生能够重新提升下颌,将下降的颧脂肪垫恢复到正常解剖位置[2,5]。对于鼻唇沟和眶下凹陷明显的患者,作者认为应剥离 SMAS 至颧骨区域,以将颧脂肪垫重新提升至颧突处。对 SMAS 进行更广泛剥离的另一个优势在于可以使 SMAS 脱离颧韧带和咬肌韧带的束缚,更充分地提升下垂的面部脂肪。

扩展 SMAS 剥离的手术切口(图 6.6.11)可选择颧弓下方约 1cm 处,以确保面神经额支不被损伤。该水平切口向前延伸几厘米至颧弓根与颧骨体连接处。在该点,颧部

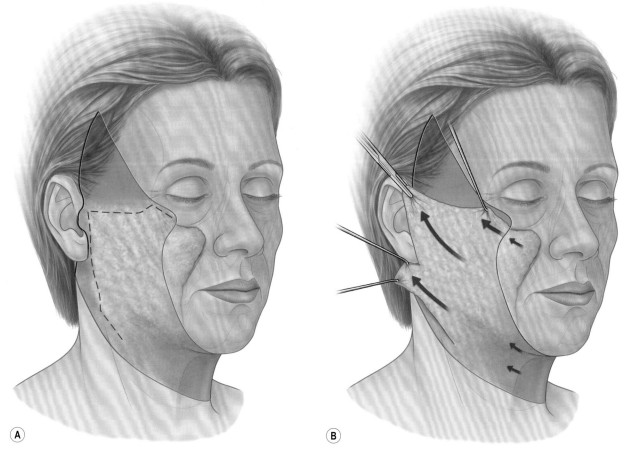

图 6.6.10　(A)如果拟行扩展 SMAS 解剖,很重要的一点是从切口解剖到鼻唇沟的全程不要进行广泛的皮肤剥离,而是保留一些皮肤和 SMAS 间的附着(限制皮下剥离的区域如图阴影所示)。若完整保留了这些附着,外科医生就可以在旋转和固定 SMAS 的同时再次悬吊未剥离的前面部皮肤。(B)了解 SMAS 瓣不同部分将影响面部不同部位的轮廓很重要。如图所示,SMAS 剥离的最上内侧部分影响沿鼻唇沟的轮廓,而 SMAS 剥离的较外侧部分则将下垂的下颌脂肪再次向面颊部提升。SMAS 的一部分被旋转至耳后区域,这部分 SMAS 瓣的矢量旋转会影响颏下和颈部轮廓

SMAS 扩展剥离开始,切口斜向上越过颧突至距外眦 3~4cm 处。当到达眶外侧区域的皮下皮瓣边缘时,切口以 90°角向下至鼻唇沟上方。沿耳前区域设计一个垂直切口,该切口沿颈阔肌后缘延伸至下颌缘下方 5~6 cm 处。本质上讲,SMAS 解剖的颧侧延伸仅代表标准 SMAS 解剖向颧侧区域的扩展,以期获得更完整的深层组织的支撑能力。

颧骨区的 SMAS 随后被提升,与颊部的 SMAS 保持一致。当该皮瓣被掀起时,眼轮匝肌、颧大肌和颧小肌清晰可见,皮瓣沿着这些肌肉的表面直接被提升。直接在拥有自然分离平面的肌纤维外剥离 SMAS 非常重要,因为面神经分支位于这些肌腹深面。完全释放颧骨处的皮瓣,颧骨处的 SMAS 才能被提升。技术要点是将 SMAS 层完全从颧骨附着上剥离出来,以使颧骨处的软组织更好的复位。分离咬肌皮肤韧带的上层纤维,暴露出颊脂肪垫的下层。解剖面颊部的 SMAS 从腮腺区域开始,然后通过尖锐和钝性剥离相结合的方法,剥离至咬肌前缘。

在大多数患者中,在面颊和颧骨区域进行扩展 SMAS 剥离后,因起源于颧小肌的面部支持韧带的作用,位于鼻唇沟外侧的软组织活动性仍然受限,需要进行更深层次的解剖。作者通常选择在没有皮肤损害的区域内继续提升颧脂肪垫,即在颧脂肪垫和提上唇肌表面间进行。完全提升颧骨区 SMAS 后,提上唇肌表面的解剖平面便可清晰地显露。将解剖剪直接插入提上唇肌表面,向鼻唇沟方向进行钝性分离。作者发现,当解剖剪插入到适当的解剖平面时,会滑过颧骨软组织表面,当到达皮肤支持韧带时,可感觉到卡顿。分离这些组织后,提拉颧骨处 SMAS 时,可感觉到 SMAS 的活动性增大,鼻唇沟最上部的运动随之增大(图6.6.12)。

固定 SMAS

将下垂的面部脂肪复位后,关闭 SMAS。颧骨区的 SMAS 瓣在颧骨突出处向上外侧提升,垂直于鼻唇沟并平行于颧大肌。如颧骨的提升没有达到预期,则可以切除多余的组织,并将皮瓣间断缝合固定在颧骨骨膜上(图6.6.13)。

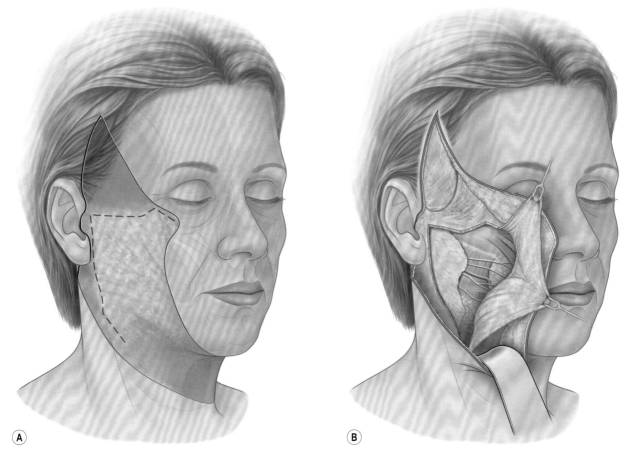

图 6.6.11 (A)对于颧部松弛或颧脂垫下降的患者,作者通常会行所谓的扩展 SMAS 剥离术。作者通过该术式将 SMAS 剥离延伸至颧区,试图将下垂的颧脂垫重新提拉至颧突上。在颧弓与颧骨体联合处开始做切口,从该点出发的 SMAS 切口向上斜行外眦并沿眶缘外侧走行。SMAS 的切口随后向内侧和下方向着皮瓣剥离范围的外缘延伸,并斜行至鼻唇沟的最上部分(皮下剥离的范围如图粉色阴影所示,而 SMAS 剥离的范围如图黄色阴影所示)。(B)然后进行颧 -SMAS 剥离并与颊 -SMAS 剥离相连续。颧部区域的剥离直接着颧大肌表面进行解剖,通常颧小肌的外侧部分也会显露。为了在 SMAS 剥离中获得足够的可移动性,有必要将剥离的颧区部分从颧突处完全提起,并将其从颧韧带中释放出来。为了在影响下颌轮廓的 SMAS 运动方面获得灵活性,咬肌皮韧带的最上部分通常会被分开,尤其是其与颧区颧韧带融合的部位。如果这些纤维没有被分开,下颌脂肪的上提将会受到限制。在咬肌皮韧带的分离处,颊脂垫变得明显,通常可以看到穿过颧大肌表面的颊神经分支。该图显示了在扩展的 SMAS 剥离中典型的组织移动范围

颧骨皮瓣被固定后,将颊部 SMAS 瓣向垂直于下颌缘悬吊。这部分 SMAS 瓣用于勾勒下颌和颏部的轮廓。耳周的 SMAS 瓣悬吊至耳后,以重建颈部的轮廓。修薄 SMAS 瓣后,间断缝合、固定。有时,悬吊筋膜瓣时在下垂的皮肤上产生的作用力会导致固定 SMAS 瓣后出现皮肤凹陷,因此需在固定 SMAS 前松解凹陷的皮肤。

分离、提升 SMAS 后,将面部皮瓣沿术前设计的方向悬吊和闭合。以尽可能小的张力缝合皮瓣,皮瓣的缝线间距留有一定的富余,以减少切口部位的张力。

综上所述,从面颊部的皮肤支持韧带上剥离 SMAS 瓣的要点如下:

1. 覆盖腮腺和颧突处的 SMAS 易于分离,注意面神经分支走行于腮腺、颧大肌和颧小肌下,这是分离、提升 SMAS 的安全解剖平面。

2. 颧大肌外侧的扩展 SMAS 最薄,这部分 SMAS 分开加入提上唇肌中。在分离此区域的 SMAS 时,可以保留少量的脂肪组织,以保证完整剥离 SMAS,减少损伤、撕裂 SMAS 的可能。

3. 扩展 SMAS 的难点在于将表浅筋膜层与颧大肌外侧的咬肌韧带分离。如无法游离这些部位的咬肌韧带,则影响下鼻唇沟、口角和颊侧的面部轮廓形态。面神经的颧支靠近上咬肌支持韧带。有时很难区分韧带和面神经分支。在这一区域解剖时需注意。

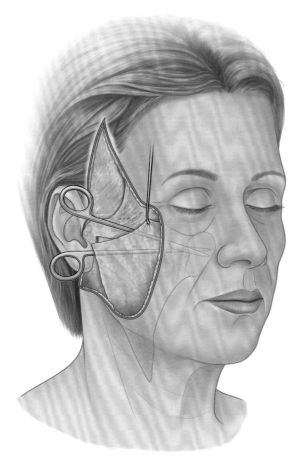

图 6.6.12　想要扩大解剖颧骨区的 SMAS,不要只沿皮下分离鼻唇沟外侧的软组织,更重要的是向四周剥离。将解剖剪插入到皮下脂肪和提上唇肌表面间的解剖平面,可以减少对面神经的损伤,然后钝性分离至鼻唇沟区,直至皮瓣获得适当的活动度

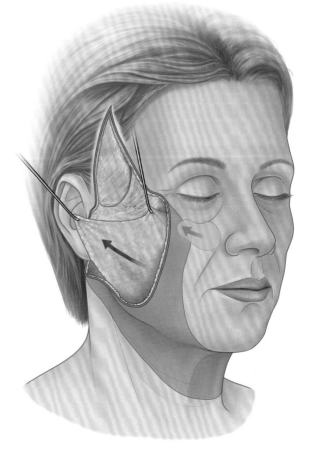

图 6.6.13　术前需评估患者可分离的扩展 SMAS 范围,SMAS 的剥离范围通常比皮肤的剥离范围更靠近头侧

扩展 SMAS 技术的变化对脸型恢复的影响

前文已经描述了 SMAS 复位的生物力学,SMAS 的提升受松解程度、脂肪再分布以及固定方式的影响[22]。术后轮廓效果取决于诸多因素,因此需对 SMAS 的松解程度、脂肪的再分布位置以及 SMAS 固定的位置和方式进行个体化的术前设计。

SMAS 松解

扩展 SMAS 的切口设计决定了 SMAS 能否从中面部的支持韧带上完全剥离。通常,整形外科医生认为 SMAS 的剥离程度越高,术后效果越好。然而作者认为,SMAS 的剥离程度需根据患者的审美需要决定,争取用最小的损伤达到最理想的术后效果[3]。

术前需要设计松解 SMAS 的量和进行 SMAS 解剖的高度和深度。如前所述,对于有足够颧骨体积、较宽双侧颧骨间距,而没有颧脂肪垫下降迹象的患者,通常无须将 SMAS 从眶内侧缘剥离至眶外侧缘(尽管作者通常在颧突处进行剥离,以便脂肪沿着眶下缘和眶外侧缘重新分布)。通常,这类患者只需少量增加颧骨突度,而无须显著增加颧骨体积。将 SMAS 解剖至颧骨降低处的外侧面,不会增加正面观时患者的中面部宽度[4]。通常,这类患者需减少颧骨下区域的丰满度(图 6.6.14)。

对于长脸形患者,可以将颧骨 SMAS 剥离向前移至眶外侧缘的内侧,从而可以沿颧突的前部恢复颧骨容量。在内侧进行 SMAS 解剖,可使外科医生增加患者的颧部容积,恢复颧突前的高点(双侧颧骨间距),从而在增加患者正面观的面部宽度(图 6.6.15)。

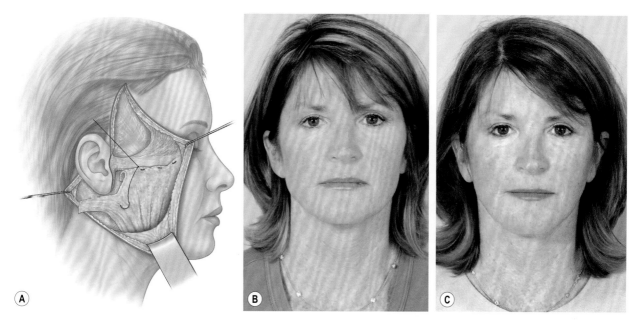

图 6.6.14　对于有足够双侧颧骨间距和骨骼支撑的患者,如需改善脸型,无须向颧骨前过多分离 SMAS。对于这类患者, SMAS 剥离(位置较高时)通常只需向内侧行至眶缘外侧,这样颧骨容积的恢复就仅限于颧骨隆起部位的外侧。对于这类患者, 更需要强调减少颧下区域的丰满度、提升面颊部的脂肪组织。无须去除面部脂肪,只需将面部脂肪重新分布,就可使患者面 容看起来更纤瘦

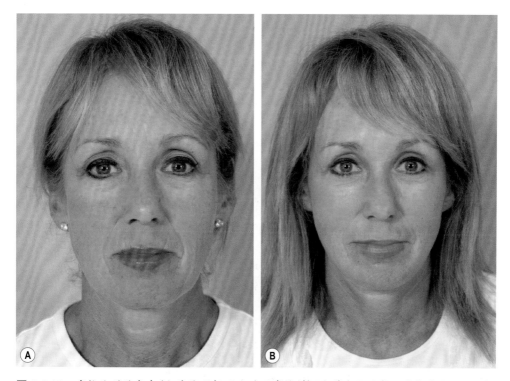

图 6.6.15　瘦长脸型的患者(尤其是面部下 1/3)通常能够从颧骨容积恢复治疗中受益。增加颧 骨容积需要将 SMAS 向颧骨最低点的前方剥离,以增加该部位的颧骨容积

脂肪提升的向量：面部不对称

所有患者均表现出一定程度的面部不对称。通常，一侧脸较长，而另一侧脸更短、更宽。颧骨在较长的一侧脸更加突出，同样，脂肪的流失也在较长的一侧脸更明显。因面部和骨骼的不对称性普遍存在，两侧的 SMAS 悬吊也应存在差别。

SMAS 的悬吊影响了面部脂肪的位置和容量，进而影响面部形态。术前需对面部不对称性进行多体位的准确评估

和测量。

SMAS 的悬吊会影响术后面部形态。垂直方向的 SMAS 的悬吊通常会增加颧部脂肪，使得颧骨突度增强；也会降低颧下区的丰满度，因为这个区域的脂肪沿着颊肌凹陷被向内挤压入该凹陷区域。因此，圆润、饱满的面部更适合行全脸 SMAS 悬吊术，术后面部轮廓变得更加接近锥形（图 6.6.16）。如果 SMAS 的悬吊矢量更加倾斜，那么流入颧骨区域的脂肪量就会减少，而流入颧骨下区域的脂肪量会增加。斜行 SMAS 的复位，因此更适合颊部凹陷的年老患者，因为它允许外科医生可以从容积上增加颧骨下区域（图 6.6.17）。

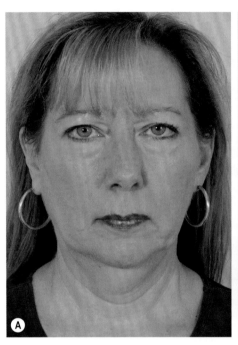
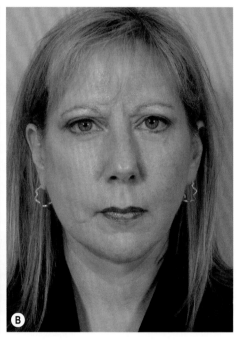

图 6.6.16　SMAS 悬吊会对脸型塑造产生重要影响。SMAS 的垂直提升使医生得以增加颧骨容积，并降低颧骨下区域的丰满度，因为脂肪会沿颊肌的凹面被向上提升。通过 SMAS 悬吊恢复颧骨下凹陷有助于重塑丰满的脸型，让术后的面部看起来更纤瘦。该患者还接受了少量下颌针吸脂

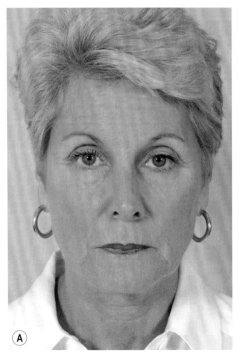
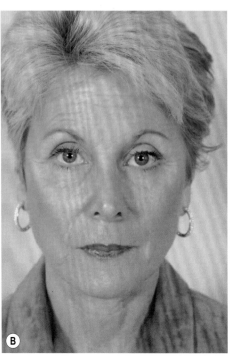

图 6.6.17　患者术前双侧颧骨下区域不对称。左侧面部较饱满，右侧中面部凹陷。因此右侧 SMAS 悬吊更加倾斜，左侧 SMAS 悬吊更加垂直，以平衡双侧面部的不对称

SMAS 固定

在双层 SMAS 类型的面部提升术中,轮廓线的张力置于表浅筋膜上,而不是皮肤上。因此,筋膜的质量和抗张力强度会影响术后效果的维持时间和术后提升脂肪所维持的容积。换句话说,软组织的术后质量会影响轮廓的长期形态。

为了提高 SMAS 面部提升术中筋膜的质量,十多年来,作者将 Vicryl(薇乔)网片(可吸收聚羟基乳酸网)置入 SMAS 中固定[3]。作者的最初观察是,将薇乔网片置入到 SMAS 一起固定后,不仅可以增加术后效果维持时间,还可以改善术后美学效果。尽管如此,作者已经停止使用薇乔网片,因为作者意识到改善固定的主要因素是浅筋膜的固定方法。利用深埋在浅筋膜内的多条缝线获得安全固定,使外科医生能够更好地控制术后形态。中等张力下安全缝合 SMAS,对脸型有两方面的影响:①缝线越多,软组织提升效果越好,颧骨体积增加越多;②缝合张力作用于表浅筋膜上,面部脂肪在垂直方向和向内提升,软组织顺应深层面部结构的分布,使整形外科医生在改善径向扩张时更易控制(图 6.6.18)。

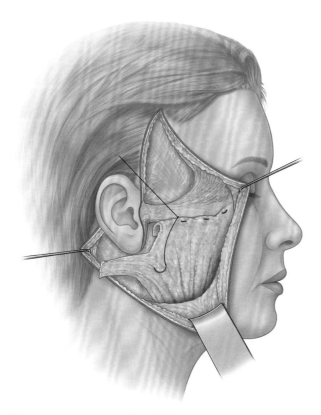

图 6.6.18　此图说明了将多余的 SMAS 折叠,形成双层 SMAS 厚度,而非切除的效果。折叠的 SMAS 固定于颧骨骨膜上。将多余的 SMAS 保留而非切除的另一个优势在于,加厚的 SMAS 被固定在颧骨骨膜上会让颧骨区域更突出,达到了自体 SMAS 颧骨增大的效果,增加了颧骨的立体感,也使面部轮廓更有棱角

颈阔肌成形术和颈部倾斜矫正

颈部的矫正已在第 12 章中进行了充分的阐述。作者通常选择颏下切口来暴露颈阔肌浅面,即颏下皮肤褶皱的尾部[5,23-26]。如果该褶皱很深,近头侧的皮肤会被提升到颏垫的底部,并沿着下颌骨的尾端边缘,以释放任何趋向加重褶皱的下颌骨支持韧带。按照这一方法,小心地提升颈部皮肤。掀起颈部皮肤,分离至环状软骨水平。

在前方暴露颈阔肌后,大多数患者会在中线以下(至少在颏下方几厘米处)出现颈阔肌纤维的交叉。当行颈阔肌成形术时,必须在中线处用解剖剪分离交叉的纤维。将颈阔肌内侧边缘从下颌骨向下移动至舌骨,即环状软骨底部。采用锐利和钝性分离相结合的方法,将颈阔肌与颈下脂肪、二腹肌前腹和覆盖在甲状软骨上的带状肌分离。有时,在颈阔肌下脂肪中会有许多小静脉,因此需仔细止血。在分离至颈阔肌内侧缘后,根据术前设计对颈阔肌下脂肪进行保守的轮廓化处理。

将分离的颈阔肌向中线重叠,重叠的量因人而异。可适当切除颈阔肌内侧缘,但应注意切除保守,以免在缝合时出现张力。

肌肉的褶皱是由多个边对边间断缝合形成,从颏部至舌骨水平间断缝合。在完整的肌肉筋膜区域中,从肌肉的前缘向后放置缝合线是防止术后缝合线穿脱的技术要点。

对于大多数患者而言,从舌骨下缘至环状软骨下方进行边对边缝合。折叠肌肉是为了形成均匀、柔和的颈阔肌轮廓,为颈部皮肤提供平坦的支撑。在突出的甲状软骨处,将广泛分离后的颈阔肌折叠,可以使突出的喉结变钝,恢复颈部线条的柔和、女性化。

在颈阔肌的边缘横断来松解颈阔肌的紧张,通常在颈部下方切开。

颈阔肌成形术是治疗颈部肌肉带并重塑颈部轮廓的一种有效手段。但因术后早期并发症出现的可能,手术必须谨慎执行。如横断颈阔肌的位置较高,则会使颈阔肌去神经化,暴露上颌下腺,造成下唇功能障碍。同样,分离的颈阔肌也会在脂肪较少的颈部出现明显下垂的颈部轮廓(图 6.6.19)。

横断颈阔肌的关键是在颈部下方进行肌肉切开,通常不低于环状软骨水平。如在环状软骨水平切开,颈阔肌去除的脂肪会使颈部凹陷。保留横断处的颈阔肌脂肪可避免颈部凹陷的发生。

对于大多数患者而言,只需要切除部分颈阔肌。应从正中线向外侧切除颈阔肌,直至缝合颈阔肌时无张力(大多数患者是胸锁乳突肌的前缘)。

颈阔肌横断后肌肉松解的目的:

1. 减轻折叠后横断的颈阔肌内侧部分的张力。

2. 可使颈阔肌上移,产生较深颈角。

3. 可防止两个颈阔肌纤维束变为一个纤维束,在抬颈时明显可见。

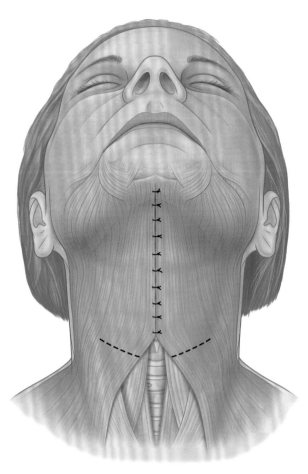

图 6.6.19　选择从正中线至胸锁乳突肌前缘的水平切口,松解从颏部到环状软骨的颈阔肌

作者在行颈阔肌成形术时,通常会放置较细的引流管,使皮肤和肌肉充分贴合。使用引流管可减轻术后水肿、瘀斑和血清肿的形成(图 6.6.20)。

SMAS 固定和颈阔肌成形术的顺序

虽然 SMAS 和颈阔肌成形术在同一解剖层次进行,但如果在 SMAS 剥离前行颈阔肌成形术,会大大影响术后面部年轻化的效果[3,20,21]。颈部轮廓塑形不应在中面部轮廓塑型前。一旦先行颈阔肌成形术,下垂的下颌脂肪会被固定在颈部,而悬吊 SMAS 时,表浅筋膜的活动度会大大减少,因此会大大减低面部年轻化的术后效果。如在行颈阔肌成形术前剥离 SMAS,下垂的下颌脂肪会被牵拉至下颌骨边缘并易于重新分布。双侧缝合、固定 SMAS 后,下颌缘显得更加清晰,从而降低了颈阔肌成形术的难度,行颈阔肌成形术时也无须切除肌肉。扩展 SMAS 剥离与精确的颈阔肌成形术相结合,可增强面部轮廓的美学效果,还可减少颈部脂肪的去除。通常,如果在雕塑颈部轮廓时保留适当的颈阔肌脂肪,可使颈部和颏部线条更加柔和(图 6.6.21)。

切口

切口的选择已在第 6.2 章中进行了论述。不应为了减少切口痕迹而削弱面部年轻化的术后效果。双层面部提升术的主要优点之一是轮廓线的张力方向顺应表浅筋膜,因此无须大力悬吊皮瓣。耳前和耳后区域缝合线的张力减小,可减少瘢痕的增生。切口可设计于发际线处,鬓角处的毛发可以遮盖耳前的手术痕迹。

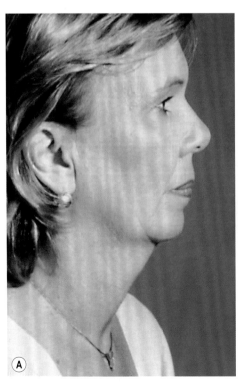

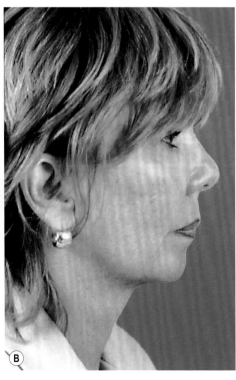

图 6.6.20　(A)患者术前观。面部脂肪的下垂和减少、斜颈导致面颊部侧面的凹陷,(B)SMAS 悬吊术后效果。将下垂的面部脂肪提升至正常的解剖位置并固定,可使下颌缘更加清晰,结合颈阔肌成形术,可减少颈阔肌脂肪的去除。保留颈阔肌的脂肪,可以使颈部轮廓更加柔和

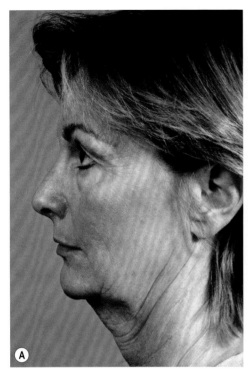
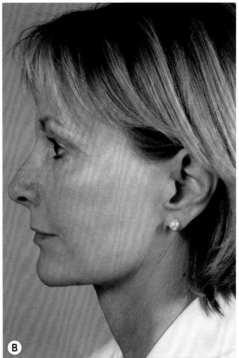

图 6.6.21　（A）患者术前观。（B）术后效果。提升面部脂肪影响颈部外观的病例。作者倾向于先行 SMAS 悬吊，后行颈阔肌成形术。SMAS 悬吊时下垂的面部脂肪和皮肤提升至中面部，使下颌、颏、颈部轮廓更加清晰

切口设计的要点如下：

1. 作者倾向于选择耳屏边缘切口，而不是耳前切口，因为当切开耳甲腔时，耳朵的皮肤与颊部的皮肤颜色更加接近。

2. 耳屏切口较耳前切口要求更高，需要精确的设计，来避免耳屏变形。耳屏的美学单位是矩形，而不是半月形。设计耳屏切口时，需保留耳屏切迹，保证术后耳屏切迹与耳轮连接处的正常形态。

3. 分离的耳垂比不明显的耳垂更自然。如果在耳垂上留有一小撮面颊皮肤，则在悬吊皮瓣时将皮肤悬吊至耳垂下方，从而使耳垂与面颊瓣交界处更明显。耳垂应插入耳廓轴后方的轴中，避免精灵耳畸形的发生。

随着公众对面部年轻化术后，自然面部外观的需求不断增加。因此整形外科医生需要设计最不明显的手术切口。一旦发生切口明显、瘢痕增生、发际线或耳垂变形，无论 SMAS 提升术和颈阔肌成形术获得多好的面部轮廓和对深层组织的支撑，患者对术后效果的满意度会大打折扣。

总结

经过 20 年对面部年轻化手术进行革新的努力之后，作者坚信，在对面部浅筋膜和颈阔肌进行轮廓修整时，可以进行更精细的手术操作，以达到更加自然、美观的术后效果。改良双层 SMAS 型面部提升术的难点在于，整形外科医生需要深入了解面部软组织的解剖结构和拥有精准的手术技巧。改良双层 SMAS 型面部提升术是一项耗时很长的手术，需要同时提升皮瓣和解剖 SMAS 层，而且每个患者皮下脂肪

和 SMAS 的厚度各异，因此对解剖要求更加细致、精确。精准地分离、解剖、固定 SMAS 和皮瓣可达到更加美观的术后塑形效果。细致的止血、植入皮瓣可以减少术后瘢痕、加快术后恢复速度。

虽然扩展 SMAS 技术的手术难度较大，但患者满意度很高。任何手术方式都存在优点和缺点。对作者而言，扩展 SMAS 技术的最大优势仍然是其美学多样性，整形外科医生可以根据患者的审美需求来制定个体化的塑形手术方案。

参考文献

1. Stuzin JM, Baker TJ, Gordon HL, et al. Extended SMAS dissection as an approach to midface rejuvenation. *Clin Plast Surg.* 1995;22:295–311.

2. Stuzin JM, Baker TJ, Gordon HL. The relationship of the superficial and deep facial fascias: relevance to rhytidectomy and aging. *Plast Reconstr Surg.* 1992;89:441–449. *Facial anatomy is characterized as a series of concentric layers based on cadaveric and intraoperative dissection. These findings inform a discussion of the anatomic basis of facial aging.*

3. Stuzin JM, Baker TJ, Baker TM. Refinements in facelifting: Enhanced facial contour using Vicryl mesh incorporated into SMAS fixation. *Plast Reconstr Surg.* 2000;105:290–301.

4. Stuzin JM. Restoring facial shape in facelifting: the role of skeletal support in facial analysis and midface soft-tissue repositioning. *Plast Reconstr Surg.* 2007;119:362–376. *The authors emphasize the importance of establishing patient-specific aesthetic goals in planning a facelift. Skeletal anatomy is a key component of this analysis.*

5. Baker TJ, Gordon HL, Stuzin JM. *Surgical Rejuvenation of the Aging Face.* 2nd ed. St Louis, MO: CV Mosby; 1995.

6. Freilinger G, Gruber H, Happak W, et al. Surgical anatomy of the mimic muscle system and the facial nerve: importance for reconstructive and aesthetic surgery. *Plast Reconstr Surg.* 1987;80:686–690.

7. Furnas DW. The retaining ligaments of the cheek. *Plast Reconstr Surg.* 1989;83:11–16. *The anatomy of the facial retaining ligaments is reviewed. The importance of addressing these structures in facelift procedures is addressed.*

8. Rohrich RJ, Pessa JE. The fat compartments of the face: anatomy and clinical implications for cosmetic surgery. *Plast Reconstr Surg.* 2007;119:2219–2227. *Cadaveric dissection demonstrated multiple discrete*

compartments of subcutaneous fat in the human face. The clinical significance of this finding is addressed.

9. Lambros V, Stuzin JM. The cross-cheek depression: surgical cause and effect in the development of the "joker line" and its treatment. *Plast Reconstr Surg.* 2008;122:1543–1552.

10. Lambros V. Fat contouring in the face and neck. *Clin Plast Surg.* 1992;19:401–414.

11. Lemmon ML, Hamra ST. Skoog rhytidectomy: a five-year experience with 577 patients. *Plast Reconstr Surg.* 1980;65:283–297.

12. Mendelson BC. Correction of the nasolabial fold: extended SMAS dissection with periosteal fixation. *Plast Reconstr Surg.* 1992;89:822–833.

13. Hamra S. The deep plane rhytidectomy. *Plast Reconstr Surg.* 1990;86:53–61.

14. Barton FE Jr. Rhytidectomy and the nasolabial fold. *Plast Reconstr Surg.* 1992;90:601–607. *The Skoog facelift was modified to free the SMAS from the underlying mimetic muscles of the face. A sizeable clinical series demonstrated improvement in nasolabial fold aesthetics.*

15. Owsley JQ Jr. Lifting the malar fat pad for correction of prominent nasolabial folds. *Plast Reconstr Surg.* 1993;91:463–474.

16. Connell BF, Marten TJ. The trifurcated SMAS flap: three-part segmentation of the conventional flap for improved results in the midface, cheek and neck. *Aesthet Plast Surg.* 1995;19:415–420.

17. Aston SJ *Facelift with FAME technique.* Paper presented at the 32nd Annual Baker Gordon Symposium on Cosmetic Surgery, Mercy Hospital, Miami, FL; February, 1998.

18. Little JW. Three-dimensional rejuvenation of the midface: volumetric resculpture by malar imbrication. *Plast Reconstr Surg.* 2000;105:267–285.

19. Owsley JQ Jr. SMAS-platysma facelift: a bidirectional cervicofacial rhytidectomy. *Clin Plast Surg.* 1983;10:429–440.

20. Connell BF. Neck contour deformities: the art, engineering, anatomic diagnosis, architectural planning, and aesthetics of surgical correction. *Clin Plast Surg.* 1987;14:683–692.

21. Marten TJ. Facelift planning and technique. *Clin Plast Surg.* 1997;24:269–308.

22. Mendelson BC. Surgery of the superficial musculoaponeurotic system: principles of release, vectors, and fixation. *Plast Reconstr Surg.* 2001;107:1545–1552.

23. Connell BF. Cervical lifts: the value of platysma muscle flaps. *Ann Plast Surg.* 1978;1:32–43.

24. Aston SJ. Platysma muscle in rhytidoplasty. *Ann Plast Surg.* 1979;3:529–539.

25. Feldman JJ. Corset platysmaplasty. *Plast Reconstr Surg.* 1990;85:333–343.

26. Feldman JJ. *Neck Lift.* St Louis, MO: Quality Medical Publishing; 2006.

面部提升术：联合皮肤 SMAS——高位 SMAS 提升术

Fritz E. Barton Jr.

概要

■ 患者既希望得到解剖学改善，又希望达到美学预期。

■ 维持面部"和谐"至关重要。

■ "高位浅表肌腱膜系统（superficial muscular aponeurotic system，SMAS）提升术"将皮肤和皮下组织作为一体进行提升。

术前评估

对患者的术前评估内容分为 3 部分：①评估患者整体健康情况；②评估面部解剖特征；③评估患者是否适合治疗。

首先，整形手术仅适用于整体情况健康的患者。整形外科医生的首要责任是不伤害患者的一般健康。切勿为了改善外观，而将患者的生命置于重大风险中。如患者患有心脑血管疾病、主要器官功能障碍和潜在的康复障碍等疾病可能，会增大手术的风险。

如患者整体情况健康，评估则转向解剖学分析。在作者看来，维持面部和谐至关重要。所有结果中最糟糕的是看上去"动过手术"。造成"动过手术"的外观的原因有很多，本章下文将对这部分内容进行更详细的讨论。手术设计的面部不和谐是指只矫正一个衰老特征而忽略其他衰老区域。不管手术技术的效果如何，局部的不和谐会影响手术效果。

年轻患者或许只有局部的衰老，其中最常见的是额头和眼眶，其次是下面部和颈部。如果衰老仅限于额部（眉部下垂），仅额部手术足以，眼睑部衰老也同样。在这种情况下，矫正单一衰老特征以匹配其余的年轻特征，实际上恢复了面部的和谐。

但在 40 岁后，大多数患者在多个区域都有衰老改变，需要将所有衰老区域都同步改善到相近的年轻化程度，才能使术后效果自然、和谐。

许多患者，尤其是年轻患者，传统性地选择分次解决不同的衰老特征。这种单独、多次的手术方法，不能同步改善多个衰老区域，破坏了面部的和谐。更让人困惑的是，患者的错误逻辑认为，在同一阶段做手术的部位越少，外表的手术痕迹就越不明显。

尽管关于紧缩（脂肪丢失）和下降的相关作用仍存在争议，但有几个事实是不可忽略的。

衰老的面容通常有面部脂肪组织的松弛，一是由于重力作用，二是皮肤的松垂过剩。单纯解决皮肤的松垂，而不解决松垂的脂肪组织，则会使面部显得臃肿。只有将松垂的脂肪组织恢复至正常的位置，才能达到年轻化效果。

虽然"高位 SMAS 提升术"应用于面颊部提升是本章的重点，但也要对保持全面部和谐的必要性进行简要描述。

从头部开始，额部的分析起始于发际线，确认发际线高度是从瞳孔中点到发际线，而不是从眉毛到发际线。额部年轻化通常俗称为"提眉术"，但实际提升眉毛只是改善额部的一个要素。改善额部皱纹是面部年轻化手术中的关键点。眉外侧的松垂、皱眉纹和降眉间肌皱纹也必须处理。切除眉上的组织也不能解决上睑的松弛，因此上睑和眉毛应该被当作一个整体，同样的下睑和颊部也应该当作一个整体。颈部作为相对独立的单元，也影响着下面部的形态。作者将在本节详细探讨下眼睑和面颊部。

对于 40 岁以上的患者，应同时解决下睑和上颊部的松弛和衰老问题。轻柔的下眼睑与厚重的颊部通过两层筋膜分隔。在眼轮匝肌支持韧带[13]（眶颊膜[14]）从眼轮匝肌的眶隔前和眶周部分的连接处延伸到至眶骨。眼轮匝肌支持韧带向内侧插入眶缘，然后向下向外侧延伸至颧骨。第二筋膜膈，颧骨膜[15,16]（颧骨皮肤支持韧带[17]）从眶周眼轮匝肌下缘延伸并插入到下方的颧骨中。在内侧，颧骨膜支持韧带与眼轮匝肌支持韧带并行起源于泪沟内侧。然而从外侧看，它倾斜地横过面颊，插入到上唇提肌深处上方的骨骼中。颧骨膜和眼轮匝肌支持韧带一起保护眼睑悬吊器免受面颊重量的影响。

下眼睑需要评估6个要素。从深处开始：①眶缘的突度；②弓状缘插入的突度；③眶隔内容物和脂肪疝；④上睑下垂的存在；⑤皮肤松弛和皱纹；⑥外眦韧带。从本质上讲，所有衰老患者都会出现眼轮匝肌的下垂。他们可能有或没有任何或所有其他因素的异常。

同样，面颊的评估也涉及6个要素：①皮肤表面异常（色素沉着，光化损伤等）；②皮肤质量；③皮肤松弛程度；④面部骨骼形状；⑤面部软组织容量；⑥皮下组织构成的面部轮廓。

本章将重点关注面部松弛程度和皮下脂肪团块产生的轮廓多样化。

皮下脂肪团的容量、形状和位置的变化会影响手术计划。皮下脂肪团浅表层即在表情肌表面，是影响面部形状的部分，也是面部年轻化手术中最具可塑性的部分。皮下脂肪团的上缘位于眶下缘和颧弓，外侧边界是耳廓，下部边界是下颌缘，内侧边界是鼻唇沟处的融合平面。

需要处理的脂肪团下特殊区域是颧突、鼻唇沟和下颌（图6.7.1）。典型的老化面容显示颧骨部分皮下组织团块的下降，使得面颊部突出部位表现在颧骨下，而不是在颧骨体部。正面观，下垂的颊部脂肪，加深了鼻唇沟。最终，面颊部脂肪堆积于下颌缘处。对患者的个体化分析涉及确定每一种变化的程度。

根据面部松弛的程度，介绍对面部年轻化手术的理想年龄和阶段的讨论。传统观点认为面部年轻化手术应该在50多岁到60多岁进行，具体的手术时间由面部的松弛程度决定。而更强大的SMAS提升术改变了传统观点。作者已

经认识到，面部年轻化手术的理想时间是在面部衰老开始显现前。最好的策略是尽力去维持年轻化面孔，而不是面部老化后再去想办法挽回。具体而言，面部年轻化手术应该在40岁出头进行。

最后，在制定手术计划之前，外科医生必须评估患者的目标是否切实可行。

有时，患者对问题的分析是准确的，但或许并不存在可预见的治疗措施，比如一些患者要求让整张脸变瘦或者去除所有皱纹。相反，有些患者会夸大某个小问题，而寻求不切实际的手术效果。对于以上情况，不宜盲目进行手术。通常情况下，对患者的心理进行准确评估比评估患者的生理解剖结构更加困难。

历史回顾

由于皮肤松弛的出现，早期的面部年轻化手术主要集中在切除多余皮肤上。由于表层皮肤有足够的移动性来消除多余部分，深层次解剖和松解似乎是不必要的。在20世纪的前25年，在面部提升孕育的时期，有限的周边皮肤切除肤占据主导地位[1-3]。虽然这些术式取得了改善，但效果有限，且持续时间较短。

为了获得更好的术后效果，Lexer[4]延长并合并了分开的颞、耳前和乳突切口。后来，Bames[5]主张通过解剖皮肤来增强术后效果，该术式主导了20世纪中叶[6-8]的主流思想，并一直流行至今[9,10]。

Pires早在20世纪30年代就已经认识到面部皮下筋膜组织的存在可能[11]。Pries从耳前筋膜到鼻唇沟前脂肪放置悬吊环，以便更好地消除下颌前部的下垂。但关于除治疗皮肤松弛外悬吊皮下团块组织的重要性最好的描述是Aufricht[12]在1960年提出的："为了了解面颊下垂的机制，必须将皮肤和网状脂肪层单独分层，这两层都有各自的组织形态变化。这个事实非常重要。这表明手术矫正松垂的面颊部通常需要两个步骤：①皮下悬吊（或提升），例如悬吊网状脂肪层；②去除多余的皮肤后进行皮肤悬吊"。

将皮肤和皮下脂肪团去除和/或复位的概念仍然是现代面部年轻化手术的要点。手术内容已经得到了业内人士的一致同意，但最佳手术方式仍然存在争议。

高位 SMAS 提升术的发展

现代的"高位SMAS"提升技术是作者从失败的经验中总结演变而来的。在作者的临床实践早期，主要进行适度的解剖大面积的松垂皮肤并上提。这种术式在皮肤质量优异、面部瘦削和较低眼眶的比较年轻的患者中产生了良好的效果。因此作者相信，该种术式仍然可以在更广泛的患者群体中获得良好的效果。

但作者的患者群体并不都是上述类型。当作者遇到下颌脂肪下垂和鼻唇沟较深的年龄较大的患者，仅进行皮肤提

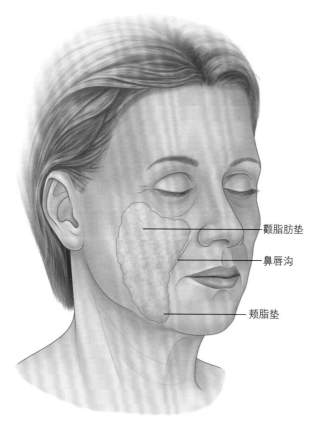

颧脂肪垫

鼻唇沟

颊脂垫

图 6.7.1　表浅皮下脂肪垫

升术的效果欠佳且持续时间短。更糟糕的是,当作者试图采用更加激进的手术方式克服上述不足时,部分患者还出现了皮肤过于紧绷的情况。因此,作者意识到更需要解决处于张力下的皮肤松弛("应力性松弛")。

Aufricht[12]和其他人[18]指出了解决皮下脂肪悬吊的必要性,这是面部提升术的重要组成部分。因此,作者如 Aufricht 所述进行了改进,鼻唇沟和下颌区的初始面部轮廓得到改善。但在随访中,只有约半数的患者得到了持久的提升。而且,通过固定皮肤来使之上提,仍导致很多患者看起来面部"紧绷"。作者的整体情况得到了改善,部分患者术后改善自然,但是结果不太一致,无法让作者满意。

1974 年,Tord Skoog 出版了他的经典著作[19],其中描述了改良的面部提升术式。将皮肤和表浅皮下组织作为一个整体,然后使用表浅皮下筋膜(后称 SMAS[20])再悬吊面颊部组织。该方法将皮肤和表浅皮下筋膜作为独立单元的重新定位,不在皮肤上施加张力。遗憾的是,Skoog 未能将其理念发展到最大程度改善手术效果的阶段便与世长辞。但是,提出避免对皮肤产生张力而悬吊复位面颊组织的理念非常吸引人。

其他外科医生[21,22]采纳了 Skoog 的基本思想,并着手对其进行改进。他们的早期尝试集中在颊侧和下颌区,这些部位的 SMAS 移动度更高。仅保留上颊或颧骨区的真皮支撑[23]。作者似乎很清楚,这种差别的悬吊方法(下面部筋膜和颧骨部分的皮下脂肪只靠真皮支撑)无法完全复位颧骨颧突。更糟的是,随着时间流逝,较弱的真皮支撑会比下面部筋膜部分的松弛更快。

正是这种困境催生了作者在 20 世纪 70 年代末和 80 年代初进行解剖研究[24,25]。首先,证明解剖的 SMAS 下颊筋膜瓣是面部前动脉分支的轴向肌皮瓣。其次,作者发现前面 SMAS 位于表情肌浅层的可以提升的层次(图 6.7.2)。最后,作者发现 SMAS 并未向上插入颧弓,而是在颧弓处与颞顶筋膜融合。最重要的是,面神经的额支位于颧弓上方的第二筋膜层下方,这使医生得以在颧弓上方安全地水平分离出 SMAS,以协助提升上(颊)部分和下颊 - 下颌部分脂肪团。

将 SMAS 从颧骨支持韧带前和表情肌前释放出来,在颧弓上方水平分离 SMAS,使整个面颊部得以提升、悬吊。该解剖技术被称为"高位 SMAS"提升技术。

随着"高位 SMAS"技术经验的增长,作者开始对患者进行个体化的手术设计。根据作者汇编的第一个临床系列数据[26]显示,并不是每个患者都需要完全解剖鼻唇沟区。作者随后开发了 3 种变量,将在本章的手术规划部分中进行介绍。这种术式直接的垂直方向定位悬吊引起了眼轮匝肌上睑下垂的加重。根据其他术者的经验[27-29],作者常规在面颊手术的基础上增加了对下眼睑矫正的步骤。最后,意识到下眼睑成形术中由于外眦肌腱随年龄松弛而导致圆眼的趋势[30-32],作者额外增加了外眦收紧的手术步骤。除此之外,作者已有超过 25 年应用"高位 SMAS"技术的经验(图 6.7.3)[24,33,34]。

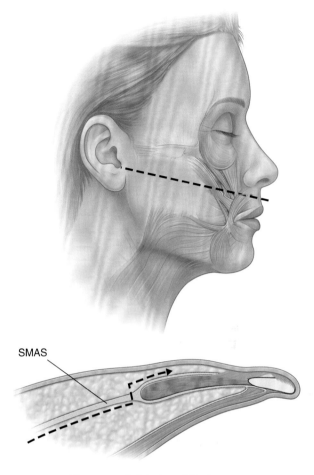

SMAS

图 6.7.2 释放颧大肌连接的 SMAS

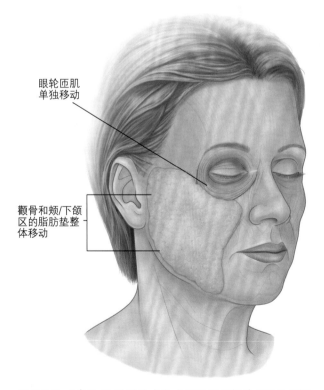

眼轮匝肌单独移动

颧骨和颊/下颌区的脂肪垫整体移动

图 6.7.3 "高位 SMAS"技术的皮下脂肪团提升与眼轮匝肌悬吊相互独立

手术设计

手术规划包括手术顺序以及患者术前准备。如前所述，对于未曾接受过手术的患者，作者认为有必要采用全面部手术路径。根据患者解剖结构和老化改变，决定前额、眼眶和颈部的手术规划（详细手术设计不在本章讨论范围内）。

以术前患者的一般状况和服用的药物不影响手术为基准。术前合并疾病最常见的是高血压。

对健康的患者的术前准备主要涉及避免任何影响伤口愈合的因素。据作者观察，如果没有其他因素干扰，术后身体会很快恢复。避免使用尼古丁产品和抗凝血药物（阿司匹林，非甾体抗炎药等）。

手术技术（视频 6.7.1）

颞区的初始手术切口位置选择由额部的术式决定。如额部采用冠状切口或发际线切口，则可扩展至解剖颞部。如果仅计划行内镜手术或不计划做额头手术，则可选择水平鬓角切口。选择鬓角切口，则需注意向上延伸的范围，因为太阳穴区的毛发无法隐藏切口。

无论男女，均常规采用耳后切口。仅肤色较深、胡须浓密的男性除外。因为在男性患者中，移位到耳屏的皮肤中真皮下方的毛囊可能会被切除。其余的毛发可以通过激光脱毛。乳突切口的位置取决于颈部皮肤松弛的程度。

面部单元的顺序是下一个考虑因素。作者通常从颈部正中线开始，然后按向上的顺序进行手术。这样可以使过度松弛的脸颊和眼睑皮肤向上移动，从额部去除。反对这种顺序的观点是，颈阔肌的闭合可能会限制颊部阔肌（SMAS）向上移动。这种限制也可以被避免，只要在中线部位将内侧松弛的颈阔肌边缘连接在一起，以便后续颊部的上移。

面颊部切口则开始于耳前区皮肤的提升。在颧弓上方，眼轮匝肌的外侧缘形成了一条皮下隧道，该隧道有助于后续 SMAS 上的水平分离。从颧弓向下，仅在估计的皮肤切除范围内薄薄地分离出皮瓣（图 6.7.4）。注意不要使皮肤与SMAS 过度分离，尤其是在隧道的上角处。颊部皮下剥离范围的下段延伸到下颌缘以下。如果不需要颈阔肌前的皱纹折叠和或减脂，则下颌下皮肤的剥离向下进行到颈部下半部和中线附近。为了使外侧颈阔肌及其筋膜部分分离，协助颊部符合组织向上移动，这种松解是必要的。

完成皮肤剥离后，开始解剖 SMAS。进入 SMAS 最安全的区域是在耳屏顶部和耳垂底部之间。此处 SMAS 层最厚，此处的面神经位于腮腺深处。此处的 SMAS 是压薄在腮腺囊的多层纤维脂肪结构。恰当的剥离平面可见腮腺腺泡上留有薄薄的半透明纤维层。当该分离面向前和向下延伸时，在可识别的颈阔肌纤维下可以看到一个网状面。在该网状面，解剖可继续行至腮腺前缘，并向下解剖至胸锁乳突肌的前缘。

在腮腺前缘，剥离方法从锐性分离变为钝性分离。覆盖腮腺，SMAS 被固定在腮腺囊上，即所谓的"固定 SMAS"。在腮腺前方的面颊区域，有一个网状滑行平面，可以钝性分离以避免对面神经分支的损伤。由于面部神经分支恰好位于下方，因此必须在咬肌上保留近乎透明的深筋膜层。

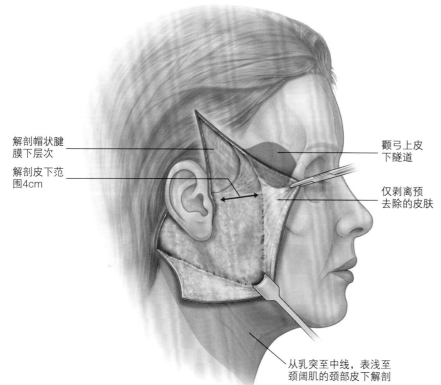

解剖帽状腱膜下层次

解剖皮下范围4cm

颧弓上皮下隧道

仅剥离预去除的皮肤

从乳突至中线，表浅至颈阔肌的颈部皮下解剖

图 6.7.4 仅在预估的皮肤切除范围内修薄皮瓣

继续沿着胸锁乳突肌前缘的筋膜融合平面向下进行,此处颈阔肌的筋膜与胸锁乳突肌融合。如果该筋膜没有"后切",颈阔肌(SMAS)的向上运动就会受到限制。因此,在下颌缘下方约 4cm 处,在颈阔肌及其筋膜上作一个 2~3 cm 的短"后切"。在这一水平的"后切"可以避免损伤下颌面神经边缘的任何异常分支。

在该剥离点,面颊的颊 - 下颌部分可以充分移动,但是面颊上(颧骨)部分几乎没有受到影响。

SMAS 在颧弓上被水平分隔至眼轮匝肌外侧。利用眼轮匝肌的可见边缘作为深度标记,在颧骨区进行剥离以释放颧弓支持韧带。再次以眼轮匝肌下外侧缘为深度标尺,在颧大肌外侧缘剥离进入皮下平面。因 SMAS 前部附着在颧大肌上并延展为其筋膜,肌肉附着会限制面颊组织团块向上移动,除非将其释放。通过面颊部剥离平面从 SMAS 下平面过渡到颧大肌表面,释放延展的筋膜。然后沿着颧大肌外侧缘向下剥离至口角轴水平(图 6.7.5)。前面皮肤皮下剥离的程度取决于鼻唇沟的特点。

对于鼻唇沟较浅的患者,SMAS 剥离可止于鼻唇沟褶皱处,以保持脂肪附着在颊瓣上(图 6.7.6)。这可以在提升面颊时,使脂肪从褶皱处铺展开来。有限的解剖还可以通过保留前面前静脉和淋巴管的供给来最大限度地减少术后肿胀。

对于中等深度鼻唇沟的患者,进行同样的有限的面颊部解剖,但从侧面解剖修剪切下的纤维脂肪性 SMAS 移植物通过鼻唇沟下方的隧道穿行[35,36](图 6.7.7)。作者发现,只要放置的位置正确,这些移植物在大多数情况下都会存活。

鼻唇沟较深的患者通常面型较瘦削,对该类患者可进行从鼻唇沟到唇部的完全解剖(图 6.7.8)。

在极少数患者中,仅鼻唇沟的上 1/3 向上较深,因此需要增加前面颊部提升的幅度。在这种情况下,作者将"高位 SMAS"面颊部提升与骨膜下"颧部提升"相结合[37,38]。该方法会使面颊部得以支撑自身的重量,而不是悬吊在眼睑上,从而大大降低继发性下睑外翻的风险。

完成这些组织的松解后,从下颌到眼眶的整个皮下颊部组织团将可以自由地向上移动。在纯垂直方向(而不是水平或倾斜方向)上移动颊部至关重要。主要的矢量为沿眶缘外侧的垂直方向(图 6.7.9)。

关键缝合位置在颞深筋膜和乳突筋膜。接着用连续缝合的方法完全闭合耳周的 SMAS,以分散关键缝合线的张力。

修整所在位置的多余皮肤,以减少张力。将所有悬吊张力置于筋膜(SMAS)上,是高位 SMAS"理念最重要的部分,即皮肤不会承受比正常状态更大的张力。

面颊部向上提升并不会提升或复位下垂的眼轮匝肌。注意在面颊部解剖时不要破坏眼轮匝肌下部,避免损伤神经。但是通过将眼轮匝肌留在原处,向上的颊部提升会加重眼轮匝肌下部的下垂。因此,有必要在常规的"高位 SMAS"面颊提升术中增加眼轮匝肌悬吊步骤,无论该步骤是否矫正其他下眼睑畸形。

当颊部组织(包括前面颊部皮肤)沿垂直方向向上提升时,颈部多余的皮肤需向后(水平方向)拉紧。这可以通过将 SMAS 向外侧悬吊到乳突筋膜上,并伴随切除、悬吊外侧皮肤来实现。与面颊部的皮肤与 SMAS 作为复合体提升不同,颈部剥离则需将皮肤与其下的颈阔肌作为独立单元提升。因此,当颈部组织垂直移动时,多余的颈部皮肤可以水平移动。

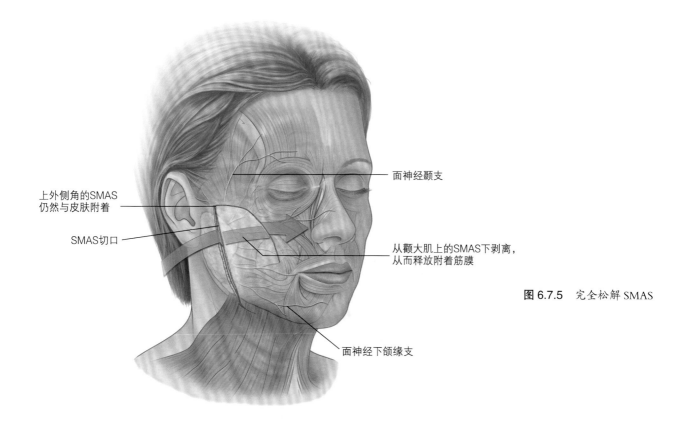

上外侧角的SMAS仍然与皮肤附着

SMAS切口

面神经颞支

从颧大肌上的SMAS下剥离,从而释放附着筋膜

面神经下颌缘支

图 6.7.5　完全松解 SMAS

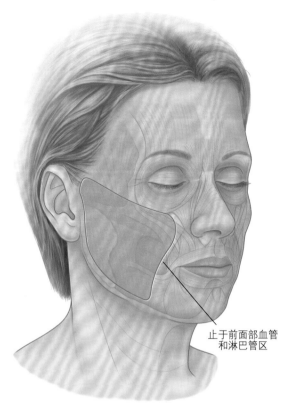

止于前面部血管
和淋巴管区

图 6.7.6　Ⅰ型颊部解剖止于至鼻唇沟附近

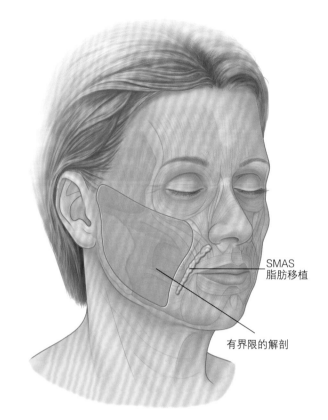

SMAS
脂肪移植

有界限的解剖

图 6.7.7　Ⅱ型颊部解剖行至有 SMAS 移植隧道的鼻唇沟附近

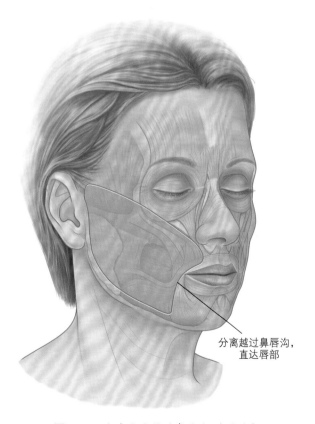

分离越过鼻唇沟，
直达唇部

图 6.7.8　颊部分离越过鼻唇沟，直达唇部

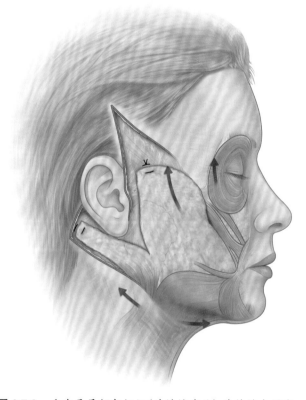

图 6.7.9　垂直悬吊颊部组织（关键缝线处），连续缝合固定整个 SMAS 瓣，从关键缝线处分散张力。用眼轮匝肌瓣悬吊眼轮匝肌

辅助手段

减少面部脂肪是"高位 SMAS"提升术的一个挑战。解剖平面深至下颌区的颈阔肌,下颌脂肪垫位于颈阔肌的表面。作者发现通过鼻前庭切口进行抽脂是最快捷的。可选择 2.4mm 的吸脂针。吸脂操作应小心谨慎,避开颊区,否则很可能继发沟槽。

两个区域对脂肪移植的反应较好。将 SMAS 筋膜移至乳突区时,通常会出现一小条赘余的组织。该纤维脂肪条可用于穿过鼻唇沟下方的隧道,或用于提升唇部丰满度[35,36,39]。

如前所述,因该脂肪条带来源于鼻唇沟区域,但在唇部仅能存活 50% 左右。

在一些患者中存在垂直上唇变长。筛选合适的患者,在鼻孔槛[40,41]处作"鸥翼"样切口切除部分组织,可以巧妙细微地改善上述情况。

光化性损伤或经常口轮匝肌收缩引起的口周线在老年患者中非常常见。虽然存在多种治疗方法,但效果均有限。进退两难的是,想要完全去除口周深层皱纹,经常需要去除色素沉着和皮肤附属器,才能重塑平滑的口周形态。这可以让患者口周皮肤看起来光滑,但过于白皙,呈蜡状。微剥脱和点阵激光有较少副作用,但效果有限(图 6.7.10)。

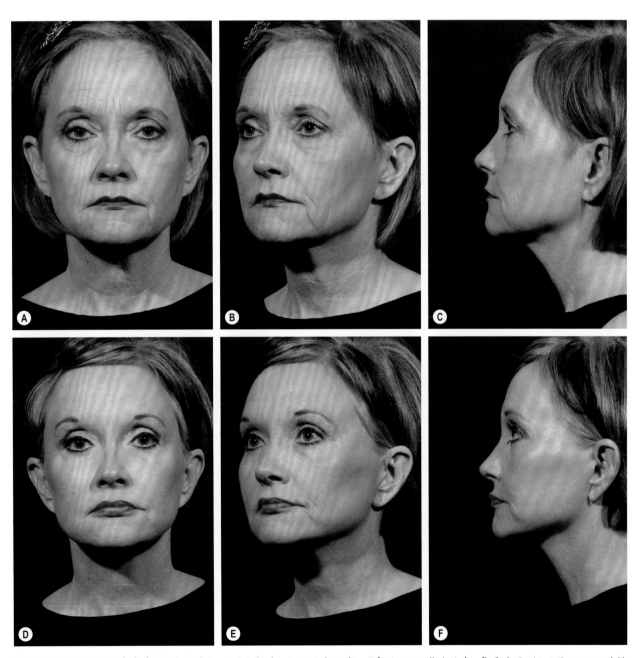

图 6.7.10 (A~C)53 岁患者,行发际线切口眉上提术、上下睑成形术,"高位 SMAS"除皱术:鼻唇沟区、颏下区,SMAS 移植到唇部。(D~F)术后 6 个月效果

术后护理

术后即刻护理包括麻醉后基本恢复和避免血肿的产生。由于解剖的深度和精度,大多数患者需通过全身麻醉进行手术。

术中放置 0.2mg 可乐定皮肤贴。术后 4~6 小时,皮肤贴的最大作用与局部麻醉药中肾上腺素的最大吸收峰重合。皮肤贴贴至术后第二天早晨,如患者出现低血压症状,则立刻摘除。

0.5% 的利多卡因和 1∶400 000 肾上腺素用于局部麻醉和止血。1∶400 000 肾上腺素强度似乎能对组织发挥充分的止血作用,并且与更强的稀释后的肾上腺素相比,较少发生术后反跳性高血压。

术后护理的另一个关键是减少肿胀。任何面部剥离,无论是皮下还是 SMAS 下的剥离,都会暂时中断部分淋巴回流。淋巴回流通常在术后 3~6 个月内恢复正常[42],在这段时间内,肿胀会影响术后效果。对于术后肿胀的产生和逐渐消退,年轻而紧致的皮肤具有一定的回缩力,肿胀消退后可以恢复到正常状态,而年老的皮肤则不能。如肿胀时间较长,皮肤长期处于拉伸状态,则会影响最初的手术效果。

减少术后肿胀有以下 3 种方法。在剥离前静脉给予地塞米松 8~10mg,术后按单剂量口服地塞米松或甲基泼尼松龙 4 天,可以最大限度地减少初期术后肿胀的发生。其次,严格控制液体摄入,仅在感到口渴时摄入水分。第三,严格控制钠的摄入。尽量做到低钠饮食,减少腌制食品、快餐食品和调味料等高钠产品的摄入。指导患者计算 3~6 个月内的钠摄入量。理想情况下,将钠的摄入量限制在低于每天 2 000mg,越接近每天 1 000mg,减少肿胀的效果越好。

并发症

如上所述,术后最常见的并发症是血肿。对于非高血压疾病的患者,术后血肿发生率 3%;对于高血压疾病的患者,术后血症发生率为 8%。局限于乳突区的小血肿,可以通过密闭引流来治疗。位于颈部下方的较大血肿,则需要手术清创治疗。

因面颊皮瓣较厚且血运丰富,皮肤坏死较少见。吸烟者在极少数情况下会出现乳突区较薄皮肤处的一小部分皮肤坏死。即使立即停止接触香烟制品,依然会存在一定程度的永久性闭塞性动脉炎的可能。

切口感染较少见(发生率 <2%)。感染原通常是由金黄色葡萄球菌或铜绿假单胞菌。大部分患者由自体或护理人员鼻腔中携带的金黄色葡萄球菌感染,如怀疑是携带状态,则用莫匹罗星软膏治疗。铜绿假单胞菌感染由于外耳道中存在的细菌感染。

在进行更广泛的面部剥离时,外科医生最大的担心是面神经损伤。在早期临床系列报告中,有作者报道 15% 的暂时性神经麻痹,全部为面神经下颌缘支,并且术后一段时间后全部恢复。通过探究病因,作者认为暂时性神经麻痹是由于下颌骨前颈阔肌解剖范围较广所致。还意识到,在"可移动的 SMAS"下进行这种程度的剥离是不必要的。随后也就不再进行下颌骨部位的解剖,后续的患者也就没有了暂时性的神经麻痹。作者曾做过 1 000 余例"高位 SMAS"解剖,未出现任何永久性面神经损伤。

参考文献

1. Miller CC. *Cosmetic Surgery. The Correction of Featural Imperfections.* Chicago, IL: Oak Printing; 1908.

2. Bourguet J. Notre traitement chirurgical de "poches" sous les yeux sans cicatrice. *Arch Fr Belg Chir.* 1928;31:133–137.

3. Noel A. *La Chirurgie Esthetique.* Clermont (Oise): Theron et Cie; 1928.

4. Lexer E. Zur geischtsplastik. *Arch klin Chir.* 1910;92:749.

5. Bames OH. Truth and fallacies of face peeling and face lifting. *Med J Rec.* 1927;126:86.

6. Conway H. The surgical face lift-rhytidectomy. *Plast Reconstr Surg.* 1970;45:124–130.

7. Rees TD, Wood-Smith D. *Cosmetic Facial Surgery.* Philadelphia, PA: W.B. Saunders; 1973.

8. Stark RB. A rhytidectomy series. *Plast Reconstr Surg.* 1977;59: 373–378.

9. Hoefflin SM. The extended supraplatysmal plane (ESP) face lift. *Plast Reconstr Surg.* 1998;101:494–503.

10. Duffy MJ, Friedland JA. The superficial-plane rhytidectomy revisited. *Plast Reconstr Surg.* 1994;93:1392–1403.

11. Pires D. Kosmetische chirurgie der gesichtsrunzein. *Fortschr Med.* 1934;52:576.

12. Aufricht G. Surgery for excess skin of the face. In: *Transactions of the Second International Congress of Plastic and Reconstructive Surgery.* Edinburgh: E & S Livingstone; 1960.

13. Muzaffar AR, Mendelson BC, Adams WP. Surgical anatomy of the ligamentous attachments of the lower lid and lateral canthus. *Plast Reconstr Surg.* 2002;110:873–884. *Cadaveric dissections and histological analyses were performed to characterize the deep attachments of the lower eyelid region. Surgical considerations are discussed.*

14. Kikkawa DO, Lemke BN, Dortzback RK. Relations of the superficial musculoaponeurotic system to the orbit and characterization of the orbitomalar ligament. *Ophthal Plast Reconstr Surg.* 1996;12:77–88.

15. Pessa JE, Garza JR. The malar septum: the anatomical basis of malar mounds and malar edema. *Aesthet Surg J.* 1997;17:11–17.

16. Pessa JE, Zadoo VP, Adrian EK, et al. Anatomy of a "black eye": a newly described fascial system of the lower eyelid. *Clin Anat.* 1998;11:157–161.

17. Muzaffar AR, Mendelson BC, Adams WP. Surgical anatomy of the midcheek and malar mounds. *Plast Reconstr Surg.* 2002;110: 885–896. *The surgical anatomy of the malar region is defined through cadaveric and clinical dissections. The anatomical basis for midfacial aging is discussed.*

18. Pangman WJ II, Wallace RM. Cosmetic surgery of the face and neck. *Plast Reconstr Surg.* 1961;27:544–550.

19. Skoog T. *Plastic Surgery – New Methods.* Philadelphia, PA: W.B. Saunders; 1974.

20. Mitz V, Peyronie M. The superficial musculoaponeurotic system (SMAS) in the parotid and cheek area. *Plast Reconstr Surg.* 1976;58:80–88. *This seminal study details SMAS anatomy and its clinical implications.*

21. Owsley JQ. Platysma-fascial rhytidectomy. *Plast Reconstr Surg.* 1977;60:843–850.

22. Lemmon ML, Hamra ST. Skoog rhytidectomy: a five-year experience with 577 patients. *Plast Reconstr Surg.* 1980;65:283–297.

23. Hamra ST. The deep-plane rhytidectomy. *Plast Reconstr Surg.* 1990;86:53–61. *The subSMAS facelift is discussed as a means to address the prominent nasolabial fold. Outcomes are reported in over 400 patients.*

24. Barton FE Jr. *Facial Rejuvenation.* St Louis, MO: Quality Medical Publishing; 2008.

25. Barton FE Jr. *Rhytidectomy: the anatomical basis for complete dissection.* Presented at the Annual Meeting of the American Society for Aesthetic Plastic Surgery, Los Angeles, CA; 1989.

26. Barton FE Jr. The SMAS and the nasolabial fold. *Plast Reconstr Surg.* 1992;89:1054–1057.

27. Furnas DW. Festoons of orbicularis as a cause of baggy eyelids. *Plast Reconstr Surg.* 1978;61:540–546.

28. Hamra ST. Repositioning the orbicularis oculi muscle in composite rhytidectomy. *Plast Reconstr Surg.* 1992;90:14–22.

29. Fogli AL. Orbicularis myoplasty and face lift: a better orbital contour. *Plast Reconstr Surg.* 1995;96:1560–1570.

30. Ousterhout DK, Weil RB. The role of the lateral canthal tendon in lower eyelid laxity. *Plast Reconstr Surg.* 1982;69:620–623.

31. Flowers RS. Canthopexy as a routine blepharoplasty component. *Clin Plast Surg.* 1993;20:351–365.

32. Heinrichs HL, Kaidi AA. Subperiosteal face lift: a 200-case, 4-year review. *Plast Reconstr Surg.* 1998;102:843–855.

33. Barton FE Jr. Rhytidectomy and the nasolabial fold. *Plast Reconstr Surg.* 1992;90:601–607.

34. Barton FE Jr, Hunt J. The high-superficial aponeurotic system technique in facial rejuvenation: an update. *Plast Reconstr Surg.* 2003;112:1910–1917.

35. Guyuron B, Michelow B. The nasolabial fold: a challenge, a solution. *Plast Reconstr Surg.* 1994;93:522–529.

36. Lassus CA. A surgical solution to the deep nasolabial fold. *Plast Reconstr Surg.* 1996;97:1473–1478.

37. Hester TR, Codner MA, McCord CD. The "centrofacial" approach for correction of facial aging using the transblepharoplasty subperiosteal cheek lift. *Aesthet Surg Quart.* 1996;16:51–58. *The anatomical basis for midface aging is described. Outcomes in over 750 patients are assessed after direct transblepharoplasty midface rejuvenation.*

38. Hester TR Jr, Codner MA, McCord CD, et al. Evolution of technique of the direct transblepharoplasty approach for the correction of lower lid and midfacial aging: maximizing results and minimizing complications in a 5-year experience. *Plast Reconstr Surg.* 2000;105:393–406.

39. Leaf N, Firouz JS. Lip augmentation with superficial musculoaponeurotic system grafts: report of 103 cases. *Plast Reconstr Surg.* 2002;109:319–326.

40. Austin HW. The lip lift. *Plast Reconstr Surg.* 1986;77:990–994.

41. Austin HW, Weston GW. Rejuvenation of the aging mouth. *Clin Plast Surg.* 1992;19:511–524.

42. Meade R, Griffiths L, Barton FE Presented at the Annual Meeting of the American Society for Aesthetic Surgery, New York; 2006.

面部提升术：骨膜下中面部提升术

Alan Yan, Michael J. Yaremhuk

概要

- 中面部衰老的特征是容量丢失、面颊皮肤下垂以及薄弱的下眼睑下垂。
- 这些变化表现为下眼睑延长、睑颊分界消失、泪沟凹陷、颧突消失、鼻唇沟加深。
- 骨膜下中面部提升术可提升中面部，恢复中面部轮廓。
- 然而，中面部提升无法解决泪沟畸形问题，这一问题通常需要通过脂肪移植或脂肪移位来解决。
- 骨膜下剥离允许软组织的整体移动。
- 中面部手术入路可以是眼睑、颞部和口内切口的不同组合。
- 软组织的提升可通过面部骨骼钻孔、固定缝线或预制悬吊系统（如内支架）维持。
- 对于中面部骨骼低平（凹陷）的患者，眶下缘垫高可作为中面部提升手术的辅助手段。
- 面神经颧支（zygomatic branches of the facial nerve, ZBFN）和眶下神经（infraorbital nerve, ION）在颧上韧带松解和中面部提升术中固定骨膜悬吊缝线过程中有损伤的危险。
- 手术并发症包括血肿、不对称、短暂性感觉异常、感染和下眼睑移位。

简介

中面部衰老的特征是软组织容量丢失、面颊皮肤松弛下垂、眶下缘下的薄弱的下眼睑下垂。这会导致下眼睑延长和睑颊分界消失。此外，颧脂肪垫因重力作用下垂，表现为泪沟凹陷，颧区突起消失，鼻唇沟加深。

除泪沟外，骨膜下中面部提升术还矫正了中面部衰老。

临床上大多数情况下，作者更倾向于经睑缘入路行骨膜下中面部提升手术，该术式采用中央入路，通过骨膜下剥离将颊组织瓣悬吊于眶缘从而垂直提升中面部[1]。与颞部入路相比，经睑缘入路避免了广泛的由外周至中央的中间平面剥离。由于在骨膜下中面部提升过程中面部的血供并没有明显减少，因此可同时实现皮肤年轻化。

骨膜下中面部提升手术是面部年轻化的有效手段。人们普遍认为该术式是安全的，并发症发生率低。

历史回顾

骨膜下面部提升手术的起源可以追溯到 Paul Tessier 的面部提升手术[2]。受颅面重建手术启发，经双冠状切口、口内切口和眼睑切口（通常是经结膜切口）入路，可以通过骨膜下剥离来游离和提升整体面部软组织。

骨膜下中面部提升一直是颅面外科手术矫正创伤后畸形和先天性畸形的主要方法，直到 Ramirez 和 Yaremchuk 将骨膜下中面部提升与面部除皱术相结合[3,4]。

Shorr 的"蝴蝶夫人"手术通过提升中面部矫正了术后下眼睑缺损，包括下眼睑缩短和外眦上移[5]。Hester 改进了 Shorr 的手术，并应用于美容手术中[6]。

上述所有手术都是在骨膜下进行广泛的中面部软组织脱套剥离，并将中面部软组织缝合悬吊于眼眶或颞部特定位置。

尽管许多外科医生意识到了中面部提升手术的美学价值，但因不熟悉相关的广泛剥离，人们对通过微创切口放置的悬吊装置产生了兴趣。该装置在提升和固定面部软组织时，无须将其从下方的骨面剥离。但复发和不对称的问题降低了大家对这一方法的热情。

手术相关解剖学

Doumit 等的大体研究详细介绍了骨膜下中面部除皱术的手术解剖[1]。

中面部骨骼

与中面部提升相关的中面部骨骼包括内侧的上颌骨前面和外侧的颧骨，上界为眶下缘，下界为牙根（图 6.8.1）。

颧骨构成面颊的突起、眶底外侧壁的一部分，以及颞窝和颞下窝的一部分。它在内侧与上颌骨相连，形成颧突、眼眶部分和颞表面。颧骨表面凸起，正中有颧面孔，为颧面神经和血管的通路。颧面孔的正下方有一个轻微的骨隆起，为颧大肌和上唇提肌的起点。

上颌骨的前面非常不规则，其下部由于牙根的形态表现出一系列的隆起和凹陷。切牙窝是突出的切牙上方的凹陷，为降鼻中隔肌的起点。犬齿形成一个垂直的嵴，将切牙窝和犬齿窝分开，犬齿窝比切牙窝更深大，为提口角肌的起点。

眶下缘由外侧的颧骨和内侧的上颌骨组成。颧上颌缝位于瞳孔中线。眶下孔位于距眶下缘约 1cm 处，内有眶下神经通过。

肌肉

中面部的肌肉主要为表情肌（见图 6.8.1），起于面部骨骼，止于皮肤。这些肌肉很少全程保持独立存在，而是倾向于在终止处与邻近肌肉融合。

颧大肌起于颧颞缝内侧的颧骨外侧表面，有时与眼轮匝肌融合。肌束斜向下前方，终于口角皮肤和黏膜。颧小肌位于颧大肌内侧，起于紧靠颧上颌缝外侧的颧骨表面，向内下方走行，止于口角内侧的唇部。

上唇提肌起于眶下缘和眶下孔之间的部分，向内下方走行，插入口轮匝肌和上唇皮肤。提口角肌（犬齿肌）位于上述肌肉的深面，起自上颌骨紧靠眶下孔下方的犬齿窝，终于口角。面部血管穿行于其下缘。眶下神经的分支走行于提口角肌和上覆肌肉之间的结缔组织中。提上唇鼻翼肌起源于鼻侧上颌骨额突，止于鼻翼软骨和皮肤，以及上唇皮肤和肌肉组织。眶下神经的分支附着在提肌的深面。眼轮匝肌起源于额骨鼻突、上颌骨额突和内眦韧带前表面，肌纤维向外侧环绕整个眶周。对眼轮匝肌的操作可能导致下眼睑张力的短暂下降。

神经

如下所述，面神经颧支和眶下神经的颧支位于中面部

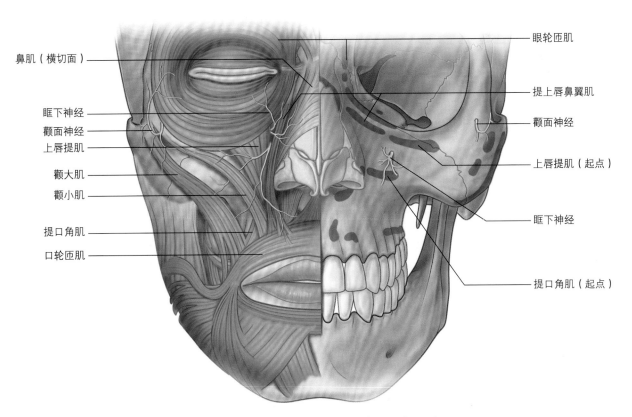

图 6.8.1　中面部骨解剖（含肌肉起点和神经孔）

骨膜下平面附近。这些分支在颧上韧带松解和中面部提升术中骨膜悬吊缝合时有损伤的风险。

面神经颧支

　　颧大肌由面神经的上、中、下 3 支支配[1],平均有 1.8 支面神经颧支分支进入颧上颌缝尾缘上方的肌肉(图 6.8.2)。面神经颧支分支的上支位于距颧上颌缝下缘约 6.2 ± 1.6mm 的颅侧,距耳屏 6.4 ± 0.4mm,距骨面 1.4 ± 0.4mm。中支位于距颧上颌缝下缘约 2.3 ± 4.2 mm 的颅侧,距耳屏 6.9 ± 0.3mm,距骨面 1.3 ± 0.4 mm。下支位于距颧上颌缝尾缘下方约 4.8 ± 3.3mm,距耳屏 7.2 ± 0.1mm(见图 6.8.2)。下支不走行于骨面上方。

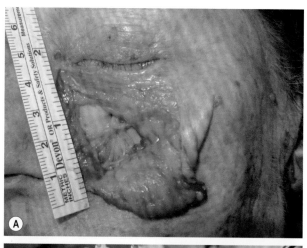

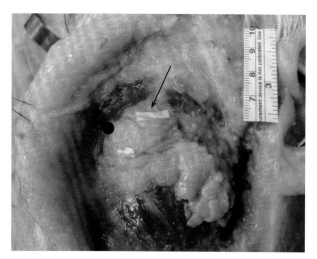

图 6.8.2　左侧中面部尸体解剖。皮瓣向内侧翻起。面神经颧支上支在颧上颌缝下缘上方通过,下支在颧上颌缝下缘下方通过。箭头表示颧大肌,圆点表示颧上颌缝的尾缘

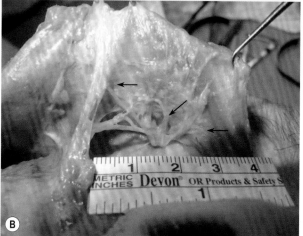

图 6.8.3　眶下神经束在离开眶下孔(A)后在上颌骨前骨膜层走行,束进入皮下组织(B)。箭头表示离开骨膜的点

眶下神经

　　眶下神经在眶下缘下方约 9.4 ± 1.8 mm 处穿出眶下孔,然后平均分为约 5.2 个分支,支配下眼睑、鼻翼、内侧上唇、外侧上唇和外侧面颊[1]。出现第二支鼻翼分支的概率为 14%。眶下神经的终支在进入浅层组织之前走行于骨膜上方(图 6.8.3)。下睑支的骨膜上段最短(~5.9 ± 1.2mm),其次是鼻翼支和颊支,分别在约 8.0 ± 2.2mm 和约 9.9 ± 3.4mm 处进入皮下。上唇内侧和外侧分支在进入浅层组织前走行距离分别约 12.6 ± 2.2mm 和 12.2 ± 2.1mm(图 6.8.4)。

颧面神经

　　颧面神经在眶下缘下 8~10mm 处通过颧骨外侧的神经孔,走行与眶外侧缘一致,支配上部面颊皮肤的一小部分。尽管在骨膜下中面部提升术过程中必须注意保护眶下神经,但颧面神经可能会因患者很少注意到的感觉丧失而损伤。

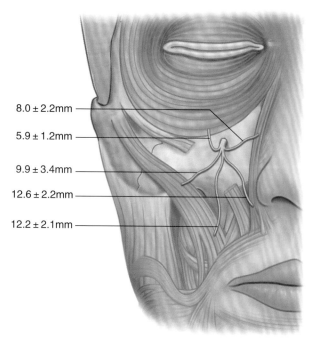

图 6.8.4　眶下神经的分支如图所示,下睑、鼻翼、侧颊和上唇中外侧分支的骨膜上段平均走行距离总结如图

颧皮肤韧带和上咬肌皮肤韧带

颧皮肤韧带和上咬肌皮肤韧带是一排连续的致密粗壮纤维,起源于上颌骨支的前外侧、上前部咬肌和颧骨体(图6.8.5)。将它们从下方骨面剥离对成功的中面部提升至关重要(图6.8.6)[1]。

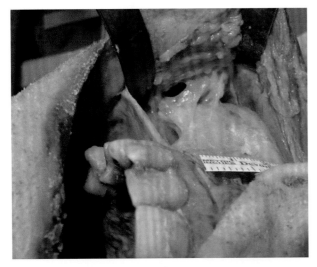

图 6.8.5　右侧中面部尸体解剖。皮瓣向外侧翻起。咬肌皮肤韧带是一种粗壮的纤维状韧带,起源于上颌骨支和咬肌前缘

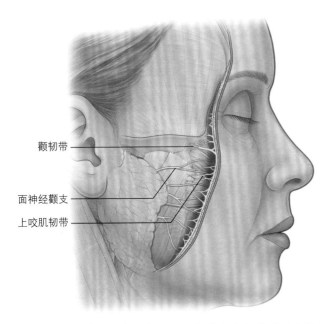

图 6.8.6　面神经的颧支与上咬肌韧带和颧韧带的距离很近,当将这些韧带其从附着骨面上松解时,面神经的颧支可能会受损

适应证

- 老年性中面部下垂
- 下睑移位
- 中面部骨骼重建术后重新定位中面部脱套软组织

患者术前评估

除了详细的病史和体格检查外,还应进行一次全面的面部分析,重点关注中面部下垂和面颊 - 眼睑界面的消失。眼球和下眼睑的评估对于确定有眼睑退缩的患者很重要,该类患者也可能受益于一种作为补充下眼睑缺陷组织方法的中面部提升术。且需对中面部骨骼的体表投影进行评估。眶下缘假体置入可作为支持中面部提升的辅助手段,将有助于改善中面部凹陷和下垂。

手术技术(视频 6.8.1)

切口

熟练的外科医生更倾向于通过经结膜下睑缘切口和口内切口进行手术。如有必要,可使用经结膜切口与鱼尾纹切口相结合,以增加外侧手术视野暴露。这个小切口避免了外眦切开,从而保持了外眦的完整性。对眶缘进行眶隔后剥离。另一种方法是使用下睑肌皮瓣。

软组织剥离

确定眶下缘位置,在保护眶下神经的同时向内外侧进行骨膜下剥离。在上牙龈颊沟内作第二个切口,在上颌前部和颧骨体部位进行骨膜下剥离。暴露并松解上咬肌韧带和颧皮肤韧带的起点。

软组织固定

在瞳孔和外眦连线下方 3cm 对应颧脂肪垫处,在骨膜层和上覆的软组织层中用不可吸收缝线(如 Ethibond Excel,Ethicon,Somerville,NJ)作两个 8 字缝合。应作放射状缝合(在眶下孔外侧 13mm 和 22mm 处),避免缝线穿过骨膜进入深部软组织,以减少无意中损伤眶下神经的机会[1]。通过牵拉寻找软组织相对于瞳孔和外眦的合适位置,然后在眶下(通常是眶外侧)钻孔将软组织缝合固定到眶缘上。眶下缘的固定缝线(如 Mitek,DePuy Synthes Companies,Raynham,MA)提供了替代的稳定固定点。当在同一术中放置多孔聚乙烯(如

MEDPOR，Stryker Corporation，Kalamazoo，MI；OMNIPORE，Matrix Surgical，Atlanta，GA）眶下缘假体时，提升的中面部软组织可直接缝合到假体上。使用这些技术可以将中面部软组织固定在下方骨骼上，避免了经颞侧入路从较远的固定点进行悬吊缝合。软组织提升的另一种方法是使用预制悬吊系统（如 Endotines；Microaire Aesthetics，Charlottesville，VA）[7]，可以减少手术时间，从而减少术后水肿。

　　用可吸收缝线（铬制羊肠线）缝合上牙龈颊沟切口，作临时的睑缘缝合术以减轻球结膜水肿。使用上述技术进行骨膜下中面部提升手术的临床实例如图所示（图 6.8.7 和图 6.8.8）。

术后护理

　　与其他面部提升手术一样，控制血压是避免术后血肿的重要措施。通常在术区留置一根引流管，术后第二天早上拔除。手术结束时作支持性的敷料包扎，术后第二天拆除。由于使用了口内切口，患者在手术后的 72 小时内软食。术后 2~3 周内避免剧烈运动。

并发症

　　骨膜下剥离是在血管较少的平面内进行，因此术后血肿比较少见。引流管（24 小时内移除）可排出少量的积血和积液。与其他除皱手术一样[6]，血肿通常发生在手术后 24 小时内，通常通过手术清除血肿。感觉异常和颧骨区麻痹并不少见，但通常是自限性的。感染极为罕见，可对症治疗。

　　使用本文所述的技术，尚无下眼睑移位的情况发生。由于手术的目的是提升面颊软组织来重塑眼睑 - 面颊的轮廓，因此，有经验的术者通常在不会在术中移除眼睑组织。有报道显示下睑移位是骨膜下中面部提升手术的并发症之一[8]。

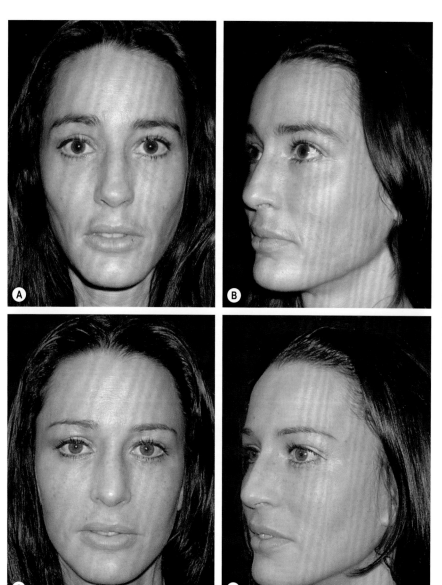

图 6.8.7　一位 32 岁的女性，此前接受过内镜提眉术、眼睑整形术，她接受了骨膜下中面部提升术，同时还进行了面部脂肪移植术，降低了发际线和眉毛。（A 和 B）术前正面和左侧斜位视；（C 和 D）术后 7 年正面和左侧斜位视图

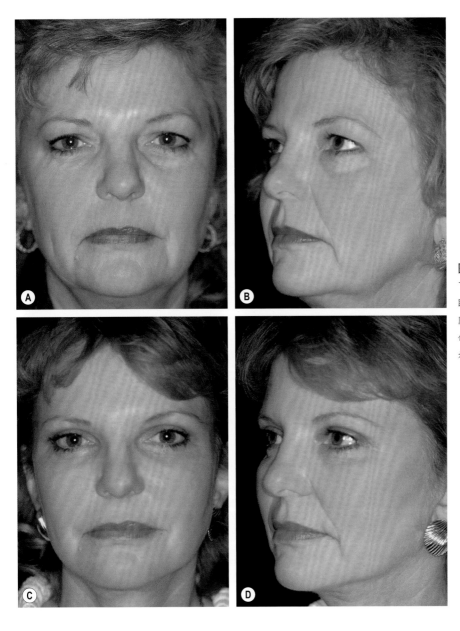

图 6.8.8　一位 58 岁女性，中面部下垂，接受骨膜下中面部提升、上下眼睑整形、眉外侧提升及全层皮肤除皱术。(A 和 B) 术前正面和左侧斜位视图；(C 和 D) 术后 7 年正面和左侧斜位视图

由于下睑部分组织在中面部提升后会堆积，此类手术通常会切除大量的下睑组织。固定松脱也会导致中面部（包括下眼睑）凹陷和下眼睑下垂。下眼睑移位会导致睑外翻、巩膜暴露，并可导致临床意义上的眼干燥症[6,9-11]。该并发症的长期治疗手段包括眦成形术、水平松弛矫正和植皮[12]。

参考文献

1. Doumit G, Gharb BB, Rampazzo A, et al. Surgical anatomy relevant to the transpalpebral subperiosteal elevation of the midface. *Aesthet Surg J.* 2015;35:353–358. *Cadaver study of the surgical anatomy of Subperiosteal midface lift.*

2. Tessier P. Le lifting facial sous-périosté. *Ann Chir Plast Esthet.* 1989;34:193–197. *Tessier's description of the mask lift.*

3. Yaremchuk MJ. Subperiosteal and full-thickness skin rhytidectomy. *Plast Reconstr Surg.* 2001;107:1045–1058. *The senior author's description of combining subperiosteal midface lift with rhytidectomy.*

4. Ramirez OM, Maillard GF, Musolas A. The extended subperiosteal face lift: a definitive soft-tissue remodeling for facial rejuvenation. *Plast Reconstr Surg.* 1991;88:227–236, discussion 237–228.

5. Shorr N, Fallor MK. "Madame Butterfly" procedure: combined cheek and lateral canthal suspension procedure for post-blepharoplasty, "round eye," and lower eyelid retraction. *Ophthal Plast Reconstr Surg.* 1985;1:229–235.

6. Hester TR, Codner MA, McCord CD. The "centrofacial" approach for correction of facial aging using the transblepharoplasty subperiosteal cheek lift. *Aesthet Surg J.* 2002 1996;15:51–58.

7. Saltz R, Ohana B. Thirteen years of experience with the endoscopic midface lift. *Aesthet Surg J.* 2012;32:927–936. *Description of the endoscopic midface lift.*

8. Hester TR Jr, Codner MA, McCord CD, et al. Evolution of technique of the direct transblepharoplasty approach for the correction of lower lid and midfacial aging: maximizing results and minimizing complications in a 5-year experience. *Plast Reconstr Surg.* 2000;105:393–406, discussion 407–398. *Description of the transblepharoplasty midface lift and its complications.*

9. Korn BS, Kikkawa DO, Cohen SR. Transcutaneous lower eyelid blepharoplasty with orbitomalar suspension: retrospective review of 212 consecutive cases. *Plast Reconstr Surg.* 2010;125:315–323.

10. Seitz IA, Llorente O, Few JW. The transconjunctival deep-plane midface lift: a 9-year experience working under the muscle. *Aesthet Surg J.* 2012;32:692–699.

11. Cornette de Saint-Cyr B, Garey LJ, Maillard GF, et al. The vertical midface lift. An improved procedure. *J Plast Reconstr Aesthet Surg.* 2007;60:1277–1286.

12. Yin VT, Chou E, Nakra T. The transeyelid midface lift. *Clin Plast Surg.* 2015;42:95–101.

面部提升术：男性面部提升术

Timothy J. Marten，Dino Elyassnia

概要

- 在过去的几十年里，随着人们对衰老和外表的普遍态度发生了变化，寻求面部年轻化的男性也越来越多。
- 在这段时间里，整形医生已经认识到男性面部美学与女性的美学需求不同，而迷人的男性形象并不等同于女性气质中的年轻和美丽。
- 外科医生们已认识到，由于男性在隐藏瘢痕或不满意的效果方面选择较少，因此在男性患者中犯错的余地更小。
- 男性通常从面部年轻化手术中寻求不同的结果，这引发了对主要用于治疗女性面部衰老的技术的重新思考。
- 因此，新方法和改进的技术出现了，在保持男性自然阳刚的外表的同时，提供有吸引力的面部年轻化治疗。

男性面部衰老与男性面部美学

男性的治疗策略不同于女性，不应随意地将主要用于治疗女性面部的概念和技术应用于男性面部。相比于人们认知中女性化妆或修饰的面部形象而言，男性面部的细微之处更加明显。男性面部衰老的某些特征常被视为经验、智慧和力量的标志，多数男性并不想失去这些特征。在许多方面，男性在寻求面部年轻化时，往往与女性有不同的目标，可以说男性更关心的是自然的外表，以及没有手术过的迹象。在当今社会，男女对美容手术的态度并不相同。例如，如果有人看到一个女性的脸看起来比她身体的其他部分年轻，或者她的脸上有明显的提拉痕迹，这个人会微笑着告诉自己"她的脸整过容"。如果有人看到一个面部夸张或不自然，或是有整形手术痕迹的男性，这个人则往往会表现出批判和不赞成的态度。通常留着长发和化妆的女性也比男性有更多方法隐藏手术的痕迹。从这个意义上说，在技术和艺术上，男性整形允许失误的空间可能更小。

有史以来，女性的美丽往往与皮肤光滑、没有皱纹和年轻密切相关，而男性的魅力往往体现于某种久经历练的粗犷，甚至不屑于接受皮肤护理等等。虽然这些习俗和态度确实在改变，但在进行男性整形手术时仍需要考虑这些因素。

在当前的文化氛围中，女性魅力被视为具有光滑的皮肤、没有抬头纹、弓形的眉毛、有特征的眼睛、饱满的苹果肌、紧致的下颌线和鹅蛋的脸型。然而，男性的魅力则更多地体现在下部饱满的长方形脸型、更加厚重醒目的下颌线、良好的颈部线条、较低平的眉毛、较平坦的颊部轮廓和不那么精心保养的皮肤上。当考虑到这些差异时，可以看出寻求整形手术的男性患者通常寻求不同的效果，因此必须相应地修改手术的目标和相关技术。

男性通常渴望拥有清晰、健美的颈部和下颌线，而面部的其他部分则不需要过于夸张的改变。综上所述，一个外科医生如果能在颈部和下颌部做出较好的改善，使瘢痕隐藏良好，且在额头、眼睛和嘴唇部进行手术时相对保守，那么在治疗男性患者时会取得较好的效果。相反，如果在眶周区域过度修饰，瘢痕隐藏性差，而颈部的改善效果欠佳，那么男性患者的满意度会大大下降。

面部衰老的构成要素

了解面部衰老的构成要素，并认识到潜在的解剖异常，对于正确地向患者提供建议和制定手术计划至关重要。通过仔细分析，人们会发现，大多数患者的问题可分为 3 大类：①表面皮肤老化；②面部下垂、皮肤堆积和年轻化的面部轮廓丧失；③面部消瘦、萎缩和 / 或与年龄相关的脂肪营养不良。适当的治疗将取决于问题类型、患者诉求及其愿意为改善外貌所付出的时间、精力和费用。

主要关注面部皮肤老化的男性患者不需要外科手术，可以通过皮肤表面治疗达到他们想要的改善。治疗手段包括皮肤剥脱、皮肤表面修复、化学法去神经支配（神经毒素注射）、填充物注射、各种形式的皮肤激光、射频、超声波和其他旨在消除或减少与年龄相关的皮肤表面缺陷的治疗。这类问题通常很少有男性关注。

对于主要关注面部下垂、皮肤堆积和面部轮廓丧失的患者，如果仅采用表面治疗，那么可以获得的改善程度会十分有限。如果要获得自然的、有吸引力的改善，就需要进行正规的外科手术，重新定位下垂的组织，切除多余的组织。大多数男性患者的问题都属于此类。对皮肤堆积且下垂的面部进行不恰当的皮肤治疗只会导致光滑的下垂，而在轮廓方面没有任何改善。这种"光滑下垂的外观"通常出现在接受激光表面处理或皮肤深层去皮的老年患者身上，与自然外观不符，因为面部轮廓的丧失通常也伴随着表面皮肤老化。与光滑但下垂的脸相比，具有年轻的轮廓但存在皱纹和一些小瑕疵的外观看起来更加阳刚自然。

许多与男性面部轮廓丧失相关的变化主要表现为"深层"问题，如果使用传统的仅改善皮肤的技术，这些问题将无法得到充分矫正。遗憾的是，许多不熟悉深层操作技术的外科医生和其他未经充分培训的医生，常常采用各种概念上有缺陷的手术，包括仅在皮肤层实施的"小提拉""缝线提拉"和"小瘢痕提拉"，并借助其他被误导和误用的辅助手段来克服这些在男性身上运用的方法的缺点，包括面部吸脂、颊脂垫切除、颧骨整形、颧骨下整形和聚四氟乙烯（polytetrafluoroethylene，PTFE；"GoreTex"）假体置入术。尽管有些辅助手段有时在部分男性患者身上有相应指征，但在大多数情况下，如果进行浅表肌腱膜系统（superficial muscular aponeurotic system，SMAS）面部提升和深层年轻化治疗，这些手术则是不必要的（图6.9.1）。

对于有明显面部萎缩和与年龄相关的面部消瘦的男性患者，无论是实施面部皮肤表面治疗还是外科手术，通常只能获得有限的改善。由于软组织容积的丢失，平滑的皮肤也不能掩盖下垂的外观，而且很难通过提升和重新定位随年龄变化的异常变薄和收缩的组织来创造自然阳刚的轮廓。自体脂肪移植修复面部凹陷是治疗面部衰老的一项有力技术，已获得越来越多的认可。如果处理得当，在因年龄或疾病而萎缩的男性面部区域填充脂肪，可以对外观产生显著且持续的改善效果，而这是通过其他方法无法实现的（见图6.9.1、案例6.9.1和案例6.9.3）。此外，自体脂肪移植可能是整形外科医生为患者提供的第一个真正的抗衰老疗法，因为有越来越多的证据表明，随着脂肪转移的成人T细胞对脂肪注射区域附近的组织有促年轻化作用。

然而，与年龄相关的面部萎缩凹陷很少作为一个独立的事件存在于健康的患者身上，因此，受此困扰的男性患者并非总是仅通过脂肪移植获得合理或者适当的治疗。单独的脂肪移植对于面部下垂和皮肤赘余的人的益处也有待商榷。虽然积极地用脂肪填充下垂的面部可以改善轮廓和光滑度，但通常会导致面部过度填充，看起来不自然。这样一张过度填充的面部很难在日后进行恰当的矫正，如有需要，可在下垂组织重新定位、赘余组织被切除后，结合正规的外科手术进行脂肪移植更符合逻辑，也更实用。若SMAS面部提升术与脂肪移植相结合，面部轮廓的丧失和面部凹陷都可以得到矫正，患者外观可以获得最理想的改善。

男性患者治疗策略

在治疗男性患者时遇到的一些情况，可以采用与治疗女性患者稍微不同的策略。

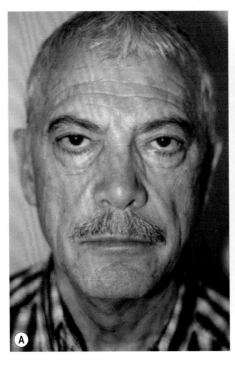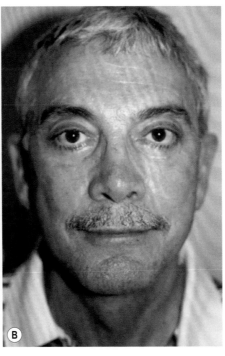

图6.9.1 （A）59岁患者术前照。其面部呈现皮肤老化、组织松弛下垂和面部萎缩的综合衰老表现。额纹明显，面颊凹陷，颊沟深，面部组织下垂。（B）同一患者，行面部除皱术、颈部除皱术、前额提升术、上睑成形和上睑提肌折叠术、下睑成形术、面部脂肪填充术后1年6个月。术后患者在额纹、眉毛位置、眼外观、下睑饱满度、口周组织形态及整体面部衰老方面均有所改善。脂肪移植术后面部形态也明显更加饱满。患者通过手术获得了更年轻、健康、阳刚的外观，并且没有出现过度牵拉、紧绷的"面部提升手术"后外观

秃顶男性和短发男性

虽然秃顶或短发的男性相较于其他患者而言似乎是不同寻常的挑战，但实际上很大程度上是可以采用与对待长发患者一样的策略。哪怕头发稀疏，如果设计得当，短发也可以很好地遮盖颞部和枕部的切口，因为大多数男性的短发通常会覆盖住这些部分，即使是留着"军人式"发型的男性也是如此。对于此类患者，不需要特别改变基本的切口位置（图6.9.2，另见案例6.9.3）。

如有需要，也可以对此类患者进行小切口手术和内镜下前额整形术，切口可以位于鬓角皮肤和发际线（见案例6.9.3）。也可以沿额纹设计手术切口（见图6.9.23）或使用眉上切口（见图6.9.24）来进行前额除皱。这两种策略所形成的瘢痕都不会很明显，对大多数年龄段的男性而言都是一种值得权衡的整形选择。

光头男性

虽然剃光头曾经被认为很奇怪，但现在已经逐渐成为一种常见的文化现象，并日益成为一种常见的时尚宣言，这导致整形外科医生遇到越来越多此类寻求面部提升或其他相关手术的男性。虽然这些男性最初可能会遭遇被拒绝的困境，但如果医生能制定详细周全的手术计划，他们也可以成为面部提升术的良好人选。

在面对剃光头的男性患者时，人们会意识到有吸引力的、运动型的男性外表的关键在于良好的颈部线条。与女性不同的是，男性的面部更能接受长方形外观、较低平的颊部轮廓线和松弛的下颌线，而女性的理想外观常常与年轻化更为紧密，要求面部呈倒椭圆形，拥有饱满苹果肌的轮廓及紧致的下颌线。因此，结合脂肪移植、眉上切口提眉、鼻唇沟切除和保守眼睑手术等辅助手术进行小切口颈部提升术，可以

在不需要全颜面提升术和形成耳周瘢痕的情况下获得相当满意的改善（图6.9.3）。

在小切口颈部提升术中，只使用颏下切口，通过调整颈部深层结构而非切除颈部皮肤来改善颈部轮廓。手术方法包括颈阔肌下脂肪切除术、下颌下腺减容术、部分二腹肌切除术和颈阔肌成形术。这样原本松垂的颈部皮肤就可以重新覆盖在更深长的凹面上。在多数情况下，小切口颈部提升术对60多岁的男性有较好的效果（图6.9.4）。

如果剃光头的男性有多余的皮肤需要切除，可以采用"扩展的颈部提升术"——典型的耳周面部提升术切口，不通过缩短或去除枕部切口改变颞部（图6.9.5）。此方法适用于年龄较大（60多岁或70多岁）的男性患者，相比作小切口提升手术的患者（40~60岁），瘢痕更适于隐藏在老龄化皮肤上。

抵触面部提升术的男性患者

许多男性会对"面部提升术"一词产生抵触心理，怕被人说"看起来不一样""外表有拉扯痕迹或紧绷""有明显瘢痕"，即使为他们解释了如何避免这些情况的发生，也很难说服他们接受此类手术。他们其实是想要面部提升术带来的改善效果，但又没办法完全接受这一手术名称。在这种情况下，通常只要简单地改称手术为"扩展颈部提升术"，并相应地对切口位置略作调整，就可以达成一致意见。

在扩展颈部提升术中采用典型的面部提升术中的耳周切口，不作颞部切口（见图6.9.5）。这样切口设计将产生的瘢痕置于隐蔽处，避免了在颞部形成隐蔽性差的瘢痕。通过该切口也可以同时行局部下面颊部SMAS瓣提升（或下面颊部SMAS折叠术），以改善下面部和下颌线形态，如果只进行单独的颈部提升术是无法获得同样的效果的。此外，该方法还可以切除下面部、下颌和颈部的赘余皮肤。值得注意的是，扩展的颈部提升术改善的范围有限，不能改善上面颊或中面

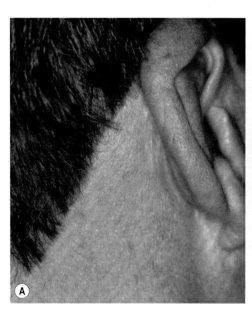

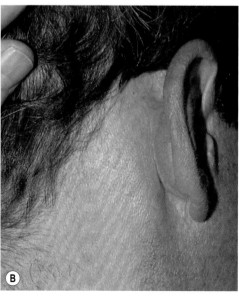

图6.9.2 短发男性患者枕部发际线瘢痕。秃顶或短发的男性相较于其他患者而言似乎是不同寻常的挑战，实际上可以采用与长发患者相同的方案治疗。哪怕头发稀疏，如果设计得当，短发也可以很好地遮盖颞部和枕部的切口，因为大多数男性的短发通常会覆盖住这些部分，即使是留着"军人式"发型的男性也是如此

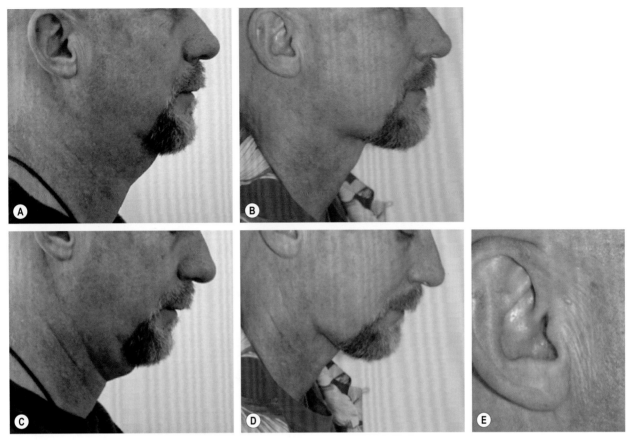

图 6.9.3 光头男性患者的面部年轻化策略。在面对剃光头的男性患者时，人们会意识到有吸引力的、运动型男性外表的关键在于良好的颈部线条。因此，必要的话结合脂肪移植、眉上切口提眉、鼻唇沟切除和保守眼睑手术等辅助手术进行小切口颈部提升术，可以在不需要全颜面提升和形成耳周瘢痕的情况下获得相当满意的改善。(A 和 C) 光头男性患者术前照。一般情况下，为其进行治疗似乎是很困难的。(B 和 D) 同一患者行小切口颈部提升术 (注意耳周没有可见的瘢痕)、面部脂肪移植和保守的眼睑整形手术后。(E) 尽管没有作耳周的切口，耳周没有可见的瘢痕，患者外观看起来明显更加年轻了

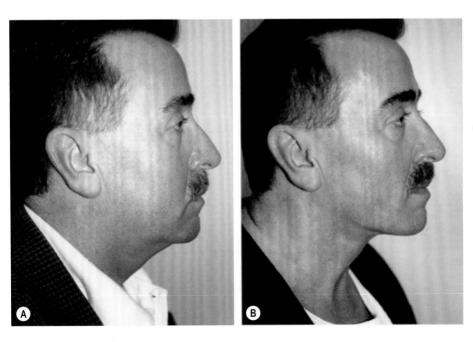

图 6.9.4 小切口颈部提升术。(A) 患者术前照；(B) 同一患者行小切口颈部提升术后。仅用颏下切口，通过调整颈部深层结构而非切除颈部皮肤来改善颈部轮廓。原本松垂的颈部皮肤重新覆盖在更深长的凹面上。在耳周或耳后无瘢痕

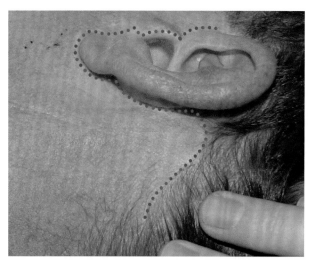

图 6.9.5 扩展颈部提升术切口设计。"扩展颈部提升术"的切口设计类似于典型的面部提升术中不包括颞部切口的耳周切口设计。这样的切口设计可以切除下面部的皮肤，并行"低位"SMAS 瓣提升或前移，或低位 SMAS 折叠术，来改善下面部和下颌线形态，如果只进行颈部提升术，则无法获得相同的效果

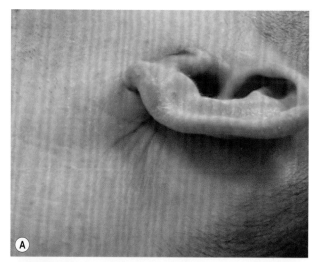

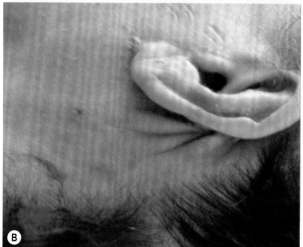

图 6.9.6 有缺陷的小切口面部提升术切口设计。使用小切口造成的在颞部及而耳后出现沿着切口的组织堆积和皮肤褶皱，女性患者一定程度上可以通过留长发掩盖，但对男性患者而言则会成为比较尴尬的问题

部。虽然对于女性患者而言，该术式的局限性在面部手术中是难以被接受的，但对男性患者而言，这却是一种良好的折中方案。

　　扩展的颈部提升术可以与脂肪移植相结合，以弥补其局限性，并获得对上面部的改善。如前及其后各章节所述，保守地进行前额和眼睑手术，可进一步提高治疗效果。

男性患者小切口面部提升术

　　传统的小切口术式给大多数男性患者带来的益处极其有限，反而在许多情况下可能会产生更多问题。面部皮肤向垂直方向大幅度提拉的基本前提在概念上是有缺陷的，通常会导致需行大幅度的颞部或前额提升，以致沿颞部发际线切口有大量多余组织堆积，而在其他情况下可能并不需要这样做。在使用小切口时，通常会在颞部及而耳后出现沿着切口的组织堆积和皮肤褶皱，对于女性患者而言，一定程度上可以通过留长发掩盖，但对男性患者而言则会成为比较尴尬的问题（图 6.9.6）。垂直的皮肤提拉也会将颈部深层皱纹向上移动到下面部，而使用耳后切口、并且适当地向后方提拉则不会出现这样的问题。由于颈部的改善对男性而言至关重要，即使是短发男性，在耳后隐蔽区域作小切口也是有争议的，这样会损失手术在颏下和颈部的整体效果，其收益值得怀疑。

　　然而，对于剃光头的男性而言，缩短提升术中枕部手术切口可能是有效的（见前文讨论）。

男性面部提升的术前规划

　　设计或使用"通用"男性面部提升手术方案并不可取，因为每位男性患者的需求不尽相同，需要精确诊断并设计个体化的手术方案。认真研究、仔细规划和避免使用"公式化技术"可最大程度改善手术效果，降低并发症的发生率，并最大程度减少继发畸形。

男性面部提升术切口设计

颞部切口设计

　　传统上，为了掩盖手术瘢痕，人们通常会将提升术的颞

部切口作在头皮内。这一方法尽管初衷很好,但效果往往会适得其反。当面颊皮肤赘余较少,且颞部和鬓角头发茂密时,可以使用该方案,不会产生鬓角抬高和颞部发际线移位(图 6.9.7)。

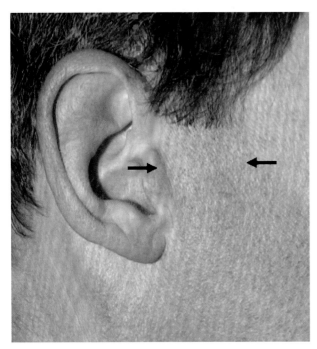

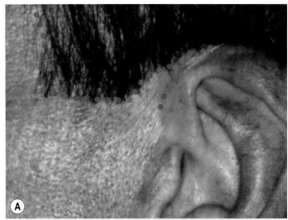

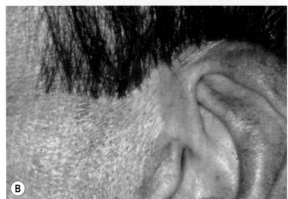

图 6.9.7　颞部头皮切口设计。当面颊皮肤赘余较少,且颞部和鬓角头发茂密时,可以使用隐藏在颞部头皮中的切口(红色点线),并且不会出现鬓角和颞发线移位。耳前鬓角和带胡须的皮肤(黑色箭头中间区域)会被后移更靠近耳朵,但没有太大影响

然而,这种情况很少发生在通常到了很大年龄才会接受面部提升术的男性患者身上。适合该类切口设计的患者通常是只有面部轻微松弛的年轻患者。然而,在许多男性患者中,如果采用该方法,皮肤的移位和颞部毛发稀疏会导致颞部发际线和鬓角形态不自然、头皮外露和女性化的改变。术前仔细研究、设计以及沿着发际线作切口可以避免这一问题,而不会影响整体手术效果(图 6.9.8A 和 B)。

经此切口可以将皮瓣较大程度地向后上方移位,由此可最大限度地改善上侧面部。如果小心切开,作无张力缝合,那么所产生的瘢痕通常是不明显的,对患者而言,比发生发际线移位要省去很多麻烦。对男性患者尤其如此,他们的颞部头发通常剪得很短,通常会向前垂到瘢痕上,而女性则相反,她们通常会留长发,然后把头发别在耳后,这样会露出瘢痕。

耳前切口设计

由于耳周的开放性,这部分通常被视作识别面部提升术痕迹的重点。传统上男性患者此处的切口线是沿耳轮前缘的前方向下,一直到达耳屏前位置(图 6.9.9)。

图 6.9.8　男性颞部发际线切口。在许多男性患者中,如果采用这种方法,皮肤的移位和颞部毛发稀疏会导致颞部发际线和鬓角形态不自然、头皮外露和女性化的改变。沿着发际线作切口可以避免这一问题,如果切口缝合良好,瘢痕的隐蔽性也较好。(A)男性患者颞部发际线切口设计。要注意不同于女性的曲线形的切口设计,男性患者的切口设计要更棱角分明,与鬓角的形态相对应。(B)切口的愈合。无发际线移位,瘢痕隐蔽性良好,鬓角呈有棱角的男性化的外形

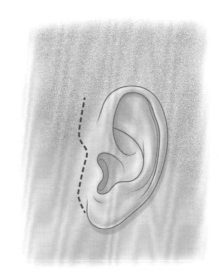

图 6.9.9　传统的耳前切口位置。该切口将瘢痕置于男性患者很容易被他人观察到的明显位置,提示其曾接受过面部提升术。光滑白皙的耳廓和粗糙发红的面颊之间的皮肤颜色、质地差异也会使瘢痕更容易引人注意(见图 6.9.10A 和 B)

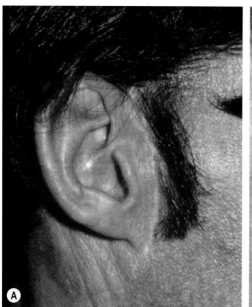
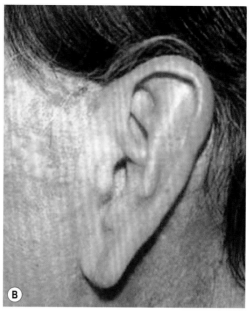

图 6.9.10　男性患者作耳屏前切口形成的典型的不协调外观。(A)一位身份不详的外科医师曾错误地试图将切口隐藏在耳前有胡须的皮肤后缘。在裸露的地方很容易看到瘢痕。瘢痕两侧皮肤颜色和质地的差别使它更加显眼。患者试图通过留长鬓角头发来遮盖瘢痕，但失败了。带胡须的皮肤向瘢痕侧的逆向易位导致患者的鬓角看起来薄而细长，不自然且缺乏阳刚感。(B)一位身份不详的医生没有意识到耳(耳屏)和面颊皮肤之间颜色、质地的差别，在耳屏前作了手术切口，尽管瘢痕本身愈合良好，但看起来明显不协调。如果使用耳屏后切口(见图 6.9.11)，那么位于解剖结构交界处的切口两侧皮肤颜色、质地的差别会隐藏得更好

　　然而，该切口设计只适用于面颊皮肤和耳屏皮肤特征相似且愈合能力良好的男性患者。遗憾的是，大多数男性患者在该区域会表现出明显的皮肤颜色、纹理和质地的差异，因此，即使是本身不显眼的瘢痕也会表现得很明显(图 6.9.10)。

　　综上原因，除特殊情况外，男性耳前的面部提升切口通常作在耳屏后而不是耳屏前沟(图 6.9.11)。在耳后通常不会注意到皮肤颜色、纹理和质地的差异，即使能看到瘢痕也仅仅是一道浅色痕迹(图 6.9.12A 和 B)。此外，如果设计实施得当，沿耳屏边缘的切口不会造成耳屏退缩或其他解剖异常(图 6.9.13A 和 B)。

　　如果使用 SMAS 层推进而不过度增加皮肤张力来实现组织重新定位，许多男性患者只会有少量的皮肤组织移位，不会将带胡须的皮肤推进到耳屏上。而对于皮瓣推进程度较大的男性患者，术中破坏皮瓣下方的毛囊可以减少耳屏上的胡须生长。

　　由于胡须生长分 3 个阶段，转移到耳屏上的胡须通常无法在手术时完全消除。然而，大多数接受面部提升术的男性处于一个成熟的年龄段，其耳屏部位自然会有一些头发生长，因此在大多数非专业人士眼中和社交场合中，耳屏部位有毛发生长并不一定被看作是接受过面部提升手术的标志。为了获得最自然的外观，一些男性患者可能希望在术后接受电除毛术。手术患者一般需要在术后 3~6 个月再考虑进行电除毛。

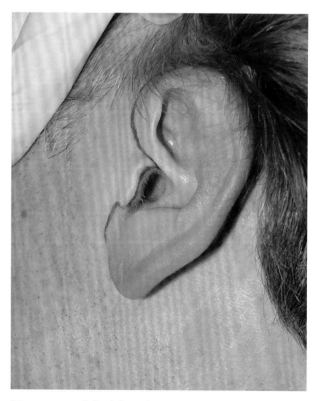

图 6.9.11　面部提升术耳前区的"耳屏后"切口设计。沿着自然解剖结构轮廓作切口，有利于隐藏瘢痕及掩盖其两侧皮肤颜色、质地的差异(另见图 6.9.12 和图 6.9.13)

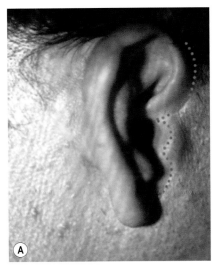
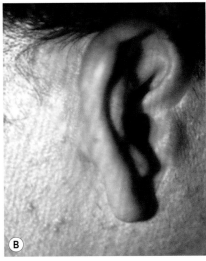

图 6.9.12　耳屏后切口设计及由其产生的瘢痕。(A)隐藏耳前手术切口的"耳屏后"切口设计。切口是沿着自然解剖交界设计的,以便于掩盖常见于耳和面颊之间皮肤颜色、质地的差异。(B)男性患者的耳屏后切口。瘢痕位于解剖结构交界部分,很好地掩盖了皮肤颜色和质地的差异。如果作耳屏前的切口,则此类差异会表现得非常明显。该部位的瘢痕即使能看到,也仅仅会表现为一条具有欺骗性的高亮线

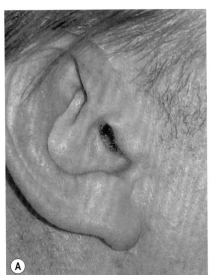
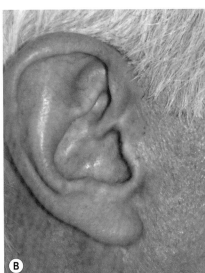
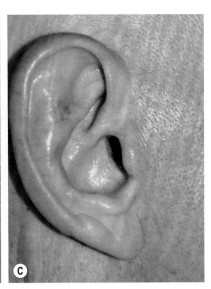

图 6.9.13　男性患者愈合后的"耳屏后"提升手术瘢痕。面部提升术耳前区的耳屏后切口最终愈合成了一条不显眼的、隐藏良好的瘢痕。瘢痕的上 1/3 位于耳轮和面颊的交界处,会让人误以为是耳轮的前缘。瘢痕中间 1/3 位于耳屏后缘而不可见。尽管一部分粗糙的、带胡须的皮肤被转移到了耳屏边缘或耳屏上,但也要好于直接在耳屏前方留一条清晰可见的瘢痕。瘢痕的下 1/3 位距耳垂 - 面颊间沟 2~3mm 处,这里隐蔽性良好,并且距离耳垂 - 面颊间沟足够远,剃须不难操作

　　耳前切口的上半部分应设计成与耳轮前缘曲线并行的曲线,这样才会使耳轮形态与耳朵的其他部分保持外观的自然协调。由此产生的瘢痕,如果可见,也仅会表现为一条螺旋形高亮的痕迹线。当到达耳屏附近时,切口转向屏上切迹,并继续向下走行于耳屏后缘。在该位置产生的瘢痕,如果可见,也仅会表现为一条自然的浅色的痕迹线(见图 6.9.11~图 6.9.13)。

　　在耳屏的下半部分,切口必须先向前再向下,转入耳垂前和面颊之间的折痕。如果切口设计不合理,或者直接使用直线形切口,皮肤牵拉和瘢痕收缩将导致切口挛缩,耳屏下缘消失,从而出现一个长而不连续的耳屏形态。

耳垂周围切口设计

　　为了使术后耳垂周围外观自然,并且方便男性剃须,手术时必须注意保留耳垂和面颊之间的一条无胡须的皮肤带,避免破坏或切除这一在功能和美学上都很重要的解剖结构。耳垂周围切口应设计在耳垂 - 面颊间沟下方 2~3mm 处,稍微低于女性在此处的手术切口(图 6.9.14B)。在不受其他因素影响情况下,相比于把切口作在折痕中并将薄而软的耳垂与粗而厚的脸颊直接连接,该方法的效果更好(图 6.9.14A)。

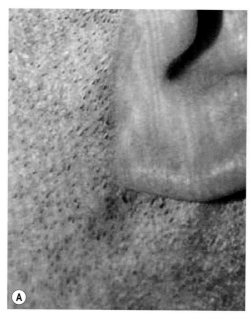
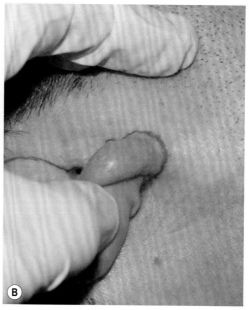

图 6.9.14　耳垂 - 面颊间沟的错误切除和正确的耳垂周围切口设计。(A)耳垂周围切口距离耳垂太近，以至于耳垂 - 面颊间沟被切除。又薄又软的耳垂被插入到厚切粗糙的面颊皮肤中，导致两个解剖结构之间过渡非常不自然，呈现明显的"面部提升手术"痕迹。在耳垂 - 面颊间沟处不保留一块区域也会使该部位的剃须变得很难操作。(B)为了使耳垂周围的外观自然且方便剃须，在耳垂 - 面颊间沟下方 2~3mm 处做手术切口标记很关键，比女性患者在此处的切口位置略微再低一些。在不受其他因素影响情况下，相比于把切口作在沟中并将薄而软的耳垂与粗而厚的脸颊直接连接，此方法的效果更好

耳后切口设计

传统上面部提升术的耳后切口常作在耳甲腔背面的表面。这样做是为了抵消不可避免的耳后皮瓣下垂以及为改善颈部轮廓而拉紧皮肤导致的瘢痕下移。许多外科医生已经认识到此方案是基于错误的假设上的，并可能瘢痕增生、耳后蹼和耳乳突间沟消失等不良后果。如果在男性患者身上使用这种方法，颈部带胡须的皮肤也会被移到耳后，导致许多男性剃须相当困难。

相反，面部提升术的耳后切口应在尽量不向前拉耳的情况下设计在耳乳突沟后 2~3mm 处，然后在对应对耳轮下脚水平转向后方横跨乳突。这样的设计可以将瘢痕隐藏在一个即使仔细观察也不容易发现的自然解剖交界处(图 6.9.2 和图 6.9.15)，并且更便于剔除被提拉到此部位的皮肤上的胡须。

枕部切口设计

面部提升术的枕部切口设计原则与颞部切口相似，必须考虑到发际线移位和瘢痕位置明显可见的问题。传统上，此处的切口是横向延伸到枕部的头皮以掩盖瘢痕(图 6.9.16)，意图很好，但效果通常适得其反。

对于颈部赘余皮肤少且不需要切除耳后皮肤的患者，这种方案或许可以接受，并且可以较好地掩饰瘢痕。此类男性患者通常很年轻，只有轻微的颈部形态不佳，在这种情况下，该切口仅用于侧颈部手术入路，而不切除耳后皮肤。误

用该切口切除皮肤会导致颈部皮肤被拉入枕部头皮区域，破坏发际线形态(图 6.9.17A 和 B)。

尽管女性患者可以用长发遮盖此类异常形态，但男性患者形成此类皮肤和发际线移位则很难遮掩。

颏下切口设计

大多数寻求面部提升术的男性患者都存在颈阔肌下脂肪堆积、下颌下腺肥大和二腹肌前腹肥大的问题，如果不作颏下切口，很难在颈部获得最佳的改善。而简单的吸脂、外侧颈阔肌悬吊和 / 或收紧皮肤(见图 6.9.26)并不能矫正此类问题，也不能塑造出健美、年轻化的颈部线条(见图 6.9.3、图 6.9.4 和案例 6.9.1~ 案例 6.9.3)。

传统上，为了掩盖术后瘢痕，颏下切口通常作在颏下褶皱处，但是往往事与愿违(图 6.9.18A)。该手术切口会加重颏下褶皱和"双下巴"畸形，因此应尽量避免。暴露在颏下的区域也会受到损害，在颈部低位解剖或缝合时会遇到困难。将切口位置稍作后移可以解决此类问题，瘢痕也不会很明显(图 6.9.18B、图 6.9.19)。

颏下切口应设计在下颌阴影的后方，与颏下褶皱平行且位于其后方，约处于颏和舌骨连线的中点，通常对应褶皱后 1~2cm 的位置。切口长度约为 3~3.5cm，也可适当延长，只要保证当移动面颊皮瓣时，切口两个末端都不会向上移动到面颊的可见部分即可。平行于毛囊生长方向的直线形切口最有利于隐藏瘢痕，愈合效果最好(见图 6.9.19)。

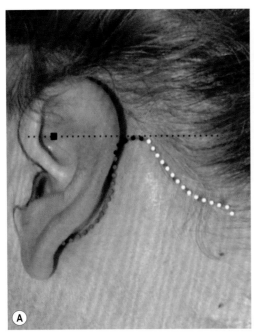 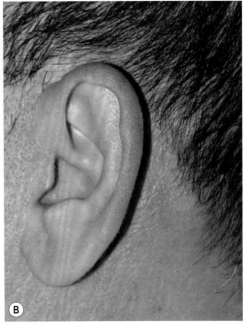

图 6.9.15　耳后切口设计。(A)耳甲后方的切口(红色点线)位于耳乳突沟后 2~3mm 处,然后在对应对耳轮下脚水平(黑色方块和黑色虚线)转向后方横跨乳突。这样的设计可以将瘢痕隐藏在一个即使仔细观察也不容易发现的自然解剖交界处,并且更便于剔除被提拉到此部位的皮肤上的胡须。然后枕部的切口(白色点线)向下延伸到枕部发际线。沿发际线作枕部切口可以避免枕部发际线移位,避免在颈部皮瓣前移时发际线出现缺口,这样形成的瘢痕隐蔽性较好,即使对于留短发的男性患者而言也不明显。(B)留短发男性患者的沿枕部发际线瘢痕的术后形态

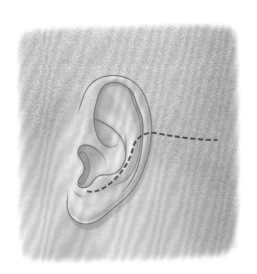

图 6.9.16　传统的面部提升术枕部切口设计。切口横向延伸到枕部的头皮以掩盖瘢痕,意图很好,但效果通常适得其反。不能通过该切口进行颈部皮肤的切除,否则会导致枕部发际线移位或形成缺口(见图 6.9.17),并且该切口只适用于仅有少量颈部皮肤赘余的年轻男性患者

男性面部提升术的前额处理

　　整形外科医生在治疗男性患者时最常犯的错误之一是在需要行前额提升术时行上睑成形术。随着前额皮肤组织老龄化,眉毛下降,眉下皮肤下垂至上眼眶,产生上睑皮肤赘余的错觉。这种上睑皮肤赘余的假象被称为"假性眼睑松弛症",强调了问题的误导性,并正确地提醒在治疗方案中需要考虑前额提升术。

　　单用眼睑成形术治疗假性眼睑松弛症会导致眼睑皮肤减少,瘢痕从眼睑延伸到眶周外侧皮肤,患者呈悲伤、疲劳貌。更可能的情况是,在前额明显下垂时单纯进行眼睑成形术通常会导致提眉受影响,随着额肌放松,眉毛进一步下降,以致再次在眼眶上外侧和上睑再次出现假性皮肤过多。这反过来又会进一步加重现有的"假悲伤"、"假疲倦"或不感兴趣的外观而非改善。这就解释了为什么尽管医生在上睑组织切除方面技术熟练,许多男性患者和他们的医生仍对上睑成形术后患者的外观整体效果不满意。

　　了解男性眉毛的美学特征,掌握男性眉毛的最佳位置和形态,是规划男性前额年轻化手术的关键。患者对眉毛的正确位置和形态的判断是主观的,受种族、文化和其他因素的影响,不能由特定的数学公式或测量指标来界定;而标记、测量和相关参数应被视为手术规划的指导原则。要重视患者的个体差异。最终,美的要务是达到与面部其他部分比例协调和平衡。

　　传统上,外科医生试图用简单的线条和规定的术语来定义理想的眉毛位置。这样的分析方法虽然便于操作,并能起到一定作用,但本质上都是有缺陷的,因为这一方法假设每个受术者的头部和面部特征都是相同的,因此一成不变的线性测量的最终结果并不准确。比"恰当"和"吸引人"的

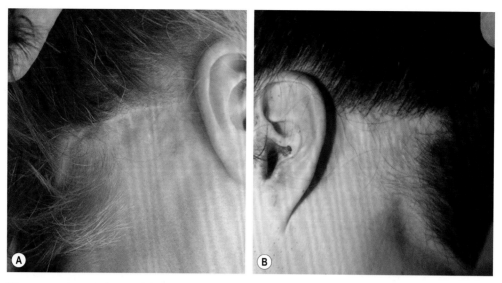

图 6.9.17　切口设计不当造成的枕部发际线缺口。这是两例枕部发际线缺口的案例，其医生使用的是传统的枕部切口，导致颈部皮瓣被推进到了本该有毛发生长的位置

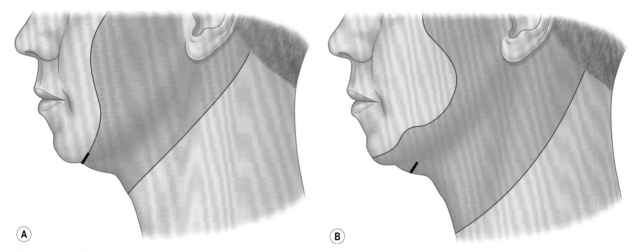

图 6.9.18　（A）传统但不正确的颏下切口设计和皮下剥离。切口不应位于颏下褶皱处，这样会加重颏下褶皱和"双下巴"畸形。需要注意的是，典型的皮下剥离范围（黄色标记区）也会加重双下巴畸形，因为这样并没有对颏下褶皱处进行剥离和下方韧带松解。（B）正确的颏下切口位置。将颏下切口置于颏下褶皱的后方可以防止"双下巴"和"女巫样下巴"畸形的产生，并且使皮下剥离和在颈前部缝合更加容易（对比图 6.9.19）。通过该切口可以对颏下褶皱处进行皮下剥离（黄色标记区）和韧带松解，并进一步协调颏下脂肪垫和颈部组织

指导更准确、更恰当的是"黄金比例"。简而言之，黄金比例是指当一处面部特征的比例或两处面部特征之间的关系可以用 1∶1.618 的比例来描述时，视觉上看起来会更有吸引力，更让人赏心悦目。

仔细分析看起来好看的上面部特征，会发现睑裂宽度（向前凝视时上下眼睑之间的垂直距离）和上眼睑边缘与眉弓之间的距离之比是呈黄金比例关系的。

男性和女性的眉毛位置不一样是一个普遍存在的事实，眉毛位置显然隐含着性别差异。对于大多数男性而言，好看的眉毛位置恰好与女性相反，但仍与睑裂成黄金比例

（图 6.9.20）。

虽然任意固定的直线距离更有用，但黄金比例也应被视为指导眉毛位置的重要指标，但不是绝对的，在某些情况下，较高或较低的位置可能看起来更合适更美观。也许最具临床指导意义的是，如果男性眉毛处于水平或接近水平的形态，其尾部高度与其内侧相同或略高于内侧，则通常会被认为在各种高度上都更具有吸引力（图 6.9.21）。换言之，医生的目标与其说是抬高眉毛，不如说是塑造倾斜的眉毛形状，如果能拥有良好的眉毛形状，大多数患者和他们的医生都会很满意。

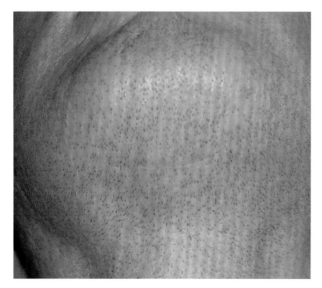

图 6.9.19　一位男性患者愈合后的颏下切口。将颏下切口置于颏下褶皱后方,产生的瘢痕不明显且隐蔽性好,还可以松解颏下褶皱,矫正"双下巴"畸形。一定要平行于胡须毛囊方向作颏下切口,以免损伤毛囊

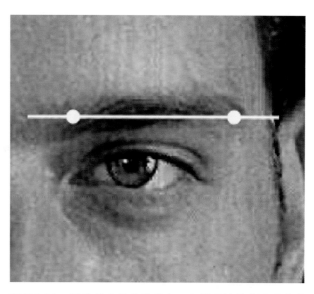

图 6.9.21　男性眉毛的美学特征。如果男性眉毛处于水平或接近水平的形态,其尾部高度与其内侧相同或略高于内侧,则在各种高度上都更具吸引力

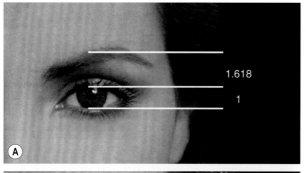

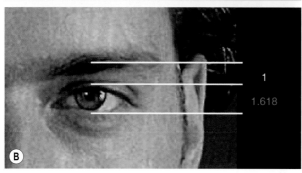

图 6.9.20　黄金比例和眉毛位置。仔细分析好看的上面部特征,会发现睑裂宽度(向前凝视时上下眼睑之间的垂直距离)和上眼睑边缘与眉弓之间的距离之比是呈黄金比例关系的。男性和女性的眉毛位置不一样是一个普遍存在的事实,很明显眉毛位置隐含着性别差异。(A)女性的"黄金眉毛"位置。(B)男性的"黄金眉毛"位置。对大多数男性而言,好看的眉毛位置恰好与女性相反,但仍与睑裂成黄金比例

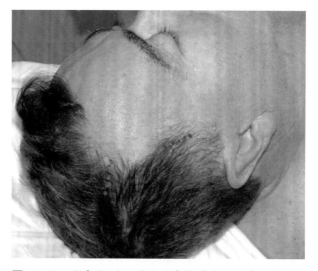

图 6.9.22　颞部"小切口"和额部提升术。大多数男性患者的额部和眉毛处理要相对保守,可通过如图所示的"短瘢痕"小切口进行手术。通常颞部头皮内的切口用来进行帽状腱膜下剥离,顶部头皮内的切口用来进行骨膜下剥离。松解颞线的附着,分离眉毛外侧下方的骨膜,即可移动和提升外侧额部皮瓣。不需要使用内镜,后面的操作可以通过颞部切口在直视下进行

有一些前额提升策略适用于男性患者,但没有任何一个手术方案适合所有患者。冠状切口和发际切口仅偶尔在男性患者身上使用,大多数男性患者可以用更简单的方法包括"小切口"、部分发际切口、额纹切口和眉上切口提升。

如果切口的位置设计仔细的话,小切口的提升在发际线后移和秃顶的男性患者中是可行的(图 6.9.22,另见案例6.9.1~案例6.9.3)。然而,由于男性前额组织较厚,发际线后移,手术距离较长,因此男性比女性在技术上更难进行此类提升。

部分发际切口在一些男性患者身上是可行的,可以暂时减轻发际后移,减少额头赘余皮肤组织,如果在没有张力的情况下小心缝合,应该不会产生很明显的瘢痕。对大多数

男性而言,当他们到了接受面部提升术的年龄时,发际线位置和头发密度基本上是稳定的,不必过度担心瘢痕部位脱发。然而,该手术方案(图6.9.23)可能会让头发较短、做过植发手术或是担心瘢痕明显的男士望而却步。

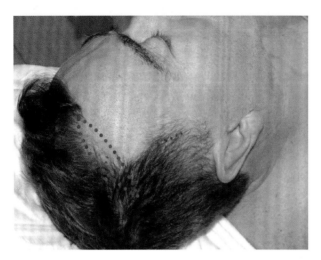

图6.9.23 额颞部提升的部分发际切口设计。对一些男性患者而言,部分发际切口有助于减轻发际线后移和减少额部皮肤赘余。如果切口作无张力缝合,该切口设计不会产生明显的瘢痕

对于秃顶、短发型、曾接受过植发、害怕发际线被破坏和剃光头的男性患者,都可以通过额头水平额纹切口(图6.9.24)或眉上缘切口(图6.9.25)进行有效的手术治疗。

对眉毛明显下垂、不适合通过发迹或头皮内切口进行复杂手术的老年男性患者而言,眉上切口更加适用,它简单直接,容易操作,并且如果操作细致,通常不会形成明显瘢痕。

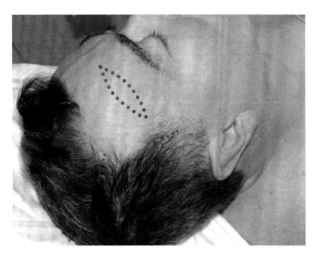

图6.9.24 额颞部提升的额纹切口设计。对于秃顶、短发型、以前接受过植发、害怕发际线被破坏和剃光头的男性患者,都可以使用额头水平额纹切口进行手术。通常只作皮肤的切除,并且要求作最小的皮下剥离。若切口愈合良好,瘢痕通常会比其周围的额纹更浅

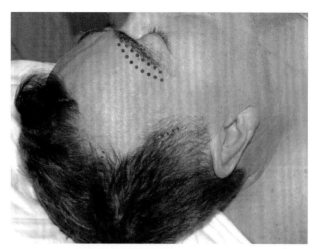

图6.9.25 眉提升的眉上切口设计。对于秃顶、短发型、曾行植发、害怕发际线被破坏和剃光头的男性患者,都可以使用沿眉上缘的切口进行手术。通常只作皮肤的切除,并且要求作最小的皮下剥离。若切口愈合良好,瘢痕一般不明显,对行面部提升术年龄段的男性患者而言尤为如此

男性面部提升术中的颈部处理

健美的颈部轮廓是有吸引力的男性外观的重要组成部分。光滑且轮廓清晰的颈部能传达出年轻、健美、有力量、有活力和行事果断的感觉(图6.9.26)。几乎所有寻求面部年轻化的男性患者都高度重视颈部的改善,男性面部提升术的效果也通常主要由颈部的改善程度来判断。如果颈部没有得到足够的改善,大多数男性患者会觉得手术是失败的。

尽管颏下吸脂术和收紧皮肤是很常见的手术方式,但对于大多数患者而言远远不够,因为这些方法忽略了大多数寻求颈部改善的男性患者存在的一些解剖学问题,包括颈阔肌松弛、出现颈阔肌带、颈阔肌下脂肪堆积、下颌下腺肥大、二腹肌肥大,以及发育因素如颌骨大小和形状。单纯去除皮下脂肪和收紧皮肤并不能解决此类问题,术前必须详细评估,以便制定计划和实施适当的手术(图6.9.27)。

在未能通过颏下吸脂术和其他概念上有缺陷的方案来满足患者需求的情况下,一些医生提出用巨大的前颈部Z-整形术直接改善男性患者颈部形态。在一些案例中,前颈部Z-整形术是与颈阔肌下脂肪切除和颈阔肌缝合整形术相结合使用的。在这两种情况下,都会在颈前部产生容易增生的明显的瘢痕,而且Z形皮瓣转位会导致胡须生长位置方向异常,这些情况对男性而言都是相当麻烦的。通过一个更小且隐蔽性更好的颏下切口来治疗男性患者的颈部深层问题要好的多,并根据需要去除枕部发际线处的多余皮肤,瘢痕隐蔽性也会更强。

男性面部提升术中的颏部处理

颈部轮廓不良和小颏畸形之间的差异通常难以区分,以至临床上常错误地应用颏部假体置入来改善颈部轮廓。

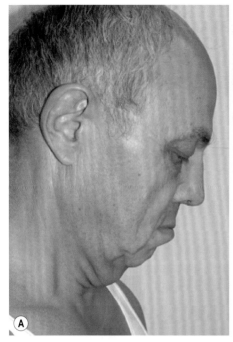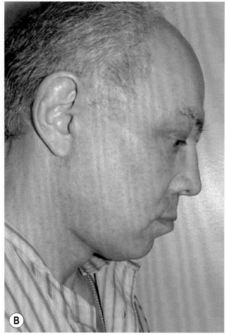

图 6.9.26　颈部是男性面部年轻化的关键。健美的颈部轮廓是有吸引力的男性外观的重要组成部分。光滑且轮廓清晰的颈部能传达出年轻、健美、有力量、有活力和行事果断的感觉。颈部的改善对几乎所有寻求面部年轻化的男性患者都极为重要，男性面部提升术的效果也通常主要由颈部的改善效果来判断。如果颈部没有得到足够的改善，大多数男性患者会觉得手术是失败的

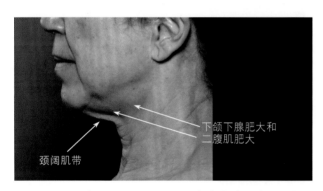

下颌下腺肥大和二腹肌肥大

颈阔肌带

图 6.9.27　颈部"深层"的问题。该患者先前接受了颈部和面部提升术，术中接受了颏下吸脂术和颈部皮肤收紧。从图中可以看出，去除颏部皮下脂肪的同时，忽略了大多数男性患者都存在的解剖上的问题，包括颈阔肌松弛、出现颈阔肌带、颈阔肌下脂肪堆积、下颌下腺肥大和二腹肌肥大。去除皮下脂肪和收紧皮肤并不能解决这些问题

假体置入是一种治疗小颏畸形的方法，而非用以改善颈部形态，小颏畸形的存在与否以及是否需要行颏部假体置入是由头影测量来决定，不能与颈部情况混为一谈。当小颏畸形不存在时，置入颏部假体是一个概念性和艺术性的错误，会造成外观不自然。

然而，当真正的小颏畸形存在时，将颏部假体置入与颈部提升相结合可以塑造更加协调的轮廓和更美观的颏面部关系，以及更健美的男性外观（图 6.9.28，另见案例 6.9.1）。

男性与女性下颌有很大的差异，外科医生在为男性患者计划和实施手术时必须牢记这一点。男性下颌比女性更宽、更强壮、更方，垂直高度也更高，可以说强壮的颏部和平衡的轮廓对男性而言比女性更重要。下颌线条柔和的男性通常会显得软弱和优柔寡断，甚至被看作缺乏男子气概和女性化的表现。男性的颏部也应与下颌线能很好地连接，整体平滑过渡，无台阶感（见图 6.9.4、图 6.9.31 和案例 6.9.1）。

脂肪移植可以增加男性颏部的垂直高度。通常可以将颏部假体置入和脂肪移植联合应用，以优化男性患者的下面部轮廓。颏部置入物可以实质上增加颏部体积加强轮廓感，脂肪则用于增加垂直高度，并避免出现过深的不自然的唇颏沟。

男性面部提升术中的眼睑手术

有吸引力的男性眼眶和眼睑应该是饱满的，传统的眼睑整形术，无论目的如何，只要去除了较多眼睑皮肤和脂肪，都会使眼睛的外观大打折扣，导致男性患者整体外貌发生较大的变化。

很多男性都有明显的眉下垂，只简单地关注和治疗上眼睑，会导致眼睑皮肤被过度切除，从而导致功能和美学问题。对许多男性患者而言，手术需要巧妙地重新定位外侧眉毛，将其固定在患者额肌收缩时眉毛的位置，可以提起压在睫毛上的松垂的上睑皮肤，避免了不恰当的上睑手术对眼睑造成的伤害。为男性行上睑手术时应尽量保守，宁可在后期作二次手术切除，也比在初次手术时过度切除皮肤造成凹陷、女性化或病态外观要好得多。

与许多女性的情况一样，随着年龄增长，男性眶区组织逐渐萎缩，补充眼眶脂肪有助于使男性患者重新恢复活力外观（图 6.9.29）。

许多男性面部提升患者通常会比较担心下睑的形态，但下眼睑松弛是可以预见的，实施下眼睑成形术须谨慎。如果下眼睑松垂程度超过常见的 4~5mm，为了避免下睑外翻和悲伤、忧郁、衰老的外貌特征（以及潜在的眼干燥症）可以行外眦固定等手术。

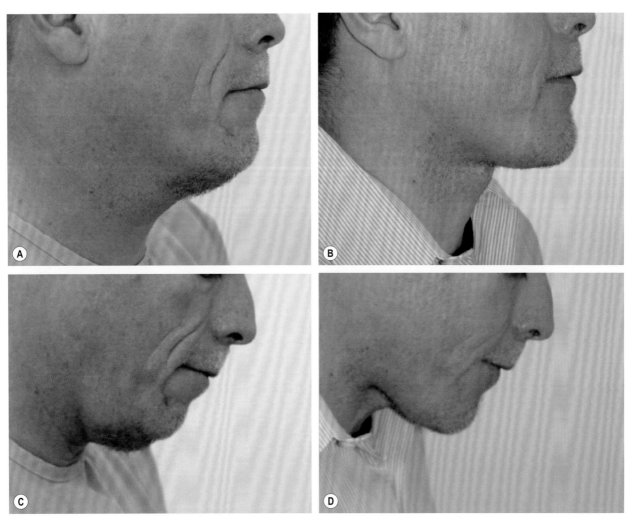

图 6.9.28　男性患者的颏部处理。颈部轮廓不良和小颏畸形之间的差异通常难以区分，以至常错误地应用颏部假体置入来改善颈部轮廓。当小颏畸形不存在时，置入颏部假体是一个概念性和艺术性的错误，会造成外观不自然。(A 和 C)患者术前颈部轮廓较差，且伴有轻至中度的小颏畸形，使颈部轮廓看起来更糟糕。当存在真正的小颏畸形时，颏部放置假体联合颈部提升术，可以塑造出美观健壮、有吸引力的面颈部关系。(B 和 D)同一患者行小切口颈部提升术(注：仅作颏下切口，患者耳周无瘢痕)和颏部假体置入术后。患者不仅颈部轮廓有所改善，整体轮廓都变得更加协调均衡

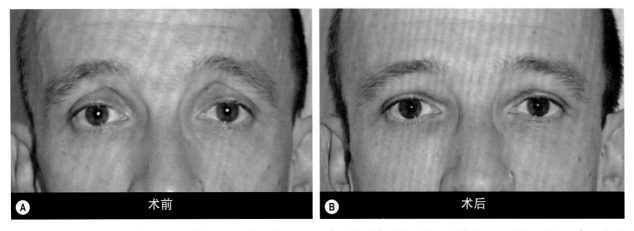

图 6.9.29　上眼眶脂肪移植。组织萎缩对男性随年龄变化的眶部形态造成的影响要比预期的更加严重。补充眶部流失的脂肪可以使男性患者面部表现出极大的年轻化。对于此类患者而言，传统的眼睑成形术实际上会破坏眼部形态。(A)患者术前上眼眶凹陷明显，呈现出年老的、女性化的外貌。(B)同一患者行眶周脂肪移植术后。患者呈现出更加年轻健康、有吸引力的、阳刚的外貌。(注：患者还在颞部、鼻根部、面颊和中面部进行了脂肪移植)

下睑袋的形成通常是因眼眶脂肪疝出或者面颊脂肪萎缩。因此,进行中面部和上面颊的填充往往比去除下睑袋更合适。

对于接受面部提升术的男性,尤其是知名公众人物或者不希望外观变化太大的患者,最好不要在手术时进行眼睑成形术。保留松弛的上眼睑和下睑袋即可避免样貌发生过大的变化,并且可以让他人信服其没有做过手术:"他肯定没有做过面部提升手术,不然整形医生一定会处理他的眼袋。"

男性面部提升术中的脂肪移植

面部提升手术只解决组织下垂和赘余的问题,但对于许多男性患者而言虽然面部有所提升,但会出现明显凹陷的、不健康的、虚弱的、年轻化不足的"老头"外观。在面部提升术的同时行脂肪移植可以同步解决面部脂肪流失的问题,以避免出现此类外观。在其他条件相同的情况下,同时行面部提升术和脂肪移植将会比单独进行两种手术获得更好的效果,面部轮廓和软组织萎缩的问题都可以改善,从而获得更好的整体效果(图 6.9.30)。

需要进行填充的部位因人而异,但任何可以用非自体注射填充物治疗的部位都可以通过自体脂肪移植治疗,包括但不限于颞部、鼻根、上眼眶(上眼睑)、下眼眶(下眼睑)、面颊、中面部、面颊凹陷、嘴唇/口周、鼻唇沟、颏下颌沟、颏部和下颌线等部位。脂肪移植在治疗男性上下眼眶凹陷方面尤其有效(见图 6.9.29),因为年轻迷人的男性眼窝通常较饱满,而传统的眼睑成形术只会加剧凹陷,反而会有损眼的外观。

年轻迷人、充满活力和阳刚气质的男性面容不仅上下眼眶饱满,而且面部呈长方形,下颌轮廓看起来刚毅有力。沿着下颌骨进行填充,虽然起初看起来会不习惯,但恢复了更年轻、更果断的面型,也使面颈部的过度看起来更阳刚(图 6.9.31)。

人们一般认为,男性接受唇部脂肪填充会使唇部看起来更女性化,但年轻有魅力、健康的男性唇部本身就是饱满的,因此唇部填充是塑造协调自然的年轻化的男性面部的重要组成部分。在大多数情况下填充下唇是手术的关键,患者年轻时的照片几乎都会显示出唇部和眼眶的完整外观,通常有助于解释这些部位脂肪移植的必要性。唇部脂肪移植(主要是下唇)结合上唇提升术是很好的男性口唇年轻化的方法。

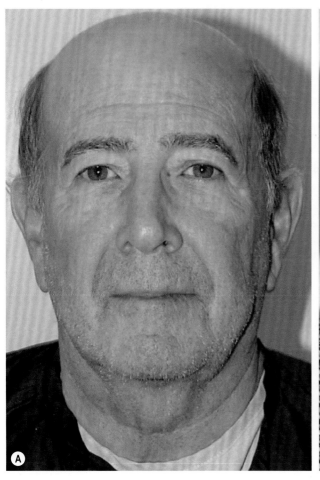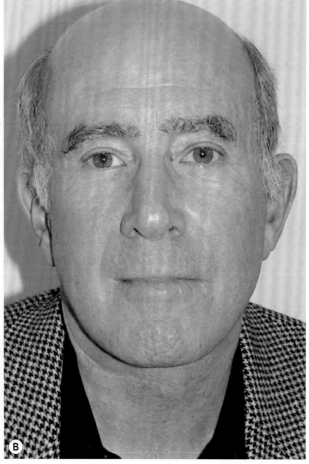

图 6.9.30　面部脂肪移植。组织萎缩对男性随年龄变化的面部形态造成的影响要比预期的更加严重。补充面部流失的脂肪可以使男性患者面部表现出极大的年轻化。(A)68 岁患者术前面部组织萎缩明显。其面部呈现老龄化特征,要求行面部提升术。(B)同一患者行面部提升术和脂肪移植术后 1 年 9 个月。(注:患者在面颊、中面部、颊部凹陷处、颏下颌沟、下颌缘和颏部进行了脂肪移植。)患者术后获得了无法单纯通过面部提升术获得更加年轻健康、有吸引力、阳刚的外貌

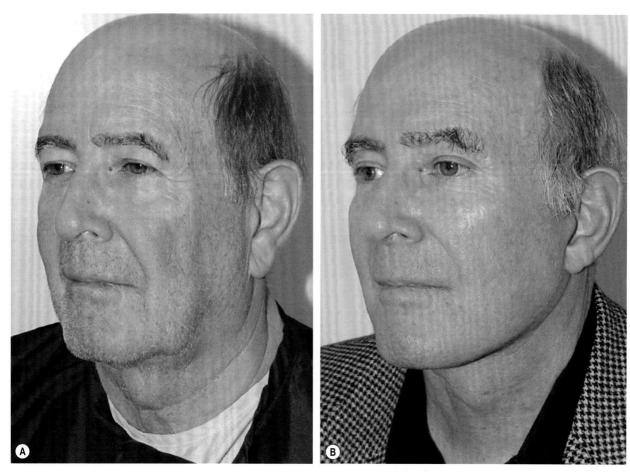

图 6.9.31　用脂肪移植加强男性患者下颌缘轮廓。年轻迷人、充满活力和阳刚气质的男性外貌轮廓呈长方形,下颌轮廓看起来刚毅有力。沿着下颌骨进行填充,可以使面部恢复更年轻的外形和更光滑、果断的外观。(A)患者术前照。下颌线后部形态较差,面部和颈部之间的轮廓分界不清晰。(B)同一患者行面部提升、颈部提升和脂肪移植术后。脂肪移植加强了面颊和下颌的轮廓,塑造了一个更加光滑、健壮、年轻的男性化的下颌轮廓。面部和颈部的轮廓分界清晰可见。面部无假体置入

术前准备

要确保所有患者术前都处于总体良好的健康状态,并进行术前身体检查,患有其他疾病或年龄在 50 岁以上的患者术前需由内科医生或他们的专科医生对身体状况进行评估。手术前 2 周内避免使用已知会导致血小板功能紊乱的药物,并提供含阿司匹林、布洛芬、酮洛芬、萘普生、非甾体抗炎药、维生素 E 和其他具有抗血小板作用的禁用产品的清单。

吸烟的患者要求在手术前 4 周戒烟,手术后 2 周内必须避免吸烟和吸入二手烟。吸烟或有明显吸烟史但已戒烟的患者应书面告知,其发生严重并发症(包括愈合不良、皮瓣坏死、皮肤脱落和血栓栓塞)的风险明显高于不吸烟或无吸烟史的患者。对于吸烟者应始终谨慎对待,并应认识到这些患者是手术的次优候选者,发生严重的局部和全身并发症的风险高。对于年轻或经验不足的外科医生而言,最好将吸烟的男性患者推荐给更资深的同事。

患者在手术前一晚要用抗菌肥皂洗澡洗头,注意彻底清洁耳周区域。男性患者术前 2 天内不要剃须,以便在作切口时评估胡须毛囊的倾斜方向,并在必要时以便破坏转移到耳屏上的胡须毛囊。

为面部提升术合理安排手术室使用时间也很重要,特别是男性患者,手术要比常规技术的手术更耗时。男性的头部比女性大 20%~30%,因此在解剖、缝合、组织处理和手术时长上都要多 20%~30%。大多数男性患者在出血和止血方面也会有更大的困难,外科医生通常也需要花费额外的时间来处理与胡须移位有关的问题。即使是由一名手术速度较快的外科医生与一支组织良好、经验丰富的手术室团队合作,男性患者的 SMAS 面部提升术与颈部提升、额头和眼睑手术、脂肪移植和其他手术一起进行时,通常也需要 6~8 小时或更长时间。

男性面部提升术中的麻醉

大部分面部提升术是在使用喉罩(laryngeal mask,LMA)

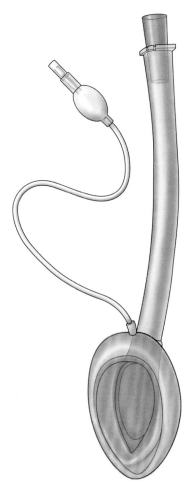

通气、深静脉(intravenous,IV)镇静下进行的(图 6.9.32)。

喉罩可以让患者在不影响呼吸道的情况下保持镇静,不需要使用肌肉松弛剂,可以让患者自然呼吸。在大多数情况下,套囊甚至不需要充气。与气管内插管相比,喉罩在术中脱出的可能性更小,而且当转动患者头部或患者从麻醉中苏醒时,喉罩引发呛咳的可能性更小。尽管有一些相反的说法,但作者认为喉罩非常适合长时间手术,作者已在长达 6~8 小时的手术中使用喉罩通气超过 10 年,没有出现过任何相关的重大问题。

大多数患者在术前都会接受针对其具体情况(包括年龄、体重、身高、性格和整体健康状况)的药物治疗。麻醉医生会根据麻醉剂的种类和个人习惯,对术前方案进行调整。口服麻醉药通常会导致恶心和呕吐,不应作为术前用药的一部分。可卡因、抗胆碱药和拟副交感神经药也应避免使用。

高血压在许多接受面部提升术的男性患者中很常见,患者男性比女性更容易出现包括血肿在内的与出血相关的并发症。因此,男性患者在围手术期必须小心地控制高血压。围手术期高血压管理的一个重要组成部分是制定一个前瞻性的计划,用于术前、先期治疗和预防。大多数男性患者面部提升术前接受 β 受体阻滞剂(阿替洛尔 12.5~25mg 口服)和可乐定(0.1~0.3mg 口服)。密切监测围手术期的血压,术中如果血压升高应积极治疗(每 10 分钟静脉注射 5~10mg 拉贝洛尔 必要时),目标是将患者血压降至正常范围(平均动脉压波动在术前值的 10%~15% 范围内)。许多术前患有高血压的男性患者术前血压控制并不理想,因此在某些情况下,外科医生(如果可能的话,与麻醉医生一起)需要在术前和术后加强血压的控制。正如一些外科医生所提出的那样,采用低血压麻醉策略会增加术后出血相关并发症的风险,而且越来越多的证据表明,这一做法可能会导致术后严重的认知功能障碍。

此外还应主动预防术后的恶心呕吐,在每次手术开始时常规给予止吐药,常常选用联合用药,以在多个水平上阻断呕吐反射(昂丹司琼 4~8mg 和地塞米松 0.1mg/kg)。限制静脉麻醉剂和吸入麻醉剂的使用也有助于减少术后恶心和呕吐。对于有术后恶心呕吐病史的患者,应考虑使用额外的药物(东莨菪碱贴片和阿瑞吡坦(Emend)40 mg,术前 1~3 小时口服)。

手术技术

术中患者体位

患者仰卧在垫好的手术台上,连接生理监护仪。抬高下肢,使用抗栓塞踏板加压装置。在开始深度镇静或麻醉后留置气囊导尿管,在进行皮肤准备或局部麻醉前仔细标记面部术区。

皮肤准备和铺单

患者在每只眼睛内滴入温和的眼药膏后,用 1:750 的 Zephiran(苯扎氯铵)溶液对整个头皮、面部、颈部、肩部和上胸部进行全面消毒。然后铺单,使锁骨以上的整个头部、头皮区域和颈部外露,以便在整个手术过程中对颈面部轮廓进行检查,并可以触到头皮的各个部分。不剃除设计切口部位的头发或胡子,也不用无菌单包裹头部。剃须或修剪头发会妨碍准确评估毛发生长方向,导致作切口时损伤毛囊。包裹头部会影响在头部的操作,也会影响判断头发生长方向,使作适当的切口变得困难。同理也要避免用橡皮筋把头发扎成"猪尾巴"样,或者像通常做的那样用外科润滑剂把头发浸透。

呼吸管路悬挂在不接触患者的地方,用无菌单包裹,或置于无菌的弹力套或无菌的塑料套内。这样,当术中需要转动患者头部时,它就可以随着移动。

在头皮、面部和颈部的一般准备工作完成并铺无菌单后,由一名完成手清洁的手术团队成员用棉签和聚维酮碘

图 6.9.32　通气喉罩。喉罩可以让患者在不影响呼吸道的情况下保持镇静,不需要使用肌肉松弛剂,可以让患者自然呼吸。与气管内插管相比,喉罩在术中脱出的可能性更小,而且当转动患者头部或从麻醉中苏醒时,喉罩引发呛咳的可能性更小。图示为一个标准的硬管喉罩装置,但更常使用可弯的软管喉罩,可以在进行颈部手术时移动麻醉通气管路

(Betadine) 对外耳道进行消毒,鼻前庭和口周区域也用聚维酮碘进行消毒。随后在每侧耳道中放置"花生米"海绵(Kitner),并在手术过程中根据需要进行更换,以防止血液在外耳道中积聚。

局部麻醉管理

即使使用了全身麻醉,也要使用局部麻醉,以限制手术期间对患者的刺激以及麻醉药品总用量。在使用含肾上腺素溶液的同时也可获得显著的止血效果。

感觉神经阻滞剂采用 0.25% 布比卡因(马卡因)加 1 : 200 000 肾上腺素溶液。手术切口用同种溶液浸润麻醉。皮下剥离区使用钝头浸润针或 22 号针头以 0.1% 利多卡因(Xylocaine)加肾上腺素(1 : 1 000 000)浸润麻醉,注意确保利多卡因(Xylocaine)的总剂量不超过每 4 小时 7mg/kg。如果在手术开始时已经进行了皮下组织浸润麻醉,则无需再对 SMAS 或颈阔肌进行直接的浸润麻醉。

脂肪移植

脂肪移植通常被误认为是一个可以在几分钟内完成的简单的手术。然而,这种情况很少发生,这种态度会导致挫败感、工作流程中断和治疗效果欠佳。如果要获得能够存活并在面部生长良好的脂肪组织,必须以特定的、创伤小的方式获取脂肪,然后使用特殊仪器经过高技术含量、耗时长的过程对其进行加工和注射。脂肪移植也是一项艺术性要求很高的操作,需要相当多外科医生的集思广益。

当需要治疗的部位比较多时,整个过程可能需要 1 个小时或更长时间,这可能会让已经完成了耗时耗力的面部提升手术的医生团队更加疲惫不堪。因此,必须仔细规划和合理分配手术时间。

脂肪移植不能随意进行,必须术前在患者坐立位时进行详细的设计和标记。标记会消耗很长的时间,需要医生集中精力,最好是在不受打扰的区域内进行。

虽然对于在面部提升术中进行脂肪移植的最佳时机还没有达成共识,但实际上,在行面部提升手术之前注射脂肪是最便捷的。在手术开始时面部准备或覆盖无菌单之前,患者通常也处于较深的麻醉水平,此时更容易获取脂肪。手术开始时,面部组织平面没有打开,面部也没有肿胀,术前作的标记和面部标志点更容易辨认。此外,外科原则建议,最好限制自体移植物脱离体外的时间。然而,或许首先进行脂肪移植最重要的原因是,外科医生在早上在技术和审美方面状态都更好,会比在长时间的面部提升手术结束后再进行脂肪移植做得更好。

皮瓣提升

切开后,根据术前规划在皮下平面提升皮瓣(见图 6.9.18B)。有必要将皮瓣与 SMAS 作部分分离,因为皮肤和 SMAS 皮瓣需要向不同方向推进才能获得最佳效果。这种"双向"的组织移位是不可能通过提升"复合"的皮肤 -SMAS 皮瓣达到的(图 6.9.33)。

皮瓣应在直视下解剖,避免盲视下剥离或用剪刀推压。这在侧颈的耳大神经附近和耳前区域尤为重要,在耳前区域深层解剖可能损伤下方的 SMAS 并危及其作为皮瓣的有效性。如果解剖平面合适,通常可以在男性患者皮瓣的下表面看到胡须毛囊。这通常不会造成损伤,但在这些区域的皮瓣底面进行电烧电凝时必须小心。

虽然破坏皮下组织连接是不可避免的,但不能对整个面部都进行此类操作。如果计划进行 SMAS 分离,保留颈阔肌皮韧带将使口周组织提升后看起来年轻有力,这在使用"仅皮肤"技术或广泛的皮下剥离的情况下是无法达到的(图 6.9.34)。

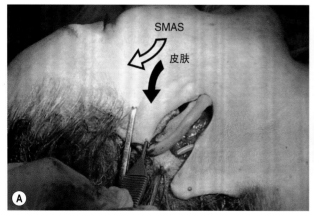
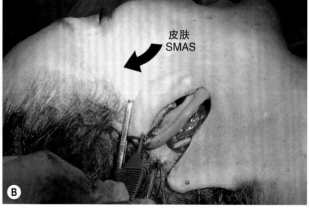

图 6.9.33　面部提升手术中的"层叠"和"复合"组织剥离。如果要获得良好的手术效果,皮肤和 SMAS 需要向不同方向推进,因此需要将部分皮肤瓣从 SMAS 上剥离(层叠状剥离)。如果对"复合的"皮肤 -SMAS 瓣进行提升,则不能完成组织的"双向"移动。(A)层叠状(将皮肤和 SMAS 进行单独分离)剥离是将皮肤和 SMAS 单独处理并向不同的方向移动,这样可以术后外观看起来更自然,避免了明显的"提升"样外貌。(B)复合(将皮肤和 SMAS 作为一层进行分离)剥离要求皮肤和 SMAS 向同一方向移动。如果进行复合剥离,则组织不能向两个方向移动

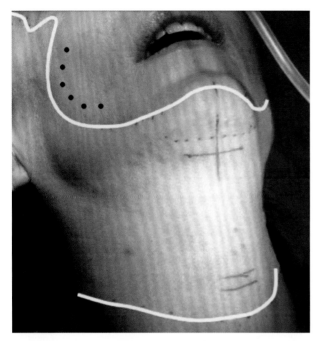

图 6.9.34　皮下剥离设计。皮下剥离（黄色覆盖部分）不在全面部广泛进行。如果计划进行 SMAS 分离，保留颈阔肌皮韧带（黑色圆点）将使口周组织提升后看起来年轻有力，这在使用"仅皮肤"技术或广泛的皮下组织剥离的情况下是无法达到的。如果对颊部皮瓣进行过度的皮下剥离并且松解了这些韧带，手术效果会不理想

这些韧带将口周颊部的真皮固定在 SMAS 和上颈阔肌上，为在不过度收紧面颊皮肤的情况下提升口周外侧区域提供了条件。保留颈阔肌皮韧带和口周皮肤与 SMAS 之间的附着，可防止因皮瓣解剖过度造成"侧扫"畸形。这样的策略还保留了面颊皮瓣上重要的穿支血管，从而降低了血管受损的可能性。

颞部解剖

颞部切口是根据基于上面部的皮肤赘余量和预估的鬓角及发际线移位程度制定的手术方案来进行设计的（见前一节的讨论）。对大多数男性患者而言，最好是沿发际线作颞部切口。

颞前部（鬓角处）的切口位于发际线内几毫米，切口方向平行于或略倾斜于毛囊生长方向，通常比女性患者使用的切口更偏向于长方形（见图 6.9.8、图 6.9.13）。小心地对颞部皮瓣进行皮下分离，最后与皮下分离的面颊部皮瓣相联通。

SMAS 解剖

皮瓣被分离后通常会有轻度退缩，然后用水溶性外科墨水（亚甲基蓝）在高于颧弓中部的"高位"画一条从眶下缘水平到距耳屏上缘前约 1cm 处的线。这条线的位置远高于颧大肌在颧骨上的起点，比大多数其他手术方案的解剖范围高。然后，该标记转向下于耳前 1~2cm 越过腮腺耳前部

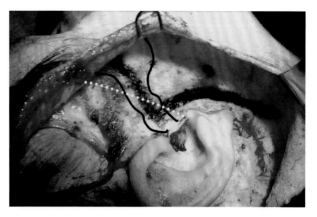

图 6.9.35　"高位 SMAS"瓣设计。组织瓣的上缘设计在颧弓的上方而非下方。面神经额支（虚线）的大部分安全地位于剥离区的后侧深层

分的表面。至耳垂下方，标记线向后下延伸至下颌骨边缘下 2~3cm 处胸锁乳突肌的前缘（图 6.9.35）。

作者在很多患者身上使用了这种"高位"SMAS 瓣，在设计上有很多优点。首先，组织瓣上缘高于颧弓，把涵盖范围扩展至中面部和眶下区域，以便于对这些部位同步进行提拉（图 6.9.36）。

该组织瓣的切口越过腮腺尾部表面向后下方直至颈部外上侧的胸锁乳突肌的前缘，在切口和腮腺下半部分前缘之间保持了一个"安全区"，使剥离区尽量远离下颌缘神经（图 6.9.37）。

首先切开颧弓上方的组织瓣切口。用 Allis 钳钳住外侧颧弓上方切口两侧的耳前组织并保持张力，用 Metzenbaum 剪刀在张力平面上沿标记线向内侧切开 1~2cm（图 6.9.38）。然后松开 Allis 钳移向内侧继续在切口两侧保持张力，按 1~2cm 为一段，用同样的方法继续沿标记线向内侧切开。颧弓上方组织量充足，面神经额支安全隐藏在几毫米厚的纤维脂肪组织之下。

然后，用类似的方法在腮腺的后部沿着耳前区的标记线切开 SMAS 后侧的切口，向后下方延伸直至胸锁乳突肌的前缘。这两个切口确定了"高位"SMAS 瓣的范围（图 6.9.39）。

初步作完 SMAS 切口后，用 Allis 钳钳住 SMAS 瓣后上角的耳前组织，然后小心地用剪刀或低电流针形电刀锐性分离。在腮腺前区剥离范围应局限，但在颧骨和上中面部必须进行广泛的松解和剥离（图 6.9.40）。

SMAS 提升需要在面神经通过的平面内进行解剖，并且距离重要的面神经运动分支很近。虽然在腮腺表面剥离是安全的，但在腮腺前缘内侧和颧弓表面进行剥离时必须非常小心。运动神经分支通常位于血管附近，在进行止血时必须仔细识别每个出血点，不要盲目钳夹，应使用低电流电凝止血。进行电灼烧时也应仔细观察患者的面部，若发现面部出现抽搐应立即停止。

SMAS 下剥离通常要剥离至下面部腮腺前缘，并确保松解连接 SMAS 的腮腺咬肌韧带，沿着剥离区前缘用指尖触诊很容易确定位置。如果不松解这些韧带，下面部和下颌缘的 SMAS 提升效果会不理想，以致影响整体效果。

无面部提升

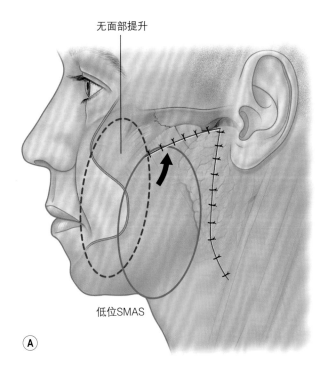

低位SMAS

Ⓐ

有面部提升

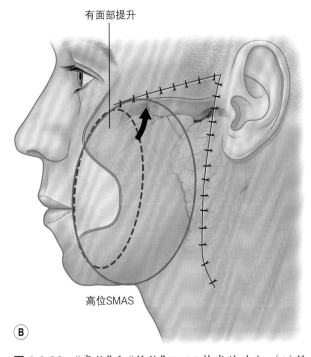

高位SMAS

Ⓑ

图 6.9.36　"高位"和"低位"SMAS 技术的对比。(A)低位 SMAS 技术。可见组织瓣上缘位于颧弓下方。组织瓣提升范围(蓝色圈)仅限于颊部和下颌下,对中面部、眶下区和口周区域(红色虚线圈)无作用。(B)高位 SMAS 技术。可见组织瓣上缘位于颧弓上方。组织瓣提升范围(蓝色圈)不仅包括颊部和下颌下,还包括中面部、眶下区和口周区域(红色虚线圈)。使用高位SMAS技术可以对全面部进行提升,不需要单独行中面部提升术

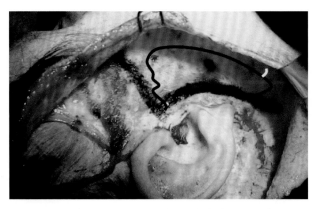

图 6.9.37　"高位 SMAS"瓣设计和下颌缘神经。面神经的下颌缘分支(黄色线)从腮腺前缘穿出,恰好位于耳前 SMAS 切口的前缘(注意后方切口标记线向后延伸至胸锁乳突肌前缘)

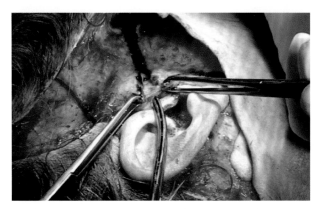

图 6.9.38　切开 SMAS。组织瓣的提升从颧弓上方的 SMAS 切开开始。用 Allis 钳钳住外侧颧弓上方切口两侧的耳前组织并保持张力,用 Metzenbaum 剪刀在张力平面上沿标记线向内侧切开 1~2cm。然后松开 Allis 钳移向内侧继续在切口两侧保持张力,按 1~2cm 分为一段,用同样的方法继续沿标记线向内侧切开。颧弓上方组织量充足,面神经额支安全隐藏在几毫米厚的纤维脂肪组织之下

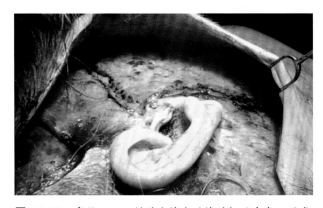

图 6.9.39　高位 SMAS 瓣的上缘和后缘的切开完成。用类似的方法在腮腺的后部沿着耳前区的标记线切开 SMAS 后侧的切口,向后下方延伸直至胸锁乳突肌的前缘。这两个切口确定了要提升的"高位"SMAS 瓣的范围

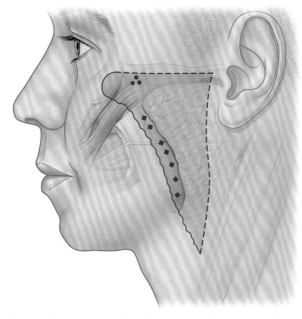

图 6.9.40 SMAS 的剥离范围。在腮腺前区剥离范围应局限，但在颧骨和上中面部必须进行广泛的松解和剥离。靠近颧大肌起点的圆点表示限制上面颊和中面部的颧韧带。沿腮腺前缘的方块表示限制面颊和下颌区组织的腮腺咬肌韧带。如果不松解这些韧带，SMAS 提升的效果会不理想

上颊部 SMAS 瓣剥离是在腮腺及副腮腺的表面向前向内进行的，SMAS 包盖着唇部提肌。因此，此处的解剖必须在颧大肌上部的浅面进行，小心暴露其最上部。通常在颧大肌的起点处可以看到颧韧带。骨膜和皮肤之间的纤维连接限制了上面颊和中面部组织的移动性，必须对其进行松解才能获得最佳的"高位"SMAS 提升效果（图 6.9.41）。

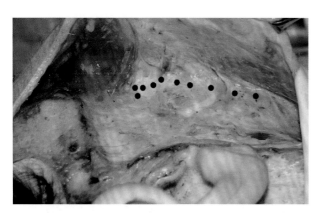

图 6.9.41 SMAS 瓣剥离完成。松解限制上面颊和中面部组织的颧韧带（蓝色圆点和限制下面颊和下颌区组织的腮腺咬肌韧带（黑色圆点）。可以看到从颈部延伸至 SMAS 瓣内的颈阔肌和颧大肌的起点（位于蓝色和黑色圆点之间）。为了恰当地提升 SMAS 瓣，需要对这些韧带进行松解

在颧大肌起点的内下方、副腮腺和腮腺导管的内上方是颧韧带和腮腺咬肌韧带中间的过渡区，也是 SMAS 解剖最危险的部位。想要适当地分离 SMAS 瓣，通常需要至少部分分离该区的约束组织，但解剖位置非常靠近面神经颧支。

剥离 SMAS 瓣并松解限制性韧带，直到轻轻牵拉皮瓣可以牵动面颊、鼻翼、人中沟和口角，并提升和压紧睑下和下睑组织。从临床角度，该"牵拉试验"表明组织瓣已经剥离松解彻底了。如果松解不完全，则找到残余的连接纤维并仔细松解，再重复牵拉试验。剥离完成后，颊脂肪垫和附着的皮肤将作为"高位"SMAS 瓣的一部分可以向上和向外侧自由移动，不需要单独的中面部缝合或中面部骨膜下剥离。

SMAS 悬吊

一旦 SMAS 瓣被充分释放和上提，抓住组织瓣的上缘向不同方向牵拉，以确定在上中面部、面颊和下颌产生最佳效果的提升方向。除特殊情况外，通常沿平行于颧大肌走行方向向后上方牵拉。如果垂直或偏向后方牵拉，则会影响颧大肌的功能，并可能出现面部表情异常（图 6.9.42）。

SMAS 瓣上缘的处理和悬吊方法因患者的性别、种族和整体面部形态而异。然而，在大多数情况下，对男性患者会切除皮瓣上缘的赘余组织，如果像对女性患者那样用组织折叠来增加颧弓体积、恢复颧弓形态，则会产生不必要的圆润感，破坏了长方形的、轮廓感明显的面部形态。切除 SMAS 瓣上缘赘余组织后，用 3-0 聚乙醇酸缝线（PGA；薇乔）将上缘间断缝合固定于其下方的颧弓上方切缘（图 6.9.43）。

不应在颧骨表面或眶下缘对组织瓣的前部进行缝合。该区域面部组织在表情活动中是可以自然移动的。直接沿颧骨或眶下缘悬吊中面部组织会导致面部活动时出现异常的牵拉和凹陷。

组织瓣上缘修整和缝合后，为了能跟耳前剩余 SMAS 部分良好地对接并重建腮腺表面的 SMAS，也需要对 SMAS 瓣的后缘进行一些修整。若不重建腮腺表面的 SMAS 层可能导致味觉出汗症和 Frey 综合征。

对颊部 SMAS 瓣后缘进行修整应该在上缘悬吊于颧弓上方之后。轻轻牵拉 SMAS 瓣，在对应其下方后缘切口边缘的地方作切除标记线。切除的组织量因患者面部大小、皮瓣的松解程度和选择的推进方向而有所不同。然而，在耳前区对 SMAS 进行过度的牵拉是错误的，会适得其反。修整组织瓣后缘应谨慎，以避免过度切除和张力性缝合。SMAS 后缘过度牵拉会加重笑肌的活动、口周扭曲，产生难看的"牵拉样"、"小丑口"样外观。

修整 SMAS 瓣后缘后，用 3-0 PGA（薇乔）将其与耳前剩余 SMAS 层组织间断反向缝合。面颊 SMAS 缝合完成后即可看到面部轮廓的改善，并在面部同侧会明显呈现出浅微笑样外观。若高位 SMAS 提升手术进行得恰当，通常也会看到眼睑 - 脸颊交界处提升和下眼睑组织收紧。

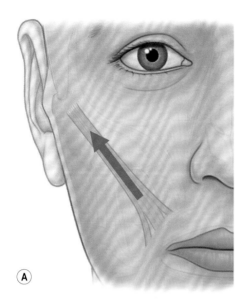

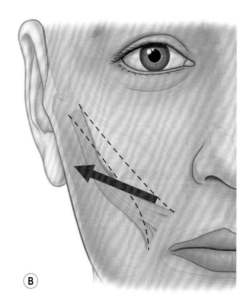

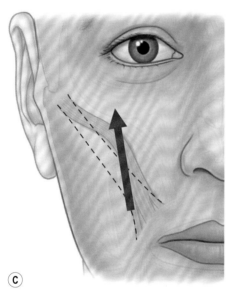

图 6.9.42　恰当（A）和不恰当（B 和 C）的 SMAS 瓣提升方向。（A）SMAS 瓣应沿着颧大肌长轴的方向移动（绿色箭头）。这有助于保持正常的肌肉功能并最大程度改善口部形态。（B）如果 SMAS 瓣沿着向后的（红色箭头）而非颧大肌长轴的方向移动，肌肉会被拉离开其轴线方向，其功能会受影响。这样会导致鼻唇沟加深和面部表情异常。向后移动 SMAS 瓣也会加重笑肌的活动，造成过度牵拉的"小丑口"样外观。（C）对 SMAS 进行单纯的"垂直"方向（红色箭头）牵拉来进行"垂直方向的面部提升"也会造成类似的问题

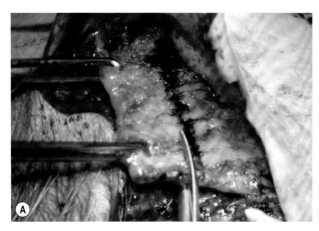

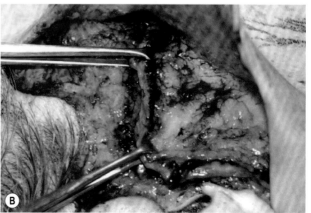

图 6.9.43　SMAS 悬吊和 SMAS 上缘的处理。SMAS 瓣上缘的处理和悬吊方法因患者的性别、种族和整体面部形态而异。然而，在大多情况下，对男性患者会切除皮瓣上缘的赘余组织，如果像对女性患者那样用组织折叠来增加颧弓体积、恢复颧弓形态，则会产生不必要的圆润感，破坏了长方形的、轮廓感明显的面部形态。（A）SMAS 瓣提升后沿其上缘标记需要去除的部分并进行切除。（B）去除 SMAS 瓣上缘多余部分后，修剪组织瓣的边缘以使其形状与其下方的切缘相符

引流管放置

该手术常规使用引流管。经验表明引流管可以减少术后瘀斑和硬结的形成,有利于患者更快地回到工作和社会生活中。如果同时行颈部提升术,男性患者通常会放置三根10Fr 圆形末端带孔的"Jackson-Pratt"型闭合式负压吸引管。在双侧枕骨乳突切口最高点上方 1~2cm 枕部头皮内各作一个小切口,通过该切口在颈前下段皮下各放置一根引流管。第三根引流管以类似的方法置于颈阔肌下。面颊部不放置引流管。

皮瓣重新定位和悬吊缝合

与女性患者一样,切除皮肤的目的是去除赘余的部分,而不是收紧皮瓣,男性患者更是如此。皮肤必须沿着既能覆盖下方组织又不会导致继发畸形的方向移动。沿着过于垂直的方向牵拉皮肤,或作有张力的悬吊,都会导致发际移位、瘢痕愈合,以及其他棘手的问题。过度向后发牵拉皮肤会导致口部变形,通常会呈现出明显的"面部提升外观"。面颊部的皮肤瓣应该沿着一个大致垂直于鼻唇沟的方向适当地移动。

在耳后区域,皮肤应沿平行于下颌边界的方向推进。这有助于获得最佳的颈前部改善效果,并可以最大限度地切除赘余的皮瓣,而不会将颈部皱纹转移到下面部(颈部到面部的"皱纹转移")。如果耳后皮瓣沿着更加直接向上的方向推进,颈前部的改善就会受到影响,而且会在枕部乳突切口最高处不恰当地切除赘余皮肤,如果切口愈合不良,很可能会产生宽大的瘢痕。

皮瓣固定的两个点,为余下操作的结束奠定了基础。第一个点位于耳上区域,在耳的最前和最上方与头皮交合的地方。为了确定这一点,面颊皮肤瓣应该沿着大致垂直于鼻唇沟的方向移动,然后用面部提升标记器测量皮肤赘余量(图6.9.44)。接着在标记点处皮瓣上作一 T 形切口,有助于缝合固定,并方便邻近皮肤的后续修整。然后用 4-0 尼龙线作半埋入式的垂直褥式缝合,在头皮侧打结,将皮瓣固定在该点。不需要作深层缝合。

第二个固定点位于耳后区枕骨乳突切口前上方(耳后切口和跨乳突切口的交界处,见图 6.9.15)。为了确定这一点,耳后皮瓣应沿向后、略向上的方向移动,大致平行于颈横纹和下颌边缘,这样皮肤张力最小或无张力,而且只需对皮瓣前缘(耳后)进行很小的修整或不修整。

一旦两个固定点固定后,便可在面部提升标记器的引导下小心分离覆盖在耳下半部的组织瓣,暴露耳垂。这个步骤很关键,若要避免产生明显的瘢痕、耳垂易位、"精灵耳"畸形和其他继发畸形,这一步必要小心操作。如果暴露耳垂的切口是正确的,切口的顶端应紧贴耳甲软骨的最低点。

皮瓣修整和闭合

在关键固定点缝合固定并显露耳垂后,便可在耳后区

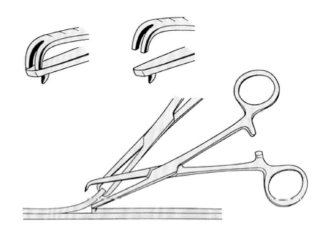

图 6.9.44　"Marten"面部提升标记器。使用皮瓣标记器可以确保切除适量的皮肤。标记器下齿上的针形结构可以置于切口的边缘,然后将皮瓣放置于器械的下齿上,在皮瓣上施加适当的张力后夹闭器械。夹闭后,器械的上齿会精确地标记其下方皮瓣的边缘位置。这对判断组织赘余量提供了重要参考,对测量最初在皮瓣悬吊点上形成的"先导"固定切口的深度尤其有用。上图:尖端设计的特写视图。下图:器械使用方法示意图

沿耳乳突间沟开始皮瓣修整和切口闭合。将耳后皮瓣的前缘适当修整成与耳乳突间沟切口相匹配的曲线形。注意不要在该区域切除大量组织。然后用 4-0 尼龙间断缝合切口,不需要作深层缝合。

耳后区切口缝合后,应作枕部皮瓣修整和切口缝合。使用面部提升标记器沿耳后切口测量枕部皮瓣赘余量,所有皮瓣标记点处都应裁剪 2~3mm 的赘余。如果皮瓣修整适当,应在缝合前就能与切口边缘形成无缝对合。切口用 4-0 尼龙线作半埋入式的垂直褥式缝合,在头皮侧打结,用 6-0 尼龙线作单纯间断缝合。不要求深层缝合,也不要使用订皮器。此类缝合方案可以精确地对齐切口边缘,防止网状瘢痕(缝合痕迹)形成。此外,如果在无张力的情况下缝合切口(如前所述),即使是在留短发或军人发型的男性患者中也不会形成明显的瘢痕。

如果耳后皮瓣沿着适当的方向推进,且无张力地分布在枕部表面,那么应该能与枕部切口良好对合。然而,如果颈部皮肤余量较多,在枕部切口的最下方通常会形成猫耳畸形。不应为修剪"猫耳"使切口沿着枕部发际线向下延伸,否则会在颈部背侧头发稀疏的部位形成明显的瘢痕。更好的办法是从切口的头皮侧切除一小块椭圆形的头皮,在头发浓密和稀疏的交界处将"猫耳"向后插入枕部头皮,用 4-0尼龙线单纯间断缝合固定,这样就可以将皮瓣切口的末端隐藏在浓密的头发中(图 6.9.45A~D)。

许多教科书所展示的(图 6.9.46)切除耳后切口枕乳突部顶点以上的皮肤,缩短胸锁乳突肌长轴方向上的耳后皮瓣的常见操作是错误的。尽管当患者仰卧在手术台上时,该区域看起来会有明显的赘余组织,但实质上,该部位并无多余的皮肤。这种假性皮肤赘余现象是由患者仰卧位时的高肩位造成的,当患者坐起来,肩膀下降到正常位

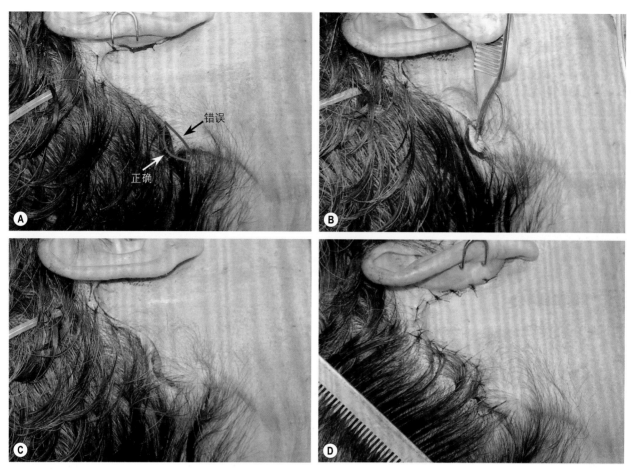

图 6.9.45　耳后"猫耳"的插入。(A)在枕部的耳后切口出现了明显的长度不匹配,并在其下方造成了猫耳畸形。若有如图所示的猫耳形成,最好的解决方法是将其插入枕部头皮(绿色线,见 B 和 C)。按传统方式(红色线)修剪掉"猫耳"不能彻底解决长度不匹配的问题,并且会把瘢痕转移到脖颈部毛发较稀疏的显眼的位置。(B)切除一小块椭圆形的头皮组织(镊子夹住的部分),将"猫耳"插入到该位置(注意只对颈侧的"猫耳"本身进行最小程度的修剪或不修剪)。这样即形成了一个可以将"猫耳"插入到头皮侧的曲线形的、更长的(两点之间的距离更长)切缘(见 C)。(C)从头皮侧切缘切除一块椭圆形的头皮组织,长度不匹配的问题得以解决。对"猫耳"部分进行剥离和松解,但不修剪。(D)缝合后可见消除了猫耳畸形,并且切口下部的大部分都转移到了头发浓密的头皮内,相比于传统的处理方式更加隐蔽

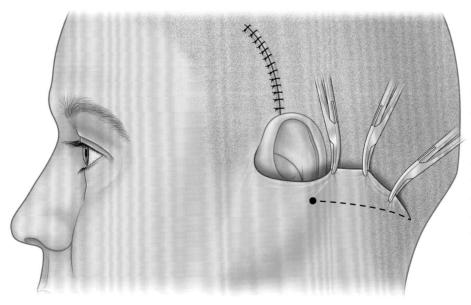

图 6.9.46　错误的耳后皮瓣修整方式。如图所示切除耳后切口枕乳突部顶点以上的皮肤并缩短胸锁乳突肌长轴方向上的耳后皮瓣是错误的。在该方向上并没有真正的赘余皮肤,且沿该方向提拉皮瓣也无美感。以此方式切除皮肤会造成耳后区增生性愈合和宽大的瘢痕形成

置时赘余就会消失。胸锁乳突肌长轴方向上也要有足够的皮肤组织支持头部向两侧旋转。枕乳突部切口顶点以上皮肤切除不当是耳后区增生性愈合和宽大瘢痕形成的根本原因。

如果颞部的面部提升切口位于头皮内(见图6.9.7),可直接用4-0尼龙线作单层单纯间断缝合,不切除任何带毛发的颞部组织,只在切口闭合后切除少量耳上部的面颊皮肤和头皮。由于颞部头皮上的切口通常是斜行切开的,所以为了避免对线不齐和易位,通常需要缝合,而非使订皮器。

如果颞部的面部提升切口是沿发际线做的(见图6.9.8),那么只有在缝合切口时才会对皮肤进行修整。用面部提升标记器测量颞部皮瓣的赘余量,并修剪2~3mm的多余部分。如果皮瓣修剪适宜,应该在缝合之前就能与切口边缘形成无缝对合。切口用4-0尼龙线作半埋入式的垂直褥式缝合,在头皮侧打结,用6-0尼龙线作单纯间断缝合。

接下来行耳周皮瓣修整和切口缝合。在助手的帮助下,

用工具将皮瓣的耳屏前部分压入耳屏前凹,用面部提升标记器测量皮肤赘余量,以确保耳屏前部有足够皮肤组织填补凹陷区,等切口愈合后在面颊与耳之间形成自然的过渡。这也是避免形成"退缩性耳屏"和"埋藏性耳屏"畸形的关键一步。

以用面部提升标记器作的标记为标志点修整耳前皮瓣,使其与耳前切口边缘曲线相匹配。与其他部位一样,如果皮瓣修整得当,在缝合之前就能与切口边缘形成无缝对合。

耳前胡须毛囊剥脱术

对丁行人面积皮瓣提升的高龄男性患者,可以在关闭耳前切口前去除随皮瓣转移到耳屏上的胡须毛囊。用小皮钩将耳前皮瓣翻转到外科医生的指尖上,从皮瓣下表面的皮下脂肪中将胡须毛囊推出。患者术前两天不剃须会有利于这一步的进行。在放大镜下用小锯齿剪刀直接去除单个毛囊,或者用低电流针形Colorado电刀进行电灼烧脱毛处理。可以用同样的方法去除耳轮前和耳垂前区域面颊

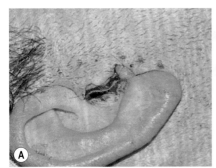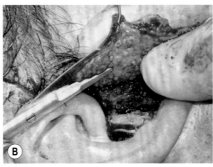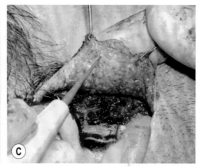

图6.9.47　去除耳屏上的胡须毛囊。对于皮瓣移动较大的男性患者,可以在术中通过破坏皮瓣下表面的胡须毛囊来去除耳屏上的胡须。(A)面部提升皮瓣已经作了修整但尚未缝合。胡须被转移到了通常无毛发生长的部位(紫色点线后方的区域)。患者术前2天内未剃须。(B)用小皮钩将耳前的皮瓣翻转到医生的指尖上。由于患者术前2天未剃须,胡茬将胡须毛囊从皮瓣里顶出了皮肤平面。如图所示去除皮下脂肪更进一步显露出了胡须毛囊以便于将其直接去除。(C)使用放大镜和低电流针形电刀去除毛囊。注意只能烧灼毛囊而不要用电刀接触皮肤

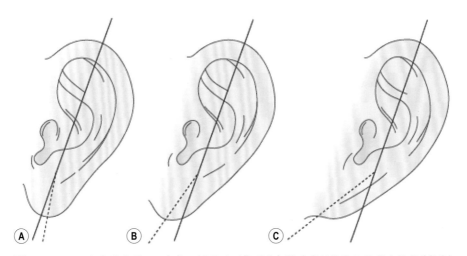

图6.9.48　正确的耳垂移入。(A)从侧面观理想的"未做手术的"耳朵的耳垂长轴(虚线)与耳长轴(实线)向后成角约15°。(B和C)当这个角度减小,或方向变为向前,会形成看起来显老的、不自然的、明显的"面部提升"外貌

皮瓣上的胡须毛囊。必须注意电灼烧方法只能针对单个毛囊精确地使用。如果使用时不细心,或是使用了高电流,又或使电流接触了皮肤,则可能导致血管损伤和皮肤脱落(图6.9.47)。

去除毛囊后,手术切口用 6-0 尼龙线作单层单纯间断缝合,不需要作深层缝合。

耳垂移入

耳垂位置异常是极其明显且不美观的,这对很难以遮盖耳垂畸形的男性患者而言更是个严重的问题。因此,耳垂移入颊部皮瓣的操作应该作为闭合耳周切口的最后一步。修整面颊皮瓣时必须非常小心,应分阶段逐步进行,以防止修整过度。面颊皮瓣修整和耳垂移入应符合以下标准,使耳垂 - 面颊间的瘢痕夹藏在耳垂下方,耳垂最终处于向后并且略向上的位置(即使在术前是处于较前或较低的位置)。这是因为从美观角度考虑,从侧面观,理想的"未做手术的"耳朵的耳垂长轴较耳长轴向后成角约 15°(图6.9.48A)。当这个角度减小,或方向变为向前,或耳垂定位过低时,耳垂 - 面颊间的瘢痕会外露,还会形成看起来不自然的"纪念杯样"耳垂外观,呈现明显的面部提升术后外貌(图 6.9.48B)。

为了将耳垂移入面颊皮瓣,并使其长轴向后偏斜于耳长轴,通常需要对耳垂下组织进行松解。然后分两层固定。第一层用 5-0 单丝线作深层真皮缝合,初步对齐切口组织,并在术后的前几周保护切口不至裂开。最后用 6-0 尼龙线或 6-0 快速吸收肠线作表皮单纯间断缝合。

如果耳垂定位准确,通常会在耳后区耳垂 - 耳甲的交界处有皮肤赘余,在皮肤上修剪一个与赘余皮肤相对应的三角形缺口即可解决该问题。切口用 4-0 尼龙线或者其他缝线作单层单纯间断缝合。

颏下切口缝合

在所有其他切口已经缝合、其他手术步骤(前额和眼睑手术等)完成后缝合颏下切口。手术结束后,还应仔细检查颈部术区是否止血彻底,充分止血后再缝合颏下切口。

必须仔细缝合颏下切口以避免切口形态不规则,通常需要作两层缝合来做好对合切口。一般情况下,颈部手术时组织会收缩,切口后侧的组织边缘通常会稍薄,需要小心地减薄切口前侧的组织边缘,以确保缝合及愈合后伤口平整。进行此项操作时需注意避免损伤切口边缘的胡须毛囊。第一层用 5-0 单丝缝线缝合深层真皮,注意缝合层次只能限于真皮层,不能缝到更深的层次。缝到皮下组织可能会导致胡须毛囊排列不规则。最后用 6-0 尼龙线单纯间断缝合皮肤。

辅助手术和替代方案

耳垂缩小术

许多接受面部提升术的男性患者耳垂过大,使他们呈现老化的"祖父样"外观,缩小耳垂可以使患者容貌明显年轻化,并改善整体效果(图 6.9.49,另见案例 6.9.3)。

耳垂的修整很简单直接,只需标记耳垂赘余的部分,并进行修整,再在耳垂的下方缝合切口,通常不会有明显的瘢痕。先用外科墨水进行标记,然后用稀释的局麻药充分浸润耳垂使其变硬,这样更便于切除赘余的部分。沿耳垂前表面标记线的下缘和后表面标记线的上缘切开皮肤,切除赘余的组织。以该方式作切口可以巧妙地使耳垂边缘的瘢痕转移到其略靠内侧的位置。用 6-0 Prolene 缝线连续缝合切口,然后按如前所述方法将其插入颊部皮瓣。

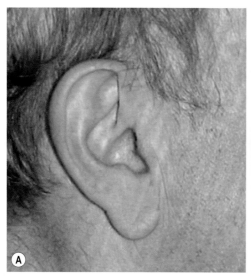
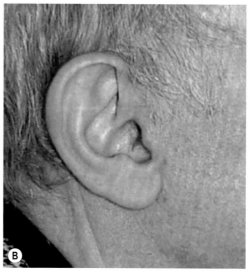

图 6.9.49   耳垂缩小术。(A)术前男性耳朵特写照。过大的耳垂使患者呈现老化的"祖父样"外观。(B)同一患者形面部提升和耳垂缩小术后。耳朵看起来更精致、更年轻且比例匀称

上唇提升术

许多寻求面部提升术的患者男性往往比女性年龄大,上唇更"长"(从鼻下点到红唇 - 皮肤交界处的垂直距离增加),微笑时上牙不能露出,此类患者很适合接受上唇提升手术。鼻底部的胡须 - 皮肤交界也为大多数男性患者提供了隐藏瘢痕的绝佳位置。

上切口在鼻基底部沿着胡须 - 皮肤交界或其他能较好隐藏瘢痕的部位进行标记。该切口通常沿双侧鼻基底的曲线切口向上进入双侧鼻槛,并穿过鼻小柱基底部。第一个切口标记在其下方 4~6mm 处,海鸥样椭圆形标记画交叉线,以便于后续切口缝合。

用稀释的局麻药溶液浸润标记区,沿标记线切开皮肤,切除中间椭圆形皮肤。然后用针形电刀在切口边缘下方进行松解,切口下缘松解更多一些。切除鼻小柱下方口轮匝肌,注意保持上齿龈沟黏膜的完整性。不应切除鼻槛下方的口轮匝肌,以保留足够的组织量预防鼻槛收缩。切口作四层缝合。第一层用 3-0 PGS Vicryl(薇乔)线将上唇口轮匝肌悬吊在鼻唇角的筋膜上。第二层用 5-0 PGA(薇乔)线间断缝合口轮匝肌断端。然后沿先前标记的切口线仔细对合组织,用 5-0 PGA 线(薇乔或单乔)缝合深层真皮,最后用 6-0 尼龙线间断缝合皮肤。

鼻唇沟切除术

许多成年男性面部皮肤较厚,鼻唇沟较深且较锐利,即使进行了面部提升,改善也很有限;此类患者非常适合接受鼻唇沟切除术。

鼻唇沟切除术利用了许多男性面部锐利的皱纹和粗糙的皮肤,如果缝合精细,瘢痕并不会比鼻唇沟更明显,甚至可以比鼻唇沟还浅。鼻唇沟切除术尤其适用于以下类型的男性患者:曾经或近期接受了面部提升术但鼻唇沟区改善不足的,整体面部轻微松弛但鼻唇沟特别明显,秃顶或剃光头的以及不能接受耳前切口的患者。

手术规划是要用由手术产生的瘢痕模仿现有的鼻唇沟。沿着现有的鼻唇沟作一个标记,然后在其上方 10~15mm(少出情况下需要更长)再作一处标记,共组成一个末端在鼻唇沟两端的长椭圆形切口标记。椭圆形标记部分画交叉线,以便切除标记范围内的组织后重新对合组织以及缝合切口。用稀释的局麻药溶液浸润标记区域,沿着标记线切开皮肤。切除中间的椭圆形皮肤,如果有需要的话,可以连同部分皮下组织一起切除。然后在切口边缘用针形电刀略作皮下松解,尤其是切口的后上切缘,以便缝合。切口作两层精细缝合。应用散在的标记仔细地对合切缘组织,用 5-0 PGA 线(薇乔或单乔)作深层真皮缝合,然后用 6-0 尼龙线单纯间断缝合皮肤。

敷料

在完成所有规划的手术并关闭所有切口后,用洗发水清洗患者的头发并冲洗干净。最后检查缝合切口。如果发现任何地方对齐不良,应在局部重新准备,并根据需要拆除和更换缝线。不需要使用敷料。人们对"关闭术区死腔"重要性的认知,以及使用 Penrose 引流管引流切口渗液,使传统的面部提升术"木乃伊"式的包扎成为了历史。使用了闭式负压吸引管即不再需要用外敷料来承接伤口渗液,并且这种吸引管产生的真空效应将皮瓣吸向下方的面部组织,从而不需要通过外部加压来关闭死腔。传统的面部提升术包扎方法也有明显的缺点,例如让患者感到不适、影响皮瓣血运、会引起皮瓣褶皱、阻碍淋巴引流,以及掩盖术区的变化情况。

男性面部提升术后护理

所有患者都会带着一张详细写着他们所需护理的说明出院,与一名术后护理人员一起去到术后护理机构,或回到家中或酒店。患者术后前 3 天要安静地休息,并在清醒时要每小时面部冰敷 15~20 分钟。对大多数患者而言,水肿在这个时候达到高峰。有许多患者会使用一种特殊的一次性水冷面膜(AqueCool Masques,Aqueduct Medical,Inc.,San Francisco,CA)。

所有患者均配有口服止痛药、安眠药、止吐口服溶片、无防腐剂眼膏和"人工泪液",并附有使用说明。患者在术后的前 3 周内每晚都要使用眼药膏,或使用到所有眼部刺激症状消失为止。人工泪液可根据需要全天使用。

患者术后要平躺睡觉,不使用枕头。如果患者要求,允许使用小的圆柱形颈枕。该姿势可以保证颈颏角角度较大,避免了使用普通枕头时导致的颈部屈曲、颈部皮瓣折叠和局部淋巴管阻塞等。此外,当患者术后平躺时,肿胀会向没有危害且不明显的脑后区转移,而不是聚积在颈部,并且当患者术后坐直时,肿胀会更快地从头部和颈部区域散开。如果患者术后以更挺直的姿势睡觉,肿胀会聚集并限制在颏下和下颌区域。

如果情况允许的话,所有的患者都应在术后次日早晨接受检查。尽管有时不太方便,但如果想要在可治疗阶段早期发现初期问题,这种访视是很重要的。所有的缝合线都要检查,任何看起来太紧的缝线都应剪断,但要留在原位。松解过紧的缝线可以防止组织坏死,脱发以及产生网状瘢痕。将切割的缝线留在原位而不移除,可避免缝合处出血。如果当时把缝合线完全移除,则不可避免地会发生出血。

建议患者术后 2 周内进柔软、湿润、易咀嚼的饮食,并鼓励患者术后避免吃刺激唾液分泌的干燥、咸、酸、难咀嚼的食物。术后 2 周内要禁酒,直至不再服用止痛药或安眠药为止。

患者不迟于手术后 3 天开始每天淋浴洗头,但如果他们愿意,术后第二天就可以淋浴。这有助于去除缝线周围的结痂,保持切口清洁,减少细菌存留,通常能改善患者术后的整体健康状况。这样也有助于缝线的拆除。患者术后可以放心,淋浴水、洗发水和护发素不会有害,也不会引起感染。即使还带着引流管,也允许淋浴和洗头。

引流管通常至少保留到第一次拆线前。拆线在术后 7 天内分两次进行。6-0 尼龙线在术后第 5 天拆除,并评估引流量以及组织硬化和水肿程度。如果由于患者术后似乎没有遵循饮食指导而出现了积液,或出于其他考虑,可以保留一根或两根引流管,并在第二次拆线访视时重新评估患者术后的状况。半埋入式垂直褥式缝合线和 4-0 尼龙头皮缝合线在术后 7 天第二次就诊时拆除。

男性患者通常在术后的 7~10 天内不剃须。在此之前剃须可能会导致缝线不经意被剃掉。在术后早期,不刮胡子还可以提供有效的掩饰和分散别人的注意力。

患者术后何时能重返工作岗位和社会生活取决于他们对手术的忍耐程度、康复能力、工作类型、喜欢的活动、对自己外表的整体感受以及对保密性的要求。患者术后需预留 2~3 周的术后恢复时间。建议在重要的商务演讲、家庭聚会、假期或类似活动之前额外休假。如果患者术后恢复良好,没有遇到问题,即可在术后 9~10 天恢复轻松的工作和休闲的社交活动。如果患者术后的工作需要剧烈的活动或体力劳动,则可能需要更长的恢复期。

建议患者在术后的前几周内避免剧烈活动,包括举重、弯腰、用力提拉和向前弯腰等。术后 2 周,患者可以开始轻度运动,逐渐恢复到术前的活动水平。如果身体能够耐受,可以在术后 4~6 周进行包括大多数运动在内的更剧烈的活动。

患者通常会被告知术后 2~3 个月才能显得拍照上镜或出席重要场合。面部和颏下区域的麻木感和紧绷感也可能会持续 6~9 个月。

总结

男性的治疗策略不同于女性,不应随意地将主要用于治疗女性面部的理念和技术应用于男性面部。相比于人们认知中女性化妆或加以修饰的面部形象而言,男性面部的细微之处更加明显。男性面部衰老的某些特征常被视为经验、智慧和力量的标志,多数男性并不想失去这些特征。在许多方面,男性在寻求面部年轻化时,往往与女性有不同的目标,可以说男性更关心的是自然的外表,以及没有手术过的迹象。

案例

案例 6.9.1

面部提升、颈部提升、小切口额部提升、上下眼睑提升、脂肪移植、假体隆颏:42 岁男性。

正视图(图 6.9.50):(A)术前,42 岁,(B)术后 2 年 3 个月。

斜侧视图(图 6.9.51):(A)术前,42 岁,(B)术后 2 年 3 个月。

侧面图(图 6.9.52):(A)术前,42 岁,(B)术后 2 年 3 个月。

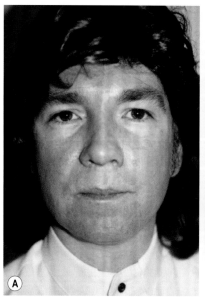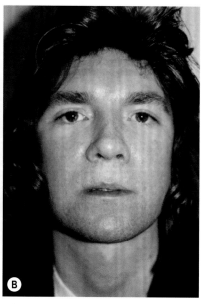

图 6.9.50　案例 6.9.1 中的患者。正面观:(A)患者上睑臃肿,上睑下垂,上面颊凹陷,鼻唇沟深,下颌线弱化。(B)同一患者,行面部提升、颈部提升、小切口额部提升、上下眼睑提升、脂肪移植、假体隆颏手术后 2 年 3 个月。可见眼睑下垂得到了矫正,面颊沟消失,面部轮廓更加年轻化和阳刚,无过度牵拉或紧绷的表现

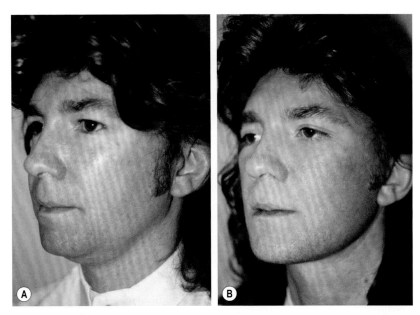

图 6.9.51　案例 6.9.1 中的患者。斜侧面观：(A)术前照，年龄 42 岁。可见上睑下垂，面颊下垂，眶下部凹陷，颈部和下颌线可见失去年轻面部的轮廓特征。(B)同一患者，行面部提升、颈部提升、闭合入路额部提升、上下眼睑提升、脂肪移植、假体隆颏手术后 2 年 3 个月。可见眼部外观更加柔和，面颊轮廓改善，下颌线轮廓分明，颈部轮廓改善。额部轮廓也有所改善，患者呈现出更加精力充沛、健康、果断、阳刚的外貌

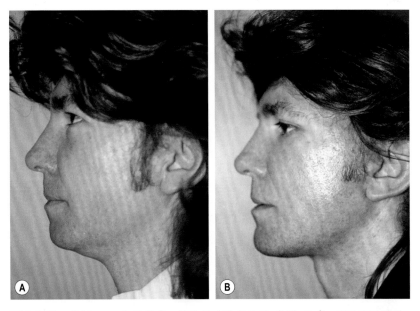

图 6.9.52　案例 6.9.1 中的患者。侧面观：(A)术前照，年龄 42 岁。可见下睑臃肿，下睑与面颊之间过渡不顺畅，下颌线不清晰，额部低平，颈部臃肿。(B)同一患者，行面部提升、颈部提升、闭合入路额部提升、上下眼睑提升、脂肪移植、假体隆颏术后 2 年 3 个月。可见下睑与面颊间过渡更加顺畅，面颊位置改善，额部轮廓改善，下颌线和颈部呈现出更加健康、健美、阳刚的外观。整体面部外观自然，瘢痕不明显

案例 6.9.2

面部提升、颈部提升、小切口额部提升、上下眼睑提升、部分面部脂肪移植:60 岁男性。

正视图(图 6.9.53):(A)术前,60 岁,(B)术后 1 年 2 个月。

正面微笑图(图 6.9.54):(A)术前,60 岁,(B)术后 1 年 2 个月。

斜侧视图(图 6.9.55):(A)术前,60 岁,(B)术后 1 年 2 个月。

侧视图(图 6.9.56):(A)术前,60 岁,(B)术后 1 年 2 个月。

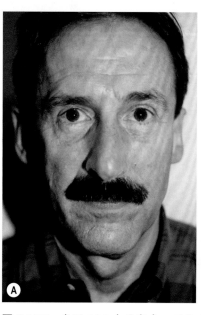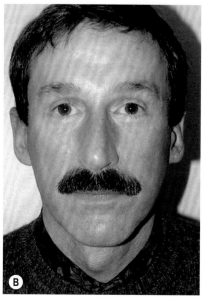

图 6.9.53 案例 6.9.2 中的患者。正面观:(A)术前照,年龄 60 岁。眼下部和面颊上部可见凹陷。面颊和下颌可见失去年轻面部的轮廓特征。(B)同一患者,行面部提升、颈部提升、小切口额部提升、上下眼睑提升、部分面部脂肪移植术后 1 年 2 个月。面部脂肪注射填充了眼下部和面颊上部的凹陷。重获年轻化的面部外形,无过度牵拉或紧绷的表现

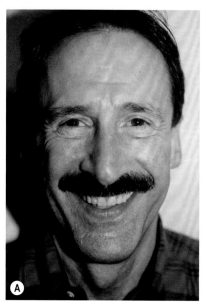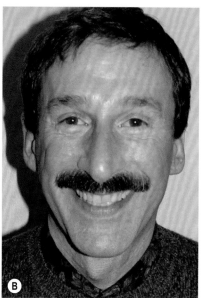

图 6.9.54 案例 6.9.2 中的患者。正面微笑貌:(A)术前照,年龄 60 岁。(B)同一患者,行面部提升、颈部提升、闭合入路额部提升、上下眼睑提升、部分面部脂肪移植术后 1 年 2 个月。可见即使微笑时,面部外观也更加自然

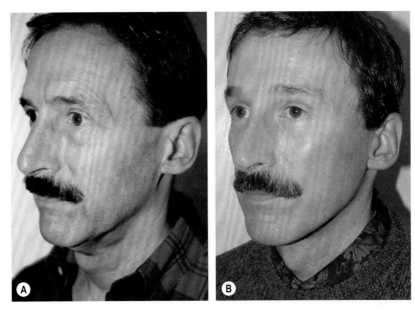

图 6.9.55　案例 6.9.2 中的患者。斜侧面观:(A)术前照,年龄 60 岁。可见额部侧面皱纹,面颊下垂,下颌线轮廓失去年轻化表现。(B)同一患者,行面部提升、颈部提升、闭合入路额部提升、上下眼睑提升、部分面部脂肪移植术后 1 年 2 个月。可见前额更加光滑,面颊饱满,下睑与面颊间过渡改善,下颌线更加光滑、有力,颈部轮廓改善

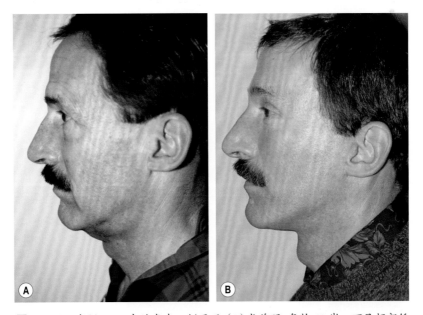

图 6.9.56　案例 6.9.2 中的患者。侧面观:(A)术前照,年龄 60 岁。可见颊部低平,下颌线下垂,颈部松弛。颈部可见突出的唾液腺。(B)同一患者,行面部提升、颈部提升、额部提升、上下眼睑提升、部分面部脂肪移植后 1 年 2 个月。去除了突出部分的唾液腺。可见面颊恢复饱满,下颌线光滑,颈部轮廓改善。整体面部外观自然,瘢痕不明显

案例 6.9.3

面部提升、颈部提升、小切口额部提升、上下眼睑提升、部分面部脂肪移植、耳垂切除:68 岁男性。

正视图(图 6.9.57):(A)术前,68 岁,(B)术后 1 年 9 个月。

正面笑脸图(图 6.9.58):(A)术前,68 岁,(B)术后 1 年

9 个月。

斜侧视图(图 6.9.59):(A)术前,68 岁,(B)术后 1 年 9 个月。

侧视图(图 6.9.60):(A)术前,68 岁,(B)术后 1 年 9 个月。

侧视图 - 向下看(图 6.9.61):(A)术前,68 岁,(B)术后 1 年 9 个月。

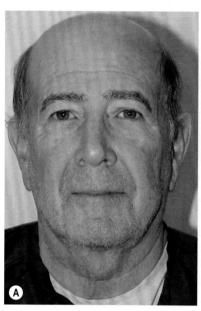
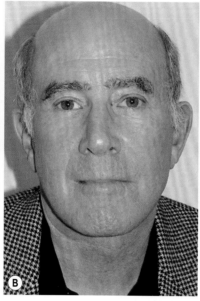

图 6.9.57　案例 6.9.3 中的患者。正面观:(A)术前照,年龄 68 岁。患者眉毛下垂,上睑臃肿,面颊下垂,鼻唇沟深,双下巴,面颊和下颌失去年轻面部的轮廓特征。(B)同一患者,行面部提升、颈部提升、小切口额部提升、上下眼睑提升、部分面部脂肪移植、耳垂切除术后 1 年 9 个月。可见眉眼位置和结构改善,眼睑松垂得到了矫正,鼻唇沟消失,双下巴消失,重获年轻、阳刚的面部外形,无过度牵拉或紧绷的表现

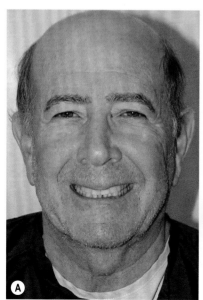
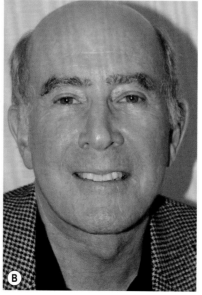

图 6.9.58　案例 6.9.3 中的患者。正面微笑貌:(A)术前照,年龄 68 岁。可见上牙显露不足,大幅度微笑时表情显得疲劳和冷漠。(B)同一患者,行面部提升、颈部提升、小切口额部提升、上下眼睑提升、部分面部脂肪移植、耳垂切除术后 1 年 9 个月。外表显得更加精神、镇定,下颌线更加健康、阳刚,微笑时表情更加自然,且上牙显露也有所改善

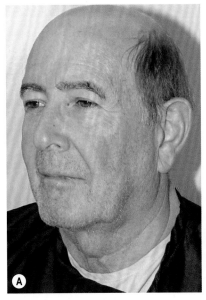
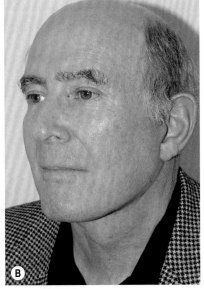

图 **6.9.59**　案例 6.9.3 中的患者。斜侧面观:(A)术前照,年龄 68 岁。可见眉毛下垂,上睑松垂,面部下垂,面部轮廓失去年轻化特征。下颌线不清晰,下面部与颈部几乎无清晰的过渡。(B)同一患者,行面部提升、颈部提升、闭合入路额部提升、上下眼睑提升、部分面部脂肪移植、耳垂切除术后 1 年 9 个月。可见眉眼位置和结构改善,面颊恢复饱满,面沟(鼻唇沟)消失,下颌线更加光滑、阳刚,颈部轮廓改善。患者呈现出更加精力充沛、健康、果断、阳刚的外貌。下面部和颈部之间有了清晰的过渡

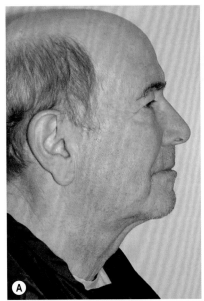
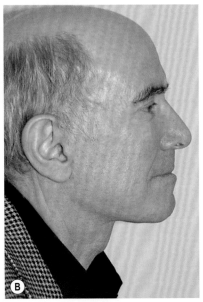

图 **6.9.60**　案例 6.9.3 中的患者。侧面观:(A)术前照,年龄 68 岁。可见下睑臃肿,面颊下垂,下颌线轮廓丧失,双下巴明显,颈部松弛。颈部可见突出的唾液腺。(B)同一患者,行面部提升、颈部提升、闭合入路额部提升、上下眼睑提升、部分面部脂肪移植、耳垂切除术后 1 年 9 个月。可见下睑与面颊之间的过渡改善,面颊位置改善,下颌线和颈部呈健康、阳刚的外观。也去除了唾液腺突出的部分。整体面部外观自然,瘢痕不明显。耳垂进行了巧妙的修剪,使整体外表看起来更加年轻

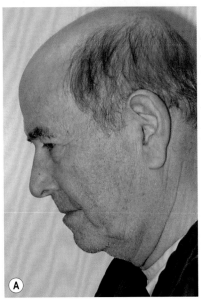
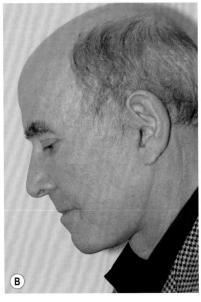

图 **6.9.61**　案例 6.9.3 中的患者,侧面观,向下看。(A)术前照,年龄 68 岁。患者低头向下看时颈部轮廓不清晰。(B)同一患者,行面部提升、颈部提升、小切口额部提升、上下眼睑提升、小部分面部脂肪移植、耳垂切除术后 1 年 9 个月。可见颈部弯曲位时轮廓明显改善。整体面部外观自然,瘢痕不明显

延伸阅读

Connell BF, Marten TJ. The submental crease and elimination of the double chin deformity at rhytidectomy. *Aesthet Surg*. 1990;10:10–12.

Connell BF, Marten TJ. *Facelift for the Active Man. Instructional Courses in Plastic Surgery*. St Louis, MO: C.V. Mosby Co.; 1991.

Connell BF, Marten TJ. Foreheadplasty for men – recognizing and treating aging in the upper face. *Clin Plast Surg*. 1991;18:653–687.

Connell BF, Marten TJ. Surgical correction of the crow's feet deformity. *Clin Plast Surg*. 1993;20:295–302.

Connell BF, Marten TJ. *Deep Layer Techniques in Cervico-Facial Rejuvenation. Deep Face-Lifting*. New York, NY: Thieme Medical Publishers; 1994.

Connell BF, Marten TJ. Facial rejuvenation: Facelift. In: Cohen MM, ed. *Mastery of Plastic Surgery*. Boston, MA: Little, Brown and Co.; 1994:1873–1902.

Connell BF, Marten TJ. Orbicularis oculi myoplasty: surgical treatment of the crow's feet deformity. In: Jurkiewicz MJ, Culbertson JH, eds. *Operative Techniques in Plastic and Reconstructive Surgery*. Philadelphia, PA: W.B. Saunders; 1995.

Hartley JH Jr, Little JW, Marten TJ. Customized incisions in facial rejuvenation. *Aesthet Surg J*. 1999;19:231–238.

Marten TJ. Facelift. Planning and technique. *Clin Plast Surg*. 1997;24:269–308.

Marten TJ. Hairline lowering during foreheadplasty. *Plast Reconstr Surg*. 1999;103:224–236.

Marten TJ. Periauricular face lift incisions and the auricular anchor. Discussion. *Plast Reconstr Surg*. 1999;104:1521–1523.

Marten TJ. Forehead aesthetics and preoperative assessment of the foreheadplasty patient. In: Knize D, ed. *The Forehead and Temporal Fossa: Anatomy and Technique*. Philadelphia, PA: Lippincott Williams and Wilkins; 2001.

Marten TJ. Open foreheadplasty. In: Knize D, ed. *The Forehead and Temporal Fossa: Anatomy and Technique*. Philadelphia, PA: Lippincott Williams and Wilkins; 2001.

Marten TJ, Dinh TA (eds). Facelift – State of the Art. *Semin Plast Surg*. 2002;16:301–422.

Marten TJ. Maintenance facelift: early facelift for the younger patient. *Semin Plast Surg*. 2002;16:375–390.

Marten TJ. Secondary rejuvenation of the face. In: Mathes S, ed. *Plastic Surgery*. Philadelphia, PA: Saunders Elsevier; 2006:715–764.

Marten TJ. Facelift. In: Guyuron B, Eriksson E, Persing JA, et al., eds. *Plastic Surgery: Indications and Practice*. Philadelphia, PA: Saunders Elsevier; 2008.

Marten TJ. Closed, nonendoscopic, small-incision forehead lift. *Clin Plast Surg*. 2008;35:363–378, discussion 361.

Marten TJ. High SMAS facelift: combined single flap lifting of the jawline, cheek, and midface. *Clin Plast Surg*. 2008;35:569–603.

Marten TJ. Lamellar high SMAS face and midface lift. In: Nahai F, ed. *The Art of Aesthetic Surgery: Principles and Techniques*. 2nd ed. Quality Medical Publishing; 2011.

Marten TJ, Elyassnia DR. Neck lift. In: Scuderi N, ed. *International Textbook of Aesthetic Plastic Surgery*. 1st ed. New York, NY: Springer; 2012.

Marten TJ, Elyassnia DR. Neck lift. In: Farhadieh R, Bulstrode N, Cugno S, eds. *Plastic and Reconstructive Surgery: Approaches and Techniques*. Wiley-Blackwell; 2015.

Marten TJ, Elyassnia DR. Fat grafting in facial rejuvenation. *Clin Plast Surg*. 2015;42:219–252.

Marten TJ, Elyassnia DR. Forehead lift. In: Farhadieh R, Bulstrode N, Cugno S, eds. *Plastic and Reconstructive Surgery: Approaches and Techniques*. Wiley-Blackwell; 2015.

Marten TJ, Feldman JJ, Connell BF, et al. Management of the full, obtuse neck. *Aesthet Surg J*. 2005;25:387–397.

Stuzin JM, Feldman JJ, Baker DC, et al. Cervical contouring in face lift. *Aesthet Surg J*. 2002;22:541–548.

Trussler AP, Hatef SP, Schaverien M, Meade R, Barton FE. The frontal branch of the facial nerve across the zygomatic arch: anatomical relevance of the high-SMAS technique. *Plast Reconstr Surg*. 2010;125:1221–1229.

面部提升术：继发畸形与二次手术

Timothy J. Marten, Dino Elyassnla

概要

- 虽然二次手术的设计和实施等许多方面与初次面部提升术基本相同，但患者年龄的变化和初次手术所遗留的问题不可忽视。此类继发畸形通常对于医生的创造力、设计、术前准备及手术操作是极大的挑战。

- 正确认识二次手术患者的问题所在并了解其潜在的解剖异常是修复手术设计和实施的基础。尽管并非所有问题都能完美修复，但只有了解患者解剖基础的外科医生，通过逻辑分析及精心设计，才能选择安全，有效和合理的手术方案。

- 即便对于不常行修复手术的外科医生，也应该仔细研究继发畸形。因为它们可以提醒医生在设计和实施初次手术时需要避免的错误。

- 对于许多目前正在使用的面部提升术式而言，发际线移位和破坏仍然是可以预见的结果，并且这对于患者和手术医生而言都是失望和沮丧情绪的来源。此类问题是由于分析和计划不周以及未能在需要时沿发际线切开造成的。

- 在二次手术中沿着发际缘设计切口并因此在切口位置遗留瘢痕是一种不完美的替代方案，但对于许多患者而言，这是达到最佳的美学效果的折中选择。

- 使用 SMAS 提升下垂的面部组织并改善面部轮廓可以避免单纯皮肤提升相关的问题，因为 SMAS 是无弹性结构层，它能够提供有意义且长效的面部提升效果。虽然 SMAS 提升手术中须切除皮肤，但只应去除多余的皮肤组织，并且应在正常的皮肤张力下进行切口的闭合。

- "层状"解剖优点明显，它将皮肤和 SMAS 分成两个单独的层。皮肤和 SMAS 可以沿着不同的方向，提升不同的量，并在不同的张力下悬吊。这样可以按需要分别处理每个层，进而可以实现更全面，更自然的外观改善。

- 在大多数二次颈部提升中，仅限于颈部颈阔肌前脂肪切除和耳后皮肤切除是不够的。对于许多患者而言，颈下脂肪堆积、下颌下腺"下垂"和二腹肌肥大明显导致颈部畸形，需要额外的治疗。

- 随着对接受二次面部提升手术的患者进行评估的经验积累，越发认为突出的下颌下腺是继发性颈部畸形的常见情况，并且是颈侧下颌下三角区中异常的膨隆的根本原因。在大多数情况下，二次提升术对于诊断合适和治疗方案正确的患者提供了新的曙光。

- 二次面部提升术通常仅需进行相对较少的皮肤切除，重点关注矫正组织深层的问题和继发的畸形，具体取决于手术医生手术技术和所选术式类型。

- 与初次手术相比，二次面部提升术通常耗时耗力，更考验外科医生的沉着。

- 许多要求进行二次面部提升的患者虽外观看似年轻，但实际年龄较大。必须仔细检查病史，以避免他们年龄段常见的医疗问题。

- 实施面部提升术使医生肩负了重大的责任，它是患者赋予医生的艺术特权。医生应在手术中尽最大的努力，以期为患者今后的人生带来福音。

- 进行二次面部提升是一个艰巨的任务，困难不容低估。手术医生必须精心策划、一丝不苟地进行手术，并始终把患者的安全和健康放在第一位。

- 完成手术仅是医生对患者治疗的一部分，围手术期的护理与手术本身同等重要。良好的围手术期护理确保最佳的手术效果，减少并发症的发生。

简介

越来越多的患者在比较年轻时寻求面部提升术，加上已经接受过一次或多次面部提升手术的老年患者的健康状况持续良好，使二次和三次手术的要求显著增加。虽然二次面部提升术的设计和实施等许多方面与首次面部提升术基本相同,但在评估和治疗二次面部提升患者时必须考虑其他因素,包括年龄的变化带来的新的问题和首次手术的遗留的问题。此类继发畸形对于医生的创造力,设计,术前准备及手术操作是极大的挑战。

必须考虑首次手术可能造成的潜在解剖结构的损害,这些损害在外观表现上可能并不明显。损害涉及皮肤、脂肪、SMAS 和深层结构。首次手术对于这些组织的损伤影响了某些操作的实施,限制二次手术总体改善程度。相关潜在损害操作包括射频和超声"皮肤紧致"治疗,"埋线提升"史,长期大量使用面部填充物"填充物纤维化"。

和首次手术一样,正确认识二次面部提升患者的问题所在并了解其潜在的解剖异常是修复手术设计和实施的基础。尽管并非所有问题都能完美修复,但只有了解患者解剖基础的手术医生,通过逻辑分析及精心设计,才能选择安全,有效和合理的手术方案。

继发性衰老畸形的鉴别与分析

手术并不能阻止衰老的过程,寻求进行二次或三次面部提升的患者通常也会遇到许多首次手术时就已经遇到过的问题。这些情况对于第一次面部提升范围比较局限,仅涉及皮肤切除与收紧的患者尤其常见。在这种情况下,患者面部通常会出现紧绷或拉扯的外观,但是深层根本问题仍然很明显,并且随着时间的推移可能会加重。这些深层问题包括鼻唇沟皱纹、颏唇褶、颊下垂、眶下凹陷、颧部低平、颏下松弛、颈阔肌下脂肪堆积、下颌下腺突出和颈阔肌条索形成(图6.10.1)。

遗憾的是,传统的教学使许多外科医生对于二次面部提升的患者采取隐蔽切口的皮肤切除和局限的皮肤紧缩略作修饰。然而这并没有解决真正的潜在问题,并且加剧了许多患者的继发畸形。

继发性手术畸形的鉴别与分析

继发畸形的数量和程度决定了手术难度及改善潜力。在患者进行二次面部提升时出现的典型问题包括发际线移位,脱发,瘢痕位置不佳,瘢痕宽厚,巩膜暴露,眼睑功能异常,骨畸形,耳垂畸形,面颈脂肪过度切除,组织错误移位造成面容扭曲异常,表情异常。少见问题包括神经损伤,皮肤脱落及其他手术并发症相关问题。即便对于不常行修复手术的外科医生,也应该仔细研究继发畸形。因为它们可以提醒医生在设计和实施首次手术时需要避免的错误。

发际线移位和破坏

对于许多现行的面部提升术式而言,发际线移位和破坏仍然是可以预见的结果,并且这对于患者和手术医生而言

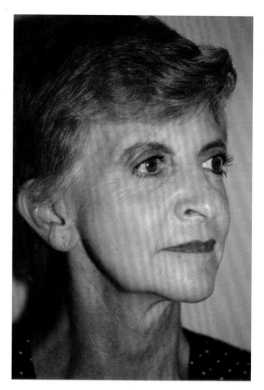

图 6.10.1　识别继发性衰老畸形。手术本身不能阻止衰老,寻求进行二次面部提升的患者通常也会遇到许多首次手术时就已经遇到过的问题。特别是第一次面部提升手术范围局限,且仅涉及皮肤切除与收紧的患者尤为明显。正如这位患者一样。常见问题包括鼻唇沟皱纹、颏唇褶、颊下垂、眶下凹陷、颧部低平、颏下松弛、颈阔肌下脂肪堆积、下颌下腺突出以及颈阔肌条索形成。需要注意的是,虽然患者皮肤表面存在一些皱纹和萎缩,但主要问题还是深部组织下垂。对于这种情况,进行额外的皮肤切除和收紧对患者几乎无效

都是失望和沮丧情绪的来源。这些问题是由于分析和计划不周以及未能在需要时沿发际线切开造成的。某些传统的术式在发区内设计切口,由此造成的发际线移位是可以接受的,但如果再次使用此切口进行二次面部提升,再次造成发际线移位则通常无法接受。基于这一原因,二次或三次面部提升术前须仔细设计沿发际缘切口,而非选择发区内的切口。

在二次手术中沿着发际缘设计切口并因此在切口位置遗留瘢痕是一种不完美的替代方案,但是对于许多患者这是达到最佳的美学效果的折中选择。虽然发区内的切口产生的瘢痕隐蔽,但该术式会造成明显的发际线移位,此类异常外观常对患者造成的不可忽视的困扰(图6.10.2)。此外,发际线移位难以通过患者自己化妆掩盖,也难以通过手术矫正。

然而,沿发际缘做切口会导致瘢痕,但如果能做到正确的术前设计和采用适当的手术方式,手术瘢痕会很不明显,只有仔细检查才能发现。而且与发际线移位不同,沿发际缘的瘢痕可以通过化妆或文身来掩盖,通常在大多数社交场合中不会被注意到。甚至一些瘢痕仔细检查也难以发现(图6.10.3)。试图采用发际线移位区邻近头发梳理掩盖发际

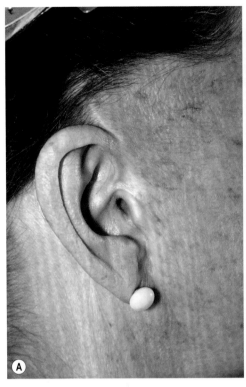 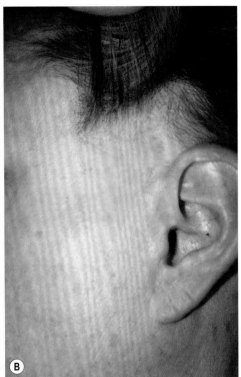

图 6.10.2　切口设计不佳导致鬓角及颞区头发移位。颞部面部提升切口位于发区内,以掩盖切口瘢痕。由于颊部皮肤赘余量大且皮肤弹性差,因此颊部皮瓣提升导致不良发际线移位外观。沿发际缘做切口可以防止此类畸形

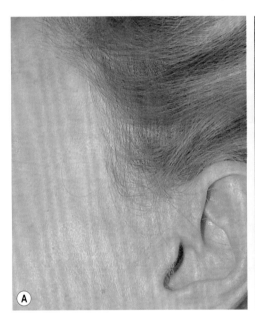 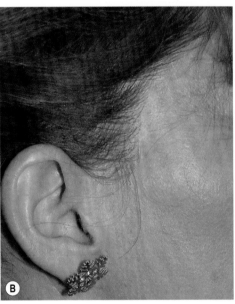

图 6.10.3　(A 和 B)颞部发际缘切口愈合后外观。沿发际缘做切口,可以防止发际线及鬓角移位,且不会影响面部提升的效果。尽管这会导致患者面部产生细小瘢痕,但通常并不明显。注意保留颞区头发的茂密与鬓角的完整化、年轻化(与图6.10.2 和图 6.10.4 比较)

线移位畸形外观,其效果并不会优于秃发男人的“遮掩式”发型。

　　传统的颞区面部提升切口位于颞部头发内,其常导致颞区发际线向上后方移位,这种移位明显且不自然。使用相同的切口进行二次或三次面部提升将放大这一问题,出现奇怪的颞区头发缺失外观(图 6.10.4)。在二次面部提升时可通过使用沿着发迹缘的切口避免此类情况的发生(图 6.10.5)。如果二次面部提升能进行正确的术前设计和仔细的操作,由此产生的瘢痕是可以接受的,其艺术和美学效果优于再次的

发际线移位。

　　在选择颞区切口时,应注意颞区无发区皮肤的面积(图6.10.6),其区域应和面颊部分皮肤富余量相匹配(图 6.10.7)。这样可以估算出术后颞区发际线及鬓角向上后方移位的程度,有助于合理设计切口的位置。在某些情况下,选择鬓角下切口联合颞部发区内传统切口可以防止畸形的鬓角升高和发际线移位的发生。但有些情况下,切口需要沿着颞区发际线向上延伸,此类切口在处理大量的皮肤向后上方移位时能防止明显的发际线移位。

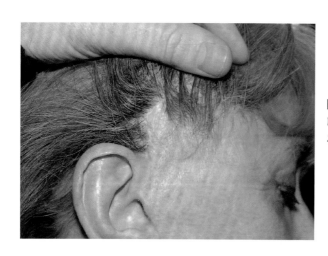

图 6.10.4　多次面部提升术后，鬓角及颞区发际线移位。使用与初次手术相同切口进行二次面部提升术导致了鬓角和颞区发际线升高

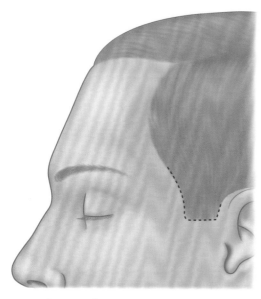

图 6.10.5　为男性设计的颞区发际缘切口。当预料到颞区发际线及鬓角可能会产生不良移位时，就应该考虑沿发际缘做切口。尽管这会导致患者面部产生细小瘢痕，但通常情况下并不明显。注意保留颞区头发的茂密与鬓角的完整化、年轻化。对于女性而言，应尽量避免设计矩形切口，而更多采用曲线切口

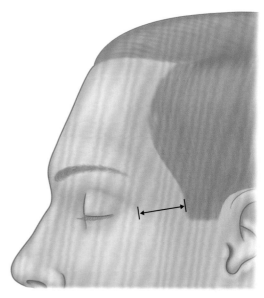

图 6.10.6　图示为颞区皮肤。在面部提升手术设计颞区切口时，应考虑眶外侧缘与颞区发际线之间的距离，以及当皮瓣转移后，其相应产生的变化

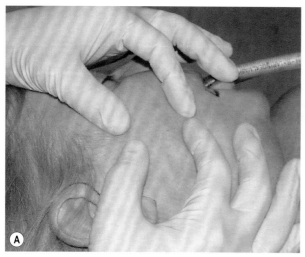

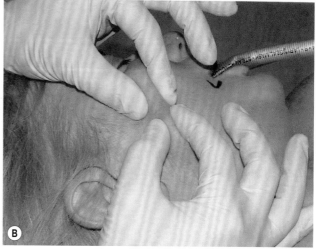

图 6.10.7　（A 和 B）颞部上区皮肤赘余量评估。测量颞部皮肤赘余量有助于预测面部提升皮瓣转移后，颞区发际线移位的程度

传统上,枕后部分的提升切口位于枕区头皮较高处,目的是隐藏切口瘢痕,但遗憾的是,达到的效果会适得其反,此类术前设计存在缺陷,其妨碍颈部提升效果,并常导致枕部发际线明显且不自然的移位(图 6.10.8)。

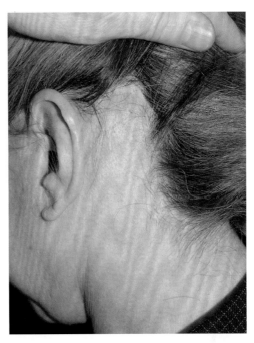

图 6.10.9　枕部发际缘切口设计。当预料到枕区发际线可能产生不良移位时,就应该考虑沿发际缘做切口。该切口可以保护发际线,防止其移位

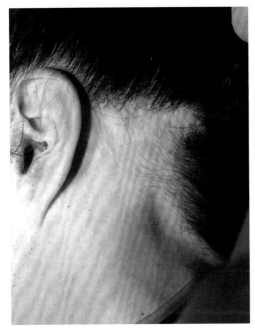

图 6.10.8　枕区切口设计不当导致枕部头皮移位。将枕区提升切口放置于高位,是为了掩盖由此产生的瘢痕。由于颈部皮瓣赘余量大,皮肤弹性差,颈部提升导致了发际线移位。沿发际缘做切口可以防止该类畸形

如大量外侧颈部皮肤赘余纵向堆积,则可选择耳后高位横向切口。仔细观察分析可以得出,如果要在颏颈区获得最佳的提升效果,耳后皮瓣应做大量后移与少量上移,其方向大致与下颌缘平行。这是因为大部分颈部皮肤赘余分布于该向量上。随着耳后皮瓣移动矢量由向后方逐渐转向上方,高位横向的枕部切口设计随之变化,颏颈角区皮肤张力增大,但颈前区及颏下区提升效果将减弱。另外,如果存在颈横纹,颈部提升时外上部分皮肤将不自然地向上方移位,有时会移位至耳垂前及耳后区域。此外必须谨记,颈部轮廓塑形是深层组织的改变,而不仅仅是收紧皮肤。因此,正确的颈部皮瓣转移方向应该是能达到最大程度切除赘余皮肤的方向,而不是单纯为了使颈部皮肤紧缩选择的皮瓣转移方向。

虽然首次面部提升术后枕部发际线移位基本可以接受,但在二次或三次面部提升手术使用相同切口后,发际线移位的问题将被放大,造成非常不自然的枕部毛发缺失和发际线缺口,这通常让人难以接受(图 6.10.9)。

如果试图通过耳后皮瓣向上转移来修复缺损的发际线,术后通常会产生宽瘢痕。这是由于发际线修复手术中切掉的组织在头部左右倾斜或肩部下垂运动中扮演重要角色。而在二次提升手术时选用沿枕部发际缘切口可以最大程度缓解这些问题。

如果进行合适的术前设计和仔细的操作,由此产生的瘢痕是可以接受的,其艺术和美学效果优于再次的发际线移位。此外,此类设计可能会使首次手术移位的头皮重新退回合适位置。

当沿着枕部发际缘做切口时,术前设计时应将切口及其产生的瘢痕隐藏入颈后茂密的头发中(图 6.10.10、图 6.10.11)。切口和瘢痕的位置不应太靠下,靠下的切口和瘢痕过于明显,易于发觉(图 6.10.12)。

沿着颞部或枕部发迹缘做切口时,须将张力转移到深层组织并精确修剪创缘,使得创口在几乎无张力状况下邻接,这是得到愈合良好且隐蔽瘢痕的基础。然后使用 4-0 尼

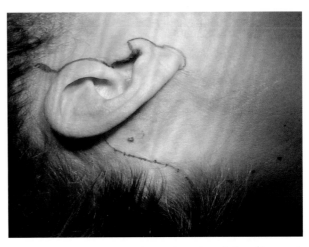

图 6.10.10　多次面部提升后枕部头皮的升高和移位。使用与初次手术相同切口进行二次提升导致发际线移位

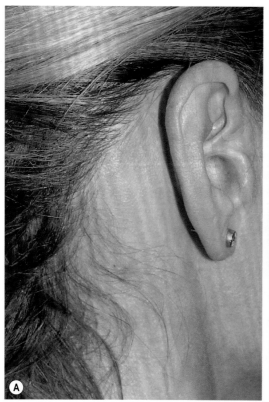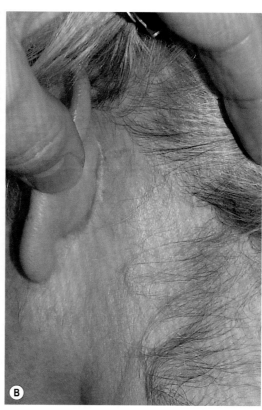

图 6.10.11　枕部发际缘切口愈合后。沿发际缘做切口,可以防止发际线移位且不会影响提升的效果。尽管这会导致患者产生细小瘢痕,但通常情况下并不明显,并可以用头发掩盖

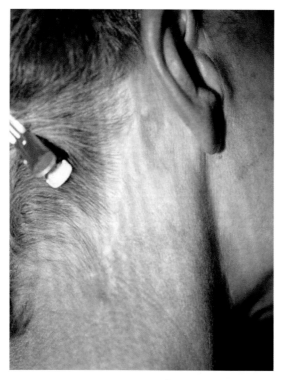

图 6.10.12　枕区发际缘切口设计不当。切口设计过低,距项区细小的头发下方过远。如果将切口朝上后方移动,使其上至头发掩盖之下,将使瘢痕能被更好地掩盖

龙线行垂直褥式缝合,并将线结置于头皮侧,并结合多个 6-0 尼龙线单纯间断缝合关闭创口。6-0 尼龙线保证伤口精确对齐,5 天后拆除。4-0 半垂直褥式缝合尼龙线维持伤口闭合张力,同时避免交叉十字瘢痕,手术后 7~10 天拆除。

虽然沿着额部、颞部和枕部发际缘切口进行二次面部提升术可以预防发际线再次移位,但此方法不能矫正严重的发际线移位畸形(见图 6.10.2、图 6.10.4、图 6.10.8 和图 6.10.9)。对于此类情况,医生须考虑使用头皮皮瓣、植发和头皮扩张。

脱发

寻求二次提升手术患者首次手术后脱发是很常见且能够避免的。脱发通常是由于切口不当破坏毛囊,缝线过紧,切口大张力闭合后头皮瓣无法充分移动等错误的手术操作造成的。此外,当患者吸烟、患有某些头皮疾病(如斑秃),饮食失调,或患有多种系统性疾病时,即使医生手术操作正确,也可能出现脱发症状。在将患者脱发归因于医生操作错误前,应考虑这些因素。脱发可由头皮瓣的移动方向错误而产生,常见于面部提升时侧向牵引颞区头皮治疗额头和眉间的皱纹(图 6.10.13)。

在毛囊附近烧灼会造成脱发,此外,粗糙的皮瓣处理和使用拉钩长时间用力牵拉折叠皮瓣也会导致脱发。

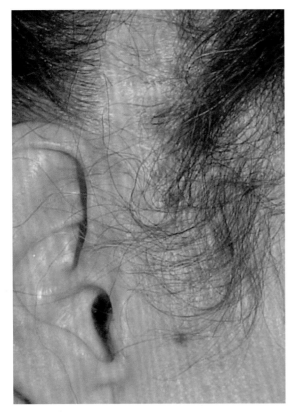

图 6.10.13　颞区脱发。脱发通常由于将头皮瓣朝错误的方向上移位造成的。这是由于计划错误造成的,术者尝试通过切除颞区头皮,并横向牵拉额部皮瓣,以期消除患者额部和眉间皱纹

缝合过紧或头皮点状悬吊造成的小面积脱发可以在二次手术时直接切除,再分离周围组织拉拢缝合,或者直接在设计切口时将脱发区考虑在内(图 6.10.14)。

通常,皮瓣张力过大,闭合过紧或头皮皮瓣转移不当造成的脱发区面积更大,尤其对于首次手术头皮切除太过激

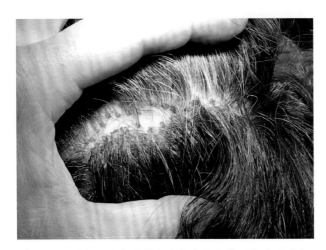

图 6.10.14　由于缝合过紧或头皮点状悬吊而导致的脱发。对于这种情况,可以在二次手术时直接切除脱发区,再分离周围组织拉拢缝合,或者直接在设计切口时将脱发区考虑在内

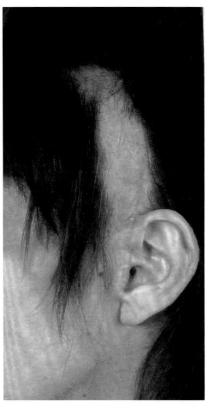

图 6.10.15　大面积脱发。对于首次手术头皮切除太过激进,剩余皮肤量极少的脱发,矫正难度大。这种情况下,二次手术可能无法完全矫正,可能需要进行植发,头皮皮瓣转移甚至头皮扩张

进,剩余皮肤量极少的脱发,矫正难度更大(图 6.10.15)。在这种情况下,患者和手术医生必须接受二次手术可能无法完全矫正的事实,并且在这之后可能还需要进行植发,头皮皮瓣转移甚至头皮扩张。此类患者二次手术应建立在不会使当前问题更加严重的前提下进行。

瘢痕位置不佳

瘢痕位置不佳是首次面部提升手术后的常见问题,是由于美学意识不敏锐,手术设计不良和手术未妥善处理张力的原因造成。对于大多患者而言,二次面部提升手术可以将此类瘢痕重新定位在隐蔽区域,但对于少数患者而言,他们必须认识到,如希望避免额外的困扰,那么瘢痕问题势必不能完全矫正。

瘢痕位置不佳常见于耳前,耳垂周围及耳后区域的瘢痕。也可见于患者额下区域。切口位置的选择至关重要,尤其是耳前切口,即使瘢痕薄、愈合良好,也会因为其和两侧皮肤颜色纹理的不同而较明显。尽管颜色差别可以通过化妆掩盖,但皮肤纹理的差别难以掩饰。然而,位于自然解剖结构交界处的瘢痕常不明显,此类位置常可观察到颜色和纹理的改变,且此处的瘢痕外观与脸上自然褶皱无异。此类瘢痕不论明暗,都会被认为是面部自然的外观,因此不必化妆掩饰(图 6.10.16)。

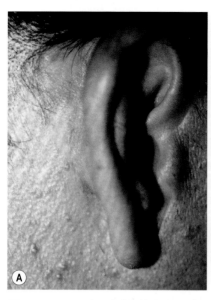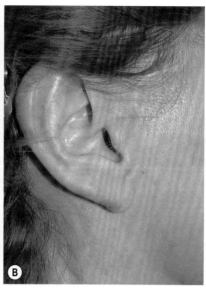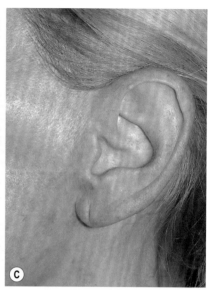

图 6.10.16　耳屏后瘢痕。(A)位置正确的耳屏后方瘢痕通常不会引起注意，即使愈合效果欠佳，也会被误认为是由于光线反射较亮造成的。需要注意的是，这名肤色黝黑的患者瘢痕依旧隐蔽。如果将切口置于耳屏前方，产生相同类型的瘢痕将更为明显。(B)另一名肤色白皙患者的耳屏后瘢痕，因为处于自然解剖结构交界处，其颜色和纹理不同被自然掩藏。(C)另一名患者耳屏后瘢痕，如果操作谨慎，解剖结构不发生变形，则术后外观与自然外观无异

耳前区是判断一个患者是否曾行面部提升术常见的参考位置，因此，该区域是患者关注的重点，也是医生应仔细考虑的地方。二次手术患者耳轮前方的瘢痕常因距离耳轮太远，难以伪装成正常的解剖结构而变得明显。手术时，可以将瘢痕移动至耳前沟中，使瘢痕变得隐蔽，外观看上去自然。如果之前的手术并未过度切除皮肤，该方法便通常是可行的（图 6.10.17）。

虽然不能将每个进行二次手术的患者的耳屏前瘢痕转移隐藏至靠耳屏缘后方的位置，但出于上述原因，这在可能做到的情况下应优先选择（图 6.10.18）。能否将耳屏前的瘢痕向后转移取决于首次手术后保留的颊部皮肤赘余量。由于术前对于颊部皮肤及对应耳屏处皮肤赘余量的预估难以精确化，因此最好沿着现有的瘢痕线做起始切口，首先分离面颊皮瓣，悬吊 SMAS，确定耳屏前皮肤赘余量，继而确定是否能将瘢痕移至耳屏边缘。通常，需要动员皮肤来重建缺失的耳屏前沟，并矫正"耳屏埋藏"畸形。在这种情况下，重新将瘢痕线定位至耳屏缘是不可能的，必须接受现有的耳前瘢痕位置。如果二次提升手术时，未能客观评估皮肤赘余量，

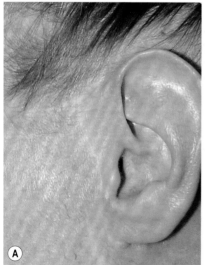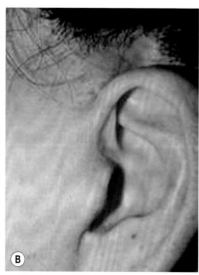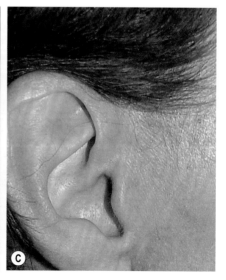

图 6.10.17　分别为位置错误和位置正确的耳轮前瘢痕。耳轮前瘢痕由于位置不佳(A 和 B)，而不能给人以此瘢痕为自然解剖结构的错觉。(A)耳轮前切口过于靠前，不能给人以此瘢痕为自然解剖结构的错觉。(B)耳轮前切口过于靠后且耳轮前沟消失，使其不能给人以此瘢痕为自然解剖结构的错觉。(C)切口位置正确，瘢痕直接位于耳轮前沟之中，在此位置时，皮肤颜色和纹理产生合理过渡，瘢痕仿佛是自然的解剖学特征

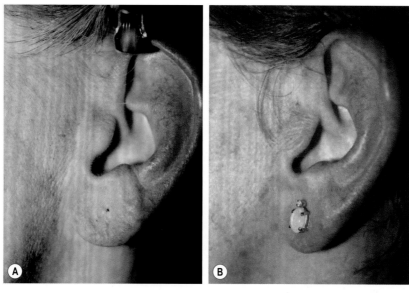

图 6.10.18　耳屏前切口和耳屏后切口的比较。(A)拟行二次面部提升手术患者的耳屏前切口。瘢痕愈合满意,但由于其与邻近皮肤的颜色和纹理不同,比较醒目。(B)同一患者在二次面部提升手术后将切口移至耳屏后位置。颜色和纹理的差别以及瘢痕本身,隐藏在自然解剖结构交界处

就先将切口选在沿耳屏缘处,可能导致错误切除所需的皮肤。这将导致切口的张力闭合,造成耳屏变形,耳屏退缩和耳屏前沟消失。

耳垂周围区域也是二次或三次面部提升患者瘢痕位置不佳的常见部位,通常情况下,此类瘢痕位置较低,这是由于不涉及 SMAS 层的单纯皮肤面部提升术的糟糕的术前设计及术后皮肤处理不当造成的(图 6.10.19)。

然而,与耳屏前及耳后区直接将瘢痕隐藏在解剖交界处的处理方式不同,耳垂周围的瘢痕不应放置于耳垂周围的褶痕中,因为此处的褶痕较为精致,具有美学意义,不应被破坏,也难以重建。在其他因素相同的情况下,如果将瘢痕置于耳垂褶痕下方几毫米处,避免将薄而柔软的耳垂皮肤与厚实的脸颊皮肤直接相连,则能取得更好的效果。与其他瘢痕在耳周的重新定位相同,在二次或三次手术时,手术瘢痕的重新定位取决于之前手术后皮肤的赘余量。如果在先前手术中切除皮肤量过多,或存在"精灵"耳垂,则瘢痕无法重新定位。对于此类患者,只能进行部分矫正。

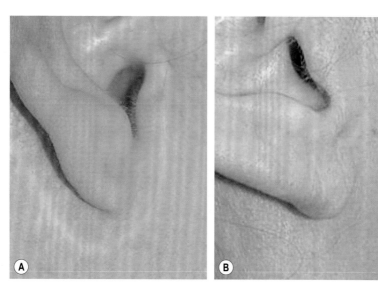

图 6.10.19　位置错误和位置正确的耳垂周围瘢痕。(A)耳垂周围切口过于靠下,容易识别。(B)另一名面部提升术后患者,耳垂周围瘢痕位于较高位置,瘢痕被耳垂掩藏,该位置的瘢痕无法被直接看见

耳后区位置不佳的瘢痕在大多社交场合不如耳前区的瘢痕明显,且相对而言耳后区瘢痕更容易遮掩,但也应该尽量矫正。通常,位置不良的瘢痕位于耳后沟外,位置太低不能被耳掩盖。这种畸形是由于首次手术中向后下方转移的耳后皮瓣设计不佳,导致张力过度产生的结果(图6.10.20)。

如果首次手术没有过于激进的去除多余组织,也没有沿着错误的方向转移皮瓣,那么在二次或三次手术中,可以将耳后瘢痕移位至耳后沟。通常此类错误的瘢痕位置是由于首次手术时去除耳后皮瓣上端组织量不当造成的,故而将瘢痕直接向上方移动是不可能的,强行转移皮瓣后闭合创口将导致皮瓣牵拉向下方移位,瘢痕扩大。尽管患者在手术台上取仰卧位时,由于肩膀位置较高,皮肤会出现明显赘余,但当肩膀下沉至正常位置时,此类皮肤赘余的现象就会消失。因此,在竖直方向几乎没有多余的皮肤可供协调。

沿颏下褶痕设计切口,以便隐藏瘢痕的做法是错误的(图6.10.21)。这只能加强颏下支持韧带从而加重“双下巴”

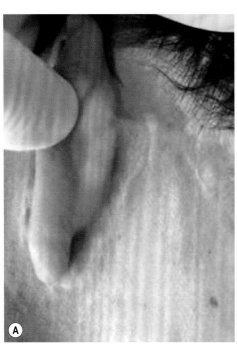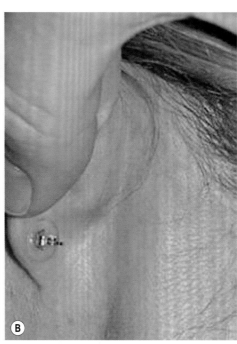

图6.10.20　位置错误和位置正确的耳后切口。(A)耳后切口过于靠后,瘢痕位于耳后沟外,如果头发较短或未遮及颈部,则瘢痕很明显。(B)另一名面部提升术后患者,耳后瘢痕位于耳后沟内,在该位置,瘢痕能假扮为自然解剖学特征,不易被察觉

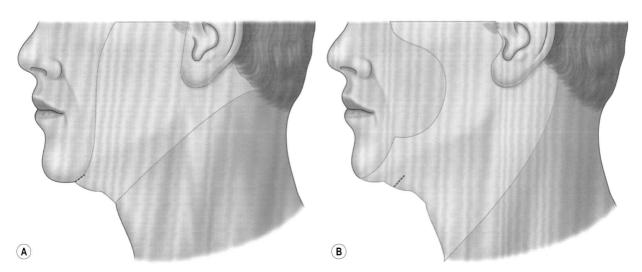

图6.10.21　设计错误和设计正确的颏下切口。(A)颏下切口位置不正确,切勿沿颏下褶痕设计切口,这只能使颏下切口变得更加明显,并加重双下巴外观。请注意,传统的皮下分离(阴影区)也会促使双下巴形成。(B)颏下切口位置正确。将颏下切口置于颏下褶痕后方可防止加重双下巴和女巫下巴外观畸形,并且易化颈前区的解剖和缝合。请注意,该切口可允许破坏消除颏下褶痕,并使下巴脂肪垫与颈部脂肪混合

或"女巫下巴"外观。在这种情况下,应考虑将颏下切口移动至褶痕后方 1~2cm 处,以破坏松解现有瘢痕。虽然这会产生新的瘢痕,但大多情况下,此类瘢痕将被下颌的阴影遮蔽,并不明显(图 6.10.22)。此类做法值得考虑和优先选择。如果修复手术时选择在现有瘢痕处再次做切口,将会导致更明显更严重的轮廓畸形。如果颈部提升所需改善幅度较小,且患者并未呈现明显的双下巴畸形,也可以适当地选用颏下褶痕中现有的瘢痕作为修复手术的切口位置。然而,如果需要改善幅度较大,且患者有明显的双下巴畸形,那么就应该选择原瘢痕后方位置做新的切口(图 6.10.23)。

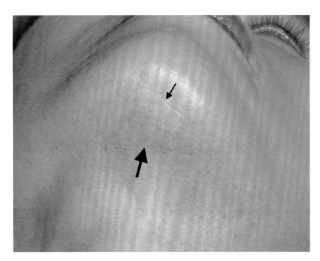

图 6.10.22　颏下切口位置。二次面部提升术后患者颏下区特写。二次手术之前已在颏下褶痕处做过切口。二次手术时切口常比之前切口更大,且之前切口形成的褶痕和瘢痕被松解。可以观察到患者颏下轮廓平坦光滑,两次手术瘢痕都不明显

如果在首次手术中组织去除过于激进,那么无论患者和手术医生如何努力,也无法重新定位修复位置不佳的瘢痕。通常情况下,这类患者见于首次手术采用不涉及 SMAS 的单纯皮肤面部提升,面部紧缩,且伴有宽或厚的瘢痕(图 6.10.24)。这种情况下,通常耳垂也被牵拉至下方靠近脸颊处,这使得问题更加严重。对于此类情况,最好推迟手术,直至瘢痕成熟,皮肤松弛且有足够的组织量进行修复。这意味着在下颌缘至耳垂的各条连线上都能捏起至少 2~3cm 的皮肤时才可进行修复。在没有足够的皮肤以供修复的情况下进行手术毫无意义可言。

宽瘢痕

宽瘢痕、增生性瘢痕以及瘢痕疙瘩常归因于患者自身的不良愈合。然而大多数情况下,此类瘢痕是由于手术医生忽视了 SMAS 和颈阔肌层的作用,将提升面部下垂组织的张力仅局限于皮肤层,导致皮肤切除量过多而产生的后果。事实上,首次面部提升时如果能避免把张力局限于皮肤层,那么术后瘢痕宽厚的情况将很少发生。

由于导致瘢痕愈合不良的因素会导致广泛、肥厚性瘢痕,且往往不会自行消失,故而在二次手术中,应谨慎看待导致愈合不良的因素。正如皮肤余量不足和瘢痕位置不佳的患者,对于在首次手术中切除皮肤量过于激进而产生的宽瘢痕(图 6.10.25),无论患者和手术医生如何努力,治疗的可能性都较小。在没有足够的皮肤以供修复的情况下进行手术毫无意义可言,效果可忽略不计。

交叉十字瘢痕

交叉十字瘢痕在二次面部提升手术患者中较为常见,像大多数面部提升术后畸形一样,它们是计划和技术选择错误所造成,是可以避免的畸形类型。大多数交叉十字瘢痕发生的根本原因是皮肤张力过大。张力大的切口在闭合时须采用较粗的缝线紧密缝合,拆线时间也需要延后,这会造成缝线下组织产生不同程度的点状坏死,点状坏死处产生瘢痕愈合。随着时间推移,皮肤逐渐松弛,缝线瘢痕会逐渐展开,使创口处呈现明显的交叉十字瘢痕。几乎所有的交叉十字瘢痕均源于切口张力过大,伴随发际线移位和宽厚瘢痕症状(图 6.10.26)。

避免皮肤层产生张力是防止交叉十字瘢痕简单易行的方法。将张力转移到 SMAS 层可以使皮肤创口小张力或无张力闭合,其较为松散的缝线 4~5 天即可安全拆除。

将张力转移至 SMAS 或颈阔肌层,但不能保证皮肤层没有张力;或者在 SMAS 和颈阔肌层固定后,将皮肤沿着错误的方向上拉伸,仍会使患者患有基于张力的术后畸形,且上述操作使 SMAS 和其他深层组织的悬吊带来的收益不复存在。

对于大多数曾受到传统理念训练的医生而言,面部提升手术时避免皮肤紧绷是很困难的。这一新观念似乎违背自然道理,且与手术的目的和期望背道而驰。然而,拒绝该观念是获得愈合良好瘢痕和"未手术"的自然术后外观路上的主要障碍。

交叉十字瘢痕的矫正通常很困难,原因是导致此类瘢痕产生的因素在修复手术时并不能消除,应谨慎对待。和发际线移位、宽厚瘢痕、瘢痕位置不佳患者情况类似,对于交叉十字瘢痕的患者,如果首次手术切除皮肤量太多,或剩余皮肤量不足以支持切除瘢痕后无张力闭合创口,则修复此类瘢痕是不可能的。

人们普遍存在一个错误认知,即瘢痕可以直接切除,而需要闭合的皮肤可以通过对过分紧绷的邻近区域进行大范围剥离来实现闭合。经验表明,在没有足够皮肤量的情况下,以沿某个合适的方向进行切除为目的重新进行手术,随后进行无张力闭合,会导致问题复发和其他相关的张力畸形。对于大多数患者而言,最好的方法是对问题进行部分矫正,而不是由于试图彻底解决问题而产生新的或更严重的问题。患者可能有必要通过化妆、文身或改变发型来掩盖残留的瘢痕。

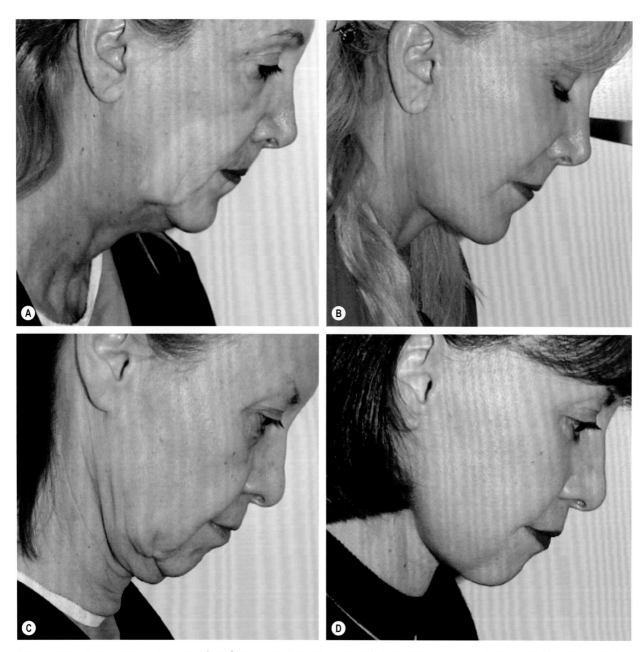

图 6.10.23　矫正双下巴和女巫下巴外观畸形。如果将颏下切口放置在颏下褶痕后方,可以松解颏下支持韧带,使得下巴和颈部脂肪混合在一起。(A 和 C)二次面部提升手术前患者的双下巴;(B 和 D)患者二次面部提升术后。在颏下褶痕后方 1cm 处做颏下切口,松解颏下韧带,调整融合下巴和颏下区域的皮下脂肪,以达到最佳轮廓。此外,还进行了颈阔肌成形术,横行颈阔肌切开术,下颌下腺复位术

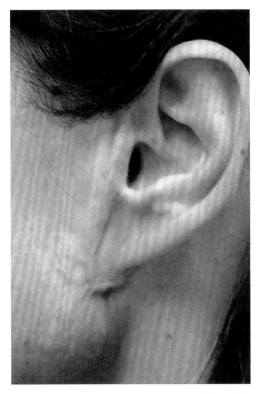

图 6.10.24　位置不佳,肥厚性瘢痕。如果首次面部提升手术皮肤切除过于激进,则二次手术时可能无法重新定位修复位置不佳的切口。对于情况下最好推迟手术,直至瘢痕成熟,皮肤松弛且有足够的组织量进行修复。这意味着在下颌缘至耳垂的各条连线上都能捏起至少 2cm 或更多的皮肤

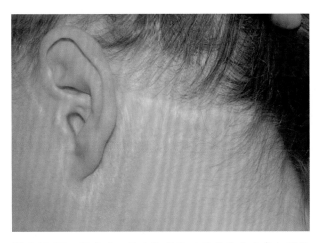

图 6.10.25　宽瘢痕。增生性瘢痕以及瘢痕疙瘩常归因于患者自身的不良愈合。通常这是由于手术医生采用基于皮肤张力进行的面部提升手术中,沿某个方向上切除皮肤过多以期改善深层组织下垂而导致的后果。像瘢痕位置不佳的患者一样,对于在首次手术中切除皮肤量过于激进而产生的宽瘢痕,治疗的可能性较小

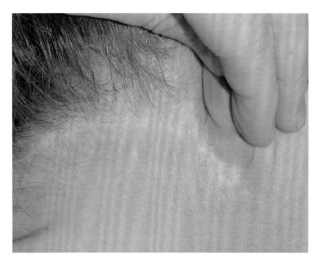

图 6.10.26　交叉十字瘢痕。大多数交叉十字瘢痕发生的根本原因是皮肤张力过大或基于皮肤张力进行的面部提升手术。切口在有张力的情况下闭合,在紧闭的缝线下方发生点状坏死,继而产生瘢痕愈合。随着时间推移,皮肤逐渐松弛,缝线瘢痕会逐渐展开,使创口处呈现明显的交叉十字瘢痕

耳屏解剖结构变形

耳屏解剖结构变形在寻求二次手术的患者中是一个普遍存在的问题。和许多其他的二次手术患者常见问题一样,这是由于美学观察不敏锐、计划不合理和手术操作错误所导致。多数患者的耳屏畸形可以通过二次手术改善或修复;但某些情况下,如果想避免其他问题的产生,则可能无法完全矫正该畸形。

首次手术后常出现的耳屏畸形包括耳屏大小的改变,耳屏轮廓的改变,耳屏退缩以及耳屏前沟消失。少量病例可以观察到程度更加严重的变形。在极少数病例中,耳屏软骨已被切除,耳屏结构完全消失。

在二次手术的患者中,最常见的是耳屏轮廓缺失以及耳屏前沟的消失。这些症状常同时出现,且可能存在不同的起因。耳屏轮廓缺失通常源于切口设计不当,颊部皮肤过度牵拉以及创口皮瓣修整不精确导致。这种类型的耳屏没有明显的起点和止点,也没有后凸角。像是"砍断"的外观(图 6.10.27A)。如果能将张力转移至 SMAS 层,颊部皮肤在二次面部提升时有可操作量,修剪整齐合适后覆盖耳屏软骨,则此类情况可以修复。

耳屏前沟的消失主要是由于修剪之后的皮肤余量不足以贴附耳屏前沟造成的,这种情况对于张力位于皮肤的面部提升手术而言难以避免。过度修剪的皮肤像桥梁一样将耳屏前沟前缘和后缘连接,随着时间得推移,其内部逐渐被纤维化组织和瘢痕所填充。耳屏呈现"埋藏"外观,其与前方得面颊混为一体。看上去耳屏变成了一个平面的二维结构(图 6.10.27B)。

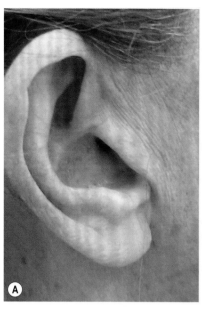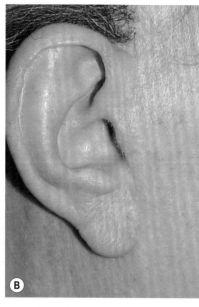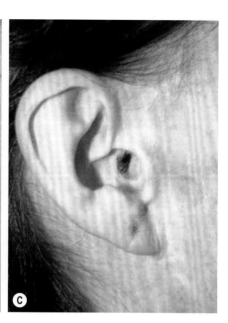

图 6.10.27　"砍断""埋藏"和"退缩"型耳屏畸形。(A)在"耳屏砍断"畸形中,可以看到该耳屏没有明显的起点和止点,也没有后凸角。这通常是由于切口设计不当,颊部皮肤过度牵拉以及创口皮瓣修整不精确导致。(B)在"耳屏埋藏"畸形中,耳屏与面颊分界线不明显,且耳屏前沟消失。这通常是由于张力在颊部皮肤层,没有足够量的皮肤填充耳屏前沟导致。(C)"耳屏退缩"代表耳屏埋藏畸形的极端情况,由皮瓣修剪过度导致。耳屏退缩患者不仅耳屏前沟闭塞,耳屏软骨也在皮肤牵拉的作用下向前移位。使外耳道遮蔽口打开,外观不自然

二次手术矫正耳屏隐藏畸形时,需要从颊部移动充足的皮肤,以形成耳屏前区域的三维轮廓。此外,还需要切除耳屏前沟内的瘢痕,且在皮肤修剪精确无张力的情况下将其覆盖。如上述的步骤能正确的执行,则无需再深层缝合固定皮瓣。

耳屏退缩是耳屏埋藏畸形的极端情况,这是颊部皮肤过于紧绷,皮瓣修剪过度的错误操作造成的后果。与耳屏埋藏畸形不同,耳屏退缩患者不仅耳屏前沟被皮下瘢痕充填,耳屏软骨也在皮肤牵拉的作用下向前移位。这会导致外耳道遮蔽口打开,外观不自然(图 6.10.27C)。单纯切除耳屏前沟内瘢痕,动员颊部皮肤不足以矫正耳屏退缩畸形。原因是耳屏退缩后,其软骨纤维化,位置固定,无法自行恢复其原始位置和形状。矫正此类畸形需要将耳屏软骨分离出来,然后使用缝线将耳屏软骨固定在正确的解剖位置(图 6.10.28)。

耳垂解剖结构变形

对于曾接受面部提升的患者而言,耳垂变形或易位是最令人反感的问题。像大多数其他的二次手术相关问题一样,这是由于美学意识不敏锐、术前设计不良和手术操作错误的结果。首次面部提升手术后常出现的耳垂畸形类型包括"精灵耳"和"纪念杯状"耳。

"精灵耳"是一个贬义的术语,用来描述耳垂直接贴附于颊部,且向前或向后牵拉,呈现的不自然的,小鬼或精灵模样的外观(图 6.10.29A)。

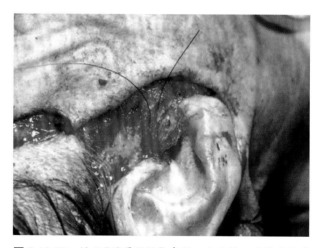

图 6.10.28　矫正"耳屏退缩"畸形。为了矫正耳屏退缩畸形,分离颊部皮瓣并切除耳屏前沟中的瘢痕。然后分离耳屏软骨浅面,使用 4-0 尼龙线将软骨固定在正确的解剖位置。分离提升颊部皮瓣并仔细修剪皮缘,以确保有足够的皮肤覆盖耳屏前沟

这通常是由于分离颊部皮瓣后,毫无美感地、不合理地或粗心地将耳垂于颊部皮瓣固定在一起导致的。此外,对于不涉及 SMAS 层的单纯皮肤提升手术后,即使在耳垂部分手术处理采用恰当的操作,随后也可能导致类似的效果。在这种情况下,缺乏深层张力支撑的颊部皮肤将不可避免的下垂,并最终在耳垂处产生牵引力。

"纪念杯状"耳用来描述耳朵外观类似于花瓶样奖杯把

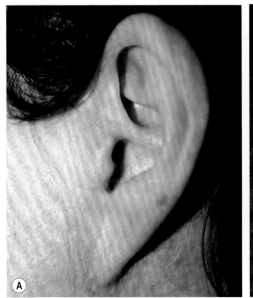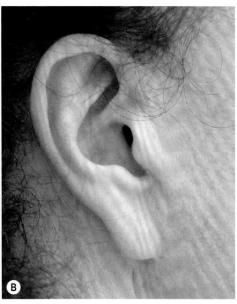

图 6.10.29　"精灵"和"纪念杯状"耳畸形。(A)"精灵耳"被用于描述耳垂直接贴附于颊部，且向前或向后牵拉，呈现的不自然的，小鬼或精灵模样的外观。这是由于分离颊部皮瓣后，毫无艺术感的，不合适的或粗心的将耳垂于颊部皮瓣固定在一起导致的。对于不涉及 SMAS 层的单纯皮肤提升手术后，即使在耳垂部分手术处理采用恰当的操作，随后也可能导致类似的效果。(B)"纪念杯样"耳被用于描述耳朵外观类似于花瓶样奖杯把手的情况。在此类畸形中，耳垂不仅附着在脸颊上，而且牵拉到了较低的平面

手的情况。在这种畸形中，耳垂与面颊皮肤连接方式虽不极端化，但也被牵拉到了较低的平面(图 6.10.29B)。在单纯皮肤悬吊的面部提升术后，随着时间变化，颊部皮肤下垂，这种问题将变得更加严重。

　　掌握正常耳垂的解剖结构是医生认知畸形耳垂原因的前提。这为在首次面部提升手术时即能正确处理耳垂与颊部的关系创造了条件，避免了畸形等不自然外观的发生。在

这方面，接受其他手术的年轻患者以及没有接受过整形手术的朋友和家人都是可以参考的对象。然而，演员、模特及名流的照片价值较低，原因是有许多继发性耳垂畸形通过照片修饰或化妆被掩藏了起来。

　　仔细检查年轻人的耳垂，会发现它和脸颊弧度的差别，其长轴位于耳廓长轴后方约 15°(图 6.10.30A)。当耳垂的长轴移动到耳廓长轴前方时，就会产生明显的"整

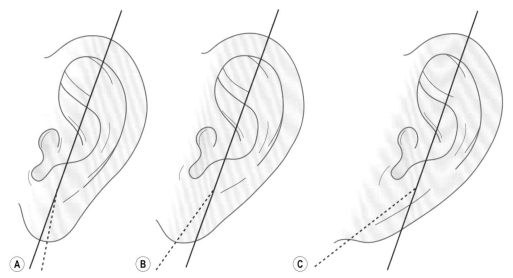

图 6.10.30　耳垂的美学。(A)在看起来年轻、美观的耳朵中，耳垂长轴(虚线)位于耳廓长轴(实线)后 15°。(B)当耳垂长轴移动到耳廓长轴前方时，就会产生明显的"整形手术后"不自然外观。(C)当耳垂长轴进一步向前或向下移动时，产生怪诞的不良外观

形手术后"外观(图6.10.30B)。如果耳垂的长轴前移程度较大，或明显牵拉下垂，则会出现怪诞的不良外观(图6.10.30C)。

有时也会遇到来进行首次面部提升的患者，其耳垂就已经位于前下的位置，对于这类患者，最佳的处理方式是将其重新定位于艺术上合适的，更加有美感的偏后方的位置，而不是其原来的位置。如果将其耳垂固定在原来的位置进行面部提升手术，则术后可能会产生"整形手术后"外观。这不仅会引起患者对于手术效果的不认同，而且还会使二次手术修复时难以对耳垂进行合适的定位。

矫正"精灵耳"和"纪念杯样"耳畸形，需要在二次手术中沿着下颌缘处动员足够的皮肤，使得耳垂和颊部皮瓣在没有张力的条件下升高到比较自然的位置。像皮肤缺乏，瘢痕位置不佳，宽厚瘢痕或交叉十字瘢痕的患者那样，如果首次手术皮肤切除过于激进，或耳垂固定位置下降太多，则可能无法有效地治疗"精灵耳"和"纪念杯样"耳畸形。此外，如果没有深层张力支持，则在二次手术中提升的皮肤可能会随着时间逐渐下垂，使得这些畸形的情况再次发生。无论患者和手术医生做出多大的努力，这都是事实。在没有足够的皮肤以供修复的情况下进行手术毫无意义可言。

下颌缘和上颈部的皮肤富余量可以通过手指夹捏测量评估。通常情况下，如果可夹捏皮肤小于2~3cm，则最好提前告知患者畸形无法完全矫正。当然，矫正程度取决于畸形的程度。尽管有许多人在皮肤无法达到没有张力的情况下尝试采用皮下缝线将耳垂固定在耳软骨或相邻组织上，但这往往是徒劳的。随着时间的变换，耳垂依旧会下垂。

除特殊情况外，没有人会为了修复"纪念杯样"耳垂而重新分离动员面颊部的皮肤，然而简单地将耳垂重新放回畸形的位置上也不符合艺术的要求。这种情况下，最好能将耳垂转移至正常生理位置，采用细致的技术将其插入设计好的皮瓣叉处。这样产生的瘢痕比较隐蔽，他人不会像之前那样因为耳垂位置的异常而将轻易地将注意力转移至该区域。另外，在这种情况下，切口没有张力，瘢痕愈合情况好。通常只需要简单的化妆或文身就可以掩藏。如果愈合后瘢痕隆起或不规则，且不能用化妆来掩盖，则可以在之后使用皮肤磨削处理。对于大多数患者而言，颊部的瘢痕相比位置畸形的耳垂看起来不明显，对于耳垂畸形能采用此手术的患者而言，这是可以接受的方案。

皮下脂肪过度去除

随着吸脂术的普及，在一些错误的手术操作中，患者面颈部的脂肪被过度去除，有些患者甚至还接受了激光和超声的治疗，这使患者颈部皮下脂肪过少，产生相关畸形外观(图6.10.31)。

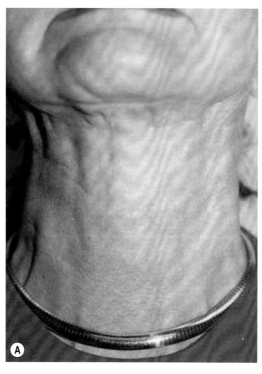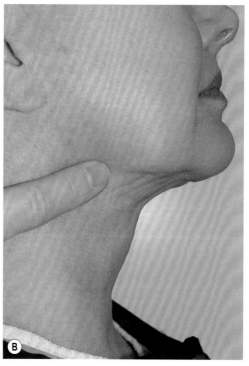

图6.10.31　皮下脂肪过度切除。(A)患者接受了"周末面部提升"，即进行了激进的吸脂，去除了过多的脂肪。颈部和颏下区域产生不规则的不良外观。(B)另一名曾接受过面部提升的患者。面部提升手术中进行了颏下的"微型脂肪塑形"。不恰当的脂肪切除过度导致轮廓粗糙和不自然。注意与脸颊和颈部柔和的轮廓进行对比

拥有此类"尸体样颈"的患者,其颈部皮肤层和颈阔肌层之间几乎没有脂肪,这使得二次手术修复变得非常困难。尽管此类患者颈部浅层脂肪很少,深层组织出现不平整的情况很难掩盖,但仍然常需采用颈阔肌手术修复。此外,如果手术时将颈部看作一个孤立的手术区域,很可能出现颊部和下颌缘部脂肪下垂至颈部而被错误切除的情况。在随后提升 SMAS 层时,面部轮廓变得不规则,且颈部脱脂区域将不可避免地被提升至面部(图 6.10.32)。在这种情况下,必须采取措施保留尽可能多的脂肪,并将其合理分配在颈部和面部区域,以勾勒出面颈部交界处的自然外观。

这应该是每一个致力于使患者面部恢复年轻活力的手术医生的目标。医生应打造出迷人的颈部,而不是简单的没有脂肪的颈部。过度的脂肪去除并不会使颈部轮廓看起来年轻,反而会暴露和加重其他问题。此类问题包括颈阔肌条索,突出的下颌下腺和肥大的二腹肌。想要修复此类问题,都需要重新游离颈部皮瓣。然而当颈部脂肪很少时,这是很难实现的。在这种情况下,必须小心解剖,以避免伤及皮下脂肪、颈阔肌以及颈部的运动神经。过多的脂肪切除还会导致皮肤粘连,产生畸形的"系链样"外观,这处理起来很棘手,修复手术分离时要谨慎。如果颈阔肌和深层组织不需要修复,那么采用 V 形注脂针谨慎地进行皮下脂肪注射也是可行的。

在进行面颈部年轻化时手术时,应适量切除颈部脂肪,以改变颈部衰老的外观。但对于面部脂肪,切除后反而容易使面容老化枯瘦,这与初衷恰恰相反。在许多接受二次手术的患者中,这种面部老化枯瘦的外观很明显。他们常经历过"微创提拉""周末面部提升术""微型脂肪雕塑"等面部吸脂手术。在这种情况下,必须仔细分配调整剩余的脂肪以产生最佳的轮廓,此外,面部脂肪注射也会起到很好的效果。

颈阔肌下脂肪过度切除

虽然不是所有手术医生在手术中都会常规地探查颈阔肌下间隙并切除其中的脂肪,然而越来越多的有着"防空洞样"颈部外观的患者寻求二次手术修复。"防空洞样"颈部外观是用来形容颈阔肌下脂肪或颈部深层脂肪被切除,导致颈部产生凹陷的丑陋外观的术语(图 6.10.33)。通常,当患者屈颈或吞咽时,这种凹陷更加明显。

如果患者仅仅表现出颈部凹陷畸形,不合并其他症状,那么最好使用脂肪填充来矫正。如果患者存在二腹肌肥大或下颌下腺突出,则应在脂肪填充的同时做相应的减量处理。如果在修复手术时发现患者颈阔肌组织量充足,则可以用颈阔肌折叠填充入凹陷区代替切除,也能达到改善症状的目的。

颊部脂肪过度切除

虽然有时候适量切除颊部脂肪会使面部提升患者看上去更美观,但大多时候,切除颊部脂肪会产生生病或者枯瘦的外观,这与预期相悖(图 6.10.34A)。对于许多曾接受过微创面部提升手术的患者面部都能明显观察到。当此类患者做 SMAS 悬吊或中面部提升时,上提的颊脂垫会使可使此类病态外观更加明显。此类患者更适合做保守的 SMAS 悬吊,尽量避免做中面部提升。

采用脂肪注射矫正颊部脂肪过度切除是最简单的办法,通常可以作为修复手术的一部分(图 6.10.34B)。注射应采用钝头注脂针少量多点多次注射。通常,每侧颊部需要注射 3~7cc 的离心后脂肪,或者也可以用游离脂肪移植或真皮脂肪瓣。另一种做法是在修复手术后单独进行面部

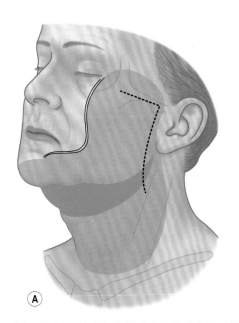
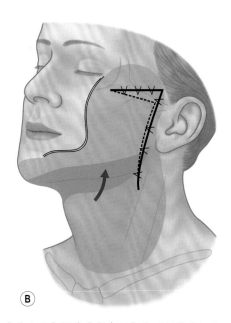

图 6.10.32　错误切除颏下及假性下垂的下颌脂肪。(A)首次面部提升手术在颈部和下颌处进行了激进的吸脂术,这是错误的面部年轻化手段。(B)当患者再次就诊并寻求传统的面部提升手术,深层组织正确提升至合适部位。曾经吸脂的区域会提升至明显的面部区域,这会导致轮廓粗糙和不规则

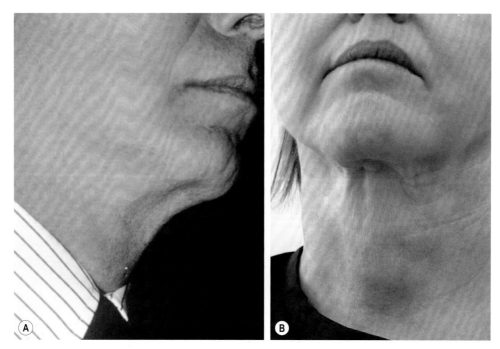

图 6.10.33 （A 和 B）"防空洞样"颈部畸形。"防空洞样"颈部畸形是用来形容颈阔肌下脂肪或颈部深层脂肪被切除,导致颈部产生凹陷的丑陋外观的术语

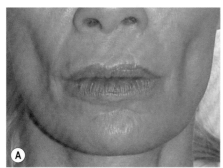 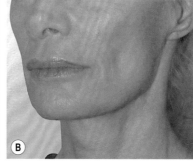 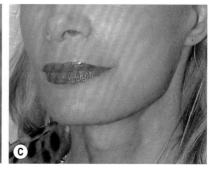

图 6.10.34 （A）颊部脂肪切除不当。作为"微创"面部提升其中一项,切除颊部脂肪导致生病或枯瘦的外观。通过脂肪注射矫正该问题最为简单,且可以作为修复手术的一部分。（B 和 C）矫正颊脂垫切除过度。（B）寻求二次面部提升手术的患者。曾在初次手术切除颊脂垫,造成不美观的病态外观。（C）同一患者二次面部提升术后,脂肪注射作为修复手术的一部分。患者下面部填充饱满,缺失的颊部容量恢复,呈现出健康、年轻、美观的外貌

脂肪注射,这样做的优势在于可以使患者和手术医生观察到修复手术中已经完成矫正的部分,方便调整脂肪注射的方案。

下颌下腺突出

随着对二次手术患者评估的经验积累,越来越多的病例显示下颌下腺突出是术后继发颈部畸形的常见因素,也是颈侧下颌下三角区隆起畸形的根本原因(图 6.10.35)。由于颈部脂肪以及松弛的颈阔肌掩盖了此类畸形,首次面部提升手术时通常不会引起注意。大多数情况下,二次手术为此类畸形的正确诊断和适当治疗提供了机会。

如果患者存在肥大的下颌下腺,常可以在其同侧的下

颌下三角区观察或触摸到二腹肌前腹的肌腹。

如果有必要的话,可以经颏下切口,向上分离颈阔肌后,切除肥大的腺体,并随后进行下颌下颈阔肌成形术。下颌下腺通常质地坚韧,且有着独特的分叶状外观。切除手术需将腺体内下方的鞘膜打开,切除腺体最下方的部分。钝性分离与锐性分离相结合可以很轻松地将腺体与其鞘膜及邻近组织分离开。分离腺体上外侧部分的时候应该小心,下颌后静脉及面神经下颌缘支行走于该区附近。

解剖发现下颌下腺之所以突出是由于它的体积很大,而不是因为下垂。参考这一因素会发现,试图用缝线悬吊,或是束紧颈阔肌来束缚突出的下颌下腺均是错误且徒劳的。这一观察结果为建议患者切除部分下颌下腺提供了依据。

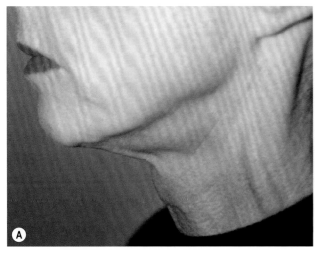
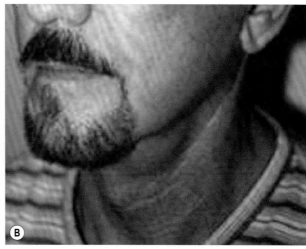

图 6.10.35　（A 和 B)下颌下腺突出。在寻求二次面部提升手术的患者中常见下颌下腺突出。通常表现为颈侧下颌下三角区隆起畸形。在首次面部提升手术时，突出的腺体易被忽视，因为它们常被颈部脂肪和松弛的颈阔肌掩盖

当突出的腺体分离显露完毕后，可使用长镊和长头电刀切除多余部分。手术需要术区充分显露，光照明亮，助手细心以及吸引器使用良好。需要注意的是，所有相关的重要解剖结构均位于腺体鞘膜之外的外侧部分。切除前应牵拉腺体下部，将其从鞘膜的下内侧拉出，远离相邻结构，然后再按设计切除多余腺体(图 6.10.36)。

该位置与同侧的下颌缘及二腹肌前腹再同一平面上。如果切除过程中遭遇腺体内的血管，必须小心分离并立刻针对性烧灼。多余腺体切除完毕后，必须进一步仔细的烧灼止血。然后按照术前设计行颈阔肌成形术(在中线位置将左右两边颈阔肌的内侧缘缝合连接)与颈阔肌切开术(在环状软骨水平将颈阔肌横向切开)。在复位下颌下腺后，于颈阔肌前间隙和颈阔肌后间隙放置 10F 封闭式引流管。没有必要切除整个腺体达到颈部美观效果。完全切除整个下颌下腺可能损伤到面神经的下颌缘支，并导致局部凹陷和其他轮廓异常风险。迄今为止，尚未有切除下颌下腺造成神经损伤、血肿、血清肿、唾液腺瘘及味觉性出汗情况发生。

二腹肌肥厚

随着对二次手术患者评估的经验积累，越来越多人认为肥大且低垂的二腹肌肌腹是术后继发颈部畸形的常见因素，也是颈部下颌下三角区内侧线状隆起畸形的根本原因。由于颈部脂肪以及松弛的颈阔肌掩盖了此类畸形，首次面部提升手术时通常不会引起注意。大多数情况下，二次手术为此类畸形的正确诊断和适当治疗提供了机会(图 6.10.37)。

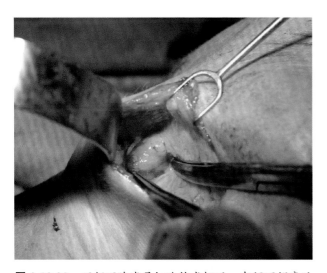

图 6.10.36　下颌下腺减量切除技术概观。在颏下褶痕后约 1cm 行颏下切口，颈下皮肤分离。正确分离上提颈阔肌后，采用双爪皮肤勾和可延展拉钩牵开创口。二腹肌前腹侧面明显突起的地方即是腺体(手术钳尖端位于二腹肌处)。已从内下方打开腺体鞘膜，采用钝性解剖分离下颌下腺。分离完成后，采用镊子将腺体轻轻牵至下方，采用电切术逐渐切除突出部分

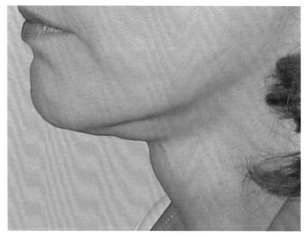

图 6.10.37　二腹肌前腹突出。这位患者曾接受面颈部提升术。肥大二腹肌前腹可以产生近中线处不良的线状突起，此类突起影响了整体美观。在首次面部提升手术时，突出的二腹肌易被忽视，因为它们常被颈部脂肪和松弛的颈阔肌掩盖

二腹肌前腹的肥大可以采用肌腹表层次全切除治疗。经过颏下切口,游离颈阔肌内侧缘、打开颈阔肌后间隙后,即可在直视的情况下进行二腹肌前腹肌腹的表层次全切除。通常,在进行颈阔肌下脂肪切除和下颌下腺部分切除后,最好进行部分的二腹肌切除术,因为此时肌肉肥大程度最容易评估。可以使用的基本技术有两种:增量横切切除和肌肉分离部分切除术。前者采用 Debakey 钳和中型 Metzenbaum 剪以增量的方式对肌肉最突出的地方进行横切切除,直至获得合适的轮廓。通常这需要切除二腹肌前腹表层 25%~50% 的肌肉,有些情况下甚至需要切除 50%~90%。在肌肉分离部分切除术中,使用组织钳横向推进插入二腹肌中,将肌腹肥厚突出的部分分离开(图 6.10.38)。然后用剪刀或电灼法去除下颌骨及舌骨附近的肌纤维(图 6.10.39)。仔细观察轮廓改变并重复操作。然后按照术前设计行颈阔肌成形术(在中线位置将左右两边颈阔肌的内侧缘缝合连接)与颈阔肌切开术(在环状软骨水平将颈阔肌横向切开)。在二腹肌部

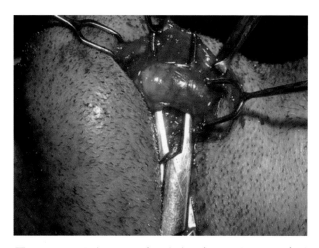

图 6.10.38 分离二腹肌前腹突出的部分。弯钳尖端穿过肌腹中部。(经颏下切口右侧二腹肌的右侧观。图左侧为患者下巴,右侧为患者颈部)

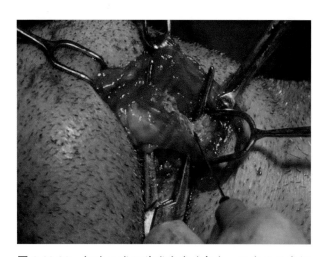

图 6.10.39 切除二腹肌前腹突出的部分。肌肉已用弯钳分离完毕。然后采用电切术切断已分离完毕肌肉的舌骨端和下颌骨端

分切除术完成后,于颈阔肌前间隙和颈阔肌后间隙放置 10F 封闭式引流管,进行颈阔肌前脂肪切除或下颌下腺切除术时也应如此。二腹肌部分切除术并未导致吞咽困难,声音障碍或其他功能性问题。

残留颈阔肌条索

随着吸脂术的普及,许多外科医生采用小切口颈部年轻化手术,包括颈阔肌前吸脂术,伴或不伴耳后皮肤切除术。虽然此类方法对于深层组织问题不严重的年轻患者偶尔会产生良好效果,但更常见的情况是,该方法会使颈阔肌条索变得更加明显,造成不良的老化外观。

原发性和继发性颈阔肌条索最好采用横行颈阔肌切开术(在环状软骨水平横行切开颈阔肌)治疗,因为其根本原因是某条颈阔肌功能亢进,而不是颈阔肌横向松弛。切开肌肉使其失去功能,其方式类似于跟腱断裂时腓肠肌失去功能。单纯的颈阔肌成形术(在颈部中线位置缝合两侧颈阔肌)通常是不够的,它不足以解决根本问题。

为了防止术后造成外观不平整,必须由皮下完整分离颈阔肌层,再行横行颈阔肌切开术。原因是位于环状软骨平面附近的颈阔肌非常菲薄,横行颈阔肌切开术必须从此处切开。当在该位置行颈阔肌切开术时,出血量是最小的,发生下唇功能障碍的可能性也极小。高水平位置肌肉较厚,如果从此处横行切开颈阔肌,肌肉边缘出血量增加,一旦愈合完毕肿胀消退后,表面轮廓不规则的现象很明显。从高水平位置切开颈阔肌也会导致下唇功能障碍。正如传统理念教导的,如果在舌骨水平面楔形切除颈阔肌,则颈阔肌以及下唇的功能障碍将很明显,并且可能产生过于明显尖锐的颏颈角。

如果存在颈前部颈阔肌条索,则要求横断颈阔肌至条索外侧的颈阔肌中点(图 6.10.40)。如果存在颈外侧颈阔肌条索,则横断止点进一步延伸至外侧条索外侧部,以将各条索囊括于横断区域内(图 6.10.41)。

颈阔肌条索是颈阔肌功能亢进的结果,在大多数情况下,通过悬吊或者直接切除不能达到有效的治疗效果。悬吊的缝线和横向的约束带,尤其是从一侧乳突延伸至另一侧乳突,通常会产生硬度较大的套索,使患者感到不适,尤其使当患者俯视时。对于轻度颈阔肌畸形,采用部分颈阔肌缝线悬吊可能会有所帮助,但无法解决解剖上的根源问题。

即使手术医生操作熟练,手术方案设计良好,颈阔肌条索切除也有可能伤及神经或产生肌肉功能障碍,并且常导致明显的轮廓不平整或畸形复发。颈阔肌条索切除不能解决根本问题,反而在切除肌肉条索后,其两侧常产生新的条索。

未矫正和矫正不足的中面部畸形

通常,中面部未矫正和矫正不足的患者,在二次手术前均需进行仔细查体。他们表现为眶下区凹陷,颧部低平和鼻唇沟形成。患者在首次面部提升术后,下颌轮廓紧致,面部大部分区域年轻化,从而使得此类问题被反衬得更加明显。

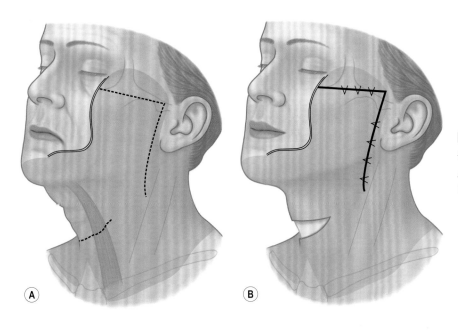

图 6.10.40　治疗残留颈前部颈阔肌条索。(A)颈前部颈阔肌条索及其相应颈阔肌切开手术方案示意图;(B)颈阔肌切开,SMAS 瓣提升后

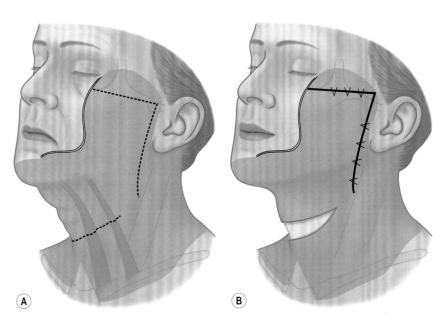

图 6.10.41　治疗残留经前部、颈外侧部颈阔肌条索。(A)颈前部、颈外侧部颈阔肌条索及其相应颈阔肌切开手术方案示意图;(B)颈阔肌切开,SMAS 瓣提升后

中面部畸形的治疗仍存在争议,人们尚未就其治疗的最佳方法达成共识。传统的"面部皮肤层提升"和颧弓下低位 SMAS 层提升都不能对中面部产生明显的治疗效果。皮肤层提升失败的原因在于其对颧脂垫的上提效果微乎其微。颧弓下低位 SMAS 层提升失败的原因是由于其设计方案对于中面部和睑下区的提升毫无作用。将 SMAS 瓣向内侧充分分离,释放动员中面部组织,并将其沿着颧弓中份处进一步提升,可以解决此类问题(图 6.10.42 和图 6.10.43)。高位 SMAS 提升方案可以提升睑下区及颧部组织并增加下睑支撑力。

在二次手术中经常发现,患者接受首次面部提升手术时,SMAS 层的解剖过于保守,高位处 SMAS 层未经手术破坏,以至于可以很轻松地在高位进行 SMAS 的扩展解剖。此外,幸运的是,即使首次手术 SMAS 层解剖范围很广,在二次手术中仍可以继续解剖提升 SMAS 层,因为通常情况下,首次解剖 SMAS 层后几乎不会发生瘢痕、粘连或其他有碍再次解剖的因素。

理想的二次 SMAS 层手术的条件为,首次面部提升手术仅单纯提升悬吊颊部 SMAS 层,未对 SMAS 层的上缘进行切除或折叠操作。单纯悬吊后,重叠的组织在二次手术时再次解剖难度小,且 SMAS 层深层瘢痕也不严重。相比于低位 SMAS 提升方案,高位 SMAS 提升方案还能避免患者微笑时,颊脂垫撞击缝线悬吊处紧绷的组织而产生的轮廓凹陷和不规则畸形。不过,如果将中面部组织或颧脂垫悬吊与颧骨上方或睑下缘骨膜上,也能出现上述症状。

应该认识到,鼻唇沟及其褶皱是一种解剖结构,对于许多患者而言具有家族特征。此类患者不应期望通过中面部提升彻底消除此类结构。事实上,对于此类患者,出于美观考虑,也没有必要采取这一做法。

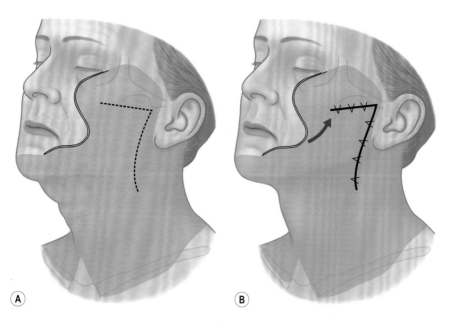

图 6.10.42 低位 SMAS 瓣。传统 SMAS 瓣仅提供颊下区及下颌区的提升,对中面部没有治疗效果。(A)低位 SMAS 瓣手术设计;(B)低位 SMAS 瓣提升固定后。箭头表明此瓣仅提供颊下区及下颌区的提升

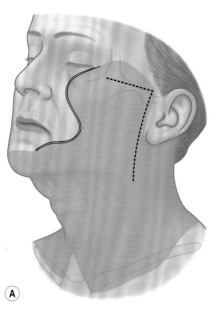
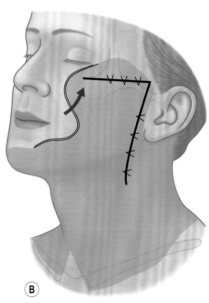

图 6.10.43 高位 SMAS 瓣。高位 SMAS 瓣不仅提供颊下区及下颌区的提升,中面部及眶下区同样有提升效果。(A)高位 SMAS 瓣手术设计;(B)高位 SMAS 瓣提升固定后。箭头表明此瓣不仅提供颊下区及下颌区的提升,中面部及眶下区同样有提升效果(对比图 6.10.42A 和 B)

大多数人认为行二次中面部提升手术的患者颊部上前区最主要的问题是其发生了下垂,这种认识是错误的,基于该认识进行的手术收益有限。未能正确认识到面部组织已经产生明显的萎缩,使得许多患者和手术医生对于手术后效果普遍比较失望,并导致了他们在中面部提升手术中进行了许多额外的手术操作,包括真皮脂肪移植,眶周脂肪移植及眶隔脂肪释放。然而,此类操作能否像脂肪注射一样简单自然且有效的补充面部组织容量尚且存在疑问。当前的趋势更偏向于面部组织填充,而不是提升。

颌下组织残留

下颌提升不充分,或者下颌组织复发性下垂,是二次面部提升手术常见问题。大部分表现为组织游离不充分,皮瓣转移错误,固定不牢固,或是颊部 SMAS 层没有恰当充分的利用(图 6.10.44)。二次面部提升手术为大多数患者提供了一个重新提升松弛的下颌组织,恢复美观下颌轮廓的机会。虽然吸脂术和下颌脂肪切除术在某些情况下可以改善面部轮廓,但这些脂肪可以在面部高位利用,不应被随意浪费(见图 6.10.33)。大多数情况下,吸脂术和下颌脂肪切除术在首次手术中已经实施得非常充分,二次手术时,几乎没有残存的表层脂肪。对于近乎所有因颌下组织残留进行二次手术的患者而言,常规 SMAS 解剖悬吊要优于脂肪切除。有时,对于颌下组织残留程度较严重的患者而言,可以结合 SMAS 提升与保守的脂肪切除两种方案协同治疗。在少数情况下,首次面部提升手术后颌下组织残留表现为脂肪残留,下颌组织下垂以及颏下颌沟加深,对于此类情况,可采用 SMAS 提升,适当的脂肪切除以及颏下颌沟脂肪移植来矫正。

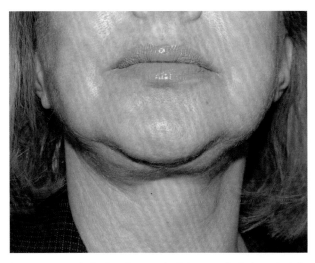

图 6.10.44　残留的下颌及下颌缘组织。在寻求二次面部提升手术的患者中,常出现下颌提升不充分的情况,这源于 SMAS 层没有恰当充分的利用。虽然吸脂术和下颌脂肪切除术可以是轮廓变平坦,但这些脂肪可以在面部高位利用,不应被随意浪费

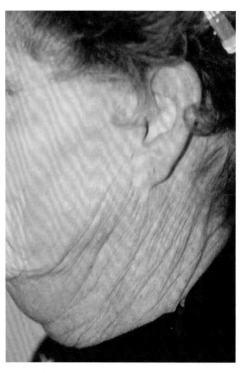

图 6.10.45　皮瓣移位不当导致外观异常。最初位于颈部的皱纹上移至下颌缘上方,到达耳垂周围。这是由于"单纯皮肤提升"手术,使皮肤沿着错误的方向提升,以期改善颈部轮廓而导致的。也可见于 Skoog 术及联合手术中,此类手术强调皮肤和 SMAS 朝同一方向提升

皮瓣移位不当导致畸形外观

　　许多接受面部提升手术的患者因皮瓣移位不当,产生异常外观而寻求二次手术。这一问题在皱纹深、皮肤弹性差的老年患者人群中尤为常见,典型表现为颊部外下区,耳垂周边以及颈部外上区的面颈皱纹过度上提,被称为"皱纹移位畸形"(图 6.10.45)。

　　面颈皱纹过度上提畸形常见于单纯皮肤面部提升术,皮肤-SMAS 整体面部提升术,小切口悬吊面部提升术和其他采用耳后小切口进行皮肤强行上提的"短瘢痕"手术。除非采用颞区发际缘切口,否则此类畸形常伴有颞部发际线移位。此类术式的根本问题在于它们无法解决皮肤和 SMAS 衰老速度和下垂方向的不同。通常,皮肤需要沿着垂直于鼻唇沟的方向提升,而 SMAS 和深层组织需要沿着大致平行于颧大肌长轴的方向提升。在单纯皮肤面部提升手术中,皮肤层通常沿上述方向过度提升,想通过皮肤提升矫正下面部及下颌缘处深层次问题,这是错误的做法。在深层面部提升术以及皮肤-SMAS 整体面部提升术时,皮肤常被迫与 SMAS 层沿同一方向提升,这会导致皮肤层必须过度提升才能与 SMAS 层的提升程度相匹配。"皱纹移位畸形"是小切口悬吊面部提升术和细微瘢痕面部提升术以及类似的尝试最大程度淡化甚至完全消除耳后瘢痕的面部提升术产生的最复杂的问题。从设计角度而言,此类术式要求沿着同一方向上提皮肤及皮下组织瓣,并且不切除多余的颈部皮肤,而是将其堆积在颈后区。

　　将皮肤层和 SMAS 层充分分离并沿着上述不同方向进行提升是最恰当的处理方式。这一做法可以将颈部皱纹皮肤向后推进并部分切除,而不会出现在面部。这最大限度地减少了因皮瓣移位不当导致颈部皱纹转移至面部的畸形外观。将皮肤和 SMAS 作为单独的层次的面部提升方式称为"分层"或"双向"面部提升。

　　颈部皱纹错误移位至面部产生的畸形难以矫正,尤其对于皮肤余量很少的患者。虽然将皮瓣沿着一个更朝向后的方向重新提升和悬吊可能会对现有症状有所改善。但能否移位回正常位置及其改善程度受到以下因素限制,包括首次面部提升时皮肤过度提升的程度、耳垂周围皮肤切除的程度,以及本次手术时皮肤的富余量(图 6.10.46)。

颞区组织受压堆积

　　尽管向上提升 SMAS 会使中面部、颊部、下颌以及眶下区产生全面改善,但如果本术式不联合颞区提升和额部面部提升术,也会不可避免地使得颞区和眶外侧区组织受压堆积。此类紧绷和皱纹的产生会导致"少面老额"的畸形,如果二次手术时不能重新处置颞区和眶外侧区组织,此类问题会变得更加严重。

　　患者通常认为这是首次面部提升手术后遗留的问题,但经常错误地认为这是皮肤本身的皱纹和残存的鱼尾纹造成的。可以观察到当患者微笑时,此类问题会更加明显。如果先前未加处理,那么通过颞部组织重新固定或者标准的额部面部提升术可以起到不错效果。

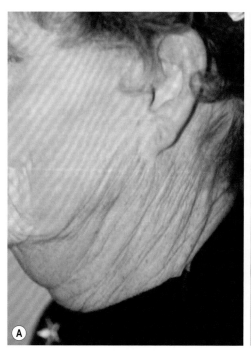
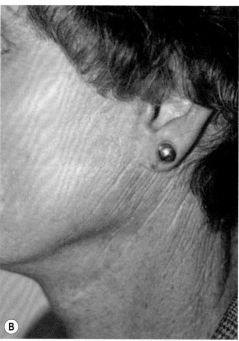

图 6.10.46　皮瓣位移不当的修复。(A)最初位于颈部的皱纹上移至下颌缘上方,到达耳垂周围。(B)二次面部提升术后,使用 SMAS 处理面部轮廓问题,将颈阔肌以及颊部皮肤根据其实际情况向下方移位

皮肤缺陷和紧绷样外观

每当有面部提升意向的患者和非专业人士讨论面部提升手术时,他们会不可避免地提及各种名人及朋友们术后脸部紧绷样外观,并对此表示担忧和沮丧。许多人认为这是一种抉择,如果不能做到忽视此类过度拉扯的外观(包括面颊、眼睛、眉毛),过度害怕拥有类似外观就选择拒绝接受手术。大众媒体上与之相关的大量的笑话,以及有关术后"面具样""风洞样"外观,"微笑都有可能使紧绷的脸皮裂开"等言论,加重了患者的担忧。然而造成患者们担忧,引起嘲笑的原因——基于皮肤切除的单纯皮肤面部提升术仍然在广泛开展中。

对于面部提升术,尤其使多部位联合面部提升术而言,单纯皮肤面部提升术的根本问题在于皮肤应该起到的是覆盖的作用而不是支撑的作用。然而,对于面容衰老而言,主要原因是由于面部支撑减弱,深层组织下垂,而不是皮肤松弛。任何试图通过皮肤层矫正深部组织下垂的操作,其效果都是短暂的,注定会产生紧绷样外观并随后导致老化的外观重现。

单纯皮肤面部提升术的提升操作往往超出皮肤本身弹性的极限,由此产生紧绷样外观,并使得面部轮廓变扁平。单纯皮肤面部提升术后,耳前区的皮肤张力超阈值的程度最大,所以该区域紧绷感和扁平外观最为明显。更糟糕的是,在颌下及口周区的皮肤张力较小的,明显低于皮肤所能产生弹性的张力,因此在这些更需要皮肤紧实区域,皮肤并未被收紧。进一步收紧皮肤常导致耳前扁平更加明显,且不会使下颌及口周区轮廓改善。随着时间的流逝,在下颊部至颈部外上侧出现紧绷的线条(图 6.10.47),呈现"窗帘式褶皱"和侧面"扫把样"外观(图 6.10.48)。窗帘式褶皱和侧面扫把样

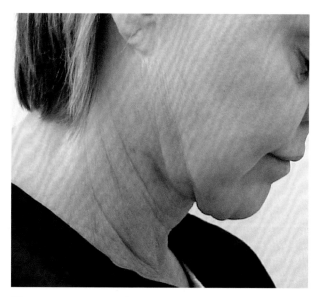

图 6.10.47　紧绷的线条。当患者向下看时,自耳垂至下颌、颏部出现皱纹和紧绷感(紧绷的线条),发生此类情况是由于颊部皮肤过度切除,弹性超过极限,正常功能丧失。(注意张力相关表现,包括耳垂退缩以及宽的交叉十字状耳周瘢痕)

外观的发生源于自口周和耳前皮肤固定紧绷悬吊,而其深层组织下垂区域缺乏支撑。当患者俯视时,由下颌至耳垂产生褶皱和紧绷的线条,这是由于试图通过皮肤切除悬吊来改善面部老化外观,使颊部皮肤超过其弹性极限,损害了其正常的覆盖功能导致的。当患者屈颈俯视时(例如看菜单,看书,看剧院节目时),此类畸形将更加明显。

在首次手术中单纯进行皮肤切除悬吊的患者,在二次手术时通常需要深层组织容量支撑。进一步的皮肤切除会加重其畸形,并且起不到改善面部轮廓的作用。

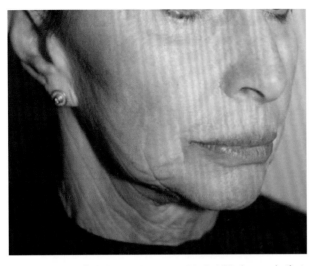

图 6.10.48 "窗帘式褶皱"和侧面"扫把样"外观。在单纯皮肤提升术后，"窗帘式褶皱"和侧面"扫把样"外观是常见问题。在该手术中，耳前区是皮肤最为绷紧的部位，但此处恰好是最不需要皮肤绷紧的部位。更不利的是，在最需要皮肤紧致的下颌和口周区，皮肤张力较小。之所以会形成"窗帘式褶皱"，是由于皮肤固定于耳前口周区，但在两者之间没有支撑力，深层组织下垂程度大

皮肤脱落

当下流行游离面颈部皮肤，然后在异常张力下将其悬吊以使面部年轻化，这会导致以皮肤脱落为主要症状的术后继发畸形。此类术后继发畸形是可以避免的。对于吸烟患者和近期激光治疗造成皮肤敏感的患者，采用激进的治疗方案，易导致皮肤脱落。

对于皮肤脱落引起小面积瘢痕的，可以在二次手术时直接切除，再分离周围组织拉拢缝合，或者直接在设计切口时将其考虑在内。由于皮肤分离过度，皮肤张力过大，组织处理粗糙或包扎过紧造成的较大的皮肤缺损通常难以矫正，尤其当患者首次面部提升皮肤切除过于激进时。遗憾的是，此种情况十分常见。在这种情况下，无论患者和手术医生如何期望，二次修复手术均不能完全矫正此类畸形。

二次修复手术中常见的错误包括臆测患者的瘢痕可以通过直接切除，充分分离周围组织并拉拢缝合来治疗。即使是见多识广的医生，也会因为患者坚持不懈的恳求下而丧失良好的判断力。然而经验表明，此类瘢痕切除后，常常由于邻近皮肤量不足而无法进行无张力闭合创口，最终不得不在有明显张力的情况下进行缝合。此类创口闭合后会不可避免地发生伤口开裂，瘢痕增宽，以及发生与张力闭合相关的畸形，包括瘢痕宽厚，交叉十字瘢痕，面部结构畸形，耳屏畸形以及耳垂易位等。对于此类患者而言，最好能接受保守治疗，部分矫正问题，而不是动员正常组织，造成新的创伤。化妆、文身以及发型修饰是掩盖此类瘢痕的较优方案。

如果通过化妆等方式无法掩盖瘢痕和正常组织之间的"台阶"，可采用皮肤磨削的方法进行矫正。不过即使通过磨削的方法减少瘢痕和正常组织之间的高度差，两者纹理也会有明显差异，阻碍瘢痕更好地隐藏。希望得到进一步改善的患者可以选择瘢痕切除和全层皮肤移植，该技术可以提供更加自然的皮肤纹理。为了使邻近皮肤和移植皮肤的交界处过度更好，可能需要后续进一步的皮肤磨削，且在愈合过程中使用硅胶贴敷和弹力面罩效果更佳。在某些情况下，切除带有瘢痕区域的正常皮肤并移植整个解剖亚单位要比单独移植一小块效果更好。对于更极端的情况则需要考虑面颈部皮肤扩张。

遵守整形外科的基本原则并谨慎操作，可以最大程度减少皮肤脱落情况的发生。术前仔细询问病史，对于吸烟及有吸烟史的患者，仔细进行术前设计，应考虑其皮肤坏死及愈合不良的风险较高。对于长期吸烟程度严重的患者，应考虑拒绝其面部提升要求，或者采用不涉及皮肤广泛损伤且低张力的整形方案。对于此类患者，应采用低风险的术式联合治疗，包括小切口额部成形术，眼睑手术，保守的颌下吸脂术，脂肪注射术及激光换肤。但仍需谨慎的和吸烟者沟通，并且每位手术医生都应意识到此类患者出现风险的概率较高。

皮瓣坏死取决于多种因素，这些因素往往是可控的，可以通过术前缜密的方案设计将其危险降至最低。这些因素包括组织创伤，皮肤分离程度，以及皮肤张力。由于深层组织除皱技术可以降低皮肤损伤，保留重要穿支血管，并避免面颈部皮肤张力过大，因此术前仔细筛查，手术操作谨慎，采用合适的手术方案，可以使皮肤脱落的概率降至最低。并且这种情况下即使出现皮肤脱落的情况，也相对更容易处理。

SMAS 移位不当或损伤导致外观畸形

许多患者在二次面部提升手术时，仅做皮肤层的调整，不涉及 SMAS 层，这会有效避免因 SMAS 层手术不当操作造成的相关畸形。然而，即便面部提升时不进行 SMAS 层的手术操作，也有可能损伤到该层组织造成相关的畸形和表面轮廓不规则。有意或无意的"钮孔"样损伤使面部运动时产生的面部轮廓改变，是典型的因 SMAS 损伤导致继发畸形。这会导致面部轮廓不对称且不规则，患者面部运动或紧咬牙齿时会变得更明显（图 6.10.49）。在二次手术时发现并修复此类 SMAS 层缺陷将会解决很多此类型的问题。因 SMAS 层大面积损伤、SMAS 切除或 SMAS 错误折叠造成的 SMAS 层畸形的修复是一个巨大的挑战，通常此类畸形很难完全矫正。

SMAS 提升术还可能导致其他畸形，包括 SMAS 错误折叠和 SMAS 切除处过度不佳造成的局部隆起，悬吊张力不均匀或张力过大引起皮肤表面不规则，以及 SMAS 沿着错误的方向提升造成的外观不自然等，此类畸形也必须得到正确的认识和妥善的处理。

首次手术对 SMAS 层折叠或切除造成的局部隆起和不规则程度不同，其矫正潜力也不同。二次矫正手术必须根据患者自身存在的问题个体化处理。经过仔细的检查分析，找到问题的根源进行矫正在大多数情况下是可行的。

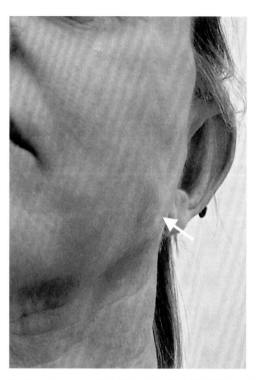

图 6.10.49　由 SMAS 损伤引起的轮廓不规则（箭头所示）。导致继发畸形最常见的 SMAS 层损伤见于有意或无意的 SMAS 钮孔样损伤。这会导致患者面部运动或紧咬牙齿时局部凸出或轮廓不规则。（注意该患者紧咬牙齿时颊下区隆起）

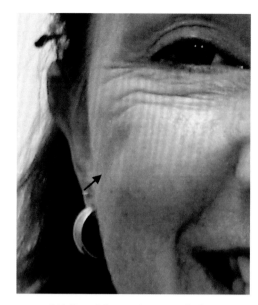

图 6.10.50　"微笑凹陷"。如果 SMAS 悬吊过低，过于靠颧骨外侧，或与骨膜固定太牢固，患者微笑时，组织悬吊处会产生凹陷及其他不规则轮廓（箭头所示）。当采用缝线直接悬吊中面部可运动组织或颧部脂肪垫至眶下缘或其他骨组织时也能观察到此类问题

　　沿着错误的方向推进悬吊 SMAS，会导致面部外观畸形，此类畸形无论在面部肌肉静止状态下或者运动状态下都存在。这主要是由于面部 SMAS 瓣错误的向后方推进悬吊（正确方向是大致朝上），由此导致"小丑嘴"或"大嘴"，以及面部肌肉运动时奇怪的外观表现。

　　SMAS 正确推进提升方向大致与颧大肌长轴平行。如果 SMAS 沿着其他方向推进，那颧大肌肌束就会产生弯曲，将不能正常行使其运动功能。向后牵引同时也造成了笑肌收缩样外观，使得口周区域静止时外观不佳。对于因 SMAS 推进方向不当造成的继发畸形症状，二次手术时矫正其推进悬吊方向可以明显改善。

"微笑凹陷"

　　采用缝线直接悬吊中面部可运动组织或颧部脂肪垫，抑或 SMAS 层悬吊过低或与深层骨组织固定过牢，将造成颊部及中面部表情运动的不自然。患者在该手术方式后做面部表情时，常出现面部部分区域凹陷、轮廓不规则，该症状称之为"微笑凹陷"，临床观察发现此类症状通常很明显（图6.10.50）。

　　通常，在二次手术中，通过彻底游离释放之前紧绷的区域并采用特定手术方式重新固定悬吊下垂的组织会明显改善"微笑凹陷"症状。特定手术方式需要使中面部及颧部脂肪垫可以自然滑动，相关手术方式可采用高位颊部及中面部 SMAS 皮瓣高位悬吊，或骨膜下中面部提升技术。应避免使用低位悬吊和固定点位于组织浅层的术式。采用 V 形注脂针锐性分离释放凹陷区组织，并行脂肪注射术也可以改善"微笑凹陷"症状。

违背审美的面部假体

　　对于需要进行二次手术修复的患者而言，违背审美的面部假体置入会使其外观受到严重影响，并且降低其修复潜力。通常情况下，此类面部假体常用来改善因"微面部提升""激光面部提升""商业化整形""专营性面部提升术"或"周末"面部提升存在的缺陷和不足，或是接受过常规面部提升，却仍对自己外观不满意的患者。假体包括规格大小不一的颧部假体、颊下假体、颏假体和下颌角假体。此外，还有一些修复起来更棘手的假体，如 PTFE（聚四氟乙烯，Gore-Tex）假体，以及类似的放置于嘴唇和鼻唇沟的假体。此类假体会导致明显的面部皮肤高低不平，且在患者做面部表情运动时会产生弯曲折叠的现象。

　　尽管面部假体在美容外科方面取得了显著的进步，使许多患者因此受益。但面部异物移植主要适用于骨骼缺陷的患者。面部老化软组织下垂的患者的正确治疗方式为重新定位下垂的软组织，而不是增强面部骨骼支撑。对于面部软组织萎缩的患者而言，脂肪注射的治疗效果要优于面部假体。

　　许多进行面部假体置入后外观不佳的患者能够意识到自身问题所在，并愿意取出或更换置入物。此类患者通常具有纽扣大小的颏部或颊部置入物，超大的颧部或颊下置入物以及不恰当的鼻唇沟置入物。

当患者意识不到自身问题，不愿意取出或更换体内置入物时，情况变得更加棘手。对于此类患者，需考虑自己能否解决他们的问题，或者让其另寻他人帮助。

通常，在二次手术时取出或更换置入物并不困难，很少产生并发症。如果置入物最初置于皮下，那么将其转移至骨膜下可获得更自然的外观。二次手术时需将颞下置入物取出，因为保留它们将使颞部和中面部提升后的面部外观变得很怪异。或者，如果患者愿意，也可以保留此类假体，并在下次手术时再取出。

放置在嘴唇和鼻唇沟处的 PTFE（Gore-Tex）情况比较特殊，它们很难取出。而且即使能够取出，也常导致难以矫正的继发畸形。对于此类患者，如果他们希望取出置入物，最好建议他们仍选择置入此类物体的医生进行取出操作。这样可以明确修复手术潜在问题，制定适当矫正方案。如果在二次面部提升手术中选择取出此类置入物，可能会因为操作不当导致其他问题。

未行年轻化手术的额部

面部衰老很少局限于颊区及颈部。然而大多年轻化手术主要针对该区域，许多曾接受年轻化手术的患者都呈现"少面老额"畸形，这是由于在首次手术时未能正确认识和治疗额部老化导致的（图 6.10.51）。

对于许多寻求二次面部提升的患者进行仔细分析可以得出，在这类患者中仅仅颊部和颈部区域皮肤紧致常导致整个面容不协调不美观。额部相比于下面部及颈部，更容易表达个人情绪变化，因此额部表情的变化在与人交际时扮演重要角色。此外，单纯下面部及颈部的年轻化会导致面部不协调和不自然，呈现"整形手术后"外观。

正确认识"少面老额"畸形是对其矫正的必要条件，也是与患者沟通交流额部手术方案的前提。为了正确认识该问题，手术医生必须对整个面部进行全面的查体，并仔细考虑旁人对其外表的看法。最好能远距离观察患者并根据直觉来判断。

由于患者头发可能会掩盖前额衰老的标志，痉挛的额肌可能会使眉毛看上去处于合适的位置，所以在二次手术前，必须在用力上推患者前额头发的前提下进行查体。此外，由于前额头发对衰老的掩盖作用，患者常意识不到他们自身的问题所在，所以在查体时，应嘱患者手持镜子，以方便他们更加了解自身情况，继而可以向患者展示其存在的问题，并与患者进行沟通，让患者们了解其额部的软组织实际上处于下垂的情况。

眉毛看似处于合适的位置是患者和手术医生误以为额部组织未发生下垂的重要原因，严重影响了术前正确的评估。患者常习惯于通过不自主的提眉来美化自身面部表情。更糟糕的是，许多女行倾向于拔除眉毛的下侧部分，让眉毛看上去足够高。很多患者眉毛的外 1/3 是缺失的，取而代之的是用眉笔在较高位置处勾勒出的眉线。对于额肌明显痉挛，额部有明显横向皱纹的患者，照镜子时更容易观察到自身眉毛处于正常位置。

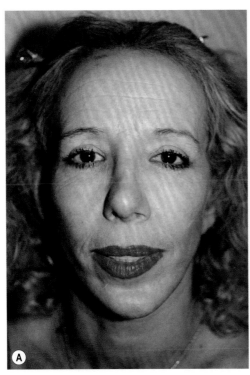
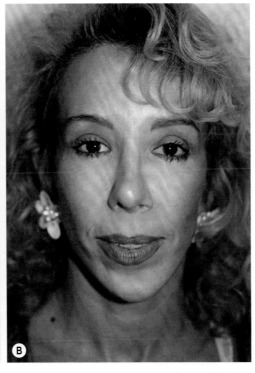

图 6.10.51 "少面老额"畸形。（A）在他处行面颈部提升、额成形术、眼睑手术的患者。该患者前额看上去比面部其他部分显老，整体外观不和谐，不自然。（B）同一患者行发际线降低、前额成形术后。没有进行眼睑手术或其他手术。她的脸看上去更加自然、和谐、平衡，所有部位老化程度相同

许多需求二次面部提升手术的患者，其额头均未历经年轻化手术处理。因此，二次面部提升手术中，额部的年轻化是一个非常重要的部分（额部年轻化将在第7章进行讨论。）

未行年轻化手术的口周

尽管在初次面部提升手术时就能观察到口周区域的老化，但通常对于更加细微的问题常疏于观察，尤其在面部其他区域老化面容的衬托下，此类疏忽更加明显。这会导致首次手术时，口周的问题常常被忽视，而周围区域年轻化之后，此类问题表现得更加明显，以至于造成"少面老嘴"畸形。

正确认识"少面老嘴"畸形是与患者沟通并矫正此问题的先决条件。由于许多有二次面部提升意向的患者均伴有老化的口周外貌，故口周年轻化往往是二次面部提升手术的重要组成部分。实施此类手术需要通过一些手段改善皮肤质量，减少皮肤皱纹，并通过脂肪或填充剂注射的方式使面部萎缩区域变饱满。此外，上唇提升和口角提升也是非常有效的手术方式。

面部萎缩

传统认为，组织松弛和皮肤表面皱纹的产生造成面部衰老的外观，然而最近医生们开始逐渐意识到，组织萎缩和脂质营养不良是衰老的重要因素。对于二次面部提升患者仔细查体会产生类似结论。对于大多数情况，仅仅抚平皱纹和上提松弛的组织，不能使面部真正实现年轻化。对于体型偏瘦，或是接受过面部吸脂的患者而言，这种情况尤其明显（图6.10.52）。

眶周、中面部上半区、眶下及口周区域的组织萎缩最为常见，此外，通过仔细观察额部、眉毛、颞部、颊部、下颌、颏部和颈部，也能发现组织萎缩。常规面部提升手术不能完全矫正萎缩的情况，传统的面部假体对此亦疗效甚微。此类治疗方法甚至还会导致问题恶化，并最终导致面部外观更加不自然、僵硬和令人反感。

矫正面部萎缩需要增加面部组织容量。采用传统的面部年轻化手段去除面部组织，提升下垂组织，收紧皮肤对于面部萎缩矫正收效甚微。与通过面部"提升"矫正不同，面部萎缩需要医生采用"填充"和"雕塑"的方案治疗，且在此过程中需要三维立体的思考，而不仅仅局限于二维平面（见图6.10.52）。

通过脂肪注射矫正面部萎缩效果最佳。适当的脂肪注射能使人产生柔软自然的轮廓，并解决传统面部提升手术无法解决的问题（图6.10.53）。

对于脂肪注射而言，最好能将其用于没有在本次手术中受到手术创伤的部位。因此，该方法在某些部位不适用，也很少与面部提升手术同时开展。不适用的部位包括耳前区颊部和颈部。对于其他区域，如颞区、额部、眉毛、眉间、鼻根、眼眶、颊部、中面部、"泪沟"、颊部凹陷、嘴唇、鼻唇沟、鼻基底、口角、颏下颌沟、颏、下颌缘等，如有必要，可以在面部提升同时进行脂肪注射治疗。

眼睑皮肤损伤和眼睑易位

许多要求二次面部提升手术的患者，在首次手术时曾接受激进的眼睑皮肤切除，造成继发性夜间兔眼症、眼睑退缩、眼睑松弛、巩膜炎和眼干燥症等问题，以及因眼眶凹陷、眼外形改变而导致的眼部不自然外观（第9章将对此类问题和畸形的处理方法进行讨论）。

过度依赖激光换肤

由于激光制造厂商不科学的宣传鼓动以及在各种会议及商业广告中展示的激光术后早期照片的欺骗，许多整形外科医生甚至其他专业的医生在重新定位下垂组织以及切除多余组织后选择采用激光换肤技术进一步治疗。激光换肤又被称之为"激光除皱"，诚然，许多言论表明，激光换肤能刺激皮肤紧致。尽管临床上也已经证明激光换肤具有其临床价值，然而经验表明，该方法并不会产生期望中的皮肤紧致效果。一旦患者面部完全消肿后，皱纹常再次出现。

许多患者因激光换肤达不到"面部提升"的效果而感到失望，并担心与激光换肤相关继发畸形的发生，包括色素脱失，皮肤敏感，皮肤异常，下睑易位以及"面部平坦颈部褶皱"的奇怪外观。出于此种担心，许多患者倾向于进行二次除皱手术。此外，基于射频及超声技术还存在其他的缺点，它们常导致面部皮下脂肪的流失。

从美学上讲，激光换肤的根本问题在于它的主要作用是使皮肤光滑，对于重新定位下垂组织，减少皮肤赘余或矫正面部萎缩无效或效果甚微。如果将其错误地使用在深层组织下垂，皮肤赘余患者身上，通常会产生不自然、不协调的"面部平坦，颈部褶皱"外观。由于此类外观极少发生在自然情况下，当患者出现此类外观时，会很容易发现其"整形手术史"，甚至非专业人士距离很远也能轻松识别。

大部分情况下，面部轮廓相较于光滑的皮肤具有更重要的美学意义。事实上，如果能成功重塑年轻的面部轮廓，那么一些表面皱纹会自然而然地被忽略掉。这将会产生更加自然的外观，而不是呈现出"整形术后"外观。

如果在首次面部提升手术时即妥善处理好了下垂的面部组织，并且此类下垂未曾复发，那么在这种情况下进行激光换肤的处理是有意义的。然而需要谨记的是，此类操作不能永久消除动态皱纹，包括眉间纹，额横纹，及鱼尾纹。消除此类皱纹需要减少或切除功能活跃的相关肌肉，重新定位下垂的组织，或切除刺激肌肉收缩的赘余组织。虽然激光换肤能通过刺激组织肿胀暂时掩盖额部皱纹，但它无法替代额部成形术。

进行过激光换肤的患者在二次手术时也会出现许多问题。在其中，如何使下面部接受过激光换肤治疗的部位与下颌缘下未接受过激光换肤治疗交界处良好过渡是最棘手的问题。这种明显的"分界线"通常需要第二次激光换肤操作，将该分界线定位于下颌下阴影之中。

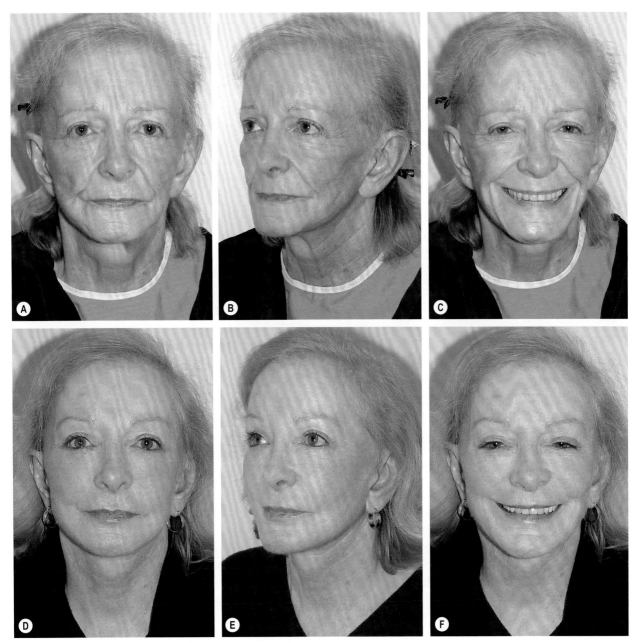

图 6.10.52 面部提升和脂肪注射示例。(A~C)75 岁女性患者，术前照。曾由一位身份不详的整形外科医生进行过多次面部塑形和相关手术（包括激光换肤）。可以观察到明显的、未矫正的面部广泛萎缩，尽管她接受过多次传统的面部提升，但仍然呈现出虚弱、病态和衰老的外观。(D~F)同一患者修复手术 1 年 4 个月后。修复手术包括面颈部提升，额部提升，上下睑成形术，眦成形术，以及充分的脂肪注射至额部、颞区、颊部、上下眶部、嘴唇、口周区、颊部凹陷、下巴和下颌缘。总共注射 90cc 的脂肪，没有进行换肤、面部假体移植或其他辅助手段。请注意，患者面部轮廓柔软自然，没有紧绷或拉扯样外观。注射脂肪可显著改善所有相关治疗区域的组织萎缩症状，使皮肤看起来更加柔软，使患者看起来更健康、充满活力。这是传统的面部提升和皮肤紧致手术无法获得的效果，仅能通过改变面部组织容量来实现。正如这位患者，对于许多寻求二次手术的患者而言，补充面部组织容量比面部提升手术更为重要

尽管许多医生认为，二次手术中面部提升和激光换肤同时进行是安全的（因为在首次手术中历经激光换肤的颊部皮肤已经经历了一段恢复期），然而，在面部提升术中，任何皮肤创伤都将会为手术带来极大风险。因此，最好在面部提升手术至少3个月之后在进行激光换肤，这时，面部皮肤才能接受更安全、全面、积极的治疗。

首次手术接受面部提升联合激光换肤综合治疗的患者是二次修复手术的上佳人选。采用该术式却仍需术后修复是因为首次手术时医生因害怕激进的外科治疗或激光换肤会导致并发症，从而采取保守的手术态度。事实上，此类患者常见矫正不完全的组织下垂和额部残余畸形。

新一代"皮肤紧致"技术已经广泛开展，某些评论认为，这些新技术最终将取代传统的面部提升手术。但就目前形势而言，面部提升以及二次手术获得的治疗效果是其他方式所不能达到的。

患者相关注意事项

许多要求进行二次面部提升的患者虽外观看似年轻，但实际年龄较大。必须仔细检查病史，以避免他们年龄段常见的医疗问题。手术前应保证其他症状均已治愈或控制良好，这样患者在接受治疗时能将并发症发生率降至最低，避免与老年化有关疾病的发病。

对于要求进行二次面部提升的患者，须仔细记录其所有的首次面部提升术后继发畸形症状，包括面部肌肉无力、运动障碍、麻木、感觉异常、眼干燥症、视力障碍及慢性疼痛等。这些问题既不会体现在照片中，大多数患者也不会主动交代。如果二次手术前没有记录，那么它们将被归结为二次修复手术的并发症。

二次面部提升手术技术相关问题

二次或三次面部提升手术存在一些初次手术不曾出现的问题和风险。此外，根据继发性畸形类型的不同，二次手术的手术方式也不同。

二次或三次面部提升手术时可根据首次手术时医生选用的术式及进行的手术操作类型不同，选用类型不同但相对较小程度的皮肤切除术，并且应该着重注意深层组织问题和首次手术造成的继发畸形。这是由于大部分首次面部提升手术都将重点放在皮肤切除方面，相比于深层组织操作，皮肤切除手术简单且耗时短。此外，皮肤切除与皮肤过紧是许多继发性畸形的根本原因。通常需要在二次或三次面部提升手术中通过深层组织提升和邻近皮肤动员来矫正此类问题，而不是再次切除皮肤。

此外，人们还应该认识到，与初次手术相比，二次面部提升术通常耗时且技术要求高，更考验外科医生的沉着耐心。对此，建议为二次修复手术分配更充足的时间，并请麻醉师或者资深辅助麻醉师配合工作。对于过度焦虑、麻醉困难、高血压或合并其他病症的患者在进行修复手术时更应如此。

尽管在二次手术中出血量通常比较少，但是由于先前手术操作导致的皮下瘢痕粘连，皮肤损伤往往比首次手术更严重。手术中不应使用锐性分离技术，而应该在经验丰富的助手的帮助下，充分显露组织仔细解剖。

寻求二次手术治疗的患者面颈部通常已经去除了大量脂肪，当分离皮瓣时，一定要仔细解剖。在上外侧颈部，耳大神经浅层部分常见皮肤肌肉粘连。类似粘连在颏区皮下也有发生。对于在首次手术中即采用颈前部颏下区吸脂，超声溶脂，直接切除等去脂操作过于激进的患者，此处皮肤肌肉粘连也很普遍。对于这类患者，重新分离颈前部颏下区的皮肤很容易穿透进入颈阔肌深层，或造成皮肤损伤。穿透进入颈阔肌深层可造成神经损伤和颈阔肌功能障碍，并使得SMAS或颈阔肌失去其修复功能。出于这些原因，修复手术解剖皮瓣时一定要格外小心，尽量避免直接使用锐性分离技术。锋利的剪刀可能会损伤脆弱的组织，并导致颈阔肌穿孔或无意间切除游离脂肪组织。

对于二次面部提升的患者而言，皮下脂肪非常珍贵，应尽可能多地保留，直到医生能确定这些多余的脂肪对整体美观毫无作用。但是，必须注意在分离皮瓣时不应损伤到SMAS和颈阔肌，因为这些组织是面部恢复年轻化的核心功能层。因此，即使产生很小的损伤也会造成很严重的后果。对于上述问题，术区分层注射稀释的局麻药有益于分离这些层次。如果不小心将稀释的局麻药注射在错误的层次上，则会使此类有益效果消失。

如果手术医生熟练掌握SMAS的分离手法，那么在进行二次修复手术时，大部分情况下都能对SMAS进行妥善解剖。有时会出现SMAS已经完全损伤或变薄的情况，抑或由于先前手术中SMAS折叠或缝线的悬吊造成SMAS受损，从而使分离提升SMAS困难重重，并有损伤面神经的风险。在这种情况下，分离皮瓣时使用神经刺激器或在靠近神经末梢处使用电灼烧刺激有助区分和支持韧带以及神经分支。事实上，没有任何面部美容值得以面神经损伤为代价，如果分离皮瓣过度困难，或者有损伤面神经的风险，则应该停止操作。对于这种情况，应放弃SMAS提升术，而采用更安全的替代方法如SMAS折叠来代替。

并非所有面部提升术后继发畸形都可以得到完美的矫正，患者需要正确看待手术预期。此外，如果需要获得更好的疗效，除了二次面部提升手术外，常需要进行一些辅助手术（见图6.10.53~图6.10.56）。

结论

越来越多的患者在年龄较小时寻求面部提升术，加上已经接受过一次或多次面部提升手术的老年患者的健康状况持续良好，使二次手术的要求显著增加。虽然二次面部提升术的设计和实施等许多方面与初次面部提升术基本相同，但在评估和治疗二次面部提升患者时必须考虑额外因素，包括年龄的变化带来的新的问题和首次手术的遗留的问题。

此类继发畸形对于医生的创造力、设计、术前准备及手术操作都是极大的挑战。二次面部提升手术患者通常皮肤量相对匮乏,且存在深层组织畸形导致的问题。二次手术时再次切除大量皮肤可能会与初衷背道而驰,导致外观更加不自然,加重现有畸形。很多存在于二次面部提升手术患者中的问题值得深思。即便是不常行修复手术的外科医生也应该仔细研究继发畸形,因为此类畸形可以提醒医生在设计和实施初次手术时需要避免的错误。

案例

案例 6.10.1　二次面颈部年轻化:57 岁女性

一名 57 岁女性,行二次面颈部年轻化手术前及术后 12 个月多角度视图(图 6.10.53)。执行初次手术的医生身份不详,该医生采用了传统的面部年轻化技术,包括略显过度的上下睑成形术,但未进行前额手术。二次手术包括颊部高位 SMAS 组织瓣推进伴耳后皮瓣转位、颈阔肌前和颈阔肌下的脂肪切除、前颈阔肌成形术及颈阔肌切开术。颞、枕部选择发际线切口,耳前切口从耳屏前份移至耳屏缘。此外还进行了前额成形术、下睑眦角成形术、双侧睑区下垂矫正术和口周磨皮术。将取自耳后的全厚层皮片移植至上睑区,以便进

行前额成形术,并将眉毛抬高至适当位置。该区域未进行表面换肤及其他辅助操作。

(A)患者曾在其他机构接受传统的面部提升、颈部提升、上下睑成形术。可以观察到明显的残余及继发畸形,包括未进行年轻化处理的额部、双侧睑区老年性下垂、中面部下垂及下颌组织松弛。(B)同一患者,二次面部年轻化术后 12 个月。注意额头、颊部、口周及下颌区外观改善,且无紧绷牵拉外观。(C)患者数年前曾在其他机构接受传统面部提升手术。注意残余的松垂组织和继发畸形,包括明显的耳前瘢痕。(D)同一患者,二次面部年轻化术后 12 个月(二次面部提升及相关手术执行医生为 Timothy J. Marten, MD, FACS)。(E)患者数年前曾在其他机构接受传统的面部提升术,手术执行医生未知。注意残余和继发畸形,包括中面部下垂、颞部平坦、下颌下组织赘余、残留颈部倾斜及“女巫下巴”畸形。(F)同一患者,二次面部年轻化术后 12 个月。颊部和中面部组织上提,耳屏前部瘢痕转移至耳屏缘,颈部轮廓改善。女巫样下巴已矫正。(G)患者数年前曾在其他机构接受传统的面部提升、上下睑成形术。注意未经治疗的、严重的眉下垂。当患者眉毛提升至一定位置时,其眼睑无法闭合。(H)同一患者,二次面部年轻化术后 12 个月。耳后的全厚层皮片移植至上睑区,以便于执行额部年轻化操作后不影响眼睑功能。同时进行了眦固定术及双侧下垂矫正术。(I、J)眼周外观明显改善。

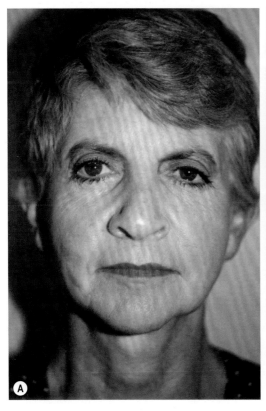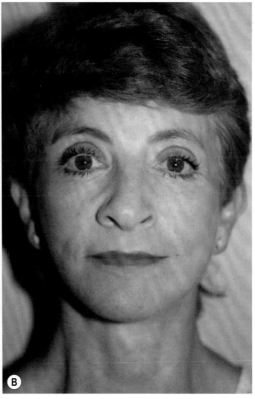

图 6.10.53　57 岁女性二次面颈部年轻化手术术前和术后 12 个月的多角度视图(A~J)

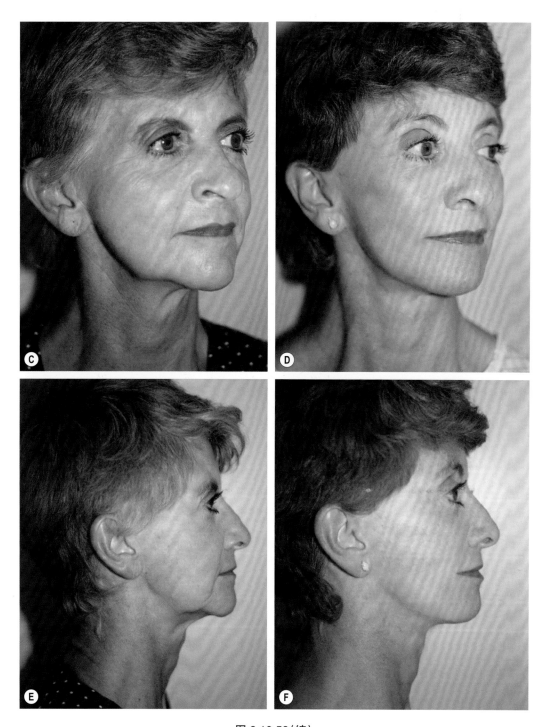

图 6.10.53(续)

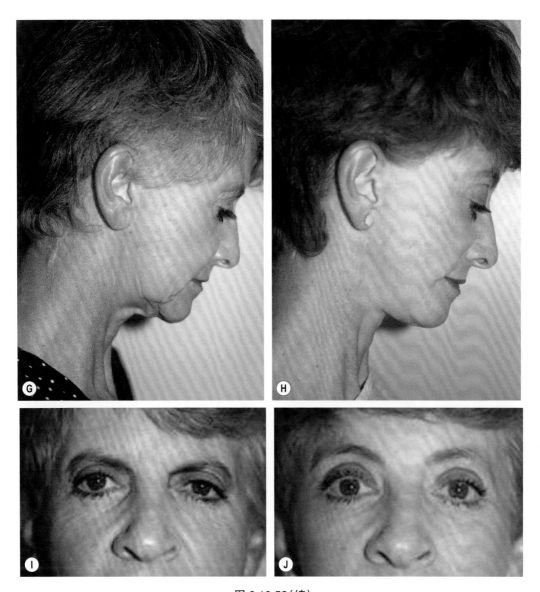

图 6.10.53（续）

案例 6.10.2　二次面颈部年轻化:62 岁女性

　　一名 62 岁女性,接受二次面颈部年轻化手术前及术后 12 个月多角度视图(图 6.10.54)。执行初次手术医生身份不详。

　　二次面部提升手术包括高位 SMAS 提升术、颈部提升术、小切口前额提升术、面部脂肪注射、三氯乙酸(TCA)下睑剥脱、瘢痕修整和耳垂修复。颈部手术包括颈阔肌下多余脂肪切除、下颌下腺复位、二腹肌表层切除术以及带有耳后皮瓣转位的前颈阔肌成形术。手术未切除颈部皮下脂肪。在颞部、上下睑区、鼻根、鼻背、面颊、中面部、鼻唇沟、口角、口周、唇、颏、颏下颌沟和下颌线区进行脂肪注射。注射脂肪总量为 70cc。

　　(A)术前正位观。图中可见患者眉毛位置和形状欠佳,内侧眉头过高,仍残余有颊部、下颌部下垂,口周组织形态

不佳。眼周外观表明患者曾接受过激进的上下睑成形术。右侧轻度下垂。图中可见颞部、眶区、颊部、口唇、口周及颏周区域的显著萎缩,以及面部明显不对称。总体面部呈现疲惫和衰老的外观。(B)术后正位观。患者具有柔和、自然的非手术外观。两侧眉毛的外侧部均已提升,且位置及形状得到了改善,患者看起来更有精神(未矫正的右侧上睑下垂仍会使右侧额肌收缩对抗,导致轻度不对称)。颊部组织和下颌得到提升,口周组织的形态得到改善。颞部和上下眶区进行了脂肪注射。此外,脂肪注射能改善口部、口周、颏、颏下颌沟和下颌线区域的组织萎缩。对唇部进行精细的脂肪注射,强化唇缘。图中可见面部整体不对称得到了改善。

　　(C)术前微笑观。微笑状态下下颌不对称,且从下眼睑到脸颊区过渡不佳。(D)术后微笑观。微笑时面部整体看起来更加协调自然。颞部和上下眶区形态更为饱满,更加年轻健康,从下眼睑到脸颊区的过渡得到改善。

（E）术前斜侧位观。患者外观给人以悲伤、孤独感，眼眶区域凹陷下沉。下面部外观缺乏强韧与美感，显得老态。能明显观察到眉毛的位置和形状欠佳，仍残余有颊部、下颌区下垂。在颞部、眼眶、上颊区、口部、口周及颏周区可见组织萎缩。颊部与下颌线过渡区外观差，没有融为一体的感觉。下颌线后部不明显。唇部单薄、后缩且老化外观。（F）术后斜侧位观。总体而言，患者的非手术外观柔和、自然，看上去年轻、充满活力、健康、美丽。患者眉毛外侧提高，眉的位置和形态得到改善。颊部和下颌区组织重新定位，颞部和上下眶区已填充饱满。从下眼睑到脸颊区过渡得到改善。口部，口周和颏下颌沟区组织萎缩得到显著改善。下颌线后部经脂肪注射，外观得以改善。这使得颏部更加美观、年轻，下颌线更加分明，更上镜。唇部略微填充，唇缘更明显，口周区域的整体填充使外观饱满强韧。患者拥有良好的面部各部位的美学平衡，拥有更加具有吸引力和女性魅力的外观。

（G）术前侧位视图。图中可见该患者从下眼睑到脸颊，从脸颊到下颌下垂区过渡不佳，颏下颈区组织残留，以及下颌线轮廓欠佳。在上下眶区、口部、口周及颏周（颏下颌）区组织萎缩。（H）术后侧位视图。总体而言，患者非手术外观柔和、自然。图中可见患者面部各区域美学平衡得到改善，

患者的外观变得更具吸引力，更上镜。瘢痕掩藏良好，"爱心杯状"耳垂已得到矫正。脸颊及下颌组织提升，使得"流涎纹"及鼻唇沟外观得到改善。注射脂肪可以改善口部、口周区组织萎缩，并使嘴唇变得更加饱满，可以改善唇缘，使得口唇更加年轻，更具有吸引力。颏下颌沟（下颌前沟）填充饱满，将颏部及下颌线融为一体，线条牢固，美观且连续。注射脂肪还可以使下颌线后部更加明显。对肥大的下颌下腺突出部分进行体积缩小处理，改善颏颈角，消除颈阔肌条索。改善后的颈颏下区外观显得年轻、健康、清晰、有吸引力。

（I）术前屈颈侧视图。图中可见患者脸颊及颌部下垂，颏颈部组织残余，下颌线不清晰以及"双下巴"。颈部轮廓外观不佳导致超重及优柔寡断的外观。唇部扁平，口周区域内陷，外观老化。图中还可见耳垂不规则问题。（J）术后屈颈侧视图。患者术后外观健康、有活力、诱人且上镜。下颌轮廓强韧鲜明。颏部与下颌线融为一体，线条美观且连续。残留颈阔肌下脂肪及下颌下腺突出部分已去除。颈阔肌松弛已修复。注射脂肪亦可使下颌线后部更加清晰。通过逆行方式，向颏部进行皮下解剖，以松解韧带，使得颏部及颏下区脂肪融合，消除双下巴畸形。依照术前设计手术，使得嘴唇及口周区呈现更美观、年轻的外貌。耳垂不规则得到了矫正。

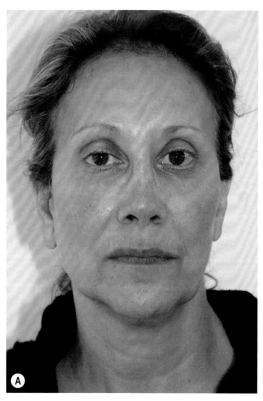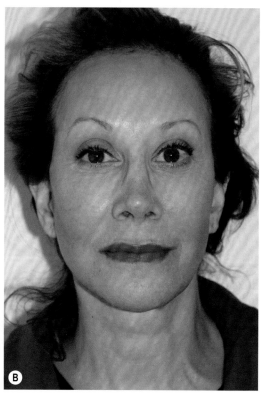

图 6.10.54　62 岁女性接受二次面部提升术及相关手术术前及术后 12 个月多角度视图（A~J）

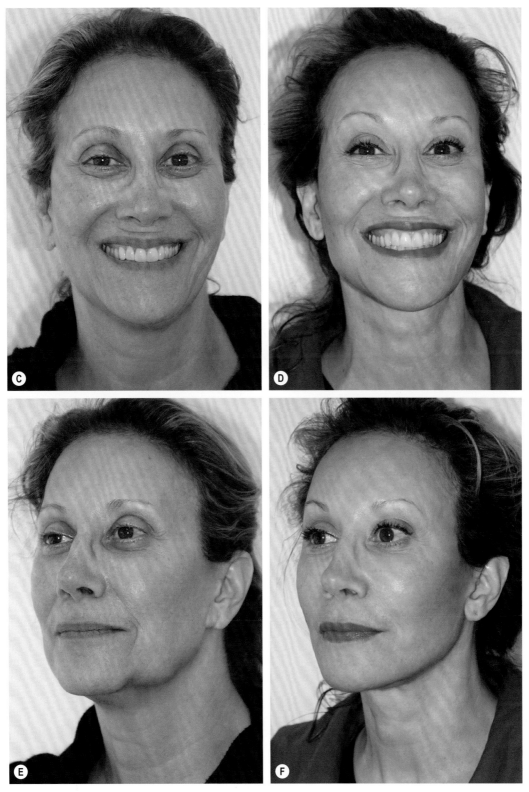

图 6.10.54（续）

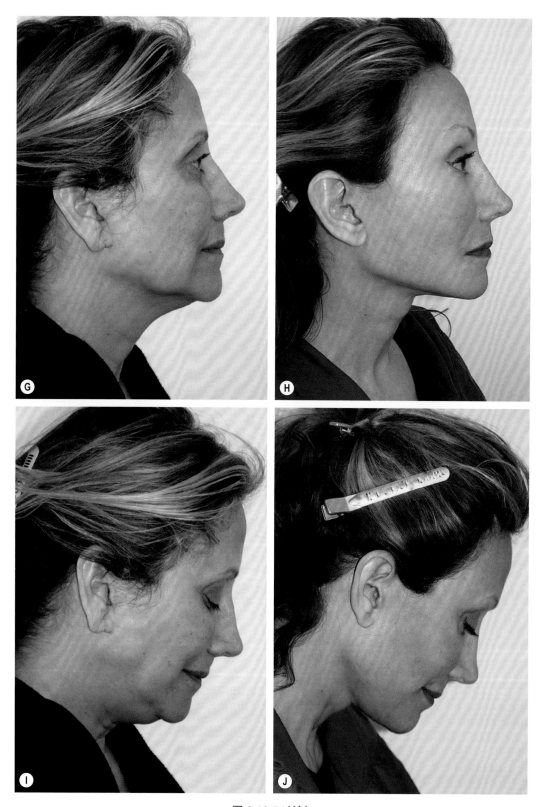

图 6.10.54(续)

案例6.10.3　第三次面颈部年轻化:64岁女性

一名64岁女性,接受第三次面颈部年轻化手术前及术后13个月多角度视图(图6.10.55)。运用常规技术执行初次、二次手术的医生身份不详。二次手术包括三叉的颊部SMAS推进伴颞区及耳后转位皮瓣、颈部颈阔肌前及颈阔肌下脂肪切除、颈前颈阔肌成形术、颈阔肌切开术、"爱心杯状"耳矫正术。在颞部与枕部沿发际缘作切口,耳前切口由耳前移位至耳屏缘。同时行前额成形术、下睑成形术、双侧下垂矫正术和鱼尾纹去除术。未进行换肤及其他辅助手术。

(A)患者64岁,初次常规面部提升术后8年,初次手术执行医生身份不详。此医生随后还为该患者实施了二次手术,为颈部提升手术。注意残留及继发畸形,包括未年轻化的前额,双侧老年性上睑下垂,中面部下垂和下颌松弛。(B)同一患者,年龄65岁,第三次面部年轻化手术术后13个月。注意前额、脸颊、眶周区及沿着下颌线外观的改善,且没有紧绷或提拉样外观。注意口周区残留的老化外观("少面老口"畸形)。遗憾的是,该患者拒绝接受医生推荐的口周年轻化手术。

(C)患者64岁,于其他机构接受常规面部提升术后8年。同一位医生于此后进行了二次颈部提升手术。(D)同一患者,第三次面部年轻化手术术后13个月。注意SMAS和颈阔肌手术并未导致患者表情异常。

(E)患者64岁,于其他机构接受常规面部提升术后8年。注意残余及继发畸形。(F)同一患者,第三次面部年轻化手术术后13个月。注意,手术在未造成皮肤紧绷或面部轮廓扁平的情况下实现了对口周区域的改善。

(G)患者64岁,于其他机构接受常规面部提升术后8年。注意残余及继发畸形,中面部下垂,颧部平坦,颈部皱纹转移至下面部,"爱心杯状"耳,下颌组织残余及斜颈。(H)同一患者,第三次面部年轻化手术术后13个月。颊部和中面部组织已上提,耳屏前瘢痕已移至耳屏缘,耳垂与面部结合部得以改善,过渡移位上提的颈部皱纹已回纳至颈部,并改善了颈部轮廓。

(I)患者64岁,于其他机构接受常规面部提升术后8年。注意颈部皱纹转移至下面部,此外还有"爱心杯状"耳和斜颈。(J)第三次面部年轻化手术术后13个月。耳屏前瘢痕已移至耳屏缘,耳垂与面部结合部得以改善,过度移位上提的颈部皱纹已回纳至颈部,并改善了颈部轮廓。

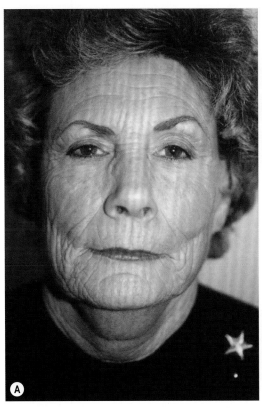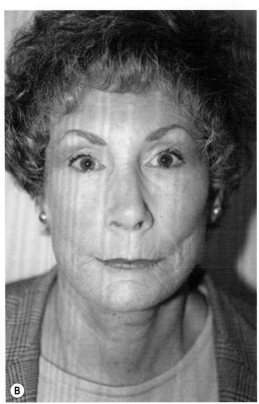

图6.10.55　64岁女性,第三次面颈部年轻化手术术前和术后13个月的多角度视图(A~J)

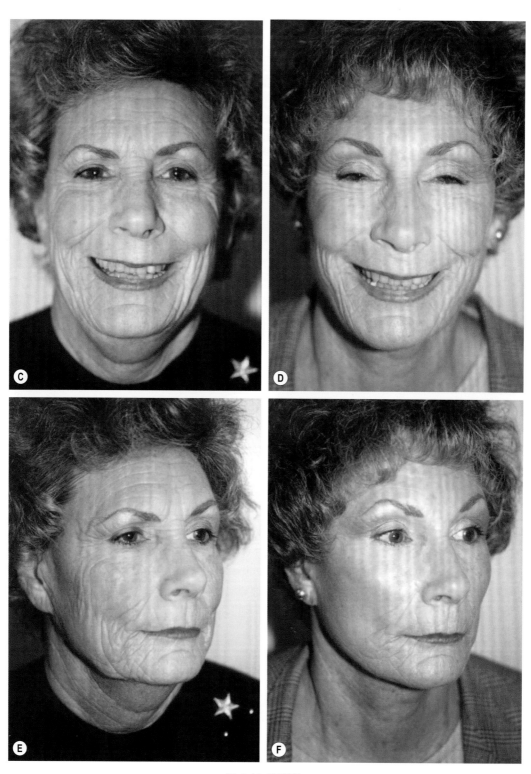

图 6.10.55(续)

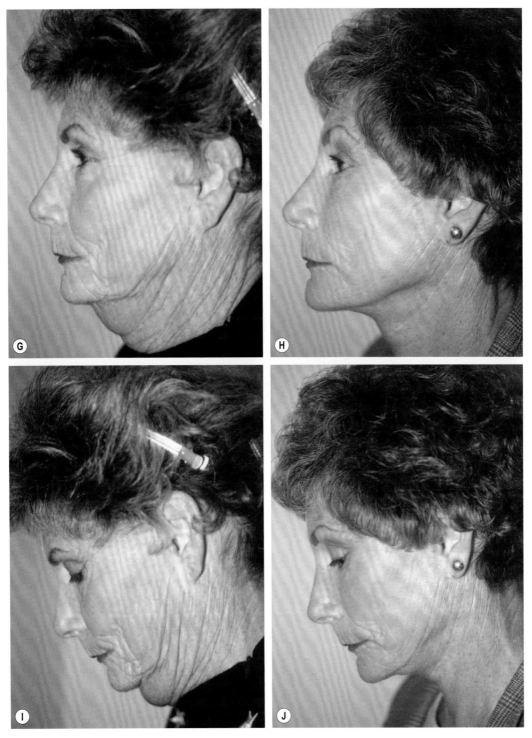

图 6.10.55(续)

案例 6.10.4　二次面颈部年轻化：68 岁女性

二次面颈部年轻化。一名 68 岁女性，接受二次面颈部年轻化及相关手术术前及术后 1 年 8 个月多角度视图(图6.10.56)。执行初次手术医生身份不详。二次手术包括高位SMAS 提升、颈部提升、小切口闭合入路前额提升、上下睑成形术(含上睑提肌腱膜重插入及眦角固定术)、面部脂肪注射、口周皮肤磨削术、头皮瘢痕修复和痣切除。颈部手术包括颈阔肌下残余脂肪切除、下颌下腺体积缩小术、二腹肌表层切除、颈前颈阔肌成形术伴耳后皮瓣转位、全宽度颈阔肌切开术。未进行颈部皮下脂肪去除。在颞部、眶上眶下区、鼻背上部、颊部、中面部、梨状部、鼻唇沟、口角、口周、口唇、颏部、颏下颌沟和下颌线区域注射脂肪。未进行换肤及其他辅助手术。

(A)术前正位观。图中可见患者眉毛位置和形状欠佳，内侧眉头过高，仍残余有颊部、下颌部下垂，口周组织形态不佳。眼周外观表明患者曾接受过激进的上下睑成形术。在颞部、眶区、面颊、口部、口周以及颏周可见明显萎缩。此外还有明显的面部不对称，轻度口周皱纹，双侧老年性上睑下垂，左侧更严重。总体而言，面部呈现病态、疲倦和老化的外观。(B)术后正位观。患者的非手术外观柔和、自然。双侧眉毛外侧部均已提升，并且眉毛的位置和形状都得到了改善，从而使外观显得更精神。颊部组织和下颌部已经提升，口周组织形态得到改善。颞部和眶上、下区行脂肪填充。图中可见左侧眶上萎缩区域轻微矫正不足。口部、口周、颏部、颏下颌沟及鼻背上部区域的萎缩通过脂肪注射得到了显著改善。口唇进行了精细的脂肪注射，唇缘进行了强化，未呈现"蜜蜂叮咬样"或"填充唇样"外观。脂肪注射和口周磨皮术的联合使用改善了口周皱纹，使外观更加自然。患者的上睑下垂得到了改善。

(C)术前微笑观。微笑状态下下颌不对称，且从下眼睑到脸颊区过渡不佳。(D)术后微笑观。患者微笑时外观自然，从下眼睑到脸颊区过渡得到改善。颏部与下颌线融为一体，线条美观且连续。嘴唇更加饱满，但口部外形没有改变。

(E)术前斜侧位观。患者呈现悲伤、凄凉的外观，眼眶区域凹陷下沉。下面部外观缺乏韧与美感，显得老态。图中能明显观察到眉毛的位置和形状欠佳，仍残余有颊部、下颌区下垂。在颞区、眼眶、上颊区、口部、口周及颏周区可见组织萎缩。颏部小且狭窄，与下颌线融合差。下颌线后部不明

显，小下颌。唇部单薄，且老化后缩外观。(F)术后斜侧位观。总体而言，患者的非手术外观柔和、自然，看上去年轻、充满活力、健康、美丽。患者眉毛外侧提高，眉的位置和形态得到改善。颊部和下颌区组织重新定位，颞区和眶上、下区已填充饱满。从下眼睑到脸颊区过渡得到改善。口部，口周和颏下颌沟区组织萎缩得到很好的改善。下颌线后部经脂肪注射，外观得以改善。这使得颏部更加美观、年轻，下颌线更加分明，更上镜。唇部略微填充，唇缘更明显，口周区域的整体填充使外观饱满强韧。上鼻背脂肪注射使患者拥有更美观，更具吸引力的鼻线。患者拥有良好的面部各部位的美学平衡，外观显得更具吸引力和女性魅力。

(G)术前侧视图。图中可见该患者从下眼睑到脸颊，从脸颊到下颌下垂区过渡不佳，颊部和下颌部下垂，颏下颈区组织残留，颈阔肌条索，下颌下腺肥大，以及下颌线轮廓欠佳，耳屏退缩，呈现轻度的"爱心杯状"耳。在眶上区、眶下区、口部、口周及颏周(颏下颌)区组织萎缩。(H)术后侧视图。总体而言，患者的非手术外观柔和、自然。图中可见患者面部各特征区域美学平衡得到改善，患者的外观变得更具吸引力，更上镜。瘢痕掩藏良好。耳屏退缩及"爱心杯状"耳垂已得到矫正。脸颊及颌部组织提升，使得"流涎纹"及鼻唇沟外观得到改善。注射脂肪可改善口部、口周区组织萎缩，并使嘴唇变得更加饱满，可以改善唇缘，使得口唇更加年轻，更具有吸引力。颏下颌沟(下颌前沟)填充饱满，将颏部及下颌线融为一体，线条牢固，美观且连续。注射脂肪亦可以使下颌线后部更加明显。对肥大的下颌下腺突出部分进行体积缩小处理，改善颏颈角，消除颈阔肌条索。改善后的颈颏下区外观显得年轻、健康、清晰、有吸引力。

(I)术前屈颈侧视图。可以看到患者下眼睑到脸颊，脸颊到下颌下垂部过渡不佳，颏颈部组织残余，不清晰的下颌线以及"双下巴"。颈部轮廓外观不佳导致超重及优柔寡断的外观。唇部扁平，口周区域内陷，老化的外观。(J)术后屈颈侧视图。患者现在拥有健康，有活力，诱人且上镜的外观。下颌轮廓强韧鲜明。颏部与下颌线融为一体，线条美观且连续。残留颈阔肌下脂肪及下颌下腺突出部分已去除。颈阔肌松弛已修复。注射脂肪亦可使下颌线后部更加清晰。通过逆行方式，向颏部进行皮下剥离，以松解韧带，使得颏部及颏下区脂肪融合，消除双下巴畸形。脂肪注射填充眼眶，依照术前设计手术，使得口唇及口周区呈现更美观、年轻的外貌。

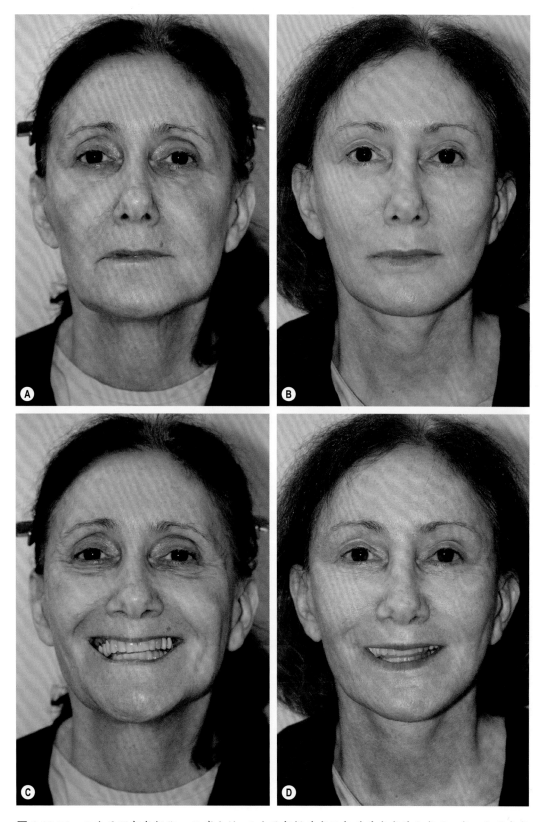

图 6.10.56 二次面颈部年轻化。68 岁女性，二次面部提升术及相关手术术前和术后 1 年 8 个月多角度视图（A~J）

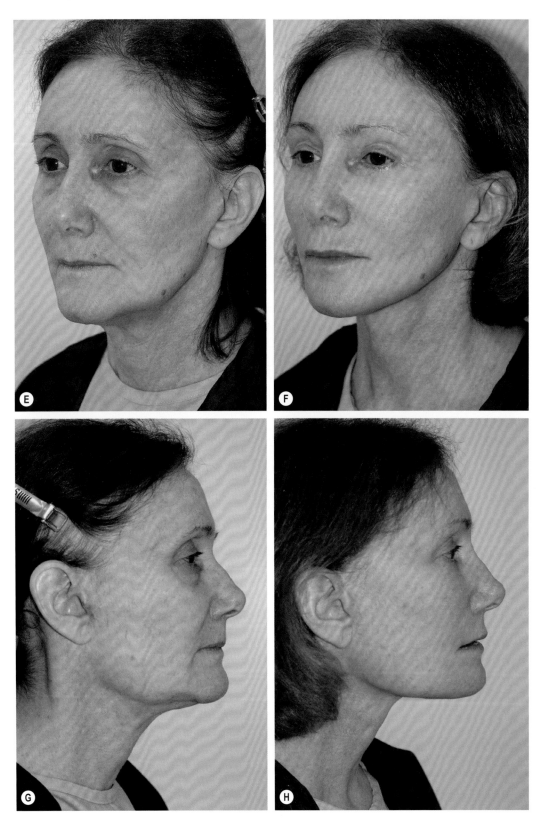

图 6.10.56（续）

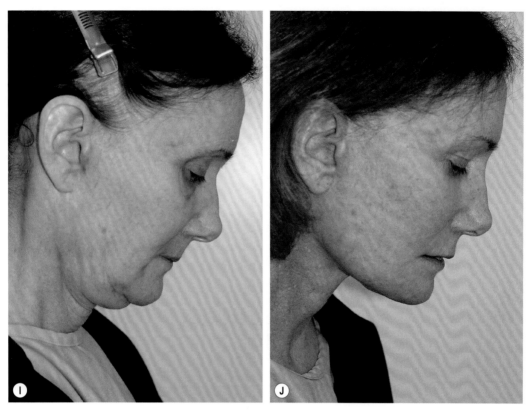

图 6.10.56（续）

延伸阅读

Connell BF, Marten TJ. Deep layer techniques in cervico-facial rejuvenation. In: Psillakis J, ed. *Deep Face-Lifting Techniques*. New York, NY: Thieme Medical; 1994.

Connell BF, Marten TJ. Facelift. In: Cohen M, ed. *Mastery of Plastic and Reconstructive Surgery*. Boston, MA: Little Brown; 1994:1873–1902.

Connell BF, Marten TJ. Orbicularis oculi myoplasty: surgical treatment of the crow's feet deformity. In: Jurkiewicz MJ, Culbertson JH, eds. *Operative Techniques in Plastic and Reconstructive Surgery*. Philadelphia, PA: WB Saunders; 1995.

Guyuron B, Eriksson E, Persing JA, et al., eds. *Facelift in Plastic Surgery: Indications and Practice*. Philadelphia, PA: Saunders; 2009.

Marten TJ. Facelift: planning and technique. *Clin Plast Surg*. 1997;24:269–308.

Marten TJ, ed. *Facelift – State of the Art. Seminars in Plastic Surgery*. New York, NY: Thieme Medical; 2002.

Marten TJ, ed. Maintenance facelift: early facelift for younger patients. In: *Facelift: State of the Art. Seminars in Plastic Surgery*. New York, NY: Thieme Medical; 2002.

Marten TJ. High SMAS facelift: combined single flap lifting of the jaw line, cheek, and midface. *Clin Plast Surg*. 2008;35:569–603.

Marten TJ. Lamellar high SMAS face and midfacelift: a comprehensive technique for natural-appearing rejuvenation of the face. In: Nahai F, ed. *The Art of Aesthetic Surgery: Principles and Techniques*. 2nd ed. St Louis, MO: Quality Medical Publishing; 2010:1525.

第 **7** 章

额部年轻化

Richard J. Warren

概要

- 全面的额部解剖学知识是额部年轻化策略的基础。
- 眉毛的位置是提眉肌、降眉肌以及眉毛的固定结构共同作用的结果。
- 降眉动作由皱眉肌、眼轮匝肌以及重力作用共同完成，额肌则是唯一的提眉肌。
- 眶周的魅力不仅与眉毛的形态和位置密切相关，也与上睑及上睑沟有关。
- 衰老会造成眼眶周径的增大及眉形改变，其中一部分人会表现出额部组织的整体下垂。
- 额部年轻化的关键点在于削弱皱眉肌的作用、恢复下垂的眉毛的原有位置，通常只需要提升的是眉毛外侧部分。
- 额部年轻化可以联合采用手术及非手术治疗。
- 如果外科提眉术后很快就失效，往往是软组织松解不够充分造成的，如果是后期才出现，则是由于软组织无法固定所造成。
- 有很多种软组织固定及骨性固定的方法已被证明对外科提眉后维持眉毛的位置明显有效。

简介

眶周是人类面部表情最丰富的区域：眼睛居中，其上方的眉毛及下方的面颊一同构成眼眶结构。眶结构及眼睑本身的任何改变都会明显影响到面部表情。美容外科所打造的均衡美感，可以体现人类从喜悦到悲哀、从闲适到疲惫等诸多强烈情感。

年轻个体的额部美学改变仅限于像眉间纹、鱼尾纹等只需非手术干预的问题，相关内容将在第 4 章和第 5 章进行讨论。偶尔也会用外科手段改变年轻个体的眉毛外形。在年老的个体，额部的老化主要表现为额外侧的下垂，在眶部则表现为眶脂肪的相对减少，以及上睑皮肤松弛堆积。准确理解这些复杂的解剖变化之间的相互作用，对于额部年轻化的手术策略的正确选择至关重要。

历史回顾

Paul 在 2001 年全面回顾了提眉术的历史[1]。

1919 年，法国医生 Passot 首先文献报告了提眉术[2]。他的技术包括多个椭圆形的皮肤切除，以及将切口瘢痕放在额部皱纹和发际线上。1926 年，Hunt 描述了全额部发际线切口的提眉术[3]。1931 年，Lexer 发表的文章报告了通过发际线切口提额联合开放式提眉的术式[4]。1933 年，Claoue 也报告了类似的术式[5]。有意思的是，在随后的二三十年里，提额术一度不受欢迎，直到 1962 年 Gonzalez-ulloa 发表了英文论文，报告了开放式冠状切口提眉结合面部除皱术的术式[6]。其后不久，巴西的 Vinas 于 1965 年[7]提出了他的提眉新理念，并在 1976 年对这一理念进行了描述[8]。他建议要综合提升眉外侧，并描述了局部提眉的方法。1984 年，Papillon 和他的同事报告了从额部发际线切口做皮下层分离的技术[9]。1989 年，Paul 报告了经眼睑切口提眉术[10]。

内镜提眉术最初的报告要归功于 Issu 和 Vasconez 两位医生，他们在 1992 年在不同的场合报告了此项技术[11,12]。1993 年，Chajchir 发表了第一篇内镜提眉的文章[13]。

1996 年，Knize 发表了题为《有限切口的提额术》（*Limited Incision Forehead Lift*）的文章[14]，采用了不需要内镜辅助的颞部短切口技术。

2003 年，内镜提眉手术由于效果不是非常稳定，数量有所下降[15]。21 世纪初出现了一些针对眉外侧下垂的新技术[16]。已有多篇文章提到通过测量瞳孔与眉毛间的距离，证明内镜提眉是有效的[17-21]。

解剖

额骨的两侧以颞嵴为界,颞嵴又被称为颞上融合线。这一明显的骨性标志将颞窝、颞肌起点与额骨分隔开(图7.1),也意味着软组织层从外到内过渡过程中名称的改变。颞肌浅面的颞深筋膜层附着在颞嵴上,向内延续为骨膜层覆盖额骨,颞浅筋膜(颞顶筋膜)则向内延续为帽状腱膜包绕额肌。

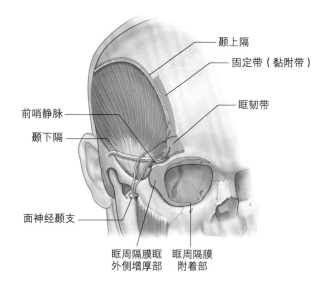

图 7.2　眶周的筋膜附着。固定带的下端是眶韧带。眶外的增厚部分是颞隔外延部分,它越过眶外缘移行为颞深筋膜

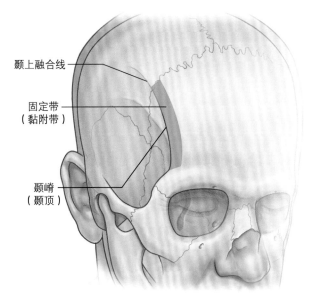

图 7.1　额、颞的骨骼解剖。突出的颞嵴分隔颞窝和额部。固定带(也称黏附带、颞上隔)是颞嵴上 5mm 的宽带,与骨膜紧密相连

颞线对于手术的意义在于颞部的所有筋膜都在此位置附着在突起的骨嵴上,宽度约为 5mm,这条带也被称为固定带[22,23]。在该位置向眶缘方向分离时,固定带的下端往往加宽和更加致密,形成所谓的"眶韧带"(图 7.2)。在重置额部全厚皮瓣时,该区域的筋膜附着必须要完全从骨嵴上游离。

由于额颞区域的筋膜结构的命名来自不同的作者,这造成了一定的混乱。"颞上隔"[24]、"附着带"[16]都可以作为"固定带"的替代术语。"颞部韧带附着"[24]通常是指眶韧带和固定带的下端部分,"颞下隔"[24]和"眼轮匝肌颞韧带"[25]则是指位于颞深筋膜浅面,松散地连接颞浅筋膜的白色交织纤维。

在内镜下自上往下分离时颞下隔是非常有用的标志,因为它可以将没有重要结构的颞上区从有面神经颞支穿行的下区分离。内侧颞颧静脉(前哨静脉)也出现在邻近眶外侧部的颞区下方,面神经颞支紧贴其上方经过(图 7.3和图 7.4)。

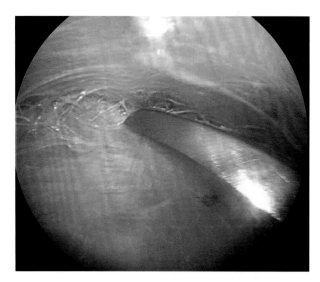

图 7.3　内镜下颞下隔,右侧

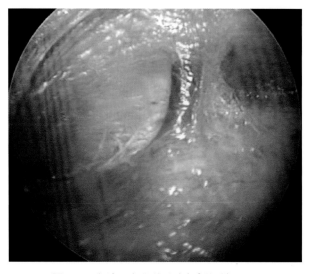

图 7.4　内镜下颞颧静脉(前哨静脉),右侧

帽状腱膜

　　Knize 详细描述了帽状腱膜的解剖结构[26]。额部的帽状腱膜分成浅层和深层,包绕整块额肌(图 7.5)。深层腱膜向下又进一步分成三个独立的层次:第一层位于额肌深面构成帽状腱膜脂肪垫的"屋顶"部分,第二层构成帽状腱膜脂肪垫的"地板"但不紧贴骨膜,第三层则贴附骨膜。第二层与第三层构成帽状腱膜脂肪垫与额骨之间的所谓的"滑行平面间隙"。继续往下,形成眶隔,分隔眶隔脂肪和眶隔前脂肪[又被称为眼轮匝肌后脂肪(retro-orbicularis oculi fat,ROOF)]。

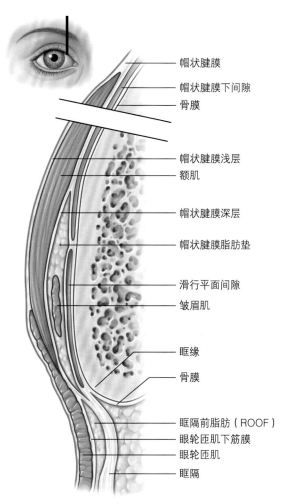

图 7.5　帽状腱膜分层包绕额肌、帽状腱膜脂肪垫、滑行平面间隙后与周围组织的关系。皱眉肌起于骨膜止于眼轮匝肌和真皮层,横穿帽状腱膜脂肪垫

　　当额肌收缩提起眉毛时,额部软组织借助于"滑行平面间隙"上移。帽状腱膜脂肪垫覆盖额部下方 2cm 内的整个区域,其内侧包绕眶上神经、滑车上神经以及部分皱眉肌,其下方被帽状腱膜的反折部分与眶隔前脂肪(ROOF)相隔开,在额部外侧,则只有部分个体保有这种帽状腱膜脂肪垫与 ROOF 间的分隔(图 7.6)[26]。

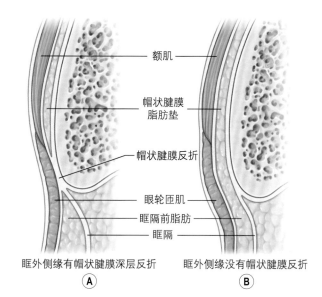

图 7.6　眶外缘的差异。(A)整条眉毛都有帽状腱膜的反折;(B)帽状腱膜脂肪垫和眶隔前脂肪相延续,潜在地导致眉尾容易下垂

表情肌

　　眉毛的位置取决于提眉肌的力量与降眉肌力量及重力的降眉作用间的平衡(图 7.7)。

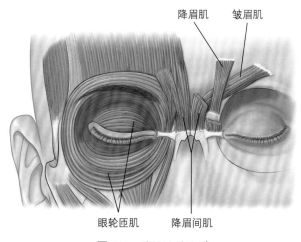

图 7.7　眉间皱眉肌群

　　眉间的降眉肌群通常起于骨面,穿入软组织。降眉间肌是垂直走行,降眉肌和眼轮匝肌内侧是斜向走行,皱眉肌基本是横向走行。其中横行的皱眉肌是最粗和最为有力的,它起源于眶上缘的内上角,粗大的横头穿过帽状腱膜脂肪垫逐渐浅出与额肌和眼轮匝肌交织在一起,在皮肤上形成一个小凹,皱眉时往往可见[27]。

　　眼轮匝肌环绕眼眶,起到括约肌的作用。在眶内侧及眶外侧部分的眼轮匝肌纤维是垂直走行的,起到降眉的作用。外侧部分的眼轮匝肌也是唯一的起降眉作用的表情肌(图 7.8 和图 7.9)。

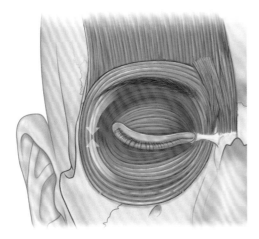

图 7.8　眶外侧部眼轮匝肌起括约肌作用,降低眉外侧

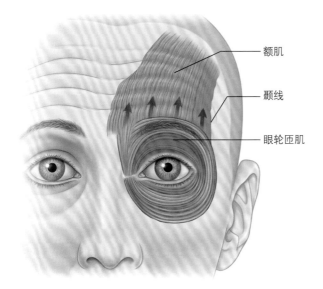

图 7.9　额肌起到提眉作用。收缩时主要是额肌的下 1/3 移动,主要作用于眉的中内侧

额肌是唯一的提眉肌,上起于帽状腱膜,下与眼轮匝肌相交织。额肌的收缩抬高可以带动额部皮肤及眉毛的上提。由于额肌外侧部分相对薄弱,额肌的收缩上提主要作用于眉的内、中部分。

感觉神经

眶上部的感觉主要由眶上神经、滑车上神经以及两支较细的神经 - 滑车下神经和颧颞神经支配(图 7.10)。

滑车下神经从眶内侧发出,支配鼻背部及眶内侧的感觉。术中很少损伤,也少有术后问题。

颧颞神经从眶外上方发出,紧贴前哨静脉下方穿过颞深筋膜。在提眉术中充分剥离眶外上缘时,经常会牵拉到颧颞神经,造成一过性的轻微损伤。

滑车上神经通常从眶内上方发出,偶尔也有变异,紧挨着眶上神经发出。出眶后即分成 4~6 个分支,浅出通过皱眉

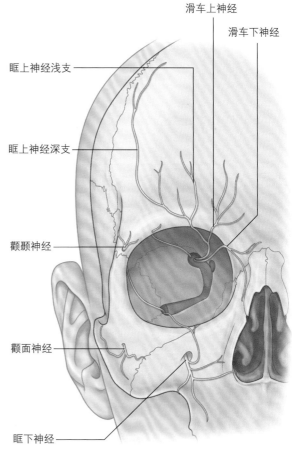

图 7.10　感觉神经

肌走行于皱眉肌表面(前面),更多的是穿过皱眉肌的肌束。这些分支进一步浅出,支配额部中间区域的皮肤感觉。

眶上神经自眶缘切迹或眶上孔发出,但变异较大,只有 20% 的人有眶上孔[28]。切迹或眶上孔距中线的位置在 16~42mm 之间,平均 25mm。能够触摸到的切迹可以作为有用的体表标志,如果触摸不到,瞳孔正中线也可以作为体表标志。如果是眶上孔,其位置可以距眶上缘达 19mm。因此,做额部的盲视下分离时在距眶上缘 20mm 处就应该停止,以免损伤眶上神经。

从眶上缘发出后,眶上神经即部分出浅支和深支。浅支穿出眼轮匝肌和额肌后,又发出多支细小的分支,支配额部中间至发际后 2cm 区域的皮肤知觉。头皮其他区域及颅顶部则由眶上神经深支支配。眶上神经深支走行在额部外侧的帽状腱膜深面和骨膜之间,向上穿出额肌后进一步浅出,支配皮肤知觉。

眶上神经深支有近 60% 的出现双支的概率[29]。内镜提眉时,需要注意深支通常走行在颞嵴内侧 5~15mm 的 1cm 宽的区域内(图 7.11)。

运动神经

面神经颞支是支配额部的唯一重要的运动神经。颞支的损伤会带来额肌功能受损,造成眉下垂及眉形不对称(图 7.12)。面神经颞支的解剖已经在相关文献中详细描述[30-33]。

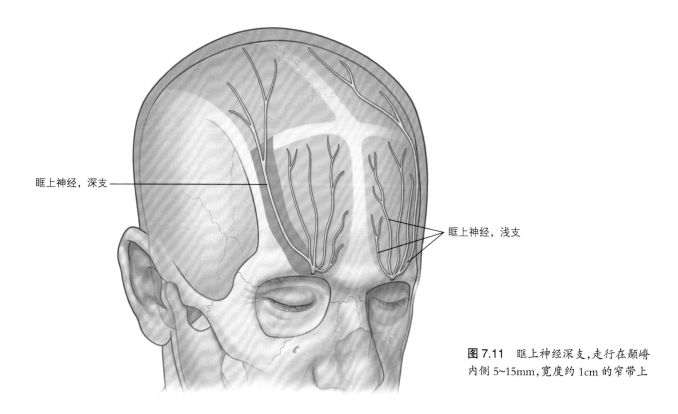

眶上神经，深支

眶上神经，浅支

图 7.11　眶上神经深支，走行在颞嵴内侧 5~15mm，宽度约 1cm 的窄带上

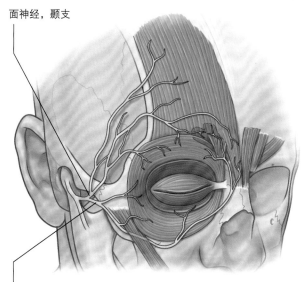

面神经，颞支

面神经，颧支

图 7.12　眶周区域的面神经分支。注意皱眉肌受颞支和颧支的双重支配。面神经颞支跨过颧弓中间 1/3 后发出 2~4 个分支

面神经颞支紧贴颧弓中 1/3 骨膜表面，向上发出 2~4 支细小的分支进入颞窝。在颧弓上 1.5~3.0cm 的位置进一步浅出到颞浅筋膜（颞顶筋膜），分布并支配额肌、眼轮匝肌上部及皱眉肌[34]。

有以下几种不同的体表标志被用来预测面神经颞支的走行：

1. 颧弓中 1/3
2. 眉尾外侧 1.5cm
3. 平行并紧邻颞嵴下方的位置
4. 前哨静脉（内侧颧颞静脉）的正上方

所有的额部提升手术做分离时都要注意保护面神经颞支。在颞部需在颞深筋膜下分离，额部则在帽状腱膜下或骨膜下分离，或者选择在额肌、眼轮匝肌和颞浅筋膜的浅面分离。

患者表现

额部老化

历史上有两种方式用来描述额部的老化表现。第一种，也是最明显的一种，是由其深面的肌肉反复收缩引起的，额肌收缩引起的提眉动作会造成额横纹，皱眉肌降眉间肌和降眉肌则引起眉间纹。其中，皱眉肌是横向走行，引起眉间的竖向皱纹；降眉肌是斜向的，引起跨越眉弓缘的斜向皱纹；降眉间肌是竖向走行，引起鼻根横纹（图 7.13 和图 7.14）。

老化表现的第二种是额部眉毛整体老化下垂，堆积在眼眶造成上眼睑皮肤的假性下垂。与身体绝大部位的老化下垂一样，额眉部的老化的变化原因并非非常确切，有研究显示，随着老化加重，有些人的眉毛反而会抬高，至少眉的内侧或中间部分会抬高（图 7.15）[35-37]。

从逻辑上说，额肌的收缩可以抬高眉毛的内、中部位，这或许是额肌对上睑皮肤多余或对老年性上睑提肌无力所

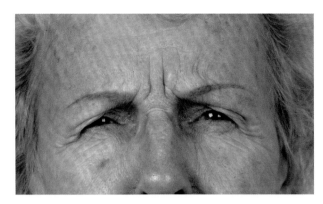

图 7.13　患者皱眉。两道垂直皱纹是皱眉肌收缩引起的，鼻根横纹是降眉间肌引起的，斜向皱纹由降眉肌和眼轮匝肌内侧部分引起。眶外侧鱼尾纹由垂直走行的眼轮匝肌部分引起

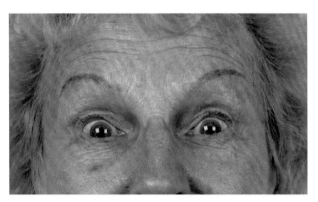

图 7.14　患者提眉。额部横纹由额肌收缩引起

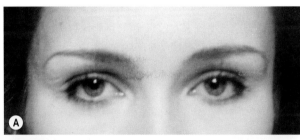

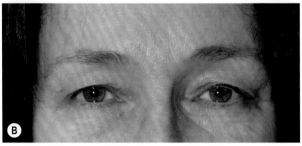

图 7.15　从 25 岁（A）到 50 岁（B），照片显示眉中内侧提高了 3~4mm，一种可能是额肌的慢性肌张力引起

致的早期上睑下垂作出的下意识作用的结果。这两种老化现象都会刺激额肌收缩，增大视野。也可能是绝大多数患者在照镜子或面对照相机镜头时不由自主表现出耸眉的习惯。

闭眼情况下，通常能够让额肌处于放松状态，引起眉毛下垂，但也并非总是如此。面神经损伤或注射肉毒毒素所致的额肌麻痹时会降低眉毛高度，表明静息状态下的额肌肌张力正常。

最后，随着年龄的增长出现眼眶外形的扩大，主要表现为眶缘内侧壁的上抬和下外侧壁的下陷[38,39]。由于眶上神经支配着这一区域的软组织附着和支撑，最后将造成眉毛中段的上抬（图 7.16）。

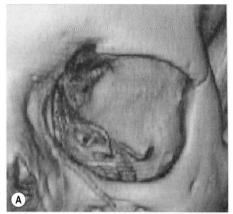

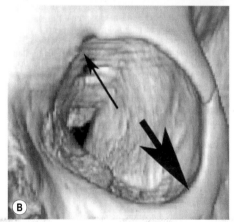

图 7.16　眼眶随年龄改变。眼眶扩大，最明显的是内上和外下位置

如前所述，眉的形状及其位置高低是多种降眉肌的肌群与作为唯一的提眉肌的额肌的力量平衡的结果。由于额肌外侧部分相对薄弱，其与降眉肌群的力量平衡对眉尾的影响更明显[40]。在地球引力和眶外侧眼轮匝肌的共同的降眉作用下，眉尾对抗下垂的力量只剩下软组织的附着力。这种附着力可能减小或者缺失，导致眉尾自由移动[41]。最终，相比眉头，眉尾 1/3 更容易随着年龄增长出现下垂。随着眉头逐渐抬高，这种跷跷板作用还会进一步加重，使得眉尾低垂，呈现悲哀、疲倦的表情并显得衰老。

另外，眉外侧下垂还会造成上睑外侧皮肤的假性下垂或堆积。Flowers 和 Duval 曾经描述过这一现象，患者会无意识地收缩额肌抵抗眉下垂以增大视野[42]。这是进一步加重了眉尾下垂的表现。

其实患者对此类老化表现是清楚的，她们会通过画眉、

修眉及纹眉等形式来使眉尾看起来高一些,也可能要求进行上睑整形手术消除上睑外侧的软组织堆积,却忽略了眉尾下垂才是其主因。在这种情况下如果整形医师不假思索地采用眼睑整形术,就会看到松弛的额肌无法弥补眉毛下垂,眉毛内、中段仍处于下垂状态。

美学概念

传统的观念认为眉毛的准确位置应该在眶上缘或稍高于眶上缘,但事实上,这一定义过于简单,因为眉毛的高度是唯一一种可以有多种变化的。年轻人可以先天眉毛位置偏低或眉尾下垂(见图7.32)。伴随着老化的发生,很多个体的眉尾会比眉内侧低垂,从而导致眉形改变[43,44]。此外,眉形和眉的位置的改变并不是孤立发生的,上睑和眉毛作为美学意义上的复合体,眉形和眉高与上睑臃肿还是凹陷、上睑是否下垂、眼眶的形状等都有互相影响。随着老化的进展,上睑会因为脂肪丢失和眼眶扩大变得凹陷,上眼睑皮肤会变得松弛堆积,而老年性的上睑下垂,还会反射性地引起眉毛上提,尤其是眉内侧部分(见图7.15B)。

Gunter观察到眉毛和泪沟线共同构成了一个卵圆形,要想让眼睛显得有魅力的话,瞳孔应该位于中线位置(赤道线)(图7.17)[45]。以这种方式判断眉毛位置是否正确非常合适(图7.18)。

卵圆形的垂直方向宽就会显老,垂直方向窄则显年轻。

眉毛位置和眼睑是密切相关的。睫毛和上睑皱襞(重睑线)之间的距离应占眼睑的1/3,最多不超过睫毛到眉毛下缘一半的距离(图7.19)[45]。该比例也受到多种因素的影响:

■ 眉的高度改变
■ 眼睑下垂或眼睑退缩
■ 上睑软组织松弛堆积
■ 上睑脂肪减少

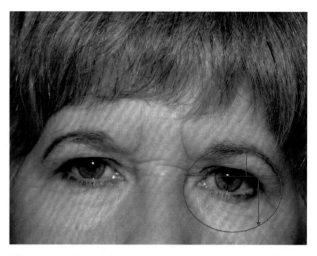

图7.18　该病例的卵圆形结果分析显示,瞳孔位于卵圆形赤道线的上方,证实了眉毛弧度的降低或鼻颊沟弧度的增加

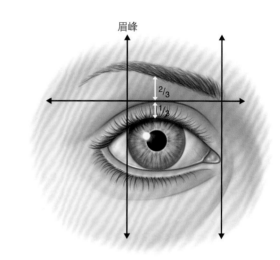

图7.19　现代理想的眉形和上眼睑关系

此类问题都可以单独处理或与提眉术一并解决。眉的位置恢复以后可以解决很多问题,但还是要考虑同时进行下垂矫正、眼睑整形以及上睑凹陷的脂肪充填术的可能性。

个性化的处理对眶周年轻化至关重要。性别、种族、眼球突出程度及面部的比例等因素都要考虑进去。例如,一个较高的眉形会让东方人的脸看起来很有魅力,但对一个白种人的脸可能就只是中规中矩而已。况且,眉形标准其实也是随时间发生改变的。文艺复兴时期的画家在画肖像人物时倾向于较平的眉形、微凹的上睑。而到了20世纪50年代,就开始流行高挑的弯眉[44]。撇开个体差异,目前理想的眉形(见图7.19)已经有了比较明确的标准:

1. 眉头紧贴眶缘内侧;
2. 眉头和内眦点位于同一条垂直线上;
3. 眉略微上挑,眉外2/3与虹膜垂直线的交点处有一眉峰;
4. 眉尾略高于眉头;
5. 男性的眉毛位置略低,外形更平直。

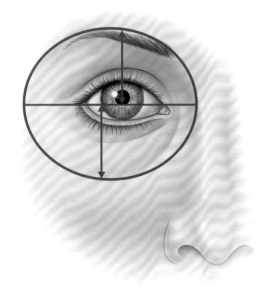

图7.17　上方的眉毛和下方的鼻颊沟构成一个椭圆形,瞳孔位于赤道线位置

患者选择

绝大多数患者不会意识到眶周年轻化涉及到很多部位的手术,他们可能不希望对所有部位都进行矫正。因此,明确每个患者存在的眼周老化的主要问题至关重要。患者以前的照片有助于提示老化的主要改变是什么。此类回顾、对比能够帮助患者清楚地意识到自己哪里已经衰老,以及倾向于做哪种年轻化手术。

术前评估时,患者可处于站位或坐位,头部居正。对下列问题依次评估:视力;眉毛、眼眶的对称性;额部发际线位置;毛发密度;额部横纹;眉间纵纹;眉毛的密度;眉毛高度;眉毛轴线(外上倾或外下倾);眉形(平眉或有眉峰);眉毛的被动性活动或主动性活动;旧瘢痕或文身。上睑还应该评估软组织多余程度、凹陷程度以及眼睑的下垂或退缩情况。要分别在睁眼和闭眼时进行检查。闭眼状态下额肌放松,可以清楚显示眉毛的位置及形态。在睁眼状态下,如果眉毛仍处于同一位置,那么在没有额肌收缩影响下眉毛与眼睑的关系就能清楚地体现了。此时医生则可以手动调整眉毛的外形,尝试不同的位置和方向。

患者的眉毛可以实施整体提起复位,但通常是只提起部分眉毛来改变眉形。偶尔只提眉内侧,更多的是提眉外1/3 或 1/2,同时提一点或不提眉内侧。提眉的同时也要消除皱眉肌的肌力使两侧眉毛对称。有多种方法可供选择,包括肉毒毒素注射,以及手术削弱甚至完全消除皱眉肌的力量。

手术技术

相较于"一招走遍天下"的早期年代,额部年轻化的技术已经发生了巨大的改变。因为作者对解剖和老化的机制的理解更加深入,可获得的手术技术也更加丰富。与此同时,肉毒毒素在美容外科的应用也改变了很多基本概念,很多患者因此打消了对眉毛美容手术的兴趣。

开放式冠状切口术式

开放式冠状切口术式向来被认为是额部除皱的金标准,能有效改善额部状况,而其他术式的效果还有待检验。其主要优点是暴露良好,能充分释放和移动眉毛软组织,以及直视下处理眉间肌。术后效果稳定且相对持久。

手术通常采用经典的额部发际线后 6~8cm 处的横冠颅顶部的切口,切口也可以放在头皮其他位置(图 7.20)。颅顶部切口会横断感觉神经从前向后的走行,造成头皮麻木。如果切口前移,头皮区域的分离范围就会小一些,更加直观,也更加靠近提升的眉毛(图 7.20~图 7.22)。

全层切开皮肤,直达骨膜,在骨膜下、更多的是在帽状腱膜下掀起额部皮瓣。直视下向前下分离皮瓣直达眶上缘。

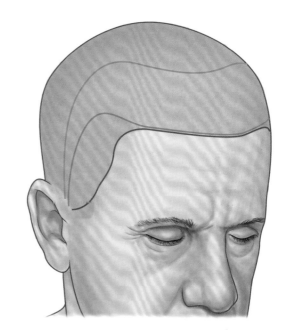

图 7.20 冠状切口和前发际线切口

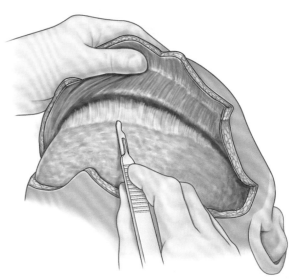

图 7.21 开放式冠状除皱,分离层次在帽状腱膜下

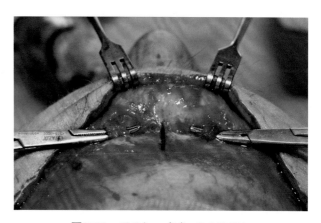

图 7.22 冠状切口术式,显示皱眉肌

离断帽状腱膜深面,进入帽状腱膜脂肪垫以显露皱眉肌(见图 7.21)。必要时可以去除或修薄皱眉肌群,包括皱眉肌、降眉肌、降眉间肌(见图 7.22)。切除皱眉肌时需要将走行在肌束中的滑车上神经小心分离。为防止头皮过度上提,可以在眉内侧保留一部分帽状腱膜的附着。而如果想有一个整体的眉毛提升,则必须完全分离帽状腱膜在眶上缘内外侧的附着。在颞深筋膜浅层逐渐分离释放固定带。辨认并注意保护眶上神经主干。向上外侧提起皮瓣以重置眉毛,完整切除一条头皮,外侧部分可以切除 1~3cm,中间部分则少切或不切,在帽状腱膜层和皮肤层分层缝合关闭切口。尽管也可以增加更深层次的固定,但冠状切口除皱主要依赖头皮切除来维持眉毛上提的位置。

冠状切口除皱的缺点包括:可能造成永久性的头皮麻木、瘢痕长、毛囊受损、头皮感觉迟钝。额部发际线被抬高并损失部分长有毛发的头皮是无法避免的。冠状切口并不适合于发际线高、毛发少和以后可能会秃顶的患者。

额部发际线切口术式

切口从额部发际线向外延伸过渡到颞部头皮区,也可以完全沿发际线走行(见图 7.20)。某些技术细节有助于减少可见的瘢痕,包括切口沿着额部发际线或发际线稍后面,以及平行毛囊斜向切开头皮。也可以采用横行切断毛囊的方法,促进毛发从切口瘢痕重新长出[46]。切口的轻微波浪线会使瘢痕不易看见。帽状腱膜层和皮肤层的精细缝合使切口张力大大减小。

自发际线切口向下的分离通常有 3 个层次:帽状腱膜下、骨膜下和皮下。无论从哪一个层次的分离,发际线切口与冠状切口一样能够充分暴露手术视野,并且不存在发际线后移的问题。此外,还有两大特有的优点。

由于不是在毛囊下分离,医生就可以选择在额肌浅层做皮下分离。这样在提高眉毛的同时不需要分离到感觉神经,还可以减轻额部横纹。另一种流行的改良术式是只在发际角做一个短的切口,用于单纯提升眉尾(图 7.23)[47]。

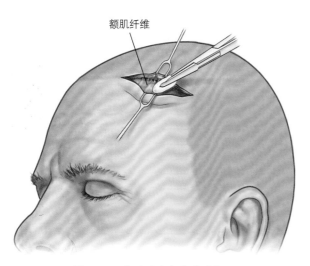

图 7.23 有限的发际线皮肤切口

(图中标注:额肌纤维)

发际线切口还可以降低过高的额部发际线,或降低过高的眉毛。此类问题可以是天生使然,但通常是既往的提眉术所造成。降低发际线需要分离颅顶部的帽状腱膜,使头皮瓣得以活动前推,骨性固定在新的发际线位置(图 7.24 和图 7.25)。如果是为了降低眉毛,则应在眶上缘位置作皮瓣的骨性固定(见图 7.24 和图 7.25)[48-50]。

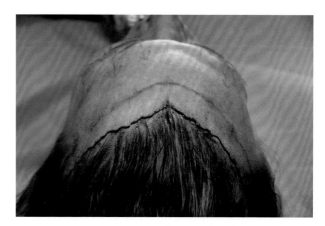

图 7.24 前发际线切口可降低发际线

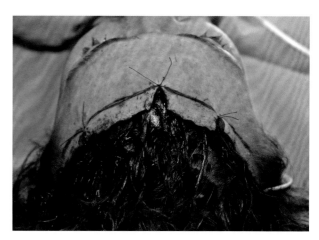

图 7.25 发际线降低

此术式的主要缺点是发际线位置遗留永久瘢痕。另外,如果是全层切开,由于感觉神经的截断点更靠近其神经主干,头皮的感觉迟钝甚至比冠状切口还要严重。最后。整个额部的皮下分离也会影响皮肤血运,或造成皮肤局部坏死。

内镜术式

内镜术式具有和开放式术式一样的分离层次和软组织释放,但有更小的切口和内镜下的良好的手术视野。内镜技术在面部美容外科领域的应用对促进人们对额颞部解剖的理解超过以往的任何技术创新。基本的解剖学原理是内镜提眉术不可或缺的。外侧部位提眉需要彻底游离眶周帽状腱膜的附着,并借助机械固定而不是切除头皮来维持额部皮瓣在较高的位置。内侧部分提眉则是在去除降眉肌群的对抗作用后在额肌的反向提升下被动完成的。

　　内镜提眉术的主要优点是暴露良好、医生视野开阔、切口痕迹轻微几乎不可见。另外，头皮的失神经支配现象较开放术式得以极大地避免(图7.26)。

Knize通过改进该技术，使得该术式得以广泛流行。在内镜下沿着颞深筋膜层分离释放眶外缘、眶上缘及固定带(图7.27)[14]。移动皮瓣后用缝线将颞浅筋膜缝合固定在颞深筋膜层。如果还需要处理眉间肌，可以再采用眼睑切口。

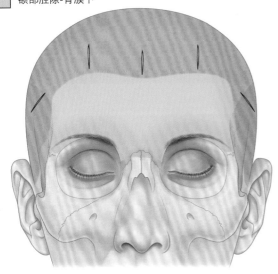

图7.26　五孔法内镜术式

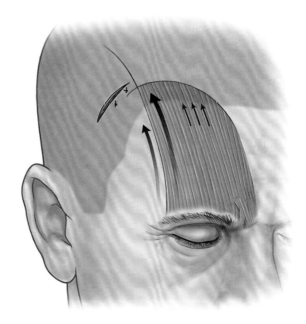

图7.27　颞部切口

　　一般在发际内做3~5个1~2cm的切口。在固定带内侧做帽状腱膜下或更常见的骨膜下分离。皮瓣的分离可以先在盲视下进行，接近眶上缘时再改在内镜下完成，以避免损伤眶上神经。向外越过固定带，对应于颞深筋膜面分离，利用颞下隔和前哨静脉作为面神经颞支走行的标志。分离一直保持在颞深筋膜层以保证面神经颞支的安全。内侧(额侧)和外侧(颞侧)腔隙贯通是要沿由外向内方向进行。眶外缘和眶上缘的软组织附着要彻底分离释放。在骨膜前或骨膜后层面向下分离眶外缘时至少要到外眦位置，使眉外侧容易上提。在分离眶上缘时可以看见眶上神经。在用内镜咬钳去除皱眉肌群时，可以看见穿过肌束的眶上神经。注意避免过多分离内侧皮瓣，以防眉内侧的过度上提及间距过宽。额部皮瓣分离一旦完成，向上向外方向牵拉皮瓣。牵拉方向虽早有详述[51]，但医生也可以根据美学要求进行术前设计，使提升方向更适合具体个体。尽管有的学者不建议采用皮瓣固定[17]，但通常有两种固定方式得到应用：在颞部用缝线将颞浅筋膜固定在颞深筋膜上，额部则采用骨性固定。为了能保证手术效果稳定可靠，各种固定方式及技术都已有详细描述，目的都是为了确保掀起的皮瓣附着在颅骨上[52]。

　　内镜提眉术主要的缺点包括使用内镜的要求高、存在过度上提的可能性、眉毛向两侧分离以及某些固定方式不可靠[15]。

颞部切口术式

　　颞部切口术式是指在颞部颞嵴外侧做全层切口[53]。

　　该术式的缺点是眉中内侧的视野有限，对眉外侧的提升是斜向的力量(见图7.27)。

经眼睑切口术式 - 肌肉调整

　　通过上睑整形切口，可以找到眉间肌群并加以处理[54,55]。对于不需要提眉的患者，该术式不失为减轻眉间纹的一种有效方法。也可以和单纯的眉外1/3提升的手术联合应用。上睑切口的隐蔽性有两个优势：一方面适用于上睑整形，另一方面可以去除眉间肌。

　　经上睑成形术切口进入后，在眼轮匝肌深方、眶隔浅方分离。在眶上缘能找到皱眉肌的横行纤维。可以去除这束肌肉，注意保护肌束中间和周围的滑车上神经。切口内侧，可以找到垂直走行的降眉肌及斜向走行的眼轮匝肌，作部分切除，在鼻根部分离并找到降眉间肌并作横向切断。

　　该术式主要的缺点是容易损感觉神经(眶上神经和滑车上神经)，较之于单纯的上睑整形术，更容易出现肿胀、淤青(图7.28)。

眉外侧切口

　　该术式切口比颞部术式切口更靠内侧。根据提升眉尾的有效方向确定切口的位置在颞嵴的延长线上(图7.29)。有多种固定皮瓣可供选择[56]。该术式对老化性眉外侧下垂及先天性的八字眉有效[16]。

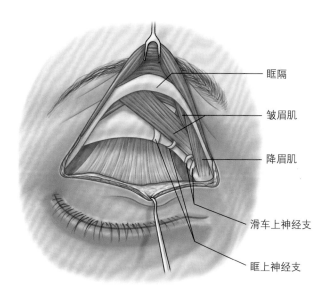

图 7.28　经眼睑切口显露皱眉肌

睑隔
皱眉肌
降眉肌
滑车上神经支
眶上神经支

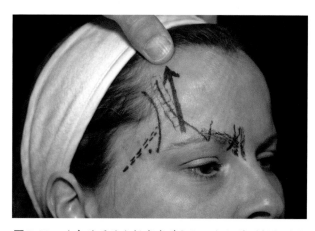

图 7.29　改良的眉尾上提术术前标记。标记计划提拉的方向。外侧的紫色虚线标记面神经颞支的大致走行。紫色小点表示前哨静脉的位置。紫色曲线表示颞嵴线位置,此处在咬牙收缩颞肌时会变得明显。颞顶线内侧的黑色网格代表眶上神经深支的大致走行,皱眉肌、降眉肌和降眉间肌分别以黑线标记

改良的眉外侧切口术式切口在颞部发际后约 1cm,长 5~6cm[16]。由于提眉的方向基本和眶上神经深支的走行一致,所以以手术中要特别注意避免损伤到该神经。眶外侧缘的分离可以内镜下进行,也可以不用内镜。像冠状切口除皱那样切除一条头皮,注意保护眶上神经深支的神经血管束。缝合皮瓣的帽状筋膜层和颞深筋膜层作为固定,也可以附加骨性固定。该术式的优点是作为内镜术式并具有冠状切口那样的强力固定。主要缺点是比内镜术式的切口稍长(图 7.30)。

直接眉上切口

由于眉属于皮肤组织,理论上讲提眉最有效的方法是紧邻眉毛切开。这项简单的技术一个世纪前得到过描述。

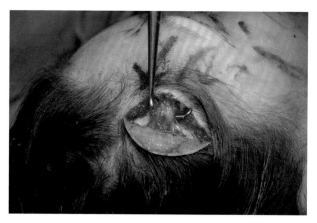

图 7.30　眶上神经深支的神经血管束。内侧额部腔隙在骨膜下分离,外侧颞部腔隙紧贴颞深筋膜分离。两个腔隙在颞顶线(颞嵴)贯通。眉外侧上提、关闭切口时,需要稍微折叠神经血管束

紧贴眉毛上缘或者在额头的皱纹处切除一条全厚皮肤。切除皮肤的量就可以带来 1:1 的眉毛提升的量,但要考虑到在术后最初的几个月内皮肤可能会有 50% 左右的回弹。而且切口越靠近眉毛,回弹的幅度会越小。该术式的主要优点是:手术相对简单,患者容易接受,没有头皮感觉麻痹及额部运动神经损伤的风险,效果相对稳定。

主要缺点是:眉缘切口瘢痕可见,降眉肌的作用会造成眉下垂复发。眉毛浓重或额纹深的老年男性患者更适合此类手术,必要时还可进行二次手术(图 7.31)。

经眼睑切口的眉固定术

行上睑成形术的同时也可以在同一切口行眉尾上提固

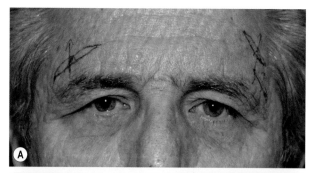

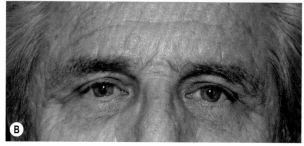

图 7.31　74 岁男性,在眉上横纹处行直接切除提眉术(A)术前与(B)术后 8 个月,眼轮匝肌也另外缝合固定在额肌上方

定术[57,58]。通过眼睑切口显露眶外上缘，继续向上在额骨骨膜表面分离至眶上缘 2~4cm 处，或者至少要在设计的眉毛固定位置上方 1cm。作缝合将眉毛固定在靠上的位置，并将眼轮匝肌底层固定在额骨骨膜层，也可以选择固定在额骨骨骼上。应避免缝合力度过大，造成眉毛缝挂处出现凹陷。更简单一点，可以直接缝合眼轮匝肌缘和眶上缘，而不做眶上缘上的分离[59]。该术式主要优点是操作简单，瘢痕隐蔽；主要缺点是效果有限，维持时间不长。

缝线法提眉固定术

目前已经开发出多种无需分离、单用缝线提眉固定的方法，如倒刺线、缝合线环等方法都是通过皮肤隧道盲视下完成。这类方法的优点是非常简单，也相对安全。术后反映最多的问题则是改善的程度及维持的时间。而喜欢这类手术的医生则认为有一定效果，患者容易接受，且创伤轻微[60,61]。

术后护理

对于简单的提眉术，术后护理限于头部抬高、冰敷、抹眼膏及服用止痛药等。

分离较广的手术（冠状除皱、内镜除皱）则需要面部包扎及引流 24 小时。用布比卡因阻滞眶上和滑车上神经可以有效防止术后疼痛。术后 48 小时可以淋浴，伤口缝线 7~10 天后拆除。

伤口愈合后，还应采取措施防止眉毛再度下垂，可行眼轮匝肌眶外侧部位的肉毒毒素注射，术后最初几个月内戴太阳镜和遮光帽避免眯眼动作。

结果

额部年轻化的效果取决于额部老化的类型、所施行的手术及手术完成的质量。

一般而言，相对简单的处理过程通常会产生相对局限的效果，适用于期望值不高的患者。更复杂的手术步骤提供了更广泛的游离、更显著的效果和更长的维持效果。然而，随着对眉的老化的理解逐渐深入，人们不再认为眉整体下垂是最重要的老化表现，而是如前所述，眉形在美学上更显重要。所以，手术最终的美学效果取决于眉毛的哪一部分被抬高（图 7.32）。然而，眉头过度抬高会持续形成惊讶的表情，而眉尾的过度抬高则会使表情显得愤怒。而这两种情况都难以矫正。

如前所述，除了眉的外形和高度，上睑 - 眉结构的美学还涉及很多调整。适合做提眉手术的人同样也适合同时进行上睑成形术、上睑脂肪填充和眼睑下垂修复（图 7.33）。一开始就对相关的老化作出正确的美学评估是决定做哪些手术的关键。

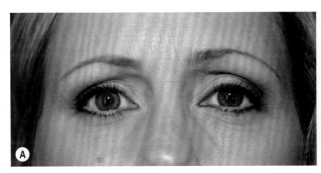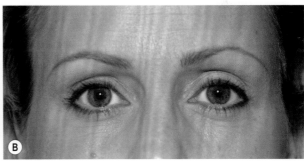

图 7.32　年轻女性，先天八字眉，接受眉尾提拉术（A）术前与（B）术后 6 个月

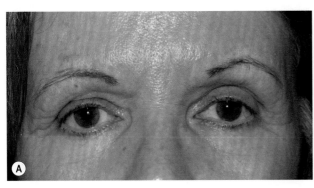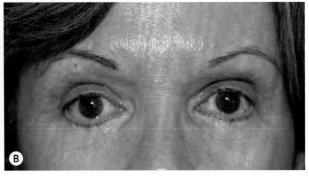

图 7.33　中年女性，单侧眉毛下垂、眼窝不对称、上睑脂肪萎缩。行右侧内镜提眉、双上睑脂肪填充与双上睑皮肤切除成形术（A）术前和（B）术后 12 个月

最后,每个医生都会有自己偏爱的手术,医生有责任明确告诉患者这些手术的最终效果,让他们有个切合实际的期望值。

并发症

除了美感的问题,眉部年轻化的外科并发症还包括瘢痕性秃发、血肿、感染、表面不平整以及面神经损伤。

局部秃发是由于切开、电凝、及张力过大等原因时损伤到毛囊造成的。毛发的脱落可以是暂时的也可以是永久的,可以通过直接切除瘢痕或毛发移植来修复(图7.34)。

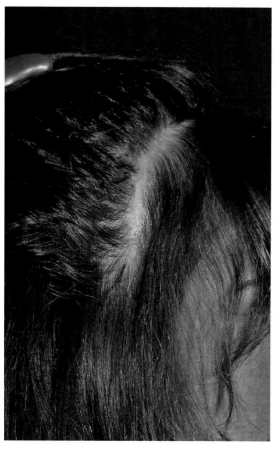

图7.34　冠状切口除皱后的瘢痕性秃发

血肿并不常见。小的血肿可以自行吸收,大的血肿则需要外科引流。感染更是罕见,一直以来的报告感染率都低于1%,需注意伤口护理,并通过服用适当的抗生素进行治疗[18]。在肌肉去除的区域可能会出现表面的凹陷。这些问题可以在术后即时或后期做脂肪充填或颞筋膜移植来进行弥补。

感觉神经的损伤比较常见,对某些手术更是普遍性的问题。做冠状切口的话,所有向后方向走行的神经都会被切断。最开始头皮甚至颅顶部都会失去知觉,然后逐渐恢复,有时可延续数年。眉外侧切口法和内镜法的切口较小,感觉的变化较小,但仍有可能因为牵拉、电凝及器械的原因受到损伤。当然,随着时间推移感觉能够恢复正常。伴有皱眉肌去除时,往往会有一过性感觉神经麻痹的情况,一般2~3周即可恢复。同样的,眶上缘的深层分离也往往造成眶上神经的一过性麻痹。

额部唯一的运动神经是面神经颞支。颞支的损伤是提眉手术最为严重的局部并发症。一过性损伤相对常见,但幸运的是,永久性损伤则较为罕见。一旦发生损伤,只能耐心等待观察(图7.35)。积极干预的手段如下所述。

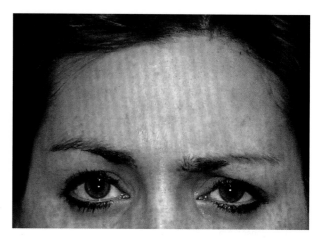

图7.35　冠状切口提眉术后暂时性面神经颞支麻痹

二次手术

眉整形术后的二次手术最常见的原因是美容缺陷的矫正。其中比较典型的一种情况是眉部整形后原有的美学效果消失不见了。这种情况通常可以补偿患者加做一个保守的上睑成形术得到解决。但如果是效果变得非常不明显,则有必要重新做一次提眉术。二次手术建议采用不同的分离层次和不同的固定技术。

当提眉过于激进时,最常见的结果是眉头被过度抬高(图7.36)。如果眉头过度抬高程度较轻,可在额部中间位置注射肉毒素以缓解该问题。但如果过度上提严重,就需要再做一个降眉的手术,把整个额部头皮从骨膜层充分游离,固定在眶上缘的位置[50]。成功修复眉毛过度提高甚至比最初的提眉术还要困难。

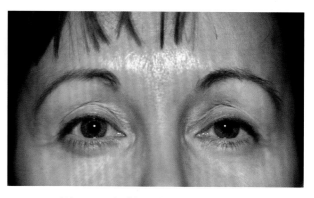

图7.36　内镜提眉术眉内侧过度上提

另外一种不佳的眉形改变是眉头提高,但眉尾没有上提,显得眉毛倒竖。这种情况需要单独做眉外侧上提。

幸运的是,实际发生的并发症通常少而轻微,如瘢痕性秃发、眉间不平整等容易通过很小的手术加以矫正的并发症。

对于面神经颞支损伤长期没有恢复的病例,可以在正常侧的额肌少量注射肉毒毒素,或患侧再做一次提眉来加以矫正。

和所有的面部年轻化手术一样,提眉手术的效果会随着时间的推移而减弱。要想维持持久的效果,有必要通过二次手术修复。

参考文献

1. Paul MD. The evolution of the brow lift in aesthetic plastic surgery. *Plast Reconstr Surg*. 2001;108:1409–1424. *In this paper, the author thoroughly reviews the published history of brow lift surgery, from 1919 to 2001.*

2. Passot R. La chururgie esthetique dew rides du visage. *Presse Med*. 1919;27:258–260.

3. Hunt HL. *Plastic Surgery of the Head, Face, and Neck*. Philadelphia, PA: Lea & Febiger; 1926.

4. Lexer E. *Die Gesamte Wiederherstellungs-Chirurgie*. Vols. 1 and 2. Leipzig: Jahann Ambrosius Barth; 1931.

5. Claoue C. La ridectomie cervico-faciale par accrochage parieto-temporo-occipital et resection cutanee. *Bull Acad Med (Paris)*. 1933;109:257–265.

6. Gonzalez-Ulloa M. Facial wrinkles: integral elimination. *Plast Reconstr Surg*. 1962;29:658–673.

7. Vinas JC. *Plan general de la ritidoplastia y zona tabu. Transactions of the 4th Brazilian Congress on Plastic Surgery, Porto Alegre, October 5–8*, 1965:32.

8. Vinas JC, Caviglia C, Cortinas JL. Forehead rhytidoplasty and brow lifting. *Plast Reconstr Surg*. 1976;57:445–454.

9. Papillon J, Perras C, Tirkanits B. *A comparative analysis of forehead lift techniques*. Presented at the Annual Meeting of the American Society for Aesthetic Plastic Surgery, Boston, 1984.

10. Paul MD. The surgical management of upper eyelid hooding. *Aesthetic Plast Surg*. 1989;13:183–187.

11. Isse NG. *Endoscopic forehead lift*. Presented at the Annual Meeting of the Los Angeles County Society of Plastic Surgeons, Los Angeles, September 12, 1992.

12. Vasconez LO. *The use of the endoscope in brow lifting*. A video presentation at the Annual Meeting of the American Society of Plastic and Reconstructive Surgeons, Washington, DC, 1992.

13. Chajchir A. Endoscopia en cirugia plastica y estetica. In: Gonzalez Montaner LJ, Huriado Hoyo E, Altman R, et al., eds. *El Libro de Oro en Homenaje al Doctor Carlos Reussi*. Buenos Aires: Associacion Medica Argentina; 1993:74.

14. Knize DM. Limited incision foreheadplasty. *Plast Reconstr Surg*. 1999;103:271–284.

15. Chiu ES, Baker DC. Endoscopic brow lift: a retrospective review of 628 consecutive cases over 5 years. *Plast Reconstr Surg*. 2003;112:628–633.

16. Warren RJ. The modified lateral brow lift. *Aesthet Surg J*. 2009;29:158–166.

17. Troilius C. Subperiosteal brow lifts without fixation. *Plast Reconstr Surg*. 2004;114:1595–1603.

18. Jones BM, Grover R. Endoscopic brow lift: a personal review of 538 patients and comparison of fixation techniques. *Plast Reconstr Surg*. 2004;113:1242–1250.

19. Swift RW, Nolan WB, Aston SJ, et al. Endoscopic brow lift: objective results after 1 year. *Aesthet Surg J*. 1999;19:287–292.

20. Guyuron B, Kopal C, Michelow BJ. Stability after endoscopic forehead surgery using single-point fascia fixation. *Plast Reconstr Surg*. 2005;116:1988–1994.

21. Graf RM, Tolazzi ARD, Mansur AEC, et al. Endoscopic periosteal brow lift: evaluation and follow-up of eyebrow height. *Plast Reconstr Surg*. 2008;121:609–616.

22. Knize DM. An anatomically based study of the mechanism of eyebrow ptosis. *Plast Reconstr Surg*. 1996;97:1321–1333. *In this paper, the author presents the results of careful anatomic dissections to delineate the fascial structures that govern eyebrow stability. Surgical implications are described in the second paper in the same journal.*

23. Knize DM. Limited-incision forehead lift for eyebrow elevation to enhance upper blepharoplasty. *Plast Reconstr Surg*. 1996;97:1334–1342.

24. Moss CJ, Mendelson BC, Taylor I. Surgical anatomy of the ligamentous attachments in the temple and periorbital regions. *Plast Reconstr Surg*. 2000;105:1475–1490. *The authors describe a different way of describing fascial structures surrounding the orbit and creating structural layers in the temple. A number of anatomic terms are introduced for the first time.*

25. Isse N. Endoscopic anatomy of the forehead and temporal fossa. In: Knize DM, ed. *Forehead and Temporal Fossa: Anatomy and Technique*. Philadelphia, PA: Lippincott Williams & Wilkins; 2001:73.

26. Knize DM. Galea aponeurotica and temporal fascias. In: Knize DM, ed. *Forehead and Temporal Fossa: Anatomy and Technique*. Philadelphia PA: Lippincott Williams & Wilkins; 2001:45. *This text thoroughly presents the anatomy of the temporal fossa, the forehead and the soft tissues that relate to the eyebrows. Knize combines several anatomical studies to summarize this anatomy, while several additional authors contribute to the technique portions of the book.*

27. Janis JE, Ghavami A, Lemmon JA, et al. Anatomy of the corrugator supercilii muscle: part I. Corrugator topography. *Plast Reconstr Surg*. 2007;120:1647–1653.

28. Beer GM, Putz R, Mager K, et al. Variations of the frontal exit of the supraorbital nerve: an anatomic study. *Plast Reconstr Surg*. 1998;102:334–341.

29. Knize DM. A study of the supraorbital nerve. *Plast Reconstr Surg*. 1995;96:564–569.

30. Furnas DW. Landmarks for the trunk and the temporofacial division of the facial nerve. *Br J Surg*. 1965;52:694–696.

31. Pitanguy I, Ramos AS. The frontal branch of the facial nerve: the importance of its variation in face lifting. *Plast Reconstr Surg*. 1966;38:352–356.

32. Stuzin JM, Wagstrom L, Kawamoto HK, et al. Anatomy of the frontal branch of the facial nerve: the significance of the temporal fat pad. *Plast Reconstr Surg*. 1989;83:265–271.

33. Gosain AK, Sewall SR, Yousif NJ. The temporal branch of the facial nerve: how reliably can we predict its path? *Plast Reconstr Surg*. 1997;99:1224–1233.

34. Agarwal CA, Mendenhall MS, Foreman KB, et al. The course of the frontal branch of the facial nerve in relation to fascial planes: an anatomic study. *Plast Reconstr Surg*. 2010;125:532–537.

35. Van Den Bosch W, Leenders I, Mukler P. Topographic anatomy of the eyelids, and the effects of sex and age. *Br J Ophthamol*. 1999;83:348–352.

36. Matros E, Garcia JA, Yaremchuk MJ. Changes in eyebrow shape and position with aging. *Plast Reconstr Surg*. 2009;124:1296–1301.

37. Lambros V. Observations on periorbital and midface aging. *Plast Reconstr Surg*. 2007;120:1367–1376.

38. Pessa JE, Chen Y. Curve analysis of the aging orbital aperture. *Plast Reconstr Surg*. 2002;109:751–755.

39. Kahn DM, Shaw RB. Aging of the bony orbit: a three-dimensional computed tomographic study. *Aesthet Surg J*. 2008;28:258–264.

40. Lemke BN, Stasior OG. The anatomy of eyebrow optosis. *Arch Ophthalmol*. 1982;100:981–986.

41. Knize DM. Muscles that act on glabellar skin: a closer look. *Plast Reconstr Surg*. 2000;105:350–361.

42. Flowers RS, Duval C. Blepharoplasty and periorbital aesthetic surgery. In: Aston SJ, Beasley RW, Thorne CH, eds. *Grabb and Smith's Plastic Surgery*. 5th ed. Philadelphia, PA: Lippincott-Raven; 1997:612.

43. Knoll BI, Attkiss KJ, Persing JA. The influence of forehead, brow, and periorbital aesthetics of perceived expression in the youthful face. *Plast Reconstr Surg*. 2008;121:1793–1802.

44. Warren RJ. Endoscopic brow lift: five-portal approach. In: Nahai F, Saltz R, eds. *Endoscopic Plastic Surgery*. 2nd ed. St Louis, MO: Quality Medical Publishing; 2008:212.

45. Gunter J, Antrobus S. Aesthetic analysis of the eyebrows. *Plast Reconstr Surg*. 1997;99:1808–1816. *The authors analyze the features of periorbital attractiveness. They conclude that eyebrow aesthetics must be considered in concert with the entire periorbital area, including the eyelids. They describe novel ways to analyze eyes for attractiveness and identify eight features of attractive eyes.*

46. Camirand A, Doucet J. A comparison between parallel hairline incisions and perpendicular incisions when performing a face lift. *Plast Reconstr Surg*. 1997;99:10–15.

47. Miller TA, Rudkin G, Honig J, et al. Lateral subcutaneous brow lift and interbrow muscle resection: clinical experience and anatomic studies. *Plast Reconstr Surg*. 2000;105:1120–1127.

48. Guyuron B, Belmand RA, Green R. Shortening the long forehead. *Plast Reconstr Surg*. 1990;103:218–223.

49. Marten T. Hairline lowering during foreheadplasty. *Plast Reconstr Surg*. 1999;103:224–236.

50. Yaremchuk MJ, O'Sullivan N, Benslimane F. Reversing brow lifts. *Aesthet Surg J*. 2007;27:367–375.

51. Eaves FF. Endoscopic brow lift surgery. In: Bostwick J, Eaves FF, Nahai F, et al., eds. *Endoscopic Plastic Surgery*. St Louis, MO: Quality Medical Publishing; 1994.

52. Rohrich RJ, Beran SJ. Evolving fixation methods in endoscopically assisted forehead rejuvenation: controversies and rationale. *Plast Reconstr Surg*. 1997;100:1575–1582.

53. Gleason MC. Brow lifting through a temporal scalp approach. *Plast Reconstr Surg*. 1973;52:141–144.

54. Knize DM. Transpalpebral approach to the corrugator supercilii and procerus muscles. *Plast Reconstr Surg*. 1995;95:52–62.

55. Guyuron B, Michlow BJ, Thomas T. Corrugator supercilii muscle resection through blepharoplasty incision. *Plast Reconstr Surg*.

56. Tucillo F, Jacovella P, Zimman O, et al. An alternative approach to brow lift fixation: temporoparietalis fascia, galeal, and periosteal imbrication. *Plast Reconstr Surg*. 2007;120:1433–1434.

57. Sokol AB, Sokol TP. Transblepharoplasty brow suspension. *Plast Reconstr Surg*. 1982;69:940–944.

58. McCord CD, Doxanas MT. Browplasty and browpexy: an adjunct to blepharoplasty. *Plast Reconstr Surg*. 1990;86:248–254.

59. Zarem HA, Resnick RM, Carr DG. Browpexy: lateral orbicularis muscle fixation as an adjunct to upper blepharoplasty. *Plast Reconstr Surg*. 1997;100:1258–1261.

60. Ruff GL. Suture suspension for face and neck. In: Aston SJ, Steinbrech DS, Walden JL, eds. *Aesthetic Plastic Surgery*. Philadelphia, PA: Saunders Elsevier; 2009.

61. Tiryaki T. *Shuttle lifting of the face: a percutaneous purse string suture suspension method for facial rejuvenation*, Presented at 19th International Society of Aesthetic Plastic Surgery, February 10–13, 2008, Melbourne, Australia.

1995;96:691–696.

第 8 章

内镜提眉术

Renato Saltz, Alyssa Lolofie

概要

本章讨论内容：
- 眉毛美学及提眉术和额部年轻化的手术选择。
- 额部及眶周解剖。
- 内镜提眉术理想人群。
- 内镜额部年轻化的手术技术及关键步骤。
- 长期效果及并发症。

简介

相比于传统的额部冠状切口提眉术，内镜额部年轻化和内镜提眉术有诸多优点：在内镜的放大作用下，为眶周软组织分离提供良好的手术视野；切口瘢痕短；秃发及头皮知觉受损的风险低。随着固定装置的改进、对手术的长远效果更好的理解以及手术并发症的减少，在过去的15年里，内镜手术得到了不断的改善。针对额部的老化、皱眉肌额肌的过度收缩产生的皱纹，以及眉毛下垂或不对称，内镜提眉术为患者提供了更为有效和安全的解决之道。

基础科学 / 疾病进程

额部及眶周的解剖对整形外科医师而言至关重要。颞嵴是软组织交织附着在颞线位置深方的骨骼上而形成的一条带状隆起。为了能够充分游离和移动眉外侧和颞部组织，颞线的附着必须被剥离到眶上缘的位置，此处还有一个致密的眶上韧带也需要同时剥离释放（图 8.1）。

内镜提眉术会遇到并需加以保护的神经包括眶上神经和滑车上神经两种感觉神经，以及另一个面神经的主要运动分支 - 额支。分离时需小心辨别、保护。额部帽状腱膜下分

要点

- 内镜提眉术为面部美容外科医生提供了一种精准而安全的手术技术。
- 对眶周年轻化手术而言，眉毛的形状和位置以及额肌皱眉肌的过度活动都是一个相关的整体。
- 在眉毛位置和对称性完全得到矫正以前，上睑成形术不适合作为眶周老化的解决方案。
- 作为眶周年轻化手术的金标准，有现代意识和注重安全的面部美容外科医生必须在他们的诊所采用内镜提眉术。

离到外侧颞线位置时需确保在面神经额支的深面分离。向下向外分离时需保持在颞深筋膜层浅面分离以避免直接损伤或牵拉造成的额支损伤。滑车神经血管束和眶上神经血管束分别在距中线 1.5cm 和 2.5cm 的位置出眶，在出眶的位置分离骨膜是要小心轻柔以防神经损伤（图 8.2）。额部表情肌包括额肌、降眉间肌、发出横头和斜头的皱眉肌，以及内侧的降眉肌和眼轮匝肌。唯一的提眉肌是额肌，其他表情肌则不同程度上起到降眉作用。降眉肌群的切断和削弱可以使眉毛及额部的位置上移，同时还能矫正动力性的眉毛下垂及眉间皱纹（图 8.3）。

诊断 / 患者描述

多年来，经历了不同的文化和时尚潮流的洗礼，理想的眉毛外形和眉毛高度的概念一直在发生变化，还没法形成统一的眉毛美学标准，而必须根据性别、种族、眼眶形状、面部老化程度以及面部形态比例来加以分析判断。就目前，作者认为"理想的眉毛美学"标准应该是：眉内侧紧贴眶缘或在其稍下方，眉中部略微抬高，在眉外侧 2/3 处形成一个和缓

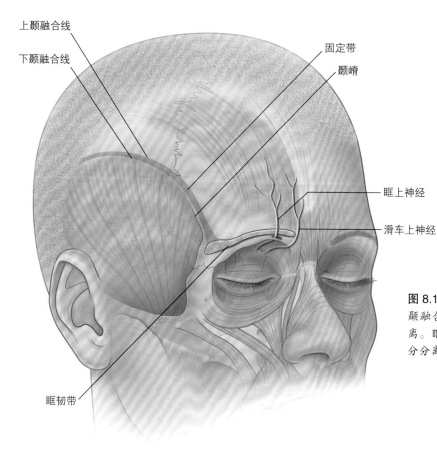

上颞融合线
下颞融合线
固定带
颞嵴
眶上神经
滑车上神经
眶韧带

图 8.1　额部体表标志。骨膜和颞深筋膜在颞融合线处交织一起，在提眉时必须充分剥离。眶支持韧带位于眶上缘外侧，也必须充分分离

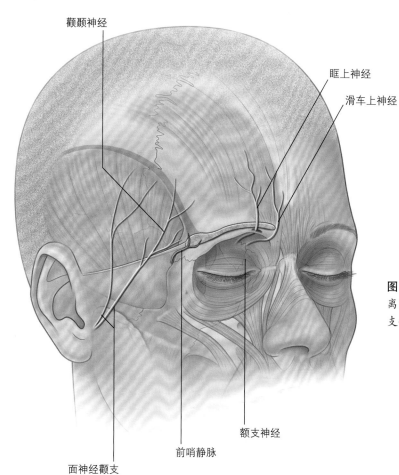

颧颞神经
眶上神经
滑车上神经
额支神经
前哨静脉
面神经颞支

图 8.2　额部感觉神经和运动神经。额部分离时注意保护眶上和滑车上神经。面神经额支位于颞深筋膜前面

的眉峰,向外侧延伸为略高于眉内侧的眉尾(图 8.4)。随着面部老化,眉毛会逐渐下垂、萎缩并贴近眶缘,堆积的皮肤会盖住眶外侧缘,形成所谓的"颞部堆积"。眉毛下垂、眉毛不对称、颞部堆积、额部皱纹等都是额部年轻化和眉毛上提的适应证(图 8.5)。

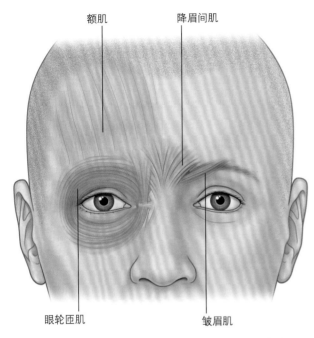

图 8.3　额部肌肉组织。额部表情肌与眉的活动有关。皱眉肌、降眉间肌分别引起眉间竖纹及鼻根横纹

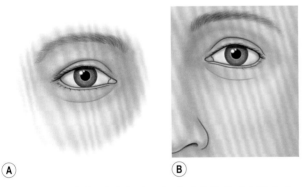

图 8.4　眉毛美学。(A)女性理想的眉毛位于眶上缘上方,在外侧角膜虹膜缘的垂线位置有一眉峰。(B)眉外侧以一条斜线连接到鼻翼和外眦连线

患者选择

自 1993 年 Core 和 Vasconez 引进内镜提眉术以来,作者便不再做冠状切口除皱手术。几乎所有包括眉部年轻化的手术都采用内镜式。额部平整(额骨平)、发际线不后移(发际线低)、额部皮肤不多余的患者适合做内镜提眉术。而发际线高以及秃顶男性则在隐蔽切口痕迹和去除皱眉肌等方面面临挑战。

其他额部年轻化的手术还包括冠状切口提眉、颞部外侧提眉、经眉切口提眉、经上睑切口提眉同时皱眉肌切除,以及肉毒毒素注射等。在选择患者时,手术必须解决的两个关键问题是眉下垂及额部和眉间皱纹。眉下垂通常合并软组织的松弛堆积以及上睑皱襞的消失。额部外侧颞线位置没有额肌纤维,这意味着眉外侧 25%~30% 的部分不具有上提功能。

治疗 / 手术技术

患者签署知情同意书后,在立位或坐位下行局部标记。自鼻翼外侧经外眦至颞部发际线后 2cm 的弧线上做一标记点,在其外上方向颞部发际线后约 2cm 处做一条 2cm 的颞部切口标记曲线。自瞳孔中间向额部发际线做一条垂线,在这条线上额部发际线后方作 1cm 的垂直旁正中切口标记(图 8.6)。

眶上神经和滑车上神经的位置也分别做标记。眶上神经深支到达额部发际线的位置于颞嵴内侧约 1cm 也要做标记。如果术前评估存在眉毛不对称,必须仔细检查眉毛确切的不对称性或潜在的单侧上睑的下垂程度,下睑的下垂经常引起同侧眉毛代偿性的上挑。对于后者,上睑下垂的修复可以使双侧眉毛的位置一致,避免一侧眉毛的过度提升。

通常采用全身麻醉,将气管插管用牙线绑扎固定在上排牙齿上。将 2% 的利多卡因 20ml、0.25% 的马卡因 20ml、1ml 肾上腺素加到 140ml 生理盐水配成浸润麻醉药,以 20G 的脊髓穿刺针头做额部的肿胀麻醉。患者消毒铺巾,气管插管用无菌巾包裹,确保整个手术过程中术野保持无菌,同时能够轻松转动头部转向两侧。

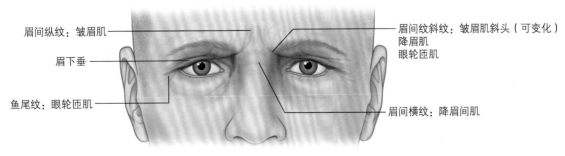

图 8.5　额部老化表现。包括眉毛下垂,额部皱纹,眉间纵纹及鼻根横纹,鱼尾纹

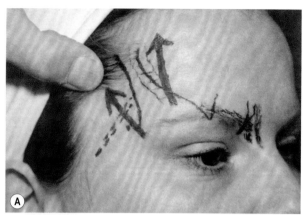

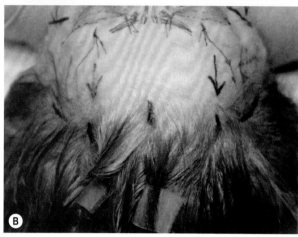

图 8.6　术前标记。标记额部的感觉神经及运动神经走行，以及眉毛提升的方向。旁正中切口应位于眉峰需要提升的方向线上

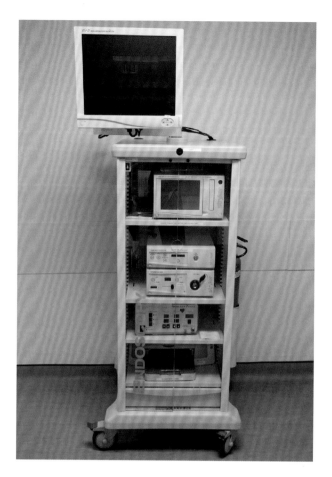

图 8.7　内镜器械车。器械车可配备显示器、光源、刻录机、摄像机底座、打印机和电刀主机

内镜提眉术的应用极大地减少了冠状开放性切口提眉术的手术量，手术的器械也需专门置备（图 8.7）。全麻之前应检查器械设备，还要有备份。放置在专用架上的内镜设备显示端包括，显示器（最好是高清显示器）、三芯摄像机、光源设备、刻录设备，还包括电刀主机和吸引器等。其他还有专用内镜镜头，一般直径 4~5mm，30°角，带有内镜鞘套和摄像机连接端口、光源连接口以及内镜剥离子、内镜镊、内镜咬骨钳和 Durden 带吸引器电凝。固定用的工具也有多种：钻骨皮质的电钻，捏可吸收螺钉的电钻，安装安多泰或其他固定方法用的螺丝刀等。器械车通常放在手术床尾部，手术医生在床头位置。

浸润麻醉 20 分钟肾上腺素发挥最大血管收缩功能以后开始手术。颞部切开后在颞深筋膜浅面钝性分离，向内分离越过颞线到额部后进入骨膜下分离，额部和颞部互相贯通（图 8.8）。此时插入内镜镜头，在镜下继续分离。显露前哨静脉并加以保护（图 8.9）。镜下以内镜剪刀继续分离眶上缘的交织韧带，向内分离显露眶上神经并加以保护。作者不做皱眉肌之间骨膜附着处的切开，以减轻眉内侧的上提造成"惊讶表情"。找到皱眉肌并予完全切除（图 8.10）。切除皱眉肌时适当用手触及皮肤以免操作时伤到皮肤以及留下凹陷。如果皮肤较薄可能会有凹陷，建议立即做脂肪团转移并用

缝线适当固定。至此患者会感觉到眉毛向外侧移动，要确认移动幅度相当，眉毛保持对称。颞部的固定是将颞浅筋膜向外上方向间断缝合在颞深筋膜层。其下方的皮瓣可以做一个楔形切除防止眉外侧皮肤堆积。旁正中切口的固定采用安多泰装置（图 8.11）。此时，保持全麻下摇高手术床让患者处于坐位，检查眉毛高度及对称性。可以测量瞳孔到眉中间的位置以及外眦到眉尾的位置来比较双侧的眉高。测量结果记录在病历上以备将来术后对比。切口以可吸收线缝合。用洗发液清洗头发，拔管后回到恢复室，无须包扎。

术后护理

术后头 48~72 小时可以适当应用止疼药，采用冰敷以减轻伤口疼痛和头疼。患者头部适当抬高，减轻静脉淤血，改善淋巴回流。由合格的淋巴按摩治疗专家做淋巴按摩有望减轻肿胀和淤青，并增加患者的舒适感以及加快恢复。

结果、预后及并发症

尽管优点很多，但内镜额部年轻化和提眉术并非没有

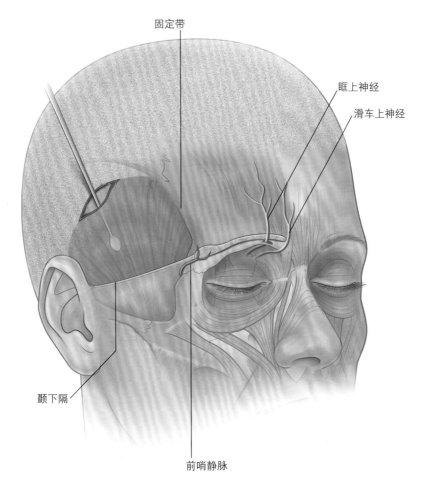

固定带

眶上神经

滑车上神经

颞下隔

前哨静脉

图 8.8 颞部固定带的分离。用骨膜剥离子在外侧的颞深筋膜和内侧的骨膜浅面剥离；颞部和额部腔隙完成分离后，从外向内方向分离颞部融合线，使腔隙贯通

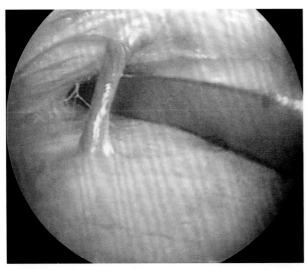

图 8.9 前哨静脉。内镜下分离的时候会遇到前哨静脉。前哨静脉可作为面神经额支的标志，向前分离时不能超过此静脉

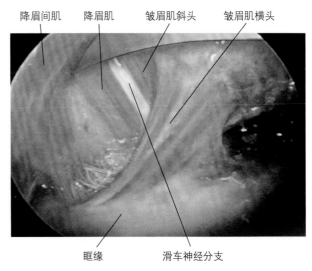

降眉间肌 降眉肌 皱眉肌斜头 皱眉肌横头

眶缘

滑车神经分支

图 8.10 皱眉肌内镜下观。皱眉肌可以在内镜下用内镜抓钳切除，注意避免损伤眶上神经和滑车上神经

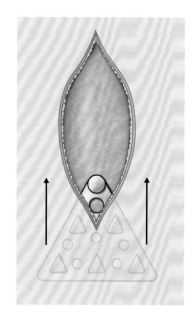

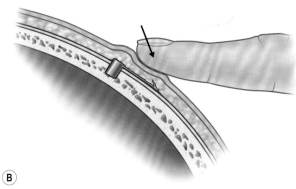

图 8.11 安多泰固定。(A)在切口尾端的颅骨骨皮质层钻一个放置安多泰的凹孔,安多泰可以扣进去。(B)皮瓣垂直上提固定在此位置

并发症。在过去的几年里,由于更好的永久固定技术的应用,眉下垂复发已非常少见。

"惊讶表情"也明显减少,这是因为眉间的骨膜"桥"得到了完整保留,并且在眉内侧移动度较大的情况下,或额肌

内侧收缩力强的情况下,不做旁正中切口处的皮瓣固定。在作者的诊所,把经皮的螺钉固定方式换成了可以埋在皮下的安多泰固定以后,秃发的情况大大减少。秃发的主要原因是采用螺钉固定和订皮钉缝合后头皮周围局部压力过大造成的。坊间时有抱怨骨皮质隧道法固定会引起两层骨板之间的出血。

损伤眶上神经和滑车上神经引起头皮一过性麻木也是另一个潜在并发症。通过选择合适的切口位置、轻柔操作避免损伤眶上和滑车上神经、内镜下小心提拉等可有效降低这一概率。骨膜下分离最大程度了保证额部皮瓣的血运,减小了对眶上神经深支的损伤。偶有出现暂时的麻木和额头的不规则现象,一般 2~3 周可以改善。用上睑提肌推进(折叠,缩短)的方法矫正上睑下垂不仅可以矫正上睑的位置,也可以矫正代偿性的眉毛上挑造成的眉毛不对称。

注意事项

内镜微创手术并不意味效果轻微(图 8.12~ 图 8.14),微小的瘢痕并不能成为效果打折扣的借口。评估它的效果时,医生必须用结果和并发症与较为接近的"开放式"术式作比较。小切口意味着更快的恢复、更少的并发症以及良好的远期效果。手术时医生看得越清楚,就能做得越精确。现在在很多医学领域,内镜都是个"标配",有谁还愿意在做完膝盖开放性手术之后说一句"这瘢痕还不差"呢?

内镜提眉术可以概括为 4 个关键步骤:

1. 钝性的骨膜下分离,外侧到颞深筋膜层额部向下达眶上缘;

2. 内镜下小心分离眶上缘的骨膜;

3. 内镜下皱眉肌切除;

4. 经颞部切口和额部旁正中切口的皮瓣固定上提。

最近还引进了一些非内镜额部年轻化术式,如颞部短瘢痕术式,经眼睑切口提眉以及额部发际线切口术式。都是在盲视下完成的。所用的手术时间不比内镜术式少,在可能存在变异的眶上神经周围盲目分离以及需要开较长的有可能损伤眶上神经深支的切口,都会影响到头皮知觉,并且瘢痕

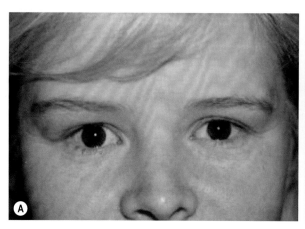

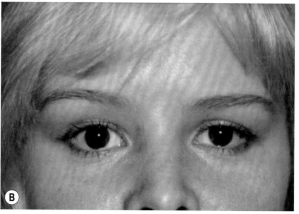

图 8.12 (A)术前。(B)术后。内镜提眉术后眼眉间距增加,眉形变得好看

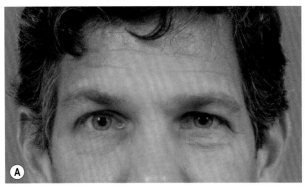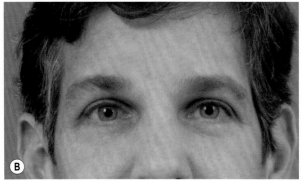

图 8.13　（A）男性患者，显示眉毛不对称。左侧眉比右侧低，决定做内镜提眉和上睑成形术。（B）术后 6 个月照片显示眉毛不对称得到矫正，额部横纹改善

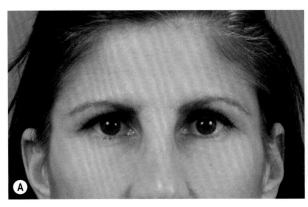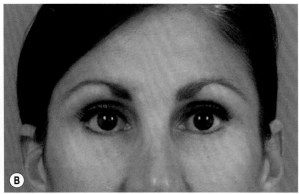

图 8.14　（A）女性患者显示眉毛下垂，外侧堆积以及鱼尾纹。（B）内镜提眉术及上睑成形术后 6 个月照片显示眉毛上提，眼眉间距增加，眉外形改善，眉外侧老化及皱纹得到改善

明显。有一些额部没有皱纹仅眉外侧需要提升的患者，也可以在颞部采用非内镜下的盲性分离，无须分离处理皱眉肌。

有不少人质疑内镜提眉的效力及远期结果，认为其手术时间长，会有过度上提、秃发、发际线抬高、以及眉间距增宽等问题。有的人认为内镜手术不能处理深的皱纹和眉毛不对称的问题，还有人抱怨设备昂贵。遗憾的是，大多数"反对者"从来就没有正确地学习过该技术，也一直拒绝采用它，并且从来不会把该技术传授给他的住院医师或专科医生。

扩展阅读

Bostwick J III, Nahai F, Eaves F III. *Endoscopic Brow Lift in Endoscopic Plastic Surgery*. St. Louis, MO: Quality Medical Publishing; 1996.

Chajchir A. Endoscopic subperiosteal forehead lift. *Aesthetic Plast Surg*. 1994;18:269–274.

Core GB, Vasconez LO, Askren C, et al. Coronal face lift with endoscopic techniques. *Plastic Surg Forum*. 1992;15:227–229.

Daniel RK, Tirkanits B. Endoscopic forehead lift: an operative technique. *Plast Reconstr Surg*. 1996;98:1148–1157.

Del Campo AF, Lucchesi R, Cedillo Ley MP. The endo-facelift: basics and options. *Clin Plast Surg*. 1997;24:309–327.

Isse NG. Endoscopic forehead lift. Presented at the Annual Meeting of the Los Angeles County Society of Plastic Surgeons, Los Angeles, Sept 12, 1992.

Isse NG. Endoscopic facial rejuvenation: endoforehead, the functional lift. Case reports. *Aesthetic Plast Surg*. 1994;18:21–29.

Isse NG. Endoscopic forehead lift: evolution and update. *Clin Plast Surg*. 1995;22:661–673.

Knize DM. Limited-incision forehead lift for eyebrow elevation to enhance upper blepharoplasty. *Plast Reconstr Surg*. 1996;97: 1334–1342.

Mackay GJ, Nahai F. The endoscopic forehead lift. Operative techniques in plastic and reconstructive surgery. *Plast Reconstr Surg*. 1995;2: 137–144.

Matarasso A, Matarasso SL. Endoscopic surgical correction of glabellar creases. *Dermatol Surg*. 1995;21:695.

Nahai F, Saltz R, eds. *Endoscopic Plastic Surgery*. St. Louis, MO: Quality Medical Publishing; 2008.

Paul MD. Subperiosteal transblepharoplasty forehead lift. *Aesthetic Plast Surg*. 1996;20:129–134.

Paul M. The evolution of the brow lift in aesthetic plastic surgery. *Plast Reconstr Surg*. 2001;108:1409–1424.

Ramirez OM. The anchor subperiosteal forehead lift. *Plast Reconstr Surg*. 1995;95:993–1003.

Ramirez OM. Endoscopically assisted biplanar forehead lift. *Plast Reconstr Surg*. 1995;96:323–333.

Rohrich RJ, Beran SJ. Evolving fixation methods in endoscopically assisted forehead rejuvenation: controversies and rationale. *Plast Reconstr Surg*. 1997;100:1575–1582.

Saltz R. Forehead rejuvenation. In: Lin SJ, Mustoe TA, eds. *Aesthetic Head and Neck Surgery: Mcgraw-Hill Plastic Surgery Atlas*. New York, NY: McGraw-Hill; 2013.

Saltz R, Codner M. Endoscopic brow lift. In: Nahai FR, Nahai F, Codner M, eds. *Techniques in Aesthetic Plastic Surgery: Minimally Invasive Facial Rejuvenation*. Philadelphia, PA: Saunders Elsevier; 2009.

Saltz R, et al. Endoscopic mid-face lift. In: Stephen HM, ed. *Year Book of Plastic, Reconstructive, and Aesthetic Surgery*. St. Louis, MO: Mosby; 2006.

Trinei FA, Januszkiewicz J, Nahai F. The sentinel vein: an important reference point for surgery in the temporal region. *Plast Reconstr Surg*. 1998;101:27–32.

Vasconez LO The use of the endoscope in brow lifting. A video presentation at the Annual Meeting of the American Society of Plastic and Reconstructive Surgeons. Washington, DC, 1992.

第 9 章

眼睑成形术

Julius Few Jr.,Marco Ellis

概要

- 眼睑成形术是面部年轻化技术的重要组成部分。传统的组织去除方法是否满足现代美学要求值得商榷。
- 医生必须深入了解眼眶和眼睑的解剖结构,以了解眼周区域的衰老和制定适当的手术策略。
- 术前评估包括分析患者的预期、评估患者的解剖结构,以及适当的医学和眼科检查。
- 眼睑成形术包括多种术式,医生应根据患者的个体解剖结构和美学诊断选择最合适的方法。
- 有时需要对相关解剖结构(包括眉和眶下缘)同时进行手术,才能获得最佳结果。

简介

合理的眼周美容手术是当今所有面部手术中最能显著改善面部衰老的手术之一。正确的手术设计和操作能让患者和整形外科医生充满喜悦和成就感。如果手术不成功,可能会导致患者毁容和终生功能障碍,也会让术者寝食难安。由于眼周美容手术是整形手术中最常见的手术之一,大量患者接受过或正在接受眼周美容手术的治疗,所以手术失败的后果显得尤为严重。

传统的眼周美容手术方法往往会产生不理想的结果,因此建议放弃过去的技术标准。大多数整形外科医生都熟悉改良的手术方法,而坚持传统技术的医生们可能会与此标准渐行渐远。本章所提倡的正是这一新标准。当新标准被理解和采纳时,与传统技术相关的并发症和风险发生率会逐渐降低。

与其将宝贵的上、下眼睑组织一定程度上切除,不如将手术重点放在恢复年轻化解剖结构上。期望单纯组织切除使眼睛变美或变年轻是不现实的,因为这或许无法完全矫正

眼睛的衰老变形。

医生应该首先构思出预期的手术效果,然后为实现手术目标进行精确设计,并执行相关操作。为完成这项任务,人们提出过若干重要原则(框 9.1)。该术式广受欢迎,且美学效果较好。

框 9.1 眼部年轻化原则

- 通过调整眉弓位置、切除皱眉肌和适当的眼睑折叠使眼周更美观。
- 恢复外眦的角度和位置,随之恢复至年轻态的眦间轴线角度。
- 恢复下眼睑的角度和形态。
- 最大限度地保留眼睑皮肤和肌肉(对眼睑功能和美学至关重要)以及眶隔脂肪。
- 通过外眦固定术提升中面部,最好通过复合颧骨提升术来加强。
- 用泪沟(或眶下颧骨)置入物矫正眶下颧骨沟,消除从内眦下方开始的沿面颊对角向下的变形泪沟(骨质)凹陷。
- 通过间隔固定或减少总量来限制眶隔脂肪。
- 只有当上下眼睑组织(皮肤、肌肉和脂肪)确实多余时才可切除,有时会采用非常规的切除方式。
- 对皮肤进行修饰,去除明显的皱纹、增生和瑕疵。

历史回顾

早在公元 10 世纪和 11 世纪,阿拉伯外科医生 Avicenna 和 Ibn Rashid 就曾描述过皮肤褶皱过多对视力的显著影响[1]。甚至在更早时候,外科医生已经开始切除上眼睑皮

肤,以改善视力。18 世纪和 19 世纪出版的文献是较早描述和说明上眼睑衰老变形的文献。"眼睑成形术"一词由 Von Graefe 于 1818 年提出,用于描述肿瘤切除后的重建过程。19 世纪后半叶,一些欧洲外科医生改进了眼睑缺损的修复技术。Graefe 和 Mackenzie 被认为应用了这些重建原理,并报道了第一个可重复的上睑成形术病例。此后不久,Sichel 和 Bourguet 分别描述了眶隔脂肪垫突出的概念。眶隔脂肪垫最初被认为是限制了上睑活动的脂肪的"局限性肿瘤"。这是一种罕见的情况,"最常见于儿童"。20 世纪 20 年代和 30 年代,眼睑整成形术进入了快速发展和研究的时期,对近 13 种不同的手术方法和闭合方法进行了阐述。近期技术上的优化似乎是以这些在过去 10 年比较流行的早期技术为基础的。

基础科学 / 疾病进程

基础与动态解剖

　　整形外科医生必须了解重要的动态眼周解剖结构,以获得符合美学和功能要求的手术结果。整形外科医生不应在未完全了解美学和功能性后果的情况下进行手术[2-5]。

眼周骨性结构

　　眼眶是由额骨、蝶骨、上颌骨、颧骨、泪骨、腭骨和筛骨形成的锥形体(图 9.1)。眼周骨膜牢固地附着在缝合线和环形的眼周前缘。眶内隔膜反折附着在眶缘的眼周,形成被称为弓状缘的增厚的周边。该结构在眶缘的上部和外侧面厚度最大,减小了眼眶孔径的周长和直径[6]。

　　在上睑手术中必须避免损伤某些结构。泪腺位于眶上外侧至眶前缘的深处,常在眶缘下方下降,许多人可能会脱垂至上睑后间隔。泪腺可能与需要手术切除的中央脂肪垫的外侧伸展部分相连。滑车位于上鼻眶缘后 5mm 处,与眼周相连。该结构的破坏会引起眼球运动障碍[7]。

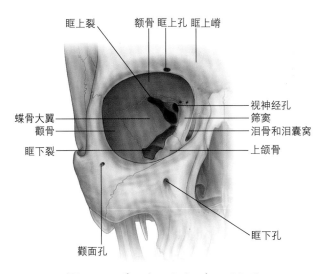

图 9.1　眶骨。含眶孔的眶部正面视图

外侧支持带

　　固定在侧眶上的是错综复杂的结缔组织,它们对维持眼球和眼周的完整性、位置和功能至关重要。了解如何有效地修复此类结构是外眦固定术眼周年轻化的关键。此类结构被称为外侧支持带,在外侧眶骨附着并像吊床一样支撑着眼球和眼睑(图 9.2)[8-10]。外侧支持带由外眦韧带、睑板、提肌腱膜外侧角、Lockwood 下悬韧带、Whitnall 韧带和外直肌节制韧带组成。它们会聚并牢固附着于 Whitnall 结节(眶外侧结节)增厚的骨膜上。外眦韧带的命名仍存在争议。最近的尸体解剖表明,外眦韧带有双重附着。浅部与眼轮匝肌筋膜相连,通过眶外侧增厚附着于眶外侧缘和颞深筋膜。直接与 Whitnall 结节相连的深部组织被称为外眦韧带(图 9.3)[11]。

　　此外,插入内眦和外眦韧带的睑板带是一个容易分辨的解剖结构[12]。与外眦韧带相比,增厚的睑板带对衰老松弛变化具有相对强的作用。睑板带固定于外眦韧带下约

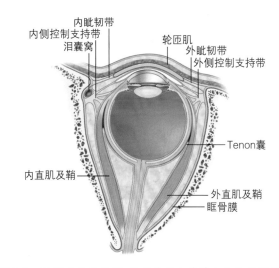

图 9.2　眼眶水平截面图,显示外侧支持带由上睑提肌外侧角、外眦韧带、睑板带、Lockwood 悬韧带和外直肌控制韧带组成

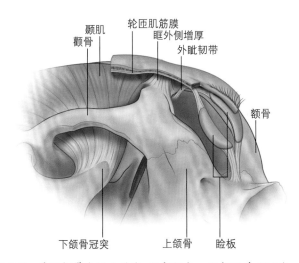

图 9.3　外眦韧带由独立的浅、深部组成。深部附着于眶缘内侧的 Whitnall 结节。浅部从睑板到眶外侧缘及眶外侧增厚区。两部均与上、下睑板相连续

3mm、后 1mm 处，距眶前缘约 4~5mm。它在眼睑松弛时缩短，在手术中松解可实现持久的眼睑塑形或眼睑提升（图 9.4）。充分松解睑板可消除外眦固定张力，最大限度地减少组织的向下牵拉力。这种松解加上外眦韧带的良好再附着是外眦固定术成功的关键。

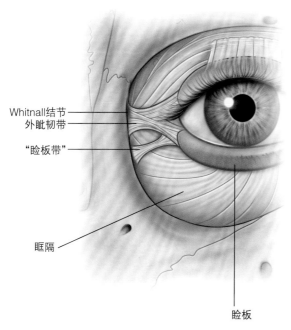

图 9.4 外眦韧带稳定地插入 Whitnall 结节上增厚的骨膜。睑板带是一种独特的解剖结构，它将睑板内侧和通向外眦韧带的下方悬吊到眶外侧壁，距眶缘约 4~5mm

眶内侧穹窿

眼球由周围的纤维组织悬挂于眼眶中。纤维结构的内侧部分包括内眦韧带、Lockwood 下悬韧带和内直肌控制韧带。内眦韧带和外眦韧带一样，分别由两个纤维臂将睑板附着在筛骨和泪骨上[13]。每个纤维臂都附着于眼周的泪囊顶点泪窝顶点的眼周。内眦韧带前角为眼球内侧提供了主要的支撑作用（图 9.5）。

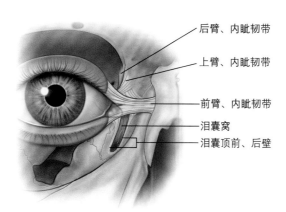

图 9.5 内眦韧带包裹着泪囊组织，由 3 部分组成：前臂、后臂和上臂。与外眦韧带一样，其各臂均与睑板相连续，韧带及其外侧被轮匝肌的深、浅层包围

额颞区

额部和眉区由 4 层组织组成：皮肤、皮下组织、肌肉和帽状腱膜。有 4 种不同的眉肌：额肌、降眉间肌、皱眉肌和眼轮匝肌（图 9.6）。额肌主要牵拉眉毛的内侧 1/2 或 2/3 部分（图 9.7），因此眉尾可能因衰老出现下垂，而眉头会因额肌的收缩而抬高。额肌通常会过度用力以提升外侧眉毛。额肌持续收缩会让前额出现深的水平褶皱（图 9.8）[3]。

垂直方向的降眉间肌内侧通常与额肌相连，起自鼻骨，进入眉间区皮下组织。降眉间肌将眉头向下牵拉，使鼻根部出现水平皱纹。这些皱纹常因眉毛下垂而形成，可随着眉毛的提升而自然矫正。

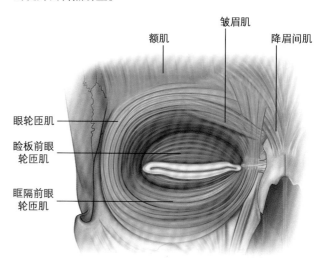

图 9.6 眼眶区域的面部肌肉。注意眶隔前和睑板前眼轮匝肌与内、外眦韧带相融合

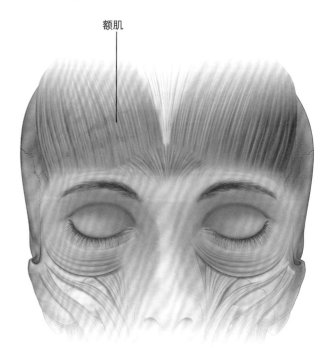

图 9.7 额肌主要插入眉毛的内侧 1/2 或 2/3。眉头会因额肌的收缩而抬高，额肌通常会过度用力以提升外侧眉毛

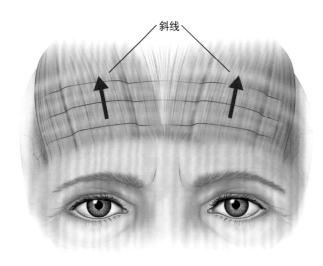

图 9.8 额肌动作。额肌插入眉内侧 2/3。眉内侧过度抬高是为了克服眉外侧悬垂和改善视觉障碍。额肌持续收缩会使前额产生深的水平褶皱。这意味着，当眉外侧皮肤被提升或切除时，原来过度提升和变形的眉内侧必然会发生严重下垂

斜向的皱眉肌起自额骨，横向止于眉骨组织，部分进入眼轮匝肌和额肌，在收缩时形成垂直的眉间纹。由于清除多余的眼睑皮肤时需要松解额肌，由降眉间肌和皱眉肌收缩形成的皱纹可能因为额肌的松弛而加深[14]。

眼睑

眼睑是保护眼球至关重要且不可替代的结构，其快门式机制对清洁、润滑和保护角膜至关重要。任何影响或限制眼睑闭合功能的因素都将对患者和外科医生产生重大影响。

上眼睑和下眼睑的解剖结构有很多相似之处。它们由前层的皮肤、眼轮匝肌和后层的睑板、结膜组成（图 9.9）[15]。

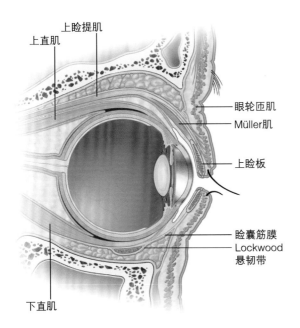

图 9.9 眼睑解剖。眼睑由前层的皮肤、眼轮匝肌和后层的睑板、结膜组成。眶隔是眶脂的前界

眼轮匝肌是眼睑的括约肌，由眼轮匝肌眶部、眶隔前部以及睑板前部组成。睑板前肌肉与外眦韧带融合，并向外附着于 Whitnall 结节。在内侧形成两个头，分别插入前、后泪阜（见图 9.6）。

上眼睑

眶隔起源于眶弓上方，形成眶前缘。与上睑提肌腱膜相连，略高于睑板，由这两个结构的结合形成的吊索结构支持眶隔脂肪。

上睑提肌始于 Zinn 环（总腱环）上方。它向前延伸40mm，然后成为 Whitnall 韧带（上睑横韧带）下的腱膜[7,16]。腱膜在内侧和外侧呈扇形附着在眼眶支持带上。腱膜在睑板上缘上方和吊索结构的尾端与眶隔融合，纤维束延伸至真皮形成眼睑褶皱。腱膜延长部分最后插入睑板前下部。随着上睑提肌腱膜的衰老薄弱，眼睑褶皱从残留的真皮附着物上升到上眼眶，而眼睑缘则下降。

Müller 肌，又称睑板上肌，起于上睑提肌的深表面，然后延伸为腱膜进入上睑板。上睑提肌腱膜若脱离睑板，只有在肌肉减弱并失去完整性后，才会导致后天性上睑下垂[14]。

亚洲人的上睑提肌和眶隔一般融合在较低位置，使得吊索结构和脂肪进一步下降至眼睑内[15,16]，从而造成上睑较为丰满的眼部特征。此外，腱膜纤维与真皮连接较弱，导致上睑褶皱不够明显（图 9.10）。

眶隔延伸

眶隔与上睑提肌腱膜在睑板上方融合。眶隔越过融合处继续向前延伸到睫毛缘，在上睑褶皱处眶隔位于前腱膜脂肪浅面。眶隔延伸是眼部运动结构的动态组成部分，牵拉纤维板时可重复改变睫毛缘位置（图 9.11）。眶隔延伸可辅助上睑提肌的功能，但不能独立发挥上睑提肌功能，如误将眶隔延伸当做上睑提肌使用，术中只折叠缝合这一层组织，将导致上睑下垂矫正术失败[17]。

下眼睑

下眼睑的解剖结构与上眼睑相似。下眼睑的牵拉结构，即睑囊筋膜，与上睑提肌相对应。睑囊筋膜前部分开包围并与下斜肌鞘融合，两个头融合形成 Lockwood 下悬韧带，类似于 Whitnall 韧带（上睑横韧带）。睑囊筋膜与眶隔在睑板缘下 5mm 处融合，然后插入睑板前下表面[18]。睑板下肌类似于上睑的 Müller 肌，也起源于下直肌鞘。它向前延伸到下斜肌上方，也附着在睑板下缘。

眶隔、眼轮匝肌和下眼睑皮肤的结合是眶隔脂肪的前屏障。当这些结缔组织松弛时，眶隔脂肪可以向前疝出，形成难看肿胀的下眼睑。眼眶内组织体积的相对减少可导致上眼睑凹陷，与上眼睑脂肪减少的表现相同[19]。

睑囊筋膜及其覆盖结膜构成下眼眶脂肪的后缘。在下眼睑手术，尤其是经结膜眼睑成形术中，切开睑囊筋膜，可释放下眼睑，从而减少向下牵引力，使下睑缘位置上升。

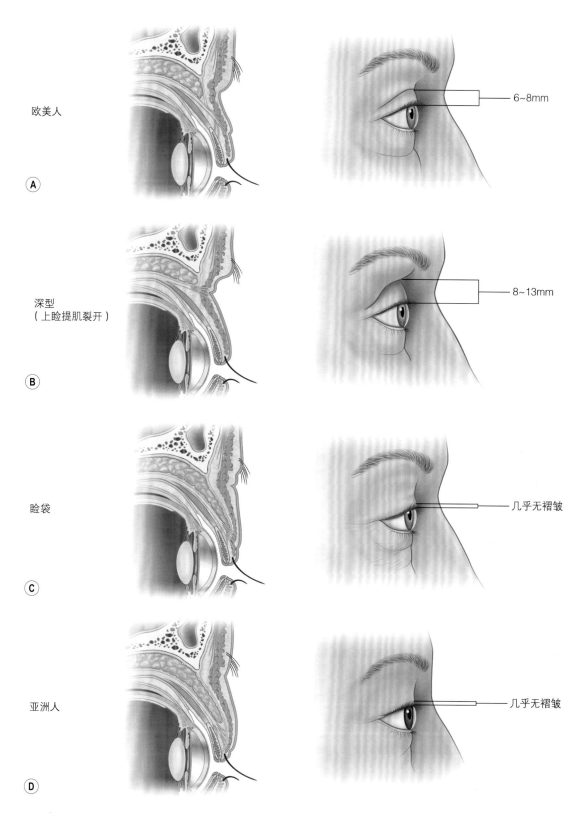

欧美人

(A)

深型
（上睑提肌裂开）

(B)

睑袋

(C)

亚洲人

(D)

6~8mm

8~13mm

几乎无褶皱

几乎无褶皱

图 9.10   不同种族显示的上眼睑解剖变异，以及每组内与衰老相关的变化，允许解剖学的融合。(A) 欧美人的上眼睑有上睑提肌延长，插入皮肤表面，使眼睑褶皱平均高出眼睑边缘 6~8mm。上睑提肌 - 皮肤连接的部位和腱膜前脂肪的前后联系决定了眼睑折叠高度和折叠凹凸程度(如每个解剖图的右半部分所示)。(B) 如果上睑提肌脱离睑板，上睑褶皱会向上移位。与上睑提肌相连的眶隔和腱膜前脂肪向上后方移位，这一解剖变化将造成眼睑褶皱高、上沟深和眼睑下垂。(C) 眼睑衰老使眶隔变薄并延长。眶隔延长松弛导致眶隔脂肪向前脱垂，并滑过上睑提肌向前下方移位，临床上造成上睑提肌 - 皮肤复合体下移和腱膜前脂肪垫向下向前移位。(D) 年轻亚洲人的眼睑在解剖学上类似于衰老的上眼睑，即低位的上睑提肌 - 皮肤粘连区和位于前下方的腱膜前脂肪。典型表现包括特征鲜明但时常变化的低位眼睑褶皱、凸出的上睑及上睑沟

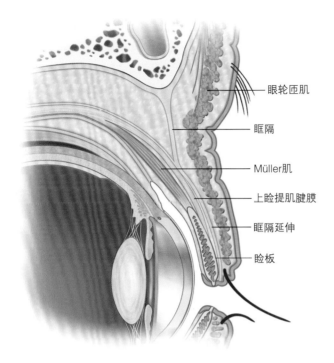

图 9.11 眶隔在睑板上方与上睑提肌腱膜粘连。眶隔延伸始于上睑提肌的眶隔粘连处，并延伸至睑缘。它位于睑板上褶皱处的腱膜前脂肪浅面

支持韧带

　　网状结构韧带是眶周皮肤和皮下组织的支架。眼眶支持韧带直接将眶与眶前部分交界处的眼轮匝肌附着在眶缘骨膜上，从而将颧骨前间隙与眶隔前间隙分离。该韧带与眶外侧增厚区延续，然后进入眶缘外侧和颞深筋膜，附着在外眦韧带浅层（图 9.3、图 9.12 和 图 9.13）[20]。这些韧带的老化将导致眶隔脂肪下降至睑颊。中面部提升术必须释放这些韧带，以获得持久的提升效果[21]。

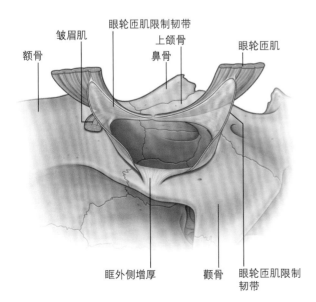

图 9.12 眼轮匝肌筋膜附着在颅骨上，沿眶缘的眶外侧增厚处与眼轮匝肌限制韧带相连

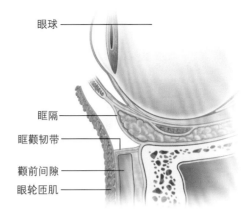

图 9.13 眶限制制韧带直接将眼轮匝肌连接在眼睑部和眶部的交界处，与眶缘骨膜相连，从而将颧前间隙和眶前间隙分开

血供

　　颈内动脉和颈外动脉向眼眶和眼睑供血（图 9.14）。眼动脉是颈内动脉的第一个颅内分支，其分支供应眼球、眼外肌、泪腺、筛窦、上眼睑和前额。颈外动脉分为颞浅动脉和上颌动脉。眶下动脉是上颌动脉的延续，在眶下缘下方 8mm 处分出，为下眼睑供血[22]。

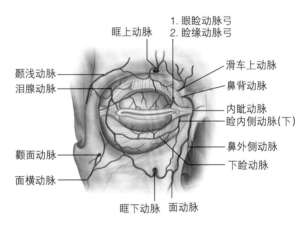

图 9.14 眼周区域动脉血供

　　上下睑动脉弓为眼睑提供丰富的血液供应。上睑动脉形成的动脉弓位于睑板上缘，这一区域是矫正上睑下垂和设计上睑褶皱的手术分离区域。血管网内的血管损伤通常导致 Müller 肌血肿，并引发术后 2~8 周持续眼睑下垂。同样，下睑动脉弓位于下睑板的下缘。

　　滑车上动脉、鼻背动脉和眼睑内侧动脉都在眶内侧穿行。在脂肪去除过程中切断这些动脉，如果没有足够的止血措施，可能会导致球后血肿，可能导致眼睑成形术后出现视力障碍并发症。

神经支配：三叉神经和面神经

　　三叉神经及其分支为眼周区域提供感觉（图 9.15）。三

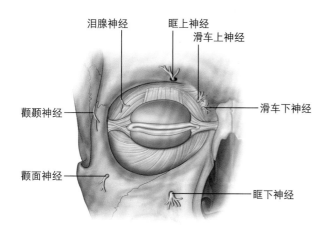

图9.15　眼睑感觉神经

叉神经眼支从眶上裂进入眼眶,分为额神经、鼻睫神经和泪腺神经。鼻睫神经的终支—滑车下神经,传导内侧结膜和泪囊的感觉信息。泪腺神经传导外侧结膜和上睑外侧皮肤感觉。额神经是最大的分支,分为眶上支和滑车上支。眶上神经通过眶上孔或眶上切迹发出,并为上睑和头皮的皮肤及结膜提供感觉神经传导。滑车上神经传导眉间、前额、上眼睑内侧和结膜内侧的皮肤感觉。位置良好的眶上阻滞将麻醉大部分上睑和前额中央区皮肤[6,14,23]。

三叉神经上颌支从眶下裂穿出,为鼻、下眼睑和部分上眼睑的皮肤传导感觉。眶下神经外侧分离是美容手术以及泪沟重建术成功的必要条件。

面神经出茎突乳突孔后,在腮腺实质内分为上方的颞面支和下方的颈面支(图9.16)。颞面支分为额神经、颧神经和颊神经;颈面支分为颊神经、下颌神经和颈神经,支配面部表情的面神经分支有明显的变异。面部肌肉的神经支配发生在其深层。眼周手术或面部手术切断眼轮匝肌分支可能导致眼眶部分失神经、眼睑张力丧失或异常神经支配,以及可能伴有眼睑异常抽搐[15]。

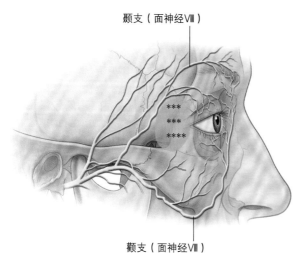

图9.16　眉颞区解剖。浅绿色不透明区表示颞深筋膜和骨膜,可在此处使用缝合线悬吊软组织。此处行广泛分离、软组织悬吊和外眦固定术是安全的

面神经的额支在颧骨的正上方,附着在颧骨的骨膜上。然后在眶上缘上方约2cm的内侧支配额肌、皱眉肌和降眉间肌。另一个独立分支沿着颧骨下缘走行,以支配眼轮匝肌的下部分[24]。在该区域实施手术时,术者应该非常谨慎,避免在内镜下或开放式提眉手术中损伤这些神经。

年轻而漂亮的眼睛

年轻而漂亮的眼睛特征因人群而异,但可以归纳为判断各种手术是否成功的必要参考。迷人年轻眼睛的眼球水平距离(内眦与外眦之间)适中,外眦轴线轻微上扬(图9.17)。睑裂的长度占眼眶横径的大部分。在放松并向前凝视时,睑裂的垂直高度应至少暴露角膜的3/4,上眼睑向下延伸至虹膜上缘(角膜上缘)以下至少1.5mm,但不超过3mm。理想情况下,下眼睑覆盖虹膜下缘0.5mm,但不超过1.5mm[4,15]。

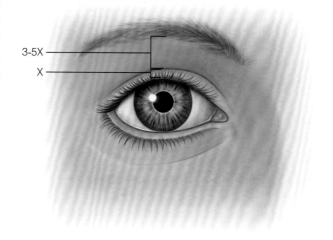

图9.17　在放松状态下向前凝视时,理想的上眼睑应位于虹膜上缘下方约2mm处。理想情况下,下睑覆盖虹膜下缘0.5mm。眉下缘到睁眼睑缘的距离与睑板前皮肤宽度的比值应大于3

在上眼睑边缘上方有一条清晰的眼睑褶皱,眼睑皮肤轻微拉伸,外侧稍宽。理想状态下,欧洲人放松凝视前方时,睑板前皮肤实际宽度从3mm到6mm不等。亚洲人的眼睑褶皱一般略低2~3mm,褶皱越靠近内眦与眼睑边缘的距离越小。印欧和非洲人种比欧洲人种低1~2mm。眉毛下缘到上睑缘(眼球中间)的距离与睑板前皮肤褶皱宽度之比不应小于3∶1(见图9.10),最好大于3∶1。

巩膜显露是指位于角膜下缘以下、下睑缘以上的白色巩膜外露。一般而言,巩膜显露不符合最佳美学标准,可能被视为衰老、眼睑成形术后并发症或眼眶疾病(如甲状腺疾病)的征兆。直视时角膜下巩膜显露超过0.5mm的外表会给人悲伤或忧郁的感觉。然而,在一些年轻人中,眼裂大突出了眼睛的戏剧性,可能被认为具有强悍且积极的个性。

在大多数人群中,眦轴通常向上倾斜(从内侧到外

侧)。在一些亚洲人、印欧人和非裔美国人中存在较大的倾斜现象。横向眦轴向上倾斜可使眼睛呈现年轻的外观,这在任何种族中都是美感的体现。外侧下垂的下眼睑和向下倾斜的眼睛通常给他人一种老化、不健康或不吸引人的印象[25]。

衰老的病因

对于上眼睑,皮肤衰老失去弹性和日晒损伤等原因是导致眼周皮肤衰老的主要原因之一。如果上下眼睑有出现多余的皮肤褶皱,单靠化妆品很难恢复年轻时的容貌。除了松弛的皮肤外,脂肪的明显脱出还可能导致面部臃肿,特别是上眼睑区域最为明显。虽然这些都是正常的眶隔脂肪,但由于眶隔松弛,眼睑似乎是向外突出的。理论上,将脂肪复位到眼眶区正常脂肪水平的位置似乎是最佳的解决方案,存在一定难度,而且可能导致难以解决的并发症。因此,看起来明显过剩的皮肤和脂肪应该得到相应的处理。

下眼睑衰老的病因在某些方面与上眼睑相似,但在另一些方面则截然不同。眼部衰老包括下睑缘松弛伴巩膜外露、下眼睑皱纹、脂肪垫脱出导致三个脂肪隔中的一个或多个区域隆起,以及泪沟和眶外侧区域的凹陷。泪沟区域的凹陷在眼下方表现为黑眼圈,主要是由于光线和阴影造成的(图 9.18)[26]。很明显,对眼睑衰老变化的各个方面进行评估是很重要的,因此外科医生可以设计最有效的手术方式。

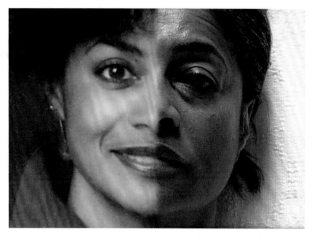

图 9.18　数码照片记录的衰老形变(右半侧:当前的术前照片;左半侧:20 年前的照片),显示眼周脂肪和皮肤在衰老过程中下降

诊断 / 患者表现

基础评估

首先是仔细、彻底并批判看待病情。整形外科医生应该坐在患者的正前方,平视患者的眼睛。注意观察患者的整体视觉印象和美感(图 9.19)。

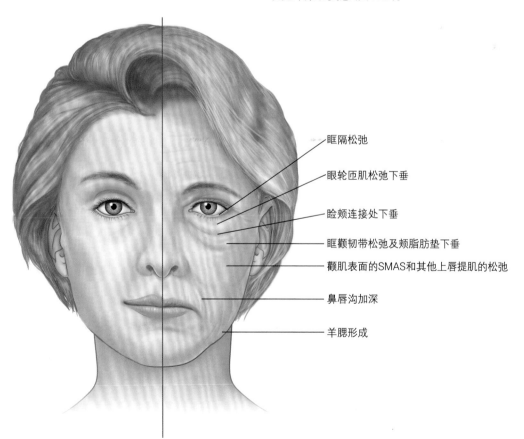

眶隔松弛

眼轮匝肌松弛下垂

睑颊连接处下垂

眶颧韧带松弛及颊脂肪垫下垂

颧肌表面的SMAS和其他上唇提肌的松弛

鼻唇沟加深

羊腮形成

图 9.19　由于浅层和深层脂肪的流失导致中颊部萎缩。SMAS,浅表肌腱膜系统

医生还应该寻找对称或不对称的区域。注意眼睛的形状、眼球的突出或不对称以及血管暴露、干燥或充血的迹象，还应寻找下眼睑下垂的迹象。上眼睑的外型是什么？上眼睑对称吗？有眼睑下垂吗？上眼睑在什么水平穿过虹膜？上下眼睑相对于角膜缘的位置是什么？

随后让患者放松眉部，闭上眼睛。眼睑闭合了吗？然后让患者睁开眼睛。是否抬起眉毛后看物体更加舒适？当眼睛闭合前额放松的时候，皱眉会增加吗？有没有眉间横纹？一侧眉毛低吗？低多少？有明显的皱眉吗？

将下眼睑从眼球拨开后还原，确保患者不眨眼，从而评估下眼睑张力（改进快速测试）。下眼睑是立即、缓慢还是根本不会弹回？大多数眼睑成形术患者的下眼睑张力显著降低，且通常是不对称的。

如何能改善眼睛和眼周的美观效果？是否有细纹或褶皱（如泪沟凹陷）？有多余的皮肤、肌肉或脂肪吗？在一张简单的眼周示意图上定量画出任何多余的软组织。外眦位置的恢复能矫正下眼睑皮肤过多情况吗？会减少吗？眼眶隔是否过度松弛？注意内外眦间轴的倾斜或缺失。

"四指提举法"是用一只手的示指、中指、环指和小指的尖端环绕外眼眶进行测量。示指和中指在眉尾上方，将环指放在眼角外侧，小指放在外眦下方，正好放在颧骨突起的外侧。轻轻地前后移动 4 个手指，抬起眉尾、眼角和脸颊。如果该测试可使眼睛显得年轻和更漂亮，可通过外眦提升术、提眉术、中面部提升术改善。

眼科与其他病史

手术前应作全面病史和体格检查（框 9.2）。此外，完善的眼科病史有助于实现积极的治疗效果、减少眼部手术并发症。

框 9.2　病史和体检需要获得的重要信息

- 药物使用：特别是抗凝剂、抗炎药和心血管药物，以及维生素（特别是维生素 E）。
- 草药补充剂的使用：草药增加麻醉和手术的风险，特别是对血压、凝血、心血管系统和愈合的影响。
- 过敏史：药物和类型。
- 既往病史：特别是高血压、糖尿病、心脑血管疾病、肝炎、肝病、心脏病或心律失常、癌症、甲状腺疾病和内分泌疾病。
- 出血性疾病或血栓。
- 精神疾病。
- 酗酒和吸烟史。
- 娱乐性吸毒，可能与麻醉药相互作用。
- 接触人体免疫缺陷性病毒和肝炎病毒。
- 有面部带状疱疹或单纯疱疹病史。

进行眼睑手术时，佩戴隐形眼镜会带来额外的风险。自然的衰老过程会使眼睛干涩，长期佩戴隐形眼镜会大大加速这一过程。传统的眼睑成形术会造成长期垂直异位性巩膜暴露，使得隐形眼镜佩戴困难。上睑下垂和上睑下垂手术可能会造成角膜曲率改变，需要重新适配角膜接触镜。患者应在围手术期停止佩戴隐形眼镜，以便在不需要调整眼睑的情况下快速恢复。上睑提肌断裂或老化通常伴有长期佩戴的硬性角膜接触镜历史，这是由于硬性角膜接触镜与眼睑摩擦后产生的机械应力引起的[27]。

愿意接受美容手术的人群也倾向于接受屈光手术，如 LASIK（激光辅助原位角膜磨削术）。术者必须询问相关手术史，因为眼周手术，特别是外眦固定术和提上睑手术，会影响屈光特性，引起结膜和角膜的机械刺激或影响角膜[28]。上睑下垂修复或上眼睑缩小可以改变角膜曲率，因此需要适配新的眼镜。外眦固定术通常会抬高眼睑与眼球的接触点，并会增加眼睑与眼球的张力，还会增加眼睑对角膜的压力，影响角膜曲率。术后早期可引起结膜水肿或角膜糜烂。干眼暴露问题在接受 LASIK 手术的患者中最为普遍，因为角膜瓣的形成破坏了角膜神经，形成了抑制泪液产生的麻痹作用。当有疑问时，这类患者应在进行眼睑成形术前接受屈光医生的检查。

整形外科医生应该检查患者眼科手术的病史，包括青光眼手术（在角膜上缘形成结膜疱疹）、视网膜手术、斜视手术和白内障手术。仔细评估面部肌肉无力、眼外肌不平衡、贝尔麻痹或外伤的病史和体征，以及眼睑痉挛或半侧面痉挛等轮匝肌功能异常。任何眼部疾病都可能影响眼睑手术的术式或结果[29]。

上、外侧视野丧失提示功能性上睑下垂或假性上睑下垂。若上眼睑上提后的上视野可改善 12~20° 或 30%，即符合治疗需要。

慢性眼刺激，如流泪、干燥、过度眨眼、分泌物过多、眼睑边缘炎症、结痂、灼烧或瘙痒，必须在手术前得到控制。术前应积极明确并治疗眼干燥症。

术前眼睛干涩刺激会导致术后眼睛发炎，整形外科医生可能会因此受到责怪。在询问病史时，大多数患者很少承认眼睛干涩，尽管众所周知眼干燥症非常常见。治疗方法包括人工泪液、软膏、消炎滴剂、泪小管堵塞或封闭治疗[29,30]。

与甲状腺疾病相关的单侧或双侧突眼症完全稳定约 6 个月后再择期行美容手术。然而，对活动性 Graves 病患者，需要执行眼球或视力保护操作[13]。

眼科检查

择期眼周美容手术前的眼部检查应包括以下各节所述的所有要素（图 9.20）。

视力

最基本的术前检查是由整形外科医生或眼科医生评估视力。记录患者佩戴眼镜或隐形眼镜（如果需要）时的视力。注意任何视力缺陷，并在手术前对其进行评估。最常见的非盲性视力丧失的原因是弱视，它存在于 2% 的普通人群中。在对患者的眼睛进行单独检查之前，患者通常不会意识到单侧弱视（或其他视力障碍）。

外部检查

检查眼周皮肤和组织有无良性或恶性病变，包括黄斑

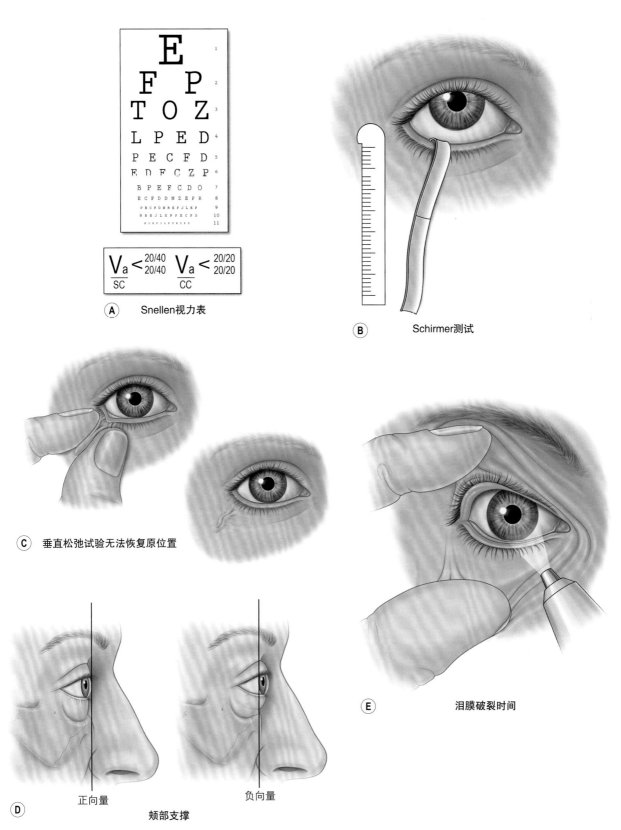

A　Snellen视力表

B　Schirmer测试

C　垂直松弛试验无法恢复原位置

D　正向量　负向量　颊部支撑

E　泪膜破裂时间

图 9.20 （A~E）患者评估应包括视力（有无矫正）、基础泪液量、固有眼睑张力、下眼睑支撑力和泪膜质量。检查及说明应由临床医生根据每位患者的具体情况进行

瘤、汗管瘤、基底细胞癌、良性痣、皮肤赘生物和睑板腺囊肿。切除了眼睛周围的良性病变，特别是高于眼睑边缘的病变可以改善后期麻醉效果。为了保留重建所需的眼睑皮肤，在进行任何美容手术必须移除所有癌（或癌前）病变。

眼睑测量数据的记录在上睑下垂手术中会用到，如有必要的话也用于医疗保险。在白种人的眼睑中，眼裂（上眼睑和下眼睑之间的距离）平均为 10~12mm。边缘 - 反光点距离（margin-reflex distance，MRD）从角膜中心的反光点到上眼睑边缘，范围为 3~5mm。真正的上睑下垂由上睑对虹膜和瞳孔的遮挡程度定义。随着 MRD 趋于零，上睑下垂的严重程度逐渐加重。在选择手术方法之前，上睑提肌功能必须通过测量上睑从极度向下视到极度向上视的移动距离来确定；它通常在 10 到 12mm 之间。如果存在上睑下垂，修复的类型取决于上睑下垂的严重程度和上睑提肌的可靠性以重建上眼睑功能。中度或重度提上睑功能障碍分别对应于 7~9mm 和 4~6mm 的眼睑位移。在眼睑下垂的情况下，上眼睑皮肤折叠通常表明上睑提肌断裂，这通常是单侧或不对称的[31,32]。

假性上睑下垂是指上睑皮肤过多覆盖眼睑而压迫睫毛，形成上睑罩，造成类似上睑下垂的外观。它很容易与真正的上睑下垂鉴别，只要抬高眉毛或上眼睑皮肤，以确定真正的休息状态下睑缘水平[33]。在制定上睑提肌腱膜修复术或眼睑成形术计划时，为了保险起见，患者的照片证据通常是必要的。当下垂皮肤垂在睫毛上会导致睫毛向下，有时会干扰视力或摩擦角膜。也可能存在真正的倒睫（逆向睫毛），但内翻睫毛可以在睫毛修复手术后通过训练回到自然的位置。

眉毛下垂是面部衰老的常见症状。它会增加上眼睑的重量和体积，从而发展或加重眼睑下垂。额肌收缩时，通常有选择性地抬高或过度抬高眉毛，这可能会让外科医生对是否存在眼睑下垂或退缩感到困惑。能够区分眼睑下垂的原因 - 眉毛下垂（眉弓压迫眼睑）、皮肤松弛（皮肤过多）和上睑下垂（上睑提肌减弱或分裂）将使外科医生能够选择正确的矫正方法。

单侧和双侧上睑退缩通常与突眼有关，这些眼球通常呈不对称发育。最常见的是 Graves 眼病，能使眼睑抬到角膜上缘以上。在手术前进行甲状腺功能评估是正确的。如果稳定时间超过 6 个月，上睑提肌退缩手术可以与减脂成形术相结合，但如果需要应尽量减少眼睑皮肤切除量。

长期佩戴软性隐形眼镜也是导致眼睑退缩的常见原因之一，使眼睑升到上角膜上缘以上。先天性浅眼眶或外伤性小眼眶也是眼睑退缩的原因，特发性退缩也是如此[27]。如果在将眉毛或眼睑组织贴在视线之外的情况下仍然存在收缩，则矫正收缩的手术必须在眼睑或眉毛手术之前或同时进行。根据 Hering 定律，退缩也可伴有对侧睑下垂。

眼眶及颧骨隆起

眼球与眼眶解剖结构的相对位置对选择合适的手术方法有很大的影响。在侧面可以看到一个从外眦韧带水平的外侧眼眶边缘到瞳孔正常范围在 10~12mm 的眼球突度。眼球突出和眼球内陷分别是眼球相对前移和后移的结果。Hertel 突眼测量法可用于量化相对突出程度，以便于记录[15,24]。

泪沟位于眶下缘最内侧，位于眼轮匝肌、上唇提肌和提上唇鼻翼肌围成的三角区域中（图 9.21）。泪沟位于较薄的眼睑皮肤和较厚的鼻部和颊部皮肤的交界处，覆盖在上颌骨上的部分皮下组织很薄。正是这种结构的加深导致了真正的凹痕，并显著影响了面部外观。随着年龄的增长，该区域皮下组织的相对缺乏会导致凹陷加深。畸形的原因包括眶隔脂肪突出、皮肤松弛和颧骨体积丧失，皮肤和皮下组织下垂。将手指放在鼻颊沟下的骨性凹陷处的试验表明，泪沟置入物或软组织填充术有潜在的效果（图 9.22）[34]。

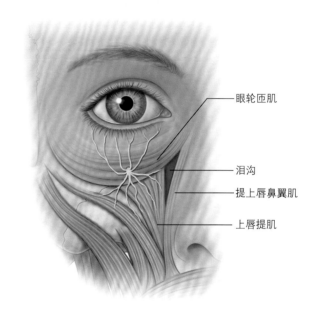

图 9.21　泪沟畸形的解剖表现为眼轮匝肌、上唇提肌和提上唇鼻翼肌形成的肌三角

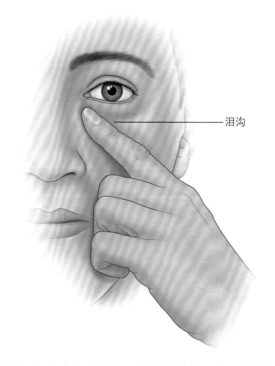

图 9.22　泪沟试验：将手指一侧放置于鼻咽沟下的骨性凹陷处表明泪沟填充可能有效

瞳孔

评估瞳孔直接和间接对光反射,异常结果表明眼球后结构有问题(即视神经或大脑)。屈光不正、弱视、角膜或视网膜问题不会出现异常的视乳头反应。

眼外肌

检查眼外肌有无眼位不正、运动问题或限制。眼位不正通常表现为单侧弱视和相应的视力下降。应检查患者是否存在完全的 Bell 现象,即闭眼时瘫痪侧眼球向外上方转动并露出白色巩膜。这可以通过在闭眼过程中轻轻地打开上眼睑来实现。如果眼睑闭合不全,完整的 Bell 反射可以保护眼睛和角膜。如果在睡眠中眼睑无法闭合,角膜可能会保持裸露和干燥。因此,Bell 现象的缺失增加了术后问题的风险,尤其是在存在先前问题或干眼的患者中[29]。

眼球

检查眼球需要检查角膜、虹膜和晶状体的清晰度。角膜的光反射应该是敏感的,在眼球没有发现任何损伤。如果有任何角膜缺损的问题,需要裂隙灯检查,由整形外科医生或眼科医生检查。角膜的任何白化都可能是感染性浸润,应该用抗生素积极治疗。

泪膜

泪液分泌的评估是一项必要但不可靠的工作。Schirmer 测试包括在下眼睑外侧 1/3 处放置滤纸条。任何外来物体对眼球的刺激都会刺激反射性流泪,从而产生看似良好的测试结果。局部麻醉剂(丁卡因或丙胺卡因)可减轻不适和反射性流泪,更好地评估基底泪液分泌。5 分钟后,正常泪液分泌量应大于 15mm;5~10mm 表示边缘性泪液分泌,小于 5mm 表示分泌不足。

随着年龄的增长,所有人的基础泪液分泌都会减少,通常在 50 岁时开始出现症状。在隐形眼镜佩戴者、过敏患者、关节炎患者和自身免疫性疾病患者中,这一进程可能提早出现,他们通常在 30 多岁时出现症状。患者在术前意识到与年龄相关的泪液分泌减少是很重要的。

照片存档

在整形手术中,没有哪个领域比眼周更依赖于精确的摄影照片(框 9.3)。它是记录现有解剖和病理变化必不可缺的一环。准确的摄影照片有助于手术计划、术中决策和结果的记录,也可能在法律维权时需要[35]。

框 9.3　推荐的照相角度

- 全脸:直立(静止)正位、斜位和侧位。
- 全脸:直立并面带微笑。
- 眼周图片:上下凝视、眼睛轻轻闭合的照片。
- 手指微微抬起眉弓,眼睛睁开和眼睛闭合的照片。

眼外观的无意识偏见

有一种自然现象对整形外科医生充分认识手术的潜在不利影响造成了阻碍。女性以及一些对外表很重视的男性在面对镜子、相机或是有人仔细检查自己的外表时,会做出下意识的动作改变自己的外表。他们会抬起下颌、向后仰着头、抬起眉毛或微微一笑。这会导致下眼睑抬高的幻觉(虽然它改变了眦间轴的角度,使眼球向下旋转),并使上眼睑皱纹减少。这些无意识的动作诱导了提眉,虽然眉头通常是不均衡的升高。这都导致医生无论是在直接检查或看照片时不能观察到准确的术前外观和手术效果。当镜子和相机消失时,眉毛会下垂,皱纹会收缩,下眼睑会下降到自然的位置。这就是现实世界所看到的面孔。

患者选择

手术设计

在手术设计之前,必须对期望的结果具有完整的概念。只有这样才能设计所需的有效方案(框 9.4)[35]。术前计划应使患者在良好照明下直立,面部完全放松。同样重要的是记录眉毛、眼角、上下眼睑的姿势和位置,以及术前所有其他需要的改变。在整个手术过程中,手术前的照片和手术计划应便于术者观察。

框 9.4　眼周术前计划

眼周术前计划应包括以下内容:
- 患者的具体问题和手术预期。
- 眉毛位置。
- 下眼睑张力。
- 眼睑下垂、收缩或上睑提肌睁眼裂情况。
- 眼球突出或眼球内陷。
- 眶上缘突出或发育不全。
- 眶下颧骨和泪沟畸形。
- 仅在必要时切除需要去除的皮肤、肌肉和脂肪。

切除的皮肤和肌肉量需要精确量化到毫米或其他医生惯用的标准量化系统。脂肪切除量以立方厘米(cc)或毫升(ml)衡量。豌豆大小的量大致相当于 0.5cc 或 0.5ml。脂肪切除的测定应以该标准措施的倍数近似。测量时患者处于直立位,以避免眼睑凹陷或眼眶塌陷。在眼球突出的患者中,更积极的脂肪切除可以减少眼球突出,但皮肤切除是这类患者的禁忌证,无论切除量大小。

解剖指导治疗

上眼睑位置

对于典型美观的双眉,在眉毛中央底部和上眼睑边缘之间应保留 20mm 的眼睑皮肤,以保证在睡眠中充分闭合眼睑、清晰的眼睑褶皱、有效而彻底眨眼。

下眼睑张力

下睑松弛和外眦松弛可能让人觉得需要去除多余的皮肤。但是,在确定切除的皮肤和其他组织之前,应该手动恢复下眼睑位置和最佳的外眦位置。重置眼睑和外眦后常常不再出现皮肤下垂。如果有手术切除指征,整形外科医生通常需要切除的是中间的皮肤而不是外侧的皮肤[9,36]。

眼睑下垂或挛缩

患者对肾上腺素测试的反应也可以指导治疗。Müller肌受动眼神经内的交感神经纤维支配,可被 α 肾上腺素能滴眼液直接激活。一般情况下,患者在 1 分钟内滴入 3 滴2.5% 肾上腺素,1 分钟后滴入最后一滴。几分钟后,重新测量患者的眼睑位置。后入路矫正上睑下垂通常是为轻度上睑下垂(1~3mm)和肾上腺素阳性反应的患者设计的。

在单侧眼睑下垂的患者中,健侧上睑在外观上与下垂的患侧相比表现为挛缩,人们可能更倾向于在健侧进行手术,而不是给"看似"眼睑下垂的眼睛做手术。作为 Hering 定律的结果,双侧上睑提肌受到同样的刺激以抬升患侧视轴上下垂的上睑,导致健侧的眼睑表现为挛缩状态。分别遮盖左右眼睛,观察眼睑的位置,往往会发现真正病理状态的上睑下垂。一旦上睑下垂的眼睛被遮盖,正常的眼睛就会下降到正常的位置,只有当它被遮盖时,上睑下垂的眼睛才会上抬。对称性眉毛抬高同样有助于不对称性眉毛假性下垂阻碍周围视觉的患者。

在眼睑成形术时,很容易矫正真正的上睑下垂或真正的退缩。即使是轻度上睑下垂,矫正术也能避免因手术创伤、眼睑水肿或瘀伤、上睑肌血肿、眼眶出血、小瘢痕或简单的不对称手术造成的上睑提肌无力,避免使上睑下垂恶化[37,38]。

眼球位置和颧骨突出

眼周手术中,眼球的位置对手术方式的选择和手术结果的质量有很大的影响。在眼周美容手术中,眼球突出不对称经常出现却不被重视。除非及时发现并处理,否则不良结果几乎是不可避免的。

对于眶下颧骨发育不全或泪沟畸形的患者,如果不进行一些轮廓矫正,就不可能达到最佳的美学效果。如果眼球前突超过眶下缘,除非眼睑位置提升、眶缘 - 颧骨复合体强化、或突出的眼球后移,下眼睑手术将加重巩膜暴露和眼睑畸形。这类最常见于男性的下眼睑眶骨缺损会造成眼球下半部突出。此类患者可以被描述为眼眶支持缺失或半突眼症。年轻、眼球支持正常的眼睛外观包括位于眼球同一平面的眼眶下缘和颧部软组织(见图 9.20)[39]。

当出现眼眶支持缺失问题时,下睑皮肤量相对缺乏,眼睑成形术也不能缩短眼睑。这一做法会导致眼睑边缘离开眼球表面,导致更多的巩膜病理性暴露。与正常人相似,悬吊式眼睑切除必须放在更上、更前的位置,以防止巩膜暴露。下眼睑皮肤的相对缺乏也可以通过下眼睑填充物、外眦

韧带延长或眶隔脂肪减少而增加。

在眼球突出症中,即使是用眼睑扩张术或眼睑缩短术重新定位以加强下眼睑,也可能导致一些潜在的严重问题。当下眼睑在水平方向上加强时,眼睑的阻力最小,并在突出的眼球下方移动,特别是当眼睑未被提起时。为克服这一问题,外眦固定通常需要固定在稍高于最理想位置的地方。此外,眼睑固定必须放在更前面,以适应眼球的突出,有时眼睑需要延长,以达到骨或眶缘的扩大。

泪沟畸形

泪沟畸形是一种眶下颧骨相对发育不全,沿眶下内侧缘有不对称的骨性凹陷。泪沟置入物(见图 9.19)是为严重的畸形设计的,在这类畸形中,单纯的脂肪填充不能达到需要量,或需要额外填充物[34,40]。

如果整形外科医生能将其手指的一侧放入泪沟骨质中,则应考虑使用置入物。年龄、皮肤质量和凹陷严重程度等因素决定了合适的手术方式。皮肤质量较好的年轻患者在真皮深层和眼轮匝肌筋膜之间填充透明质酸是有益的。这类日间手术可在眼睑成形术中或术后几周围手术期肿胀消退后进行(图 9.23)。老年患者在经结膜眼睑成形术中需要从内侧和中央间隔重新定位眶隔脂肪。可供选择的软组织注射物包括自体脂肪、羟基磷灰石和微化脱细胞真皮。

眉毛的最佳位置

第 7 章对额部美容手术进行了全面的回顾。眉的位置是眼睑成形术的基础。大多数上眼眶区域的美感改善来自正确的眉毛定位和外眦固定。因此,当提倡眼周年轻化考虑眼睑成形术时,应考虑重新定位静态眉毛位置[41]。

静止性眉毛位置偏低非常常见,会发生在各年龄段的人群身上。眉尾、外侧上眼睑和周围皮肤下垂会导致视野缩窄。这些组织因退化而向下发展,会导致额头和眉毛变宽。眼轮匝肌、皱眉肌和降眉间肌的反复牵拉会导致眉毛位置的下降。许多接受美容手术的成年人都有明显的"静止性"眉下垂,但往往未被发现。此类现象被称为"代偿性眉下垂",即由于额肌的代偿性上抬眼睑,眉下垂仍未被发现[42]。

如果眉部只是提升到合适的位置,看似升高的上眼睑组织要么消失,要么急剧减少,余下大部分甚至全部的眼睑皮肤不能再去除。此外,任何因皮肤切除而留下的瘢痕,在需要时都要尽量减少而不超出眶缘。

如果此类患者单独接受眼睑成形术,眉部提升的视觉效果就会消失。额肌松弛,眉部下垂使眼睑成形术应该矫正的衰老和疲态更加明显(图 9.24)。此外,衰弱的额肌无法对抗皱眉肌,降低了对眉间和眉间皮肤的张力,从而加重眉间皱纹和皱眉——这是一项旨在使面部焕发青春美容手术的沉重代价。这些特征可以通过同时或提前进行颞部提眉术来预防,该术可将眉部恢复到适当的位置,并在眼睑成形术后防止眉毛静态位置发生严重下降。

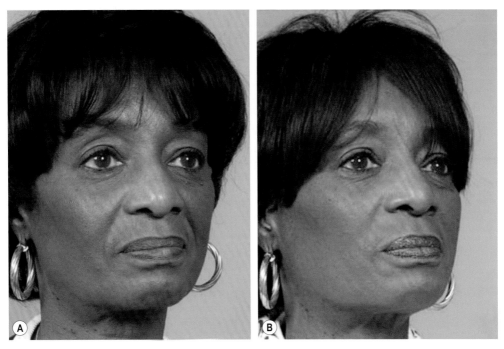

图 9.23　（A）术前和（B）术后照片,显示用填充剂进行容量填充可改善泪沟

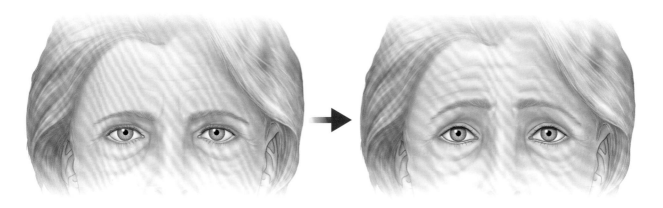

图 9.24　代偿性眉下垂 - 持续的强制性额肌收缩,以提升眼周组织(并影响舒适度和使前视时没有遮挡)

针对性的治疗方案。

治疗 / 技术(视频 9.1)

改善眼周外观的综合治疗

眼睑外科医生在评估患者时的目标是针对眼周衰老的典型症状制定个性化的治疗方案。虽然手术技术带来了最显著和持久的结果,但这些手术并非没有内在的风险,且需要术后恢复期。手术并不总是第一治疗选择。三四十岁的患者经常会从非手术治疗中受益。化学去神经治疗可以减少早期眉下垂和沿眶外侧缘细纹出现。填充物的价格和吸收率各不相同,可以填充眼下缘凹陷患者的眶下缘。光动力疗法和激光疗法是治疗轻微皮肤褶皱的替代疗法。谨慎的做法是与患者建立持久的关系,并为年轻化提供微创和具有

上睑手术

上睑成形术最常见的方法是整块切除皮肤、肌肉和脂肪,以期减少上睑体积。然而,传统的眼睑成形术可能并不总能呈现预期的年轻、美观的眼睑。尤其是作为标准手术进行积极的上睑皮肤切除术时,在功能和美学上都有不利后果。

单纯皮肤切除眼睑成形术

保存轮匝肌和腱膜前脂肪已被证明能改善眼周美学效果。许多支持上眼睑成形术的人希望能获得美观的效果,同时又能避免"手术痕迹"或眼周凹陷。保留眼轮匝肌的方法可用于保留或恢复上睑 - 眉突交界处的年轻态凸起。过度

的皮肤和面部软组织下降可能更多地取决于局部体积损失的退缩效应,而不是真正的重力下降。

年轻的外表是通过保持或增加眼睑体积,以及较小的上睑褶皱获得的。皮肤切除后缝合皮肤切口,保留眼轮匝肌,可改善眼睑上、眉下体积。肌肉的保留可以得到类似于软组织填充的效果。对于眼轮匝肌赘余或相对肥大的患者,应切除部分肌肉。选择性肌肉切除术的主要指征是上睑褶皱不齐和轻度上睑下垂。

当选择仅切除皮肤时,应在眼睑褶皱或折痕的上方切除,使该结构保持完整。这保留了现有眼睑折痕的大部分外观。如果需要切除眼睑褶皱以内的皮肤,眼睑褶皱会变得模糊且不规则。上睑褶皱位于女性睫毛缘上方约7~8mm,男性为6~7mm。上缘的标记必须距离眉毛下缘至少10mm,且不应包括眉部厚的皮肤。夹捏皮肤测试有助于设计。

年轻患者的皮肤切除呈梭形,老年患者的外侧皮肤切除更趋向于梯形。切口可根据需要向外侧延伸,但应尽可能避免向眶缘外侧延伸,以防止出现明显瘢痕(图9.25)。同样,内侧切口标记不应超过内眦内侧,因为延伸至鼻侧壁会产生条索样瘢痕。在治疗结束时,患者双眼应有大约1~2mm的兔眼征(皮肤结膜变红)。图9.26显示了仅通过皮肤切除就可以达到可预测的恢复效果。

睑板前组织缝合固定法(内褶法)眼睑成形术

睑板前组织缝合固定的眼睑成形术是通过将睑板前皮肤附着在下腱膜上而产生新的上眼睑褶皱。该术式的优点是眼睑褶皱清晰、精确且持久。这种眼睑在女性患者中比男性更受欢迎,因为它们会使眼眶区域变得更迷人。该术式的缺点是更费时,需要更高的手术技巧和专业知识,还容易造成更大程度的额肌松弛,这是更有效地矫正上睑皮肤假性下垂的结果。它在实现眼睑成形的同时,最大限度地减少了上睑皮肤切除[43]。

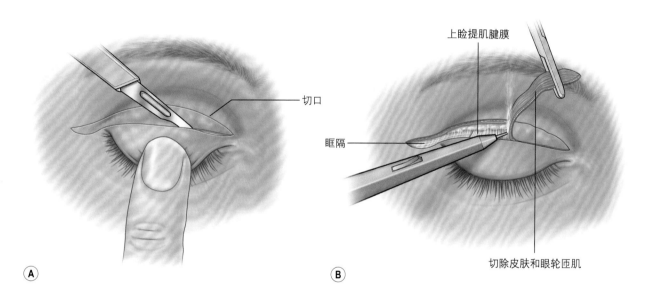

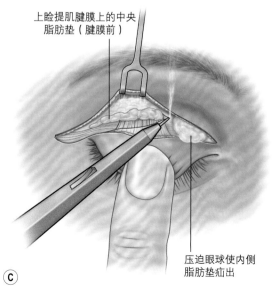

图9.25　单纯皮肤切除眼睑成形术。(A)术者手指轻压牵引局部可顺利快速切开皮肤。(B)从外到内将皮肤和眼轮匝肌掀起切除。(C)然后打开眶隔,暴露腱膜前间隙。尽量从头端打开眶隔,以保护下面的提肌腱膜

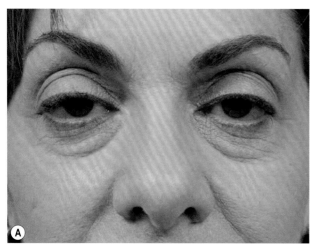
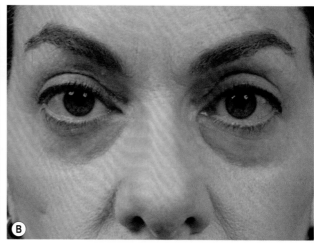

图 9.26 （A）术前和（B）术后照片，显示单纯皮肤切除眼睑成形睑板前组织缝合固定技术结合上睑提肌前徙插入睑板的可预测效果

睑板前组织缝合固定的眼睑成形术的关键技术包括眼睑睑板部的皮肤微创切口(2~3mm)。必须按照皮肤切除量的比例，切除 1~2mm 的眼轮匝肌。从腱膜和眶隔粘连处分离出一小条睑板前肌皮瓣。从睑板上锐性剥离睑膜后，去除睑板前脂肪组织，使睑板前皮肤变薄。采用褥式缝合将睑板与腱膜和睑板前皮肤固定(图 9.27)。最后，采用连续缝合关闭皮肤切口。

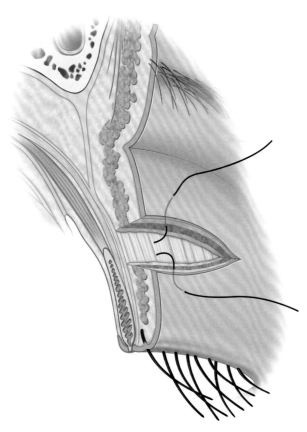

图 9.27　睑板前组织缝合固定法眼睑成形术。将睑板前皮瓣的真皮缝合在睑板上缘和腱膜游离缘

眶隔脂肪切除术

相对多余的眶隔脂肪可以通过上睑眼睑成形术切口安全切除。在皮肤切口上方行眶隔小切口，保守切除每个脂肪室的多余脂肪。将脂肪钝性牵出后精确烧灼去除。通常去除的脂肪是内侧或鼻侧脂肪室内的白色脂肪。中央脂肪室的脂肪呈黄色，通常更表浅且靠近外侧。当患者仰卧在手术台上时，轻轻按压患者眼球可以再现脂肪过剩的程度(图 9.28)。总体而言，宁可矫正不足，也要避免凹陷，凹陷属于严重的 A 型畸形。

眶隔衰老可通过尾部眶隔的选择性热疗解决。炎症介导的收紧可以增强隔膜完整性。无须进行眶隔折叠，因为这可能会引起快速、限制性炎症反应。

上睑下垂

在上睑成形术中，切开眶隔暴露腱膜和上睑板时，是调整睑裂大小的好机会。上睑下垂或上睑退缩可能导致睁眼异常。仅有内侧部分上睑下垂或只有外侧部分退缩的情况并不少见。整形外科医生应该毫不犹豫地利用这一机会进行修复。真性上睑下垂修复包括上睑提肌腱膜与睑板的再连接，可缩短或不缩短相应的组织(如腱膜、Müller 肌和睑板)[32,33]。

在眼周美容手术的患者中，大约有一半的眉毛位置比另一侧低几毫米。一半的人因一侧眉下结构机械性牵拉造成明显的单侧上睑下垂。一半的患者的上睑下垂可以通过手动抬起受影响一侧的眉毛来矫正。另一半有真正的上睑下垂，这很可能是有突出的组织而未被诊断出来。

手术技术

治疗上睑下垂有多种方法，但它们不在本章的讨论范围内。眼整形外科医生主张经结膜入路(后入路)，依靠切除 Müller 肌和缩短后睑板矫正上睑下垂[44]。因此，作者将介

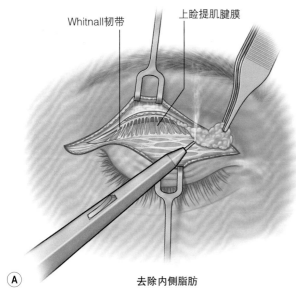

去除内侧脂肪

（A）

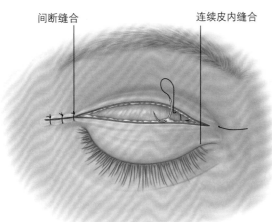

关闭切口

（B）

图 9.28 单纯皮肤切除眼睑成形术。(A)内侧脂肪需要手指施压,以便暴露和夹住;但手指施压时,应注意不要过度切除脂肪。(B)可通过间断和皮内连续缝合关闭切口

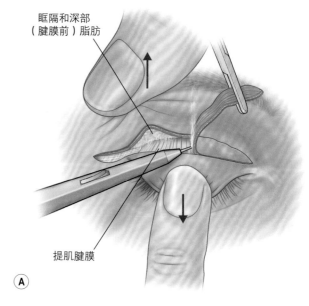

（A）

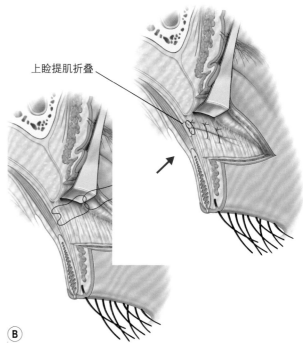

（B）

图 9.29 （A 和 B）上睑切开后,上睑提肌可以通过多种方式进行调整(缩短／延长),包括简单的折叠缝合。还可在腱膜前脂肪浅层形成眼轮匝肌下皮瓣

绍本人推荐的针对简单的更年期上睑下垂的技术。上睑下垂的修复可以结合皮肤切除上睑成形术。区别在于调整(或推进)上睑提肌腱膜与睑板的附着点。进行上睑下垂修复有一条显著的学习曲线,即便如此,获得完美对称性的能力也是难以掌握的。

在轻度上睑下垂(约 1mm)的设计中,避免使用常规性睑下垂矫正术,应选择性切除上睑眼轮匝肌以扩大睑裂。需切除的肌肉量取决于诸多因素,包括相对眼睑下垂的严重程度、眉毛位置和皱褶差异情况(图 9.29)。然后用烧灼法选择性切除眼轮匝肌,该方法可将眼轮匝肌从下方眶隔剥离。切除量根据所期望的效果而定。对于 1mm 或以下的相对性上睑下垂,至少需要切除 3~4mm 的眼轮匝肌。切除离梭形伤口下缘越近效果越明显。通过上述方法切除后无须缝合眼轮匝肌,缝合可增加兔眼征(眼睑闭合不全)的风险。在另一侧,通过切除较大程度的轮匝肌和／或降低上眼睑边缘可

以引起轻微的上睑下垂。在相对退缩的一侧眼睑,将眼睑切口和上睑褶定位在 2mm 或更高的位置也可以减少行常规眼睑退缩手术的必要[38]。

常规眼睑下垂矫正的关键因素包括正确识别腱膜远端延伸和眶隔延伸[12]。睑板上缘没有附着任何皮肤或肌腱延伸。在睑板上保留少许结膜结缔组织(约 1mm)可最大程度减少血管丰富部位的出血。先提起眼睑组织远离角膜和眼球,然后用精细电凝彻底止血。将睑板的上 1/3 用 5-0 丝线水平褥式缝合固定在其余的上睑提肌上。外翻眼睑查看,确保缝线没有暴露在睑板的后面,否则将造成角膜磨损。矫正

水平应通过让患者睁开眼睛来检查。建议患者轻轻睁开眼睛，而不是把眼睛睁到最大，后者是患者为了抵消上睑下垂而一直习惯的做法。患者应经常眨眼并向上看，以确保眼睑永远不会超过巩膜上缘。全麻下的上睑下垂矫正术后兔眼征的发生率会增加 1~2 倍。

如果内侧或外侧有退缩或上睑下垂，睑中部需要多次缝合调整，使内侧或外侧复位，将眼睑高度和轮廓调整到满意为止。缝合线永久性扎紧前需先完成两侧眼睑的调整。一旦达到所需的眼睑高度和双眼轮廓，应要求患者睁开和闭合眼睛，以确保对称。将睑板、真皮和腱膜固定在适当的水平，可以使睑板前皮肤绷紧、平坦，防止睫毛外翻，形成整洁、清晰的眼睑褶皱，并能保持多年。

下睑成形术

下睑成形术已经有了实质性的发展。眼睑成形术有两种趋势，一种是采用更激进的技术，以最大化程度提升美学效果，另一种是采用更保守的技术，以最大程度降低并发症的风险。虽然经皮下睑成形术可获得令人满意的美学效果，但眼睑退缩和外翻依然是令人担忧的并发症。虽然经结膜下睑成形术更保守，但不能排除眼睑易位的风险。有效、持久的手术对眼睛具有外在和内在的支持作用，但该作用会随年龄增长而逐渐减弱。

在下睑成形术的传统观念中，支持眼睑脂肪切除的整形外科医生所关心的问题是很难估计出要切除的脂肪的正确数量[45]。如果操作不当，可能会导致双侧眼睑不对称、凹陷或眼睑内陷。相对性眼球内陷是明显的衰老迹象，由于老化和疝出导致骨性眼眶中的脂肪减少。引申开来，眼周年轻化是通过保留脂肪体积并通过眼睑和眼轮匝肌以及面部中部悬吊作用加强眼球外部的支持来进行的。

经结膜眼睑成形术

对于无多余皮肤且眼角位置良好的患者，经结膜眼睑成形术是首选方法。与经皮入路相比，经结膜入路引起下眼睑错位的概率更低。该入路可以减少但不能消除术后下眼睑退缩。横断下眼睑收缩组织可导致睑缘暂时性升高，尤其是在愈合期间。此前人们怀疑由经结膜脂肪切除术形成的眶隔瘢痕并未明显改变眼睑的位置或张力[46]。

下眼睑收缩组织（囊状睑筋膜和下睑肌）和表面的睑结膜位于下眼睑 3 个脂肪垫的正后方。宽而深的经结膜切口可切断结膜和肌肉，但通常不应切开眶隔、眼轮匝肌或皮肤。用单极尖端在下睑板缘以下至少 4mm 处切开结膜，切勿穿过睑板（图 9.30）。眶隔前入路是通过眶隔附着睑囊筋膜的上方进入结膜。眶隔后入路的切口位于结膜穹窿下 1.5~2cm，通常用于切除脂肪。对于是否打开或闭合经结膜切口，存在不同意见，但最好保持打开。缝合切口可能会导致细菌感染或引起角膜刺激。如果选择缝合结膜切口，可简单地将缝合线从外面进入，穿过缝合结膜后再穿出皮肤，外贴胶布。

经结膜和肌肉的切口是通向眶隔脂肪的极佳通道。用

6-0 丝线穿过下结膜切口，牵拉结膜越过眼球表面，以充分暴露眶隔脂肪，牵拉有助于脂肪脱出到切口中。打开包裹眶隔脂肪滑膜囊的薄膜，将释放脂肪膨入到手术视野（图 9.31）。

经结膜切口切除脂肪后，可在睫毛下的位置去除多余的皮肤。减脂会使皮肤过多，产生皱纹。保守的"夹捏皮肤"可用于估计皮肤的去除量，也可通过化学或激光剥脱术进行换肤治疗，实现皮肤紧致（图 9.32）。注意不要切开眶隔，否则会导致术后下睑退缩。当存在单独的脂肪垫，尤其是内侧的脂肪垫时，实施单一结膜切口，手术效果特别好。

经皮眼睑成形术

睑缘下切口可以用于皮瓣或肌皮瓣。无论采用哪种方法，睑板前眼轮匝肌纤维应保持完整。肌皮瓣是将皮肤和眶隔前眼轮匝肌一同掀起，而皮瓣则可保留完整的肌肉及其神经支配[14]。两种方法都可处理眼周脂肪、肌肉和皮肤。一旦进入眼轮匝肌深面，即在肌肉和眶隔之间连续分离至睑缘水平。眼周脂肪可以通过眶隔的小切口切除。脂肪也可以通过睑囊筋膜松解术进行定位，也可以转移到鼻颧沟。闭合时可切除轮匝肌纤维和皮肤。切除肌肉时必须慎重，否则可能会导致眼轮匝肌失神经和眼睑易位。

眶隔脂肪

相对过量的眶隔脂肪可以通过几种方法来处理。最常见的情况是，外科医生选择切除脱出的脂肪并彻底止血。还有额外的技术来重新定位脂肪以使眼周看起来更协调。

眶隔脂肪移位

除了去除眼眶突出的脂肪，另一种方法是将带蒂脂肪再移位，填入弓状缘。泪沟畸形伴有内侧脂肪垫突出是很好的适应证[47]。通过下睑缘或经结膜切口可进入内侧和中央脂肪垫[48]。轻度的外侧脂肪垫突起通常不足以实施任何脂肪重置手术。在下眶缘外侧 8~10mm 处进行骨膜上或骨膜下分离，可实现无张力放置脂肪。脂肪可利用可吸收缝线间断缝合固定。医生必须提醒患者，有可能出现不同程度的脂肪流失和硬化，也可能出现因侵袭性脂肪流动和固定而导致的限制性斜视，但后者十分罕见。

折叠技术

从事眼睑折叠术的整形外科医生基本一致认为，眶隔脂肪隆起是大多数眼睑衰老畸形的主要组成部分。结论是大多数眼睑松弛的病例都是由于眶隔脂肪从骨性眼眶中脱出所致。因此，脂肪复位的核心是重建正常的眶隔脂肪位置。眼睑折叠术具有防止眼眶退化、获得均匀自然的眼睑、避免眼睑局部凹陷和凹陷、无眶下血肿风险等优点。通过经皮入路，可以获得更好的手术视野。

眶隔折叠

术中将疝出的眶隔折叠缝合，并重新置于眼眶内的正常解剖位置。将脂肪重新置于眶隔后位，以恢复其原始的、完整的解剖结构（图 9.33）。3~4 根 5-0 聚乙醇酸缝线从内侧到外侧垂直缝合。内陷平复突出的脂肪垫，恢复薄弱眶隔的完整性。该技术将松弛的眶隔折叠并固定在眶下缘骨膜上，

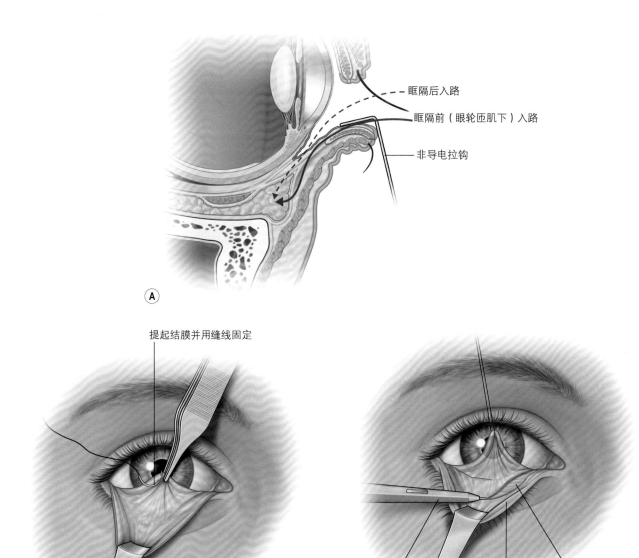

图9.30（A）经结膜入路到达眶隔后间隙有两种方式：眶隔前入路或眶隔后入路。经眶隔前入路需要进入眼轮匝肌下眶隔前间隙，位于下睑缩肌和眶隔的融合部上方，这样可以直接观察眶隔，单独控制每个脂肪垫的操作。（B）在穹窿深处放置结膜牵拉缝线，睑板外翻后向上牵引，使睑板下缘向术者方向隆起。（C）结膜和下睑拉钩在睑板正下方进入眼轮匝肌下的眶隔前间隙，在牵引缝线和非导电器械的帮助下，该层面可以延伸到眶缘

使眶隔骨膜成形术可获得额外的支持。由于不破坏眼睑的解剖结构，减少了与眼睑易位有关的并发症，如眼睑退缩、巩膜暴露和外翻等[50]。

睑囊筋膜折叠术

眼部解剖表明，Lockwood悬韧带随年龄增长而下降，导致相对性眼球内陷和脂肪疝。此外，由于眶隔为无细胞膜性结构且抗拉强度地，单纯将其折叠不能恢复眼球的位置。通过经皮或经结膜入路，可将睑囊筋膜折叠到眶缘。采用经皮入路时，在眼轮匝肌和眶隔之间进行分离，直至眶缘；然后将睑囊筋膜缝合到眶缘。采用经结膜入路时，从睑板上分离出睑囊筋膜，并将眶隔脂肪向后移位，用6-0

不可吸收缝线将囊性睑筋膜连续缝合到眶缘骨膜，以保持其位置。几毫米的结膜间隙可以进行再上皮化修复（图9.34）[51-53]。经结膜入路的优点之一是降低下眼睑张力，有助于下眼睑保持在提升位置，因为睑板前眼轮匝肌无对抗力。一系列研究表明，这类破坏不会影响下眼睑或眼球功能[49,51]。

眼轮匝肌悬吊术

眼轮匝肌复位可以消除低张力和疝出的眼轮匝肌，缓减眼睑凹陷，缩短下眼睑到脸颊的距离。主要步骤包括提升肌皮瓣、松解眼轮匝肌支持韧带和眼轮匝肌再悬吊——通

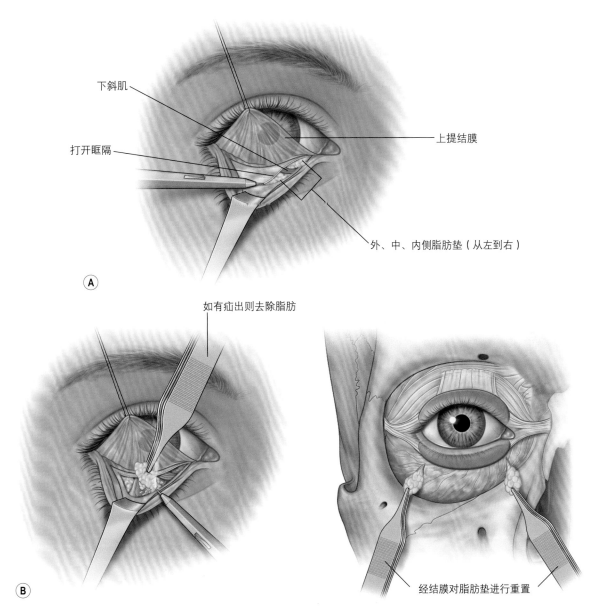

下斜肌

打开眶隔

上提结膜

外、中、内侧脂肪垫（从左到右）

如有疝出则去除脂肪

经结膜对脂肪垫进行重置

图 9.31　（A）随后，切开眶隔，识别并保护下斜肌。（B）脂肪垫可以根据术前计划单独处理，包括切除、复位、保留，或这些技术的任何组合

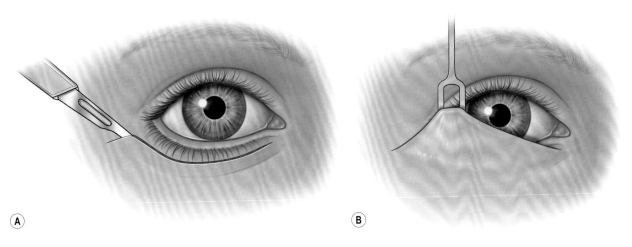

图 9.32　（A）单纯皮肤切开：下睑成形术。（B）典型切除牵拉的下睑皮肤，或同时切除皮肤与肌肉，切除形状呈一个最大限度向外侧的钝角三角形

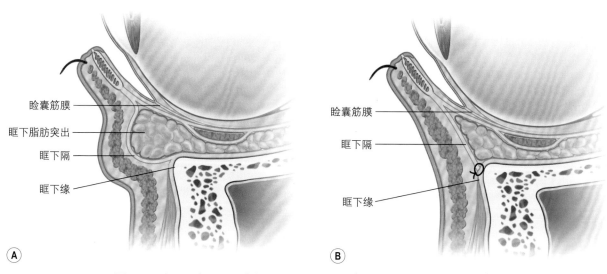

图 9.33　(A 和 B)下眼睑手术示意图。注意,只有眶下隔被折叠并缝合到眶下缘

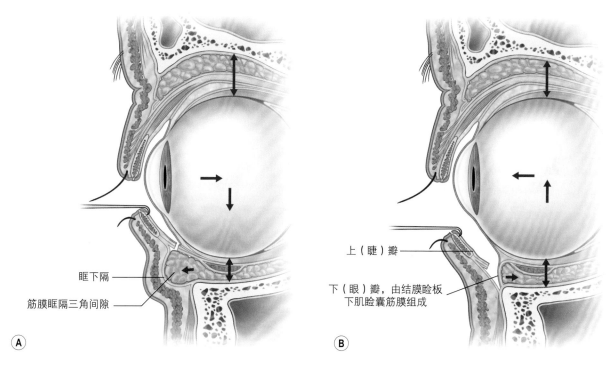

图 9.34　(A 和 B)缝合睑囊瓣至弓状缘以减少和控制脂肪的疝出

常是在外眦固定术后。沿整个眶下缘分离眼轮匝肌支持韧带。当出现泪沟畸形时,进行额外的内侧剥离,以松解上睑提肌。

　　肌皮瓣应向上外侧牵拉,而不是单纯垂直牵拉。在外眦处按三角形切除皮肤和肌肉,这样可尽量减少沿实际睑缘切除的组织量。通过前层(皮肤和肌肉)和后层(睑板外眦固定术)的再悬吊支撑下眼睑。

　　该技术最适用于巩膜显露、睑板松弛和眶下承载力弱的情况,这些适应证也会让患者面临术后眼睑易位的风险。该技术的缺点是不可避免地损伤眼轮匝肌,可造成失神经支配。上睑提肌的移动操作有损伤面神经颞支的风险。

外眦固定术

　　外眦韧带延长会使眼裂缩窄,并使眼睑位置下,当组织向下折叠时,会产生下眼睑皮肤过多的错觉。随着眦间倾斜轴、眼睑张力和眶隔完整性的恢复,多余的皮肤和突出的脂肪在切除少量组织后消失,并且在许多患者中,不需要任何肌肉、皮肤或脂肪切除(图 9.35)[37,54]。

　　外眦固定术可在美学和功能层面实现眼睑年轻化,减少下睑易位和巩膜暴露的发生率(图 9.36)。它已经成为下睑成形术和中面部提升术的一个组成部分[36]。越来越多的人认识到,如果没有有效的外眦固定,下眼睑手术很难取得

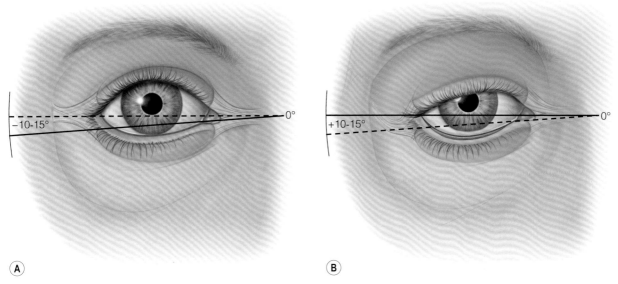

(A)

(B)

图 9.35　(A)随年龄增长而出现的老化会导致外眦下垂。(B)最终的结果是,与内眦相比,外眦呈直线或下降。当外眦下垂时,眦间距离缩短,下眼睑和下外侧眶隔松弛。这会导致巩膜显露,眼睑移位,眶隔脂肪突出和泪道引流问题。随着正常的眦间轴倾斜、眼睑张力和眶隔完整性的恢复,多余的皮肤和突出的脂肪可通过最小的组织切除而得到改善,在大多数情况下,不需要任何肌肉、皮肤或脂肪切除

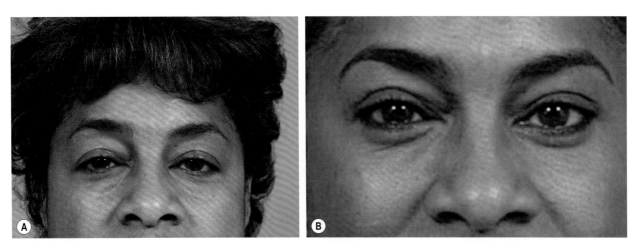

(A)

(B)

图 9.36　下睑成形术和外眦固定术患者(A)术前和(B)术后 5 年照片

良好而持久的手术效果。

　　效果持久的外眦固定术不仅是简单的骨膜缝合固定。适当的外眦固定术可恢复眼睑张力、位置,并且是整个中面部年轻化的关键点。此外,它还可以提升 Lookwood 悬吊韧带(以及整个支持带复合体),向上提升眼眶结构,减少下眼睑脂肪疝,并减少上眼睑凹陷——这些都是眼周年轻化修复必不可少的部分。

　　松弛程度预先决定了外眦支撑的类型。外眦固定术适用于中度眼睑松弛,即眼睑遮盖眼球范围 <6mm。这项技术利用了从上睑成形术外侧切口延伸至下眼睑外侧切口的钝性分离隧道。然后将外侧支持带和睑板从骨膜上双向分别剥离 5mm(图 9.4 和图 9.37)。

　　双股 4-0 聚丙烯缝线或 Mersilene 线用于将睑板和外侧支持带缝合到 Whitnall 结节上方外侧眶缘骨膜的内面。眶

上缘和眶外侧缘骨膜最厚,是安全的缝合部位。在眶外侧缘的骨膜处采用褥式缝合保持眼睑后缘紧贴眼球位置。

　　经上下眼睑切口行骨性外眦固定术在技术层面可行,但难度较大。通过冠状切口眉提术获得大范围术野暴露,可获得理想的环境和空间。骨固定比骨膜固定的效果更持久。于眶外侧缘后 2~3mm 处钻孔(1.5mm 钻头)。上下孔之间间隔 5~10mm,以便分开和结扎缝线(图 9.38)。

　　外眦缝合的垂直位置取决于眼睛突出度和原有倾斜度。眼球突出或呈负向量形态的患者有较高的眼睑易位风险,需要额外的外眦垂直支撑。标准的外眦固定缝线位置在瞳孔水平线以下,但眼睛突出或负向量形态的患者需要在瞳孔上方再做外眦垂直支撑缝合。

　　外眦成形术包括手术切开外眦,适用于更明显的下睑松弛,即眼睑遮盖眼球范围 >6mm。实施外眦切开术、外眦

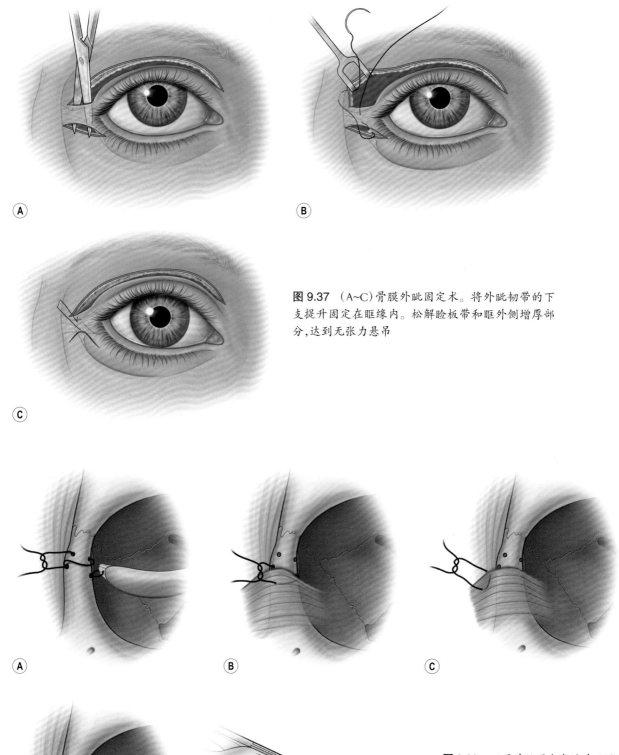

图 9.37 （A~C）骨膜外眦固定术。将外眦韧带的下支提升固定在眶缘内。松解睑板带和眶外侧增厚部分，达到无张力悬吊

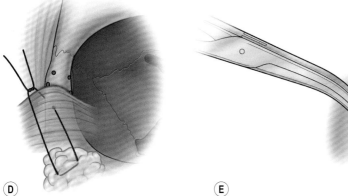

图 9.38 双层外眦固定术的外眦固定缝合。（A）外眦固定缝线将睑板尾部固定在钻孔的位置。（B）第二层眼轮匝肌缝线。（C）外侧缝线将外侧眼轮匝肌固定于颞深筋膜。（D）如行中面部提升术，可在下方钻孔，用于固定中面部组织。（E）将线结埋于钻孔中

韧带下臂切开术和睑板松解术。分离后切除 2~3mm 全层睑缘,这取决于睑板 - 韧带松弛度。用 6-0 肠线对齐缝合解剖学灰线,小心重建外侧连合。最后如前所述,行眶外侧骨膜固定。

中面部提升术

患者常常会希望皮肤更光滑紧致、脂肪垫被消除、颧骨隆突出的位置组织更丰满。中部下垂与下眼眼周围衰老通常同时发生,从 40 岁起逐渐明显。眼轮匝肌和眼轮匝肌下脂肪(SOOF)沿鼻颊方向下降,再加上颧脂肪垫的下降,导致鼻唇沟充盈,这是常见的面部衰老现象。这种鼻周的衰老在视觉上拉长了下眼睑超过眼眶外缘的范围。最后,软组织的相对缺失使眶下缘和颧骨骨骼化、泪沟加深、颧骨突起减少[55,56]。

面部的中间 1/3,又称中面部,位于外眦角和鼻唇沟顶部之间,包括外眦韧带、内眦韧带、下眼睑皮肤、脂肪和眼轮匝肌、眶下脂肪垫、颧脂肪垫、眶 - 颧韧带(轮匝韧带)、眶隔、颧大肌和颧小肌的起点和上唇提肌。在对中面部进行整形在对中面部进行美容手术评估时,以上结构均需考虑在内。

作者倾向的技术包括经结膜切口进入中面部。重置或切除眶隔脂肪后,在骨膜上平面提升中面部。眼轮匝肌到眶隔的附着得以保留。充分松解需要处理的松弛眶颧韧带,将颧脂肪垫向上外侧方向悬吊至眶外侧缘和颞顶筋膜(图9.39)。随后行外眦固定术提紧下睑皮肤,并形成年轻化的眦间角。最后,可能需要单纯切除下睑皮肤,以解决组织赘余的问题。

术后护理

告知患者会有肿胀、淤青、一定程度下垂及向上看时的牵扯感。尽管需要数月才能完全康复,但患者一般会在术后 2~3 周便恢复到可以接受的程度。

目前的外科文献不建议术后对眼部进行加压包扎。主要考虑是因为一例未被发现的球后出血,导致视力受损。然而,实际上是出血、球结膜水肿和其他问题更有可能发生在未实施加压包扎的眼部。球后出血可能引起眶部疼痛,这一点不容忽视,提醒手术医生要注意潜在地影响到视力的并发症。如果选择不使用轻压绷带,可在术后 36 小时内间断冷敷 20 分钟,以减轻水肿。建议患者不要在既往用过麻醉药和止痛药的脸部直接冷敷。

其他建议包括让患者半卧位休息,避免卧床休息。为减少术后早期暴露性角膜结膜炎和眼干燥症的发生,可使用湿滴、Lacri 润滑油和抗生素眼膏。患者术后第二天可以洗澡,并根据切口常规护理需要使用抗生素软膏。使用太阳镜避免阳光直射,可能会降低晒伤的严重程度,和形成不规则、暗沉的色素沉着。另外,建议患者不要使用隐形眼镜,尽量少使用矫正视力的眼镜[30]。

如果不做外眦固定术,则使用半英寸(约 1.27cm)长的免缝胶带向上提拉面部,类似铸模(出于安全考虑可使用安息香或乳香醇),该治疗可减少眼睑退缩。也可以在愈合早期用 Frost 缝线将睑缘下端缝合固定在眉弓,以悬吊睑板。暂时性的内侧或外侧睑缘缝合术在积极的皮肤切除术后的眼睑成形术中很流行。这类缝合主要用于减少前 48 小时的球结膜水肿。术后不适、视力受限和二次就诊拆线的要求导致该术式目前应用有限。然而,在愈合期间最好的支持是一次安全的外眦延长固定术[46]。

并发症

即使是最精心设计的手术也有可能出现并发症。手术前应与患者讨论此类并发症的可能性和对可能出现的结果的现实评估。

术后不对称很常见,可由水肿、淤青和不对称睡眠姿势引起,也可能存在术前未确诊出的不对称(如轻度上睑下垂),而术后水肿沉重使其变得更明显。告知患者术后 8 周之内不可再次手术,直到眼睑状态稳定、水肿或瘀伤消除为止。需要再次手术的情况不多,但如果出现上睑下垂或眼球突出,再次手术的概率会显著增加至 10%~30%[46]。

球后出血是眼睑手术最可怕的并发症。任何严重的眼眶疼痛都需要立即检查,尤其是突发疼痛。紧急处理包括即刻评估、眼科急会诊及返回手术室清除血肿。除了手术探查外,医疗治疗还包括高流量吸氧、局部和全身使用皮质类固醇和甘露醇。如出现急性视力丧失,必须立即实施床边拆线和外眦切开减压。为补充上述措施,可能需要住院治疗并保持头部抬高和密切观察[29]。相反,球周血肿并不威胁视力。它通常是由轮匝肌血管出血引起的。小的血肿可以自行吸收,但较大的血肿可以在手术室清除。

视力改变(包括复视)通常是暂时的,可归因于伤口反应、水肿或血肿。任何对浅表斜肌的损伤都可能是永久性的,并会导致术后斜视。建议采取保守治疗;难治病例应转诊眼科医生。

眼睑成形术后最常见的并发症是球结膜水肿。眼睛和眼睑淋巴回流中断会导致球结膜混浊、结膜和角膜水肿。非创伤性分离、冷敷、抬高和按摩可减轻球结膜水肿。球结膜水肿通常为自限性,能够自行吸收,但长期水肿可用类固醇进行局部治疗。

眼干燥症也经常出现在术后阶段。患者可能会有异物感、灼伤感、分泌物和频繁眨眼。术前已出现的眼干燥症可能在术后加重。在医学上,使用角膜润滑剂可以达到保护眼睛的目的。

其他并发症,如下眼睑易位、兔眼、矫正不足、不对称和医源性上睑下垂,都需要仔细观察和拍照记录。再次手术时间不应早于术后 3 个月。二期眼睑成形术范围涵盖从简单的诊所手术到极具挑战性的干预措施。

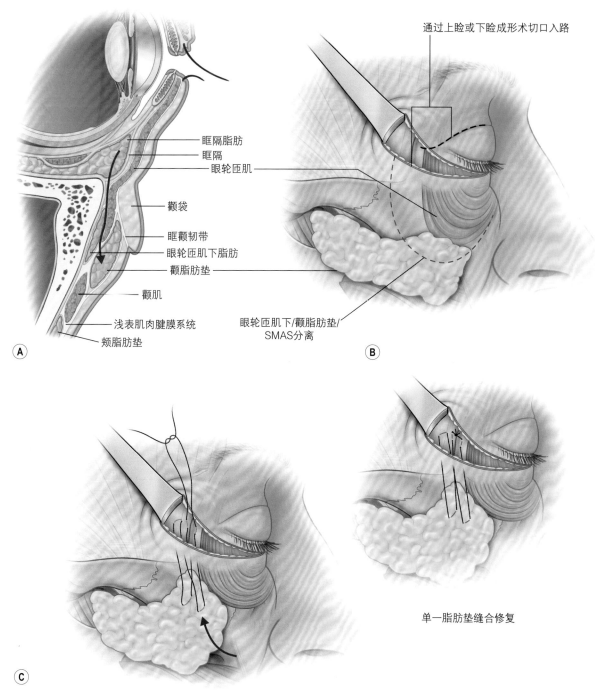

通过上睑或下睑成形术切口入路

眶隔脂肪
眶隔
眼轮匝肌
颧袋
眶颧韧带
眼轮匝肌下脂肪
颧脂肪垫
颧肌
浅表肌肉腱膜系统
颊脂肪垫

眼轮匝肌下/颧脂肪垫/
SMAS分离

单一脂肪垫缝合修复

颊部皮瓣提升缝合至颞深筋膜或眶外侧缘骨膜

图 9.39　中面部提升术。(A)红色箭头显示了经过骨膜上入路在颊部分离中面部结构的平面。(B)经结膜或经上睑成形术切口入路广泛分离眼周韧带结构和外侧支持带。(C)随后行外眦固定术和颊悬吊术

特别注意事项

非手术干预

通过使用非手术技术不断提高眼部手术的愈合和长期效果,包括使用填充物、激光和高能量紧致组织技术来巩固手术效果[57]。

如果医生希望得到前文所述的美观、年轻化、具有魅力的眼睛,则必须观察患者眼睑皮肤是否光滑、眼周容积是否饱满,以及下眼睑形态是否得到改善。在泪沟和鼻咽区使用未标明用途的透明质酸填充物可以显著提高下睑成形术后的效果[58,59]。此外,使用Juvenderm Voluma进行中面部填充,

已证明相比使用隔离填充物注射到面部中部,可改善 52%
的泪沟外观[60]。此外,作者还利用透明质酸填充物改善了
恢复期的上睑成形术患者的眉下脂肪相对萎缩。作者主张
术后至少等待 3 个月,并对上下眼睑填充物说明书中未标明
的用途给予详细的知情同意。作者还倾向于如文献中所提
倡的那样,使用钝针注射填充眼周[58]。

　　术后用激光重修上下眼睑皮肤的能力可以减少整形外
科医生过度切除萎缩的眼睑皮肤的倾向。上下眼睑可在手
术时或数年后进行激光重修,以巩固手术效果,增加眼睛的
立体感。作者发现,激光为基础的解决方案有助于延长手术
效果,并有助于软化眼睛周围的现有瘢痕。

　　此外,微聚焦超声或射频在收紧下眼睑方面的作用也
较明显。使用此方法以提高松散下眼睑的美观度,并加强下
眼睑与颊部的连接,以及增加上睑外侧张力。在少数情况下,
作者建议对有明显水肿的患者术后和 / 或术前涉及较多的
手术病例在下眼睑应用射频。在此类病例中,射频开始于术
后 1~2 周。在术后超过 3 个月的情况下,持续性脂肪突出或
相对松弛,应用微聚焦超声或射频的能力可减少 / 消除术后
脂肪突出。作者的方法是在 4~6 个疗程中应用射频能量,每
周应用一次,每次持续 10~15 分钟。

男性眼睑成形术

　　在美国,男性眼睑成形术占总数的 16%,而眼睑成形术
是第二常见的男性整形手术[61]。男性比女性更倾向于接受
眼睑成形术解决功能性问题,但近年来,这类差异越来越不
明显。大多数男性患者倾向于自然的外观,而无法接受“整
容脸”。男性一般不使用化妆品,所以所有的瘢痕都必须小
心隐藏。这也使得男性患者不适合激光表面修复。外侧切
口不应超出后眶缘。对于眉毛浓密的男性,切除上睑皮肤只
会导致眉毛下垂。因此,应考虑眉部联合上睑成形术。许多
男性不愿意通过整形手术来矫正眉下垂,因此需要仔细的术
前沟通,以防止患者术后因眉下垂加重而不满意[30,62]。男性
患者通常需要的只是保守的眼睑切除术。

有色人种眼睑成形术

　　在所有整形手术中,非白种人患者占 27%。拉美裔、非
裔美国人和亚裔美国人的市场份额在过去 10 年中稳步上
升。根据美国整形美容外科学会的数据,1997 年至 2004 年
间,非裔美国人接受整形手术的人数增加了 293%[63]。对整
形手术益处的认识,正日益呈现在一个超越文化和种族界限
的患者群体面前。

　　追求眼睑年轻化的非裔美国患者有着不同于白种人的先
入为主的观念和担忧,因此需要不同的手术策略。非裔美国人
害怕失去种族认同的可能性是白种人的两倍,选择擅长种族整
形的外科医生的可能性是白种人的 10 倍。非裔美国人的眼睛
具有几个独一无二的种族特征。大多数人的外眦高于内眦。
此外,相比白种人更圆润的睑裂,非裔具有更偏向于椭圆形,类似
亚洲人种的眼睑的特征。上睑褶皱的距离往往比白种人的短,

但比亚洲人的眼睑褶皱长。眼眶侧面和颊部皮肤皮脂腺较多,
有减少皱纹的趋势。最后,由于有色素沉着的可能,下眼睑修
复不适用于非裔美国人。首选的手术包括外眦固定术以恢复
外眦位置、保留大部分眼轮匝肌以恢复睑板上轮廓,以及避免
上睑切口的头侧易位以保持有限的睑板暴露。术前应借助年
轻人的照片充分讨论手术细节,以完善手术设计[25,64]。

　　第 10 章将详细讨论亚洲人眼睑成形术的特点。

参考文献

1. Dupuis C, Rees TD. Historical notes on blepharoplasty. *Plast Reconstr Surg.* 1971;47.246–251.
2. Flowers RS. The art of eyelid and orbital aesthetics. *Clin Plast Surg.* 1987;14:709–721.
3. Nesi FA, Levine MR, Lisman RD. *Smith's Ophthalmic Plastic and Reconstructive Surgery.* 2nd ed. St. Louis, MO: Mosby; 1997.
4. Putterman AM. *Cosmetic Oculoplastic Surgery: Eyelid, Forehead, and Facial Techniques.* 3rd ed. Philadelphia, PA: WB Saunders; 1999.
5. Flowers RS. Advanced blepharoplasty: principles of precision. In: Zaoli G, Meyer R, Gonzales-Ulloa M, et al., eds. *Aesthetic Plastic Surgery.* Vol. II. Padova: Piccin Press; 1987.
6. Wolff E. *The Anatomy of the Eye and Orbit.* Philadelphia: WB Saunders; 1976.
7. Doxanas MT, Anderson RL. *Clinical Orbital Anatomy.* Baltimore, MD: Williams & Wilkins; 1984.
8. Stewart TD. The points of attachment of the palpebral ligaments: their use in facial reconstructions of the skull. *J Forensic Sci.* 1983;28:858–863.
9. Jelks GW, Jelks EB. The influence of orbital and eyelid anatomy of the palpebral aperture. *Clin Plast Surg.* 1991;18:183–195.
10. Couly G, Hureau J, Tessier P. The anatomy of the external palpebral ligament in man. *J Maxillofac Surg.* 1976;4:195–197.
11. Whitnall SE. *Anatomy of the Human Orbit and Accessory Organs of Vision.* New York, NY: Oxford University Press; 1932.
12. Flowers RS, Nassif JM, Rubin PA, et al. A key to canthopexy: the tarsal strap. A fresh cadaveric study. *Plast Reconstr Surg.* 2005;116:1752–1758. *Flowers and colleagues detail the anatomy of the lateral orbital retinaculum and highlight the importance of full dissection to achieve a tension-free canthopexy.*
13. Ghavami A, Pessa JE, Janis J, et al. The orbicularis retaining ligament of the medial orbit: closing the circle. *Plast Reconstr Surg.* 2008;121:994–1001.
14. Spinelli HM. *Atlas of Aesthetic Eyelid and Periocular Surgery.* Philadelphia, PA: Saunders; 2004.
15. Zide BM. *Surgical Anatomy Around the Orbit: The System of Zones.* 2nd ed. Philadelphia, PA: Lippincott, Williams & Wilkins; 2006.
16. Fralick FB. Anatomy and physiology of the eyelid. *Ophthalmology.* 1962;66:575–581.
17. Reid RR, Said HK, Yu M, et al. Revisiting upper eyelid anatomy: introduction of the septal extension. *Plast Reconstr Surg.* 2006;117:65–70. *This cadaveric and histologic study identifies an extension of the orbital septum that must be identified and spared when performing a levator advancement for blepharoptosis.*
18. Jones LT. The anatomy of the lower eyelid and its relation to the cause and cure of entropion. *Am J Ophthalmol.* 1960;49:29–36.
19. Hawes MJ, Dortzbach RK. The microscopic anatomy of the lower eyelid retractors. *Arch Ophthalmol.* 1982;100:1313–1318.
20. Gioia VM, Linberg JV, McCormick S. The anatomy of the lateral canthal tendon. *Arch Ophthalmol.* 1987;105:529–532.
21. Muzaffar AR, Mendelson BC, Adams WP Jr. Surgical anatomy of the ligamentous attachments of the lower lid and lateral canthus. *Plast Reconstr Surg.* 2002;110:873–884.
22. Jones LT, Mustarde JC, Callahan A. *Ophthalmic Plastic Surgery.* New York, NY: Aesculapius; 1970.
23. Dutton JJ. *Atlas of Clinical and Surgical Orbital Anatomy.* Philadelphia, PA: WB Saunders; 1994.
24. Beard C, Quickert MH. *Anatomy of the Orbit.* New York, NY: Aesculapius; 1969.
25. Odunze MO, Reid RR, Yu M, et al. Periorbital rejuvenation and the African American patient: a survey approach. *Plast Reconstr Surg.* 2006;118:1011–1018.
26. Hirmand H. Anatomy and nonsurgical correction of tear trough

deformity. *Plast Reconstr Surg*. 2010;125:699–708.

27. Zinkernagel MS, Ebneter A, Ammann-Rauch D. Effect of upper eyelid surgery on corneal topography. *Arch Ophthalmol*. 2007;125:1610–1612.

28. Lee WB, McCord CD Jr, Somia N, et al. Optimizing blepharoplasty outcomes in patients with previous laser vision correction. *Plast Reconstr Surg*. 2008;122:587–594.

29. Rohrich RJ, Trussler AP. MOC-PS CME article: blepharoplasty. *Plast Reconstr Surg*. 2008;1:1–10.

30. Rohrich RJ, Coberly DM, Fagien S, et al. Current concepts in aesthetic upper blepharoplasty. *Plast Reconstr Surg*. 2004;3:32e–42e. *This continuing medical education article provides a concise description of upper eyelid aging and a step-by-step guide to popular rejuvenation techniques.*

31. McCord CD, Tanenbaum M. *Oculoplastic Surgery*. New York, NY: Raven Press; 1987.

32. Beard C. *Ptosis*. St. Louis, MO: Mosby; 1976.

33. Anderson RL, Dixon RS. Aponeurotic ptosis surgery. *Arch Ophthalmol*. 1979;97:1123–1128.

34. Flowers RS. Tear trough implants for correction of tear trough deformity. *Clin Plast Surg*. 1993;20:403–415.

35. Flowers RS. Precision planning in blepharoplasty: the importance of preoperative mapping. *Clin Plast Surg*. 1993;20:303–310.

36. Flowers RS. Canthopexy as a routine blepharoplasty component. *Clin Plast Surg*. 1993;20:351–365.

37. Ortiz-Monasterio F, Rodriguez A. Lateral canthoplasty to change the eye slant. *Clin Plast Surg*. 1985;75:1–10.

38. Fagien S. The role of the orbicularis oculi muscle and the eyelid crease in optimizing results in aesthetic upper blepharoplasty: a new look at the surgical treatment of mild upper eyelid fissure and fold asymmetries. *Plast Reconstr Surg*. 2010;125:653–656.

39. Flowers RS. Orbital rim contouring. In: Ousterhout D, ed. *Aesthetic Contouring of the Craniofacial Skeleton*. Boston, MA: Little, Brown; 1991.

40. Yaremchuk MJ. Secondary malar implant surgery. *Plast Reconstr Surg*. 2008;121:620–628.

41. Flowers RS. Blepharoplasty and brow lifting. In: Roenigk RK, Roenigk HH, eds. *Principles of Dermatologic Surgery*. New York, NY: Marcel Dekker; 1989.

42. Flowers RS. The biomechanics of brow and frontalis function and its effect on blepharoplasty. *Clin Plast Surg*. 1993;20:255–268.

43. Flowers RS. Upper blepharoplasty by eyelid invagination: anchor blepharoplasty. *Clin Plast Surg*. 1993;20:303–307.

44. Allen RC, Saylor MA, Nerad JA. The current state of ptosis repair: a comparison of internal and external approaches. *Curr Opin Ophthalmol*. 2011;22(5):394–399.

45. Mendelson BC. Fat preservation technique of lower-lid blepharoplasty. *Aesthet Surg J*. 2001;21:450–459. *Results shown in Mendelson's article demonstrate the safe, reproducible outcomes of a skin-only blepharoplasty and help swing the pendulum away from aggressive, fat-excisional techniques.*

46. Codner MA, Wolfi J, Anzarut A. Primary transcutaneous lower blepharoplasty with routine lateral canthal support: a comprehensive 10-year review. *Plast Reconstr Surg*. 2008;121:241–250.

47. Loeb R. Naso-jugal groove leveling with fat tissue. *Clin Plast Surg*. 1993;20:393–400.

48. Goldberg RA. Transconjunctival orbital fat repositioning: transposition of orbital fat pedicles into a subperiosteal pocket. *Plast Reconstr Surg*. 2000;105:743–748.

49. Sensöz O, Unlu RE, Percin A, et al. Septo-orbitoperiostoplasty for the treatment of palpebral bags: a 10-year experience. *Plast Reconstr Surg*. 1998;101:1657–1663.

50. Huang T. Reduction of lower palpebral bulge by plicating attenuated orbital septa: a technical modification in cosmetic blepharoplasty. *Plast Reconstr Surg*. 2000;105:2552–2558.

51. Camirand A, Doucet J, Harris J. Anatomy, pathophysiology, and prevention of senile enophthalmia and associated herniated lower eyelid pads. *Plast Reconstr Surg*. 1997;100:1535–1538.

52. de la Plaza R, Arroyo JM. A new technique for the treatment of palpebral bags. *Plast Reconstr Surg*. 1998;81:677–687.

53. Parsa AA, Lye KD, Radcliffe N, et al. Lower blepharoplasty with capsulopalpebral fascia hernia repair for palpebral bags: a long-term prospective study. *Plast Reconstr Surg*. 2008;121:1387–1397.

54. Jelks GW, Glat PM, Jelks EB, et al. The inferior retinacular lateral canthoplasty: a new technique. *Plast Reconstr Surg*. 1997;100:1262–1266.

55. Patipa M. Transblepharoplasty lower eyelid and midface rejuvenation: Part I. Avoiding complications by utilizing lessons learned from the treatment of complications. *Plast Reconstr Surg*. 2004;113:1459–1468.

56. Paul MP, Calvert JW, Evans GR. The evolution of the midface lift in aesthetic plastic surgery. *Plast Reconstr Surg*. 2006;117:1809–1827.

57. Few JW. Continuum of beauty: blending of surgical and nonsurgical cosmetic medicine. Treatment strategies. *Dermatol*. 2012;2:29–31.

58. Few JW, Kwan D. Fine rhytids: fillers. In: Marsh JL, Perlyn CA, eds. *Decision Making in Plastic Surgery*. Boca Raton, FL: CRC Press; 2010.

59. Hirmand H. Anatomy and nonsurgical correction of the tear trough deformity. *Plast Reconstr Surg*. 2010;125:699–708.

60. Jones D, Murphy DK. Volumizing hyaluronic acid filler for midface volume deficit: 2-year results from a pivotal single-blind randomized controlled study. *Dermatol Surg*. 2013;39:1602–1612.

61. American Society of Plastic Surgeons. *Gender Distribution: Cosmetic Surgery 2008*. Arlington Heights, IL: American Society of Plastic Surgeons; 2010. Available at: <http://www.plasticsurgery.org/Media/stats/2008-top-5-male-cosmetic-surgery-procedures-graph.pdf>.

62. Flowers RS. Periorbital aesthetic surgery for men: eyelids and related structures. *Clin Plast Surg*. 1991;18:689–729.

63. American Society of Plastic Surgeons. *Cosmetic Demographics 2008*. Arlington Heights, IL: American Society of Plastic Surgeons; 2010. Available at: <http://www.plasticsurgery.org/Media/stats/2008-cosmetic-procedure-demographics-ethnicity.pdf>; <http://www.plasticsurgery.org/Media/stats/2008-cosmetic-procedure-demographics-ethnicity.pdf>.

64. Few JW. Rejuvenation of the African American periorbital area: dynamic considerations. *Semin Plast Surg*. 2009;23:198–206. *Few's survey-based study shows that one must prioritize a patient's ethnic identity and heritage when approaching the periorbital area in African Americans.*

二次眼睑成形术

Glenn W. Jelks, Elizabeth B. Jelks, Ernest S. Chiu, Douglas S. Steinbrech

概要

- 初次眼睑成形术的严重并发症并不常见,但一旦发生便很难矫正,而且可能导致严重后果。
- 一些早期出现的严重并发症,如角膜暴露,需要积极治疗,但较小的并发症,如轻微的眼睑易位,应在瘢痕成熟后处理。
- 眼睑可分为 4 个解剖区。
- 上眼睑问题包括上睑下垂和眼睑退缩。了解 Hering 定律是诊断眼睑水平不对称问题的必要条件。
- 下眼睑易位是初次眼睑成形术后常见的问题,这是由于患者独特的眼眶和眼睑解剖结构与瘢痕力量之间的相互作用所致。有很多诱因。
- 下眼睑评估应考虑瘢痕挛缩的存在、眼球相对颧骨突出的向量分析、外眦软组织-骨距离、睑板韧带完整性(牵张和回弹测试)、下眼睑外翻和颧骨脂肪垫的水平。
- 下眼睑易位可采用多种方法进行治疗,包括各种各样的外眦固定术和外眦成形术、垂直垫片移植和中面部提升术。在严重的病例中,通常结合采用多种方式。

简介

美国每年有超过 17 万人进行眼睑整形手术[1]。此类手术通常非常成功,患者满意度很高。成功的手术是全面的术前评估、熟练地进行有针对性的手术操作、安全的麻醉、合适的手术场所和个性化的术后管理的结果。眼睑成形术后可能会出现并发症和不良结果,尽管此类情况比较罕见。据估计,眼睑成形术后并发症发生率为 2%[2-21]。轻微的并发症是暂时性的和自限性的,视觉影响或美学后果很小(框10.1)。严重的并发症自然是医患双方都不希望发生的情况,而且可能导致严重的后果。它们包括视力丧失、固定眼睑畸形、角膜变性和严重的美学损害(框10.2)。此外,即使手术在技术层面上是成功的,也会有患者非常不满。

一旦发现并发症,对患者的解剖畸形及其预后进行仔细和全面的评估至关重要。如果患者出现明显的视力受损的迹象,可能需要早期的紧急干预。大多数眼睑易位是暂时性的,在术后 4~6 周内可以消失。这段时间保护角膜很重要。如果眼睑易位加重,导致角膜失代偿,应尽快矫正。然而,不损害视觉功能的眼睑易位可在瘢痕愈合后矫正。一般而言,建议延迟二次手术来解决这一问题。在炎症较少的手术状态下,二次手术更有把握。如果第二次手术与上次手术至少间隔 6 个月,最好在第一次手术后 1 年实施,能获得更好的结果。

眼睑成形术并发症会对患者和医生产生巨大影响。当择期美容手术的结果不理想时,患者通常会变得更难处理。如果术前对手术风险进行了全面的讨论,并签署了知情同意书,那么对不满意的患者进行治疗就更容易了。手术医生必须在患者病历中手写一份说明,记录拟行手术的解释,包括手术的任何风险或并发症。此外,还应讨论手术的替代方案[22]。

一旦出现并发症,医生及其同事将需要花费更多的时间和精力,这通常意味着安排更频繁的门诊。医生必须花更多的时间帮助患者渡过难关。外科医生在患者出现暂时性并发症时的安抚将有助于患者接受长期愈合。

最容易避免的并发症是没有认识到先决条件会增加标准眼睑成形术不利结果的可能性(框10.3)[23-26]。先决条件包括:①可能增加视力损害风险的医学或眼科疾病;②使患者容易在眼睑成形术后发生眼睑易位的形态学变异;③眼睑皮肤、肌肉和脂肪切除后可能加重的解剖学变异;最重要的是,④患者的心理状态和对手术期望的评估。预先存在的条件不排除美学眼睑成形术,然而,手术时机、地点和技术可能必须改变。

以下讨论包含眼睑解剖区以及眼睑成形术后患者并发

框 10.1　轻度眼睑成形术并发症

一般	嵌顿
无视力损失的球后出血	出血
瞳孔变化	**眼睑易位**
青光眼	上眼睑
眼外肌紊乱	上睑下垂
角膜变化	退缩
暴露	轮廓变化
角膜炎	边缘旋转
腐蚀	下眼睑
溃疡	巩膜显露
屈光	眼睑缩回
散光	眼睑麻痹
水肿	边缘旋转
泪膜异常	外翻或内翻
基底膜紊乱	**眼睑异常**
泪腺疾病	血肿
眼干燥症	内眦赘皮
溢泪	囊肿
泪膜异常	伤口裂开
反射性刺激眼泪	眼睑麻木
泪液分布异常	眼睑变色
睑缘外翻	瘢痕
眼睑退缩	睫毛脱落
眼睑外翻	**炎症状态**
眼睑内翻	感染性
眼睑麻痹	脓肿
泪液引流异常	睑腺炎
泪小点外翻	睑板腺囊肿
鼻泪管阻塞	眼睑炎
眼睑麻痹	非感染性
泪囊炎	过敏
结膜改变	化学品
水肿	眼睑炎
脱垂	

（From Jelks GW, Jelks EB. Blepharoplasty. In：Peck GC（ed）. *Complications and Problems in Aesthetic Plastic Surgery*. New York, NY：Gower Medical Publishing；1992.）

框 10.2　严重眼成形术并发症

视力丧失或改变	上睑
眼球贯穿伤	下垂
球后出血	退缩
青光眼	轮廓变化
眼外肌紊乱	边缘异常
角膜	下睑
暴露	巩膜显露
溃疡	退缩
丝状	松弛
瘢痕	麻痹
新生血管	边缘异常
屈光	外翻
散光	内翻
泪膜异常	眼睑畸形
接触镜不耐受	睑裂不对称
基底膜紊乱	揭示已存在的问题
永久性眼睑畸形和功能失调	医源性
泪腺疾病	上睑褶皱
干眼	不对称
溢泪	无
泪膜异常（反射性刺激）	高
泪液分布异常	低
眼睑外翻	多重
眼睑退缩	内眦赘皮
外翻	瘢痕
内翻	脂肪去除不足
泪道引流异常	脂肪去除过多
眼睑麻痹	缝线隧道
内侧泪小点外翻	皮肤色素变化
鼻泪管阻塞	条纹
眼睑易位	颧垫

（From Jelks GW, Jelks EB. Blepharoplasty. In：Peck GC（ed）. *Complications and Problems in Aesthetic Plastic Surgery*. New York, NY：Gower Medical Publishing；1992.）

症的预防、诊断和管理的相关信息。尽管上眼睑和下眼睑都有易位，但特别强调的是下眼睑的非自然变形，因为这是最常见的缺陷类型。如果考虑再次重建，则还需要记住相关解剖结构[27]。

解剖区域

　　为了便于完整和彻底地分析解剖结构，眼睑被分为几个区域（图 10.1）[23,28]。0 区包括眼球和位于边缘弧、泪嵴和外侧支持带后面的眼眶结构。I 区和 II 区分别包括上眼睑和下眼睑，从外侧连合到泪小管的颞侧。III 区是内眦，有泪道引流系统。IV 区是外侧支持带。I~IV 区进一步细分为眶隔前（眶隔前）或后（眶隔后）结构。V 区包括与 I~IV 区合并的鼻腔、眉间、眉毛、前额、颞区、颧骨和鼻咽部相邻的眶周结构（图 10.2）。本章将详细讨论眼睑成形术后上睑（I 区）和下睑（II 区）并发症的诊断和处理。

既往情况	形态学
疾病情况	负向量
高血压	颧骨发育不良
糖尿病	高度近视
出血性疾病	眶容积小
炎性皮肤病	水平眼睑松弛
哮喘	退化
亚硫酸盐过敏	瘢痕
静脉血栓形成	外翻
心脏病	内翻
动脉粥样硬化	解剖变异
慢性阻塞性肺疾病	泪沟畸形
肺气肿	颧垫
呼吸睡眠暂停	条纹
眼科情况	睑颊交界畸形
弱视	真性上睑下垂
复视	假性上睑下垂
斜视	额肌痉挛
青光眼	皱眉肌亢进
角膜疾病	鱼尾纹
眼睑疾病	泪小点外翻
高度近视	外翻
隐形眼镜佩戴者	内翻
视网膜疾病	心理因素
葡萄膜炎	实际结果预期
干眼	处理视力丧失、畸形的能力
泪膜功能障碍	躯体形式障碍
屈光矫正手术	体像

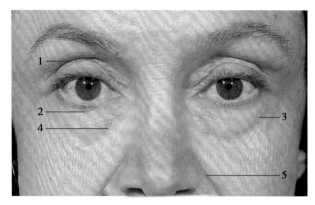

图 10.2 眼睑和颊部的解剖结构。1,上眼睑褶皱;2,下眼睑褶皱;3,颧褶皱;4,泪沟褶;5,鼻唇沟褶皱。(*Modified from Jelks GW, Jelks EB. Blepharoplasty. In: Peck GC (ed). Complications and Problems in Aesthetic Plastic Surgery. New York, NY: Gower Medical Publishing; 1992.*)

角膜保护

在眼睑和眼眶的初次和二次手术中,保护角膜是必不可少的。应该常规应用特别设计的角膜保护罩(图 10.3)[29]。如果手术是在局部麻醉下进行的,彩色镜片是首选,因为彩色镜片可以滤过明亮的手术光,而且在术后不经意留在角膜上的损伤也较少。该接触镜可防止干燥和手术器械或纱布造成的角膜意外损伤。为了避免术后角膜划伤,结膜表面或其附近的深层缝线应以结埋入组织或置于外部的方式进行。愈合后拆除角膜周边组织的连续埋藏缝线十分必要。移植的皮肤如果可能接触角膜则不应放置在结膜囊内,因为角膜只能接触结膜或其他黏膜组织。

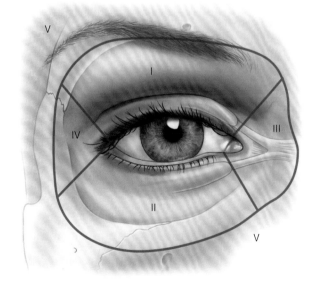

图 10.1 眼睑和眼周结构的术区。Ⅰ区,上眼睑;Ⅱ区,下眼睑;Ⅲ区,内眦结构,包括泪道引流系统;Ⅳ区,外眦区;Ⅴ区,眼周邻接区——眉间、眉毛、前额、太阳穴、颧骨、鼻翼和鼻区。(*From Spinelli HM, Jelks GW. Periocular reconstruction: a systematic approach.* Plast Reconstr Surg. *1993; 91: 1017-1024.*)

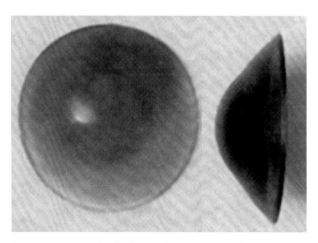

图 10.3 角膜保护罩,中心曲度陡峭,周边曲度平坦。这种配置可避免直接接触。如果手术是在局部麻醉下进行的,彩色镜片是首选,因为它们可以滤过明亮的手术光,而且在术后不经意留在角膜上的情况也较少。(*From Jelks GW, Jelks EB. Blepharoplasty. In: Peck GC (ed).* Complications and Problems in Aesthetic Plastic Surgery. *New York, NY: Gower Medical Publishing; 1992.*)

上眼睑

上睑易位的评估与处理

将上眼睑结构分为前、中和多个层次（表 10.1）有助于彻底评估上眼睑（Ⅰ区）的水平。前层由上睑皮肤和轮匝肌组成。中间层由睑板、提肌结构、眶隔和脂肪组成。后层由结膜组成。睑裂大小主要受上眼睑水平的影响（图 10.4）。由于遗传、种族、外伤或其他后天因素，睑裂的形状、大小和倾角通常不同。眼眶周围的骨性解剖结构、眼眶内容积和眼睑的完整性，以及它们的肌肉和睑板支持结构，是影响眼裂的一些因素（图 10.5 和图 10.6）。它还受到眶周皮肤、脂肪和软组织的相对数量的影响。眼睑和眼眶解剖的独特组合可引起睑裂的变化（见图 10.4）[30]。

表 10.1　眼睑成形修复术适应证评估：上睑

前层	兔眼	不存在	存在	
	皮肤	正常	异常	过度切除过多
	瘢痕	正常	异常	位置质地
	眼睑褶皱位置	正常	异常	高低无褶皱多层
	睫毛位置	正常	异常	
	睑裂	对称	不对称	
中层	眼睑水平	相等	下垂 单侧 双侧 瘢痕性 机械性	退缩 生理性 甲状腺 Bell 征 瘢痕性
			0~3mm　>3~10mm	>10mm
	脂肪	正常	异常	过度切除保留
后层	睑结膜	正常	异常	

还应评估眼睑褶皱位置。在西方患者中，上眼睑褶皱通常在眼睑边缘以上 8~10mm 处。这与提上睑肌腱膜及眼睑皮下组织的上附着点相对应。在眼睑褶皱上方，腱膜不附着于眶隔前或眼眶皮下组织，多余悬垂的皮肤形成褶皱。在眼睑褶皱下方，有提上睑肌附着在覆盖睑板的皮下组织上。在亚洲患者中，眼眶隔在较低的位置进入提上睑肌腱膜的远端，这使得更多的腱膜前脂肪进入上眼睑，从而导致下眼睑褶皱。在亚洲人的眼睑成术中，需要确定眶隔下脂肪。通过这一脂肪层的剥离可以进入眶隔和后隔（腱膜前）脂肪。

上睑下垂和上睑退缩是通过影响上睑的解剖位置来改变上眼睑的情况。任何主要眼睑病变的定位都有助于描述矫正操作。最常见的需要二次矫正的上睑并发症是上睑下垂和上睑退缩。

上睑下垂

上睑下垂指的是上眼睑的位置低于正常水平[30-33]。上睑下垂可由直接外伤、血肿、水肿或眶隔粘连导致的后眶隔与提上睑肌粘连所引起[30,34-40]。正常上眼睑水平面上角膜缘 2~3mm，或位于 4mm 瞳孔上缘和角膜上缘之间的水平面（见图 10.4）。术前上眼睑水平的变化可能是由清醒程度、药物、注视方向、眼球大小、眼眶容积、视力和眼外肌平衡引起的[30]。有时，患者此前未被发现的上睑下垂会在眼睑成形术后出现。回顾术前检查记录和医学照片通常可以揭示病因。当没有可以记录在案的表现症状时，手术事故是潜在的病因。

术后水肿引起的机械性上睑下垂是对称的和暂时性的，通常在 48~72 小时内自然消退。眶隔后间隙血肿可导致提上睑肌功能受损，使上睑保持在上睑下垂的位置。血肿吸收提上睑肌继发纤维化可导致持续性上睑下垂。尝试建立上睑皱襞涉及固定皮肤肌肉边缘到提肌腱膜。如果眼睑褶皱放得太高，会导致牵引性上睑下垂。内侧和外侧支持带变得紧张并降低上睑水平。治疗包括观察和按摩上眼睑。如果上睑下垂持续数周以上，就必须切除睑板前的固定缝线。在眶隔和提上睑肌之间，高于原有眶隔起始处出现粘连时，也会导致上睑下垂。

上睑下垂分为轻度（1~2mm）、中度（2~3mm）和重度（≥4mm）[4,23,30]。通过测量瞳孔中线睑裂的垂直长度记录上睑下垂数据。当患者被诊断为上睑下垂时，医生需测量提

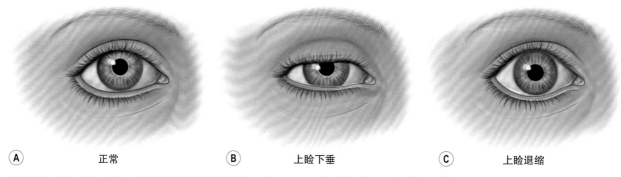

　Ⓐ　　　　　　正常　　　　　　Ⓑ　　　　　　上睑下垂　　　　　　Ⓒ　　　　　　上睑退缩

图 10.4　（A）正常睑裂。上眼睑通常在角膜上缘以下 1~2mm 处。（B）上眼睑水平低于（A）所示水平时，会出现上睑下垂，干扰上视野。（C）当上眼睑的高度在或高于角膜上缘时，可以看到眼睑收缩。（*Modified from Jelks GW, Jelks EB. Blepharoplasty. In: Peck GC (ed). Complications and Problems in Aesthetic Plastic Surgery. New York, NY: Gower Medical Publishing; 1992.*）

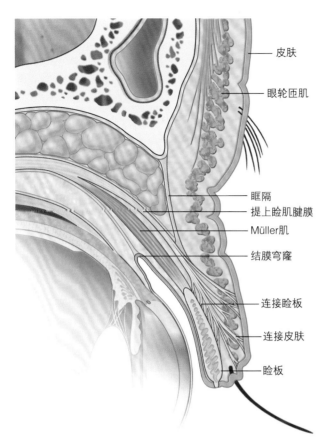

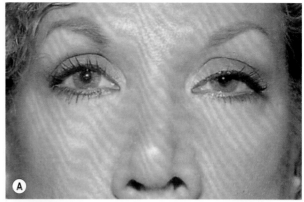

皮肤

眼轮匝肌

眶隔
提上睑肌腱膜
Müller肌

结膜穹窿

连接睑板

连接皮肤

睑板

图 10.5 上眼睑矢状切面显示眼轮匝肌、眶隔、上睑提肌和 Müller 肌的关系。(*Modified from Jelks GW, Smith BC. Reconstruction of the eyelids and associated structures. In: McCarthy JG (ed). Plastic Surgery. Philadelphia, PA: WB Saunders; 1990: 1671.*)

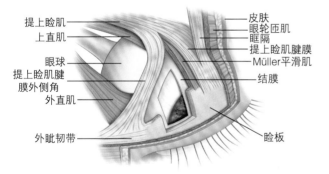

提上睑肌
上直肌
眼球
提上睑肌腱
膜外侧角
外直肌
外眦韧带

皮肤
眼轮匝肌
眶隔
提上睑肌腱膜
Müller平滑肌
结膜

睑板

图 10.6 上睑结构的矢状切面,包括提上睑肌、腱膜及其与 Müller 肌和眶隔的关系。(*Modified from Jelks GW, Smith BC. Reconstruction of the eyelids and associated structures. In: McCarthy JG (ed). Plastic surgery. Philadelphia: WB Saunders; 1990: 1671.*)

上睑肌功能的量(单位:mm),以便进行矫正手术的设计。通过检查上眼睑从完全向下凝视到向上凝视的偏移,同时阻止眉毛对上眼睑高度的任何影响来进行测试(图 10.7)。不对称或无眼睑褶皱必须加以鉴别,因为不对称性可以因实施标准的眼睑成形术导致加重[24]。

　　腱膜剥脱或开裂是后天性上睑下垂最常见的形式。典型的临床表现是轻度(1~2mm)至中度(2~3mm)上睑下垂,伴

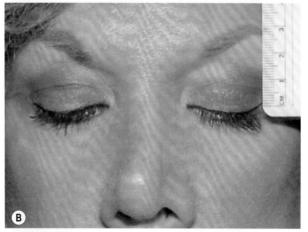

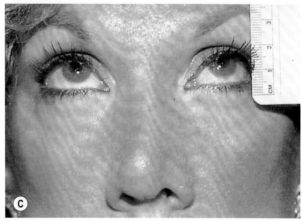

图 10.7 (A)左上睑后天性上睑下垂患者。(B,C)用直尺从下到上测量提上睑肌功能 15mm,同时人工阻断上眼睑眉头抬高。上提肌功能 >10mm 被认为是良好的。(*From Jelks GW, Jelks EB. Blepharoplasty. In: Peck GC (ed). Complications and Problems in Aesthetic Plastic Surgery. New York, NY: Gower Medical Publishing; 1992.*)

有上睑薄、上睑高皱襞和上睑提肌移位(图 10.8 和图 10.9)。提上睑肌起始于眼眶顶点,向前走行,在眶上缘形成腱膜,插入睑板前表面前 2/3。腱膜的一些纤维延伸到眼轮匝肌筋膜,附着在上眼睑真皮上,形成上眼睑褶皱。上睑成形术中去除的眶前脂肪位于眶隔后、提上睑肌腱膜前。在切除眼轮匝前肌或眶隔后脂肪的过程中,可能会无意中对提上睑肌腱膜造成穿透或剥离损伤(见图 10.9A)。

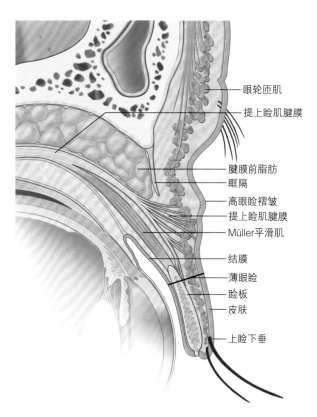

　　眼轮匝肌

　　提上睑肌腱膜

　　腱膜前脂肪
　　眶隔
　　高眼睑褶皱
　　提上睑肌腱膜
　　Müller平滑肌

　　结膜
　　薄眼睑
　　睑板
　　皮肤

　　上睑下垂

图10.8　提上睑肌腱膜裂开导致上睑褶皱高,上睑薄,上睑下垂。(*Modified from Jelks GW, Jelks EB. Blepharoplasty. In: Peck GC (ed). Complications and Problems in Aesthetic Plastic Surgery. New York, NY: Gower Medical Publishing; 1992.*)

　　这种情况是通过提上睑肌探查和向前推进腱膜结构到睑板前推进来修复的[34-40]。提上睑肌剥脱的患者应通过提上睑肌前移修复。Fasanella-Servat[40]技术及其各种改良技术(图10.10),或tarso-mullereectory的衍生技术也是矫正最小上睑下垂的极佳方法。

上睑退缩

　　上眼睑退缩是上眼睑边缘高于角膜上缘的高度。眼睑退缩可以是单侧或双侧的,带给患者目光呆滞的外观或错觉,可加重或伴有眼球突出。上睑的过度皮肤切除可能导致兔眼症和眼睑退缩,从而阻止眼睑完全闭合(图10.11A)。也可能出现不同程度的眼睑边缘外翻(图10.11B)。手术矫正需要通过应用耳后或耳前全厚皮片来矫正退缩(图10.11C、D)[39-44]。

　　上睑中层结构(提上睑肌腱膜、眶隔和睑板)的粘连、纤维化和缩短可导致上睑退缩(图10.12A)。治疗这一问题需要通过手术松解粘连,解除提上睑肌腱膜退行性变,使用眶隔筋膜移植物和眼睑牵引缝线,缝线应使相关眼睑的上睑下垂达到最低程度(图10.12B)[29,39-44]。通过提上睑肌腱膜推进或部分睑板-Müller肌切除术矫正连续性上睑下垂通常会产生满意的结果(图10.12C)[29,39,45]。

Hering定律

　　由于对侧眼下垂,上眼睑也可能出现收缩(图10.13)。这类退缩可利用Hering法则的等神经支配定律来解释[46],该定律指出,无论提上睑肌是否不对称,两块提上睑肌的神经支配水平(运动能力)是相同的。因此,如果一侧上眼睑是下垂的,当身体产生反射作用,过度刺激眼睑以改善上睑

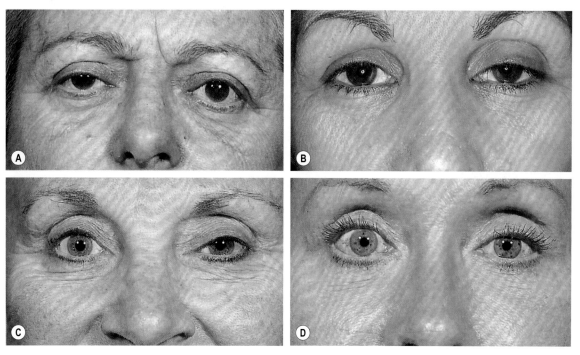

图10.9　(A)在眼轮匝肌和隔后脂肪切除术中因疏忽导致右侧提上睑肌腱膜脱离而进行美容性眼睑成形术的患者,导致右上睑下垂。(B)美容性眼睑成形术后患者,因意外提上睑肌腱膜脱离导致左上睑下垂。(C和D)因提上睑肌腱膜、眶隔和皮肤之间的粘连而导致左上睑瘢痕性上睑下垂的患者。(*From Jelks GW, Jelks EB. Blepharoplasty. In: Peck GC (ed). Complications and Problems in Aesthetic Plastic Surgery. New York, NY: Gower Medical Publishing; 1992.*)

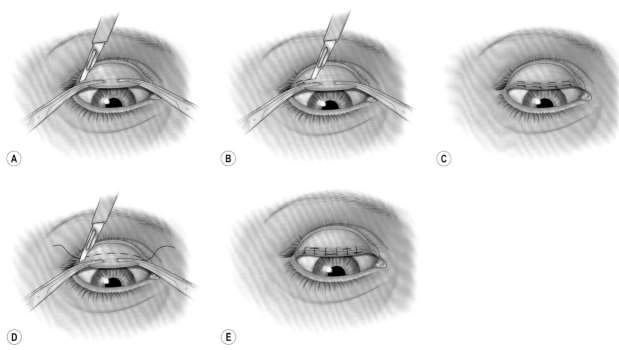

图 10.10 Fasanella-Servat 技术。(A) 眼睑外翻。(B) 在距睑板上缘≤3mm 的外翻上睑下缘放置两个弯曲的细止血钳。间隔 4~5mm 做间断切口。每次切开后都要做褥式缝合。(C) 缝合线系紧，以便牢牢固定组织，同时在手术结束时使眼睑恢复到正常位置。(D) Fasanella 缝合"蛇形"连续缝合。(E) 连续缝合或"蛇形"缝合并折返，缝合线在颞侧打结。(*Modified from Jelks GW, Smith BC. Reconstruction of the eyelids and associated structures. In: McCarthy JG (ed). Plastic Surgery. Philadelphia, PA: WB Saunders; 1990: 1671.*)

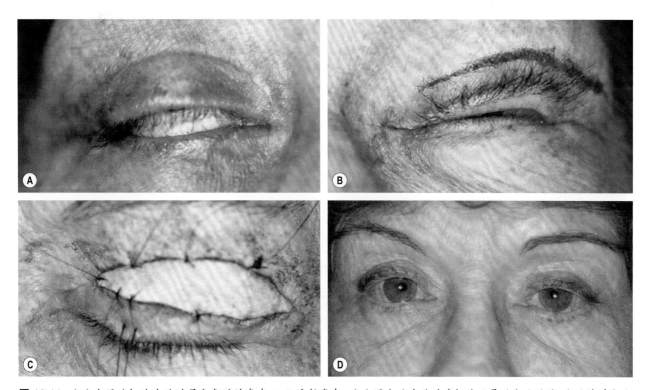

图 10.11 (A) 上眼睑切除皮肤过量和兔眼的患者，Bell 反射存在。(B) 因上睑皮肤过度切除而导致上睑退缩、上睑缘外翻和暴露性角膜病变的患者。注意手术切口的标记，以松解瘢痕并形成大面积缺损。(C) 耳后全层皮肤移植修复缺损。(D) 患者术后 9 个月。(*From Jelks GW, Jelks EB. Blepharoplasty. In: Peck GC (ed). Complications and Problems in Aesthetic Plastic Surgery. New York, NY: Gower Medical Publishing; 1992.*)

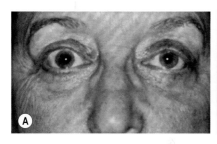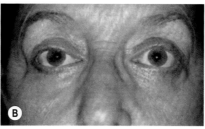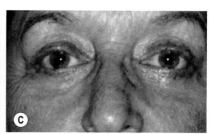

图 10.12 （A）患者术后 2 个月右上睑中层结构（睑板、眶隔、提上睑肌腱膜）瘢痕性退缩。（B）患者在进行眼睑粘连松解和右上眼睑提上睑肌后退术后 6 个月。有意造成右上眼睑轻度上睑下垂。（C）患者上睑下垂矫正术后 6 个月行睑板切除术。（*From Jelks GW, Jelks EB. Blepharoplasty. In: Peck GC (ed).* Complications and Problems in Aesthetic Plastic Surgery. *New York, NY: Gower Medical Publishing; 1992.*）

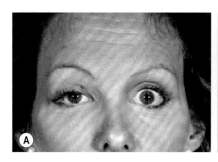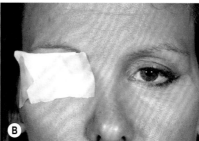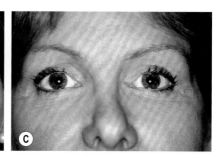

图 10.13 （A）患者表现为左上睑退缩和继发于右上睑化脓性肉芽肿的右上睑下垂。（B）由于 Hering 均等神经支配定律，通过覆盖右上睑，退缩的左上睑显示出正常的眼睑水平。（C）切除肉芽组织并矫正上睑下垂后，患者双侧眼睑水平正常

的位置时，对侧眼就会出现收缩。Hering 定律是上睑下垂修复和上睑退缩修复的重要考虑因素。通过在评估过程中单独覆盖每只眼睛，可以显示真实的退缩量。治疗还包括修复上睑下垂，这将最终矫正不对称（见图 10.13）。

下眼睑

下眼睑易位

评估

　　第 9 章介绍了原发性眼睑成形术的并发症。不对称是一个常见的问题，下眼睑位置的扭曲是造成这一现象的常见原因[2-4,7-10,13,18-21,47,48]。

　　这类易位通常是眼睑成形术后，皮肤、肌肉和隔膜的引力和瘢痕牵拉使眼睑向下移位，导致患者形成独特的眶周解剖结构和机械牵张相互作用的结果[23,24]。眼眦和眼睑松弛、水肿、血肿、过度切除皮肤和脂肪，或眼轮匝肌功能受损也可能产生破坏作用。

　　下眼睑（Ⅱ区）从眼睑边缘延伸至脸颊的区域（见图10.1）。内眦区（Ⅲ区）是一个复杂的区域，包含眼轮匝肌、泪腺集合系统和相关的神经血管结构的起源。外眦（Ⅳ区）是眼睑颞侧的一个完整的解剖单位。外眦区，更准确地称为外侧支持带，包括：①提上睑肌的外侧角；②眼轮匝肌（外眦腱）的眶隔前部和睑板前部的延续；③眼球下悬韧带（Lookwood 韧带）；④提上睑肌的外侧角检查外直肌韧带（图 10.14）[23,24,28,29]。

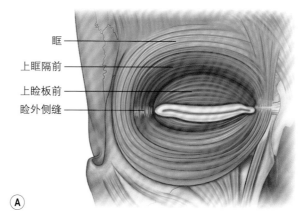

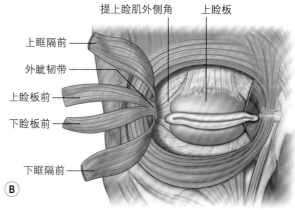

图 10.14 （A）睑外侧缝。（B）外眦韧带与外眦结构的解剖。（*Modified from Jelks GW, Smith BC. Reconstruction of the eyelids and associated structures. In: McCarthy JG (ed).* Plastic Surgery. *Philadelphia, PA: WB Saunders; 1990: 1671.*）

外侧支持带结构附着于外侧骨眶壁的汇合区,位于眼眶外侧缘内的一个小岬上,称为 Whitnall 结节(图 10.2 和图 10.15)[24,29]。

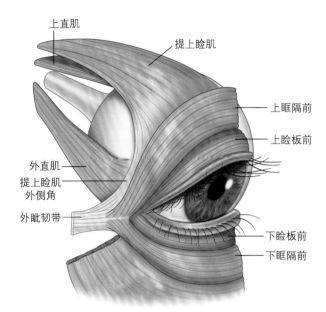

图 10.15　提上睑肌腱膜的外侧延伸或角将泪腺分裂为眶和睑叶,并向下延伸以连接外侧支持带。Whitnall 韧带的外侧部分通过筋腺体间膜隔插入腺体的眶叶。泪腺眼睑叶的下外侧极通常位于外侧支持带的水平。外侧支持带是提上肌外侧角、外眦韧带、Lockwood 悬韧带和外侧支持带肌检查韧带的汇合处。(*Modified from Jelks GW, Smith BC. Reconstruction of the eyelids and associated structures. In:McCarthy JG (ed).* Plastic Surgery. *Philadelphia,PA:WB Saunders;1990:1671.*)

与上眼睑相似,下眼睑也分为前、中、后三层。前层由下睑皮肤和轮匝肌组成。中层(或中板层)结构包括睑板、睑囊筋膜和眶隔。后层是结膜。

解剖分析,特别是外眦区的解剖分析,以及对下眼睑易位病因的透彻了解,是选择和实施下眼睑二次整形手术的必要条件(表 10.2 和表 10.3)。眼睑成形术后眼睑位置不正的易感因素包括:低张力 / 老化改变、颧骨发育不全、眼眶浅、甲状腺眼病、单侧高度近视和接受二次眼睑成形术的患者[3,23]。

全面的临床评估应包括:①眼轮匝肌功能;②存在垂直的中层瘢痕性眼睑退缩 / 过度皮肤切除;③形态学:支持力分析和软组织 - 骨距离;④睑板完整性;⑤存在下缘外翻;⑥后层完整;⑦颧脂垫下降。

当在眼睑成形术中切除多余的皮肤和肌肉时,可能会发生严重的畸形。眶隔前眼轮匝肌至中层的瘢痕化可导致下眼睑易位及巩膜暴露。眼轮匝肌失神经导致这一区域变平,导致衰老,不自然的外观。眼轮匝肌的损伤或失神经改变可导致不完全的眨眼机制、无张力、下睑松弛、巩膜暴露。

在评估下眼睑易位的患者时,重要的是确定是否有任何中间层(睑板、睑囊筋膜、眶隔)的瘢痕挛缩(图 10.16)。如果出现眼睑退缩,则手术治疗可能需要松解粘连、中间植

表 10.2　眼睑成形修复术适应证评估:下睑

前层	睑板前眼轮匝肌功能	不存在	存在	
	瘢痕	不存在	存在	位置 严重程度
	皮肤	正常	不正常	切除过多 切除不足
	睑缘外翻	不存在	存在	LME Ⅰ LME Ⅱ(伴巩膜外露) LME Ⅲ(伴睫毛旋转) 外翻
	兔眼	不存在	存在	
中层	垂直瘢痕中层挛缩	存在	不存在	
	脂肪	正常	不正常	去除过多 保留
后层	睑结膜	正常	不正常	

表 10.3　外眦区评估

解剖形态学			
向量分析	正向	中性	负向
软组织:骨距离	<1cm	<1cm	>1cm
睑板韧带完整性			
牵拉试验	正常	异常(<8mm)	
复位试验	正常	异常	
外眦松弛	否	是	
内眦松弛	否	是	
其他			
内眦到外眦位置	等于	异常	高于
睑裂	对称	不对称	

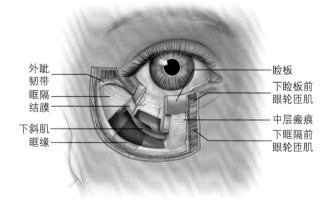

图 10.16　中层瘢痕挛缩是继发性眼睑成形术最常见的指征之一。矫正术需要粘连松解术和外眦成形术,带或不带衬垫移植物

片(软骨、腭黏膜)和其他植入物、皮瓣以及矫正操作。一般而言,当向上的牵引力作用于下眼睑时,下眼睑很容易移位到瞳孔中部或以上。当中层收缩时,眼睑向上活动受限(图

10.17)。

侧视图显示①眼球与②下眼睑和③颧骨隆起的关系(图 10.18)[23,49-51]。正向量关系是当眼球的最前投影位于下眼

睑边缘后,下睑缘位于颧骨隆起的前投影后。这是一个良好的解剖情况,因为有良好的骨骼和眼睑位置,并有维持正常眼睑轮廓和位置的睑板支撑结构。中性向量关系是指当眼

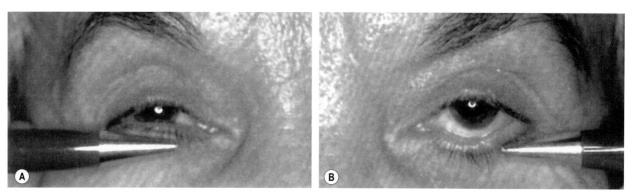

图 10.17 (A) 右下眼睑垂直移位的患者显示眼睑向瞳孔中部水平移动。(B) 同一患者左下眼睑移位,显示中层瘢痕改变阻止眼睑移动(眼睑收缩)。(*From Jelks GW, Jelks EB. Blepharoplasty. In: Peck GC (ed). Complications and Problems in Aesthetic Plastic Surgery. New York, NY: Gower Medical Publishing; 1992.*)

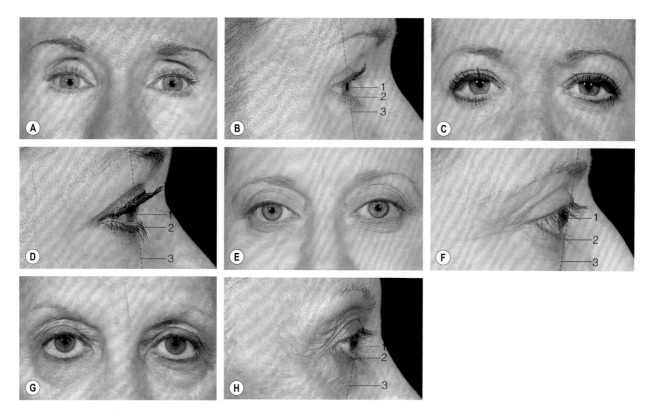

图 10.18 影响睑裂的眶区解剖变异关系的比较。1,眼球;2,下眼睑;3,颧突。美容性眼睑成形术可能必须与其他手术相结合,以防止并发症。(A 和 B)年轻女性,眼睑褶皱高,眼睛深陷(骨性眼眶体积大,眼球小),颧突发达。眼球最前面的投影位于下眼睑边缘和颧突后面。这种正向量关系是一个良好的解剖位置,因为有良好的眼睑和睑板完整性与正常眼睑轮廓和水平。(C 和 D)因眼球突出、眶周皮肤和脂肪增多而进行美容性眼睑成形术的女性。其眼球最前面的投影在下眼睑边缘和下眼眶边缘(颧突)的后面。这是一个中性向量关系,下眼睑易位的风险最小。(E 和 F)眼球突出,有轻微巩膜表现和颧骨发育不全的女性。侧位图显示眼球对下眼睑位置的影响,以及下眼眶边缘缺乏眼睑支撑。该患者与下睑和颧弓前的眼球最前部呈负向量关系。这种负向量关系需要通过美容性眼睑成形术进行调整,以防止下眼睑易位。(G 和 H)中年女性,眼睑皮肤和脂肪过多,眼球位置正常,下巩膜显示明显,下眼睑松弛,颧骨发育不全。这名女性有负向量关系,下眼睑手术有可能导致不良结果。下眼睑和外眦收紧复位(外眦成形术)应结合美容性眼睑成形术。(*From Jelks GW, Jelks EB. Blepharoplasty. In: Peck GC (ed). Complications and Problems in Aesthetic Plastic Surgery. New York, NY: Gower Medical Publishing; 1992.*)

球高于下眼睑缘但低于颧骨隆起。就像正向量关系一样,在眼睑整形术后,下眼睑易位的风险也很小。负向量关系是指当眼球最前投影高于下眼睑和颧骨隆起,此类患者常有巩膜暴露。他们与颧骨发育不全有关,这增加了术后不利结果的风险,并且需要改变眼睑整形美容程序,以防止术后下眼睑易位(图 10.19)。

软组织 - 骨间距是从外眦到眶缘的距离(图 10.20)。此距离对于确定需要哪种下眼睑支撑手术才能获得满意的结果非常重要。如果距离 <1cm,患者通常表现为眼部凹陷(即正向量 / 中性向量)。睑板外眦成形术和下支持带外眦成形术 / 眦切除术是解决这一问题的有效方法。如果距离大于 1cm 且患者有突眼表现(即负向量),下支持带外眦成形术、真皮环形三角外眦成形术和面部中部抬高术是矫正这些患者下眼睑易位的有效手术方法。

睑板支持结构完整性由下睑松弛、内眦松弛、外眦松弛三个因素决定。水平下睑松弛由"牵拉"和"闭合"试验诊断(图 10.21)[3,23,39]。在牵拉试验中,用拇指和食指抓住下

眼睑并向前牵拉。在眼睑成形术后患者,当下眼睑可横向牵拉超过 8mm 时,应注意是否睑板完整性破坏。回弹测试是通过将眼睑向下拉到眼眶下缘的水平,然后松开它来判断眼睑恢复到正常水平的速度。具有缓慢的退缩或持续外翻的睑板可能有需要矫正的眼睑和眦松弛(图 10.22)。如果外眦高于或等于内眦水平,可以选择单纯楔形切除或联合外眦成形术进行水平眼睑缩短。然而,如果外眦低于内眦,则需要进行外眦成形术以获得最佳矫正效果。

二次眼睑成形术患者评估的另一个组成部分是下睑外翻,分为 4 个亚型。下睑外翻 4 种类型:①睑缘外翻(lid margin eversion,LME)伴巩膜外露;②LME 伴巩膜外露和下睑水平松弛;③LME 伴睫毛外翻;④睑外翻 - 退化或瘢痕(图 10.23)。术语"外翻"是指眼睑向外伸或翻折。外翻可分为退化性或瘢痕性[5,23,39]。所有形式的外翻都有一个共同因素,即结膜充血或角质化、通道阻塞、炎症变化等,这些因素会使外翻变得越来越严重。退化性睑外翻(也称为老年性睑外翻)是由眼睑支持结构的水平眼睑松弛引起的,通常从巩

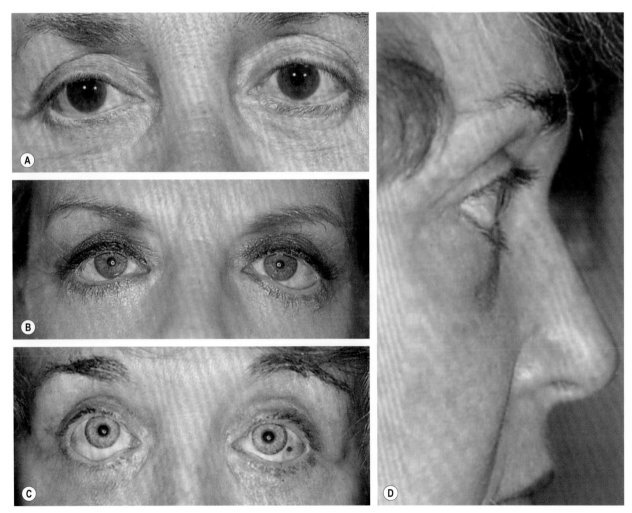

图 10.19 下睑成形术后眼睑易位。(A)双侧眼睑边缘外翻,外眦圆,巩膜显露。(B)下眼睑水平松弛的患者以及(A)所示的结果。注意颧骨发育不全。(C 和 D)有明显下眼睑易位和角膜暴露的患者。注意到颧骨发育不全,下眼睑和眼球骨性支持不足。(*From Jelks GW, Jelks EB. Blepharoplasty. In: Peck GC (ed). Complications and Problems in Aesthetic Plastic Surgery. New York, NY: Gower Medical Publishing; 1992.*)

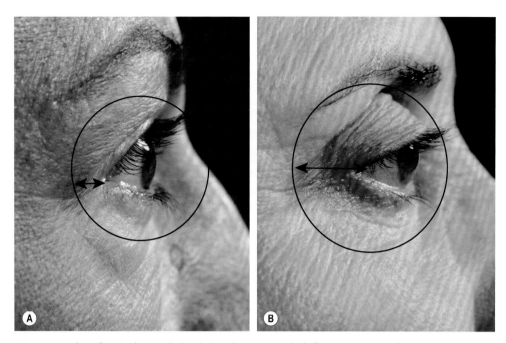

图 10.20　外侧骨骼与外眦的关系。(A) 距离 <1cm 的患者表现为正向量 / 中性向量。(B) 大于 1cm 的患者表现为负向量

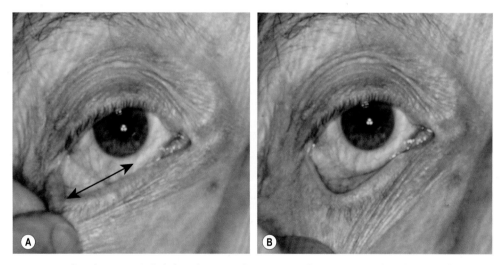

图 10.21　牵拉复位试验 (A) 在牵拉复位试验中，用拇指和食指抓住下睑并向前移位。在眼睑成形术后患者中，当下眼睑可以横向外侧牵拉超过 8mm 时，应考虑到有损于睑板韧带完整性。(B) 复位测试是通过将眼睑向下拉到眼眶下缘的水平，然后松开来判断眼睑恢复到正常水平的速度。眼睑和眼睑松弛可能是由于眼睑和眼睑后突缓慢或持续外翻造成的

膜暴露开始 (图 10.24)。瘢痕性外翻是由于皮肤或眼睑的皮肤和肌肉缺乏引起的。在二次眼睑成形术患者中，瘢痕性外翻是在多余的皮肤切除和 / 或多次先前的眼睑成形术和瘢痕形成后出现的 (见图 10.24)。

下眼睑退缩的患者通常伴有颧脂肪垫下垂[7,9]。手术操作如骨膜下中面部悬吊技术可能需要将颧脂肪垫提升到一个有助于支持下眼睑的位置。对于因多个手术和过度的皮肤切除而出现兔眼症的患者，为了避免或减少全层皮肤移植的需求，可能需要进行经睑眼睑成形术、骨膜下中面部抬升术和外眦成形术 (带或不带眶隔置入物)。第 6.2 章对此进行了部分介绍[23,52]。

最后，应检查后层的内部成分，以确定是否存在纤维化、感染、血液供应不足等情况。

处理

对于需要矫正下眼睑成形术的二次眼睑成形术患者，有几种手术方法可提供良好的下眼睑功能和外形[2,3,8,9,16,53-62]。如前所述，仔细评估下眼睑缺损的病因，并进行彻底的形态学解剖检查，将有助于外科医生确定最佳的手术方案，以最好地解决缺损 (图 10.25 和表 10.4)。

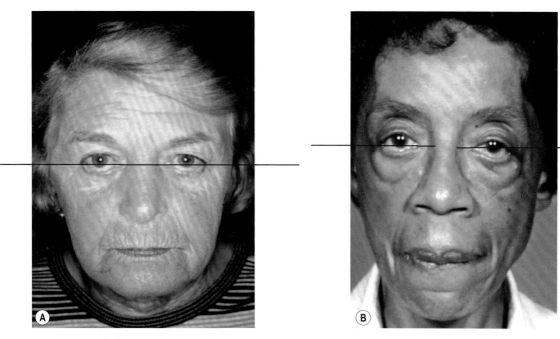

图 10.22　内眦与外眦的关系。(A) 如外眦高于或等于内眦水平,可以选择单纯楔形切除或联合外眦成形术进行水平眼睑缩短 (B) 但如果外眦低于内眦,则需要进行外眦成形术以获得最佳矫正效果

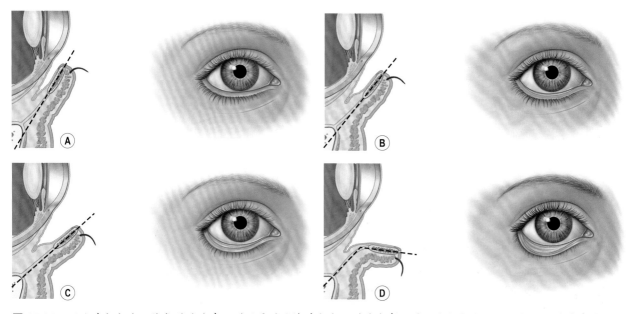

图 10.23　下睑外翻分为 4 种类型:(A) 有巩膜显露的睑缘外翻 (LME);(B) 有巩膜显露和水平睑松弛的 LME;(C) 有睫毛旋转的 LME;(D) 外翻 - 退行性或瘢痕性

外眦成形术及其各种改良技术对治疗下眼睑易位是有用的[53-62]。下文所述的手术需要对眼眶解剖和保持外在结构的愿望有准确的了解。在进行外眦成形术以实现对称的外眦复位时,有一些关键的手术要点需要牢记。外眦和下眼睑切口应保持水平 (图 10.26A)。下眼睑部分外侧支持带选择性松解后,眼睑高度足以覆盖角膜下缘 1~2mm (图 10.26B)。眶缘内侧的固定水平应与初级位置瞳孔上方的点水平对应 (图 10.26C)。最后,当外眦皮肤切口闭合时,与原始水平方向的发散角必须相等且从一侧到另一侧对称,以确保外眦和下眼睑对称 (图 10.26D)。

不建议依靠水平方向缩短眼睑和简单的楔形切除来支撑下眼睑或保留外眦的解剖结构。下眼睑五边形切除术只能解决下眼睑易位的一个方面,即水平方向过长。最佳矫正应针对病理的所有方面,特别是恢复 / 保留眦解剖,以最大程度提高手术成功率。

外眦成形术或外眦切除术的固定可通过将外眦直接缝合到眶缘外侧骨膜来完成。然而,在一些患者中,由于瘢痕或外伤造成的损伤,骨膜的结缔组织失去了完整性。对于损伤较小的患者,可辅以局部骨膜瓣[63-65]或筋膜移植[66]。然而,接受过多个手术的患者眶缘骨膜广泛受损,可能需要钻

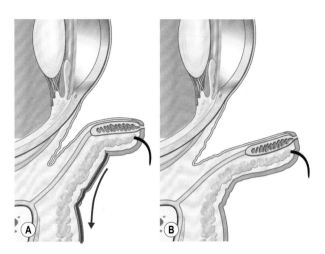

图 10.24　外翻分类:(A)瘢痕性;(B)退行性。(*Modified from Jelks GW, Smith BC. Reconstruction of the eyelids and associated structures. In:McCarthy JG (ed). Plastic Surgery. Philadelphia, PA:WB Saunders;1990:1671.*)

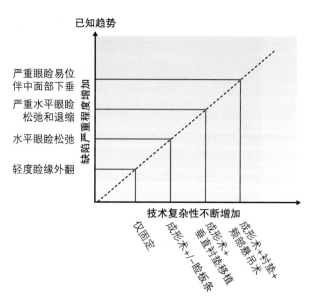

图 10.25　下眼睑缺损的病因与最佳治疗方法的比较

表 10.4　眦成形技术与适应证

眦成形技术	适应证
睑板条外眦成形术	下睑眦移位无眼睑松弛或外翻
睑板条水平缩短外眦成形术	眼睑松弛或外翻
真皮轮匝肌三角外眦成形术	骨与软组织的距离 >1cm
下支持带外眦成形术	骨与软组织的距离 <1cm
下支持带外眦固定术	骨至软组织距离 <1cm,最小牵拉,+ 复位试验
垂直衬垫移植	中层瘢痕松解或皮肤缺损造成的垂直缺损
中面部骨膜下提升	曾多次做过皮肤和组织的干预处理

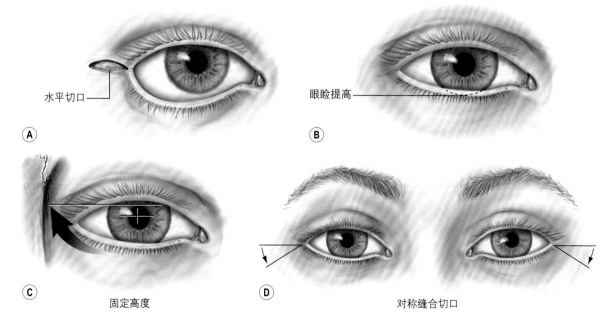

图 10.26　实现外眦双侧对称复位的关键点。(A) 外眦和下眼睑切口应水平。(B) 眼睑提高以覆盖 1~2mm 的下缘。(C) 眶外侧骨膜的固定水平与初始位置瞳孔上方的水平相对应。(D) 外眦皮肤切口缝合时,与原水平方向的偏离角必须相等且对称,以保证外眦与下眼睑的对称性。(*Modified from Jelks GW, Smith BC. Reconstruction of the eyelids and associated structures. In:McCarthy JG (ed). Plastic Surgery. Philadelphia, PA:WB Saunders;1990:1671.*)

孔固定[57,67]。外眦钻孔固定是通过确定眶外侧缘的理想固定点来完成的。固定点是通过将外侧眼角紧贴眼眶边缘，直到与瞳孔上方的垂直水平相一致来确定的。该位置用无菌标记笔标记，单个钻孔不小于1mm，一般在眶外侧缘后约4mm。采用双股4-0 Mersilene（ME-2）缝线固定。在眼睑切除术中（外侧眼睑不松解），缝线在眼睑组织中形成双环形，两条缝合线穿过单孔（图10.27）。在眼睑成形术（外侧眼睑松解）中，通过眼睑的外眦边缘形成一个缝合环，并通过一个孔将缝线伸出。缝合线的两股固定在颞深筋膜上[67]。

睑板外眦成形术和垂直垫片移植

在早期的经验中，眼睑成形术后下眼睑易位的手术选择是睑板外眦成形术[53-56,59]，结合水平眼睑缩短和外侧支撑，伴或不伴皮肤、软骨或黏膜的垂直垫片移植（图10.28）。睑板外眦成形术分离外眦连合，选择性地松解下睑。眼睑水平缩短量可随眼睑眶骨膜内缝线的放置和固定而变化。睑板剥离术及其许多变化，对于松弛的下眼睑的二次矫正是有用的；然而，这项技术会导致眼裂水平尺寸缩小，这可能导致下眼睑畸形和外眦睑连合的圆钝（图10.29）。

如果存在中层瘢痕挛缩，那么手术矫正可能只需要切开中层瘢痕粘连。然而，如果垂直方向眼睑缺损过多，可能需要一个由腭黏膜、软骨或去上皮化的外眦真皮（真皮三角瓣）瓣组成的中层间隔移植物（图10.30）[3,58,59]。腭黏膜移植物是首选的移植物[3,29,39]。移植物供体位于牙龈和中线之间，此处黏膜下层解剖结构清晰，便于移植物与脂肪和骨膜分离。在进行双侧退缩修复时，最好从口腔两侧取两个移植物，而不是一个大的移植物；这将促进更快速的愈合。一旦移植物变薄并切除所有残留的脂肪组织，就可以缝合到下眼睑。采用6-0细铬酸盐缝线将移植物固定在睑板下缘、凹陷的结膜和睑囊筋膜上。

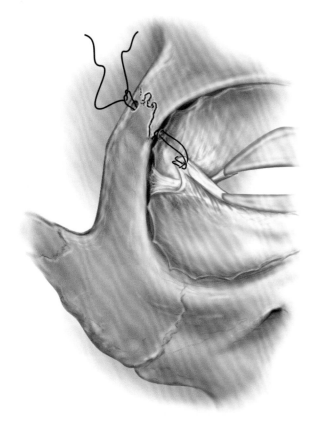

图10.27　外眦钻孔固定术。在确定合适的固定点后，在眶外侧缘后不小于1mm，通常约4mm处钻一个钻孔。采用双臂4-0 Mersilene（ME-2）缝线固定。在眼睑切除术中（外侧眼睑不松解），缝线在眼睑组织中形成双环，两条缝合臂通过单孔。（*From Aston SJ，Steinbrech DS，Walden JL（eds）. Aesthetic Plastic Surgery. Philadelphia，PA：Saunders Elsevier；2009.*）

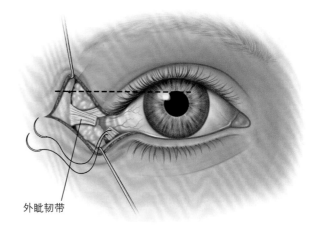

外眦韧带

图10.28　睑板条外眦成形术。外侧支持带的下部被分开，通过切除颞侧睑缘、睫毛、结膜和皮肤形成用于固定的睑板组织。然后用缝线将睑板条固定在眶外侧骨膜上。（*Modified from Jelks GW，Smith BC. Reconstruction of the eyelids and associated structures. In：McCarthy JG（ed）. Plastic Surgery. Philadelphia，PA：WB Saunders；1990：1671.*）

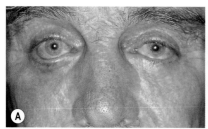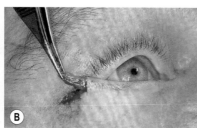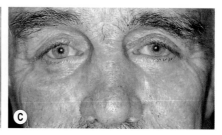

图10.29　（A）眼睑成形术后出现巩膜显露、颞侧弓状凹和轻度外翻的患者，右侧大于左侧。（B）睑板带准备骨膜固定。（C）双侧睑板剥离术后6个月。（*From Jelks GW，Jelks EB. Blepharoplasty. In：Peck GC（ed）. Complications and Problems in Aesthetic Plastic Surgery. New York，NY：Gower Medical Publishing；1992.*）

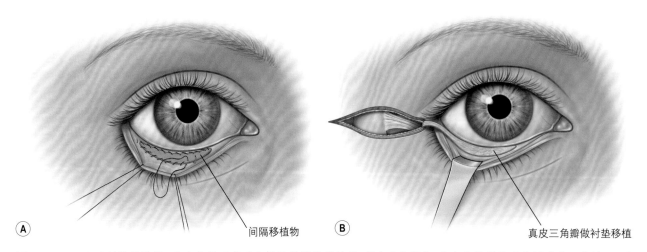

（A）间隔移植物　（B）真皮三角瓣做衬垫移植

图 10.30　下眼睑衬垫移植物。（A）自体腭黏膜或耳软骨衬垫移植物，或（B）血管化、去上皮化的外眦外侧真皮三角瓣，可用于与外眦成形术联合以增加下睑退缩或缺损的垂直高度。衬垫移植物有助于提高眼睑成形术后因瘢痕退缩或过度皮肤切除引起缺损患者的疗效

真皮环状三角外眦成形术

真皮环状三角外眦成形术（dermal-orbicular pennant lateral canthoplasty，DOPLC）是为减少睑板外眦成形术并发症而设计的（图 10.31）[3,59]。该手术采用去上皮化的三角形皮肤和眼轮匝肌延长下眼睑，但它并没有分开睑外侧连合（图 10.32）。这种方法保持了眼裂的水平大小，同时可以收紧下眼睑和外侧悬吊结构（图 10.33）。

DOPLC 对眼睑成形术后下眼睑易位患者非常有用，尤其是骨 - 软组织关系（见图 10.20）大于 1cm 的患者。但是，由于上下眼睑之间的切口有一个非常狭窄的皮肤桥，术后上下睑可能会出现持续性水肿。

下支持带外眦成形术 / 外眦成形术和中面部提升术

下支持带外眦成形术 / 外眦成形术（inferior retinacular lateral canthoplasty/canthopexy，IRLC）是适用于需要矫正下眼睑易位和外眦畸形且不存在与睑板外眦成形术和 DOPLC 相关的问题的二次眼睑成形术患者（图 10.34）[60]。IRLC 在二次或初次眼睑成形术患者中支持效果一般，但有良好的骨 - 软组织关系（差异 <1cm）（见图 10.18 和图 10.20）[3,59-62]。

IRLC 是通过上眼睑成形术切口的外侧进行的。一个皮肤 - 肌肉瓣沿着外侧眼眶升高，延伸到下眼眶边缘的外侧。该动作暴露了眼眶隔后面的下眼睑外侧脂肪垫。外侧支持带的下侧立即高于此脂肪。外侧脂肪垫可以移除，以更好地暴露外侧支持带。移除脂肪垫后，眶下平面将升高至外侧支持带水平，从而暴露外侧支持带的下眼睑部分。

在外眦成形术中，外侧支持带完全从所有眼眶的外侧附着物中释放出来，使下眼眶得以自由移动。外眦固定术是一种非松解性的眼睑成形术，其中外侧支持带的下眼睑部分被折叠并固定在眶外侧缘。外眦固定术只适用于轻微松弛和下睑回弹实验结果理想的患者。

4-0 Polydek 缝合线的两个头系一个活结。缝线穿过眼眶外侧缘骨膜，水平于平视时的眼球瞳孔上缘相对。调整并系紧 Polydek 缝线，使下眼睑覆盖下眼角膜缘 1~2mm。外侧支持带的下眼睑部分被固定在外侧眼眶边缘新的升高位置。外

眦的位置会出现矫枉过正，并有可能在外眦区形成软组织结节。术后 2~4 周，随着外侧眼角向下沉，眼睑松弛至正常外观。

中面部提升固定

下眼睑成形术、骨膜下中面部抬升术和外眦成形术联合使用或不联合使用间隔移植，适用于接受多次整形手术的下眼睑和中面部易位伴下眼睑皮肤缺损的患者[9,52,61,68]。在术后愈合的第一个关键周，适当的中面部固定和眼睑成形术可防止下眼睑下垂。

骨膜下中面部提升是通过下眼睑成形术切口实现的。一个皮肤 - 肌肉瓣被解剖到眶下缘。眶下缘前缘的骨膜松解上抬形成骨膜下腔隙。然后松解整个骨膜下皮瓣，使其向上移动。在半圆形切割针上使用两条 4-0 Vicryl（薇乔）缝线悬吊面部中段皮瓣，用于支持眶眶下脂肪和颧骨脂肪垫。然后将缝合线系在外侧眶骨（颧骨）前表面的钛螺钉上（图 10.35）。拧紧螺钉，直到螺钉头部与骨表面齐平。可用于提升中面部的替代方法包括从下眼睑进行骨膜前剥离[69]，使颧骨提升[70]，也可从颞部进行内镜下骨膜下入路（详细内容见第 6.8 章）。

提升后的稳定的结构支持重新定位了下眼睑的位置，复位并提升的面颊皮肤和组织有助于替换缺陷的眼睑后层。

选择适当的手术方式

仔细评估与患者解剖结构有关的特定适应证及其特定缺陷，使整形外科医生能够选择最佳的外眦成形术（见表 10.4）。对于骨 - 软组织（即眶外侧缘 - 外眦连合）距离 ≥1cm 的患者，真皮眼轮匝肌三角外眦成形术已成为矫正下眼睑易位的首选方法。DOPLC 允许矫正外眦角，同时保留外眦连合[59]。睑松弛或睑外翻是外眦成形术的适应证，然而，最好还是采用某种形式的水平睑板缩短术（通常有睑板）。该操作允许在外眦悬吊的情况下矫正松弛。

在眼睑退缩的患者中，如果存在相关的软组织 - 骨骼差异，DOPLC 可能足以矫正主要问题。如果中层（眼眶隔、眼睑牵开器）的瘢痕挛缩是垂直方向缺损的原因，建议使用自体腭黏膜或耳软骨作为间隔移植。当后层（结膜）的松解产生垂直方向的缺损时，也应使用间隔移植。对于经历多次手

切透真皮

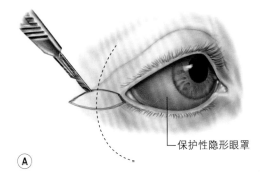

去上皮的真皮瓣

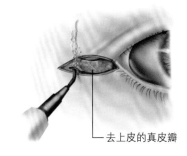

保护性隐形眼罩

(A)

切至筋膜层

真皮

保护好外眦角

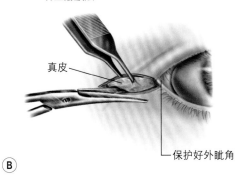

(B)

转移皮瓣至睑板前肌

眼轮匝肌

眶周筋膜

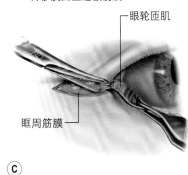

(C)

轻点分离下方支持带
应用Colorado针分离下睑

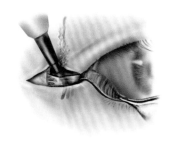

(D)

缝合线固定在眶外侧缘, 对应于患者
凝视第一眼位的瞳孔上缘水平

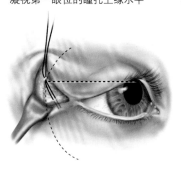

间隔移植物

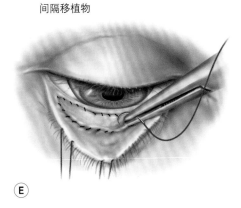

(E)

图 10.31　真皮轮匝肌三角瓣外眦成形术
(DOPLC)。(A)患者照片上显示放置了保护性
彩色隐形眼罩。真皮轮匝肌瓣在外眦处示意
图。注意水平对齐和保护外眦连合。切口要切
透表层组织。(B)该皮瓣是去上皮化的, 保留了
下面的真皮。皮瓣浅缘切至眼轮匝肌下平面。
(C)真皮轮匝肌三角瓣的下缘被提升到外眦连
合, 保持完整。应用 Colorado 针"轻点"结构
来分离外侧支持带的下眼睑部分。(D)缝合线
固定在眶外侧缘, 对应于患者凝视第一眼位的
瞳孔上缘水平。(E)必要时可使用间隔移植物。
(*Modifed from Jelks GW, Jelks EB. Repair of lower
lid deformities. Clin Plast Surg. 1993;20:417-421.*)

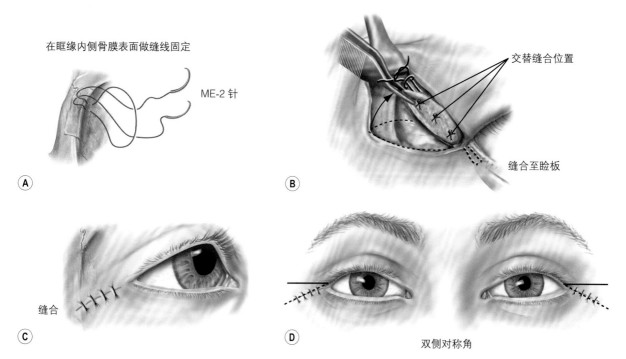

图 10.32 真皮轮匝肌三角外眦成形术（DOPLC）固定和缝合。（A）ME-2 4-0 Polydek 缝线的两臂从眶缘的内侧到外侧穿过骨膜。针尖穿过线环并扣紧，包绕着眶缘内侧。（B）一般将骨膜与睑板外侧缘固定。将下眼睑固定到眶缘会导致矫正过度，使下眼睑覆盖下眼角膜 1~2mm。（C）缝合时，会提升原水平切口的下角。（D）当进行双侧手术时，缝合时注意保持对称。（*Modifed from Jelks GW, Jelks EB. Repair of lower lid deformities.* Clin Plast Surg. *1993;20:417-422.*）

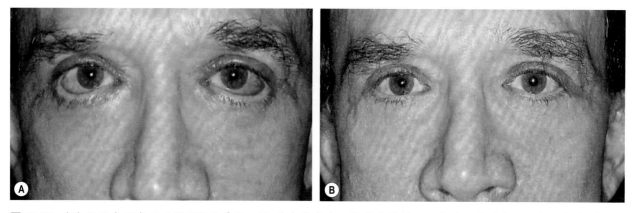

图 10.33 （A）眼睑成形术后双侧下眼睑易位 1 例。（B）患者在双侧真皮轮匝肌三角外眦成形术后 9 个月就诊。（*From Jelks GW, Jelks EB. Blepharoplasty. In:Peck GC（ed）.* Complications and Problems in Aesthetic Plastic Surgery. *New York,NY:Gower Medical Publishing;1992.*）

术后出现下眼睑皮肤和组织缺陷的患者，为了达到最佳效果，可能还需要中面部提升技术。最后，对于具有负性支持和良好的骨 - 软组织关系（<1cm）的继发性或原发性眼睑成形术患者，推荐使用 IRLC[23,49,50,59-62]。IRLC 手术避免了水平眼睑缩短和 DOPLC 相关水肿的缺陷。

其他并发症

脂肪切除过多是最令人不安的问题之一，尤其是与下眼睑易位有关的问题。自体脂肪垫滑动、脂肪移植（图 10.36）和脂肪注射已被用于矫正此类畸形，但效果不一[71-77]。外眦成形术应在脂肪量增加时进行。

脂肪切除不足最常见于上、下内侧和下外侧间隙。通过皮肤、肌肉和眶隔的小切口可用于切除残余脂肪（图 10.37）[29]。在下眼睑，也可采用经结膜入路。

在没有下眼睑瘢痕退缩时，可以直接切除持续性颧骨囊或多余皮肤，并小心闭合，以得到可接受的结果（图 10.38）[29]。

结膜水肿是结膜下组织的乳白色水肿，是由眶周区淋巴引流道阻塞所致（图 10.39）。将眼睑重新固定在水肿结膜上并修补通常可以解决这一问题。如果结膜水肿变得更明显，或眼睑出现嵌顿，可能需要临时缝合睑板[3,29,39]。

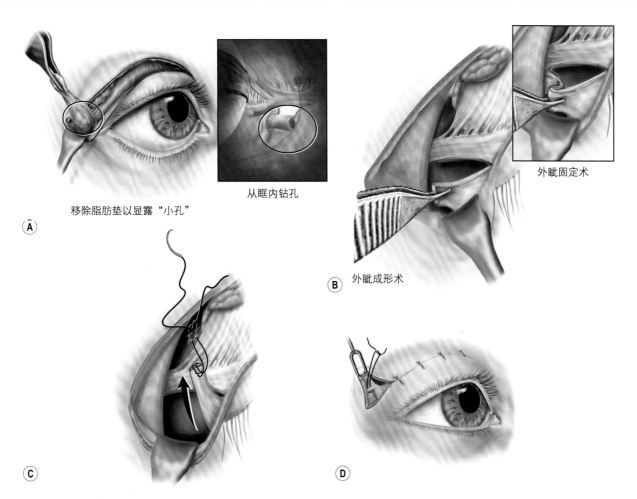

移除脂肪垫以显露"小孔"

从眶内钻孔

外眦固定术

外眦成形术

图 10.34 下支持带外眦成形术（IRLC）。(A) IRLC 是通过上眼睑成形术切口的外侧进行的。肌皮瓣沿着眶外侧提升，显露下睑外侧脂肪垫。外侧支持带的下端立即高于此脂肪。外侧脂肪垫可以去除，以更好地暴露外侧支持带。插图：去除脂肪垫后，显示"小孔"高于外侧支持带。图中显示了这一区域，因为它可以从眶内部看到。(B) 带外侧支持带松解的眦成形术。插图：外眦固定术或外侧支持带的下睑部的非松解操作，其中外侧支持带的下眼睑部分被折叠并固定在眶外侧缘。(C) 4-0 Polydek 缝线的两针都已穿入一个搭扣针。缝线穿过眶外侧缘骨膜（箭头所示），在第一眼位凝视时与瞳孔上缘相水平。(D) Polydek 缝线经过调整和系紧，使下眼睑覆盖下眼角膜 1~2mm。外侧支持带的下眼睑部分随后在其升高的位置被固定到眶外侧缘。(*Modified from Jelks GW, Glat PM, Jelks EB, et al. The inferior retinacular lateral canthoplasty: a new technique. Plast Reconstr Surg. 1997; 100: 1262-1270.*)

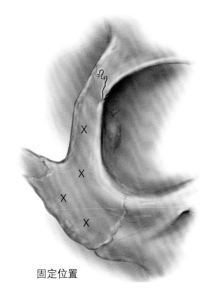

固定位置

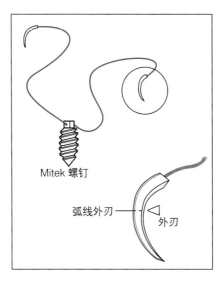

Mitek 螺钉

弧线外刃 —— 外刃

图 10.35 在中面部骨膜下提升处用 Mitek 螺钉固定。在骨膜下中面部皮瓣提升后，用两条带弧形角针的 4-0 Vicryl（薇乔）缝线悬吊皮瓣，并固定。然后将缝合线系在眶骨（颧骨）前表面的钛螺钉上。拧紧螺钉，直到头部与骨表面齐平。升高和稳定的结构支持重新定位的下眼睑，重新分布和提高的面颊皮肤和组织可填补后层缺失。(*From Aston SJ, Steinbrech DS, Walden JL (eds). Aesthetic Plastic Surgery. Philadelphia, PA: Saunders Elsevier; 2009.*)

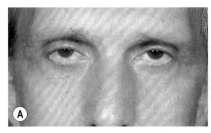
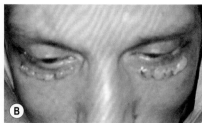
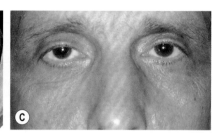

图 10.36 （A）下睑脂肪过多切除伴下睑移位的患者。（B）显示通过外眦切口置入眶隔后位置填充的颏下自体脂肪移植物。还进行了外眦成形术。（C）患者术后 1 年就诊。（*From Jelks GW, Jelks EB. Blepharoplasty. In: Peck GC (ed). Complications and Problems in Aesthetic Plastic Surgery. New York, NY: Gower Medical Publishing; 1992.*）

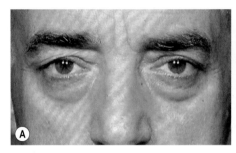
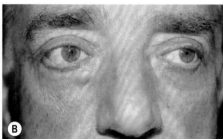
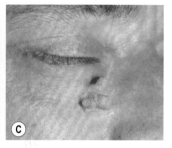

图 10.37 （A）眼睑成形术患者术前。（B）术后 2 个月，右下眼睑内侧隔脂肪切除不充分。（C）脂肪通过皮肤、肌肉和眶隔的小切口被去除。（*From Jelks GW, Jelks EB. Blepharoplasty. In: Peck GC (ed). Complications and Problems in Aesthetic Plastic Surgery. New York, NY: Gower Medical Publishing; 1992.*）

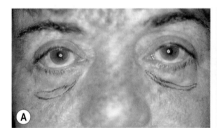
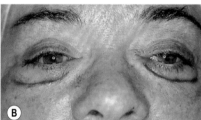
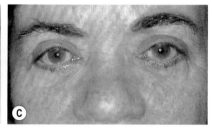

图 10.38 （A）眼睑成形术后出现颧部皮肤堆积患者。（B）直接切除后即刻。（C）患者术后 9 个月就诊，效果满意。（*From Jelks, GW, Jelks EB. Blepharoplasty. In: Peck GC (ed). Complications and Problems in Aesthetic Plastic Surgery. New York, NY: Gower Medical Publishing; 1992.*）

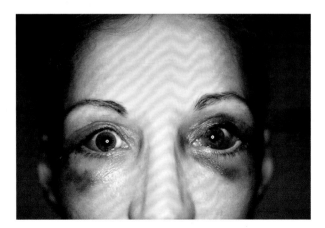

图 10.39 持续性球结膜水肿患者

参考文献

1. The American Society for Aesthetic Plastic Surgery. 2016 *Cosmetic Surgery National Data Bank Statistics*. Available online at: http://www.surgery.org/sites/default/files/ASAPS-Stats2016.pdf.
2. McCord CD Jr, Ellis DS. The correction of lower lid malposition following blepharoplasty. *Plast Reconstr Surg*. 1993;92:1068–1072.
3. Jelks GW, Jelks EB. Repair of lower lid deformities. *Clin Plast Surg*. 1993;20:417–425.
4. Gradinger GP, Jelks GW. Blepharoplasty: anatomic considerations and common problems. *Perspect Plast Surg*. 1992;6:90–108.
5. Jelks GW, Jelks EB. Preoperative evaluation and treatment of lower lid ectropion following blepharoplasty. *Plast Reconstr Surg*. 1990;85:971–981. *Preoperative identification of a predisposition to ectropion is the first step in preventing this complication after blepharoplasty. The authors discuss surgical techniques to avoid this common adverse outcome and address procedures designed to reverse ectropion if it does occur.*
6. Bartley GB. The differential diagnosis and classification of eyelid retraction. *Ophthalmology*. 1996;103:168–176.
7. Patipa M. The evaluation and management of lower eyelid retraction following cosmetic surgery. *Plast Reconstr Surg*.

2000;106:438–453. *Causes of lower eyelid retraction are discussed from an anatomical perspective. The author then presents etiology-based corrective procedures.*

8. Patipa M. Transblepharoplasty lower eyelid and midface rejuvenation: part I. Avoiding complications by utilizing lesson learned from the treatment of complications. *Plast Reconstr Surg.* 2004;113:1459–1468.

9. Yaremchuk MJ. Restoring palpebral fissure shape after previous lower blepharoplasty. *Plast Reconstr Surg.* 2003;111:441–450.

10. Carraway JH, Mellow CG. The prevention and treatment of lower lid ectropion following blepharoplasty. *Plast Reconstr Surg.* 1990;85:971–981.

11. Levine MR, Boynton J, Tenzel RR, et al. Complications of blepharoplasty. *Ophthal Surg.* 1975;6:53–57.

12. Lisman RD, Hyde K, Smith B. Complications of blepharoplasty. *Clin Plast Surg.* 1988;15:309–335.

13. McCord CD Jr, Shore JW. Avoidance of complications in lower lid blepharoplasty. *Ophthalmology.* 1983;90:1039–1046.

14. McCord CD Jr. Complications of upper lid blepharoplasty. In: Putterman AM, ed. *Cosmetic Oculoplasty Surgery.* New York, NY: Grune & Stratton; 1982.

15. Rafety FM. Complications of cosmetic blepharoplasty. *Cos Surg.* 1983;2:17.

16. Kim YW, Park HJ, Kim S. Secondary correction of unsatisfactory blepharoplasty: removing multilaminated septal structures and grafting of preaponeurotic fat. *Plast Reconstr Surg.* 2000;106:1399–1404.

17. Rocca R, Nesi FA, Lisman RD, eds. *Ophthalmic Plastic and Reconstructive Surgery.* St. Louis, MO: CV Mosby; 1987.

18. Jelks GW, Jelks EB. Prevention of ectropion in reconstruction of facial defects. *Clin Plast Surg.* 2001;28:297–302.

19. Edgerton MT. Causes and prevention of lower lid ectropion following blepharoplasty. *Plast Reconstr Surg.* 1972;49:367–373.

20. Tenzel RR. Complications of blepharoplasty: orbital hematoma, ectropion, and scleral show. *Clin Plast Surg.* 1981;7:797–802.

21. Tenzel RR. Surgical treatment of complications of cosmetic blepharoplasty. *Clin Plast Surg.* 1978;5:517–523.

22. Cho IC. Revision upper blepharoplasty. *Semin Plast Surg.* 2015;29:201–208.

23. Jelks GW, Jelks EB. Preoperative evaluation of the blepharoplasty patient: bypassing the pitfalls. *Clin Plast Surg.* 1993;20:213–223.

24. Zide BM, Jelks GW. *Surgical Anatomy of the Orbit.* New York, NY: Raven Press; 1985.

25. Zide BM, Jelks GW. Surgical anatomy of the orbit. *Plast Reconstr Surg.* 1984;74:301–305.

26. Doxanas MT, Anderson RL. *Clinical Orbital Anatomy.* Baltimore, MD: Williams and Wilkins; 1984.

27. Surek CC, Beut J, Stephens R, et al. Pertinent anatomy and analysis for midface volumizing procedures. *Plast Reconstr Surg.* 2015;135:818e–829e.

28. Spinelli HM, Jelks GW. Periocular reconstruction: a systematic approach. *Plast Reconstr Surg.* 1993;91:1017–1024.

29. Jelks GW, Jelks EB. Blepharoplasty. In: Peck GC, ed. *Complications and Problems in Aesthetic Plastic Surgery.* New York, NY: Gower Medical Publishing; 1992.

30. Jelks GW, Jelks EB. The influence of orbital and eyelid anatomy on the palpebral aperture. *Clin Plast Surg.* 1991;18:183–195.

31. de la Torre JL, Martin SA, De Cordier B, et al. Aesthetic eyelid ptosis correction: a review of technique and cases. *Plast Reconstr Surg.* 2003;112:655–660.

32. Beard C. *Ptosis.* 3rd ed. St. Louis, MO: CV Mosby; 1981.

33. Frueh BR. The mechanistic classification of ptosis. *Ophthalmology.* 1980;87:1019–1021.

34. Patipa M. Levator ptosis in patients undergoing upper lid blepharoplasty. *Ann Ophthalmol.* 1984;16:266–270.

35. Anderson RL, Dixon RS. Aponeurotic ptosis surgery. *Arch Ophthalmol.* 1979;97:1123–1128.

36. Flowers RS. Comments on blepharoplasty – management of complications and patient dissatisfaction. In: Goldwyn RN, ed. *The Unfavorable Result in Plastic Surgery.* 2nd ed. Boston, MA: Little, Brown; 1984.

37. McCulley TJ, Kersten RC, Kulwin DR, et al. Outcomes and influencing factors of external levator palpebrae superioris aponeurosis advancement for blepharoptosis. *Ophthal Plast Reconstr Surg.* 2003;19:388–393.

38. Rohrich RJ, Coberly DM, Fagien S, et al. Current concepts in aesthetic upper blepharoplasty. *Plast Reconstr Surg.* 2004;113:32e–42e.

39. Jelks GW, Smith BC. Reconstruction of the eyelids and associated structures. In: McCarthy JG, ed. *Plastic Surgery.* Philadelphia, PA: WB Saunders; 1990:1671.

40. Fasanella RM, Servat J. Levator resection for minimal ptosis: another simplified operation. *Arch Ophthalmol.* 1961;65:493–496.

41. Shorr N, Goldberg RA, McCann JD, et al. Upper eyelid skin grafting, an effective treatment for lagophthalmos following blepharoplasty. *Plast Reconstr Surg.* 2003;112:1444–1448.

42. Baylis HI, Cies WA, Kamin DF. Correction of upper eyelid retraction. *Am J Ophthalmol.* 1976;82:790–794.

43. Fagien S. Advanced rejuvenative upper blepharoplasty: enhancing aesthetics of the upper periorbita. *Plast Reconstr Surg.* 2002;110:278–291.

44. Gradinger GP. Cosmetic upper blepharoplasty. *Clin Plast Surg.* 1988;15:289–297.

45. Cho IC, Kang JH, Kim KK. Correcting upper eyelid retraction by means of pretarsal levator lengthening for complications following ptosis surgery. *Plast Reconstr Surg.* 2012;130:73–81.

46. Carraway JH. The impact of Herring's law on blepharoplasty and ptosis surgery. *Aesthetic Surg J.* 2004;24:275–276.

47. Jindal K, Sarcia M, Codner MA. Functional considerations in aesthetic eyelid surgery. *Plast Reconstr Surg.* 2014;134:1154–1170.

48. Griffin G, Azizzadeh B, Massry GG. New insights into physical findings associated with postblepharoplasty lower eyelid retraction. *Aesthet Surg J.* 2014;34:995–1004.

49. Pessa JE, Chen Y. Curve analysis of the aging orbital aperture. *Plast Reconstr Surg.* 2002;109:751–755.

50. Pessa JE, Desvigne LD, Lambros VS, et al. Changes in ocular globe-to-orbital rim position with age: implications for aesthetic blepharoplasty of the lower eyelids. *Aesthetic Plast Surg.* 1999;23:337–342. *The authors present findings from computed tomography scans assessing the relationship of the globe to surrounding anatomy throughout the aging process. Their findings inform recommendations for lower lid blepharoplasty and are incorporated into a model of craniofacial aging.*

51. Yaremchuk MJ. Improving periorbital appearance in the "morphologically prone". *Plast Reconstr Surg.* 2004;114:980–987.

52. Hester TR, Codner MA, McCord CD. The centrofacial approach for correction of facial aging using the transblepharoplasty subperiosteal cheek lift. *Aesthetic Surg Quart.* 1996;16:51–58.

53. Anderson RL, Gordy DD. The tarsal strip procedure. *Arch Ophthalmol.* 1979;97:2192–2196.

54. Jordan DR, Anderson RL. The lateral tarsal strip revisited: The enhanced tarsal strip. *Arch Ophthalmol.* 1989;107:604–606.

55. Marsh JL, Edgerton MT. Periosteal pennant lateral canthoplasty. *Plast Reconstr Surg.* 1979;64:24–29.

56. Rees TD. Prevention of ectropion by horizontal shortening of the lower lid during blepharoplasty. *Ann Plast Surg.* 1983;11:17–23.

57. Flowers RS. Canthopexy as a routine blepharoplasty component. *Clin Plast Surg.* 1993;20:351–365.

58. Patel BC, Patipa M, Anderson RL, et al. Management of postblepharoplasty lower eyelid retraction with hard palate grafts and lateral strip. *Plast Reconstr Surg.* 1997;99:1251–1260.

59. Jelks GW, Glat PM, Jelks EB, et al. *The evolution of the lateral canthoplasty: techniques and indications*; 1995. Paper presented at the American Association of Plastic Surgeons, 74th Annual Meeting, San Diego; April 30 to May 3.

60. Jelks GW, Glat PM, Jelks EB, et al. The inferior retinacular lateral canthoplasty: a new technique. *Plast Reconstr Surg.* 1997;100:1262–1270.

61. Hester R Jr, Codner MA, McCord CD. Discussion: The inferior retinacular lateral canthoplasty: a new technique. *Plast Reconstr Surg.* 1997;100:1271–1275.

62. Fagien S. Algorithm for canthoplasty: the lateral retinacular suspension: a simplified suture canthopexy. *Plast Reconstr Surg.* 1999;103:2042–2053. *Methods to provide canthal support and avoid lower lid malposition in midface/lower eyelid rejuvenation are presented. The author describes his novel transpalpebral lateral retinacular suspension in this context.*

63. Dryden RM, Edelstein JP. Lateral palpebral tendon repair for lower eyelid ectropion. *Ophthal Plast Reconstr Surg.* 1988;4:115–118.

64. McCord CD Jr. Lateral canthal reconstruction. In: McCord CD, Codner MA, Hester TR, eds. *Eyelid Surgery: Principles and Techniques.* Philadelphia, PA: Lippincott-Raven; 1995:294.

65. Sassoon E, McCord CD Jr, Codner MA, et al. *Periosteal strip for correction of complications following lower lid blepharoplasty*; 2000.

Paper presented at the Aesthetic Meeting of the American Society for Aesthetic Plastic Surgery, San Diego, California.

66. McCord CD Jr, Ellis DS. The correction of lower lid malposition following lower lid blepharoplasty. *Plast Reconstr Surg*. 1993;92:1068–1072. *Methods to correct lower lid malposition are presented based on the underlying anatomical pathology.*

67. McCord CD Jr, Boswell CB, Hester TR. Lateral canthal anchoring. *Plast Reconstr Surg*. 2003;112:222–237.

68. Hester TR, Codner MA, McCord CD. Subperiosteal malar cheek lift with lower blepharoplasty. In: McCord CD, Codner MA, Hester TR, eds. *Eyelid Surgery: Principles and Techniques*. Philadelphia, PA: Lippincott-Raven; 1995.

69. Moelleken B. The superficial subciliary cheek lift, a technique for rejuvenating the infraorbital region and nasojugal groove: a clinical series of 71 patients. *Plast Reconstr Surg*. 1999;104:1863–1876.

70. Le Louarn C. The concentric malar lift: malar and lower eyelid rejuvenation. *Aesthetic Plast Surg*. 2004;28:359–374.

71. Loeb R. Fat pad sliding and fat grafting for leveling lid depression. *Clin Plast Surg*. 1981;8:757–776.

72. Silkiss RZ, Baylis HI. Autogeneous fat grafting by injection. *Ophthal Plast Reconstr Surg*. 1987;3:71–75.

73. Coleman SR. Structural fat grafts: the ideal filler? *Clin Plast Surg*. 2001;28:111–119.

74. Coleman SR. Facial recontouring with lipostructure. *Clin Plast Surg*. 1997;24:347–367.

75. Coleman SR. Long-term survival of fat transplants: controlled demonstrations. *Aesthetic Plast Surg*. 1995;195:421–425.

76. Kanchwala SK, Bucky LP. Facial fat grafting: the search for predictable results. *Facial Plast Surg*. 2003;19:137–146.

77. Ellenbogen R. Free autogenous pearl fat grafts in the face – a preliminary report of a rediscovered technique. *Ann Plast Surg*. 1986;16:179–194.

第11章

亚洲人面部美容手术

Kyung S. Koh, Jong Woo Choi, Clyde H. Ishii

概要

- 在过去的几十年中,亚洲人面部美容手术的数量有了巨大的增长。
- 目前,大多数亚洲人希望在保留种族面部基本特征的同时改善外观。
- 亚洲人美容手术,不能简单视为西方整形手术的"翻版"。美容手术必须考虑到各个亚洲种族之间以及亚洲人与白种人之间在解剖学和美学比例的差异。
- 眼睑成形术和鼻整形术是当今亚洲最受欢迎的两种面部美容手术。
- 面部骨轮廓矫正和正颌外科手术也变得越来越流行。
- 人体美没有准确的定义,每个种族对有吸引力的定义不同,需要根据种族标准,从客观和主观两个方面进行评价。

    一切都在脸上。

                                    Cicero

简介

面部虽然只是人体的一部分,但却是自我认同的标志,在成百上千的人群中能轻易辨认出来。亚洲和白种人的面部各有特点。通常认为亚洲人眼睛较小,常呈现肿泡眼并有内眦赘皮。眼眶较浅且皮肤较厚,面部宽阔平坦,颧骨突出。这是东亚人群(包括日本、韩国和中国)典型的特征[1]。亚洲地域广阔,人口众多,民族组成非常复杂[1,2]。南亚人群皮肤黑且较厚,眼睛大,双眼皮,面部骨骼较北亚人群小而窄。在西亚地区,人群呈现了与其他地区完全不同的特征。尽管对美貌有一些共同的评价标准,但是不同国家对于美的认识是不同的。实施面部美容手术前,必须考虑人群的解剖特征、

文化差异以及不同种族的喜好。

关于普遍美的概念存在很多争议。无论任何种族,对称、均衡的面部比例,年轻的状态都会使一张脸更具有吸引力[3]。突出的颧骨是白人女性重要的魅力因素,但是对于亚洲女性,则认为圆脸或椭圆脸更美观。当亚洲人把自己的面部照片同白种人进行对比时,他们(尤其是年轻人)有时会觉得自己不好看。因为亚洲人的脸型较宽,眼、鼻和面部均较平。人们生活在三维世界里,通常也是通过三维来观察面部的,面部美容手术也是一个三维的过程,由于面部骨骼和软组织比例的不同,面部轮廓的变化越来越受到重视(图11.1A~C)。

亚洲的年轻女性对外貌越来越重视,同时也推动了美容外科的发展。亚洲女性开始追求大眼睛、高鼻梁和小脸型。这些特征并不是亚洲传统的美学特征,而是受到了西方的影响。但并不能简单地认为亚洲人追求将他们的面部"西化"是错误的。过去几年西方化似乎是亚洲面部美容追求的目标,但是多数人希望在保留他们民族特征的前提下对面部外观进行改善和美化(见图11.1)[1-3]。

现代面部美容手术,如重睑成形术及隆鼻术,是在19世纪和20世纪从日本开始发展起来的。在韩国,1988年汉城奥林匹克运动会之后,面部美容手术开始繁荣发展。随着中国经济的发展,美容外科在中国也发展得很快。由于东亚地区经认证的整形外科医师的科学知识和培训的增加,面部美容外科进步很快。这些整形外科医师在引进亚洲面部整形的新理念和新技术方面也发挥了关键作用。

重睑成形术和隆鼻术是全亚洲都在流行的两种美容手术。面部骨骼塑形逐渐成为东亚的另一个流行趋势,随着正颌外科和颅面外科经验的不断积累,面部骨骼手术,例如下颌角截骨术和颧骨降低术,也在不断地发展。骨手术的工具,包括电锯和电钻的发展,扩展了面部颌面美容手术的适应证,带来了更加理想的手术效果。

一些亚洲人具有迷人的面部特征,包括大眼睛、比例及

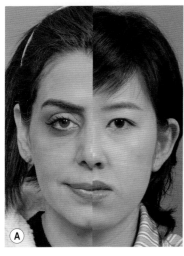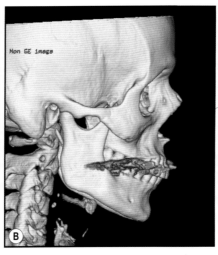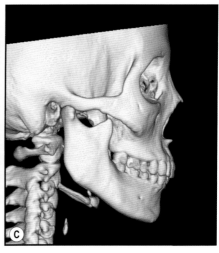

图 11.1　上图显示了东西方人面部骨骼的差异。一般而言,西方人的头骨是长头颅骨,而东方人的头骨是短头颅骨。额、鼻和上颌下颌复合体都表现出不同。(A)东西方人种之间存在着巨大差别。因此,应当采用不同的标准来获得理想的整形效果。(B)白种人面部骨骼。(C)东方人面部骨骼

轮廓匀称的鼻部和小脸颊[4,5]。当人们认为自己面容达不到主流观念认为的美貌时,通常要求进行面部美容手术。如年轻人希望通过面部骨骼塑形使他们的脸看起来更窄、更小。这类患者其实并不是看上去不美,也不是仅仅要求自然,而是追求出众,有些时候还要求别致和时尚。要求做面部美容手术如重睑成形术、隆鼻术的患者多数是女性,但也有男性要求进行此类手术。

亚洲人眼睑成形术

简介

在北美和欧洲国家,眼睑成形术并不是最常见的整形手术,但在亚洲国家却十分流行。有报道称,有 30%~60% 的亚洲大城市女性会接受重睑成形术[6]。患者的人口统计学结果也有显著的不同,西方国家的老年患者希望进行年轻化的眼睑成形术,而东亚的年轻患者则希望进行美容手术。

从历史上看,西方国家的整形外科文献将亚洲人描述为浮肿的单睑外观并且有内眦赘皮,这两点都会遮挡眼睛的视野。在过去的 40 年里,这一特点受到了人们的关注。作者目前了解到,东亚人口中大约一半的女性有明显的重睑线,并且没有明显的内眦赘皮[1,2]。第二次世界大战后,来自美国和欧洲的外科医生说,亚洲患者想要拥有白种人那样的"圆眼睛"[7]。然而,在随后的几十年里,在东亚国家中,亚洲患者想要看起来更"西方化"的观念要么已经转变,要么已经被摒弃了。事实上,大多数当代亚洲患者不希望拥有西式或白种人的眼睑样式[1,2,8]。大而深的眼睑加上高的折痕在亚洲人脸上并不和谐。因此,眼睑成形术应当是对种族特征的完善,而不是将其修改或者减少(图 11.2A)。

最早的上睑褶皱成形或"双眼皮"的手术是由 Mikamo 于 1896 年提出的,其患者是因为一侧眼睛为单睑而接受这

类手术[9]。Shirakabe 等对在日本报道过的 32 种重睑术式进行了系统综述[10]。在西方,Sayoc 是第一批在眼睑成形术中考虑白种人和东亚人上眼睑解剖差异的外科医生之一。夏威夷是这些想法的第一个试验地,Fernadez 和 Flowers 开始发表一系列关于亚洲人重睑术的研究和论文[11,12]。随后眼睑成形术的发展包括进一步的美学改进和微创术式[13]。

解剖要点(图 11.2B)

目前存在多种关于重睑线形成的理论。Sayoc 是最早讨论提上睑肌和真皮之间联系的外科医生之一,这种连接是上睑褶皱形成的解剖学基础,而在单睑的亚洲患者中,这种连接是缺失的(见图 11.2)[13]。

Cheng 和 Xu 通过扫描电镜证实了上睑提肌腱膜和皮肤间确实存在此类连接[84]。同样的,睑板和睑板表面皮肤间的纤维间隔起着重要作用,睑板和睑板表面皮肤的连接与上睑褶皱相关[3,15]。这两个理论都试图解释上睑提肌与上睑皮肤之间的联系,即将上睑提肌的力矢量传递到上睑皮肤上。

对重睑形成起着重要作用的一个因素是眶隔和上睑提肌腱膜融合的高度。纤维连接可以从该汇合处嵌入真皮并产生折痕[13]。在大多数白种人当中,眶隔和上睑提肌腱膜相融合的位置决定了重睑的位置[16]。而该结合位置在亚洲人中通常较低,从而导致重睑线较低,甚至于没有(图 11.2B)。拥有自然重睑的亚洲人通常该融合位置较高[17]。睑板前间隙中的腱膜前眼眶脂肪的存在影响了亚洲人群形成重睑。在亚洲人中,同一人的上睑的外形可以不断地变化:有时是双眼皮,有时是单眼皮,这取决于很多因素,如疲劳、眼周水肿和体重变化,这种情况并不少见。

除了上睑褶襞的不同以外,内眦赘皮是亚洲人的另一个典型特征(图 11.3)。它遮盖了眼睛的内侧角(泪阜和泪湖),增大了内眦间距。在东亚,50% 的成年人有内眦赘皮。如果将微小的皮肤桥也包含在内的话,几乎所有亚洲人都存

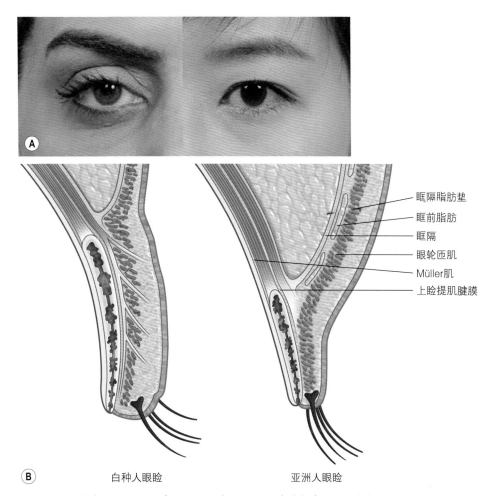

图 11.2 (A)骨骼和提肌附着的不同使东方人的眼睛看起来不同。(B)关于上睑褶皱的产生有多种理论。理论一:上睑提肌穿过眶隔与眼轮匝肌与真皮之间的连接在白种人中较多,在亚洲人中较少;理论二:重睑形成起着重要作用的一个因素是眶隔和上睑提肌腱膜融合的高度,白种人种眶隔和上睑提肌腱膜融合的位置较高,而亚洲人该结合位置通常较低,从而导致重睑线较低,甚至于没有;理论三:骨骼的不同使眼睑看起来不同

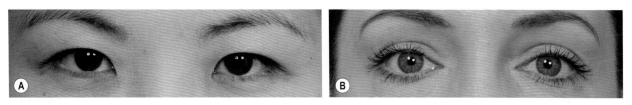

图 11.3 内眦赘皮也是亚洲上眼睑的一个特征。它隐藏了眼睛的内侧部分,包括泪阜和泪湖,并增加了眼距。在东亚,至少50% 的成年人有内眦赘皮。(A)东方人的眼睑。(B)白种人的眼睑

在内眦赘皮[1]。

最近,行重睑术的同时去除或者松解内眦赘皮是一个流行趋势。内眦成形术能够缩短内眦间距,增加睑裂宽度。但是外科医师应对完全消除内眦赘皮非常谨慎,因为这样会造成明显的瘢痕,也失去了亚洲人的种族特征。

术前评估和诊断

眼睑成形术应在尊重亚洲人和白种人眼睑解剖差异的基础上进行。以前,多数亚洲人要求做上睑成形手术,仅仅为了拥有重睑。近来,亚洲上睑成形术已发展为减少上睑的臃肿、形成重睑和增加睑裂的宽度[17]。值得注意的是,眼睑浮肿的减轻并不等同于上眼睑的凹陷或上睑的缩小[3]。

重睑的高度是需要考虑的重要问题(图 11.4A)。在亚洲眼睑成形术中,重睑褶皱下缘称为重睑线,在睁眼平视时,这条线和睑缘之间的距离称为睑板前暴露区。在年轻的白种人中,上睑褶皱较浅,睑板皮肤暴露的高度和上睑皮肤褶皱的高度基本一致[17]。相对而言,亚洲人的重睑位

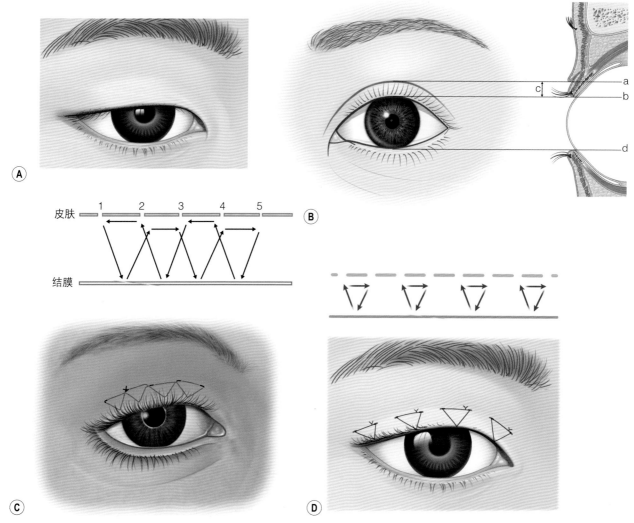

图11.4 埋线法。(A)术前亚洲眼睑浮肿。(B)该方法在真皮和提上睑肌之间建立了机械连接。针从设计线进入皮肤,穿过眼睑全层,直达提上睑肌腱膜或睑板。(C)单针埋线法。(D)多针埋线法,通常每侧缝合3~5针

置低2~3mm,并且有更多的上睑皮肤褶皱悬挂在睑板前皮肤上[8]。因此,亚洲人的睑板前皮肤暴露部分远远少于白种人。眼睑成形术可以通过多种方式改变睑板前皮肤暴露的区域,例如,切口高度、皮肤切除量、固定高度和提肌功能等[17]。虽然地域差异确实存在,但是目前多数亚洲人喜欢的睑板前暴露高度小于3mm,最小甚至可以为1mm[8]。年老的患者也倾向于更少的睑板前暴露,尤其是老年男性患者。

另一个术前需要考虑的因素是重睑线的外形。白种人典型的形状是半月形,其中央1/3和睫毛根部的距离远远大于内侧和外侧1/3[18]。很多亚洲人认为这种外形并不自然,他们更喜欢和睑缘平行的折痕。从侧面看,理想的折痕曲率要稍小一些,这样折痕看上去就会比中间折痕的实际宽度更宽一些。在外侧,这种外张的线条使上眼睑呈现轻微外翻,并可以减小上睑外侧的皮肤堆积。在内侧,线条会越来越窄直至和内眦相延续(皱襞内)或直接走行于内眦赘皮的外侧(皱襞外)[19]。

治疗/手术技术

亚洲人眼睑成形术包括一系列的手术技巧与方法,这些都是在东亚患者眼睑解剖和美学的背景下发展起来的。虽然亚洲人的眼睑成形术和白种人有很多的相似之处,但人们还必须要认识到,这不单纯是一个西化的手术过程。一般而言,重睑术的术式分为切开法和埋线法,还有介于两者之间的部分切开法。

埋线法(图11.4和图11.5)

埋线法的术式有很多。这些方法通常适用于没有皮肤松弛的年轻人或上睑皮肤弹性较好的患者(皮肤较薄,眼眶周围脂肪少)[20-25]。这种手术的优势是微创,伤口水肿轻,然而该方法的持久性不如切开法(视频11.2)。

埋线法是在真皮和上睑提肌系统(睑板或上睑提肌腱膜)之间用缝线建立的机械连接。固定于上睑提肌腱膜可

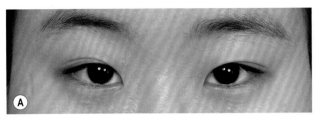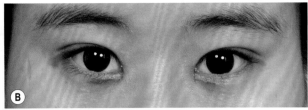

图 11.5　埋线法重睑术矫正亚临床上睑下垂和内眦赘皮重置矫正术

以使术后水肿最小化,外观更自然,但是失败的风险很高(例如折痕消失)。通过与睑板上半部分固定可使眼睑折痕明显,且复发率极低,但与上睑提肌腱膜固定相比,术后水肿更容易发生。

手术准备和局部麻醉后,以缝线穿过皮肤及上睑全层,挂于上睑提肌腱膜或睑板上。缝线打结,将线结埋藏于组织内。非切开方法分为单针埋线法和多针埋线法,各有优缺点。

- 单针埋线法有许多改良术式(图 11.4C)[20]。
- 多针埋线法,通常每侧缝合 3~5 针(图 11.4D)。

部分切开法

部分切开法现在应用得越来越频繁[26,27,83]。这种方法避免了前两种方法的缺点。部分切开法能够形成中度的组织粘连,避免了埋线法术后早期重睑消失的缺点,并且部分切开法形成的重睑形态较自然,减少了上睑瘢痕的形成,利用这一术式可以同时移除上睑腱膜前脂肪,改善上睑臃肿的外观。

该方法在设计线上作一个或多个小切口,穿过眼轮匝肌,去除腱膜前脂肪,用不可吸收缝合材料将皮肤边缘和下方腱膜或睑板上缘固定。在缝合中需将上睑翻转,以确保缝线穿过睑板上缘,并且避免损伤结膜。

切开法

传统的通过切口进行睑板真皮固定的方法是重睑成形术的标准术式[28],而且,对于需要切除多余上睑皮肤的患者,该方法是唯一可行的选择。

术前根据每个患者的喜好,通过探针模拟重睑的高度和形状。切口线的设计从眼睑中部开始,距离睑缘的高度为期望高度。这条线向内侧延伸,同时逐渐向内靠近睫毛线,到达内眦赘皮。切口是否超过内眦赘皮由患者喜好决定。如果有必要切除皮肤,必须要知道大多数多余的皮肤在眼睑的外侧部分,因此切除带的内侧较窄,外侧较宽。

沿切口设计线切开皮肤,同时切除多余的部分。应同时切除宽于切除皮肤的眼轮匝肌,形成一个清晰的上睑褶痕。保留过多的眼轮匝肌可能会造成外观臃肿。

然后进入眶隔,眶隔后的部分脂肪可以切除或松解,使其可以随着肌肉的运动向上方移动。暴露上睑提肌腱膜,直至睑板(亚洲人群的睑板多数高 6~7mm)。

所有软组织切除后,上睑褶皱就形成了。缝合固定的方法很多,有一种方法使用 3~7 针的间断缝合腱膜和下唇皮缘的真皮下肌肉。这样皮肤就固定在了提肌上,线结可以由上

唇皮肤的遮盖得以隐蔽。也可以将真皮下肌肉固定于睑板上缘,有人认为这能够形成稳定和明显的皮肤褶痕。

亚临床型上睑下垂美学矫正

很多希望拥有迷人眼睑的亚洲人并不满足于单纯拥有重睑[29]。他们的睑缘在松弛时可能位置较低,如果进行改善,可以增加他们的睑裂高度[30]。这些上睑下垂的趋势在亚洲眼睑成形术文献中被定义为亚临床型上睑下垂(图 11.6A)。

轻度亚临床性上睑下垂患者适用矫正轻度上睑下垂的手术方法,此类手术包括 Müller 肌切除术、上睑提肌腱膜折叠术或推进术(图 11.6B 和 C)[31-34]。近期在韩国流行将轻度上睑下垂和单睑同时矫正的术式,该方法包括局部切开法亚临床上睑下垂矫正术和切开法提上睑肌折叠术[105-108]。

局部切开法适用于眼睑无多余皮肤的患者。它采用 5 点或 6 点真皮 - 睑板固定和 1 环或 2 环 Müller 肌折叠缝合相结合(图 11.7)。双眼皮折痕是通过 5 个小切口在眼皮上穿孔,并采用三角形单结缝线形成的。上睑下垂是通过一个或两个中央切口使 Müller 肌的收缩来矫正的。缝线穿过结膜并穿过结膜后壁,头部抬高 8~10mm,达到节制韧带后,在尾部拉回缝线,将 Müller 肌折叠,再穿出皮肤进行缝合(见图 11.7)。上睑下垂矫正按常规术式进行(视频 11.4)。

内眦赘皮矫正术

内眦赘皮矫正术是亚洲睑成形术的重要组成部分(图 11.8)[35]。这项技术在西方最初用于矫正眼裂短小,后来被用于矫正亚洲人常见的内眦赘皮。

传统的方法,包括 Mustarde 法,可以用来矫正内眦赘皮,但是由于术后内眦部严重的瘢痕而不再被使用[36,37]。这些问题可以用半 Z 成形术解决,但是用这种方法,内眦赘皮下方的松弛程度有限[36,38,39]。

因此采用一些新的技术来解决可视瘢痕和松解不彻底的问题[35,40]。例如皮肤重置法,在亚洲迅速发展。这种方法通过内侧下睑缘隐蔽的切口切开来避免可见瘢痕,切除或松解内眦附着,从而最大限度地减少了内眦部的瘢痕,并且术后效果较好(图 11.8A 和 B)。这种方法的缺点在于内眦附着被松解部分可能会出现不自然的凹陷(视频 11.1)。

外眦成形术

亚洲患者的外眦比内眦高约 8mm,睑裂不像白种人那

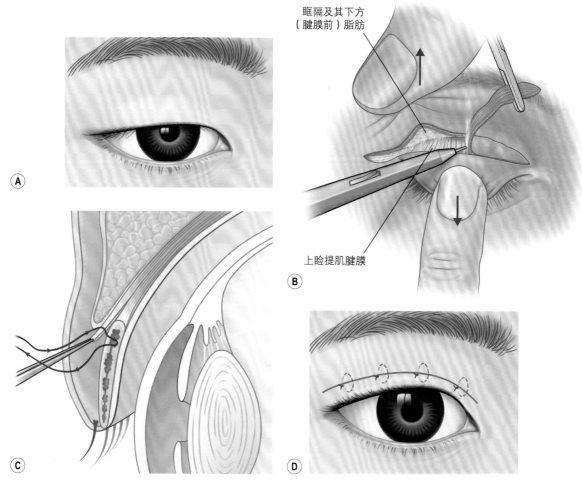

睑隔及其下方
（腱膜前）脂肪

上睑提肌腱膜

图 11.6 使用切开法，通过提肌腱膜 -Müller 肌复合体前徙行亚临床上睑下垂矫正

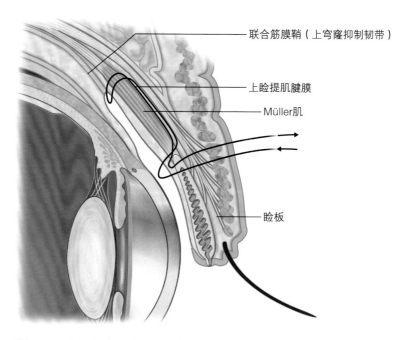

联合筋膜鞘（上穹窿抑制韧带）

上睑提肌腱膜

Müller肌

睑板

图 11.7 使用埋线法矫正亚临床上睑下垂，通过上睑提肌腱膜 -Müller 肌复合体前徙进行矫正。该方法可以维持较长时间，并可以防止上睑提肌腱膜 -Müller 复合肌群受损

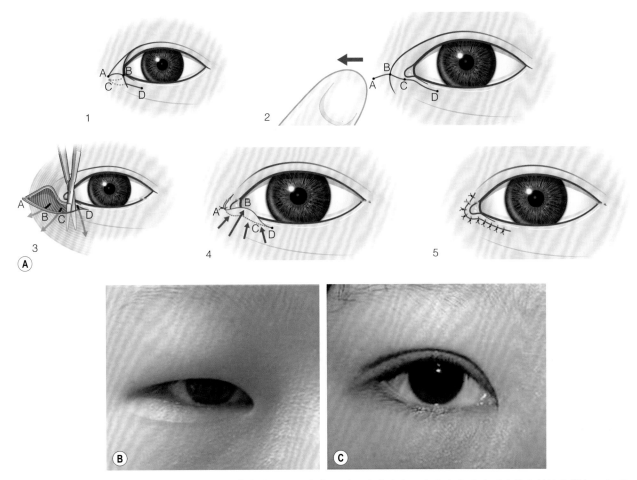

图 11.8　(A)用内眦赘皮重置矫正术。内眦赘皮重置矫正术在亚洲已非常流行。这种方法通过下睑缘内侧的隐蔽切口切开，切除或松解内眦附着，从而最大限度地减少了内眦部的可见瘢痕，并且术后效果较好。(B 和 C)双侧切开重建成形术和内眦赘皮重置矫正术。传统的通过切口进行睑板真皮固定的方法是重睑成形术的标准术式。对于上睑皮肤较多的患者，只能采用切开的方法

么宽。外眦成形术的目的是降低外眦，增加睑裂的宽度(图 11.9)[41]。Von Ammon 局部皮瓣法有瘢痕挛缩的风险，可能导致外眼角圆钝。皮瓣转移可能是一种有效方法，但是缺乏经验的术者可能导致下睑外翻。将外眦切开术和外眦固定术结合可以降低并发症发生的概率，例如灰线缺损、复发或眼角畸形。通过外眦成形术实现外眦下移的方法日趋流行，但是依然存在争议[109]。

术后护理

眼睑成形术后，亚洲人和白种人的术后护理是相同的。瘢痕通常不是问题，过度的肿胀可能造成重睑高度高于设计高度。术后注意事项如下：

1. 冷敷：如果可以耐受，可延长至 24 小时。
2. 缝线处涂抹抗生素软膏。
3. 用洁净水清洁创口。
4. 7~10 天避免使用上睑化妆品。
5. 皮肤缝线 4~5 天拆除。

结果、预后及并发症

并发症和常规的睑成形术后并发症相同，包括：不对称、长期肿胀、多重褶皱、粟丘疹、缝线肉芽肿、感染及血肿。

不对称是重睑成形术后最常见的问题，尤其是和上睑提肌折叠或前徙同时进行时。如果患者术后不对称明显，且长期不能恢复，可进行补救手术。术前需与患者交代此风险。

东亚人眼睑成形术的特点

东亚人的眼睛较小，有内眦赘皮，眼眶浅，鼻部低矮，皮肤厚实，面部平坦，颧骨较大，面部宽。

上睑提肌和真皮之间的联系是将上睑提肌的力量传递到上眼睑皮肤上，在单睑的亚洲人中，这层联系是缺失的。

至少 50% 的亚洲成年人存在明显的内眦赘皮。

亚洲人的重睑线通常比白种人低 2~3mm。可见的睑板前皮肤较少。

内折叠式重睑从外侧 2/3 处开始平行是最合适的。

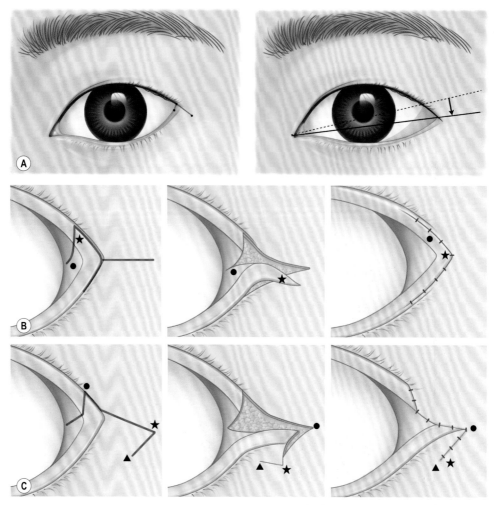

图 11.9 外眦成形术。(A)延长外眦角,矫正外眦尾部形态[110];(B) Shin 外眦成形术[111];(C)三角旋转皮瓣延长外眦[112]

亚洲人鼻整形术

简介

在东亚国家流行的美容手术中,鼻整形术仅次于眼睑成形术。源于西方的鼻整形相关文献以白种人的鼻解剖为基础,通常讨论的干预措施是缩小和矫正鼻形。然而,亚洲审美与"西方标准"在解剖上存在着显著差异。因此,亚洲外科医生最关心的问题是增加鼻背和鼻尖高度,对他们而言,教科书中的解剖知识并不能完全替代日常的临床经验[42]。鼻整形术的一般原则是增强鼻部与面部其他部位的协调性。虽然这一原则适用于所有鼻整形患者,但在临床工作中,根据每个患者的解剖结构和要求的不同,所用技术和美学侧重点可能会有很大差异。

亚洲人与白种人的鼻部解剖差异

相对于白种人,亚洲人鼻部特点是高度低、长度短、鼻

尖突度小、鼻底宽[86]。亚洲患者的鼻中隔通常更小更薄,这种解剖差异显著限制了软骨移植的有效性,尤其是对鼻中隔延长的限制。亚洲人鼻骨和上外侧软骨的重叠面积低于典型白种人的 10mm。因此在中隔组织进行手术会更加危险。另一个有临床意义的解剖差异在于亚洲人鼻支架上的软组织包膜由更密集的纤维肌层和更厚的脂肪层组成,尤其是鼻翼。

尽管存在变异,但亚洲患者的鼻骨普遍比白种人患者的更小更易受损(图 11.10)[43]。与人们设想的相反,尽管存在形状、厚度不同或外侧脚软骨长度不同等形态上的差异,亚洲人的鼻翼软骨并不明显比白种人的小[87]。另外,由于鼻小柱后缩和上颌发育不良,亚洲患者的鼻唇角会更小一些[44]。

近来,鼻横韧带、卷轴韧带、鼻铰链复合体和皮软骨韧带四种解剖结构引起了亚洲鼻整形界的极大关注(图 11.11)。鼻横韧带由鼻横肌腱膜组成,连接鼻包膜和鼻骨、外上侧软骨(图 11.11A)。对短缩鼻进行外科矫正时应小心地将此韧带从骨骼上完全松解,以便为置入物提供足够大的腔隙(图 11.11B)。卷轴韧带是指上下侧鼻软骨间的肌筋膜。

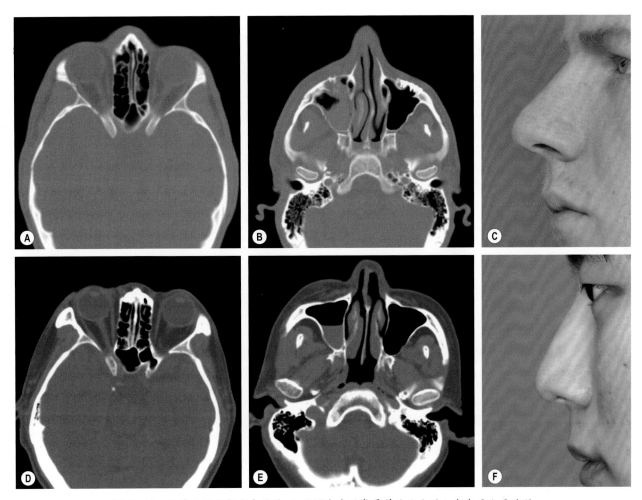

图 11.10　尽管种族内部存在差异，但亚洲患者的鼻骨普遍比白种人患者更小更脆弱

松解卷轴韧带对于完全游离鼻翼至关重要(图 11.11C 和 D)。鼻铰链复合体由梨状孔、鼻副软骨、结缔组织和籽骨软骨组成。松解鼻铰链复合体可能是旋转或推进鼻翼的必要步骤。鼻外侧动脉沿着 鼻铰链复合体走行，因此，在松解鼻铰链复合体的过程中需要格外细心。皮软骨韧带起源于口轮匝肌上部，插入鼻肌腱膜系统。矫正鼻尖下垂时需要处理这条韧带。

历史回顾

亚洲患者的鼻成形术是在 1964 年由 Khoo Boo Chai 首次报道的[44]。此后，Furukawa 在 1974 年总结了亚洲鼻成形术的重点内容[14]。他公布了日本人群的人体测量数据，确定了亚洲患者的最佳鼻高度，并描述了针对亚洲人的鼻整形技术。此外，他还介绍了一组形状各异的硅胶鼻假体。1986年，McCurdy 为非白种人和白种人鼻整形术的美学目标提出了一个具有说服力的辩证观点[45]。1991 年，Parsa 公布了亚洲患者的颅骨移植隆鼻术。1993 年，Shin 和 Lee 提出应用小柱延长重塑鼻尖形态[88]。1994 年 Watanabe 研究了亚洲患者的鼻翼解剖[89]。1996 年，Han 和 Kang 通过固化硅树脂黏合剂来预制鼻置入物并在亚洲患者中取得了令人满意的

效果[46]。这些针对亚洲患者的鼻部解剖和外科技术的进步使得近几十年的鼻整形技术不断发展。为进一步改善美学效果和减少并发症，许多主流技术已被改进。对于复杂和 / 或困难的鼻整形病例的处理方案，目前正在东亚发达国家的一个更大的鼻整形医生群体中寻求共识。

诊断

鼻部面诊和检查方式与人种无关，亚洲人和白种人采用相同的鼻部分析手段。

鼻背

多数想做鼻整形术的亚洲患者的鼻背相对较低。近年来，患者都在要求垫高鼻背和提高鼻尖立体度。此类患者的鼻背高度必须根据从前额到嘴唇和下巴的整个外轮廓进行评估。同时需要考虑鼻部皮肤的厚度，尤其是需要置入异体材料隆鼻时。足够厚的软组织包膜能够有效隔绝置入材料和外界环境。然而，软组织包膜的厚度与组织扩张的张力有关，因此应劝告患者注意皮肤厚度对置入物大小的限制，以及对随后的鼻背扩张程度的限制。

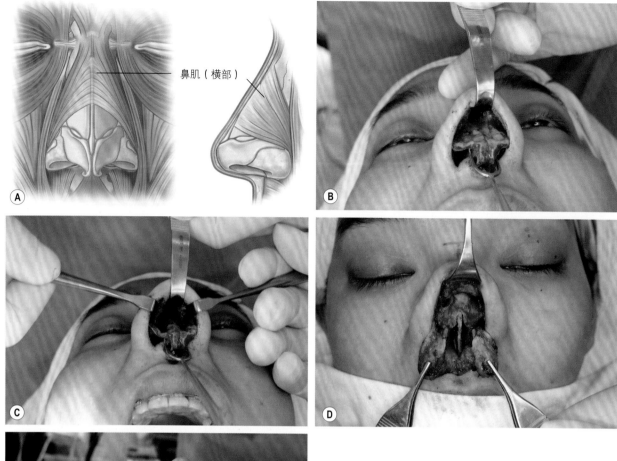

鼻肌（横部）

图 11.11　最近，鼻横索状筋膜、卷轴韧带、鼻铰链复合体和皮软骨韧带四种解剖结构引起了亚洲鼻整形界的极大关注。与普遍的预想相反的是，尽管存在形状、厚度不同或软骨内侧脚长度不同等形态上的差异，亚洲患者的鼻翼软骨并不明显比白人患者的小

鼻尖

多数亚洲患者的软骨结构非常脆弱，尤其是鼻尖突出不足的患者，可以通过多种方式对此进行评估[49]。检查的目的是在患者的意愿、鼻尖的解剖约束及其与面部其他部分的协调性之间找到一个平衡点。一定比例的亚洲患者有牙齿前突的问题。如果这也是鼻尖突出不良的原因之一，则单靠鼻整形并不能完全解决患者的问题。

手术技术与治疗措施

隆鼻术（视频 11.3）

隆鼻术在亚洲国家应用广泛。然而垫高的方法并不统一，且呈现地理性分布[47]。在西方，多数外科医生更喜欢自体材料垫高，避免使用异体材料，以此减少相关并发症（感染、移位、假体外露和包膜挛缩）。

在东亚国家，尤其是韩国，异体材料使用较多。异体组织移植使用的差异反映了亚洲人和白种人之间的解剖差异，以及这两组患者之间的文化差异。鼻背低的亚洲人往往更需要隆鼻术。当可以选择异体移植或自体移植时，患者通常会选择不需要额外瘢痕的简单手术。虽然异体移植并发症的问题存在争议，但异体移植鼻整术的拥护者们声称，由于对患者进行认真筛选和技术的进步，并发症的发生率较低。

自体组织隆鼻并非没有缺点（供体材料有限，手术时间延长，吸收和卷曲变形）[47]。鼻根可以用筋膜、耳软骨和软骨块等多种组织来充填。医生首先需要评定鼻额角并确定鼻根点的正确位置,因为在鼻根上操作可能会影响鼻根点。

异体材料

异体置入物必须是现成的,不影响并发症发生率、易于雕刻、轮廓光滑。这些要求促使了以硅胶、尼龙(Supramid mesh)、PTFE(聚四氟乙烯:Teflon,Gore-Tex,Proplast)、聚酯(Mersilene)、聚乙烯(Medpor)和羟基磷灰石等为基本材料的鼻假体的引入[48]。尽管存在假体外露、透光、移位和感染等并发症,但硅胶一直是亚洲应用最广泛的鼻整形置入材料,通过遵循异体移植的基本原则可以降低相应的风险。

其中一个原则是"同类替换"。硅胶假体具有与软骨相似的机械特性。然而,这种相似性并没有延伸到鼻尖,鼻尖的硅胶假体具有很高的假体外露、感染、变形风险。因此应当修短鼻尖处硅胶假体。此外,置入腔必须对称分离,以防止假体偏离中线。假体的腹侧修剪好,与下方的骨骼轮廓相吻合,假体表面应当刻痕或穿孔,以允许组织长入。最后,置入物的头端应该放置在眉毛和内眦线之间(图 11.12)。

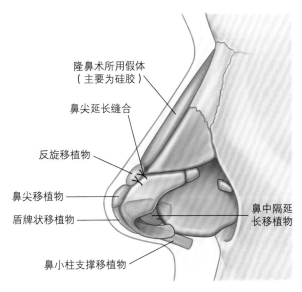

鼻尖延长缝合

反旋移植物

鼻尖移植物

盾牌状移植物

鼻小柱支撑移植物

隆鼻术所用假体（主要为硅胶）

鼻中隔延长移植物

图 11.12　亚洲流行的软骨移植物鼻尖整形。假体可以用于鼻背垫高,但不应延长至鼻尖。否则,会增加鼻尖顶出、感染和变形的风险。应对称地剥离假体的腔隙,以避免假体从中线偏移

异体移植物

尸体肋软骨由于材料现成,且不存在供区损伤和额外的手术[49,50],已成为隆鼻假体的替代品。然而,即使使用了平衡交叉技术,移植物卷曲的问题依然存在[51]。另外,在术后前几个月,移植物的吸收造成了不可预测的术后效果,也引起了患者和手术医生的重视[49-53]。因此,只有当患者不愿意用自己的肋软骨时,才会用异体移植物来做鼻整形修复术。

自体移植物

多数外科医生觉得自体移植物用于隆鼻,比其他类型的移植物有明显的优势,即使考虑到组织的利用率、供区损伤、增加的手术时间,以及需要术者经验。自体移植物有很好的耐受性并且可长期存在。与其他材料相比,自体移植物

的感染率低[49,54]。鼻中隔软骨已足够用于小范围的鼻背垫高。然而,大多数亚洲患者由于鼻中隔解剖的不同,使鼻中隔软骨的应用受限[43]。已经将鼻中隔软骨作为移植物行鼻整形术的患者,也不能再次使用鼻中隔软骨[49,55]。

耳软骨也可以用于小范围的鼻背垫高[56]。弯曲的耳软骨必须修整来匹配鼻背,同时也更适合于重塑鼻尖。

对于大多数亚洲患者,不管是鼻中隔软骨还是耳软骨,其提供的软骨量和强度都不能满足鼻背垫高所需的组织要求。当患者因明显的鼻背缺陷必须使用自体移植物时,肋软骨就是唯一的重要软骨移植物来源。即便如此,考虑到额外的瘢痕以及由肋软骨移植物带来的一些顾虑,仍然有一定比例的患者不愿意选择肋软骨。即使这些患者愿意,外科医生也必须考虑额外的手术时间和雕刻技术。尽管有了同心雕刻或薄层技术,移植物仍然会卷曲,需要克氏针内缝合来稳定移植物[52,57]。

颞肌筋膜和阔筋膜可以用于最小量的鼻背垫高,以及异体移植物隆鼻失败后的鼻整形修复术[49]。近些年来,方块状软骨颗粒被装填在颞肌筋膜里用于鼻背垫高[54,58-60]。利用该方法,自体软骨(鼻中隔软骨、耳软骨、肋软骨)被切成边长 1mm 大小的立方体,并装填到圆柱状的筋膜移植物,用来当作鼻背移植物[61]。组织学研究已证实了方块软骨的长期存留[60,62]。没有筋膜的情况下,方块状软骨可用于填充小的缺陷来达到小范围的鼻背垫高[60,63]。劈开的颅骨或者来源于其他解剖区域的骨移植物,也可以用于垫高鼻背[64]。虽然骨移植物并没有明显的吸收,但供区的损伤使得这一技术的应用受限。真皮脂肪移植也是一种有效的技术。尽管有不可预测的吸收率,这种软组织移植是多用途的,不仅来源充足,而且初次和二次手术都可使用。

每种移植物都有其局限性、优点和缺点(表 11.1)。当患者在皮肤薄或者组织紧的情况下置入较大的任何一种异体材料,患者就有很大可能出现并发症,整形外科史上有很多相关的经验教训。隆鼻术便是如此,选择移植物类型的决定性因素是鼻部需要垫高的量。

鼻梁和上端睫毛根部连线之间的距离,可以客观地估计鼻背缺损的量[63,65]。小于 3mm 的鼻背垫高可用鼻中隔软骨、颗粒状软骨、或者筋膜卷移植物完成。异体材料、筋膜包裹颗粒软骨或者肋软骨可用于 3~5mm 之间的鼻背垫高。自体肋软骨更适用于超过 5mm 的鼻背垫高。其他条件相同的情况下,自体移植物更适用于皮肤薄、二次手术以及需要修复的隆鼻患者。

鼻尖整形

由于大多数亚洲人的鼻尖是不够突出的,鼻尖整形对于亚洲鼻整形外科医生而言具有很大的挑战。用于改善白种人鼻尖的手术技术对亚洲人并不适用,这是因为亚洲人细弱的鼻软骨结构和较厚的软组织覆盖。

首先,鼻尖重塑从建立坚实的结构基础开始,一般需要自体软骨移植物或者缝合鼻尖技术。增加鼻尖突度的一个潜在的副作用就是鼻尖头侧旋转,导致鼻孔外露和短鼻的外观[49]。这一副作用促进了大量新技术的出现,既能增加鼻

表 11.1　不同隆鼻材料的优点和缺点

材料	自体材料			异体材料		
材料	真皮脂肪	肋软骨	颗粒软骨	硅胶	膨体	Silitex
成分	真皮和皮下脂肪	软骨	软骨	聚二甲基硅氧烷	10~30μm 小孔结构的聚四氟乙烯	表面覆盖膨体的硅胶
优点	无异物反应、包膜形成、钙化	无异物反应、包膜形成、钙化	无异物反应、包膜形成、钙化	准确预见术后鼻背高度	固定牢靠、轻微的包膜反应	准确预见术后鼻背高度、轻微的包膜反应、移位少
缺点	吸收导致术后外观的可预见性降低	卷曲、供区损伤、增加手术时间	供区损伤、增加手术时间	异物反应、包膜形成、钙化、感染	术后外观的可预见性降低、粘连导致取出难度大、感染	雕刻难度大、粘连导致取出难度大、感染

尖突度,又能控制鼻尖旋转。大多数操作中,亚洲鼻整形手术常常都有分离上、下外侧软骨的步骤,这样可以在增加鼻尖突度的同时避免鼻尖旋转。通过鼻中隔延长移植物和反旋耳软骨的使用,突出和尾侧旋转的鼻尖也可以被重新固定(图 11.13A~E)。

目前亚洲国家鼻尖重塑的理念与传统的鼻尖生物力学概念并不一致。Anderson 在 1969 年首次提出了三脚支撑理论,由梨状孔上成对的两个外侧脚和鼻小柱基底上的内侧脚连接构成三脚(图 11.14A)。然而,鼻中隔软骨延伸移植物和反旋移植物的使用表明还有第四个张力方向决定了鼻尖的位置和旋转。Lamson 详细讨论了这一额外因素,并认为原因是鼻中隔软骨尾侧端给鼻尖提供了强大的支撑。随着亚

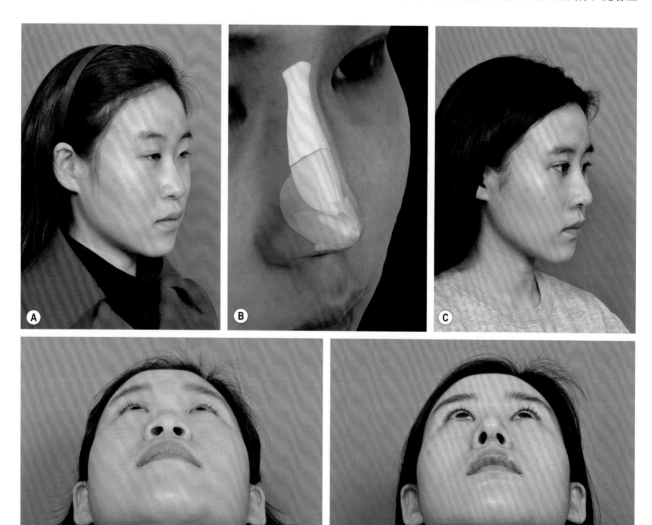

图 11.13　现代亚洲鼻整形术通常包括有上、下外侧软骨的分离,这样,下外侧软骨可以活动并在尽量减少鼻尖晃动的条件下突出鼻尖。松解软骨复合体后,可用鼻中隔延长移植物和反旋耳软骨来固定。尽管在移植物的长期稳定性和鼻尖突出的效果上仍存在争议,但这些技术在亚洲鼻整形术中已被广泛接受

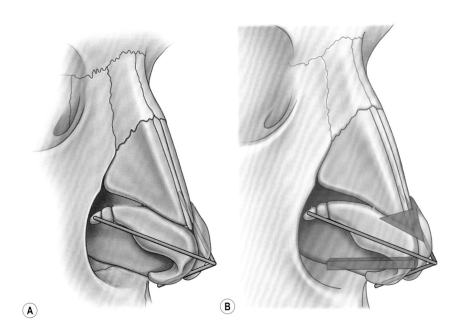

图 11.14 （A）Anderson 的鼻尖三脚支撑理论。（B）加上鼻中隔支撑的四脚支撑理论

洲鼻整形术的不断实践，更多的外科医生倾向于接受鼻尖的"四脚"支撑理论，由鼻中隔软骨尾侧端的前侧组成第四个脚（图 11.14B）[103]。也就是说，作者认为可以把鼻尖整形术称为"鼻中隔软骨鼻尖整形术"。这类鼻尖整形技术的长期稳定性还需要通过多年的随访才能得知。

增加鼻尖突度的缝合技术

在亚洲患者手术时，可以使用以三脚支撑理论为基础的缝合技术，但大多数情况下，缝合技术本身并不足以上旋鼻尖。为了避免鼻尖头侧旋转，鼻翼软骨必须首先被松解然后重新缝合固定。然后可通过各种缝合方法让游离的鼻尖有效突出，比如跨穹窿缝合和穹窿间缝合[90]。鼻尖延长缝合也是有效的[66,70]。分离鼻翼软骨后，鼻翼软骨的背侧部分可直接缝合在鼻中隔软骨上，为鼻尖突出提供稳定性（图 11.14）。

鼻小柱支撑移植物

有两种鼻小柱移植方法是可行的。有报道称，鼻小柱悬浮移植物可垫高白种人患者鼻尖 1~2mm[56]。然而，由于鼻部皮肤厚且鼻翼软骨更加细软，鼻小柱悬浮移植物对于亚洲患者效果不佳。因此，鼻小柱移植物通常固定在前鼻脊上，也使得鼻尖更加坚硬（图 11.15）。鼻小柱移植物的材料包括：鼻中隔软骨、耳软骨、肋软骨、异体肋软骨。必须小心避免由软骨卷曲引起的不对称。绝对不能在鼻小柱区域内使用任何假体。

盖板移植物

盖板移植物也是一种增加鼻尖突度的方法。移植物应呈颗粒状，且没有明显的棱角，以避免移植物外观明显，尤其是对于鼻部皮肤较薄的患者。

鼻中隔延长移植物

鼻中隔延长移植物（图 11.16）[66,93,94]原本是用来矫正挛缩鼻的。亚洲国家的鼻整形外科医生在没有鼻尖头侧旋转的情况下，将此方法用于增加鼻尖突度和短鼻反旋[59,68,92]。因为亚洲患者鼻中隔软骨薄，鼻中隔延长需要额外的板条状移植物的支撑。在韩国，鼻中隔延长移植物分为 3 种：直接延长、成对延展和成对板条状移植物[91]。软组织的彻底松

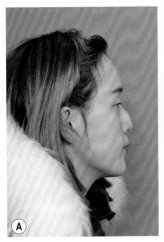
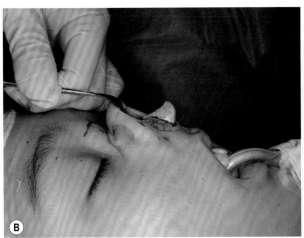
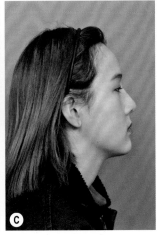

图 11.15 一位 22 岁亚洲女性，在四脚支撑的理论下，行以鼻中隔软骨为基础的鼻尖整形，同时做了轻度的驼峰鼻矫正术

解和延长移植物的牢固固定能保证鼻尖突出和反旋的长期稳定性（视频 11.5）。

反旋移植物

反旋移植物同时加长并突出了鼻尖复合体。在 Paik 的反旋移植物问世之前，鼻尖头侧旋转通常通过牢固固定游离的鼻翼软骨复合体来解决。这项技术通过将中间穹窿部与下侧软骨牢固连接使整个鼻尖从头到尾都是可以活动的。移植物常来自耳软骨，插入到上外侧软骨与游离的鼻翼软骨复合体之间（见图 11.16）。从力学角度，该移植物就像铰链一样把坚韧的上侧结构与柔软的下侧复合体结合起来[69]。

以此目的来取耳软骨的话，耳甲腔软骨用作鼻小柱支撑和反旋移植物，耳甲腔软骨用作盖板移植物。[71]该手术技术要求难度不大，手术效果稳定。然而，鼻尖臃肿也是该手术一个常见的并发症。

肋软骨移植物

肋软骨移植物本来是用于鞍鼻畸形的鼻再造，但人们也发现其可用于鼻中隔延长和固定支撑。在没有其他办法

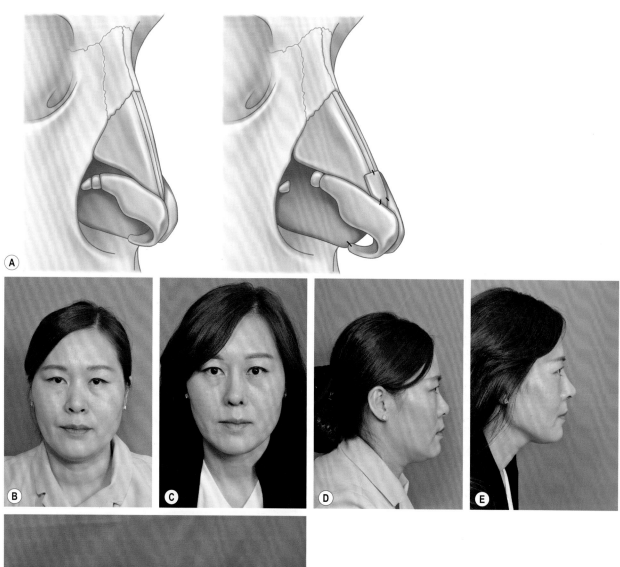

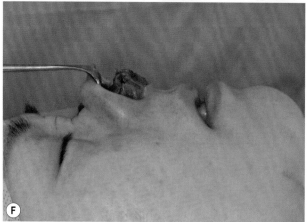

图 11.16　反旋移植包括在中线卷轴区域放置耳软骨移植物以避免鼻翼软骨复合体的头侧旋转。从长期效果来看，这些移植物同时也加长并突出了鼻尖复合体。耳甲艇软骨用作鼻小柱支撑和反旋移植物，耳甲腔软骨用作盖板移植物

的情况下,肋软骨移植物也可用于挛缩鼻的二次矫正的材料。[63] 一些人提倡首次手术就使用肋软骨移植物,但这目前还存在争议。

结果、预后及并发症

与白种人相比,亚洲患者更容易出现色素沉着、增生性瘢痕和长期水肿。正因如此,患者在术前准备期间应被告知这些风险。还有一些并发症,包括鼻背、鼻翼、鼻孔的不对称。而由于亚洲患者的鼻部皮肤较厚,移植物显形可能会发生,但不是很常见。

假体移位

亚洲患者隆鼻整形术后最常见的并发症就是假体移位。将假体置入到由单侧鼻前庭切口闭合入路剥离的不对称腔隙中,则更容易发生假体移位。采用双侧切口闭合入路剥离腔隙即可避免此并发症。在开放入路中,将假体中线固定在软骨体的框架上可以防止假体移位。不管是闭合还是开放入路,避免假体移位的关键因素是精确的腔隙分离。

假体外露及感染

假体外形可见、皮肤发红、感染和皮肤过薄都会不可避免的引发假体外露。感染的假体必须取出,至少三个月后再行鼻整形修复术。取出假体并不能避免假体手术失败,由此导致的容量缺失可以由自体组织移植来修复。在韩国,这类患者常用真皮脂肪移植来修复。其他类型的自体移植物包括肋软骨、骨组织和软骨块。

包膜挛缩

任何一种假体都可能发生包膜挛缩,并引起畸形和假体顶出。可通过去除纤维包膜、松解瘢痕粘连和腔隙、重建变形的软骨框架来控制包膜挛缩。

辅助措施

额部填充

隆鼻术可改善中面部的侧面观。对额部和鼻背低平的患者,同期进行隆额术能更进一步地改善患者侧面观。一般而言,订制的硅胶或者膨体可用于隆额,不过可能出现水肿以及和置入物相关的并发症[95]。用小颗粒脂肪移植或者各种胶剂来填充额头也可改善鼻整形患者额头的侧面观。

鼻旁填充

亚洲患者表现低鼻背或者短鼻的同时,常常伴有鼻旁区或者颌前区的发育不足。因此,在隆鼻的同时进行鼻旁区的填充在亚洲变得越来越流行。

鼻旁区的填充常常使用膨体、硅胶或者聚乙烯假体。与单纯隆鼻术相比,此类手术会带来更高的感染或者慢性炎症的机会,这些都应该告知患者。小颗粒脂肪也可用于鼻旁区填充。

鼻翼手术

很多亚洲鼻整形患者也关心自己鼻翼的宽度。该手术最大的风险是瘢痕明显,在患者同意手术之前一定要让患者清楚地意识到这一点。仔细地挑选合适的患者是手术医生的重要职责。即使有了明确的适应证,鼻翼手术也要在完成隆鼻术或者鼻尖整形术后才能进行。一些情况下,鼻尖整形术会缩小鼻翼或者给人一种鼻翼缩小的外观感觉,此时患者将不再需要接受鼻翼缩小术。

颏成形术

跟白种人患者一样,亚洲人在关注鼻尖突度和整体面部轮廓的时候,也会关注颏部突度。颏骨成形术和假体隆颏术都能取得良好的效果。长期来看,更推荐颏成形术,因为假体隆颏术的并发症概率较高,如包膜挛缩、感染、骨吸收和假体移位。

东亚人鼻整形术的特点

亚洲人的鼻部具有高度和长度不足、鼻尖突度不够和鼻翼宽大的特点。鼻中隔软骨常常小且薄。覆盖在鼻部的软组织由较高密度的纤维肌层和较厚的脂肪层组成。

掌握四个解剖结构——鼻横韧带、卷轴韧带、鼻铰链复合体和皮软骨韧带——在现代亚洲鼻整形术中相当重要。

鼻背和鼻尖应分开单独处理。

现代亚洲鼻尖整形术以鼻中隔软骨鼻尖整形为基础,比如:鼻中隔延长移植物、反旋移植物或者鼻尖延长缝合以及盖板移植物和鼻小柱支撑移植物。

亚洲人面部骨骼塑形手术

简介

尽管面部美学标准会随时代而不断变化,但一些关键特征是保持不变的。许多研究表明面部美学的总体标准是对称性和协调性[72]。历史发展的过程中,人们试图客观地定义美,用许多客观指标去衡量,如艺术标准、头颅测量标准以及人体测量学分析[72,73],但仍旧没有一种完美的方式去定义美。因此,结合主观、客观的评价方法去分析面部不同种族人群的面部轮廓不失为一种明智的策略。

面部骨轮廓矫正手术中下颌角和颧骨缩小有着很强的基础,且逐渐发展成为可以解决整体面部轮廓的方法。轮廓成形术已成为当下面部骨整形美容手术中深受欢迎的术语,它可从正面和侧面两个角度去塑造面部整体轮廓。为了获得理想的面部比例和形态,外科医生需要根据面部的理想比例来改造每一部分。

历史回顾

颧骨截骨术

颧骨截骨术于 1983 年由 Onizauka 及其同事首次报道，他们通过口内入路进行了颧骨的截骨和向下移位[73]。1988 年，Baek 等报道了 94 例冠状入路颧骨截骨术。其中一些病例通过原位转位骨成形术，另一些病例通过将颧骨复合体取出，体外修整成形并重新置入后固定来达到颧骨缩小的目的[74]。1993 年，Satoh 和 Watanabe 报道了日本患者在三点截骨术同时通过冠状入路行前额及眶周提升术后的效果[105]。Cho 比较了口内入路和冠状入路的术后效果[76]。随后，Baek 和 Lee 报道了口内入路颧骨截骨术可能导致面颊下垂，并建议颧骨复位术结合面部提升术来解决这一问题[74]。

下颌骨成形术

Baek 等在 1984 年首次报道了 42 名亚洲患者的下颌骨截骨术，随后在 1994 年报道了基于下颌骨解剖分类的技术改进[3,75]。Kyutoku 等于 1994 年引进了下颌角剥离器[97]。Satoh 报道了下颌骨成形术的联合方法，就是下颌角点和下颌角同时改形[77]。Lo 等报道了接受下颌骨截骨术的患者术后下颌骨和咬肌的体积变化[78]。在韩国，最近引入了长曲度截骨术来减小下颌体和下颌角度。

正颌术及前段部分截骨术

1957 年，Obwegesser 首次报道了运用正颌术来治疗颌面畸形的病例[79]。Baek 兄弟报道了通过前节段截骨术推进上颌骨和下颌骨的中央部分的病例[80]。台湾整形外科医生 Yuray Chen，Philip Chen，Lunjou Lo 在发展适合亚洲患者的正颌外科方面发挥了重要作用。最近在韩国，正颌手术均以美容为目的。此外，顺时针旋转上下颌骨复合体和手术先行正颌术等新概念也得到了发展，并且已经成为了标准方法。

诊断和适应证

整体面部轮廓

面部可大致分为上、中、下三区。面部美容轮廓成形术是基于理想的面部比例，并通过额部整形、鼻整形、颧骨整形、下颌骨整形以及颏成形术去实现[96]。正颌手术可以明显地改善中、下面部轮廓。根据咬合情况，应对面部轮廓的三个维度进行整体评估，以成功进行全面部轮廓成形术。

下颌突出

下颌突出对面部正、侧面观轮廓影响较大。正面观，对于女性而言，下颌角过突出会显脸方呈现男性化外观。侧面观，下颌突出表现为下颌角呈锐角并且下颌前突。然而对于下颌骨的评估并不能仅局限于这两点，应结合面部整体轮廓

考虑下颌骨形态。

颧骨突出

颧骨突出在东西方观念中都认为是有吸引力的体现，但差别在于对于高颧骨的定义。西方认为高颧骨是年轻化的女性特征，而东方人认为其是性格强势、男性化的体现。

对双侧颞骨宽度的水平维度测量，有助于评估颧骨尤其是颧弓在侧面突度的问题。尽管颧骨的确存在前凸问题，但仍应尽量保持颧骨原状以维持中面部的年轻化，减少术后下垂。在现代颧骨成形术中，相比颧骨大小而言，颧骨的整体形态和位置更为重要。

颏部

亚洲人的颏成形术，不管是缩小或是增大，其过程都与白种人相似。Park 指出，下颏缩窄术有利于使下面部线条更修长，外形更为女性化，对于方形或过宽的颏部均适用。

牙槽前突

双颌前突是上颌前段截骨术（anterior segmental setback ostectomy，ASO）的适应证。牙槽前突普遍存在于亚洲人群中，这一症状可通过正畸或 ASO 矫正。前突较轻的患者可通过正畸治疗达到良好的效果，前突较重则需进行截骨手术治疗。

手术技术和治疗

下颌成形术（图 11.17）

下颌骨成形术是一个新的概念，是指对下颌骨外形进行整体重塑（下颌角，下颌体和下颏）。对下颌骨的评估应考虑其宽度、高度以及弯曲度等因素，同时还应考虑咬合面和整体面部比例，以及在术前沟通和设计阶段的患者主观期望。

下颌骨成形术通常经口内入路，采用摆动锯。术中应谨慎剥离至骨膜下，以减少术中出血和术后水肿。术中应注意保护下牙槽神经、面动脉、下颌后动脉等重要解剖结构。对于女性而言，方面型患者下牙槽神经管和下颌角的平均距离为 23.69mm，正常面型为 20.66mm。男性的平均距离分别为 27.30mm 和 23.28mm[81]。

截骨术分为 3 种式样：

■ 曲线截骨术联合颏缩小术：这一方法可调整下颌角、体和支。

■ 长曲线截骨术：这一方法适用于下颌角突出伴下颌骨肥大的患者。在缩小下颌角和下颌体的同时可充分改小下面部外形（图 11.18）。

■ 往复锯进行外侧骨皮质截骨术：下颌支外侧皮质截骨可缩小正面两侧下颌角宽度，减小下颌角外突。但是单纯采用这一方法，还不足以使下颌的侧方外形变得平滑[82]。

在截骨术后，其前方下颌体出现的尖角需进一步磨削或截骨修整。

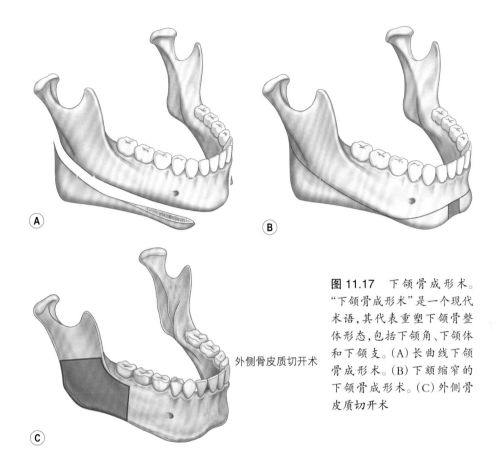

图 11.17　下颌骨成形术。"下颌骨成形术"是一个现代术语，其代表重塑下颌骨整体形态，包括下颌角、下颌体和下颌支。(A) 长曲线下颌骨成形术。(B) 下颌缩窄的下颌骨成形术。(C) 外侧骨皮质切开术

外侧骨皮质切开术

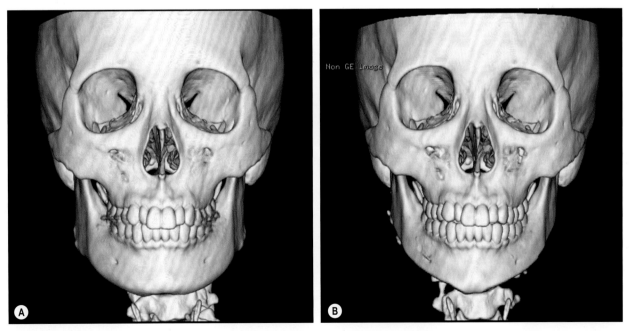

图 11.18　长曲线下颌骨成形术。为获取更为理想的下颌骨形态，应综合考虑多种因素的影响，如下颌骨宽度、长度、高度、曲度，以及咬合关系和面部整体轮廓

颧骨成形术（图 11.19）

传统的颧骨缩小术目的是仅在冠状维度缩小双侧颧部宽度。而现代颧骨成形术旨在改变颧骨的三维定位，使其置于理想的位置（包括减小外扩、向后缩进、倾斜移位）。每个运动向量都可以通过简单的减小、后移或旋转颧部成形而改善。例如，传统的单一颧弓缩小术足以改善患者明显的颧弓侧突问题。然而颧骨突出患者常伴有明显的前突，这类患者除了单纯的颧弓缩小，还需进行颧骨后移。目前，大多数亚洲整形外科医生更青睐无需骨去除的线性截骨术，同时使用钢板固定最大化增强颧骨的稳定性（图

11.20）。

口内入路的部分截骨不全骨折技术

这一术式有利于减少口内入路颧骨缩小术的局限性（图 11.19）。颧骨的不完全骨折有助于减少术后软组织下垂和颧骨重新愈合的风险。颧骨处的骨性台阶需要用钻头修整平滑。此外，牢固固定颧弓也十分重要。

双冠状切口入路

仅以美容为目的的简单病例不适用双冠状切口入路。然而，对于一些复杂病例，该方法可以很好地显露颧骨复合体结构，以进行颧骨多维度的移动。对于需要同期进行额部提升的中老年患者，该入路很有优势。

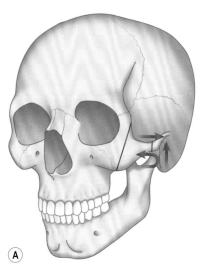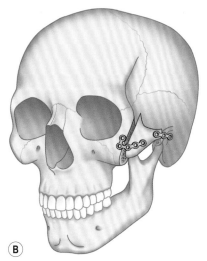

图 11.19　颧骨成形术。现代颧骨成形术是指通过颧骨减小、后移或上移将其重塑至理想的位置。颧骨突出包括前突、斜突和侧突三类。根据运动方向分类，颧骨成形术包括颧骨单纯缩小、后移和旋转

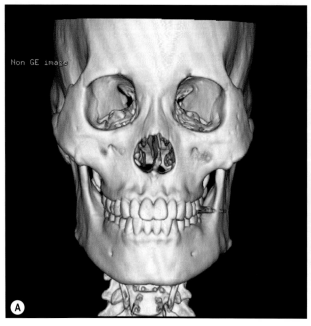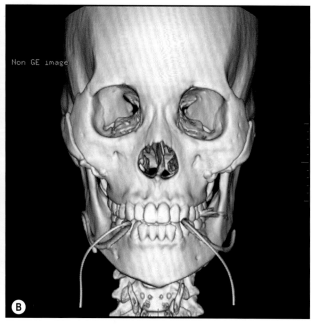

图 11.20　颧骨成形术联合下颌骨成形术。多数亚洲整形医生更倾向于不涉及骨性去除的线性截骨术，使用钛板对颧骨进行固定

下颏缩窄成形术

　　调整下颏形态的手术方法有很多：①下颏缩窄术可以减小下颏宽度；②包含颏部联合处及周围截骨术；③改良下颏缩窄成形术。这些手术方法在塑造下颏轮廓时都应注意避免损伤颏神经。

　　下颏缩窄成形术可以单独进行，也可联合下颌骨缩小术或正颌手术同期进行，使得颏部轮廓更加女性化，下面部线条更加柔和（图 11.21）。术中保持颏部软组织附着，一方

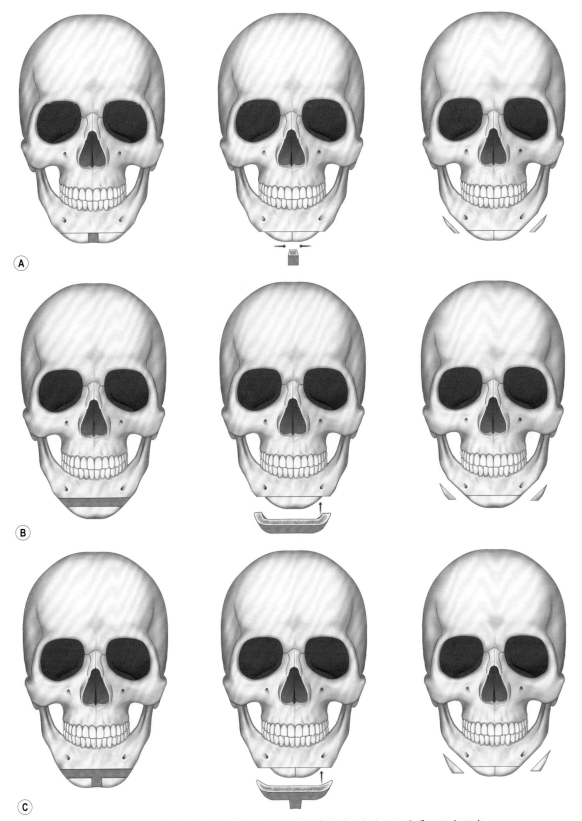

图 11.21　（A）下颌骨缩窄术。（B）颏成形复位术。（C）T 形截骨下颏成形术

面可以增加缩窄的效果,另一方面也可维持骨断端的血供。其水平截骨线及垂直截骨线的设计如图11.21所示。术前根据颏部的宽度和患者的要求设计中心截骨量。两侧骨断端向中心靠拢并用钛板钛钉固定。如果患者侧面外观有改善的需求,可以将截骨前移。

美容性正颌手术

白种人与亚洲人对于美容性正颌手术治疗的目标是不同的,因为亚洲人群中牙槽突出更为普遍。例如,在西方国家,矫正Ⅲ类下颌前突的首选方法是上颌前徙和下颌后退。然而,这种上颌前徙的常规手术方法并不能解决咬合问题,因此不能使亚洲患者得到良好的美学效果。鉴于这一点,上下颌复合旋转移位更适合亚洲的下颌前突患者。

上下颌复合旋转是通过上颌骨向后嵌入以及下颌骨自转完成的顺时针旋转(图11.22)。[102]现代美容正颌外科一直致力于最大限度地利用咬合面改变达到正颌效果,这是一个很好的利用改变咬合平面的力量来改善面部比例的例子

(图11.23A和B)。顺时针或逆时针旋转来改变咬合面有助于改善面部美学比例以及咽后气道位置关系[101,102]。除此之外,逆向旋转上下颌复合体有利于改善伴有阻塞性睡眠呼吸暂停患者的症状。

手术先行正颌模式(图11.24)

手术先行模式是正颌治疗一个相对较新的概念,它标志着正颌手术主要模式的转变[100,101]。正颌外科治疗牙颌面畸形的标准过程包括:术前正畸治疗,正颌手术以及术后正畸治疗。术前正畸治疗的目的是在牙齿失代偿过程中,将牙列移动到基骨内的正确位置。然而,完全的失代偿似乎是不可能的,那是因为患者咀嚼力量和牙齿自发的代偿力量和失代偿力是相反的。因此,术后的正畸治疗通常也是需要的。

手术先行模式的特点是:①正颌术后正畸引导的失代偿过程与正颌术后的咀嚼力量和牙齿自发的代偿力量是一致的,这种力量的联合缩短了达到完全失代偿所需的时间[104];②手术先行的模式避免了术前正畸治疗期间加剧的外貌丑化;③这一方法是手术导向的模式;④对于骨骼先行-

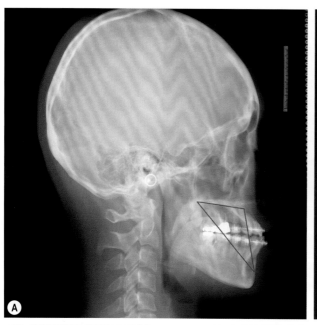

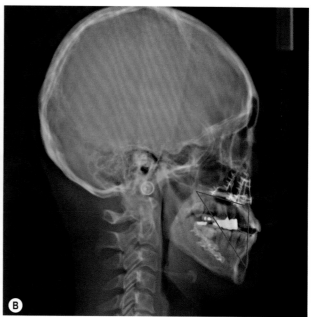

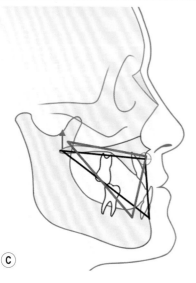

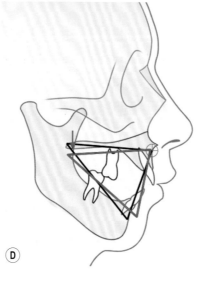

图11.22　(A和B)上下颌复合体顺时针旋转是通过上颌骨向后嵌入以及下颌骨自转完成。目前,上下颌复合旋转正颌手术在亚洲越来越流行。(C)上下颌骨复合体绕A点顺时针旋转。(D)Ⅱ型颜面畸形采用上下颌骨复合体绕A点逆时针旋转的方式

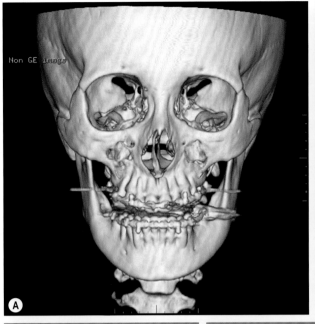

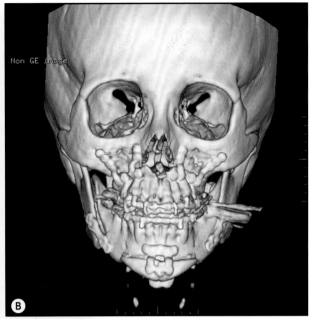

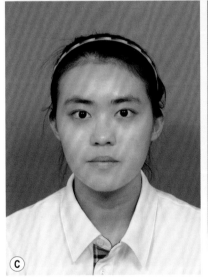

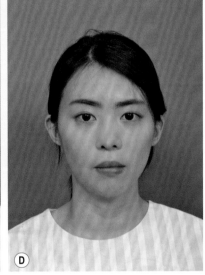

图 11.23　改变咬合面的正颌美容手术联合下颌骨塑形术。通过顺时针或逆时针旋来改变咬合面有助于改善面部美学比例以及咽后气道位置关系。现代正颌美容手术致力于最大程度利用咬合面的改变以获得理想的面部比例

牙列后矫正的模式,术前制作精确的牙齿模型来模拟术后牙齿咬合的即时状态非常重要,这有助于提高实际术后咬合的稳定性(图 11.25)。

双颌前突:前部截骨后推术

这一术式将上颌前部 Lefort Ⅰ型节段及下颌骨行截骨并后推。术前或术中需要将第一或第二前磨牙拔除。对于上颌的前部截骨,其软组织蒂的设计有两种方式,常用的是颚侧软组织蒂自颊侧入路。该方法暴露充分,手术操作简便。术中应注意保护颚侧黏膜。术前或术后进行正畸治疗有利于取得更好的效果。

联合 ASO、正颌手术及面部轮廓矫正术

为了使美学效果最大化,亚洲整形外科医生致力于尝试将 ASO、正颌手术以及面部轮廓矫正术相结合[98]。对于牙槽突出严重的患者,相比传统拔除前磨牙的正颌手术,采用正颌手术联合 ASO 是更好的选择。如今,在韩国,正颌手术常连同下颌骨成形术或颧骨成形术进行,以明显改善患者

面部轮廓。然而,这一方式意味着广泛的面部骨骼重塑,可能对面部功能产生不利影响。因此,这类联合手术需要谨慎的术前设计和模拟(图 11.26Λ~C)。

结果、预后及并发症

颧骨成形术

颧骨成形术术中并发症较少。长期并发症包括面颊部组织下垂和颧骨不愈合。松解过宽会导致颧骨 - 皮肤韧带松弛,成为软组织下垂的解剖基础。截骨固定不牢会导致骨愈合不良。然而,通过口内入路对颧骨复合体在中 - 上方向进行固定并不容易。双冠状切口入路可通过提供安全固定的路径来解决此问题。降低畸形愈合的另一种方法是青枝骨折技术。为减少开放入路的并发症,医生们正寻求微创入路以及小范围松解的方法。

图 11.24　手术先行的正颌模式是一个新的概念,体现了正颌外科主要治疗模式的改变。然而,在正颌手术之前应利用牙齿模型模拟手术,进而制作合适的薄片并评估术后正畸治疗的程度。这一术前过程在手术先行的模式中具有非常重要的作用。整体步骤如下:(A)术前应进行标准的取模和安装来评估患者的咬合情况。(B)在模型设置中,原本对合不齐的牙齿被模拟并重新安装到预测的位置,这一过程可以模拟实际正颌手术的过程。(C)如果使用患者原始牙齿模型,将牙齿的位置恢复到牙模上进行正畸治疗之前的牙齿,则可以得到一个只反映正颌手术情况的模型。根据模型上的模拟,在不用术前正畸的情况下就可以制作出快捷的正颌手术用导板

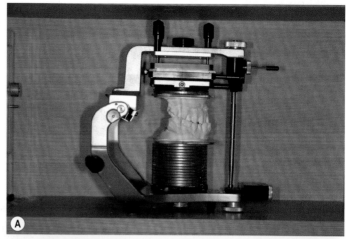

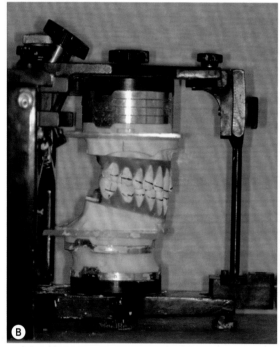

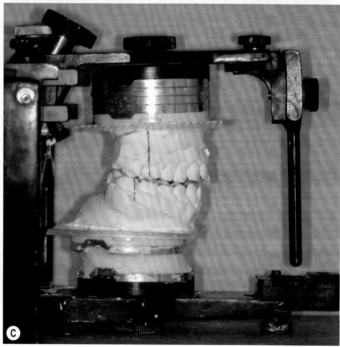

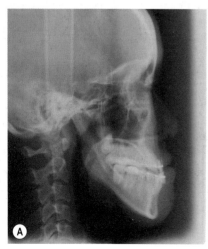
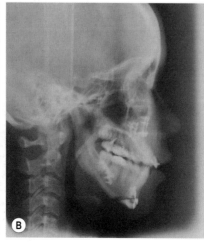
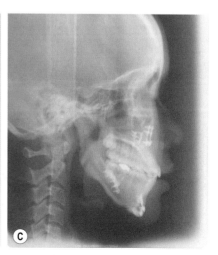

图 11.25　手术先行的正颌外科模式。(A)术前,(B)术后即刻以及(C)术后远期的侧方位投影测量。手术先行的正颌模式特点:①正颌手术造成的上下颌位置的改变应该与正畸产生的牙齿和肌肉力量的方向一致,从而缩短由于正颌手术造成的失代偿的时间;②手术先行的模式避免术前正畸治疗期间的外貌丑化加剧;③手术导向的模式;④骨骼先行-牙列后矫正模式

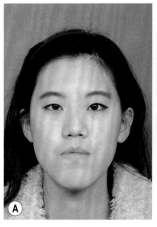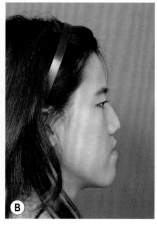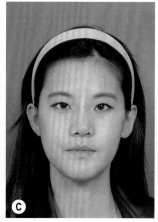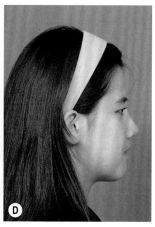

图 11.26　手术先行的正颌模式联合面部轮廓矫正术。(A 和 B)术前：未行术前正畸治疗。(C 和 D)术后：行术后正畸治疗

下颌骨成形术

下颌角截骨术会引起多种并发症[75]。其中最严重的并发症包括截骨术中髁突意外骨折、损伤下颌后静脉或面静脉导致大出血、颏神经损伤。在下颌角截骨术中，下颌后部的截骨线需要进行精细的设计和细心的操作以避免髁突骨折。使用摆动锯，需充分在骨膜深面剥离以显露下颌后部的骨边缘[99]。如果下颌后静脉在术中撕裂，直接电凝或其他的止血方式都难以进行，而局部压迫止血 30 分钟以上可以起到一定效果。面动脉损伤经常由于骨膜深面剥离不当而造成，这一问题可以通过压迫止血或直接结扎血管得到解决。幸运的是，面神经损伤在下颌骨成形术中非常罕见。

东亚人面部骨美容的特点

由于亚洲人面部骨骼普遍较宽且缺乏立体感，因此手术通常追求面部前后维度的立体以及面部宽度的减小。然而，外科医生应根据患者个人喜好和标准去调整面部结构，以获得理想的面部比例和形态。

正颌手术改变咬合关系是改变面部轮廓有效的方法。

手术先行的正颌外科模式是一种新的治疗理念。

尽管 ASO 是改善牙槽前突的一种有效方法，但应考虑其远期效果而限制其适应证。

致谢

感谢 Woo-Shik Jeong 和 Sung-Chan Kim 的帮助。

参考文献

1. Ohmori K. Esthetic surgery in the Asian patient. In: McCarthy JG, ed. *Plastic Surgery*. 3rd ed. Philadelphia, PA: Saunders; 1990: 2415–2426.
2. Kang J. Basic principles of aesthetic surgery. In: McCarthy JG, ed. *Plastic Surgery*. Philadelphia, PA: Saunders; 1990:829–836.
3. Baek SM, Baek RM, Shin MS. Refinement in aesthetic contouring of the prominent mandibular angle. *Aesthetic Plast Surg.* 1994;18:283–289.
4. Park S, Noh JH. Importance of the chin in lower facial contour: narrowing genioplasty to achieve a feminine and slim lower face. *Plast Reconstr Surg.* 2008;122:261–268.
5. Flowers RS, Nassif JM. Aesthetic periorbital surgery. In: Mathes SJ, ed. *Plastic Surgery*. 2nd ed. Philadelphia, PA: Saunders; 2006:77–78.
6. Sergile O. Mikamo's double eyelid operation: the advent of Japanese aesthetic surgery. *Plast Reconstr Surg.* 1997;99:662–667.
7. Millard DR Jr. Oriental perigrinations. *Plast Reconstr Surg.* 1955;16:319–336.
8. Hiraga Y. The double eyelid operation and augmentation rhinoplasty in the oriental patient. *Clin Plast Surg.* 1980;7:553–568.
9. Shirakabe Y, Kinugasa T, Kawata M, et al. The double-eyelid operation in Japan: its evolution as related to cultural changes. *Ann Plast Surg.* 1985;15:224–241.
10. Sayoc BT. Plastic construction of the superior palpebral fold. *Am J Ophthalmol.* 1954;38:556–559.
11. Romm S. The changing face of beauty. *Aesthetic plastic surgery.* 1989;13:91–8.
12. Fernandez LR. Double eyelid operation in the Oriental in Hawaii. *Plast Reconstr Surg Transplant Bull.* 1960;25:257–264.
13. Sayoc BT. Anatomic considerations in the plastic construction of a palpebral fold in the full upper eyelid. *Am J Ophthalmol.* 1967;63: 155–158.
14. Furukawa M. Oriental rhinoplasty. *Clin Plast Surg.* 1974;1:129–155.
15. Siegel R. Surgical anatomy of the upper eyelid fascia. *Ann Plast Surg.* 1984;13:263–273.
16. Yoon KC, Park S. Systematic approach and selective tissue removal in blepharoplasty for young Asians. *Plast Reconstr Surg.* 1998;102:502–508.
17. Chen WPD. Upper lid crease terminology and configurations. In: *Asian Blepharoplasty and the Eyelid Crease*. 2nd ed. Philadelphia, PA: Butterworth Heinemann/Elsevier; 2006.
18. Zubiri JS. Correction of the oriental eyelid. *Clin Plast Surg.* 1981;8: 725–737.
19. Baek SM, Kim SS, Tokunaga S, et al. Oriental blepharoplasty: single-stitch, nonincision technique. *Plast Reconstr Surg.* 1989;83:236–242. *The pioneer article for Asian mandible angle ostectomy.*
20. Liu D. Oriental blepharoplasty. *Plast Reconstr Surg.* 1989;84: 698–699.
21. Hin LC. Oriental blepharoplasty – a critical review of technique and potential hazards. *Ann Plast Surg.* 1981;7:362–374.
22. Weingarten CZ. Blepharoplasty in the Oriental eye. *Trans Sect Otolaryngol Am Acad Ophthalmol Otolaryngol.* 1976;82:442–446.
23. Dresner SC. Oriental blepharoplasty: anatomic considerations. *Plast Reconstr Surg.* 1989;84:1003.
24. Choi AK. Oriental blepharoplasty: nonincisional suture technique versus conventional incisional technique. *Facial Plast Surg.* 1994;10:67–83.
25. Wong JK. A method in creation of the superior palpebral fold in Asians using a continuous buried tarsal stitch (CBTS). *Facial Plast Surg Clin North Am.* 2007;15:337–342.
26. Yang SY. Oriental double eyelid: a limited-incision technique. *Ann Plast Surg.* 2001;46:364–368.
27. McCurdy JA. Upper lid blepharoplasty in the Oriental eye. *Facial Plast Surg.* 1994;10:53–66.
28. Park SH, Shim JS. Classification of blepharoptosis by etiology. *J Korean Soc Plast Reconst Surg.* 2008;35:455–460.

29. Baik BS, Suhk JH, Choi WS, Yang WS. Treatment of blepharoptosis by the advancement procedure of the Müller's muscle–levator aponeurosis composite flap. *J Korean Soc Plast Reconstr Surg.* 2009;36:211–220.

30. Ben Simon GJ, Lee S, Schwarcz RM, et al. Müller's muscle–conjunctival resection for correction of upper eyelid ptosis: relationship between phenylephrine testing and the amount of tissue resected with final eyelid position. *Arch Facial Plast Surg.* 2007;9:413–417.

31. de la Torre JI, Martin SA, De Cordier BC, et al. Aesthetic eyelid ptosis correction: a review of technique and cases. *Plast Reconstr Surg.* 2003;112:655–662.

32. Kim Y. Correction of blepharoptosis using posterior check ligament sling. *J Korean Soc Aesthet Plast Surg.* 2009;15:228–233.

33. Chang S, Chen W, Chang Cho I, Ahn TJ. Comprehensive review of Asian cosmetic upper eyelid oculoplasti surgery: Asian blepharoplasty and the like. *Arch Plast Surg.* 2014;20:129–139.

34. Ahn TJ, Kim KK. Cases of mild ptosis correction with suture-method. *Arch Plast Surg.* 2012;18:15–20.

35. Uchida J. [Triangular flap method in medial and lateral canthotomy]. *Keisei Geka.* 1967;10:120–123.

36. Lessa S, Sebastia R. Z-epicanthoplasty. *Aesthetic Plast Surg.* 1984;8:159–163.

37. Mulliken JB, Hoopes JE. W-epicanthoplasty. *Plast Reconstr Surg.* 1975;55:435–438.

38. Park JI. Z-epicanthoplasty in Asian eyelids. *Plast Reconstr Surg.* 1996;98:602–609.

39. Park JI, Root Z. epicanthoplasty in Asian eyelids. *Plast Reconstr Surg.* 2003;111:2476–2477.

40. Oh YW, Seul CH, Yoo WM. Medial epicanthoplasty using the skin redraping method. *Plast Reconstr Surg.* 2007;119:703–710. *This technique has changed the concept of medial canthoplasty.*

41. Jang H, Chung YJ, Kang DH, et al. Cosmetic lengthening and repositioning of the lateral canthal angle with skin muscle redraping methods. *J Korean Society Aesthet Plast Surg.* 2009;15:208–212.

42. Jeong JY. Expansion procedures of the nasal envelope in short nose deformity: release of the transverse nasalis sling and division of PTL muscle confluence in nasal hinge area. *J Korean Soc Aesthet Plast Surg.* 2010;15:49.

43. Toriumi DM, Pero CD. Asian rhinoplasty. *Clin Plast Surg.* 2010;37:335–352.

44. Khoo BC. Augmentation rhinoplasty in the Orientals. *Plast Reconstr Surg.* 1964;34:81–88.

45. McCurdy JA Jr. Aesthetic rhinoplasty in the non-Caucasian. *J Dermatol Surg Oncol.* 1986;12(1):38–44.

46. Han K, Kang J. A custom-made nasal implant: prefabrication from curing of silicone adhesive. *Plast Reconstr Surg.* 1996;97:436–444.

47. McCurdy JA, Lam SM. *Cosmetic Surgery of the Asian Face.* 2nd ed. New York, NY: Thieme Medical Publishers; 2005.

48. Karnes J, Salisbury M, Schaeferle M, et al. Porous high density polyethylene implants (MedporR) for dorsal nasal augmentation. *Aesthet Surg J.* 2000;20:26–30.

49. Jang YJ. Asian rhinoplasty. In: Papel ID, Frodel JL, Holt GR, eds. *Facial Plastic and Reconstructive Surgery.* 3rd ed. New York, NY: Thieme Medical Publishers; 2009:619–637.

50. Velidedeoglu H, Demir Z, Sahin U, et al. Block and Surgicel-wrapped diced solvent-preserved costal cartilage homograft application for nasal augmentation. *Plast Reconstr Surg.* 2005;115:2081–2093.

51. Adams WP, Rohrich RJ, Gunter JP, et al. The rate of warping in irradiated and non-irradiated homograft rib cartilage: a controlled comparison and clinical applications. *Plast Reconstr Surg.* 1999;103:265–270.

52. Toriumi DM. Discussion: use of autologous costal cartilage in Asian rhinoplasty. *Plast Reconstr Surg.* 2012;130:1349–1350.

53. Welling DB, Maves MD, Schuller DE, et al. Irradiated homologous cartilage grafts. Long-term results. *Arch Otolaryngol Head Neck Surg.* 1988;114:291–295.

54. Daniel RK, Calvert JW. Diced cartilage grafts in rhinoplasty surgery. *Plast Reconstr Surg.* 2004;113:2156–2171.

55. Jung DH, Choi SH, Moon HJ, et al. A cadaveric analysis of the ideal costal cartilage graft for Asian rhinoplasty. *Plast Reconstr Surg.* 2004;114:545–550.

56. Endo T, Nakayama Y, Ito Y. Augmentation rhinoplasty: observations in 1200 cases. *Plast Reconstr Surg.* 1991;87:54–59.

57. Gunter JP, Clark CP, Friedman RM. Internal stabilization of autogenous rib cartilage grafts in rhinoplasty: a barrier to cartilage warping. *Plast Reconstr Surg.* 1997;100:161–169.

58. Yilmaz S. Diced cartilage grafts in rhinoplasty. *Plast Reconstr Surg.* 2005;116:678.

59. Daniel RK. The role of diced cartilage grafts in rhinoplasty. *Aesthet Surg J.* 2006;26:209–213.

60. Calvert JW, Brenner K, Da Costa-Iyer M, et al. Histological analysis of human diced cartilage grafts. *Plast Reconstr Surg.* 2006;118:230–236.

61. Daniel RK. Diced cartilage grafts in rhinoplasty surgery: current techniques and applications. *Plast Reconstr Surg.* 2008;122:1883–1891.

62. Brenner KA, McConnell MP, Evans GR, et al. Survival of diced cartilage grafts: an experimental study. *Plast Reconstr Surg.* 2006;117:105–115.

63. Lee CS. *Asian rhinoplasty treatment and management.* Medscape. Available at: <http://emedicine.medscape.com/article/1293426-treatment>.

64. Parsa FD. Nasal augmentation with split calvarial grafts in Orientals. *Plast Reconstr Surg.* 1991;87:245–253.

65. Zingaro EA, Falces E. Aesthetic anatomy of the non-Caucasian nose. *Clin Plast Surg.* 1987;14:749–765.

66. Kim JH, et al. Rhinoplasty for the correction of the upturned nose. *Arch Plast Surg.* 2010;16:21–27.

67. Byrd HS, Andochick S, Copit S, et al. Septal extension grafts: a method of controlling tip projection shape. *Plast Reconstr Surg.* 1997;100:999–1010.

68. Calvert J, Brenner K. Autogenous dorsal reconstruction: maximizing the utility of diced cartilage and fascia. *Semin Plast Surg.* 2008;22:110–119.

69. Paik M. Correction of short nose. *J Korean Soc Aesthet Plast Surg.* 2005;11:22–26.

70. Kim JH, Song JW, Park SW, et al. Tip extension suture: a new tool tailored for Asian rhinoplasty. *Plast Reconstr Surg.* 2014;134:907–916.

71. Lee Y, Kim J, Lee E. Lengthening of the postoperative short nose: combined use of a gull-wing concha composite graft and a rib costochondral dorsal onlay graft. *Plast Reconstr Surg.* 2000;105:2190–2201.

72. Honn M, Goz G. [The ideal of facial beauty: a review]. *J Orofac Orthop.* 2007;68:6–16.

73. Onizuka T, Watanabe K, Takasu K, et al. Reduction malar plasty. *Aesthetic Plast Surg.* 1983;7:121–125.

74. Baek RM, Lee SW. Face lift with reposition malarplasty. *Plast Reconstr Surg.* 2009;123:701–708.

75. Baek SM, Kim SS, Bindiger A. The prominent mandibular angle: preoperative management, operative technique, and results in 42 patients. *Plast Reconstr Surg.* 1989;83:272–280.

76. Cho BC. Reduction malarplasty using osteotomy and repositioning of the malar complex: clinical review and comparison of two techniques. *J Craniofac Surg.* 2003;14:383–392.

77. Satoh K. Mandibular contouring surgery by angular contouring combined with genioplasty in orientals. *Plast Reconstr Surg.* 1998;101:461–472.

78. Lo LJ, Mardini S, Chen YR. Volumetric change of the muscles of mastication following resection of mandibular angles: a long-term follow-up. *Ann Plast Surg.* 2005;54:615–622.

79. Obwegeser HL. Surgical procedures to correct mandibular prognathism and reshaping of the chin. *Oral Surg Oral Med Oral Pathol.* 1957;10:677–689.

80. Baek SM, Baek RM. Profiloplasty of the lower face by maxillary and mandibular anterior segmental osteotomies. *Aesthetic Plast Surg.* 1993;17:129–137. *First article for Asian profiloplasty.*

81. Jin H, Park SH, Kim BH. Sagittal split ramus osteotomy with mandible reduction. *Plast Reconstr Surg.* 2007;119:662–669. *New concept of mandible angle ostectomy.*

82. Choi JW, Lee JY, Koh KS, et al. Frontal soft tissue analysis using a 3 dimensional camera following two-jaw rotational orthognathic surgery in skeletal class III patients. *J Craniomaxillofac Surg.* 2014;42:220–226.

83. Cho BC, Byun JS. New technique combined with suture and incision method for creating a more physiologically natural double-eyelid. *Plast Reconstr Surg.* 2010;125:324–331.

84. Cheng J, Xu FZ. Anatomic microstructure of the upper eyelid in the oriental double eyelid. *Plast Reconstr Surg.* 2001;107:1665–1668.

85. Lam SM, Kim YK. Partial-incision technique for creation of the double eyelid. *Aesthet Surg J.* 2003;23:170–176.

86. Toriumi DM, Swartout B. Asian rhinoplasty. *Facial Plast Surg Clin North Am.* 2007;15:293–307.

87. Abdelkader M, Leong S, White PS. Aesthetic proportions of the nasal aperture in 3 different racial groups of men. *Arch Facial Plast Surg*. 2005;7:111–113.

88. Shin KS, Lee CH. Columella lengthening in nasal tip plasty of Orientals. *Plast Reconstr Surg*. 1994;94:446–453.

89. Watanabe K. New ideas to improve the shape of the ala of the Oriental nose. *Aesthetic Plast Surg*. 1994;18:337–344.

90. Gunter JP, Rohrich RJ. Lengthening the aesthetically short nose. *Plast Reconstr Surg*. 1989;83:793–800.

91. Han K, Jin HS, Choi TH, et al. A biomechanical comparison of vertical figure-of-eight locking suture for septal extension grafts. *J Plast Reconstr Aesthet Surg*. 2010;63:265–269.

92. Kim JS, Han KH, Choi TH, et al. Correction of the nasal tip and columella in Koreans by a complete septal extension graft using an extensive harvesting technique. *J Plast Reconstr Aesthet Surg*. 2007;60:163–170.

93. Byrd HS, Salomon J, Flood J. Correction of the crooked nose. *Plast Reconstr Surg*. 1998;102:2148–2157.

94. Baek MH. Correction of the short nose. *Arch Plast Surg*. 2005;11:22–28.

95. Wong JK. Forehead augmentation with alloplastic implants. *Facial Plast Surg Clin North Am*. 2010;18:71–77.

96. Rhodes G, Yoshikawa S, Clark A, et al. Attractiveness of facial averageness and symmetry in non-western cultures: in search of biologically based standards of beauty. *Perception*. 2001;30:611–625.

97. Kyutoku S, Yanagida A, Kusumoto K, et al. The gonial angle stripper: an instrument for the treatment of prominent gonial angle. *Ann Plast Surg*. 1994;33:672–676.

98. Jin H, Kim BH, Woo YJ. Three-dimensional mandible reduction: correction of occlusal class I in skeletal class III cases. *Aesthetic Plast Surg*. 2006;30:553–559.

99. Hwang K, Han JY, Kil MS, et al. Treatment of condyle fracture caused by mandibular angle ostectomy. *J Craniofac Surg*. 2002;13:709–712.

100. Choi JW. Comparison of long-term outcomes between surgery-first and traditional orthognathic approach for dentofacial deformities.

101. Choi JW, Lee JY, Yang SJ, Koh KS. The reliability of a surgery-first orthognathic approach without presurgical orthodontic treatment for skeletal class III dentofacial deformity. *Ann Plast Surg*. 2015;74:333–341.

102. Choi JW, Park YJ, Lee CY. Posterior pharyngeal airway in clockwise rotation of maxillomandibular complex using surgery-first orthognathic approach. *Plast Reconstr Surg Glob Open*. 2015;3:e485.

103. Choi JW, Suh YC, Song SY, Jeong WS. 3D photogrammetric analysis of the nasal tip projection and derotation based on the nasal tip quadripod concept. *Aesthetic Plast Surg*. 2017.

104. Jeong WS, Choi JW, Kim DY, Lee JY, Kwon SM. Can a surgery-first orthognathic approach reduce the total treatment time? *Int J Oral Maxillofac Surg*. 2017;46:473–482.

105. Satoh K, Watanabe K. Correction of prominent zygomata by tripod osteotomy of the malar bone. *Ann Plast Surg*. 1993;31:462–466.

106. Park JW, Kang MS, Nam SM, Kim YB. Blepharoptosis correction with buried suture method. *Ann Plast Surg*. 2015;74:152–156.

107. Lee EI, Ahn TJ. Mild ptosis correction with the stitch method during incisional double fold formation. *Arch Plast Surg*. 2014;41:71–76.

108. Lee JH, Nam SM, Kim YB. Blepharoptosis correction: levator aponeurosis-Muller muscle complex advancement with three partial incisions. *Plast Reconstr Surg*. 2015;135:388–395.

109. Lee EJ, Lew DH, Song SH, Lee MC. Aesthetic lateral canthoplasty using tarso-conjunctival advancement technique. *J Craniofac Surg*. 2017;28:40–45.

110. Chae SW, Yun BM. Cosmetic lateral canthoplasty: lateral canthoplasty to lengthen the lateral canthal angle and correct the outer tail of the eye. *Arch Plast Surg*. 2016;43:321–327.

111. Shin YH, Hwang K. Cosmetic lateral canthoplasty. *Aesthetic Plast Surg*. 2004;28:317–320.

112. Kim MS. Effective lateral canthal lengthening with triangular rotation flap. *Arch Plast Surg*. 2016;43:311–315.

Plast Reconstr Surg. 2015;136:9.

第12章

颈部年轻化

James E. Zins,Joshua T. Waltzman,Rafael A. Couto

概要

- 衰老会影响头面部整体外观。颈部年轻化手术是面部提升手术的重要组成部分。
- 颈部轮廓的改善取决于保留韧带的皮肤松解术,皮下及颈阔肌下适当的脂肪去除术以及内侧颈阔肌形态的改变。
- 在特定情况下,颈部年轻化手术可被视为局部单一手术操作,包含单纯下颌入路(前入路脂肪去除术以及颈阔肌成形术)和颈部皮肤直接切除术。
- 为获得最佳预后,面部及颈部骨骼发育异常应在治疗时同时矫正。

简介

颈部松弛是面部衰老的最早症状之一,因此,当患者出现其他面部衰老症状时,通常伴有颈部松弛的症状。因此在进行年轻化治疗时,应当进行面颈部整体治疗。然而,本章将颈部视为独立区域,对颈部年轻化方案进行单独讲解。

颈部轮廓的改善方法主要包括:①保留颈部韧带及隔膜的皮肤松解;②皮下(表浅)及颈阔肌下(深部)脂肪适量取出;③颈阔肌塑形,必要时对二腹肌同时进行塑形;④颌下腺塑形。

进行颈部年轻化手术时应避免皮肤张力过大,防止瘢痕增生及皮肤坏死脱落等严重并发症。表皮的张力对颈部外观进一步的改善作用不大。

患者接受皮肤及颈阔肌形态改善术等颈部年轻化手术后,效果维持较为持久。颈部年轻化相关手术的预后疗效在面部/颈部年轻化手术中持续时间最为长久。

历史回顾

1978 年:Conell- 通过脂肪切除和肌肉悬吊塑造颈部轮廓

1979 年:Aston- 除皱术中的颈阔肌

1980 年:de Castro- 颈阔肌的解剖学研究

1980 年:Ellenbogen and Karlin- 恢复年轻颈部的视觉标准

1985 年:Courtiss- 颈部吸脂术

1989 年:Furnas- 面颊支持韧带

1989 年:Stuzin- 面神经前支的解剖

1990 年:Feldman- 颈阔肌成形术

1991 年:De Pina 和 Quinta- 颌下腺美容切除术

1992 年:Hamra- 深面除皱术

1992 年:Stuzin- 浅深部面部筋膜的关系

1995 年:Giampapa 和 Di Bernardo- 悬吊吸脂颈部塑形

1996 年:Biggs- 单纯 Z 成形颈部赘皮去除术

1998 年:Knize- 小切口颏下脂肪切除术与颈阔肌成形术

1997 年:Connell 和 Shamoun- 二腹肌成形术的意义

1997/2001 年:Baker- 小瘢痕面部提升

2002 年:Tonnard- 微创颅骨悬吊术

2005 年:Zins 和 Fardo- 颈部年轻化的前入路

2006 年:Sullivan 等 - 下颌下腺悬吊颈部轮廓成形术

2008 年:Mendelson 等 - 下面部的解剖:咬肌前间隙、下颌与口下颌沟

2011 年:Martén 等 - 老年人安全的面部提升

2013 年:Alghoul 等 - 颧面神经与面部支持韧带的关系

2014 年:Feldman- 改良颈部提升术

颈部解剖及衰老对其影响

　　颈部的关键解剖结构为下颌及颈部形成的角度,颏下/下颌下三角及下颌角。两侧二腹肌前腹由舌骨小角延伸至联合体两侧的下颌骨后侧。二腹肌前腹的运动由三叉神经下颌支分支进行支配。二腹肌可轻微向下牵引下颌骨运动。切除二腹肌不会造成明显的下颌骨运动功能障碍。但会影响到下颌及颈部形成的角度,从而影响颈部外观形态[1]。

　　下颌下三角由二腹肌和下颌骨下缘构成。两侧下颌下三角内包含下颌下腺、面动脉、面静脉、舌神经及面神经的下颌缘分支。颌下腺肥大或下垂的患者可在下颌下三角处观察到颌下腺隆起。

　　下颌神经于下面部腮腺的前-下缘穿出。并于此处沿面深部腮腺-咬肌筋膜走行,然后沿下颌骨下缘水平延伸,穿过腮腺-咬肌筋膜,进入浅表肌腱膜系统(superficial muscular aponeurotic system,SMAS)筋膜层,并继续向表浅部穿行,与面部表浅血管伴行,于终末处支配降口角肌及颏肌。该区域为整形手术中最易发生下颌神经损伤的区域[2]。由于其支配肌肉较为孤立,与面神经颊支的交叉支配较少,因此在完全离断后,功能较难恢复(图12.1)[3]。Hunttner通过尸体解剖研究证明,下颌骨下缘的下颌骨-皮肤韧带位于下颌骨下缘侧面联合区域,与下颌角及下颌骨下缘构成的水平线距离 67.8±3.3mm 处(图12.2)。下颌缘处神经于SMAS层下走行[4],比下颌-皮肤韧带高 9.7±11.2mm。舌神经及舌下神经均位于下颌腺深处。因此,囊内切除腺体可将出血及神经损伤的风险降至最低。

　　耳大神经(great auricular nerve,GAN)尽管不是运动神经,但却是在面、颈部提升术中最常见的损伤神经。耳大神经为单纯感觉神经,它支配耳垂、对耳屏、耳舟、耳轮脚及

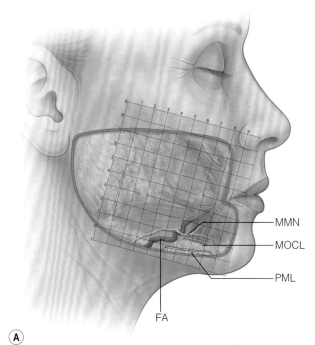

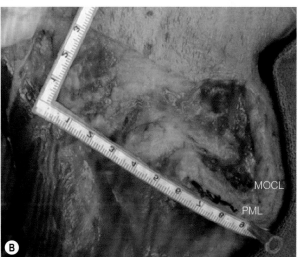

图12.2　下颌骨-皮肤韧带位于副交感神经区,与下颌角及下颌骨下缘构成的水平线距离 67.8±3.3mm 处。(A)水平尺标记下颌下缘(水平尺寸),垂直尺标记下颌角,垂直于水平(垂直尺寸)。图中标记了面动脉(FA)、下颌缘神经(MMN)、下颌骨-皮肤韧带(MOCL)和颈阔肌下颌韧带(PML)。(B)尸体解剖。下颌骨-皮肤韧带(MOCL)和颈阔肌下颌骨韧带(PML)标记为绿色

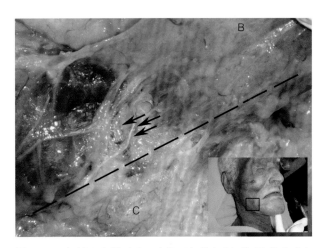

图12.1　新鲜尸体解剖显示边缘下颌神经(大箭头)浅至面血管(小箭头)深至SMAS筋膜。下颌边缘神经正是在此处从深部到达腮腺咬肌筋膜,进入SMAS筋膜下分裂层并浅至面部血管,是整形手术中最容易受伤的部位。虚线代表下颌下缘。"A"代表咬肌;"B"代表颈阔肌前部;"C"代表下颌下腺。读者看到的就是在全脸新鲜尸体下颌下缘看到的矩形区域解剖

下耳廓的感觉。传统上最常见的耳大神经定位方法是在Mckinney点,也就是外耳道下方 6.5cm 处[5]。此处耳大神经穿过胸锁乳突肌中腹,最为表浅,同时最易受损。[5]随着研究深入,其他学者逐渐发现耳大神经的位置有较高的变异度[6]。Ozturk在一项尸体解剖学研究中描述了耳大神经易发生损害的危险区域。于中叶做垂直于Frankfort水平线的垂线,再将垂线向中叶后方旋转 30°,即可得到耳大神经走行的危险区域。Ozturk发现,耳大神经 100% 位于此三角区域内。因此,在此危险区域行手术操作时,确保停留在浅层解剖平面,可大大降低耳大神经的损伤概率(图12.3)。

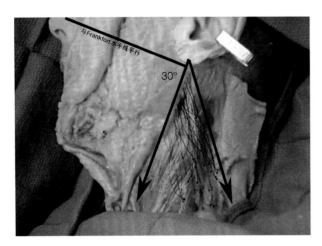

图 12.3　耳大神经损害的危险区域标记,于中叶做垂直于 Frankfort 水平线(图片中标出的水平线)的垂线,再将垂线向中叶后方旋转 30°。每个尸体解剖的透明轨迹都被覆盖以标记神经的位置,在这个 70 岁的女性尸头上已标出。所有神经都呈 30° 以内的角(黑线)

　　颈部有三个重要的解剖层次:皮肤与颈筋膜之间的解剖层,颈筋膜及其下脂肪组织组成的中间层,以及颈阔肌下脂肪组织、二腹肌前腹以及下颌下腺构成的深层[7]。

　　多位研究者深入观察了颈部脂肪组织,特别是颈阔肌下脂肪层的解剖结构[8,9]。Rohrich 等学者由中心、内侧至外侧细致描述了下颌骨外侧 1/3 处至甲状软骨处形成的 V 形脂肪组织[10]。而 Larson 等学者仅对中心及外侧的脂肪组织进行了比较。并且他们发现,颈阔肌浅层脂肪占颈部脂肪总量的 44%,颈阔肌深层脂肪占总量的 30.7%,下颌下腺脂肪含量占总量的 24.5%,深层脂肪含量 <1%。

　　颈阔肌较薄,两侧与面部 SMAS 筋膜层相连接[11,12]。颈阔肌起自下面部,垂直向下,延伸至锁骨处。颈阔肌向上延伸至下颌缘,与下颌骨紧密连接融合形成骨性联结。同时,在解剖剥离时可发现,颈阔肌与下颌膈膜紧密相连。这两个

结构同时向下发出颈阔肌纤维[13]。Reece 等最近的研究描述了下颌膈膜这一结构。他们认为,这一筋膜结构起到悬吊作用,防止下颌骨以下脂肪组织下垂,从而防止了双下巴的产生。而由于颈阔肌与面部 SMAS 筋膜层相连,与骨性结构连接较少,因此面部 SMAS 筋膜层的松弛下垂可传递至颈部,影响颈部外观[2,11,12,14]。颈阔肌的解剖结构有 3 种不同亚型:

　　Ⅰ 型(75%):两侧颈阔肌融合于下颌骨联合处后方 1~2cm。

　　Ⅱ 型(15%):两侧颈阔肌融合于从下颌骨联合处至甲状软骨处。

　　Ⅲ 型(10%):两侧颈阔肌无融合(图 12.4)[15]。

　　随着年龄增长,固定颈阔肌的韧带由颈阔肌内侧边缘向颈深部逐渐变薄。颈阔肌纤维进而脱离底层筋膜结构,缩短,并形成条带状外观。

　　除了皮肤状态、软组织的松弛以及脂肪组织的分布,骨骼结构的不同发育状态也会对颈部的衰老过程产生决定性影响。尤其是矢状面及垂直面的小颏或同时合并 Ⅱ 型骨架外观会对下面部及颈部软组织的支撑产生负面影响。同样,钝性下颌角或下颌平面也会对下面部老化产生不良影响。相反,通过手术矫正相应骨骼畸形可改善面部衰老进程(图 12.5)。

　　轮廓分明的下面部及脖颈是年轻面部外形的标志[16-19]。颈部年轻状态的几个必备因素包括 105°~120° 的下颌与颈部夹角,轮廓分明的下颌缘,隐约可见的甲状软骨以及清晰的胸锁乳突肌前缘(图 12.6)[20,21]。Knize 对颈部外观进行了 Ⅰ~Ⅳ 级评分。Ⅰ 级颈部具有良好的下颌与颈部夹角,随着评分的升高,颈部外形的畸形也随之增多。通过这一评分体系,他对颈前脂肪去除术及颈阔肌成形术的患者术后及远期改善进行了持续评估[22,23]。这是一个重要的观察指标。但是对于下颌脂肪下垂以及面部同时存在老化问题的患者,单纯的颈部年轻化手术并不能达到良好的美学改善效果[7]。

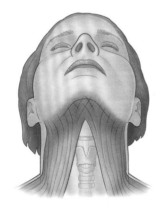

Ⅰ 型
发生率75%(最常见)。颈阔肌呈有限十字交叉状,于下颌骨联合处下方延伸1~2cm

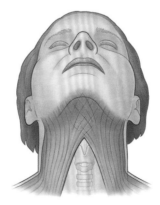

Ⅱ 型
发生率15%。颈阔肌自下颌骨联合处至甲状软骨处呈十字交叉状

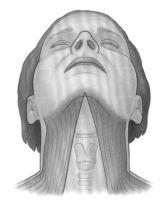

Ⅲ 型
发生率10%。颈阔肌呈十字交叉或融合状

图 12.4　颏下区域颈阔肌的不同解剖结构:Ⅰ 型:两侧颈阔肌融合于下颌骨联合处后方 1~2cm。Ⅱ 型:颈阔肌融合于从下颌骨联合处至甲状软骨处。Ⅲ 型:两侧颈阔肌无融合

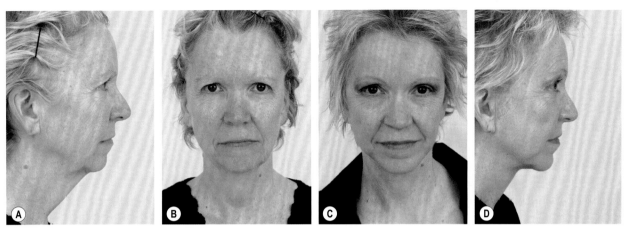

图 12.5 58 岁女性矢状面小颏畸形和面部老化术前照片:(A)侧面观;(B)正面观。同一患者 SMAS 延伸面部提升术 + 硅胶隆颏术后 15 个月的照片:(C)正面观;(D)侧面观

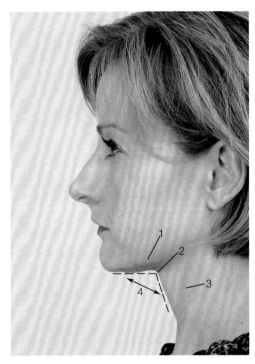

图 12.6 侧面观显示年轻的颈部包括:①约 105°的颏颈角;②清晰的下颌缘;③有轻微可见的甲状软骨;④可见的胸锁乳突肌前缘

衰老及疾病进程的影响

对于面部衰老的患者,最好同时进行颈部及面部的年轻化手术治疗。因此,颈部提升术几乎是所有整形手术的重要组成部分之一。同样,只有极少数患者单纯需要颈部年轻化手术。尽管本章主要讲解颈部年轻化治疗,但相应内容仍应被视为面部年轻化手术的一部分。基本上所有颈部年轻化手术均可通过颏下切口进行。

下面部的老化问题主要由皮肤、支撑组织及面部皮肤

韧带不同程度的松弛造成。不同原因导致的面部老化需采用不同的治疗方案。下部咬肌 - 皮肤韧带的松弛对双下巴的产生具有重要意义[24]。Mendelson 也在最近的研究中进一步阐明这种解剖结构对老化的影响[2]。相关内容已在第 6.1 章节详细叙述。Mendelson 阐述的"咬肌前间隙"覆盖包裹咬肌下半部,间隙顶部为颈阔肌,后部为颈阔肌后缘,下缘为下颌骨及下颌膈膜的下缘,前方为咬肌前缘以及下部咬肌 - 皮肤韧带。间隙上部为致密的上咬肌 - 皮肤韧带。随着年龄增长,这一潜在间隙逐渐由于松弛扩大膨胀并下垂突出。而这一空间的膨出最终导致双下巴形成。

在第 6.2~6.10 章中,作者回顾了面部提升术,并提出了它们针对深层软组织首选的治疗方案。设计 SMAS 筋膜层操作的治疗方案理论上基于一个前提,即面部老化的主要因素在于 SMAS 筋膜层组织及皮肤韧带的松弛。进而改善 SMAS 筋膜层张力可矫正面部老化及松弛,同时还重新为下面部和颏下脂肪提供空间及支撑。SMAS 筋膜折叠术[25]、SMAS 筋膜层改良固定[26]术或韧带松解、SMAS 筋膜推进和再附着(SMAS 延伸术)孰优孰劣,目前仍有争议[16-18,27-33]。此外,部分技术倾向于 SMAS 筋膜层垂直推进,而其他方案则倾向于倾斜方向推进[25,26]。

由于 SMAS 筋膜层与颈阔肌处于同一平面,相互连接,且与颌面部骨骼附着较少,因此下面部的松弛问题会传递至颈部。所以通过对 SMAS 筋膜的收紧会对颈阔肌的状态产生决定性影响。在面部 SMAS 筋膜提升术以及颈阔肌成形术的手术过程中,应先进行面部 SMAS 层的手术操作。理论上先进行颈阔肌成形术,将颈阔肌固定在合适的位置,并且可以防止因为 SMAS 筋膜的提升而将双下巴和颈部的脂肪堆到脸上[34]。

第 6.4 章回顾了最初由 Tonnard 提出的 MACS 提升法。在 MACS 提升术中,通过面颊部荷包缝合法产生的垂直力从而对颈阔肌产生收紧作用。Fogli 进一步改良此术式,以向后上方牵引颈阔肌取代向前(内侧)收紧颈阔肌。他认为,将皮肤与颈阔肌剥离开会加重颈部老化下垂,因此他沿 Lore 筋膜(颈阔肌耳筋膜或腮腺 - 皮肤韧带)的垂直方向,向斜后方收紧颈阔肌。他描述通过在面颊上部,将颏下脂肪向斜后

方固定至颧骨,并继续向斜后方缝合至腮腺前筋膜。他认为应当在松弛最为严重处,对面颈部松弛进行矫正,将具有较高活动性的 SMAS 筋膜层固定至无活动性区域,如颧骨及腮腺筋膜等[14]。

虽然面部衰老相关的软组织改变已经受到广泛关注,但衰老对骨骼的影响关注度较小。除上下颌骨处牙齿脱落造成的明显面部下垂外,面部年轻化治疗包含骨性结构矫正的仅局限于颊部、下颌及眶下缘骨骼发育异常的矫正。[35-38]然而,传统的骨骼畸形矫正术应当被应用于下面部及颈部老化的改善[35,39-42]。Rosen 已经证明,面部老化的患者不仅需要扩充面颈部软组织容量,同样也需扩充面部骨容量,而不是减少[43,44]。

水平推进颏成形术可收紧舌骨上肌肉,牵拉皮肤筋膜,从而改善下颌轮廓(图 12.7),而下颌骨消磨术则会造成皮肤组织过多,下颌下垂并加速下面部老化。

术前评估

分析面部老化患者的颌面部比例可作为对患者诊断及治疗很好的开始。此项工作可在问诊过程中直接进行,且可利用患者照片在问诊结束后继续进行。目前临床已有较为完善的患者正面及侧面观评估方法。图 12.8 中展示了理想的正面观面部比例;图 12.9 为理想的面部横向比例;图

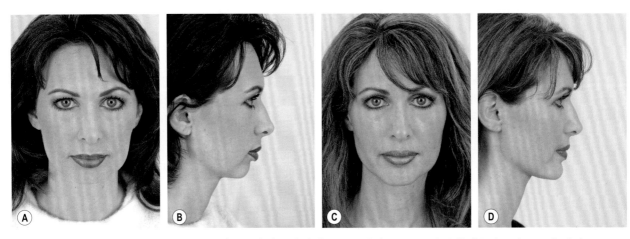

图 12.7　30 岁女性,矢状位和垂直位小颏畸形的术前照片:(A)正面观;(B)侧面观。水平推进颏成形术后 1 年:(C)正面观;(D)侧面观

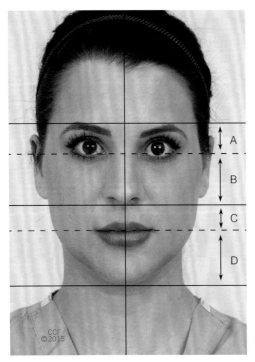

图 12.8　理想的正面比例。内眦连线到眉峰的距离"A"大致等于上唇的垂直距离"C";内眦连线到鼻基底的距离"B"大致等于口角连线到下颌缘的垂直距离"D"

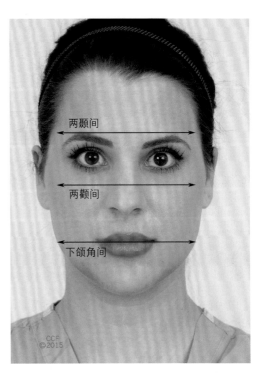

图 12.9　横向比例。两颞间距、两颧间距和下颌角间距相等。这位模特的两颧间距稍宽

12.10 为理想的侧面观比例。而纵向面的短缩(图 12.11)及矢状面组织缺乏(图 12.12)可加剧面部老化。额平面的除皱术及颈部提升术可拉长纵向面外观,延长下颌,从而改善老化。矢状面组织缺损可通过下颏水平前移成形术或假体隆颏术得到改善(见图 12.5 和图 12.7)。

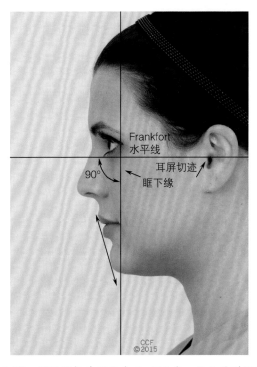

图 12.10　侧面理想外形尺寸:Reidel 线。从上唇到下唇绘制一条切线。理想的下巴位置应该落在这条线上

梨状孔及颧骨下区域筋膜的松弛可导致鼻唇沟加深,组织筋膜相对过多,从而加重中面部老化。通过自体脂肪移植术或颧弓下自体软组织置入术可收紧组织包膜,从而改善中面部衰老(图 12.12)。

本身很有吸引力的下颌角很可能被脂肪所覆盖遮挡。因此,取出下颌骨后方及下颌角下方的脂肪可改善下面部轮廓。同时行 SMAS 筋膜层收紧及颈部脂肪去除术可良好的改善面部老化问题,提升外观(图 12.13)。

在评估颈部老化情况时,应考虑皮肤松弛,脂肪堆积,颈阔肌松弛,二腹肌肥大,下颌下腺病变或先天异常,如舌骨低垂等。[7] 皮肤状态的评估最为简单,皮肤明显松弛或赘皮过多的患者则需要行耳前或耳后切口,进行适当的皮肤重置。轻度到中度的皮肤松弛采用小切口面部提升或通过颈下切口分离皮肤。很多作者表示在面颈部年轻化治疗时都不需要去除皮肤[20-23,35,36,45-54]。这是因为:①颈部皮肤在与颈阔肌剥离后,具有良好的收缩能力;②在颈部与下颌的角度锐化时,需要更多皮肤覆盖,即三角形的斜边长度小于其他两边之和(图 12.14)。

应评估颈阔肌的松紧程度,并找到颈阔肌最松弛的部位。面部皮肤及颈部提升术在不处理颈阔肌时,可在早期间接矫正颈阔肌形态。然而,若颈阔肌已发生松弛下垂而未行处理,则颈部老化下垂会很快复发。

在评估颈部脂肪状态时,应同时评估颈阔肌深层及浅层的脂肪组织。颈阔肌浅层的脂肪组织较为容易观察评估,但颈阔肌深层脂肪较难测量。精确评估颈阔肌深层脂肪通常需术中切开颈阔肌后才可进行。较为客观的评价方法为,手指夹住患者颈部全层脂肪,让患者做鬼脸,颈阔肌上层脂肪会仍被手指夹住,而颈阔肌深层脂肪则会减少。

一般情况下,若患者由于颈部脂肪层影响外观,由于术前评估较为局限,术中应当切开颈阔肌,观察颈阔肌深层脂肪情况。颈部脂肪去除术多趋于保守。大多采用腭部上方或下颌角后方切口进行去除。且去除脂肪不应过多,保持皮下组织具有一定厚度,防止皮肤表面凹凸不平,或颈部外观不自然。

非手术治疗方案

目前,一些非手术治疗方案已被应用于颈部年轻化治疗,包括肉毒毒素注射[55]、填充剂注射[56,57]、激光治疗[58]及强脉冲光治疗[59]。尽管这些治疗方案对面颈部老化有一定的作用,但均不及手术治疗效果明显。

最近,超声刀治疗被应用于美容医学,以满足患者日益增长的美容需求,实现了无创性治疗面颈部老化及下垂,显著地收紧了皮肤,效果明显。超声刀治疗仪通过换能器,将超声波能量直接导入皮肤、SMAS 层及真皮层,温度可达 65℃,从而导致局部组织凝固及胶原蛋白收缩[60,61]。不同换能器可控制超声波能量到达不同组织层次,最深可达 5mm,且不对表皮层造成任何热损伤。

FDA 于 2009 年批准上市的超声刀设备(Ultherapy, Ulthera Inc,Mesa,AZ)结合了超声刀治疗及高分辨率成像技术,使得超声波能量进一步深入皮下 8mm 处,并使术者在可视情况下观察到超声能量深入的深度平面。

目前临床最常见的超声刀术后不良反应为短期内不适感[62]。术前应令患者口服对乙酰氨基酚或非甾体抗炎药,操作局部涂抹利多卡因乳膏麻醉。其他不良反应包括短期内红斑及水肿,偶有瘀斑[62]。

Oni 等对 103 名成年人进行了前瞻性双盲随机对照临床试验研究,观察超声刀治疗方案的面部年轻化治疗效果。术后 90 天,研究发现有 60% 盲法评估者和三分之二的患者反映面部老化情况有明显改善。且体重指数≤30 的患者具有更好的预后[63]。在另一项回顾性研究中,Fabi 发现超过 80% 的患者中超声刀术后 90 天及 180 天后,面部及颈部老化得到缓解,外观明显改善。此外,超声刀对衰老的改善效果与年龄,Fitzpatrick 皮肤分型、酒精摄入及其他疾病情况无关[64]。

理想情况下,由于行超声刀术后依赖胶原蛋白合成再生修复,因此患者应当相对年轻,具有正常的创伤修复能力[65]。此外,超声刀治疗术不针对黑色素,因此所有皮肤类型的患者都可接受,相对安全。但颈部严重松弛、颈部淋巴结重大或颈前及颈下脂肪过多的患者不宜行超声刀治疗。

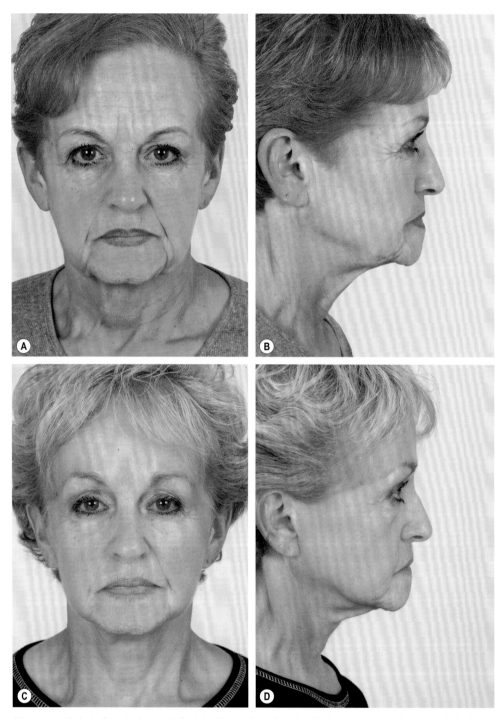

图 12.11 （A）术前正面图显示面部比例低于理想状态，眉毛高度明显低于上唇的垂直高度（见图12.8）。（B）患者在术前侧面观也显示额部下垂。（C）术后正面观显示，内镜眉部提升术和SMAS延伸面部提升术后6年，眉毛的位置保持得很好。（D）术后侧面观显示，术后6年额部软组织维持情况

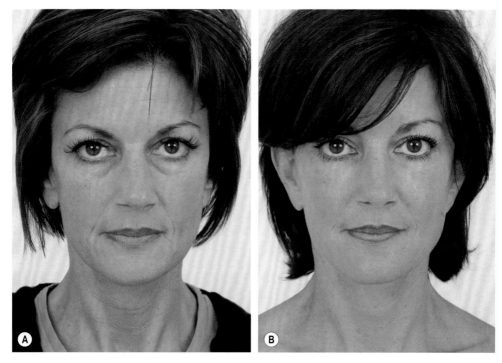

图 12.12 （A）38 岁女性面部老化术前照片显示颧骨下凹陷，鼻唇沟加深。（B）SMAS 延伸面部提升和颧骨下假体置入术后 1 年

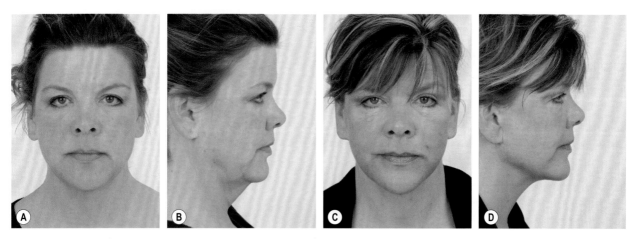

图 12.13 一位 45 岁女性，面部老化，颏颈角圆钝，下颌角轮廓消失：(A)正面观；(B)侧面观。SMAS 延伸面部提升、颏下吸脂、颈阔肌成形和下颌角去脂术后 1 年：(C)正面观；(D)侧面观

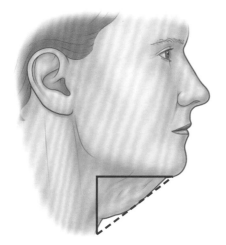

图 12.14 一旦较圆钝的颏颈角转为较令人满意的颈部轮廓时即角度锐化，需要更多，而不是更少的皮肤，也就是说，三角形的斜边长度小于其他两边之和

手术方案

面颈部老化最有效的治疗方式是通过面部提升术,对于轻度颈部松弛采用短瘢痕技术[7,26,66,67],对于颈部松弛严重的患者采用标准的耳前或者耳后切口[7,26,66,67]。这些方式在第6章中已经探讨过。如前所述,因为颈阔肌很少附着于下颌骨,当SMAS筋膜通过面部提升术收紧时,对于颈部颈阔肌有一个明显的提升作用,因此此下颌骨上SMAS筋膜收紧会引起下颌骨下的颈阔肌收紧。除了皮肤切除和水平颈成形术,所有的其他针对颈部老化的操作均可通过颏下入路来处理。直接的颈部操作包括如下方面:

1. 颈阔肌表面脂肪去除术
2. 颈阔肌深面和颈阔肌间脂肪去除术
3. 内侧颈阔肌成形术/颈阔肌收紧术
4. 颌下腺表面的颈阔肌折叠术
5. 颌下腺切除术
6. 颏部假体置入术

颈部老化的开放性手术通常包括一些形式的颈阔肌修整。从中线入路切开,去除颈阔肌间和颈阔肌深面的脂肪,通过垂直方向关闭颈阔肌使之收紧。此外,下颈部肌肉在水平方向部分分开。这样可让颈阔肌向上收缩移位,进一步锐化颈颏角。

颈阔肌成形术有多种术式,包括侧方折叠[68],不同程度和不同部位的横向颈阔肌部分离断[16],简单的中线缝合[69,70],颈阔肌收紧成形术[45]和中线颈阔肌折叠术[71]。Cruz等新提出了"颈阔肌窗口",一种使外侧颈阔肌收紧的方法,同时最大限度地降低损伤位于McKinney点的耳大神经的风险[72]。其技术手段是在下颌骨的下角和胸锁乳突肌的前边缘处形成一个宽为2cm的颈阔肌皮瓣。在保留神经的情况下,通过放置两条从颈阔肌窗至乳突筋膜的8字交叉缝合线来收紧颈阔肌[72]。

Guerrerosantos[73]首次描述了提升下颌线和颈颌角的悬吊缝合术,后因Giampapa而出名[74]。其原则就是在下颌骨下形成永久性人工"韧带",以矫正颈部老化畸形。该技术已经发展出多种形式。Ramirez的褥式缝合采用永久性缝线(2-0尼龙,Gore-Tex),从颏下区域到双侧和背部乳突[75]。Feldman最新提出了Ramirez技术的一种改良,称为"内八字缝合术"[76]。行颈阔肌收紧成形术后,应用可吸收缝线从颏下区延伸至乳突筋膜。使得下颌缘下的颈阔肌被多次缝合,解决了下颌缘下的颈阔肌松弛和下颌缘及下颌角的脱位(图12.15)[76]。但是,通过缝合悬吊来提升和掩盖颈阔肌下畸形的维持时间被很多作者质疑[54,77],这些作者更倾向于肌肉改良术而不是缝合悬吊术。

因此,颈部颏下入路开放性手术可以作为面部年轻化的一个步骤,或者在一些特殊的患者里作为一个单独的手术。在Giampapa的颏下入路中,采用吸脂来去除颈部脂肪和皮肤松弛。必要时切除内侧的颈阔肌条索,从一侧的二腹肌到对侧的乳突区放置两条交错的缝线[74,78,79]。此后,很多

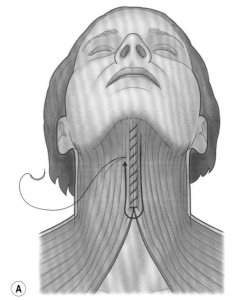

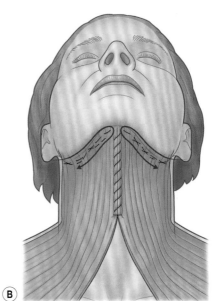

图12.15 颈阔肌收紧成形术(Feldman)。颈阔肌在中线处打开,颈阔肌下修整,包括去除脂肪、二腹肌修剪或有指征时的下颌下腺部分切除。紧缩术包括从颏部到甲状软骨的连续缝合,拉近并收紧颈阔肌内侧缘。随后在第一层缝线外侧再向上缝合到颏部,之后再次向下缝合一半,以进一步收紧颈阔肌,下垂的下颌下腺表面可做折叠缝合术(A)。在外侧,应用可吸收缝线从颏下区延伸至乳突筋膜行外八字缝合。使得下颌缘下的颈阔肌被多次缝合,解决了下颌缘下的颈阔肌松弛和下颌缘及前角的脱位(B)

作者描述了多种颏下入路进行颈阔肌成形术联合皮肤剥离术的方法[22,23,35,46-54,80-82]。虽然这类方法中的每一种技术都存在差异,但在理论上,这类术式获得的效果在很大程度上都归于颈部吸脂术[83,84]。许多年前,作者就了解到,颈部皮肤不同于其他区域,当与纤维隔膜和皮下韧带松解剥离后,存在独有的收缩能力。Knize[22,23]从1980年开始操作的前入路脂肪切除术和颈阔肌成形术,采用颏下入路,内侧颈阔

肌折叠和颏下剥离,效果显著并且持久。

最近,Feldman 发表了一篇关于颈部提升技术的更新文章[45-52,85]。他的方法延续了颏下切口、脂肪去除、颈阔肌收紧成形和不同程度的剥离。不同的是,他再次引入了侧颈皮肤切除来处理松弛的皮肤。他认为,通过耳后入路切除颈部松弛的皮肤,比依靠皮肤收缩,轮廓改善可以维持得更长久。因此,侧颈皮肤切除术现在应用于他的大部分颈部提升术。以下患者被排除在外:①毛发不足以遮盖耳后瘢痕的患者;②不想造成额外切口;③肤色好[76]。

Ramirez 也描述了他的前入路方法。最近,他在他的技术中增加了水平折叠术及颏下缝合术[86]。

提倡前入路颈部年轻化的作者也同意内侧是实现颈阔肌收紧最有效的位置。他们在内侧即显示皮肤最松弛的部位加以处理。这与 Tonnard 和 Fogli 的方法正好相反,后者依赖于后方垂直向量提升来实现颈部年轻化。在早期,Tonnard 和 Verpaele[66]不主张前入路手术,近期,他们及其同事在老年患者中更倾向于内侧的颈阔肌折叠术[14,67,87]。

颈部年轻化的外科治疗方案包括:

1. 吸脂术
2. 前(颏下)入路手术
3. 直接皮肤切除和 Z 字成形术

吸脂术

吸脂术通过联合皮下脂肪去除和松解皮肤-肌肉粘连两种作用来获得效果,在年轻和中老患者中,将皮肤从其深面的颈阔肌上松解,可获得所希望的皮肤紧缩效果。

理想的颈部吸脂患者是相对年轻、皮肤弹性好的患者,他们存在局部的颏下和颌下脂肪堆积。在这类患者中,此项技术简单明确,都可以获得很好的效果。矢状下颏畸形的患者通过联合颏成形术可进一步增强效果。矫正骨性缺陷联合颏下吸脂可以产生引人注目的效果(图 12.16)。

手术可以推广到治疗明显颈部肥胖或者轻中度皮肤赘余的患者。这类患者可采用颏下和耳后入路来减少皮肤轮廓异常。进行更广泛的皮下剥离可获得最大化的皮肤收缩(图 12.17)。即使不是理想的患者,也可表现出明显的改善效果。

颈部吸脂可采用负压吸脂术(suction-assisted lipectomy,SAL)或者超声辅助吸脂术(ultrasound-assisted liposuction,UAL)。

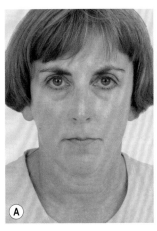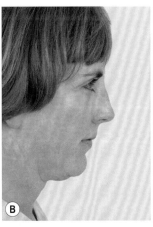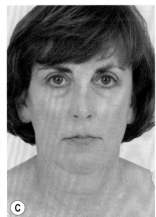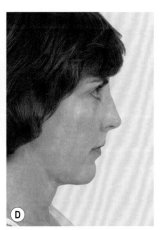

图 12.16　40 岁女性,颏颈角圆钝,颏下脂肪多。(A 和 B)术前;(C 和 D)单纯颏下入路吸脂术后 13 个月

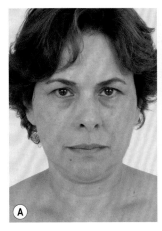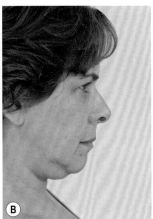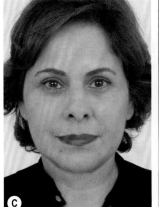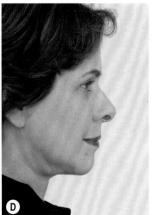

图 12.17　62 岁女性,颏下饱满,颈部皮肤中度松弛:(A)正面;(B)侧面观。同一患者,颏下脂肪切除术、颈阔肌深面去脂和颈阔肌成形术后 1 年,没有做耳前切口:(C)正面观;(D)侧面观

UAL 通过超声乳化颈阔肌表面的脂肪后将其吸除。超声能量引发炎性反应，被认为可以促进皮肤的收缩[7]。但是，采用 UAL 可能导致潜在的热损伤、感觉迟钝和下颌缘支神经麻痹的风险[88]。由于增加了潜在的并发症，操作复杂，需要笨重的仪器设备和额外的成本，UAL 没有广泛地用于颈下区域。

新的技术，包括 VASER(vibration amplification of sound energy at resonance，声能共振放大)和 SmartLipo(Cynosure, Westford, MA)技术。VASER 是脂肪预处理设备，释放脉冲式或者持续式超声能量，在吸脂前乳化脂肪。通过使用细管和降低超声能量，理论上较传统超声吸脂术更加安全、有效[89,90]。

SmartLipo 采用一个内部的 ND-YAG 激光(1 064nm)来破坏脂肪细胞。激光能量也同真皮发生作用，理论上可促进胶原收缩，增强颈部皮肤紧张度和平滑度[91]。然而，激光辅助吸脂后高浓度的游离脂肪酸可能引发肝、肾毒性[92]。

颈部吸脂技术

颈部吸脂手术在局部麻醉或全身麻醉下进行，术前坐立位标记颏下和 / 或颌下脂肪的位置和操作范围。将 50ml 的 0.5% 利多卡因(Xylocaine; AstraZeneca, Wilmington, DE)和 1:2 000 000 肾上腺素麻醉液通过颏下和耳后切口注射，为获得最大化的血管收缩效果，需等待 15 分钟后进行手术。

术中采用带有单孔或多孔的小口径(2.4mm)的吸脂针。开孔侧朝向软组织，从颏下切口开始扇形抽吸。另外的耳后切口可以用来交叉抽吸。吸出相对少量的脂肪，避免过度侵袭性的吸脂，以减少术后后遗症，如轮廓不规则、条带和颈部过度骨感。总体上，少量抽吸效果较好，在手术中仅看到较小的改变即可。不必留置引流，术后穿戴弹力套 5 天，之后 2 周仅在夜间穿戴[53]。

前(颏下)切口入路

前入路颈部年轻化(前入路脂肪切除和颈阔肌成形，没有耳前切口的颈部提升)较前面提出的颈部吸脂术的效果更好。除了皮肤收缩，通过①颈阔肌下和颈阔肌间脂肪去除、②二腹肌修剪或者折叠及③颈阔肌成形术和相应的肌肉收紧，颈部轮廓可进一步提升(图 12.18)[1,7]。

恰当的患者选择对于手术成功很重要。因为在下颌下缘以上没有变化，所以此项技术不作为面部提升的一种方法。许多患者以为前入路也可以矫正双下巴，但总体而言并没有这个效果。事实上，正面观几乎没有改变。明显的改变仅仅存在于侧面观。为了确保患者满意，必须强调向患者细心地解释此项技术的优点和局限。

医生最好根据皮肤松弛的程度进行患者选择[86]。因此，医生会主观地根据皮肤松弛的程度将患者分为 4 组: I 级(无松弛)、II 级(轻度松弛)、III 级(中度)和IV级(重度)[54]。

这 4 个患者等级可相对简单地被纳入医生的治疗规范: 一级患者(无皮肤松弛)可仅通过单个或者多个切口的吸脂来治疗，然而，如果颈阔肌疑似存在下脂肪，吸脂完成后，颏下切口打开，颈阔肌下和颈阔肌间脂肪去除。由于不打开颈阔肌，经常难以确定颈阔肌下脂肪是否存在，因此有任何疑问，即打开颈阔肌。II 级患者(轻度皮肤松弛)伴有钝性的颏颈角，是前入路很好的适应证。颈阔肌浅层、肌间和深层的脂肪通过颏下切口都可以轻松地去除，皮肤剥离的程度依赖于皮肤松弛的程度。如果标准的面部提升已经完成，一个有效的经验法则是剥离的量应当近似等于一个标准手术所做的量。有轻度皮肤松弛的患者，需要剥离到胸锁乳突肌前缘，然而重度皮肤松弛的患者(III 级)，需要更广泛的剥离，越过胸锁乳突肌，获得充分的皮肤悬吊(图 12.17 和图 12.18)。具有显著的皮肤赘余的患者(IV级)为了矫正面部老化，不适合于前入路，他们需要标准的面部提升术或者直接的颈部皮肤切除和 Z 成形术(图 12.19)[53,93-96]。

皮肤松弛是选择患者的最重要因素，其他次之。颈部脂肪广泛分布的患者治疗更为困难，较难获得平滑的轮廓，容易形成不规则外观。根据推测，由于男性具有较厚的皮脂腺皮肤和较差的皮肤收缩性，男性患者的效果相比女性较差[54]。

前入路脂肪切除术和颈阔肌成形术(视频 12.1)

如颈部吸脂术一样，患者术前坐位，标记颏下饱满度、

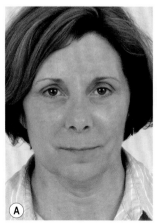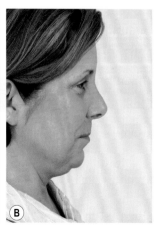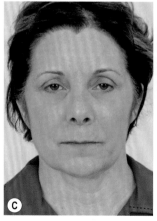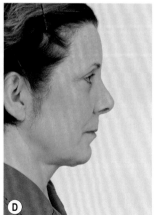

图 12.18　55 岁女性，颈部皮肤重度松弛，由于脂肪堆积造成颏颈角变钝:(A)正面观;(B)侧面观。同一患者，颏下吸脂、内侧颈阔肌成形和颈阔肌深面脂肪切除术后 1 年:(C)正面观;(D)侧面观

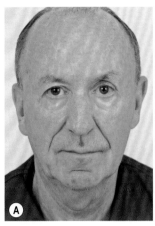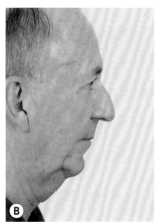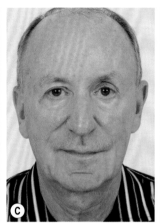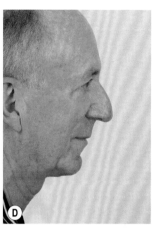

图 12.19　一位 67 岁男性，由于皮肤过量和颈阔肌松弛引起的鼻唇沟加深和颈部松弛:(A)正面观;(B)侧面观。同一患者，直接切除颈部皮肤、Z 成形术和直接切除鼻唇沟术后 1 年:(C)正面观;(D)侧面观

下颌下脂肪位置、剥离范围、颏下和颏后沟切口。应用 50ml 的 0.5% 利多卡因(1∶40 000 肾上腺素)肿胀麻醉。切开 3.5cm 的颏下切口，进行表浅皮下剥离。剥离范围根据皮肤松弛度和赘余程度决定。一旦表浅剥离和表浅去除脂肪完成，在中线处打开颈阔肌，去除颈阔肌间和颈阔肌深面脂肪。脂肪在二腹肌前腹水平去除。采用 Colorado 针(Stryker, Portage, MI)继续向下去除脂肪。随着向下剥离，颈阔肌间和下方的脂肪以倒 T 形分布，向两侧延伸。淋巴结和颈前静脉分支常规可见。去除淋巴结，电凝血管。当脂肪去除扩展至甲状软骨水平时，剥离即完成，可根据患者情况进行颈阔肌成形术。

在两侧各做一个耳后沟切口，通过此切口，完成后方剥离。如果存在中度皮肤松弛，剥离范围延伸并越过胸锁乳突肌。如果不是，耳后沟切口仅用于留置引流。所有患者颈部引流均采用 7mm 的 J-Vac 引流管(Ethicon Inc., Somerville, NJ)。

直接颈部皮肤切除和 Z 成形术

尽管很多人反对，但直接切除颈部皮肤和 Z 成形术对老年人而言是一个合理的选择。一般而言，这一术式适用于接近 80 岁或年龄更大的老年男性，他们常有严重的颏下皮肤赘余。偶尔应用于存在大量减肥后皮肤松弛的男性或女性，作为面部提升术的辅助措施。该技术对于不愿意承受更广泛面部提升术的老年男性更有吸引力，广泛的面部提升术后恢复期较长，手术风险与花费也会相应增加。但是实施前患者必须理解颈部瘢痕的位置和程度。对于这一点，展示照片尤其重要(图 12.20)。

此项技术的另一个优点是在伴有或不伴有镇静的局部麻醉下易于操作。因为皮肤切除在松弛最严重的位置进行，在这类人群中，皮肤切除更容易比标准的面部提升产生更好的颈部轮廓线(图 12.19)。尽管在文献中描述了大量的方法[94-98]，作者还是推荐 Gradinger 技术[99]。

理想人群是没有过度肥胖但有明显皮肤赘余的老年男性。脂肪广泛分布的颈部由于难以获得平滑的轮廓，可能影

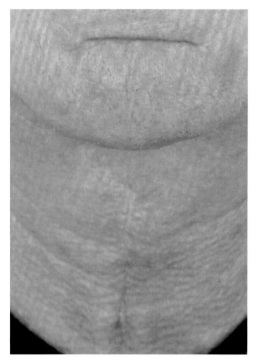

图 12.20　颈部皮肤直接切除、Z 成形术后 1 年，颈部瘢痕恢复良好

响术后效果。

术后 3 个月时偶尔会发生轻度瘢痕增生，采用稀释的曲安奈德注射即可解决。

术后护理

手术时即开始将术后问题减低到最小程度，精确地控制出血量。止血完毕后，麻醉医师应该将血压提升至术前水平，相对的低血压会掩盖出血。手术将要结束时提升血压，反而可减少术后血肿的发生。麻醉恢复应该平缓，避免咳嗽

和干呕。如果没有进行吸脂,患者可以术后第 2 天复诊,去除包扎的敷料和引流管。在所有进行明显的颈部剥离操作时,均留置引流。如果引流明显,24 小时超过 30ml,继续留置引流管,直到引流量降低。在肥胖的颈部或者采用电烙术来提升皮瓣时,引流量可能较多。因此应用剪刀剥离更有利于皮瓣的提升。

对于行颈阔肌成形术和脂肪切除术的患者,连续佩戴弹力套 5 天,然后夜间佩戴 2 周。指导患者睡觉时头部抬高,颈部轻柔的伸展。睡觉时应该去枕,因为颈部弯曲可能会阻塞静脉而增加水肿,对乳突区伤口增加过多的张力,影响皮肤与下方组织结构的贴合。

在术后恢复早期,不应进行搬重物和弯腰等动作。非甾体类抗炎药物和抗凝剂最好在颈部年轻化手术后 1 周内避免使用。医患间良好的沟通可增进相互配合,有助于获得更佳的手术效果。

处理颌下腺

医生应在术前判断是否存在颌下腺下垂,因为这将削弱手术效果。颈阔肌成形术、直接的腺体表面折叠术和颌下腺悬吊术可以改善,但不能完全消除颌下腺的可见问题。通过 SMAS 折叠或者颈阔肌悬吊来间接重建筋膜支持也不能保持长期效果。许多作者描述了从颏下或者二腹肌悬吊或缝合至乳突的成功手术案例[74,80,81],但其他作者对其效果的持久性表示怀疑[77]。

由于发生严重并发症的可能性,有些医生没有去除颌下腺,但另一些医师认为还是应该去除颌下腺[7,26,86,100,101]。

颌下腺悬吊技术

Sullivan 等对该技术进行了准确的描述[102]。术前标记颌下腺位置,通过颏下切口进入颈部,打开颈阔肌。在颈阔肌深面、二腹肌外侧剥离,找到颌下腺包膜。沿包膜前表面,平行于下颌体作 1.5cm 的切口,进入颌下腺。轻柔割离,松解附着,使得颌下腺完全活动。

接着用止血钳在腺体周围,沿着下颌体舌侧面形成骨膜下隧道。在止血钳顶端穿刺,形成口腔内入口,2-0 缝线末端通过颈部切口引出。

在腺体侧方形成第二个路径,形成骨膜隧道,使得缝线在第一条缝线前方 3cm 并与之平行。持缝线另一末端,并引至颈部,形成悬吊弧。接着用手指轻柔按压提升颌下腺,打结固定。最后,切开的包膜用永久缝线叠瓦状缝合,口内切口用可吸收线缝合[102]。

并发症

颈部年轻化术后并发症类似于标准的面部提升术。

早期并发症

- 血肿

- 血清肿
- 腮腺瘘
- 面神经下颌缘支损伤
- 面神经额支损伤

晚期并发症

- 轮廓不规则
- 不对称脂肪去除
- 复位不充分
- 过度矫正

面部提升或者本章中多种颈部提升术后的血肿发生率变化范围较大,根据文献所提及的研究从低至 1% 到明显较高的发生率[103]。可通过仔细回顾病史,确认术前 1~2 周内未使用抗凝剂和抗血小板药物,并通过术中仔细地处理细节来降低血肿发生率。

其他公认的减少血肿发生率的方式包括避免术后高血压、恶心和呕吐。如前所述,皮瓣闭合时血压监测在作者的经验中是很有意义的。其他辅助措施,如富含血小板血浆[104]、纤维蛋白胶被一些医师认为是有效的,而其他医师发现这些辅助技术无效[105-107]。

出现血肿不是严重问题,但是没有意识到血肿发生确实是个严重的问题。显然,无论是对于小血肿还是大的血肿,早期清除可降低后期并发症的发生率。增大的血肿是外科急症,因为有压迫气道危险和皮瓣坏死的可能。小血肿也可能影响术后效果,它经常因为术后肿胀而被掩盖,导致轮廓长期不规则,引起患者担忧。明显的大血肿需要在手术室清除,小血肿通常可以通过引流口挤出或者通过吸脂管清除。如果小血肿在术后早期没有发现,也可在手术后 7~14 天,血块溶解后经皮引流排出。

血清肿在颈部区域最常见,术后也很麻烦,未发现的血清肿可能导致颈部轮廓的不规则,难以或者无法矫正。尽管不需要常规留置引流,但大多数外科医师颈术后均留置引流。作者推荐应用负压引流来消灭无效腔,减轻血清肿液体积聚。当引流量少时,拔除引流管。可能需要引流 24 小时或更长时间。如果血清肿发生在颈部引流去除后,建议重置引流,直至血清肿消退。

腮腺瘘很罕见,但是在面/颈部提升的并发症中也有所耳闻。这可能会在 SMAS 深面手术或者颌下腺切除后发生。当在引流管中或者吸引时出现清亮的液体,应该怀疑这种可能性。通过测量引流液中淀粉酶的水平来诊断是否为腮腺瘘。在腮腺瘘病例中,淀粉酶水平将非常高。负压引流消灭无效腔比反复抽吸更有效,引流通畅则瘘将自行闭合。

面神经损伤也很少见,如果采用面部提升入路,损伤通常发生在面神经下颌缘支或额支。多数损伤是在相对远端,可以恢复。但是由于解剖变异,下颌缘支较额支更可能出现永久性损伤。因为神经损伤绝大多数可能发生在远端,需行再次探查术的指征一般不明确。采用 A 型肉毒毒素减弱对侧肌肉是一个合理的暂时处理方式,以等待神经损伤的恢复。

面颈部年轻化后期并发症一般而言属于美容性,包括不规则切除脂肪导致的轮廓异常、可见的颌下腺下垂、精灵耳和瘢痕形成异常。过度切除脂肪导致的颈部条带、未发现的血肿或者因颈阔肌折叠引发的不规则都难以处理。保守性的脂肪去除是最好的预防方法。

参考文献

1. Guyuron B. Problem neck, hyoid bone, and submental myotomy. *Plast Reconstr Surg.* 1992;90:830–840.

2. Mendelson BC, Freeman ME, Wu W, et al. Surgical anatomy of the lower face: the premasseter space, the jowl, and the labiomandibular fold. *Aesthetic Plast Surg.* 2008;32:185–195. *The areolar cleavage plane overlying the lower masseter has specific boundaries and is a true space named the "premasseter space". This space is rhomboidal in shape, lined by membrane, and reinforced by retaining ligaments. The masseter fascia lines the floor, and branches of the facial nerve pass under its deep surface. The roof, lined by a thin transparent and adherent membrane on the underside of the platysma, has a less dense collagen network and contains more elastin. With aging, there is a significant reduction in the collagen density of the roof. Expansion of the space with aging, secondary to weakness of the anterior and inferior boundaries, results in formation of the jowl. Medial to the premasseter space is the buccal fat in the masticator space, which descends with aging and contributes to the labiomandibular fold and jowl. The premasseter space should be considered as the preferred dissection plane for lower (cervicofacial) facelifts because the space is a naturally occurring cleavage plane and dissection is bloodless and safe as all the facial nerve branches are outside of it.*

3. Baker DC, Conley J. Avoiding facial nerve injuries in rhytidectomy. Anatomical variations and pitfalls. *Plast Reconstr Surg.* 1979;64:781–795.

4. Huettner F, Rueda S, Ozturk CN, et al. The relationship of the marginal mandibular nerve to the mandibular osseocutaneous ligament and lesser ligaments of the lower face. *Aesthet Surg J.* 2015;35:111–120.

5. McKinney P, Gottlieb J. The relationship of the great auricular nerve to the superficial musculoaponeurotic system. *Ann Plast Surg.* 1985;14:310–314.

6. Ozturk CN, Ozturk C, Huettner F, et al. A failsafe method to avoid injury to the great auricular nerve. *Aesthet Surg J.* 2014;34:16–21.

7. Nahai F, ed. Neck lift. In: *The Art of Aesthetic Surgery: Principles and Techniques.* Vol. 2. St. Louis, MO: Quality Medical Publishing; 2005:1239–1284.

8. Raveendran SS, Anthony DJ, Ion L. An anatomic basis for volumetric evaluation of the neck. *Aesthet Surg J.* 2012;32:685–691.

9. Larson JD, Tierney WS, Ozturk CN, et al. Defining the fat compartments in the neck: a cadaver study. *Aesthet Surg J.* 2014;34:499–506.

10. Rohrich RJ, Pessa JE. The subplatysmal supramylohyoid fat. *Plast Reconstr Surg.* 2010;126:589–595.

11. Aston SJ. Platysma muscle in rhytidoplasty. *Ann Plast Surg.* 1979;3:529–539.

12. De Castro CC. Anatomy of the neck and procedure selection. *Clin Plast Surg.* 2008;35:625–642.

13. Reece EM, Pessa JE, Rohrich RJ. The mandibular septum: anatomical observations of the jowls in aging-implications for facial rejuvenation. *Plast Reconstr Surg.* 2008;121:1414–1420.

14. Fogli AL. Skin and platysma muscle anchoring. *Aesthetic Plast Surg.* 2008;32:531–541.

15. de Castro CC. The anatomy of the platysma muscle. *Plast Reconstr Surg.* 1980;66:680–683.

16. Connell BF. Contouring the neck in rhytidectomy by lipectomy and a muscle sling. *Plast Reconstr Surg.* 1978;61:376–383.

17. Connell BF. Neck contour deformities. The art, engineering, anatomic diagnosis, architectural planning, and aesthetics of surgical correction. *Clin Plast Surg.* 1987;14:683–692.

18. Connell BF, Gaon A. Surgical correction of aesthetic contour problems of the neck. *Clin Plast Surg.* 1983;10:491–505.

19. Connell BF, Shamoun JM. The significance of digastric muscle contouring for rejuvenation of the submental area of the face. *Plast Reconstr Surg.* 1997;99:1586–1590.

20. Ellenbogen R, Karlin JV. Visual criteria for success in restoring the youthful neck. *Plast Reconstr Surg.* 1980;66:826–837. *Five visual criteria for achieving and assessing success in aesthetic neck surgery are suggested: (1) A distinct inferior mandibular border from mentum to angle with no jowl overhang. (2) Subhyoid depression. (3) Visible thyroid cartilage bulge. (4) Visible anterior border of the sternocleidomastoid muscle. (5) Cervicomental angle between 105° and 120°.*

21. Ellenbogen R, Karlin JV. Regrowth of platysma following platysma cervical lift: etiology and methodology of prevention. *Plast Reconstr Surg.* 1981;67:616–623.

22. Knize DM. Limited incision submental lipectomy and platysmaplasty. *Plast Reconstr Surg.* 1998;101:473–481.

23. Knize DM. Limited incision submental lipectomy and platysmaplasty. *Plast Reconstr Surg.* 2004;113:1275–1278.

24. Furnas DW. The retaining ligaments of the cheek. *Plast Reconstr Surg.* 1989;83:11–16.

25. Robbins LB, Brothers DB, Marshall DM. Anterior SMAS plication for the treatment of prominent nasomandibular folds and restoration of normal cheek contour. *Plast Reconstr Surg.* 1995;96:1279–1288.

26. Baker DC. Lateral SMASectomy. *Plast Reconstr Surg.* 1997;100:509–513. *With the advent of liposuction in the 1980s, the author found that he could obtain excellent neck contouring in many patients utilizing liposuction combined with strong, lateral platysmal suturing. In a lateral SMASectomy, a portion of the SMAS in the region directly overlying the anterior edge of the parotid gland is removed. Because of this design, the SMASectomy is performed at the interface of the superficial fascia fixed by the retaining ligaments and the more mobile anterior superficial facial fascia. On closure, this brings the mobile SMAS up to the junction of the fixed SMAS, producing a durable elevation of both superficial fascia and facial fat. The direction in which the SMASectomy is performed is oriented so that the vectors of elevation following SMAS closure lie perpendicular to the nasolabial fold, thereby producing improvement not only of the nasolabial fold but also of the jowl and jawline.*

27. Stuzin JM, Feldman JJ, Baker DC, et al. Cervical contouring in face lift. *Aesthet Surg J.* 2002;22:541–548.

28. Owsley JQ Jr. Platysma-fascial rhytidectomy: a preliminary report. *Plast Reconstr Surg.* 1977;60:843–850.

29. Owsley JQ Jr. SMAS-platysma face lift. *Plast Reconstr Surg.* 1983;71:573–576.

30. Owsley JQ. Mechanical properties and microstructure of the superficial musculoaponeurotic system. *Plast Reconstr Surg.* 1996;98:59–73.

31. Hamra ST. Composite rhytidectomy. *Plast Reconstr Surg.* 1992;90:1–13.

32. Hamra ST. *Composite rhytidectomy.* St. Louis, MO: Quality Medical Publishing; 1993.

33. Little JW. Three-dimensional rejuvenation of the midface: volumetric resculpture by malar imbrication. *Plast Reconstr Surg.* 2000;105:267–269.

34. Stuzin J, pers. comm. 2004.

35. Zins J, Morrison C. Aesthetic surgery of the aging face and neck. In: Siemionow M, Eisenmann-Klein M, eds. *Plastic and Reconstructive Surgery.* London: Springer; 2009:379–392.

36. Flowers RS. Tear trough implants for correction of tear trough deformity. *Clin Plast Surg.* 1993;20:403–415.

37. Yaremchuk MJ. Infraorbital rim augmentation. *Plast Reconstr Surg.* 2001;107:1585–1595.

38. Yaremchuk MJ, Israeli D. Paranasal implants for correction of midface concavity. *Plast Reconstr Surg.* 1998;102:1676–1685.

39. Bartlett SP, Grossman R, Whitaker LA. Age-related changes of the craniofacial skeleton: an anthropometric and histologic analysis. *Plast Reconstr Surg.* 1992;90:592–600.

40. Pessa JE, Zadoo VP, Mutimer KL, et al. Relative maxillary retrusion as a natural consequence of aging: combining skeletal and soft-tissue changes into an integrated model of midfacial aging. *Plast Reconstr Surg.* 1998;102:205–212.

41. Whitaker LA. Biological boundaries: a concept in facial skeletal restructuring. *Clin Plast Surg.* 1989;16:1–10.

42. Whitaker LA, Bartlett SP. Skeletal alterations as a basis for facial rejuvenation. *Clin Plast Surg.* 1991;18:197–203.

43. Rosen HM. Surgical correction of the vertically deficient chin. *Plast Reconstr Surg.* 1988;82:247–256.

44. Rosen HM. Aesthetic guidelines in genioplasty: the role of facial disproportion. *Plast Reconstr Surg.* 1995;95:463–472.

45. Feldman JJ. Corset platysmaplasty. *Plast Reconstr Surg.* 1990;85:333–343. *The corset platysmaplasty was developed to avoid producing necks that display persistent or recurrent paramedian muscle bands, visible submandibular gland bulges, and various contour irregularities. The two medial edges of the platysma are joined together with a continuous suture that runs down almost the full height of the neck to create a smooth, flat, multilayered seam, leaving no free muscle*

edges. Progressive side-to-side tightening along the midline defines the "waistline" of the neck. Additional submandibular suturing may then be done to create strong, flat, vertical muscle pleats that correct submandibular gland bulging and refine the jawline and anterolateral neck contours.

46. Feldman JJ. Corset platysmaplasty. *Clin Plast Surg.* 1992;19: 369–382.

47. Feldman JJ. *My Approach to Neck Lift.* Denver, CO: Colorado Society of Plastic Surgeons; 1995.

48. Feldman JJ *Lesser lifts and ancillary procedures.* Annual Meeting of the American Society of Aesthetic Surgery; Orlando, FL, 1996.

49. Feldman JJ *The isolated neck lift.* Massachusetts General Hospital Aesthetic Symposium; Vail, CO, 1996.

50. Feldman JJ *Face or neck lift without a postauricular incision.* 33rd Annual Meeting of the American Society of Aesthetic Surgery; Orlando FL, 2000.

51. Feldman JJ *Approach to face-neck-brow-periorbital lift. Instructional course.* Annual Meeting of the American Society of Plastic Surgeons; San Antonio, TX, 2002.

52. Feldman JJ *Small incision necklift.* Instructional course. Annual Meeting of the American Society of Aesthetic Surgery; Vancouver, Canada, 2004.

53. Zins JE, Fardo D. The "anterior-only" approach to neck rejuvenation: an alternative to face lift surgery. *Plast Reconstr Surg.* 2005;115:1761–1768.

54. Zins JE, Menon N. Anterior approach to neck rejuvenation. *Aesthet Surg J.* 2010;30:477–484. *The anterior (submental) approach to neck rejuvenation is one of the minimally invasive procedures with clear documentation of long-term efficacy. The procedure improves upon previous neck liposuction because in addition to skin contraction, the results are enhanced by the removal of subplatysmal and interplatysmal fat, the options of digastric muscle alterations and platysmal muscle tightening. The technique is described in detail, potential complications noted, and technical limitations of the procedure described.*

55. Brandt FS, Boker A. Botulinum toxin for rejuvenation of the neck. *Clin Dermatol.* 2003;21:513–520.

56. Agarwal A, Dejoseph L, Silver W. Anatomy of the jawline, neck, and perioral area with clinical correlations. *Facial Plast Surg.* 2005;21:3–10.

57. Sclafani AP. Soft tissue fillers for management of the aging perioral complex. *Facial Plast Surg.* 2005;21:74–78.

58. Goldman MP, Marchell NL. Laser resurfacing of the neck with the combined CO_2/Er:YAG laser. *Dermatol Surg.* 1999;25:923–925.

59. Weiss RA, Weiss MA, Beasley KL. Rejuvenation of photoaged skin: 5 years results with intense pulsed light of the face, neck, and chest. *Dermatol Surg.* 2002;28:1115–1119.

60. Hayashi K, Thabit G 3rd, Massa KL, et al. The effect of thermal heating on the length and histological properties of the glenohumeral joint capsule. *Am J Sports Med.* 1997;25:107–112.

61. Ferraro GA, De Francesco F, Nicoletti G, et al. Histologic effects of external ultrasound-assisted lipectomy on adipose tissue. *Aesthetic Plast Surg.* 2008;32:111–115.

62. Fabi SG. Noninvasive skin tightening: focus on new ultrasound techniques. *Clin Cosmet Investig Dermatol.* 2015;8:47–52.

63. Oni G, Hoxworth R, Teotia S, et al. Evaluation of a microfocused ultrasound system for improving skin laxity and tightening in the lower face. *Aesthet Surg J.* 2014;34:1099–1110.

64. Fabi SG, Goldman MP. Retrospective evaluation of micro-focused ultrasound for lifting and tightening the face and neck. *Dermatol Surg.* 2014;40:569–575.

65. MacGregor JL, Tanzi EL. Microfocused ultrasound for skin tightening. *Semin Cutan Med Surg.* 2013;32:18–25.

66. Tonnard P, Verpaele A. The MACS-lift short scar rhytidectomy. *Aesthet Surg J.* 2007;27:188–198.

67. Tonnard P, Verpaele A, Morrison C. MACS facelift. In: Aston SJ, Steinbrech DS, Walden JL, eds. *Aesthetic Plastic Surgery.* New York, NY: Saunders Elsevier; 2009:137–148.

68. Guerrerosantos J. Surgical correction of the fatty fallen neck. *Ann Plast Surg.* 1979;2:389–396.

69. Castro CC. *Transactions of the VIII International Congress of Plastic and Reconstructive Surgery*, Montreal, Canada, 1983.

70. Souther SG, Vistnes LM. Medial approximation of the platysma muscle in the treatment of neck deformities. *Plast Reconstr Surg.* 1981;67:607–613.

71. Fuente del Campo A. Midline platysma muscular overlap for neck restoration. *Plast Reconstr Surg.* 1998;102:1710–1715.

72. Cruz RS, O'Reilly EB, Rohrich RJ. The platysma window: an anatomically safe, efficient, and easily reproducible approach to

neck contour in the face lift. *Plast Reconstr Surg.* 2012;129:1169–1172.

73. Guerrerosantos J, Sandoval M, Salazar J. Long-term study of complications of neck lift. *Clin Plast Surg.* 1983;10:563–572.

74. Giampapa VC, Di Bernardo BE. Neck recontouring with suture suspension and liposuction: an alternative for the early rhytidectomy candidate. *Aesthetic Plast Surg.* 1995;19:217–223.

75. Ramirez OM. Advanced considerations determining procedure selection in cervicoplasty. Part two: surgery. *Clin Plast Surg.* 2008;35:691–709, viii.

76. Feldman JJ. Neck lift my way: an update. *Plast Reconstr Surg.* 2014;134:1173–1183.

77. Nahai F. Reconsidering neck suspension sutures. *Aesthet Surg J.* 2004;24:365–367.

78. Giampapa V, Bitzos I, Ramirez O, et al. Suture suspension platysmaplasty for neck rejuvenation revisited: technical fine points for improving outcomes. *Aesthetic Plast Surg.* 2005;29:341–352.

79. Giampapa V, Bitzos I, Ramirez O, et al. Long-term results of suture suspension platysmaplasty for neck rejuvenation: a 13-year follow-up evaluation. *Aesthetic Plast Surg.* 2005;29:332–340.

80. Ramirez OM. Advanced considerations determining procedure selection in cervicoplasty. Part two: surgery. *Clin Plast Surg.* 2008;35:691–709.

81. Ramirez OM. Advanced considerations determining procedure selection in cervicoplasty. Part one: anatomy and aesthetics. *Clin Plast Surg.* 2008;35:679–690.

82. Ramirez OM, Robertson KM. Comprehensive approach to rejuvenation of the neck. *Facial Plast Surg.* 2001;17:129–140.

83. Courtiss EH. Suction lipectomy of the neck. *Plast Reconstr Surg.* 1985;76:882–889.

84. Goddio AS. Skin retraction following suction lipectomy by treatment site: a study of 500 procedures in 458 selected subjects. *Plast Reconstr Surg.* 1991;87:66–75.

85. Feldman J. *Neck Lift.* St. Louis, MO: Quality Medical Publishing; 2006.

86. Ramirez OM. Cervicoplasty: nonexcisional anterior approach. *Plast Reconstr Surg.* 1997;99:1576–1585.

87. Tonnard P. *Short-scar face lift: operative strategies and techniques,* Vol. II. St. Louis, MO: Quality Medical Publishing; 2007.

88. Grotting JC, Beckenstein MS. Cervicofacial rejuvenation using ultrasound-assisted lipectomy. *Plast Reconstr Surg.* 2001;107:847–855.

89. de Souza Pinto EB, Abdala PC, Maciel CM, et al. Liposuction and VASER. *Clin Plast Surg.* 2006;33:107–115.

90. Jewell ML, Fodor PB, de Souza Pinto EB, et al. Clinical application of VASER-assisted lipoplasty: a pilot clinical study. *Aesthet Surg J.* 2002;22:131–146.

91. Collawn SS. Skin tightening with fractional lasers, radiofrequency, Smartlipo. *Ann Plast Surg.* 2010;64:526–529.

92. Prado A, Andrades P, Danilla S, et al. A prospective, randomized, double-blind, controlled clinical trial comparing laser-assisted lipoplasty with suction-assisted lipoplasty. *Plast Reconstr Surg.* 2006;118:1032–1045.

93. Biggs TM. Excision of neck redundancy with single Z-plasty closure. *Plast Reconstr Surg.* 1996;98:1113–1114.

94. Biggs TM, Koplin L. Direct alternatives for neck skin redundancy in males. *Clin Plast Surg.* 1983;10:423–428.

95. Biggs TM, Koplin L. Concepts of neck lift. *Clin Plast Surg.* 1983;10:367–378.

96. Cronin TD, Biggs TM. The T-Z-plasty for the male "turkey gobbler" neck. *Plast Reconstr Surg.* 1971;47:534–538.

97. Hamilton JM. Submental lipectomy with skin excision. *Plast Reconstr Surg.* 1993;92:443–448.

98. Adamson JE, Horton CE, Crawford HH. The surgical correction of the "turkey gobbler" deformity. *Plast Reconstr Surg.* 1964;34:598–605.

99. Gradinger GP. Anterior cervicoplasty in the male patient. *Plast Reconstr Surg.* 2000;106:1146–1155.

100. de Pina DP, Quinta WC. Aesthetic resection of the submandibular salivary gland. *Plast Reconstr Surg.* 1991;88:779–788.

101. Singer DP, Sullivan PK. Submandibular gland I: an anatomic evaluation and surgical approach to submandibular gland resection for facial rejuvenation. *Plast Reconstr Surg.* 2003;112:1150–1156.

102. Sullivan PK, Freeman MB, Schmidt S. Contouring the aging neck with submandibular gland suspension. *Aesthet Surg J.* 2006;26:465–471.

103. Jones BM, Grover R. Avoiding hematoma in cervicofacial rhytidectomy: a personal 8-year quest. Reviewing 910 patients. *Plast Reconstr Surg*. 2004;113:381–390.

104. Man D, Plosker H, Winland-Brown JE. The use of autologous platelet-rich plasma (platelet gel) and autologous platelet-poor plasma (fibrin glue) in cosmetic surgery. *Plast Reconstr Surg*. 2001;107:229–239.

105. Marchac D, Brady JA, Chiou P. Face lifts with hidden scars: the vertical U incision. *Plast Reconstr Surg*. 2002;109:2539–2554.

106. Marchac D, Greensmith AL. Early postoperative efficacy of fibrin glue in face lifts: a prospective randomized trial. *Plast Reconstr Surg*. 2005;115:911–918.

107. Marchac D, Sandor G. Face lifts and sprayed fibrin glue: an outcome analysis of 200 patients. *Br J Plast Surg*. 1994;47:306–309.

第 13 章

脂肪组织移植

Sydney R. Coleman, Alesia P Saboeiro

概要

- 再现年轻容貌的理念在不断变化,人们将越来越关注容量缺失和容量恢复问题,以及改善老化和光损伤后的皮肤质量问题。

- 脂肪移植是一种长效的微创方法,能有效恢复组织容量,实现面部、手部或躯体年轻化。

- 脂肪的获取、处理和移植是取得长期效果的关键。

- 学习脂肪移植难度最小的是手背,难度最大的部位是眼睑。

- 脂肪移植可用于修复或替代由于老化、创伤或疾病导致的组织缺损,也可以改变面部、手部和躯体的外形轮廓,使其实现年轻化。

- 脂肪来源干细胞在再生医学和组织工程领域的应用前景非常广阔。

- 脂肪移植能解决许多美容和重建手术的问题,但是筛选合适的患者非常重要。

- 在获取、处理和移植脂肪时必须仔细,以保存它的天然组织结构。

- 如果脂肪组织经过仔细的离心和处理,移植后组织量的改变是可以预测的。

- 1 286g 的离心力是理想的离心参数;通过离心的方式浓缩脂肪组织可以增强脂肪移植效果,避免移植脂肪远期萎缩。

- 离心后油状物的存在提示脂肪细胞受到了破坏,而且需要将油与脂肪成分分开。

- 生长因子和干细胞在处理过程中被分离并沉积在高密度脂肪组织中。

- 移植脂肪时,必须用注脂针行多通道小颗粒移植,移植后不能再次挤压塑形。

- 虽然脂肪移植被认为是微创手术,但持续明显的术后淤青和组织水肿是完全有可能的。

- 对于脂肪来源干细胞的持续深入研究仍非常重要。

历史回顾

第一例脂肪移植手术由德国外科医生 Gustav Neuber 报道于 1893 年。他用来源于患者上肢的脂肪组织治疗了一例骨髓炎导致的面部萎缩性瘢痕[1]。2 年后,Vincenz Czerny 将一个来自臀部的拳头大小的脂肪瘤移植到患者的乳房[2]。即便如此,脂肪移植仍然是一项难度高,耗时长的手术,而且疗效难以预料。因此,人们在不断探索新的手术方法。

1830 年,Baron Karlvon Reichenbach 使用石蜡填充来矫正组织畸形。到了 19 世纪末,Robert Gersuny 和 Leonard Corning 用石蜡,或石蜡与凡士林混合,石蜡、凡士林与橄榄油混合注射治疗面部缺损。一开始,石蜡和凡士林填充后局部呈现柔软自然的外观。这一填充方法似乎成为治疗多种畸形的便捷方案。但一段时间之后,石蜡瘤、局部顽固性水肿等并发症逐渐出现。因此,石蜡逐渐被弃用。

为了解决石蜡移植带来的相关问题,Eugene Hollander 建议用针管注射脂肪的方法来矫正组织畸形[3,4]。他在治疗中观察到移植脂肪会出现明显吸收,于是开始将人体脂肪与公羊的脂肪混合起来移植,以期望能使移植效果稳定。这导致患者出现了持续数天的痛性皮疹;然而,该方法却能实现良好的美学效果。后来,Erich Lexer 于 1919 年出版了两卷描述脂肪移植技术的著作[5]。在书中,他描述了多个通过脂肪移植取得了不错疗效的病例,包括凹陷性瘢痕、乳房不对称、膝关节僵硬、肌腱粘连和小颌畸形。Charles Miller 在 1926 年发表的论文中描述了通过脂肪注射矫正正面部褶皱和皱纹的病例,论文的题目是 *Cannula Implants and Review of Implantation Technics in Esthetic Surgery*[6]。尽管他们报道的疗效不错,但脂肪移植的疗效难以预测,因此并未引起太多人的兴趣。

直到 20 世纪 50 年代，Lyndon Peer 研究了移植脂肪的大体组织学和微观组织学，这些研究内容帮助人们更深入地理解了脂肪移植，也使脂肪移植的结果预测性更强[7]。他的研究发现，由于细胞破坏和死亡，实施移植术 1 年后，移植脂肪组织会有大约 45% 的重量和容积萎缩。未破碎的脂肪细胞得以存活，并参与移植脂肪的体积维持。在移植脂肪前以及移植手术中不正确的处理会影响移植脂肪的存活。同时，移植脂肪的颗粒大小也会影响留存量。此外，在移植脂肪量相同的情况下，脂肪颗粒较大的（胡桃大小）样本移植后体积萎缩速度远高于脂肪颗粒更小的样本。Peer 医生在显微镜下观察到，移植脂肪再血管化对移植脂肪的存活也非常重要。

20 世纪 80 年代，Fournier[8] 和 Illouz[9] 的研究促进了吸脂技术的发展，随之，人们重燃对脂肪移植的兴趣。然而，研究进展却并不大，研究人员们认为脂肪的处理可能对移植脂肪的存活更加重要。Chajchir 和 Benzaquen[10] 接受了上述观点，并在他们自己成功经验的基础上提出了一些建议。但是，移植脂肪存活的机制仍混沌不清，直到 20 世纪 90 年代，Coleman 将脂肪移植的技术标准化。这种被称为结构脂肪的技术强调轻柔吸脂、离心处理和多层次小颗粒移植。作者从 1987 年开始使用上述技术，并证明了该技术长期有效，结果稳定[11-14]。

简介

基础科学 / 疾病进程

最早的脂肪移植始于 19 世纪 90 年代。该方法的争议集中在术后效果和长期稳定性。有些研究表明术后吸收比例高达 70%。这样的结果并不足为奇，尤其是移植脂肪和研究脂肪的方法是如此之多[15]。最初，这一结果的合理解释基于 Lyndon Peer 的细胞存活理论[16]，他认为移植脂肪存活的量与移植组织中存活的脂肪细胞数量密切相关。

未来发展

脂肪移植在修复和再生医学中的应用非常有前景。人们发现，脂肪组织中不仅仅只有脂肪细胞，还有一些其他的细胞群体，包括脂肪来源干细胞（adipose-derived stem cells，ADSCs）、间充质干细胞（mesenchymal stem cells，MSCs）、内皮细胞、内皮祖细胞系、平滑肌细胞、平滑肌祖细胞系、以及其他能辅助组织再生的干细胞群[18]。ADSCs 有许多功能，能在培养皿中分化为许多不同的细胞类型，包括外胚层、中胚层和内胚层的多种细胞系。另外，ADSCs 还能诱导血管生成、减轻组织纤维化、促进成骨和伤口愈合。有证据表明，这些存在于脂肪组织中特殊的细胞群体可能在脂肪移植治疗某些疾病的过程中发挥了主要作用[19]。

Rigotti 的研究团队将脂肪移植到经放射治疗的乳房上，取得了理想的治疗效果[20]。人们对脂肪组织的研究和对其细胞组分的进一步认识，也会促进其他相关医疗领域的发展。

衰老与萎缩

人类衰老的过程到底是怎样的[21]？关于面部和身体衰老的理念在不断发展，传统的观点和相应的治疗方案也逐渐更新。传统观点认为，随着年龄增大，组织弹性下降，皮肤松弛下垂。传统的面部衰老治疗方案就是悬吊组织并切除多余的皮肤。但人们忽略了下垂松弛的始动因素。虽然外界环境和自身基因对衰老的影响非常明显，但是组织松弛最主要的原因是缺乏支持，或者说松弛组织下方的容量出现缺失。除脂肪外，这些缺失的组织还包括胶原蛋白、弹性蛋白、透明质酸等等。因此，医生的目标就是恢复原有容积，改善皮肤治疗。衰老过程中会产生容量缺失，多数情况下，自体脂肪组织都是恢复自身容积的好材料。当然，利用深层容量填充来支撑浅层组织的方法也有一定局限性。如果松弛和多余的皮肤过多，那么就需要行组织悬吊和皮肤切除。

了解患者面部衰老情况的最简便的方法就是分别分析他年轻时和现在的照片。依老化程度不同，分析者可以轻松发现患者面部的衰老特点。图 13.1 从左至右展示了一名模特 20 岁、50 岁和 70 岁时的面部特写照片，读者可以从中发现面部老化的一些变化。

20 岁时的面部饱满圆润，是最理想的状态（图 13.1A 和 D）。她的双侧颞部曲线平坦，眉部和眉间没有皱纹，上睑饱满，灰线到重睑线的距离较短。面颊圆润，颧弓表面被覆着柔软的组织。口颊部有轻微的凹陷，但看起来并不憔悴。虽然她面颊饱满，但鼻唇沟却并不明显。唇部饱满、微微外翻上翘，下唇比上唇略宽。下颌及颏部轮廓清晰，曲线顺滑。

向右侧看，就能看到模特 50 岁时（图 13.1B 和 E）和 70 岁时（图 13.1C 和 F）的面部特写。模特可见双侧颞部出现凹陷，呈现出骨骼外形。首先，前额及眉间的皱纹越来越明显，其次，下方有表情肌活动的区域也不再圆润饱满，尤其在眉间最为明显。饱满的眉部变得低平，上睑松弛下垂，出现凹陷，垂下的皮肤遮盖住下方的组织。上睑皮肤出现赘余，不过也有可能是深层容量缺失造成的假象。下睑不再平整，眶缘变得明显，使得睑颊结合处显得更长。泪沟向斜下方延伸进颊部，破坏了顺滑的颊部曲线的连续性，使得鼻唇沟变得更加明显。

颧弓表面覆盖的软组织变薄，下方的口颊部凹陷，使颧弓呈现骨骼外形。唇红越来越薄，唇部内翻，使鼻唇间距变长。颏部轮廓变得模糊，由两侧隆起，中间凹陷的形态变成一个圆圆的小丘。由于容量缺失和支撑组织的丧失，下颌后侧部的边界变得模糊，曲线凹凸不平，下面部整体向前滑动，使下颌、颏周凹陷和纹路变得更加明显。

诊断、主诉及适应证

患者可能因为各种各样的原因而要求行面部脂肪移

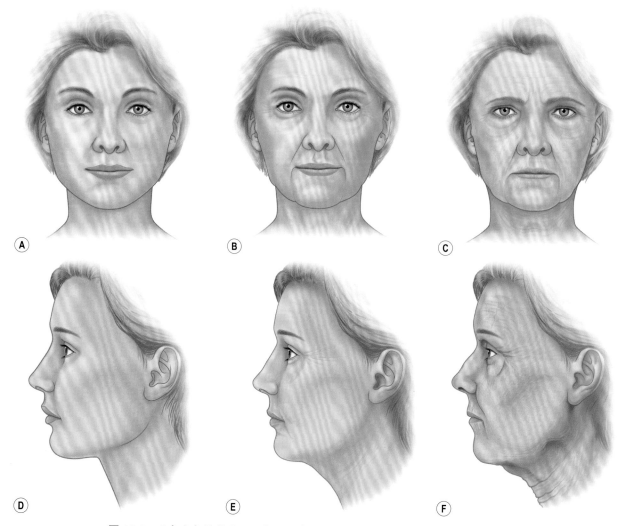

图 13.1 面部衰老模式图。从左至右:(A 和 D) 20 岁;(B 和 E) 50 岁;(C 和 F) 70 岁

植。最常见的原因是面部衰老。这类患者基本都是 40 岁以上,主诉面部不饱满,皮肤松弛变薄,皱纹增多,面目憔悴,瘦骨嶙峋。如果恢复了她们面部的软组织容量,她们的面部会变得饱满,受到光损伤的皮肤也逐渐改善,使她们看起来接近于年轻时的外貌。

要求进行面部脂肪移植的年轻患者一般是因为她们对面部某些部位的外形不满意。例如,颊部、下颌或下颌轮廓。对于此类患者,脂肪移植能够恢复移植区域的容量,达到类似骨移植或置入假体的效果。手术能显著改善面部比例,使其更加美观。

患者也可能处于修复重建的目的而希望接受面部脂肪移植,例如半侧颜面萎缩和 Treahcer Collins 综合征等先天畸形。此外,因外伤导致的面部严重瘢痕或组织缺损也可以用脂肪移植治疗[22]。有美容手术史的患者可能会出现医源性面部问题,诸如上睑凹陷,下睑凹陷,下颌后部平坦。脂肪移植都可以矫正上述区域的相关问题,呈现更年轻和自然的外观。

过去几十年中,由于疾病造成面部组织萎缩的病例逐渐增多[23,24]。尤其是服用抗逆转录病毒和蛋白酶抑制剂药物的患者,常伴有药物相关性脂肪萎缩并发症。这类患者常

伴有包括面部在内的全身脂肪再分布现象:过多脂肪积聚在下项至上背部的局部区域,形成隆起,相反,双侧颞部和面颊出现凹陷。从而形成特征性的药物相关性脂肪萎缩外观。背部隆起处的脂肪可以直接抽吸掉,但这种脂肪的生长特点与正常脂肪不同,不建议移植到其他部位。

除了面部,双手的衰老是如何暴露了一个人年龄的呢?同样,覆盖手背静脉和肌腱的软组织容量缺失是最重要的原因。20 岁时,双手光滑饱满,肌腱和静脉在软组织中若隐若现。正常情况下,手背的脂肪组织较少。但随年龄增长,手背皮肤变薄,骨间肌肉萎缩,双手的衰老状态便会显现。而这可以通过脂肪移植进行改善。脂肪移植不仅能使手背丰满圆润,也能增厚手背皮肤,使下方的肌腱和静脉不再那么明显[25]。

现如今,吸脂术已经是一项常规美容手术。随着越来越多的医师开展吸脂手术,吸脂相关操作导致的外观畸形也越来越多见。这类并发症从不易察觉的不平整,到明显的凹陷,甚至是全层皮肤坏死。大面积复合组织缺损通常需要多种手术修复,包括松解粘连,恢复组织容量,恢复轮廓线条。除此之外,还有身体比例失调相关并发症。例如,女性体型成方形,变得更加男性化,或者臀下皱襞变深,让臀部看起来更

加下垂。

最近脂肪移植的新应用在于它促进愈合的能力。Rigotti将脂肪移植到放疗后的乳房皮肤溃疡组织下,结果观察到非常显著的促愈合效果[20]。放疗后的组织会变得僵硬没有弹性,移植的脂肪能让其变得柔软而有弹性,可以进行填充手术。此外,据说脂肪移植能改善瘢痕的外观和皮肤的质地[19,20]。

患者选择

面部及身体脂肪移植的禁忌证很少。但同别的手术一样,"患者基础条件差,无法耐受麻醉"是第一条禁忌证。小范围脂肪移植可以在局麻下进行,但如要移植数毫升的脂肪,就需要镇静麻醉了。此外,患者手术期望值过高,也不宜进行任何手术。患者如果非常瘦,以至于无法获得足够量的脂肪用于移植,也不宜进行手术。面部脂肪移植所需的脂肪量较少,因此,除了极端厌食症患者或极端健身运动者,从大部分患者身上都能获取足够的脂肪。因为手部、乳房或身体脂肪移植需要较多的脂肪,那么,脂肪不足的患者就无法接受上述治疗。让患者在术前进行增重是个不错的解决方法,但是得患者主动配合,并愿意在术后将体重维持在这一水平。

脂肪移植对于年老、大量皮肤松弛赘余的病患效果较差,要么对多余的皮肤置之不理,要么过度填充会让他们外貌看起来奇怪,对于这样的案例,一般是先用传统面部提升术收紧皮肤,然后再进行脂肪移植。图 13.2 展示了一个需要面部提升的典型案例。该案例非常适合做脂肪移植手术,尤其是下颌、颏部这一区域容量欠缺,而皮肤仅仅稍有松弛。该案例有明显的双下巴和凹凸不平的下颌线条,还有颈部皮肤松弛。上述症状都能通过脂肪移植来改善,而不需要任何皮肤切除或悬吊技术。术后,面部轮廓线条明显改善,皮肤上提紧致。

年轻人的面部通常没有如此多的容量萎缩,也没有皮肤松弛下垂,但通过改变面部器官比例仍然能显著改善外貌。图 13.3 展示的案例展示了改变上、下唇比例和凸显下

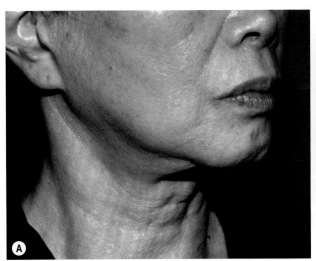
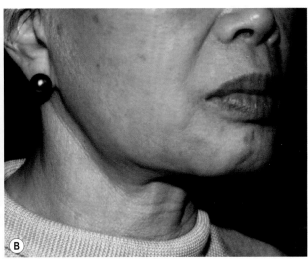

图 13.2　(A)术前。(B)在从下颏至下颌角的整个下颌缘移植脂肪,使下颌线条和颈部年轻化。下唇填充后,患者的面部器官比例更加协调,更显年轻

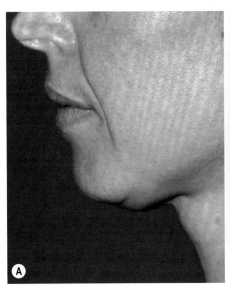
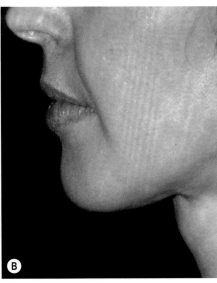

图 13.3　下面部脂肪移植术前(A)和术后(B)。移植量:下巴17cc,左侧下颌缘12.5cc,下唇8cc。注意:在该案例中,上唇并没有行脂肪移植,所以上唇的大小可以作为评价移植效果的参照

颌是如何让整个面部比例更协调,外观更漂亮的。图13.4的案例说明了增加下巴容积是如何改善年轻患者整个面部比例。图13.5中的患者接受了上下唇隆唇,该患者术后外貌显得更加柔和。

尽管像患有 Treacher Collins 综合征的患者伴有骨骼和软组织的畸形异常,但这样有严重外观畸形的患者仍然是脂肪移植的理想受术者。图13.6中的患者面部畸形比较严重,脂肪移植是最理想的治疗方案。面部不同区域需要的填充

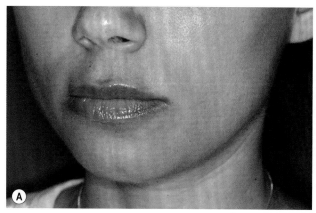
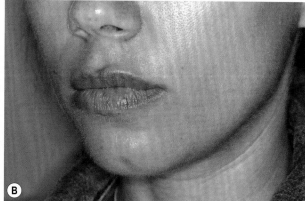

图13.4　(A,B)这名年轻女性希望改善下面部:下颌前部和下部共注射了 5cc 脂肪,增加了下颌的长度。注意:术中保留了下颌的自然凹陷

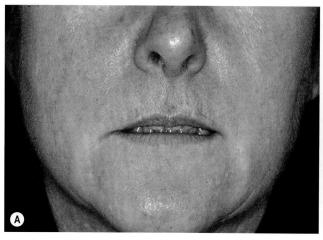
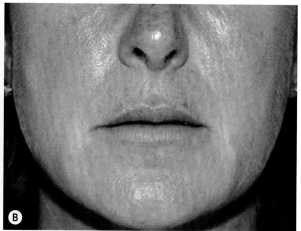

图13.5　上下唇脂肪移植术前(A),最后一次移植术后 15 个月(B)。50 岁女性,上下唇共进行了 3 次脂肪移植,以减少术后肿胀

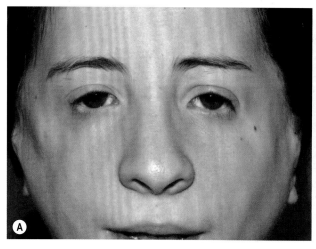
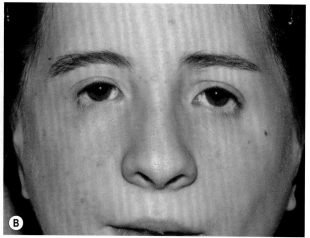

图13.6　22 岁女性,Teacher Collins 综合征患者,曾接受多次重建手术。(A)面部比例失调,颧骨发育不良。(B)从下睑外侧到颧弓行脂肪移植术,不仅增厚了薄弱的外侧眼睑皮肤,而且使僵硬的颊部外观变得柔和

量不同,脂肪移植的优势在于可以根据缺损量多寡而在不同部位移植不同量的脂肪,从而获得更好的治疗效果。

不论是什么疾病导致的面部脂肪萎缩,都是脂肪移植的适应证,比如 Treacher Collins 综合征患者(图 13.6)。这类患者有独特的软组织缺损,这使得脂肪成为一种理想的长效填充物。可吸收的填充物理论上也可用于治疗类似患者。但是,由于其需要按时重复填充,增加了治疗成本(图 13.7)。

使衰老的双手变得年轻的治疗方案较少。如果双手有色斑,那么可以选择激光治疗。局部药物治疗有一定的疗效,但是,如果不增加手背的组织容量,不可能让凸显的肌腱和静脉轮廓消失。图 13.8 展示了一个手背衰老、容量缺失的案例。这双手看起来较为瘦弱,皮肤质量差。但在手背移植脂肪后,原本凸显的肌腱和静脉轮廓变得不明显,手背皮肤质量也明显改善。

吸脂术后局部畸形的患者也适合做脂肪移植。图 13.9 中的患者在吸脂术后出现凹凸不平。脂肪移植是治疗吸脂术后严重凹凸不平的最佳方案,轻度的凹凸不平可以用可吸收填充物治疗。

图 13.10 中的患者由于放射治疗导致颞部组织萎缩。在颞部凹陷区域移植脂肪后,不仅外形畸形得到矫正,而且更加自然美观。

治疗 / 手术技术(视频 13.1)

从 20 年前推出 Coleman 脂肪移植技术至今,其核心内容并没有任何改变[11]。整个过程包括:轻柔地获取脂肪,以保护其结构不被破坏;离心方法提纯脂肪,去除无活性的组织,使移植结果的可预测性增强[26];微量注射脂肪,以增加表面积,保证移植脂肪有充足的血供[27]。只要遵守上述原则,脂肪移植的可预测性就相当高,也非常安全。近来的组织学研究证实,通过 Coleman 技术获取和提纯的脂肪,其存活的比例较高,而且其细胞酶的活性和正常脂肪细胞接近[17]。

获取

研究发现,不同供区的脂肪活性并没有明显区别。供区的选择取决于患者本人意愿和手术是否方便。总体而言,双侧腰部、后臀部、背部和大腿外侧不像腹部和大腿内侧那样容易起皱。如果可以的话,切口应尽量设计在肤褶皱、瘢痕、

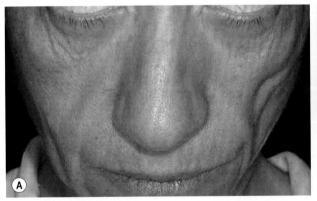
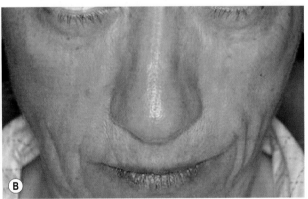

图 13.7 (A)左侧面部特发性萎缩。第一次移植术,左颊部移植了 13cc,右颊部 4cc。第二次手术,左颊部注射了 12.2cc,右颊部没有注射脂肪。(B)第二次术后 15 个月

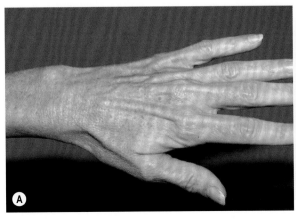
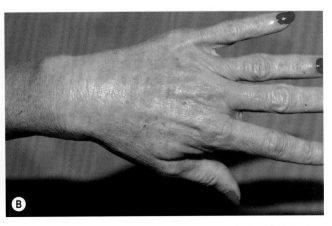

图 13.8 (A)46 岁女性,主诉双手肌腱和静脉明显,外观衰老。(B)40cc 脂肪被移植到手背从近端指间关节至手腕部的区域内

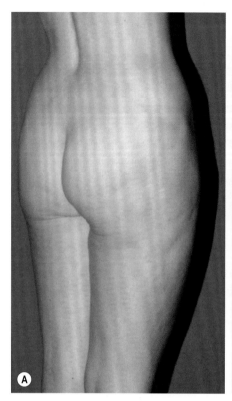
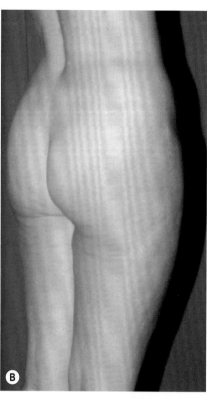

图 13.9　50 岁女性,双侧大腿和外侧臀部吸脂术后,要求行脂肪移植(A);臀部 69cc,臀部外侧和大腿外侧 156cc。首次手术后 10 个月,外侧大腿再次移植了 20cc 脂肪。第二次术后 1 年(B)

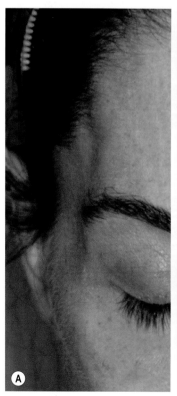
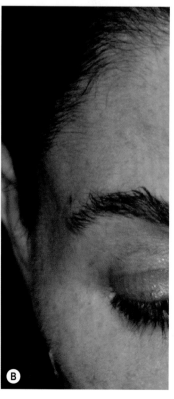

图 13.10　一名非分泌型垂体腺瘤患者,经颅肿瘤切除术后又做了 6 周的放疗。开颅手术导致她颞部及颞顶部形成明显凹陷。(A)放疗 5 年后,患者行颅整形术,但是术后效果并不理想,颞部凹陷反而较术前加重了。她觉得凹陷范围从颞部向头皮扩大了,导致她局部脱发。(B)颞部脂肪移植术后 26 个月。颞部注射了 9cc 脂肪,发际线后头皮下注射了 17cc。脂肪移植术后,不仅颞部轮廓明显改善,而且患者自觉局部皮肤质地改善了,脱发的症状也减轻了(照片很难反映头发生长情况)

妊娠纹处或有毛发的区域。通过切口,用 Lamis 钝针将局麻药注入术区。局麻时,肿胀液中利多卡因浓度为 0.5%,肾上腺素浓度为 1:200 000;全麻时,通常需要进行大量吸脂,利多卡因浓度为 0.2%,肾上腺素浓度为 1:400 000。吸脂量与肿胀液的量比例为 1:1。

用双孔 Coleman 吸脂针连接 10ml 注射器进行吸脂。这种吸脂针吸出的脂肪颗粒完整没有破损,易于存活,其颗粒大小正好能通过 17G 的注脂针。吸脂时,10ml 注射器的活塞仅仅拉动几毫升,避免造成过大的负压损伤脂肪细胞。尼龙线间断缝合关闭切口(图 13.11 和图 13.12)。

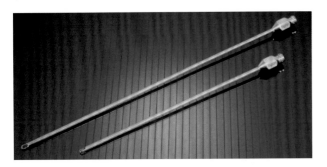

图 13.11　吸脂针

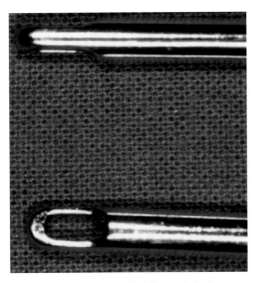

图 13.12　"桶状提手"状吸脂针头

提纯

刚开始吸脂时,前几个注射器内通常含有较多的局麻药。随着手术进一步进行,注射器中麻药逐渐减少,血液逐渐增多。10ml 注射器吸满之后,取下吸脂针,用 Luer-Lok 塞子封住注射器。移除注射器活塞后放入离心机中。为保证离心过程的无菌操作,离心机中的转子和套筒必须是无菌的。离心力通常为 1 286g,离心时间 2 分钟。通过离心,水溶性成分(局麻药和血液)和脂肪分离开,并通过注射器口排出。另外,破碎的脂肪细胞会释出油脂,释出的油脂可以倒掉或者用 Telfa 垫吸出(图 13.13)。

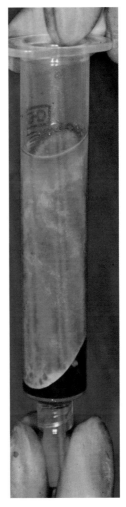

图 13.13　离心后的脂肪。最上层为油脂,中间是脂肪颗粒,最下面是含有麻药和血液成分的水性液体

如果要进行面部或手部脂肪移植,就将脂肪转移到 1ml 注射器中;如果要行脂肪填充隆乳术或身体部位的脂肪填充术,就将脂肪转移到 3ml 注射器中。与含有较多液体或 / 和油脂的脂肪相比,这一操作能提纯脂肪,使移植的结果更具有可预测性。将注射器静置虽然也能在一定程度上将脂肪与油、水分开,但会花费更多时间,获得的脂肪纯度也较低。移植后短期内,没有经过离心提纯的脂肪似乎也能达到不错的治疗效果。但是在很短时间内,大部分都会被吸收,导致手术失败(图 13.14)。

移植

用 0.5% 利多卡因加 1:200 000 肾上腺素浸润麻醉局部皮肤,做一个小切口,用合适的 Coleman 注脂针进行脂肪移植(图 13.15 和图 13.16)。

在面部脂肪填充术前,将少量 0.5% 利多卡因加 1:200 000 肾上腺素混合液注射入术区。这不仅能收缩血管,减少出血和术后淤紫,还能降低因注脂针误入血管导致脂肪栓塞的可能性。脂肪移植术的成功不仅仅在于正确获取和提纯脂肪,能促进脂肪存活的手术操作也非常重要。这就意

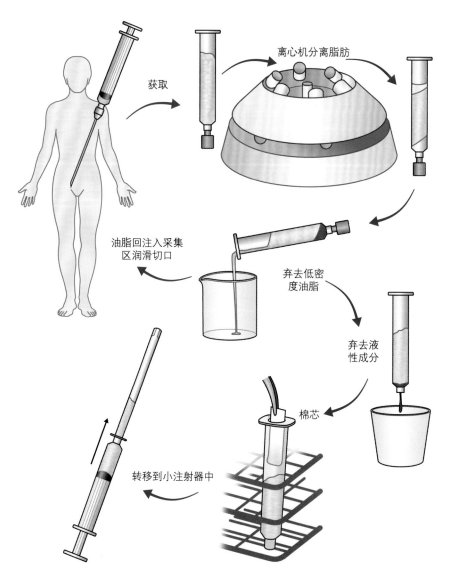

图 13.14 Coleman 提纯和转移过程

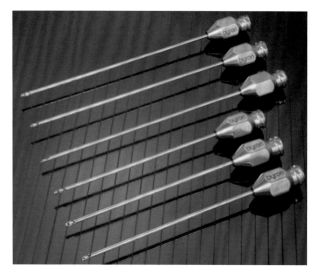

图 13.15 注脂针

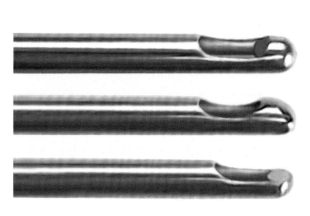

图 13.16 多种不同尖端的注脂针,从上到下头端越来越锐

味着,尽量增大脂肪颗粒与周围组织接触的表面积,这样局部血管才能容易地向植入脂肪颗粒供血(图 13.17)。

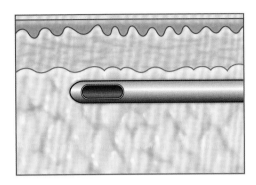

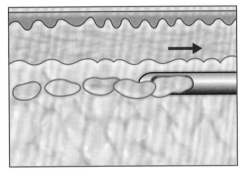

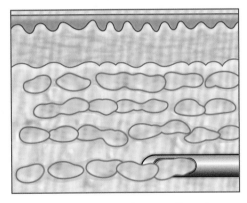

图 13.17 受区注入脂肪。注意退针时推注,把脂肪注入不同的组织层次重建结构

如果移植的脂肪颗粒过大,脂肪中心部位会发生坏死、吸收,从而导致移植的容量减小,还有可能会形成囊肿(图 13.18)。

移植时,用 Coleman 钝头注脂针采用退针注射的方法注射。脂肪注入不同的解剖层次产生的效果也不同。例如,紧贴皮下注射能改善皮肤质地,减少皱纹,紧缩毛孔,甚至能改善瘢痕。值得注意的是,当在浅层注射脂肪时更容易出现凹凸不平。尤其是在表面皮肤较薄的区域操作,如下睑区。如果是在下方有骨骼的部位注射,试图重塑局部外形,那么可以将脂肪注射到骨膜上。注射时应当有意识地用小滴脂肪重建局部结构,而不是推注大滴脂肪。按压塑形会让植入的脂肪移位或坏死,导致局部凹凸不平。能按压塑形的唯一指征就是在术中发现局部不平整,需要通过按压来改善。最后,用尼龙线间断缝合切口。

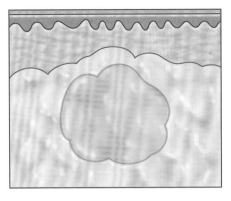

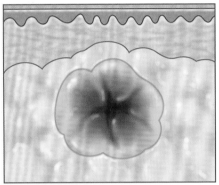

图 13.18 注射大滴脂肪后,脂肪团中心部位会发生坏死

术后护理

脂肪移植术后的处理方法一直在发展。一开始,除上睑之外的所有面部区域都用微泡沫胶带覆盖,看起来像一个面具。现在,有时作者会使用 Tegaderm,它弹性好,可塑性强,也更容易被患者接受。眼周的敷料必须小心防止下睑被向下牵拉。吸脂的部位用 1/2 英寸(约 1.27cm)厚的 Reston 泡沫覆盖,并用 Tegaderm 或微泡沫胶带加压。另外,供区在术后 72 小时内最好冷敷。

双手也用微泡沫胶带覆盖,供区用加压敷料或腹带包裹。3~4 天后打开敷料,通常这时患者已经开始正常工作,面部缝线也拆除了。双手和身体供区的缝线术后 5~7 天拆除。轻轻按压局部的淋巴引流法可以用于面部和身体,但是在术后 1 个月之内要避免大力按压。

结果、预后及并发症

脂肪移植术后,受区除了有明显的软组织容量改变以外,还能观察到局部皮肤的质地有改善。Rigotti 将脂肪注射到经过放射治疗后形成皮肤溃疡的乳房,发现局部皮肤愈合了,并恢复了正常皮肤的特点。Mojallal 的团队发现移植脂肪后,粘连的瘢痕、皮肤质地、柔软度、颜色和瘢痕形态等都有改善[22]。上述研究者还在裸鼠实验中发现了相似的组织学改变。

面部、手部或身体脂肪移植术后最常见的并发症都是美观问题。由于移植脂肪术中都是多隧道注射的方法,所以大部分患者术后都会有肿胀和淤青。大部分淤青都在术后2~3周消退,但是在下睑区域,皮肤较薄,有一些案例可能会出现明显的被称为"茶渍"的皮下色斑,通常需要数月才能消退。

更为棘手的是明显的凹凸不平,受区和供区都可能出现。移植脂肪过多可能导致受区出现皮下肿块,尤其是在皮肤较薄的区域紧贴皮下注射了过多脂肪时比较常见,比如眶周区域。这种脂肪团块难以移除,所以在相关区域操作时要格外谨慎(图13.19)。

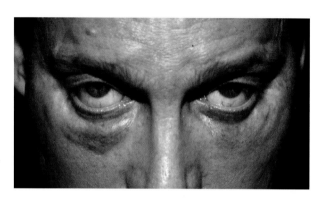

图 13.19 48岁的男性患者,因下睑和颊部脂肪填充术导致下睑出现明显凸起的肿块。医生在移植的脂肪处注射了类固醇药物,试图减轻症状。结果类固醇导致皮肤变薄,反而使畸形更加明显

过度填充导致的凹凸不平的补救措施包括:用注脂针吸出过多的脂肪[28],直视下切除多余脂肪和药物溶脂[29],但是药物溶脂[30]这一项目并未获得FDA批准。供区不平整的问题同样棘手,尤其是吸脂过度。

脂肪移植术最严重的并发症就是血管栓塞,但是这一并发症极少见。当注脂针误入小动脉,以一定压力退针推注脂肪时就可能出现血管栓塞。随着心脏的下一次搏动,血管中的脂肪颗粒随血液流动到末端血管处,导致局部组织缺血。但是从来没有在用钝头注脂针的手术中发生这种情况。因此,除了在真皮内注射脂肪,其他情况下应避免使用锐针注射。基于以上原因,应避免注射大团块的脂肪或使用注射枪[31]。

受区和供区感染也是极其少见的,但是一旦发生,就会导致脂肪吸收,外形不佳。术中应严格无菌操作,穿刺过口腔黏膜的器械应视为污染了的器械。因此,隆唇术应放在所有面部填充的最后一步进行。

体重的显著变化也会导致脂肪移植受区相应的改变。因此,手术应选择在患者处于自我理想体重时进行,并鼓励患者术后尽量保持在同一体重水平。

二次手术

如果第一次手术填充量不足,可以行二次填充或适度

修饰。由于下睑区多余的脂肪很难去除,所以在填充该区域时宁可填充不足,也要避免过度矫正,如果有需要,后期再做二次填充。复杂的吸脂术后畸形,单次修复手术很难使术区平整,通常在首次修复术时就要做好二次手术的计划。总体而言,初次手术先将大的缺损部位尽量填充,二次手术时再做局部的精细修整。

参考文献

1. Neuber F. Fettransplantation. Bericht über die verhandlungen der Deutschen gesellschaft für chirurgie. *Zbl Chir.* 1893;22:66.
2. Czerny V. Plastischer erzats der brustdruse durch ein lipom. *Zentral Chir.* 1895;27:72.
3. Holländer E. *Berliner Klinischer Wochenschrift.* 1909;18.
4. Holländer E. Die kosmetische chirurgie (S.669–712, 45 Abb.). In: Joseph M, ed. *Handbuch der Kosmetik.* Leipzig: Verlag van Veit; 1912:690–691.
5. Lexer E. *Die Freien Transplantationen.* Stuttgart: Ferdinand Enke; 1919.
6. Miller C. *Cannula Implants and Review of Implantation Technics in Esthetic Surgery.* Chicago, IL: Oak Press; 1926.
7. Peer LA. The neglected free fat graft, its behavior and clinical use. *Am J Surg.* 1956;92:40–47.
8. Fournier PF. Reduction syringe liposculpturing. *Dermatol Clin.* 1990;8:539–551.
9. Illouz YG. The fat cell "graft": a new technique to fill depressions. *Plast Reconstr Surg.* 1986;78:122–123.
10. Chajchir A, Benzaquen I. Fat-grafting injection for soft-tissue augmentation. *Plast Reconstr Surg.* 1989;84:921–935.
11. Coleman SR. The technique of periorbital lipoinfiltration. *Oper Tech Plast Reconstr Surg.* 1994;1:20–26. *This article was the first published on the Coleman technique of fat grafting.*
12. Coleman SR. Lipoinfiltration of the upper lip white roll. *Aesthet Surg J.* 1994;14:231–234.
13. Coleman SR. *Structural Fat Grafting.* 1st ed. St. Louis, MO: Quality Medical Publishing; 2004. *This is a comprehensive text on fat grafting.*
14. Coleman SR. Long-term survival of fat transplants: controlled demonstrations. *Aesthetic Plast Surg.* 1995;19:421–425.
15. Ersek RA. Transplantation of purified autologous fat: a 3-year follow-up is disappointing. *Plast Reconstr Surg.* 1991;87:219–227.
16. Peer LA. Cell survival theory versus replacement theory. *Plast Reconstr Surg.* 1955;16:161–168.
17. Pu LL, Coleman SR, Cui X, et al. Autologous fat grafts harvested and refined by the Coleman technique: a comparative study. *Plast Reconstr Surg.* 2008;122:932–937.
18. Zuk PA, Zhu M, Mizuno H, et al. Multilineage cells from human adipose tissue: implications for cell-based therapies. *Tissue Eng.* 2001;7:211–228. *This is the first clear description of the presence of stem cells in fat grafts. This article had four plastic surgeons among the authors.*
19. Coleman SR. Structural fat grafting: more than a permanent filler. *Plast Reconstr Surg.* 2006;118(3 suppl):108S–120S. *This article is the first article to clearly spell out the healing effect of fat grafting on the surrounding tissues.*
20. Rigotti G, Marchi A, Galie M, et al. Clinical treatment of radiotherapy tissue damage by lipoaspirate transplant: a healing process mediated by adipose-derived adult stem cells. *Plast Reconstr Surg.* 2007;119:1409–1424.
21. Coleman SR, Grover R. The anatomy of the aging face: volume loss and changes in 3-dimensional topography. *Aesthet Surg J.* 2006;26:S4–S9.
22. Mojallal A, Lequeux C, Shipkov C, et al. Improvement of skin quality after fat grafting: clinical observation and an animal study. *Plast Reconstr Surg.* 2009;124:765–774.
23. Ascher B, Coleman S, Alster T, et al. Full scope of effect of facial lipoatrophy: a framework of disease understanding. *Dermatol Surg.* 2006;32:1058–1069.
24. Burnouf M, Buffet M, Schwarzinger M, et al. Evaluation of Coleman lipostructure for treatment of facial lipoatrophy in patients with human immunodeficiency virus and parameters associated with the efficiency of this technique. *Arch Dermatol.* 2005;141: 1220–1224.
25. Coleman SR. Hand rejuvenation with structural fat grafting. *Plast Reconstr Surg.* 2002;110:1731–1743.

26. Coleman SR. Harvesting, refinement and transfer. In: *Structural Fat Grafting*. St. Louis, MO: Quality Medical Publishing; 2004:29–51.

27. Coleman SR. Overview of placement techniques. In: *Structural Fat Grafting*. St. Louis, MO: Quality Medical Publishing; 2004:70–71.

28. Coleman SR. Lower lid deformity secondary to autogenous fat transfer: a cautionary tale. *Aesthetic Plast Surg*. 2008;32:415–417.

29. Spector JA, Draper L, Aston SJ. Lower lid deformity secondary to autogenous fat transfer: a cautionary tale. *Aesthetic Plast Surg*. 2008;32:411–414.

30. Duncan DI, Chubaty R. Clinical safety data and standards of practice for injection lipolysis: a retrospective study. *Aesthet Surg J*. 2006;26:575–585.

31. Coleman SR. Avoidance of arterial occlusion from injection of soft tissue fillers. *Aesthet Surg J*. 2002;22:555–557. *The avoidance of intravascular embolization should be always on the mind of anyone injecting fat.*

第14章

面部骨骼垫高术

Alan Yan, Michael J. Yaremchuk

概要

- 内在的面部骨骼是面部外观的基本决定因素。
- 面部骨骼垫高术可以在正常维度内使面部轮廓更加清晰、棱角分明、整体协调。
- 咬合关系正常的情况下,骨骼垫高术可以代替正颌手术或联合正颌手术以矫正面部不对称畸形。
- 所有面部都不是完全对称的。术前应与患者充分沟通面部不对称的问题。
- 多数骨骼垫高术都采用异种假体材料。
- 固态硅胶和多孔聚乙烯是最常用于面部骨骼垫高的材料。
- 使用计算机辅助设计 - 制造(computer-assisted design,computer-assisted manufactured,CAD-CAM)技术定制的假体进行面部骨骼垫高术,可进行精确的术前分析、手术计划,较一般的假体有更高的贴合度,并更可预测术后的面部轮廓。
- 皮肤切口设计应远离假体放置部位。
- 骨膜下平面是置入假体最合适的解剖层次。
- 假体和骨组织之间的间隙会导致不恰当的骨骼垫高过量。
- 螺钉固定假体可防止假体的移位以及假体与骨组织之间的间隙。

简介

- 面部骨骼的大小和外形是决定面部外观的基础。
- 骨骼形态的微小不对称都是可以被发现的。
- 通过手术产生的微小改变能起到很大的作用。
- 对于非亚裔人群,骨骼垫高术是进行面部轮廓美容的首要方法。
- 采用自体骨作为嵌入植骨的材料理论上效果较好,但是供骨区可能存在并发症,并且术后效果难以预测。

- 多数骨骼垫高术都采用异种假体材料。

历史回顾

在 20 世纪 60 和 70 年代,异体置入材料(如硅橡胶海绵和聚乙烯)就被外科医生用于创伤后修复,消融术后和先天性缺陷,以恢复或改善面部骨骼轮廓。由于它们通常在受损的软组织环境中使用,因此可见度,挤压感和感染并不少见。同时,提倡广泛截骨术和自体骨移植及嵌入植骨的颅面部手术技术在不断改进和普及。在 20 世纪 70 和 80 年代,Ed Terino、Bob Flowers 和 Linton Whitaker 认为,将异体置入材料用于骨骼垫高术在面部美容提升方面有着巨大潜力。他们将生物学相容性材料通过远距离切口放置在血运丰富的软组织下,发展了可靠的改善面部骨骼轮廓的技术。20世纪 90 年代,本章作者,也是颅面部外科手术出身的专家,在使用异体置入物改善面部骨骼外形的过程中应用了广泛暴露和稳定固定的理念。

基础科学 / 疾病进程

通常觉得自己存在面部骨骼缺陷的是面部外形在正常维度内的无病个体。他们要求更加清晰、棱角分明、整体协调的面部轮廓。

对于面部畸形明显并有功能障碍的颅面部发育畸形,通常需要截骨、重新调整骨骼位置作为初期治疗。假体置入主要作为附加方法进一步改善术后外形。对于轻微的畸形,例如有正常的或轻微咬合关系异常的中面部或下颌发育不全,假体置入是截骨术的良好替代方案。

近年来,关于面部骨骼衰老变化的研究揭示了中面部骨组织和下颌骨会随着年龄增加而后退的趋势。该理论支持将面部骨骼垫高术作为面部年轻化治疗的重要部分[1]。

患者选择

正常个体、面部畸形患者、手术因素或创伤因素造成解剖畸形的患者,都可以从颅颌面骨骼垫高术中得到改善。

改善骨骼外形

多数情况下,正常个体要求接受骨骼垫高术以改善面形,希望其面部轮廓清晰或更有棱角。而另一部分患者希望面部更加协调。

正颌手术的替代治疗技术

中面部和下颌骨的发育不全是常见的面部骨骼畸形。对于部分有此类畸形的患者,咬合关系正常或已经通过正畸治疗代偿,患者没有呼吸系统和眶部的并发症。骨骼的重新定位可能需要再次进行正畸调整牙列。这类治疗计划时间长、花费高,并且具有损伤性,多数患者难以接受。在这类患者中,截骨和重新固定位置可以采用假体来代替解决。假体治疗的效果接近于截骨术(图 14.1 和图 14.2)。

正颌手术的附加手术

异体材料可以增强某些正颌手术的术后效果。包括上

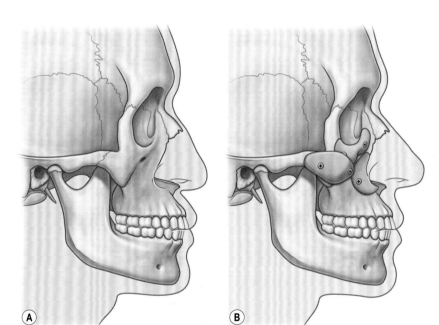

图 14.1 (A)图示中面部凹陷和代偿性咬合。(B)多个中面部假体起到了 LeFort Ⅲ 型截骨术一样的视觉效果,并且咬合关系不受影响

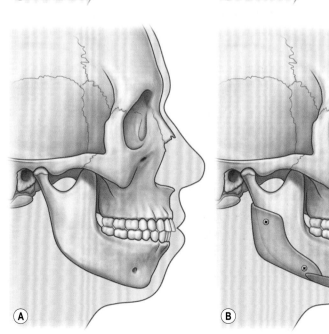

图 14.2 (A)具有代偿性咬合关系的下颌骨发育不全。(B)下颌和颏部的假体放置,视觉效果与矢状劈开截骨联合颏成型前徙的效果一样。注意 Ⅰ 型咬合关系没有改变,下颌下缘也没有截骨后的台阶

颌 LeFort Ⅰ型截骨术,下颌升支矢状劈开截骨术和颏部截骨成形术[2]。

LeFort Ⅰ型截骨术能够改变咬合关系达到功能上的需求,由于仅有中面部的下半部分得以前徙,术后仅有中面部的下部突度增加,其对于中面部发育不全的矫正效果有限。伴有眶周和颧骨区域发育不良的患者在接受截骨术后仍存在中面部的凹陷。旁矢状面的边缘发育不良可能被前徙的齿段加剧,这会导致凸面仅限于中面部的下半部分。异体材料可以在眶周和/或颧骨处置入,以增加整体中面部的突度,改善美感。

下颌后假体可以掩盖双侧下颌升支截骨术后下颌下缘的台阶感,也可以改善下颌角的易位问题。横向延伸的颏部假体或其他经过特殊设计和置入的假体也可以矫正颏部截骨前徙后的台阶感(图14.3)。

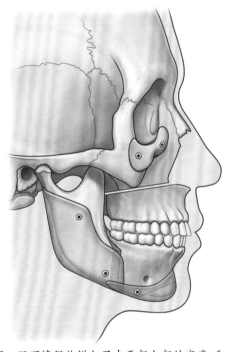

图14.3 眶下缘假体增加了中面部上部的突度,和中面部下部的前徙相协调。下颌后部的假体可以掩盖截骨术后台阶,改变下颌角位置。额部假体可以矫正颏前徙后的台阶感

Graves 眼病

Graves 眼病是一种慢性自身免疫性疾病,通常会影响双侧眶区及所有眶部的组织间隔,包括眼外肌,眼眶结缔脂肪组织和泪腺。Graves 眼病的临床体征和症状反映出了眶区组织体积和压力增加的机械作用的后果,这些后果会导致眼球出现异常和症状性的突出。临床表现包括眼球突出、眼球运动障碍、复视、眼睑退缩、视神经病变引起的视敏度下降以及失明。在中度至重度眼球突出的情况下,当出现支撑性问题时(当角膜的最前点与颧骨隆起的关系呈现显著的负向量时),眶下缘骨增加与颧骨隆起处的中面部提升结合,可有效增加眼眶的体积和眼球覆盖率(逆转负向量),该方法被证明可显著缓解症状和改善眼眶周围的美观[3]。

年轻化治疗

传统的眶周和中面部老化及年轻化治疗仅仅着眼于软组织。近年来,有人对面部骨骼支撑随衰老发生的变化进行了研究。研究发现,衰老主要表现为中面部和下颌骨的退缩(图14.4)。突度的减小加快了骨表面软组织因缺乏支持而下垂的速度[4]。假体骨骼垫高材料可同时恢复骨骼轮廓和支撑上方的软组织覆盖[1]。

这些研究结果支持了一个观念,即面部骨骼选择性假体骨骼垫高术是面部年轻化手术的标准组成部分。

选择性垫高眶下缘、颧骨和梨状孔边缘可以使老年面容年轻化。选择性垫高颏部和下颌可以恢复下颌区的年轻外观。

骨组织垫高和软组织垫高

软硬组织同时构成了面部外形,两者都存在增龄化改变,因此,软硬组织垫高都对面部年轻化有着一定的作用。但是,它们对于面部外形的作用效果并不等同。脂肪移植或各种填充材料注射可以直接增加因老化而丢失的软组织量,但对增加骨组织突度的效果有限。所以,垫高面部骨骼可增加骨性结构的突度,而增加软组织可以增厚软组织覆盖,柔

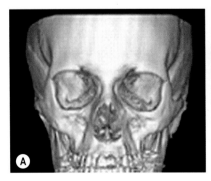
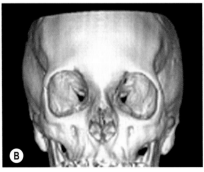
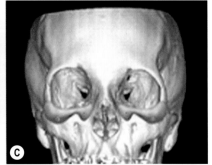

图14.4 图示老龄患者进行眶周假体置入术,模拟年轻时骨骼外形。(A)年轻人面部和眼眶的 CT 扫描。(B)老年人眼眶的 CT 扫描。(C)置入假体以恢复年轻的眼眶外形

化骨支架外形。过分增加任一部分都会影响最终的手术效果。如果骨假体过大,外形将会显现非常明显的骨骼化。如果脂肪填充过多,则会造成面部膨隆和轮廓不清。

诊断 / 患者表现

对于要求畸形重建治疗的患者,植骨术的目的是恢复治疗区域的正常外形,如果难以达到,则应尽量恢复面部的对称性,使其接近正常。对于要求美容治疗的患者,手术的目的更为多变。因为面部植骨后会影响面部三维形态和比例,所以使用面部测量学评价面部比例,对指导手术很有意义。

体格检查

详尽的体格检查是术前评价和制定手术计划的重要基础。和患者一起回顾过去的照片有助于共同讨论患者的美容诉求和治疗目的,也有助于说明所有面部都不可能是完全对称的事实。对于面部不对称的认识有助于医师决定手术方案,也有助于患者理解手术效果。面部不对称的情况更为复杂,不仅仅是单纯骨量不足或过多。实际上,这是一种三维的变化,类似于面部骨骼的整体扭转,单纯手术只能部分掩盖这种不对称。

新古典主义标准和面部人体测量学

为了绘画和雕塑的需要,文艺复兴时期的学者和艺术家们在很大程度上参照了古希腊标准,将理想人体和面部的比例公式化。尽管讨论面部骨骼垫高术的文献经常提到这种方法,但这些理想化的新古典主义标准在手术设计和术后评价中的作用有限。将正常男性和女性的三维评价结果与这些艺术家的理想情况进行比较时,研究发现,很多理论上的比例并不存在,还有很多理论仅仅是正常人群范围内的一种表现,或仅仅是人群中有魅力个体的部分表现[5]。新古典主义的标准未考虑到面部比例随着性别和年龄的差异而不同。很多标准比例很有趣(例如,上面部的宽度等于睑裂宽度的 5 倍),但仅有少数个体满足该标准,且无法通过手术实现。如果想要达到该比例的话,则需要进行极其复杂的颅颌面外科手术。由于这些原因,作者发现使用正常人的人体测量学标准来指导医生选择面部骨骼垫高假体更有用[15]。正常的面部外形的核心是协调;也就是说,面部的不同位置之间的关系和它们的组合不能让观察者觉得突兀。通过将患者的外形与平均水平进行比较,术者能对希望植骨改变的位置有一个客观的参考,同时可以确定需要增加的组织量。

放射检查

一般而言,假体的大小和位置的决定主要是一种美学判断,大多数手术都是手术前进行放射学评估。X 线头影测量最常应用于颏部和下颌骨垫高的术前设计。这些检查能够确定骨骼三维结构、不对称度以及颏部组织的厚度。随着使用计算机辅助设计(computer-assisted design,CAD)和计算机辅助制造技术(computer-assisted manufacturing technology,CAM)的个性化假体的出现,每个患者都可以在术前获得医学计算机断层扫描(computer tomography,CT)或锥形束 CT(cone beam CT,CBCT)检查,以重建面部骨骼的虚拟三维模型。这能够对面部轮廓畸形的对称性、高度、宽度、突度及其与整个面部骨骼的关系进行毫米级的评估。应用正常骨骼关系和美学标准的知识,可以进行模拟手术,并且给患者设计个性化的假体以提供最佳的手术效果。

治疗 / 手术技术

麻醉和术前准备

面部骨骼垫高术通常在门诊条件下通过局部麻醉联合镇静或全身麻醉下进行。采用经鼻或经口气管内插管的全身麻醉有助于对气道的保护,也有助于口腔内部消毒。当气道控制较好时,患者的体位和切口的暴露可更加理想。在消毒铺巾之前,将含有肾上腺素的丁哌卡因稀溶液浸润注射术区,用于减少术中出血和减轻术后疼痛。术前注射头孢类抗生素。手术前 3 天开始使用 0.12% 葡萄糖酸氯己定漱口液,每天含漱。

切口

骨面暴露和假体置入的切口参照了颅颌面外科和美容外科的经验。经结膜睑隔后切口通常与外眦切开术联合,用于暴露眶下缘和眶内。下睑成形术切口的外侧部分可以用来显露眶外侧和颧弓。这类皮肤小切口只留下一个不明显的瘢痕。下睑的经皮或经皮肌内切口提供了显露眶周的另一种选择。口内前庭沟切口用于显露中面部以及下颌体和下颌支。这类切口需要设计较厚的唇侧软组织袖,以保证术后缝合严密。颏部垫高可以通过颏下切口和口内切口。注意避免切口位置直接设计在假体的表面。

假体材料

用于面部骨骼垫高的假体材料需要具有较高的生物相容性。也就是说,材料和人体之间的排异反应要在可接受的范围内。通常,人体不能或是很少产生酶来分解假体,假体往往能维持其体积和形状。同样,假体对周围的宿主组织的影响要很小并可控制。这种关系比自体骨或软骨的移植更有优势,当自体材料再血管化时,存在不同程度上的重建,从而改变假体材料的体积和外形。目前用于面部重建的异体置入物未观察到对宿主有明显的组织毒理作用[6]。人体对于置入材料的反应主要是形成纤维包裹,这是人体隔离异体材料的一种反应。决定包裹性质的最重要因素是假体的表面特征。光滑的假体形成光滑的纤维囊。多孔的假体可以允许纤维组织不同程度长入,从而减少纤维囊的致密程度和边界清晰度。临床经验认为,多孔假体可以引起纤维的长入,而不是纤维包裹,引起下方骨组织压迫吸收的可能性降低,不易因软组织外力作用而位移,并且发生细菌感染的可能性较小。常用于面部骨骼垫高的商品化材料有表面光滑的固体硅胶和多孔聚乙烯(MEDPOR,Stryker Corporation,Kalamazoo,MI;OMNIPORE,Matrix Surgical,Atlanta,GA)。

硅胶

用于面部置入的固体硅胶或硅橡胶是聚硅氧烷的硫化形式,聚硅氧烷是一种硅和氧原子间断连接并在侧基上连接甲基基团构成的聚合物。硅胶假体具有以下优点:易通过高压蒸汽或放射消毒灭菌;可用剪刀或刀片塑形;可以由钛钉或缝合固位。目前还没有已知的对硅胶假体的临床过敏反应。因为它的表面光滑,没有软组织长入,使得它们很容易被移除。硅胶假体的缺点包括容易引起下方的骨吸收;如果没有稳定固位在基底骨上,则很可能发生移位;如果表面的软组织过薄,术后纤维囊包裹比较明显。

聚乙烯

聚乙烯是经碳链结合的乙烯单体。用于面部置入的聚乙烯是多孔状的,孔隙大小在 $125\sim250\mu m$ 之间,这允许材料表面有纤维组织长入。这种多孔特性既有优点也有缺点。软组织内生长减少了假体的移位和骨组织吸收的可能。多孔性赋予假体的灵活性和适应性。但是,多孔性增加了软组织的黏附性,从而使得置入时更困难,比光滑置入物相比需要剥离更大的腔隙才能置入。软组织长入后,使得假体的取出更加困难。

多孔聚乙烯坚固性使其易于通过钛钉固定,用手术刀或其他电力设备进行轮廓塑性而不会碎裂。

假体形态、位置和稳定性要求

形态

假体的外侧形态应接近设计的外形。其内表面轮廓应与其置入位置的骨骼形态相符。假体的边缘必须逐渐光滑过渡到正常的骨组织,使其看起来与触碰起来不明显。

位置

虽然有些外科医生倾向于将假体放置在软组织内,但临床经验证明,医生应该严格遵循将假体置入骨膜下的原则。骨膜下剥离的方法出血相对较少,不易损伤周围神经。另外,直视下观察骨面有助于精确定位需要骨垫高的位置。假体置入腔隙剥离的大小将取决于假体的类型和固定方法。长期经验表明,如果采用光滑的硅胶假体,置入腔隙的大小只需比假体略大即可。多孔假体在固位过程中易于附着在软组织上,则需要更大的置入腔隙。无论采用任何材料,作者都倾向于采取广泛剥离的,使得骨组织的解剖形态充分显露。充分的骨膜下剥离有利于使假体置入更精确和对称。

稳定性

面部假体必须保持稳定。很多医师的做法是将假体缝合到周围软组织或使用临时经皮贯穿缝合来固定假体,但用钛钉将假体固定到面部骨骼是首选的。通过钛钉固定假体防止移位,并确保假体紧贴于骨表面。因为每个人的面部骨骼都有一个独特的表面形态,与深部骨骼形态不符合的假体和骨面之间会存在间隙。间隙会产生两方面的问题。第一,假体和骨骼之间的间隙相当于额外增加了垫高量,这可能会导致垫高过多和不对称。第二,间隙是血肿和血清肿形成的潜在空间。最后,钛钉固定后假体可进一步塑形。这在假体与骨骼过渡的区域特别重要。在软组织较薄的患者身上,假体和骨骼之间的任何台阶都可能会影响外形。

> **提示与要点**
>
> 假体的钛钉固定不仅可以防止假体的移位,还可以消除假体和骨组织之间的间隙。间隙将会导致不确定的骨骼垫高。

预防血肿

充分止血可缩短恢复期,并且减少不适时间。此外,血肿与大多数术后感染有关。最大限度地减少出血的方法包括用含肾上腺素的溶液浸润软组织,术中缝合伤口前用肾上腺素浸泡的纱布填塞手术区域,术区常规负压引流,以及术后即刻应用胶带轻度加压。

> **提示与要点**
>
> 术区的负压引流有助于监测和处理术后血肿。

中面部假体

因美容原因进行的骨骼垫高术大多集中于中面部和下面部 1/3。中面部理论上可分为眶下缘、颧骨、梨状孔三个解剖区域,其中单独或联合都适合应用假体垫高,都有针对这些区域的现成假体。

眶下缘

由于眶下缘和中面部上方的骨骼支撑着下睑和面颊部的软组织,因此它们的突度会影响到眼睑和面颊部的位置。中面部上方骨骼后缩的患者更容易随着年龄增长而发生下睑和面颊部的过早下垂。Rees 和 LaTrenta 认为,这种骨支撑的不足会使这类患者在睑成形术后出现下睑位置不当[7]。

同时,也限制了中面部提升手术的效果和维持时间。

两位 Jelks[8]对眼睑成形术后眼眶 - 眶缘关系和下睑异位的发展趋势进行了分类。在矢状面上,分别在眼球最突点、颧骨最突点和眼睑边缘(最突点)做垂线。当眼球最突点位于其余两者后方时视为正向量。当眼球最突点位于其余两者前方时视为负向量。具有负向量关系的患者在下睑成形术后更易发生下睑异位。对眶下缘萎缩的患者采取眶下缘垫高术,可以改善眶下缘和眼球之间的关系,使之更加协调,可以称之为"逆转负向量"(图 14.5)[9,10]。眶下缘垫高术是治疗有"形态倾向"患者的重要组成部分。它适用于希望寻求眶周外观改善的形态倾向患者,或经下睑成形术后,突眼畸形和下睑位置不当更加明显的患者[9]。

手术技术

必须充分暴露眶下缘和邻近解剖结构以确保假体置入位置理想、假体 - 面部骨骼区过渡自然和钛钉固定稳定。直接经下睑缘皮肤或皮肤肌肉切口就能够充分暴露此位置。经结膜眶隔后切口需要联合外眦切开。紧贴骨面剥离弓状缘、眼轮匝肌和上唇提肌起点,在骨膜下层显露眶下缘。

注意识别眶下神经出眶下孔的位置,眶下孔位于瞳孔中线下方,眶下缘下约 1cm 的位置[11]。

作者通常使用经结膜切口联合口内前庭沟切口,在骨膜下层暴露整个中面部骨骼。

假体置入旨在增加眶下缘的矢状面突度,它们的外部轮廓给予了颧骨内侧的骨增量。假体是根据不同患者的个性化需求所制作的。将假体分成几块不仅可以更好地适应骨面外形,也有利于经有限的入路置入假体。使用钛钉将假体固定于骨面。有时可以将颊部软组织缝合悬吊在眶缘假体上(骨膜下中面部提升)。这一技术要点可见图 14.6,临床实例如图 14.7 所示(详见第 6.8 章)。

颧骨

颧骨突出是有魅力的表现。因此,颧骨区域经常置入假体垫高。由于颧骨区缺乏人体测量学数据和头影测量标志点,因此没有可供参考的标准值。颧骨区的分析和垫高主要依靠主观判断。颧骨区骨量不足通常是中面部发育不全的表现之一,但单纯的颧骨垫高是不够甚至是不恰当。临床经验表明,颧骨突度不足时,同时恢复面前部正常突度才能达到最好的治疗效果。

由于丰满的面部是年轻的表现,通常可通过颧骨假体置入术来改善。大小适度、突度合适的假体将给颧骨相对发育不全的患者带来益处。颧骨垫高并不等同于软组织充填或悬吊,它对下睑皱纹和眼袋等表面不规则的影响较小。在这些情况下,颧骨垫高常常会影响下睑位置而影响眼周美观,尤其是经眼睑入路[12]。

手术技术(视频 14.3)

术后不对称是颧骨垫高术后常见的并发症[12]。因此,术中充分暴露术区对假体准确置入至关重要。颧骨垫高可经口内切口、冠状切口、眼睑切口或组合以上切口进行。作者常经口内入路显露中面部颧骨。口内上颌前庭沟切口设计时远离沟底,保证两边都有充足的唇组织可以保证安全的闭合切口。经结膜和鱼尾纹切口通常是为了确保假体上半部正确放置。注意识别眶下神经,骨膜下剥离至颧骨最突点、颧弓直至颧颞缝。腔隙大小应足以准确置入假体。颧骨假体延伸至颧弓会对中面部宽度造成明显的影响。尽管还有更大的假体,但作者很少在颧骨最突点使用超过 4mm 的

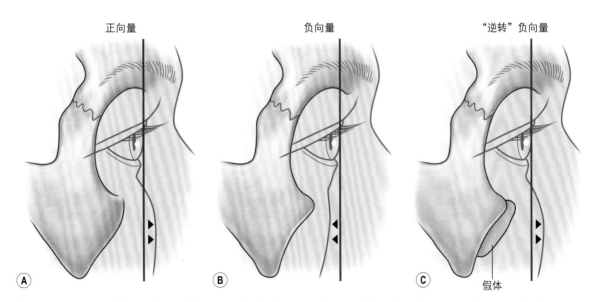

正向量	负向量	"逆转"负向量
(A)	(B)	(C) 假体

图 14.5　两位 Jelks[8]通过在眼球最突点、颧骨最突点和眼睑最突点作垂直线对眼球眼眶关系进行分类。(A)正向量关系:在具有正常眼球 - 眼眶关系的年轻面部中,由眶下缘支撑的面颊部突出位置超出角膜的前表面称为正向量。(B)负向量关系:在上颌发育不全的患者中,面颊突出部位在角膜表面的后方,这种面颊部的突起位置未超出角膜前表面的位置关系称为负向量关系。(C)"逆转"负向量关系:眶下缘假体置入可以逆转负向量

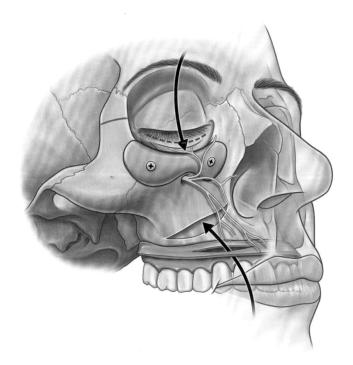

图 14.6　中面部上部骨发育不良患者增加眶下缘突度及"逆转负向量"手术概述。作者习惯眶隔后结膜入路（虚线），如果有必要，向外延伸下睑成形术切口（实线）暴露眶下缘。这类方法保留了外眦的完整性，并因此保留了睑裂的完整性。经皮眼睑成形术或经结膜外眦切开术是一种可供选择的方法，可以提供更好的暴露视野，但也存在更大的睑裂变形的风险。通过口内切口可以暴露中面部骨骼并能很好地识别和暴露眶下神经。通过骨膜下剥离可以游离下睑和中面部软组织，用钛钉固定假体

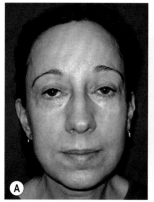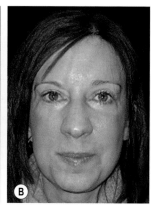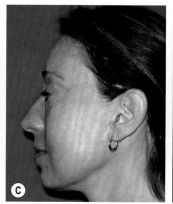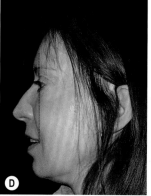

图 14.7　一位 52 岁的女性，曾做过提眉术、除皱术及上下睑成形术，发生了下睑退缩。通过眦固定术、筋膜移植和全厚皮片移植矫正下睑退缩。干眼症状持续。通过眶下缘骨骼垫高、中面部提升和外眦固定术缓解了症状。眉和发际线的位置发生了变化。（A）术前正面观；（B）术后正面观；（C）术前侧面观；（D）术后侧面观。注意眼球-眼眶垂直关系，手术将术前的负向量转换为术后的正向量

假体。随着患者年龄增加，软组织萎缩下垂，较大的假体会显得特别明显。光滑假体会刺激软组织形成纤维囊，进一步增加置入假体可见的风险。根据作者的经验，大面积的假体材料不能模拟自然的骨骼外形，并导致外形不自然。最新的假体设计包括位于眶下缘外侧和颧弓上侧面的定位标志。将假体放置在固定的解剖标志上可以减少假体可能出现的不对称。无论是光滑的还是多孔的假体，都需要用钛钉固定到骨面（图 14.8）。

临床实例如图 14.9 所示。

患者定制颧骨-眶下缘假体

中面部发育不全的患者通常需要同时增大眶下缘和颧突的高度。使用 CAD-CAM 技术的定制假体与普通假体相比，可以实现精确的术前规划、更好的贴合度和比常规假体更易预测的术后面部轮廓。临床示例如图 14.10 所示。

梨状孔

白人种多为凸面型。面中下部突度不足可能是先天或后天因素造成的，唇腭裂手术和创伤后是主要的原因。咬合关系理想但是面中下部较凹的患者可以经骨骼垫高术满足他们的美学需求。鼻旁区置入异体材料可以模拟 Lefort I 型截骨术和其他骨手术的效果。梨状孔的垫高增加了鼻基底突度，从而打开了鼻唇角[13]。同时它也可以通过下方的支撑减轻鼻唇沟的深度（图 14.11）。

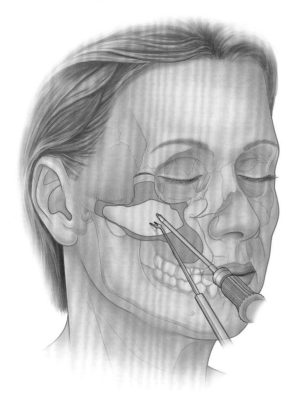

图 14.8　颧骨垫高术操作技术概述。上颌前庭沟切口至少距离顶点 1cm，以保留足够的组织有利于关闭切口。同时行经结膜和鱼尾纹的切口，以确保假体的上半部分得到合适的放置。注意识别眶下神经，骨膜下剥离从颧骨隆起延伸到颧弓，就在颧颞缝的上方。假体的定位标签位于眶下缘外侧和颧弓上缘，这降低了假体不对称放置的可能性。假体用钛螺钉固定，以消除假体和骨面间的腔隙。假体的大小和形状与要垫高的区域相适应，并将潜移默化地与原骨骼相融合。留置负压引流管，引流从颞部由头发覆盖的头皮区或是耳后区域穿出。着色区域表示骨膜下剥离区。假体通常从颧弓上的颧颞缝延伸至眶下神经孔下方

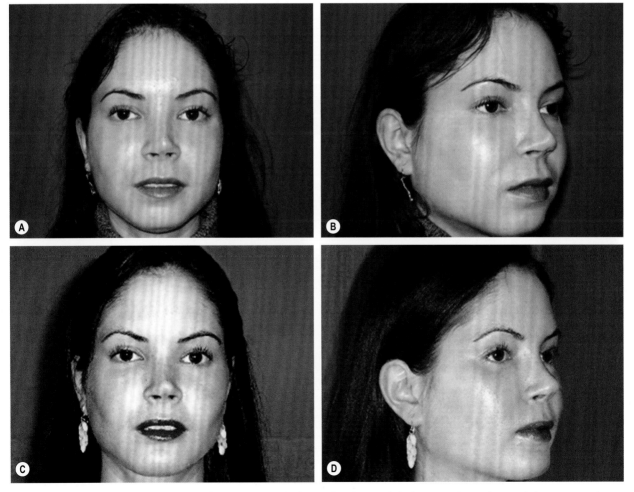

图 14.9　一名 24 岁女性接受颧骨垫高术、隆颏术和颏下吸脂术。（A 和 B）术前正位及斜位。（C 和 D）术后正位及斜位

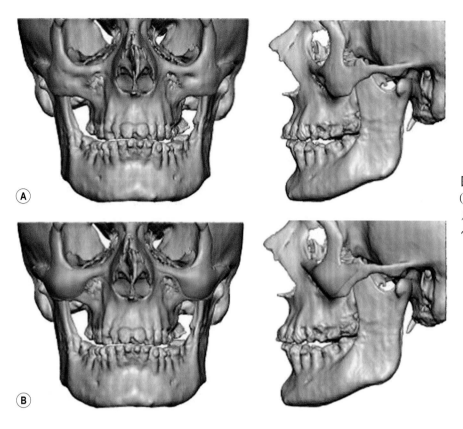

图 14.10　中面部发育不全患者。(A)术前面部骨骼三维图像;(B)利用 CAD-CAM 技术设计定制的颧骨 - 眶下缘假体

手术技术

为了避免将切口设计在假体上,鼻旁区垫高术是通过口内切口进行的,切口位于上颌前庭沟上方约 1cm 处,内侧位于梨状孔外侧。在骨膜下剥离暴露手术区域,剥离时注意保护眶下神经。观察患者实际手术区域解剖外形来决定是否直接使用新月型假体或者仅仅使用其水平或者垂直的部分。尖牙牙根位于置入区,钛钉固定假体时应注意避免损伤牙根。如果假体位于梨状孔上方,应注意避免影响鼻腔气道。

该技术如图 14.12 所示。

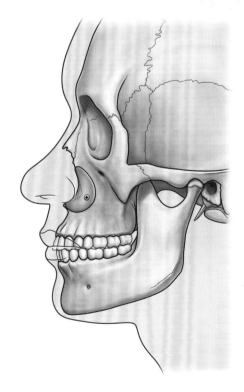

图 14.11　假体对侧貌和鼻唇角的影响

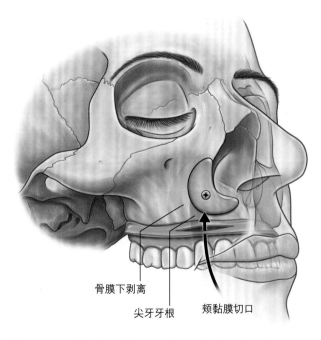

骨膜下剥离

尖牙牙根

颊黏膜切口

图 14.12　鼻旁置入手术示意图。绿色区域表示骨膜下剥离的区域。注意邻近的眶下神经和置入区下方的的尖牙牙根,在螺钉固定假体时注意避免损伤

图14.13 所示为接受鼻整形术和梨状孔区假体置入术的患者。

下颌假体

下颌骨的任何一部分,颏部、下颌体、下颌角和下颌升支,都可能发生发育不全,异体材料置入可以改善此类症状。

颏部

公认理想的凸面型侧貌为上唇前突超过下唇2mm,下唇前突超过颏部约2mm[12]。男性的颏部整体较女性更宽更突出[14]。

早期的假体仅仅垫高颏部,如果过突,侧方边缘常常不能和自体下颌骨体边缘自然过渡,给人一种粘贴上去的生硬感觉(图14.14)。后来设计了边缘延长的颏部假体,置入物与下颌骨面的过渡更加自然[15]。然而,较大的假体的三维结构更加复杂,它们通常不能满足患者的需求。一段式的颏部延伸性假体,很难适合每个人下颌骨的弧度、突度和倾斜度。此外,一段式的假体随着侧向延伸也增加了水平方向不对称的可能性。

常见的情况是硅胶假体的一侧延伸端压迫颏神经,而另一端则位于下颌下缘的下方(图14.15)。两片式颏假体可以根据下颌骨来调整假体的位置参数(图14.16)[16]。

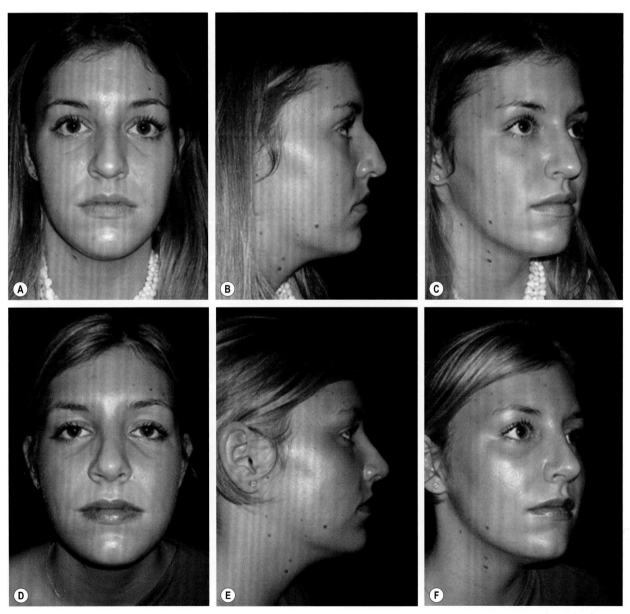

图14.13 一名20岁女性接受了鼻成形术和鼻旁假体置入术。注意骨骼垫高是如何增加鼻唇角的。由于中面部凹陷会增加鼻部的相对突度,增加中面部突度可能会降低鼻的突度。(A~C)术前正面、侧面和斜面观;(D~F)术后正面、侧面和斜面观

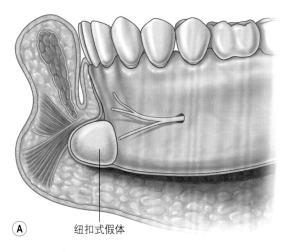

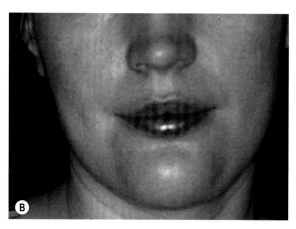

图 14.14 （A、B)图示及临床案例：大纽扣式颏部假体置入，因其与下颌下缘间缺乏流畅的过渡，导致不自然的外观

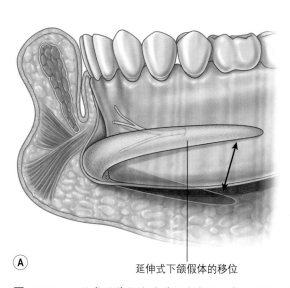

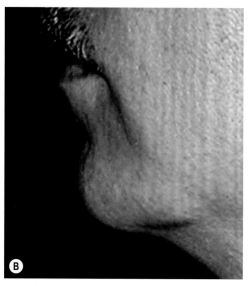

图 14.15 一段式延伸假体的移位(A)经口内入路置入的延伸式假体，一端移位至下颌缘下，而另一端向上压迫颏神经。(B)临床案例：延伸式下颌假体移位至下颌缘以下

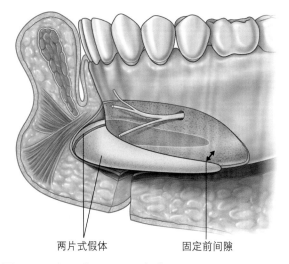

图 14.16 分段式假体放置在骨膜下腔隙。分段式的设计可以使假体外侧延伸紧随下颌缘的倾斜度。由于假体后面与下颌骨表面不符合，假体与下颌骨表面存在间隙

手术技术（视频 14.1）

标记颏部中线为参考点。颏部可从口内或者颏下切口入路进行暴露。口内切口设计在下颌前庭沟外侧 1cm，充分保留软组织以便于缝合。这类切口也避免了在缝合创口表面存积大量唾液，避免了因缝合不严造成的假体污染。口内入路置入假体避免了口外瘢痕。但是，由于颏肌的影响，组织暴露不够充分。因此，口内入路常常会造成假体置入位置过高和因颏肌分离或者附着受损造成的下唇功能的异常[17]。Zide 回顾了 100 多例颏部术后并发症的案例，发现几乎所有的病例都是经口内入路进行手术的[18]。颏下入路、充分剥离可以避免损伤颏肌，更有利于观察颏神经。

骨膜下剥离范围要扩展到假体放置范围外 1cm 以上，充分显露颌骨表面，以便更好地观察颌骨轮廓，也使得假体放置位置更加准确。某些假体增加了下颌骨下缘的定位标

志的设计,以助于假体的对称性放置。假体需用钛钉固定(图14.17)。

额部假体置入的病例见图14.18。

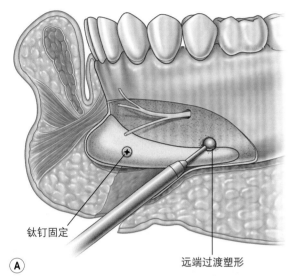

钛钉固定

远端过渡塑形

Ⓐ

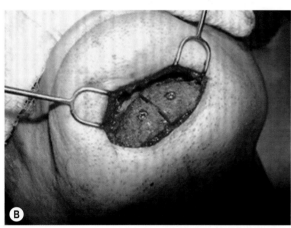

Ⓑ

图 14.17 通过钛钉固定可以防止假体移位,同时消除其下方与下颌骨表面的间隙。钛钉固定也助于确保假体轮廓和骨骼有良好的过渡。(A)图示钛钉固定的假体的"原位"轮廓。(B)经颏下切口的钛钉固定的分段式多孔聚乙烯假体隆颏的临床案例

假体置入隆颏与颏部截骨成形术对比

多数情况下,作者会选择使用假体置入材料垫高颏部矢状面的突度,很少采用水平截骨前徙的颏成形术。截骨前徙有一定的优点:骨前徙的同时拉紧了舌骨上肌群,减少了颏部软组织堆积,改善了颏下软组织形态。该手术亦有一些缺点:骨块移动后骨面和下颌骨表面过渡不平滑,颏部看起来不自然,像一个纽扣状假体;在下颌骨的截骨处也有台阶感。凹陷和压痕对于术前有颏旁凹陷的患者十分不利。将截骨线扩展到第二磨牙可以减少以上两种畸形,但是前徙后增加了下颌骨不对称的程度。

水平截骨后下移颏点的颏成形术是增加颏部高度的关键术式,适合于下颌骨严重发育不全的患者。成品假体置入对增加颏部高度的作用有限。颏下缘置入假体仅能很小程度的增加颏部高度。与普通假体不同,CAD-CAM 颏部假体能够通过其下边界对下颌骨下缘形成独特的包裹,从而垂直延长颏部。

下颌升支、下颌角和下颌体

除隆颏外,其他位置的下颌垫高手术也可以使患者受益。有些患者下颌形态与上面部和中面部不协调,但仍在正常范围之内。这类患者认为增宽下颌能够改善外貌。通过假体置入垫高升支和下颌后缘,增加下颌骨宽度或者减小面部宽度对此类患者有效。

下颌发育不全,咬合关系已经经正畸治疗调整为正常的患者可获益于下颌假体的置入。假体可以改善不明显的下颌角,在水平和垂直方向上减少下颌支体积。(图14.19)再置入颏部假体以改善颏部突度。

接受过正颌手术的患者在截骨和重建术后常有轮廓畸形。下颌骨后部的假体置入可掩盖截骨术或下颌成形术后下颌缘畸形。这类正颌手术后引起的不对称最好采用 CAD-CAM 假体置入来解决。

手术技术(视频 14.2)

经口内切口显露下颌升支和下颌体。切口设计在下颌前庭沟上方唇侧 1cm 处。下颌升支前部和下颌体可经骨膜下层和周围软组织完全剥离(图14.20)。如果颏部同时需要垫高,同时需行颏部切口显露下颌前部。此切口完全暴露颏神经出颏孔处,避免损伤颏神经。注意重点剥离下颌骨内侧

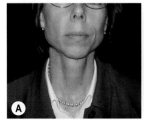
Ⓐ
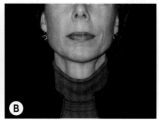
Ⓑ
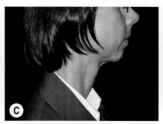
Ⓒ
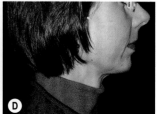
Ⓓ

图 14.18 一个患有小颏畸形的 35 岁的女性行假体置入隆颏术。(A)术前和(B)术后 1 年正面观;(C)术前和(D)术后 1 年侧面观

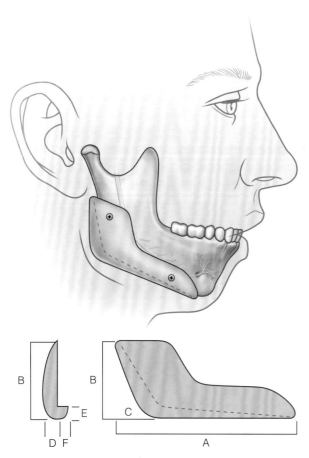

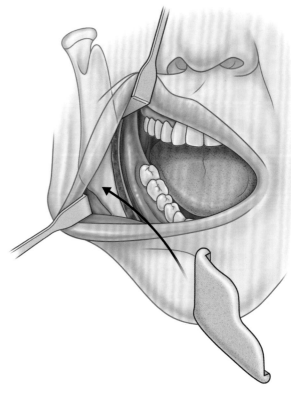

图 14.20　口腔黏膜切口是沿下颌升支至下颌体后方前庭沟唇侧以上约 1cm。于骨膜下剥离腔隙置入下颌假体

图 14.19　用于矫正下颌发育不全的假体的外形。因其超过下颌升支的后缘和下颌体部下缘，可以起到钝化，使下颌轮廓更协调的作用。钛钉固定保证假体贴合骨骼，防止其移位。典型的假体大小：A=80mm；B=30mm；C=10mm；D=5~10mm；E=5~10mm；F=5mm

片或磨头对假体进行最终修整塑形。术区留置一小型负压引流，自耳后皮肤引出。切口以可吸收线分两层缝合[19]。

图 14.21 所示为一临床案例。

提示与要点

将口内切口设计于唇侧，下颌前庭沟上方约 1cm 处，为术后分层缝合提供了充分的软组织边缘，也避免术后早期切口周围唾液积聚。

和下缘以利于假体置入。韧带的破裂使得咬肌抬高，从而导致轮廓不规则，咬肌收缩可能加重这种不规则。用钛钉固定假体，以确保它位于设计的位置并紧贴颌骨表面。在有限的口内视野下，拉钩将假体稳定在理想位置，使螺钉固定更加简便。螺钉固定也可以通过在下颌骨下缘下方外侧的切口入路。螺钉的放置应避开下牙槽神经出颏孔之前的走行区域。

定制的下颌角 - 下颌体 - 颏部假体

接受双侧手术的患者并不少见，进行双侧矢状劈开截骨术的患者在下颌角出现不对称，下颌体部下移和颏部畸形的情况并不少见。使用 CAD-CAM 技术定制下颌角 - 下颌体 - 颏部假体是这类患者的理想选择。图 14.22 所示的是一个临床案例。

必须将假体和下颌骨移行的部分修整光滑，如果假体扩展到了下颌前部下缘下，则尤其要注意这点。如果患者较瘦，任何台阶都可能变得很明显。钛钉固定后，可以使用刀

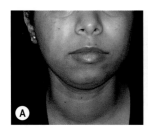
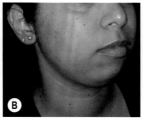
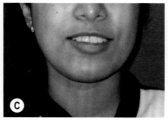
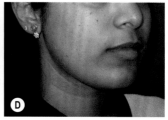

图 14.21　一位 28 岁的小颌畸形女性患者，进行了颏部水平截骨延长以及颏部和下颌骨假体置入。(A 和 B) 术前正面、斜面观；(C 和 D) 术后正面、斜面观

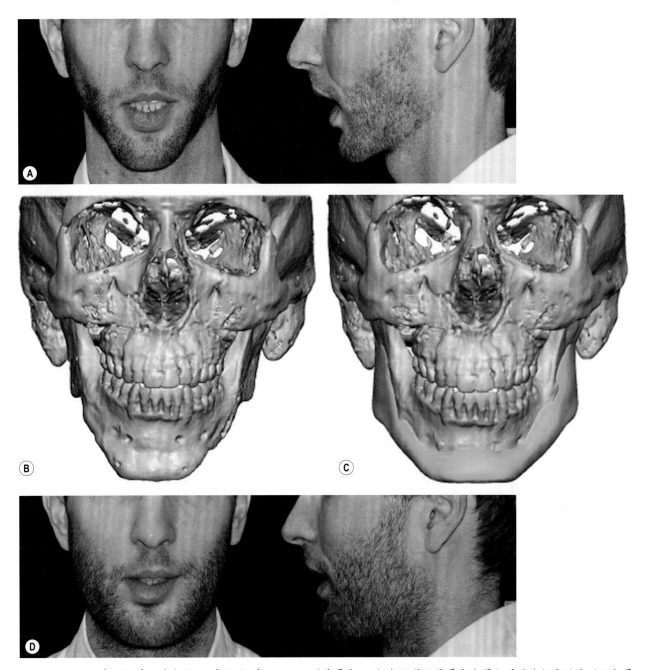

图 14.22　一名有小颌畸形病史的 36 岁男性，在 LeFort I 型截骨术、双侧矢状劈开截骨术和滑行前移隆颏术后出现下颌骨轮廓的畸形。CAD-CAM 定制的颏部 - 下颌假体置入，以矫正下颌轮廓畸形并改善颏部的形态。(A)术前正面、矢状面观；(B)面部骨骼的术前三维影像；(C)使用 CAD-CAM 技术定制颏部 - 下颌假体；(D)术后正面、矢状面观

术后护理

术中常规放置负压引流。中面部和颏部术后的引流管常规在术后第二天早上移除。下颌术后的引流管，在放置后24~72 小时内常规移除。术后加压包扎绷带可在第二天早上取下，术后口服抗生素 7 天。

如使用口内切口，患者需在术后 72 小时内进食软食，术后 2~3 周内应避免力量训练。

结果、预后及并发症

目前使用的假体材料的生物相容性都有文献支持[6]。未见多聚体颅颌面置入物与癌症之间有相关性的报道。预制假体的真性超敏反应极为罕见。目前还没有真正科学的数据来证明面部骨骼增强手术的并发症发生率，并且关于手术技术、置入部位、患者选择和随访时间的前瞻性研究也不存在。作者回顾了近 200 篇文献报道，这些报道提供了足够

的数据来分析假体材料和假体位置与术后并发症发生率的关系。这些临床数据的积累提供了一些有利于假体并发症发病率危险因素的有用信息。例如,软组织覆盖的质量与发病率明显相关。颏部和颧骨区域的并发症发生率最低,因为那里的软组织覆盖相对较厚,而鼻和耳区域的并发症发生率最高,因为那里的软组织覆盖较薄,且常常因置入物而产生张力。假体的表面特性也可能很重要。多孔假体允许一定的组织向内生长,从而人体防御机制可以在假体内起作用,可能因此降低了感染的风险。常用的生物材料都可被人体耐受,假体的化学结构只影响了它的一致性和表面特性。

2003年,作者报告了他在面部骨骼重建中使用多孔假体的个人经验[20]。这项研究是基于他们在11年的时间里(1990—2001年)完成的162例患者的经验。该组病例未发生假体移位、外露、明显纤维囊形成和因生物相容性而出现的并发症。感染率为3%。自该报告发表以来,没有后续患者在术后6至8周出现晚期感染。作者相信,这些晚期表现反映了手术中的细菌污染,这些污染最初是被围手术期的抗生素抑制的。随着作者随后的临床经验,面部移植手术的并发症(最主要的感染)的发生率已经降低。

在动物模型中,由于细菌清除能力受损,异体材料的存在降低了金黄色葡萄球菌感染的最小剂量。如果微生物不能从假体表面清除,它们将通过非特异性的机械作用黏附在假体表面,随着细菌菌落聚集,逐渐形成生物膜。生物膜保护细菌免受宿主防御和抗生素的侵害。只有积极的清创和长期的抑制性治疗才是治疗骨置入物相关感染的有效方法[21]。该方法通常不适合面部置入患者,因为清创和慢性感染都可能难以被患者接受。单纯的抗生素治疗很少会有效果。面部假体相关感染的治疗包括取出假体、抗生素治疗和正确的创面护理。6~12个月后可考虑再次置入假体。

面部假体置入术后患者不满意的常见原因包括位置不正、不对称、神经感觉异常。尽管面部假体下的骨吸收常被认为是假体手术的并发症,但这一过程在临床上很少见到,只有在颏部置入假体超过下切牙牙根水平时才会发生。广泛的骨膜下剥离有利于假体置入理想位置,钛钉固定可预防假体移位,直视下操作能有效地保护下齿槽神经和眶下神经。

二次手术

二次手术最常见的指征是面部假体在皮肤软组织中显现。由于软组织体积不可避免会随时间而改变,而假体的体积则不会改变,因此将大型假体置于薄的软组织覆盖下将会随时间变得可见。这一现象在光滑面假体上更加明显,因为这种假体会刺激软组织,形成明显的纤维囊。可在术前建议软组织较薄的患者术后注射充填材料或者移植脂肪来增厚软组织。

参考文献

1. Yaremchuk MJ, Kahn DM. Periorbital skeletal augmentation to improve blepharoplasty and midfacial results. *Plast Reconstr Surg.* 2009;124:2151–2160. *Describes the impact of the projection of the skeleton on the soft-tissue envelope and periorbital appearance.*

2. Yaremchuk MJ, Doumit G, Thomas MA. Alloplastic augmentation of the facial skeleton: an occasional adjunct or alternative to orthognathic surgery. *Plast Reconstr Surg.* 2011;127:2021–2030.

3. Doumit G, Abouhassan W, Yaremchuk MJ. Aesthetic refinements in the treatment of graves ophthalmopathy. *Plast Reconstr Surg.* 2014;134:519–526.

4. Pessa JE, Desvigne LD, Lambros VS, et al. Changes in ocular globe-to-orbital rim position with age: implications for aesthetic blepharoplasty of the lower eyelids. *Aesthetic Plast Surg.* 1999;23:337–342.

5. Farkas LG, Hreczko TA, Kolar JC, Munro IR. Vertical and horizontal proportions of the face in young adult North American Caucasians: revision of neoclassical canons. *Plast Reconstr Surg.* 1985;75:328–338.

6. Rubin JP, Yaremchuk MJ. Complications and toxicities of implantable biomaterials used in facial reconstructive and aesthetic surgery: a comprehensive review of the literature. *Plast Reconstr Surg.* 1997;100:1336–1353.

7. Rees TD, LaTrenta GS. The role of the Schirmer's test and orbital morphology in predicting dry-eye syndrome after blepharoplasty. *Plast Reconstr Surg.* 1988;82:619–625.

8. Jelks GW, Jelks EB. The influence of orbital and eyelid anatomy on the palpebral aperture. *Clin Plast Surg.* 1991;18:183–195. *Emphasizes the importance of globe rim relations and morbidity in lower lid blepharoplasty.*

9. Yaremchuk MJ. Infraorbital rim augmentation. *Plast Reconstr Surg.* 2001;107:1585–1592, discussion 1593–1595.

10. Yaremchuk MJ. Restoring palpebral fissure shape after previous lower blepharoplasty. *Plast Reconstr Surg.* 2003;111:441–450, discussion 451–452. *Introduces the concept of negative-vector reversal with implants.*

11. Raschke R, Hazani R, Yaremchuk MJ. Identifying a safe zone for midface augmentation using anatomic landmarks for the infraorbital foramen. *Aesthetic Surg J.* 2013;33:13–18.

12. Yaremchuk MJ. Secondary malar implant surgery. *Plast Reconstr Surg.* 2008;121:620–628. *Avoidance and correction of malar implant-related problems.*

13. Yaremchuk MJ, Israeli D. Paranasal implants for correction of midface concavity. *Plast Reconstr Surg.* 1998;102:1676–1684, discussion 1685.

14. McCarthy JG, Ruff GL. The chin. *Clin Plast Surg.* 1988;15:125–137.

15. Farkas LG. *Anthropometry of the Head and Face.* 2nd ed. New York: Raven Press; 1994.

16. Flowers RS. Alloplastic augmentation of the anterior mandible. *Clin Plast Surg.* 1991;18:107–138.

17. Yaremchuk MJ. Improving aesthetic outcomes after alloplastic chin augmentation. *Plast Reconstr Surg.* 2003;112:1422–1432, discussion 1433–1434.

18. Zide BM, McCarthy J. The mentalis muscle: an essential component of chin and lower lip position. *Plast Reconstr Surg.* 1989;83:413–420. *Warns of potential damage to the mentalis muscle with the intraoral approach to chin augmentation and presents techniques for repair.*

19. Yaremchuk MJ. Mandibular augmentation. *Plast Reconstr Surg.* 2000;106:697–706.

20. Yaremchuk MJ. Facial skeletal reconstruction using porous polyethylene implants. *Plast Reconstr Surg.* 2003;111:1818–1827. *Reports the senior author's clinical experience.*

21. Costerton JW, Stewart PS, Greenberg EP. Bacterial biofilms: a common cause of persistent infections. *Science.* 1999;284:1318–1322.

第 15 章

鼻部美学分析与解剖

Rod J. Rohrich

概要

- 手术从应用标准化测量方法进行仔细的术前分析开始。
- 包括骨、软骨和软组织在内的所有组织都参与构成鼻部形态结构,如鼻长度。鼻部解剖结构应在面部形状、面部比例和相邻结构的大小和形状的整体框架下综合考虑。
- 掌握鼻部解剖知识有利于医生对手术进行精准预估,提高手术效果的可预测性。
- 掌握鼻部血液供应知识提高了开放式鼻整形术的安全性。
- 任何鼻整形问题都可以通过各解剖单位及其相互关系来分析。

简介

全面理解鼻部解剖结构,使医生精准实施修复性和美容性鼻整形术成为可能[1]。鼻部手术被公认为是难度最高的整形外科手术之一,同时,实现预期的手术效果,是外科医生面临的挑战。手术难度大、手术效果不好预估,正是鼻整形术所面临的难点。探讨鼻部解剖学从常用术语的表述开始。这些术语是描述鼻部解剖、形状和形态的语言。

手术从应用标准化测量方法进行仔细的术前分析开始。医生必须准确描述畸形,以确定手术目标。术前被忽略的一个或多个畸形往往是导致手术效果不理想的直接原因[2]。

包括骨、软骨和软组织在内的所有组织都参与构成鼻部形态结构,如鼻长度。因此理解,鼻部解剖是成功实施鼻整形术的关键。任何鼻整形问题都可以通过各解剖单位及其相互关系来分析[3]。鼻部解剖结构应在面部形状、面部比例以及相邻结构的大小和形状的整体框架下综合考虑[4]。例如:颏的大小和位置、面部宽度和面部高度都是可能影响手术效果的因素。

掌握血液供应的基础知识提高了开放式鼻整形术的安全性。该解剖对于实施经皮截骨术时避免损伤角动脉和预防意外血管内注射也很重要[5]。掌握鼻部解剖知识并结合术前鼻部美学分析的能力,有利于医生对手术进行精准预估,提高手术效果的可预测性。

鼻解剖结构应采用标准化术语进行描述(图 15.1)。这些术语明确了鼻解剖结构的标准化测量方法(图 15.2)。鼻唇角基本反映了鼻尖相对于 Frankfort 水平面的旋转角度,Frankfort 水平面,即眼耳平面,是经过外耳道,止于眶下缘的连线。鼻额角是眉间、鼻根至鼻尖连线所形成的角度。这些测量数据的正常值范围因性别而异(图 15.3)。鼻尖突度是从鼻翼点到鼻尖的距离,鼻尖突度正常值可以通过 3 种方式计算,将在下文详细介绍。从正面看到的鼻尖表现点位于下外侧软骨外侧脚开始分叉的位置,下外侧软骨由 3 部分组成,内侧脚、中间脚和外侧脚,每个部分都有各自的曲度。梨状孔最佳的观察角度是仰头位,对应于上颌骨沿下鼻道骨性裂孔(图 15.4)。

按照前文叙述的原则进行行术前评估[1]。首先分析鼻与面的关系。在面部整体比例下精准分析鼻部形态。理解面部比例的一个简单方法是使用三等分技术:将面部垂直高度三等分为上、中、下面部。下面部为鼻基底至颏下点的距离。下面部又进一步三等分,鼻基底到口裂的距离是下面部高度 1/3。

鼻长度和下面部的比例关系可通过正面观进行分析。一项测量结果显示,从鼻根到鼻尖表现点的距离等于从口裂到颏下点的距离(图 15.5)。

通过正面对鼻部进行观察(图 15.6),画一条直线连接眉间、鼻根、唇中点和颏下点,有助于评估是否存在歪鼻。从鼻根到唇颏中线的垂直线可用于分析几种结构,这有助于明确是否存在鼻中隔偏曲、鼻骨和上鼻穹隆的位置,以及判断鼻翼软骨的不对称性[6]。

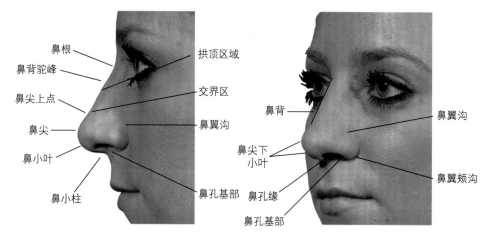

图 15.1　外鼻标志的标准化术语的存在便于人们讨论成比例和不成比例的鼻部美学。这些标志,本质上是鼻腔形态的参考点,通常直接关系到底层结构的形状和关系。外鼻体表标志的命名标准化有益于讨论鼻部美学结构是否成比例。这些体表标志,本质是鼻部形态参考点,通常直接反映了组成结构的形状和相互关系

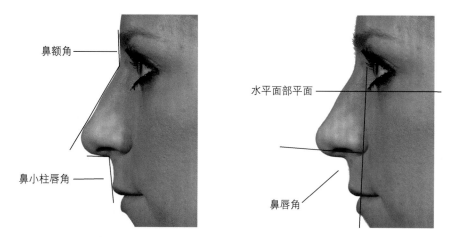

图 15.2　通过角度测量进行多种因素的评估,如鼻部长度、鼻翼基部位置和唇部美学

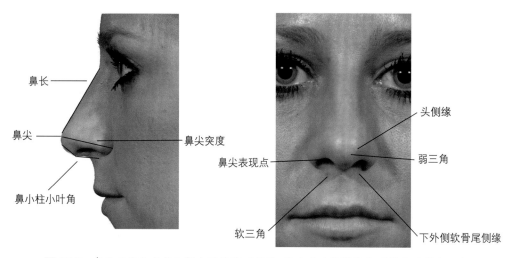

图 15.3　鼻尖突度是术前分析中的关键测量值,定义为从鼻翼基部到鼻尖的最大距离

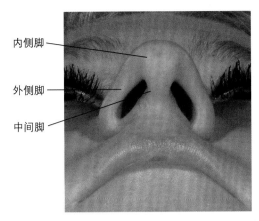

图 15.4　下外侧软骨组成了下 1/3 鼻穹窿，根据软骨表现的明显的曲率变化分为 3 个节段

内侧脚

外侧脚

中间脚

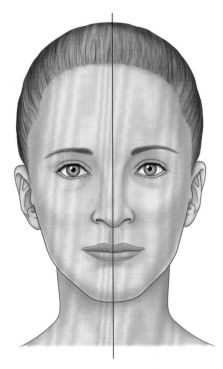

图 15.6　从眉间中线到下颌画一直线有助于评估鼻部对称性。这一简单方法是分析鼻中隔偏曲和鼻骨位置的最佳方法之一。同时还强调了上颌或下颌是否存在不对称

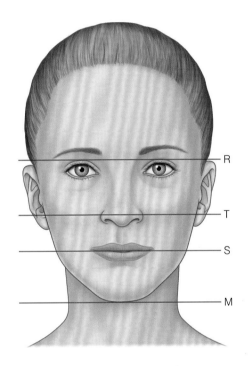

图 15.5　评估鼻部美学和面部其他器官关系的一般标准。标准之一是鼻长度等于下面部高度。M，颏下点；R，鼻根；S，口裂；T，鼻尖

鼻背美学线为从眉头到鼻尖表现点的连线，符合美学标准的连线为轻微分开的曲线。鼻背美学线还可以通过从眉头到鼻孔的垂直线来判断（图 15.7）。

鼻基底距离约等于内眦间宽度。正面观，鼻翼形状为鸥翼形曲线，由鼻翼软骨外侧脚和中间脚的曲率决定（图 15.8 和图 15.9）。

鼻部侧面观与正面观一样，需整体分析鼻在面部的位置和比例（图 15.10）。从侧面观察，鼻基底在内眦稍前方。上唇稍前于下唇；下唇稍前于颏点。这一分析可显示小颏或巨颏，以及骨骼发育不良，包括伴有鼻基底后移的上颌骨后缩。

从侧面对鼻部进行分析，首先观察鼻根在鼻额角处（鼻

根点）的位置和深度。鼻根点理想位置应为平视时眼线和重睑线之间，鼻根深度（或鼻根点与内眦间距）约为 15mm。

鼻根点是确定鼻额角的关键点，鼻额角是额骨与鼻背平行连线所形成的夹角。如果鼻额角的位置比正常位置靠前或靠上，鼻部看起来会延长，鼻尖突度则会降低。而鼻额角位置比正常位置靠后和靠下，鼻部看起来会更短，鼻尖突度将会增加。鼻根点是测量鼻部长度的头侧终点，鼻长度是鼻根点到鼻尖的距离。正常情况下，鼻长度等于从口裂点到颏下点的距离（图 15.11）。

分析鼻背：鼻背略微低于鼻根点到鼻尖的连线，这种情况在女性中更为常见。在女性中，鼻尖上点在鼻尖表现点的头侧，女性的鼻尖上点低于鼻根点和鼻尖连线 2~3mm（图 15.12），而男性的鼻尖上点的位置更接近鼻根点和鼻尖连线。

评估鼻唇关系：鼻唇角是鼻孔前后点连线与面部垂直面间的夹角。通常情况下，女性鼻唇角为 95°~100°，男性为 90°~95°（图 15.13）。鼻唇角与鼻小柱 - 上唇角略有不同，鼻小柱 - 上唇角是鼻小柱和上唇之间的夹角，受鼻中隔尾端突度的影响，尽管鼻唇角正常，但由于鼻小柱 - 上唇角的角度增加会让人感觉鼻尖上旋的角度增加。另外一个决定鼻尖旋转角度的因素是鼻小柱 - 小叶夹角，即鼻小柱和鼻尖下叶交点处的夹角，代表了下外侧软骨中间脚和内侧脚结合部，女性理想的鼻小柱 - 小叶夹角为 30°~45°。

评估鼻翼和鼻小柱之间的关系：从侧面观察，沿鼻孔长轴画线将椭圆形的鼻孔分为两个部分（图 15.14）。若长轴线以下的距离更大，说明存在鼻小柱悬垂；若长轴线以上的距

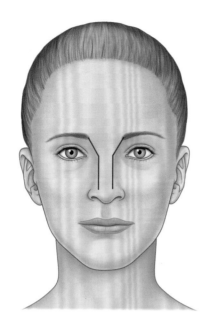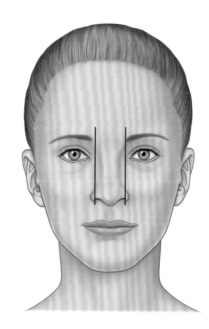

图 15.7　鼻背美学线应是一条从眉毛到鼻尖的柔和曲线

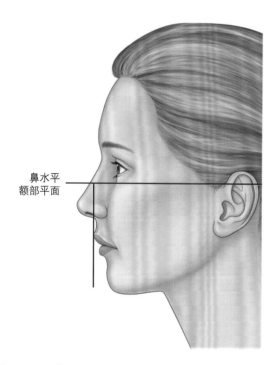

鼻水平
额部平面

图 15.8　头部位置标准化的目的在于使数值测量,尤其是内眦数值测量可重复进行。此处显示的是 Frankfort 水平线:从外耳道到眶下缘连线与水平线平行

离更大,则表现为鼻翼后缩。第 16 章对该问题进行了更全面的讨论。

分析鼻尖突度:鼻尖突度定义为鼻翼基部到鼻尖的距离(见图 15.13)。如果 50%~60% 的鼻尖突度位于上唇最突点垂线的前方,则视为鼻尖突度正常;如果该比例大于 60%,则视为鼻尖过度突出;若比例小于 50%,则表现为鼻尖突度不足。

与评价鼻面部比例的三分法则相类似,鼻尖突度为整体鼻长(即从鼻根到鼻尖表现点距离)的 0.67,如果比值小于 0.67,则表明鼻尖突度不足。

通过底面观可以观察鼻翼形状、鼻尖突度和鼻翼宽度的信息。鼻小柱基部和鼻翼缘形成等边三角形(见图 15.14)。鼻尖下叶约为鼻基底到鼻尖距离的 1/3。仰位观还可以看到鼻基底宽度和外扩情况。仰头位观察,鼻翼缘外扩 2mm。应注意鼻翼形状是否有不对称。该分析为制定详细手术计划提供信息,包括达到手术目标所需的技术。

了解鼻部解剖的细节有助于医生实施开放式鼻整形的技术操作。鼻尖的血液供应是对开放性鼻整形术安全性影响最大的解剖要点。了解鼻部的血供,以及如何保留其复杂的血管网,不仅提高了初次鼻整形术的开放性手术的安全性,也提高了二次和第三次手术的安全性。

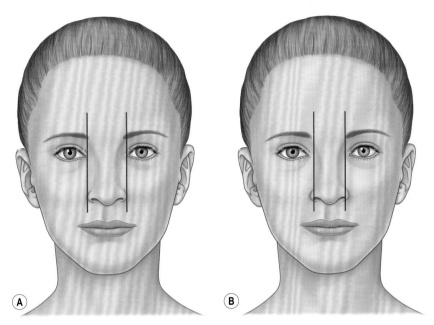

图 15.9　评估相对于鼻基底宽度的鼻部骨性基底宽度。(A)鼻部骨性基底宽度应为正常鼻基底宽度的 80%。(B)正常的鼻基底宽度等于内眦间距或睑裂宽度

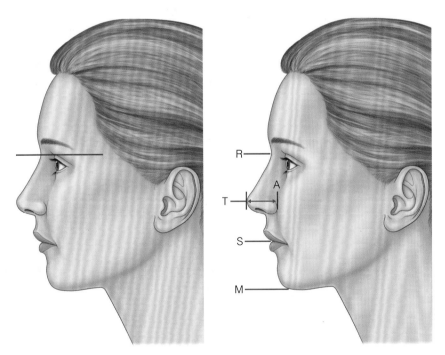

图 15.10　基于头部标准位置分析鼻长度和鼻尖突度。A,鼻基底;M,下颏;R,鼻根;S,口裂;T,鼻尖

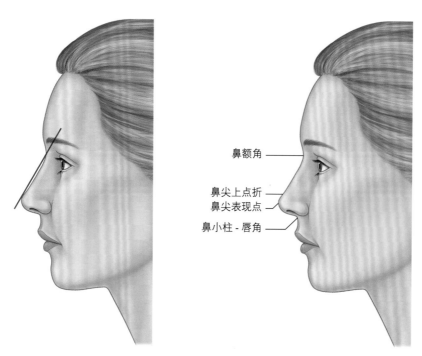

图 15.11 从鼻根到鼻尖连线有助于分析鼻背美学。鼻背低于此线，曲线的最高点位于鼻尖的头侧。鼻尖上点是由鼻尖突度、鼻中隔和上外侧软骨（中鼻穹窿）高度之间的关系决定

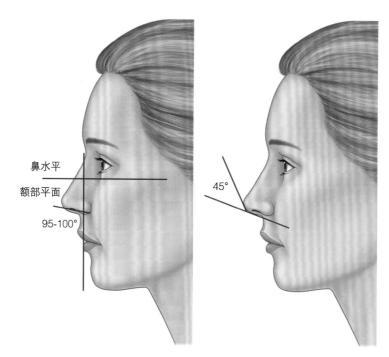

图 15.12 左图显示了鼻唇角，右图显示了鼻小柱-小叶角。尽管讨论较少，但掌握以下内容很重要：鼻基底位置、鼻尖突度和鼻长度决定了鼻唇角，同时，上颌骨发育不良将严重影响鼻唇角的角度。鼻小柱-小叶的角度受影响的因素较少，只反映了下外侧软骨中间脚到内侧脚的过渡

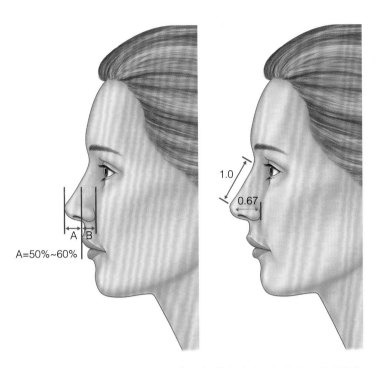

图 15.13　可以通过 3 种方法来分析鼻尖突度,此图显示了两种方法:鼻尖突度与鼻孔的比例;鼻尖突度与鼻长度的比例

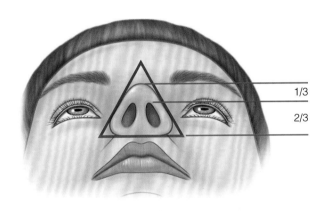

图 15.14　此图显示鼻尖突度和鼻翼位置的关系。另外,从仰头位观察,鼻小柱基底、鼻翼缘连线应呈等边三角形

血液供应

　　鼻部丰富的侧支循环保障了开放入路的安全性。鼻尖有多条血管供血,因此可以应用局部皮瓣,并进行广泛剥离。通过乳胶注射技术可显示和鼻整形术相关的侧支循环。滑车上动脉(颈内动脉分支)和面动脉(颈外动脉分支)均发出分支跨越中面部。颈内动脉的分支——滑车上动脉和来自颈外动脉的分支——面动脉都发出跨过中线的分支。这些分支构成了跨过鼻背部的血管网。

　　滑车上动脉发出分支到鼻外侧,然后沿外鼻下行,到达角动脉(图 15.15)。滑车上动脉发出角血管、侧鼻动脉及外

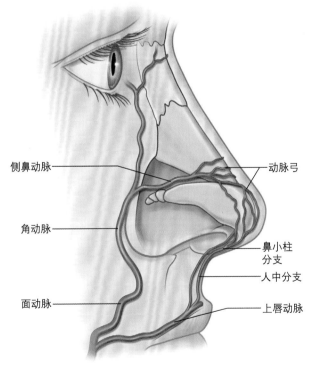

图 15.15　鼻部血管供应,血运来源于眼动脉和面动脉分支

鼻动脉(图 15.16)。这些血管直接走行于皮肤深面,鼻内肌浅面。

　　面动脉向上延续为角血管。走行过程中,于鼻下方,

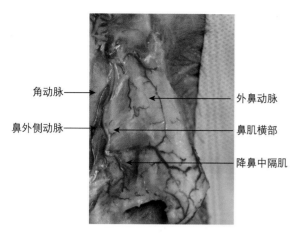

图 15.16 鼻部血液供应同时来源于颈内动脉和颈外动脉

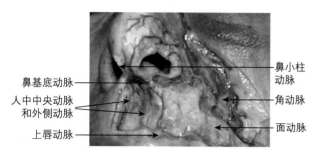

图 15.17 所有主要的鼻部动脉分支都位于肌肉和鼻筋膜浅面。开放入路鼻整形术在肌肉和筋膜下剥离可避免损伤侧支供血

发出上唇动脉。鼻基底动脉是发自上唇动脉的小分支(图15.17)。上唇还发出人中动脉,人中动脉为鼻小柱升动脉的主要供血来源。

由于鼻尖有多个血管分支供血,尽管鼻小柱动脉在开放式鼻整形术中被切断,但对鼻穹窿血运影响甚微。同样地,在鼻部有多个来源于滑车上动脉和面动脉分支构成的血管弓。手术切除任何一部分鼻翼,都会切断血管弓,但是,广泛的侧支循环保证了鼻内侧和外侧的血供。

同该解剖结构有两点需要注意。首先,在正确的平面进行剥离,以保证血供,即使是受损伤的鼻尖区域。紧贴软骨膜表面分离,保护真皮下细小血管网,使其免于再次损伤,增加了二次开放入路鼻整形手术的安全性。第二,动脉非常重要,若手术切断,需电凝止血。止血时需要细心,不准确的止血会损伤附近血管。鼻部血供和面部其他器官血供相类似。眼、鼻和口均是双重血管环绕供血,就眼睑而言,面动脉和滑车上动脉形成睑缘动脉,面动脉和角动脉汇合成上、下唇动脉,滑车上动脉和面动脉环绕鼻孔,提供皮肤血运。上述血管均紧贴真皮。

在皮下剥离过程中,如鼻尖过度去脂,纤细的血管有破坏的风险,导致皮肤坏死。侧鼻动脉是鼻部血液供应的主要来源之一,对鼻外侧皮肤进行广泛剥离存在损伤侧鼻血管的风险。

鼻部回流静脉主要与面静脉吻合,静脉走行于鼻背和

鼻外侧壁,或与鼻小柱动脉和上唇动脉伴行。

神经支配

鼻部的主要感觉神经为眶下神经和外鼻神经的分支,两者均为三叉神经的终末支。眶下神经从圆孔穿出,通过上颌窦固有腔道,从眶下孔穿出(图15.18)。眶下孔位置受个体年龄影响,但通常位于眶缘下 10~12mm 处。该神经有多个分支,支配鼻基底、上唇和鼻外侧壁感觉。鼻基底感觉神经分支密集,此处皮下浸润麻醉可以起到很好的局麻效果,是鼻尖手术的理想麻醉点(图15.19)。

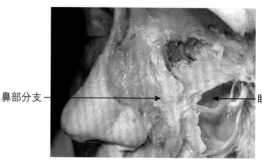

图 15.18 眶下神经走行于上颌骨固有通道,从眶下孔穿出,支配大部分侧鼻和鼻尖皮肤感觉。滑车上和筛骨分支支配鼻上部的皮肤感觉

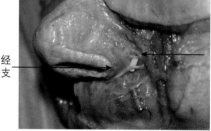

图 15.19 临床上,鼻翼基部的神经阻滞可以麻醉鼻翼、侧壁和鼻尖。在此位置发现来自上颌神经的分支的密集汇合

一个重要的考虑是在此区域鼻翼和鼻槛动脉和眶下神经分支交织,因此要求浸润麻醉过程中要格外小心,避免出血或注射入动脉。另外一个眶下神经局部阻滞方法是直接在眶下孔进行浸润。

鼻部的第二根主要感觉神经是眼神经外鼻支。发自额神经筛骨前支,通过鼻骨中部的小孔引出。在此部位和鼻翼底部进行局麻基本能完全麻醉鼻部皮肤。

鼻内肌与鼻外肌

鼻部的固有肌有鼻肌及其下部,即鼻翼张肌或鼻翼提

肌。鼻外肌有降眉间肌、口轮匝肌、降鼻中隔肌和提上唇鼻翼肌。鼻部肌肉的重要性常常被忽略。它们对于表情很重要，而鼻内肌对于保持鼻腔气道通畅也很重要。

鼻肌的横向部分插入上外侧软骨的边缘(图 15.20)。肌肉收缩张开上外侧软骨，增加了鼻腔通气。正面观详述了鼻肌横部与上外侧软骨的关系。

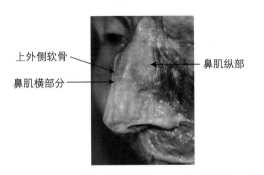

图 15.20　鼻肌包括鼻内肌和鼻外肌，两者的动态运动保持了鼻部气道通畅。这些肌肉的副损伤，尤其是鼻肌横部损伤，会导致通气量减少。Bell 面瘫患者出现鼻中穹窿功能破坏的症状很常见

两块肌肉调控鼻翼缘的位置。提鼻翼肌和提上唇肌收缩可以张开鼻孔缘。此外，这些肌肉的收缩有助于增加外鼻阈的通畅性。由于面神经麻痹，这些肌肉丧失功能，可导致外鼻阈塌陷。同样，内鼻阈可因为鼻肌横部功能丧失而受损。这些肌肉的起点和止点决定了它们对鼻通气影响程度。另一种可能导致鼻通气量减少的情况是切除鼻翼缘，从而导致提鼻翼肌损伤。

鼻翼皮肤的厚度和这些纤细肌肉的收缩张力对维持鼻翼缘的形状和位置都很重要。软骨移植物可以替代损伤的肌肉，为鼻翼缘提供静态支撑。

关于提上唇肌是否与提鼻翼肌相互独立存在争论，因此通常将其命名为提上唇鼻翼肌。然而，研究人员通过详细的解剖证明，这两块肌肉有所区别(图 15.21)。提鼻翼肌沿鼻骨起于上颌骨。上唇提肌起自眶缘，位于口轮匝肌下方。

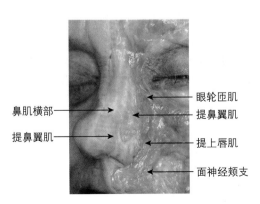

图 15.21　从本解剖图中可以看到，鼻部肌肉交织在一起。重要的生理意义是这组肌肉通常共同收缩，发挥作用，而不是单独发挥作用。鼻孔张开、增加通气量是由提鼻翼肌、鼻肌横部和口轮匝肌共同收缩完成

提鼻翼肌提升鼻翼、增加外鼻阈的面积，同时也是表情肌。提上唇肌主要功能是在微笑时抬高唇部，增大口裂。面部肌肉章节中提口角肌被称为"犬齿肌"；然而，从功能角度来看，这是个误称。提上唇肌收缩，暴露犬齿，而提口角肌调控口角的垂直位置。

降鼻中隔肌起于鼻中隔尾侧，止于上唇的口轮匝肌，是提上唇肌复合体的一部分(图 15.22)。在某些个体中，降鼻中隔肌的存在偶尔伴有横向上唇褶纹。这块肌肉去神经可以缓解皱纹，代价是增加上唇中央部位的高度。

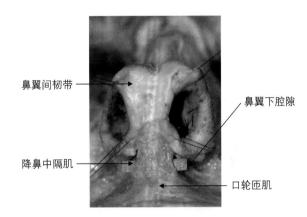

图 15.22　降鼻中隔肌位于口轮匝肌深面，会导致上唇横行皱纹，此肌肉止于鼻中隔尾端

鼻内肌和鼻外肌相互关联，通常两块或多块肌肉联合为一个单元发挥收缩功能。因此，术语"表情肌"并不完全准确，以提鼻翼肌为例，它不但参与面部表情，同时维持鼻部功能。肌肉也参持静态支撑鼻部位置，如鼻翼缘和鼻基底位置。鼻内肌副损伤，如损伤鼻肌横部，可能破坏上外侧软骨的稳定性，导致鼻气流量减少。

鼻部韧带

韧带是静态支撑的另一部分[7]。下外侧软骨外侧脚上部与上外侧软骨下部之间有纤维连接。纤维韧带也稳定了下外侧软骨内侧脚与鼻中隔远端的连接。背侧部，浅筋膜内的表浅韧带和鼻翼间韧带，通常被称为 Pitanguy 韧带(图 15.23 和图 15.24)连接鼻翼穹窿。鼻翼间韧带稳定了下外侧软骨在下外侧软骨内侧脚和中间脚连接处的稳定性，若被破坏则会导致鼻尖增宽、扭曲。在开放入路鼻整形术中，这些韧带结构通常被切断，因此便不难理解在开放鼻整形术后穹窿间缝合的必要性。

虽然肌肉和韧带对鼻部支撑很重要，但解剖证明，清除所有(鼻翼下间隙)软组织后，鼻基底位置仍是稳定的。然而，去除所有脂肪组织和肌肉，鼻翼在其前后位置上仍保持稳定。这一现象凸显了鼻中隔在支撑整个鼻部位置的重要性。

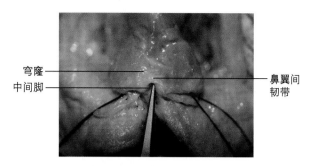

图 15.23　鼻部韧带由深筋膜增厚、聚合而成，存在于整个鼻部，鼻整形过程中，这些韧带被松解，掌握这些韧带的解剖和重建这些韧带的各种缝合方法非常重要

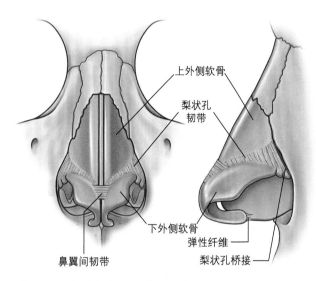

图 15.24　软骨框架。下外侧软骨通过纤维组织和韧带相互连接，并与上外侧软骨和鼻中隔相连

鼻骨、鼻软骨和鼻中隔

　　鼻上 1/3 是由鼻骨和上颌骨额突形成的骨性锥体，构成上鼻穹窿（图 15.25）。

　　鼻中 1/3 由成对的上外侧软骨构成，呈三角形，头侧附着于鼻骨，背侧附着于鼻中隔。在其最上部分，它们被鼻骨重叠 4~5mm，即所谓的"拱顶区域"，通常是鼻背最宽的部分（图 15.26）。

　　上外侧软骨与鼻中隔关系的重要性在于它形成了一个"工字形"结构（图 15.27）。这为鼻中 1/3 提供了稳定性，因此不会发生塌陷和由此引发的气道狭窄[8]。同时，鼻肌横部收缩，上外侧软骨可以向外侧运动。从功能上来说，上外侧软骨与鼻背的连接构成了内鼻阈的支架（图 15.28）。

　　鼻中隔和上外侧软骨之间的解剖关系（图 15.29）解释了为什么切除上外侧软骨或过度修剪鼻中隔会导致气道塌陷[9]。如果发生这种情况，使用撑开移植物重建"工字形"结构可恢复内鼻阈的通畅性。这部分内容将在第 16 章 ~ 第

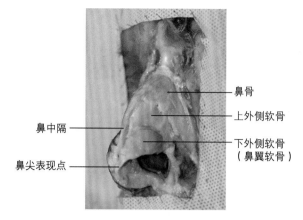

图 15.25　上、中、下 3 个鼻穹窿及其相应的解剖结构。上鼻穹窿由鼻骨形成，中鼻穹窿由上外侧软骨形成，下鼻穹窿由下外侧软骨形成。上外侧软骨位于鼻骨和下外侧软骨的深面

18 章中讨论。

　　上外侧软骨不与上颌骨接触。然而，在梨状孔缘，上外侧软骨、鼻骨和下外侧软骨，这些软骨被一层膜状结构包绕、固定住。

　　鼻的下 1/3 由下外侧软骨组成，它有 3 个部分：内侧脚、中间脚和外侧脚（图 15.30）。外侧脚的上部与上外侧软骨连接于所谓的软骨"交界区"。

　　下外侧软骨比上外侧软骨位置更加突出。因此，它们对鼻表面解剖结构影响更大：下外侧软骨的最上缘界定了鼻穹窿，最前方是鼻尖表现点（见图 15.25）。从功能上来说，下外侧软骨支撑着外鼻阈（见图 15.28）。

　　若皮下组织较少，可以观察到下外侧软骨的边缘，从而在术前得以评估此解剖结构。下外侧软骨并不平行于鼻翼缘，而是沿斜向上颌骨方向成角，角度的大小严重影响鼻尖外形。正常情况下，成角方向指向外眦轴线，若成角方向偏向头侧，指向内眦，则形成所谓的"括号畸形"。

　　梨状孔韧带是纤维样膜状结构，包绕鼻部软骨（图 15.31）。因此，软骨可以作为一个单元发挥功能，每个软骨增加另一软骨的稳定性[10]。这样，上外侧软骨的下缘（尾侧）稳定了下外侧软骨。

　　鼻中隔是鼻部的主要支撑结构。它由透明软骨和骨组成，横截面显示这些区域的厚度和透明度不同。鼻中隔前端和尾侧交界处定义为鼻中隔角（图 15.32 和图 15.33）。

　　覆盖在鼻中隔软骨膜上的黏膜血管丰富，主要由唇动脉、蝶腭动脉和筛动脉供血（图 15.34）。鼻中隔前端的血管密集区称为 Kiesselbach 区，是容易发生鼻出血的区域。在鼻中隔分离过程中，如果术者一直在软骨膜下平面操作，则很少发生大量出血。

　　内鼻的主要结构是上、中、下鼻甲，是增厚的黏膜所覆盖的骨性结构。通过鼻甲正常的扩张和收缩循环，鼻黏膜清除颗粒物，温暖和湿润进入的空气，并调节空气流量（图 15.35）。

　　鼻甲也同样具有高度血管化的特征。下鼻甲对气道阻

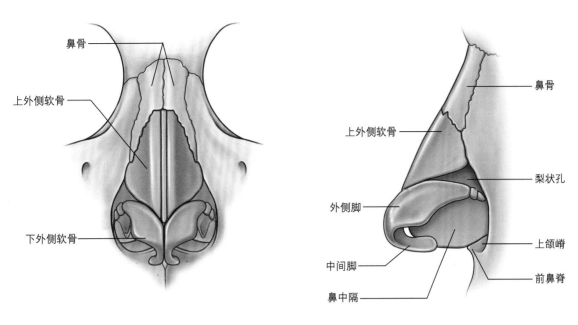

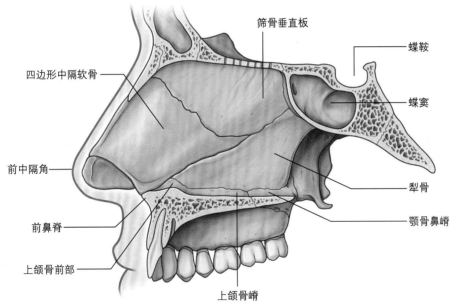

图 15.26　鼻软骨、鼻骨和鼻中隔示意图

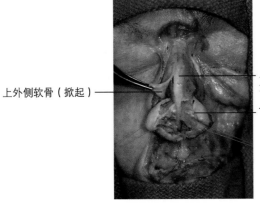

图 15.27　上外侧软骨构成中鼻穹窿。鼻肌横部止于上外侧软骨边缘,因此肌肉收缩能增加鼻腔通气量。上外侧软骨与鼻中隔的关系破坏,或者鼻肌麻痹均可导致中鼻穹窿通畅性降低

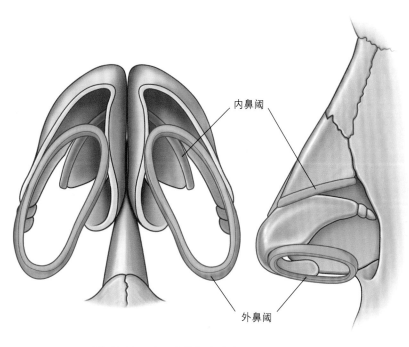

内鼻阈

外鼻阈

图 15.28 显示内鼻阈和外鼻阈位置的软骨框架

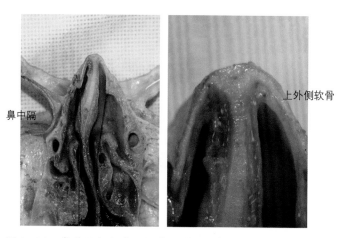

鼻中隔

上外侧软骨

图 15.29 鼻中隔与上外侧软骨的关系非常重要。上外侧软骨和鼻中隔形成的"T"形结构可防止中鼻穹窿塌陷。这一关键解剖结构的破坏是鼻整形术后中鼻穹窿狭窄的病理学基础

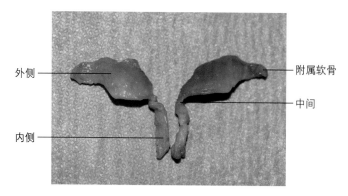

外侧

附属软骨

中间

内侧

图 15.30 下外侧软骨连同皮肤、皮下组织和微小的提鼻翼肌构成了外鼻阈。它们的高度、宽度、形状和轮廓决定了鼻尖美感

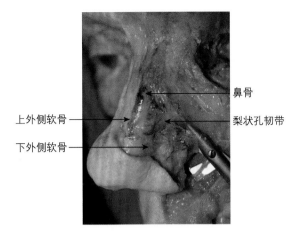

图 15.31　软骨附着在骨骼、鼻部和上颌骨，以增加其稳定性。梨状孔膜稳定这些软骨至梨状边缘

上外侧软骨
下外侧软骨
鼻骨
梨状孔韧带

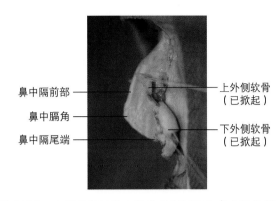

图 15.32　此图注释了鼻中隔背侧（前部）和鼻中隔尾侧，交界于鼻中隔角

鼻中隔前部
鼻中隔角
鼻中隔尾端
上外侧软骨（已掀起）
下外侧软骨（已掀起）

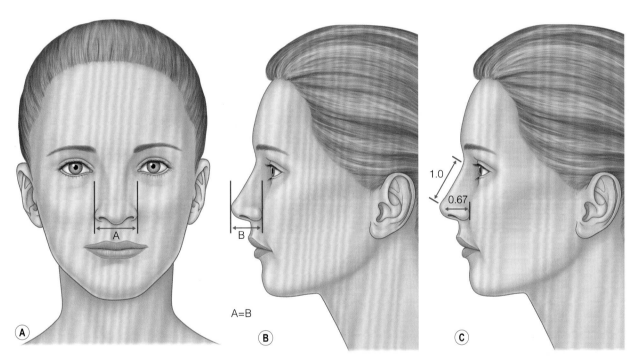

A　　　　　A=B　　　　　1.0　0.67

图 15.33　其他评估鼻尖突度的方法。（A 和 B）作者用于评估鼻尖突度的第二种方法是鼻尖突度和鼻基底宽度的比值，两者应该相等。（C）比较鼻梁长度（鼻根至鼻尖，RT）与鼻尖突度（鼻基底至鼻尖）的比率时，理想的鼻尖突度为 0.67×RT

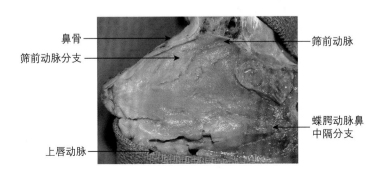

鼻骨
筛前动脉分支
上唇动脉
筛前动脉
蝶腭动脉鼻中隔分支

图 15.34　鼻中隔由附着在鼻骨、上颌骨、犁骨和筛骨上的软骨组成。它血运丰富，具有多重血供来源。鼻中隔是鼻部关键的支撑结构，由软骨和附着、悬吊软骨的韧带组成。该横截面还显示了鼻中隔位于蝶窦近端，其上端为筛骨垂直板，后部为筛骨。以扭转的方式去除筛骨可能会损伤这些结构

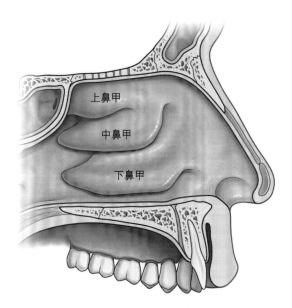

上鼻甲

中鼻甲

下鼻甲

图 15.35　上、中和下鼻甲

力的影响最大,因此,为了改善鼻通气,通常会减小下鼻甲的体积。了解后鼻甲的血管直径增大对临床工作很重要,因此后鼻甲切除术可能导致大出血。黏膜下剥离,单纯切除骨质,是另一种避免鼻甲切除时出血的实用方法。

综上所述,鼻部在上颌骨和额骨支架上由多种结构构成,应用这些结构及其相互关系的知识分析鼻部三维形态。

参考文献

1. Menick FJ. Nasal reconstruction. *Plast Reconstr Surg.* 2010;125:138e–150e. *An excellent overall review article of nasal anatomy and physiology.*

2. Courtiss EH, Goldwyn RM. The effects of nasal surgery on airflow. *Plast Reconstr Surg.* 1983;72:9–21. *This clinical paper describes the four anatomical structures that determine nasal airflow, important for approaching any patient who presents with the complaint of nasal obstruction.*

3. Han SK, Lee DG, Kim JB, et al. An anatomic study of the nasal tip supporting structures. *Ann Plast Surg.* 2004;52:134–139. *The authors describe the micro- and macroscopic anatomy of the supporting structures of the nasal tip and the relevance of this anatomy to nasal tip surgery.*

4. Sheen JH. Spreader graft: a method of reconstructing the roof of the mid nasal vault following rhinoplasty. *Plast Reconstr Surg.* 1984;73:230–239. *The classic paper that details the anatomy of the middle nasal vault, crucial for prevention of mid-vault collapse after rhinoplasty.*

5. Rohrich RJ, Muzaffar AR, Gunter JP. Nasal tip blood supply: confirming the safety of the transcolumellar incision in rhinoplasty. *Plast Reconstr Surg.* 2000;106:1640–1641. *The arterial blood supply to the nasal tip is discussed. This anatomical study is important with the emergence of open rhinoplasty technique as a preferred method for rhinoplastic surgery.*

6. Constantian MB. The boxy nasal tip, the ball tip, the alar cartilage malposition variations on a theme – a study in 200 consecutive primary and secondary rhinoplasty patients. *Plast Reconstr Surg.* 2005;116:268–281.

7. Rohrich RJ, Hoxworth RE, Thornton JF, et al. The pyriform ligament. *Plast Reconstr Surg.* 2008;121:277–281.

8. Byrd HS, Salomon J, Flood J. Correction of the crooked nose. *Plast Reconstr Surg.* 1998;102:2148–2157.

9. Rohrich RJ, Muzaffar AR, Janis JE. Component dorsal hump reduction: the importance of maintaining dorsal aesthetic lines in rhinoplasty. *Plast Reconstr Surg.* 2004;114:1298–1308.

10. Pitanguy I. Surgical importance of a dermatocartilaginous ligament in bulbous noses. *Plast Reconstr Surg.* 1965;36:247–253.

第 16 章

开放入路鼻整形术

Rod J. Rohrich, Jamil Ahmad

概要

- 精准的术前分析和临床诊断是开放入路鼻整形术成功的基础。
- 开放入路鼻整形术可以更好地暴露、识别解剖结构和矫正鼻部畸形。
- 驼峰鼻成分切除与鼻背重建使医生得以对鼻背进行精准的渐进式矫正，并避免内鼻阈塌陷和鼻背部不平整问题。
- 鼻尖缝合技术可以在不破坏骨软骨支架和损害支撑结构基础上调整鼻尖形态。
- 患者术前了解正常的恢复过程及可能出现的并发症对于控制术后患者期望值而言非常重要。

简介

鼻整形术是整形外科中最常见的美容手术,2015 年,美国进行了 218 000 例鼻整形术[1]。过去 25 年,鼻整形术的趋势已从过量去除软骨支架转变为保护自身解剖结构、保留软骨、补充组织量缺少的部位,通过缝合技术矫正畸形,恢复支撑结构。对术前分析和诊断的重视、手术器械的改进和开放入路鼻整形术数量的增加(框 16.1)[2-4]使人们进一步了解鼻部解剖,也使得鼻部手术的美学和功能性效果更加可预测且持久。

鼻整形术成功的基本要求是围手术期的全面准备。精准的术前分析和临床诊断、认清患者的预期和医生的目标,以及对护理计划和术后期望的恢复时间的深入了解都是患者与医生成功合作的基础。术中充分暴露鼻畸形的解剖部位、保留正常解剖结构、利用增量控制矫正畸形、保持和恢复鼻通道以及识别各种手术手法的动态相互作用能够实现理想的手术效果。最后,术后恢复期的护理和关怀会提高患者的满意度。

框 16.1 开放入路手术的优缺点

优点
1. 双眼可视
2. 完全准确地评估缺陷
3. 诊断准确,并能矫正缺陷
4. 可双手操作
5. 可选择的自体组织和软骨移植物更多
6. 通过电凝直接止血
7. 移植物缝合稳定(可见与不可见)

缺点
1. 鼻外侧切口(形成经鼻小柱瘢痕)
2. 手术时间较长
3. 增加鼻尖水肿
4. 鼻小柱切开分离
5. 伤口愈合时间较长

历史回顾

公元前约 3000 年,埃及外科文献第一次记载了鼻损伤的治疗[5-9]。该文献由 Edwin Smith 和 James H. Breasted 翻译,内容包括 3 例鼻骨骨折的诊断和治疗。关于鼻部缺陷的修复手术的记载早在公元前 600 年便已出现[10,11]。在印度,通奸者、小偷和其他罪犯会被处以面部毁损,尤其是鼻部毁损的刑罚,作为耻辱的烙印。在印度北部,初级神职员 Sushruta 描述了通过前额和颊部皮肤再造鼻部的技术[9]。14 世纪,在经历了长期停滞状态后,随着文艺复兴带来了科学和医学进步,关于鼻部再造的文献记载也再次出现。在意大利,Branca 实施了印度鼻再造法[12]。他的儿子改进了这一方法,使用前臂带蒂延迟断蒂皮瓣进行鼻再造。该技术以

"意式方法"的名称为人所了解,并随后被 Benedetti 加以报道[13],这要早于 1597 年 Gaspare Taglicozzi 对其的描述。18 世纪,Carl von Graefe 改进了印度方法,通过使用取自前臂的皮肤进行植皮,来代替延迟断蒂皮瓣。1845 年,另一位德国人 Johann Friedrich Dieffenbach 描述了通过切除鼻部软组织和软骨来缩小过大鼻部的方法[14]。Dieffenbach 也是最早描述鼻部美容手术的人之一。美国耳鼻喉科医生 John Orlando Roe 被誉为描述鼻整形美容手术的第一人,并且介绍了内路手术法[15,16]。Roe 于 1887 年出版了《翘鼻畸形及其简单手术矫正方法》,1891 年出版了《通过皮下手术治疗鼻部棱角畸形》,他的记载比被称为现代鼻整形之父的德国整形医生 Jacques Joseph 的记载早了 11 年[15]。1898 年,Joseph 将其通过外路切口进行鼻缩小整形术的经验出版成书,该方法与 Dieffenbach 的方法相似。1905 年,Joseph 首次报道了内路法。然而,Joseph 因其在分析、分类、修复不同鼻部缺陷方面所做出的贡献仍被经常视为现代鼻整形之父[9]。20 世纪上半叶,人们通过救治战争中的重大伤员所积累的经验推动了整形外科作为一项专业领域的发展。20 世纪后半期则见证了相关文献在促进术前评估和诊断、鼻通气管理、软骨移植技术和开放入路鼻整形的普及方面的重要贡献。

基础科学 / 疾病进程

全面了解鼻部解剖、鼻通气及其生理功能是成功实施鼻部美容手术的基础。第 15 章详细介绍了鼻部解剖,第 18 章深入介绍了鼻气道及其生理功能。天生或后天的外鼻、内鼻的缺陷,可以导致软组织或鼻软骨畸形,引发美学或功能问题。

诊断 / 患者临床表现

医患沟通

医生可以通过初次沟通,了解患者的鼻部病史,并进行鼻部检查。此外,医生需要了解患者的期望。如果患者适合进行鼻部整形手术,医生应获得患者签署的知情同意书,并向其介绍术前的注意事项和大概的术后护理知识。每一位患者都应当收到一张包含此类信息的文件(图 16.1)。

鼻相关病史

医生在询问患者鼻相关病史的过程中,可以了解到患者疾病史和心理是否适合进行鼻整形术。此外,在回顾患者的过去疾病史时,医生需要向患者详细询问包括花粉过敏和哮喘在内的过敏史,以及包括血管收缩性鼻炎和鼻窦炎在内的其他问题[17]。这类状况应该在鼻整形术前加以有效控制。然而,这类状况可能会在术后加重,持续数周甚至数月,因此患者应该在术前知情。鼻塞通常见于有继发于下鼻甲肥大的过敏性鼻炎长期病史的患者[18]。下鼻甲肿胀会使以上症

状在夜间加重。患有过敏或哮喘的患者若出现鼻塞症状,通常患有鼻息肉。需要注意既往是否有鼻部创伤及手术史,包括鼻整形术、鼻中隔重建 / 鼻中隔成形术与窦腔手术。吸烟、酗酒及使用非法药物(尤其是可卡因)会导致并发症出现。服用阿司匹林和非甾体抗感染药物、鱼油和某些草药会增加出血[19]和术后瘀斑的风险。

与其他美容手术相同,鼻整形术患者的情绪稳定性评价是术前评估的重点[20-22]。医生应鉴定手术动机,且必须区分鼻整形术的健康和不良理由。主观感觉不满,不成熟,家庭冲突,离婚及其他生活中的重大变故都可能成为寻求整形美容手术患者的不良动机。术后不满意的患者通常是主观感受上的不满,而不是手术技术方面的缺陷,这可以通过术前识别不良动机因素来避免[19]。

鼻部检查

鼻部检查包括外鼻分析(框 16.2)[3,4]和内鼻检查(框 16.3)。此外,面部分析也是鼻整形术后获得面部和谐的关键因素[22]。通过外鼻检查了解鼻骨软骨支架的情况[23]。鼻背皮肤更薄,活动度更好,而鼻尖周围的皮肤更厚[24,25]。骨软骨连接处的皮肤最薄,鼻根和鼻尖上区的皮肤最厚。鼻部皮肤的特点,例如皮脂腺丰富的厚皮肤或薄的皮肤,都会影响鼻整形术的效果和恢复过程。鼻部皮肤厚的患者一般术后肿胀期和瘢痕形成期会延长,因此需要更长时间恢复。鼻部皮肤厚的患者,处理了骨软骨支架术后效果会不那么明显,而鼻部皮肤薄的患者,轻微的改变都会显而易见。皮肤厚会限制鼻整形术中判断。整体鼻部分析是判断畸形、评估解剖关系和确定手术目标的重点[3,4],第 15 章对这部分内容进行了深入讲解。

在内鼻检查前,医生应通过外鼻检查评估气道情况,尤其是深吸气时外鼻阈塌陷情况,并进行 Cottle 测试。内鼻检查会使用鼻窥器进行辅助。如果存在黏膜水肿,可使用羟甲唑林鼻喷雾来帮助黏膜收缩。要注意是否存在吸气时内鼻阈塌陷或狭窄,是否存在下鼻甲肥大,下鼻甲肥大通常发生在鼻中隔偏曲方向的对侧,明确是否有偏曲、倾斜、棘突和穿孔等鼻中隔畸形。医生应评估鼻中隔软骨的量与质地,因为它是自体软骨移植的首选材料。评估二次鼻整形患者的鼻中隔软骨情况,可使用棉签插入一侧鼻孔,沿着中隔从鼻腔底部向鼻背方向移动棉签,感受是否存在落空感。如果有落空感,意味着之前的手术已取过鼻中隔软骨,本次手术有必要取耳软骨或肋软骨。如果有鼻息肉或鼻肿瘤,则需要进一步的检查和治疗。

影像

对每一位行鼻整形术的患者拍摄标准照片,包括正面、侧位、斜位和底面观[19,26]。这些照片对于术前设计和术后效果评估来说是重要的病案内容。医生和患者一起查看照片,有助于了解患者关心的问题,并明确哪些问题可以通过手术解决,而哪些畸形(包括切迹、凹陷和不平整)术后可能仍存在。此外,若存在面部比例不协调和不对称,医生应向患者指出,而这些问题需要其他手术矫正。

The University of Texas Southwestern Medical Center
Department of Plastic Surgery
INFORMATION SHEET & INFORMED CONSENT
RHINOPLASTY SURGERY

INSTRUCTIONS
This is an informed consent document that has been prepared to help your plastic surgeon inform you concerning rhinoplasty surgery, its risks, and alternative treatment.

It is important that you read this information carefully and completely. Please initial each page, indicating that you have read the page and sign the consent for surgery as proposed by your plastic surgeon.

INTRODUCTION
Surgery of the nose (rhinoplasty) is an operation frequently performed by plastic surgeons. This surgical procedure can produce changes in the appearance, structure, and function of the nose. Rhinoplasty can reduce or increase the size of the nose, change the shape of the tip, narrow the width of the nostrils, or change the angle between the nose and the upper lip. This operation can help correct birth defects, nasal injuries, and help relieve some breathing problems.

There is not a universal type of rhinoplasty surgery that will meet the needs of every patient. Rhinoplasty surgery is customized for each patient, depending on his or her needs. Incisions may be made within the nose or concealed in inconspicuous locations of the nose in the open rhinoplasty procedure. Internal nasal surgery to improve nasal breathing can be performed at the time of the rhinoplasty.

The best candidates for this type of surgery are individuals who are looking for improvement, not perfection, in the appearance of their nose. In addition to realistic expectations, good health and psychological stability are important qualities for a patient considering rhinoplasty surgery. Rhinoplasty can be performed in conjunction with other surgeries.

ALTERNATIVE TREATMENT
Alternative forms of management consist of not undergoing the rhinoplasty surgery. Certain internal nasal airway disorders may not require surgery on the exterior of the nose. Risks and potential complications are associated with alternative forms of treatment that involve surgery such as septoplasty to correct nasal airway disorders.

RISKS of RHINOPLASTY SURGERY
With any type of activity there is inherent risk. An individual's choice to undergo a surgical procedure is based on the comparison of the risk to potential benefit. Although the majority of patients do not experience these complications, you should discuss each of them with your plastic surgeon to make sure you understand the risks, potential complications and consequences of rhinoplasty.

Bleeding- It is possible, though unusual, that you may have problems with bleeding during or after surgery. Should post-operative bleeding occur, it may require emergency treatment to stop the bleeding, or require a blood transfusion. **Do not take any aspirin or anti-inflammatory medications for ten days before surgery, as this contributes to a greater risk of bleeding.** Hypertension (high blood pressure) that is not under good medical control may cause bleeding during or after surgery. Accumulations of blood under the skin may delay healing and cause scarring.

Infection- Infection is quite unusual after surgery. Should an infection occur, additional treatment including antibiotics might be necessary.

Scarring- Although good wound healing after a surgical procedure is expected, abnormal scars may occur both within the skin and the deeper tissues. Scars may be unattractive and of different color than the surrounding skin. There is the possibility of visible marks from sutures. Additional treatments including surgery may be needed to treat scarring.

Damage to deeper structures- Deeper structures such as nerves, tear ducts, blood vessels and muscles may be damaged during the course of surgery. The potential for this to occur varies with the type of rhinoplasty procedure performed. Injury to deeper structures may be temporary or permanent.

Page 1 of 4　　　　　Patient Initials　　　　　8-98 version

Risks of Rhinoplasty Surgery, continued
Unsatisfactory result- There is the possibility of an unsatisfactory result from the rhinoplasty surgery. The surgery may result in unacceptable visible or tactile deformities, loss of function, or structural malposition after rhinoplasty surgery. You may be disappointed that the results of rhinoplasty surgery do not meet your expectations. Additional surgery may be necessary should the result of rhinoplasty be unsatisfactory.

Numbness- There is the potential for permanent numbness within the nasal skin after rhinoplasty. The occurrence of this is not predictable. Diminished (or loss of skin sensation) in the nasal area may not totally resolve after rhinoplasty.

Asymmetry- The human face is normally asymmetrical. There can be a variation from one side to the other in the results obtained from a rhinoplasty procedure.

Chronic pain- Chronic pain may occur very infrequently after rhinoplasty.

Skin disorders/skin cancer- Rhinoplasty is a surgical procedure to reshape both internal and external structure of the nose. Skin disorders and skin cancer may occur independently of a rhinoplasty.

Allergic reactions- In rare cases, local allergies to tape, suture material, or topical preparations have been reported. Systemic reactions which are more serious may occur to drugs used during surgery and prescription medicines. Allergic reactions may require additional treatment.

Delayed healing- Wound disruption or delayed wound healing is possible. Some areas of the face may not heal normally and may take a long time to heal. Areas of skin may die. This may require frequent dressing changes or further surgery to remove the non-healed tissue. **Smokers have a greater risk of skin loss and wound healing complications.**

Long term effects- Subsequent alterations in nasal appearance may occur as the result of aging, sun exposure, or other circumstances not related to rhinoplasty surgery. Future surgery or other treatments may be necessary to maintain the results of a rhinoplasty operation.

Nasal septal perforation- There is the possibility that surgery will cause a hole in the nasal septum to develop. The occurrence of this is rare. However, if it occurs, additional surgical treatment may be necessary to repair the hole in the nasal septum. In some cases, it may be impossible to correct this complication.

Nasal airway alterations- Changes may occur after a rhinoplasty or septoplasty operation that may interfere with normal passage of air through the nose.

Surgical anesthesia- Both local and general anesthesia involve risk. There is the possibility of complications, injury, and even death from all forms of surgical anesthesia or sedation.

HEALTH INSURANCE
Most health insurance companies exclude coverage for cosmetic surgical operations or any complications that might occur from cosmetic surgery. If the procedure corrects a breathing problem or marked deformity after a nasal fracture, a portion may be covered. Please carefully review your health insurance subscriber-information pamphlet.

ADDITIONAL SURGERY NECESSARY
There are many variable conditions in addition to risk and potential surgical complications that may influence the long term result from rhinoplasty surgery, even though risks and complications occur infrequently. The risks cited are particularly associated with rhinoplasty surgery. Other complications and risks can occur but are even more uncommon. Should complications occur, additional surgery or other treatments might be necessary. The practice of medicine and surgery is not an exact science. Although good results are expected, there is no guarantee or warranty expressed or implied, as to the results that may be obtained. Infrequently, it is necessary to perform additional surgery to improve your results.

Page 2 of 4　　　　　Patient Initials　　　　　8-98 version

FINANCIAL RESPONSIBILITIES
The cost of surgery involves several charges for the services provided. The total includes fees charged by your doctor, the cost of surgical supplies, anesthesia, laboratory tests, and possible outpatient hospital charges, depending on where the surgery is performed. Depending on whether the cost of surgery is covered by an insurance plan, you will be responsible for necessary co-payments, deductibles, and charges not covered. Additional costs may occur should complications develop from the surgery. Secondary surgery or hospital day surgery charges involved with revisionary surgery would also be your responsibility.

DISCLAIMER
Informed-consent documents are used to communicate information about the proposed surgical treatment of a disease or condition along with disclosure of risks and alternative forms of treatment(s). The informed-consent process attempts to define principles of risk disclosure that should generally meet the needs of most patients in most circumstances.

However, informed consent documents should not be considered all inclusive in defining other methods of care and risks encountered. Your plastic surgeon may provide you with additional or different information which is based on all the facts in your particular case and the state of medical knowledge.

Informed-consent documents are not intended to define or serve as the standard of medical care. Standards of medical care are determined on the basis of all of the facts involved in an individual case and are subject to change as scientific knowledge and technology advance and as practice patterns evolve.

It is important that you read the above information carefully and have all of your questions answered before signing the consent on the next page.

Page 3 of 4　　　　　Patient Initials　　　　　8-98 version

CONSENT FOR SURGERY/ PROCEDURE or TREATMENT

1. I hereby authorize Dr. _____ and such assistants as may be selected to perform the following procedure or treatment:

   I have received the following information sheet:
   INFORMED CONSENT for RHINOPLASTY SURGERY
   _____

2. I recognize that during the course of the operation and medical treatment or anesthesia, unforeseen conditions may necessitate different procedures than those above. I therefore authorize the above physician and assistants or designees to perform such other procedures that are in the exercise of his or her professional judgment necessary and desirable. The authority granted under this paragraph shall include all conditions that require treatment and are not known to my physician at the time the procedure is begun.

3. I consent to the administration of such anesthetics considered necessary or advisable. I understand that all forms of anesthesia involve risk and the possibility of complications, injury, and sometimes death.

4. I acknowledge that no guarantee has been given by anyone as to the results that may be obtained.

5. I consent to the photographing or televising of the operation(s) or procedure(s) to be performed, including appropriate portions of my body, for medical, scientific or educational purposes, provided my identity is not revealed by the pictures.

6. For purposes of advancing medical education, I consent to the admittance of observers to the operating room.

7. I consent to the disposal of any tissue, medical devices or body parts which may be removed.

8. I authorize the release of my Social Security number to appropriate agencies for legal reporting and medical-device registration, if applicable.

9. IT HAS BEEN EXPLAINED TO ME IN A WAY THAT I UNDERSTAND:
   a.　THE ABOVE TREATMENT OR PROCEDURE TO BE UNDERTAKEN
   b.　THERE MAY BE ALTERNATIVE PROCEDURES OR METHODS OF TREATMENT
   c.　THERE ARE RISKS TO THE PROCEDURE OR TREATMENT PROPOSED

   I CONSENT TO THE TREATMENT OR PROCEDURE AND THE ABOVE LISTED ITEMS (1-9). I AM SATISFIED WITH THE EXPLANATION.
   _____
   Patient or Person Authorized to Sign for Patient

   Date_____　_____Witness

Page 4 of 4　　　　　Patient Initials　　　　　8-98 version

图 16.1　鼻整形术患者信息表与知情同意书

框 16.2　外鼻分析

正位观

面部比例

皮肤分型 / 质量——Fitzpatrick 分型, 薄或厚, 脂肪型

对称和鼻偏曲——中线, C 形, 反 C 形或 S 形偏曲

骨性鼻穹窿——窄或宽, 塌陷, 短或长的鼻骨

中鼻穹窿——窄或宽, 塌陷, 倒 V 畸形

鼻背美学线——直, 对称或不对称, 清晰或模糊, 窄或宽

鼻尖——理想 / 蒜头鼻 / 方形鼻 / 较窄, 鼻尖上点, 鼻尖表现点, 鼻尖下小叶

鼻翼缘——"海鸥翅膀"形, 软三角成角畸形, 塌陷, 后缩

鼻基底——宽度

上唇——长或短, 降中隔肌动度, 上唇褶皱

侧位观

前鼻角——直角或钝角, 鼻根高或低

鼻长度——长或短

鼻背——平滑, 驼峰, 凹陷

鼻尖上方——鼻尖上点, 饱满, 鹰嘴样

鼻尖突度——突出过度或不足

鼻尖旋转度——旋转过度或不足

鼻翼与小柱关系——鼻翼悬垂或退缩, 小柱悬垂或后缩

根尖周围萎缩——上颌骨或软组织不足

唇 - 额关系——正常, 不足

底面观

鼻突度——突出过度或不足, 鼻小柱 - 小叶比例

鼻孔——对称或不对称, 长或短

鼻小柱——中隔偏斜, 内侧脚外扩

鼻基底——宽度

鼻翼外扩

框 16.3　鼻腔检查

外鼻阀——塌陷

内鼻阀——缩窄、塌陷

黏膜——水肿、刺激

下鼻甲——肥大

中隔——偏曲、倾斜、骨刺、穿孔、软骨

肿物——息肉、肿瘤

电脑成像在美容手术中的使用越来越普遍[19,26]。这些技术让医生得以模拟鼻整形的效果, 也使得患者得以在术前对效果进行查看和分析。这可以缓解患者的焦虑情绪, 从而更好地参与术前设计过程。电脑成像或其他预测性工具可以呈现出手术的局限性, 从而有助于确立现实的期望值。所有影像只代表通过手术可能获得的结果。电脑成像是用来帮助患者了解手术的教育工具, 而不能作为手术结果的保证。

预期

术前明确患者预期是术后患者满意和鼻整形术成功的关键[19]。患者可列举关于其鼻外观和功能的关注点。常见的关注点包括不对称、鼻尖缺陷、鼻背不平整和鼻气道梗阻。患者应尝试按重要性顺序对这些问题进行排序。在将所有因素考虑在内之后, 外科医生会决定患者的期望值是否现实, 是否可以完全实现。通过充分的讨论和浏览照片, 大多数患者对手术的期望是现实的, 并能够理解手术的局限性。浏览照片能让患者知道面部和鼻部的不同角度的差异, 有助于患者识别具体的, 需要医生解决的关注区域。患者如果关注细小的或无法矫正的问题, 或在充分讨论后仍抱有不现实的期望, 即使手术起到了美容的效果, 患者仍有可能感到失望, 最好避免为这类患者进行手术。

知情同意

手术前, 患者应在讨论后收到知情同意书, 内容包括手术、其他治疗方式和风险声明。医生应告知患者, 若出现手术并发症, 则可能需要进行其他手术或二次手术, 以及因此可能增加额外的手术费用。

患者选择

在了解了完整的鼻相关病史和相关检查, 并针对患者的关注点和期望进行讨论后, 医生可以决定患者是否适合鼻整形术。一般而言, 理想的手术对象有正常的关注点和现实的期望值, 没有顾虑, 充分知情, 他们可以并理解手术的局限性。SYLVIA 是描述理想患者的缩写: 安全 (Secure)、年轻 (Young)、倾听 (Listens)、语言表达 (Verbal)、智慧 (Intelligent)、魅力 (Attractive)。不适合手术的患者总是过分关注轻微的缺陷, 期望值不现实, 没有安全感, 信息不全, 无法理解手术的局限性。SIMON 是不适合手术的患者的缩写: 单身 (Single)、不成熟 (Immature)、男性 (Male)、期望过高 (Overly expectant)、自恋特征 (Narcissistic traits)[20,27]。即使手术实现了美容的效果, 这类患者仍有可能感到不满。医生在应对这类患者时应特别小心, 最好不要对其进行手术。

手术治疗方法

麻醉和术前管理 (视频 16.1)

作者行开放入路鼻整形术时选择普通气管插管麻醉。麻醉诱导后, 插入 Mallinkrodt 气管, 放置湿润的喉罩, 防治血液流入胃, 导致术后恶心和呕吐。患者侧卧于手术台上, 面向医生一侧, 头部略超过手术台边缘, 这样使得颈部得以适度伸展, 更便于医生观察。

消毒铺单前, 向鼻部和中隔喷大约 10ml 的 1% 利多卡因加 1: 100 000 肾上腺素, 软组织浸润后, 进行鼻中隔黏软

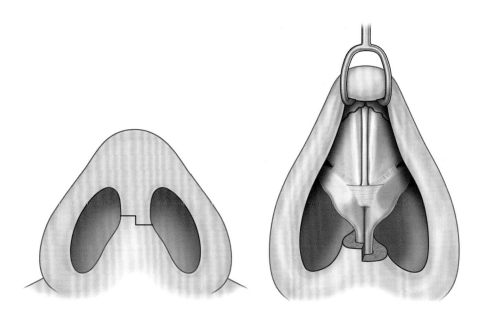

图 16.2 经鼻小柱"阶梯样"切口

骨膜下注射。鼻部血管丰富的区域,包括鼻小柱、鼻尖、鼻背、外侧壁、鼻基底,以及沿下外侧软骨的尾侧缘注射对于止血非常重要。如果进行下鼻甲手术,下鼻甲前端也需要注射。羟甲唑林浸泡的棉球填塞在鼻腔。在羟甲唑林中滴入一滴亚甲蓝滴以区别麻药,避免错误注射。每侧鼻腔放置 2~3 个棉球。使用利多卡因和羟甲唑林止血,避免使用对心脏有潜在影响的药物,例如可卡因[28,29]。

医生需佩戴头灯,这有助于其看清鼻内部结构。整个面部和颈部均需消毒,这样有助于术中评估鼻部和整个面部的关系。

切口与入路

在初次开放性入路鼻整形术中实现充分暴露的最佳方法是经鼻小柱切口,向两侧下外侧软骨下延伸。常用的经鼻小柱切口有台阶状、倒 V 状和横行切口。如果不过度去除鼻尖皮下脂肪或过多切除鼻翼沟上的鼻基底组织,则鼻尖血运得以保护[30,31]。作者倾向于使用台阶状切口,因为可以隐蔽瘢痕,提供精准闭合的标记,预防线性瘢痕挛缩。经鼻小柱折线切口术后瘢痕更不明显,并减少切迹畸形[32]。

台阶状鼻小柱切口位于鼻小柱的最窄部分,通常为中间部分(图 16.2)。使用 15 号刀片手术刀切开皮肤浅层,避免损伤下方的内侧脚。切口进入鼻腔,沿着内侧脚的软骨边缘行至下外侧软骨的中间脚。用手指的压力对抗双齿钩牵拉鼻翼缘的张力,使鼻翼外翻,再单独切开外侧脚的尾端边缘,于中间脚尾部与内侧切口相连(图 16.3)。鼻翼被外翻后,外侧脚可以触及,以确保软骨下切口位置的准确性。使用锋利的解剖剪,从鼻小柱切口开始,向上直到鼻尖,分离软骨膜上平面的皮肤。从外侧脚开始,向内侧方向,至中间脚软骨膜上平面。鼻部皮肤软骨膜上分离向上达拱顶区域。随后,使用 Joseph 剥离子于骨膜下分离皮肤和鼻骨至鼻根水平。只在鼻背中

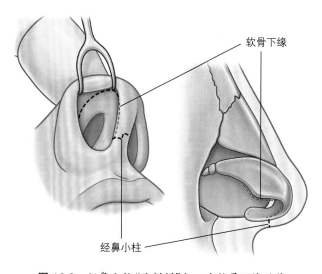

软骨下缘

经鼻小柱

图 16.3 经鼻小柱"阶梯样"切口向软骨下缘延伸

间区域进行鼻骨上的剥离,得以进行骨性驼峰去除术,但不能破坏外侧软组织和骨膜于鼻骨侧壁的附着,因为这些附着在经皮截骨术后为骨性鼻穹窿提供了必要的稳定性[33]。

驼峰鼻矫正术与鼻背重建

鼻整形后有一个完美的鼻背是成功的关键。行驼峰鼻矫正术时,如果没有注意鼻骨的解剖和鼻背与内鼻阈的生理功能,可能会导致鼻背不平整、中鼻穹窿过度狭窄、倒 V 畸形和骨软骨驼峰切除过多或不足[34-39]。作者倾向于使用渐进式驼峰切除术(框 16.4),而非早期的复合组织驼峰切除术[34-39],鼻背骨软骨结构渐近性切除,优于应用截骨术进行的复合组织驼峰切除术,增加了手术的可控性和可塑性。

鼻尖操作前先调整鼻背,这样更有助于做到两者的平

衡,获得理想的美学效果[34-39]。驼峰渐近切除术包括 5 个关键步骤:①分离上外侧软骨和鼻中隔软骨;②渐进式鼻中隔部分切除;③渐进式锉除部分鼻骨;④触诊辨别;⑤最后调整,如撑开移植物、缝合塑形、截骨等[34-37]。

　　骨性鼻穹窿中央部分软组织剥离后,继而将下外侧软骨彼此分离,离断穹窿间悬韧带,将其与鼻中隔软骨分离。在驼峰的部分截骨前应当先沿背侧鼻中隔剥离,形成鼻中隔两侧的黏软骨膜下腔隙,这样有助于在黏膜外切除驼峰的骨软骨成分,防止后期内鼻阈瘢痕性狭窄和蹼状前庭,导致潜在的鼻腔通气障碍。先用 15 号刀片在鼻中隔角切开软骨膜,然后使用 Cottle 剥离子,沿着鼻中隔从尾端到头端方向进行黏软骨膜下剥离,直至鼻骨。如果平面正确,从鼻中隔上分离黏软骨膜遇到的阻力会很小。用 15 号刀片进行锐性分离上外侧软骨和鼻中隔。沿着中隔软骨表面切开分离上外侧软骨,从横截面上看,T 形鼻中隔背侧结构仍附着于上外侧软骨(图 16.4),这一做法有助于降低应用撑开移植物的必要性,而保持内鼻阈的通畅。然后使用弯中隔剪,渐进式剪除部分中隔软骨。保留剪下的中隔软骨,后续可以用作移植物,

如果软骨够大,可以用作鼻小柱支撑物[40]。在切除软骨中隔的时候保护上外侧软骨,对获得平滑的鼻背美学线至关重要。如果上外侧软骨去除量和中隔软骨相同,鼻背会变得圆钝;而如果上外侧软骨去除过多,则会形成倒 V 畸形。使用锉去除骨性驼峰,应该先沿着左右鼻背美学线打磨,然后磨除中间部分。为了更好地控制,动作幅度要小。要特别注意不要将上外侧软骨从鼻骨表面撕脱。如果需要去除较大的骨性驼峰,推荐使用带保护的 8mm 宽的骨刀。从鼻骨尾端开始,朝向鼻根。最后用锉调整。某些情况下,需要去除部分上外软骨,但一定要避免过度切除,以防止内鼻阈塌陷或远期鼻背不平整,鼻骨短、骨软骨支架高又窄的患者出现此类问题的风险更高[34]。最重要的是,在进行每次鼻背调整后,复位鼻背皮肤,应用鼻背三点触诊法评估鼻背轮廓,检测避免过度切除鼻背组织[34-37]。

　　采用上外侧软骨张力性贯穿缝合,以此来再造上外侧软骨和鼻中隔软骨连接,保持鼻背完整性(图 16.5)[34,36,37]。对于某些病例,上外侧软骨可以起到自体延伸的作用,来保持内鼻阈的开放和鼻背美学线的轮廓。在初次鼻整形术中,可以应用撑开移植物来重塑鼻背美学线,加宽中鼻穹窿,或矫正歪鼻畸形(图 16.6)[34-37,39,41]。移植物可来源于切除的中隔软骨,通常高 5~6mm,长 30~32mm,平行于中隔的背侧方向,置入鼻中隔的一侧或双侧。如果需要改善鼻背美学线,可将软骨放置于鼻中隔背部平面或其上,这样能明显改变外观;如果只是用于改善内鼻阈功能,则可置于低于鼻中隔软骨背部平面,则外观无变化。此外,扩大地撑开移植物,即移植物的尾部突出于鼻中隔的尾端,可以用来延长短鼻[42]。移植物用 5-0 PDS 线水平褥式缝合于鼻中隔软骨。初次鼻整形术中过度使用撑开移植物会导致中鼻穹窿过宽[34-37]。

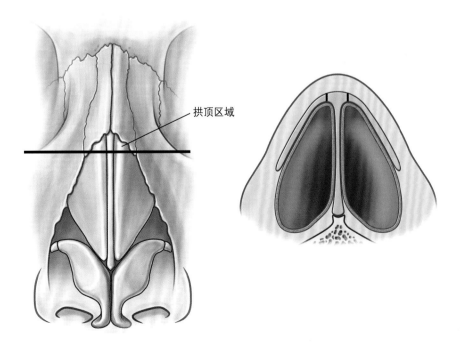

拱顶区域

图 16.4　鼻背

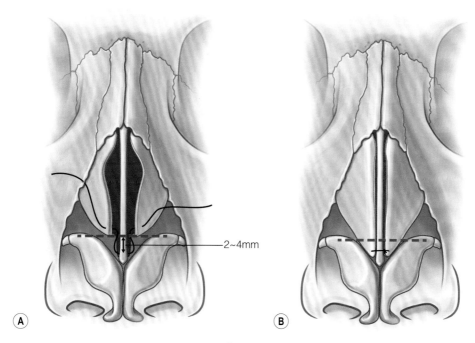

图 16.5　上鼻软骨张力贯穿缝合

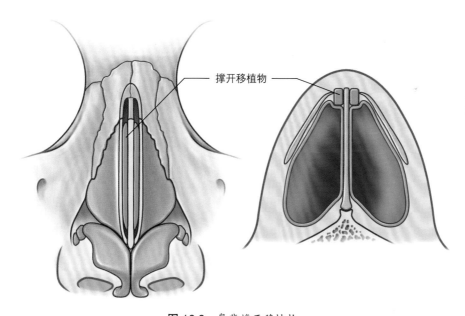

图 16.6　鼻背撑开移植物

软骨性中鼻穹窿重建完成后,可以行经皮截骨术,以矫正鼻骨过宽或不对称,或驼峰鼻矫正后的鼻背顶板开放畸形[34-37]。本章下文将会详细介绍截骨术。

鼻通道

明确鼻通道梗阻的原因是成功治疗的关键。鼻通道梗阻的成因各不相同,可通过药物或手术矫正。可以通过手术矫正的病因包括鼻中隔偏曲、内或外鼻阈功能障碍和下鼻甲肥大[17]。鼻通道相关问题的处理方法将会在第 18 章详细介绍。本章讨论的是鼻中隔重建和下鼻甲成形或黏膜下切除,因为初次鼻整形患者若存在由于鼻中隔偏曲或下鼻甲肥大导致的鼻道阻塞,通常要进行上述手术。

鼻中隔重建

鼻中隔偏曲包括中隔软骨偏曲、筛骨垂直板偏斜,或犁骨偏离中线,可以导致一侧或双侧鼻通道阻塞,并合并外鼻偏斜。根据作者的经验,歪鼻畸形可以分为 3 种类型:中隔尾端偏斜、鼻背凹陷畸形、鼻背突起/凹陷畸形(框16.5)[43-45]。鼻中隔偏斜最常见的类型表现为四边形的软骨和筛骨的垂直板是直的,但是四边形软骨向内部上颌骨嵴的一侧倾斜[46]。患者经常会出现偏曲的对侧下鼻甲肥大问题。矫正鼻中隔偏斜是改善鼻通气和矫正歪鼻的关键。

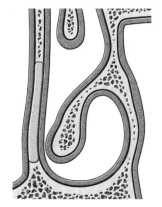
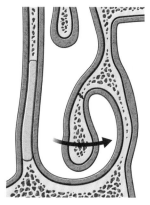

框 16.5 鼻偏曲的分型

Ⅰ. 鼻中隔尾侧偏曲
    a. 中隔直线性偏斜
    b. 凹陷性畸形(C形)
    c. S形畸形
Ⅱ. 鼻背凹陷性畸形
    a. 鼻背C形畸形
    b. 鼻背反C形畸形
Ⅲ. 凹陷/突出的鼻背畸形(S形)

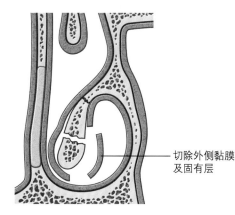

切除外侧黏膜及固有层

歪鼻矫正和鼻中隔重建遵循以下原则:①通过开放性入路,暴露全部偏曲的结构;②松解黏软骨膜上的所有黏膜,尤其是偏曲侧;③伸直中隔,必要时行中隔重建,保留尾侧和背侧各10mm或更宽的L形支撑结构;④后部鼻中隔重建后,矫正尾端偏曲;⑤应用软骨移植和/或划痕技术矫正背部鼻中隔偏曲;⑥使用尾侧中隔板条软骨移植或鼻支撑开移植物提供长期支撑;⑦如果需要,行黏膜下下鼻甲肥大切除术;⑧精确设计并实施经皮截骨术[43-45]。

鼻中隔成形术是应用划痕技术伸直软骨;黏膜下切除术是切除大部分中隔软骨,而不是保留L形支撑。中隔重建术与中隔成形术和黏膜下切除术的不同之处在于只切除导致气道阻塞的中隔软骨,理念是保留原始软骨。保留L形中隔软骨对于结构的完整性非常重要,中隔重建技术与截取中隔软骨技术相似,将在本章后续讨论。

下鼻甲骨折/黏膜下局部切除

下鼻甲在外侧鼻腔向3个或4个方向延伸。下鼻甲由血运丰富的黏骨膜覆盖薄的半球形鼻甲骨构成[47],过滤和加湿吸入的空气。下鼻甲前部和内鼻阈共同作用,负责上呼吸道2/3以上的阻力[17,48]。在后侧,下鼻甲与鼻中隔分离,降低该部分气道的阻力[17,49]。

下鼻甲肥大导致的鼻部气道阻塞可以通过下鼻甲成形术治疗。但作者倾向于采用一种更保守的术式矫正下鼻甲肥大,该方法效果更好,且并发症的发生率更低[50]。过多的侵入性手术可能会并发出血、黏膜损伤和干燥、纤毛功能紊乱、慢性感染、鼻分泌物异味或萎缩性鼻炎等[17]。大多数情况下,应用下鼻甲骨折的方法进行的下鼻甲成形术,以及某些情况下,应用黏膜下局部切除都足以明显改善通气(图16.7)[50]。

将之前填塞的羟甲唑啉棉球取出后,可以看见黏膜收缩后的下鼻甲。对于下鼻甲黏膜肥大,应用较长的Vienna鼻镜造成下鼻甲骨折[50]。对于下鼻甲骨性肥大,需要行下鼻甲黏膜下切除术[50]。外侧的整个下鼻甲微骨折后,可以开放鼻腔。使用针形电刀沿下鼻甲前方1.5~2cm处下缘向

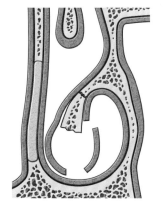
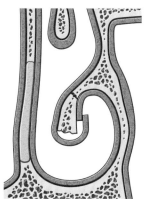

图 16.7 下鼻甲骨折及黏膜下切除

下精确切至下鼻甲骨,用Cottle骨膜剥离器剥离,形成以内侧为蒂的黏骨膜瓣,暴露下鼻甲骨后切除。使用Takahashi医用镊子将鼻甲骨前1/3部分锐性切除。将黏骨膜瓣覆盖于下鼻甲切除后的边缘,由于该组织会贴合创面,因此不需要进行缝合。起替代作用的组织瓣覆盖会避免术后血肿和硬化。

获取自体移植材料

在过去的25年,鼻整形技术从过度切除骨软骨支架转变为保留天然解剖结构和增加不足部分,达到矫正轮廓畸形和恢复结构支撑的目的。因此,有些病例需要利用自体软骨作为移植材料。相比同种移植物和异体移植物,自体材料同源性好,排异反应少,感染风险低[51]。其缺点包括供区并发

症、移植物再吸收及移植物供应量不足[41]。自体软骨移植物最常见的来源是中隔软骨、耳软骨和肋软骨。其他自体移植物的供区包括颅骨和鼻骨，以及尺骨鹰嘴[51]。如果在意供区并发症、移植物组织量和移植物再吸收问题，则有必要使用同种和异体移植物[52]。最近，人们发现颞筋膜移植物可作为自体移植物用于掩饰移植物或作复合移植，例如用颞筋膜包裹切碎的软骨移植物。获取颞筋膜的供区损伤小，瘢痕不明显，位于颞部头皮里[53-55]。

鼻中隔软骨

　　鼻整形术中，中隔软骨是自体移植物的首选，可用于鼻尖移植、鼻背覆盖移植、鼻小柱支撑移植和鼻腔撑开移植物等各个方面[53]。中隔软骨移植物容易获取，供区并发症少，术区内可以直接获取。中隔软骨获取的技术已在前文"鼻中隔重建"部分描述。

　　开放式鼻整形术使鼻中隔软骨暴露清楚，容易获取。鼻中隔获取只有在完成鼻部驼峰分步切除后才能进行，因为保留至少 10mm 的 L 形支撑对于保障鼻部支撑至关重要。然而，保留的宽度取决于中隔软骨的强度，在很多病例中，患者需要保留 15mm 甚至更多的宽度，以保证长期支撑。鼻中隔软骨获取后进行的鼻中隔背侧切除可能会导致 L 形支撑过于狭窄而缺乏足够的支撑力。要在下外侧及上外侧软骨从四边形软骨上分离后再进行中隔软骨获取。使用 15 号刀片，在鼻中隔角的黏软骨膜上做标记，然后用 Cottle 剥离子在鼻中隔两侧黏软骨膜下剥离腔隙（图 16.8）。如果操作平面正确，被分离的鼻中隔软骨会呈现灰蓝色，质感粗糙，从鼻中隔软骨上分离黏软骨膜的阻力很小，直到分离至四边形软骨和犁骨的骨软骨连接处。黏膜下软骨膜空间的切开要朝向鼻

腔底部，直达上颌嵴，往后直达犁骨（图 16.9）。在分离黏软骨膜下腔隙的过程中要特别注意，避免造成黏膜穿孔。单侧黏膜穿孔一般不会造成任何问题。然而，如果出现两侧黏膜穿孔，则需要用 5-0 铬肠线进行缝合，以避免在术后出现鼻中隔穿孔。用 15 号刀片，从筛骨垂直板开始切开鼻中隔，平行于鼻中隔背侧缘，向尾侧方向切开软骨，距尾侧缘 10mm 时，切取方向转向平行于中隔尾侧缘方向（图 16.10），向下至上颌骨棘，形成背侧和尾部的 L 形支撑。然后使用 Cottle 剥离子从上颌骨嵴和犁骨处游离中隔软骨。筛骨垂直板、犁骨或上颌嵴的骨性中隔偏斜都可通过 Takahashi 镊子矫正。在使用软骨前，将其置于生理盐水中。在中隔软骨获取的过程中一定要避免对 L 形支撑施加压力，以免出现骨折。如果发生骨折，需要修复以恢复鼻部支撑[56]。在软骨移植完成后，任何多余材料都应该放回黏软骨膜瓣间，以备后续手术时使用。用 5-0 铬肠线褥式缝合黏软骨膜瓣，并放置 Doyle 夹板进行支撑，最大程度减少无效腔。

耳软骨

　　耳软骨可以在鼻中隔软骨不足的情况下，为鼻整形术提供一定量软骨组织。耳软骨可用于鼻尖移植、鼻背覆盖移植、鼻翼轮廓移植和重建下外侧软骨[53,57-59]。然而，由于质地偏软，耳软骨无法用于需要硬性结构支撑的部位。耳软骨获取的供区并发症发生率低，瘢痕极不明显[53,57-59]。

　　手术切口可分为耳前和耳后（图 16.11）。耳前入路：注射 3ml 1% 的利多卡因（含 1:100 000 肾上腺素）于耳甲腔，以止血和水分离耳甲腔软骨表面的软骨膜下平面。于耳前皮肤，使用 15 号刀片距耳甲腔缘 3mm 作切口，用精细剥离剪于软骨膜下平面分离耳前皮肤和耳甲腔软骨。再使用 15

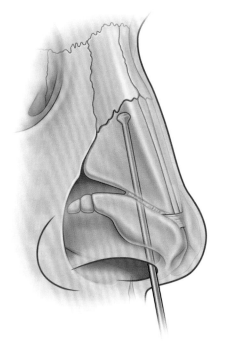
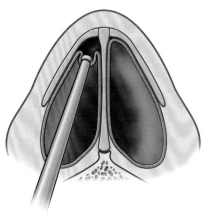

图 16.8　黏软骨膜下剥离

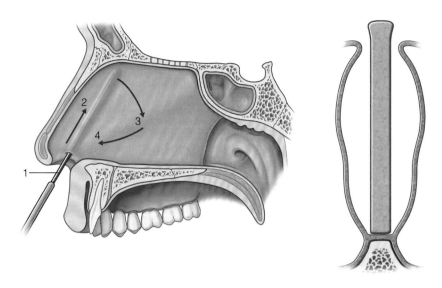

图16.9 黏软骨膜下骨膜瓣。剥离子向头侧方向剥离黏软骨膜瓣(1~2),然后向下剥离(3),返回(4)

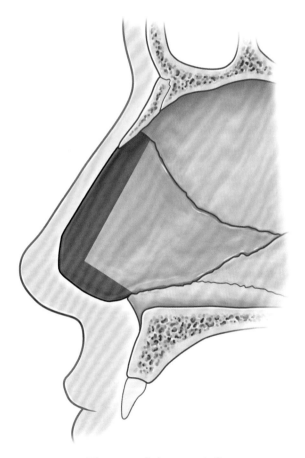

图16.10 鼻中隔L形支撑

号刀片切开耳软骨,切口同样距耳甲腔缘3mm,并平行于耳甲腔边缘;耳甲腔缘可保持剩余耳软骨的结构完整性。再次使用精细剥离剪于软骨膜下平面分离耳后皮肤和耳甲腔软骨。当从覆盖的耳前和耳后皮肤上分离足够量的软骨后,使用15号刀片切下耳软骨,止血,5-0普通肠线连续缝合伤口。

用3-0尼龙线贯穿缝合耳前和耳后皮肤,打包固定油纱卷,以消除无效腔和预防血肿形成,术后7天拆除。耳后入路:用15号刀片,在耳后耳甲腔皮肤上切开3cm长的切口。使用精细剥离剪剥离耳后皮肤,至颅耳沟,利用25G针头沾亚甲蓝,穿透耳前皮肤到耳后,对耳软骨进行染色,以标记所需的软骨量。3mm的耳甲腔缘连同上至耳轮根部、下达耳屏切迹的一小条支撑软骨被保留,以防止出现供区畸形。随后用15号刀片切开标记的软骨,再次用精细剥离剪于软骨膜下平面分离耳甲腔软骨和耳前皮肤。当剥离的软骨量达到要求后,使用15号刀片将其切除。切除过程中应注意止血,并使用5-0普通肠线连续缝合伤口,随后如上文所述方法,放置油纱卷布打包固定。

肋软骨

肋软骨可提供大量的自体移植材料,可用作鼻尖移植、鼻小柱支撑移植、鼻部撑开移植、鼻翼软骨移植和鼻背覆盖移植。考虑到尺寸、组织量和特性,肋软骨是良好的鼻背覆盖移植以及结构支撑材料。肋软骨可根据需要被雕刻成任何形状。然而,雕刻前需要等待至少30分钟,待肋软骨出现初次翘曲,这可以最大程度避免后期出现畸形[60]。此外,应优先使用中间部分的软骨,而非边缘部分,这有助于最大程度减少后期畸形[60,61]。一些作者建议使用肋软骨移植物的内部稳定,结合克氏针技术,避免翘曲出现,但这可能会导致包括克氏针外露的远期并发症[62]。

许多作者[63-66]曾描述过从不同的肋骨中提取肋软骨的技术,但本章作者更倾向于从第9肋中提取,因为其中间部分较直,可提供长度为4~5cm的软骨作为自体移植材料(图16.12)。第9肋是浮肋,可通过触诊确定其位置。首先要在前侧胸壁切开2cm长的切口。由于此区域覆盖肋骨的皮肤活动度好,因此通过一个相对小的切口就足以获取一长段肋骨。切开软骨膜,用牙科剥离子和Joseph剥离子将软骨膜从肋软骨上分离。在游离软骨和深层软骨膜时,需注意避免

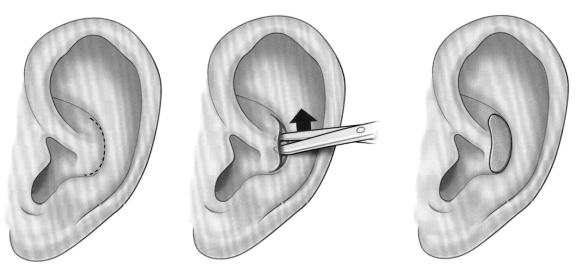

图 16.11　获取耳软骨

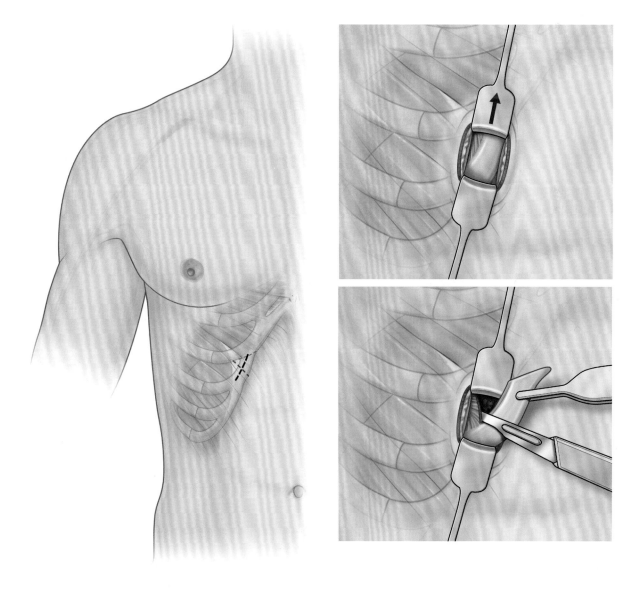

图 16.12　获取肋软骨

损坏壁层胸膜和形成气胸。在确定了所需的软骨组织量后，使用 15 号刀片切取软骨。取出的量要略高于实际需求量，因为肋软骨在雕刻过程中会损失一部分。止血处理后，使用 3-0 Vicryl（薇乔）线闭合软骨膜。使用 4-0 Vicryl（薇乔）线分层闭合伤口，随后使用 5-0 Monocryl（单乔）线进行皮内缝合。在供区注射 0.25% 丁哌卡因进行术后止痛，随后使用 SteriStrips 胶带进行固定。

如果在获取肋软骨过程中担心发生气胸，可在伤口中注入生理盐水，并请麻醉师进行正压通气检验，确认胸腔中无气泡冒出。如果壁层胸膜破损，可将一根红色橡胶导管尖端插入破损处，并使用 3-0 Vicryl（薇乔）线，围绕导管荷包缝合胸膜破损口。抽吸红色橡胶导管时麻醉师同时进行瓦式操作。撤出导管时，打紧荷包缝合线、封闭壁层胸膜破损口，缝合切口。术后应进行正立位胸部 X 线检查，以确认气胸问题已得到解决。

颞筋膜

作 V 形切口，切口的前端限制在耳屏线以内（图 16.13）[53-55]。V 形切口的尖端指向后方，此切口为皮下剥离提供最大范围的暴露面积。该切口头尾方向长约 5cm，前后方向可拉开的宽度约 2.5cm。在头皮中注射 5ml 1% 的利多卡因肾上腺素。向下切开头皮、颞顶筋膜，暴露深层的颞肌筋膜。使用尖头电刀分离颞深筋膜表面的结缔组织。应尽可能获取最大块的颞筋膜。切除的筋膜的上方和后方应靠近颞肌骨膜附着点，向前方颞筋膜分为颞浅筋膜和颞深筋膜。向下在耳

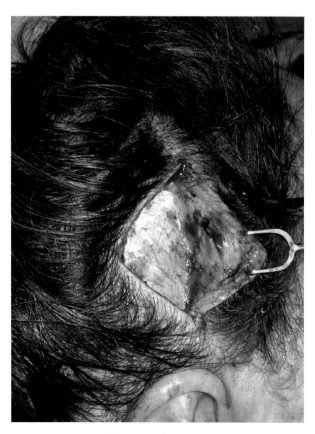

图 16.13　获取颞筋膜

部水平切取颞筋膜。虽然这一区域的面积约为 8cm×6cm，但由于颞筋膜显著收缩，最终形成的颞筋膜移植物面积为 5cm×4cm。用针式电刀切开颞深筋膜，分离下方的颞肌，切取颞筋膜移植物时不应带有肌肉纤维。经过止血处理后，分层缝合皮肤，即 3-0 Vicryl（薇乔）线反向深层皮肤缝合，然后 4-0 铬肠线连续缝合表皮。

鼻尖

鼻尖手术需要联合多种技术，包括鼻尖头侧修剪、应用鼻小柱支撑移植物、鼻尖缝合、鼻尖移植物。应用这些技术可以矫正鼻尖的畸形，改善鼻尖外形，同时最大限度减少支撑缺失导致的畸形。另外，与闭合入路手术相比较，因为破坏韧带支撑和增加了皮肤剥离，开放入路对鼻尖突度有轻微影响[67]。因此，在开放入路鼻整形术中，作者常利用鼻小柱支撑移植物和鼻尖缝合技术保持鼻尖的支撑。

鼻尖头侧修剪

鼻尖头侧修剪通常适用于球形或方形的鼻尖（图 16.14）[68]。下外侧软骨的中间脚和外侧脚的头侧边缘部突出会导致鼻尖饱满。在该部位进行头侧修剪可改善鼻头饱满，鼻尖更明显，并缩小鼻尖表现点之间的距离。保留至少 5~6mm 宽的鼻翼缘软骨条，才足够支撑外鼻阈。头侧修剪应准确到位。有些患者下外侧软骨发育不良，头侧修剪会进一步减弱软骨的力量，即使保留了 5~6mm 的鼻翼缘软骨条，也会导致鼻翼缘塌陷。对于此类患者，可利用下外侧脚翻转瓣，不但改善鼻尖表现点，同时保持了结构支撑[69]。应利用游标卡尺对鼻翼缘进行准确测量。被切除的软骨还可用作自体移植的材料。

下外侧脚翻转瓣是另一种可用于解决鼻尖饱满问题的有效技术，并同时为下外侧软骨提供额外支撑[69]。该技术可以改善下外侧脚畸形、软弱和塌陷的效果，还在鼻尖重塑过程中改善下外侧脚的支撑力。然而，该技术的应用要求下外侧脚有足够的软骨量，能够保留 5mm 的鼻翼缘软骨条。该技术可结合其他外鼻阈和鼻翼缘支撑技术共同应用。

鼻小柱支撑移植物

内侧脚之间的鼻小柱支撑移植物的主要作用是保持或增加鼻尖突度，以及使鼻尖外形看起来更协调[70-72]。鼻小柱支撑移植物固定与否均可（图 16.15），而不固定的鼻小柱支撑移植物更多情况用于保持鼻尖的突度，置于鼻翼软骨内侧脚之间，与前鼻脊之间保留 2~3mm 的软组织。固定的鼻小柱支撑移植物被用来增加鼻尖突度，置于内侧脚中间，底部达上颌骨。鼻小柱支撑移植物一般从鼻中隔软骨获取，大小为 3mm×25mm。术中将双侧外下侧软骨的鼻前庭顶端用双爪拉钩向上牵拉，用剪刀在内侧脚之间剥离，向下达鼻脊。在鼻脊上方保留 2~3mm 的软组织，以防止在上唇运动过程中，移植物在鼻脊上方向前、后方移动[73]。将软骨移植物置入剥离好的腔隙，当鼻尖表现点达到对称位置时，用 5-0 PDS 线将鼻翼软骨内侧脚和移植物缝合固定，然后再用 5-0 PDS 额外缝合几针调整鼻尖复合体。最后对鼻小柱支撑移植物

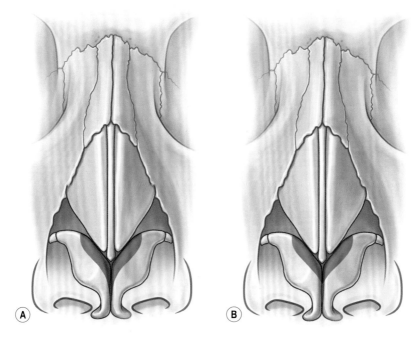

图 16.14　头侧缘修剪。(A)外侧和中间脚;(B)外侧脚

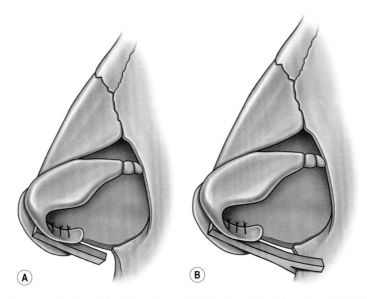

图 16.15　(A)不固定的鼻小柱支撑移植物;(B)固定的鼻小柱支撑移植物

进行修剪。

鼻尖缝合技术

　　鼻尖缝合技术(框 16.6)通过进一步调整下外侧软骨轮廓改善鼻尖形态。多位作者描述过不同缝合方法[74-79],而本章作者通常使用的是四步缝合技术(图 16.16)[30,80-82]。首先内侧脚缝合以矫正内侧脚对称性,减少鼻孔张大,调整鼻小柱的整体宽度[81,82]。另外,内侧脚缝合能对鼻小柱移植物起稳定作用,相关内容已在前文描述。穹窿间缝合可以改善鼻尖下小叶的突度和表现点,并固定或进一步增加鼻尖突

框 16.6　鼻尖缝合技术
内侧脚缝合
内侧脚 - 鼻小柱支撑缝合
穹窿间缝合
经穹窿缝合
连接经穹窿缝合
内侧脚鼻中隔缝合
外侧脚褥式缝合

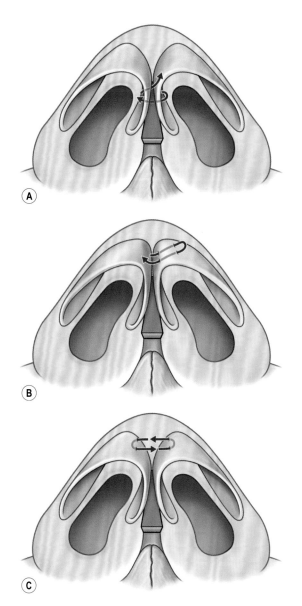

图 16.16 鼻尖缝合技术：(A) 内侧脚；(B) 经穹窿；(C) 穹窿间

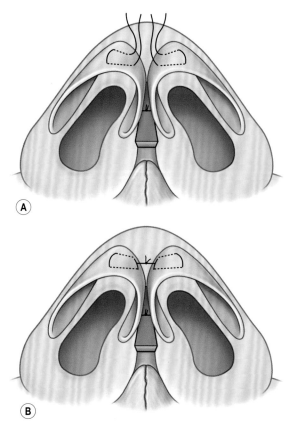

图 16.17 （A 和 B）连接经穹窿缝合

度。术中用 5-0 PDS 线将鼻翼软骨穹窿内侧壁缝合，缩短两侧穹窿间的距离，也可以矫正穹窿不对称。经穹窿缝合时用 5-0 PDS 线做水平褥式缝合，即横穿穹窿内、外壁，达前庭皮肤深面，然后从穹窿外壁折回到内壁，行外科结固定，收紧缝线直到获得需要的穹窿间角度。如果需要缩短鼻尖表现点间的距离，则将缝合线打结后一端剪短，而另一端保留约 2cm 长（图 16.17）。再次进行对侧穹窿缝合，保留一端线尾长度。将两侧线尾端打结收紧，当达到需要的鼻尖表现点距离后进行打结固定。内侧脚鼻中隔间缝合用于改变鼻尖旋转角度（图 16.18）。此外，外侧脚水平褥式缝合可使外侧脚形态更直，降低突度（图 16.19）[78]。用镊子夹持外侧脚突度最大的位置，用 5-0 PDS 线先从外侧脚尾侧进针，从镊子一侧垂直于软骨长轴方向穿过软骨，然后缝合镊子的另一侧软骨，形成褥式缝合。褥式缝合的常用宽度是 6~8mm，打结松紧程度以达到外侧脚突度消失为宜。注意缝合时不要穿

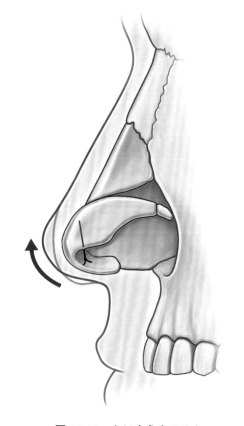

图 16.18 内侧脚鼻中隔缝合

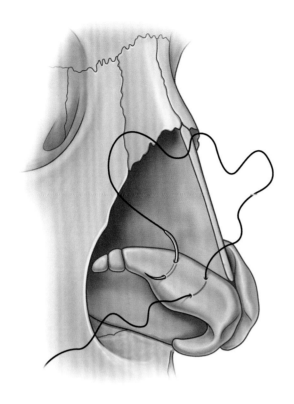

图 16.19 外侧脚褥式缝合

透外侧脚深面的鼻前庭衬里。

鼻尖组织移植技术

在初次鼻整形术中,只有当通过上述技术无法达到理想的鼻尖突度和对称性时,才采用鼻尖组织移植技术[81]。明显的鼻尖移植物在初次鼻整形术中并不常用,因为潜在的远期吸收及表面软组织变薄,可能会导致不对称和移植物太明显,需要返修[83]。当使用鼻尖移植物时,保证其具有锥形和平滑过渡的边缘非常重要。鼻尖移植物尽可能隐藏,以减少远期后遗症的发生率。取自下外侧脚头端的帽状移植物或颗粒覆盖移植物[84]可以增大鼻尖或矫正不对称畸形[83]。人们已对

各种形状和大小的鼻尖移植物进行过描述(图 16.20)[81]。盾牌状移植物置于中间脚尾端的前方并延伸至鼻尖,可用于增加鼻尖突度,改善鼻尖表现点和鼻尖下小叶的清晰度[33,85,86]。盾牌状移植物约 8mm 宽,10~12mm 长,移植物基底的宽度和鼻翼软骨内侧脚尾缘间的距离相等。放置的位置需要超过鼻尖表现点 2~3mm,至少用 5-0 PDS 线于穹窿部尾侧缘和内脚缝合 2 针固定。覆盖移植物可水平放置于鼻翼软骨穹窿表面,用以掩饰鼻尖的形态不规则,并增加鼻尖突度[87,88]。用 5-0 PDS 缝线,水平褥式缝合 2 针,将 6~8mm 的覆盖移植物缝合于鼻尖表现点,将线结打在穹窿下方。解剖型鼻尖移植物是盾牌状移植物和覆盖移植物的结合,能够在皮肤表面反映出理想鼻尖的解剖形态[89]。移植物上部置于穹窿间区域,下部则置于中间脚之间的区域。在初次鼻整形术中,解剖型移植物适用于鼻尖突度不足或皮肤较厚的患者。

鼻翼缘

鼻翼缘的畸形表现包括鼻翼切迹或退缩、软三角成角、外侧脚易位;而功能性问题包括外鼻阈塌陷,这可以通过外侧脚水平褥式缝合、外下侧脚翻转瓣、鼻翼轮廓或外侧脚移植物支撑移植加以矫正。

鼻翼轮廓和扩大的轮廓移植物

在鼻尖畸形矫正后,鼻翼轮廓移植物是矫正和预防鼻翼切迹或退缩、软三角成角的简单有效方法(图 16.21)[90,91]。用锐利剪刀平行于鼻翼缘沿软骨下切口,剥离出皮下腔隙。剥离的腔隙大小要超出畸形各边约 3mm。鼻翼轮廓移植物大小通常为 4mm×10mm,但依据畸形的范围可能需要更大的软骨量。在某些病例中,在下外侧软骨尾侧缘已存在鼻翼切迹或者需要额外支撑下外侧脚时,可使用扩大的鼻翼轮廓移植物,移植物前端跨过软骨下切口,置于外侧脚前端深面与前庭皮肤之间[90]。

外侧脚支撑移植物

外侧脚支撑移植物用于支撑薄弱的外侧脚,预防外鼻阈塌陷,矫正外侧脚易位畸形,或者增加鼻尖突度(图 16.22)[92]。

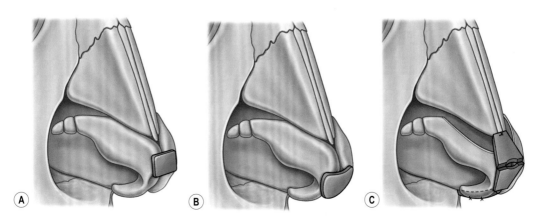

图 16.20 鼻尖软骨移植物。(A)鼻尖上;(B)鼻尖下;(C)解剖型

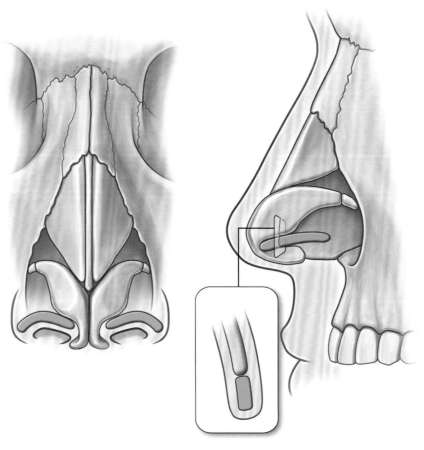

图 16.21　鼻翼轮廓移植物

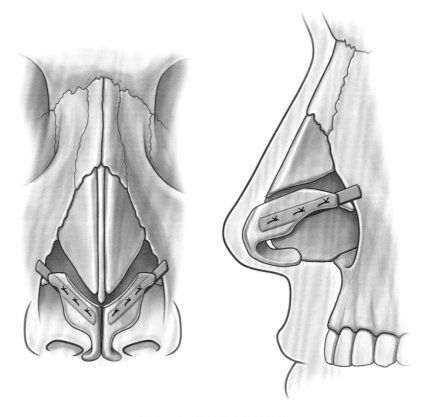

图 16.22　外侧脚支撑移植物

将鼻前庭皮肤从外侧脚后 2/3 的深面剥离,分离外侧脚和副软骨。用锐利剪刀在副软骨附近向下剥离皮下腔隙,向后达梨状孔。为了矫正外侧脚的易位畸形,剥离的腔隙位于软骨下切口下方,且平行于鼻翼缘。将 4mm×25mm 的外侧脚支撑移植物置入剥离的腔隙,移植物的后段搭在梨状孔上,前段置于外侧脚深面,并用 5-0 PDS 缝线间断缝合 2~3 针,固定移植物。

鼻翼 - 鼻小柱关系

从侧面观,鼻翼缘和鼻小柱相对于鼻孔长轴的位置来描述鼻翼 - 鼻小柱关系(图 16.23)。从长轴向上到鼻翼缘和向下到鼻小柱的理想距离均为 1~2mm。

文献报道过的鼻翼 - 鼻小柱关系有 6 种类型[93]。Ⅰ型:从鼻孔长轴到鼻小柱的距离大于 2mm,而到鼻翼缘的距离为 1~2mm,被认为存在鼻小柱悬垂。矫正方法是通过切除部分膜性鼻中隔,将鼻小柱向上方移动并重新固定。如果鼻中隔软骨尾端或内侧脚导致了鼻小柱悬垂,则可以切除部分

中隔软骨尾端或鼻翼软骨内侧脚。Ⅱ型:从长轴到鼻小柱的距离为 1~2mm,而到鼻翼缘的距离大于 2mm,继发于鼻翼退缩。矫正方法包括调整外侧脚尾端的位置,应用鼻翼轮廓移植物或外侧脚支撑移植物,或者联合使用鼻中隔软骨和耳廓软骨。Ⅲ型指同时存在Ⅰ和Ⅱ型,矫正时需要联合前文所述的两种技术。Ⅳ型:从长轴到鼻小柱的距离为 1~2mm,而到鼻翼缘的距离小于 1mm,说明存在鼻翼悬垂。矫正方法是通过切除宽度不超过 3mm 的水平方向椭圆形鼻前庭皮肤,来提升下垂的鼻翼。Ⅴ型:从长轴到鼻小柱的距离小于 1mm,而到鼻翼缘的距离为 1~2mm,继发于鼻小柱退缩。矫正方法是在鼻翼软骨内侧脚间置入鼻小柱支撑移植物,使小柱皮肤向下方延伸。第Ⅵ型关系是指同时存在Ⅳ型和Ⅴ型关系,矫正方法如前文所述。

经皮鼻外侧截骨术

在鼻整形术中,鼻骨截骨术是骨性鼻穹窿塑形的一项重要手段。截骨术可以用于缩窄骨性宽鼻,闭合顶板开放畸形

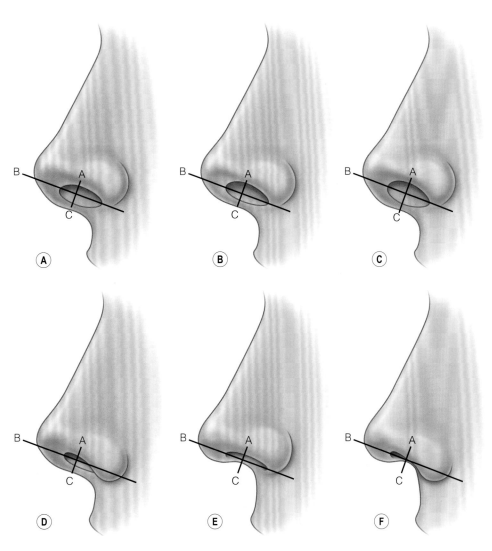

图 16.23 鼻翼 - 鼻小柱关系。(A)Ⅰ型;(B)Ⅱ型;(C)Ⅲ型;(D)Ⅳ型;(E)Ⅴ型;(F)Ⅵ型

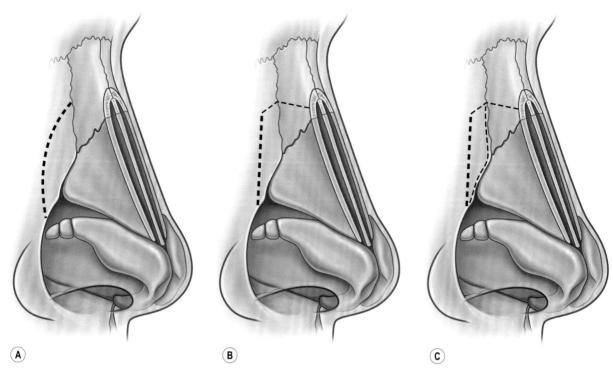

图 16.24　经皮间断鼻外侧截骨术。(A)低 - 高平面;(B)低 - 低平面;(C)双平面

或矫正骨性歪鼻[94,95]。鼻骨截骨术的目标是维持和再造平滑的鼻背美学曲线,并且达到理想宽度的骨性鼻穹窿[94]。鼻骨截骨术可以按入路分类(外路或内路),按截骨类型分类(外侧、内侧、水平或联合截骨术),也可以按截骨平面分类(低 - 高、低 - 低或双平面截骨)(图 16.24)。沿上颌骨额突与鼻骨交界处有一骨质厚度变薄的过渡区,自梨状孔向上至鼻根。这段区域骨质较薄,可以进行连续截骨,实现可控性骨折。鼻骨截骨术的相对禁忌证包括患者鼻过短、高龄且鼻骨过薄、皮肤相对较厚以及一些鼻背宽阔而低平的非白种人[33,94-99]。

　　已有多位作者结合他们对不同入路鼻骨截骨术的经验进行了介绍,包括经鼻、经口和经皮肤入路技术[100-119]。作者更倾向于使用经皮间断鼻外侧截骨术,因为该技术可使人为鼻骨骨折可控性更高,减少鼻内创伤,以及最大限度减少出血、淤青、水肿的发生率(图 16.25)[94,96-99]。尽管截骨术可以在鼻整形术的任何阶段进行,但作者通常将其作为鼻整形术的最后一个步骤。在眶下缘水平的鼻面沟处切开 2mm 长的切口,将锐利的 2mm 宽鼻直骨凿通过切口深入皮下,平行于上颌骨表面,并穿透骨膜。在骨性鼻面沟的外侧进行骨膜下剥离,可以将内眦动脉向外移位,以防止损伤内眦动脉。将骨凿的一侧边缘直接接触鼻骨,以增加精确性。间断截骨从下方开始,保留梨状孔处的上颌骨额突的尾端,以防止出现内鼻阈塌陷,向上至内眦水平时,由于骨皮质变厚,截骨方向应向内进行向斜上方截骨,以避免出现阶梯样畸形。使用骨锤敲打骨凿时,感到骨凿失去阻力且声音出现改变时终止。在截骨完成后,使用拇指和示指适度推移鼻骨可造成青枝骨折,并推移到理想的位置。如果发现需要过大的按压力度,则需要再将骨凿探入,以确认是否存在未截断的区域。

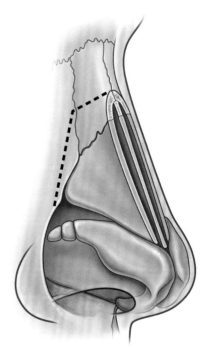

图 16.25　经皮间断鼻外侧截骨术

切口闭合

　　在闭合切口前用温生理盐水将组织碎片冲洗净,防止造成术后畸形。缝合切口开始时,将鼻小柱的台阶状切口在中线对合好,并将双侧鼻小柱和鼻前庭皮肤交接区域对合好。

使用 PC-3 针 6-0 尼龙线行间断缝合。缝合时必须精细操作，防止切口切迹导致明显鼻小柱瘢痕。双侧的软骨下切口使用 PC-3 针 5-0 铬肠线间断缝合。软三角深面的软骨下切口不做缝合，以防止出现软三角区变形或鼻前庭蹼状畸形。

松解降鼻中隔肌

　　降鼻中隔肌是一组成对的小肌肉，它附着于鼻翼软骨内侧脚，融合于口轮匝肌（Ⅰ型）或起始于上颌骨骨膜（Ⅱ型）[120,121]；在有些患者中则极小或缺失（Ⅲ型）。降鼻中隔肌的运动可以导致或加重一些鼻部畸形，如鼻尖下垂、上唇缩短、人中区域横沟[120,121]。如果患者存在表情时鼻尖张力大继而导致上唇短缩和鼻尖突度降低，可以通过开放入路松解降鼻中隔肌于鼻翼内侧脚和鼻中隔尾侧的附着点（图16.26）。用针试电刀在上唇齿龈沟系带中点处作 8~10mm 长的水平切口，剥离显露降鼻中隔肌，然后在肌肉起始处，即口轮匝肌或上颌骨骨膜附近松解肌肉。离断肌肉，肌肉断端使用 4-0 可吸收线缝合于上唇中央，保持上唇饱满度。上齿龈沟系带切口行垂直间断缝合，进一步延长和增加上唇中央部的饱满度。

鼻小柱塑形

　　从底面观察，鼻小柱位于鼻部中央。鼻小柱外侧缘的

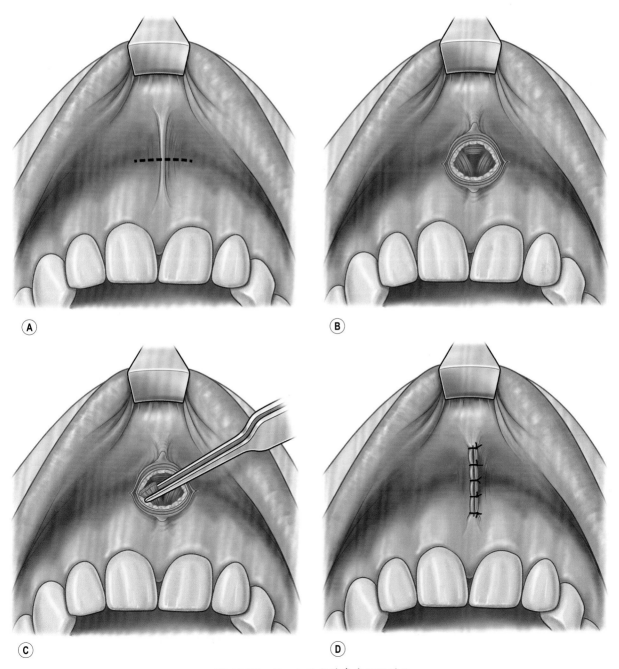

(A)　(B)　(C)　(D)

图 16.26　经口切除与降鼻中隔肌移位

形状和轮廓对于鼻部美学而言至关重要，并被称为基底美学线，类似于鼻部美学线。基底美学线是上唇到鼻小叶之间的过渡，理想的状态应该是对称、平滑，并轻微弯曲。鼻小柱畸形可根据基础结构畸形进行分类（框16.7）[122-125]。基础结构畸形的类型决定了手术治疗的方式。

框 16.7　鼻小柱畸形分类

Ⅰ．主要由鼻中隔尾端偏移和/或前鼻脊易位所致。

Ⅱ．主要由内侧脚异常所致。内侧脚板过早外扩是最常见的成因。

ⅢA．主要由软组织赘余所致，可能会阻碍鼻通气。

ⅢB．主要由软组织不足所致。

Ⅳ．主要由鼻中隔、内侧脚和/或软组织问题相结合所致。

内侧脚外扩是一种常见的鼻小柱畸形。五步法是缩小内侧脚距离、矫正这一畸形的有效技术（图16.27）[122,125]。该技术分5步进行：①用两条对称线标记出内侧脚张开的位置和幅度，标记线沿鼻槛下内侧平行于鼻小柱；②在内侧脚标记区域作小的黏膜切口（1~2mm）；③用5-0 PDS线穿过鼻小柱作水平褥式贯穿缝合，固定内侧脚；④于鼻小柱基底处用4-0铬肠线再次水平褥式缝合软组织；⑤用5-0铬肠线缝合黏膜切口。

鼻基底手术

鼻基底手术适用的畸形包括鼻翼外扩、鼻孔不对称、鼻孔过大、鼻翼侧壁过长、鼻基底过宽、鼻翼过大和鼻翼不对称（图16.28）[33,122]。鼻翼外扩是需要通过调整鼻基底来矫正的最常见问题。在选择适合的手术技术时，要充分考虑鼻翼和基底面的关系、鼻基底宽度，以及鼻孔的形状和大小。适合应用鼻基底调整术的理想鼻翼形态是：鼻翼面向外侧分开，与基底平面夹角为小于90°的锐角。若鼻翼和基底面的夹角为直角或钝角，鼻基底部分切除会导致鼻基底宽度的不成比例的缩窄，形成"保龄球瓶"外观[41]。在开放入路鼻整形术中，鼻基底部分切除要始终低于鼻翼沟，以避免损伤鼻外侧动脉[30,31,122]。

鼻翼外扩

鼻孔形状正常和对称的情况下，鼻翼外扩可以通过对限制性切除鼻翼小叶矫正，手术切口不可延伸至鼻前庭[33,122]。切口勿直接作于鼻翼-颊沟，而需位于鼻翼小叶上，距翼颊沟1mm内，从而可以达到外翻缝合，减少瘢痕形成。此外，

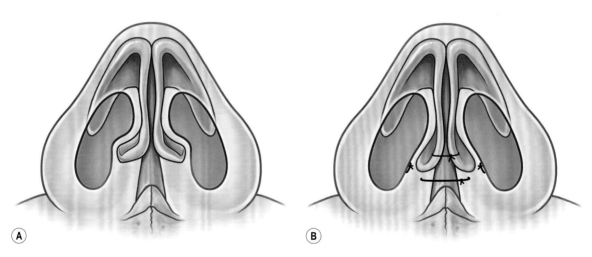

（A）　　　　　　　　　　　　　（B）

图 16.27　内侧脚五步定位缝合

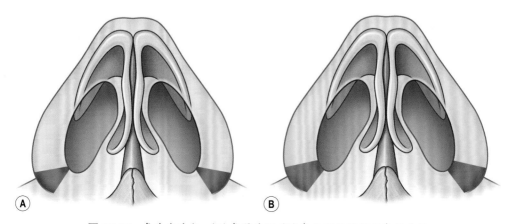

（A）　　　　　　　　　　　　　（B）

图 16.28　鼻基底手术。（A）鼻翼外扩；（B）鼻孔形状修整后鼻翼外扩

要保留 1~2mm 宽的鼻基底,防止出现鼻基底切迹。切口用 6-0 尼龙线 PC-3 针,以"二等分原则"进行缝合,因为近翼 - 颊沟处的切口比鼻翼面切口长。

鼻翼外扩与鼻孔形态调整

鼻翼外扩合并鼻孔不对称或鼻孔过大,需要对鼻翼小叶和前庭行楔形切除[33,122]。考虑到在矫正鼻翼外扩的同时减小鼻孔开口的周径,可将鼻翼小叶切口延续至鼻前庭。向内侧作鼻前庭切口,形成一小的内侧基底瓣,以避免形成鼻槛切迹。采用"二等分原则",首先对鼻槛皮肤再分布,用 PC-3 针 6-0 尼龙线缝合切口,仔细外翻缝合切缘,防止出现横穿鼻槛的凹陷性瘢痕。

特定畸形的矫正

歪鼻合并驼峰鼻

系统性分析

本病例患者有以下主诉:①鼻背驼峰;②鼻尖圆钝;③鼻背向左偏斜(图 16.29)。从正面观察,该女性患者皮肤厚度为 Fitzpatrick Ⅳ 型,面部比例较好,鼻中隔背侧呈反 C 形偏曲,鼻背向左偏斜,鼻基底较宽,鼻尖圆钝且合并轻度鼻翼外扩(左侧更明显)。从侧位和斜位观察,鼻根位置尚好,鼻背有约 4mm 高的中度驼峰,但鼻尖突度和鼻长度足够。此外,其上唇较短。从底面观观察,可见鼻中隔尾端向左偏斜,鼻翼轻度外扩。鼻腔检查可见黏膜呈粉红且鼻中隔向左偏斜。

手术目标

1. 矫正气道阻塞
2. 去除鼻背驼峰
3. 矫正鼻背偏斜
4. 改善鼻尖圆钝
5. 缩窄鼻基底宽度
6. 延长上唇

手术设计

1. 采用经鼻小柱和软骨下切口的开放入路手术显露鼻框架。
2. 采用驼峰分步去除法,去除 4mm 软骨和骨性驼峰。
3. 显露鼻中隔进行中隔重建,通过切除鼻中隔软骨矫正气道阻塞,并将中隔软骨作为软骨移植材料。
4. 偏曲的 L 形软骨下方切开 50% 的软骨,用 5-0 PDS 线以 8 字形缝合方式固定于对侧前鼻脊的周围,矫正中隔偏斜。
5. 放置右侧撑开移植物,以预防 L 形中隔偏曲,并增强鼻背的美学曲线。
6. 行双侧外下侧软骨的头侧修剪,保留 5mm 宽的鼻翼

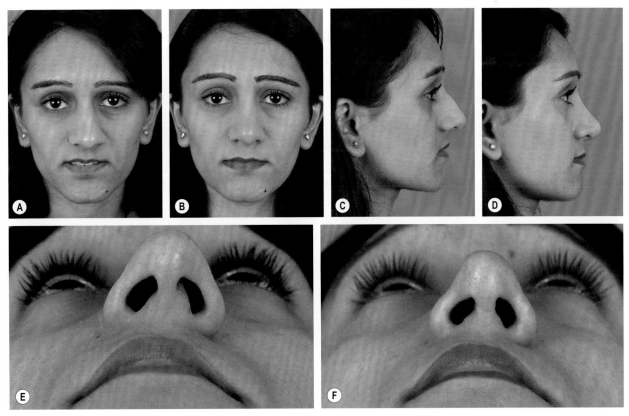

图 16.29　鼻背偏斜及驼峰鼻患者。(A、C 和 E)术前;(B、D 和 F)术后

软骨条,改善鼻尖圆钝形态。

7. 采用不固定的鼻小柱支撑移植物,以 5-0 PDS 缝线缝合内侧脚 - 鼻小柱支撑物,整合各结构,以支撑鼻尖。

8. 通过分步软骨缝合技术,行内侧脚 - 鼻小柱支撑缝合和穹窿间缝合,将修剪下来的头侧下外侧软骨作为盾牌状移植物修饰鼻尖轮廓。

9. 通过经皮肤低 - 低平面鼻外侧截骨,重置骨性鼻基底

10. 通过上唇齿龈沟切口释放转位降中隔肌。

结果

图为该患者的术后 2 年随访照片。正面观可见鼻背笔直,改善鼻背美学曲线,更加清晰的鼻尖轮廓。侧面观可见正常的鼻根点位置,平滑笔直的鼻背,轻微的鼻尖上凹陷,更好的鼻长度,鼻尖突度亦良好。上唇长度有轻微增加,使鼻尖上唇比例关系更加协调。底面观可以呈现鼻尖美学三角,鼻翼 - 鼻小柱关系明显改善。

长、宽鼻合并鼻尖下垂和气道阻塞

系统性分析

本病例有以下主诉:①鼻气道阻塞;②鼻过长且下垂;③鼻尖轮廓不够清晰(图 16.30)。正面观可见该患者皮肤为中等厚度,为 Fitzpatrick Ⅱ型,面部比例适中。鼻背向右偏斜,鼻基底较宽,鼻尖轮廓不够清晰,下外侧软骨中间脚分叉的角度过大和宽大的穹窿。侧面和斜位观察,该患者有中度驼峰,鼻尖下垂合并鼻尖下小叶过长,造成鼻尖突度不足的外观。底面观位,再次明显表现为鼻尖轮廓不清晰,中间脚分叉的角度过大。通过内鼻检查可见鼻中隔向右偏斜。

手术目标

1. 矫正鼻气道阻塞

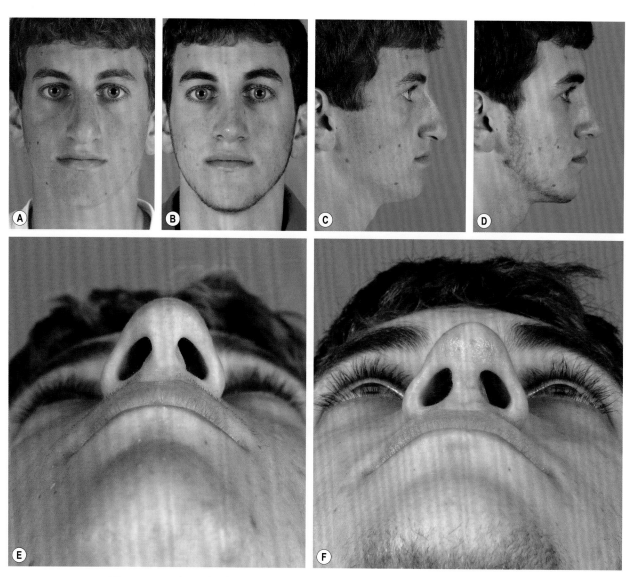

图 16.30 长鼻、宽鼻、鼻尖下垂、鼻道梗阻患者。(A、C 和 E)术前;(B、D 和 F)术后

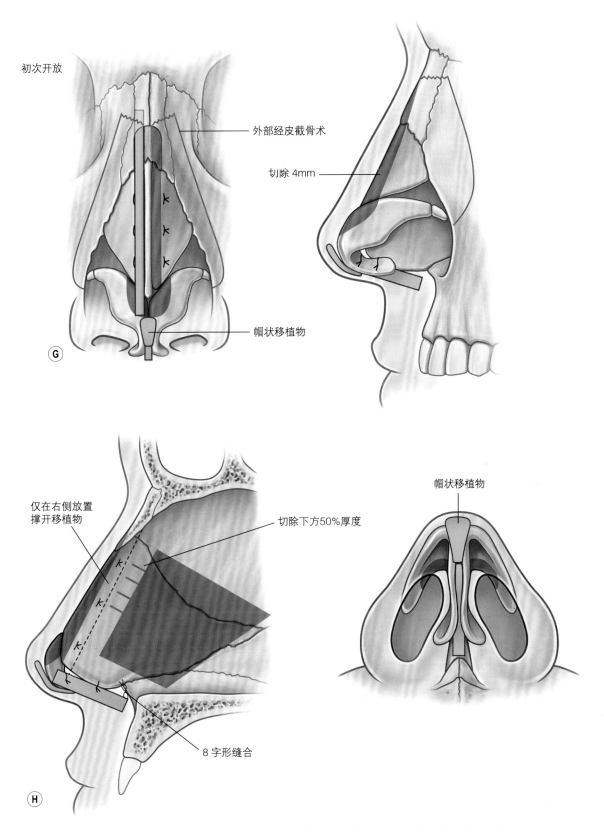

初次开放

外部经皮截骨术

切除 4mm

帽状移植物

G

仅在右侧放置
撑开移植物

切除下方50%厚度

帽状移植物

8 字形缝合

H

图 16.30(续) （G 和 H)红色为切除部位,绿色为移植物。注:移植材料从鼻中隔获取

2. 去除鼻背驼峰

3. 矫正鼻背偏斜

4. 通过去除过多鼻尖下小叶，以缩短鼻长度

5. 缩窄较宽的鼻基底

6. 矫正和改善鼻尖轮廓

手术计划

1. 采用经鼻小柱和软骨下切口，行开放入路手术，显露鼻支架。

2. 采用分步驼峰去除法，去除 4mm 的软骨和骨性驼峰。

3. 显露鼻中隔进行中隔重建，通过切除鼻中隔软骨矫正气道阻塞，并将中隔软骨作为软骨移植材料。

4. 行双侧外下侧软骨的头侧修剪，保留 5mm 宽的鼻翼缘软骨条，矫正和改善鼻尖圆钝。

5. 采用不固定的鼻小柱支撑移植物，以 5-0 PDS 缝线缝合内侧脚 - 鼻小柱支撑物，整合各结构，以支撑鼻尖。

6. 通过逐步软骨缝合技术，行内侧脚 - 鼻小柱支撑物、经穹窿和穹窿间缝合，改善鼻尖轮廓。

7. 通过脚间 - 鼻中隔缝合增加鼻尖突度，并使鼻尖向上旋转。

8. 鼻尖下叶表面软骨移植，增强鼻尖平衡感。

9. 通过经皮肤低 - 低平面鼻外侧截骨，缩窄骨性鼻基底。

结果

观察患者的术后 1 年随访照片，正面观可见笔直、缩小的鼻背，改善的鼻背美学曲线，更加清晰的鼻尖轮廓。侧面观可见平滑笔直的鼻背，更好的鼻尖旋转点和突度，以及鼻尖和鼻背间的平衡感更加协调。底面观可以再次观察到具有清晰轮廓的鼻尖以及鼻尖美学三角。

术后护理

术前就要有全面的护理和预期的术后康复计划。在首次就诊时就要为患者提供口头和详细的书面护理建议，这是建立成功术后护理的基础。在接下来的每次就诊中，要和患者共同确认术后指导，以强化和阐明所有细节。这有助于增强患者对术后医嘱的理解，包括患者对自己的护理的理解，并减轻患者的焦虑感。术区换药、术后用药、活动限制、常规指导以及对并发症的处理，是鼻整形术患者术后护理的核心[126]。

敷料和伤口护理

在手术结束时，先轻轻挤压软组织以减轻术后水肿，先后应用用酒精棉球、备皮用防护性屏障湿巾（Smith & Nephew, Inc., St. Petersburg, FL）擦拭鼻部皮肤，再粘贴宽 1/4 英寸（约 0.6cm）的无菌胶布（3M, St. Paul, MN），从鼻尖上点开始，无菌胶布的长度逐渐减少，沿鼻背向上依次粘贴，仔细

塑形软组织于其下的骨软骨支架。

准备 Denver 鼻背夹板，将其放在与鼻骨基底等宽的圆柱形物体上弯曲塑形，塑形后将其固定于鼻背上 2/3 区域，夹板边缘可以向内侧挤压，以支撑截断的鼻骨。鼻夹板的下缘应在鼻尖上点以上。如果进行了鼻中隔重建和 / 或下鼻甲整形术，可使用 Doyle 鼻中隔夹，避免黏软骨膜深层形成血肿，支撑和稳定结构，保护鼻中隔黏膜，预防黏膜表面形成粘连。这种鼻中隔夹表面涂有抗葡萄球菌抗生素，软使用时伸入鼻腔，3-0 尼龙缝线通过水平褥式缝合固定于模性鼻中隔，打结时不宜过紧，以避免造成局部组织缺血。术后 7 天拆除鼻背夹板、鼻中隔夹和鼻小柱缝线。如果进行了大面积的鼻中隔重建，则鼻中隔夹去除时间约为术后 10~21 天。鼻基底拆线时间为术后 7~10 天。

将 2cm×2cm 大小的纱布做成一个滴鼻垫置于鼻孔，并用纸胶布固定于面颊部，胶带固定于面颊部有助于防止由于频繁更换敷料导致的皮肤浸渍。切口可用稀释过氧化氢轻轻清洗，并涂擦抗金葡菌抗生素药膏，每日 2 次至术后 1 周。

通常来讲，大多数的鼻部肿胀和瘀斑会在术后 3~4 周内恢复。但外鼻和内鼻软组织水肿可能需要 12 个月恢复，在此期间，鼻外部精致形态以及鼻腔内部通气都会持续改善。对于皮肤较厚的患者，水肿恢复的时间会更长。

药物

围手术期选用第一代或第二代头孢菌素预防感染。患者会在术前 30 分钟在等候区静脉输注抗生素。一些研究表明[127-129]，术后是否应用抗生素感染发生率无差异。作者未给患者开具任何术后口服抗生素预防感染。

在术中使用一定剂量皮质激素可以预防术后恶心、呕吐。术中 8mg 地塞米松静脉给药，继续口服甲泼尼龙至术后第 6 天，以减轻水肿和瘀斑。尽管大剂量使用类固醇激素的有效性仍有争议，但是较新的数据显示其在开放入路鼻整形术中有效[130,131]。

术后疼痛和不适感存在较大的个体差异。通常口服麻醉性镇痛药数天，然后改成小剂量镇痛药。服用麻醉类药物时还需要给患者使用缓泻剂以预防便秘，因便秘可增加压力导致术后出血。

活动限制

在鼻整形术后 48 小时，患者需要保持头部垫高 30°，并通过冰敷减轻术后水肿和淤青。头部垫高要维持到清晨水肿消失，通常需要 7~10 天。患者术后 3 周内要避免用力，包括剧烈运动或搬重物。术后 4 周要避免鼻部外伤或受压，包括佩戴眼镜。

一般指导

除了前文所述的术后注意事项外，医生要嘱患者，如出

现以下情况要及时联系医生：出现发热（高于 38.5℃）、药物无法控制的疼痛、鼻部持续流出鲜红色血液以及更换敷料频率高于每 30 分钟 1 次。

随访

首次随访定于术后 1 周拆线及拆除夹板时。后期随访通常在 3 个月、6 个月、1 年以及之后每间隔 1~2 年。术后 1 年进行拍照随访，并在之后每年进行一次随访照相。

结果、预后及并发症

结果

目前尚无针对鼻整形术后的美学和功能结果的标准化评估。不同医生使用的方法不尽相同，包括图片分析以及通过测量工具和电脑程序对结果进行评估[38,132-137]。

在鼻整形术后，大多数患者不满意的地方是包括鼻尖在内的鼻下 1/3，然后是鼻中和上 1/3。通常鼻下 1/3 的不满意结果包括鼻尖不对称、鼻翼切迹、鼻尖位置不合适。鼻中 1/3 的常见问题包括鼻尖上方饱满或挛缩。鼻上 1/3 的问题包括鼻背去除过多、内鼻阀塌陷、鼻背美学曲线不对称或不清晰和其他鼻背轮廓的不规则。

预后

一些研究已经尝试评估鼻整形术对患者生活质量的影响[138]。已有报道称，不论是出于美容目的还是创伤后修复，鼻整形术对患者的生活质量都有明显改善[139]。

并发症

文献报道的鼻整形术后出现明显并发症的比例在 1.7%~18%[140-145]。鼻整形术后常见的并发症包括出血、感染、长时间的水肿、畸形、歪鼻和鼻气道阻塞（框 16.8）[126,145]。

出血

患者存在出血并发症的高危因素包括高血压，出血家族史、服用阿司匹林或非甾体抗炎药。围手术期要对高血压进行良好控制。手术当天早晨，嘱患者服用降压药。术者要和麻醉医生对术中的血压控制进行良好沟通。对于术中存在高血压的患者，可以使用 Catapress-TTS2（0.2mg 可乐定经皮治疗系统）来预防术后暂时性高血压。如患者有易出血体质家族史，术前要完善相关化验检查，包括凝血时间、部分凝血酶原时间、血小板计数。术前 10 天要停用阿司匹林和非甾体抗炎药，并持续到术后 2 周。

鼻出血是鼻整形术后最常见的并发症之一[3,126,145]。鼻出血通常为轻度，出血的位置通常来源于手术切口或黏膜创伤区域。将头抬高 60°，应用羟甲唑啉喷鼻液以及适度压迫

框 16.8　并发症

嗅觉缺失

动静脉瘘

出血（瘀斑、鼻出血、血肿）

畸形和偏曲

溢泪

感染（蜂窝织炎、脓肿、肉芽肿、中毒性休克）

颅内损伤

鼻气道阻塞（外鼻阀塌陷、内鼻阀塌陷、鼻中隔偏曲、黏膜粘连、前庭狭窄）

鼻部囊肿形成

鼻泪管损伤

长期水肿

瘢痕

鼻中隔穿孔

---

15 分钟通常足以止住轻度鼻出血。这些处理方法可以使用两次，但如果患者继续持续出血，则必须立刻进行检查。可以重复使用羟甲唑啉喷雾剂，还可以用生理盐水湿纱条或止血纱涂抹抗葡萄球菌抗生素药膏润滑后塞入鼻腔进行填塞。如果出血继续，需要去除 Doyle 夹，并用生理盐水冲洗，吸出血凝块，寻找出血点。可以用硝酸银对出血点进行烧灼，继而行前鼻孔填塞处理。如果出血仍然难以控制，则要考虑行后鼻填塞处理，并入院留观。不到 1% 的患者会出现大出血，并需要进手术室探查、止血，顽固性出血通常是因为实施了下鼻甲切除术。如果以上措施均失败，则需协商行血管造影、栓塞处理。

血肿是鼻整形术后另一种常见的并发症。不论位于何处，所有鼻整形术后出现的血肿都要进行清除。皮下的血肿会出现纤维化，导致瘢痕和畸形，影响最终的鼻部外观。中隔血肿可以导致鼻中隔穿孔或鼻中隔软骨坏死，这可以导致鞍鼻畸形。鼻中隔血肿表现为类似黑莓的瘀斑样中隔肿物。血肿通常能够在换药室内进行引流处理，继而使用 0.6cm 宽的纱布进行压迫，以防止复发。压迫敷料可在次日去除，并进行复查。

感染

尽管鼻整形术后出现感染的概率很低，但通过细致的检查可以发现感染的早期征象，从而可以通过早期处理预防严重的并发症，如组织坏死、中毒性休克、海绵窦栓塞。如果出现感染，要去除内鼻夹或敷料。

轻度的蜂窝织炎通常对头孢菌素反应良好。如在术后已预防性使用抗生素仍然出现感染，则需要使用不同类型的抗生素进行治疗，如喹诺酮类药物。如果蜂窝织炎对抗生素治疗反应不佳，可能存在耐甲氧西林葡萄球菌感染，应根据抗菌谱选择左氧氟沙星或磺胺类药物。对于严重的蜂窝织炎，患者需要住院进行静脉滴注抗生素。脓肿可出现于鼻背、鼻尖、鼻中隔。任何发现的脓肿必须进行引流、冲洗，并对脓

液进行培养,以指导抗生素使用。

有报道称,同时使用鼻内填塞[146,147]和内鼻夹[148]的鼻整形患者出现过感染中毒性休克。这是一种累及多系统的急症,由葡萄球菌或链球菌释放的外毒素引起体内炎症细胞过度活动,继而释放炎性因子,通常导致组织坏死和器官衰竭[149]。患者可以出现发热、弥散性皮肤紫斑、脱皮、恶心、呕吐、腹泻、心动过速、低血压[132]。对此类罕见患者,要去除填塞敷料和内鼻夹,行抗生素静脉滴注,支持治疗以及重症监护。

长期水肿

术前对患者进行良好的有关术后护理及康复的指导,可以在很大程度预防术后早期的软组织水肿,处理方法包括围手术期应用类固醇激素,术后头部抬高、胶布固定、术后冰敷。大多数水肿会在术后 4 周内恢复。

晚期的软组织水肿可以持续术后数月至 1 年之久并出现瘢痕重塑,可见于二次鼻整形或皮肤较厚的患者。可向患者说明,软组织水肿可以自行恢复。在某些情况下,过度的瘢痕形成会导致一些区域的轮廓不够清晰,诸如鼻尖上区或鼻根。注射皮质激素可以减少瘢痕组织的形成[126,145],可将3~5mg 曲安奈德与 2% 利多卡因按 1∶1 比例混合,通过 27G针头注射于鼻尖上区。要注意避免注射深度过浅,这会导致真皮萎缩,继而引起轮廓畸形、骨软骨框架可见或色素脱失。根据临床表现情况,首次注射在术后 1 周开始,并间隔 4~8周重复注射。

畸形和偏曲

术后可能会出现畸形。对轻度的畸形可以随访观察,如果畸形持续 1 年以上,则需要进行手术治疗。严重的畸形要在发现时就进行矫正,以避免患者不满。

偏曲的处理方式和畸形类似。对轻度的偏曲可通过鼻塑形技术加以矫正[126,145]。建议患者术后用拇指沿鼻侧壁每天适度按压 3~4 次,坚持 4~6 周。如果偏曲很明显或术后持续 1 年,则需要进行手术治疗。

鼻道阻塞

在鼻整形术后,大多数患者会出现因水肿导致的暂时性鼻道阻塞,这种症状通常在 2~3 个月后随水肿消退而消失。当鼻道阻塞时间超过 6 周则需要使用局部血管收缩药物进行鼻腔检查,以明确原因。如果鼻道阻塞由水肿引起,使用 7~14 天的糖皮质激素鼻喷雾剂,但是局部使用血管收缩药物不宜超过 7 天,因为停用这类药物会导致反弹性出血。如果发现由于解剖原因导致鼻气道阻塞,诸如内鼻阈塌陷或黏膜粘连,则需要通过手术解决,但需要 1 年后,水肿完全消退且瘢痕成熟软化后进行。

二次手术

尽管很难确定开放入路初次鼻整形术后的返修率,但最近一项由整形医生和耳鼻喉医生进行的调查显示,58%的医生统计他们的返修率小于 5%,33% 的医生统计结果是6%~10%[150]。该调查还显示,73% 的医生更倾向于开放入路行返修手术,而 20% 的医生倾向闭路手术,通过开放入路行二次鼻整形术的优点已在 25 年前进行过报道[151]。返修或二次鼻整形术面临诸多挑战,包括解剖畸形、功能异常、鼻部原有解剖改变、瘢痕以及自体软骨移植物的消耗。毫无疑问,人们在应用开放式入路解决二次鼻整形所面临问题的过程中获得了许多概念和技术进步[151]。二次鼻整形术的内容将在第 19 章详述。

参考文献

1. American Society of Plastic Surgeons. *2015 Plastic Surgery Statistics Report*. ASPS National Clearinghouse of Plastic Surgery Procedural Statistics. Available at: <https://d2wirczt3b6wjm.cloudfront.net/News/Statistics/2015/plastic-surgery-statistics-full-report-2015.pdf>.

2. Gunter JP, Rohrich RJ. External approach for secondary rhinoplasty. *Plast Reconstr Surg*. 1987;80:161–174.

3. Rohrich RJ, Ahmad J. CME: rhinoplasty. *Plast Reconstr Surg*. 2011;128:49e–73e.

4. Rohrich RJ, Ahmad J. A practical approach to rhinoplasty: Leading edge CME. *Plast Reconstr Surg*. 2016;137(4):725e–746e.

5. Breasted JH. Treatment of fractured noses in ancient Egypt. *Plast Reconstr Surg*. 1969;43:402–409.

6. McDowell F. Commentary by the editor. *Plast Reconstr Surg*. 1969;43:409–412.

7. Goldwyn RM. Is there plastic surgery in the Edwin Smith Papyrus? *Plast Reconstr Surg*. 1982;70:263–264.

8. Lupo G. The history of aesthetic rhinoplasty. *Aesthetic Plast Surg*. 1997;21:309–327.

9. Whitaker IS, Karoo RO, Spyrou G, et al. Birth of plastic surgery: the story of nasal reconstruction from the Edwin Smith Papyrus to the twenty-first century. *Plast Reconstr Surg*. 2007;120:327–336.

10. McDowell F. Ancient earlobe and rhinoplastic operations in India. *Plast Reconstr Surg*. 1969;43:515–517.

11. McDowell F. Commentary by the editor. *Plast Reconstr Surg*. 1969;43:517–522.

12. Micali G. The Italian contribution to plastic surgery. *Ann Plast Surg*. 1993;31:566–571.

13. Furlan S, Mazzola RF. Alessandro Benedetti, a fifteenth century anatomist and surgeon; his role in the history of nasal reconstruction. *Plast Reconstr Surg*. 1995;96:739–743.

14. Mazzola RF, Marcus S. History of total nasal reconstruction with particular emphasis on the folded forehead technique. *Plast Reconstr Surg*. 1983;72:408–414.

15. Rogers BO. John Orlando Roe – not Jacques Joseph – the father of aesthetic rhinoplasty. *Aesthetic Plast Surg*. 1986;10:63–88.

16. Roe JO. A classic reprint: the deformity termed "pug-nose" and its correction, by a simple operation. *Aesthetic Plast Surg*. 1986;10:89–91.

17. Howard BK, Rohrich RJ. Understanding the nasal airway: principles and practice. *Plast Reconstr Surg*. 2002;109:1128–1146.

18. Rohrich RJ, Krueger JK, Adams WP Jr, et al. Rationale for submucous resection of hypertrophied inferior turbinates in rhinoplasty: an evolution. *Plast Reconstr Surg*. 2001;108:536–544.

19. Rohrich RJ, Ahmad J. Preoperative concepts for rhinoplasty. In: Rohrich RJ, Adams WP Jr, Ahmad J, et al., eds. *Dallas Rhinoplasty: Nasal Surgery by the Masters*. 3rd ed. St. Louis, MO: Quality Medical Publishing, Inc.; 2014.

20. Rohrich RJ, Janis JE, Kenkel JM. Male rhinoplasty. *Plast Reconstr Surg*. 2003;112:1071–1085.

21. Honigman RJ, Phillips KA, Castle DJ. A review of psychosocial outcomes for patients seeking cosmetic surgery. *Plast Reconstr Surg*. 2004;113:1229–1237.

22. Amodeo CA. The central role of the nose in the face and the psyche: review of the nose and the psyche. *Aesthetic Plast Surg*. 2007;31:406–410.

23. Rohrich RJ, Ahmad J, Gunter JP. Nasofacial proportions and

systematic nasal analysis. In: Rohrich RJ, Adams WP Jr, Ahmad J, et al., eds. *Dallas Rhinoplasty: Nasal Surgery by the Masters.* 3rd ed. St. Louis, MO: Quality Medical Publishing, Inc.; *2014.*

24. Gonzalez-Ulloa M, Castillo A, Stevens E, et al. Preliminary study of the total restoration of the facial skin. *Plast Reconstr Surg.* 1954;13:151–161.

25. Ha RY, Nojima K, Adams WP Jr, et al. Analysis of facial skin thickness: defining the relative thickness index. *Plast Reconstr Surg.* 2005;115:1769–1773.

26. Afrooz PN, Amirlak B. Digital imaging and standardized photography in rhinoplasty. In: Rohrich RJ, Adams WP Jr, Ahmad J, et al., eds. *Dallas Rhinoplasty: Nasal Surgery by the Masters.* 3rd ed. St. Louis, MO: Quality Medical Publishing, Inc.; *2014.*

27. Gorney M, Martello J. Patient selection criteria. *Clin Plast Surg.* 1999;26:37–40, vi.

28. Chiu YC, Brecht K, DasGupta DS, et al. Myocardial infarction with topical cocaine anesthesia for nasal surgery. *Arch Otolaryngol Head Neck Surg.* 1986;112:988–990.

29. Tarver CP, Noorily AD, Sakai CS. A comparison of cocaine vs. lidocaine with oxymetazoline for use in nasal procedures. *Otolaryngol Head Neck Surg.* 1993;109:653–659.

30. Rohrich RJ, Gunter JP, Friedman RM. Nasal tip blood supply: an anatomic study validating the safety of the transcolumellar incision in rhinoplasty. *Plast Reconstr Surg.* 1995;95:795–799.

31. Rohrich RJ, Muzaffar AR, Gunter JP. Nasal tip blood supply: confirming the safety of the transcolumellar incision in rhinoplasty. *Plast Reconstr Surg.* 2000;106:1640–1641.

32. Aksu I, Alim H, Tellioğlu AT. Comparative columellar scar analysis between transverse and inverted-V incision in open rhinoplasty. *Aesthetic Plast Surg.* 2008;32:638–640.

33. Rohrich RJ, Ahmad J. Rohrich's approach. In: Rohrich RJ, Adams WP Jr, Ahmad J, et al., eds. *Dallas Rhinoplasty: Nasal Surgery by the Masters.* 3rd ed. St. Louis, MO: Quality Medical Publishing, Inc.; *2014.*

34. Rohrich RJ, Ahmad J, Roostaienen J. Evaluation and surgical approach to the nasal dorsum: component dorsal hump reduction and dorsal reconstitution. In: Rohrich RJ, Adams WP Jr, Ahmad J, et al., eds. *Dallas Rhinoplasty: Nasal Surgery by the Masters.* 3rd ed. St. Louis, MO: Quality Medical Publishing, Inc.; *2014.*

35. Rohrich RJ, Muzaffar AR, Janis JE. Component dorsal hump reduction: the importance of maintaining dorsal aesthetic lines in rhinoplasty. *Plast Reconstr Surg.* 2004;114:1298–1308. *Dorsal hump reduction may result in dorsal irregularities caused by uneven resection, over-resection or under-resection of the osseocartilaginous hump, the inverted-V deformity, excessive narrowing of the midvault, and collapse of the internal valve. The authors present a technique for component dorsal hump reduction that allows a graduated approach to the correction of the nasal dorsum by emphasizing the integrity of the upper lateral cartilages when performing dorsal reduction.*

36. Geissler PJ, Roostaeian J, Lee MR, et al. Role of upper lateral tension spanning suture in restoring the dorsal aesthetic lines in rhinoplasty. *Plast Reconstr Surg.* 2014;133:7e–11e.

37. Roostaeian J, Unger JG, Lee MR, et al. Reconstitution of the nasal dorsum following component dorsal reduction in primary rhinoplasty. *Plast Reconstr Surg.* 2014;133:509–518. *Following component dorsal hump reduction, reconstitution of the nasal dorsum is performed to create smooth and symmetrical dorsal aesthetic lines. Preservation of the upper lateral cartilages during component dorsal hump reduction avoids the routine use of spreader grafts in primary rhinoplasty while preventing deformities including the inverted-V deformity and function problems including internal valve collapse. Variations of upper lateral cartilage tension spanning sutures used to reconstitute the dorsum are reviewed.*

38. Mojallal A, Ouyang D, Saint-Cyr M, et al. Dorsal aesthetic lines in rhinoplasty: a quantitative outcome-based assessment of the component dorsal reduction technique. *Plast Reconstr Surg.* 2011;128:280–288.

39. Lee MR, Unger JG, Rohrich RJ. Management of the nasal dorsum in rhinoplasty: a systematic review of the literature regarding technique, outcomes, and complications. *Plast Reconstr Surg.* 2011;128:538e–550e.

40. Rohrich RJ, Liu JH. The dorsal columellar strut: innovative use of dorsal hump removal for a columellar strut. *Aesthetic Surg J.* 2010;30:30–35.

41. Sheen JH. Rhinoplasty: personal evolution and milestones. *Plast Reconstr Surg.* 2000;105:1820–1852.

42. Guyuron B, Varghai A. Lengthening the nose with a tongue-and-groove technique. *Plast Reconstr Surg.* 2003;111:1553–1559.

43. Rohrich RJ, Gunter JP, Deuber MA, et al. The deviated nose: optimizing results using a simplified classification and algorithmic approach. *Plast Reconstr Surg.* 2002;110:1509–1523. *The deviated nose frequently causes both functional and aesthetic problems. The authors present a classification and approach to the deviated nose that relies on accurate preoperative planning and precise intraoperative execution of corrective measures to return the nasal dorsum to midline, restore dorsal aesthetic lines, and maintain airway patency. An operative algorithm is described that emphasizes simplicity and reproducibility.*

44. Constantine FC, Ahmad J, Geissler P, et al. Simplifying the management of caudal septal deviation in rhinoplasty. *Plast Reconstr Surg.* 2014;134:379e–388e.

45. Ahmad J, Rohrich RJ. *The crooked nose. Clin Plast Surg.* In press.

46. Guyuron B, Uzzo CD, Scull H. A practical classification of septonasal deviation and an effective guide to septal surgery. *Plast Reconstr Surg.* 1999;104:2202–2209, discussion 2210–2212.

47. Dixon FW. The nasal turbinates. *Trans Am Acad Ophthalmol Otolaryngol.* 1949;54:107–112.

48. Simmen D, Sherrer JL, Moe K, et al. A dynamic and direct visualization model for the study of nasal airflow. *Arch Otolaryngol Head Neck Surg.* 1999;125:1015–1021.

49. Pollock RA, Rohrich RJ. Inferior turbinate surgery: an adjunct to successful treatment of nasal obstruction in 408 patients. *Plast Reconstr Surg.* 1984;74:227–236.

50. Ahmad J, Rohrich RJ, Lee MR. Safe management of the nasal airway. In: Rohrich RJ, Adams WP Jr, Ahmad J, et al., eds. *Dallas Rhinoplasty: Nasal Surgery by the Masters.* 3rd ed. St. Louis, MO: Quality Medical Publishing, Inc.; *2014.*

51. Sajjadian A, Rubinstein R, Naghshineh N. Current status of grafts and implants in rhinoplasty: Part I. Autologous grafts. *Plast Reconstr Surg.* 2010;125:40e–49e.

52. Sajjadian A, Naghshineh N, Rubinstein R. Current status of grafts and implants in rhinoplasty: Part II. Homologous grafts and allogenic implants. *Plast Reconstr Surg.* 2010;125:99e–109e.

53. Rohrich RJ, Hofer SOP, Ahmad J. Harvesting autologous grafts for primary rhinoplasty. In: Rohrich RJ, Adams WP Jr, Ahmad J, et al., eds. *Dallas Rhinoplasty: Nasal Surgery by the Masters.* 3rd ed. St. Louis, MO: Quality Medical Publishing, Inc.; *2014.*

54. Daniel RK, Calvert JW. Diced cartilage grafts in rhinoplasty surgery. *Plast Reconstr Surg.* 2004;113:2156–2171.

55. Daniel RK. Diced cartilage grafts in rhinoplasty surgery: current techniques and applications. *Plast Reconstr Surg.* 2008;122:1883–1891.

56. Gunter JP, Cochrane CS. Management of intraoperative fractures of the nasal septal "L-strut": percutaneous Kirschner wire fixation. *Plast Reconstr Surg.* 2006;117:395–402.

57. Falces E, Gorney M. Use of ear cartilage grafts for nasal tip reconstruction. *Plast Reconstr Surg.* 1972;50:147–152.

58. Juri J, Juri C, Elías JC. Ear cartilage grafts to the nose. *Plast Reconstr Surg.* 1979;63:377–382.

59. Mischkowski RA, Domingos-Hadamitzky C, Siessegger M, et al. Donor-site morbidity of ear cartilage autografts. *Plast Reconstr Surg.* 2008;121:79–87.

60. Adams WP Jr, Rohrich RJ, Gunter JP, et al. The rate of warping in irradiated and nonirradiated homograft rib cartilage: a controlled comparison and clinical implications. *Plast Reconstr Surg.* 1999;103:265–270.

61. Gibson T, Davis WB. The distortion of autologous cartilage grafts: its cause and prevention. *Br J Plast Surg.* 1958;10:257–274.

62. Gunter JP, Clark CP, Friedman RM. Internal stabilization of autogenous rib cartilage grafts in rhinoplasty: a barrier to cartilage warping. *Plast Reconstr Surg.* 1997;100:161–169.

63. Jung DH, Choi SH, Moon HJ, et al. A cadaveric analysis of the ideal costal cartilage graft for Asian rhinoplasty. *Plast Reconstr Surg.* 2004;114:545–550.

64. Cervelli V, Bottini DJ, Gentile P, et al. Reconstruction of the nasal dorsum with autologous rib cartilage. *Ann Plast Surg.* 2006;56:256–262.

65. Marin VP, Landecker A, Gunter JP. Harvesting rib cartilage grafts for secondary rhinoplasty. *Plast Reconstr Surg.* 2008;121:1442–1448.

66. Gentile P, Cervelli V. Nasal dorsum reconstruction with 11th rib cartilage and auricular cartilage grafts. *Ann Plast Surg.* 2009;62:63–66.

67. Adams WP Jr, Rohrich RJ, Hollier LH, et al. Anatomic basis and clinical implications for nasal tip support in open versus closed rhinoplasty. *Plast Reconstr Surg.* 1999;103:255–261.

68. Rohrich RJ, Adams WP Jr. The boxy tip: classification and management based on alar cartilage suturing techniques. *Plast Reconstr Surg.* 2001;107:1849–1863.

69. Janis JE, Trussler A, Ghavami A, et al. Lower lateral crural turnover flap in open rhinoplasty. *Plast Reconstr Surg.* 2009;123:1830–1841.

70. Rohrich RJ, Kurkjian TJ, Hoxworth RE, et al. The effect of the columellar strut graft on nasal tip position in primary rhinoplasty. *Plast Reconstr Surg.* 2012;130:926–932. Erratum in: *Plast Reconstr Surg.* 2012;130:1399.

71. Rohrich RJ, Hoxworth RE, Kurkjian TJ. The role of the columellar strut in rhinoplasty: indications and rationale. *Plast Reconstr Surg.* 2012;129:118e–125e.

72. Unger JG, Lee MR, Kwon RK, et al. A multivariate analysis of nasal tip deprojection. *Plast Reconstr Surg.* 2012;129:1163–1167.

73. Gunter JP, Landecker A, Cochran CS. Frequently used grafts in rhinoplasty: nomenclature and analysis. *Plast Reconstr Surg.* 2006;118:14e–29e.

74. Tebbetts JB. Shaping and positioning the nasal tip without structural disruption: a new, systematic approach. *Plast Reconstr Surg.* 1994;94:61–77.

75. Daniel RK. Rhinoplasty: a simplified, three-stitch, open tip suture technique. Part I: primary rhinoplasty. *Plast Reconstr Surg.* 1999;103:1491–1502.

76. Behmand RA, Ghavami A, Guyuron B. Nasal tip sutures part I: the evolution. *Plast Reconstr Surg.* 2003;112:1125–1129.

77. Guyuron B, Behmand RA. Nasal tip sutures part II: the interplays. *Plast Reconstr Surg.* 2003;112:1130–1145.

78. Gruber RP. Suture correction of nasal tip cartilage concavities. *Plast Reconstr Surg.* 1997;100:1616–1617.

79. Gruber RP, Friedman GD. Suture algorithm for the broad or bulbous nasal tip. *Plast Reconstr Surg.* 2002;110:1752–1764.

80. Rohrich RJ, Griffin JR. Correction of intrinsic nasal tip asymmetries in primary rhinoplasty. *Plast Reconstr Surg.* 2003;112:1699–1712.

81. Ghavami A, Janis JE, Acikel C, et al. Tip shaping in primary rhinoplasty: an algorithmic approach. *Plast Reconstr Surg.* 2008;122:1229–1241. *Underprojection and lack of tip definition often co-exist. Techniques that improve both nasal tip refinement and projection are closely interrelated. The authors present a simplified algorithmic approach to creating aesthetic nasal tip shape and projection in primary rhinoplasty to aid the rhinoplasty surgeon in reducing the inherent unpredictability of combined techniques and improving long-term aesthetic outcomes.*

82. Rohrich RJ, Liu JH. Defining the infratip lobule in rhinoplasty: anatomy, pathogenesis of abnormalities, and correction using an algorithmic approach. *Plast Reconstr Surg.* 2012;130:1148–1158.

83. Rohrich RJ, Ahmad J. Getting rhinoplasty right the first time. In: Rohrich RJ, Adams WP Jr, Ahmad J, et al., eds. *Dallas Rhinoplasty: Nasal Surgery by the Masters.* 3rd ed. St. Louis, MO: Quality Medical Publishing, Inc.; 2014.

84. Rohrich RJ, Deuber MA. Nasal tip refinement in primary rhinoplasty: the cephalic trim cap graft. *Aesthet Surg J.* 2002;22:39–45.

85. Sheen JH. Achieving more nasal tip projection by the use of a small autogenous vomer or septal cartilage graft. A preliminary report. *Plast Reconstr Surg.* 1975;56:35–40.

86. Sheen JH. Tip graft: a 20-year retrospective. *Plast Reconstr Surg.* 1993;91:48–63.

87. Peck GC. The onlay graft for nasal tip projection. *Plast Reconstr Surg.* 1983;71:27–39.

88. Peck GC Jr, Michelson L, Segal J, et al. An 18-year experience with the umbrella graft in rhinoplasty. *Plast Reconstr Surg.* 1998;102:2158–2165.

89. Rohrich RJ. Discussion: an 18-year experience with the umbrella graft in rhinoplasty. *Plast Reconstr Surg.* 1998;102:2166–2168.

90. Rohrich RJ, Roostaienen J, Ahmad J. Correction and prevention of alar rim deformities: alar contour grafts. In: Rohrich RJ, Adams WP Jr, Ahmad J, et al., eds. *Dallas Rhinoplasty: Nasal Surgery by the Masters.* 3rd ed. St. Louis, MO: Quality Medical Publishing, Inc.; 2014.

91. Rohrich RJ, Raniere J Jr, Ha RY. The alar contour graft: correction and prevention of alar rim deformities in rhinoplasty. *Plast Reconstr Surg.* 2002;109:2495–2505.

92. Gunter JP, Friedman RM. Lateral crural strut graft: technique and clinical applications in rhinoplasty. *Plast Reconstr Surg.* 1997;99:943–952.

93. Gunter JP, Rohrich RJ, Kurkjian TJ, et al. Importance of the alar–columellar relationship. In: Rohrich RJ, Adams WP Jr, Ahmad J, et al., eds. *Dallas Rhinoplasty: Nasal Surgery by the Masters.* 3rd ed. St. Louis, MO: Quality Medical Publishing, Inc.; 2014.

94. Rohrich RJ, Adams WP Jr, Ahmad J. Nasal osteotomies. In:

Rohrich RJ, Adams WP Jr, Ahmad J, et al., eds. *Dallas Rhinoplasty: Nasal Surgery by the Masters.* 3rd ed. St. Louis, MO: Quality Medical Publishing, Inc.; 2014.

95. Parkes ML, Kamer F, Morgan WR. Double lateral osteotomy in rhinoplasty. *Arch Otolaryngol.* 1977;103:344–348.

96. Rohrich RJ, Minoli JJ, Adams WP, et al. The lateral nasal osteotomy in rhinoplasty: an anatomic endoscopic comparison of the external versus the internal approach. *Plast Reconstr Surg.* 1997;99:1309–1312.

97. Rohrich RJ, Krueger JK, Adams WP Jr, et al. Achieving consistency in the lateral nasal osteotomy during rhinoplasty: an external perforated technique. *Plast Reconstr Surg.* 2001;108:2122–2130. *The lateral nasal osteotomy is an integral element in rhinoplasty. The authors present a reproducible and predictable technique for the lateral nasal osteotomy and discuss the role of the external perforated osteotomy technique in reproducing consistent results in rhinoplasty with minimal postoperative complications.*

98. Rohrich RJ, Janis JE, Adams WP, et al. An update on the lateral nasal osteotomy in rhinoplasty: an anatomic endoscopic comparison of the external versus internal approach. *Plast Reconstr Surg.* 2003;111:2461–2462.

99. Rohrich RJ, Janis JE. Osteotomies in rhinoplasty: an updated technique. *Aesthetic Surg J.* 2003;23:56–58.

100. Straatsma CR. Surgery of the bony nose: comparative evaluation of the chisel and saw technique. *Plast Reconstr Surg Transplant Bull.* 1961;28:246–248.

101. Wright WK. General principles of lateral osteotomy and hump removal. *Trans Am Acad Ophthalmol Otolaryngol.* 1961;65:854–861.

102. Hilger JA. The internal lateral osteotomy in rhinoplasty. *Arch Otolaryngol.* 1968;88:211–212.

103. Goumain AJ. Cutting forceps for lateral osteotomy in rhinoplasty. *Plast Reconstr Surg.* 1974;53:358–359.

104. Gelb J. Lateral osteotomy through existing alar base incision. *Ann Plast Surg.* 1982;8:269–271.

105. Ford CN, Battaglia DG, Gentry LR. Preservation of periosteal attachment in lateral osteotomy. *Ann Plast Surg.* 1984;13:107–111.

106. Thomas JR, Griner NR, Remmler DJ. Steps for a safer method of osteotomies in rhinoplasty. *Laryngoscope.* 1987;97:746–747.

107. Giampapa VC, DiBernardo BE. Nasal osteotomy – utilizing dual plane reciprocating nasal saw blades: a 6-year follow-up. *Ann Plast Surg.* 1993;30:500–502.

108. Kuran I, Ozcan H, Usta A, et al. Comparison of four divergent types of osteotomes for lateral osteotomy: a cadaver study. *Aesthetic Plast Surg.* 1996;20:323–326.

109. Amar RE. Correction of the bony rings during the aesthetic rhinoplasty: apologia of the transpalpebral osteotomy. *Aesthetic Plast Surg.* 1998;22:29–37.

110. Honda T, Sasaki K, Takeuchi M, et al. Endoscopic-assisted nasal osteotomy: a preliminary report. *Ann Plast Surg.* 1998;41:119–124.

111. Guyuron B. Nasal osteotomy and airway changes. *Plast Reconstr Surg.* 1998;103:856–860.

112. Harshbarger RJ, Sulliven PK. Lateral nasal osteotomies: implications of bony thickness on fracture patterns. *Ann Plast Surg.* 1999;42:365–370.

113. Becker DG, McLaughlin RB Jr, Loevner LA, et al. The lateral osteotomy in rhinoplasty: clinical and radiographic rationale for osteotome selection. *Plast Reconstr Surg.* 2000;105:1806–1816.

114. Harshbarger RJ, Sulliven PK. The optimal medial osteotomy: a study of nasal bone thickness and fracture patterns. *Plast Reconstr Surg.* 2001;108:2114–2119.

115. Bracaglia R, Fortunato R, Gentileschi S. Double lateral osteotomy in aesthetic rhinoplasty. *Br J Plast Surg.* 2004;57:156–159.

116. Gryskiewicz JM, Gryskiewicz KM. Nasal osteotomies: a clinical comparison of the perforating methods versus the continuous technique. *Plast Reconstr Surg.* 2004;113:1445–1456.

117. Cochran CS, Ducic Y, Defatta RJ. Rethinking nasal osteotomies: an anatomic approach. *Laryngoscope.* 2007;117:662–667.

118. Gruber R, Chang TN, Kahn D, et al. Broad nasal bone reduction: an algorithm for osteotomies. *Plast Reconstr Surg.* 2007;119:1044–1053.

119. Erişir F, Tahamiler R. Lateral osteotomies in rhinoplasty: a safer and less traumatic method. *Aesthet Surg J.* 2008;28:518–520.

120. Rohrich RJ, Huynh B, Muzaffar AR, et al. Importance of the depressor septi muscle in rhinoplasty: anatomic study and clinical application. *Plast Reconstr Surg.* 2000;105:376–383.

121. Rohrich RJ, Adams WP Jr, Ahmad J. Enhancing the nasal tip-upper lip relationship: importance of the depressor septi nasi muscle in rhinoplasty. In: Rohrich RJ, Adams WP Jr, Ahmad J, et al., eds.

Dallas Rhinoplasty: Nasal Surgery by the Masters. 3rd ed. St. Louis, MO: Quality Medical Publishing, Inc.; 2014.

122. Ahmad J, Rohrich RJ, Lee MR. The aesthetics and management of the nasal base. In: Rohrich RJ, Adams WP Jr, Ahmad J, et al., eds. *Dallas Rhinoplasty: Nasal Surgery by the Masters.* 3rd ed. St. Louis, MO: Quality Medical Publishing, Inc.; 2014.

123. Lee MR, Tabbal G, Kurkijan TJ, et al. Classifying deformities of the columella base in rhinoplasty. *Plast Reconstr Surg.* 2014;133:464e–470e.

124. Lee MR, Malafa M, Roostaeian J, et al. Soft tissue composition of the columella and clinical relevancy in rhinoplasty. *Plast Reconstr Surg.* 2014;134:621–625.

125. Geissler PJ, Lee MR, Roostaeian J, et al. Reshaping the medial nostril and columellar base: five-step medial crural footplate approximation. *Plast Reconstr Surg.* 2013;132:553–557.

126. Rohrich RJ, Ahmad J. Postoperative management of the rhinoplasty patient. In: Rohrich RJ, Adams WP Jr, Ahmad J, et al., eds. *Dallas Rhinoplasty: Nasal Surgery by the Masters.* 3rd ed. St. Louis, MO: Quality Medical Publishing, Inc.; 2014.

127. Rajan GP, Fergie N, Fischer U, et al. Antibiotic prophylaxis in septorhinoplasty? A prospective, randomized study. *Plast Reconstr Surg.* 2005;116:1995–1998.

128. Andrews PJ, East CA, Jayaraj SM, et al. Prophylactic vs. postoperative antibiotic use in complex septorhinoplasty surgery: a prospective, randomized, single-blind trial comparing efficacy. *Arch Facial Plast Surg.* 2006;8:84–87.

129. Georgiou I, Farber N, Mendes D, et al. The role of antibiotics in rhinoplasty and septoplasty: a literature review. *Rhinology.* 2008;46:267–270.

130. Kargi E, Hoşnuter M, Babuccu O, et al. Effects of steroids on edema, ecchymosis, and intraoperative bleeding in rhinoplasty. *Ann Plast Surg.* 2003;51:570–574.

131. Gürlek A, Fariz A, Aydoğan H, et al. Effects of high dose corticosteroids in open rhinoplasty. *J Plast Recontr Aesthet Surg.* 2009;62:650–655.

132. Hilger PA, Webster RC, Hilger JA, et al. A computerized nasal analysis system. *Arch Otolaryngol.* 1983;109:653–661.

133. Courtiss EH, Goldwyn RM. The effects of nasal surgery on airflow. *Plast Reconstr Surg.* 1983;72:9–21.

134. Okur E, Yildirim I, Aydogan B, et al. Outcome of surgery for crooked nose: an objective method of evaluation. *Aesthetic Plast Surg.* 2004;28:203–207.

135. Ingels K, Orhan KS. Measuring nasal tip and lobule width;

effect of transdomal and lateral crura suturing. *Rhinology.* 2007;45:79–82.

136. Tollefson TT, Sykes JM. Computer imaging software for profile photograph analysis. *Arch Facial Plast Surg.* 2007;9:113–119.

137. Chau H, Dasgupta R, Sauret V, et al. Use of an optical surface scanner in assessment of outcome following rhinoplasty surgery. *J Laryngol Otol.* 2008;122:972–977.

138. Kosowski TR, McCarthy C, Reavey PL, et al. A systematic review of patient-reported outcome measures after facial cosmetic surgery and/or nonsurgical facial rejuvenation. *Plast Reconstr Surg.* 2009;123:1819–1827.

139. Meningaud JP, Lantieri L, Bertrand JC. Rhinoplasty: an outcome research. *Plast Reconstr Surg.* 2008;121:251–257.

140. Klabunde EH, Falces E. Incidence of complications in cosmetic rhinoplasties. *Plast Reconstr Surg.* 1964;34:192–196.

141. Miller T. Immediate postoperative complications of septoplasties and septorhinoplasties. *Trans Pac Coast Otoophthalmol Soc Annu Meet.* 1976;57:201–205.

142. Goldwyn RM. Unexpected bleeding after elective nasal surgery. *Ann Plast Surg.* 1979;2:201–204.

143. McKinney P, Cook JQ. A critical evaluation of 200 rhinoplasties. *Ann Plast Surg.* 1981;7:357–361.

144. Dziewulski P, Dujon D, Spyriounis P, et al. A retrospective analysis of the results of 218 consecutive rhinoplasties. *Br J Plast Surg.* 1995;48:451–454.

145. Cochrane CS, Landecker A. Prevention and management of rhinoplasty complications. *Plast Reconstr Surg.* 2008;122:60e–67e.

146. Hull HF, Mann JM, Sands CJ, et al. Toxic shock syndrome related to nasal packing. *Arch Otolaryngol.* 1983;109:624–626.

147. Toback J, Fayerman JW. Toxic shock syndrome following septorhinoplasty. Implications for the head and neck surgeon. *Arch Otolaryngol.* 1983;109:627–629.

148. Wagner R, Toback JM. Toxic shock syndrome following septoplasty using plastic septal splints. *Laryngoscope.* 1986;96:609–610.

149. Lappin E, Ferguson AJ. Gram-positive toxic shock syndrome. *Lancet Infect Dis.* 2009;9:281–290.

150. Warner J, Gutowski K, Shama L, et al. National interdisciplinary rhinoplasty survey. *Aesthetic Surg J.* 2009;29:295–301.

151. Rohrich RJ, Lee MR. External approach for secondary rhinoplasty: advances over the past 25 years. *Plast Reconstr Surg.* 2013;131:404–416.

第 17 章

闭合入路鼻整形术

Mark B. Constantian

概要

- 鼻部畸形的种类是有限的,也是有规律的,因此手术矫正也遵循一定的模式。

- 二次整形手术最常见的原因是前一次手术产生的医源性畸形。

- 所有关键的手术方案都能在术前根据鼻部的外形设计。每个解剖点都代表一个诊断,并对应一项手术。因此所有的鼻整形术方案都可以在术前制订。

- 鼻整形术的成功与否取决于对4种常见解剖学畸形的解决:①鼻根低矮或鼻背低矮;②鼻尖突度不足;③中鼻穹窿狭窄;④鼻翼软骨异位。

- 即使不进行鼻中隔成形术或鼻甲切除术,大多数患者在重建内、外鼻阈功能后也能增加3倍或4倍通气量。

- 绝大多数原发性鼻畸形可以通过两种手术方法解决:①鼻根移植物、撑开移植物和鼻尖移植物置入;②鼻背移植物和鼻尖移植物置入。少数情况下还需要进行鼻翼侧壁移植物。因此,鼻整形外科医生只需掌握4种技术便可完成大多数鼻整形术。

- 进行解剖学重建时始终要考虑功能和患者的主观审美要求。

- 术中和术后出现的大多数问题都是术者可以避免的。

- 必须对患者进行有效的筛选。

简介

鼻整形是一项具有高难度而富有成就感的手术,但一些优秀的外科医生经历了失败案例后,对自己手术能力失去信心,从而放弃了鼻整形术,其实大可不必。本章的目的是提供系统性的理解和治疗鼻畸形的思路,该思路基于鼻功能分析、关键的解剖学变异的知识、软组织和骨骼的特征、以及强调安全和功能并且依赖正确实施总会有效的四项技术的外科学理念。

手术成功必需的解剖和理论基础

为什么鼻整形术有难度?

主张开放入路鼻整形的医生认为,开放入路鼻整形比鼻内入路手术简单,因为有良好的手术视野,方便观察和调整鼻解剖结构。如果事实如此,为什么还有那么多的开放入路鼻整形不甚成功?

尝试鼻内入路手术的医生必须意识到,与开放入路不同,闭合入路手术只需要一个小切口。两种手术的思维模式不一样,就像吸脂手术与腹壁整形术的区别。闭合入路手术在以下几个方面相比开放入路手术更加简单:

1. 组织剥离局限于需要手术的区域,减少了继发畸形的可能性及发生率。

2. 需要医生掌握的技术更少——闭合入路手术不需要内部缝合和支撑物,作者经常使用的技术只有4种。

3. 最重要的是,鼻内入路能更好地观察鼻形态。鼻外形一半由皮肤构成,这也意味着手术效果存在一定可变性:这就是存在鼻尖上区畸形的原因(图17.1)。医生能观察到皮肤延展性对鼻外形的影响,而开放入路手术则没有这样的反馈效果。开放入路鼻整形术能完整地暴露鼻骨,但忽略了对皮肤的影响。闭合入路手术则能两者兼具。

准确地说,鼻整形术的高难度归因于鼻部软组织收缩能力的有限性。鼻部各区域的解剖和功能息息相关,而非各自独立。此外,鼻整形术是右脑手术。综上所述,现代鼻整形术是一种减少、增加和平衡的手术。鼻整形术的确复杂,但当理解了这一新概念的来龙去脉,同时兼顾功能和美学,并将二者有效结合时,又变得相对简单了。

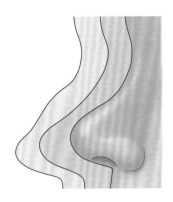

图 17.1　鼻骨减容后的软组织收缩模式,最终阶段呈现为鼻尖上区畸形

作为右脑手术的鼻整形术

鼻整形术大概是整形外科医生开展的最需要右脑参与的手术[1]。令人遗憾的是,当下的教育模式培养了左脑的语言、理解、分析和数学能力,而忽视了右脑的功能开发。这就是为什么大多数成年人绘画水平差不多与 10 岁孩童一样——因为从 10 岁开始,左脑开始占主导作用。外科医生看待鼻整形术的难易程度,取决于其调动右脑功能的能力。

天生的最具吸引力的鼻子,没有组装的痕迹,各部分有机统一且比例协调。这一原则也适用于鼻整形的术后效果。鼻整形术后的美学效果,取决于术前对鼻外形和结构上客观评估,并且根据患者的诉求调整手术设计,获得合适而有效的手术方案。右脑功能可以通过分析练习和研究患者侧面轮廓来培养[1,2]。

平衡与和谐

事实上,许多鼻整形术后的形态与"最终阶段"的鼻部外观看上去是一样的,这并非巧合。任何鼻部的骨骼组织及其软组织对缩容的反应都没有特殊性,而是一致的,因而其结果是可以预估的[3,4]。这些力量使得上部鼻梁在骨性鼻锥和上软骨穹窿的尾部和内侧、小柱的头端、上颌弓的后部以及鼻尖小叶的后部和周围产生塌陷(图 17.1)。无论鼻骨的减少是由于手术、创伤、先天畸形或韦氏肉芽肿病造成,其基本的外观是一样的。不同之处在于骨和软组织量的不平衡,或者软组织厚度和弹性的不同,而不在于生物力学因素因人而异。

如果鼻部对缩小整形术的反应不是特异的而是可预见的,医生便可以预估特定操作所带来的鼻部反应,并以此把控手术效果。术前鼻部的外形代表的并非静态的结构,而是一种动态平衡,它是鼻部软组织与鼻支架之间的平衡及其相对力量的总和。手术开始前,各结构之间是平衡的。术中骨组织的减少打破了这一平衡,而失衡的鼻部不能始终保持原样。骨组织和软组织的收缩只有重建内部平衡后,或收缩力消失了才会停止。术后结构的不平衡程度决定了术后组织收缩的程度:不平衡越大,术后的畸形就越明显。因此,医生

可以通过仅允许最可预测部位(如骨和软骨支架的表面)的收缩,尽量减少不可预测部位(如鼻下 1/3)的收缩来理想地把控术后的平衡。这样,医生将能对术后外形进行更好地把控。

鼻部结构层次

鼻部在结构上表现为两个相互关联的解剖层(图 17.2)。外层像柔软的弹性套筒,在内层的半刚性结构层上滑动,包含所有的鼻部软组织、鼻翼软骨及其衬里。鼻部软组织对鼻部轮廓的作用各不相同,其向量也各自独立。内层则包含其他所有部分,包括鼻骨和上软骨穹窿、鼻中隔及其衬里。双层概念从解剖和功能上把这些结构归纳起来,从整体角度解释了手术中的改变,例如鼻背降低或鼻部延长[5]。

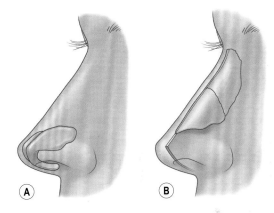

图 17.2　鼻部的结构层次,它与共同移动的解剖单位区分开。(A)软组织及鼻翼软骨层附着于(B)内层、固定的半刚性层上,后者包含骨穹窿、上部软骨穹窿和鼻中隔

上软骨穹窿

上软骨穹窿(由上外侧软骨和鼻中隔软骨背构成)是内鼻阈的关键区域,它的宽度和稳定性取决于骨性鼻穹窿的宽度以及中穹窿顶板的高度和宽度[6]。驼峰鼻矫正过程中中穹窿顶板的切除,使上外侧软骨失去了最关键的前向稳定力后向内塌陷形成典型的倒 V 畸形和内鼻阈处的阻塞性狭窄。事实上,无论是否截骨,只要切除软骨顶板,中穹窿就会塌陷。如果上方覆盖的软组织足够厚,塌陷有可能无法被察觉;但是,当皮肤很薄时,畸形就会很明显(图 17.3)。为了避免中鼻穹窿塌陷和内鼻阈功能不全的发生,医生应运用替代性的鼻背或鼻中隔撑开移植物来重建正常的力量[7,8],这将可以提供相同程度的功能性平均鼻气流改善,这一结论在循证医学依据上属于 II 级(见下文)[8]。

中、下软骨鼻穹窿

上外侧软骨的尾侧被鼻翼软骨外侧脚支撑,该区域称

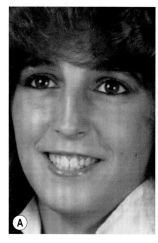
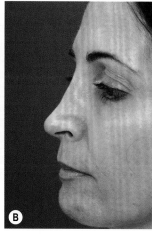
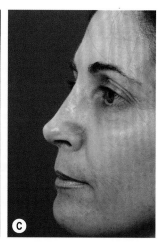

图 17.3　中穹窿顶板的切除,尤其是在鼻中 1/3 狭窄的患者(A),将出现倒 V 畸形和内鼻阈功能不全(B)。撑开移植物或鼻背移植物在功能上有同样的矫正效果(C)

为"卷轴"区域;将鼻翼软骨彻底切除可能破坏中鼻穹窿的支撑,还可能导致鼻翼沟加深和延长。作者只在两种情况下进行上外侧软骨的黏膜下切除,一是存在软骨脱入气道的风险时,二是需要缩短鼻部时。

上、下外侧软骨的交界点在内、外鼻阈之间形成了"分水岭",在该区域进行的有创外科手术也会影响外鼻阈的功能,尤其是对于鼻翼软骨外侧脚头侧旋转的患者[9,10]。然而,与下外侧软骨提供的尾侧支撑相比,完整的软骨顶板提供的前向支撑对气道功能更为关键。

鼻背和鼻尖

鼻尖突度由鼻翼软骨支撑鼻尖小叶的高度决定,与鼻背的高度无关。它与鼻翼软骨内侧脚大小、形态以及质地有关。鼻尖突度的重要性在于,如果没有足够的鼻尖突度,患者则无法具有平直的侧面线条。而它反映的不是鼻基底大小,而是鼻翼软骨的强度,而并非所有人都认识到这一区别。许多人的鼻部中下 1/3 很肥大,但额外的皮肤组织量并不代表过量的鼻尖突度。

鼻尖突度的两种极端是最容易被辨别出来的。图 17.4A 中鼻尖的位置由鼻梁的高度决定。因此,切除鼻背时,鼻尖突度也会降低。反之,图 17.4B 中的鼻尖突度不取决于鼻背高度,而是鼻尖移植物(不是鼻小柱支撑)。鼻尖突度不足不能单单通过切除鼻背组织解决。鼻尖、下鼻部皮肤以及许多患者的几乎鼻下半部的轮廓都取决于鼻翼软骨对皮肤的支撑,它就像一个帽子覆盖于剩下的鼻骨上维持着下鼻部的张力。鼻翼软骨对鼻尾侧端的支撑作用远比最早人们认为的重要得多。因此,术前必须明确鼻尖突度不足。

4 种影响术后效果的常见解剖畸形(表 17.1)

医生可以通过观察需二次鼻整形术患者的畸形或回顾

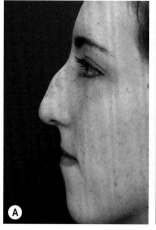
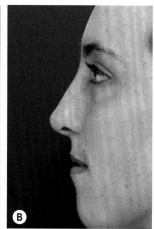

图 17.4　鼻尖突度不足(A)与鼻尖突度正常(B)的对比。鼻尖突度可以通过鼻翼软骨与鼻中隔前角的关系来定义。鼻尖移植物能够在没有支撑物或内部缝合的状态下增加鼻尖突度

自己既往的不满意手术案例,学习到很多初次鼻整形的知识。一项涉及 150 例二次鼻整形患者、50 例初次鼻整形患者的回顾性研究认为,鼻的四个解剖学畸形容易影响术后效果,包括低鼻根/低鼻背、中穹窿狭窄、鼻尖突度不足、以及鼻翼软骨异位[11]。每种畸形都可能产生需要二次鼻整形术矫正的继发畸形:软组织收缩后继发畸形、骨骼收缩后继发畸形、以及骨与软组织量不均衡引起的畸形(框 17.1)。

低鼻根/低鼻背

低鼻根/低鼻背的起点低于患者第一凝视位的上睑毛边缘水平线,93% 的二次鼻整形患者和 32% 的初次鼻整形患者存在此类畸形[11]。Sheen 首次提出低鼻根是导致鼻外形不协调的根源之一:鼻上部太窄,与下部结构不协调[12]。当鼻根低于上睑毛边缘水平线时,鼻背长度随之变短,这样会显得鼻基底更加肥大。常见的不协调会在鼻部上 1/3 处

表 17.1　关键的解剖学变异及其影响和治疗方法

解剖	影响	治疗	相关的继发畸形
鼻尖突度不足	鼻尖上区畸形	鼻尖移植物	软组织塌陷所致的畸形
低鼻根 / 低鼻背	鼻不平衡	鼻根 / 鼻背移植物	不平衡所致的畸形
中鼻穹窿狭窄(先天性或由顶板切除导致)	内鼻阈阻塞	撑开移植物	支架结构塌陷所致的畸形
异位	外鼻阈阻塞(先天性移位,如头侧旋转,或外侧脚过度切除)	重置外侧脚或支撑塌陷的部位	支架结构塌陷所致的畸形

出现凹陷或者是低矮、平直的鼻背伴随肥大的鼻基底。因此医生常常听见患者说:"我的鼻尖太突出了"。其手术的难点在于,如果医生缩短了鼻背,将加重患者术后骨与皮肤覆盖物的分布不均,鼻基底将显得更加肥大。不过,医生还有另外两个选择:要么有限度地缩小鼻尖,要么根据分段或全部抬高鼻背与鼻基底相协调。由于涉及组织收缩的鼻基底软组织更厚,收缩越少,抬高鼻背的手术安全性更高。初次手术若无法识别低鼻根 / 低鼻背,将产生后期手术的"不协调畸形"(见表 17.1)。

中鼻穹窿狭窄

上部软骨穹窿比鼻部上或下 1/3 狭窄 25% 以上(图 17.5),则被认为是中鼻穹窿狭窄。它在二次手术患者中的发生率为 87%,初次手术患者发生率为 38%。Sheen 认为这一畸形往往伴随有鼻骨的短缩畸形[13]。这一观点提出后,引起了广泛的讨论[11,14-16]。有人认为,无论是术前就存在还是鼻背降低手术后出现的,这样的畸形都增加了患者内鼻阈阻塞的风险。早前已有文献报道了内鼻阈塌陷的发生[17-19],但软骨顶板切除与术后内鼻阈塌陷之间的关系还没有明确。人们此前认为内鼻阈塌陷往往是因为创伤或手术将上外侧软骨与鼻骨剥离。驼峰切除术中,即使只切除了 2mm 的软骨顶板,也会使中鼻穹窿支撑结构的稳定性丧失,导致其向前侧鼻中隔塌陷,限制内鼻阈通气量,形成典型的倒 V 畸形。鼻腔测压研究认为,在初次鼻整形患者中鼻阈阻塞的发生率是单纯鼻中隔阻塞的 4 倍,在二次鼻整形患者中是 12 倍。大部分患者通过鼻背或撑开移植物重建内鼻阈后,可较术前增加一倍通气量[8,22]。有的医生将多余的或没有切除的上外侧软骨内翻缝合于鼻中隔上,形成一个"撑开皮瓣"。虽然撑开皮瓣很受医生欢迎,但目前还没有比较它与撑开移植物优劣的气道测量数据发布。

软骨顶板切除和未能发现软骨异位将导致二次手术中的"骨性收缩畸形"(见表 17.1)。

鼻尖突度不足

鼻尖突度若不能达到鼻中隔角前水平,则被视为鼻尖突度不足(图 17.4A)。据文献报道,它在二期鼻整形术患者中的发生率为 80%,初次手术患者发生率为 31%[11]。抛开其重要性不谈,"鼻尖突度"被不同作者用于表述的含义不尽相同。有的医生通过测量鼻尖的最突出点到面部参数的距离来评估鼻尖突度[21,22],而另外有的医生通过测量上唇前后的鼻基底段相对比例[23,24]或鼻基底和上唇的相对长度来评估[25]。尽管这些定义都能适用于某些情况,但也有患者鼻基底宽大,但鼻尖软骨突度较差(即表现为下鼻部皮肤组织量比例失调,而非软骨尺寸过大)。在这类患者中,鼻尖突度可能错误地被认为是"足够"甚至"过量"的,即使术后发现鼻翼软骨缺少足够的软组织量形成平直的侧面线条。

鼻尖突度的另一个功能是反映鼻尖小叶与鼻中隔前角的关系。鼻翼软骨的硬度能够支撑鼻尖达到鼻中隔前角的高度,被认为"突度正常"(图 17.4B)。而鼻翼软骨无法支撑鼻尖达到鼻中隔前角水平,则被认为是"突度不足"(图 17.4A)。这一定义的实际意义在于其在治疗过程中的应用。足够的鼻尖突度,不需要额外增加支撑。反之,突度不足则需要。此外,通过定义鼻尖突度与鼻中隔前角的关系,医生

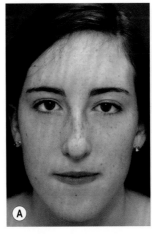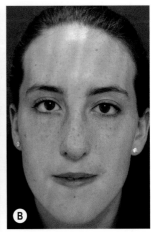

图 17.5　与图 17.4 为同一位患者。术后 15 个月照片(B)。中鼻穹窿狭窄(A)使用撑开移植物矫正。很多此类患者在术前有内鼻阈功能不全,并在软骨顶板切除后出现气道阻塞症状加重

能够区分两个相关但截然不同的结构：①鼻翼软骨提供的固有向前支撑力；②皮肤覆盖物在鼻下1/3的体积和分布。突度不足的鼻尖，看起来通常像"悬垂"于鼻中隔前角（图17.4A）。鼻尖突度不足缘于其位置低于鼻背的高度，而非鼻翼软骨的支撑不足，所以医生需要采用一些加强鼻尖支撑的方法增加鼻翼软骨内侧脚长度，再造鼻尖支撑。有趣的是，鼻整术的先驱Jacques Joseph通过减少鼻背组织切除、保留鼻背突度解决了患者鼻尖突度不足的问题[26]。无法识别和发现鼻尖突度不足会导致鼻背组织过度切除、鼻尖上区畸形以及"软组织收缩畸形"。

鼻翼软骨异位

鼻翼软骨外侧脚向内旋转，其长轴指向内眦而不是通常的外眦，即为鼻翼软骨异位（图17.6A）。Sheen[27]首先认识到这种解剖学畸形是一种美学畸形，会产生圆形或盒形的鼻尖小叶，正面观为特征性的"圆括号"样。最初鼻翼软骨异位被认为是罕见的畸形，实际上它在初次手术患者中的发生率高达50%，二次手术患者中高达80%[28]。鼻翼软骨异位还有两个并非影响美观的后果。其一，外侧脚头侧的位置异常，会导致在正常位置作软骨间切口时出现更高的损伤风险[10]。如果医生在正常定位点作切口，将可能完全离断内旋的外侧脚，而不是游离出预期的外侧脚头侧。大多数异位的外侧脚无法提供足够的外鼻阈支撑力，因此，鼻翼软骨异位不仅与盒形或球形鼻尖有关，而且是导致外鼻阈功能不全的主要原因[20]。继发畸形是一种特有畸形。

充分治疗外侧脚头侧旋转，需要切除并重置这些结构，重新定位外侧脚或者使用自体移植物为外鼻阈提供支撑作用（图17.6B和C）[29]。大约50%的外鼻阈阻塞患者存在鼻翼软骨异位。在大多数患者中，外鼻阈矫正术后的通气量是平均通气量的2倍（初次手术患者为2.5倍，二次手术患者为4倍）。切除软骨顶板或未能发现软骨异位将导致"骨性

收缩畸形"（见表17.1）。

以上4种解剖学畸形（低鼻根或低鼻背、中鼻穹窿狭窄、鼻尖突度不足和鼻翼软骨异位）并非总需要接受治疗。例如，低鼻根必须始终基于鼻基底大小来衡量，如果鼻基底较小，则低鼻根将更协调一点。但它们也有警示作用。回顾性研究发现，在150位二次手术患者中，每一位至少存在以上4种解剖学畸形中的一种，78%二次手术患者和58%初次手术患者会出现3~4种解剖学畸形。初次手术和二次手术患者中，最常见的畸形组合是低鼻背、中鼻穹窿狭窄、鼻尖突度不足，在患者中的发生率分别为40%和28%（图17.7）。第二常见的畸形组合是同时出现4种畸形，发生率分别为28%和27%。传统的鼻整形术无法治疗这些畸形，这凸显了术前精心诊断的重要性。

鼻整形术对气道的影响

传统观念与临床观察

多年来，以下概念为分析鼻阻塞提供了理论基础：

1. 先天畸形或外伤造成的骨性与软骨性鼻中隔畸形可能会导致鼻气道阻塞。

2. 单侧鼻气道阻塞时，对侧下鼻甲的代偿性肥大可能导致两侧鼻气道均出现阻塞。

尽管鼻气道阻塞患者的通气功能在鼻中隔成形术（伴或不伴下鼻甲切除术）后得到改善，但并非所有患者都得到了改善。此外，还有一些常见的临床发现增加了患者和医生的困扰：①患者的症状与鼻中隔或鼻甲所致梗阻的实际部位没有关联性[18-21]；②术前，甚至术后，患者通常感觉鼻腔狭窄侧（鼻中隔偏曲的同侧）呼吸更顺畅；③许多成功实施鼻中隔成形术及鼻甲切除术的患者，以及一些鼻中隔居中，没

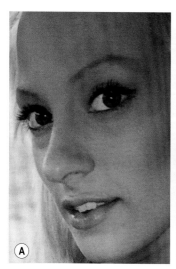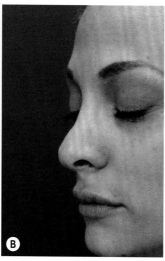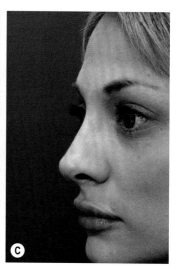

图17.6 鼻翼软骨异位患者。术前可见（A）低平鼻背伴中鼻穹窿狭窄、鼻尖突度不足。初次鼻整形术后（B）鼻背和鼻尖被过度切除，软组织无法适应。这种情况无法在开放入路手术中被观察到。（C）鼻背、撑开、鼻尖及鼻翼侧壁移植物置入后。术后通气量增加了2~3倍

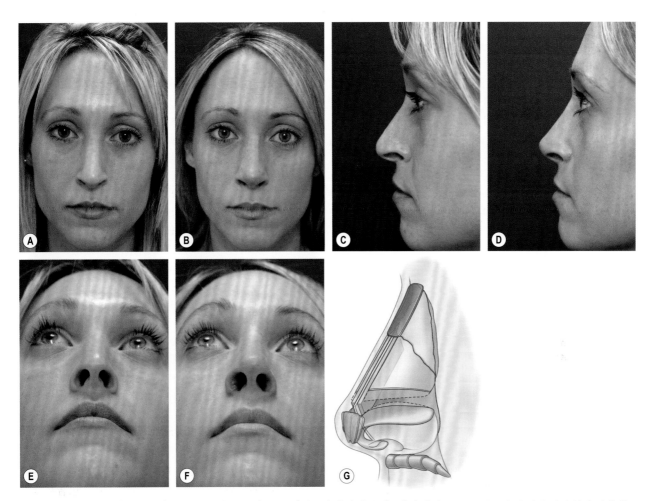

图 17.7　4 种解剖学变异最常见的组合产生的畸形:低鼻根、中鼻穹窿狭窄、鼻尖突度不足。另一个陷阱是近乎笔直的鼻背,很容易被过度切除。(A 和 B)术前及术后 1 年正面观。(C 和 D)术前及术后 1 年侧面观。(E 和 F)术前及术后 1 年观下面观。(G)手术矫正示意图:上颌骨填充、鼻背及外侧脚保守切除、鼻根移植物、撑开移植物、鼻尖移植物。鼻通气量加倍。鼻背平直,鼻尖突度及鼻小柱保持合适宽度

有接受过手术的患者,仍有气道阻塞的主观感觉。

为了更好地理解上面的临床表现,读者可以把鼻通气功能理解为以下四个因素共同作用的结果:①受环境或遗传因素影响的黏膜的敏感性;②各种原因导致的下鼻甲代偿性肥大;③鼻中隔偏曲;④在呼吸的动态过程中鼻侧壁的位置和稳定性[8,9,20]。因此,任何上、下侧壁软骨或者附着于其上,构成内、外鼻阈的软组织的先天性或后天性不稳定,以及鼻中隔和下鼻甲的形态和位置异常,都可能成为严重影响鼻通气功能的因素。

内鼻阈由上外侧软骨尾侧缘和前侧缘(背侧)与鼻中隔前部边缘构成(图 17.8)。外鼻阈由可活动的鼻翼侧壁的皮肤和软骨支架形成(鼻翼软骨外侧脚及其相关的外部和前庭皮肤)。内、外鼻阈之间的"分水岭"在鼻翼沟的横部,位于上外侧软骨尾端与鼻翼软骨外侧脚交界处。

多年来,医生一直在探寻临床症状与鼻通气功能的内在联系,但目前仍未得到明确的结论。鼻中隔成形术能否改善通气的问题,在临床和鼻腔测压研究领域均存在争议[30-34]。临床观察还发现,约 80% 的人都存在鼻中隔"偏曲",而且内

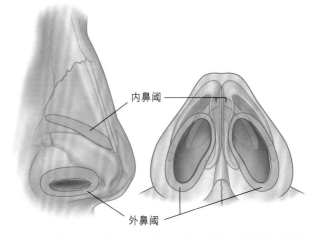

图 17.8　鼻阈。内鼻阈由上外侧软骨和鼻中隔前缘(鼻背缘)共同构成;外鼻阈由鼻翼软骨外侧脚及其附着的软组织构成

外鼻阈功能不全无法精确区分。但越来越多的临床证据表明,无论是否存在鼻中隔偏曲,任何一个鼻阈的阻塞都会严

重影响通气功能[35-58]。

令人更加困惑的是，鉴于临床上术后鼻气道阻塞的患者人数众多，但相关文献对于鼻整形术是否会影响通气功能尚未达成共识。事实上，在鼻整形术后医疗诉讼案件中，鼻整形术后气道阻塞没有缓解或出现新的鼻气道阻塞是第二大常见的诉讼原因（M. Gorney, pers comm, March 2000）。

一项 600 例患者的通气功能调查

为了解决这些存在争议的临床问题，同时获取鼻中隔或鼻阈术后鼻通气功能改善的定量测量结果，研究人员针对 1991 年至 2008 年间 600 例因气道阻塞接受手术治疗的患者展开了一项跟踪调查[9,59]。研究中排除了鼻中隔穿孔、过敏性鼻炎、鼻甲切除术后的患者。通过观察（使用鼻腔镜或不用）平息吸气和用力吸气时鼻气道、鼻腔壁的活动情况，判断是否存在鼻中隔阻塞或鼻阈功能不全。吸气时用棉签托松弛或塌陷的鼻阈，患者会立即感到通气的改善。由此，医生可以制订相应的手术方案，通常根据实际情况采用软骨或骨移植实施鼻中隔成形术及鼻阈重建。此外，还可以采用 Mertz 等发明的主动式前鼻腔面罩测压法[42,60-62]。

这项研究有 600 名参与者，其中 78% 为女性，22% 为男性；36% 为初次鼻整形患者，64% 为二次鼻整形患者（随访时间中位数为 14.3 个月，平均数为 27 个月）。观察时间至少 12 个月（中位数为 29 个月）的 362 名患者保证了整个研究数据的可靠性。

该研究数据汇总如下：

1. 95% 以上患者的通气阻塞问题在经过单次鼻中隔及鼻阈手术后得到了矫正；

2. 尽管鼻中隔成形术增加了同侧通气量，但鼻通气总量不能通过单独进行鼻中隔成形术得到显著改善；

3. 利用鼻背或撑开移植物进行内鼻阈重建能使鼻通气量获得倍增；

4. 鼻背移植物和撑开移植物对于支撑内鼻阈有一样的效果；

5. 外鼻阈重建能使鼻通气量均值获得倍增；

6. 内、外鼻阈功能不全患者的术后改善程度最高，通气量至少为术前的 4 倍；

7. 与单纯鼻阈重建相比，鼻中隔成形术结合鼻阈重建并未显著改善鼻通气，即使对于术后随访超过 100 个月的患者也是如此。

8. 参与调查的患者均未接受下鼻甲切除术；

9. 45% 存在单侧症状的患者鼻中隔更偏向于阻塞侧；

10. 在 384 例接受二次鼻整形术的患者中，94% 表示接受鼻中隔成形术后仍有鼻气道阻塞症状。在这个调查组中，患者接受鼻阈重建后 97% 表示通气功能得到了改善；

11. 在对初次和二次鼻整形患者进行分层抽样调查时发现，初次鼻整形患者在 8 个阻塞部位中的 6 个的改善程度等于或超过二次鼻整形患者；

12. 初次鼻整形患者的鼻阈阻塞发生率是单纯鼻中隔阻塞发生率的 4 倍，在二次鼻整形患者中，前者是后者的 12 倍；

13. 对 600 名患者进行分层抽样调查时发现，改善程度最高的人群是观察时间超过 12 个月的患者，这证实了水肿消退后鼻通气功能会进一步改善的观点；

14. 在测量平静吸气和用力吸气时的气流量时，可以定量测量鼻侧壁硬度。研究发现，采用鼻背、撑开或鼻翼移植物进行鼻阈重建后，鼻腔侧壁硬度较术前增加；

15. 术后患者不一定会出现鼻气流量减少，即使在术前已有气道阻塞症状的患者也是如此。

综上所述，目前的鼻腔测量数据证实，骨穹窿尾端鼻腔侧壁的活动（包括内、外鼻阈）导致气道阻塞的可能性等于或高于鼻中隔偏曲患者的气道阻塞可能。鼻气道可以被视为一个整体，两侧分别为鼻中隔和活动的鼻侧壁，侧壁内还有鼻甲以及黏膜形成附加动态结构。这样理解的话，前文中不一致的观察结果就容易解释了。吸气过程中，鼻腔中的气流以 15~65km/h 的速度通过气道，最大速度相当于强风级别[63]。因此，鼻气道的大小不仅取决于鼻中隔和鼻甲的结构和位置，还取决于在一定跨壁压下鼻阈的稳定性和功能。患者鼻中隔阻塞的对侧的通气功能通常变得更差的现象（在 45% 单侧阻塞的患者中出现）便可以通过鼻阈功能不全来解释。鼻中隔偏曲和鼻阈功能不全患者中，有更大通气量和跨壁压的一侧气道，即鼻中隔偏曲的对侧，会首先塌陷并加重气道阻塞症状。

这项研究没有解释鼻甲的位置与阻塞程度的关系。但鼻甲切除术对于有明显鼻甲肥大或鼻息肉的患者无疑是最好的选择[64]。但是，上文并没有提到通气功能的改善与鼻甲切除术的关系，包括在有继发畸形、鼻阈功能不全、鼻内瘢痕、纤维增生、或前庭闭锁的患者中，说明很多患者的鼻甲阻塞问题是应激性或继发性的，而如果鼻中隔或鼻阈问题能够得到妥善解决，激进的鼻甲切除术通常是不必要的。

鼻内膜切除、鼻翼软骨异位、肥大的鼻翼软骨楔形切除不足或过度的缩短鼻长度都会导致鼻气道的阻塞。

患者选择

术前设计的谬误：导致术后效果不佳的两个错误假设

有两条原则为鼻缩小成形术提供了基础，但这两条原则都并非一直有效。

■ 错误假设一：鼻部软组织能无限收缩，以适应其下方任意形状的鼻骨支架。

如果手术只缩小了鼻部，则术前假设的正确与否直接决定了术后效果。鼻部皮肤覆盖物的收缩性取决于其自身质地、厚度及术前分布情况，与术中切除的骨骼形状及大小无关，但受其体积和轮廓的影响。最终皮肤收缩稳定后会形成鼻尖上区畸形（见图 17.1）。如果这一假设是正确的，那么鼻尖上区畸形就不会出现，也不需要使用填充材料矫正畸形[65]。采用开放入路鼻整形术的医生面对的最大的困难在于不能判断软组织轮廓及位移。

■ 错误假设二:鼻骨的改变只会导致局部变化。

这一假设通常会在医生打算切除所有的鼻背,使鼻根到鼻尖呈一条直线时应用(图 17.9)。这一方案的前提是假设鼻背的切除只影响鼻梁的高度。然而,鼻骨架的改变不是独立的,它会对外部结构产生整体影响。切除鼻背后,鼻部的宽度及长度、鼻基底的大小、中鼻穹窿支架、鼻翼环的轮廓以及外鼻阈支架都会随之发生改变。这些结构相关性不仅仅体现在局部。认清它们对术前设计、术中形态的呈现、术后的成功以及继发畸形的矫正至关重要(表 17.2)。

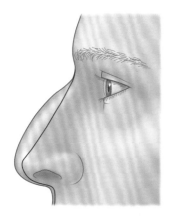

图 17.9　鼻整形术常见的"直线"策略。这一策略假定皮肤覆盖物将无限且均匀地收缩,以适应任意骨骼的大小和形状,并且鼻背侧及鼻尖软骨的切除只改变软骨结构。这些想法似乎符合逻辑,但都是错误的

表 17.2　鼻结构之间的联系及其作用

结构	作用部位	可能采用的手术操作
鼻背	鼻长度、鼻基底大小、鼻孔轮廓、鼻小柱位置、中鼻穹窿(内鼻阈)	切除或增加放置撑开移植物
上外侧软骨	鼻长度	切除
鼻中隔尾端	鼻长度、鼻下缘轮廓、唇形态	切除、增加、增加上颌骨弓
鼻翼软骨	鼻小柱轮廓、鼻尖突度、外鼻阈	切除、重置、增加

面诊

鼻整形对于医患双方都有困难。医生接诊对前一次甚至几次手术结果不满意的二次鼻整形患者时,首先应该意识到安全有效的手术方案以及医患双方对所需达成的美学目标的准确判断尤为关键。而手术的难点在于什么效果是可以实现的,什么是不可能做到的。

患者常常对自己的鼻畸形存在误解,这导致他们无法准确理解医生提出的矫正手术方案,让面诊变得更加困难。患者不知道单纯的切除手术并不能达到他们的目的。没有气道阻塞的患者不明白维护鼻部功能的重要性,大部分患者也没有意识到常见的鼻背、鼻尖切除会影响鼻气道的功能。

因此,患者需要被告知每一项鼻整形术在追求美学目标的同时,会受限于术前骨与软组织的构造。移植材料在数量、特征以及成分上的不同决定了他们的有效性[66]。最后,医生和患者都要注意并保护术前已有的满意的外观。

让患者尽可能表达出他们对细节的要求并划分优先等级,主要问题是鼻梁高度、鼻尖突度、鼻长、对称还是通气功能,患者从什么时候开始发现畸形的存在,对于老年患者而言,后一个问题更加重要。因为对自己的鼻部外形的不满意持续了 40 年的 60 岁患者会比只困扰了 5 年或者最近才发现一些表现的患者更能接受较大的改变。

对于 14 岁以上的患者,作者首先会与患者进行单独访谈和检查(在父母的许可下与未成年人单独沟通),然后再与家属、配偶或其他重要关系的人讨论病情。尽管一些家属或配偶最初对这项规定有抵触情绪,但是不受外界影响,建立与患者的一对一关系,并听取其担忧也很重要。试图主导医患沟通或干涉手术计划的家属,是患者不成熟或家庭关系过于密切的表现,而这样的表现可能使医患关系变得更复杂。过度控制的家庭成员会分散患者的注意,影响医患关系的建立。童年虐待和忽视不仅在社会中很常见,在整形外科患者群体中也很普遍。因为童年的虐待和忽视都会对外形产生一定的影响。第一卷第 3 章会对相关内容进行深入讨论。

对于接受过手术治疗的患者,详细记录此前接受手术的时间,并保留术前外观的照片,对本次治疗也很重要。术前图片表明先前医生的手术目的及当前畸形可能发生的原因,从当前角度解决患者原有的就诊目的。对于年轻的外科医生而言,手术前后的对比图非常宝贵,医生可以通过对比了解手术后骨与软骨发生的变化。如果患者鼻部形态正常,轮廓笔直,两侧对称,且没有通气问题,而患者在知道的情况下还要求手术治疗,则医生必须明确患者求医的原始动机,并明确其是否存在身心障碍。

首先要询问鼻气道问题,避免被患者的美容要求干扰,因为他们可能习惯了呼吸不通畅。很多人从来没有正常呼吸过。有的患者在创伤或手术后出现气道阻塞,但由于没有正常呼吸的比较,他们可能察觉不到呼吸困难。医生要询问患者:是否存在周期性或反复的气道阻塞;哪一侧呼吸更困难;既往是否受过鼻外伤、患有阻塞呼吸道的季节性过敏、鼻炎、化脓性鼻窦炎等;是否打鼾、鼻出血、鼻窦引起的头痛、频繁擤鼻;以前是否尝试过非手术治疗。部分鼻气道阻塞的继发鼻整形患者会自行使用固醇类或血管收缩性喷雾剂进行治疗,这些药物必须在手术前停用。同样重要的是,医生要询问患者的工作环境、吸烟饮酒史(两者均可造成鼻塞)以及最近几年是否使用过可卡因。最后,询问患者是否有想要保留的鼻部区域,如果合适的话,询问是否需要改变种族特有的外貌特征。

初次手术和二次手术患者的区别

初次鼻整形患者和二次鼻整形患者的特征主要有以下 3 个差异:

1. 二次手术患者的软组织存在瘢痕挛缩,不能接受大范围剥离、多个切口、张力性缝合或加压包扎。开放性鼻整

形术对经历多次手术的鼻部组织损伤较大。虽然与二次鼻整形术的支持者的意见相悖，但生物定律是一样的。医生在面诊鼻整形术后患者时，会发现鼻小柱软组织部分缺失、二期愈合伤口、皮肤移植、或因鼻尖突度不够导致的伤口延迟愈合。术后畸形和瘢痕越严重，则越需要避免采用开放入路鼻整形术，同时还要严格遵循手术操作规范，保护其他身体部位。

2. 前次手术可能已经在移植物供区取材。因此，二次手术会在难度更大（如卷曲的鼻中隔或外耳）、痛感更强（如肋骨）、风险更高（如颅骨）的部位取材。

3. 继发鼻整形术的患者心态会更加脆弱。由于在前几次不成功的手术中投入了大量的金钱和时间，患者对手术会有不适和不满的情绪，而他们最担心的就是手术再一次的失败。因此，医生必须制订一套手术方案，清楚地说明手术中可能会发生的情况，并基于合理的手术规范和解剖原理维持鼻通气功能并满足患者的美学目标[67]。

术前检查

医生应该养成术前检查内鼻的习惯，追求美的同时要记住维持通气功能的重要性。更重要的是，医生必须避免无意中损伤了鼻通气功能，这种情况的发生率远高于医生对它的认识。二次鼻整形术患者术后不满的主要原因也是通气不畅。检查内鼻时，要求患者深呼吸并观察鼻侧壁塌陷或不对称的地方、鼻中隔偏曲、鼻小柱变形、鼻中隔尾部突出或鼻翼塌陷等表现。

鼻阈

吸气时一个或两个鼻阈的侧壁塌陷的情况十分常见。明确导致侧壁塌陷的原因（例如先前的手术、支撑结构无力或鼻翼软骨异位）至关重要。如果出现侧壁塌陷，医生按压一侧鼻孔，并要求患者比较使用 1% 盐酸丁卡因棉签托起塌陷区域前后鼻通气量的变化。鼻阈功能不全的患者会感到通气量明显增加。即使是在没有接受过手术治疗的患者中，医生也可以用这样的方法观察鼻阈塌陷和鼻气道阻塞情况。这种情况下，可能需要鼻中隔成形术获取移植物，转移到鼻阈内改善通气功能。鼻整形患者接受内、外鼻阈重建后，即使没有同时进行鼻中隔成形术，也可使鼻通气量增加 3~4 倍[8]。

鼻中隔

术前医生应该触诊鼻中隔，明确其性质、轮廓、黏膜分泌物（表明过敏、外伤、穿孔或长期使用可卡因的后遗症），同时还要评估是否存在"高位"（偏向前缘）鼻中隔偏曲，因为驼峰切除术会暴露鼻中隔偏曲的问题。因此，医生要准备通过移植单侧或厚度不对称的撑开移植物来矫正鼻中隔偏曲[14,68]。

鼻甲

临床观察和鼻腔测压结果表明，在初次或二次鼻整形患者中，因鼻甲造成气道阻塞的可能性非常低。由于鼻甲能使吸入的空气温暖潮湿，医生在手术过程中应慎重切除。此外，组织学研究发现鼻中隔偏曲继发鼻甲肥大的特征为骨性增生，而不是黏膜增生[69]。因此，对于大部分鼻中隔正常的鼻阈重建患者，可以通过鼻甲粉碎或骨折外移术来治疗[70]。

外鼻

触诊外鼻能让医生得知软骨大小和硬度、骨穹窿的长度、鼻侧壁的硬度（评估鼻阈的支撑）以及软组织厚度。鼻尖小叶的轮廓，被认为是鼻基底大小与鼻梁高度之间的平衡的体现（见下文）。医生会要求患者讨论每一个鼻部区域，包括鼻的宽度、长度、鼻梁轮廓、鼻尖形态、鼻孔大小、鼻小柱和上唇的位置、以及任何不对称。

通过内、外鼻的查体，医生能够明确所有重要的诊断，从而在术前拟定完整的手术方案。唯一需要在术中作出的决定就是定量，而不是定性，它取决于移植物和软组织的性质和质地。无法进行外部观察而又不阻塞鼻气道的解剖结构是一个有趣的问题。不过明确这一问题对患者而言并无意义。手术切除需要限制在需要调整的区域内。

鼻部美学基础

正面观：鼻上部应该比下部窄，两者之间由对称、流畅、发散的线条连接。鼻翼底部和鼻尖小叶的宽度协调。斜面观：无局部不连续，鼻尖平坦，鼻尖小叶组织应位于鼻翼软骨穹窿的顶点水平以下。斜面观和侧面观：鼻长和鼻基底宽度协调。有文献提出了理想的鼻部结构参数[71-75]。这些参数在实际操作中应用的困难在于皮肤覆盖物的量和分布已经被预先确定了，但皮肤的延展性是有限的。此外，理想的美学标准并不适用于大部分患者，甚至是白人[75]。如果医生减少皮肤量，术后鼻的大小将会相应减少以适应患者的面部测量结果、身体习惯或其他因素。在手术过程中，医生实际可操作的范围更小。鼻气道在用力吸气时应该始终保持通畅和稳定。除了这些基础知识外，手术细节还取决于患者的骨骼框架和其附着的软组织，以及患者的美容目的。相比其他整形手术，鼻整形允许有更多个性化审美的存在。

术前拍照

好的照片对于病情沟通，制订手术计划和术中指导都很重要。术前可以通过患者的照片巩固或修改手术方案。其中要包括头部和局部特写的正面观，两侧的斜面观（尤其在鼻部不对称患者中，通常会不同），双侧侧面观和下面观。最好使用人像焦距镜头（90~105mm）在中度深色的背景下拍摄照片，通过照明加强面部轮廓和对称。摄影棚的伞灯或壁挂式闪光灯优于相机自带的闪光灯，前者能提供背光的同时照亮面部和头发。

与患者共同制订手术目标

由于鼻整形术的手术策略可能与患者的想象不同。因此，医生需要向患者解释手术设计的理由，并提供一些其他可供选择的备用方案。除非医生只打算缩减鼻部,否则医生必须让患者了解功能与美学的平衡或者保守治疗的优势。在沟通过程中,使用"平衡"和"比例"等词会比仅表示大小的词更合适。手术设计要详尽到移植物和供体部位的选择。这种坦诚的态度能让医生和患者共同解决问题。提前认识到每一步手术计划的目的后,也能保证患者能接受一些小的术后缺陷。初次手术患者相比二次手术患者更难理解移植的基本原理。因为二次鼻整形的患者已经经历了组织收缩和不平衡对鼻轮廓和气道的影响,因此也更易于接受医生的手术方案。

讨论潜在并发症及其修复方法

患者和医生都要记住适当的时候修复手术是有必要的。为了在一些复杂的外形上获得满意的效果,一定的修复是可以预见的。修复手术通常都很小,但所有患者都应在术前了解无法预测的结果和无法控制的错误。修复手术必须在术后 1 年进行。作者会为每一位患者提供一份书面的手术计划,其中有提到为达到最佳效果需要进行修复手术的可能性。这不是风险管理,而是耐心的教育。术后肿胀和最终外观的稳定对于初次手术的患者而言至少需要 1 年时间,对于已经经历过手术的患者则需要更长的恢复时间。在完全恢复之前,不能采取任何措施。医生应该控制任何可能的变化。

修复手术应该由谁来完成? 一定程度上,这个答案的参考条件和前面鼻整形设计的因素一样。医生要有清晰的模型及手术方案,患者要有合理的手术预期。医患之间要相互理解。而每一次操作都会比上一次更加困难。

鼻整形术的设计参数

限制鼻整形美学目标的最关键因素是皮肤覆盖物的特征、容量和分布情况。3 个软组织参数可以用来制订鼻整形术方案[76,77],同样适用于初次和二次手术患者。

皮肤厚度和分布

鼻整形术方案会受皮肤厚度和分布的影响。术前肥大的鼻基底不会收缩成窄小的鼻基底,而是收缩成一个畸形的肥大鼻基底。皮肤质地将影响鼻部收缩和延展特性,较厚的皮肤收缩性差,需要更多的骨骼支撑。因此,医生在切除鼻背支架结构时要慎重,并需要更多坚固的移植物来进行塑形(图 17.10 A 和 B)。较薄的皮肤可以切除较多组织,但需要较软的移植物避免表面失真(图 17.10 C 和 D)。

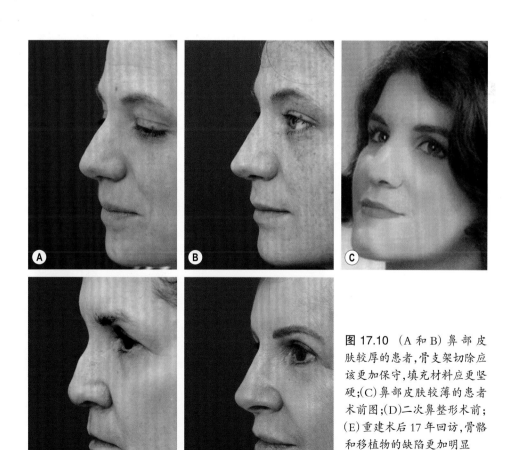

图 17.10 (A 和 B)鼻部皮肤较厚的患者,骨支架切除应该更加保守,填充材料应更坚硬;(C)鼻部皮肤较薄的患者术前图;(D)二次鼻整形术前;(E)重建术后 17 年回访,骨骼和移植物的缺陷更加明显

鼻尖小叶轮廓

由于鼻基底（鼻部下 1/3）的外观不再由单纯的锥形骨和上软骨穹窿构成，而且鼻尖的软组织比鼻根处更厚，医生在设计手术方案时应该保证有最好的鼻基底轮廓。塑形不好的鼻尖小叶会出现轮廓不清、鼻尖突出点降低、鼻尖上区凸起，以及鼻尖小叶组织覆盖在鼻尖最高点上（图 17.11 A 和 B）。理想的鼻尖效果（图 17.11 C 和 D）需要轮廓分明的鼻尖突出最高点，平直的鼻尖上区，鼻尖小叶组织位于鼻尖突出最高点以下。

鼻尖小叶轮廓的重要性有以下两点：单纯的鼻翼软骨切除不能增加大翼软骨穹窿水平或重新分配鼻尖小叶区域，仅能改变鼻的大小。医生通过增加鼻翼软骨内侧脚长度，改善术前鼻尖轮廓和短小的鼻翼软骨内侧脚，以设计出美观的鼻尖小叶。作者通常会使用鼻尖移植物。

鼻基底大小和鼻梁高度的平衡

鼻背的降低或隆起会明显影响鼻基底大小[77]。鼻背越高，鼻基底看起来越小（图 17.12）。反之亦然，鼻背降低增加了鼻基底的大小。这种视觉效果具有的临床应用价值最为重要：①术前鼻基底过大的患者为了美观，最好在调整鼻基底的同时相应地改变鼻梁高度（图 17.13 A 和 B）；②对于软组织较厚的患者，可以通过将鼻背降低和填充相结合来获得更好的手术效果（图 17.13 C 和 D），大部分医生和患者现在已经认识到了这一看似矛盾的原则。

作者选择闭合入路鼻整形术的原因

闭合入路鼻整形术是一种针对改变表面皮肤组织的手术设计。改变骨架结构是最后才考虑的一种手段。皮肤覆盖物的移动、平衡的改变、缩小和填充，这些至关重要的处理方式都依赖于对皮肤表面形态的准确观察。对解剖的理解决定了外科手术的效果，这是一种右脑手术。更关键的是，鼻部软组织会构成一半的鼻外形：在无法准确评估皮肤表面外形的情况下，外科医生失去了一半的可用信息。由于在过去的 30 年中，许多外科医生经历了闭合入路鼻整形术的挫折，开放入路鼻整形术再次兴起。这种意识的强化源于医生对解剖和术区暴露的传统尊重。开放入路鼻整形术的提倡者认为可以通过双眼观察术区，可以暴露原本被皮肤覆盖的复杂解剖结构，更方便进行复杂的技术和精细的操作，而且术后瘢痕并不明显。

所有这些论据都是真实有效的。然而，开放入路鼻整形术也确实对于医生和患者而言都有其内在的缺点。术中剥离更复杂更慢，术后并发症发生率更高，偶尔也会造成不良的瘢痕。另外，开放入路鼻整形术并没有降低二次畸形的发生率或严重程度；相反，这一问题在过去 30 年里已经变得更加严重，尤其是鼻基底周围的畸形问题，而这一问题可以通过最激进的开放入路手术来解决。首先，分离鼻小柱皮肤与鼻翼软骨内侧脚后，鼻尖稳定性和突度随之消失。因此需要相应的措施（缝合固定或鼻小柱支撑物）支撑内侧脚以形成新的鼻尖。支撑物产生的支撑作用往往会使鼻小柱变宽，增加了移植物的需求量。在初次鼻整形患者中移植物容易获取，但在二次手术患者中，供区可能已经耗尽，自体移植物不易获取。闭合入路鼻整形术尽管切口较小，但并不是一个盲视下的手术。大部分步骤可以在直视下进行。这一术式的策略是通过有限的切口进行支架结构的改变，通过表面感觉判断进程，与吸脂术的感觉类似。局限的剥离减少了移植物固定的需要并且简化了一些手术步骤。其次，尽管已经介绍过一些解决方法[78]，但是固体或者颗粒状的移植物在开放入路鼻整形术中应用，步骤烦琐甚至无法实现[79]，而在闭合入路鼻整形术中更适用[79]。

随着开放入路鼻整形术的普及，新的、复杂的并发症越来越普遍。其中一些并发症很难或不可能在闭合入路手术后产生，如凹陷、不规则或挛缩的鼻缘、鼻小柱宽大或瘢痕形成、以及软组织量的缺失。这些可以避免的由于手术操作导致的医源性畸形是医生的责任，医生应该对这类患者负责。

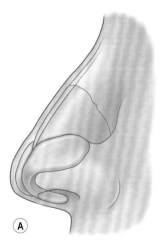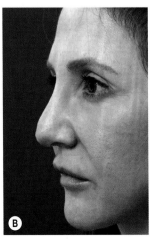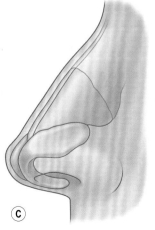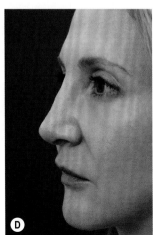

图 17.11　鼻尖小叶外形不佳（A 和 B）及良好外形（C 和 D）。外形不佳的鼻尖小叶需要量和结构上的改变，它们都由内侧角长度决定

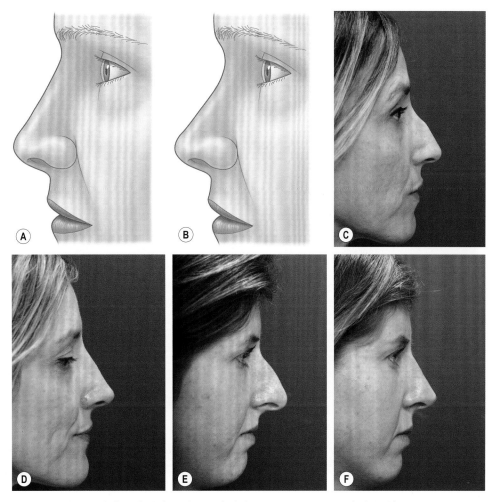

图 17.12　（A 和 B）鼻梁高度在视觉上对鼻基底大小的影响。虽然鼻基底（鼻下 1/3）的大小相同，右侧的鼻基底由于鼻背和鼻根太低，所以看起来更大。这为诊断和治疗提供了重要的参考。（C~F）鼻部形态不平衡、低鼻根均可通过鼻背填充进行矫正。注意通过改变鼻背高度产生的鼻基底大小和平衡的变化。同时进行了鼻尖填充

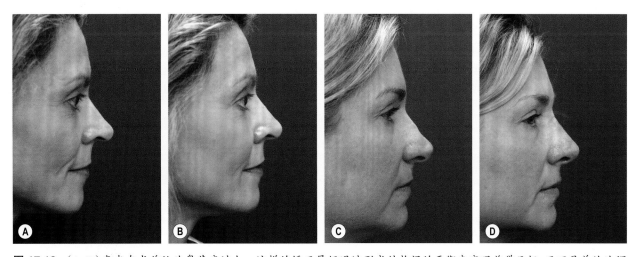

图 17.13　（A~D）患者在术前认为鼻基底过大。这样的矫正最好通过形成结构间的平衡来实现美学目标，而不是单纯地调整大小

如果开放入路鼻整形术是整形医生的首选,则大多数继发畸形的发生都应与闭合入路手术有关,而医生则应该对开放入路手术更有信心。但事实上恰恰相反。让手术操作变得简单的不是更大的切口,而是对手术问题的准确分析和对合适的手术方法的坚持。几乎所有继发畸形都是由于没有正确认识解剖结构变异、组织特征或功能性和结构性的内在关系所导致,但没有一个是因为医生看不清手术部位而导致。

手术决定

在决定为患者进行手术前,整形外科医生必须能够肯定地回答以下每一个问题:

1. 我能看到畸形的存在吗? 通过这一问题可以排除存在妄想的患者,以及只存在微小缺陷,有可能不需要手术矫正的患者。

2. 我能解决这个问题吗? 这个标准因人而异,要基于医生的手术经验以及专长而定。

3. 我能够管理这个患者吗? 有些患者精神过于紧张,不配合检查或在术前和术后不愿意遵守医生的指导,这类患者即使其他所有条件都很好也不是良好的适应证。

4. 如果出现了并发症,患者还会配合治疗吗? 没有人希望有并发症发生。但有的患者在出现并发症后,虽然感到失望,但也会耐心等待修复手术的时机到来。而有的患者会变得失去控制、愤怒,并希望立即得到解决。没有情绪管理的患者无法承受手术可能造成的创伤或二次手术。

5. 患者能接受手术存在的误差吗? 这是最重要的标准。一些患者(甚至部分医生)对伤口愈合程度抱有不切实际的乐观期望:支撑材料的质地和有效性、患者的免疫能力以及其他因素都会影响手术效果。患者需要接受外科手术的固有缺陷,正如人类自身存在固有的不完美。

如何自学鼻整形术

在职业生涯早期,作者便开始在手术中每一个关键步骤后进行术中照相,在每一个手术术前和结束时进行拍照。这些过程已经成为作者理解鼻整形术的基础。手术结束后,作者有充足的时间去检查每张照片,并对手术过程进行复盘。外科医生必须具备独立判断的能力,而连续记录的照片是培养这一能力的关键。

手术技巧

鼻整形术与能在手术图谱中逐步描述的手术不同。术中反馈既困难,又有不确定性:手术视野有限;皮肤的量、质地、骨骼结构和移植物的选择在不同的患者中各异;根据解剖细节和患者要求的不同,对畸形的矫正策略各异;最终的轮廓效果取决于软组织和支架结构的改变,因此不会立刻表现出来。如果医生能够记住平衡的模式并在术中解读填充、组织去除和皮肤覆盖物移动等操作在鼻整形术中的作用,手

术会获得更大的成功。本章节将介绍作者日常开展的鼻整形术的每个手术步骤;根据鼻结构和手术设计的特殊性,一些步骤可以省略。

常规手术操作流程

手术通常常规在全身麻醉下进行。患者取平卧位,手臂和腿下放置保护垫,膝部轻柔固定;手术台处于10°~15°倾斜位(Trendelenburg 位)以减少术中出血。全麻诱导后,用现配的 1% 甲哌卡因与 1∶100 000 肾上腺素混合(甲哌卡因镇痛时间更长,并自身具有血管收缩特性)。浸润从鼻根开始注射,沿着两侧鼻侧壁至鼻小柱,跨过上颌弓注入鼻翼小叶,使主要的供血血管的分支收缩(内眦动脉、筛前动脉和上唇动脉)并阻滞相关神经(筛前神经、眶下神经和滑车下神经)。一般应用 7ml 麻醉溶液,剩下溶液用于鼻中隔手术。用 15 号刀片备皮,并用聚维酮碘溶液彻底消毒鼻腔。鼻腔内消毒应比皮肤的消毒更为严格,鼻腔内才是真正的手术区域。应用两个沾 4% 可卡因溶液的棉球放置在双侧鼻腔内,对鼻颚神经、筛前神经内侧和后部分支、鼻睫神经的鼻内分支和上牙槽神经前部分支进行麻醉。每个患者仅提供 4ml 4% 的着色可卡因溶液(160mg),这样低于最大允许剂量(200mg)。对患者面部进行消毒,铺好无菌单。

支架结构

支架结构对鼻部结构具有保护作用,同时也限制皮肤覆盖物的移动。通过鼻骨支架的固定,医生可以使用未剥离的软组织固定任何软骨移植物。处理上部软骨支架结构可以缩短鼻部的长度。反之,只能在将被改变的区域处理支架结构。

技术细节

作者通常通过双侧或单侧软骨间切口对鼻部进行塑形(图 17.14),这取决于是否需要进行鼻翼软骨的修整。切口从上外侧软骨尾缘的末端转向中隔角。必要时,用 Joseph 剪刀剪开(图 17.15),然后用一个较宽的 Cottle 骨膜剥离子

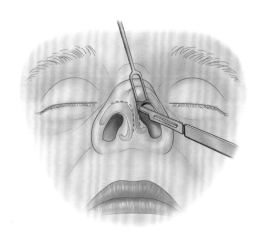

图 17.14　软骨间切口可根据需要延长为贯穿切口,以暴露鼻背、上下外侧软骨及鼻中隔角。鼻背修饰、上下外侧软骨切除、撑开移植物、鼻背或侧壁移植物填充均可通过该切口在直视下完成

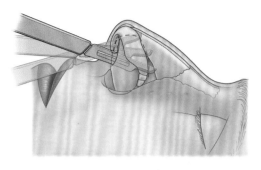

图 17.15　软骨间支架切口起始于鼻尖并向外延伸。对于右利手医生而言，可通过左侧切口充分暴露鼻背，反之亦然。如果医生不需要缩短上或下外侧软骨，则只需要单侧软骨切口

在骨膜表面剥离软组织，在某些情况下根据需要可剥离上部软骨支架。需要平滑的剥离以保证软组织完整，提供良好的皮肤覆盖物并避免真皮损伤，这一点对医生而言至关重要。如果不需要贯通切口，则软骨间切口在鼻中隔膜部前 1/3 和中 1/3 的交界处终止。如果需要缩短鼻中隔尾端，则可将切口向前鼻脊延伸。

鼻背切除

　　修复驼峰鼻并非易事。手术方案必须考虑到：①鼻根的位置；②鼻背高度；③足够的鼻尖支撑。鼻背缩小可能影

响鼻长度、鼻基底大小和宽度、中部软骨支架位置、鼻小柱的位置以及鼻孔形态。如果需要增高鼻根，就应该减少鼻背的切除量（图 17.16）。因为骨和软骨支架的切除改变了它们的动态突度，降低鼻上部的皮肤支撑，使鼻翼软骨向头侧或尾侧卷曲。大部分情况下，鼻背切除术会导致鼻部缩短。但是对于长鼻，尤其是鼻背突出位于尾侧 1/2 的患者，可能在鼻背切除后加长。医生应注意这些术中变化并调整后续手术步骤。此外，医生还要观察鼻背切除后对中部软骨支架结构的影响。如果软骨顶板被切除，将导致中部软骨支架塌陷。医生必须观察鼻中部 1/3 的轮廓以确定可能被对称的鼻背掩盖的高位鼻中隔偏曲，以免在鼻背切除术后高位鼻中隔偏曲更加严重。这些观察将会对撑开移植物的应用提供指导，以获得对称的鼻部外观。

技术细节

　　作者习惯使用锋利的 Fomon 骨锉在直视下进行鼻背切除术。鼻中隔的鼻背缘切除可以使用 11 号刀片来完成，使用 11 号刀片游离鼻中隔鼻背侧，刀片的尖端已被切断，防止割伤对侧鼻背皮肤。尽管锉刀和刀片比骨锯或截骨刀更精细，但医生仍有可能过度切除。鼻背切除术后表面摸上去和看上去应该非常光滑。

鼻脊 - 鼻中隔尾端

　　鼻中隔尾缘的切除将会改变鼻小柱和鼻孔缘的关系、

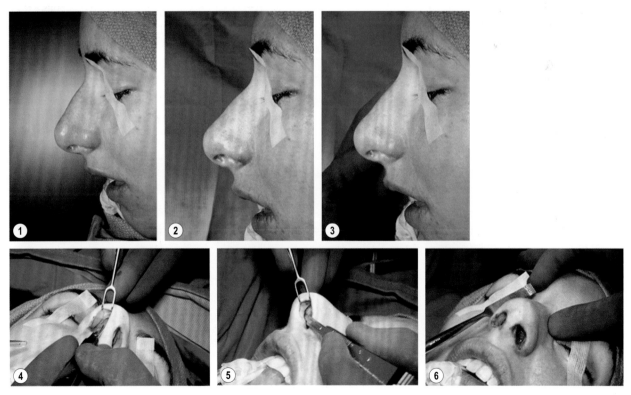

图 17.16　（1）初次鼻整形患者术前照片，鼻根低、中鼻穹窿狭窄、鼻尖突度不足，计划使用鼻根、撑开和鼻尖移植物。（2）支架结构重塑后的鼻部。鼻小柱位置、鼻尖旋转度及驼峰的扁平化改变都是由于支架结构的改变而导致。（3）用指尖抬起鼻根皮肤，医生可以在假设进行鼻根填充的情况下估计鼻背切除的实际量。（4）软骨间切口，同样的操作在患者左侧进行。两侧切口都能够充分暴露鼻背、鼻中隔角以及鼻翼软骨外侧脚。（5）贯穿切口暴露鼻中隔尾端。（6）用骨锉处理鼻根，以改善鼻根填充材料的黏附效果

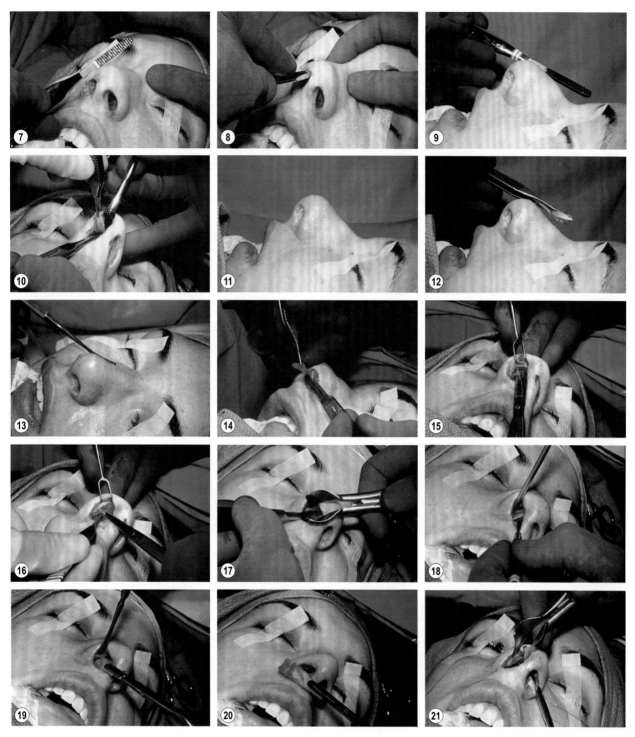

图 17.16（续） （7）Fomon 锉刀降低骨性鼻穹窿。（8）小心使用这种骨锉降低骨性鼻穹窿。（9）骨性鼻穹窿降低后，鼻背软骨看起来更高。这进一步证明了低鼻根在鼻梁视觉高度上的重要性。（10）在直视下用 11 号刀片切除软骨顶板。去除刀尖避免穿透鼻部皮肤。（11）鼻背切除术后外观。仅通过鼻背切除，就呈现出鼻背的缩短，以及鼻小柱位置的变化和鼻翼软骨的新的突度。（12）切除的鼻背顶板。由于鼻根需要抬高，鼻背所需的切除量不用太多，只需要 2mm 的切除量，以开放软骨顶板，松动中部鼻穹窿。（13）切除软骨顶板后，注意上软骨穹窿的凹度以及鼻背切除后内鼻阈的不稳定。（14）切除鼻中隔尾部缩短鼻部，使得鼻小柱与鼻翼缘关系更好。根据患者的特点设计切除的大小和外形。（15）从鼻前庭黏膜衬里向后游离鼻翼软骨外侧脚。（16）该患者头端被切除 2~3mm，保留 10mm。（17）鼻中隔尾端上 15mm 处切开右侧黏软骨膜，开始鼻中隔成形术。（18）使用 Freer 剥离子抬起需要切除范围内的鼻中隔两侧的黏软骨膜，在需要保留的背侧和尾侧支撑区域不进行游离。（19）在鼻中隔前缘下 15mm 作一切口，再在其下 10mm 作第二个切口。使用 Killian 鼻中隔钳获取第一块鼻中隔软骨。（20）取出第一条鼻中隔软骨，这是鼻背移植物的极佳材料。鼻中隔切除的方法通常是统一的。继续向犁骨的方向，切除获得更多软骨和骨，并移除鼻中隔的阻塞。（21）使用 4-0 缝线褥式缝合鼻中隔切口

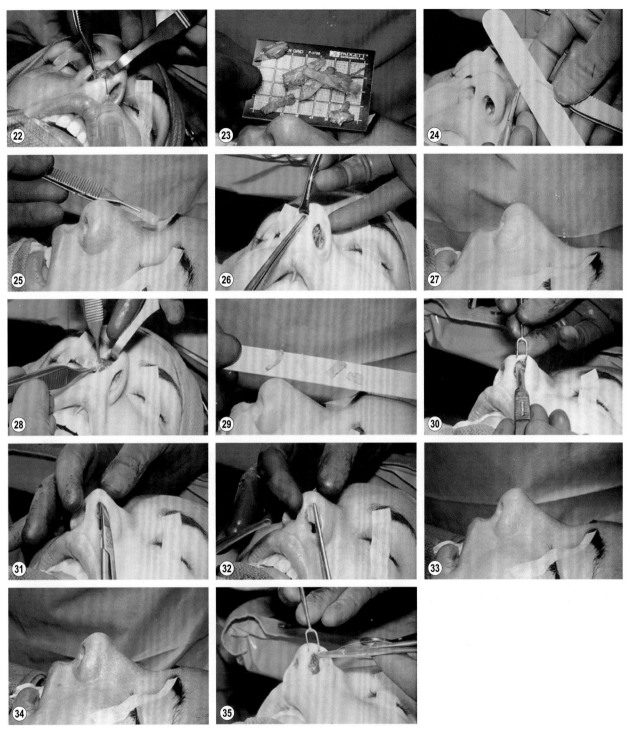

图 17.16（续）　(22)通过贯穿切口暴露鼻中隔角，黏软骨膜下局部麻醉浸润有利于撑开移植物隧道的分离。(23)获取的鼻中隔软骨位于 Sheen 刻度板的右侧，切除的鼻背顶板位于左上角。(24)最合适的鼻中隔软骨片修整后作为主要的鼻背移植物。(25)准备好的鼻背移植物。将第二层软骨轻轻挤压后放在第一层软骨下方的头侧端。需要注意的是，主要移植物的长度要比预期长一点，以确保鼻背的连续性。远端已有斜面。(26)通过右侧软骨间切口在直视下置入鼻背移植物，其他的切口均已缝合。(27)置入上部鼻背移植物后，通过降低上中 2/3 并抬高鼻根，使鼻背变直。注意鼻基底明显变小。(28)放置右侧撑开移植物。左侧撑开移植物已置入。(29)用几个挤压后的移植物重新塑造鼻尖小叶轮廓。(30)通过软骨下切口缘放置鼻尖移植物。(31)游离鼻尖小叶（由于需要向后游离外侧脚而没有分离）。医生只能在需要抬高的区域进行游离，但要保证范围足够广泛，以使鼻尖组织覆盖在移植物上。(32)放置第一个鼻尖移植物，对准患者的右侧鼻翼穹窿。(33)放置第一个鼻尖移植物后，与(27)比较，鼻尖更有角度，并且抬高到鼻尖上区以上，并形成了在鼻尖突度最高处的表现点。(34)放置第二个鼻尖移植物之后，鼻尖小叶的受力更加分散，鼻尖形态角度更柔和。(35)放置所有鼻尖移植物后，关闭切口

鼻长度、下鼻部轮廓以及上唇基底部,回顾鼻中隔塌陷的患者表现可以证实这一观察结果,这类患者表现为上唇退缩和鼻唇角变锐,虽然鼻脊未受破坏也未被切除。

如果鼻唇角和上唇的关系理想,就不需要贯穿切口和对鼻中隔尾缘或鼻脊的塑形。如果鼻小柱位置理想但鼻尖下点饱满,可以在鼻中隔膜部和鼻中隔底做短的切口,暴露鼻脊,并用一个小的咬骨钳去除。如果鼻小柱较低但鼻唇角合适,可以切除鼻中隔膜部或尾缘,平行于鼻孔缘的切除可不导致鼻部缩短。最后,如果鼻小柱较低且鼻唇角锐利,则需要向前切除更多的鼻中隔尾缘和鼻中隔膜部。鼻中隔尾缘和鼻脊切除是两个最明确的鼻切除区域,切除后术中的表现即非常接近术后轮廓。然而,除非需要对鼻中隔尾缘进行处理,否则尽量不选择贯通切口。

技术细节

过度切除需引起注意;1~2mm 的过度切除可能导致鼻小柱退缩。

鼻翼软骨切除

有句话说得好:"谁掌握了鼻尖成形术,谁就掌握了鼻整形术。"这大概解释了在相关文献中,小巧对称的鼻翼软骨在鼻整形术中受到广泛关注的原因。文献中有大量关于改善鼻翼软骨轮廓的技术的描述,包括各种模式和不同程度的切除[80-88]。

随着鼻尖重建技术的安全性不断增加,作者处理鼻翼软骨的方法更加简单:在保持美观和外鼻阈支撑的前提下,尽可能多地保留鼻翼软骨;只有当鼻尖突度过大或鼻尖外形严重影响美观(如方形或球形鼻尖)时,才会打破鼻翼软骨弓的连贯性;并且通过软骨移植物来恢复鼻部平衡或增加鼻尖轮廓[28,89]。简单的观察和解剖测量证实,正常鼻翼软骨的宽度为10~12mm,保留2mm宽的"条形软骨"无法为外鼻阈提供有效支撑和维持适当的鼻尖轮廓。

在某些区域可以改变鼻翼软骨轮廓,而在另一些区域则不能。穹窿顶部的切除可降低鼻尖突度;内侧脚的切除可减少鼻尖小叶的长度以及穹窿顶间距离;外侧脚切除减少正面和侧面的鼻尖突度,但有可能削弱外鼻阈的功能。

技术细节

在多数只需要保守切除外侧脚头侧缘的初次鼻整形术中,术者会通过软骨间切口将软骨向后方调整。作者一般只切除2~3mm。如果软骨被扭曲,它们可以通过软骨内切口和软骨下切口分为两瓣。如果仅需要处理穹窿部(如缩窄鼻尖或重建外侧脚的转折点),则只需暴露鼻翼软骨部分。最后,如果外侧脚或穹顶区域变形明显,通过简单的切除或应用鼻尖移植物无法达到预计的效果,可以将变形的软骨从前庭皮肤剥离,①修整成一块扁平的软骨后切除或重置;②切除并用鼻中隔软骨移植物替代;③在内侧设计一软骨瓣转移,沿着鼻翼边缘重置。外侧脚的松解,穹顶区的切除或鼻翼软骨的分离可降低鼻尖突度,因而需要鼻尖移植物重建鼻尖小叶。为了避免鼻前庭狭窄和医源性气道阻塞,不能切除内侧的鼻前庭皮肤。

上外侧软骨:鼻部缩短

过去,人们认为切除上外侧软骨的尾端属于常规操作,事实上,这一步骤只有在需要缩短鼻长时才有必要实施。

可以有多种方法进行鼻部缩短。根据缩短效果由强到弱的排列分别是:鼻背切除、鼻中隔尾端切除、鼻翼软骨外侧脚、头侧边缘切除、上外侧软骨前脚的切除。上外侧软骨的后缘应该在外侧脚处保留,而黏膜决不能切除。

技术细节

可以应用单钩将上外侧软骨的尾侧边缘从内侧黏膜向下剥离,暴露尾侧缘后可以使用Joseph剪刀进行黏膜下切除。

鼻中隔成形术和撑开移植物隧道

鼻中隔成形术的目的是改善因鼻中隔偏曲而导致的气道阻塞,或为获取软骨移植材料。术前询问外伤史非常重要,因为未愈合的鼻中隔骨折线可能延伸到鼻背中隔边缘,并因此影响到鼻背结构的稳定。从Killian入路进行切除,分别在鼻背部和尾部保留15mm和15~20mm完整的鼻中隔软骨,维持支架的稳定性,利于撑开移植物的置入。3个月以内有外伤史的患者需要推迟手术,直到骨折愈合且以及术后水肿消退,这有助于精确判断其美学轮廓。对于很久以前发生过严重创伤的患者,最好避免同时进行鼻中隔成形术和双侧截骨术,如果医生不能确定鼻中隔稳定性,则可以推迟手术。在临床实践中,对严重外伤的鼻部进行双侧截骨术并不常见,因为在发生骨折的一侧行单侧截骨术要比双侧截骨术能实现更好的对称效果。

技术细节

必要时可在鼻中隔成形术之前制备撑开移植物隧道。事先黏软骨膜下局部麻醉浸润有利于撑开移植物隧道的形成。首先确定鼻中隔角,在黏软骨膜瓣下切开软骨,利用Cottle剥离子的尖端剥离软骨膜,形成隧道。每个隧道方向都必须沿鼻背中隔边缘,而且应该在每侧骨性支架的尾侧缘向下延伸,沿着顶端边缘保留较窄的黏软骨膜附着。

为进行鼻中隔成形术,在鼻中隔尾端黏软骨膜上作15mm Killian切口。一手持Freer剥离子(先应用锐头,再应用钝头),另一手持Frazier吸引管,在黏软骨膜瓣下开始进行剥离,直到筛骨垂直板,并越过任何后部骨性突起。一侧剥离完毕后,剥离子的锐端能在开放切口处切开鼻中隔软骨;接着在另一侧进行剥离。在鼻中隔软骨和犁骨交界处软骨膜的剥离尤其困难,因为骨膜和软骨膜的纤维是相互交织的。由于骨膜纤维更结实,外科医生如果在上颌骨和犁骨黏膜瓣下开始剥离并向头侧推进,黏膜瓣更不容易被撕裂。

第一个鼻中隔软骨切口位于鼻中隔背侧缘下15~20mm,用带角的Knight鼻中隔剪刀,在鼻中隔软骨和筛骨垂直板之间剪开;在剪开前应确保剪刀位于黏软骨膜瓣内侧。向下方平行切割10mm后在3个方向上已经离断,用Killian鼻中隔钳扭转造成筛骨垂直板骨折,可将整块鼻中隔软骨移除。鼻中隔软骨是理想的鼻背移植物,可获得25~30mm长的移植物,包括最平、最厚、最长的鼻中隔软骨。继续用Cottle剥离子的锐头向后方和尾侧剥离。用窄的骨凿能够去除一些犁骨沟处的鼻中隔软骨。用一把骨凿和鼻中隔钳在直视下操作,如果筛骨垂直板和犁骨存在突起,对气道造成阻碍,或需要额外的移植材料,可以去除部分筛骨垂直板。在严重变形的区域,黏软骨膜瓣撕裂可能不可避免。但外科医生仍然应该谨慎修复撕裂的黏软骨膜。用 4-0 缝线褥式缝合关闭鼻中隔腔隙(图 17.17)。

鼻甲切除术

切除部分鼻甲前缘使鼻甲与鼻中隔或鼻基底保持 3mm 间隙的手术,被定义为部分下鼻甲切除术,这是鼻气道阻塞的辅助治疗方法。像其他鼻整形术一样,下鼻甲切除术也存在过度治疗。鼻测量数据表明,在进行了有效的鼻中隔和鼻阈治疗后,激进的鼻甲切除术对于大部分患者而言是不必要的。对于存在泡状鼻甲,且无需切除即可获得足够的气道大小的患者,通过鼻甲骨折即可获得满意的效果。当需要切除时,使用活检钳可实现比弯剪刀更精确、更渐进性的操作。术后创面的收缩和上皮化,能更进一步减少鼻甲的体积。医生操作时应尽量保守,因为过度切除无法矫正。

置入移植物与闭合切口

用 5-0 普通羊肠线缝合除对侧软骨间切口外的所有切口,这有利于保持移植物的位置。

截骨术

截骨可以实现两个目的:减少骨性支架的宽度及关闭开放的鼻顶板。因为经过保守的鼻背切除术后,骨性支架可能没有打开或者仅部分打开,因此这两个目的中的前者更重要一些。在实施任何截骨术前,医生都应该明确手术的必要性。如果鼻下部 1/3 已经比鼻背更宽,则缩窄上鼻部只会适得其反,让鼻基底显得更肥大。如果有鼻中隔偏曲,双侧截骨可能形成新的鼻部不对称,因为一侧鼻骨会比另一侧移位更多。对于可能存在鼻骨粉碎的老年患者,戴厚重眼镜的患者,或者鼻骨延伸长度小于至鼻中隔角距离 1/3(在这类患者中,中部软骨支架的宽度部分取决于骨性支架的宽度)的患者,医生最好不要尝试截骨。最后,截骨术可能因为减少了皮肤覆盖物下的骨性支撑,让长鼻更长。

技术细节

手术操作应尽量轻柔。鼻内单侧外侧截骨术起始于梨状孔下方,向上至鼻根(位于锥形的鼻骨支架结构和上颌骨的交界区)。该截骨线最有效且符合解剖学特征。在残留的头侧端连接处轻柔地用手指压迫可造成青枝骨折,重建骨性锥体结构。作者在截骨时会应用一种外侧具有保护器的截骨刀,以避免周围损伤。

鼻翼软骨楔形切除

过去,人们常常认为,鼻孔缩小术是必须进行的手术,而事实并非如此。随着更保守的鼻背切除手术的开展,手术导致的鼻孔扩张逐渐减少,因而鼻翼楔形切除术的需求也越来越少。对于切除程度的考虑,外科医生应该评估鼻尖小叶占鼻孔长度的比例,应用鼻尖移植物将会增加鼻尖小叶的大小并导致可能本无需进行的鼻孔切除。由于鼻翼边缘既有外部皮肤又存在内侧的鼻前庭皮肤,因此需要单独评估并且独立处理。如果存在鼻孔过大,在切除时必须保留鼻基底部内侧瓣以防止出现鼻翼切迹[90]。即使保留内侧瓣,仅仅 1mm 的过度切除也可以导致鼻基底切迹,因此应进行保守切除。所以医生在手术过程中需要保守操作。

技术细节

应该在鼻翼沟稍外侧作切口,以避免破坏这一重要的解剖标志。在鼻翼沟的伤口不易形成瘢痕。用 6-0 尼龙线缝合皮肤,5-0 肠线缝合鼻基底。术后 5 天拆除不可吸收缝线。

隆鼻术中优先选择鼻中隔移植物

鼻整形术中术前最重要的不确定因素就是所需移植物的状态和性质。如今,异体材料被越来越广泛地应用,异体

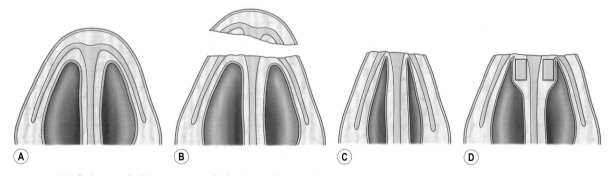

图 17.17　(A)鼻中隔软骨厚度不均匀,通常在前角变宽,与上外侧软骨衔接形成中穹窿顶。(B)不管软组织是否完整,任何厚度超过 2mm 的鼻背切除都会切除鼻中隔最厚的区域,并破坏软骨顶。(C)手术切除造成了结构的不平衡,导致上外侧软骨不再由于完整的软骨顶的扩散力而分开。即使术前正常的内鼻阈也可能出现异常。(D)撑开移植物重建了此前完整的鼻中隔宽度,并重建了内鼻阈功能。因此,术前伴有内鼻阈功能不全或医生切除完整软骨顶后都应使用撑开移植物,除非为轮廓塑形而使用鼻背移植物,其作用与撑开移植物相同。

材料至少在手术时具有可预测性。这一点在自体移植物中无法实现。然而，自体移植物的质量和效果依然优于任何异体材质。只有自体移植物能保证有终身效果。

第一优先考虑的部位是鼻背，最直和最光滑的软骨移植物常用于鼻背重建（鼻背表面软组织较薄，为重要的区域）。如果可能，可选择鼻中隔软骨，如果鼻中隔软骨应用受限，可应用肋软骨支撑鼻背。

第二优先考虑的部位是鼻尖。鼻中隔、耳廓或肋软骨都可用于鼻尖移植。对于鼻尖移植物的要求有两个极端的例子。一方面，有肥厚钝圆的鼻尖小叶的患者为了能有明显的鼻尖棱角，需要筛骨板和一些坚固的软骨移植物。而皮肤较薄且鼻尖形态良好的患者仅需要对鼻尖小叶头侧进行轻度的填充。

技术的变化有助于充分利用有限的移植物（见下文）。肋骨、耳廓或鼻中隔软骨都可以作为优质的撑开移植物。其他区域对材料的要求相对较低。不适合用作撑开移植物的骨骼可以像软骨颗粒填充局部凹陷那样，用于鼻侧壁移植或鼻翼壁移植。

隆鼻策略：鼻根移植物、撑开移植物与鼻尖移植物

作者实施的每一例鼻整形术都遵循两个策略之一：使用鼻根移植物、撑开移植物与鼻尖移植物，或使用鼻背移植物与鼻尖移植物，辅以鼻翼侧壁移植，以修复外鼻阀功能不全。由于鼻根和鼻背移植是用同一种移植物的不同长度，医生只需要掌握 4 种移植物类型就能解决大部分鼻整形术问题。虽然手术操作复杂，但这两个策略能使手术变得通俗易懂并且易于掌握。

结合 3 种术后畸形和 4 个解剖学变异能更好地理解上述两个术式（见表 17.1）。鼻根和鼻背移植能矫正结构不平衡。鼻尖移植能矫正鼻尖突度不足和鼻尖畸形，主要为软组织挛缩畸形。撑开和鼻翼侧壁移植分别为内、外鼻阀提供支撑力，主要为支架结构畸形。

任何鼻整形的移植物填充都能够使术前鼻部不平衡得到重建并改善轮廓，这样的效果无法只通过切除来实现。不论选择哪种移植物，外科医生都应该考虑术前需要填充的区域以及由于医生切除过程造成的不平衡而需要移植的区域。例如，在切除软骨支架顶部后需要应用撑开移植物支撑内鼻阀。手术完成时，平衡的鼻部结构在愈合过程中发生改变的可能性较小，由此医生可以更好地控制术后效果。

鼻背和鼻根

所有隆鼻的关键原则都在于使移植物和患者的软组织特点及美学标准相匹配。常用的移植物中，未经修整的肋骨非常坚硬，而耳软骨具有弹性，鼻中隔软骨最具有可塑性。患者的皮肤越厚，所需的填充材料就越多。反之，皮肤越薄，要求填充材料越软，且能够很好地塑形以保证不会显露出来。鼻根处的软组织覆盖最薄，移植可见或可被触及均导致麻烦的结果，作者在这一区域常应用轻度粉碎的软骨移植物。通常医生会用一根较长的移植物从鼻根一直延伸到中鼻背，再在它的头端置入一根较短的移植物填补组织量最少的地方。鼻背与鼻根移植物的应用方式相同，只是长短不同。最常见的问题是鼻背和鼻根移植物长度、宽度不足或材料太硬。在头端，鼻背和鼻根移植物的长和宽通常不超过 6~7mm，在移植物置入后不应该出现可触及的不连续或不规则。否则需要取出重新调整。大多数移植不需要缝合，只需要胶带敷料固定。目前作者的鼻背移植物二次修改率为 5%。通过适当的操作，填充后的鼻背或鼻根的轮廓可以自然流畅，移植物几乎不能触及。在鼻背填充假体时，侧壁可能也需要移植物以完整重建上穹窿锥体。

撑开移植物

虽然鼻中隔软骨是理想的撑开移植物（图 17.17C 和 D），但肋软骨、耳软骨、筛骨或犁骨也可以使用。移植物的宽度应能流畅衔接鼻部上下 1/3，同时应将中穹窿从骨穹窿延长到鼻中隔角。撑开移植物置入后，其尾端可用单股 4-0 羊肠线贯穿缝合在鼻中隔角上固定。

侧壁和鼻小柱移植物

软骨是理想的侧壁移植物，通过切开或者压碎来填补凹陷。当软骨不够时，筛骨垂直板可以矫正鼻部不对称或覆盖鼻背移植物的边缘。残留的碎片软骨可作为"填充移植物"来矫正既往开放鼻整形术后的鼻小柱瘢痕和外伤引起的瘢痕挛缩。在内侧脚前方的鼻中隔膜部作一小侧切口来进行鼻小柱填充，可以限制移植物向头侧移动，使移植物充分填充，效果更为显著。

鼻尖移植物（图 17.18）

通过移植物填充而不是去除组织来矫正鼻尖或鼻尖上区畸形的全新概念，由现代鼻整形范畴中衍生而来[91]。虽然技术上变化卓著，但基本原理不变[91-106]。使用鼻尖移植物的外科医生通常发现，它不仅增加了鼻尖的突度，而且改变了鼻尖小叶和鼻孔的轮廓；增加鼻尖小叶体积（相应鼻孔缩小）；赋予了不同的种族特征；增加鼻基底宽度，从而改变了鼻背高度和鼻尖突度之间的平衡。最常见的两种移植物是由 Sheen[91,92] 推广的"盾牌"移植物和由 Peck[106] 推广的有或没有柱状支撑的头侧横向覆盖移植物[106]。Sheen 法有效地延长了内侧脚，增加鼻尖突度，因此，它是一种解剖矫正，也是作者推荐的技术。

随着临床经验的增加，临床上鼻尖移植物的应用更加广泛，但必须遵循以下原则：

1. 移植物的数量和质地必须与软组织覆盖物和患者的审美目标相适应：皮肤较厚、较硬的患者（如存在鼻整形术后瘢痕）需要质地较硬的移植物；皮肤较薄的患者使用的填充材料要足够软，以避免皮肤表面的不规则外观。

2. 鼻尖的棱角与移植物的使用量成反比。正常鼻尖不是由单个矩形或盾形软骨的前缘支撑，而是由两个鼻翼软骨穹窿的宽表面支撑。一个单一的固体移植物只能支撑单一的鼻尖突起；在皮肤薄的患者身上，这种设计使鼻部显得不自然。外科医生放置的移植物越多，下垫的支撑越分散，鼻

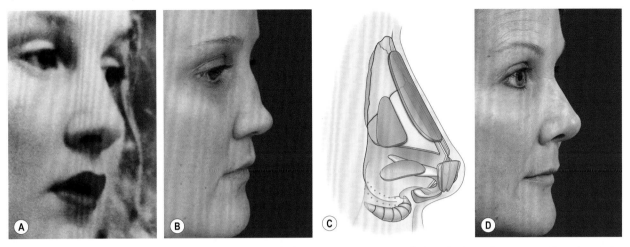

图 17.18　鼻部的改变不是局部的,而是全面的。鞍鼻畸形理论上只会影响上鼻部的高度,但实际上它的影响范围更广。(A)术前图;(B)鼻中隔塌陷后;(C)手术方案示意图:肋软骨加强上颌骨,鼻背、尾端支撑、鼻尖以及侧壁移植物。都对矫正失去鼻中隔支撑的整体效果很重要。(D)术后 15 年效果图

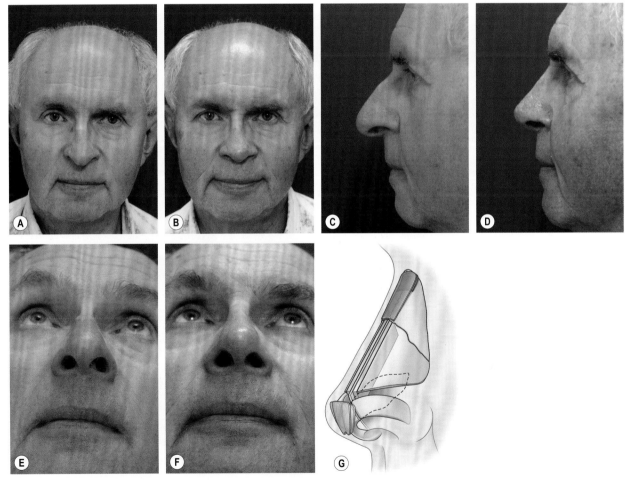

图 17.19　(A~F)术前及术后 1 年对比图。具有 4 种解剖学变异的患者均具有不良外观的倾向:低鼻根、鼻尖突度不足、中鼻穹窿狭窄、鼻翼软骨异位。(G)手术矫正示意图:鼻背缩减、重置鼻翼软骨外侧脚、鼻根、撑开移植物、鼻尖移植物的置入。需要注意的是,鼻根增加在视觉上减少了下鼻部大小。鼻尖移植物改变了鼻尖轮廓,保持了原有部的支撑。鼻小柱保持狭窄

尖的棱角就越小。为了避免移植物暴露,外科医生应尽可能使用复杂的鼻尖移植物(图 17.19)。

3. 与单个移植物相比,使用多个移植物更容易产生对称的效果。在伤口愈合过程中,单个填充材料受到 6 个方向的组织收缩力,使填充材料出现旋转产生不对称的外观。因此,需要放置至少 2 个填充材料,分别朝向两侧鼻翼软骨,分散收缩力的作用并重建正常的解剖结构。如果第二次移植仍然有缺陷,医生可以再次填充矫正不对称,而不需要移动前一次的两块移植物物。鼻尖移植物通过敷料固定。

4. 筛骨或犁骨的支撑避免前方移植物的移位。对于鼻尖小叶填充,鼻翼软骨完整与否为影响手术的重要因素,如果既往进行过手术,鼻翼软骨已被部分或完全切除,将增加手术难度。前一种情况可以通过多个较软的移植物选择性地扩大缺陷区域[28,78]。后一种情况下没有软骨作为填充材料的前侧支架,且没有组织决定中间脚的长度和角度。因此,应首先应用筛骨垂直板或犁骨支撑较鼻尖移植物小的支撑移植物,插入腔隙后缘,用于控制移植物的前部位置和角度。支撑移植物为鼻尖畸形患者提供了一个旋转角度和"鼻尖表现点",这些结构在鼻尖上区畸形患者中是不存在的。其他的移植物可以放在它的前面以填充小叶部分。同样的方法也适用于追求鼻尖突度的患者。

手术细节

在医生手术侧通过软骨下切口放置鼻尖移植物。置入前必须充分剥离出腔隙,但腔隙不宜过大,以避免移植物的支撑力和突度不足。彻底关闭切口以减少术后感染,置入前应尽可能少地操作移植物,并在抗生素盐水溶液中保存和冲洗。除术前鼻尖形态完美的患者,作者现在会为几乎所有患者都置入鼻尖移植物(图 17.20)。

常规术后护理

包扎

假设已经进行了鼻中隔或鼻甲切除手术,鼻里塞满了 7cm 厚的涂有杆菌肽 / 莫匹罗星软膏的凡士林纱布,如果在

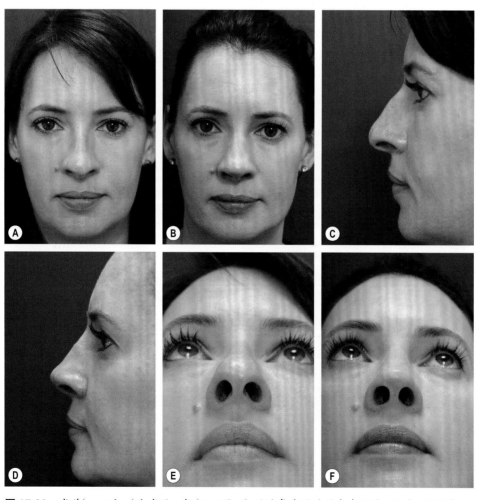

图 17.20　术前(A、C 和 E)和术后 4 年(B、D 和 F):通过鼻背再造的患者照片。垂直、楔形横切,鼻根、撑开移植物及多个鼻尖移植物。注意鼻尖移植物改变了鼻尖小叶形态和小叶 / 鼻孔的比例,外观上减少了鼻孔的长度(未进行鼻翼楔形切除),鼻尖小叶宽度与鼻基底宽度平衡。鼻小柱始终狭窄,没有医源性畸形(鼻背不规则由皮肤痣造成)

鼻腔底部上放置了 18 号吸引管，尽管可能只持续几天，但这些导管也确实有助于平衡中耳压力，并保证一定的鼻腔通气，所有患者（尤其是对术后包扎感到困扰的患者）都对此表示感激。通常情况下，包扎和引流管会留置 7 天，此时黏液已开始正常分泌，取出敷料时不会有痛感。应避免鼻腔填塞物过多导致复位的鼻骨移位。在没有进行鼻中隔切除术或鼻甲切除术的情况下，可使用较小的敷料填塞 24~48 小时。通常，在填塞敷料时，作者会让患者口服适量的抗生素，预防化脓性鼻窦炎。

鼻夹板由一层 1/2 英寸（1.27cm）的纸带制成，它覆盖于鼻背、鼻尖和脸颊上，避免相同宽度的布胶带直接与皮肤接触。将 2 英寸（5.08cm）厚的湿润石膏切割成合适的形状，以贴服于脸部，并用几层布胶带加固。鼻夹板的松紧度要合适，不能太紧，否则鼻尖皮肤可能坏死。尤其是利用鼻尖移植物填充鼻尖的患者，术后要定期检查鼻尖皮肤的颜色，必要时切开鼻尖的敷料，拆除敷料或夹板。即使是初次鼻整形患者，鼻部血液循环也可能被破坏。

其他移植物的供区选择及其他填充材料

尽管鼻中隔软骨是自体移植物中可塑性最好的材料，但即使是初次鼻整形患者（例如，鼻中隔可能大部分是骨性的），鼻中隔软骨的量也不一定完全足够。其他供区的自体移植物也是可用的；每一个都有其特殊的性质和最佳适应证。

耳廓软骨

来自耳甲腔底部的未经修整的软骨为鼻背、侧壁、鼻尖或内鼻阈提供了良好的移植材料。尽管许多外科医生通过耳后切口获取耳甲软骨，但前入路为外科医生提供了一个更好地评估软骨质地和轮廓的视野。无论采用哪种入路，都应该保护好软骨后壁防止耳畸形。即便如此，仍有大量的软骨可以获取。手术获取耳软骨的过程中，耳部要和鼻部隔离开来。完成取材后，使用的手套和器械应重新更换。这样的操作减少了革兰氏阴性菌从外耳道带入鼻部切口的可能。耳廓软骨能作为极好的鼻背填充材料矫正较厚软组织覆盖的大面积不对称缺陷。Sheen 曾描述过修剪、卷曲及固定填充材料的方法[107]。简单来讲，对于缺陷较浅或软组织覆盖较薄的情况，颗粒状耳廓软骨并非理想的选择，但可作为折中的方案。然而，由于它们的韧性和厚度，单片耳廓软骨在覆盖的软组织收缩后会变平和变形，因此耳廓软骨并不是很好的鼻背移植物。

颅骨

颅骨外板非常适合重建薄软组织覆盖下的较长、较浅（2~3mm）、对称的鼻侧壁缺损。获取这些颅骨外板移植物时必须非常小心，目前已有因获取颅骨外板导致颅内损伤的病例报道[108,109]。很多医生对颅骨的远期效果不满意，但在作者进行颅骨填充的 50 例病例中，只有 2 例出现了鼻尖上区的部分吸收。也有其他医生报道过更多案例的相似的成功经历[109]。获取颅骨外板时必须用低速骨锯，并注意用盐水冲注冷却，以避免过热损伤骨细胞。如果可以通过有限的分离和夹板来维持颅骨移植物的位置，则不需要通过内固定来固定颅骨移植物。在软组织变形或鼻基底部塌陷的情况下，则需要在根部固定，这种情况在初次手术患者中并不常见，除非发生了鼻中隔塌陷。然而，由于颅骨在提供移植材料实用性方面较差，所以作者现在使用肋软骨而不是颅骨移植。

肋软骨

肋软骨填充移植，通常不用于初次鼻整形术，但它是鼻部再造的绝佳移植物。层状的肋软骨（软骨块或软骨颗粒）能填充上颌弓、鼻侧壁、鼻小柱或鼻尖。可以通过对肋软骨移植物塑形来调整其内部张力，避免肋软骨移植术后变形的发生，并且应该注意随着患者年龄增加，可能发生软骨钙化（尤其是 40 岁以上的患者）。钙化越多，软骨膜下张力造成的变形就越明显。作者通常会在保证效果的前提下使用最小的肋软骨条（第 8、第 9 或第 10 肋），这样只需进行较少的修整，从而减少对肋软骨内部应力的干扰。作者不再使用带螺纹的纵向克氏针作为内部固定，因为一根甚至两根克氏针也不总是稳固，松动后肋软骨会出现变形[110]。由前后表面或粉碎的肋软骨片构成的缝合软骨膜/软骨片结构是更一致有效的替代方法[111]。除非非常薄的软骨膜/软骨片就足够，否则作者会首选层叠的方式来增强鼻背部的支持。

同种异体材料

除了单独进行上颌部填充，作者没有选择异体材料主要有以下 3 个原因。第一，文献报道具有相同的特点：患者随访有限、不完全，并发症发生率仅仅是感染或排斥。异体材料感染、排斥、甚至吸收的发生率均低于自体材料，这样的数据无法令人信服。目前没有一种异体材料在治疗效果和并发症方面优于自体移植物。第二，应用异体材料的原理是它们能给患者和医生带来便利，并且避免了自体移植物的痛苦和不便。后者的问题确实存在，但很大程度上可以由外科医生通过经验控制；前者的便利性仅仅存在于围手术期。尽管异体材料在取材上有很大的便利，但当它们因为排斥、感染等因素而需要取出时就不再具备便利性了。最后，外科医生最希望使用异体材料的患者是最不适合使用异体材料的，例如多次鼻整形术后的患者，最好的移植物供区已经使用，他们的鼻部软组织已经存在瘢痕且很薄。这类患者最不可能从异体移植材料中获益，因为他们的鼻部存在瘢痕，移植床缺乏血供，不适合应用异体材料。

上颌骨填充材料

上颌骨的填充是作者唯一会对部分患者使用同种异体

材料的部位。Gore-Tex9（1mm 的 SAM 膨体聚四氟乙烯置入体品牌，WL-Gore & Associates，Flagstaff，AZ）可以通过鼻腔底部的一个短切口固定并深埋在上唇的厚软组织下。应在上颌弓上方紧贴梨状孔的区域进行骨膜下剥离，假体必须仔细放置于中央区，并且有良好的软组织覆盖。可以根据术前唇部外形塑造置入物的形状，主要填充唇部中央或鼻翼旁区域。Gore-Tex 质地柔软，因此大部分患者术后效果自然；置入后效果持续稳定，并发症较少。在对超过 425 名患者 22 年随访的系列研究中，因感染需移除 Gore-Tex 的仅 5 人。由于晚期排斥率较高，异体材料不能应用于唇裂修复患者，需使用软骨或骨移植代替。

术后病程

众所周知，鼻整形术对医生而言非常困难，然而对患者而言更加困难。因为患者（尤其是初次鼻整形术后的患者）不知道会发生什么，即使有术前沟通，但他们仍抱有过高甚至不切实际的预期，渴望获得完美的结果，同时担心并发症的发生。患者家庭成员和朋友中很多人没有医学背景，但他们的主观意见加重了患者的担忧。鼻整形术后康复过程很复杂，为医生提供了学习机会和经验积累。医生在患者拆除敷料后失去随访，将失去观察常规或异常术后病情的机会和手术的反馈以及经验的积累，术后随访观察对于以后手术的持续成功至关重要。

鼻夹板和其他的填充材料应该在术后 7 天拆除。尽管术后鼻部的对称性已经改善，已经获得笔直的鼻背和良好的鼻尖轮廓，但是许多患者手术后 1 周时仍然对外观感到失望并反复询问医生鼻部是否依然肿胀。不过在去除填塞物后，患者立刻感觉气道通气明显好转。到第 10 天，鼻形开始好转，大多数患者开始对手术结果有了信心。术后 2 周应随访患者，清理鼻内缝线周围的分泌物以确定水肿没有导致鼻部变形，并且对患者进行未来注意事项的辅导。每 3~4 个月随访患者，直到术后 1 年，然后是每年随访 1 次。患者和医生都能从每次的术后随访中有所收获。

手术后的鼻部形态会不断发生变化，变化的程度取决于以下因素：术前和术后支架结构体积的变化、不同区域间支架结构的平衡程度、支架结构对软组织的支撑程度。不同结构间的平衡程度越差，术后的改变越大。

大多数患者在术后第一年会出现以下情况：

1. 随着上唇水肿的消退，鼻部变得更长、更瘦，鼻唇角变小，鼻孔变得不容易被看见。

2. 鼻基底向尾侧旋转，旋转程度取决于皮肤的弹性和支架结构；术前鼻部较长的患者术后鼻部更容易被拉长。

3. 侧面形态较正面更快达到术后最终形态。在术后 12~18 个月，鼻部正面观变窄，尤其在中部 1/3。在此期间，没有被支撑的中部软骨支架变窄并且与骨性支架的头侧边缘分离。鼻部皮肤具有恢复术前形态的趋势，这一特点尤其会对鼻尖移植物产生影响；与较多软组织覆盖的较大鼻尖相比，术前的更平坦而小的鼻尖将会压紧鼻尖移植物，更容易

产生术后鼻尖轮廓改变。医生在术中必须考虑到这一现象。

4. 可能会出现骨骼不规则或不对称（有时会消失）。

5. 深部支架结构改变或移植物边缘可见需要进行修复；早期术后的改变可能被软组织收缩和增厚所掩盖。随着医生经验的积累，术后变化更加可控，医生的建议也将变得更加可信。与手及耳部手术后的良好物理治疗一样，至少 50% 的患者满意度以及 90% 的医生术前和术后判断都取决于长期认真的随访。

标准的变化

鼻部偏曲（图 17.21）

鼻部不对称很常见，很难完全矫正。在急性骨折中，如果首要的问题是骨性移位，闭合复位是有效的治疗方式。然而，如果创伤主要作用于鼻中隔或软骨，闭合甚至开放的复位经常也是不完全有效的。如果鼻部不对称仅有骨性问题而鼻中隔损伤是一个潜在的因素时，进行鼻骨复位同时尝试将鼻中隔"复位"至合适的位置往往不会完全成功，遗留畸形的概率很高。

对于陈旧性歪鼻畸形，修复所需的技术和前文所讨论的一致。以下几个特定的原则是应当遵守的：

1. 对于鼻部偏曲，应进行不对称的操作以实现成功的矫正。在矫正鼻偏曲时需要分别考虑鼻部的上、中、下三部分。有时即使鼻的支架结构对称，整体看上去鼻部仍可能表现不对称。在这类病例中，无需进行头侧 1/3 的治疗，医生应该主要关注软骨部分的移位。通常，无需截骨或通过单侧截骨即可改善骨性支架结构；通过置入不同厚度的撑开移植物和 / 或覆盖移植物（在塌陷严重侧应用更宽的撑开移植物，使用或不使用覆盖移植物）可以改善鼻中部 1/3，以实现双侧对称；鼻部下 1/3 的矫正，通过切除鼻中隔角和黏膜下切除和复位鼻中隔尾侧可改善。

2. 矫正鼻偏曲还需要考虑鼻背是凸起的还是凹陷的。若偏曲的鼻部鼻梁是凸起的，则凸起部分是最不对称的部分。通过减少鼻梁高度，可以切除凸起的部分，这样即使没有其他操作，也能让鼻部更加对称。反之，如果鼻背低且不对称，并伴有肥大的鼻基底，医生可以通过用直的鼻背移植物覆盖凹陷部或用撑开移植物调整鼻中隔角矫正偏曲[112-117]。

3. 鼻中隔角的偏曲常常是鼻基底不对称的原因。切除鼻中隔角，松解鼻尖软组织可以使它们向中线移位。然而，鼻中隔角或鼻背切除虽能矫正不对称，但同时产生了低矮的鼻背。为此，需要移植物重建术后的结构平衡和支撑中部软骨支架。通过应用不对称厚度的撑开移植物可以矫正鼻中隔尾侧偏曲；对于这类病例，在鼻中隔角偏曲侧应用较厚的撑开移植物。

男性鼻整形术

尽管在男性中开展鼻整形术的诊断和技术与女性没有

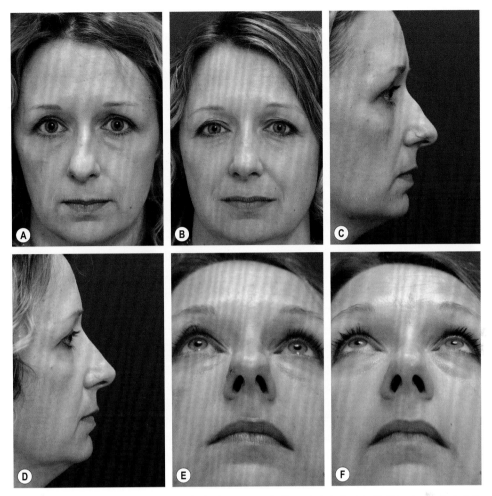

图 17.21 术前(A、C 和 E)与术后 2 年(B、D 和 F):鼻不对称患者进行鼻背切除,厚度不对称地撑开移植物、鼻背隐藏移植物及右外侧壁移植物置入后。鼻小柱未受影响。没有出现由于闭合入路鼻整形术造成的新的畸形

不同,但仍然存在很多其他差异。男性患者的支架结构更大,鼻骨更坚固,皮肤更厚,而且他们更容易从事存在身体接触的运动和高强度的体力工作。最具男性特征的表现包括轮廓分明的额部、强有力的额部和较大的鼻部[75]。

在作者过去一项 1 000 例鼻整形患者的调查中,术后出现烦躁状态者 30% 为男性,表现行为异常者 40% 为男性,而男性患者仅占总体的 22%[118]。这项调查的结果并非表明男性不适合鼻整形术,而是表明男性鼻整形术需要遵循以下原则:

1. 相较女性,男性更能接受较大的鼻部,即形态比大小更重要。

2. 鼻梁高度很重要。大多数男性倾向于笔直或凸起的鼻梁,而不是凹陷上翘的鼻背轮廓。

3. 男性希望鼻部具有"男性魅力",不能过短、过窄和过小。

4. 二次手术的男性患者常常抱怨鼻梁太低,所以应该保守切除。

5. 相比一些女性患者说的"我不在乎自己呼吸好不好,只要我的鼻部美观",男性通常希望术后有良好的通气功能。

鼻整形术的种族特征

美丽与否是一种主观感受。有些患者个人的审美非常特殊,有的患者只希望简单去除驼峰和重建气道。每个患者应该有其自身的审美目标和个人特征,外科医生也应该对此表示尊重。因此,在作者看来,并没有所谓的"种族专属鼻整形术"。

然而,医生必须记住的一点是,患者的种族背景影响了他们的审美目标。这一决定有两个作用:一些患者希望保持他们鼻部的种族标志,而另外一些人希望去除种族标志。但是医生术前必须询问患者。二次手术常见的动机之一就是前次手术后失去了家族、种族或个人的鼻外形特征。

不过,手术方案的制订和手术操作的原则并没有差别。矫正厚软组织覆盖的低矮、肥大的鼻背以及宽大的鼻基底面对的是同样的组织不平衡以及手术风险。通过与每位患者沟通制订手术计划。最关键的是,所有的改变都有目的,并能反映患者的审美和种族感情。

唇裂鼻畸形

尽管患者可能已经在婴儿期接受过唇裂和鼻畸形的修复(可能仅有唇裂侧下外侧软骨的剥离),严格意义上讲不是初次鼻整形术后畸形,但他们通常需要在儿童或青少年时期进行矫正。典型的解剖特点已在其他章节介绍[119-124]。

单侧或双侧唇裂的鼻中隔、上颌骨、鼻基底以及鼻翼软骨畸形可以通过很多鼻整形方法处理。复杂的鼻畸形需要从鼻上、中、下 1/3 的对称性、上颌骨弓轮廓、鼻小柱支撑、鼻中隔阻塞、内外鼻阈完整性(尤其是裂侧)、鼻翼软骨轮廓、鼻前庭蹼或挛缩、鼻尖支撑等方面评估。通常定义的"鼻小柱短小"实际上可能指鼻尖突度不足,因此通过增加鼻尖突度而不是增长鼻小柱矫正畸形的效果更好。还有常常被忽略的鼻翼软骨外侧脚头端向裂侧旋转卷曲。除了常用的鼻整形术技术外,还有一些特殊的手术操作,如上颌骨填充、鼻翼缘皮肤切除、鼻前庭蹼或索状挛缩矫正、复合组织移植、鼻翼沟的形成或重新定位。首次修复常常收紧了唇裂侧的鼻孔,从而导致鼻基底移位。当鼻翼基线位置适当重置后,鼻孔狭窄能通过鼻翼的耳廓复合组织移植改善鼻孔挛缩[125,126]。然而,当鼻孔狭窄和鼻翼底移位同时存在时,可以通过一个蒂在下方的易位皮瓣或一个由皮下或肌皮穿支供血的新月形岛状皮瓣治疗[127,128]。

老年患者

年龄当然也与手术有关。老年患者的两个重要参考条件是:①对鼻部形态感到不满意的时间;②主要希望通过手术修改的部位。

因此,明智的做法是询问患者对鼻外形感到不满意的时间有多久。有一些患者从青春期开始就不满意了,这类患者可以忍受更明显的变化。如果患者是近期才开始对鼻部形态不满意,那可能就是因为衰老的变化。在这类情况下,外科医生的任务是尽可能将鼻部恢复到年轻时的外观[129,130]。

老年患者的鼻骨更薄、更脆,并且术后的骨性支架必须能支撑眼镜。软组织已经变得萎缩而且缺少弹性,并且开始出现皱纹。这些变化使术中判断更加困难,并且通过组织收缩减小轮廓显得不太可能。老年患者的软骨可能变得更坚硬,并且许多患者意识到他们的鼻尖随着时间推移会变得更大。目前尚不清楚这是否由于软骨的增生还是软组织的延长或变薄,甚至是骨性支架吸收造成结构的不平衡所致。曾经有足够突度的鼻尖开始向鼻中隔角下垂,导致外观上的鼻下部的弯曲。

酒渣鼻

肥大性酒渣鼻(图 17.22)是鼻缩小整形手术的极佳适应证。肥大性酒渣鼻患者由于皮脂腺过度分泌和血管过度增生导致局部变形,慢性炎症和渗出导致软组织增生。病变组织必须被切除,可以通过鼻前庭切口或直接切口。组织切除愈合后,表面皮肤质地改变,表面皮肤可能很光滑,也可能存在一定的瘢痕化,这取决于切除的深度。必须事先告诉患者后一种可能的存在,不过很少有患者会拒绝手术治疗。少数患者畸形明显,治疗效果较差,可能与酒精成瘾相关。

酒渣鼻有 3 条治疗原则:

1. 并非每个肥大性酒渣鼻患者在发病前都具有较小和较直的鼻部。在治疗前,应试图观察患者真实的深部轮廓,条件允许的话可以参考患者以前的照片(图 17.22A)。手术目的是缩小鼻部同时尽可能减少瘢痕形成,去除组织应相对保守。

2. 不是每一个酒渣鼻原先的结构都是平衡的,事实上有些患者发病前存在驼峰鼻、低鼻根、鼻尖突度不足或鼻部过长,这类患者则需要二次手术使结构平衡(如鼻背或鼻尖移植物)。皮肤的切除不能矫正骨骼畸形。

3. 根据鼻平面和美学单元设计手术切口以减少皮肤色差和轮廓不连贯[131]。

患者供区耗竭

供区耗竭在二次手术的患者中更常见(已经取过软骨),如果在鼻中隔软骨存在明显骨化,初次手术患者也可能存在供区不足(非白种人或鼻部创伤后更常见)。一项调查显示[132,133],有 17% 的初次鼻整形患者鼻中隔至少有 75% 由骨质构成,他们没有足够的供体材料满足手术的需求。对于这类患者,以下原则可以提供帮助:

1. 撑开移植物或鼻背移植物作为内鼻阈重建的填充材料具有相等的功效。

2. 可以通过软骨或骨性条形移植物跨越塌陷区域来实现外鼻阈重建,或者通过皮肤 / 耳软骨复合组织移植。

3. 可以通过将粉碎的软骨移植物置到剥离腔隙以重建鼻尖,需要选择性的填充突度不足的小叶部分。

4. 应用多重排列的移植物(甚至应用切线劈开或粉碎的耳软骨)可以在有充足软组织覆盖的患者中塑造光滑的鼻背。

5. 皮肤较薄的患者需要应用单一单元的鼻背移植物治疗鼻背缺陷;并非所有患者都能使用较小的供区材料来进行治疗。

术后常见问题

与其他存在很大技术难度的整形外科手术不同,鼻整形术后很少会发生困扰医生的严重并发症。大部分鼻整形医生在术后从未遇到过泪道或眼外肌损伤;甚至鼻中隔穿孔也并不常见。尽管如此,鼻整形术有其特有的问题,出现的问题在多数情况下与对鼻部结构理解不充分、诊断不正确或技术因素直接相关。幸运的是,大部分的常见并发症都具有可控性,并且可以通过合理的手术设计和精细的手术技巧来减少。

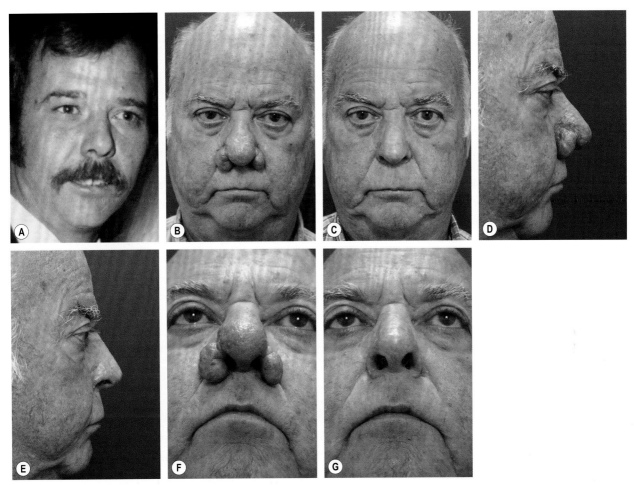

图 17.22　术前(B、D 和 F)与术后(C、E 和 G)对比图:肥大性酒渣鼻患者通过切除外皮,置入撑开移植物、鼻根移植物矫正。(A)患病前的鼻外形的比例不一定良好

以下并发症根据作者自身的认识和其他医生的报道,依据发生率降序排列。

医源性通气障碍

最常见的但可以完全避免发生的并发症是术后通气障碍。术前不存在鼻塞的患者,出现该并发症尤其不幸。尽管一些作者将其归因于使用了软骨间切口或截骨术后的挛缩[134,135],但更常见的原因是由于中部软骨支架结构的切除导致内鼻阈功能不全,或由于鼻翼软骨切除术导致外鼻阈功能不全,尤其在外侧脚向头侧旋转的病例中。对于外科手术破坏鼻部支架结构而导致的气道阻塞,可以通过术前评估鉴定相关解剖并通过保留或重建鼻阈完整性来避免。鼻背或撑开移植物能够矫正内鼻阈功能不全,而塌陷的外鼻阈可通过自体软骨移植改善[134]。气道堵塞的不常见原因是不经意的鼻尖支撑缺失(鼻中隔塌陷或过度的鼻背或鼻翼软骨切除)、过度的鼻翼边缘切除(可通过复合移植物或局部皮瓣治疗)和切除鼻腔衬里(除非为缩短鼻部切除鼻中隔膜部,否则永远不要进行鼻腔衬里切除)。不充分或过度缩短鼻部可能扰乱本应沿鼻基底向后流动的气流。鼻部过长的患者经常通过支撑其鼻尖来缓解气道阻塞;在这种情况下,即使截

骨也可能因为骨骼支撑的减少而适得其反[135]。过度被缩短的鼻部可以通过以下方式改善:应用鼻背移植物、切除鼻中隔后部尾缘、复合组织移植物[125,136]。截骨术被认为是术后气流减少的原因,尽管很多作者已经发现由于二次鼻整形时有效的鼻中隔和鼻阈手术,截骨很少会减少鼻通气量。然而,许多患者对于"缩小"鼻部的热衷导致过度激进的截骨,可能造成梨状孔变窄,对于这类患者,通过梨状孔外缘的切除可改善患者的症状。最后,不充分的鼻甲切除可能遗留鼻腔阻塞;但更常见的是,过度的鼻甲切除会造成一种阻塞的感觉(可能源于失去了正常的鼻腔阻力功能)、鼻部干燥、空腔感和持续鼻炎。不充分的鼻甲切除容易矫正,而对于过度切除及其后遗症,目前缺乏有效的治疗方法。应避免为改善鼻外形造成患者气道阻塞;事实上,如果医生牢记鼻部外形与功能存在相互联系,并且在所有的鼻整形术设计时考虑功能的保留或改善,可以在很大程度上避免气道的并发症。

骨骼问题

任何经过修整的支架结构都可能存在形态不规则或不对称,其可见度随被覆软组织的厚度而变化。骨性支架尾端不规则通常归因于切除不充分,但更常见的原因是中部软骨

支架结构的塌陷,造成骨性支架尾端代偿性突出。治疗方式是应用撑开或背部移植物填充,而不能进一步行骨切除术。

在鼻背中线扪及部位可能观察到支架结构的最低点,无论是术中或是术后[137]。这一"中鼻背切迹"常被归因于鼻背软骨切除不整齐。然而中鼻背切迹大多发生在较薄的上鼻部皮肤与较厚的鼻尖上区皮肤交界区,表现为鼻尖上区头侧的畸形(或者与中部支架结构塌陷相关的倒 V 畸形的中点),并且提示存在鼻背过度切除。可以通过填充进行治疗。

如果鼻背切除没有覆盖高位鼻中隔偏曲,可能出现正面观的不对称。高位鼻中隔偏曲可以通过在鼻中隔前缘应用不规则厚度地撑开移植物来矫正,可以结合应用覆盖移植物。

软组织问题

移植物的质地与软组织的质地决定了最终美学效果。既往手术损坏的皮肤可能出现厚度不均,原因可能是血供不足,并且可能无法均匀地适应或覆盖再造的深部支架结构(其本身可能也不是首选的移植材料)。虽然作者在二次手术的患者中总是采用闭合入路和限制性的剥离,但仍不能忽视鼻部的血运障碍。很多医生对于复杂的二次手术患者优先选择开放入路和更大范围的剥离,这种观念的正确与否需重新考虑。最好的开放入路鼻整形术也可能破坏坏鼻尖或鼻小柱的皮肤,对于美容病例是灾难性的结果。医生必须始终记住,适用于身体其他部位的手术原理也适用于鼻部。

移植物问题

由移植物造成的轮廓问题列第三位,仅仅是因为大多数医生会进行鼻缩小整形术,而不进行隆鼻手术。对于经常进行隆鼻手术的医生而言,移植物问题是二次手术修复的最常见原因。背部移植物必须进行精确塑形并且置入在合适的腔隙,以限制移植物的移动。同样,鼻尖移植物可能产生难以接受的不对称效果或可见的移植物边缘。移植物的可见性取决于填充材料的数量和质地以及覆盖的软组织的性质。应用多层移植物更容易实现鼻尖的对称,更不容易发生移植物边缘可见。

术中和术后出血

术中术后即使只有几滴血也能使视野模糊或让移植物漂浮移位。术中出血有两种类型:一开始持续缓慢的多灶性出血;或正常止血 2~3 小时,然后出现多灶性出血,包括在原先已止血的区域。每种类型都需要不同的处理方式。

第一种类型表现凝血因子Ⅷ缺乏;甚至有些正常患者在分娩过程可获得凝血因子Ⅷ抗体。治疗方法是使用DDAP(去氨加压素)0.3μg/kg,该药物主要用于 A 型血友病、Willebrand 疾病和尿崩症。如果病因明确,可在术前 30 分钟开始预防性处理。通常不需要重复用药。少见的副作用是头痛、恶心和抽搐。

第二种出血类型表现为止血 2~3 个小时后多灶性出血,包括在原先已止血的区域,通常指循环的纤维蛋白溶酶增加,常出现于心脏手术、胎盘早剥、癌症以及抗抑郁药使用后。这种出血类型可以用 Amicar(氨基己酸)以及 a 纤维蛋白溶解抑制剂处理抑制纤溶酶原活性。临床表现必须与弥漫性血管内凝血相鉴别,但这种情况在鼻整形术中很少见。氨基己酸按 4~6g 剂量静脉给药,每小时 1g,直到出院,然后 1g 口服,一天 4 次,直到出血危险消失。副作用包括头痛、肾小球毛细血管血栓形成、心动过缓及低血压。因为有可能出现肾小管血栓,因此必须检查尿常规。遗憾的是,这一问题无法通过凝血酶原时间、部分凝血活素时间、血小板等常规凝血功能检查来筛查;然而,部分患者确实有未明确诊断的出血病史。它与 5- 羟色胺再摄取抑制剂抗抑郁药的关系可能是因为耗竭了血小板 5- 羟色胺导致异常出血[138]。

理论上应该让所有患者术前停止使用抗抑郁药 2 周,但实际执行起来比较难。因此,作者通常会通过尿检排除镜下血尿以便于术前安全地使用 Amicar。

极少数患者会在术后 5~10 天再次出血。尤其是服用抗抑郁药物、草药或维生素影响血小板功能的患者。医生的主要任务是取得患者及其家属的配合。在上消化道出血的病例中常常见到患者平静后会停止出血。医生应该亲自检查患者,拆除敷料、清理气道并找到出血部位。如果出血没有停止,必须重新填塞浸有盐酸去甲肾上腺素的吸收性敷料。幸运的是,需要再次填塞敷料的情况很少见。但医生应该在遇到这种情况之前知道它的处理办法。

鼻中隔穿孔

穿孔偶尔发生于复杂的鼻中隔成形术后,但可以通过小心分离犁骨、修复撕裂的黏软骨膜瓣以及包扎之前在鼻中隔两侧留置 1mm 硅胶夹板来最大程度缩小穿孔。

但是即使采取了这些预防措施,鼻中隔穿孔偶尔还是不能避免,而且通常是没有症状的。小的穿孔可能会引起奇怪的口哨声;更大的穿孔会因为气体湍流旋转通过穿孔黏膜,导致结痂、鼻出血和鼻炎。鼻出血通常表明穿孔部位有鼻中隔软骨或骨的暴露。修补间隔穿孔比较困难,无论是局部修复还是远处黏膜瓣修复,复发率仍然很高。在有症状的穿孔中,通常优先明确并消除有鼻中隔骨暴露的区域并修复黏软骨膜瓣,以获得具有愈合能力的稳定表面。如果通过这种方式可以缓解症状,通常不再需要修复穿孔。

鼻炎

术后暂时性鼻炎可能会持续数周,尤其是当一个阻塞的气道得到改善后。除非鼻甲被过度切除,否则持久的鼻炎并不常见。鼻甲切除的支持者并不重视这些后遗症[139,140],但是由于还没有确切的治疗方法,术后鼻炎仍然很难处理。

循环系统问题

闭合入路鼻整形术后循环障碍引起的并发症极少见。在第一次闭合入路鼻整形术期间,只要切口长度合适,骨骼的切除适当,真皮不变薄,术后包扎和敷料松紧适当,医生就可以作任何软骨间和软骨下切口,伴或不伴有鼻翼缘切口,而无需担心循环系统并发症的发生。鼻尖小叶和鼻背交接区的凹陷(可描述为"鼻尖上区断点")并不是提示鼻背过度矫正,而是说明具有充足的鼻背高度和鼻尖突度。不存在鼻尖上区凹陷,外科医生就不能通过包扎过紧或注射激素类药物来塑造鼻尖上区凹陷,而是应该进行切口设计,在能够提供满意暴露的前提下尽可能减少切口数量。

感染

鼻整形术和鼻中隔手术的术后细菌感染发生率较低[141-149],但随着耐甲氧西林金黄色葡萄球菌作为社区获得性病原体的出现和流行,术后感染也较以前更常见[150]。尽管无确切的证据,但是很多外科医生会在术后应用抗生素以预防感染。中毒性休克综合征、海绵窦、额窦脓肿,甚至心内膜炎极为罕见,但已有报道。特殊的感染很少见,但较难处理,如耳廓软骨移植可能携带外耳道的革兰氏阴性杆菌。

鼻中隔塌陷

完整的鼻中隔对于正常的鼻背轮廓、鼻长度、鼻基底支撑、中部软骨支架(及内鼻阈)完整性和上唇运动都十分重要,因此缺失软骨支撑可导致多种不确定的后果。由此可以预见所需要的重建工作的复杂性。外科医生可以通过评估未愈合或不稳定的鼻中隔骨折,保留鼻背侧至少 15mm 宽的鼻中隔黏膜而不剥离,以避免在遇到意外的未愈合骨折线时危及鼻中隔,从而降低鼻中隔塌陷发生率。

红鼻

"鼻整形术后红鼻"是术后局部循环重塑的皮肤表现,具体表现因患者而异,有些患者自始至终都没有出现此症状,而有些患者在第一次鼻整形术后就发生。鼻尖有瘢痕或没有完全愈合的鼻尖填充患者尤其危险。面部毛细血管扩张症的患者出现红鼻的概率更高。在术后第 1 年,大多数症状会自行减退。如果病情持续,激光治疗简单有效。

不能忽视鼻尖的颜色改变。即使伤口在没有张力的情况下闭合,由于移植物、敷料、术后水肿和包扎都会引起内部压力增加。如果鼻尖颜色异常,外科医生应拆除包扎。即使24 小时内去除包扎,移植物位置也不会改变。

其他并发症

泪道损伤(侧方截骨所致)是其中一种并发症,1968 年的系列研究报道了 151 例患者中有 27 例患者出现泪道损伤,其中 78% 的患者出现泪道堵塞[151]。之后的研究也证实了发生这种罕见并发症的可能性[152,153]。此外,也有关于截骨术后眼眶底部和眼外肌损伤的报道。如果外科医生熟悉解剖并能很好地控制截骨位置,就不太可能发生这类并发症。脑脊液鼻漏、海绵窦血栓形成、脑膜炎、永久性嗅觉丧失、顽固性皮内囊肿、类固醇注射治疗鼻尖上区畸形导致失明等都曾有报道。然而幸运的是,这些并发症十分罕见[154-159]。

颅骨外板获取术后出现严重但罕见(12 672 位病例中发生率约为 0.02%)的并发症包括轻度偏瘫、偏瘫(一位血小板紊乱的患者)、硬膜外血肿、硬膜下感染、硬脑膜,大脑或矢状缝撕裂、失语症、持续性语言障碍以及暂时偏盲。在使用适当的骨采集技术的经验丰富的外科医生手中,这些不良事件极为罕见[108]。

在鼻整形术中应用异体材料存在更多的问题。认为异体材料较自体移植物更安全的外科医生应提高警惕并充分了解异体材料可能带来的问题[160-169]。

患者不满

在理想情况下,整形外科医生与患者之间的关系比其他医疗环境的更融洽。尽管对于患者和医生而言,彼此之间互相满意是最好的结果。但对于恐惧的癌症患者或醉酒的急诊患者而言,这一目标难以实现。对于经过选择的美容患者,一切都会变得不同。

差异确实存在于美容外科,效果也可能不像预期那样完美。与其他外科一样,美容手术的风险与并发症同样存在,而且整形外科医生感情投入可能更大,而患者希望在没有并发症的情况下获得更好的效果。尽管技术上困难重重,但患者总是渴望最好的结果,既要改变容貌,又要对被称为"身体形象"的复杂心理产生积极影响,甚至追求"完美"。在美容外科中,患者与外科医生之间的和谐共处尤为重要。

每当事情进展不如预期时,外科医生和患者之间的关系总是会经受考验。正是这些情况考验了整形外科医生的平稳心态,也检验了术前"知情同意"进行的程度。患者必须理解不能调控与不可调控之间的区别。患者常常自己没有发现任何"问题",然而其心存好意而无知的朋友家人常常在为其指出问题。在外科医生与患者的良好关系中,指导、安抚是对患者的重要支持,直到问题解决或医生找到解决办法为止。

有一类特殊的患者群体,他们似乎总是难以满足而又消极沮丧,对外科医生和工作人员要求苛刻,在结果不符合预期时会感到不安[170-188]。最近的研究表明,这类患者中的许多人都有童年被虐待或被忽视的经历,从而产生身体羞耻感[187,188]。这类患者形成了心理健康范畴所说的整形手术与躯体障碍的交界面。详细内容在第一卷第 3 章中有描述。

首次接诊的医生也会在患者管理上产生明显的差异。医生通过对自己的患者进行评估可以实现了解手术情况、供体材料的性质、以及患者的性格。但缺点是需要同时管理患者和自己的失望。另外,在评估其他医生的患者时无需克制对当前结果的失望,但是对于原始的畸形、患者的组织特性、供区材料特性和患者人格特性缺乏了解。尤其是当患者对先前的手术医生感到不满时,二次手术的医生必须确信患者①具有符合实际的手术预期并了解实现这些目标所需的条件,并且②意识到上一位医生尽最大努力实现了患者的预期目标。在满足这些要求之前,医生最明智的做法是延迟手术。

二次手术的决定

术前与医生进行过沟通的患者会知道术后肿胀的消退需要一定的时间,并且最终效果可能要等到术后第1年或更久才能稳定。实际上,与其他疾病的患者相比,等待最终效果对于某些患者(包括医生)而言是更大的挑战。

因此,医生应至少等待1年,直到术后效果稳定了再决定是否重新手术。某些患者或经历了多次手术的患者可能需要更多的时间。修复的性质和程度以及应该由谁操作取决于前次鼻整形术涉及的相同因素。患者和医生必须充分理解对方,因为二次手术本身在结构上会比第一次手术更困难。无论发生什么,医生和患者都不能忽视安全、功能和美观的先后顺序。鼻整形术也不能例外。

二次鼻整形术

有限的鼻腔空间不允许经鼻内二次鼻整形术。作者的分析及手术技巧已在其他文献中提及[186]。二次手术最常见的原因是医源性或没有矫正的气道梗阻;没有识别前文提到的关键的解剖学变异(低鼻根或低鼻背、鼻尖突度不足、中穹窿狭窄或鼻翼软骨异位);鼻尖上区畸形;长度或平衡问题;鼻内移植物问题;移植相关的技术问题;无法忍受的种族、家庭或个人特征的丧失[189];前期开放性鼻整形造成的术后畸形。

为什么初次和二次鼻整形术是相同的手术?

有的整形外科医生开展初次鼻整形术但不进行修复手术,这是可以理解的。但是对于学习了鼻整形术的解剖变异、平衡的原因、移植技巧以气道管理的医生,这两个手术可以被看成是同一个外科主题上的变异。如果外科医生在切口、保留或重建平衡、去除或重置畸形、优化功能性支撑以及应用移植物重建形态和结构上的平衡都精心设计和操作,则首次和二次鼻整形没有本质区别。

好的二次鼻整形术的秘诀就是好的初次鼻整形术——不仅要实施手术,还要了解手术及其后呈现的效果及内在原因。因为二次手术的形态不是无限的,而是具有一定的模式(见表17.1),因此它的解决方案同样遵循一定的规律(见表17.1和表17.2)。通过经验的积累和分析二次手术患者的照片,医生可以轻松地识别术后组织的改变和可能出现的畸形,因此二次手术的外形不仅表明了解剖结构的改变,而且可以提示要进行矫正的方式。

前次开放入路鼻整形术的术后畸形

随着开放入路鼻整形术的广泛应用,其术后特有的畸形正在增加(图17.23)。在作者过去25年的实践中,初次手术为开放入路鼻整形术的患者的二次手术率从28%上升至95%以上。开放入路鼻整形术引起的鼻畸形通常更严重,甚至无法矫正。常见于鼻基底区(如过宽或变形、鼻小柱有切迹、鼻尖过窄、鼻小柱僵硬、明显瘢痕、鼻翼缘切迹、鼻翼塌陷或鼻孔过度切除)。相反,初次手术采用经鼻内闭合入路的患者最常见的情况是对鼻背过高或鼻部过长需要进行二次整形手术。一项对100位病例的回顾性研究报告表明[190],接受开放入路手术的患者相比闭合入路手术患者有更多的投诉(5.6∶2.6)并在找其他医生矫正之前经历更多的手术(3.1∶1.2)。这篇综述发表于2002年,现在的情况只会更加糟糕。开放手术最常见的畸形是设计外科手术暴露的解剖部位发生的畸形(如鼻小柱、鼻翼软骨和鼻翼缘)或通过开放入路更容易开展或更激进的手术操作损伤的结构(如鼻小柱支架和鼻翼软骨缝合)。

有些继发畸形比其他畸形更容易矫正。经历开放入路

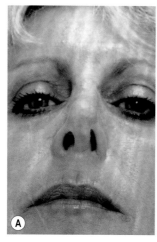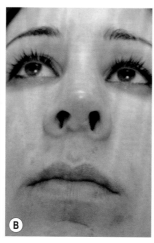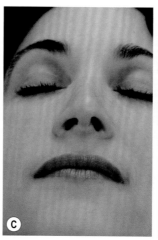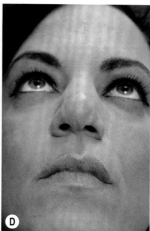

图17.23　由于开放入路鼻整形术造成的常见的术后鼻畸形案例:外鼻阀、鼻翼环及鼻小柱畸形常见于开放入路手术后,有些甚至无法矫正

鼻整形术的患者存在更多的瘢痕及深部缝合,导致术中剥离和畸形组织切除更困难。鼻小柱支架可能增宽小柱,但未能建立充足的鼻尖突度,被迫移除支架,再通过其他更符合解剖学的方法重建鼻尖突度。外科医生在操作中应该充分考虑鼻部血液循环可能已受到不可逆损害,并谨慎进行剥离。在某些情况下,二次手术医生在皮肤下操作可能表现得好像能透视皮下的结构一样。因此,一些医生违背手术原则,采用较宽的、激进的开放切口修复严重受损的鼻部,这样的操作很难避免软组织缺失。作者见过很多这类案例,其中包括一些技术顶尖的医生。因此,建议同时进行开放入路和闭合入路鼻成形术的外科医生,应该允分结合不同手术方式特点,对无瘢痕的鼻部开展开放入路手术,而对有瘢痕、存在血供问题或损伤的鼻部采用闭合入路手术,而不应背道而驰[191]。

与所有美容手术相同,鼻整形术可改善容貌。然而,实现完美的效果非常困难。因此,患者与外科医生之间的相互信任的关系才是最重要的。应遵循 Osler 在治疗其著名患者 Walt Whitman 时所提出的原则:"医生不治疗伤寒发热,但对于治疗患伤寒的患者,医生必须考虑患者的特殊性——身体的特质。"[192]也许相较于其他整形手术,鼻整形术更需要深思熟虑。

参考文献

1. Constantian MB. *Rhinoplasty: Craft and Magic*. St. Louis, MO: Quality Medical Publishing; 2009. *The author's complete text. Covers nasal phenomenology, so that preoperative and postoperative deformities can be seen to form patterns; therefore the solutions are not limitless but also form patterns. The rhinomanometric improvement in airflow is given for each case where the information was available, and analysis and exposition of intraoperative changes are emphasized. Chapters cover not only rhinoplasty analysis and technique but anatomic variants, function, right-brain training for rhinoplasty, body dysmorphic disorder, and the author's own complications.*
2. Edwards B. *A New Drawing on the Right Side of the Brain*. New York, NY: Penguin Putnam; 1999. *A delightful and instructive adventure into art. Most of us lose the ability to "see" what is really in front of us as the left brain begins to dominate at about age 10, which is why most adults draw at that level of sophistication. Yet plastic surgery, not only rhinoplasty but breast reduction, TRAM flap shaping, forehead flaps, and many other procedures benefit from the ability to call upon right-brain skills at will. This book teaches how, in an entertaining way.*
3. Constantian MB. A model for planning rhinoplasty. *Plast Reconstr Surg*. 1987;79:472–481.
4. Constantian MB. Practical nasal aesthetics. In: Habal M, ed. *Advances in Plastic and Reconstructive Surgery*. St. Louis, MO: Mosby-Year Book; 1991:85–107.
5. Constantian MB. *Rhinoplasty: Craft and Magic*. St. Louis, MO: Quality Medical Publishing; 2009:9.
6. Sheen JH. Spreader graft: a method of reconstructing the roof of the middle nasal vault following rhinoplasty. *Plast Reconstr Surg*. 1984;73:230–239. *The most commonly referenced paper the rhinoplasty literature since 1970.*
7. Constantian MB, Clardy RB. The relative importance of septal and nasal valvular surgery in correcting airway obstruction in primary and secondary rhinoplasty. *Plast Reconstr Surg*. 1996;98:38–54.
8. Constantian MB. Functional effects of alar cartilage malposition. *Ann Plast Surg*. 1993;30:487–499.
9. Sheen JH, Sheen AP. *Aesthetic Rhinoplasty*. 2nd ed. St. Louis, MO: Mosby; 1987:988–1011. *This two-volume text is the second edition of the book that started the revolution in rhinoplasty of the 1980s and beyond. Our entire rhinoplasty lexicon derives from it. Virtually all of the text is still current and any surgeon seriously interested in learning rhinoplasty and its modern roots should own and study a copy.*
10. Constantian MB. Four common anatomic variants that predispose to unfavorable rhinoplasty results: a study based on 150 consecutive secondary rhinoplasties. *Plast Reconstr Surg*. 2000;105:316–331.
11. Sheen JH, Sheen AP. *Aesthetic Rhinoplasty*. 2nd ed. St. Louis, MO: Mosby; 1987:808–825, 1142–1165.
12. Sheen JH. *Aesthetic Rhinoplasty*. St. Louis, MO: Mosby; 1978:310–346.
13. Gruber RP, Park E, Newman J, et al. Spreader flaps in primary rhinoplasty. *Plast Reconstr Surg*. 2007;119:1903–1910.
14. Rohrich RJ, Hollier LH. Rhinoplasty: dorsal reduction and spreader grafts. In: Gunter JP, Rohrich RJ, eds. QMP St. Louis: *Dallas Rhinoplasty Symposium Syllabus*. 1997:195–208. UT Southwestern Meeting Syllabus.
15. Teller DC. Anatomy of a rhinoplasty: emphasis on the middle third of the nose. *Facial Plast Surg*. 1997;13:241–252.
16. Guyuron B, Michelow BJ, Englebardt C. Upper lateral splay graft. *Plast Reconstr Surg*. 1998;102:2169–2177.
17. Sulsenti G, Palma P. A new technique for functional surgery of the nasal valve area. *Rhinology*. 1989;10(suppl):1–19.
18. Courtiss EH, Goldwyn RM. The effects of nasal surgery on airflow. *Plast Reconstr Surg*. 1983;72:9–21.
19. Goode RL. Surgery of the incompetent nasal valve. *Laryngoscope*. 1985;95:546–555.
20. Constantian MB. The incompetent external nasal valve: pathophysiology and treatment in primary and secondary rhinoplasty. *Plast Reconstr Surg*. 1994;93:919–931.
21. Petroff MA, McCollough EG, Hom D, et al. Nasal tip projection: quantitative changes following rhinoplasty. *Arch Otolaryngol Head Neck Surg*. 1991;117:783–786.
22. Ricketts RM. Divine proportion in facial esthetics. *Clin Plast Surg*. 1982;9:401–422.
23. Gunter JP. Facial analysis for the rhinoplasty patient. In: Gunter JP, Rohrich RJ, eds. QMP St. Louis: *Dallas Rhinoplasty Symposium Syllabus*. 1997: 195–208.
24. Daniel RK. Nasal analysis and operative planning. In: Gunter JP, Rohrich RJ, eds. QMP St. Louis: *Dallas Rhinoplasty Symposium Syllabus*. 1997:35–44.
25. Papel ID, Mabrie DC. Deprojecting the nasal profile. *Otolaryngol Clin North Am*. 1999;32:65–87.
26. Joseph J. *Nasenplastik und Sonstige Gesichtsplastik*. Leipzig: Curt Kabitzsch; 1931:94, 98, 166.
27. Sheen JH. *Aesthetic Rhinoplasty*. St. Louis, MO: Mosby; 1978:432–461.
28. Constantian MB. The two essential elements for planning tip surgery in primary and secondary rhinoplasty: observations based on review of 100 consecutive patients. *Plast Reconstr Surg*. 2004;114:1571–1581.
29. Constantian MB. *Rhinoplasty: Craft and Magic*. St. Louis, MO: Quality Medical Publishing; 2009:507–516, 790.
30. Hardcastle PF, White A, Prescott RJ. Clinical or rhinometric assessment of the nasal airway: which is better? *Clin Otolaryngol*. 1988;13:381–385.
31. Adamson JE. Constriction of the internal nasal valve in rhinoplasty: treatment and prevention. *Ann Plast Surg*. 1987;18:114–121.
32. Bridger GP. Physiology of the nasal valve. *Arch Otolaryngol*. 1970;92:543–553.
33. Ochi JW, deWerd DL. Surgery for bilateral nasal valvular collapse. *Rhinology*. 1988;26:105–110.
34. Teichgraeber JF, Wainwright DJ. The treatment of nasal valve obstruction. *Plast Reconstr Surg*. 1994;93:1174–1184.
35. Gordon AS, McCaffrey TV, Kern EB, et al. Rhino-manometry for preoperative and postoperative assessment of nasal obstruction. *Otolaryngol Head Neck Surg*. 1989;101:20–26.
36. Vaino-Matilla J. Correlations of nasal symptoms and signs in a random sampling study. *Acta Otolaryngol*. 1974;318(suppl):1–48.
37. Hardcastle PF, White A, Prescott RJ. Clinical or rhinometric assessment of the nasal airway: which is better? *Clin Otolaryngol*. 1988;13:381–385.
38. Adamson JE. Constriction of the internal nasal valve in rhinoplasty: treatment and prevention. *Ann Plast Surg*. 1987;18:114–121.
39. Bridger GP. Physiology of the nasal valve. *Arch Otolaryngol*. 1970;92:543–553.
40. Ochi JW, deWerd DL. Surgery for bilateral nasal valvular collapse. *Rhinology*. 1988;26:105–110.

41. Teichgraeber JF, Wainwright DJ. The treatment of nasal valve obstruction. *Plast Reconstr Surg*. 1994;93:1174–1184.

42. Mertz JS, McCaffrey TV, Kern EB. Objective evaluation of anterior septal reconstruction. *Otolaryngol Head Neck Surg*. 1984;92:308–311.

43. Grymer LF, Hilberg O, Elbrond O, et al. Acoustic rhinometry: evaluation of nasal cavity with septal deviations, before and after septoplasty. *Laryngoscope*. 1989;99:1180–1187.

44. Broms P, Jonson B, Malam L. Rhinomanometry: IV. A pre- and postoperative evaluation in functional septoplasty. *Arch Otolaryngol*. 1982;94:523–529.

45. Clement PAR, Kaufman L, Rousseeuw P. Active anterior rhinomanometry in pre- and postoperative evaluation, use of Broms' mathematical model. *Rhinology*. 1983;21:121–133.

46. Jalowayski AA, Yuh Y-S, Kosiol JA, et al. Surgery for nasal obstruction: evaluation by rhinomanometry. *Laryngoscope*. 1983;93:341–345.

47. Beekhuis GJ. Nasal obstruction after rhinoplasty: etiology and techniques for correction. *Laryngoscope*. 1976;86:540–548.

48. Cottle MH. Concepts of nasal physiology as related to corrective nasal surgery. *Arch Otolaryngol*. 1960;72:11–20.

49. Berry RB. Nasal resistance before and after rhinoplasty. *Br J Plast Surg*. 1981;34:105–111.

50. Gray LP. Deviated nasal septum: incidence and etiology. *Ann Otol Rhinol Laryngol*. 1980;87(suppl 50):3–20.

51. Peck GC. *Techniques in Aesthetic Rhinoplasty*. 2nd ed. Philadelphia, PA: JB Lippincott; 1990:23.

52. Fomon S, Gilbert JG, Caron AL, et al. Collapsed ala: pathologic physiology and management. *Arch Otolaryngol*. 1950;51:465–484. *A classic paper on what we now call external valvular collapse by a pioneer who intuitively understood what the next generation of surgeons forgot: that each airway has two sides.*

53. Bridger GP. Split rib graft for alar collapse. *Arch Otolaryngol*. 1981;107:110–113.

54. Stoksted P, Gutierrez C. The nasal passage following rhino-plastic surgery. *J Laryngol Otol*. 1983;97:49–54.

55. Bridger GP, Proctor DF. Maximum nasal inspiratory flow and nasal resistance. *Ann Otol Rhinol Laryngol*. 1970;79:481–488.

56. Stucker FJ, Hoasjoe DK. Nasal reconstruction with conchal cartilage: correcting valve and lateral nasal collapse. *Arch Otolaryngol Head Neck Surg*. 1994;120:653–658.

57. Goldman IB. Rhinoplastic sequelae causing nasal obstruction. *Arch Otolaryngol*. 1966;83:151–155.

58. Adamson P, Smith O, Cole P. The effect of cosmetic rhinoplasty on nasal patency. *Laryngoscope*. 1990;100:357–359.

59. Constantin MB. *Rhinoplasty: Craft and Magic*. St. Louis, MO: Quality Medical Publishing; 2009:133–186.

60. Kern EB. Surgery of the nasal valves. In: Rees TD, ed. *Rhinoplasty: Problems and Controversies*. St. Louis, MO: Mosby; 1988:209–222.

61. Kern EB. Rhinomanometry. In: English GM, ed. *Otolaryngology*. Hagerstown, MD: Harper & Row; 1979:1–18.

62. Kern EB. Rhinomanometry. *Otolaryngol Clin North Am*. 1973;6:863–872.

63. Doty RL, Frye R. Influence of nasal obstruction on smell function. *Otolaryngol Clin North Am*. 1989;22:397–411.

64. Courtiss EH, Goldwyn RM. Resection of obstructing inferior turbinates: a 6-year follow-up. *Plast Reconstr Surg*. 1983;72:913.

65. Sheen JH. A new look at supratip deformity. *Ann Plast Surg*. 1979;3:498–504.

66. Constantin MB. Rhinoplasty in the graft-depleted patient. *Op Tech Plast Reconstr Surg*. 1995;2:67–81.

67. Constantin MB. *Rhinoplasty: Craft and Magic*. St. Louis, MO: Quality Medical Publishing; 2009:317–390.

68. Constantin MB. *Rhinoplasty: Craft and Magic*. St. Louis, MO: Quality Medical Publishing; 2009:626–630, 984.

69. Berger G, Hammel I, Berger R, et al. Histopathology of the inferior turbinate with compensatory hypertrophy in patients with deviated nasal septums. *Laryngoscope*. 2000;110:2100–2105.

70. Constantin MB. *Rhinoplasty: Craft and Magic*. St. Louis, MO: Quality Medical Publishing; 2009:174–175.

71. Byrd HS, Hobar PC. Rhinoplasty: a practical guide for surgical planning. *Plast Reconstr Surg*. 1993;91:642–654.

72. Guyuron B. Dynamics of rhinoplasty. *Plast Reconstr Surg*. 1991;88:970–978.

73. Farkas LG, Kolar JC, Munro IR. Geography of the nose: a morphometric study. *Aesthetic Plast Surg*. 1986;10:191–223.

74. Ricketts RM. Divine proportion in facial esthetics. *Clin Plast Surg*. 1982;9:401–422.

75. Bashour M. An objective system for measuring facial attractiveness. *Plast Reconstr Surg*. 2006;118:757–776.

76. Constantin MB. Experience with a three-point method for planning rhinoplasty. *Ann Plast Surg*. 1993;30:1–12.

77. Constantin MB. An alternate strategy for reducing the large nasal base. *Plast Reconstr Surg*. 1989;83:41–52.

78. Constantin MB. Elaboration of an alternative, segmental, cartilage-sparing tip graft technique: experience in 405 cases. *Plast Reconstr Surg*. 1999;103:237–253.

79. Hamra ST. Crushed cartilage grafts over alar dome reduction in open rhinoplasty. *Plast Reconstr Surg*. 1993;92:352–356.

80. Daniel RK. Rhinoplasty: creating an aesthetic tip. A preliminary report. *Plast Reconstr Surg*. 1987;80:775–783.

81. Tebbetts JB. Shaping and positioning the nasal tip without structural disruption: a new, systematic approach. *Plast Reconstr Surg*. 1994;94:61–77.

82. Tardy ME, Cheng E. Transdomal suture refinement of the nasal tip. *Facial Plast Surg*. 1987;4:317–320.

83. Vuyk HD. Suture tip plasty. *Rhinology*. 1995;33:30–38.

84. Adamson PA, Morrow TA. The nasal hinge. *Otolaryngol Head Neck Surg*. 1994;111:219–231.

85. Raskall G, González-Lagunas J. Management of the nasal tip by open rhinoplasty. *J Craniomaxillofac Surg*. 1996;24:145–150.

86. Tardy ME, Patt BS, Walter MA. Transdomal suture refinement of the nasal tip: long term outcomes. *Facial Plast Surg*. 1993;9:275–284.

87. Gruber RP. Open rhinoplasty. *Clin Plast Surg*. 1988;15:95–114.

88. Neu BR. Suture correction of nasal tip cartilage concavities. *Plast Reconstr Surg*. 1996;98:971–979.

89. Constantin MB. *Rhinoplasty: Craft and Magic*. St. Louis, MO: Quality Medical Publishing; 2009:498–516.

90. Sheen JH, Sheen AP. *Aesthetic Rhinoplasty*. 2nd ed. St. Louis, MO: Mosby; 1987:259–270.

91. Sheen JH. Achieving more nasal tip projection by use of small autogenous vomer or septal cartilage grafts. *Plast Reconstr Surg*. 1975;56:35–40.

92. Sheen JH. Tip graft: a 20-year retrospective. *Plast Reconstr Surg*. 1993;91:48–63.

93. Constantin MB. Grafting the projecting nasal tip. *Ann Plast Surg*. 1985;14:391–402.

94. Ortiz-Monasterio F, Olmeda A, Ortiz-Oscoy L. The use of cartilage grafts in primary aesthetic rhinoplasty. *Plast Reconstr Surg*. 1987;80:161–174.

95. Nicolle FV. The comma-shaped tip cartilage graft. *Aesthetic Plast Surg*. 1988;12:223–227.

96. Mavili ME, Safak T. Use of umbrella graft for nasal tip projection. *Aesthetic Plast Surg*. 1993;17:163–166.

97. Adham MN. A new technique for nasal tip cartilage grafting in primary rhinoplasty. *Plast Reconstr Surg*. 1996;97:649–655.

98. Johnson CM, Toriumi DM. Open structure rhinoplasty: featured technical points and long term follow-up. *Facial Plast Surg Clin North Am*. 1993;1:1–22.

99. Aiache G, Levignac J. *La Rhinoplastie Esthétique*. Paris: Masson; 1989:84–90.

100. Papel ID. A graduated method of tip graft fixation in rhinoplasty. *Arch Otolaryngol Head Neck Surg*. 1995;121:623–626.

101. Duarte A, Atilano J, Cuenca R. Apex columellar cartilage graft. *Aesthetic Plast Surg*. 1988;12:217–222.

102. Kamer FM, Churukian MM. Shield graft for the nasal tip. *Arch Otolaryngol*. 1984;110:608–610.

103. Garcia-Velasco J, Garcia-Velasco M. Tip graft from the cartilaginous dorsum in rhinoplasty. *Aesthetic Plast Surg*. 1986;10:21–25.

104. Pollet J. Three autogenous grafts for nasal tip support. *Plast Reconstr Surg*. 1972;49:527–532.

105. Nicolle FV. Secondary rhinoplasty of the nasal tip and columella: the choice of cartilage grafts. *Scand J Plast Reconstr Surg*. 1986;20:67–73.

106. Peck GC. The onlay tip graft for nasal tip projection. *Plast Reconstr Surg*. 1983;71:27–39.

107. Sheen JH, Sheen AP. *Aesthetic Rhinoplasty*. 2nd ed. St. Louis, MO: Mosby; 1987:428–430.

108. Kline RM Jr, Wolfe SA. Complications associated with the harvesting of cranial bone grafts. *Plast Reconstr Surg*. 1995;95:5–13.

109. Jackson IT, Choi HY, Clay R, et al. Long term follow-up of cranial bone graft in dorsal nasal augmentation. *Plast Reconstr Surg.* 1998;102:1869–1873.

110. Gunter JP, Clark CT, Friedman RM. Internal stabilization of autogenous rib cartilage grafts in rhinoplasty: a barrier to cartilage warping. *Plast Reconstr Surg.* 1997;100:161–169.

111. Constantian MB. *Rhinoplasty: Craft and Magic.* St. Louis, MO: Quality Medical Publishing; 2009:601–621.

112. Constantian MB. *Rhinoplasty: Craft and Magic.* St. Louis, MO: Quality Medical Publishing; 2009:952–973.

113. Juraha LZ. Experience with an alternative material for nasal augmentation. *Aesthetic Plast Surg.* 1992;16:133–140.

114. Goto M, Fujimori R, Yabu T, et al. Augmentation rhinoplasty by the sandbag method that uses a dermal bag containing hydroxyapatite granules. *Jpn J Plast Reconstr Surg.* 1995;35:645.

115. Constantian MB. An algorithm for correcting the asymmetrical nose. *Plast Reconstr Surg.* 1989;83:801–811.

116. McKinney P, Shively R. Straightening the twisted nose. *Plast Reconstr Surg.* 1979;64:176–179.

117. Byrd HS, Solomon J, Flood J. Correction of the crooked nose. *Plast Reconstr Surg.* 1998;102:2148–2157.

118. Constantian MB. *Rhinoplasty: Craft and Magic.* St. Louis, MO: Quality Medical Publishing; 2009:974–990.

119. Millard DR Jr. *Cleft Craft: The Evolution of its Surgery I. The Unilateral Deformity.* Boston: Little, Brown; 1976.

120. Millard DR Jr. Earlier correction of the unilateral cleft lip nose. *Plast Reconstr Surg.* 1982;70:64–73.

121. Byrd HS. Unilateral cleft lip. In: Aston SJ, Beasley RW, Thorne CH, eds. *Plastic Surgery.* 5th ed. Philadelphia, PA: Lippincott-Raven; 1997:245.

122. McComb H. Primary repair of the bilateral cleft lip nose: a 10-year review. *Plast Reconstr Surg.* 1986;77:701–716.

123. Burt JD, Byrd HS. Cleft lip: unilateral primary deformities. *Plast Reconstr Surg.* 2000;105:1043–1055.

124. Constantian MB. *Rhinoplasty: Craft and Magic.* St. Louis, MO: Quality Medical Publishing; 2009:1316–1338.

125. Constantian MB. Indications and use of composite grafts in 100 consecutive secondary and tertiary rhinoplasty patients: introduction of the axial orientation. *Plast Reconstr Surg.* 2002;110:1116–1133.

126. Constantian MB. *Rhinoplasty: Craft and Magic.* St. Louis, MO: Quality Medical Publishing; 2009:1152–1185.

127. Constantian MB. An alar base flap to correct nostril and vestibular stenosis and alar base malposition in rhinoplasty. *Plast Reconstr Surg.* 1998;101:1666–1674.

128. Constantian MB. *Rhinoplasty: Craft and Magic.* St. Louis, MO: Quality Medical Publishing; 2009:1102–1111.

129. Constantian MB. *Rhinoplasty: Craft and Magic.* St. Louis, MO: Quality Medical Publishing; 2009:1035–1051.

130. Sheen JH, Sheen AP. *Aesthetic Rhinoplasty.* 2nd ed. St. Louis, MO: Mosby; 1987:773–806.

131. Constantian MB. *Rhinoplasty: Craft and Magic.* St. Louis, MO: Quality Medical Publishing; 2009:1067–1086.

132. Constantian MB. *Rhinoplasty: Craft and Magic.* St. Louis, MO: Quality Medical Publishing; 2009:1185–1188.

133. Constantian MB. Rhinoplasty in the graft-depleted patient. *Op Tech Plast Reconstr Surg.* 1995;2:67–81.

134. Sheen JH, Sheen AP. *Aesthetic Rhinoplasty.* 2nd ed. St. Louis, MO: Mosby; 1987:988–1011.

135. Guyuron B. Nasal osteotomy and airway changes. *Plast Reconstr Surg.* 1998;102:856–860.

136. Gruber RP. Lengthening the short nose. *Plast Reconstr Surg.* 1993;91:1252–1258.

137. Constantian MB. The middorsal notch: an intraoperative guide to overresection in secondary rhinoplasty. *Plast Reconstr Surg.* 1993;91:477–484.

138. Andrade C, Sandarsh S, Chethan KB, et al. Serotonin reuptake inhibitor antidepressants and abnormal bleeding: a review for clinicians and a reconsideration of mechanisms. *J Clin Psychiatry.* 2010;71:1565–1575.

139. Kuriloff DB. Nasal septal perforations and nasal obstruction. *Otolaryngol Clin North Am.* 1989;22:333–350.

140. Ophir D. Resection of obstructing inferior turbinates following rhinoplasty. *Plast Reconstr Surg.* 1990;85:724–727.

141. Slavin SA, Rees TD, Guy CL, et al. An investigation of bacteremia during rhinoplasty. *Plast Reconstr Surg.* 1983;71:196–198.

142. Silk KL, Ali MB, Cohen BJ, et al. Absence of bacteremia during nasal septoplasty. *Arch Otolaryngol Head Neck Surg.* 1991;117:54–55.

143. Larrabee W. Prophylactic antibiotics in nasal surgery. *Arch Otolaryngol Head Neck Surg.* 1990;116:1125–1126.

144. Toback J, Fayerman JW. Toxic shock syndrome following septorhinoplasty. *Arch Otolaryngol.* 1983;109:627–629.

145. Jacobson JA, Kasworm EM. Toxic shock syndrome after nasal surgery. *Arch Otolaryngol Head Neck Surg.* 1986;112:329–332.

146. Wagner R, Toback JM. Toxic shock syndrome following septoplasty using plastic septal splints. *Laryngoscope.* 1986;96:609–610.

147. Casaubon J, Dion MA, Labrisseau A. Septic cavernous sinus thrombosis after rhinoplasty. *Plast Reconstr Surg.* 1977;59:119–123.

148. Barat M, Shikowitz MJ. Nasofrontal abscess following rhinoplasty. *Laryngoscope.* 1985;93:1523–1525.

149. Coursey DL. Staphylococcal endocarditis following septorhinoplasty. *Arch Otolaryngol.* 1974;99:454–455.

150. Constantian MB. *Rhinoplasty: Craft and Magic.* St. Louis, MO: Quality Medical Publishing; 2009:816–819.

151. Flowers RS, Anderson R. Injury to the lacrimal apparatus during rhinoplasty. *Plast Reconstr Surg.* 1968;42:577–581.

152. Thomas JR, Griner N. The relationship of lateral osteotomies in rhinoplasty to the lacrimal drainage system. *Otolaryngol Head Neck Surg.* 1986;94:362–367.

153. Lavine DM, Lehman JA, Jackson T. Is the lacrimal apparatus injured following cosmetic rhinoplasty? *Arch Otolaryngol.* 1979;105:719–720.

154. Marshall DR, Slattery PG. Intracranial complications of rhinoplasty. *Br J Plast Surg.* 1983;36:342–344.

155. Grocutt M, Chir B, Fatah MF. Recurrent multiple epidermoid inclusion cysts following rhinoplasty – an unusual complication. *J Laryngol Otol.* 1989;103:1214–1216.

156. Harley EH, Erdman JP. Dorsal nasal cyst formation. *Arch Otolaryngol Head Neck Surg.* 1990;116:105–106.

157. Bartels JW, Burgess LPA. Nasal dorsal pseudocyst formation after rhinoplasty. *Am J Rhinol.* 1992;6:199.

158. Shafir R, Cohen M, Gur E. Blindness as a complication of subcutaneous nasal steroid injections. *Plast Reconstr Surg.* 1999;104:1180–1182.

159. Mabry RL. Visual loss after intranasal corticosteroid injection. *Arch Otolaryngol.* 1981;107:484–486.

160. Ham KS, Chung SC, Lee SH. Complications of oriental augmentation rhinoplasty. *Ann Acad Med Singapore.* 1983;12:460–462.

161. Herbst A. Extrusion of an expanded polytetrafluoroethylene implant after rhinoplasty [letter]. *Plast Reconstr Surg.* 1999;104:295–296.

162. Pak ML, Chan ESY, van Hasselt CA. Late complications of nasal augmentation using silicone implants. *J Laryngol Otol.* 1998;112:1074–1077.

163. Shirakabe Y, Shirakabe T, Kishimoto T. The classification of complications after augmentation rhinoplasty. *Aesthetic Plast Surg.* 1985;9:185–192.

164. Stoll W. Complications following implantation or transplantation in rhinoplasty. *Facial Plast Surg.* 1997;13:45–50.

165. Tobin HA. Extruded nasal implant. *Otolaryngol Head Neck Surg.* 1993;109:552–553.

166. Sheen JH, Sheen AP. *Aesthetic Rhinoplasty.* 2nd ed. St. Louis, MO: Mosby; 1987:1136–1140, 1365–1407.

167. Colton JJ, Beekhuis GJ. Use of Mersilene mesh in nasal augmentation. *Facial Plast Surg.* 1992;8:149–156.

168. Deva AA, Merten S, Chang L. Silicone in nasal augmentation rhinoplasty: a decade of clinical experience. *Plast Reconstr Surg.* 1998;102:1230–1237.

169. Godin MS, Waldman SR, Johnson CM. The use of expanded polytetrafluoroethylene (Gore-Tex) in rhinoplasty. *Arch Otolaryngol Head Neck Surg.* 1995;121:1131–1136.

170. Phillips KA. Body dysmorphic disorder: the distress of imagined ugliness. *Am J Psychiatry.* 1991;148:1138–1149.

171. Brunswick RM. A supplement to Freud's "History of an Infantile Neurosis". *Int J Psychoanal.* 1928;9:439–476.

172. Phillips KA, McElroy SL, Peck PE, et al. Body dysmorphic disorder: 30 cases of imagined ugliness. *Am J Psychiatry.* 1993;150:302–308.

173. Hollander E, Cohen LJ, Simeon D. Body dysmorphic disorder. *Psychiatr Ann.* 1993;23:359–364.

174. Phillips KA. *The Broken Mirror: Understanding and Treating Body Dysmorphic Disorder*. New York, NY: Oxford University Press; 2005.

175. Denis PB, Denis M, Gomes A. Psychosocial consequences of nasal aesthetic and functional surgery: a controlled prospective study in an ENT setting. *Rhinology*. 1998;36:32–36.

176. Jerome L. Body dysmorphic disorder: a controlled study of patients requesting cosmetic rhinoplasty. *Am J Psychiatry*. 1992;149:577–578.

177. Phillips KA, McElroy SL, Peck PE, et al. A comparison of delusional and nondelusional body dysmorphic disorder in 100 cases. *Psychopharmacol Bull*. 1994;30:179–186.

178. McElroy SL, Phillips KA, Peck PE, et al. Body dysmorphic disorder: does it have a psychotic subtype? *J Clin Psychiatry*. 1993;54:389–395.

179. Sarwer DB, Wadden TA, Pertshuk MJ, et al. Body image dissatisfaction and body dysmorphic disorder in 100 cosmetic surgery patients. *Plast Reconstr Surg*. 1998;101:1644–1649.

180. Phillips KA, Atala KD, Pope HG. *Diagnostic instruments for body dysmorphic disorder*. New Research Program and Abstracts; American Psychiatric Association Annual Meeting, Miami, 1995:157.

181. Goin JM, Goin MK. *Changing the Body – Psychological Effects of Plastic Surgery*. Baltimore, MD: Williams & Wilkins; 1981:133–144.

182. Edgerton MT, Langman MW, Pruzinsky T. Plastic surgery and psychotherapy in the treatment of 100 psychologically disturbed patients. *Plast Reconstr Surg*. 1991;88:594–608.

183. Constantian MB. *Rhinoplasty: Craft and Magic*. St. Louis, MO: Quality Medical Publishing; 2009:1401–1449.

184. Didie ER, Tortolani CC, Pope CG, et al. Childhood abuse and neglect in body dysmorphic disorder. *Child Abuse Negl*. 2006;30:1105–1115.

185. Brown J, Cohen P, Johnson JG, et al. Childhood abuse and neglect: specificity of effects on adolescent and young adult depression and suicidality. *J Am Acad Child Adolesc Psychiatry*. 1999;38: 1490–1496.

186. Constantian MB. *Rhinoplasty: Craft and Magic*. St. Louis, MO: Quality Medical Publishing; 2009:1087–1450.

187. Constantian MB, Lin CP. Why some patients are unhappy: part 1. Relationship of preoperative deformity to surgical number and a history of abuse or neglect. *Plast Reconstr Surg*. 2014;134:823–835.

188. Constantian MB, Lin CP. Why some patients are unhappy: part 2. Relationship of nasal shape and trauma history to surgical success. *Plast Reconstr Surg*. 2014;134:836–851. *Parts 1 and 2 of the author's research establishing a link between childhood trauma, body shame, and addictive plastic surgery.*

189. Constantian MB. What motivates secondary rhinoplasty? A study of 150 consecutive patients. *Plast Reconstr Surg*. 2012;130:667–678. *Why patients seek secondary surgery, a sobering commentary on how we are doing.*

190. Constantian MB. Differing characteristics in 100 consecutive secondary rhinoplasty patients following closed versus open surgical approaches. *Plast Reconstr Surg*. 2002;109:2097–2111.

191. Constantian MB, Martin JP. Editorial – Why can't more good surgeons learn rhinoplasty? *Aesthet Surg J*. 2015;35:486–489.

192. Bliss M. *William Osler: A life in Medicine*. London: Oxford University Press; 1999:15.

第 18 章

鼻腔通气障碍与歪鼻畸形

Ali Totonchi, Bryan Armijo, Bahman Guyuron

概要

- 详细询问病史和全面的体格检查至关重要。医生应详细记录鼻部外伤、既往手术、气道相关的主诉以及过敏的病史。
- 通过三维评估和使用真人尺寸的照片进行头部测量分析的方法来评估不对称的部位和严重程度。
- 对上段鼻部(鼻骨和上外侧软骨)、鼻中隔、下外侧软骨、前鼻脊和下外侧软骨内侧脚的详细评估可以准确判断鼻部是否不对称。
- 需要注意的是,应该使用内眦中线而不是眉间中线作为参照点,因为很多患者会故意拔掉自己的眉毛来掩饰鼻部的不对称。
- 开放性鼻整形是矫正歪鼻的首选方法,因为该方法可以最大程度显露术区,对歪斜的结构进行解剖学复位的可能性也最大。
- 较少见的单侧鼻骨不对称可以通过覆盖置入物矫正,但应该还有更理想的选择。
- 中鼻穹窿偏曲必然伴有鼻中隔偏曲,而成功的中鼻穹窿矫正需要根据问题的实际情况进行鼻中隔成形手术。
- 如需矫正中鼻穹窿偏曲,通常需要将上外侧软骨从鼻中隔分离开。
- 应该在鼻骨复位后再进行上外侧软骨修剪。
- 鼻背尾侧 1/3 的偏曲通过鼻中隔旋转缝合法矫正。
  鼻底偏曲必然会伴有下外侧软骨不对称,成功解决下外侧软骨不对称需要把鼻底偏曲矫正好。
- 另外一个会导致鼻尾部偏曲的主要因素是鼻中隔软骨往犁骨一侧发生移位。去除多余和重叠的软骨对鼻小柱和鼻底的矫正至关重要。
- 鼻中隔长期向一侧偏曲通常伴有对侧下鼻甲甚至中鼻甲增大。

简介

经鼻呼吸困难往往是由机械或动力学的因素引起。鼻整形外科医生需要深入了解鼻腔解剖和生理以及引起鼻腔阻塞的各种病因,对作出相应的正确诊断和合适治疗至关重要。最常用的治疗鼻腔阻塞的方法是鼻中隔和 / 或下鼻甲黏膜下切除。尽管这种治疗方法在大部分情况下都是正确的,但仍应该在对查体结果进行仔细分析的基础上再做决定。另外,大部分鼻腔阻塞的病因并不是鼻腔结构偏曲,而是由炎性阻塞导致,可通过药物治疗缓解。细心评估起鼻腔阻塞的病理,合理选择治疗方案往往能成功矫正困难病例。

解剖

鼻腔与气道相通,解剖上有其特殊性,可以分为软组织和骨软骨两类。尽管很少引起鼻腔疾病,但是鼻腔软组织及其下方的鼻周肌肉组织对维持鼻瓣膜结构的开放起着重要的作用。

鼻周肌肉组织可以分为鼻内肌群(起点和止点都在鼻周区域)和包含三对肌肉组成的鼻外肌群[1,2]。

鼻内肌群包括了可以提升鼻背软骨和下降外侧软骨的眉间降肌。它的远端筋膜与鼻肌横部共同形成鼻部浅表肌肉筋膜系统。鼻肌横部可维持外侧壁稳定,还有扩张肌的作用。鼻翼的主要扩张肌来自鼻肌翼部,它可使鼻翼外张。与此相反的是降鼻翼肌,又叫 myrtiforme(肉豆蔻)肌,起于梨状孔脊的边界,垂直上升扇形分布到鼻翼,起到降鼻翼和收缩鼻孔的作用。在鼻基底手术中将该肌肉松解可以改善外鼻阈功能。

三对鼻外肌包括提上唇鼻翼肌、颧小肌和口轮匝肌。提上唇鼻翼肌作为最重要的扩张肌,和颧小肌一起维持外侧壁稳定(图 18.1)。

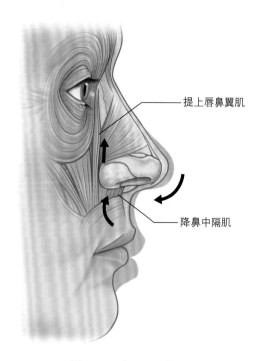

图 18.1　鼻周肌肉解剖

提上唇鼻翼肌

降鼻中隔肌

另一个与通气相关的软组织成分是鼻翼。虽然没有软骨,但鼻翼由含有纤维脂肪的结缔组织构成,内外层有上皮组织覆盖。这些结构的塌陷会导致鼻腔阻塞。

在骨软骨穹窿结构中,鼻部最重要的中央支撑系统就是鼻中隔(图 18.2)。筛骨垂直板与四边形(鼻中隔)软骨的后缘相连,它们再与后缘方向犁骨相连。犁骨则直接与上颌骨鼻嵴相连。鼻中隔软骨的前部下方也与上颌骨鼻嵴相连,但它们以榫槽的形式衔接。这一独特的衔接结构形成的原因是鼻中隔软骨的软骨膜与鼻嵴骨膜之间只有部分延续,其他纤维通过连接处融入对侧软骨膜[2]。这类交叉结构使得在黏软骨膜下做连续剥离变得很困难,而且会导致该部分鼻中隔在外伤后很容易从鼻嵴凹槽上脱位。

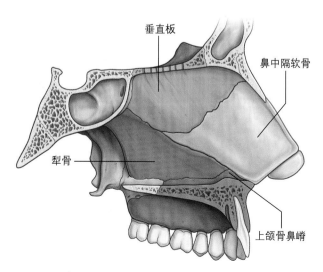

垂直板

鼻中隔软骨

犁骨

上颌骨鼻嵴

图 18.2　鼻中隔由上方的鼻中隔软骨、筛骨垂直板、后方的犁骨和下方的上颌骨鼻嵴构成

上外侧及下外侧软骨同样具有重要的支撑作用。上外侧软骨的尾侧缘和下外侧软骨头侧缘的重叠处为卷轴。该区域软骨重叠可以加强此处支撑力[3]。在上方,另外一个重叠区在上外侧软骨的头侧缘和鼻骨之间,它们之间形成牢固附着并构成拱顶区域。鼻骨外伤可造成整个区域发生移位。而且,上外侧软骨在中鼻穹窿与鼻中隔融合,越到尾侧端又与鼻中隔分开。在临床中应用撑开移植物时,这一区域需要进行锐性剥离,将上外侧软骨从鼻中隔上松解[2]。

虽然在结构层面并无意义,但是下鼻甲占据了鼻腔通道很大一部分空间,并占了多达 2/3 的气道阻力[4]。它由两侧上颌骨内侧壁突起的致密板层骨构成。下鼻甲由假复层纤毛柱状上皮构成的可充血的黏膜组织外覆。黏膜下包含了大量浆液黏液腺体和包含有海绵窦的血管通道。这些通道受自主神经系统支配,受解充血药的影响。交感神经系统调节鼻黏膜的血管阻力(进而控制血流),副交感系统调节鼻黏膜容量血管(血容量)。黏膜下还容纳了大量肥大细胞、嗜酸性粒细胞、浆细胞、淋巴细胞和巨噬细胞。因此,受刺激分泌大量促炎性细胞成分后继发的慢性炎症可以导致纤维沉积和下鼻甲肥大[2]。

内鼻阈约占总气道阻力的 50%,是鼻腔气道最狭窄的部位,由鼻中隔和上外侧软骨的尾侧缘构成夹角,一般为 10°~15°(图 18.3)。

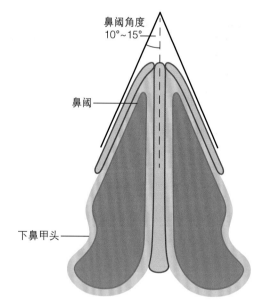

鼻阈角度
10°~15°

鼻阈

下鼻甲头

图 18.3　内鼻阈是由鼻中隔和上外侧软骨尾侧缘构成的夹角,一般为 10°~15°

外鼻阈由下外侧软骨外侧脚尾侧缘、鼻翼软组织、膜性鼻中隔和鼻槛共同构成,形成了鼻部入口。该部位偶尔会因为外在因素(如异物)和内在因素(如下外侧软骨薄弱或塌陷、鼻前庭皮肤缺失或瘢痕性狭窄)发生阻塞(图 18.4)[7]。

生理学

Eugene Courtiss 等在鼻生理学的综述中提出,鼻部有 7

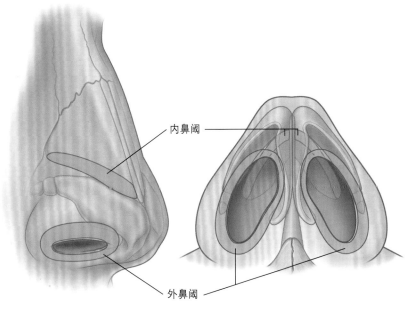

图 18.4　外鼻阈由下外侧软骨外侧脚尾侧缘、鼻翼软组织、膜性鼻中隔和鼻槛共同构成

个基本功能:呼吸、温度调节、加湿、颗粒过滤、嗅觉、发音和作为第二性器官。众多功能中最重要的是呼吸,这一功能可以通过一些物理学基本定律来描述[8]。

如果外鼻前庭和鼻咽之间存在压力差,则会形成压力梯度,气流会从鼻部通过。因此,如果发生结构异常,如下鼻甲肥大、鼻中隔偏曲、鼻阈功能不全、鼻内包块等,鼻腔阻力会增加(鼻气流会减少)。鼻腔气道阻力的大小不能被低估,事实上它占了总气道树阻力的大约一半[5,6]。

Bernoulli 原理认为,通过管道每一端的气流量都是恒定的。在收缩的部位,气流速度增大,在扩张的部位气流速度变小。在气流速度增大的部位,压力降低,而气流速度变小的部位压力升高[8]。临床上当内鼻阈或外鼻阈功能不全时会出现此种现象。由于这些狭窄或收缩的部位的存在,气流速度在鼻阈部位增大,导致鼻阈处压力降低,从而产生使鼻阈塌陷的压力,这种情况会在深吸气或嗅物时加重[2]。

Bernoulli 原理可以利用 Poiseuille 定律进行数学验证。该定律指出,流量与压力差和半径的 4 次方成正比,与管道长度成反比[8]。

流量 = 常数(k)× 压力差(dP)× 半径(r)⁴/ 长度(L)

该公式证明,管道(鼻部)越长,流量越少。更夸张的是,即使管道大小只增加一点点,也会导致流量的指数性增长(r^4)。整个鼻通道的各个部位的横截面积都不相同,是具有临床意义的。内鼻阈处最小,中鼻甲处变宽,后鼻孔处最大。因此,内鼻阈细微改变也会对鼻腔气流带来明显的改变,因此这也被认为是鼻腔阻塞最常见的原因[9-11]。

对层流和湍流的理解对于全面认识呼吸和鼻气流生理学和动力学至关重要。当层流存在时,气流会按可预测的方式通过直管。靠近管壁的空气事实上是静止的,而管道中心处的气流却在快速流动。湍流与其相反,气流流动的路径是随机的,并会形成涡流和涡旋。为了抵抗湍流需要产生更大的压力梯度。换言之,气流中层流越少,阻力越高,流量越少。例如,在平静呼吸的状态下,气压值较低,约等同于水平面下1.5cm 的气压,这种情况下,鼻腔气流被认为是层流[12]。吸气时,大部分气流直接通过中鼻道,少量通过下鼻道,更少量的气流向上通过筛板[13,14]。

最后,另一个比较难理解的鼻腔气流影响因素是鼻周期(Minz 周期)。大约 80% 的人都体验过鼻黏膜周期性水肿和消肿。当一边的鼻腔出现水肿时,另一边鼻腔会收缩[15,16]。整个过程大概持续 30 分钟到 5 个小时,在这一过程中,气流总量和总阻力会保持稳定[17]。

温度调节和加湿

鼻部生理调节系统非常高效,吸入空气在到达咽部之前就已经被加热到接近体温。即使吸入空气温度为 -5℃,也会被加热到 31~37℃。该功能每天通常需要消耗70~100cal(0.3~0.4J)[10,18]。

无论周围温度或湿度如何,在吸气过程中,大约 90% 的空气在到达肺部前已被加湿。该过程每天需要消耗 1L 水[19]。在呼气过程中,少量水分会由于空气冷却作用而被回收,但是每天仍存在有 -250~-500ml 的净差额[20]。

颗粒过滤

鼻腔可以过滤吸入空气的 4 种机制在前文已有介绍。这些机制包括冲击、静电电荷、鼻毛和黏膜纤毛。冲击是指悬浮在气体中的颗粒物质沉积在弯曲或狭窄的管壁上的现象。鼻腔内有两个这样的部位:一是内鼻阈,气流在此处会从柱状变成片状;二是后鼻咽,气流在此处会急转向下。冲击现象使得 80%~90% 大于等于 5μm 的颗粒物聚集在这两个发生冲击的部位。黏液纤毛毯让鼻腔壁带正电荷。因此,带负电荷的异物颗粒被吸引到带正电荷的鼻腔壁上,防止这些异物颗粒继续往里移动到呼吸道更敏感的部位。更大一点的颗粒会被鼻前庭的纤毛捕获。黏液纤毛毯有两层,深层较薄且黏性较小,包绕着纤毛;浅层较厚且黏性较大,聚集于纤毛顶端。总体而言,纤毛毯是一层黏性薄层,pH 比血清稍低,偏酸。它由浆液腺、黏液腺和黏膜杯状细胞分泌产生,每天约 250ml。黏液纤毛毯的最主要功能是有节律地将微粒物质扫到后鼻咽[2,18]。

嗅觉

嗅觉明显提升了人们的味觉,且有助于气味和记忆之间的联系。当闻到有毒气体的时候,嗅觉还能作为预警信号保护人们远离潜在的危险。引起嗅觉障碍的原因有很多,包括感染、外伤、机械阻塞、内分泌失调和药物等。另外,鼻中隔手术偶尔会导致嗅觉丧失,幸运的是,这种现象是暂时性的[8,21]。

发音

众所周知,声音是空气通过声带振动产生的。但是,音质取决于空气通过口、咽和鼻后产生的共振。鼻作为共振腔,是发出某些元音和辅音的必要部分。如果有患者询问鼻部的手术会不会改变他们的声音,医生可以告知他们,目前还没有证据证明鼻部手术会改变声音。鼻中隔穿孔会改变气流阻力,从而改变音质,甚至在用鼻吸气时会产生吹哨音[8]。

第二性器官

人们此前已证明,在性兴奋时会发生鼻腔黏膜充血[16]。犁鼻器官(Jacobson 器官,Ruysch 管)是最近一项关于鼻生理的发现,它是由人类鼻中隔前 1/3 的黏膜中存在的双侧盲管结构组成[22-25]。人们尚未完全理解它们的作用,但它们可能在生殖行为中作为信息素的化学感应受体。犁鼻管外口开在鼻中隔黏膜靠近鼻小柱基底后侧,上颌沟 1mm 上方[25]。

历史回顾

对鼻整形医生而言,矫正歪鼻畸形是棘手问题之一。歪鼻除了导致美观方面的问题之外,还会影响鼻功能。最理想的治疗方案一直有争议。解剖重建可以恢复正常解剖结构,但会有降低骨软骨框架结构支撑力的风险。化妆技术可以更简单地解决对称性的问题,但却无法解决功能缺陷的问题。

许多现代鼻整形技术先驱都认识到了鼻中隔、内外鼻阈及鼻甲在病因学以及随后歪鼻外科手术治疗中的重要性,这些认识奠定了歪鼻畸形重建和功能修复的基础。然而,解剖学上的偏曲,随之带来功能上的阻塞,可能会发生在骨锥体、上外侧软骨、下外侧软骨、鼻中隔、鼻阈、鼻甲以及上述实体的任何组合。手术的最终目标是达到一致、长期稳定的矫正、兼具外形美观和功能完善,想达到这样的效果,需要矫正所有鼻部畸形。

基础科学 / 疾病进程

了解了鼻腔气道的解剖和生理后,就可以很容易地判别潜在阻塞的部位和 / 或是否存在偏曲。很多鼻腔气道阻塞的原因本质上是解剖学上的阻塞,可以通过外科手术解决,但是药物原因引起的阻塞也不能忽视,在这种情况下,外科手术对患者而言只会适得其反。所以,阻塞的病因可能不止一个,治疗方案也会不止一种。本章会关注引起鼻腔气道阻塞的不同病因,并推荐不同的治疗方案。

鼻炎

鼻炎可由很多不同的原因导致,包括感染、过敏、血管运动、萎缩、药物性鼻炎、鼻整形术后鼻炎、肥大等。鼻炎被认为是引起鼻阻塞的首要原因[9]。

感染性鼻炎是最常见的类型,包括病毒性和细菌性两种形式。病毒性鼻炎比细菌性鼻炎更常见,通常由鼻病毒引起。细菌性鼻炎主要由革兰氏阳性菌引起。即使不考虑病因学(病毒性或细菌性)问题,在整个感染过程中鼻腔黏膜仍有明显水肿,可以持续数周,使鼻腔气道狭窄,最终导致阻塞[26,27]。

在美国,过敏性鼻炎的发病率在 14% 到 31% 之间[28]。真正的过敏性鼻炎是由免疫球蛋白 E 介导对抗原抗体反应,最常见于由环境因素引起的季节性反应,如空气中传播的花粉或孢子引起的过敏性鼻炎。相关症状包括流鼻涕、荨麻疹和黏膜水肿。

交感和副交感神经系统的平衡被打乱会导致血管运动性鼻炎。例如,副交感神经系统过于活跃会导致大量水性鼻液溢出以及黏膜充血。尽管大部分情况下是特发性的,但是其他潜在原因包括了妊娠、内分泌或情绪失调[2]。

萎缩性鼻炎较为少见,它的典型初发期是在青春期,特点是鼻黏膜缓慢、进行性的萎缩。这样会导致鼻黏膜结痂变硬,并会排出恶臭味液体[5]。人们从患有此病的患者中分离出了许多微生物,但是引起该病的确切机制尚未明确[29,30]。萎缩性鼻炎有一种被称为“空鼻综合征”的亚型。这是一种人们了解甚少、争议较大的医源性障碍,由正常鼻组织尤其是下鼻甲的破坏所导致,最常见的症状包括反常鼻腔阻塞和鼻内充盈感。

药物性鼻炎经常发生于鼻腔阻塞患者。这类患者长期使用交感神经阻滞剂如羟甲唑啉或去氧肾上腺素,导致反弹性鼻腔黏膜充血和鼻炎。当药物性鼻炎发作时,患者通常会同时增加喷鼻剂药量和使用次数,使症状进一步恶化。反弹性的充血会引起鼻腔通道的水肿,最终导致下鼻甲的永久性增生[31]。

鼻整形术后鼻炎或鼻腔阻塞症状其实会不可避免地影响所有接受鼻整形手术的患者。这通常是术后鼻腔内正常黏膜水肿或结痂导致。而且,在术前有过敏性鼻炎或血管运动性鼻炎的患者会在术后感觉鼻孔外扩,这类患者应在术前与医生进行相关沟通。

肥厚性鼻炎通常由慢性鼻腔黏膜炎症导致,并可由上述各种类型的鼻炎引起。这种慢性炎症最终会导致鼻甲肥大，最常见的是下鼻甲肥大。和预想的一样，这是引起鼻腔阻塞最主要的原因。

其他引起鼻炎的原因包括口服避孕药、降压药（β 受体阻滞剂）和抗抑郁药。其他原因包括韦格纳氏肉芽肿病、多形性网状细胞增生症、囊性纤维化、梅毒、甲状腺功能减退和难以控制的糖尿病[5,32]。

鼻中隔

鼻中隔和鼻骨控制着鼻部的方向，因此鼻部歪斜可能是两者其中之一或两者共同偏曲引起。通常鼻骨会朝着偏曲的鼻中隔的方向歪斜，但是也可能不受鼻中隔影响朝其他方向歪斜。中鼻穹窿歪斜一定会伴有至少前段或更常见的中后段鼻中隔偏曲。下鼻歪斜通常与鼻中隔尾段、前鼻嵴和下外侧软骨有关。在所有的鼻中隔偏曲类型中，中鼻甲和 / 或下鼻甲可能会增大。增大的部位通常会与鼻中隔凹面对应。既往研究已经将鼻中隔偏曲的类型详细列出并分类[33-36]。

鼻中隔偏曲总共有 6 种类型：

1. 最常见的是鼻中隔倾斜。鼻中隔本身没有任何弯曲，但却倾向一边。绝大多数鼻部偏曲的患者的内部鼻中隔偏曲方向是偏左，而外部鼻中隔偏曲方向是偏右。这种改变通常伴有外部偏曲同侧的下鼻甲增大（图 18.5）。

2. C 形前 - 后向偏曲，通常与犁骨板偏曲有关。前后向

C 形偏曲在外表的表现与鼻中隔偏曲非常类似，中鼻甲通常会增大（图 18.6A）。

3. C 形头 - 尾向偏曲，在外表表现为鼻部方向呈 C 形外观改变。现实生活中，最常见的偏曲是反 C 形，曲面朝向患者的右侧，对侧的下鼻甲及大多数的中鼻甲增大（图 18.6B）。

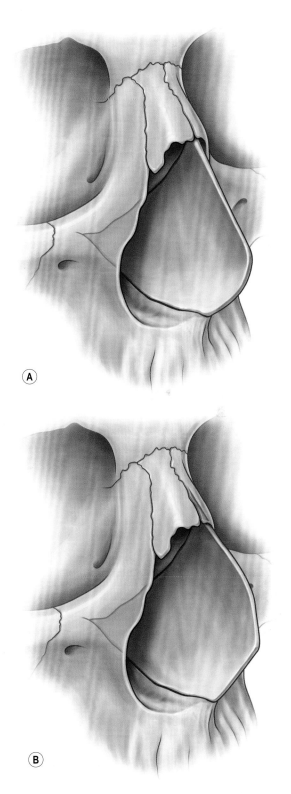

（A）

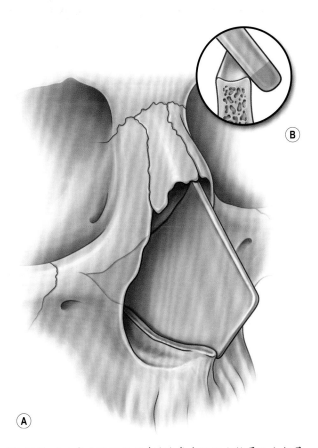

（A）

图 18.5　（A）鼻中隔倾斜伴有（B）鼻中隔下方软骨从上颌骨嵴移位

图 18.6　（A）C 形鼻中隔前后向偏曲；（B）C 形鼻中隔头尾偏曲

4. S形前 - 后向偏曲,由两处延续的不同方向的弯曲构成。外表来看,前后偏曲会表现为鼻部从一侧移向另外一侧(图 18.7A)。

5. S形头 - 尾向偏曲,与上一类型类似,但两处弯曲组合成头尾方向的S形。鼻甲肥大在这两种S形偏曲中都比较常见(图 18.7B)。

6. 最后一种鼻中隔偏曲是指局部的偏曲或骨刺,这种情况只会造成功能性问题,不会对鼻外形造成任何改变[33]。下鼻甲增大在这种偏曲类型中并不常见。

另外,偏曲可能发生在鼻中隔的前段或尖端,通常与下外侧软骨结构不对称有关,要么一侧太短,要么另一侧太长。

内鼻阈

鼻阈控制鼻部气流功能的重要性不可小视,目前已有大量的关于鼻阈的深入研究[9,37,38]。内鼻阈作为鼻腔气流动力学至关重要的调节部分,在进行鼻整形手术的时候是需要保留或重建的。如果手术或外伤导致该复合体受到损伤或不稳定,则会导致鼻腔气道塌陷甚至阻塞。例如,接受鼻背驼峰切除术的患者在分离上外侧软骨和鼻中隔黏膜的时候一定要额外小心,因为丧失了内侧支撑会导致倒V畸形。这类畸形会使内鼻阈明显变窄。此外,瘢痕组织会明显影响正常的10°~15°角,瘢痕或包块会造成内鼻阈阻塞[39]。

外鼻阈

外鼻阈的功能是否正常取决于下外侧软骨、鼻周肌肉组织和充足的软组织覆盖这三者的结构是否完整。鼻嵴尤其是下外侧软骨脚板侵占鼻孔开口会造成外鼻阈功能受损。结构薄弱的外侧脚上会使变宽的鼻小柱对呼吸的影响加剧[33]。其他导致外鼻阈塌陷的原因包括面神经瘫痪、鼻翼夹捏畸形、术后继发粘连和下外侧软骨过度切除导致的鼻前庭狭窄。

鼻甲

黏膜水肿会缩小鼻腔气道横切面积,从而显著减少鼻腔气流量。如果发展成慢性黏膜水肿,黏液腺会增大,基底膜会变厚,而且会伴随有间质纤维化,最终导致鼻甲骨肥大。事实上,先前的研究证明下鼻甲的前端肥大是引起鼻腔气道阻塞的主要原因[39]。前文提过,患有鼻中隔偏曲的患者可能也会患有鼻甲肥大。在这种情况下,鼻中隔偏曲对侧的下鼻甲可能会出现代偿性增大,从而使两侧气道阻力相等。

诊断／患者表现

病史

需要采集患者详细的病史,包括鼻外伤史、既往鼻部手术史、有关气道的问题、过敏史和年龄。既往无呼吸道阻塞史并不能理所当然认为患者的气道是通畅的,因为患者无法进行参考对比。与环境暴露如草花粉或宠物毛屑有关的症状需要说明,因为这样会提示患者患有过敏性鼻炎,对后续治疗有帮助。鼻腔阻塞主诉也需要明确,症状是发生在安静状态还是用力吸气时,或两种情况都有。固定阻塞部位例如

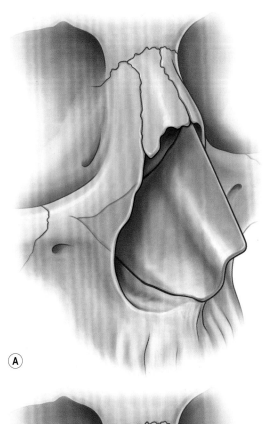

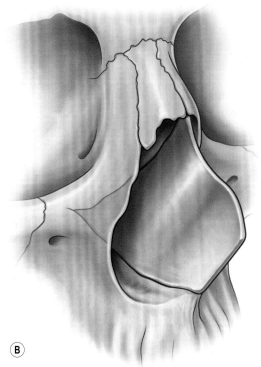

图 18.7　局部 S 形鼻中隔偏曲伴骨刺形成。(A)S 形头尾向弯曲(B);S 形前后向弯曲

增大的鼻甲、鼻中隔偏曲或包块增生会导致两种情况下都会发生。但是，当气道阻塞只发生在用力吸气时，则表明患者患有鼻阈功能不全。

体格检查

如果要做出正确的诊断和制定有效的治疗方案，搜集关键资料的时候必须注重细节和仔细观察。患者下睑黑色素沉着以及结膜充血可能会作为特应性因素促使鼻腔阻塞。

一定要认真检查患者的面部和鼻部外观，鼓励患者说出其担心的问题。患者呼气时检查鼻孔，并观察是否有外鼻阈塌陷。

触诊非常重要，因为这项检查可以感受鼻部三维构造和稳定性。这部分检查应该包括鼻骨、上外侧软骨、鼻中隔膜部和尾侧部的触诊。额窦、筛窦、上颌窦的触诊和叩诊可以排除压痛，如有压痛则提示有鼻窦炎。此时，患者需要交替堵住一侧鼻孔，用鼻吸气，然后说出哪一侧吸气更容易。如果怀疑患者鼻阈功能不全，则需要进行 Cottle 检查。当患者平静呼吸时，将脸颊向两侧牵拉，鼻阈打开。如果患者呼吸改善，则表明 Cottle 检查结果为阳性，患者鼻阈功能不全。另外一个可以独立评估内外鼻阈功能的办法是在安静和用力吸气时用棉棒来扩张气道。面神经完整性也需要评估，因为鼻周扩张肌瘫痪也会导致鼻腔气道阻塞。

通过对真人尺寸的照片进行软组织头部测量学分析可以证实上述鼻部外表检查的发现。这项检查也可以评估鼻部对称性和它与其他面部组织的关系。鼻部不对称可以表现在其他面部特征上，因此会影响到面部的整体评估。面部的前后对比照也可以用来评估鼻背部美学轮廓线和鼻背宽度。

接下来进行内鼻检查，包括前鼻镜和后鼻镜检查。前鼻镜检查需要合适的光源和鼻窥镜。检查时，惯用手持鼻窥镜并将其垂直打开，这样检查者可以直接看到鼻腔前 1/3，包括内外鼻阈、鼻中隔和鼻甲，评估鼻中隔有无偏曲和穿孔。将鼻窥镜置入一侧鼻孔，然后从对侧鼻孔透光照射，可以很清楚地看到之前看不清楚的穿孔。如有鼻痂、化脓、溃疡或者息肉，要做好记录。鼻甲颜色、大小和特征也要记录在案。

鼻甲黏膜苍白提示患者有过敏，鼻甲黏膜有红斑意味着患者有感染、炎症或药物性鼻炎（图 18.8）。

上述的检查方法应该在使用 0.25% 去氧肾上腺素或 1% 的硫酸麻黄碱收缩鼻腔黏膜血管之前及之后进行。上述药物可以通过雾化或局部外敷脱脂棉等途径给药。如果条件允许，外敷可卡因以及局麻药也可以达到收缩血管的目的。

当患者患有鼻腔气道阻塞病史，但初步检查无阳性结果时，医生需要进行后鼻镜检查。用 0° 或 25° 的鼻内镜可以最清楚地看到后鼻气道。然而，如果没有鼻内镜，医生可以使用加热过的牙镜放在后鼻咪来进行这项检查。这一方法可以看清相关的病理特征，包括腺样体肥大、后鼻肿物和后鼻孔闭锁[2]。

鼻腔测压

鼻腔测压是通过测量呼吸时鼻腔气道的气压和气流速率来检测鼻功能。这些检查结果会用来计算鼻腔气道阻力。近年出现了一项名为鼻声反射的检测技术[40-42]。该技术的原理是基于离鼻孔特定距离声音产生的鼻腔反射声音进行分析。鼻声反射可以对鼻腔做出一个解剖 / 横截面描述，而鼻腔测压给出的是一个呼吸周期中压力 / 气流关系的功能测量。尽管在技术层面上，鼻腔测压和鼻声反射都是客观性的检查，但是它们仅提供"快照式"测量结果，并不能作为长期状态下的数据结果，因为鼻甲大小和功能是动态变化的，在几个小时内可能会变化相当大[43]。因此，这些检查通常不被视为标准术前评估的一部分，更不能替代全面的病史采集和体格检查。

放射学

CT 和磁共振已经成为诊断治疗鼻旁窦疾病和鼻穹隆结构完整性的放射学检测标准方法。这些检查可以非常准确地探得有窦疾病或解剖学异常的气液水平，如鼻中隔偏曲、骨刺和大泡以及泡性鼻甲，上述所有问题都会导致鼻腔气道阻塞。（图 18.9）[44]。

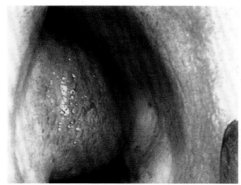
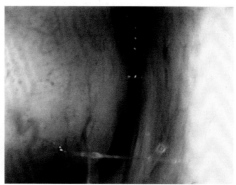

图 18.8　下鼻甲增大

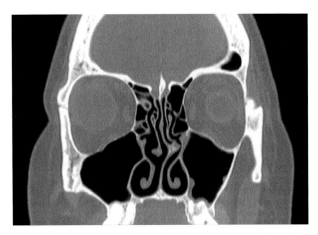

图 18.9　CT 扫描显示有一个大的鼻中隔骨刺,伴有鼻中隔偏曲以及泡性鼻甲

患者选择

对鼻腔气道解剖和生理知识的掌握对患者的选择至关重要。这些知识结合患者病史和体格检查会使外科医生在术前谈话前准备得更充分,在向患者交代歪鼻手术细节以及目前外观和功能上可能发生的不良反应时会留有更大的余地。出于这一目的,外科医生一定要识别出哪些患者可以单纯用药物治疗,哪些患者需要手术干预才能获得预期的效果。这一关键步骤完成后,本章后文所提的步骤和描述会给患者提供最佳治疗。

治疗 / 手术技术

不同类型鼻炎的治疗

感染性鼻炎

病毒性鼻炎是最常见的自限性疾病,只针对症状进行治疗。口服和外敷解充血药要分开进行(一次最多用 3 天),避免发生药物性鼻炎[45]。在极少数情况下,患者会继发细菌菌株感染,这种情况下需要给予抗生素治疗。

细菌性鼻炎 / 鼻窦炎要指导性使用抗生素治疗连续2~3 周。解充血药的使用同样要限制仅在短期内使用,并根据症状需求使用[45,27]。延长使用抗生素的时间理由引自一项研究内容,即细菌或病毒对纤毛造成的伤害大概需要 2~3 周的再生期[46,47]。掌握了这点知识,就能清楚理解短期使用抗生素有可能会继发持续性黏膜瘀滞,随后发生再感染。

过敏性鼻炎

正如前文所述,过敏性鼻炎很常见,因此,对它的诊断和治疗需要在专科进行。尽管鼻整形医生应该具备辨别和诊断过敏性鼻炎的能力,从而避免不必要的手术治疗,但患者最好还是找过敏症专科医生就诊。

血管动力鼻炎

针对这一棘手的自主神经失调问题,最常用的治疗方式就是口服解充血药。另外一种不常见的顽固病例可以采用更激进的方法,即翼管神经切断术。翼管神经分别从岩浅大神经和岩深神经带出副交感神经和交感神经纤维。手术经鼻入路,并在蝶腭孔水平切断翼管神经。值得注意的是,这一操作需要长时间练习才能掌握,而且手术效果可能只能维持很短的时间[48-51]。

萎缩性鼻炎

该疾病本质上只能对症处理,并频繁用生理盐水进行鼻腔冲洗。如果发现有恶臭味分泌物,可以使用碱性液冲洗鼻腔,并使用含 25% 葡萄糖甘油涂抹鼻腔黏膜,或单独用含25% 葡萄糖甘油涂抹鼻腔黏膜,这些药物可以抑制发出臭味的蛋白水解生物。

药物性鼻炎

治疗药物性鼻炎只需要停用引起症状的药物即可。医生应该告知患者在停药数周后才可能痊愈。同时,逐渐减量地使用皮质类固醇(甲泼尼龙)有助于控制症状。

肥厚性鼻炎

因肥厚性鼻炎导致的鼻甲肥大的治疗内容将在"治疗鼻甲功能紊乱"部分进行介绍。

偏曲鼻骨矫正

鼻骨偏曲可能由单侧或双侧鼻骨凹陷引起。单侧无功能障碍的鼻骨偏曲可以通过置入覆盖移植物来矫正。表面移植物可以是一层鼻中隔软骨或是切碎的软骨颗粒。患者在全麻状态下,给予适当的局部浸润麻醉使鼻部血管收缩,在软骨间作切口,暴露要矫正的鼻骨。用骨膜剥离器剥离骨膜,根据鼻骨偏曲的程度植入一到两层鼻中隔或耳软骨,或切碎的软骨颗粒,再宽松地缝合切口,有助于切口引流。然而,更常见的情况是一侧鼻骨明显偏曲,使上外侧软骨向内侧移动,造成同侧内鼻阈功能障碍。在这种情况下,医生需要将单侧鼻骨向外骨折,从而在功能和美观上达到较好的结果。在鼻前庭近梨状孔处作小切口,用骨膜剥离器剥离骨膜,通过低 - 低截骨将鼻骨向外骨折。为了避免鼻骨回到原来的位置,作者会用杆菌肽软膏纱布条填塞于鼻骨和鼻中隔之间,并保留至少 1 周,患者在此期间需要全身性使用抗生素。

治疗鼻中隔偏曲

鼻中隔偏曲的手术矫正可以在做其他鼻整形手术的时候用开放切口进行矫正。如果只矫正鼻中隔偏曲,可以通过L 形切口(Killian)来矫正。如果是开放式切口,先从鼻中隔尾侧角开始将黏软骨膜向鼻中隔左侧剥离。为了可以在直视下在正确的软骨膜下平面剥离,可能需要在鼻中隔前侧作小切口。当在正确的平面看到灰色发亮的软骨时,可以用骨膜剥离器钝头掀起黏软骨复合组织瓣。继续往头侧和后侧剥离。当剥离到鼻中隔四边形软骨和犁骨的交界处,可以很轻易地从鼻中隔尾部后侧剥离直至前侧。纤维在尾部前侧附着较为紧密,剥离较为困难。鼻中隔偏曲矫正手术方案会随鼻中隔偏曲类型不同而做出调整。

鼻中隔倾斜

鼻中隔倾斜可以通过切除鼻中隔的后尾侧来矫正,剩下的鼻中隔在前侧和尾侧呈 L 形支撑。鼻中隔剥离子的锐端可以用来切割鼻中隔软骨,钝端可以用来掀起黏软骨膜。至少在前侧和尾侧需保留 15mm 宽软骨。在 L 形支撑尾侧和后侧,将黏软骨膜和骨膜在左侧剥离。将剩下的鼻中隔后尾侧部分从筛骨垂直板、犁骨沟和前鼻脊处脱离。鼻中隔软骨偏曲部分、犁骨和垂直板骨在需要的情况下可以彻底去除。在去除一小部分重叠的软骨后,鼻中隔必须重新复位,并用 5-0 PDS 线 8 字缝合固定在中线处。在复位鼻中隔前,务必确保前鼻脊位于中线上,否则无法达到鼻中隔偏曲的正确矫正。如有需要,鼻脊可以通过截骨复位(图 18.10)。

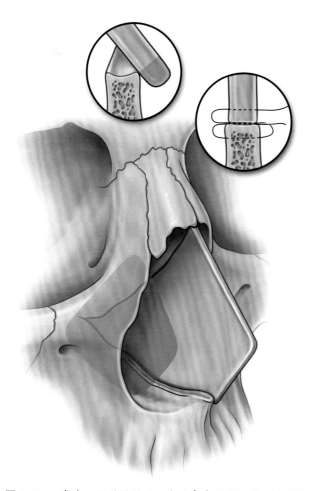

图 18.10　鼻中隔倾斜的矫正。去除鼻中隔的后尾侧,留下前侧和尾侧鼻中隔呈 L 形支撑。鼻中隔通过去除一小段重叠软骨来复位,并用 8 字缝合固定在中线

C 形前 - 后向偏曲

矫正鼻中隔偏曲的前 - 后向畸形跟鼻中隔偏曲部分的内容描述一样,需要先切除鼻中隔后尾侧部分。通常需要将前鼻脊、残余的犁骨板截骨并复位回中线。而且,如果对矫正鼻部头侧 1/3 偏曲有帮助的话,可以将筛骨垂直板和四边形软骨部分分离。最后,如果其他方法仍无法使鼻中隔变直,可以在 L 形框架按头尾侧方向在凹面做划痕。这种操作在大多数情况下都是不必要的,由于划痕效果不可预测,为了控制划痕后的反应,需要在两侧黏膜外置入支架并用贯穿缝合法固定 2 周。鼻中隔前侧偏曲可以通过将上外侧软骨与鼻中隔分离、截骨、软骨框架复位以及必要时放置撑开移植物来矫正(图 18.11A)。

C 形头 - 尾向偏曲

矫正鼻中隔偏曲头 - 尾向畸形需要将鼻中隔后尾侧部分切除。完全游离鼻中隔软骨和上颌骨嵴的连接,必要时从垂直板游离四边形鼻中隔软骨的头侧部分。前鼻脊可能也需要进行截骨来矫正此处的偏曲。如果从尾侧释放张力仍无法矫正畸形,则需要在 L 形支撑软骨鼻背一部分从前至后在偏曲的凹面进行划痕。支架前侧部分置入撑开移植物是为了引导和控制划痕后的反应。如果偏曲只涉及鼻中隔尾侧端,采用双侧撑开移植物与鼻中隔旋转缝合足以矫正。如果鼻中隔尾侧端有进行划痕,则需置入鼻内黏膜外支架(图18.11B)。

S 形前 - 后向偏曲

该类鼻中隔偏曲可以通过去除后侧软骨与后侧骨、必要时行双侧软骨凹面从头至尾划痕、将鼻脊和犁骨重新复位来进行矫正。如软骨有行划痕处理,则需通过黏膜外支撑和前置撑开移植物重置软骨记忆(图 18.12A)。

S 形头 - 尾向偏曲

这种类型的鼻中隔偏曲可以通过去除中隔软骨框架的后尾侧部分、双侧软骨凹面从前至后划痕、从上颌骨嵴松解鼻中隔、从垂直板松解部分鼻中隔来进行矫正。鼻中隔前段通过双侧撑开移植物支撑,如软骨有行划痕处理,则需通过在后侧置入双侧黏膜外支撑来引导软骨记忆(图 18.12B)。

局部偏曲

可通过去除软骨和骨的偏曲部分进行矫正,保留足够 L 形支撑软骨来维持鼻中隔的结构完整性。术后使用黏膜外 Doyle 支架并保留 4 天。

治疗内鼻阈功能不全

重建功能不全的内鼻阈有许多方法,包括将耳软骨置于鼻背上并与上外侧软骨固定,或用缝合法横过鼻背将两侧上外侧软骨固定。两种方法的目的都是张开或拓宽两侧上外侧软骨,使鼻阈角度变大[52,53]。

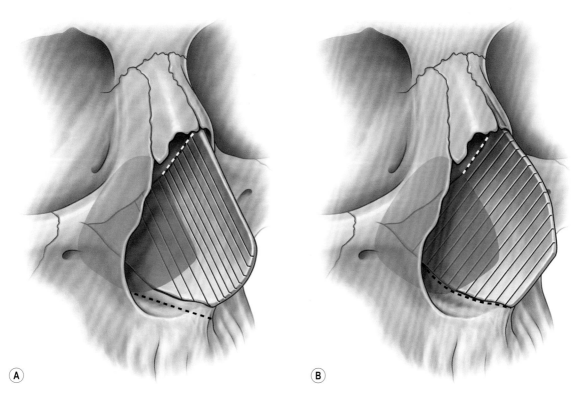

图 18.11 C 形鼻中隔偏曲的矫正。(A)前后向。图中所示,切除鼻中隔尾后部分,筛骨垂直板和四边形软骨部分分离,必要时 L 形软骨框架在凹面从头向尾划痕。(B)头尾向。如图所示,切除鼻中隔后尾部分,筛骨垂直板和四边形软骨的部分分离,在 L 形软骨框架凹面从前向后划痕。可能需要行前鼻脊截骨术来矫正此处偏移

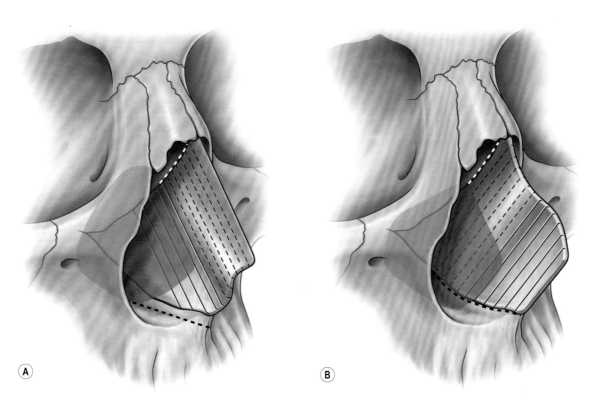

图 18.12 S 形鼻中隔偏曲的矫正。矫正方法与 C 形鼻中隔偏曲相似。软骨偏曲是在凹面划痕。(A)前后向偏曲;(B)头尾向偏曲

撑开移植物能显著改善内鼻阈功能不全,这一方法由Sheen 推广开来。在上外侧软骨和鼻中隔之间精确地找到黏软骨膜下平面,在两侧植入矩形软骨。这些软骨应从骨软骨交界处延伸到刚好超过鼻中隔前角,将软骨两端修细塑形。撑开移植物最主要的目的是增宽鼻阈角,同时增加此处横截面面积和总气流量。其他优势包括增强结构支撑、美化鼻背线条及改善截骨术后鼻骨稳定性(图 18.13)[38,54,55]。

撑开软骨瓣也可以使用,它由上外侧软骨的游离前缘折叠而成[56,57]。

Guyuron 描述的上外侧撑开移植物跨越了鼻背,却深达上外侧软骨,以鼻中隔为支点,依靠撑开移植物本身的弹簧拉高两侧上外侧软骨,从而矫正中鼻穹窿塌陷,并打开内鼻阈角[58]。

鼻中隔前部偏曲可通过本章作者描述的鼻中隔旋转缝合法来矫正[33]。放置好撑开移植物后,用 5-0 PDS 褥式缝合从远离偏曲侧头端进针,再从尾端偏曲侧出针后返回,拴紧打结,直至鼻中隔前部偏曲变直为止。

尾侧结构差异可以借助鼻小柱支撑杆和外侧角支撑杆加长或缩短下外侧软骨来矫正。如果鼻尖突度处于最佳状态,则加长较短一侧。如果鼻尖突度过大,可以通过重叠内侧角和外侧角来缩短较长一侧[33]。

治疗外鼻阈功能不全

治疗方法随实际的病理情况而改变,但最基本的前提是加强外侧角、鼻翼缘以及被覆软组织,支撑鼻阈。增加总横截面,并最大程度增加气流。目前已有很多与之相关的方法,包括外侧角支撑移植物[59]、外侧脚撑开移植物[60]、鼻

翼软骨缘头侧修剪移植物[61]、缝合法和鼻翼板条移植物(图18.14)。在软组织覆盖充足的情况下,任何起支撑作用的软骨移植物放置在鼻翼或鼻翼缘后,都会起到支撑外鼻阈防止其塌陷的作用。如果鼻翼皮肤不足,伴或不伴有明显的前庭狭窄,可能需要采用更先进的方法,包括耳廓复合组织移植、V-Y 推进[62]或鼻基底瓣[63-65]。

治疗鼻甲功能紊乱

处理鼻甲的主要目的是最大程度增加鼻腔气流量,这一点听起来很简单,但是围绕这一话题的激烈争辩已经持续了 100 多年。关于治疗下鼻甲肥大,已经有无数的药物(前文已有介绍)和外科的治疗方法。然而,作者通过文献回顾后发现,不同治疗方法的数据对比分析十分缺乏。外科治疗方法可以分为以下几种类别:机械方法、破坏性方法和鼻甲切除方法[66]。

机械方法

这一类别中的主流方法是鼻甲向外骨折。该方法的优点在于治疗速度快、操作方便和并发症相对较少。缺点在于如果单独治疗复发型的鼻甲肥大,最终鼻甲往往会恢复到原来的位置。而且,单纯向外骨折并不能解决黏膜肥厚的问题,这也许就是最终导致鼻甲增大的首要病理原因。因此,这一技术通常会结合其他技术一起运用。

破坏性方法

破坏性方法的目的是通过直接破坏和引起瘢痕来减少

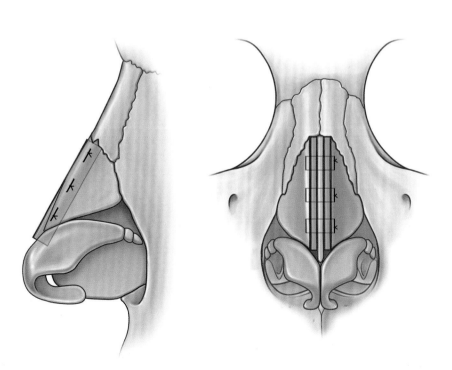

图 18.13 图示撑开移植物的正确位置

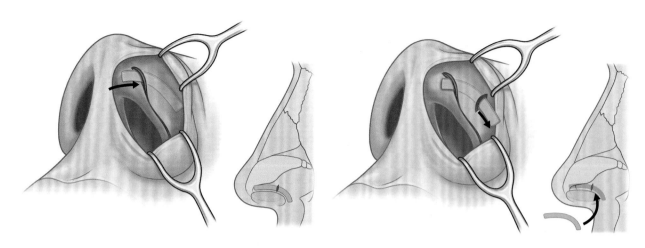

图 18.14 正确置入鼻翼板条移植物示意图

鼻甲体积。第一个直接破坏的方法,可以用单极或双极电凝在表浅或黏膜下平面行电灼术完成。这一方法还具有简单、快捷的优点,但是表面电灼可导致水肿和结痂长达 3~6 周,20%~30% 的病例会发生粘连[68,69]。在黏膜下用双极电凝,要避开鼻甲骨,以免引起长期水肿、红斑以及死骨形成[67]。

冷冻手术的原理是通过低温引起细胞内晶体形成来损伤黏膜。它主要作用于富含水的杯状细胞,所以只涉及肥厚的黏膜[70]。它的并发症包括长期结痂、迟发出血以及需要多次治疗等。

鼻甲激光切除并不是一项新的技术,欧洲在 20 世纪 70 年代就已经开始使用此技术[71]。临床中使用的激光包括二氧化碳、Nd:YAG 激光、氩激光以及磷酸钾钛激光。跟之前的方法一样,激光治疗快速、便捷,并发症(如出血)发生率相对较低。跟电灼术和冷冻手术一样,激光只处理黏膜,不会累及下面的鼻甲骨[66]。

鼻甲切除方法

由于许多文献报道称鼻甲完全切除术会导致严重的并发症,而且,随着认知的增加,人们越来越了解鼻甲的重要生理作用。因此,这一术式很大程度上已不被采纳。如果去除的鼻甲过多,过度通畅的鼻腔气道会导致咽部干燥、对冷空气敏感度增加、臭鼻症形成以及鼻腔反常阻塞感觉[72]。因此,当考虑是否行鼻甲切除术时,大部分人都认为最好进行保守处理。

许多人推荐黏膜下鼻甲切除术。但是,这样做并不能去除肥厚的软组织。鼻甲部分切除术可能是最合适的选择,因为它同时处理了肥厚的黏膜和下面的鼻甲骨,还保留了正常大小的鼻甲。这也预示着这一术式比鼻甲完全切除术的发病率更低,成功率更高。尽管去除了鼻甲骨和部分黏膜,但是这个方法有目的地保留了鼻甲黏膜,从而保留了重要的生理功能,包括加热、加湿和清洁吸入的空气[13]。鼻甲部分切除术应按整个鼻甲长度进行均匀切除,而不是按很多人推荐的仅切除前侧或后侧。否则,剩余的部分鼻甲会代偿性肥大,从而需要二次手术来处理。黏膜下切除应根据

Mabry 的描述,用 Bovie 电凝器掀起内侧黏膜骨膜瓣,用剥离器将鼻甲向外骨折,再用 Takahashi 镊子小心夹起、转动并切除暴露的鼻甲骨。除非过多地切除,剩下的黏膜瓣会自然地覆盖切除后的鼻甲骨。接下来谨慎地使用电凝,使黏膜边缘彻底止血[73]。

术后护理

操作完成后,如果同时做了鼻整形术,需应用鼻背夹板。鼻背夹板可以对合被覆软组织,矫正软组织框架。作者推荐使用金属和低温热塑夹板,外面再贴免缝胶带。低温热塑夹板提供了稳定性,而金属部分可以保证低温热塑夹板的精确塑形。Doyle 夹板同时也会经鼻孔作黏膜外侧支撑。应用 Doyle 夹板可以固定鼻中隔。鼻外部夹板保留 8 天,而内部 Doyle 支架在术后 3~4 天去除。

任何一种鼻中隔矫正手术后放置简单黏膜外鼻内支架,都要保留 2 周。患者在使用 Doyle 内部夹板期间应使用一代头孢抗生素。如手术治疗方案中有行鼻骨截骨术,则可以给予甲泼尼龙来减少水肿和擦伤。然而,如果患者有活动性痤疮,应避免使用皮质类固醇。限制剧烈体力活动 3 周。

结果 / 预后 / 并发症

如果术前和术中缺乏对偏曲鼻部的充分评估,就难免会导致术后鼻部畸形和矫正效果不佳。任何结构没有充分得到矫正都会导致鼻部畸形的复发或维持原有的畸形。必须要处理的结构包括鼻中隔、骨性框架、上外侧软骨、下外侧软骨、内鼻阈、外鼻阈和鼻甲。术后轻微差别可以通过胶带或持续夹板来矫正,但是大部分情况最终都需要通过手术修复。其他可能发生的并发症包括粘连、鼻中隔血肿、鼻中隔穿孔、感染、出血以及萎缩性鼻炎(图 18.15 和图 18.16)。

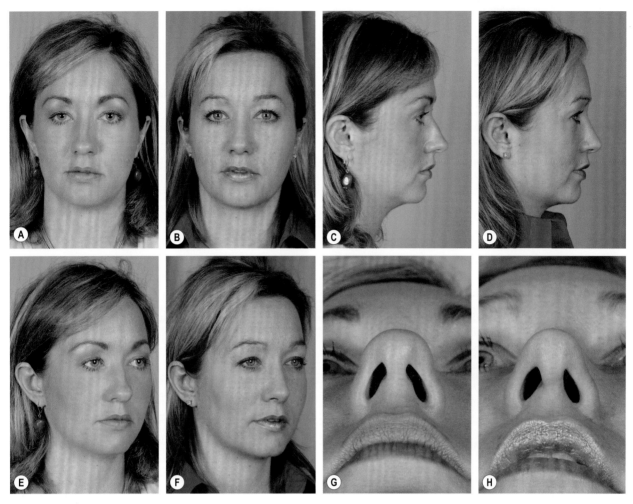

图 18.15　患者鼻部和鼻中隔 C 形前后向偏曲矫正术前（A、C、E 和 G）和矫正术后（B、D、F 和 H）

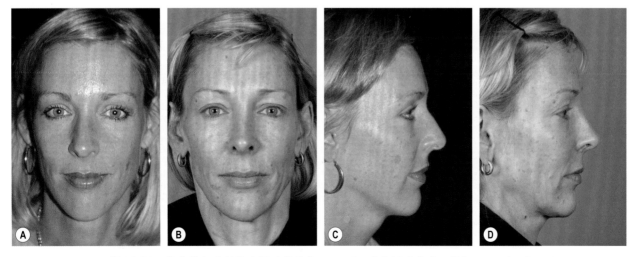

图 18.16　患者鼻部左侧偏曲矫正术前（A、C、E 和 G）和矫正术后 7 年（B、D、F 和 H）

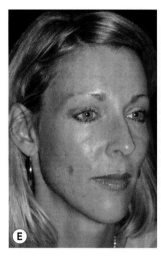
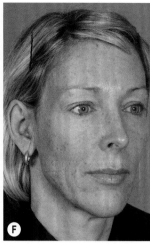
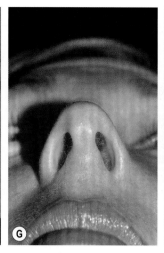
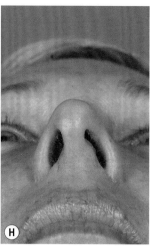

图 18.16（续）　患者鼻部左侧偏曲矫正术前（A、C、E 和 G）和矫正术后 7 年（B、D、F 和 H）

二次手术

　　虽然任何一位鼻整形外科医生的首要目标是通过第一次手术就达到最佳的结果，但即使是经验最丰富、计划最周密的外科医生在也会在手术后面对要求二次手术改善效果的患者。每一位患者都有其独特的病理特点，需要基于个体病例的具体情况采用特定治疗方法。具体的手术方式在本章及全书都有提及，遵循这些手术原则可以使二次手术的可能性降到最低。

参考文献

1. Hoeyberghs JL, Desta K, Matthews RN. The lost muscles of the nose. *Aesthetic Plast Surg*. 1996;20:165–169.

2. Howard BK, Rohrich RJ. Understanding the nasal airway: principles and practice. *Plast Reconstr Surg*. 2002;109:1128–1146. *The authors present a thorough review of the nasal airway beginning with pertinent nasal anatomy and moving onto physiology, pathology, and treatment. It is well cited and discusses in detail the key concepts and principles in the practical management of the nasal airway.*

3. Griesman B. Muscles and cartilages of the nose from the standpoint of typical rhinoplasty. *Arch Otolaryngol Head Neck Surg*. 1944;39:334–341.

4. Rohrich RJ, Krueger JK, Adams WP Jr, et al. Rationale for submucous resection of hypertrophied inferior turbinates in rhinoplasty: an evolution. *Plast Reconstr Surg*. 2001;108:536–544.

5. Anand VK, Isaacs R. Nasal physiology and treatment of turbinate disorders. In: Rees TD, LaTrenta GS, Stilwell D, eds. *Aesthetic Plastic Surgery*. Philadelphia: WB Saunders; 1994.

6. Kimmelman CP. The problem of nasal obstruction. *Otolaryngol Clin North Am*. 1989;22:253–264.

7. Janis JE, Rohrich RJ. Rhinoplasty. In: Thorne CH, Beasely RW, Aston SJ, et al., eds. *Grabb and Smith's plastic surgery*. 6th ed. Philadelphia: Lippincott; 2007:51.

8. Courtiss EH, Gargan TJ, Courtiss GB. Nasal physiology. *Ann Plast Surg*. 1984;13:214–223.

9. Constantian MB, Clardy RB. The relative importance of septal and nasal valvular surgery in correcting airway obstruction in primary and secondary rhinoplasty. *Plast Reconstr Surg*. 1996;98:38–54.

10. Konno A. Surgical physiology of the nose. In: Wood-Smith D, Rees TD, eds. *Cosmetic facial surgery*. Philadelphia: WB Saunders; 1973.

11. Kern EB. Rhinomanometry. *Otolaryngol Clin North Am*. 1973;6:863–874.

12. Solomon WD, Stohrer AM. Considerations in the measurement of nasal patency. *Ann Otol Rhinol Laryngol*. 1965;74:978–990.

13. Abrahamson M, Harker LA. Physiology of the nose. *Otolaryngol Clin North Am*. 1973;6:623–635.

14. Porctor DF. The upper airways: nasal physiology and defense of the lungs. *Am Rev Respir Dis*. 1977;115:97–129.

15. Kayser RL. Uber den weg der atmungluft durch die nase. *Arch Laryngol*. 1895;3:101.

16. Williams HL. Nasal physiology. In: Shumrick DA, Paperella MM, eds. *Otolaryngology*. Vol 1. Philadelphia: Saunders; 1973.

17. Schmidt-Nielsen K. Countercurrent systems in animals. *Sci Am*. 1981;244:118–128.

18. Ballenger JJ. Symposium: The nose versus the environment. *Laryngoscope*. 1983;93:56–57.

19. Proetz AW. Physiology of the nose from the standpoint of the plastic. *Otolaryngol*. 1944;39:514–517.

20. Shires GT, Canizaro PC. Fluid and electrolyte management of the surgical patient. In: Sabiston DC, ed. *Textbook of Surgery*. Vol 1. 13th ed. Philadelphia: Saunders; 1986.

21. Goldwyn RM, Shore S. The effects of submucous resection and rhinoplasty on the sense of smell. *Plast Reconstr Surg*. 1968;41:427–432.

22. Moran DT, Jafek BW, Rowley JC. The vomeronasal (Jacobson's) organ in man: Ultrastructure and frequency of occurrence. *J Steroid Biochem Mol Biol*. 1991;39:545–552.

23. Stensaas LJ, Lavker RM, Monti-Bloch L, et al. Ultrastructure of the human vomeronasal organ. *J Steroid Biochem Mol Biol*. 1991;39:553–560.

24. Garcia-Velasco J, Mondragon M. The incidence of the vomeronasal organ in 1000 human subjects and its possible clinical significance. *J Steroid Biochem Mol Biol*. 1991;39:561–563.

25. Zbar RI, Zbar LI, Dudley C, et al. A classification schema for the vomeronasal organ in humans. *Plast Reconstr Surg*. 2000;105:1284–1288.

26. Gwaltney JM Jr. Acute community-acquired sinusitis. *Clin Infect Dis*. 1996;23:1209–1223.

27. Gwaltney JM Jr, Scheld WM, Sande MA, et al. The microbial etiology and antimicrobial therapy of adults with acute community-acquired sinusitis: a fifteen-year experience at the University of Virginia and review of the other selected studies. *J Allergy Clin Immunol*. 1992;90:457–461.

28. Nathan RA, Meltzer EO, Selner JC, et al. Prevalence of allergic rhinitis in the United States. *J Allergy Clin Immunol*. 1997;99:808–814.

29. Martinez SA, Nissen AJ, Stock CR, et al. Nasal turbinate resection for relief of nasal obstruction. *Laryngoscope*. 1983;93:871–875.

30. Goodman WS, DeSouza FM. Atrophic rhinitis. *Otolaryngol Clin North Am*. 1973;6:773–782.

31. Wallace DV, Dykewicz MS, Bernstein DI, et al. The diagnosis and management of rhinitis: an updated practice parameter. *J Allergy Clin Immunol*. 2008;122(2 suppl):S1–S84.

32. Ferguson BJ, Mabry RL. Laboratory diagnosis. *Otolaryngol Head Neck Surg*. 1997;117:S12.

33. Guyuron B, Behmand RA. Caudal nasal deviation. *Plast Reconstr Surg*. 2003;111:2449–2457. *The authors begin by describing the anatomic structures that define the caudal nose. They go on to discuss the specific*

structures and their associated abnormalities as they relate to abnormalities of the caudal nose and nasal airway. The discussion includes a description of the surgical technique necessary to address each deformity. In particular, six types of septal deviation are described in terms of diagnosis and treatment.

34. Gunter JP, Rohrich RJ. Management of the deviated nose: the importance of septal reconstruction. *Clin Plast Surg.* 1988;15:43–55.

35. Byrd HS, Salomon J, Flood J. Correction of the crooked nose. *Plast Reconstr Surg.* 1998;102:2148–2157.

36. Fancesconi G, Fenili O. Treatment of deflection of the anterocaudal portion of the nasal septum. *Plast Reconstr Surg.* 1973;5:342–345.

37. Constantian MB. The incompetent external nasal valve: Pathophysiology and treatment in primary and secondary rhinoplasty. *Plast Reconstr Surg.* 1994;93:919–931.

38. Sheen JH. Spreader graft: A method of reconstructing the roof of the middle nasal vault following rhinoplasty. *Plast Reconstr Surg.* 1984;73:230–239.

39. Chand MS, Toriumi DM, Landecker A. Surgical management of the nasal airway. In: Gunter JP, Rohrich RJ, Adams WP Jr, eds. *Dallas Rhinoplasty.* 2nd ed. St. Louis: Quality Medical; 2007:909. *The authors begin with a discussion on the preoperative assessment of a patient who requires surgical management of the nasal airway. This includes the history, physical examination, and appropriate diagnostic studies. This is followed by a detailed discussion regarding the treatment strategies of the various components making up the nasal airway.*

40. Grymer LF, Hilberg O, Elbrond O, et al. Acoustic rhinometry: evaluation of the nasal cavity with septal deviations, before and after septoplasty. *Laryngoscope.* 1989;99:1180–1187.

41. Hilberg O, Jackson AC, Swift DL, et al. Acoustic rhinometry: evaluation of nasal cavity geometry by acoustic reflections. *J Appl Physiol.* 1989;66:295–303.

42. Grymer LF. Reduction rhinoplasty and nasal patency: change in the cross-sectional area of the nose evaluated by acoustic rhinometry. *Laryngoscope.* 1995;105:429–431.

43. Cakmak O, Coskun M, Celik H, et al. Value of acoustic rhinometry for measuring nasal valve area. *Laryngoscope.* 2003;113:295–302.

44. Zinreich SJ. Rhinosinusitis: radiologic diagnosis. *Otolaryngol Head Neck Surg.* 1997;117:S27–S34.

45. Gwaltney JM, Jones JG, Kennedy DW. Medical management of sinusitis: educational goals and management guidelines. *Ann Otol Rhinol Laryngol.* 1995;104:22–30.

46. Wilson R, Roberts D, Cole P. Effect of bacterial products on human ciliary function in vitro. *Thorax.* 1985;40:125–131.

47. Sykes DA, Wilson R, Chan KL, et al. Relative importance of antibiotic and improved clearance in topical treatment of chronic mucopurulent rhinosinusitis: a controlled study. *Lancet.* 1986;2:359–360.

48. Portmann M, Guillen G, Chabrol A. Electrocoagulation of the vidian nerve via the nasal passage. *Laryngoscope.* 1982;92:453–455.

49. Fernandes CM. Bilateral transnasal vidian neurectomy in the management of chronic rhinitis. *J Laryngol Otol.* 1994;108:569–573.

50. Kirtane MV, Prabhu VS, Karnik PP. Transnasal preganglionic vidian nerve section. *J Laryngol Otol.* 1984;98:481–487.

51. Golding-Wood PH. Vidian neurectomy: its results and complications. *Laryngoscope.* 1973;83:1673–1683.

52. Stucker FJ, Hoasjoe DK. Nasal reconstruction with conchal cartilage: correcting valve and lateral nasal collapse. *Arch Otolaryngol Head Neck Surg.* 1994;120:653–658.

53. Park SS. The flaring suture to augment the repair of the dysfunctional nasal valve. *Plast Reconstr Surg.* 1998;101:1120–1122.

54. Sheen JH. Spreader graft revisited. *Perspect Plast Surg.* 1989;3:155.

55. Rohrich RJ, Hollier LH. Rhinoplasty-dorsal reduction and spreader grafts. *Dallas Rhinoplasty Symposium.* 1998;15:179.

56. Oneal RM. Upper lateral cartilage spreader flaps in rhinoplasty. *Aesthet Surg J.* 1998;18:370–371.

57. Gruber RP. The spreader flap in primary rhinoplasty. *Plast Reconstr Surg.* 2007;117:1903–1910.

58. Guyuron B. Nasal osteotomy and airway changes. *Plast Reconstr Surg.* 1998;102:856–860. *The author provides a prospective investigation involving 48 consecutive patients who underwent various nasal bone osteotomies during rhinoplasty procedures. The author concluded that the nasal osteotomy does constrict the nasal airway in most incidences. The length of the nasal bones, the degree of nasal bone repositioning, the position of the inferior turbinates, and the type of osteotomy are definite factors contributing to airway narrowing after nasal bone osteotomy.*

59. Gunter JP, Friedman RM. Lateral crural strut graft: technique and clinical applications in rhinoplasty. *Plast Reconstr Surg.* 1997;99:943–952.

60. Teichgraeber JF. Lateral crural spanning grafts for the treatment of alar collapse. *Laryngoscope.* 1995;105:760–763.

61. McCollough EG, Fedok FG. The lateral crural turnover graft: correction of the concave lateral crus. *Laryngoscope.* 1993;103:463–469.

62. Guyuron B. Alar rim deformities. *Plast Reconstr Surg.* 2001;107:856–863.

63. Sheen JH, Sheen AP. *Aesthetic Rhinoplasty.* 2nd ed. St. Louis: Mosby; 1987.

64. Kramer FM, McQuown SA. Minicomposite graft for nasal alar revision. *Arch Otolaryngol Head Neck Surg.* 1987;113:943.

65. Constantian MB. An alar base flap to correct nostril and vestibular stenosis and alar base malposition in rhinoplasty. *Plast Reconstr Surg.* 1998;101:1666–1674.

66. Jackson LE. Management of the inferior turbinate hypertrophy. *Plast Reconstr Surg.* 1999;104:1197–1198. *The author provides a critical appraisal in the medical and surgical management of the inferior turbinate. Acknowledgement is made regarding the continued debate in the treatment of inferior turbinate pathology. Advantages, disadvantages, complications, and controversies of each form of treatment are reviewed and discussed. A staged protocol of increasingly invasive interventions is proposed.*

67. Goode RL, Pribitkin E 2nd. *Diagnosis and Treatment of Turbinate Dysfunction.* Alexandria: American Academy of Otolaryngology-Head and Neck Surgery Foundation; 1995:1–73.

68. Meredith GM Jr. Surgical reduction of hypertrophied inferior turbinates: a comparison of electrofulguration and partial resection. *Plast Reconstr Surg.* 1988;81:891–899.

69. Muran AGD, Lund VJ. *Clinical Rhinology.* New York: Thieme Medical; 1990:82–84.

70. King HC, Mabry RL. *A Practical Guide to the Management of Nasal and Sinus Disorders.* New York: Thieme Medical; 1993:94–118.

71. Lenz H, Eichler J, Schafer G, et al. Parameters for argon laser surgery of the lower human turbinates. *Acta Otolaryngol.* 1977;83:360–365.

72. Fanous N. Anterior turbinectomy – a new surgical approach to turbinate hypertrophy: a review of 220 cases. *Arch Otolaryngol Head Neck Surg.* 1986;112:850–852.

73. Mabry RL. Inferior turbinoplasty. *Oper Tech Otolaryngol Head Neck Surg.* 1991;2:183–188.

第 19 章

二次鼻整形术

Ronald P. Gruber, Simeon H. Wall Jr., David L. Kaufman, David M. Kahn

概要

- 二次鼻整形术可用于矫正鼻整形术的并发症、改善不良结果，或进一步改善外观。
- 二次鼻整形术比初次手术更加困难。应采取一切措施协助外科医生操作，包括术前成像和术中模型的使用。
- 充分的肿胀麻醉和精细的解剖基本功是完成手术的重要保障。
- 首先将鼻尖从中线部位分开，不要试图去除所有的瘢痕组织，因为这有可能损害现有框架结构的完整性。
- 在软骨移植之前采用缝合技术以恢复鼻部的结构完整性和形状。板条移植是二次鼻整形中非常常用的技术，可以有效避免额外的组织创伤造成框架对前庭部分皮肤的破坏。
- 用移植物加强鼻翼软骨外侧脚、上外侧鼻软骨或鼻尖部位是主要的重建方式。隐形移植物，例如鼻小柱支撑移植物和撑开移植物也比较常用。
- 通气障碍是鼻整形术后常见的问题，也是二次鼻整形术必须解决的问题。二次鼻整形的术式包括鼻中隔成形术、内鼻阈重建术和外鼻阈重建术。

简介

定义

二次鼻整形术是对既往由外科医生实施过手术的鼻部进行再次手术。作者将其与"修复术"区分开来，不同之处在于，二次鼻整形术是由同一外科医生对自己的患者进行的二次手术。通常，二次手术比"修复术"更为广泛。二次鼻整形术和鼻整形修复手术的原因包括手术并发症、对效果不满意或需要进一步改进。出于法律原因，区分以下3点非常重要：①并发症；②不良结果；③需要进一步改善。首先，并发症可能由外科医生操作导致，也可能由间接原因导致。例如，术后的鞍鼻畸形很可能是外科医生的责任。然而，鼻尖畸形通常是意料之外的结果，尽管作者认为它往往是可以预防的。而寻求"进一步改善"指的是在手术结果令人满意的基础上，医患双方认为可以继续进行手术，以获得更好的结果。

二次鼻整形术为什么困难

如果说鼻整形术是最难的美容外科手术，那么二次鼻整形术则难上加难[1]，20%的手术返修率便证明了这一点。需要二次修复的患者通常愿意让同一位医生继续主刀，而如果患者对二次手术的结果仍不满意，再让同一位医生进行第三次手术的可能性则大幅降低。因此，在鼻修复术中，外科医生理应尽可能避免患者感到不满并反映问题（包括法律诉讼和网络上的公开抱怨）[2]。

分析

处理二次鼻整形术患者需要比初次手术拥有更多的技巧和耐心。患者通常感到不满和怀疑，因此需要比初次手术前获得更多信心。但手术往往更复杂，手术结果存在不确定性。因此，在术前认真听取患者的诉求非常重要。另外，医生需切记不要评论上一位医生的手术。在鼻整形手术中手术效果不理想是非常常见的，即使是最好的鼻整形医生也无法回避这一现实。与隆胸手术不同，鼻部的解剖结构非常复杂且精细，1mm的偏差都能被轻易觉察到。

J. P. Gunter[3]比其他任何外科医生都更加强调术前评估的作用。Kim和Toriumi[4]专门就此写过一篇综述（第15章）。根据作者的经验，拍照是术前评估最重要的一环。医生要充分利用患者的照片(图 19.1)来制定手术方案。照片是非常经济有效的评估手段,可以有效地帮助医生向患者讲解医生的想法,并指引患者提出反馈,表达他们的想法。医生也可以借助照片来告诉患者,从实际操作而言,哪些可以做到,哪些不可以做到。在与患者分析照片的时候,医生可以明确问题所在,在模拟手术效果时可以更有针对性。通常,

面诊时发现的问题可能与相机捕捉的图像并不一致。甚至有时,一些解剖结构的问题在图片中会更加明显。在此过程中,医生要筛选出对手术预期不合理的患者,而采用成像仪模拟手术效果是一种与患者沟通的有效方式。

手术技巧

准备成为一位生物雕塑家

鼻整形术是利用生物介质(软骨和部分骨骼)进行雕刻的手术,因此,仅仅掌握鼻腔解剖知识是不够的[5],医生还需要运用艺术家的原则:复制。复制一个漂亮的结构要比从记忆中去创造一个容易得多,商业艺术家往往依赖于这一概念。除非你是一个天赋异禀的艺术家,否则你会发现事实确实如此。很少有人能凭记忆画出一张像样的猫的画像,但即使是一个缺乏艺术细胞的人也能对着照片复制出一张不错的猫的画作。因此,作者建议使用理想的成型鼻支架来塑造术中模型(图 19.2)。另外,通过放大镜从远处看鼻部难以得到正确的视角。因此,在手术室安装一台摄像机也很有帮助(摄像机可以实时从一定距离提供患者的鼻部轮廓图),这对手术非常重要。一些外科医生偶尔会困惑地发现,术中患者

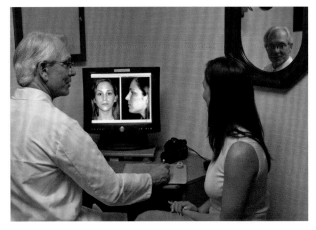

图 19.1　图像分析是与患者进行交流的重要方式,另外还可模拟手术的效果

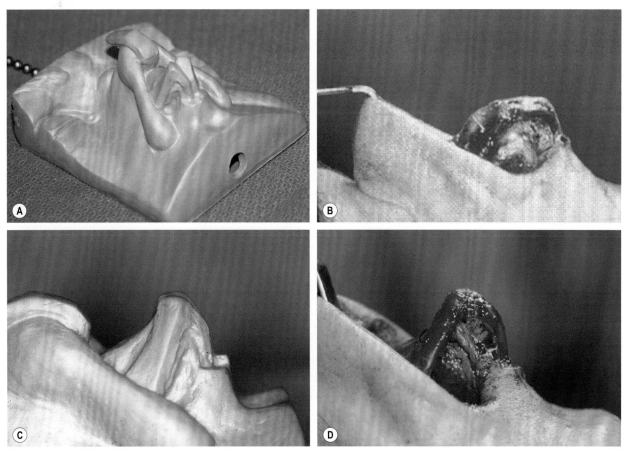

图 19.2　(A)高压灭菌的鼻部模型可以有效帮助医生进行生物雕刻。模仿雕刻远比凭记忆塑造一个复杂的鼻部更容易。(B)鼻尖的畸形情况与模型的情况几乎完全一致。(C 和 D)切除、移植和缝合完成后的外观

的鼻部形态完美,但在第二天或移除鼻夹时发现鼻孔暴露,他们可能忽略了对仰卧位角度的判断。拍照是成功的术前分析和与患者交流的关键步骤。通过一定距离进行患者评估,或使用摄像机,可以提供更好的视角,有助于避免这一问题。

二次鼻整形术中的开放与闭合入路

决定在二次鼻整形术中采用开放入路还是闭合入路要比初次鼻整形术更困难[6]。如果操作比较少,如锉平鼻背或鼻翼缘软骨移植,闭合入路手术无疑是更理想的方式。如果直视下更有助于完成任务,例如矫直鼻部或矫正扭曲的鼻尖,则开放术式无疑能使操作更加精细,从而获得更好的效果。

打开鼻部和鼻尖解构

二次鼻整形患者可能存在大量的瘢痕组织包裹鼻尖的大部分解剖结构,因此重要的是通过以下方法松解瘢痕:(a)使用一种更容易掀起皮瓣的技术;(b)处理一堆由瘢痕组织伪装的异常解剖。作者发现,组织的充分浸润能有效减少穿孔的发生,而且可使剪刀更容易通过皮下平面。在进行操作时,耐心是非常重要的,因为操作中要经常慢慢掀起皮瓣,尽量减少对软组织的创伤。软骨框架的创伤并不是一个严重的问题,因为它总是可以通过缝合和移植来矫正。

一旦皮瓣松解到能够抬高,就可以暂时忽略原有的解剖结构,从鼻背中间向前分离(图19.3A)。当剥开鼻背组织时,通常通过简单触诊发现鼻中隔软骨。如有小的穿孔,应使用5-0普通羊肠线修补。当切口分离至穹顶区域时,往往可见中间的拐点。即使拐点没有出现,或即使分离过程导致鼻翼软骨中部一侧的表面有多余的软骨,而另一侧的鼻翼软骨由于分离过程不够精确而缺少一些软骨,也无关紧要,只要保证两侧有足够的完整性即可,这样当两侧通过鼻尖成形术结合到一起时,结构完整性就可以恢复。如有必要,鼻翼软骨之间的小柱支撑将有助于恢复这种完整性和支撑力。不要试图切除软骨末端的瘢痕组织,以期找到一个满意的框架,这通常会损坏软骨。最好在软骨表面留下一些瘢痕组织,应尽量避免尝试剥离软骨表面的瘢痕组织,尽量减少破坏结构完整性的操作。这一原则适用于寻找软骨外侧脚的过程。在这一过程中,医生必定会从软骨表面切除一些瘢痕组织。然而,一旦看到软骨,医生就应该停止切割,因为继续切除外侧脚只会削弱外侧脚,甚至会导致外侧脚塌陷。事实上,鼻翼软骨外侧脚部分的瘢痕组织确实保证了一部分结构的完整性。通过刮去表面过厚的瘢痕,最大程度减小其厚度是合理的。如有需要,也可应用较薄的表面移植物(见下文关于板条移植物的讨论)。

麻醉

作者的大多数患者会采用镇静清醒静脉麻醉,因为它

的价格更低廉。清醒镇静麻醉的总体优势在其他文献中也有提及[7]。遗憾的是,许多医生实习项目不会对医生进行这方面的培训,这迫使医生在正式的培训结束后继续学习。患者在到达手术中心前1小时需服用60mg氟西泮(达尔曼)。到达手术中心后,心情放松的患者会接受100mg羟基嗪和10mg肌内纳布啡肌内注射,也可用50mg地莫洛可代替纳布啡使用。在手术室,用1mg剂量的咪达唑仑(Versed)对患者进行镇静。当患者难以从100K始倒数时,使用30mg氯胺酮,在30秒内缓慢给药。对于体型较大的女性患者和男性患者,使用50mg氯胺酮。如果患者没有按预期进入氯胺酮"解离状态",可额外增加1mg剂量,持续约5分钟即可。

在此期间,可往鼻腔注射局部麻醉剂。它是由1%的利多卡因和0.25%的丁哌卡因(马卡因)按1:1比例混合,再结合浓度为1/200 000的肾上腺素制成的一种混合溶液。利用高渗透状态注射30~50ml局部麻醉剂。大多数麻醉剂注射于鼻背中隔区域,但也会有一些补充麻醉剂注射在其他区域。在下鼻甲注射是为了给随后的侧鼻截骨术提供麻醉,并且缓解塞入鼻腔的棉条带来的不适,减轻流至鼻咽部位的血液带来的间歇性咳嗽。使用上述方法可有效避免可卡因等局部麻醉剂的应用。

如果要进行清醒镇静麻醉,那么医生必须熟悉气道管理。在使用氯胺酮期间,最好对患者进行几次面罩呼吸,以了解患者在使用氯胺酮期间可能出现的潜在气道问题。另一个重点在于,如果氧测量仪提示患者呼吸不足或下颚下垂导致部分气道阻塞,必须立即进行气道插管。此外,可用的逆转剂也非常重要,包括用于麻醉剂的纳洛酮和用于苯二氮䓬类药物的氟马西尼。在全身麻醉时,肾上腺素浓度可增加到1/70 000。为了避免心脏不良反应,在继续鼻腔注射之前,可在鼻中隔注射小剂量,来观察心脏反应。

在鼻尖中间将其分离并去除鼻翼软骨外侧脚表面的瘢痕组织后,向两侧展开鼻翼软骨,暴露侧鼻软骨。如果分离恰当,此时的鼻尖是一个可活动的独立单元。医生需要用两把镊子仔细区分上外侧鼻软骨与鼻翼软骨外侧脚的分界。经过区分,医生通常可以看到鼻翼软骨外侧脚折叠在上外侧鼻软骨上方。褶皱样的结构,如果没有看到,则需要在分离时距离鼻翼软骨外侧脚边缘至少6mm画一条线。这条线基本上就是鼻翼软骨外侧脚与上外侧鼻软骨的分界。在前庭组织进行高渗肿胀麻醉(图19.3B),标记大致的手术切口线(图19.3C)。鼻翼软骨外侧脚的软骨量存在个体差异,如果组织量不够,则通常需要增加移植物。绝大多数情况下,由于医生不再通过过度去除鼻翼软骨外侧脚来缩小肥大的鼻尖,因此鼻翼软骨的组织量相对恒定。通常上外侧鼻软骨与鼻翼软骨外侧脚间的切口不应穿透鼻前庭衬里,用组织剪拓宽切口,最宽可达4~8mm。随后,鼻尖活动范围会变大,医生可以不受张力影响,将鼻尖旋转至新的位置。分离结束后,表面瘢痕被适当去除后,若鼻尖可移动,则表示解构过程已经完成,可以进入鼻尖重建阶段。本质上,此时鼻尖的重建过程与初次鼻整形的原理是一样的。医生同样会在已经在鼻尖分离后充分暴露的鼻中隔前角处进行鼻中隔成形术。

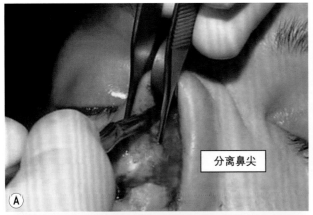

分离鼻尖

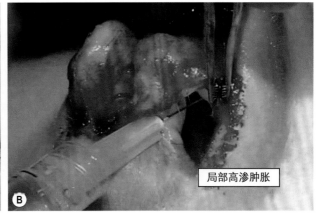

局部高渗肿胀

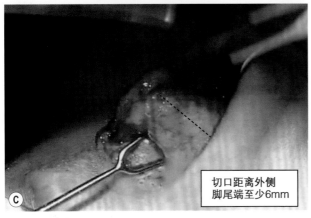

切口距离外侧
脚尾端至少6mm

图 19.3 （A）处理纤维包裹的鼻尖的最佳方法是首先在鼻尖中间进行分离。鼻中隔前角最先暴露，然后分离中间的组织。这一做法的目的是保证结构的完整性，防止在寻找软骨框架的同时过度去除瘢痕组织。（B）高渗肿胀局部麻药有助于解剖。（C）如果由于瘢痕的原因导致上外侧鼻软骨与鼻翼软骨外侧脚的界限不清，在分离鼻尖复合体与上外侧鼻软骨时，一般至少距离切口缘 6mm。通过扩大切口，鼻尖复合体可以与上外侧鼻软骨分开并可自由塑形

缝合技术与移植物（重建）

缝合技术基本原理

水平褥式缝合[8,9]可用于缝合二次鼻整形术中任何不美观的鼻软骨凸凹结构（图 19.4）。缝合技术需要通过一定时间的练习来掌握，因为如果缝合组织之间离得太近则会没有效果，离得太远会导致软骨变形。作者的研究表明，单针水平褥式缝合可使软骨强度（在工程术语中被称为"双平面模量"）增加 35%，而通过划痕得到同样平直的软骨则会使强度减少 50%（图 19.5）。软骨外侧脚褥式缝合是最典型的例子。此外，水平褥式缝合也适用于调整 L 形支柱不恰当的弯曲。同样地，当采用这种特殊的缝合线拉直和加固耳软骨时，它会更加有用。从耳后取下耳甲腔软骨后，将其从中间一分为二，钉在硅胶块上，凹面朝下。用 5-0 的 Vicryl（薇乔）或 PDS 水平褥式缝合线在两侧尖端进行缝合塑形（图 19.6）。这一通过缝合加固的移植物可有效加强鼻小柱支撑力，甚至可完全代替消失的鼻翼软骨。

移植物（重建）基本原理

重建的基本原则是在缝合技术无法进一步改善效果时才使用移植物。每一种移植物的命名都与具体移植的部位有关。例如，鼻翼软骨外侧脚支柱支撑外侧壁，鼻小柱支柱支撑中/内侧鼻尖突度，撑开移植物支撑上外侧鼻软骨与鼻中隔连接复合体，板条移植物恢复上外侧鼻软骨的结构完整。鼻尖移植物用于稳固支架维持鼻尖的形态。近年来，作

者积累的经验表明，临床上不需要解剖鼻前庭衬里，并在衬里下插入移植物来维持框架，因为这样做可能会对鼻腔造成更大的损伤。因此，作者在上外侧鼻软骨区域与鼻翼软骨外侧脚增加了覆盖移植物的应用。值得注意的是，这些移植物必须非常薄（厚度不超过 1mm），否则鼻部会显得很厚重。

大多数二次鼻整形术需要移植物来代替已被过度切除的软骨，或者为薄弱的结构提供支持。手术一般首选鼻中隔软骨，但鼻中隔的量往往不够。因此，临床上还需要获取部分肋软骨与耳软骨。当需求量较小时，可首选耳软骨，由于它可以通过上文所述的缝合方法拉直变硬，因此可替代部分鼻中隔软骨的塑形作用。但如果软骨的需要量较大，则首选肋软骨[10,11]，尤其是第 5 肋软骨，通过乳房下皱襞切口比较易取且瘢痕不明显（图 19.7）。通常不需要整根都取出，前半部分（或前 2/3）相对比较容易取出。一般在鼻部手术前半小时取出软骨，并将其浸泡，以防止变形。然后用稍大的手术刀将其切割成数片厚 1mm，长约 3~4cm，宽 6mm 的薄片备用，这种大小的软骨片相当于搭建鼻部的砖头（见图 19.7）。当遇到比较严重的结构性问题，例如可卡因鼻时，则需要利用更大、更厚、更长的软骨进行主要结构支撑。该类软骨由一个单独的坚固的水平部分和一个单独的坚固的垂直部分（类似于传统的柱状支撑，但厚度远大于后者）来形成一个 L 形框架。该框架是一个底座，在其上方可以移植其他组织，例如筋膜包裹的软骨碎片，或只移植筋膜，或单个 1mm 厚的移植物，因此它只是一个框架，通常不必雕刻成特定的形状，因为决定鼻部形态的是表面移植物。

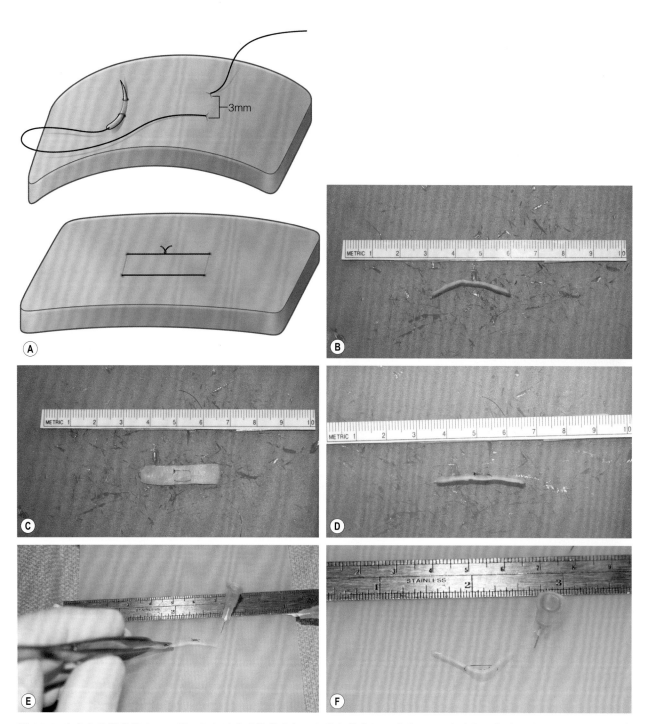

图 19.4　（A）水平褥式缝合可以矫正任何弧度的软骨凸起。如缝合针脚间距约为 3mm，大多数凸起均可被矫正。再缝合一排可以进一步展平凸起的软骨。(B)此处凸起明显;(C)在正确的位置进行褥式缝合;(D 和 E)此时的软骨已无明显凸起;(F)褥式缝合过紧也会形成凸起

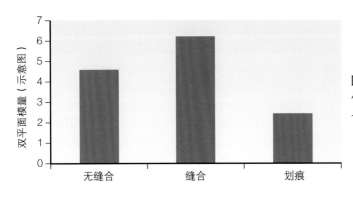

图 19.5 单根线水平褥式缝合可使软骨强度增加 35%，而通过划痕得到同样平直的软骨则会使强度减少 50%

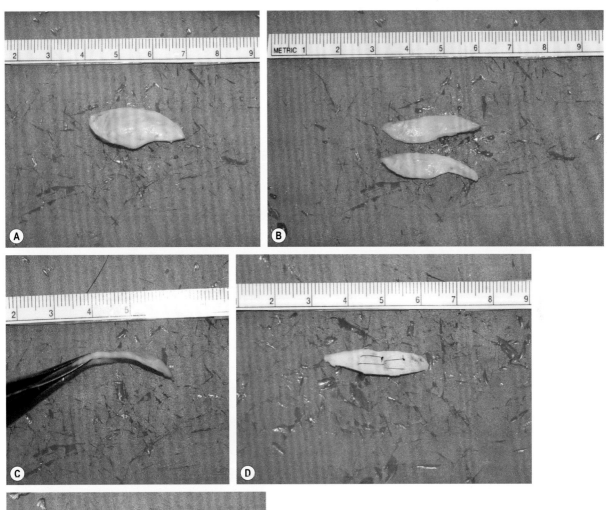

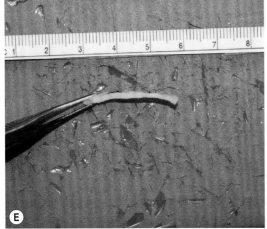

图 19.6 （A~E）耳部是极佳的软骨供区。在硅胶操作垫上可以将耳甲腔／耳甲艇软骨分成两部分：耳甲腔和耳甲艇。作为一个独立的部分，通过水平褥式缝合可以将其塑形成合适的形态，应用于二次鼻整形术中

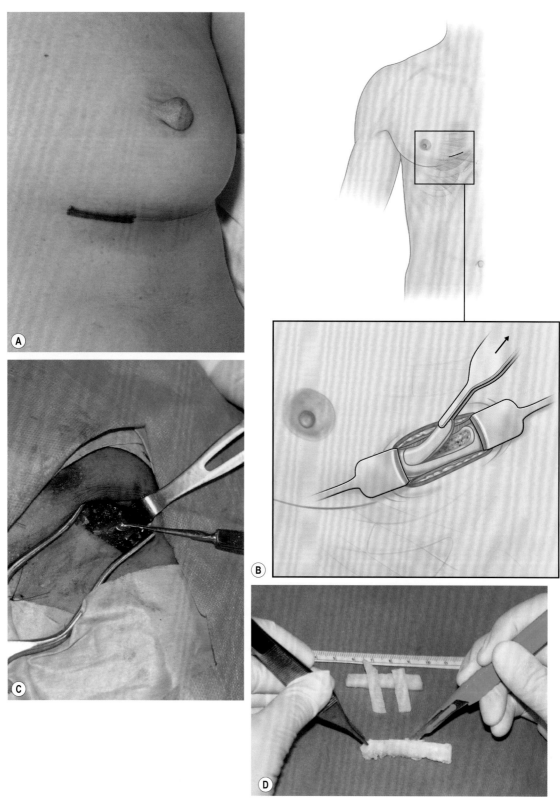

图 19.7 （A）通过乳房下皱襞切口切取肋软骨相对容易（通常为第 5 肋）。（B 和 C）通常只需要使用轻度弯曲的截骨刀或中隔刀切取肋软骨的前半部分。（D）将取出的肋软骨切成数个厚 1mm，长 3~4cm 的薄片备用，如果需要重建 L 形支撑，则切取的薄片要稍厚一些，结构性的支撑要置于表面移植物的深面

颗粒状软骨在临床应用中具有重要的作用,尤其是包裹了筋膜塑形后。该技术最先被 Daniel[12] 开发并应用于隆鼻术中。Erol[13] 证实了氧化纤维素包裹的颗粒状软骨的有效性。但作者认为,筋膜的应用可有效防止术后炎症导致的软骨吸收。将软骨切成 1mm 大小的颗粒,装入筋膜袋子里(放置在硅胶板上),用 5-0 羊肠线进行缝合。在患者鼻背中放置硅胶型号模拟器有助于医生判断筋膜包裹的厚度与长度(图 19.8)。对于鼻部软组织较薄的患者,最好配合应用筋膜(图 19.8)或应用真皮瓣包裹假体(从耳后获取)。

作者很少应用辐照后的异体肋软骨,尽管这对于拒绝取自体肋软骨的患者而言不失为一种可用的材料。但它的主要问题在于可能会被吸收。尽管有文献称该材料的效果可以保持很久[14],但患者仍需做好材料在几年内被吸收的准备。作者决不会任意使用材料进行二次鼻整形术。作者发现,许多外科医生已经意识到,其他材料更易获取,成本也更加低廉,患者更容易接受。然而,尽管手术失败(存在皮肤坏死、材料外露的风险)的概率较低,但一旦发生便极难处理。

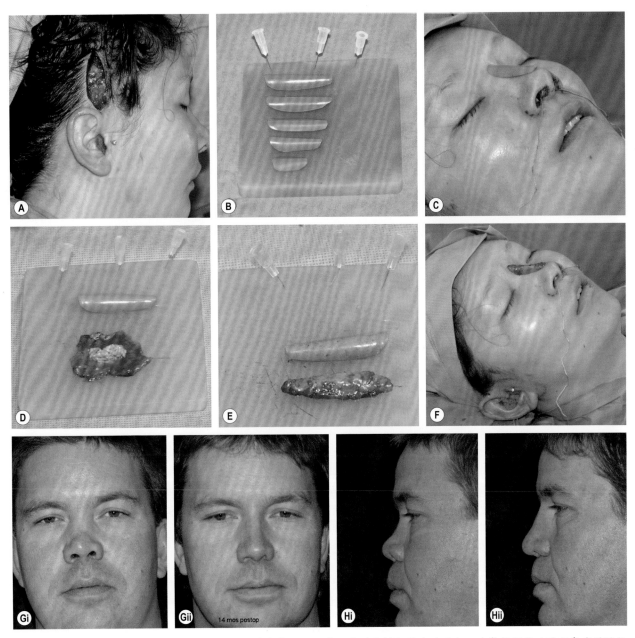

图 19.8 (A)通过耳上垂直切口获取颞深筋膜。(B)多种硅胶鼻假体型号模拟器有助于在二次鼻整形术时进行鼻背移植物雕刻。(C)将硅胶假体型号模拟器放置在鼻背,判断型号是否合适,随后将其放置于鼻内作进一步判断。(D)将取出的软骨切成 1mm 大小的颗粒包裹于颞深筋膜内。最简单的操作方法是用针头将筋膜固定在硅胶板上,然后将切碎的软骨放在上面。(E)像卷香烟一样将筋膜卷起,用 5-0 羊肠线缝合。假体型号模拟器是移植物宽度和长度的模型参考。(F)将包好的软骨颗粒放于鼻背皮肤上。(G)术前与术后图,患者需要肋软骨重建 L 形支撑,同时需要鼻尖移植物与鼻小柱支撑,鼻背也需要较薄的移植物。(H)侧面观

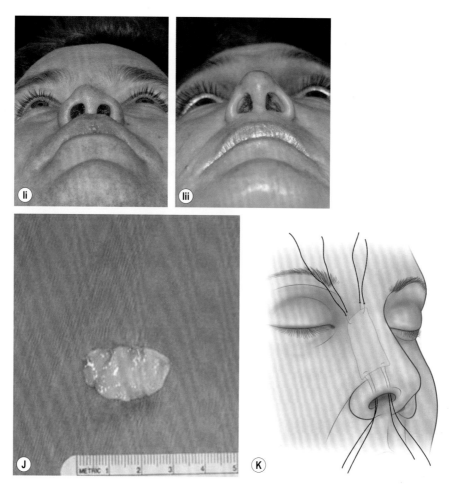

图 19.8（续）（I）仰头位;(J,K)颞深筋膜常用于对鼻背进行覆盖和少量抬高

二次鼻整形术常见问题

宽大的球状圆钝鼻尖

　　二次鼻整形修复的常见问题是宽大的球状圆钝鼻尖[15],也是患者最常抱怨的问题。幸运的是,这一问题能够通过一些方式进行有效解决。决定采用闭合式还是开放式切口进行修复非常重要,原因如上文所述。大多数情况下,鼻翼软骨的鼻尖部分在第一次手术的时候便已被切除,而且通常被过度切除。手术的第一个目标是判断鼻尖解剖的异常。在开放式手术中,术者必须仔细掀起鼻尖的皮瓣。在闭合式手术中,通常需要通过软骨间和软骨下缘切口来释放鼻尖的软骨。手术的第二个目标是分离5~6mm宽的鼻翼软骨外侧脚,并将其变直。缝合技术的应用通常可以将现有的鼻尖支架变得更加自然和坚固。

　　缝合技术(图 19.9)是鼻部支架构建的重要环节[15-20]。在初次鼻整形中使用的多种缝合技术也会在二次鼻整形术中使用。不过,由于某些缝合技术已在初次整形术中使用,因此二次整形术中必需的缝合技术较少。Guyuron 和 Behman[15,16] 等对大多数常见的缝合技术进行了综述。

　　Daniel[17]总结后认为,万变不离其宗。鼻尖缝合技巧包括以下4点:①半贯穿穹窿缝合或贯穿穹窿缝合法;②鼻翼软骨外侧脚缝合;③穹窿间缝合;④中隔-外侧脚缝合。半贯穿穹窿缝合[21]是贯穿穹窿缝合法的变异,缝合的顶部更窄。通常应用在穹窿顶的头侧,用于抬高尾侧缘防止鼻翼缘塌陷或凹陷。该技术最大程度上减少了使用鼻翼缘移植物的需要,而鼻翼缘移植物通常会形成笔直的鼻孔缘,以避免凹陷。Daniel[17]和 Toriumi[22]也发现了在穹窿顶头侧缝合的重要性。鼻翼软骨外侧脚的严密缝合避免了外侧脚的弯曲变形,通常需要一根、两根甚至三根线来保证鼻翼软骨外侧脚的平直与坚固。这在二次鼻整形术中非常重要,因为初次手术通常会导致鼻翼软骨的塌陷与弯曲。贯穿穹窿缝合法可以将穹窿顶缝合在一起,缩小鼻尖,使鼻尖坚挺对称。中隔-外侧脚缝合是将鼻尖复合物与鼻中隔缝合在一起的方法,与早先的 Tebbetts 鼻翼软骨外侧脚贯通缝合法十分相似。在此过程中,术者也可以调整鼻尖的高度,但该方法不适用于鼻小柱部位的缝合。以上缝合技术均采用5-0 Vicryl(薇乔)或 PDS 线。如果术者确认缝线表面有充分的软组织覆盖,也可采用不可吸收缝线。

　　图 19.9 是一例鼻部做过多次手术的患者。该患者需要用缝线进行鼻尖软骨重塑。除了采用前文提及的四种缝合技巧外,该患者还需要进行驼峰鼻切除术和截骨术。

鼻尖缺陷(突度不足)的成因包括鼻尖下小叶过小、鼻小柱过短,或两者兼有。当鼻尖突度不足时,可以应用鼻尖移植物;当鼻小柱过短时,可应用鼻小柱支撑移植物;如果两者都不足,则同时使用两种移植物。鼻尖移植物对鼻尖突度不足的改善非常显著,可以使鼻尖结构清晰,形态良好。作者倾向于使用"解剖型鼻尖移植物"[23],该移植物与传统的 Sheen 盾牌移植[24]和 Daniel 的高尔夫球座移植物[25]类似,可通过闭合切口完成,也可采用开放切口。移植物的形状模拟了鼻翼软骨中部与顶部的正常解剖结构(图 19.10)。鼻中

隔软骨是理想的移植物,但需要仔细评估,避免发生墓碑样效应。耳甲腔软骨是很好的鼻尖移植物,因为它的弯曲量恰到好处,且不需要进行划痕。通常,需要额外的鼻尖突度时可由"支撑移植物"(帽状移植物)来提供,由放置在鼻尖移植物深处的 2 层或 3 层移植物构成,主要有 3 个目的:①提供更大的突度;②固定鼻尖移植物;③填充鼻尖移植物深部的无效腔。在闭合入路下,无需在正确的位置缝合鼻尖移植物。为了实现鼻尖两侧软三角更平滑的过渡,可能需要额外使用鼻尖侧面的移植物。图 19.10 的患者是鼻尖突度不足

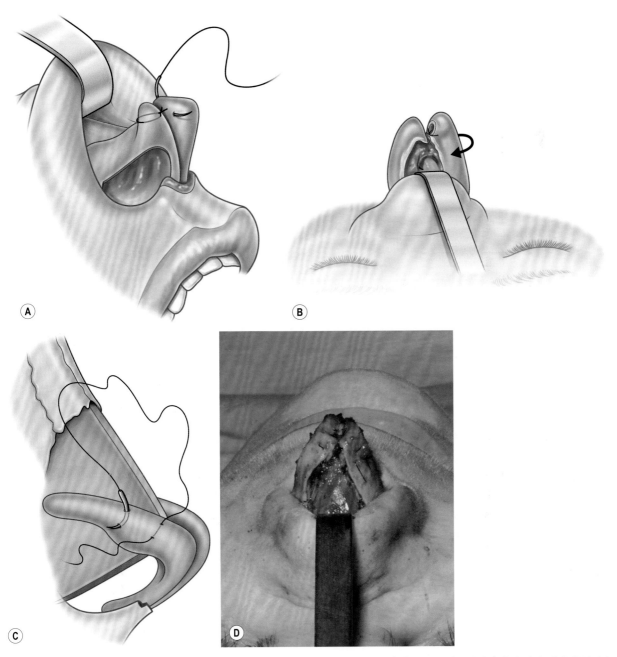

图 19.9　(A 和 B)二次鼻整形术的缝合方式与初次鼻整形相同。先进行半贯穿穹窿缝合(一种贯穿穹窿缝合的变异缝合)。用一根缝线缝合缩窄穹窿顶的头侧,改善外翻的鼻翼软骨外侧脚边缘,最大程度减少鼻翼缘畸形。(C)鼻翼软骨外侧脚的褥式缝合可以有效降低外侧脚的突度,改善不佳的宽鼻尖外观。通常此处需要缝合 2~3 针。(D)褥式缝合鼻翼软骨外侧脚术中图。注意观察该方法如何将凸起的鼻翼软骨外侧脚变直并加强。通常选择 5-0 Vicryl(薇乔)线缝合 2~3 针

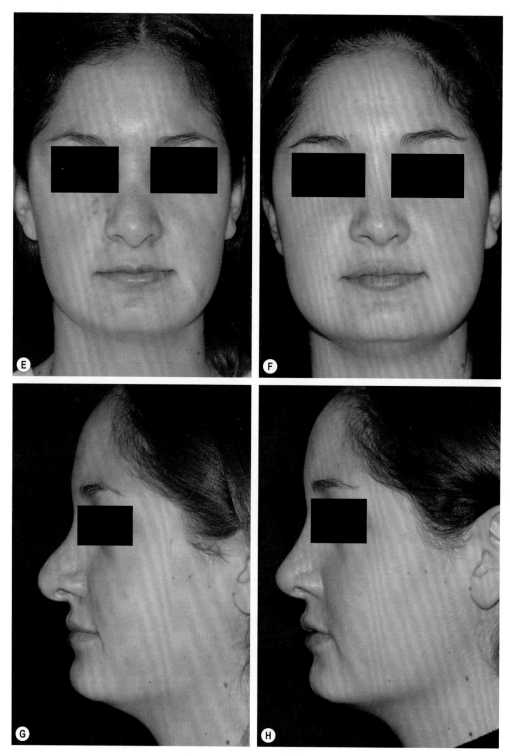

图 19.9(续) 该患者鼻尖较宽,鼻尖上区畸形,并伴有鼻根凹陷。由于患者皮肤较厚,医生决定采用闭合入路手术。分离释放鼻尖处的软骨,修剪外侧脚头侧并进行穹窿间与外侧脚缝合(5-0 PDS线)。切取部分中隔作为鼻根移植物,缩短中隔尾端。同时进行了外侧截骨术。术后 14 个月,患者得到显著改善。(E 和 F)正位图;(G 和 H)侧位图

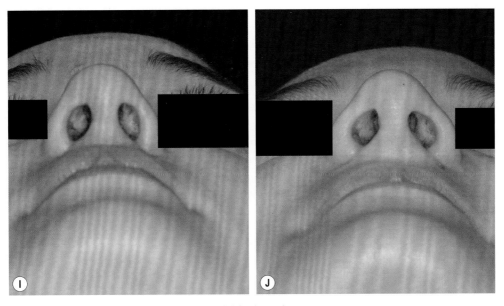

图 19.9(续) （I 和 J)抬头位

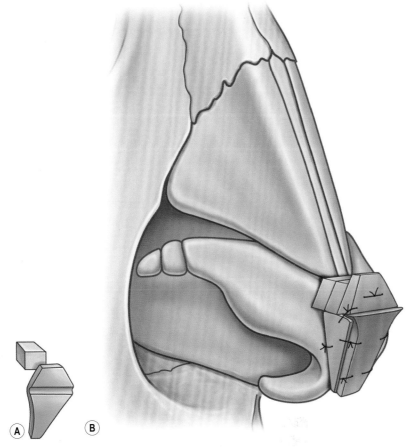

图 19.10 （A 和 B)该示意图展示的是"解剖型鼻尖移植物"的形状,该移植物形似中间脚与穹窿的表面。通常情况下,将一个支撑移植物(表现为一块软骨)放置于鼻尖移植物的深面,以增加鼻尖突度。有时也会在鼻尖移植物旁放置小块的材料来使软三角区域更加柔和

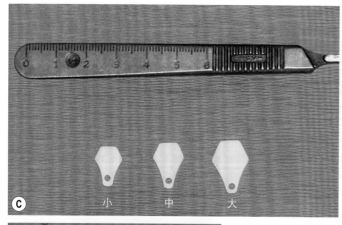

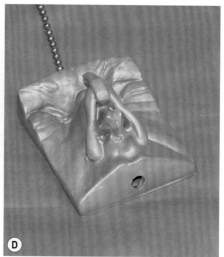

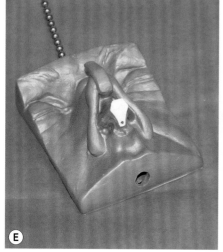

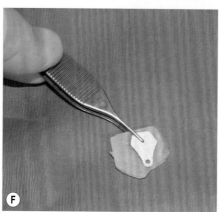

图 19.10(续) （C）鼻尖移植物型号模拟器由硅胶制成,有 3 种型号。（D 和 E）注意假体型号模拟器覆盖于解剖模型的中间脚与穹窿处。（F）用针头将其暂时固定在鼻尖复合体上。选好型号后,将其放置于取出的软骨上,通过类似于饼干模子的方式裁出鼻尖移植物的形状

的一个典型的例子。患者鼻尖狭窄且切除过度,呈倒 V 畸形,并伴有鼻翼缘退缩。在开放入路手术中,除了分离两侧鼻翼软骨,并在软骨中间放置移植物外,还需要利用鼻尖解剖型移植物(供区为耳部)与小型鼻翼缘移植物。

鼻部中 1/3 塌陷

二次鼻整形或鼻修复术另外一个常见的问题是鼻梁中部的塌陷,尤其好发于驼峰鼻截骨术后。医生在行驼峰鼻切除术时通常会忽视用撑开皮瓣[26,27]或撑开移植物[28]重建鼻中部 1/3 的形态。忽视这一点会导致鼻部倒 V 畸形,这不仅会导致不美观,还会导致气道堵塞的功能性问题。图 19.11 的患者不仅存在鼻尖异常,同时伴发鼻中 1/3 的塌陷与倒 V 畸形。患者不仅需要撑开移植物,还需要利用鼻尖移植物重建鼻尖。

通常,单纯使用撑开移植物并不能显著改善鼻中 1/3 的塌陷,这是由于患者常常伴发上外侧鼻软骨壁软弱变形。在这种情况下,上面加固板条移植物可以加强支撑力。在二次手术前,让患者深吸气,以此判断该部位的脆弱程度。如果该部位非常软弱,仿佛没有任何软骨支撑,则需要在上方进行覆盖板条移植。最后,通过缝合技术加固上外侧鼻软骨壁非常有效。这意味着悬吊缝合部位从上外侧鼻软骨壁的脆

弱部分开始,止于较为坚固的鼻中隔区域。此外,术者还可用一根长线跨越鼻背,对两侧组织进行褥式缝合(图 19.12)。常用的线为 5-0 可吸收线或 4-0 尼龙线。相关文献还描述过其他一些悬吊缝合方式。Davidson 和 Murakami[29]以及 Lieberman 和 Most[30]曾用螺丝钉将鼻翼软骨外侧脚固定在鼻骨上。

鼻翼缘(外鼻阈)塌陷或凹陷

很多经历过二次整形的鼻部都存在鼻翼缘凹陷的问题,这一问题会导致气道堵塞,此外还会出现鼻翼退缩。这些问题主要是由于没有重建正常的鼻翼软骨外侧脚(正常的宽度与位置)而造成的,但往往是可以避免的。新手医生(这是每位医生的职业生涯必经阶段)常犯的一个错误是通过切除过多的鼻翼软骨外侧脚来缩小鼻尖。正确的矫正方法应该是恢复鼻翼软骨的强度与形状。其中一种方法是Troell[31]、Rohrich[32]和 Guyuron[33]首创的鼻翼缘移植物法(图 19.13)。通常情况下,移植物的大小类似于一根火柴棒。在开放入路手术时放置于内侧,在闭合入路手术时要额外作切口放置。

另一种目前常用的方法是在鼻翼软骨外侧脚的尾端放置鼻翼缘覆盖移植物,以恢复鼻翼的完整性。因此,软骨下

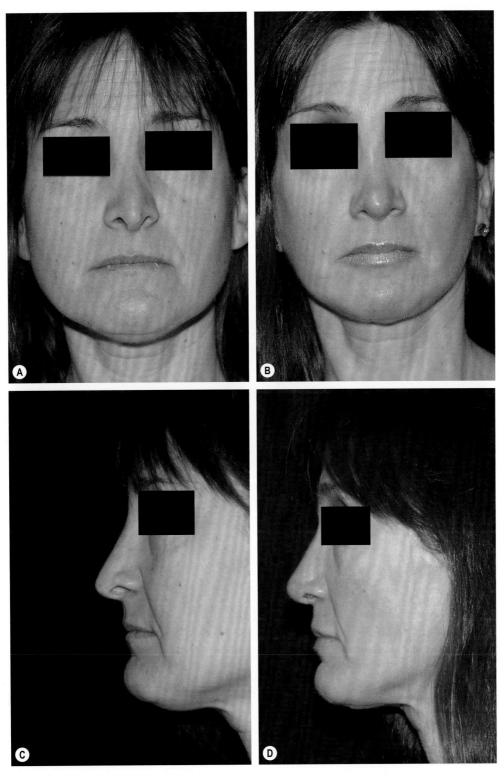

图 19.11　（A、C 和 E）该患者是鼻尖突度不足问题的典型例子。她表现为鼻尖狭窄、过度切除、倒 V 畸形和鼻翼缘退缩。在手术中，通过开放入路，鼻尖软骨必须分离，并在软骨之间放置穹窿间移植物。在表面放置解剖型鼻尖移植物(耳部作为供体)，并置入撑开移植物。此外，患者还需要小型鼻翼缘移植物，并接受了真皮移植隆唇术。(B、D 和 F)术后 22 个月，照片显示改善效果显著

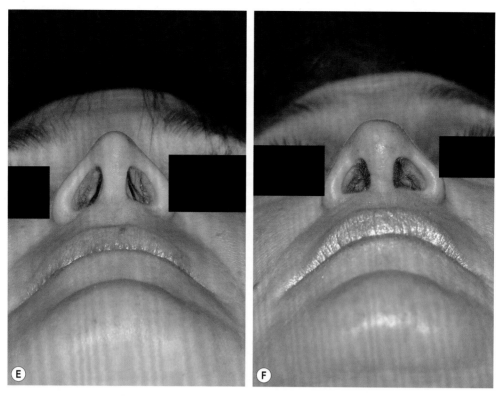

图 19.11(续)

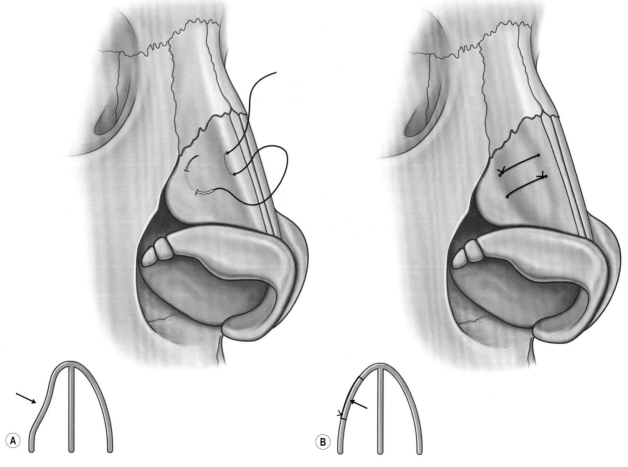

图 19.12 （A 和 B）当撑开移植物无法增强内鼻阈时，可通过悬吊缝合来实现。该方法尤其适用于上外侧鼻软骨壁较软弱的情况。悬吊缝合类似于大面积褥式缝合，从外侧壁最软弱的部位开始，止于较坚固的鼻中隔处

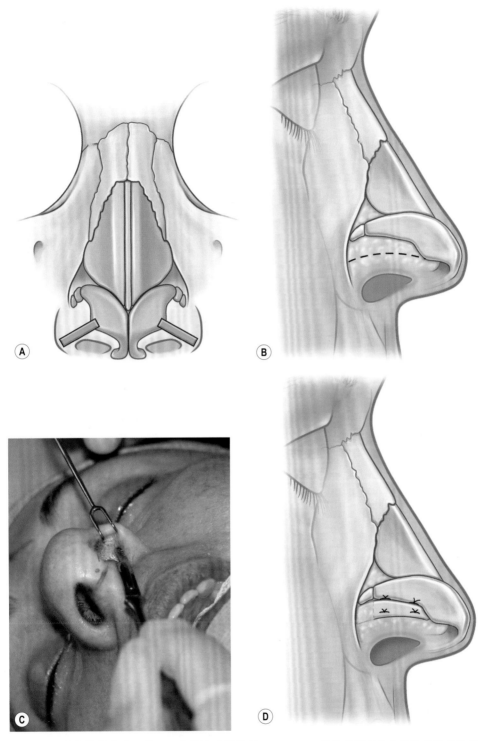

图 19.13　(A)鼻翼缘畸形最好用鼻翼缘移植物矫正。Gunter 鼻整形图示指出了该移植物沿鼻翼缘的非解剖位置。(B 和 C)目前普遍采用的方法是在边缘移植物尾缘位置作边缘切口,切口通常位于鼻前庭内侧距离鼻孔边缘 6mm 处。(D 和 E)由此,在该区域的前庭皮肤可以用软骨移植物覆盖,以完全填补间隙。此类移植物一般呈三角形。如果外侧脚部分薄弱或缺失,三角形鼻翼缘移植物可以更大,以适应外侧脚缺损

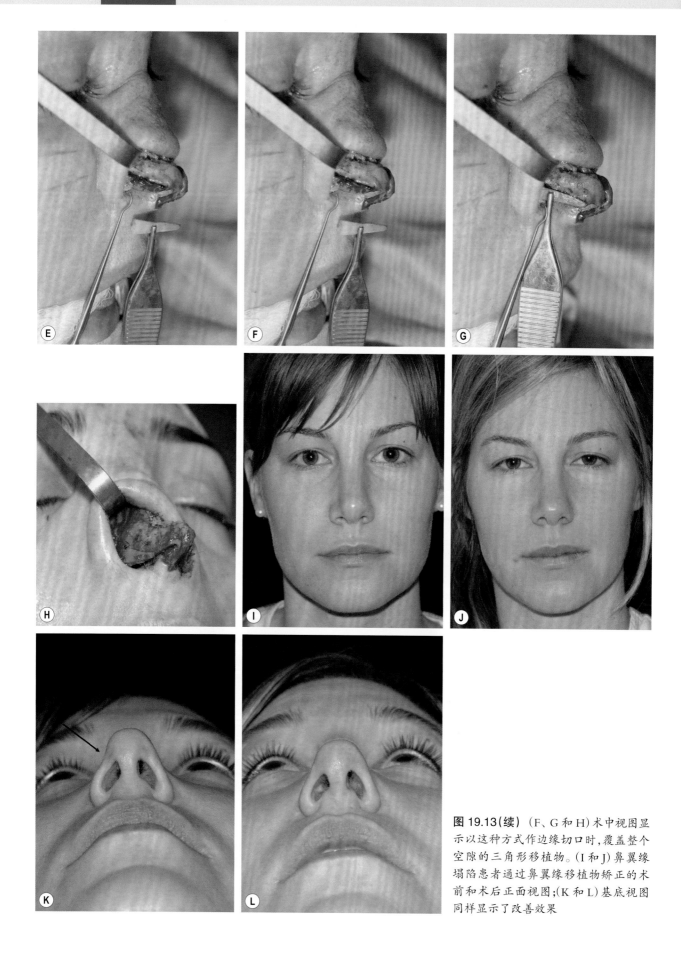

图 19.13(续)（F、G 和 H）术中视图显示以这种方式作边缘切口时，覆盖整个空隙的三角形移植物。(I 和 J) 鼻翼缘塌陷患者通过鼻翼缘移植物矫正的术前和术后正面视图；(K 和 L) 基底视图同样显示了改善效果

缘的切口要选在预期的外侧脚尾端的位置。Constantian[34]指出，移植物的放置不能过分的靠近头侧。Daniel[35]认为，切口应该设计在鼻翼软骨外侧脚尾端的理想位置。因此，医生可根据这一理论设计边缘切口，将其放置在鼻翼后部距离鼻缘约 6mm 的位置。其结果是形成前庭皮肤皮瓣，移植物可以直接应用在皮瓣上，并缝合于任何存在的外侧脚上，呈典型的三角形（见图 19.13）[36]。如果之前过度切除导致外侧脚余量较少，则用 6mm 宽的移植物简单替代外侧脚，并采用需要的长度覆盖穹窿软骨外侧至预期的副软骨所处的位置，通过将其放置在边缘，它会获得合适的方向，以避免美学和功能问题。一个案例示例见图 19.13。

单纯外鼻阈塌陷

如果外侧脚的后侧（外侧）塌陷，患者可能主诉能感觉到塌陷，并在鼻孔中看到塌陷。外鼻阈塌陷甚至可能引起气道阻塞（图 19.14）。幸运的是，治疗方法相对简单。首先将

部分外侧脚通过经鼻孔的 U 形切口暴露，随后形成以内侧为蒂的复合皮瓣，在软骨凸起的畸形部位进行一个或多个水平褥式缝合，这些缝线会使外侧脚伸直和变硬，并且在大多数情况下可以避免在该区域移植，因为该区域的移植物通常较厚，并且容易被患者触及，引起患者不适。

短鼻

短鼻（图 19.15）曾经是最难矫正的问题之一[37-43]，但现代技术已经降低了解决这一问题的难度。作者目前使用的方法是十多年前引入的，未发生过任何重大变化。通过开放入路（这几乎是必须的）将上外侧鼻软骨从鼻中隔松解。获取任何可用的中隔软骨用于鼻中隔延伸移植物。如果没有中隔软骨可用，则使用耳甲腔软骨，但后者较厚。将双钩放置在鼻尖软骨上并向尾侧牵拉。浸润外侧脚前庭皮肤后，在上外侧鼻软骨与外侧脚之间作松解切口。使用小剪刀扩大这两个软骨之间的间隙，从而延长鼻部侧壁。鼻中隔延长移

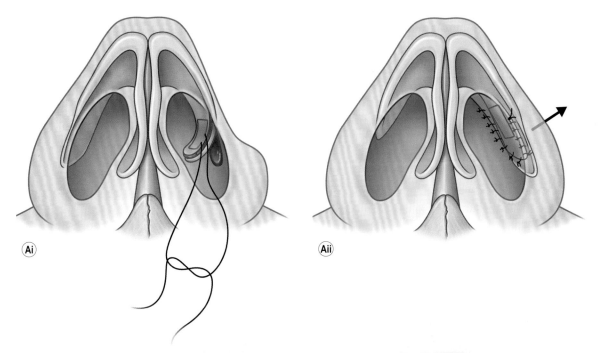

(Ai)   (Aii)

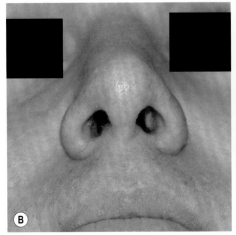

(B)

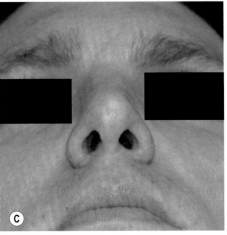

(C)

图 19.14 （A）有时会观察到外侧脚的后（外侧）部分卷曲进入前庭，导致轻度美观和功能（气道）问题。这时，可以通过形成内侧为蒂的 U 形复合组织瓣来矫正。在皮瓣下表面应用一针或多针水平褥式缝合，以消除凸起。（B 和 C）外侧脚有此类畸形的患者术前和术后鼻基底视图，褥式缝合应用于复合外侧脚皮瓣下底面，以矫正外侧脚

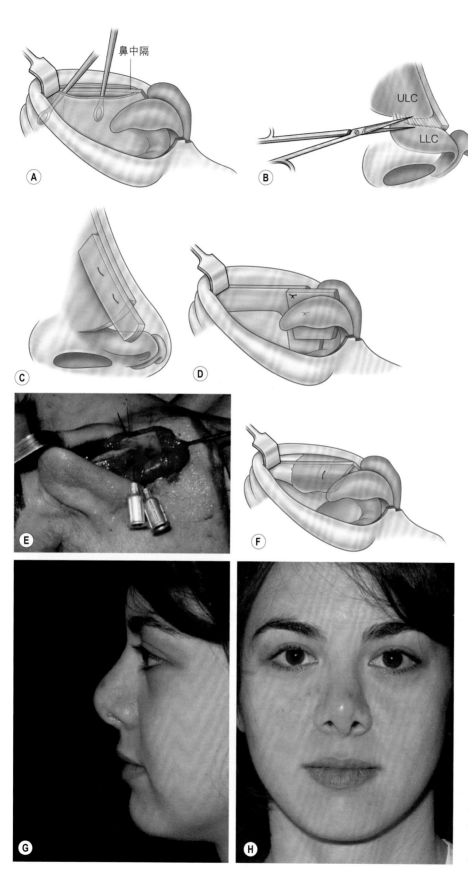

图 19.15 （A）短鼻矫正第一步——掀起黏软骨膜。（B）上外侧鼻软骨(ULC)和外侧脚软骨(LLC)之间产生间隙，保持内衬的完整性。该方法可延长鼻侧壁，可能需要软骨间移植物来填补间隙。（C）将水平方向的板条状移植物(鼻中隔延伸移植物)应用于鼻中隔，以延长鼻部。（D）应用于鼻中隔尾端的垂直方向板条状移植物也会起作用。（E）垂直方向鼻中隔延长移植物应用于 L 形支柱垂直部分的术中视图。（F）必要时，在上外侧鼻软骨和外侧脚软骨之间的间隙置入软骨间移植物，以维持鼻侧壁的长度。（G 和 H）短鼻患者的术前视图

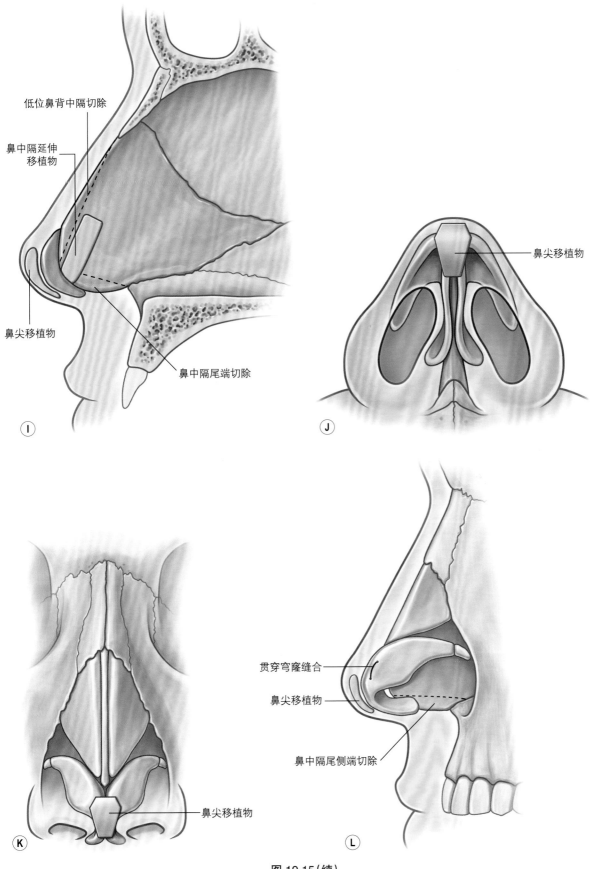

低位鼻背中隔切除

鼻中隔延伸
移植物

鼻尖移植物

鼻中隔尾端切除

Ⅰ

鼻尖移植物

J

鼻尖移植物

K

贯穿穹窿缝合

鼻尖移植物

鼻中隔尾侧端切除

L

图 19.15（续）

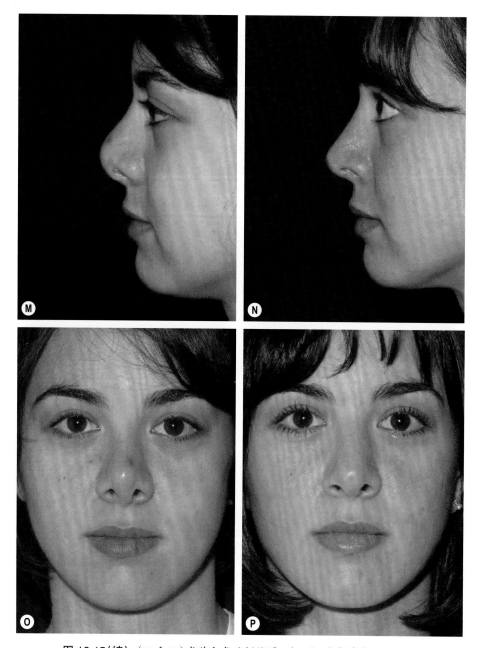

图 19.15(续)　（M 和 N）术前和术后侧位图。（O 和 P）术前术后正面观

植物应用于 L 形支柱的水平或垂直部分，以维持鼻尖软骨在尾端移位的位置。如果上外侧鼻软骨和外侧脚之间的间隙较大，则在这两者之间放置软骨间移植物[44]并缝合到位。鼻中隔软骨是理想的移植物，因为它很薄，而且不会产生不必要的增厚。图 19.15 中的患者是二次手术修复短鼻问题的一个典型例子。她在第一次手术时置入了硅胶，鼻部仍然严重短小。手术时，术者将置入物去除，并利用肋骨移植物来制作鼻背移植物、鼻小柱支撑和鼻中隔延伸移植物。耳软骨被用作鼻尖移植物。

鼻基底过宽

　　尽管以前接受过鼻基底或鼻槛切除，但有些修复鼻依

然存在鼻基底宽大的问题。在某些情况下，进一步切除鼻基底（鼻翼或鼻槛）可能有助于解决这一问题。但在大多数情况下，进一步切除皮肤会使鼻孔狭窄或鼻翼过小，看起来不自然。一种解决方案是进行鼻基底松解，并用鼻翼内缝线固定鼻翼内侧[45]，这是多位外科医生经过多年研究形成的一种术式[46]，特别适用于鼻翼轴线垂直的患者（括号样鼻翼，图 19.16）。进一步单独缩小鼻翼有可能使鼻翼呈保龄球瓶状。通过活动整个鼻翼（包括头侧）可最大程度缓解这一问题。施行手术前，应进行夹捏测试，检查者用两根手指将鼻翼并拢，观察鼻唇角钝度是否高于预期（见图 19.16）。如是，则应该限制鼻翼松解的程度，或者考虑切除鼻中隔前脊区域，以防止术后鼻唇角异常钝化。

　　使用 Joseph 骨膜剥离子穿过颊沟切口，将软组织从上

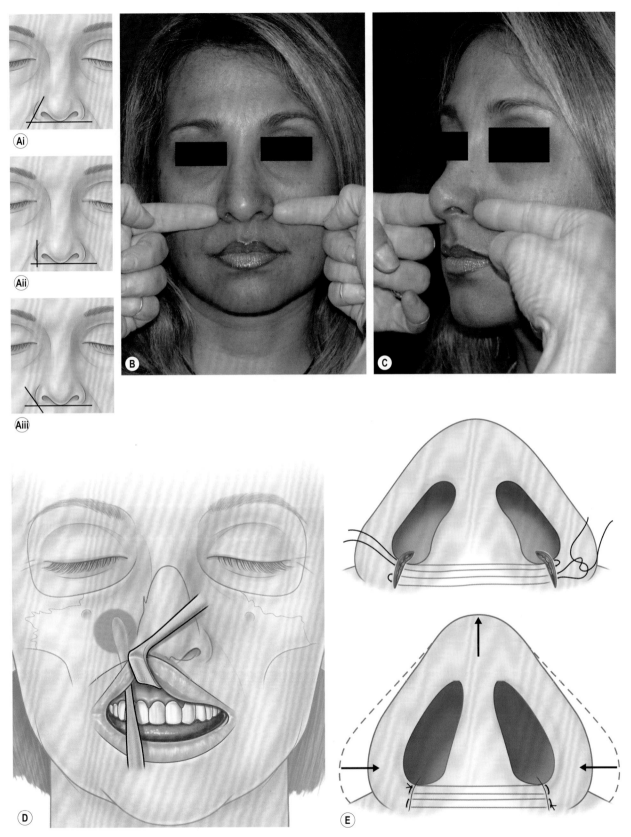

图 19.16　（A）当鼻翼轴垂直向下且两轴平行时，可判断患者有括号样鼻翼。这是一个潜在的问题，若对鼻基底进行切除，可能会呈现保龄球瓶样畸形。（B 和 C）挤压试验是通过将鼻翼捏并在一起检测，以确保鼻翼缘松解和内缝合以后不会导致鼻唇角异常。（D）切口位于鼻翼与鼻孔交界处。应用剥离子将鼻翼从上颌骨和梨状孔处释放。（E）用 2-0 尼龙线将两侧已经从上颌骨处松解的鼻翼缝合在一起

颌骨处松解（见图 19.16）[47]。医生还会通过在水平梨状孔缘周围沿水平方向松解梨状韧带。如有必要，韧带松解的范围会延伸至鼻阈底内部。随后使用 2-0 尼龙鼻翼内缝线，从一侧鼻翼的真皮层缝合至另一侧鼻翼的真皮层。另外，还可以使用两种较小的缝线。缝合时需注意避免大的线结过于靠近表皮。图 19.17 中的患者此前接受过鼻基底切除术，但改善效果不佳。如果继续切除，患者鼻翼会出现变形，鼻孔也有可能变形。为了进一步改善效果，患者接受了鼻翼松解术。

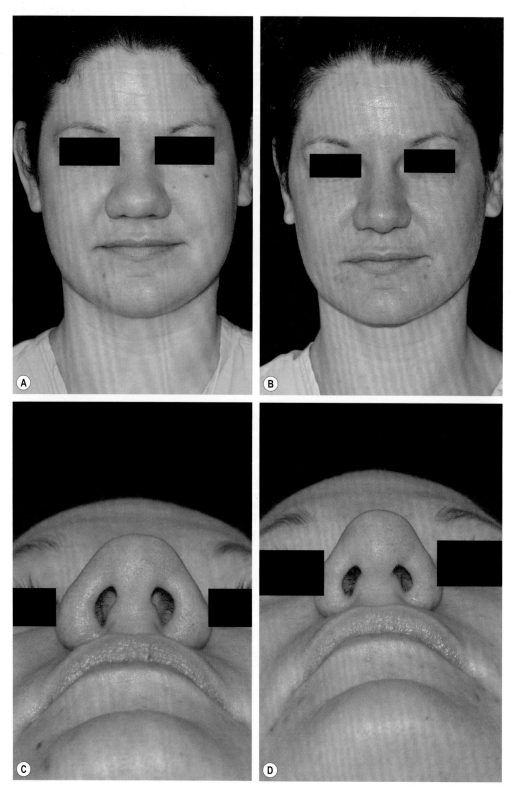

图 19.17　（A 和 B）一例接受鼻基底切除术、鼻翼缩窄术但未完全矫正过宽鼻基底的患者术前和术后正面观。（C 和 D）该患者术前和术后鼻基底面观

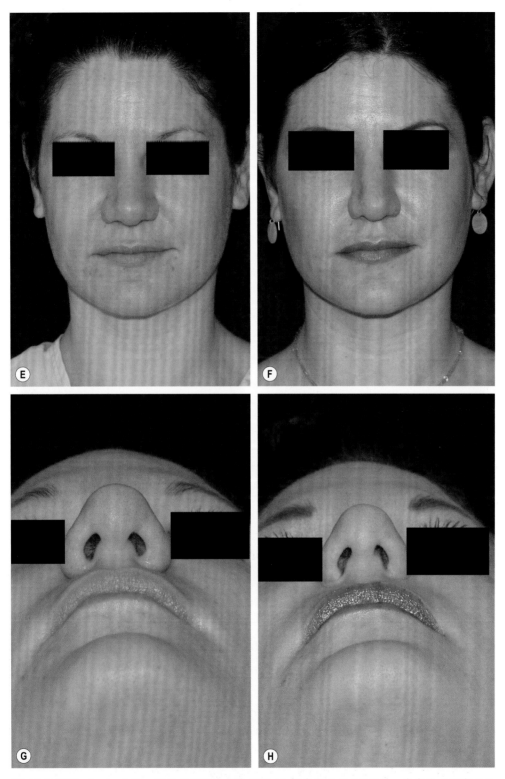

图 19.17(续) (E 和 F)同一例患者通过鼻翼松解法(包括鼻翼内缝合)行进一步鼻基底缩窄术的术前和术后正面观。(G 和 H)该患者术前和术后鼻基底面观

鼻背不规则

需要二次或修复鼻整形的最常见问题之一是鼻背不规则(图 19.18)。这通常是因为术者未能准确雕刻鼻背部,未能对鼻背部进行正确磨锉,或者因疏忽导致软骨颗粒残留。鼻背不规则通常是由于移植的软骨弯曲变形所致,这在使用耳软骨移植时并不少见。尽管在初次手术中,移植物看起来非常光滑,但在皮肤非常薄的鼻背上部,移植物可能会移位并形成可见或可触及的小赘生物。正是由于这一原因,在矫正初次鼻整形术中的鼻背缺陷时,目前人们对筋膜移植物中的筋膜和块状软骨的使用比以往任何时候都要多。治疗小的不规则,可以选择简单的鼻背部磨锉。然而,这可能会导致轻微的鼻背部缺陷,外科医生应做好放入软组织填充物的准备,如筋膜或真皮脂肪移植物。小的真皮脂肪瓣通常可以从耳后获取,方法是首先去除该区域的上皮,并切除一个通常为 3cm×1cm 大小的节段。虽然脂肪瓣的大多数成分是脂肪,但可以用最小的增加量来达到最满意的鼻背效果。

气道问题(鼻中隔成形术)

鼻中隔成形术的基本原理将在另一章的其他部分讨论。一个值得提及的重要问题是,在二次鼻整形病例中,鼻中隔黏膜往往很脆弱,且很难从软骨中分离出来。术者稍有不慎便容易发生穿孔。因此,在二次鼻整形手术中处理鼻中隔时,选择开放入路至关重要。即使在最困难的二次鼻整形病例中,鼻中隔前角也是能看到和触及的解剖结构。从此处开始,黏软骨膜的分离可以在直视下完成。通常需要进行锐性剥离,并有必要配备一台吸力强劲的吸引器。该类手术剥离由于存在鼻中隔穿孔的风险,因此比其他任何手术剥离都需要更谨慎的操作。在继续暴露鼻中隔软骨前,小的穿孔应立即用普通羊肠线修补。

术后护理

早期不良结果

虽然手术效果不可能完美无缺,但患者的鼻部也应该在术后早期拥有非常满意的外观[48-51]。有时,鼻部可能会在术后一天或数天后取下鼻夹时显得非常不美观(图 19.19)。这些情况可以分为两大类:第一类可以被看作是"可预期的",或计划内的,鼻部不美观的外形将在术后恢复期慢慢改善。最常见的可预期问题是术后鼻唇角较圆钝,使得鼻尖出现下垂。在初次和二次鼻整形术中,鼻小柱支撑移植物的使用越来越普遍,使得术后鼻尖下垂的病例数量降到了最低水平,也使得术中鼻尖高度的设定更加精确,最终这一问题的发生率比以前明显下降。第二类术后早期不良结果几乎都是某种潜在的结构性错误导致的。满怀希望地等待几个月到一年的时间,期望问题能够最终自行解决并不是明智的做

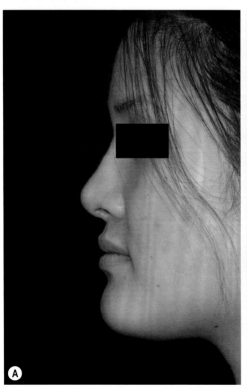
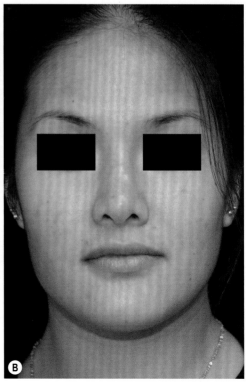

图 19.18 (A 和 B)患者有鼻背高度不足,使用耳软骨进行抬高。术后侧面图可见鼻背不规则,这是使用耳软骨隆鼻时的常见问题

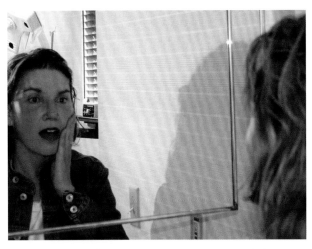

图 19.19　当取下夹板并凝视镜子时,不满意的患者就能被看出来了。如果患者第一次看到自己鼻部的新形态的时候什么也不说,那就是一个不祥之兆。患者可能不情愿批评他们的外科医生,但又不愿意给予赞美

法。患者不会愿意带着糟糕的畸形等待太久。而且在观察和等待期间,患者很可能变得对医生有敌意。带给患者问题会自行解决的错误希望不会给医患双方带来任何好处。

　　解决这类问题需要在组织愈合之前重返手术室进行修复(图 19.20)。只有存在明显可矫正且具有明显的解剖学错

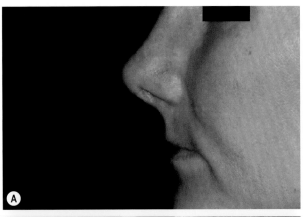

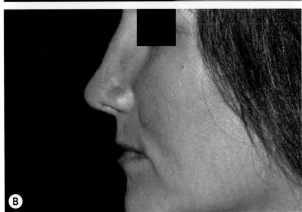

图 19.20　(A 和 B)该患者术后 1 周出现鼻唇角严重钝化。因为这一问题不能自行缓解,医生建议她在组织愈合之前通过手术重新进行调整

误(如移植物移位明显)时,才能进行早期修复。相比起反复与患者见面并安抚其因糟糕的结果产生的沮丧情绪,告诉患者有必要立刻进行修复要容易得多。对作者而言,术后 12 天对手术效果进行复查有助于对该类手术进行二次手术调整。实施这一方法后,水肿和硬化的发生率再无显著增长。

胶带

　　近年来,鼻部贴胶带已成为鼻整形术后不可缺少的一部分。在取下鼻夹时(通常是术后 6 天),将肉色胶带贴在患者鼻部(一条贴在两颊之间的鼻尖下小叶上,两条横跨鼻背,位于鼻尖上区头侧部分;图 19.21)。在 4 天后移除胶带,以控制水肿。然而,贴胶带的主要目的是在患者调整身体形象以适应新的鼻部形态的过程中填补心理上的空白。患者贴上胶带后,外观会有所改善。事实上,胶带会掩盖一些鼻水肿。作者过往[52]的研究表明,患者使用胶带后会立即出现积极的效果。没有这几天的平缓过渡,患者会有出现"鼻整形术后不满意综合征"的风险,可能会将鼻部受创的不良印象"铭刻"在脑海中,即使鼻部外观日益改善,也不会觉得自己的鼻部变得美观。有人猜测,如果在取下鼻夹时使用普萘洛尔(一种 β 受体阻滞剂)等药物,患者对受伤鼻部的负面情绪记忆可能会被移除[53]。然而,这些可能都不是必要的,也从未成为作者过往实践经验中的必要环节,因为胶带只是用来帮助患者在术后几天里在心理上适应新的身体变化。

　　在术后修复的后期,胶带还有另外一个非常有用的方面。医生会在术后约 4~6 周与患者见面。如果由于某种原因,患者出现了严重水肿(特别是在鼻尖处),或如果患者对手术效果感到焦虑,医生可利用弹性胶带(Blenderm,3M Inc.,St.Paul,MN)缓解相关问题,应用方式与肉色胶带相同。胶带的弹性作用确实减轻了水肿,改善了鼻腔外观(图 19.22)。从晚饭后到入睡前,患者每晚(不外出或不招待客人)都要使用弹性胶带,也可选择整晚佩戴。每天使用四小时对于加快鼻整形手术的愈合非常有益。如果鼻尖有些弯曲,通过同样的方式佩戴弹性胶带,弹性胶带会把鼻部拉直。弹性胶带控制鼻形的原理借鉴了牙齿正畸的原理。正因为如此,该方法被称为"鼻形矫正学"。

　　这一概念的用途可延伸至在必要时控制术后鼻孔形状。术后患者可能会抱怨两侧鼻孔不对称,或者一侧的鼻孔可能会收缩,导致大小不对称。作者找到的最佳解决方案是使用一种特殊的鼻撑(Clear Max-Air Nose Cone,Sanostec Corp.,Beverly Farms,MA;图 19.23)。一般而言,同一尺寸的鼻撑可适用于所有鼻型,对患者而言既廉价又舒适。鼻撑的佩戴时间同样是从晚饭后到入睡前。就像使用弹性胶带一样,让患者接受个性化治疗,要比让患者仅仅是在术后耐心地等待 10~12 个月才能进行小的改善要有效得多。

填充材料

　　一些患者在术后早期会出现问题,这可能是植入鼻部的自体组织被吸收了,也可能是由于畸形没有得到完全矫

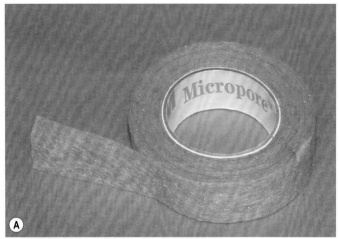

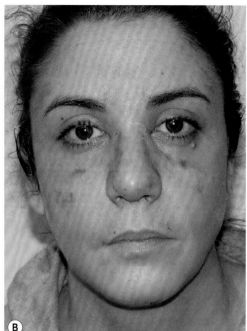

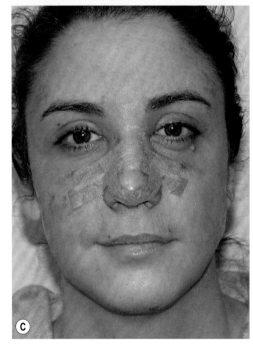

图 19.21　(A) 在术后第 6 天取下夹板后，通常在鼻尖处贴一条 1/2 英寸 (1.27cm) 的肉色胶带。胶带有助于减少水肿，但更重要的是能在消肿后给患者更多时间适应新的鼻部形态。(B) 相较于没有明显改善，患者在使用胶带 (C) 后出现不满意表情的概率更高

正。这些患者可能患有轻度抑郁。与其等到 8 到 12 个月后让他们接受永久性填充材料，如真皮或筋膜或软骨移植，不如给患者使用暂时性填充材料，如胶原蛋白或透明质酸等。这将缓解患者在康复阶段的焦虑，并为找到更持久的解决方案 "争取时间"。

糖皮质激素

　　二次鼻整形患者特别容易出现鼻部水肿。曲安奈德[54] 是一种减少水肿和硬结的有效方法，当鼻部 (特别是鼻尖) 严重肿胀时，可帮助患者度过困难时期。患者可从术后 4~6 周开始使用曲安奈德。一开始使用低剂量 (1mg)。为避免皮肤萎缩，医生必须非常小心，避免将其注射到皮肤内。每 3 周进行一次注射，必要时可注射多达 6 次。然而，自弹性胶带投入使用以来，皮质类固醇注射的需求急剧下降。

并发症及不良结果

鼻小柱瘢痕

　　幸运的是，鼻小柱瘢痕很少是需要二次矫正的并发症 (图 19.24)。然而，有时手术矫正是必要的。常见的问题是真性瘢痕前面的软组织增厚 (瘢痕沉积导致)。然而，瘢痕的设计很少是问题的原因。另一个问题是沿鼻小柱一侧的凹陷，这通常是由于最初闭合时组织填充量不足所导致。相比于将瘢痕完全切除，通常情况下最好的方法是将其当作没有鼻小柱瘢痕来处理。例如，当出现凹陷时，最好的方法是沿着鼻小柱侧面切除突出的瘢痕，就像切除一个小肿瘤一样。对于膨出的纤维性小柱皮瓣，通常最好让瘢痕保持原样 (假

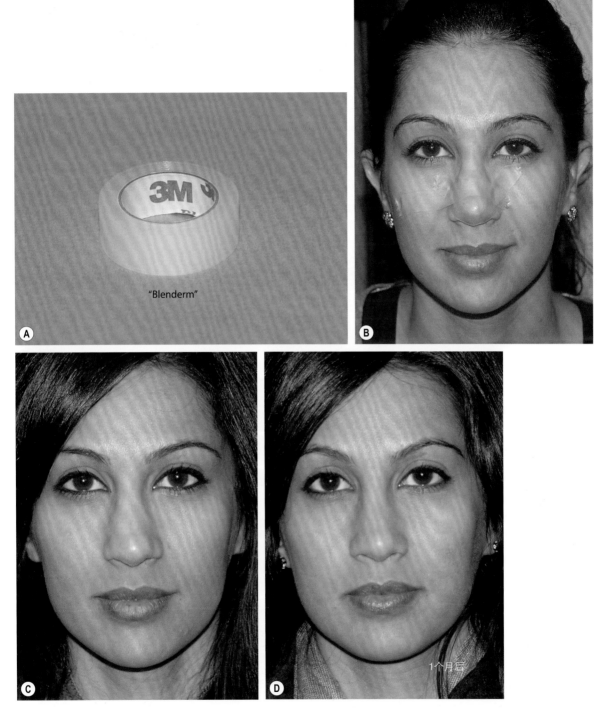

图 19.22 （A）弹性胶带（Blenderm，3M Inc.，St. Paul，MN）非常有助于减轻水肿，在鼻整形术后最初的几个月里，水肿经常会导致鼻尖过大等问题。（B）弹性胶带贴于鼻尖下小叶，横跨鼻背，位于鼻尖上区头侧部分。患者每天从晚餐到就寝时间内使用，6 周后可见效果显著。（C 和 D）该患者正面观显示该方法让鼻尖显著变小

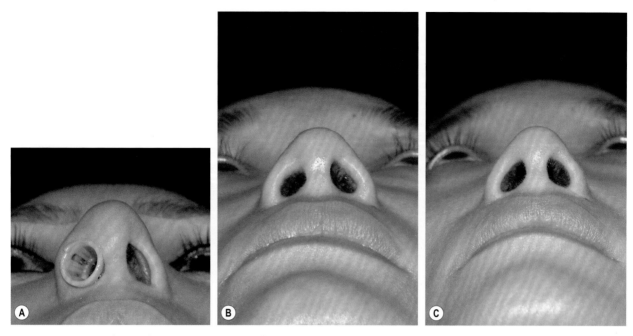

图 19.23 （A）早期鼻孔狭窄或不对称可通过（B）鼻孔圆锥形支撑物来改善,如果（C）能连续数周在夜间使用,可以取得显著效果

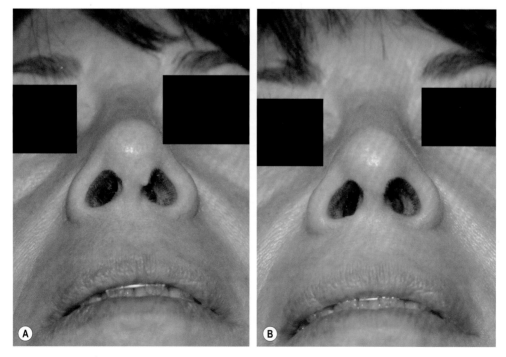

图 19.24 对于鼻小柱瘢痕,最好在瘢痕隆起处直接垂直切除。（A）鼻小柱瘢痕如果没有退缩,偶尔会沿着鼻小柱侧边出现不规则形态。（B）相比切除整个瘢痕并重新愈合,通常情况下最好的方法是沿着鼻小柱侧面切除突出的瘢痕,就像切除一个小肿瘤一样

设它是平的),然后打开小柱的一侧,使软组织变松即可。

　　在某些情况下,避免使用原来的鼻小柱切口可能是有利的[55],Rohrich 等在二次鼻整形术中使用新的鼻小柱切口与使用原来的鼻小柱切口相比,没有出现不良结果、组织丢失或新增并发症。

鼻整形术后的纤维化综合征

　　有时候,需要二次鼻整形的患者会要求进行开放或者闭合入路手术,手术过程令人满意,术中的鼻部框架能实现出色的雕刻效果。然而,由于种种原因,患者术后出现水肿加重,纤维性硬化,最终鼻部变厚,比术前更宽、更厚、更不美观。图 19.25 中的患者便符合这一情况。她之前接受过多次手术,导致其鼻部过短,还出现了鼻孔问题。她进行了二次鼻整形术,使用了鼻中隔延伸移植物、鼻尖移植物和鼻翼缘移植物。尽管术后早期情况有所改善,但患者的鼻部还是比以前宽了。鼻部变宽是最令患者痛苦的情况,而这无疑是由纤维沉积引起的。该问题最好的处理方法就是避免或尽

量减少手术。如果畸形非常明显,以至于必须进行手术,最好使用最简单的方法。术者尤其要注意避免破坏,因为破坏往往会导致水肿和随之而来组织纤维化。

存在难度的患者

　　与所有类型的美容外科手术一样,鼻整形手术也存在一部分难以满足的患者,术后管理需要耐心和包容。患者的顾虑应得到认可,不容忽视。医生应向患者保证,会竭尽全力实现最佳效果。一旦明确发现患者的病情不会改善,并且将来可能进行修复,应与患者进行沟通。如果患者知道他们可以期待更好的效果,他们的心态也会更好一些。对这类患者给予补充意见也会很有帮助。来自同事的补充意见可以使患者相信医生正在尽一切可能为其提供帮助,而同事的意见也经常能为医生提供一些他们未曾考虑过的可选想法。然而,让同事对患者提出补充意见也是有问题的,因为同事对患者的归属医生及其手术可能并不了解,所以可能会提出无关紧要的批评意见。

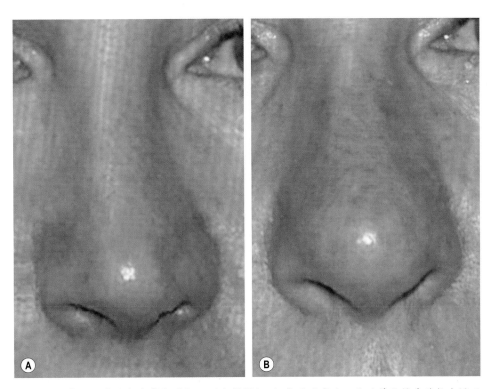

图 19.25 （A 和 B）该患者鼻部的初始形态较纤细,但出现了弯曲。他此前已接受过数次矫正弯曲的鼻整形手术。然而,每一次手术后都出现了瘢痕增生,导致患者鼻尖变得比以往更宽,这种情况被称为鼻整形术后纤维化综合征。理想情况下,修复性鼻部手术的幅度和创口应更小,以避免此类问题发生

参考文献

1. Byrd HS, Constantian MB, Guyuron B, et al. Revision rhinoplasty. *Aesthet Surg J.* 2007;27:175–187.

2. Gruber RP. Use of the internet by patients. How it affects your practice and what to do about it. In: Korman J, ed. *The business of plastic surgery: navigating a successful career.* World Scientific, New York, NY, 2012.

3. Gunter JP, Rohrich RJ, Adams WP. *Dallas Rhinoplasty: Nasal Surgery by the Masters.* St. Louis, MO: Quality Medical Publishing; 2008.

4. Kim DW, Toriumi DM. Nasal analysis for secondary rhinoplasty. *Facial Plast Surg Clin North Am.* 2003;11:399–419.

5. Oneal RM, Bell RJ Jr, Schlesinger J. Surgical anatomy of the nose. *Clin Plast Surg.* 1996;23:195–222.

6. Daniel RK. Secondary rhinoplasty following open rhinoplasty. *Plast Reconstr Surg.* 1995;96:1539–1546.

7. Marcus JR, Tyron JW, Few JW, et al. Optimization of conscious sedation in plastic surgery. *Plast Reconstr Surg.* 1999;104:1338–1345.

8. Gruber RP, Nahai F, Bogdan MA, et al. Changing the convexity and concavity of nasal cartilages and cartilage grafts with horizontal mattress sutures: part I. Experimental results. *Plast Reconstr Surg.* 2005;115:589–594.

9. Gruber RP, Nahai F, Bogdan MA, et al. Changing the convexity and concavity of nasal cartilages and cartilage grafts with horizontal mattress sutures: part II. Clinical results. *Plast Reconstr Surg.* 2005;115:595–606.

10. Cochran CS, Gunter JP. Secondary rhinoplasty and the use of autogenous rib cartilage grafts. *Clin Plast Surg.* 2010;37:371–382.

11. Marin VP, Landecker A, Günter JP. Harvesting rib cartilage grafts for secondary rhinoplasty. *Plast Reconstr Surg.* 2008;121:1442–1448.

12. Daniel RK. Diced cartilage grafts in rhinoplasty surgery: current techniques and applications. *Plast Reconstr Surg.* 2008;122:1883–1891.

13. Erol OO. The Turkish delight: a pliable graft for rhinoplasty. *Plast Reconstr Surg.* 2000;105:2229–2241.

14. Strauch B, Wallach SG. Reconstruction with irradiated homograft costal cartilage. *Plast Reconstr Surg.* 2003;111:2405–2411.

15. Guyuron B, Behmand RA. Nasal tip sutures part II: the interplays. *Plast Reconstr Surg.* 2003;112:1130–1145.

16. Behmand RA, Ghavami A, Guyuron B. Nasal tip sutures part I: the evolution. *Plast Reconstr Surg.* 2003;112:1125–1129.

17. Daniel RK. Rhinoplasty: a simplified, three-stitch, open tip suture technique. Part II: secondary rhinoplasty. *Plast Reconstr Surg.* 1999;103:1503–1512.

18. Gruber RP, Weintraub J, Pomerantz J. Suture techniques for the nasal tip. *Aesthet Surg J.* 2008;28:92–100.

19. Gruber RP, Friedman GD. Suture algorithm for the broad or bulbous nasal tip. *Plast Reconstr Surg.* 2002;110:1752–1764.

20. Tebbetts JB. Shaping and position the nasal tip without structural disruption: a new systematic approach. *Plast Reconstr Surg.* 1994;94:61–77.

21. Dosanjh AS, Hsu C, Gruber RP. The hemi-transdomal suture for narrowing the nasal tip. *Ann Plast Surg.* 2010;64:708–712.

22. Toriumi DM. New concepts in nasal tip contouring. *Arch Facial Plast Surg.* 2006;8:156–185.

23. Gruber RP, Grover S. The anatomic tip graft for nasal augmentation. *Plast Reconstr Surg.* 1999;103:1744–1753.

24. Constantian MB. Elaboration of an alternative, segmental, cartilage-sparing tip graft technique: experience in 405 cases. *Plast Reconstr Surg.* 1999;103:237–253.

25. Daniel RK. Tip refinement grafts: the designer tip. *Aesthet Surg J.* 2009;29:528–537.

26. Gruber RP, Park E, Newman J, et al. The spreader flap in primary rhinoplasty. *Plast Reconstr Surg.* 2007;119:1903–1910.

27. Byrd HS, Meade RA, Gonyon DL Jr. Using the autospreader flap in primary rhinoplasty. *Plast Reconstr Surg.* 2007;119:1897–1902.

28. Constantian MB. The incompetent external nasal valve; pathophysiology and treatment in primary land secondary rhinoplasty. *Plast Reconstr Surg.* 1994;93:919–931.

29. Davidson TM, Murakami WT. Tip suspension suture for superior tip rotation in rhinoplasty. *Laryngoscope.* 1983;93:1076–1080.

30. Lieberman DM, Most SP. Lateral nasal wall suspension using a bone-anchored suture technique. *Arch Facial Plast Surg.* 2010;12:113.

31. Troell RJ, Powell NB, Riley RW, et al. Evaluation of a new procedure for nasal alar rim and valve collapse: nasal alar rim reconstruction. *Otolaryngol Head Neck Surg.* 2000;122:204–211.

32. Rohrich RJ, Raniere J Jr, Ha RY. The alar contour graft: correction and prevention of alar rim deformities in rhinoplasty. *Plast Reconstr Surg.* 2002;109:2495–2505.

33. Guyuron B. Alar rim deformities. *Plast Reconstr Surg.* 2001;107:856–863.

34. Constantian MB. The boxy nasal tip, the ball tip, and alar cartilage malposition: variations on a theme – a study in 200 consecutive primary and secondary rhinoplasty patients. *Plast Reconst Surg.* 2005;116:268–281. *Constantian makes the point that an extraordinary number of nasal cases have an inherent malposition of the nasal tip cartilages, particularly the lateral crus. It is this malorientation, in his opinion, that is responsible for both esthetic and functional (external valve) airway problems. Noticing this malrotation ahead of time and planning for its correction at surgery, in his view, reduces the number of postoperative problems related to external valve airway obstruction and residual aesthetic deformities of the nasal tip.*

35. Daniel RK. Discussion of: The essential elements for planning tip surgery in primary and secondary rhinoplasty: observations based on review of 100 consecutive patients. *Plast Reconstr Surg.* 2004;114:1582–1585. *The anatomy of the lateral crus is carefully delineated by Daniel. It is important to note where the normal lateral crus rests in relation to the nostril skin border. So doing indicates where an incision may be placed within the nostril such that when the reconstructed lateral crus is formed, its caudal edge can rest against the opening incision. Thus, one only needs to apply cartilage to the caudal aspect of the existing lateral crus and not have to make a tunnel for it, as is commonly done.*

36. Gruber RP, Fox P, Peled A, et al. Grafting the alar rim: application as anatomical graft. *Plast Reconstr Surg.* 2014;134:880e–887e.

37. Hobar PC, Adams WP, Mitchell CA. Lengthening the short nose. *Clin Plast Surg.* 2010;37:327–333.

38. Gruber RP. The short nose. *Clin Plast Surg.* 1996;23:297–313.

39. Naficy S, Baker SR. Lengthening the short nose. *Arch Otolaryngol Head Neck Surg.* 1998;124:809–813.

40. Toriumi DM, Patel AB, DeRosa J. correcting the short nose in revision rhinoplasty. *Facial Plast Surg Clin of North Am.* 2006;14:343–355.

41. Guyuron B, Varghai A. Lengthening the short nose with a tongue-and-groove technique. *Plast Reconstr Surg.* 2003;111:1533–1539.

42. Gunter JP, Rohrich RJ. Lengthening the aesthetically short nose. *Plast Reconstr Surg.* 1989;83:793–800.

43. Aiach G, Monaghan P. Treatment of over-reduction of the nose and subsequent deformities. *Br J Oral Maxillofac Surg.* 1995;33:250–261.

44. Gruber RP, Kryger G, Chang D. The intercartilaginous graft for actual and potential alar retraction. *Plast Reconstr Surg.* 2008;288e–296e.

45. Gruber RP, Freeman MB, Hsu C, et al. Nasal base reduction: a treatment algorithm including alar release with medialization. *Plast Reconstr Surg.* 2009;123:716–725.

46. Erol O. *Alar base release for broad nasal bases.* Presented at the International Society of Aesthetic Plastic Surgery, New York, 2001.

47. Rohrich RJ, Hoxworth RE, Thornton JF, et al. The pyriform ligament. *Plast Reconstr Surg.* 2008;121:277–281.

48. Rohrich RJ, Ahmad J. A practical approach to rhinoploasty. *Plast Reconstr Surg.* 2016;137:725e–746e.

49. Gryskiewicz JM, Hatef DA, Bullocks JM, et al. Problems in rhinoplasty. *Clin Plast Surg.* 2010;37:389–399.

50. Gruber RP. Early surgical intervention after rhinoplasty. *Aesthet Surg J.* 2001;2:549–558.

51. Teichgraeber JF, Riley WB, Parks DH. Nasal surgery complications. *Plast Reconstr Surg.* 1990;85:527–531.

52. Belek KA, Gruber RP. The beneficial effects of postrhinoplasty taping: fact or fiction? *Aesthet Surg J.* 2014;34:56–60. *The authors borrowed an idea from Daniel that the rim graft can be applied in a very different way, one that avoids the difficulties some note with the tunnel method. It also allows the surgeon to create exactly the right size rim graft. By making an incision where the caudal border of the lateral crus should be, the surgeon fills in the gap between the existing lateral crus and where it is supposed to be under direct vision. Taping of the nasal tip immediately upon splint removal is vitally important, as the authors note, because the patient does not get an anxiety reaction, which occurs*

commonly when viewing the nose for the first time postoperatively. Taping smoothes the psychological transition so that the patient adapts better to the new body image.

53. Gruber RP, Roberts C, Schooler W, et al. Preventing postsurgical dissatisfaction syndrome after rhinoplasty with propranolol: a pilot study. *Plast Reconstr Surg.* 2009;123:1072–1078. *Approximately 1 in 100 patients were found to exhibit a syndrome of postoperative dissatisfaction with their nasal result such that even when the nasal result did improve over time (e.g., due to edema reduction) the patient still acquired a body image that they were deformed. The use of a beta blocker was found to ameliorate this problem and allow the patient to adjust to their new body image. The drug is identical to the one used in the treatment of post-traumatic stress disorder.*

54. Guyuron B, DeLuca L, Lash R. Supratip deformity: a closer look. *Plast Reconstr Surg.* 2000;105:1140–1151.

55. Unger JG, Roostaeian J, Cheng DH, et al. The open approach in secondary rhinoplasty: choosing an incision regardless of prior placement. *Plast Reconstr Surg.* 2013;132:780–786. *It is the opinion of these authors from their study that the incision to open a nose that has previously undergone an open approach can be placed anywhere. Apparently, there is no compromise to the circulation of the new columellar flap. Previously, incisions have been placed at exactly the location of the previous columellar scar so as to avoid flap necrosis.*

第 20 章

耳成形术与耳缩小术

Charles H. Thorne

概要

- 分析：从 3 个方面来分析这一问题。
- 最终目的：了解耳廓的正常形状，从而知道手术需要达到的最终效果。
- 不要尝试做破坏性的手术，不要对耳廓做任何不可逆的手术。
- 皮肤是很珍贵的。保护耳沟处的皮肤，并且不要依赖皮肤的张力来保持耳廓的位置。
- 耳垂：每一个病例都要考虑耳垂的问题。
- 不对称性：在一些双侧不对称的病例中，通常需要双侧耳廓同时手术。
- 有些耳廓需要适当缩小。
- 面部提升也涉及耳廓整形：不要使耳屏、耳垂或者耳沟变形。

简介

"耳成形术"指的是通过手术方式矫正耳廓的外形或者位置。最常见的病例是形状正常的招风耳。这种情况下，耳成形术对于外科医生和患者及其家属而言是非常有益的手术，因为几乎所有的病例都能得到良好的效果与满意度。此外，就技术层面而言，招风耳矫正手术术是所有整形外科手术中最简单的手术。

耳成形术的难度增加是耳畸形的病例增多导致的。如果把招风耳矫正比作耳成形术的一端，那么自体肋软骨移植治疗先天性小耳畸形手术则属于另一端。对于用手术的方式重塑耳廓的形状（又称耳成形术）这一概念，最好的定义方式是将所有耳部畸形都包含在内。因此，外科医生会避免利用单一的术式处理各种不同病例的误区。

在进行任何耳成形术前，对于外科医生而言，最重要的事情是牢记正常耳廓的特征。通过选择正确的术式，外科医生通常可以避免矫正过度和轮廓不自然等无法矫正的问题[1]。

历史回顾

耳成形术的历史发展既具有指导意义，也具有误导性。可以理解的是，最初的技术侧重于改变耳廓的形状，而不是美学的细微差别，这正是医学界目前所处的阶段。作者认为，虽然大多数传统耳成形技术在术式的发展过程中是必不可少的，但对耳廓的破坏是不必要的，在设计上过于复杂，趋于过度矫正，容易导致并发症和外观不自然。

Luckett[2]建议沿对耳轮折叠的理想位置，通过软骨进行全层切口。Converse 和其他人描述了与预期的对耳轮折叠平行的全层切口的组合，通过管状缝合来形成对耳轮轮廓。一些作者[3]建议在对耳轮折叠处减弱软骨的张力，包括Stenstrom[4]，他描述了软骨前侧的划痕，以努力使软骨偏向划痕面的对侧弯曲。这些技术大多包括或依赖于颅耳沟的皮肤切除。

目前的趋势是采用创伤性较小的耳廓整形、保留耳后皮肤的方法，并专注于自然的、非手术性的结果。这一现象的最典型的例子是新生儿耳廓畸形的无创矫正，这可以在早期矫正多种畸形，否则这些畸形到后期可能需要通过耳成形术进行矫正[5]。任何外科手术决定都需要权衡利弊，作者的方法也不例外。本章描述的方法包含了一种观点，即宁可选择轻度矫正、复发和缝合并发症，也不要选择过度矫正、轮廓不自然、边缘突出和不可修复的畸形。

基础科学 / 疾病进程

耳畸形的病因目前尚不明确。一些研究认为是耳廓周围肌肉的异位或者缺失造成的。一些新生儿有着极其柔软与圆滑的耳廓。当这些孩子有招风耳并取侧卧位时,耳廓会前倾,向前朝面颊方向折叠,而不是向头部回缩,随着时间的推移,耳廓会更加"招风"。

诊断 / 临床表现

整体轮廓与大小

评估耳廓的整体大小与形状,以确定耳廓的大小和结构是否正常,除招风耳之外是否有其他方面的异常,包括耳过大、猿耳畸形、隐耳畸形、发育不全的贝壳状耳轮、术后畸形、菜花耳、耳垂过长、以及与耳廓或面部提升手术有关的畸形。

耳上 1/3

对耳的上 1/3 进行评估,以确定其是否招风,耳轮 / 三角窝的上脚是否形成良好,以及耳轮发育情况。

耳中 1/3

对耳廓的中 1/3 进行评估,以确定耳甲腔是否过深或突出。除此之外,对耳轮与耳轮的关系评估可确定耳上 1/3 的对耳轮 / 上脚的发育不全是否延伸至耳中 1/3,或是仅局限在耳上 1/3。

耳下 1/3

对耳垂进行评估,以决定耳廓是否突出招风。值得注意的是,即使耳垂在最初的检查中不是特别突出,但一旦上 2/3 的耳廓被矫正,它可能就会显得过于突出。

不对称

耳不对称的问题值得注意,主要因为患者及其家属总会对此提出意见。在双侧耳廓不对称的情况下,通常最好的选择是在双侧耳廓上动手术,而不是试图只让招风的耳廓向后倾斜与对侧的耳廓相匹配(图 20.1)。

患者选择

由于耳成形术可能是儿童时期唯一可以进行的整形手术,因此还需要考虑其他因素。父母和祖父母可能会参与到尚无法表达自己意愿的孩子的外科手术决策中,这一现实改变了医患关系。

突出 / 畸形的程度和出现时的年龄将决定了手术的时机。对于耳廓非常突出、父母希望早期矫正的幼儿,建议最

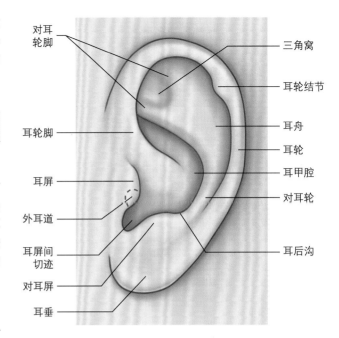

图 20.1　耳廓的解剖结构。耳轮结节(Tubercle of helix)是 Darwin 结节的同义词。(*Reprinted with permission from Janis JE,Rohrich RJ,Gutowski KA. Otoplasty.* Plast Reconstr Surg. *2005;115:60e-72e.*)

早在 4 岁时进行耳成形术。虽然某些情况下需要早期干预,将 4 岁视为大多数耳成形术或其他耳整形术的最低年龄是合理的。在整个耳廓需要重建的情况下,如小耳畸形,作者倾向于遵循 Frimin[6] 的建议,等到大约 10 岁的年龄再进行手术。

在其他情况下,父母可能希望孩子参与决策过程,这也让后续的干预成为必要。对于 12 岁以下的患者,尤其是男性患者,麻醉师通常需要全麻或深度镇静。偶尔也有足够成熟的女孩在没有麻醉师的情况下要求和忍受局麻手术,但这是非常罕见的情况。还有一种常见的患者是年龄约为 18 岁,在法律上独立,或年龄稍大,能够自行承担手术费的患者。最后,对于几乎任何年龄段的成年人而言,要求进行耳廓矫正的情况并不罕见,这或许是因为他们自始至终都想要矫正,又或许是他们在希望做面部提升时意识到了耳廓的突出。

家属会经常询问早期外科治疗对耳廓生长的影响。无论出于什么原因,这在作者的经验中从来都不是问题。首先,不同的人对于可接受的耳廓大小差异很大,其次,从未有证据证明耳成形术会阻碍耳廓的生长。最后,许多招风耳都在耳朵较大的一侧,一定程度的生长延缓也能被患者及其家属接受(图 20.2)。

治疗 / 手术技术

虽然精细复杂的耳廓(如小耳畸形)可能难以再造,但在标准的耳成形术中,解剖方面的考虑是最小的。耳廓有着

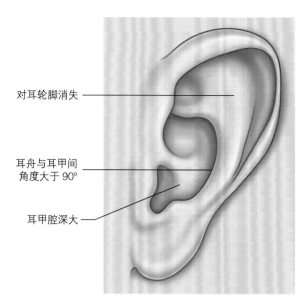

图 20.2　招风耳的主要结构异常（*Reprinted with permission from Janis JE, Rohrich RJ, Gutowski KA. Otoplasty.* Plast Reconstr Surg. *2005;115;60e-72e.*）

标注：对耳轮脚消失；耳舟与耳甲间角度大于 90°；耳甲腔深大

丰富的血液供应，这使得几乎所有的切口都可以愈合而没有坏死的风险。其附近没有运动神经。耳大神经终末支常受损伤，但感觉功能可恢复正常。

外耳道是耳成形术中可能受到不良影响的解剖结构之一（耳甲腔回缩会导致耳道缩小）。除此之外，耳成形术还需要注意对其他解剖结构作保留处理：保留耳沟，保持耳郭自然柔和，以及保留正常的解剖标志，如耳甲腔的后壁（即对耳轮的中 1/3）。

大小正常招风耳的标准耳成形术

切口（视频 20.1）

切口在耳后沟。在耳廓的上 1/3 处，切口可以延伸到耳背，以在三角窝和耳舟之间提供足够位置以行 Mustarde 缝合法。虽然在耳背上放置较高的切口会使得手术分离更容易操作，但作者更倾向于在耳沟的深处做切口，这样可以更好地隐藏最终的瘢痕。

分离

除耳垂内侧的一个小三角形区域的皮肤（不是耳垂后的皮肤）外，没有任何皮肤被切除，要注意为正常的耳垂和耳后沟保留足够的组织。这种对耳垂上皮肤的切除往往是必要的，目的是在手术结束后进行耳垂复位。软骨暴露在耳的后部（内侧）表面，从深层至耳甲腔的软组织被切除。在耳垂区域，深层次分离是在耳甲腔下进行的，为耳垂的复位做准备。术者将会看到耳大神经的分支，并将其分离。

矫正（图 20.3）

一个小的新月状软骨（最宽处≤3mm）从耳甲腔的后壁

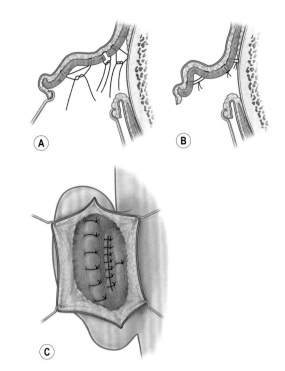

图 20.3　标准耳成形术技术。图为 Mustarde 缝合、耳甲切除 / 闭合与耳甲 - 乳突缝合相结合的方法。（A）缝合位置；（B）缝线已拉紧并适当打结；（C）医生的角度显示缝合的位置

及其底部的交界处被取出，耳甲腔的切口主要用 4-0 尼龙缝线缝合。耳甲腔的切除术的精确度非常重要。如果切口太大或者离耳甲腔后壁过高，耳轮会发生不可逆的变形。如果切口太靠前，位于耳甲腔的底层，则耳甲腔后壁的高度不会降低，并且缝合切口可能会被看见。术后并发症的常见原因之一是缺乏对耳甲腔切除部位的重视。在切除的耳甲腔和乳突筋膜之间用单一的 3-0 尼龙或 3-0 聚二氧环己酮（polydioxanone，PDS）缝线[7]进行耳甲缝合（Furnas 缝合）。作者倾向于在耳垂复位后再打结。这种小部分耳甲腔的切除与耳甲腔轻微回缩缝合的结合避免了大部耳甲腔切除后的变形以及大部分耳甲回退的不可靠性。除了最轻微的情况外，作者在所有情况下都避免了耳甲的回缩。另一个问题是仅依靠耳甲回折（Furnas 缝合），外耳道可能会缩小到严重狭窄的程度（图 20.4）。

耳垂是通过缝合由皮肤切除产生的耳垂内侧表面的三角形皮肤缺损来复位的（图 20.5）。5-0 PDS 缝线不能只缝合皮肤，还要靠近耳后沟的耳甲深部组织（类似于 Gosain 和 Recinos）[8]。当这些缝合线（通常是两条线）系在一起时，耳垂的位置就会被矫正。理想情况下，耳垂复位的效果应该是轻微的过度矫正，这是因为皮肤会随着时间的推移而伸展。关于 Webster[9] 所描述的，将耳轮尾部的复位作为耳垂定位的唯一方法，作者并未成功应用。

Mustarde 的耳甲 - 耳舟和三角窝 - 耳舟的缝合用的是穿在 FS-2 针[10] 上的 4-0 透明尼龙缝线。缝线的数量取决于对耳轮畸形延伸到耳中 1/3 的距离。在某些情况下，缝合只需要在耳廓的上 1/3 进行。在其他情况下，缝线也会延伸

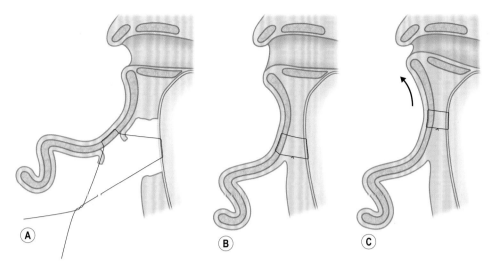

图 20.4　耳甲腔 - 乳突缝线的位置。值得注意的是,缝合位置太靠近外耳道会使耳道收缩。(*Reprinted with permission from Janis JE, Rohrich RJ, Gutowski KA. Otoplasty. Plast Reconstr Surg. 2005;115:60e-72e.*)

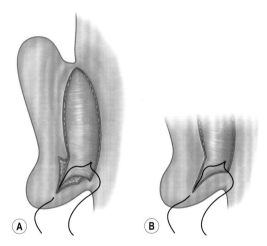

图 20.5　耳垂的复位。耳垂复位的方法如图所示:在耳垂上切除三角形皮肤,不应影响耳垂的外观或患者戴耳环的功能。缝线位置靠近皮肤缺损的区域,同时深入闭合处悬挂耳甲

到耳中 1/3。这些缝合线是为了在对耳轮上形成一个柔滑的曲线。Mustarde 缝合法不是相互平行的,而是像轮子上的辐条一样排列,都指向耳屏(车轮的中心)。注意形成一个向前弯曲的上脚,使其几乎与下脚平行。如果形成的上脚对耳轮(直线)直接向头部的延伸的话,术后效果将显得不自然和不专业。

最终效果

耳成形术都是为了达到最终的效果。如何确定Mustarde 缝合的松紧度? 换句话说,如何确定对耳轮的尖度? 如何确定 Furnas 耳甲 - 乳突缝合或者耳垂矫正缝合的松紧度? 这些问题的答案要建立在对正常耳廓的了解的基础上。如果外科医生能记住不同角度的耳郭外观,这将对术中决策大有帮助[11]:

1. 从正面看,耳轮缘应该是可见的,从对耳轮后面

伸出。

2. 从侧面看,耳廓的轮廓应该是圆的、柔软的,而不是尖的。

3. 从后面看(这对手术中坐在患者后面的外科医生而言最有帮助),耳轮缘的轮廓应该是一条直线,而不是 C 形、曲棍球棒形或者其他形状。

如果耳轮轮廓是一条直线,那么它几乎可以保证实现良好的矫正效果。无论最终的矫正结果是略微不足还是略微过度,只有协调的矫才会被外界视为"正常",也才能让几乎所有患者满意。这也许是本章中最重要的一课。

最后一个关键的判断是耳廓到头部的距离。手术后耳廓的最终位置应有轻微的过度矫正,达到允许部分回退,但在不发生回退的情况下也不会导致患者对结果不满的程度。

缝合

皮肤采用 5-0 普通肠线缝合,不切除皮肤(图 20.6 和图 20.7)[12]。

大耳畸形或耳轮形态不佳的耳成形术

切口

在耳廓侧面,耳轮内侧作一切口,当耳轮发育不良时,切口定位在新的耳轮缘的位置[13]。此外,若仍需进行其他操作,可在颅耳沟处再作一辅助切口。

分离

沿软骨的走行向两侧延长切口,分离软骨后方皮肤,如同在耳后方作一标准切口进行皮下分离。

矫正

对于耳廓过大的患者,需切除部分耳舟软骨(或者连同

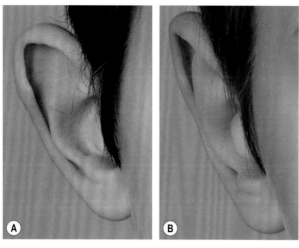

图 20.6 耳成形术。术前(A)和标准耳成形术后(B)。耳上、中、下三部分都被协调地向后倾斜,耳廓柔和且自然

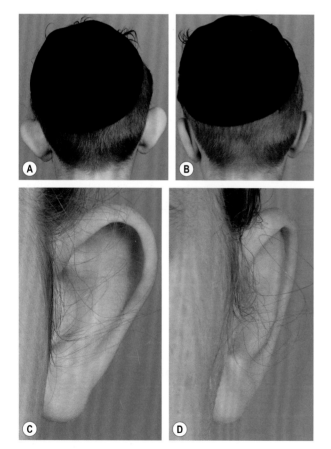

图 20.7 耳成形术。(A 和 B)耳成形术后的后视图。耳轮缘笔直,瘢痕隐藏在耳沟内。(C 和 D)同一患者的正面视图显示了完美的矫正效果和柔和自然的轮廓

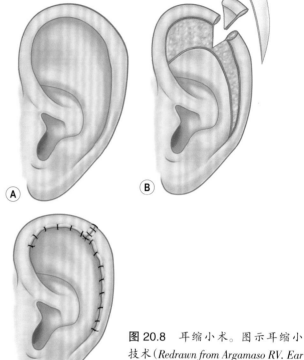

图 20.8 耳缩小术。图示耳缩小技术(*Redrawn from Argamaso RV. Ear reduction.* Plast Reconstr Surg. *1990; 85:316-317.*)

闭合

在耳轮上去除一楔形组织,使其周长减小,从而能与新的耳舟充分对合。去除的耳轮量非常重要,需精确测量。理想切除的量应当使耳轮有适当的长度,以便形成新的耳舟,并且缝合时张力不会过大。然而,在耳轮发育不良的病例中,耳轮缝合时轻微的张力恰好可以使耳轮翻转,形成更自然的外形。用 5-0 尼龙缝线水平褥式缝合法仔细地对合耳轮并缝合,使皮肤边缘外翻,防止形成凹陷。用 5-0 线间断缝合联合 6-0 线连续缝合,闭合侧面切口。作者认为连续缝合是理想的方式,因为皮肤边缘血运丰富,当局麻药里的肾上腺素失效后,有渗血甚至主动出血的倾向。

老年患者——通常是做过面部提拉术的患者,经常抱怨耳垂变长。在比较各种不同的耳垂切除方法后,作者得出结论:直接切除并细致缝合是最有效的方法。

环缩耳整形术

环缩耳形态多种多样,尚没有一种技术适用于所有人。Tanzer[15]将环缩耳畸形分为 3 种类型:I 型仅涉及耳轮畸形;II 型代表耳轮和耳舟都存在畸形;III 型代表耳廓严重畸形,接近杯状。作者认为,环缩耳也是最难矫正的畸形。环缩耳种最简单的例子就是垂耳畸形,即耳廓的上部下垂,且该区域一般会组织不足。换言之,即使下垂的耳廓上部能被提拉

部分耳舟皮肤),直至达到理想的大小和形状[14]。注意切除的软骨量要多于皮肤量,此时对于新的耳舟而言,耳轮会太长,这样在矫正手术最后还需要再次修短耳轮。如有必要可在耳前切口行 Mustrarde 缝合。如有必要,也可在颅耳沟处另作一切口,行耳甲切除 / 回退和耳垂复位(图 20.8 和图 20.9)。

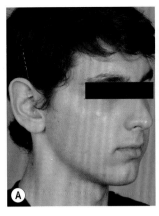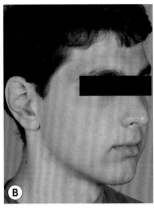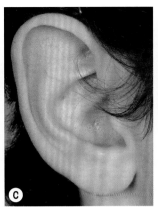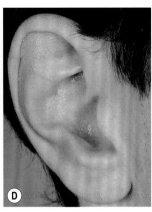

图 20.9　（A 和 B）耳切除成形术前后的斜视图，明显可见耳舟被切除。（C 和 D）近观斜视图显示耳轮内侧楔形组织块瘢痕已被切除

矫正，它仍会比对侧正常耳廓略小。在某些病例中，将下垂最明显的皮肤和软骨直接切除，获得一个下垂程度相对较轻的外观即可。在某些畸形更明显的病例中（Tanzer Ⅱ 型），可以通过放射状切开，移植耳甲腔软骨来加强该区域下垂的软骨。

其他的外观表现为突出、但又不像典型招风耳畸形的环缩耳，突出的原因是耳轮周长不足。耳轮就像一根系得过紧的细线，使耳廓被迫向前突出。换言之，耳轮周长过短会使耳廓呈杯口状。矫正环缩耳时必须同时延长耳轮。最常见的延长耳轮的方法是通过一个上述大耳矫正术中的切口，在耳轮边缘内侧切开，切口向前延长至耳轮脚附近，达到耳前区，最后止于耳和颞部头皮交汇处。游离耳轮脚，进行标准的耳整形手术，将耳轮脚向后推进，形成新的耳轮缘。耳甲腔供区先行缝合，方法和鼻整形中取耳甲腔软骨一样。去除多余的或无法使用的耳轮脚软骨。

对于更严重的环缩耳病例（Tanzer Ⅲ 型），可以参考治疗典型小耳畸形的患者的方法，去除软骨，重新雕刻耳支架。

隐耳整形术

隐耳指的是一种罕见的畸形，表现为耳的上半部包埋在颞部头皮下。耳廓可以被从头皮下牵拉出来检查。矫正方法是通过牵拉耳廓，使其从头皮埋入处显露出来，在包埋处附近作切口，让耳部能充分展开，然后用皮片移植或局部皮瓣覆盖耳后方上部的创面。在某些病例中，外耳软骨的外形正常，只需要进行上述软组织重新排布。然而，在其他一些病例中，患者的耳软骨也会发生畸形，表现如同垂耳，此时除了考虑耳软组织的矫正，还需要进行软骨移植，以矫正先天软骨构架的缺损。这类畸形在亚洲患者中一定更常见，因为关于该种畸形的文章几乎都发表自亚洲国家，本章作者从医 20 年，很少见到这种情况[16]。

猿耳畸形整形术

猿耳畸形表现为对耳轮脚异常向上外侧延伸，如图 20.9

所示。该类畸形表现形式多样。在某些轻微畸形的病例中，多出来的对耳轮脚几乎不会被注意到，该类畸形的整形术与典型招风耳的整形术一致。而在更严重的猿耳畸形病例中，在异常的对耳轮脚区域会有多余的耳舟，向上部延伸，终点处形成尖角状突起（类似电视剧《星际迷航》中的角色 Mr Spock 的耳廓）。在畸形非常严重的病例中，也存在正常的对耳轮上脚完全消失的情况。

矫正此类畸形需要切除异常的对耳轮脚[17]。作者在耳轮内侧作一如前所述的切口，但不切开软骨。将软骨表面的皮肤仔细分离（图 20.10）。需要注意的是，此时的切口平面的深度跟巨耳或耳轮发育不良的切口平面是不同的。必须小心操作，才能保留皮肤的活性。与耳廓背面相比，耳廓前面的皮肤跟软骨粘连得更紧密，且皮下组织更少。畸形的对耳轮脚被切除，并作为覆盖移植物放置，以此再造缺失的对耳轮上脚。切除异常对耳轮脚后留下的软骨缺损被先行缝合，然后再对合缝合皮肤。有些猿耳畸形很严重，有时即使手术后达不到完全正常的外形，患者也会比较满意。

矫正衰老造成的耳垂偏长

对于耳垂松垮下垂、失去弹性的患者，耳垂缩小术可以显著地改善衰老特征，恢复青春。这一手术在少数情况下也适用于先天性耳垂偏长的年轻患者。耳垂切除术可单独进行，也可与面部提拉术同时进行。前人已经介绍了许多术式技巧。医生要根据每位患者的耳廓结构来进行不同的设计。作者最常用的方法是在耳垂后方进行切除，然后尽力将瘢痕留在比较隐蔽的耳垂后方。

切口

先在耳垂上标记理想耳垂的位置。设计不对称切口，使得内外侧面的首尾两端均朝向切口线，并且切口末端位于耳垂边缘稍偏内侧。这一操作的目的是在耳垂内侧面切除较多的组织，在外侧面形成一个更长的皮瓣。将该外侧皮瓣修薄，使其相对于内侧皮瓣更便于移动。

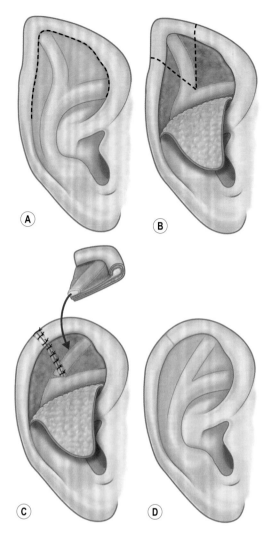

图 20.10　矫正猿耳畸形。将侧面皮肤外翻，将异常的对耳轮上脚切除，然后缝合软骨的缺损部分，将被切除的对耳轮上脚的软骨用作覆盖移植物，再造正常的对耳轮上脚。(A) 皮肤的切口被作于耳轮内侧；(B) 切除异常的对耳轮上脚；(C) 重新对合软骨的缺损部分，切除畸形的对耳轮脚，贴附移植以再造缺失的上对耳轮脚；(D) 最终效果（*Redrawn from Kaplan HM, Hudson DA. A novel surgical method of repair for Stahl's ear: a case report and review of current treatment modalities. Plast Reconstr Surg. 1999;103:566-569.*）

缝合

　　非对称的设计，外侧皮瓣修薄，以及切除后缺损的末端并非位于耳垂边缘，而是稍偏内侧，这些技术的综合运用会使最终的切口瘢痕隐藏在耳垂内侧。为了获得最佳效果，还需要切口对合整齐，精细缝合和耐心操作。

耳饰相关并发症的矫正

　　戴耳饰引起的并发症极为常见。这类并发症最常见于耳垂处，但耳软骨上穿耳洞引起的并发症更加严重。矫正过分拉长的耳洞有很多种术式，作者发现简单的切除和缝合方

式最为有效。该术式可应用于拉长的耳洞及耳洞导致的耳垂裂。对于后者，为了避免凹陷，可行 Z 成形术。事实上，在耳垂缘行水平褥式外翻缝合似乎也能达到相同的效果。用尼龙缝线缝合耳廓内面和侧面的皮肤，不要使用深部缝合的可吸收缝线。若修复手术后耳垂硬度和纤维化的程度允许，患者可在 6 周内再次打耳洞。避免在耳垂皮下组织使用可吸收缝线似乎能将炎症反应降至最小，并缩短恢复时间和再次打耳洞前的等待时间。上皮组织切除不完全会导致囊肿产生，因此医生应小心避免此种情况发生。

矫正面部提升术引起的耳部畸形

　　通过总结该领域 26 年的从业经验，作者认为，面部提升术也是耳整形术中的一种。面部提升术引起的耳部畸形常常无法矫正，这也是有关面部提拉术中的第一条重要信息：要避免面部提升术导致的耳部畸形！这些畸形可以分成以下几类：

　　1. 耳垂畸形（精灵耳）；
　　2. 耳屏畸形；
　　3. 耳后颅耳沟畸形；
　　4. 不美观的增生性瘢痕或位置不佳的耳周瘢痕。

耳垂畸形

　　面部提升术造成的耳垂畸形是由于提升术中皮瓣的修剪不当，使耳垂受到的前方和下方的过度牵拉所致。这种畸形完全可以在面部提升术中避免，但一旦形成，往往很难矫正。修整面部皮瓣使得耳廓刚好可以从它下面拉出。换言之，将皮瓣折叠在耳垂后方（甚至是延长耳垂）要远胜于皮瓣过于靠下、缝合口外露甚至畸形。正如一些有经验的医生所证实的，二次提拉术获得的面部皮肤提升效果不理想，精灵耳畸形也许能够改善，但不能完全矫正。在向患者承诺可以完全修复畸形时要谨慎。

耳屏畸形

　　耳屏畸形包括前方的拉力作用于耳屏导致的畸形，切除一部分耳屏软骨导致的畸形，或者耳屏下方皮肤过多引起的拱顶式手术畸形。对于前两种畸形，由于被切除的组织过多，几乎没有可以解决的方法。事实上，再次做面部提拉术只会导致畸形更严重：当面部皮肤旋转到头侧时，能够用来覆盖耳屏的皮肤较原来更少。对于第三种畸形，耳屏下部轮廓不明显，是可以被矫正的。正如 Connell 所强调的，耳屏的上、下部应有清晰的轮廓。对面部提升术中皮瓣的不适当修剪通常会导致耳屏下部出现一道斜行折痕，并导致耳屏至耳垂之间的过渡不是正常的直角。切除掉一块三角形皮肤可以矫正这一问题，并使面部提升术的患者瘢痕更加不明显。

耳后畸形

　　外科术医生似乎认为有必要将面部提拉术的切口往上移至耳廓后方。如果皮肤切除过多，或者已在耳后方做过数次切口，耳后的皮肤可能所剩无几。如果切口位于颅耳沟或

者极少部分在耳软骨上,皮瓣修剪得当,切口是不会迁移的。一旦这种畸形形成,几乎没有解决方法,除非松解耳后区域,并行全厚皮片移植。

瘢痕

只要缝合处没有张力,通常可通过切除瘢痕、再次行面部提拉操作来改善难看的瘢痕。众所周知,面部提拉术需要反复进行,皮瓣需要重复上提和修剪,以使皮瓣的边缘相对合。简单缝合几针,耳前区域和颅耳沟处并非一定要缝合。增生性瘢痕的处理难度更大。如果是因为张力导致的增生性瘢痕,这些瘢痕可以被改善;但如果是因为患者自身的瘢痕体质所导致,则不能被改善。问题是,外科医生评估瘢痕时,可能无法提前得知瘢痕的分类。因此,修整瘢痕时应当慎重。注射曲安德奈很有帮助,也能排除许多患者进行手术修整的需要。如果患者出现增生性瘢痕复发或真正的瘢痕疙瘩,作者建议行瘢痕修复手术的当天立即开始进行术后放射治疗。

术后护理

将 Xeroform 和厚而软的敷料置于伤口皮肤上,敷料的目的是保护伤口,保持耳廓皮肤湿润并吸收渗出。无须给耳廓加压,将环形的纱布包在耳周,避免耳廓受压。作者曾见过因敷料包扎过紧导致耳廓严重擦伤的病例,其中一例甚至出现了耳软骨外露的溃疡。

术后敷料可以保留 3~5 天,这取决患者何时到诊所就诊。患者无须再次换药。因为使用了可吸收线,在标准的耳整形术后无须拆线。在耳廓缩小术的病例中,耳轮上的尼龙缝合线需要拆线。

患者被告知只需在夜间佩戴一根宽松的头带。目的是避免术后的耳廓在白天受压,并防止术后耳廓在晚上无意中向前牵拉。夜间用的头带要坚持使用 4~6 周,尽管大多数患者都承认自己的实际使用时间远低于要求。请记住,头带应当足够紧,以免脱落。

结果、预后及并发症

大多数耳成形术后的患者都对术后效果满意,这也让医生乐于实施此类手术。上述的标准式大多避免了耳整形术的严重并发症,如过度矫正、轮廓锐利、外观不自然、过渡不协调、电话样畸形和感染。

然而,任何手术都是有并发症的,上文推荐的术式也不例外。缝线并发症是一种相对常见的并发症。Mustarde 褥式缝合法中的尼龙缝线最终有可能穿破耳后的皮肤,引起缝线外露。这种情况可能会在术后最初几周发生,也有可能术后数年都不发生。在某些病例中,缝线可能会导致炎症或肉芽肿的发生。立即拆除缝线可以使明显的感染愈合,并且似乎不会导致招风耳的复发。

第二种更为常见的并发症是矫正不足或者畸形复发。尽管这并非理想情况,但作者认为这远胜于矫正过度或变形。尽管有文献报道称 Mustarde 褥式缝合法会导致矫正不足或畸形复发的概率过高,但作者在从医生涯中只经历过三个出现矫正不足或者畸形复发的病例。

二次手术

不幸的是,需要二次手术的患者不在少数。这类患者最常见的主诉包括以下几点:

1. 过度矫正。
2. 可见的软骨不规则或轮廓不自然。
3. 耳廓外形不满意(如电话耳、耳垂突出)。
4. 矫正不足,通常是耳廓上部矫正不足。

通常情况下,过度矫正可以通过拆掉缝线、皮下分离和偶尔行皮片移植来改善。然而某些术式一旦进行,结果就无法逆转。可见的软骨不规则很难被矫正。Firmin[6]在处理该类患者方面有着出色的经验。她切除了患者受损的软骨,然后巧妙地雕刻了一些肋软骨,并移植到患者的耳廓内。令人不满意的耳廓外形,如电话耳,通常可以得到显著改善。即使被过度矫正的部分不能完全被修复,这种不协调也是能被矫正的。在电话耳的病例中,即耳廓的中 1/3 部分相比于耳廓的上部和下部被过度矫正,或许医生在被过度矫正的部分无法进行太多操作。然而,如果耳廓的上 1/3 和下 1/3 能够复位,那耳廓的整体观感还是协调的,而且从后面看,耳轮外形是一条直线。矫正被过度矫正的中 1/3 的耳廓,需要在外耳道后方移植一块楔形肋软骨,以便使耳廓展平。

参考文献

1. Thorne CH. Otoplasty. *Plast Reconstr Surg.* 2008;122:291–292. *The author of this chapter demonstrates his preferred otoplasty technique in a video and emphasizes the role of endpoint visualization when performing the procedure.*
2. Luckett WH. A new operation for prominent ears based on the anatomy of the deformity. *Surg Gynecol Obstet.* 1910;10:635–637.
3. Converse JM, Wood-Smith D. Technical details in the surgical correction of the lop ear deformity. *Plast Reconstr Surg.* 1963;31:118–128.
4. Stenstroem SJ. A "natural" technique for correction of congenitally prominent ears. *Plast Reconstr Surg.* 1963;32:509–518. *The technique of otoabrasion is described. The technique was fully embraced by a large number of surgeons.*
5. Matsuo K, Hirose T, Tomono T, et al. Nonsurgical correction of congenital auricular deformities in the early neonate. A preliminary report. *Plast Reconstr Surg.* 1984;73:38–51. *This is the first report showing the enormous potential for neonatal molding of congenital ear deformities.*
6. Firmin F. Ear reconstruction in cases of typical microtia. Personal experience based on 352 microtic ear corrections. *Scand J Plast Reconstr Surg Hand Surg.* 1998;32:35–47.
7. Furnas DW. Correction of prominent ears by concha mastoid sutures. *Plast Reconstr Surg.* 1968;42:189–193.
8. Gosain AK, Recinos RF. A novel approach to correction of the prominent lobule during otoplasty. *Plast Reconstr Surg.* 2003;112:575–583.
9. Webster GV. The tail of the helix as a key to otoplasty. *Plast Reconstr Surg.* 1969;44:455–461. *This paper describes a technique for repositioning the lobule that is a classic but with which the author of this chapter has not had success.*

10. Mustarde JC. The correction of prominent ears using simple mattress sutures. *Br J Plast Surg*. 1963;16:170–178.

11. McDowell AJ. Goals in otoplasty for protruding ears. *Plast Reconstr Surg*. 1968;41:17–27.

12. Spira M. Otoplasty: what I do now – a 30-year perspective. *Plast Reconstr Surg*. 1999;104:834–840.

13. Argamaso RV. Ear reduction with or without setback otoplasty. *Plast Reconstr Surg*. 1989;83:967–975.

14. Sinno S, Chang JB, Thorne CH. Precision in otoplasty: combining reduction otoplasty with traditional otoplasty. *Plast Reconstr Surg*. 2015;135:1342–1348.

15. Tanzer RC. The constricted (cup and lop) ear. *Plast Reconstr Surg*. 1975;55:406–415.

16. Kajikawa A, Ueda K, Asai E, et al. A new surgical correction of cryptotia: a new flap design and switched double banner flap. *Plast Reconstr Surg*. 2009;123:897–901.

17. Kaplan HM, Hudson DA. A novel surgical method of repair for Stahl's ear: a case report and review of current treatment modalities. *Plast Reconstr Surg*. 1999;103:566–569.

第21章

毛 发 修 复

Jack Fisher

概要

- 近 50 年来，技术的不断进步使毛发移植得以获得更自然与美观的结果。本章讨论的毛发移植指的是显微移植或者微针移植，或者用现阶段更专业的术语，称之为毛囊单位获取及移植。

- 毛发修复的真正目的应该是没有人工痕迹，要让接受毛发移植的患者像没有经历过任何手术一样，最终拥有正常密度的自然发际线。

- 相较于既往常见的术式，例如：皮瓣移植、显微手术操作、组织扩张、头皮条切取，如今大多数外科医生在治疗大部分患者时会采用精细、符合解剖结构、外观自然的显微移植物。

- 毛发移植是男性人群中最常开展的美容手术之一。

简介

在过去的 50 年间，为了寻求最理想的毛发修复术式，无数种手术方案被不断取舍。目前大部分希望修复头发的患者选择毛发移植也是因为这项技术的日益更新及进步。既往如皮瓣移植、秃发区域切除缝合、皮肤扩张等操作的效果难以让患者满意，在如今追求精细、自然外观的时代并不受青睐。作者接下来讨论的毛发移植指的是显微植发或微针植发，用现阶段更专业的术语称之为毛囊单位的获取及移植。毛囊单位指的是从头皮获取的 1~3 根毛发组成的毛囊及其附属器的整体单位[1]。

既往使用技术上具有挑战性的皮瓣及复杂的头皮切除术，整体外观不自然，难以再次修复。虽然患者有大量毛发转移到了受区，但整体外观人工痕迹明显，因此预后欠佳或预后差。

毛发修复的真正目的应该没有人工痕迹，要让接受毛发移植的患者像没有经历过任何手术一样，最终拥有自然的发际线和正常密度。

相较于既往常见的术式，如皮瓣移植、显微手术操作、组织扩张、头皮切除术，如今外科医生在治疗大部分患者时采用精细、符合解剖的显微移植物。这种改良的推动力不仅仅来源于医生，还有患者的要求和期望更好的效果。

既往大量接受过传统植发手术的患者想通过修复手术来改善外观，往往需要更复杂的手术方式来解决，这也是现阶段植发手术面临的一大问题。在所有类型男性美容手术中满意度最低的是毛发修复，这归因于技术水平欠佳或手术患者筛选不当。

就像其他美容手术一样，植发手术要求医生对美学有一定的感知。本章节主要讨论的是毛发移植成功的必要因素，主要关注当前毛发移植的现状。在 21 世纪初期，使用较小的移植物进行毛发移植似乎是发展方向，皮瓣移植和头皮切除较少。

毛发移植是男性人群中最常开展的美容手术之一[2,3]，但相较于其他美容手术而言口碑较差，主要原因是患者术后外观缺乏自然美感而导致其主观感觉不佳。

基础科学：毛发的解剖

毛发组织的胚胎学发生起源于外胚层和中胚层。外胚层部分形成毛发及立毛肌 - 皮脂腺单位，而中胚层部分形成毛囊的真皮乳头。

毛发由毛干和毛根组成，毛干即头皮表面上方的可见部分，其直径在 60~100μm 之间。毛干从外到内由 3 部分构成，角质层、毛皮质、毛髓质，三者均由角质形成细胞构成。毛囊的根部即毛球部或称为毛根，斜行插入头皮内（图 21.1和图 21.2）。

头皮不同部位的毛发生长的角度是截然不同的，如何

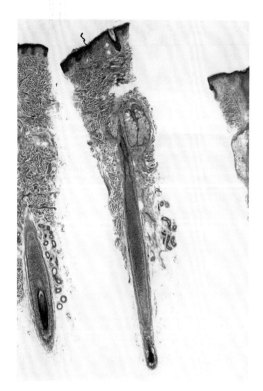

图 21.1　镜下单个毛囊单位截面

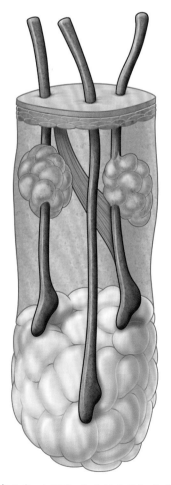

图 21.2　带有毛囊、皮脂腺、立毛肌共同组成的毛发单位解剖图

能使毛发以适当的角度生长便是毛发移植手术能否达到自然外观的最主要原因。在雄激素性脱发的发病过程中,毛囊的体积减小,处于休眠状态的毛囊数量增加。这些萎缩的毛囊位置更表浅,毛干更纤细。在秃发区域毛囊仍然存在,但呈萎缩性,基本上是无功能的。

角质蛋白是由毛囊产生最终形成毛干的一种纤维蛋白,是存在于皮下组织内毛囊管基底部的毛母质细胞的终产物,毛母质中存在大量快速分裂细胞,在这层细胞之上便是细胞角质化形成毛干的关键区域。正是这些新角质细胞在毛干基底部的分层使毛干向表面移动,从而导致毛发生长。

正常发际线解剖

如果不讨论正常发际线的解剖结构,对毛发解剖结构的讨论就算不上完整。

额角是成年男性发际线突出的体表标志,是由额部和颞部发际线共同构成。额角的设计对于发际线的自然外观至关重要(图 21.3),若毛发修复过程中忽视此规则,则会导致不理想的外观,尤其是在成年人中。青少年男性一般不存在明显的额角,这也是区分儿童与成年男性的标志。在脱发病程不断发展的过程中,额角不断回缩,形成锐利的角度。妇女和儿童都倾向于在额颞部之间形成一条连续的线,没有此过程。由细小的毛发逐渐过渡到相对致密的毛发是自然发际线另外一个重要特征,沿边缘有一定程度的不规则性,正常的发际线往往不是平直和规律的,许多既往失败的毛发修复术案例也充分印证了对这些基础解剖常识缺乏认知。另外,毛囊位于头皮表面下方 3~3.5mm 的位置,而头皮的厚度在 5.5~6.5mm 不等,在考虑将移植物植于头皮(人体最厚的皮肤上)时,这些因素是不容忽视的。

毛发的特征

正常成年人的毛发类型可以分为两种。毳毛质地软,长度偏短,着色浅或色素不足,几乎看不到,其分布遍及全身。在头皮处,毳毛主要分布在前额,秃发区域毳毛的存在尤为显著。终毛质地粗糙、偏长、着色深,分为不同亚组,如头部、会阴部及眉部等部位的毛发。对于不可避免会发生脱发的人,终毛会被毳毛代替,通常这是一个渐进的过程,终毛逐渐脱落,被更细、更短的毳毛代替,逐渐形成典型的毳毛表型,这一过程的终点便是秃发。有趣的是,活检显示秃发区域仍然存在萎缩的毛囊,但此类毛囊无法产生大量正常的毛发组织。

根据不同的种族、性别及部位,毛发在各个方面有很大差异。不同种族毛发粗细程度有明显差异:白种人相较于黑种人及黄种人,毛发明显更加纤细。毛发的形态也有着明显的区别,在横断面毛发切片上差异尤为显著,例如:卷发在横断面上是椭圆形而硬发或直发在横断面上是圆形。另外,每平方米面积内毛发数量也是一个很重要的指标,正常成年人每平方厘米面积内大约有 200~400 根毛发,而雄激素性脱发患者该指标与正常人相差甚远。头皮条移植每次可转移约

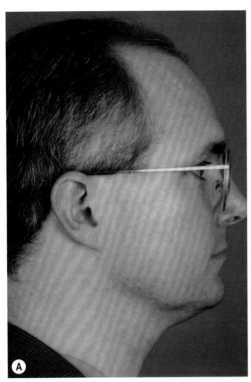
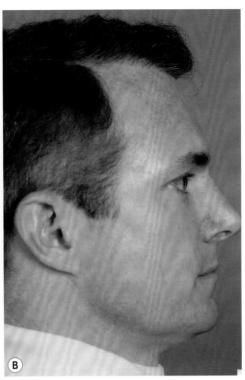

图21.3 一位在前额区域植发的患者术前（A）及术后（B）外观，额颞线锐角仍存在，外观更自然。保留后缩的发际线对于形成正常外观极为重要

20~60根毛发，但移植术后由于毛发过度集中，会形成类似于垄沟瓣的外观。正常情况下，一个毛囊内有1~3根毛发，这也是能够维持头部正常外观的基础，如果移植毛发数量过多，会形成肉眼可见的、不自然的结果，特别是在额部发际线周围。

另外一个影响头发外观的重要的因素就是毛发突出于头皮表面的角度，忽视了这一因素会导致植发术后外观的不自然。前额的毛发向前生长，颞部毛发角度稍向前、下，颅顶部的毛发由于发旋的存在呈漩涡状，枕部毛发朝向颈部向下生长。每平方厘米内毛发的粗细及密度是衡量头发外观的重要因素。黑色的毛发对头皮的遮盖效果是十分显著的，颜色偏淡的毛发则遮盖效果稍差。在设计自然外观时情况恰恰相反，在浅肤色的个体植发时，选择棕色和灰白色头发较黑色头发外观则更能让人接受，尤其若移植深黑色的头发，浓密的发束与浅色皮肤形成鲜明对比，导致植发后的外观十分不自然。

毛发生长周期

毛发的生长退行周期与毛发移植手术是息息相关的，这些周期对其在受区生长的情况以及观察到的手术最终结果的时间会有明显影响。

毛发周期可分为：生长期、退行期、休止期。生长期毛囊细胞处于活跃状态，毛母质角质形成细胞能转化成不同的毛发成分。据推算，人类头皮上90%的毛发均处于生长期，持续时间约2~5年。退行期角质形成细胞不断退化，特别是间质来源的真皮乳头细胞不断聚集与毛囊下部逐渐分开。该时期持续时间约2~3周（图21.4）。休止期时毛发处于非激活阶段，毛发生长状态停滞，持续大约3~4个月。同一时期大约有10%的毛发均处于休止期。休止期的真皮乳头与表皮结构失去原先紧密的连接，最终参与形成新的毛球部。当衰老的毛干脱落，毛囊周期重新返回生长期，原先毛发脱落的毛囊又会长出新的毛干，这种周期变化与毛发移植术后改变也是息息相关的。毛囊被移植后一般处于休止期，在移植术后3~4个月通常无法观察到明显的毛发生长。部分毛发在移植后能看到明显的生长，但通常情况下植发后早期的生长会导致毛干的脱落，因此患者需要等待3~4个月才能观察到明显的毛发生长。

诊断 / 患者表现

脱发分型和分类

在男性和女性中最常见的脱发类型均为雄激素性脱发，其发病机制是毛囊对外源性刺激（主要是雄激素）作出反应。渐进性脱发是由这些毛囊反应性相关的基因特性决定的。在易患雄激素脱发的头皮区域，雄激素会降低毛发生长速度、毛囊直径和生长期的长度。雄激素对于毛囊的作用主要在毛球部。睾酮在5-α还原酶作用下转化为双氢睾酮然后作用于靶细胞。如本章下面有关药物作用和有效性讨论，非那雄胺通过抑制双氢睾酮的产生减少脱发。雄激

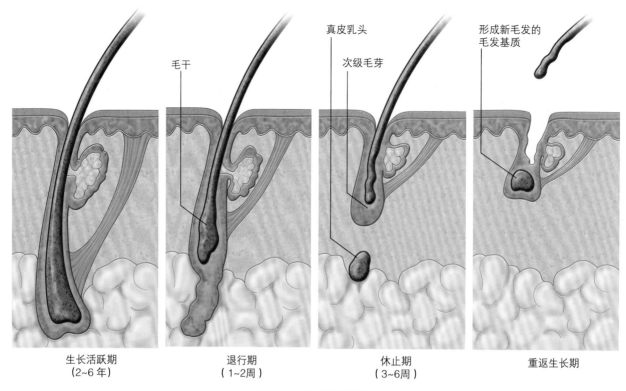

真皮乳头
次级毛芽
形成新毛发的毛发基质
毛干

生长活跃期
（2~6 年）

退行期
（1~2 周）

休止期
（3~6 周）

重返生长期

图 21.4　毛发生长周期

素性脱发主要由单个显性 X 连锁的常染色体基因调控,但疾病的发生还会受到其他调节因子的影响,因此雄激素性脱发疾病的发生可能是多基因调控的。大部分雄激素性脱发患者前额及冠状区域的毛囊是最容易受到影响的。虽然就平均毛发数量而言,不同种族之间存在相当大的差异,并且不同发色之间也存在差异,但一般普通人头皮上至少有100 000~150 000 根毛发生长。

　　女性雄激素性脱发患者病变较弥散,没有特定的区域,所以女性不一定合适行毛发移植手术。由于女性这种弥散的脱发特征,导致了供区毛发的匮乏。但有一些女性患者会出现类似于男性患者特征的脱发[4],该类女性患者脱发起自于颅顶,当到达 30~40 岁时不断向前进展。同样,这类女性患者的家族中的部分男、女性也会呈现特定模式的脱发。由于后枕部不受影响,供区毛发充足,这类女性脱发患者往往是毛发移植术的合适人选。这类特殊的女性患者病史十分典型,病程渐进性进展,但病情发展较缓慢。前额等部位的脱发类型特殊,但后枕及两侧颞部毛发致密。女性雄激素行脱发患者还有一个特殊之处在于,其前额发际线相对较低,不像男性患者的前额发际线会随着年龄逐渐上移,颞部逐渐后缩。女性雄激素性脱发患者会终生保持前额发际线,因此植发应从相对较低的前额发际线边缘处开始逐渐向后进行。

　　许多女性的脱发都与一些特殊因素有关,如手术、代谢紊乱、化疗、精神压力、自身免疫性疾病等。而且这类特殊类型的脱发通常发病较急,并不适合进行毛发移植手术。部分化疗患者在化疗后即使有充足时间的恢复也无法观察到毛发再生,这种情况下毛发移植手术对于患者头发外观的恢复

是可选的,但供区的毛发质量以及数量不如一般患者理想。有一部分女性患者在整形美容手术后出现头发的脱落,其机制可能是外伤导致的毛发脱落。

　　外伤性脱发继发于毛球部的缺血,尽管可以继发于直接组织缺失,如烧伤性脱发[5]。许多因素都可以造成这种类型的缺血,例如昏迷患者保持同一体位卧床时间过长,头皮某一区域持续受压,会导致头皮部位的缺血,而并没有直接的软组织缺失[6,7]。此外,患者在全身麻醉下手术时间过长会导致头皮受压缺血,同样也导致毛发脱落。

　　面部及头部的整形美容手术是患者出现创伤性脱发的常见原因之一,暂时性脱发在此类患者中可能最常见,这可能是由于颞部皮下组织分离或者过度牵拉导致皮肤缺血,进而导致相应部位毛球损伤。一些接受了额顶部切口的冠状额部除皱术的患者会出现冠状瘢痕区域的脱发。这类患者的脱发通常是暂时性的,数月后一般患者都会出现局部头发的再生,但是在某些患者中脱发是永久性的,因此适合行毛发移植。此外,头皮或面部区域瘢痕本身会增宽,并且增宽的瘢痕上缺少毛囊,脱发区域明显可见。

　　毛发移植后脱发原因可能是皮下组织缺血导致毛囊周围血管网内血流减少。在接受面部除皱及其他整形美容手术的患者可观察到此现象,尤其是由于缝合局部张力过大或皮瓣打包不当,如果出现严重局部缺血,从而导致毛球部损伤,会导致永久性脱发。有趣的是,米诺地尔的药物原理为促进毛周血管化从而增加毛囊血管网内的血流来促进毛发生长。不管具体的机制如何,不论暂时效应还是长期作用,血流的减少都会导致脱发的发生。

脱发分类

已有大量基于形态学制定的脱发分级量表,主要对脱发区域及非脱发区域进行对比评估。Beek[8]在1950年对白种人及Hamilton[9]在1951年对白种人和中国人脱发分级量表的制定是人们对于脱发分型最早的尝试。之后Norwood对Hamilton的分级进行了改良(图21.5)[10]。这些量表一般把脱发分为6~7级,部分分级细分为次级。即便如此,这种分级在患者身上也很难完全适用,因为患者之间个体差异太明显。Bouhanna和Dardour[11]制定另外一种分级方法,将脱发分为3级,第一级和第二级也有变异,最终将脱发分为五级。Ludwig[12]发明了一种专门为女性雄激素性脱发患者制定的分型方法。总体而言,各种分型都有其不足之处,但在需要进行毛发修复患者可能是一种有用的工具。

对患者的评估

相比其他部位的美容手术,毛发移植术的独特之处在于脱发的进展性和不可预知性,相较而言在各类美容手术前基本上可以预估术后效果。虽然医生可以通过脱发患者家族中患者的脱发类型来预估该患者的脱发情况,但对于大部分患者而言,其疾病的发展都是未知的。在患者评估的早期阶段,设计一种不仅随着患者年龄而且和渐进式脱发相符的发型至关重要。如今,年纪轻轻就受严重脱发困扰的患者想通过重新设计发际线来改善外观,即使这类患者在得知移植的发际线在将来还是有可能不断上移后积极性会被打消,但是重要的是,医生必须跟患者交代清楚,接受毛发移植手术后随着年龄增长年轻患者可能会出现的长期后果和问题。手术医生应该及时打消想通过植发手术获得夸张的发际线患者的念头,因为这并不现实,当他们意识到术后很可能需要更进一步的手术来修复时会感到不满意。许多患者因为病程的渐进性,最后需要通过戴假发遮盖住脱发区域。在美容手术中,让患者对手术结果有合理的预期是至关重要的,但由于患者疾病的进展性,经历毛发移植术的患者可能需要在术后很长一段时间持续评估。一个在20岁左右接受了毛发移植手术的患者,在接下来的50~70年都要承受手术给他带来的影响。令人遗憾的是,有的年轻患者会接受毛发修复手术,但在术后10年,在他们25~35岁时,往往会对之前做出手术的决定感到后悔,并希望取消或修改手术效果。此外,医生在处理仅在后枕及颞部边缘部分存在头发,但仍要求完全覆盖脱发区域的大面积脱发患者时应谨慎,在处理这类患者时可以考虑先行面部轮廓塑形,某些患者后枕部不能移植,或者至少应该考虑保守的少量取发进行移植。

在早期的面诊沟通时,对患者头部各类参数的评估有利于医生手术方案的制定,还能帮助患者树立合理的手术期望。即使患者脱发的类型是父母双方遗传整合后的结果,但家族史,尤其是母系家族中的遗传特征至关重要。当患者的兄弟、叔叔以及外祖父表现出明显的脱发,则医生可以预测患者有极高风险会出现脱发。因此在确定患者植发方案时要结合具体的家族遗传特征考虑。另外,术前对患者头部可供移植毛发数量的评估也极为重要。供体毛发丰富的人每平方厘米面积内约有240~400根毛发,这类患者未来可以承受多次手术,但有的患者可供移植的毛发数量远远不够,从而可供选择的手术方案也相对保守。因此对于年轻患者,后枕毛发的移植方案还是值得权衡的。年轻患者在后枕部取发后移植至前额,但由于脱发的不断进展,形成了日光放射状的脱发区域。这样患者只能选择沿着原先植发区域的边缘进行再次补种,或手术切除原先植发的区域。对于后枕部毛发量充足、脱发病情较稳定的患者,枕部毛发移植是不二之选。

对于年轻患者,最好的方式是先移植前额和顶部的区域,然后等到他们的头发形态分布更为成熟稳定后再移植后枕部区域。对于供区毛发数量有限或细小的患者而言,将来可进行的移植次数有限,因此这种方式尤其重要。后枕部供区毛发的数量是评估这类患者的关键要素。

在头皮上画出你认为的最合适的发际线的样式,并让患者对着镜子观察效果是非常有用的(图21.6)。如果患者不愿接受一个设计合理的,但有额颞部后缩的较高发际线,则该患者可能不适合进行任何类型的毛发移植。尽管手术初期患者可能较为满意,但随着时间的推移,医生和患者双方都要承担由于当初的设计不当而引起的一系列后续问题。

了解脱发的分类对于设计头发样式有很重要作用。处于稳定的Norwood Ⅱ或Ⅲ型的脱发的患者,移植后效果好的可能性更大,而且不必担心移植后进一步的脱发。由于男性型脱发的渐进特性,事先为患者设定目标至关重要,这样患者才能理解后续需要进一步操作的必要性。然而不同于面部提升术和其他美容手术可以在数年后重复进行,毛发移植手术受限于供体毛发的数量有限,在数年后可能无法重复操作。

对脱发患者进行全方位的检查不仅需要评估脱发的类型,还需要评估脱发的特征,例如毛发的颜色、质地、密度、卷曲度和笔直度。卷曲的头发会看起来显得更加浓密,因为它遮盖了下方的头皮。但是,深色直发与卷发不同,在深色直发之间肉眼可见显眼的下方头皮,尤其是在浅色头皮的映衬下,因此会显得头发密度不高。此外,由于浅色皮肤和深色头发之间的对比,如果在同一位置出现多根头发会看起来很不自然。然而,相同数量的细毛或浅色头发在浅色皮肤上的同一位置出现时,由于缺乏色差,就有可能看起来比较自然。当多根毛发从一个位置长出时,看起来像是在根部堆积在一起,向远端散开时,这一现象被称为"压缩"。医生将多根毛发移植到单个较小的受区位点时,由于移植物基底部受压,会产生这种簇状的外观。该问题在具有浅色皮肤的深发色患者中更为显著,因而采用显微移植去避免这种现象的产生对于这类患者而言至关重要。由于缺乏色差对比,具有白色、金色或花白的头发的患者就比较少见这种"压缩"现象。具有深色头发和深色皮肤的非洲裔美国人中,由于色差很小,因此这种现象出现的可能性也较低。所有这些变量都

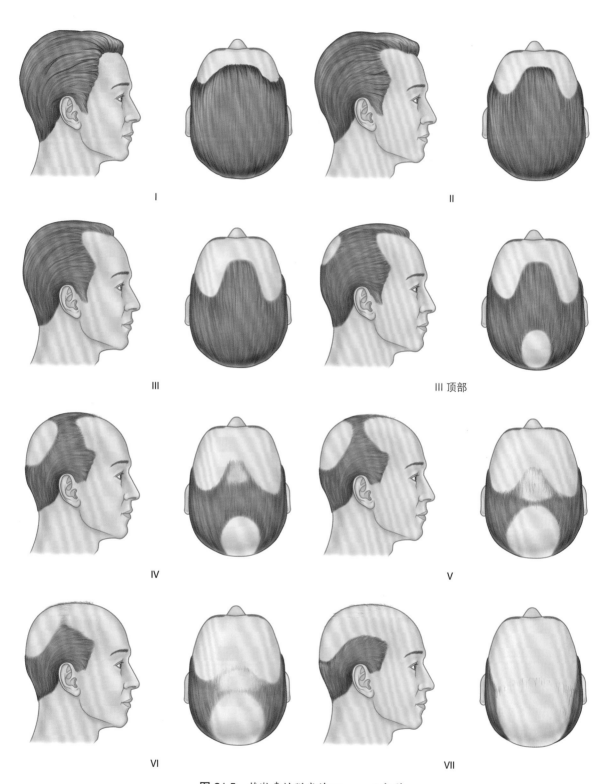

I　　　　　　　　　　　　　II

III　　　　　　　　　　　III 顶部

IV　　　　　　　　　　　V

VI　　　　　　　　　　　VII

图 21.5　雄激素性脱发的 Norwood 分型

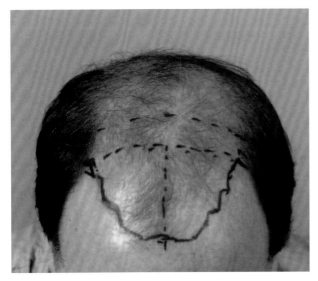

图21.6 在面诊时给患者标记出发际线的位置。设计不规则形状的发际线,以避免出现不自然的直线外观

必须被考虑在内,以使移植的效果看起来尽可能自然。头发的颜色、质地以及皮肤的颜色在手术的美学效果起到重要的作用。

医生的目的是设计出与面部成熟度相协调的发际线,并且重新建立起头皮和其他面部特征之间的和谐关系。一个自然的发际线应该是看上去没有手术调整痕迹的,并且和患者的年龄相匹配。换句话说,要做到植发后的患者的发际线应该看起来不像是进行了植发手术的样子(图21.7)。这需要通过设计一个相对较成熟的发际线,并且在额颞部有一定程度的后缩来实现。此外,根据发际线上不同位置每一根毛发的生长方向来设计移植方向也十分重要。头皮不同部位的毛发生长方向已在前文进行讨论。

在衰老的过程中,前额发际线向上方移动以及颞部发际线向后移动是同步进行的。为了形成自然的外观,额颞角的维持在毛发移植手术中至关重要。不论是通过植发还是

皮瓣手术,使额颞角变钝或填充,都会导致术后外观不自然,并且随着发际线的自然后缩,还会导致严重的问题,会出现更奇怪的外观。

在大多数患者中,前额发际线中点到眉间的距离至少为8~10cm。此外,如果从侧面看前额发际线如果平行于地面,则整体看起来会更自然(图21.8)。一些脱发严重的患者可能会有前额头发的保留,如果其前额发际线的位置较低,则更合适的手术方式是从原有的前额发际线稍靠后的位置开始进行移植。在植发手术中,若试图与原有的较低前额发际线位置保持一致,可能会导致整体发际线过低而显得外观不自然。此外,如有必要的话,首次植发术后,进一步下移发际线做二次调整是可行的,但反之则不亦然。换句话说,对于首次手术中过度追求较低前额发际线,而后续出现更多问题的患者,进行二次调整(如果可行)的难度非常大。

医生与患者(尤其是较年轻群体)讨论这一问题的合适术语为"面部轮廓塑形"。20~30多岁的患者讨厌脱发的原因并不是仅因为脱发本身,更因为脱发导致他们认为自己看起来比实际年龄老几十岁。医生总是倾向于将脱发与年长和衰老联系在一起。在许多此类患者中,医生仅需移植男性型秃发区域的一半或三分之一的面积就能达到满意的效果,而不需要考虑顶部与后枕部的问题。同样,如果相对年轻的脱发患者有供体毛发数量有限的问题,并且根据家族史可得知该患者接下来将继续出现进行性脱发,则采用相对保守的方法会更安全。当拒绝患者的要求时,医生可以遵循一些标准,包括供体毛发数量不足或密度太低,尤其是对于处于Norwood VI或VII级脱发的患者。另外,由于先前的移植术造成患者过多瘢痕,其可用的供体毛发数量也会很少。最后,对于有不切实际期望的患者,尤其是年龄较小且其需求在医生看来不可实现的患者,应拒绝其手术要求。还有一些患者可能有一些影响移植效果的医学问题,例如高血压,这可能会导致出血,但是这种情况通常可以通过适当使用降压药来进行矫正。

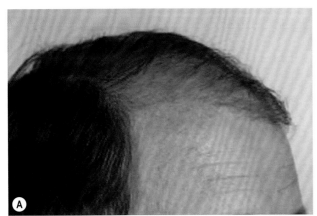

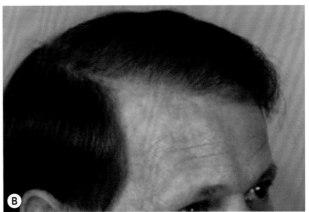

图21.7 (A)46岁男性患者,接受了两次毛发移植的术前视图。(B)术后,患者的发际线与其年龄相符,并有额颞角处的后缩。另一个重要方面是沿前额缘的发际线不规则的设计,以及将最细的毛囊移植在靠前方发际线处。稀薄或浅色的头发也有助于自然外观的形成。一个成功的毛发移植术应该是无法被认出的

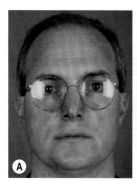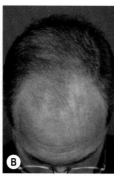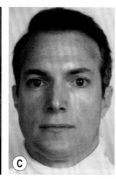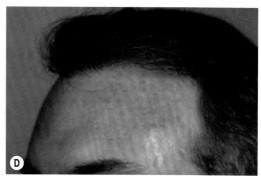

图 21.8　一位 40 岁患者,头发黑白相间,在两次手术中总共接受了 2 800 个单位毛囊移植。(A 和 B)术前外观。(C)第二次毛囊移植后的外观。(D)患者的黑白相间头发有助于前额发际线呈现自然外观。其他要点包括眉间与前额发际线之间的适当距离,该距离应至少为 8~10cm,保持发际线与地面平行,并具有正常的颞区后缩

药物的作用和有效性

　　局部应用米诺地尔和口服非那雄胺均已用于脱发的医学治疗[13]。目前人们普遍认为,米诺地尔主要通过增加血流起作用,从而促进受雄激素性脱发遗传因素影响的毛囊进行毛发再生。非那雄胺是一种口服药物,是 Ⅱ 型 5α- 还原酶的选择性抑制剂。它最初是用于治疗前列腺增生症的药物。但是,自 1997 年在美国上市以来,该药物一直被用于治疗男性型秃发。非那雄胺治疗脱发的机制与雄激素对具有男性型脱发遗传倾向的患者的毛囊的影响有关。循环的睾酮被头皮毛囊细胞吸收,被 5α- 还原酶转化为 DHT。DHT 与雄激素受体结合。在容易出现男性型脱发的区域中的毛囊对睾酮的作用敏感。非那雄胺可以抑制 5α- 还原酶,从而对 DHT 和毛囊上的雄激素受体结合产生影响。研究表明,每天 1mg 的非那雄胺不仅可以减少脱发,而且在一部分的患者中可以引起某些头发的生长。这通常在年轻患者中更有效,一旦发生真正的脱发,那么其作用就不太明显。

　　非那雄胺主要对头皮的顶部具有最佳效果,目前已证实使用非那雄胺可以稳定脱发进程,并且可以逆转脱发。并且尽管非那雄胺和米诺地尔都可以有效,但非那雄胺在年轻患者中可能更有用,并且必须维持长期的治疗。大多数研究表明,至少需要 6 个月至 1 年的时间才能看到一些明显的改善。

技术

　　当前收集供体毛发的方法主要有两种主要,包括获取头皮条法和单位毛囊提取法(FUE)。当用头皮条技术收集供体毛发时,使用标准的 10 号刀片从后枕部分离头皮组织。巴西的 Carlos Uebel[14,15]等人开发的这项技术大大简化了这种获得供体毛发的方法。

　　头皮条的宽度范围在 1.5~2cm 之间;长度取决于所需的供体毛发的数量,范围从 12cm 到 20cm 以上不等。由于后颈和头皮下部的活动性强,因此首先缝合该区域相对容易。当随后需要再次获取供体毛发时,切除原先瘢痕可避免产生多次切口,并使患者只有一条横向瘢痕。有时,如果患者曾经做过手术或有瘢痕,则可能有必要向下方分离皮瓣,以使伤口闭合时不产生张力。通过烧灼获得止血效果,并用多条缝合线对切口进行对准。放置几条 3-0 Vicryl 埋入式缝线,然后用连续的 3-0 尼龙缝线缝合。获取供体的关键是入刀的适当角度,以防止操作不当造成毛囊横断和供体移植物损坏(图 21.9)。将供体条切成多段,然后由助手将其分离成单个毛囊移植物。

　　目前越来越受欢迎的另一种获取毛囊方法是单位毛囊提取法。该方法通常使用直径为 0.9~1.1mm 的微小旋转钻头来收集供体毛发。为了实施这一方法,需先用电动剃须刀剃去供区的头发,在皮肤表面上留出足够的肉眼可见毛干,以引导钻取出毛囊单位的角度。正确的角度调整至关重要。否则可能会使毛囊横断。

　　在任何一个指定区域里,只应钻取 15%~20% 的头发,否则一旦头发重新长出,该供体区域就会显得稀疏。由于这些小孔会迅速上皮化,因此无须对供体区域进行缝合。对于希望在手术后保持短发的人而言,该技术具有多种优势,如今,很多毛发移植医生将其作为唯一的获取供体毛发的方法(图 21.10)。

　　目前市面上有许多种装置用来提取毛囊单位,其中有简单的手持式旋转设备,也有更复杂的装置采用吸力和自动化甚至是机器人技术。无论采用哪种方法,保证供体移植物的质量都是最重要的关注点。

　　根据 Uebel 发表的种植毛发技术,需要的仪器仅为 11 号刀片和一对精细镊子。在这项技术中,助手将毛囊移植物从毛巾或压舌板上拿起,并传递给外科医生,外科医生用 11 号刀片做切口。这项技术的关键在于操作的时机和灵活度。助手夹取毛囊移植物靠近 11 号刀片附近,医生用刀片切出一个切口并拔出后,助手顺势将移植物放在开孔入口,再由外科医生完成将其推入的操作(图 21.11)。如果两个人都对此技术很有经验,熟练的话可以每小时植入 500 个或更多的毛囊单位。

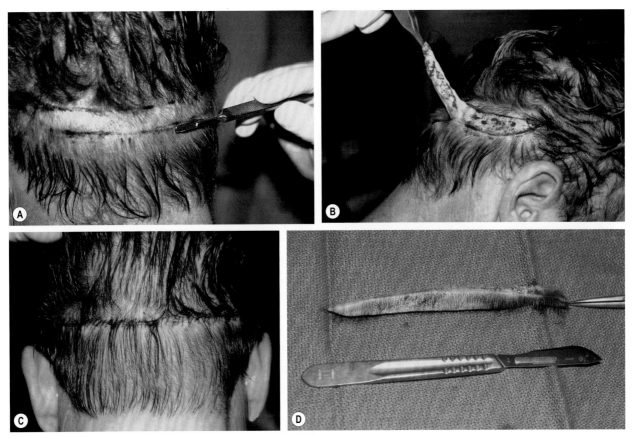

图 21.9 （A）刀片使用时适当的角度对于防止供区毛囊横断很重要。（B）供区组织的分离在皮下进行,注意避免横切毛囊的底部。（C）用缝合线连续缝合。由于后枕部和颈部区域的组织松弛,供区部位很容易闭合。（D）切割成多段之前的供区头皮条。然后将它们切成单个的毛囊移植物

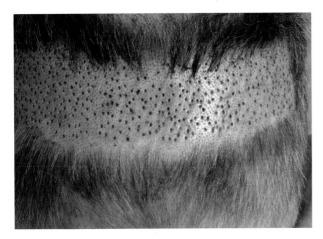

图 21.10 毛囊单位获取后即刻的供区外观。这些孔洞随后会迅速闭合

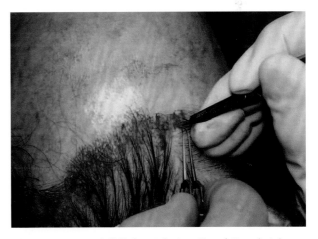

图 21.11 Uebel 种植技术。医生用 11 号刀片做一个小切口,待助手将移植物放置在切口的入口处时,撤出刀片。然后,医生将移植物插入已形成的孔中

将移植物放在湿润的毛巾上,该毛巾放置在装有冰冷盐水的金属托盘中(图 21.12),保持它们在植入前的整个过程中处于低温的状态。在 Uebel 技术中,助手将预先按大小分类的毛囊移植物放在毛巾上,然后交给外科医生,由医生将它们同时植入。移植前受区已经使用眶上神经阻滞和滑车上神经阻滞以及肿胀液进行麻醉。通常,将移植物尽可能

地相互靠近移植,从前到后或从后到上直至设计的发际线处。移植的顺序取决于外科医生的偏好。

这项技术的关键是训练外科医生和助手正确的移植物交接方法。该方法需要培养助手的灵活度,以将移植物准确放置在由 11 号刀片切出的切口边缘。

使用这种技术,可以快速进行 1 500~2 500 个单位的移

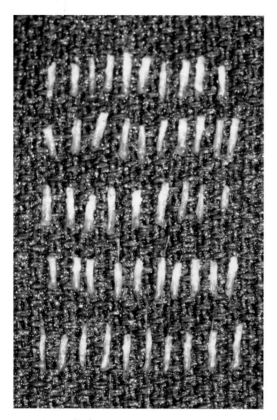

图 21.12　按照每单位里毛发的数量对移植物进行切割和分类。将毛巾浸入保存在装有冰冻盐水的金属托盘里。移植物以 10 个为一排。在植入过程中,助手按照 Uebel 技术托住毛巾并将移植物交给外科医生

植物的植入(图 21.13)。一次性转移大量的小体积移植物是一个重要的概念。Limmer[16]等人主张用小体积移植物覆盖脱发的整个区域,基于这一概念,他们描述了可行的技术。植入移植物后,通常要进行 24~48 小时的敷料覆盖。Kerlix 敷料覆盖的矿物油可在 24 小时内对受区提供良好的保护,

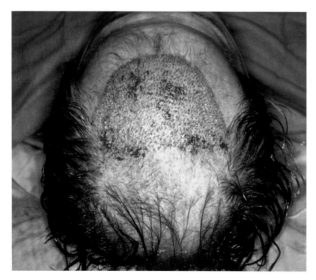

图 21.13　移植约 1 200 单位毛囊后的头皮外观。用 11 号刀片的尖端切开小切口,并立即插入移植物

而且敷料不会对受区产生任何黏附。第二天将敷料拆掉,并指导患者仔细洗头。大约 10 天后患者来面诊,对使用头皮条移植的患者进行供区拆线,使用单位毛囊提取术的患者无须拆线。

麻醉

毛发移植术中使用的麻醉相对简单。大多数手术可以仅在局部麻醉下进行,在供区和受区均使用神经阻滞麻醉。对这两个区域还使用稀释的生理盐水 - 利多卡因 - 肾上腺素溶液进行扩张以起到止血作用。由于头皮血管附着在周围的结缔组织上而无法很好地收缩,因此与身体的其他区域相比,头皮血管进行快速自发止血的能力较弱。

对于某些患者,可能需要添加咪达唑仑和芬太尼进行镇静。因为通常每位患者要移植 2 000 或更多单位的移植物(通常需要 3~4 小时),这些患者可以从轻度镇静中获益。

在毛发移植术中,考虑到局部麻醉和减少外科手术过程中对神经的损伤,头皮神经的解剖结构具有重要意义。该手术开始于对供区的后枕部神经阻滞,首先使用利多卡因和肾上腺素,然后使用肿胀液,其既可以进行充分的麻醉又可以实现良好的止血。眶上神经(额部神经的一个分支)为前额提供感觉神经。在移植过程中,同时进行眶上和滑车上神经阻滞以及受区肿胀液注射。这样可以在手术过程中实现出色的麻醉和止血效果,并且在手术过程中无须重复操作。

结果、预后及并发症

手术次数

获得预期结果所需要的操作次数是要与患者讨论的重要的问题之一。认为一次操作就能解决所有问题的患者将会对结果感到失望。为了建立良好的医患关系,医生要认真评估操作的时机和次数。

目前的技术可以一次移植 1 500~3 000 个毛囊单位,许多脱发区域有限的患者仅需进行两次手术,但脱发更为严重的患者可能需要进行多达 3 次或 4 次手术。有些患者仅需进行一次手术即可实现满意的效果;但通常一次操作后,前额发际线的密度可能会不够。对大多数患者而言,准备至少两次手术操作以达到更好的结果是比较适当的。

对于大多数患者而言,移植的并发症相对较少。在没有瘢痕的健康患者的受区,可以合理预期 90%~95% 的毛囊移植物成功生长。在毛发移植术中,血肿和感染极为罕见,处理较为简单。当受区的头皮上皮在移植物上皮上方生长时,会形成囊肿,即表皮包涵囊肿。将移植物的上皮放置略高于周围受体上皮的位置可以减少此问题的发生。当发生囊肿时,通常可以通过囊肿去顶术和热敷来解决。

除了年轻的和期望值不切实际的患者外,需要大量评估和思考的是对手术结果不满意,并会寻求二次手术调整的患者。这类患者的头发存在缺陷,在余生中经常佩戴假发以掩盖容貌的缺损或怪异的外表。这些需要二次调整的患者中的许多人在年龄很小的时候就进行了植发,从而有了较低发际线,然而后来在植发区域后方出现了脱发。同样,没有设计较高发际线或颞部的后缩,因此在患者成熟的脸上有一个较为幼龄的发际线样式,这种差异导致自然的面部衰老与头发之间的不协调。许多这类患者中都可以通过再次植发,或切除先前的移植物并重新移植而得到显著改善。一些在前额后方区域出现脱发的患者,可以沿前额发线移除之前的移植物,术前医生需要告知患者,这样会产生一些明显瘢痕。这通常比在不合适的位置进行几排外观不佳的种植更为可取。另一种可能性是采用额头提拉术对前额部分区域进行切除,以将瘢痕置于更靠上,更自然的位置。在临床评估时,尤其是对于二次调整的患者,有必要在患者头皮上绘制出医生认为应该进行调整或移植的区域。这对于戴了假发来覆盖不好看的移植区域的患者而言尤其重要。然后,患者可以返回进行第二次沟通,以确保患者的期望切合实际,并且可以实现,能使医生满意。

以前有过多次手术,尤其是采用钻取单位毛囊技术的患者,另一个重要的问题是供区部位的瘢痕因二次干预而愈合。这类患者的重建可能最为困难,因为可用的供区受限,供区毛发被密集的瘢痕所包围。为了找到最佳的供区毛发,需要大量的时间和评估,而这通常需要复杂的设计,从多个位置获取头皮条。需要对这些患者的风险和并发症进行适当的评估。通常,由于出血和感染很少见,因此由毛发移植导致的发病率相对较低。然而,一个主要问题是进行了多次毛发移植术并有供区瘢痕形成的患者的此次供区愈合困难。这些患者通常瘢痕增生严重,即使用头皮条移植术并线性缝合伤口,也可能出现难以愈合的供区。

二次手术

结果不满意的大多数患者通常分为三大类。第一类是在成熟的发际线形成之前就过早进行毛发移植的患者,移植的位置过低,在移植物后方区域逐渐脱发。第二类是发际线设计不良,且对雄激素性脱发的自然演变了解甚少的患者。第三类不满意是由于每单位孔内移植较多根毛发,从而导致典型的地垄形外观。图21.14展示了出现上述所有3个问题的·位患者。该患者在早期就移植了较多的移植物。且移植物在前额的位置太低。没有设计额颞线的后缩,从而使额颞角呈现异常圆形。最终,大束的毛发簇移植物被移植,随着脱发的进程向后移动,导致患者戴上了假发,以掩盖其严重的发型畸形问题。

要矫正此问题,需要使用特定的手术计划对这一畸形进行全面的分析。患者发际线过低的问题无法通过在现有受区毛发簇周围进一步移植以掩盖这一外观来进行弥补和矫正。第一步通过切除前排毛发簇并结合前额上移来整体上提发际线。通过 Mitek 缝线将前额固定在额骨上,以保持前额的高度。去除的移植物被重复利用,待瘢痕愈合后,患者接受了两次移植,共进行了 2 700 个毛囊单位移植。

其他患者可能仅存在地垄形外观有关的问题,可以通过毛发簇的去除和重复利用,并在前额发线上进行单位毛囊移植来进行矫正[17,18]。此外,大量移植物除了带来地垄形外观,还会产生"压缩"问题。当将多根毛发移植物放入单个较小受区孔内时,移植物底部的压缩会导致毛发呈现花束样外观(图 21.15)。

即使适当注意了细节,问题依旧会随着男性型脱发的逐渐进展而出现,例如在颞部发展出一条空白。当进行了前额和顶部毛发移植的患者进一步发生了两侧的脱发,导致前

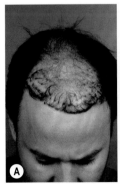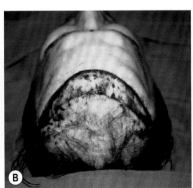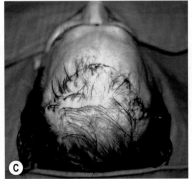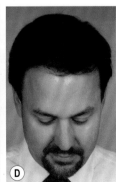

图 21.14 (A)该患者呈现了 3 种导致不满意结果的问题。第一,患者在较早的年龄,成熟发际线形成之前就进行了毛发移植,并且移植的位置过低,随后逐渐发生脱发。第二,发际线设计不佳,对雄激素性脱发的自然进程了解不够。第三,患者的毛发簇,一旦周围的头发脱落,就会形成不自然的地垄形外观。没有设计适当的额颞线后缩,从而导致不自然的圆角外观。(B)切除前额发际线并去除毛发簇,并通过与骨膜缝合固定来上提前额。(C)缝合。(D)分两次总共进行了 2 700 个毛囊单位移植的最终效果图

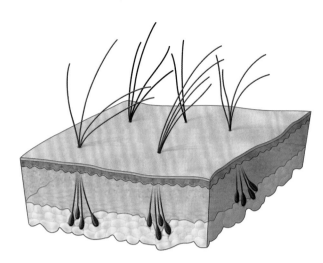

图 21.15 移植物的压缩。将包含多根毛发的移植物植入单个较紧的切口内，形成花束样外观

额部和颞部之间出现了缝隙，就会发生这种情况。只要还有足够的供区毛发，通常可以通过在该缝隙中进一步移植来对其进行矫正。

对不满意的毛发重建情况进行矫正之前，需要系统分析合适的手术矫正方式。现有的技术可以显著改善这类患者的情况。

参考文献

1. Bernstein RM, Rassman WR. Follicular transplantation, patient evaluation and surgical planning. *Dermatol Surg.* 1997;23:771–784. *This paper identifies the basic units in which hair naturally grows; there are 1–3 follicles in a unit.*

2. *Cosmetic Surgery National Data Bank: Statistics 2014.* New York, NY: American Society for Aesthetic Plastic Surgery (ASAPS). Available at: http://www.surgery.org/sites/default/files/2014-Stats.pdf.

3. *ISHRS: 2015 Practice Census Results.* Geneva, IL: International Society of Hair Restoration Surgery. Available at: http://www.ishrs.org/statistics-research.htm.

4. Halsner U, Lucas M. New aspects in hair transplantation for females. *Dermatol Surg.* 1995;21:605–610. *The unique characteristics of female hair loss are presented, including the specific pattern of hair transplantation unique to creating a natural female hairline.*

5. Barrera A. The use of micrografts and minigrafts for the treatment of burn alopecia. *Plast Reconstr Surg.* 1999;103:581–584. *The ability of hair grafts to grow successfully in burn scar is presented. The specifics for successful management of hair loss after burns are discussed in detail.*

6. Seyhan A, Yoleri L, Barutçu A. Immediate hair transplantation into a newly closed wound to conceal the final scar on the hair bearing skin. *Plast Reconstr Surg.* 2000;105:1866–1870. *The ability to place hair follicles into acute incisions is presented in order to minimize visible scars. The authors demonstrate that hair follicles will successfully grow when placed directly into a fresh incision.*

7. Barrera A. The use of micrografts and minigrafts for the correction of the postrhytidectomy lost sideburn. *Plast Reconstr Surg.* 1998;102:2237–2240.

8. Beek CH. A study of extension and distribution of the human body hair. *Dermatologica.* 1950;101:317–331.

9. Hamilton JB. Patterned loss of hair in man: type and incidence. *Ann NY Acad Sci.* 1951;57:708–728.

10. Norwood OT. A classification of male pattern baldness. *South Med J.* 1975;68:1359–1365.

11. Bouhanna P, Dardour JC. *Hair Replacement Surgery.* New York, NY: Springer Verlag; 1996.

12. Ludwig E. Classification of the types of androgenetic alopecia (common baldness) arising in the female sex. *Br J Dermatol.* 1977;97:247–254.

13. Scow DT, Nolte RS, Shaughnessy AF. Medical treatment for balding men. *Am Fam Physician.* 1999;59:2189–2194.

14. Uebel CO. Micrografts and minigrafts:a new approach to baldness surgery. *Ann Plast Surg.* 1991;27:476–487.

15. Uebel CO. *Hair Replacement Surgery: Micrografts and Flaps.* New York, NY: Springer-Verlag; 2000.

16. Limmer BL. Bob Limmer does it all one hair at a time. *Hair Transplant Forum.* 1991;2:8–9.

17. Vogel JE. Correction of the cornrow hair transplantation and other common problems in surgical hair restoration. *Plast Reconstr Surg.* 2000;105:1528–1536. *Various options and techniques are discussed for the treatment of previous unsatisfactory hair transplantation. The author details the different techniques available to the surgeon for the secondary restorations.*

18. Epstein JS. Revision of surgical hair restoration: repair of undesirable results. *Plast Reconstr Surg.* 1999;104:222–232.

下篇

全身美容手术

吸脂术：手术方法与安全性的全面回顾

Phillip J. Stephan，Phillip Dauwe，Jeffrey Kenkel

概要

- 吸脂术配合饮食控制和体育锻炼能获得理想体型。不能配合饮食控制和体育锻炼的患者对吸脂术的疗效满意度较低。

- 术前应彻底了解患者既往病史，并进行详细的体检，仔细排查禁忌证，这对大量吸脂或手术时间较长的病例尤其重要。

- 应该让患者站在镜子前进行划线设计，这样患者和主刀医师双方均可以清楚地看到所需处理的重点区域并探讨对应的治疗方案。医生应在术前向患者指出皮肤表面原有的橘皮样凹凸不平的部位和其他不平整的部位。

- 非处方草药和食疗措施可能会对手术及麻醉产生负面影响，所以应在术前3周停止使用。

- 身体不同部位的脂肪其厚度和层次结构并不连续一致，对应地抽吸时需要采用合适的抽吸深度及相关技术。

- 因为浅层吸脂容易导致术区不平整，因此除非术者有丰富的吸脂经验并熟练掌握吸脂技巧，在浅层抽吸时应尽可能保守操作。

- 湿性吸脂技术应作为常规技术实施。手术室工作人员应严格记录注入的肿胀液量和抽吸量。

- 通常，切口应设计在隐蔽部位，不要两侧对称。切口的位置同时应能使吸脂针顺利达到目标部位，方便手术操作并获得理想效果。过度强调使用一个切口可能会导致术区畸形。

- 腹壁有手术瘢痕的患者应仔细检查，以排除腹壁疝的可能。

- 虽然有许多器械可供选择，但手术医师的临床经验和正确判断远比任何技术都重要。

- 最好能在术中就发现术区不平整。如果有，强烈建议立刻进行脂肪移植矫正。

- 如果术后发现吸脂区凹凸不平，则需要对病情进行评估。

如果症状较轻，就用淋巴按摩和非创伤性的治疗。出现术区不平整后，应进行系统性评估和治疗。

简介

　　吸脂术又称为负压辅助脂肪切除术或吸脂整形术，最初于20世纪80年代由Illouz提出。自诞生至今，它一直是最受欢迎的塑形手术，同时也是进行最普遍的整形美容手术之一[1]。根据美国整形外科协会和美国整形美容外科协会的统计，在过去10年中，每一年吸脂术的例数都是排在前列的[2]。随着人们对吸脂术生化和生理机制的研究的不断深入，同时伴随着生物医学技术的进步，吸脂术在技术、患者安全性和疗效等全方面飞速发展。在过去20年中，吸脂术的施术区域已经从单部位或身体局部扩展至包括颈部、乳房和整个身体在内的整体形体塑造，使其成为上述部位整形美容不可替代的技术手段。吸脂术亦已成为其他整形手术（如乳房再造，上下肢再造整形手术）的重要辅助手段。针对原有的负压吸脂技术的一系列革新和改进不断优化了手术操作，这些技术包括湿性吸脂技术、吸脂针的改良设计、超声辅助吸脂术（ultrasound-assisted liposuction，UAL）、动力辅助吸脂术（power-assisted liposuction，PAL）、VESER辅助吸脂术和激光辅助吸脂术（laser-assisted liposuction，LAL）等。为确保患者在使用不同方法吸脂时的安全性和有效性，对吸脂及其他塑形手术已制订了严格的安全应用指南，近年来特别在深静脉血栓形成的预防及保证液体平衡方面做了深入的探讨。

　　尽管有上述各种改良措施，吸脂术同其他有创操作一样，并非没有风险。采用吸脂的方法进行体型塑造要求手术医生具有全面的解剖学、生物化学和生理学知识，并了解不同方法的优缺点和适应证，从而可以安全、可控地完成手术。只要选用最合理的手术方法，并充分了解其优缺点，吸脂术就是安全有效的。

基础科学与解剖要点

从解剖学角度,全身脂肪被 Scarpa 筋膜(即浅筋膜)[3]分为浅层脂肪(室)和深层脂肪(室)。然而,为了方便阐述吸脂术和形体塑形手术,皮下脂肪可人为地分为浅层、中间层和深层 3 个层次(图 22.1.1)[4,5]。这样划分的重要性在于,在浅层脂肪吸脂时应格外小心,并且应由经验丰富和技术较好的医师来操作。因为在这一层操作很有可能损伤真皮下血管网,也容易导致术区不平整。在不同解剖区域,这三层皮下脂肪的组成成分和厚度是不一样的。例如,背部皮下脂肪中总体纤维组织较多,其浅层和中间层致密而深层相对疏松。与之相反,大腿内侧脂肪中纤维组织较少,组织结构也不如背部致密[3]。以上信息对手术医生安全有效地实施手术至关重要,理解这些信息可以减少术区不平整和皮肤坏死的风险。脂肪结构层次和厚度的相关变化与手术安全、手术方法的选择密切相关,这部分内容将在后续内容中深入探讨。

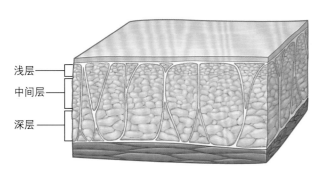

图 22.1.1 皮下脂肪的手术分层:浅层、中间层和深层

解剖学上所谓的"黏附区"[6]在男女性中都存在,这在术前沟通中就需识别及留意。这些区域皮下纤维组织相对致密,并与深层筋膜紧密联系以维持身体的自然姿态和曲线。每一个"黏附区"还有性别差异(图 22.1.2)。术中应仔细辨别这些"黏附区",如果在这些部位操作不当,发生术区不平整的风险很高。然而,并不是所有患者都不能在此类区域进行吸脂操作,有时,在"黏附区"进行合理吸脂有助于医师达到形体塑造的目标。总之,不论采用什么方法吸脂,将术区皮下脂肪视为 3 个不同层次都是有用的。这种层次的划分有助于医师安全地进行吸脂术。最常见的吸脂层次为中间层和深层,在这两层进行抽吸可以有效减脂,并能降低真皮下血管网和皮肤损伤的风险。

分类

基于脂肪堆积异常和皮肤赘余情况将患者分为 3 种不同类型(图 22.1.3)

■ Ⅰ型:局部脂肪堆积。常见于年轻患者,皮肤质地弹性较好,很少有不平整。

■ Ⅱ型:全身脂肪堆积。这类患者常有轻度的皮肤弹性降低,且有一定的不平整,躯干和四肢有环形脂肪堆积。

■ Ⅲ型:皮肤赘余和脂肪堆积。此类患者皮肤松弛严重赘余,通常需要手术切除才能更好改善体型。必要时,吸脂术可以作为一个有效的辅助手段以获得最佳的手术效果。

术前常常能发现部分患者皮肤上有橘皮样凹坑,尤其多见于大腿和臀部。目前,人们对这类皮肤情况的病理生理学基础缺乏足够了解,但这应该与真皮和深层筋膜间纤维粘连以及纤维条索周围脂肪过多有关[3,7]。此外,这类现象也可能与激素调节机制有关。橘皮样凹坑的长期治疗效果并不确切,在此类区域进行吸脂有可能改善凹陷,也可能

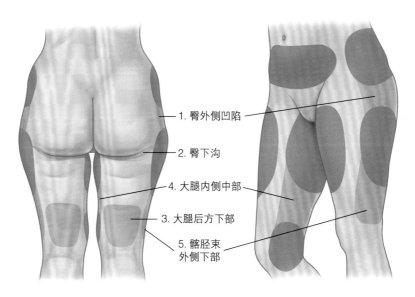

1. 臀外侧凹陷
2. 臀下沟
4. 大腿内侧中部
3. 大腿后方下部
5. 髂胫束外侧下部

图 22.1.2 黏附区是特定部位皮肤和皮下脂肪中的纤维支持结构与深筋膜黏附紧密的区域。这种结构导致特定部位皮肤附着固定且凹向深层,从而产生特殊的体表外形

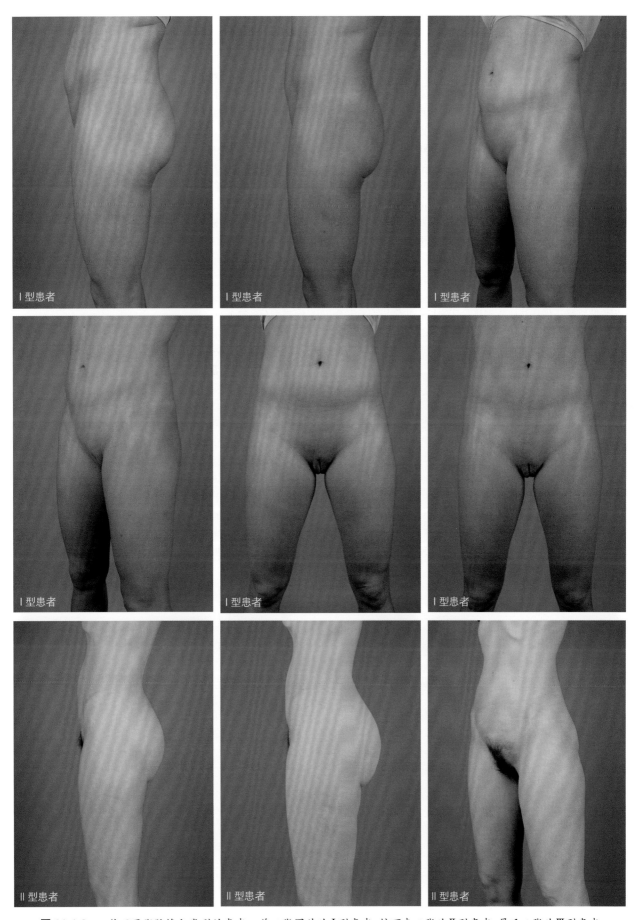

图 22.1.3　3 种不同脂肪堆积类型的患者。前 6 张图片为Ⅰ型患者；接下来 6 张为Ⅱ型患者；最后 6 张为Ⅲ型患者

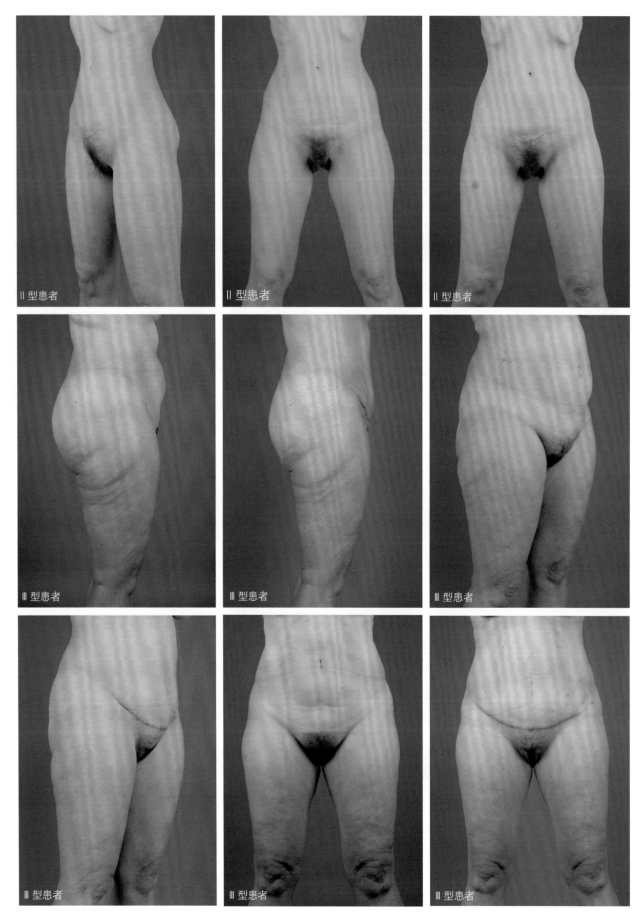

图 22.1.3（续）

加重皮肤表面畸形,因此必须在术前向患者告知相关情况和风险[8]。

诊断、手术适应证与患者选择

吸脂的患者通常会向医生表达各种期望、关切和主诉。为了达到理想的手术效果,筛选合适的患者至关重要。一般而言,目标明确且期望值正常的健康人群是理想人选。有研究表明,能长期对生活方式进行适当调整的患者,对吸脂术的体型塑造效果最满意。Rohrich 等[9]通过研究发现,在术后采取健康饮食、规律锻炼等积极生活方式的患者,以及术前术后均保持这样"健康生活方式"的患者,往往对手术效果满意度较高(图 22.1.4)。一次成功的塑形手术患者必须满足以下 4 个条件才能获得并保持理想的手术效果:

1. 改变生活方式;
2. 定期锻炼身体;
3. 保持膳食平衡;
4. 身体塑形。

吸脂术的适宜人群并非过度肥胖的患者,而是体重稳定,且能把上述要求融入术前的生活习惯之中的人。最好在手术前就让患者在饮食习惯,体育锻炼和生活方式上作出改变。手术医生也有责任将患者所有关注点、期望以及手术可以达到的目标在术前与患者充分沟通,以帮助患者建立合理的期望值。营养师参与吸脂术前沟通有利于提高患者远期

满意度。吸脂术禁忌证包括:怀孕、整体健康状况差、重度肥胖、有心肺疾病、形象感知障碍、期望值过高、伤口愈合困难以及大面积或局部瘢痕增生的患者。

术前评估

初步评估

在初次交流期间,医师要评估患者的手术目标,判断患者对手术结果和术后体形的期望值是否实际。让患者首先指出其最在意的部位,并告诉医生具体不满意在哪个方面。详细采集患者的病史,包括用药史、过敏史以及吸烟史。尤其需要关注以下病史:糖尿病病史、大幅度减重、既往手术史,既往吸脂手术,详细的用药史以及是否服用膳食补充剂。一旦怀疑患者有任何可能无法耐受全麻和/或手术的情况,就应该转诊到内科医师或心脏病科做必要的术前排查。医生应特别询问患者有无服用中草药或非处方药,因为上述病史常常会被忽略。非必须服用的药物需在术前 3 周开始停药。某些患者,例如既往有明确疾病史或大于 50 岁的患者,需要主治医师进行详细的术前评估,并获取内科医师或心脏病科医师的建议。

让负责沟通的医师知晓吸脂手术所需的时间、预计抽吸量和肿胀液注入量等相关信息是非常明智的。通常,作者团队中负责沟通的医生会认为吸脂术是一个非常常规的手

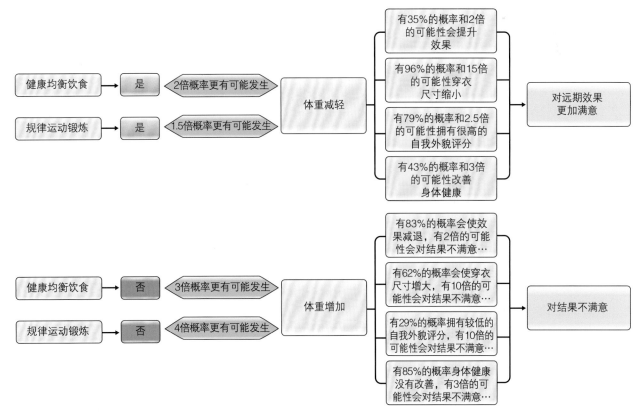

图 22.1.4 愿意采用健康生活方式的患者对吸脂术的满意度更高。(*From Rohrich RJ, Broughton G, Horton JB, et al. The key to long term success in liposuction:a guide for plastic surgeons and patients.* Plast Reconstr Surg. *2004;114:1945-1952.*)

术,手术时间短,创伤也较小。但实际上,大量吸脂手术的患者需在全麻下进行,术中液体进出转移量巨大,手术时间也长[10]。有明显体重减轻的患者准备行切除性形体塑形手术前和吸脂术一样需要经过全面的身体情况评估以排除相关禁忌证(包括营养状况,血红蛋白水平,身体铁含量,维生素B_{12}等)[11]。最安全的方法就是在上述实验室检查指标正常之前绝不进行手术。中草药和膳食补充剂没有被列入 FDA 的管制名单,但这些药物可能会增加一些并发症的风险,比如出血增加、血液高凝状态等,所以在围手术期内,应避免服用这些药物[12]。术前应停服阿司匹林、非甾体抗炎药,停止激素疗法能降低上述并发症的风险。作者本人通常要求患者在术前 3 周停用非甾体抗炎药、阿司匹林制剂、鱼油和膳食补充剂。当然,如果确实有使用上述药物的必要,那么停用这些药物之前,应征求患者原主治医师或专科医师的意见。无论手术大小,术前都应和患者详细坦诚探讨口服避孕药物和雌激素药物的相关风险。作者强烈建议在术前 1 个月停用这些药物[13]。

术前需要充分了解患者的目的和要求,并给其建立正确的期望值。这一点在计划进行较多浅层吸脂或"吸脂塑形"中尤其重要。这类手术难度很大,手术时间长,并且学习过程漫长,通常应由吸脂经验非常丰富的医师来操作。一些作者如 Hoyos 和 Millard 普及了一项高精度吸脂体雕技术,通过精准吸脂可以将皮肤皮下脂肪深层的肌肉轮廓在体表塑造出来[14]。目前,此项技术已用在腹部、上臂和胸部。例如,男性上臂的形体雕塑中,三角肌后侧沟、肱三头肌肌腱、肱二头肌肌腱处均为凹陷区,而三角肌和肱三头肌肌腹处是凸起的[15]。肌肉间隙凹陷处宜采用浅层吸脂,肌肉凸起处则采用肌肉内脂肪移植来强化这种凹凸对比。需要注意的是,浅层吸脂区很容易导致凹凸不平,而且这些区域的形态会随肌肉收缩产生动态改变。如果这些动态改变区域未加标记且吸脂时没有做好和周围的衔接,则可能导致不自然的外形。

体格检查

患者第一次来就诊时就应该进行详细的体格检查。医生尤其要注意陈旧性瘢痕的情况,是否有疝气,是否有静脉功能不全,是否有身体左右不对称或凹凸不平,以上信息都需要告知患者并记录在病历中。再次就诊时,记录患者的身高、体重以计算患者的体重指数。体重指数不仅对手术安全判断至关重要,对后续随访观察也是一个很好的评判指标。对拟行吸脂术的患者,以下 6 点需要详细评估并记录下来[4-6]:

1. 评估脂肪堆积和外形异常的部位;
2. 皮肤弹性和质地;
3. 是否有不对称;
4. 是否有凹凸不平和橘皮样凹陷
5. 深层肌筋膜支持强度;
6. 黏附区所在的位置[6]

体格检查最好在全幅落地镜前进行(图 22.1.5)。这让患者与医师之间得以进行充分有效交流,患者可以明确指出

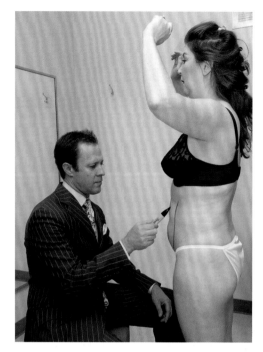

图 22.1.5　在全幅镜子前给患者标记

其所期望改善的部位,医师也可以向患者指出先前没有注意到的异常部位并探讨对应的治疗方法。任何有橘皮样凹陷的位置都应当标记出来,并就此和患者进行充分的沟通。在初次评估时,患者就应当留下清晰的影像资料,包括正位、后位、侧位和斜位。这些影像资料会被存档,以方便患者和医师就术后效果进行客观评价。术前和术后都进行专业的医疗摄影照片对评价手术效果非常有用[16]。

检查腹壁完整性时,患者应取平卧位,头部稍抬起(图22.1.6)。这有助于检查出是否有疝气,或是否有肌筋膜分离。体型较胖、男性患者或有多处瘢痕的患者此项体检较难发现上述问题,可以行 B 超或 CT 扫描检查明确,以防止术中可能的腹壁脏器损伤。初次沟通时,应让患者站在镜子前,并向其明确指出吸脂效果可能不够理想的潜在问题部位。这样患者能直接看到并理解问题所在。

如果拟行浅层吸脂或"吸脂塑形",就应详细检查皮下

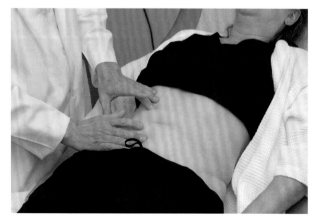

图 22.1.6　平卧位检查腹壁的完整性

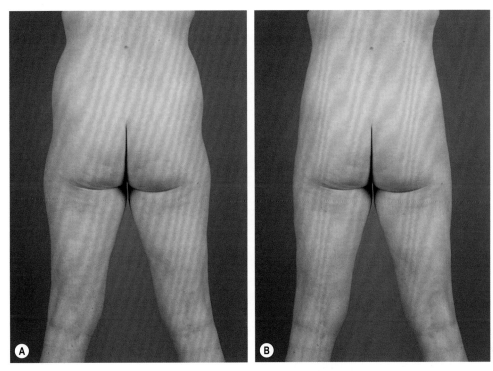

图 22.1.7　术前与患者沟通时用计算机辅助成像技术

脂肪的分布情况。值得注意的是，对男性和女性而言，理想的肌肉外形 / 体积大小和脂肪分布都有独特的"性别特征"。另外，随肌肉收缩活动而变化的部位需要观察其在肌肉收缩全程中的动态改变并进行标记，以保证术后外形自然。如果没有注意到上述细节，那么就容易导致术后不自然的外形和术区不平整。

回访通常安排在首次沟通后 2~3 周进行。回访过程中，医生以前次照片为模板，可通过电脑模拟的方式与患者探讨手术效果（图 22.1.7），以帮助患者建立合理的期望值。这些模拟照片能客观的展示身体塑形手术的优势、不足和局限性。当然患者应当明白，计算机辅助成像仅作为方便医患交流之用，而不是手术效果的绝对保证。第二次沟通能让医患之间进一步交流，这样所有的问题都能得到妥善详细的沟通并一一解答。例如，可以再次解答患者关于恢复时间、术后镇痛、皮下瘀斑和术后体形的改变等等后顾之忧。这些解答有助于患者增强对手术的信心并能减少围手术期各种不确定性和意外发生的可能性。

患者教育和知情同意

患者教育应当贯穿首次沟通、体格检查和随访复查全过程。这样，患者能了解到手术本身、术后恢复和远期效果等各方面的足够信息，以帮助其作出正确决定。医患双方应讨论具体的手术方案、可能的替代治疗方案、费用问题（包括需要行进一步手术的费用）、并发症和手术风险。吸脂手术的风险包括但不仅限于以下情形：出血、感染、疼痛、热损伤、血清肿、色素沉着异常、感觉异常、术区不平和感觉障碍。大量吸脂时体液失衡、容量过载和麻醉并发症等风险

会提高[10]。这部分内容将在下文"并发症"部分进行讨论。知情同意对于评估和处理吸脂患者非常重要。它能保护手术医师和患者，防止手术结果和患者预期不符或患者不满意的情况出现。签署知情同意应由手术医师亲自进行（而不是护士或诊所员工），这一内容必须清楚地记录在病历中。

手术注意事项

术前标记

术前在患者站立位时做好术区标记。全身吸脂或需配合皮肤切除手术的塑形手术病例，也可以在手术前一天进行标记。这样可以在更私密的环境中，也有丰富的时间可以和患者沟通一些手术细节。术前标记应该在全幅落地镜前进行，这样患者也能参与到手术设计的过程中，也能清楚术中到底该做哪些部位。通常吸脂区域以圆圈表示，黏附区或避免吸脂的区域用斜线标记。不对称处、橘皮样凹陷和和皮肤表面的凹坑等一一标记出来以方便进行对应的处理，同时也让患者清楚问题所在。做完标记之后，再整体回顾一遍，以保证患者关切的部位都做好了对应的标记[4,5]。手术切口此时也同时标记出来。每一个吸脂区域通常需要两个切口。手术切口应靠近吸脂区域不要离开吸脂区域太远。对于吸脂手术而言，普遍的想法是一个切口最好是能同时满足多个部位吸脂的需要。然而，由于吸脂手术切口通常很小且愈合佳，因此适当增加一些切口，这样同一抽吸区域可以从不同的切口行交叉抽吸从而保证所抽吸区域的均匀平整，同时也

可以减少单一切口入路处凹陷的可能。需要注意的是,切口千万不要选在黏附区或黏附区附近,否则抽吸时因为吸脂管在操作中可能会通过这些区域并破坏其局部结构。切口一般应该选在隐蔽处,长度通常不超过 3~4mm。如果是用超声辅助吸脂术,那么切口需要稍长一些(5~6mm),以便于放入皮肤切口保护器。如果术者发现现有切口无法充分吸取脂肪,则应立即再做一个切口。

图 22.1.8 展示了术前标记的过程,以及理想的切口选择。从美观角度而言,两侧的切口位置不应对称,以掩饰切口的存在[4,5]。

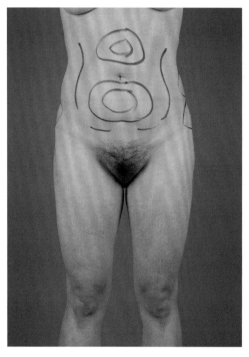

图 22.1.8　患者术前标记,标记了拟吸脂部位的轮廓和切口位置

麻醉方式 / 手术地点选择

通常由手术医生来为每一个吸脂患者挑选最佳的手术地点。影响医生决定的因素包括预估的吸脂量、手术时间长短和抽吸范围、患者体位、手术医师的个人偏好、麻醉医师的偏好和患者的整体健康情况。不同地区在法规方面对吸脂手术场所的要求也不尽相同,这主要取决于选用的麻醉方式和吸脂范围大小。例如,有些地区要求避免在诊所中进行硬膜外麻醉和腰麻,因为硬膜外麻醉和腰麻可能会产生低血压和容量过载的问题[17]。

一般而言,少量吸脂手术可以单纯在局麻下或局麻结合浅镇静麻醉下进行。复杂的、大量吸脂手术或联合其他手术时,应进行全身麻醉或局域阻滞麻醉。作者的机构倾向于大部分手术都在全麻下进行。深镇静麻醉和全身麻醉手术应在证照合格的外科手术中心或医院里进行并应由专业认证的麻醉医师实施麻醉操作。所有俯卧位的手术都应行气

管插管全身麻醉,以便于呼吸道管理。对患者情况、手术的复杂性以及其伴随病进行仔细综合评估后,再确定合适的手术地点。根据预估的术后恢复情况以及是否需要过夜来确定患者是住院还是门诊留观。

在单纯实施肿胀麻醉,患者清醒状态下的吸脂手术可以在诊所进行。作者的经验是只在单部位吸脂或做一些小的修复手术时才会采用该技术。详细的患者评估,严格控制肿胀液注射量以及拟抽吸量等在手术前应再次确认[18],上述内容和患者的安全应时刻牢记。

对于患者的一些伴随疾病尤其应当注意,比如阻塞性呼吸睡眠暂停症。美国麻醉医师协会的最新建议包括以下内容:对于有中度或重度阻塞性呼吸睡眠暂停症的患者,手术应当在医院中进行(不应在诊所或门诊部),并进行后续监护和观察,以防止术后呼吸相关并发症[19]。只要吸脂手术在麻醉监护下进行,无论是住院还是门诊手术都应在能处理任何术后问题的有资质机构中进行[20]。手术过程中,最好由巡回护士记录各种吸脂手术相关数据,以方便主刀医师、麻醉医师和手术团队进行随时进行精准的沟通和协调。

保持中心体温与术前即刻护理

术前 30~60 分钟患者应覆盖加温毯保暖。另外,在术前等待区患者脚踝或小腿就要佩戴加压设备,这一步骤应作为术前常规以防止深静脉血栓形成并防止患者体温降低。手术中,所有非手术部位都应用加温毯覆盖,灌注的肿胀液要预加热,而不应使用低温的肿胀液。

患者体位

俯卧位 / 仰卧位

一旦做好标记确定手术方案,手术体位也就决定了。一般先在俯卧位下手术,然后再转到仰卧位手术。这样术中就需要两次消毒和铺巾。如果大家协调配合,一次体位变换时间应小于 10 分钟。此外,还可以在麻醉前让患者站立位全身环形消毒,然后患者躺在铺好无菌单的台上,这样便无须再次消毒。作者不喜欢这样的消毒方式,因为这可能会让患者感到尴尬,并且会增加患者体温偏低的可能。在全身麻醉之前就应将下肢加压装置给患者戴上。大多数情况下,作者倾向于先将患者置于俯卧位。在髂嵴下置入软的垫圈以抬高术区离开床面,用枕头或长垫保护胸上部(图 22.1.9)。乳房应置放在垫枕内侧,并保护好乳头。

患者上肢置于带衬垫的搁板上呈外展位,上臂与床的长轴夹角小于 90°。面部也应垫起保护,将患者颈椎摆正,注意保护眼球。俯卧位时,患者的额部、颧部、髂嵴以及上下肢的骨性隆起部位会受到压迫,不注意保护的话易致压疮。此外要特别注意对女性和男性生殖器的保护。约 70% 的吸脂塑形部位可以在俯卧位完成,包括上臂、背部、臀部两侧 / 侧腰部、大腿内外侧和后侧。

仰卧位时,可以进行躯干和四肢其他部位的手术,包括

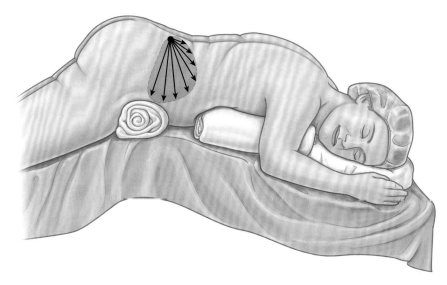

图 22.1.9　患者被置于俯卧位。大部分吸脂手术都可以在该体位下完成。适当的衬垫和舒服的上肢姿势对于避免术中某些并发症发生非常重要

上臂、腹部、大腿前内侧和膝部。仰卧位对心肺系统的影响较小。如果上臂外展超过 90°，就容易损伤臂丛神经。臀部和膝部应垫起至其弯曲 30°。仰卧位时，受压的部位包括枕部、肩胛部、髂后棘、骶部和足跟。

侧卧位

虽然作者很少使用侧卧位，但这一体位适合侧腰、侧背部、臀部、大腿和小腿吸脂。作者认为这一体位的缺点在于术中无法对双侧吸脂对称性进行对比评估。尽管如此，每一名医师仍应选择自认为最能达到患者吸脂要求的体位。

肿胀液和围手术期液体管理

最初做吸脂手术时并不使用任何湿性肿胀液浸润注射，因此在某些部位的吸脂手术中失血量能达到抽吸量的 45%[21,22]。为了减少出血量，肿胀技术诞生了（生理盐水或乳酸 Ringer 液中混合一定量的肾上腺素和利多卡因）。随着技术进一步发展，在皮下注入肿胀液成为吸脂前的必要步骤，能起到水刀分离、止血和止痛的作用。

根据注射肿胀液的多少可以将吸脂分为干性技术、湿性技术、超湿技术和肿胀技术 4 种[21]。以上分类是根据注射的肿胀液量和抽吸量的比率来划分的（表 22.1.1 和表 22.1.2）。干性技术是指皮下不注射肿胀液，现已几乎不在吸脂术中使用。湿性技术是指抽吸前在每一吸脂区域注入 200~300ml 肿胀液，而不管最终要吸出多少量。超湿技术是指按照预计 1ml 的抽吸量等量注射 1ml 的肿胀液来进行。肿胀技术是由 Klein 等推广普及的，是指术区注射过多的肿胀液使组织明显肿胀，最终肿胀液和抽吸物的比例可以达到 3 : 1[21-25]。由于肿胀液能发挥止痛和血管收缩作用，所以无论使用哪一种技术，应等待肿胀液中麻醉药和血管收缩剂完全起作用后再开始吸脂操作，一般是肿胀液注射完成后 10 分钟左右，但也不要超过 30 分钟。正如表 22.1.2 中所显示的那样，当使用超湿技术或肿胀技术时，失血量极少，只占抽吸量的 1%。

表 22.1.1　不同吸脂方法的预估失血量[21]

技术	血液流失量占抽吸量的百分比
干性吸脂	20%~45%
湿性吸脂	4%~30%
超湿吸脂	1%
肿胀技术	1%

表 22.1.2　肿胀液用量不同的吸脂方法

技术	肿胀液量	吸出量
干性	不用	手术结束
湿性	每部位 200~300ml	手术结束
超湿	1ml 肿胀液:1ml 吸出物	1ml 吸出物:1ml 肿胀液
肿胀技术	注射至皮肤肿胀	2~3ml 肿胀液:1ml 吸出物

虽然很多作者推广不同的肿胀液配比方案，但所有的方案都包括有液体（生理盐水 / 乳酸 Ringer 液）、肾上腺素和利多卡因[21-24]。因丁哌卡因对心脏有潜在影响和麻醉作用时间的问题，应尽量避免使用。目前尚未证实丁哌卡因能用在肿胀液中[26]。表 22.1.3 展示了最常用的配比方案。

利多卡因

大多数肿胀液都将利多卡因作为局部麻醉药。据报道，使用稀释过的利多卡因注射到皮下后，其镇痛时间最长可达术后 18 小时[27]。人们最初曾担心大量肿胀液注入可能带来的利多卡因毒性。利多卡因过量最累及心脏功能和中枢神经系统，初期症状和体征包括口周麻木、耳鸣和轻度头晕。随着中毒进一步加重，会产生震颤、惊厥，最终发生呼吸心搏骤停。术中中毒会出现心律失常[28]。过去认为利多卡因配合肾上腺素使用时最大剂量是 7mg/kg[29]。然而，在吸脂手术时，大量研究证实，利多卡因的最大安全剂量大于 35mg/kg，在某些大量吸脂案例中最高可到 55mg/kg[24,30]。研究发现，如此高剂量的利多卡因在血液中的峰值浓度仍然低于中毒剂量。理论上，这是由于术中使用的是稀释的利多卡因溶液、术中注入缓慢，

表 22.1.3　最常用的肿胀液配置方案

肿胀液方案	量比
Klein 方案	
生理盐水	1 000ml
1% 利多卡因	50ml
1∶1 000 肾上腺素	1ml
8.4% 碳酸氢钠	12.5ml
Hunstad 方案	
乳酸 Ringer 液	1 000ml 38~40℃
1% 利多卡因	50ml
1∶1 000 肾上腺素	1ml
Fodor 方案	
乳酸 Ringer 液	1 000ml
吸出量小于 2 000ml 1∶500 肾上腺素	1ml
吸出量 2 000~4 000ml 1∶1 000 肾上腺素	1ml
吸出量大于 4 000ml 1∶1 500 肾上腺素	1ml
得州大学西南医学中心方案	
乳酸 Ringer 液	1 000ml 21℃
吸出量小于 5 000ml 1% 利多卡因	30ml
吸出量大于 5 000ml 1% 利多卡因	15ml
1∶1 000 肾上腺素	1ml

注射在血管相对稀少的皮下脂肪组织中,而且利多卡因脂溶性强。利多卡因作为主要成分加入到肿胀液中使用时还应考虑其他许多变量。首先最重要的是要考虑利多卡因的吸收速率,它与许多因素都相关。例如细胞色素 P450 系统的活性,药物之间的相互反应,液体量和肾上腺素浓度的变化等等。此外,一些药物,包括口服避孕药、β 受体阻滞剂和三环类抗抑郁药等有可能提高利多卡因的血浆浓度。

近来,人们对单乙基甘胺酰二甲基苯胺(monoethylgly-cinexylidide,MEGX)的关注度很高。MEGX 是利多卡因的活性代谢产物,其蛋白结合度低,因此药物活性更高。据报道,MEGX 的活性率可高达 83%,这就意味着它对利多卡因总体药物活性和潜在毒性起到重要作用。相关研究还发现,MEGX 的代谢峰浓度发生在注射后 8~32 小时之间[31]。峰值浓度高于最初设想,但仍低于中毒浓度。最近一项研究发现,MEGX 的浓度最高可达 1mg/ml。

最近一项研究发现,手术 8 小时后,组织中的利多卡因并未达到起效浓度。Hatef 等设计了一项巧妙的前瞻性随机研究[32]。研究中的吸脂手术患者术前在皮下分别行 10、20 或 30mg/kg 浓度的肿胀浸润,然后观察他们在术中的麻醉药物需要量、术后疼痛程度以及术后所需的止痛药量等因素。令人惊讶的是,3 组之间的统计结果并没有明显差异。有人将其作为肿胀液中不需要加入利多卡因的依据,他们认为在局部阻滞麻醉或全麻手术的患者中,和承担的风险相比,加入利多卡因的所获的微弱止痛效果并不值得。这也许需要

进一步的研究来证实。Danilla 等设计了一项随机双盲对照研究[33],该研究进一步发现在吸脂术中,肿胀液中加入利多卡因临床效果有限。

此外,研究发现低剂量的丁哌卡因可作为术后镇痛的选择之一。Failey 等在最近的研究中证实,与使用其他肿胀液相比,用布比卡因的吸脂术患者不良事件发生率和住院时间均无明显差别[34]。

肾上腺素

肿胀液中的肾上腺素会导致血管收缩,这是吸脂术中减少出血的关键因素。同时也让利多卡因经血管吸收的量减小,同时可增强局部麻醉效果。肾上腺素毒性作用包括心动过速、血压增高和心律失常。有很多学者研究了肿胀液中肾上腺素的剂量使用问题。据报道,每次手术使用的肾上腺素最高安全剂量是 15mg。然而,肾上腺素即使浓度很低,也可能会对心血管系统产生明显影响。通常情况下,将 1mg 1∶1 000 浓度的肾上腺素加入到 1L 溶液中(生理盐水或乳酸 Ringer 液)制成肿胀液。

在一项针对吸脂术中肾上腺素的血流动力学作用的研究中,作者发现肾上腺素浓度与心脏指数具有线性关系[10,31,35]。当肾上腺素浓度很低,半衰期小于 2 分钟时,直到肿胀液注入 5 小时之后才达到峰浓度。在大量吸脂手术中,建议分阶段注射肿胀液,以减少肾上腺素的“峰值”效应和对心血管系统的影响。无论如何,对患者的基本情况须进行全面评估,尤其应关注患者是否有心血管疾病以避免部分患者在使用肾上腺素时可能导致的不良反应[36]。

尽管氟烷极少使用,但它可能会增强心脏对儿茶酚胺类药物的敏感性,导致室性心律失常。尽管利多卡因有拮抗心律失常的作用,但在吸脂手术中也不应该使用氟烷。

为获得最佳效果,肿胀液注入后应至少等待 10 分钟左右。McKee 等在手外科手术中发现,肾上腺素的最大效应在注射后 27 分钟出现,所以应在注射肿胀液之后选择一个合适的时间点再进行手术[37]。

目前推荐的围手术期液体管理

手术中信息记录表非常有用,尤其是大量吸脂的手术。它能指导术中及术后的液体管理(图 22.1.10)。之前发布的围手术期管理指南是基于 100 例超湿吸脂手术案例总结形成的。吸脂术中围手术期液体管理要求术中需注意的有以下四个方面:维持静脉通道的补液量,第三间隙损失量,肿胀液注入量以及抽吸量[38-40]。吸脂术被认为是中等损伤程度的手术,每小时 3~5mg/kg 的晶体液足以维持替代量和第三间隙液体损失量。然而,如果抽吸量大于 5L,则需要额外补充液体。超过 5L 之后,每增加 1ml 抽吸物,就要补充 0.25ml 的晶体液。

液体复苏

身体塑形手术会导致患者出现显著的液体转移和血管

术中信息记录表

姓名 _____ 日期 _____

手术医师 _____

性别　男 ☐　　女 ☐　　体重 ☐　　年龄 ☐

皮肤情况　正常 ☐　松弛 ☐　　凹陷 ☐　　条纹 ☐　　　　其他 ☐

_____

肿胀液 _____

超声辅助吸脂术（UAL）
治疗区 _____

负压辅助吸脂术（SAL）
治疗区 _____

辅助操作 _____

UAL动力单元 _____ 输出设置 _____

吸脂管号 _____ 口径 _____ 外包装 完好 ☐ 破损 ☐ _____

解剖区	肿胀液量/ml		UAL			SAL			总量UAL+ SAL/ml
	肿胀液	进出总量	量/ml	时间/min	吸脂管型号	量/ml	时间/min	吸脂管型号	
左									
右									
左									
右									
左									
右									
左									
右									
左									
右									

图 22.1.10　术中信息记录表记录了术中必要的关键信息

内容量变化。手术医师应与麻醉医师保持沟通,在术中保持患者获得足够的替代和液体复苏补液量。如上所述,吸脂手术的术中液体管理有4个要素:维持静脉通道输液量(以患者体重为依据),第三间隙丢失量,肿胀液注入量和抽吸量。大量吸脂手术的液体复苏是一项非常有挑战性的任务[41,42]。强烈推荐为大量吸脂患者留置Foley导尿管,尿量的多少是外周容量的很好指标,这样有助于液体复苏。

如前所述,Rohrich等在1998年发表了下列指南用于吸脂术患者的液体管理(2006年更新):

1. 根据需要补充因术前禁食所减少的进食量;

2. 根据生命体征与尿量进行术中全程液体管理;

3. 采用超湿技术;

4. 当抽吸量大于5L时,每多吸出1ml就补充晶体0.25ml。

通常,任何患者的液体管理都要基于对手术本身的正确判断和术中具体情况、患者身体状况以及各种伴随疾病所带来的影响。手术的安全性,特别是大量吸脂手术,要求医师重点关注患者的液体平衡,避免术中和术后出现因液体转移带来的大的波动。

治疗方案

经过术前准备和签署知情同意之后,就需要选择合适的手术方案了。医师需要熟悉吸脂术的最新进展才能选择最合适的方法。具体选择哪一种方法取决于医师个人偏好、吸脂区域、预计抽吸量和既往有否吸脂手术等因素。目前,最常用的技术有由Illouz[1]推广的被称为负压辅助吸脂的传统吸脂术,还有动力辅助吸脂术、超声辅助吸脂术、VASER辅助吸脂术和激光辅助吸脂。传统的负压辅助吸脂术仍然是大多数医师最常用、最流行的吸脂技术。

负压辅助吸脂手术分两步进行。首先在拟吸脂区域注入肿胀液,待肿胀液弥散一段时间。按之前标记的位置作数个3~4mm的小切口。此项技术的优点包括易于掌握、抽吸管可延展性好可根据需要弯曲、抽吸管型号齐全、有几十年的使用经验和良好术后效果反馈,但缺点在于对纤维组织较多或进行二次吸脂的区域操作较困难。采用传统负压吸脂技术来打碎和吸出脂肪通常需要术者耗费更多的体力。

动力辅助吸脂设备是将不同直径和弯曲度的各类抽吸管连接到动力手柄上,使抽吸管以4 000~6 000次/min的频率做幅度为2~3mm的来回往复运动。动力辅助吸脂术的拥护者认为该技术尤其适用于大量、多纤维和二次吸脂手术区域的吸脂治疗[43,44]。与传统负压吸脂相比,动力辅助吸脂设备中的抽吸管能快速打碎纤维和脂肪,手术过程明显加快,也能节约术者体力。将脂肪吸出仍是动力辅助吸脂术的主要目的之一,动力辅助吸脂设备中大多数吸脂部件都与标准吸脂设备兼容。动力源和负压吸引设备两者都要连接到操作手柄近端。如果术者喜欢的话,借助适配器也可以进行注射器手动吸脂。同负压吸脂一样,动力辅助吸脂设备可以配置不同大小的吸脂管。动力辅助吸脂设备有多种动力设置模式,可用于不同的部位与组织类型,也可以根据医师的

习惯来设置不同功率。早期的动力辅助吸脂设备的缺点在于噪声太大,手术医生感觉手柄机械震动太强。而现今采用电力驱动,震动程度和噪声都有减小。虽然动力辅助吸脂设备的手柄较重,震动的手感也会让有些医师觉得不适,但与负压吸脂术相比,它还是具有能降低术者劳动强度,适用于身体所有部位和类型的抽吸,可以加快手术进程等优点。

超声辅助吸脂术利用超声能量打碎脂肪,并通过负压抽吸将脂肪移除。其主要原理仍然是以机械作用为主,但也有超声的空泡效应和热效应。在超声作用下,脂肪发生乳化,并通过传统吸脂管抽吸出来。超声辅助吸脂操作主要分为3个步骤:①肿胀液浸润;②脂肪乳化;③脂肪吸出和塑形[45]。术中要使用皮肤保护器使切口处皮肤免受热损伤。开发超声辅助吸脂术的工程师们一直在进行技术革新,希望用较低的声能在打碎脂肪组织的同时可以避免损伤周围的其他组织。早期的超声辅助吸脂设备由实心的超声发射探头乳化脂肪,然后用负压抽吸管将乳化脂肪抽出。设备更新换代后将超声发射探头和吸脂管二者合二为一,并能提供多种不同的超声输出模式和频率。控制超声发射功率以及用生理盐水湿润的纱垫保护切口能防止术中损伤皮肤和真皮组织。具体在乳化脂肪时在切口后方放置一块湿毛巾能防止探头移动时直接接触到皮肤。同其他设备一样,超声辅助吸脂设备也有不同头部形态设计和不同长度的超声发射探头可选,包括空心管和实心探头两种技术。根据不同的吸脂部位,脂肪乳化先从皮肤下方1~2cm平面开始,尽量保持在该平面层次,从吸脂区域的一侧开始呈放射状向另一侧移动(图22.1.11)。重复上述操作直至脂肪乳化完成为止。当该层次脂肪乳化完成后,将超声探头下移到更深的层次重复操作,大多数部位要完成至少两个层次的脂肪乳化操作,有些部位脂肪较多的话需要三个层次。当乳化过程全部完成后,从深层开始向浅层移动逐渐将乳化脂肪抽吸出来(图22.1.12)。最后,如果有需要的话再进行最后的修整塑形。此时需使用常规的脂肪吸脂管进行。使用较小口径的吸脂管吸除乳化脂肪时虽然效率较低,但造成局部不平整的可能性也较小。使用超声辅助吸脂术时一定要注意脂肪乳化和抽吸的度以避免去除过多的脂肪。超声辅助吸脂设备的优点包括术者劳动强度小、多纤维部位和二次吸脂部位的塑形效果更好等。支持超声辅助吸脂术的人都认为该技术的脂肪层抽吸均匀一致、塑形效果更好,术后二次返修率低。超

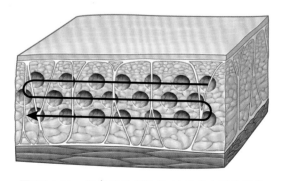

图22.1.11 超声辅助吸脂术:从浅层向深层操作

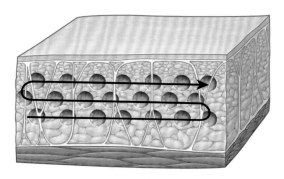

图 22.1.12　超声辅助吸脂术：从深层向浅层操作

声辅助吸脂术的缺点是设备成本高、手术切口较长、手术时间更长和潜在热损伤可能[4]。但当今使用的设备已经很少会造成热损伤。超声辅助吸脂术需要在超湿技术环境下进行，局部没有注射肿胀液的情况下不能使用。最后，超声辅助吸脂操作中需要持续移动手柄，以避免造成局部组织热损伤（图 22.1.13）。

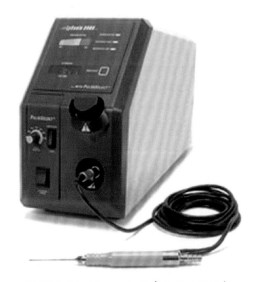

图 22.1.13　Liposonix 超声辅助吸脂设备

VASER 辅助吸脂术使用新一代超声辅助吸脂设备，采用实心探头，其发生能量更低但脂肪乳化效率更高。探头末端的环状凹槽设计使超声能量也能向侧方发射，而不是仅仅通过探头的末端来发射。这可以用较低能量将探头侧方的组织打碎，也减少了正对探头前方能量过度集中可能造成皮肤的所谓"末端损伤"的可能。根据不同吸脂部位的组织特点，可以选择不同大小和凹槽的探头。VESER 发射的能量较低，也减少了对组织的热损伤程度[46,47]。可以使用连续或脉冲能量发射方式将脂肪乳化破坏后，用负压吸脂管将破碎组织吸出。Garcia 和 Nathan 发表的论文认为，使用 VASER 辅助吸脂技术进行大量吸脂能减少出血，尤其是在纤维组织密集、出血较多的部位（图 22.1.14）[48]。

激光辅助吸脂术是截止本书出版时市场上最新的吸脂技术。在皮肤上开一个很小的切口，将光纤插入到皮下脂肪

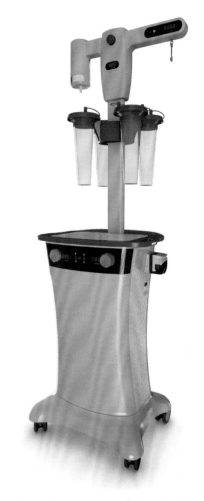

图 22.1.14　VASER 辅助吸脂系统

组织内。有些设备制造商会单独使用光纤进行溶脂，有些则会将光纤置入套管内进行。不同品牌的设备会采用不同波长的激光。美国市场上最常用的激光波长有 924/975nm、1 064nm、1 319/1 320nm 和 1 450nm。由于脂肪组织上没有特异性的吸收激光的发色团作为靶点，所以激光能量一般都是以热能的形式传导到组织中的。大多数设备在治疗时会采用多种波长的激光进行。大多数医师在行激光辅助吸脂术时都会按以下 4 个步骤进行：注入肿胀液、向皮下组织中发射激光、抽吸和刺激真皮。激光能破坏脂肪细胞膜并将脂肪乳化[49]，然后用传统的吸脂管将乳化的脂肪吸出来。小部位的少量吸脂（如颈部），甚至可以直接跳过吸脂的环节，等组织自行吸收乳化的脂肪。这类设备以兼有紧肤功能为卖点，因为加热皮下组织可能会让皮肤出现收缩。但是由于没有大宗的前瞻性研究支持上述结论，所以上述观点尚缺乏科学证据支持。DiBernardo 和他的同事研究了 5 名患者腹部皮肤用 1 064/1 320nm 激光处理后皮肤紧致和收缩情况，发现皮肤弹性改善了 26%，皮肤面积平均缩小了 17%[50,51]。虽然 Dibernardo 的研究发现上述结果有明显统计学差异，但仍不能使人相信该方法会产生临床效果的差异。

Prado 等近来发布了一项随机双盲对照研究显示，激光辅助吸脂术和负压辅助吸脂术吸脂的效果并没有明显

差异[52]。在这项研究中,每名患者启用了自身对照。评价指标包括外观、术后疼痛、手术时间、脂肪比容和游离脂肪酸。采用两种不同技术方式的吸脂效果没有明显差异,但激光辅助吸脂术的手术时间较长,术后早期疼痛程度稍轻,抽吸物中游离脂肪酸/甘油三酯水平升高。尽管激光辅助吸脂术具有紧肤效果,但医生必须明确认识到,在对真皮下组织进行加热时,真皮收缩作用和全层皮肤损伤之间可能仅仅一线之隔。尽管目前有制造商宣称激光辅助吸脂术可产生组织收缩和皮肤紧致的效果,但是并没有临床文献支持这一说法。

手术结束评价指标

经过多年临床经验积累,传统吸脂手术将夹捏皮肤厚度、最终形态和抽吸物容量作为决定手术是否达标的指标。但随着新技术不断涌现,手术医师必须意识到不同技术的评价指标之间的区别,以防止出现明显损伤或并发症,并保证最好的吸脂效果。这些评价指标被分为主要指标和次要指标。皮肤夹捏厚度和最终形态是传统吸脂手术的最关键达标指标[5,53]。评价手术是否达标的终极目标取决于术前隆起突出的部位轮廓是否已经变得顺滑。其他指标,如治疗时间、抽吸物中血液含量、抽吸物容量等,也是需要考虑的重要因素。在双侧对称部位吸脂术中,吸出量是判断对称性、外形的重要参数。然而,由于双侧部位局部脂肪堆积通常并非完全对称,所以术前评估双侧的对称性也是非常重要的。在超声辅助吸脂术中,医师感到组织阻力的消失是手术达标的最重要指征,这种感觉在治疗手与导引手均可感受到。此外,如果观察吸出物中血液含量越来越多则说明局部的脂肪乳化已经到位。当然,一定的手术经验可以帮助医师确定身体特定区域所需的超声治疗时间。超声辅助吸脂术的次要达标指标包括特定部位所需治疗时间和可用于比较双侧对称性的单侧吸脂量。在乳化脂肪和吸出脂肪阶段,外观形态不应作为判定指标。一旦吸出操作完成,再评价外观形态。同样,负压辅助吸脂术和动力辅助吸脂术也用最终形态、对称性夹捏作为首要达标指标。治疗时间、吸出量也可用于评价双侧的对称性(表22.1.4)。

手术医师为了吸脂和最终塑形的需求应果断增加吸脂切口,以塑造更顺滑平整的术区外观,降低凹凸不平的可能性。一般而言,浅层脂肪并不常规抽吸,以免造成术区畸形。

表 22.1.4　负压/动力辅助吸脂术(SAL/PAL)和超声辅助吸脂术(UAL)的手术达标指标

种类	原理	首要指标	次要指标
SAL/PAL	吸脂管孔直接切割脂肪/撕裂组织	最终形态,皮肤夹捏观察对称性	治疗时间,吸脂管运动次数,吸出量
UAL	超声空泡效应破坏乳化脂肪然后吸出脂肪,直接机械作用较小	组织阻力消失,吸出物中开始含血	治疗时间和吸出量

浅层吸脂容易造成皮肤损伤和外观畸形,因此只有具有丰富临床经验的医师才能进行这项操作。

如果在术中发现有凹陷不平整的地方,可以在局部移植一些自体脂肪修复。去修整凹陷周边以弱化凹陷的操作往往容易导致更大的问题,使修复变得更加困难。这一问题会在下文"并发症"部分进行详细讨论。

吸脂管和探头

吸脂操作是通过吸脂管(前端开孔的中空管状器械)来实现的。近年来,吸脂管的改动很大,可适用于不同目的、不同方法及一些特殊部位的治疗。吸脂管有很多种口径、头端设计(吸孔数量和位置不同)和不同长度。每一因素都影响吸脂量、吸脂速度和吸出脂肪的活性[54]。

头端设计

吸脂管头和吸脂速度、效率以及安全性密切相关。大多数都是钝头的,并且在接近末端的后方开有多个侧孔以便于吸取脂肪。吸脂管头越尖,就越容易穿透在术中不应该被穿破的组织,比如筋膜、腹膜等。吸脂管有各种不同开口和头端设计。

管径

吸脂术中最常用的吸脂管管径在2.5mm到5.0mm之间,也有最细1.8mm,最粗1cm直径的粗管。但是最粗和最细的吸脂管都很少用到。随着管径增大,吸脂量和吸脂速度明显加快;但术区不平整以及组织损伤的概率也相应增加。总的原则是,较大口径的吸脂管适合深层吸脂,较小口径的吸脂管适合浅层吸脂和最后塑形。表22.1.5展示了适合不同部位吸脂的不同吸脂管。

表 22.1.5　传统吸脂管口径和适用部位

部位	吸脂/mm	塑形/mm
颈部	2.4	2.4和1.8
上肢	3.7	3.0和2.4
背部	3.7	3.0
臀部	4.6(仅用于深层)	3.7和3.0
腹部	3.7(仅用于深层)	3.7和3.0
大腿	3.7(仅用于深层)	3.0
膝	3.0	2.4
小腿/脚踝	3.0	2.4

吸脂管长度

吸脂管长度从10cm到30cm不等。随着长度增加,对吸脂管的控制能力会相应受限。长的吸脂管能通过尽量少的切口抽吸到足够多的部位。然而,术者不应受限于切口的数量,而应该首先保证舒服的手术操作和良好塑形(表22.1.5)。

传统负压吸脂的吸脂管

传统负压吸脂所用的大多数传统吸脂管头呈圆形，或末端微微缩窄，以便于轻松穿透组织。大多数吸脂管都有多个开孔，而且设计在靠近吸脂管头部后方以防造成术区不平。这些开孔大小不同，但通常和吸脂管口径相匹配。多个开孔便于吸脂时提高吸脂效率。单孔和双孔吸脂管较为安全，因为可以控制方向让开孔不要直接对着皮肤，但抽吸效率比较低。最常用的吸脂管是 Mercedes 型，它有 3 个侧孔，可以高效率环形抽吸脂肪。市面上也有开孔较大或较小的吸脂管，这是依据术者的个人偏好和特殊目的而专门定制的。

动力辅助吸脂的吸脂管

动力辅助吸脂设备也有一系列配套的吸脂管（Microaire Surgical Instruments，Charlottesville，VA）。这些吸脂管小且可弯曲，在吸取有曲面的部位时非常有用。它们能与负压辅助吸脂的吸脂管相配套，能从较小的切口插入组织中。

超声辅助吸脂术

超声技术可以用空心管，也可以用实心探头。VASER 探头（Sound Surgical Technologies，Louisville，CO）是实心的，周边有一圈环形结构包绕。这些环形结构能破碎侧方的组织，因此，这种环形结构越多，破碎侧方组织的能力越强。

2~3 个环的探头适用于皮下脂肪柔软且没有什么纤维结构的区域。单环探头适用于纤维组织较多的二次吸脂部位。高尔夫球杆形探头边缘锐利，对组织侵袭性更强，破碎更加彻底。

治疗部位

上肢

在第 27 章中详细讨论。

背部

背部皮下脂肪和皮肤的解剖结构与躯干其他部位或四肢明显不同。背部真皮非常厚，真皮下浅层脂肪组织中含致密纤维组织。再往下还有一层疏松的蜂窝状脂肪位于深筋膜的浅层。背部吸脂的最佳体位是俯卧屈曲头低位。超声辅助技术和动力辅助技术尤其适合用在这种纤维组织多，结构致密的部位实施。该部位吸脂量不大，但由于可以使皮肤褶皱舒平以及褶皱下方与深部组织的粘连被松解，因此经常能实现良好的术后效果。依据脂肪分布而选择切口位置，一般将切口放在内侧或外侧。如果可以的话，最好将切口隐藏在胸罩或泳衣系带遮掩的部位以获得好的美学效果[53,54]。女性通常会主诉沿胸罩系带下方的突出赘肉和大块脂肪堆

积（图 22.1.15）。背部非常适合用超声辅助吸脂术，它能打断皮肤褶皱并将多余的脂肪吸出。背部吸脂时应尽量避免暴力操作，因为皮下致密的纤维组织可能会将吸脂管头导向不安全的部位。从远离胸廓的部位（髋部）向背部吸脂是不安全的，因为吸脂管有刺穿腹壁和胸壁的可能（图 22.1.16）[4,5]。

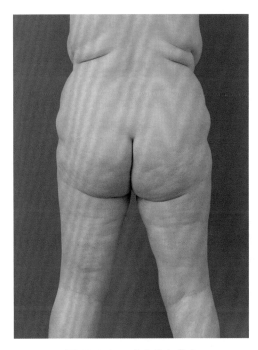

图 22.1.15 患者背部赘肉

腹部

腹部吸脂的局限性和效果常常被患者误解。身体任何部位的塑形都需要医师对该部位进行全面评估，尤其是低位躯干。因为这一部位的最终效果不仅仅与腹部相关，还与臀部和双侧髂腰部有关。而且，对于很多要求行腹壁塑形的患者而言，单靠吸脂是不够的，还需要切除多余的组织才能达到最佳效果。

腹壁的上界是剑突和肋缘，下界是耻骨和腹股沟韧带，两侧边界是髂前上棘。术前仔细的评估和体格检查非常重要，包括脂肪的分布，是否有瘢痕，皮肤松弛程度，是否有疝气等。体重过大、下腹部皮肤脂肪大量松垂或是大面积瘢痕的患者查体难度较高，应该行影像学检查排除腹壁缺损或疝气的可能。如果患者腹壁严重松弛或腹腔内脂肪很多，就要考虑是否需要切除多余组织，以达到最佳的效果。

所有吸脂设备都适用于腹壁皮下脂肪，腹壁也是最受欢迎的吸脂部位。吸除深部 2/3 的脂肪既安全又有效。Scarpal 筋膜深面的脂肪在脐部以下较疏松，在脐部以上较紧实且纤维组织较多[55]。除非术者吸脂经验丰富且谨慎小心，通常都应避免吸除腹壁浅层脂肪，以免破坏腹白线的结构，也为后续有可能做二期修复留下余地。虽然有通过腹壁浅层吸脂实现腹壁塑形的报道，但仍应由吸脂经验丰富的医师实施[56]。

腹壁吸脂的切口可以选择在脐部、双侧下腹壁和耻骨

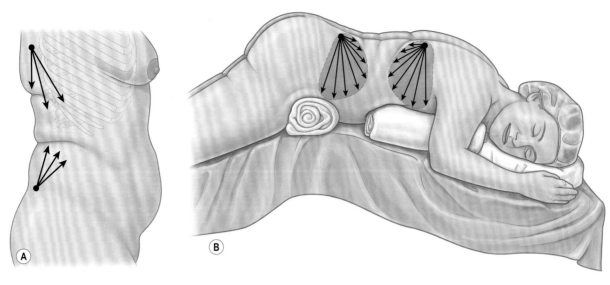

图 22.1.16　背部吸脂时的体位

弓上方。手术床腰部抬高 15° 或 20° 能有助于从耻骨弓处尤其是耻骨支处做切口吸脂。乳房下皱襞切口适用于躯干较长、在肋弓处有中度脂肪堆积的患者。同身体其他部位吸脂手术一样,术者永远不要试图从穿过凹陷部位去抽吸突出的部位,这样容易导致吸脂管穿透腹壁或胸壁(图 22.1.16)。每一次抽动的路径务必要短且妥善控制,以防穿透深层筋膜组织,尤其是在腹壁瘢痕内或瘢痕周围进行抽吸时。最后,腹壁脂肪的分布差异性很大,腹腔内脂肪较多的患者腹壁吸脂的效果不会很好,术前应明确告知,以免结果不如预期或让患者很失望。

　　腹壁皮肤较容易出现不平整。术中不断进行触诊、夹捏和对称性评估有助于降低不平整的风险[51]。

髋部 / 髂腰部

　　前文章节中提到,作者倾向于在俯卧位处理髋部和髂腰部。俯卧位时能同时处理两侧并能直接对比。无论男女,该处都是常见的吸脂部位。切口可以作在单侧或双侧棘突旁和 / 或臀皱襞的外侧。切口的位置取决于想要抽吸的部位。在很少数情况下,患者只有侧方脂肪堆积,这时可以在仰卧体位下翻动一下患者就能完成操作。该区域的吸脂效果非常明显,且适用各类吸脂设备。此处皮肤较厚,皮下脂肪疏松,只有个别患者皮下纤维较多。在体重波动较大或产后妇女身上能看到明显的皮肤纹路。这类患者吸脂后可能出现不平整或皮肤赘余。在患者身上进行髋部和髂腰部吸脂时需要考虑到性别美学差异,以免出现不恰当的男性化或女性化特征。一般情况下,男性臀部在上方和外侧比较饱满,而女性则是向下向后凸出(图 22.1.17)[57]。在男性患者中,髂腰部指的是髂嵴上方和后方的一块区域。它始于棘突旁并向外侧延伸时体积增加,进一步向前融入下腹部。其下方沿髂嵴分布的黏附区域为界。相对而言,女性髋部的位置更靠下,集中在髂嵴后部,向下延伸到达大转子黏附区域水平。该区域脂肪疏松但是当靠近浅层增厚的真皮层时变得更富含纤维组织。在吸脂前标出外侧臀部凹陷非常重要,术中如

果吸到了该区域会造成持久或特别严重的外观畸形。通常,这个黏附区是其上下方髋部和外侧大腿突出部抽吸减脂量的标志。某些患者该区域明显凹陷,可以用脂肪移植的方法填充进行治疗(图 22.1.18)。

　　髋部和髂腰部吸脂切口可选在位置靠下的两侧棘突旁,这样切口可被内裤或泳衣遮盖。如果脂肪堆积的部位更靠外,那切口的位置也相应外移。如果患者的脂肪主要堆积在后部,那么通过较低位置的单一中线切口也能完成全部手术。如果脂肪覆盖在肋缘后下方,那切口位置就相应上移。此外,若脂肪堆积在肋弓后侧远端,也可在背部吸脂时通过"胸罩系带"处的切口进行抽吸。中线切口不如棘突旁切口好愈合,术者要在术前向患者告知。臀皱襞外侧切口也可用于髋部 / 髂腰下部吸脂,与中线切口联合使用,可完成有效吸脂塑形,而且能避免容易造成术区凹陷的臀部切口。然而,臀皱襞外侧切口吸脂会经过大转子处的黏附区,过度吸脂时容易造成该处外观畸形[4,55]。

臀部

　　臀部也是一个需要提高警惕的部位。理想美臀的标准众多,这些标准随着时代变化,也与年龄、种族和地域有关。术前与患者就希望达到的臀部外形和吸脂部位进行讨论。对臀部皮下中层脂肪组织进行小心均匀的抽吸处理可以降低臀部突度。臀部左右两侧的切口不应对称,以免看出手术的痕迹。术中避免在深层过度吸脂,注意保持臀下皱襞的长度、位置和整体性。过度抽吸深层或浅层脂肪都会导致臀部下垂[57]。在棘突旁或臀部作切口能很容易进行臀部抽吸,这些切口能被衣物或泳装遮住。此外,在大腿近端后侧过度吸脂会导致臀下皱襞向外延伸,形成男性化的臀部(图 22.1.19)。希望进行臀部塑形的患者通常要求改善臀部外形,让臀部更翘,这需要置入假体或行脂肪移植。这需要在术前就与患者充分沟通并交换意见,使医患双方就治疗目标达成一致。第 26 章将详细讨论隆臀的不同方法。

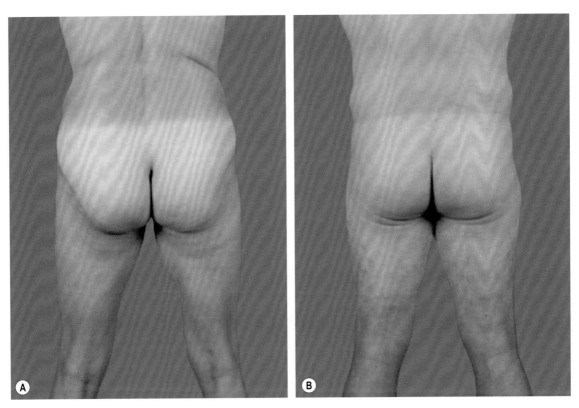

图 22.1.17 女性(A)和男性(B)髋部外形差异

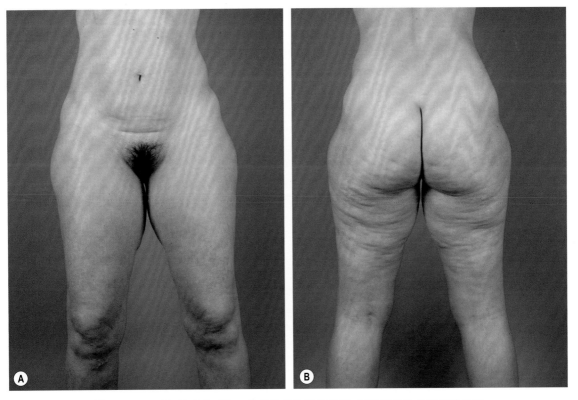

图 22.1.18 "小提琴畸形",凹陷部位需要脂肪移植,周边隆起的位置需要吸脂

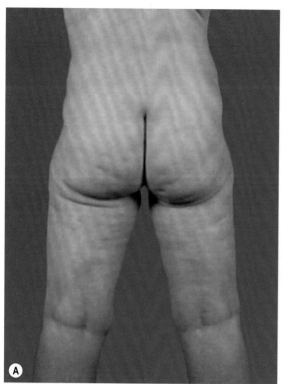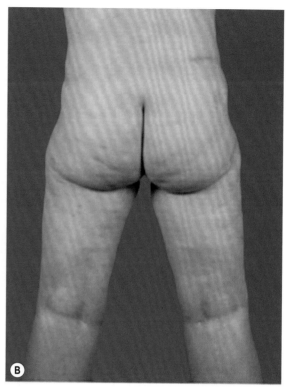

图 22.1.19　女性臀部男性化

大腿

　　男女大腿的脂肪分布明显不同。女性大腿脂肪呈弥散环状分布，或者明显积聚在大腿内侧和外侧。女性大腿经常能看到橘皮样凹陷，表现为表面凹凸不平和外形不规则。男性大腿脂肪常常积聚在大腿近端。脂肪层中纤维组织更多，这些纤维组织能防止橘皮样凹陷等凹凸不平的外观。必须要指出的是，上述描述都是指一般情况，而每位患者可能都存在或多或少的整体或局部脂肪堆积，术者应根据体格检查和照片进行全面的分析评估。大腿和髋部常见的外形畸形包括：马裤腿畸形（臀皱襞外侧的大转子部位膨隆）、香蕉卷畸形（术前或术后臀皱襞下方出现的卷状畸形）和小提琴样畸形（女性窄腰宽髋，大腿外侧膨隆，髋与大腿之间的黏附区凹陷）。

　　橘皮样凹陷在大腿非常常见，这可能是某些患者就诊的主要目的，术前要与患者尽早充分沟通。手术知情同意中应明确指出：吸脂术无法改善橘皮样外观，甚至会加重畸形；吸脂无法改善浅层组织不平整。有不少创伤程度不等的设备都设计了针对橘皮样凹陷的治疗，但至今尚无针对这些设备治疗效果的文献发表。

　　多数情况下，都可以通过俯卧位 / 仰卧位进行大腿环形塑形[3,4,55]。虽然有患者主诉仅有大腿内侧或外侧的脂肪堆积，但作者的患者群体中有这一主诉的很少。大腿某一区域塑形的程度与术前分析和患者的期望密切相关。大腿黏附区包括臀皱襞，大腿外侧凹陷，大腿后侧、下侧和外侧远端以及大腿内侧中段等（图 22.1.2）[6]。

大腿外侧和后侧

　　大腿外侧吸脂通常采用俯卧位，偶尔在侧卧位下也可

以进行。

　　俯卧位时术者可以同时进行双侧吸脂并评估对称性。手术切口通常设计在臀皱襞的外侧，偶尔也会在大腿中外侧作切口。所有吸脂设备都可以吸取大腿外侧脂肪，中间层和深层脂肪都可以抽吸。就作者的经验而言，大腿外侧是最容易出现凹凸不平的部位。大腿外侧处于视线暴露中且皮肤松弛，可能是容易出现上述问题的原因。浅层抽吸时要特别注意，以免加重术前已有的形态异常。抽吸时通常使用3.0~4.6mm 口径的吸脂管。往往在做最终塑形或前外侧交界处抽吸时采用平卧位，以去除在俯卧位抽吸后造成的任何大腿前后交界处"大陆架"样隆起不平。

　　吸除大腿后侧脂肪时要尤其当心。许多患者此处皮肤直接黏附在深层组织上，其间缺乏脂肪组织。过度吸取该部位的脂肪会导致黏附区被破坏，局部皮肤起卷赘余。大腿后侧近端吸脂时要格外注意，该区域一旦出现问题将非常难以矫正，需要自体脂肪移植或皮肤切除。在女性患者中，过度吸取该部位会导致臀皱襞变长，局部外形变得男性化。经臀皱襞外侧和 / 或增加一个臀皱襞内侧切口就能很容易地对大腿外侧和后部进行吸脂[57]。

大腿内侧

　　作者认为，大腿内侧脂肪是最不可预测和最难处理的部位。患者通常会主诉走路时大腿内侧会互相摩擦，或者穿裤子时在大腿上端内侧比较难穿。大腿内侧的脂肪疏松柔软，表面的皮肤也薄而松弛[55]。吸脂时用 3.0mm 和 2.4mm口径的吸脂管抽吸中间层脂肪。术中体位可以采用俯卧位联合仰卧位的方式，或者在仰卧位时让髋关节外翻呈"蛙腿样"。术前需要给患者建立正确的期望值，并要告知有可能

会出现皮肤赘余和松弛。

大腿前侧

大腿前侧脂肪厚度有限且较为致密。与大腿前侧远端相比，近端更为饱满圆润。此部位吸脂有助于大腿内、外侧平滑过渡，减低侧面观时大腿的突度。前内侧抽吸可使用与大腿内侧抽吸相同的切口，前外侧抽吸则可将切口置于大腿前侧近端位置。吸脂时使用精细一些的吸脂管，因为该部位的脂肪紧实而很薄。如果医师经验不够丰富，很容易出现凹凸不平。

膝盖 / 脚踝

膝周脂肪通常堆积在内侧和前侧。通过小切口就能简单施行手术。膝后部应避免吸脂。仰卧位时采用小口径吸脂管进行抽吸，也可以将髋关节外翻呈蛙腿样。经常会出现膝内侧过度抽吸而前内侧抽吸不足的现象，肉眼观察是判断抽吸是否到位的最佳方法。吸出量通常很小，该部位吸脂的主要目的是通过逐渐缩小大腿远端来改善其形态。

小腿和足踝吸脂非常有挑战性，并且恢复较慢。患者会主诉小腿腿形缺乏精致的轮廓，小腿上方肌腹到下方足踝的衔接过渡不佳。患者必须知道，该部位吸脂的并发症发生率非常高。最典型的就是术区不平整非常常见，而且难以修复。在作者看来，该部位吸脂后的恢复时间是通常情况的两倍（3~6 个月）。在抽吸该部位时，应选用小而精细的吸管，从多个方向进行抽吸以减少术区畸形的风险[55]。

颈部

颈部有轻度至中度皮肤松弛并伴有脂肪堆积的患者是施行颈部吸脂术的理想人群。所有吸脂设备均可以用在颈部吸脂，但是必须要避免术区不平整、皮肤损伤和神经损伤等并发症。

术中在患者肩下放置肩垫或将上背部垫高以使患者颈部处于过伸位。大多情况下，颈部脂肪堆积较为集中在颏下区域，因此颏下的一个切口就可以满足该部位的抽吸。当然大多数情况下，为了抽吸外侧的脂肪及做好衔接，还需要两侧耳垂后开切口。

术中需注入适量肿胀液，并且等待一段时间以让肾上腺素发挥作用。应当避免直接在真皮下进行抽吸。作者认为，夹捏测试是检验双侧是否对称的关键方法，并以此判断手术是否达标。术中不断评估颈部外形非常重要。过度抽吸会导致凹陷和外形骨骼化，也可能会损伤面神经下颌缘支造成神经麻痹[58,59]。不过值得庆幸的是，这种神经损伤通常会在几周内恢复。

术后护理

手术结束后，患者需要根据医师的指示和手术部位穿戴特定的弹力衣裤。术后第一周时，有些弹力泡沫可以穿戴在弹力套里面以辅助加压塑形，作者认为这种方法还有消除淤青和促进水肿消退的作用。作者会要求部分患者住院留观 23 小时，包括大于 5 000ml 的大量吸脂患者、多部位吸脂患者、吸脂联合腹壁成形术患者或其他切除性塑形手术患者[57]。要求患者手术当天就下床活动，患者从术前准备室开始直到出院需全程穿戴间隙加压设备以防深静脉血栓形成。术后最早 1~2 天即可沐浴，2 周内 24 小时穿弹力衣。沐浴时可以脱掉弹力衣。术后 5~7 天进行第一次复诊，根据手术情况不同，可以选择最早 3~4 天或 2 周后恢复活动或工作。只要患者没有接受腹壁成形术或其他侵入性操作，术后即刻就可以下地行走，2 周后开始尝试轻体力活动。由于术后体液波动和肿胀，患者会出现轻度体重增加。术后 3~5 天是水肿的高峰期。淤青会在术后 7~10 天逐渐减轻。术后 2~6 周逐渐能看到腰部线条的变化，6 周就能看见显著的外形改变。随着患者运动量逐渐增加，生活方式逐渐改变，后续还能看到体形进一步变化。根据患者个体差异，术后 3~6 个月才能观察到最终的外观效果。术后外形变化与水肿过程常常会导致患者焦虑，在术前详细讨论与解答上述问题有助于缓解患者焦虑，减少患者主诉，这是让患者保持适宜期望值的最佳办法。术前通常会进行术区淋巴按摩，而术后不久便可恢复按摩，这有助于消肿和硬结软化。

并发症

虽然很多人认为吸脂术是一项简单初级的手术操作，但吸脂会导致很多严重的并发症，因此应当由经过训练的医师操作，尤其是大量吸脂术。在过去几年中，人们对手术效果和并发症的预防都格外注意，毕竟手术的最终目的是在体形改善的同时要保障患者的安全。术后并发症包括较轻的术后恶心呕吐，也包括深静脉血栓（deep venous thrombosis，DVT）/ 肺栓塞（pulmonary embolism，PE）甚至死亡等。术后并发症发生在 3 个时间窗口内：围手术期（0~48 小时），术后早期（1~7 天），术后晚期（1 周 ~3 个月）。一项美国整形外科医师协会会员的调查问卷研究结果显示，当吸脂术联合其他塑形手术同时进行时，并发症发生率明显增加，最显著的是吸脂术联合腹壁成形术[60]。围手术期并发症包括麻醉相关并发症和心脏相关并发症，吸脂管造成的皮肤和 / 或内脏损伤，失血造成的容量不足或液体管理不善造成的容量过载。文献有报道吸脂管造成的血管损伤、肠损伤和其他腹腔内实质脏器损伤等[57]。虽然以上并发症发生率低，但却是致命的。术前全面的检查至关重要，但对于体重指数较高的患者而言，即使完成了全面检查，仍然具有较高风险。术前如有疝气嫌疑，就应当进行影像学检查以进行确认（图 22.1.20）。

吸脂术，尤其是多部位吸脂术，易导致患者出现低体温症，即身体中心体温低于 36.4℃。在全麻状况下，低体温症的病理生理变化与体温调节中枢的温度阈值变化有关。大量吸脂时会使患者大面积体表皮肤同时暴露于环境中，并且患者处于长时间麻醉的状况下，较容易出现低体温症。研究表明，全身麻醉会影响中心体温的自主调节能力，导致中心体温在手术开始后 1 小时内下降幅度达 2.8℃[61]。预防措施包括使用预热的肿胀液、提高手术间环境温度以及术前和术中使用加温装置（Bair Hugger，Arizant，EdenPrairie，MN）。术前 1 小时对患者使

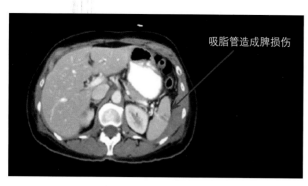

吸脂管造成脾损伤

图 22.1.20   CT 扫描显示吸脂管造成的脾损伤

用压力空气预热毯等能显著降低术中低体温症的发生率,对长时间身体塑形手术或多部位吸脂手术的患者尤其适用。

围手术期液体容量波动较大,如果管理不善,就容易出现血容量不足或容量过载。一般而言,作者会要求大于 50 岁或有相关风险因素的患者(例如有心肺疾病的患者)进行术前筛查,以排除可能存在的各种异常情况。如前所述,使用术中数据记录表[62]妥善管理术中和术后液体进出能防止吸脂患者出现容量失衡相关并发症。肿胀技术有导致容量过载和肺水肿的可能;然而,这通常是由于患者适应证把握不到位和液体管理不善导致的[63,64]。大量吸脂术中(大于 5L)容量过载和其导致的并发症促使美国整形外科医师协会发布了相关警告:从事吸脂术的医师必须经过系统的液体复苏培训,并理解大量吸脂的生理学变化[65]。

其他术后早期并发症还有静脉血栓,感染和皮肤坏死。吸脂术相关深静脉血栓发生率据报道小于 1%,但是当吸脂术联合其他手术时(腹壁成形术/腰背环状皮肤脂肪切除术),深静脉血栓发生率明显升高[66]。手术医师应当熟悉美国胸科医师协会推荐的风险评估评分系统,如目前使用的 Davison-Caprini 评估模型[13,66,67]。使用依诺肝素能降低深静脉血栓的风险,但可能导致围手术期出血和血肿的概率升高[66]。典型深静脉血栓/肺梗死的症状或体征包括下肢肿胀、霍曼斯征、呼吸短促、胸痛和/或心动过速等。这些症状或体征的出现预示患者有可能发生了深静脉血栓/肺梗死,需要立即评估和治疗(表 22.1.6*)。

Table 22.1.6 UT Southwestern modification of Davison–Caprini model[66]			
Step I: exposing risk factors			
1 Factor	**2 Factors**	**3 Factors**	**5 Factors**
Minor surgery	Major surgery (general anesthesia or time >1 h) Immobilization Central venous access BMI >30	Previous MI/CHF Severe sepsis Free flap Circumferential abdominoplasty	Hip/pelvis/leg fracture Stroke Multiple trauma
Step II: predisposing factors			
Clinical setting (factors)	**Inherited (factors)**	**Acquired (factors)**	
Age 40–60 (1) Age >60 (2) History of DVT/PE (3) Pregnancy (1) Malignancy (2) OCP/HRT therapy (2)	Any genetic hypercoagulable state (3)	Lupus anticoagulant (3) Antiphospholipid antibody (3) Myeloproliferative disorder (3) HIT (3) Homocystinemia (3) Hyperviscosity (3)	
Total of step I and step II _____			
Step III: orders			
1 Factor	Low risk	Ambulate t.i.d.	
2 Factors	Moderate risk	Intermittent pneumatic compression device and elastic compression stocking on patient at all times while not ambulating	
3 Factors	High risk	Intermittent pneumatic compression device and elastic compression stocking on patient at all times while not ambulating	
>4 Factors	Highest risk	Intermittent pneumatic compression device and elastic compression stocking on patient at all times while not ambulating + Lovenox 40 mg subcutaneously daily postoperative	

BMI, body mass index; CHF, congestive heart failure; DVT, deep venous thrombosis; HIT, heparin-induced thrombocytopenia; HRT, hormone replacement therapy; MI, myocardial infarction; OCP, over-the-counter progesterone; PE, pulmonary embolism.
(Data from Hatef DA, Kenkel JM, Nguyen MQ, et al. Thromboembolic risks assessment and the efficacy of Enoxaparin prophylaxis in excisional body contouring surgery. *Plast Reconstr Surg.* 2008;122:269–279.)

---

*   根据授权要求,表 22.1.6 须在文中保留原文。

表 22.1.6　得克萨斯大学西南医学中心修正版 Davison-Caprini 风险评估模型[66]

第一步：暴露风险因素			
1 分	2 分	3 分	5 分
小手术	大手术（全麻手术或时间长于 1 小时） 石膏固定 中心静脉置管 体重指数 >30	有心肌梗死 / 心力衰竭病史 严重败血症 游离皮瓣 全腹壁成形术	髋 / 骨盆 / 下肢骨折 卒中 多发伤
第二步：诱发因素			
临床情况（分数）	遗传因素（分数）	后天因素（分数）	
40~60 岁（1） 大于 60 岁（2） 深静脉血栓 / 肺梗病史（3） 怀孕（1） 恶性肿瘤（2） 避孕药 / 激素治疗史（2）	任何遗传性血液高凝（3）	狼疮抗凝（3） 抗磷脂抗体（3） 骨髓增生性疾病（3） 肝素诱导性血小板减少症（3） 血清半胱氨酸升高（3） 血液高凝（3）	
第一步和第二步总分_____			
第三步：评估			
1 分	低风险	步行，每天 3 次	
2 分	中风险	没有步行时，持续穿戴间歇充气压迫装置和弹力袜	
3 分	高风险	没有步行时，持续穿戴间歇充气压迫装置和弹力袜	
>4 分	最高风险	没有步行时，持续穿戴间歇充气压迫装置和弹力袜 + 术后给予每天 40mg 肝素	

Data from Hatef DA, Kenkel JM, Nguyen MQ, et al. Thromboembolic risks assessment and the efficacy of Enoxaparin prophylaxis in excisional body contouring surgery. *Plast Reconstr Surg*. 2008;122:269-279.

吸脂手术也会发生包括坏死性筋膜炎在内的伤口感染等[68]。幸运的是，这类并发症非常少见。术后应当密切监视持续发热和 / 或蜂窝组织炎的迹象，并进行积极的治疗。作切口前 30 分钟应使用第一代头孢类抗生素作为预防感染的措施。如果患者既往有明确的耐甲氧西林的金黄色葡萄球菌感染病史，那就改用万古霉素。一般吸脂手术在术前会使用抗生素，但术后并不会常规继续使用抗生素。

吸脂远期并发症包括迟发性血清肿、水肿和瘀斑、感觉异常、色素沉着和术区不平整。血清肿较少见于侵袭性的吸脂操作术后，但常常继发于某一区域过度吸脂导致（深）筋膜裸露甚至剥脱等严重损伤的情况下。它与吸脂操作有关，而与具体某项吸脂技术无关。切口可缝合的松一些，术后穿戴弹力套，手术结束时排尽术区液体都能降低发生血清肿的风险[57]。所有患者都有不同程度的术后水肿和瘀斑。延迟性水肿可持续到术后 3 月，支持治疗和淋巴按摩是治疗水肿的有效方法。严重的瘀斑可引起含铁血黄素沉积，最终导致难以消除的色素沉着。各种方式的吸脂术后都有可能出现感觉异常 / 迟钝。感觉的变化通常是可逆的，需要 10 周才能恢复，但人们通常认为负压辅助吸脂术造成的感觉异常要比超声辅助吸脂术恢复快[69]。目前尚无和新技术吸脂或激光辅助吸脂造成感觉变化的相关数据。

从美学效果而言，最常见的远期并发症是术区畸形或不平整。大约 20% 的患者会表述有某种程度的术区不平整[70,71]。术后常见轻度外形不规则，但可以通过淋巴按摩等保守方法治疗，且会随着肿胀和水肿的消退而好转。一旦发现术区不平整，最好能找出不平整的原因所在。盲目的对凹陷周边进行抽吸无法解决上述问题，甚至会进一步加重不平整。一旦找出了确切的原因，要么在过度抽吸的区域注入脂肪，要么就抽吸周围区域以弱化凹陷的外观。最系统阐述外观畸形的数据来源于 Chang，他在研究中提出了一系列评估和治疗外观畸形的方法，并取得了不错的远期效果[70,71]。在作者治疗的病例中，与负压辅助吸脂术相比，超声辅助吸脂术术后凹凸不平的问题较少见。如果不宜行脂肪注射移植，则超声辅助吸脂术是同一部位进行二次吸脂的优选方案。仔细的术前分析和设计，充分的沟通告知都有助于降低术后术区不平整的风险。

新兴技术

对于患者而言，无创脂肪溶解是一个非常有吸引力的概念。目前有许多基于此而研发的新技术，但效果不一。

注射溶脂

最初的无创脂肪溶解技术被称为"中胚层治疗"，这是一种将药物或其他成分经皮肤注射到中胚层的治疗方法。这方面的应用非常多，但最流行的是经注射溶解皮下脂肪[72]。溶脂的概念可追溯至 1952 年,通过注射磷脂酰胆碱,脱氧胆酸盐和 / 或其他制剂来溶解脂肪。由于市场和患者希望避免麻醉而进行相关治疗的心理,及溶脂药物凭借其"无创"的概念正好迎合了这一需求,使得溶脂治疗和其衍生药物得以推广[73]。但是目前尚无大规模的研究支持。Park 等的研究显示,对下肢进行脂肪溶解后,经测量和 CT 扫描评估,治疗前后无明显差异。

部分医师认为"溶脂"是中胚层治疗的另一种形式。其做法是将标准配置的溶液注入到皮下脂肪层,而不是中胚层。在美国,该产品的使用仍存在争议,且不受 FDA 的支持。FDA 警告供应商,不得在未经其批准的情况下使用和进行虚假的市场营销[74]。目前有多项安全性和有效性研究可供查阅。常见的副作用包括色素沉着和持续性疼痛。仅有 12% 的患者认为有效,这远低于市场预期[75]。由于缺乏科学数据和研究,临床效果也不充分,目前并不推荐使用中胚层治疗或其衍生方法,除非完成了相关的临床实验研究。

最有希望的注射溶脂产品是 Kybella(Allergan Inc., Irvine, CA)或脱氧胆酸,它通过破坏脂肪细胞膜发挥溶脂作用。Kybella 已经获得 FDA 的批准用于成人中度到重度颏下脂肪堆积所致局部肥厚的治疗。但是目前尚不知道将 Kybella 用于其他部位治疗的安全性和有效性如何,也不推荐使用。脱氧胆酸的溶细胞作用非常强,应由经过培训的经验丰富的医师操作。术者应当对下颌的解剖非常熟悉,避免损伤神经、肌肉、血管、淋巴管和唾液腺等。操作时嘱患者收缩颈阔肌,通过手指夹捏评估颈阔肌浅面的脂肪厚度,然后用 1cm 间隔的格子辅助注射。注射层次位于颈阔肌外层脂肪层,至少在下颌缘下 1~1.5cm 处。需要注意既往手术或麻醉操作导致的局部解剖变化。大型随机对照临床研究通过临床观察和磁共振检查证实了 Kybella 在下颌塑形中的安全性和有效性[76,77]。常见的不良反应包括注射区域疼痛、肿胀、硬结形成、瘀斑、麻木和红斑。少见的不良反应包括面神经下颌缘支功能异常、皮肤溃疡和吞咽困难。并发症多与注射点过于靠近易受损解剖结构有关,所以注射技术非常重要。

无创设备

无创"脂肪塑形"设备将不同形式的能量透过皮肤直接传递到皮下脂肪层,例如超声、射频、冷冻(冷冻疗法)、低能激光、按摩或采用上述不同方法的结合。每个设备特质不同,比如它们的制造商、销售人员的能力、维护难度和耗材使用等因素都会影响设备的实际使用。这些设备都没有吸脂术可以排出多余脂肪的功能,所以得依靠巨噬细胞调节的吞噬作用来清除被破坏的脂肪。所有经 FDA 批准的设备都证明了其安全性,对血清血脂水平和肝功能也没有影响,并允许在美国境内使用。

无创脂肪塑形设备的使用市场很大程度上是受到相关产业推动,这些设备证明了其安全性并获得 FDA 的许可之后,大量关于其塑形功能的研究数据纷纷发表。尽管几乎所有这些设备的塑形功能已在临床前期研究和临床研究中显现,但对于能否成功复制这些效果,医生仍需持谨慎态度,其

原因在于,首先,这些设备的应用如此广泛是由于设备商的推广赞助,而并非其效果得到广泛认可;其次,无创塑形设备的效果难以用客观数据进行评价,已发表的结论需辩证的看待。目前,这些技术的塑形效果不一,只能通过精密设计的临床实验证实才行。

最近出现了一种治疗脂肪堆积的方法,叫做"低能激光治疗",商品名叫"Zerona"。它的溶脂机制可能是在脂肪细胞膜上造成临时形成的小孔,使细胞内的油脂通过小孔渗漏出来[78]。有一些研究支持上述机制[79]。然后,这些研究结果变化很大,尚需要更加精密的临床实验证实。

外源性聚焦超声治疗是美国乃至全世界最流行的减脂技术之一。该技术目前有两种不同的作用机制,一种是通过产热破坏脂肪组织,另一种是超声调节的非产热机制。UltraShape 设备能发射非热介导(超声空泡效应)的低频声波能量,目前它已经获得 FDA 的批准用于治疗腹壁脂肪堆积[80]。Brown 等的研究发现 UltraShape 在以猪为模型的临床前试验中效率较高,其能导致脂肪溶解而不伤及皮肤和周围的血管神经。临床研究证实了它的安全性[81]。推荐的治疗方案是,每隔一周进行 3 次 40~60 分钟的治疗。许多临床实验结果中体重稳定的患者显示周径缩小 2~4cm,脂肪层变薄 0.3~2cm。主要的副作用有轻度疼痛和术区周围刺激,未见术区水疱或皮肤淤青。LipoSonix 是第二款被 FDA 批准用于减脂的超声设备。它采用高强度聚焦超声(HIFU)以热能的形式破坏脂肪(UltraShape 是利用空泡效应原理破坏脂肪细胞膜膜)。FDA 批准其用于腰部减脂,不少临床研究证明其能减少腰围 2~4cm。治疗期间患者的疼痛感较为常见,很可能是因为其以热能作为治疗机制。其他不良反应包括瘀斑、水肿和肿块,上述症状在术后约 4~12 周消失。

射频(RF)通过电磁振荡流将能量传递到脂肪细胞,通过产热破坏脂肪细胞,然后再通过巨噬细胞吞噬作用减脂[82]。目前有多个公司的产品问世,包括 Velasmooth,现在已更新为 Valashape(Syneron)、Vanquish(BTL Aesthetics)和 Accent RF(Alma Lasers)。Velashape 的手具通过间歇负压将组织吸入手具中,然后用射频能量、物理挤压和宽频红外线处理。Vanquish 有一个非接触式的 28 英寸 *6 英寸(约71.12cm×15.24cm)大小的手具,放置在腹部或大腿皮肤上方 1cm 处,将射频能量传递到皮下组织中。每种设备都有相关临床实验证实其减脂作用,有些甚至能改善皮肤表面橘皮样凹陷。副作用包括轻度烧伤、红疹、瘀斑和水肿。

过去 5 年中,"冷冻溶脂"成为非常流行的减脂方法。因为脂肪组织对低温较敏感,所以用低温处理皮下组织能选择性破坏脂肪,而对表皮和真皮没有损伤。被破坏的脂肪细胞会经历细胞凋亡、巨噬细胞吞噬等过程。Coolsculpt(Zeltiq Aesthetic, Pleasanton, CA)已经获得 FDA 批准,用于体重指数小于 30 的患者在腹部、大腿和侧腹的减脂治疗。通常治疗时间约 1 小时,多个手具同时使用。研究显示,治疗区域脂肪约减少 15%~25%。不良反应包括暂时性神经麻痹,硬结,疼痛,红疹和瘀斑[83-86]。

无创去脂治疗逐渐成为身体塑形的重要手段,并随着技术进步在未来会扮演重要角色。作者不认为其可以完全

替代吸脂术，但可以作为局部脂肪堆积和不愿接受手术治疗患者的一种替代方案。人们应该认识到，去除广告、市场潜在利益驱动以及制造商的影响而对其进行充分的科学论证是非常重要的。医师的认识和对患者的评估对于采用吸脂术还是非手术治疗至关重要。随着新技术的不断涌现，医生必须控制这种狂热，用可信的科学证据来支持自身完成治疗。在与吸脂金标准的传统吸脂术进行比较时，制造商经常会提供不充分的客观数据来推广其皮肤紧致、疼痛感轻、美学效果好等方面的特点。

结论

过去 30 年间，吸脂术不断进步，并成为全世界最流行的美容手术之一。在临床医学的发展中有大量的设备用于临床实践，所以医师有责任对其安全性和有效性进行监督。虽然吸脂术常被认为是一项简单的操作，但吸脂术/吸脂塑形对美感的把握与其科学性同样重要。医师必须了解患者和疾病的病理生理过程，以便有效治疗患者，取得安全和美观的效果。作者相信，吸脂术仍然是未来最流行的美容手术之一，因此，人们必须继续致力于实现患者安全性和更好美学效果相结合的共同目标。

参考文献

1. Illouz YG. History and current concepts of lipoplasty. *Clin Plast Surg.* 1996;23:721–730.
2. American Society for Aesthetic Plastic Surgery. *Cosmetic Surgery National Data Bank.* Available at: http://www.surgery.org/media/statistics.
3. Lockwood TE. Superficial fascial system (SFS) of the trunk and extremities: a new concept. *Plast Reconstr Surg.* 1991;87:1009–1018. *This landmark paper describes anatomical studies detailing the anatomy of the superficial fascial system. The findings of this report form the basis for widely accepted surgical strategies in body contouring.*
4. Rohrich RJ, Beran SJ, Kenkel JM. *Ultrasound-Assisted Liposuction.* St Louis, MO: Quality Medical Publishing; 1998.
5. Kenkel JM, Janis JE, Rohrich RJ, et al. Aesthetic body contouring: ultrasound-assisted liposuction. *Operat Tech Plast Reconstr Surg.* 2003;8:180–191.
6. Rohrich RJ, Smith PD, Marcantonio DR, et al. The zones of adherence: role in minimizing and preventing contour deformities in liposuction. *Plast Reconstr Surg.* 2001;107:1562–1569.
7. Rosenbaum M, Prieto V, Hellmer J, et al. An exploratory investigation of the morphology and biochemistry of cellulite. *Plast Reconstr Surg.* 1998;101:1934–1939.
8. Trussler AP. *Body Contouring.* Selected Readings in Plastic Surgery. Dallas, TX: Selected Readings in Plastic Surgery Inc.; 2009:10–22.
9. Rohrich RJ, Broughton G 2nd, Horton JB, et al. The key to long term success in liposuction: a guide for plastic surgeons and patients. *Plast Reconstr Surg.* 2004;114:1945–1952.
10. Kenkel JM, Lipschitz AH, Luby M, et al. Hemodynamic physiology and thermoregulation in liposuction. *Plast Reconstr Surg.* 2004;114:503–513. *Hemodynamic parameters during large-volume liposuction procedures were assessed. Metrics generally remained within safe ranges, but low body temperature was uniformly observed.*
11. Kenkel JM. Safety considerations and avoiding complications in the massive weight loss patient. *Plast Reconstr Surg.* 2006;117(1 suppl):74S–83S.
12. Broughton G, Crosby M, Coleman J, et al. Use of herbal supplements and vitamins in plastic surgery: a practical review. *Plast Reconstr Surg.* 2007;119:48e–66e.
13. Geerts WH, Bergquist D, Pineo GF, et al. Prevention of venous thromboembolism: American College of Chest Physicians evidenced based clinical practice guidelines, 8th edn. *Chest.* 2008;133(suppl):381S–453S.

14. Hoyos AE, Millard JA. VASER-assisted high definition lipoplasty. *Aesthetic Surg J.* 2007;27:594–604.
15. Hoyos A, Perez M. Arm dynamic definition by liposculpture and fat grafting. *Aesthet Surg J.* 2012;32:974–987.
16. Smith H. *Photographic Standards in Ultrasound-Assisted Liposuction.* St Louis, MO: Quality Medical Publishing; 1998:100–114.
17. Iverson RE, Lynch DJ. and the ASPS Committee on Patient Safety. Practice advisory on liposuction. *Plast Reconstr Surg.* 2004;113:1478–1490. *This document represents the findings of the ASPS's Committee on Patient Safety with regards to liposuction.*
18. Horton JB, Reece EM, Broughton G, et al. Patient safety in the office-based setting. *Plast Reconstr Surg.* 2006;117:61e.
19. American Society of Anesthesiologists Task Force on Perioperative Management of Obstructive Sleep Apnea. Practice guidelines for the perioperative management of patients with obstructive sleep apnea: a report. *Anesthesiology.* 2006;104:1081–1093.
20. Stephan PJ, Coleman J, Rohrich RJ. Obstructive sleep apnea implications for the plastic surgeon and ambulatory surgery centers. *Plast Reconstr Surg.* 2009;124:652–655.
21. Fodor PB. Wetting solutions in aspirative lipoplasty: a plea for safety in liposuction. *Aesthet Plast Surg.* 1995;19:379–380.
22. Rohrich RJ, Beran SJ, Fodor PB. The role of subcutaneous infiltration in suction-assisted lipoplasty: a review. *Plast Reconstr Surg.* 1997;99:514–519.
23. Klein JA. Tumescent technique for local anesthesia improves safety in large volume liposuction. *Plast Reconstr Surg.* 1993;92:1085–1098.
24. Klein JA. Tumescent technique for regional anesthesia permits lidocaine doses of 35 mg/kg for liposuction. *Dermatol Surg Oncol.* 1990;16:248–263. *This paper addresses the pharmacokinetics that permit the use of high concentrations of lidocaine in tumescent liposuction. Tumescent liposuction is advocated as sustained analgesia and minimal blood loss are achieved with this technique.*
25. Iverson RE, Pao VS. MOC-PS(SM) CME article: liposuction. *Plast Reconstr Surg.* 2008;121(4 suppl):1–11.
26. Klein JA. Intravenous fluids and bupivacaine are contraindicated in tumescent liposuction. *Plast Reconstr Surg.* 1998;102:2516–2519.
27. Matarosso A. Lidocaine in ultrasound-assisted liposuction. *Clin Plast Surg.* 1999;26:431–439.
28. Perry AW, Petti C, Rankin M. Lidocaine is not necessary in liposuction. *Plast Reconstr Surgery.* 1999;104:1900–1902.
29. *Physician's Desk Reference 2011.* Montvale, NJ: PDR Network; 2011:1084–1085.
30. Ostad A, Kageyama N, Moy RL. Tumescent anesthesia with lidocaine dose of 55 mg/kg is safe for liposuction. *Dermatol Surg.* 1997;22:921–927.
31. Kenkel JM, Lipschitz AH, Shepherd G, et al. Pharmacokinetics and safety of lidocaine and monoethylglycinexylidide in liposuction: a microdialysis study. *Plast Reconstr Surg.* 2004;114:516–526.
32. Hatef DA, Brown SA, Lipschitz AH, et al. Efficacy of lidocaine for pain control in subcutaneous infiltration during liposuction. *Aesthet Surg J.* 2009;29:122–128.
33. Danilla S, Fontbona M, de Valdés VD, et al. Analgesic efficacy of lidocaine for suction-assisted lipectomy with tumescent technique under general anesthesia: a randomized, double-masked, controlled trial. *Plast Reconstr Surg.* 2013;132:327–332.
34. Failey CL, Vemula R, Borah GL, et al. Intraoperative use of bupivacaine for tumescent liposuction: the Robert Wood Johnson experience. *Plast Reconstr Surg.* 2009;124:1304–1311.
35. Lipschitz AH, Kenkel JM, Luby M, et al. Electrolyte and plasma enzyme analyses during large-volume liposuction. *Plast Reconstr Surg.* 2004;114:766–777.
36. Brown SA, Lipschitz AH, Kenkel JM, et al. Pharmacokinetics and safety of epinephrine use in liposuction. *Plast Reconstr Surg.* 2004;114:756–763.
37. McKee DE, Lalonde DH, Thoma A, et al. Optimal time delay between epinephrine injection and incision to minimize bleeding. *Plast Reconstr Surg.* 2013;131:811–814.
38. Rohrich RJ, Raniere J Jr, Beran SJ, et al. Patient evaluation and indications for ultrasound-assisted lipoplasty. *Clin Plast Surg.* 1999;26:269–278, viii.
39. Trott SA, Beran SJ, Rohrich RJ, et al. Safety considerations and fluid resuscitation in liposuction: an analysis of 53 consecutive patients. *Plast Reconstr Surg.* 1998;102:2220–2229.
40. Rohrich RJ, Leedy JE, Swamy R, et al. Fluid resuscitation in liposuction: a retrospective review of 89 consecutive cases. *Plast Reconstr Surg.* 2006;117:431–435.
41. Commons GW, Halperin B, Chang CC. Large-volume liposuction: a review of 631 consecutive cases over 12 years. *Plast Reconstr Surg.*

2001;108:1753–1767.

42. Mohammed BS, Cohen S, Reeds D, et al. Long-term effects of large-volume liposuction on metabolic risk factors for coronary heart disease. *Obesity (Silver Spring)*. 2008;16:2648–2651.

43. Rebelo A. Power-assisted liposuction. *Clin Plast Surg*. 2006;33:91–105, vii.

44. Fodor PB. Power-assisted lipoplasty versus traditional suction-assisted lipoplasty: comparative evaluation and analysis of output (Letter). *Aesthetic Plast Surg*. 2005;29:127.

45. Rohrich RJ, Beran SJ, Kenkel JM, et al. Extending the role of liposuction in body contouring with ultrasound-assisted liposuction. *Plast Reconstr Surg*. 1998;101:1090–1119.

46. de Souza Pinto EB, Abdala PC, Maciel CM, et al. Liposuction and VASER. *Clin Plast Surg*. 2006;33:107–115.

47. Jewell ML, Fodor PB, de Souza Pinto EB, et al. Clinical application of VASER-assisted liposuction: A pilot clinical study. *Aesthet Surg J*. 2002;22:131–146.

48. Garcia O, Nathan N. Comparative analysis of blood loss in suction-assisted liposuction and third generation internal ultrasound-assisted liposuction. *Aesthetic Surg J*. 2008;28:430–435.

49. Woodhall KE, Saluja R, Khoury J, et al. A comparison of three separate clinical studies evaluating the safety and efficacy of laser-assisted lipolysis using 1,064, 1,320 nm, and a combined 1,064/1,320 nm multiplex device. *Lasers Surg Med*. 2009;41:774–778.

50. DiBernardo BE, Reyes J. Evaluation of skin tightening after laser-assisted liposuction. *Aesthet Surg J*. 2009;29:400–407.

51. DiBernardo B. Evaluation of skin shrinkage and skin tightening in laser lipolysis vs. liposuction: a randomized blinded split abdomen study. *Lasers Surg Med*. 2009;41:80.

52. Prado A, Andrades P, Danilla S, et al. A randomized, double blind, controlled clinical trial comparing laser-assisted lipoplasty with suction-assisted lipoplasty. *Plast Reconstr Surg*. 2006;118:1032–1045.

53. Hunstad JP, Aitken ME. Liposuction: techniques and guidelines. *Clin Plast Surg*. 2006;33:13–25.

54. Pitman GH, Giese SY. Body contouring: comprehensive liposuction. In: Mathes SJ, ed. *Plastic Surgery*. Vol. 6. Philadelphia, PA: Elsevier; 2006:193–240.

55. Gingrass MK, Greenberg L. Liposuction of the trunk and lower extremities. In: Mathes SJ, ed. *Plastic Surgery*. Vol. 6. Philadelphia, PA: Elsevier; 2006:273–290.

56. Hoyos AE, Millard JA. VASER-assisted high definition liposculpture. *Aesthetic Surg J*. 2007;27:594–606.

57. Stephan PJ, Kenkel JM. Updates and advances in liposuction. *Aesthetic Surg J*. 2010;30:83–97.

58. Koehler J. Complications of neck liposuction and submentoplasty. *Oral Maxillofac Surg Clin North Am*. 2009;21:43–52, vi.

59. Rooijens PP, Zweep HP, Beekman WH. Combined use of ultrasound-assisted liposuction and limited-incision platysmaplasty for treatment of the aging neck. *Aesthetic Plast Surg*. 2008;32:790–794.

60. Hughes CE 3rd. Reduction of lipoplasty risks and mortality: an ASAPS survey. *Aesthet Surg J*. 2001;21:120–127. *This survey was designed to examine changes American Society for Aesthetic Plastic Surgery (ASAPS) member surgeons have made in response to the 1998 recommendations from the 1998 Lipoplasty Task Force. A major complication rate of 0.2602% and a mortality rate of 0.0021% were reported.*

61. Young VL, Watson ME. Prevention of perioperative hypothermia in plastic surgery. *Aesthet Surg J*. 2006;26:551–571.

62. Matarasso A. The anatomic data sheet in plastic surgery: graphic and accurate documentation for standardized evaluation of results. *Plast Reconstr Surg*. 1993;91:734–738.

63. Gilliland MD, Coates N. Tumescent liposuction complicated by pulmonary edema. *Plast Reconstr Surg*. 1997;99:215–219.

64. Grazer FM, Meister FL. Complications of tumescent formula for liposuction (editorial). *Plast Reconstr Surg*. 1997;100:1893–1896.

65. *PS News Bulletin*. ASPRS urges members to exercise caution in lipoplasty procedures; task force call for scrutiny of training, large volume removals. Chicago: The American Society of Plastic Surgeons; 1998 Jan 26.

66. Hatef DA, Kenkel JM, Nguyen MQ, et al. Thromboembolic risks assessment and the efficacy of Enoxaparin prophylaxis in excisional body contouring surgery. *Plast Reconstr Surg*. 2008;122:269–279.

67. Davison SP, Venturi ML, Attinger CE, et al. Prevention of thromboembolism in the plastic surgery patient. *Plast Reconstr Surg*. 2004;114:43e–51e.

68. Heitmann C, Czermak C, Germann G. Rapidly fatal necrotizing fasciitis after aesthetic liposuction. *Aesthetic Plast Surg*. 2000;24:344–347.

69. Trott SA, Rohrich RJ, Beran SJ, et al. Sensory changes after traditional and ultrasound-assisted liposuction using computer-assisted analysis. *Plast Reconstr Surg*. 1999;103:2016–2025.

70. Chang KN. Surgical correction of postliposuction contour irregularities. *Plast Reconstr Surg*. 1994;94:126–136.

71. Chang KN. Long term results of postliposuction contour irregularities. *Plast Reconstr Surg*. 2002;109:2141–2145.

72. Matarasso A, Pfeifer TM. Plastic Surgery Educational Foundation Data Committee. Mesotherapy for body contouring. *Plast Reconstr Surg*. 2005;115:1420–1424.

73. Park SH, Kim DW, Lee MA, et al. Effectiveness of mesotherapy on body contouring. *Plast Reconstr Surg*. 2008;121:179e–185e.

74. Rittes PG. The lipodissolve technique: clinical experience. *Clin Plast Surg*. 2009;36:215–227.

75. Duncan DI. Hasengschwandter F. Lipodissolve for subcutaneous fat reduction and skin retraction. *Aesthet Surg J*. 2005;25:530–543.

76. Jones DH, Carruthers J, Joseph JH, et al. REFINE-1, a Multicenter, Randomized, Double-Blind, Placebo-Controlled, Phase 3 Trial With ATX-101, an Injectable Drug for Submental Fat Reduction. *Dermatol Surg*. 2016;42(1):38–49.

77. Rzany B, Griffiths T, Walker P, et al. Reduction of unwanted submental fat with ATX-101 (deoxycholic acid), an adipocytolytic injectable treatment: results from a phase III, randomized, placebo-controlled study. *Br J Dermatol*. 2014;170:445–453.

78. Neira R, Arroyave J, Ramirez H, et al. Fat liquefaction: effect of low-level laser energy on adipose tissue. *Plast Reconstr Surg*. 2002;110:912–922, discussion 923-925.

79. Jackson RF, Dedo DD, Roche GC, et al. Low level laser therapy as a noninvasive approach for body contouring: a randomized controlled trial. *Lasers Surg Med*. 2009;41:799–809.

80. Brown SA, Greenbaum L, Shtukmaster S, et al. Characterization of nonthermal focused ultrasound for noninvasive selective fat cell disruption (lysis): technical and preclinical assessment. *Plast Reconstr Surg*. 2009;124:92–101.

81. Teitelbaum SA, Burns JL, Kubota J, et al. Noninvasive body contouring by focused ultrasound: safety and efficacy of the contour I device in multicenter, controlled, clinical study. *Plast Reconstr Surg*. 2007;120:779–789.

82. Blugerman G, Schavelzon D, Paul MD. A safety and feasibility study of a novel radiofrequency-assisted liposuction technique. *Plast Reconstr Surg*. 2010;125(3):998–1006.

83. Coleman SR, Sachdeva K, Egbert BM, et al. Clinical efficacy of noninvasive cryolipolysis and its effects on peripheral nerves. *Aesthet Plast Surg*. 2009;33:482–488.

84. Zelickson B, Egbert BM, Preciado J, et al. Cryolipolysis for noninvasive fat cell destruction: initial results from a pig model. *Dermatol Surg*. 2009;35:1462–1470.

85. Nelson AA, Wasserman D, Avram MM. Cryolipolysis for reduction of excess adipose tissue. *Semin Cutan Med Surg*. 2009;28:244–249.

86. Avram MM, Harry RS. Cryolipolysis for subcutaneous fat layer reduction. *Lasers Surg Med*. 2009;41:703–708.

SAFE 吸脂技术在吸脂术后畸形修复中的应用

Simeon H. Wall Jr.,Paul N. Afrooz

概要

■ 吸脂术越来越流行,相关技术也越来越精湛,但有些术后畸形仍需要修复。

■ 吸脂修整术与二期吸脂修复不同。虽然本章节对两者均有描述,但重点放在二期吸脂修复术。

■ 当考虑再行吸脂术时,术者必须明白,其效果不会超过第一次吸脂的最好结果,但发生严重损伤的风险却高很多。

■ 重复吸脂时,操作的阻力可能来自不应触碰的组织结构,也可能来自上次术后的瘢痕导致的纤维化。

■ 对不同组织结构的不同阻力感觉的丢失是重复吸脂术后出现诸多并发症的首要原因。

■ SAFE 是分离(separation)、抽吸(aspiration)和脂肪重置(fat equalization)的缩写。

■ 重复吸脂术的经常会增加第四步操作,具体包括脂肪转移、脂肪移植和松解粘连等方法来处理任何残留的缺陷或容积不足。

简介

吸脂越来越普遍,相关技术也越来越精湛。其安全性越来越高,速度越来越快,效率越来越高,结果可预测性更高。医师需要更好地了解脂肪的解剖特点和液体管理知识。器械的改良和技术进步使吸脂术的结果更可预测,对血管的破坏更少。然而,有时仍需要行吸脂修整术。

吸脂修整术和二期修复术不同。吸脂修整术通常由同一个医生再进行一次吸脂,以期让效果更好;或者处理一些上次没有处理到的部位或不够理想的部位。而二期修复通常由不同的医师进行,其远比吸脂修整术复杂。二期吸脂修复通常在首次手术 1 年后进行,而吸脂修整术通常在首次术

后 1 年内进行。虽然本章包含上述两种手术,但主要篇幅还是放在二期吸脂修复部分。"重复吸脂术"是上述两种手术的统称。

对结果不满意并非患者要求重复吸脂的唯一原因。许多患者因为体重增加,或想要更好的效果而要求对上次吸脂的部位进行二次手术。最常见的原因是患者对上次吸脂手术导致的外观畸形不满意,包括皮肤波浪样改变,凹凸不平,局部凹陷等。还有与上述畸形伴发的含铁血黄素沉积,色斑样改变,以及热损伤和抽吸剥脱造成的皮下瘢痕。皮下瘢痕还可能造成牵拉、紧绷感,当体态改变或皮肤张力变化时皮肤表面形态恶化。外部瘢痕常见于热能吸脂,见于切口部位烧伤或内烧伤波及表面皮肤。外部瘢痕也可能见于非热能的吸脂术后,通常是过于粗暴的抽吸或剥离导致真皮下血管网受损,最终导致表面皮肤坏死(图 22.2.1)。

重复吸脂的挑战

很多医生总是想避免任何形式的重复吸脂。但是,当考虑必须要进行重复吸脂时,医师必须明确以下几点:①重复吸脂的术后效果不会比首次吸脂能达到的最佳效果更好;②发生严重损伤的风险明显增加。

导致重复吸脂非常困难的原因很多。吸脂术本身是依据以下情形为前提的,即抽吸时阻力较低、相对疏松的深层皮下脂肪层被相对高阻力的其浅层皮下浅层脂肪、真皮以及其深层的肌肉骨骼结构所包夹。这层深层脂肪组织和周围组织相比,其密度低,更容易破碎。该层次一旦经手术破坏,则会出现瘢痕化,并产生粘连,再在其间进行操作会很困难。例如,首次吸脂时,如果感到吸脂管头端遇到明显的阻力,说明触碰到了其他不应该抽吸触碰的非脂肪组织,这就提醒术者需要重新调整吸脂管的方向。而在重复吸脂时,当遇到上述类似情况时,既可能是碰到了其他不该抽吸的非脂肪组

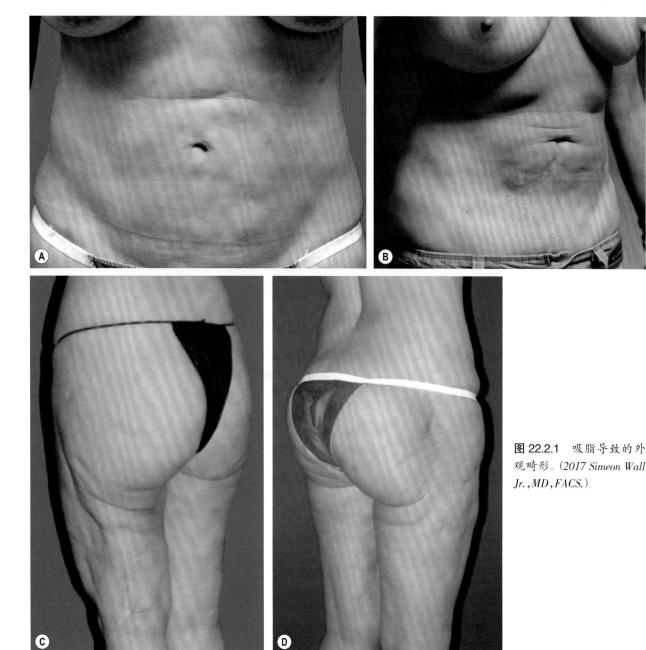

图 22.2.1　吸脂导致的外观畸形。(*2017 Simeon Wall Jr., MD, FACS.*)

织,也可能是皮下组织层中因上次手术导致的纤维化瘢痕。此时术者必须辨别清楚这种异常阻力的真正原因,并决定应该加力对抗阻力继续抽吸,还是应该停止该方向的抽吸,转向其他方向。

　　重复吸脂术中对组织阻力鉴别力的丧失是出现诸多并发症的首要原因,例如皮肤的"终末损伤"。这是由于术者担心吸脂管在深部走行会损伤重要结构,习惯上更倾向于将吸脂管导入到浅层组织进行手术。低阻力层的丧失会导致潜在的严重的腹壁穿透伤或损伤深部组织。吸脂管导致的皮肤和身体各结构的损伤,血管断裂,大出血,骨骼肌损伤和内脏器官穿透伤等均有文献报道,且实际发生的可能还会更多一些。虽然上述并发症可见于任何吸脂手术,但在重复吸脂术时更容易发生。因为此时在这种组织阻力更高、瘢痕化

混杂的组织中进行操作时,需要用更大力气进行更多次的抽吸动作才能完成手术。

剂量反应曲线

　　剂量反应曲线也可应用在吸脂术中。吸出的脂肪量就是"剂量","反应"是指皮下不平整的程度直到出现明显的外观畸形。尽管吸脂技术已取得长足的进步,即使大量吸脂也越来越安全,但目前仍没有技术能打破这一剂量反应曲线。

　　近年来,随着以热能破坏为机制的有创吸脂技术逐渐引入,由于热能导入对组织带来的热效应的叠加作用导致了

进一步的炎症反应和纤维化,剂量反应曲线更趋复杂化。

　　由于皮下组织瘢痕化以及同一部位必须行更多次数的抽吸操作才能达到平滑的效果,重复吸脂术的手术时间比首次手术明显延长。吸脂时间的长短与吸出的脂肪量直接相关,重复吸脂术时明显增加的手术时间也会导致脂肪吸出过多,从而导致发生外观畸形的可能性增加。重复吸脂术患者通常需要同时进行脂肪移植,这导致手术更加复杂,手术时间也更长。基于以上原因,无论是首次吸脂还是重复吸脂,选择合适的吸脂方法对获得满意的结果至关重要。

能量辅助吸脂

　　传统吸脂术的剂量反应曲线表示随着吸脂量增加,外观畸形的风险逐渐升高。随设备的种类和机制不同,不同热能辅助吸脂设备(激光、超声、射频和其他类型)导致的和热损伤相关的外形畸形也不尽相同。此外,这些设备引起的热损伤不仅限于目标脂肪层,也会影响其他脂肪组织或组织中的间充质支撑结构(图 22.2.2 和图 22.2.3)。

　　纤维组织导致重复吸脂术需要更多手术时间。这与热损伤程度加重、纤维化和瘢痕形成增加相关,相应的外观畸形也更加常见。基于此,作者已完全弃用内产热原理的吸脂技术,而选用可以严格保护脂肪活性的技术(图 22.2.4)。

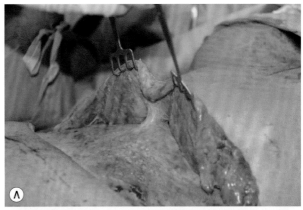

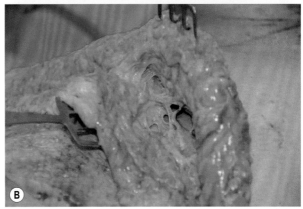

图 22.2.3　腹壁吸脂术后皮下广泛的瘢痕组织。(*2017 Simeon Wall Jr.*, *MD*, *FACS.*)

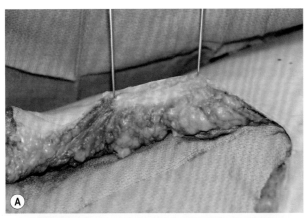

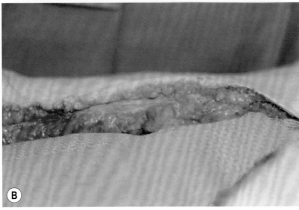

图 22.2.2　热能吸脂术后皮下的纤维化和瘢痕。(*2017 Simeon Wall Jr.*, *MD*, *FACS.*)

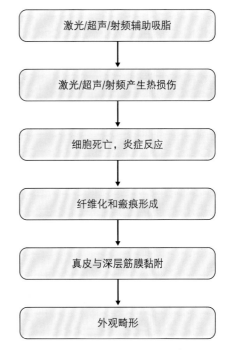

图 22.2.4　热能破坏原理设备的重复吸脂过程

脂肪治疗方案

身体塑形手术中如何处理脂肪常有两种情形。一是在脂肪移植时,通过保护受区支持结构和血管尽量保证健康的受区移植床条件从而达到最好的移植脂肪成活率。相反,在吸脂时,人们似乎对支持结构并不在意,只关心吸除了多少脂肪。一方面,脂肪移植受区被尽可能地妥善保护,另一方面,吸出的脂肪及其基床却被区别对待。非选择性的吸除脂肪会对脂肪的支持结构造成毁灭性伤害,导致局部外观出现畸形,也会增加修复手术的难度。因此,作者建议无论是吸脂还是脂肪移植应该以同样的态度对待脂肪组织,即在保护好残留脂肪和其周围组织结构的基础上再进行脂肪移植填充、脂肪重分布或脂肪去除,以最终达到预期外形。

适应证和禁忌证

重复吸脂术的适应证和禁忌证都与首次吸脂术类似。适应证包括体重指数在 30 以下、饮食和运动习惯良好、有合理的手术预期。对再次肥胖而要求重复吸脂术的患者而言,把握上述各适应证更加重要。

在初次手术后不能坚持生活习惯,或术后体重迅速反弹的患者不是二次手术的理想人选。有时,一些要求二次手术的患者对于前次手术的体验也可能偏负面。在这种情况下,术者必须将二次修复手术的风险、优势和局限性等告知患者。不合理的手术预期(例如,现有技术无法达到要求的效果)是手术禁忌证。

建议二次手术至少在上次手术一年以后或等待更长时间再进行。在等待期内,可以让组织水肿充分消散,这样组织就会变软而有弹性。此外,稳定的局部环境有利于脂肪移植、脂肪重分布和减脂。首次手术和重复手术之间间隔时间越长,获得良好术后效果的概率越大。

患者评估

有些患者在首次吸脂术后残留脂肪很少,就可能无法进行重复吸脂修复。即使采用 SAFE 吸脂术,前提条件是仍然必须有一些残留脂肪(可方便脂肪移植、脂肪重分布、减脂等操作)方能塑造出平滑自然的外观曲线。单纯依靠脂肪移植则很难塑造流畅的外形,应当谨慎使用。

术前计划与准备

间隙加压装置在患者麻醉诱导前就应该开启,并在整个手术过程中使用,一直到患者能恢复下地活动为止。术前一小时就应开始主动和被动保温措施,直到患者出院。术中

任何时候身体中心温度低于 36℃ 都会增加出血、术后恶心呕吐和伤口感染的风险。

手术技术

麻醉

重复吸脂通常在全身麻醉下进行。除非是进行细微调整,否则重复吸脂都不宜采用局麻、肿胀麻醉或镇静麻醉。其原因和大量吸脂不宜采用上述麻醉方式一样。但除此之外还有另一个原因:在致密的瘢痕组织中注射肿胀液和抽吸,无论手术医生怎样努力降低刺激,患者往往难于忍受这种疼痛。当然,究竟采用什么麻醉方式取决于术者的习惯。

标记

首次吸脂术时只需简单做好标记即可,但重复吸脂术前需要仔细的标记出隆起、凹陷和其他不平整的部位。虽然并不需要使用"定点标记法",但最好还是标记出需要吸脂的部位、融合的部位和需要填充的部位。通常用黑色同心圆标记需要吸脂的部位,用红色交叉线标记需要脂肪重置或移植的部位。在身体双侧对称点画出参照线和方向线有助于在变换体位时作为参照(图 22.2.5)。

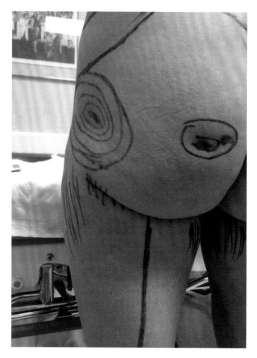

图 22.2.5　术前标记

患者体位

重复吸脂术时的体位与首次手术时一样。作者发现俯卧位用处不大,所以很少使用。在身体受压部位小心的垫上

衬垫和仔细的消毒铺巾一样非常重要。从患者颈部至床尾都铺上整片完整无菌布单有利于在术中变换患者体位而无须再次进行另外的消毒铺巾。

采用 SAFE 吸脂术进行重复吸脂操作常用三种体位：仰卧位、左侧卧位和右侧卧位。侧卧位时除了操作方便，还能降低深静脉血栓和肺栓塞的风险。因为侧卧位时，在上面那一侧的肢体静脉压力降低，静脉血瘀积减轻，盆腔静脉回流增加。

在上述 3 个体位下操作可以避免出现包括臀中部"鲨鱼咬痕"或其他吸脂痕迹在内的外形畸形。侧卧位最接近正常站姿，此时的身体曲线很接近患者照镜子时的身体姿态。此外，侧卧位时有利于上腹部的操作，而仰卧位时腹壁充分伸展，且受到胸廓的阻挡以及腹壁皮肤紧贴于深部组织上，此时进行上腹部吸脂会非常困难。侧卧位时，胸廓肋弓突出不明显，腹部屈曲度增加，患者上腹部皮肤可以从肋骨上轻松推离。

技术操作

SAFE 是分离（separation）、抽吸（aspiration）和脂肪重置（fat equalization）的缩写，分别代表首次吸脂手术中的步骤，也有助于全方位处理脂肪组织。在重复吸脂病例中要增加第四步来处理缺损和容量不足，包括脂肪转移、脂肪移植和粘连松解等方式。

吸脂术时要注入足量的肿胀液以减少出血、额外增强麻醉作用以及通过组织厚度扩张增加操作空间。首次吸脂术时肿胀液与吸出物的比例为 1∶1 或 1.5∶1。但是在重复吸脂术中，目标区域的容量扩张非常重要，以提供足够空间以供抽吸操作。因此，肿胀液与吸出物的比例常达到 2∶1，甚至 3∶1。常使用 Klein 针注射肿胀液，然后等待 20 分钟以待血管收缩，最后再进行 SAFE 吸脂术的第一步。

Daniel Del Vecchio 医生和作者父亲建议在注射肿胀液的同时进行分离操作。作者和 Del Vecchio 后来将上述步骤进一步精练，发现了器械、水流速和操作的最佳参数配置以保证血管收缩的效果最好，起效时间最短，同时还尽可能地将脂肪分离开来。在这种情况下，注射肿胀液和脂肪分离的过程结合起来，明显地降低了血管收缩起效所需的时间，也简化了手术流程。

第一步：分离

一开始都是用弯的改良篮状 Becker 管进行脂肪分离操作，但弯的新款笼状管分离效率更高。这一步要花费整个手术约 40% 的时间。配合动力辅助吸脂设备最大限度发挥管壁侧翼的震荡分离作用而不进行脂肪吸出，这一操作可以大大降低后期术者吸脂体力消耗。不过完全可以手动完成整个 SAFE 吸脂术，无须借助任何外力，只不过效率低很多。弯曲的管子或分离器，尖端为钝头，两侧有侧翼（挡板），能在其周围制造出高压区和低压区。低压区的脂肪颗粒从周围组织上剥离下来或彼此分离，而不损伤周围的血管和间充质组织。这种机械性乳化作用（分离作用）将脂肪的固态结构

转变成更加疏松倾向于液态的结构，在组织阻力均较大的浅层皮肤和深层骨骼肌之间创造了一个低阻力的吸脂层次。这低阻力层次与上下层次之间明显的阻力差别使得吸脂能在安全易控制的层面内进行，这对整个操作而言非常重要。

重复吸脂时，上述操作更加重要。由于上次手术导致的瘢痕和纤维化，脂肪层与上下结构之间的阻力差别已经消失。纤维化后，注射肿胀液和吸脂管来回抽吸的操作将会变得难以进行。在过去，纤维化的组织将吸脂管头导向至皮肤或深层更重要的解剖结构造成损伤几乎是不可避免的。第一步分离脂肪的操作会让这一层次再次变得疏松，阻力降低从而和其上下层的高阻力区区分开来，使目标吸脂层次的操作也变得容易控制。不论是进行脂肪移植、脂肪重置还是去除更多脂肪，该层次阻力的降低都会让其更接近于首次吸脂时的感觉。乳化疏软的脂肪周围的血管和支持结构却是相对坚韧的，这会让吸脂的操作变得简单容易。

脂肪分离与组织剥离是完全不同的概念，这种方式的脂肪分离操作并不会破坏脂肪周围血管和组织的完整性。这一过程与摇晃苹果树让苹果掉下来的操作类似，是相对轻柔温和的，与砍掉整个树枝的理念完全不同。分离操作的终点是目标区域的脂肪层阻力消失，说明该区域的脂肪组织已充分机械性乳化。

第二步：抽吸

脂肪分离结束后，用传统的较小口径、多孔的侵袭性较小的吸脂管（例如 2.7、3 或 4mm 口径的动力辅助吸脂长单孔或双孔的 Mercedes 管）吸出乳化脂肪。由于在上一步骤中脂肪已经充分分离，该步骤操作快而且几乎不会出血，很快可以完成；同时由于使用了较小口径、侵袭性低的吸脂管因此对保留下来的脂肪组织损伤很小，这些留存脂肪对塑造光滑自然的曲线和外观十分重要。脂肪抽吸大约会花费整个治疗过程 40% 的时间。然而重复吸脂术时，吸脂花费的时间差别可能很大，这取决于需要抽吸多少脂肪量。如果只要抽吸一点点脂肪，本步骤所需时间就只用在脂肪供区准备上。

标准的吸脂术需要用很大的负压以近乎暴力的方式剥离吸出脂肪，同时也破坏了脂肪周围较坚韧的支撑组织结构。与此不同的是，SAFE 是将脂肪乳化分离后温和地吸出，可以让周围的支撑组织结构保持完整性。

第三步：脂肪重置

SAFE 吸脂术的第三步是脂肪重置，与第一步类似，使用新款笼状管操作，注意并不同时吸出脂肪。如果遇到阻力异常和/或难以分离的脂肪，换用更多侧翼的分离器将该区域的脂肪组织重置。第三步花费的时间占总时间的 20%。许多医师刚开始采用 SAFE 吸脂术时会发现他们在第一步花费的时间较少，而第三步花费的时间很多。随着经验积累和认识加深，大多数人的时间消耗基本保持了 40/40/20 的比例。重复吸脂术时重置脂肪以平衡突出和凹陷的部位会花费较多时间，当管子在皮下来回穿过时用另一只手辅助按压。脂肪重置能有效分离残留的脂肪，让脂肪分布变得均匀，

通过"局部脂肪移植"防止皮肤与深层组织产生粘连。"局部移植"的脂肪成为防止瘢痕形成、皮肤粘连和外观畸形的屏障。即使这部分脂肪很薄量很少,也能帮助呈现光滑的身体曲线和自然外观。而其他的吸脂技术会在残留的脂肪层很薄时出现难看的不平整外观,这与 SAFE 吸脂术完全不同。与首次吸脂术一样,当面对不平整、复杂、脂肪不足或严重纤维化时,采用 SAFE 技术实施重复吸脂术更灵活、实用性更强。

吸脂术最大的挑战就是移除多余脂肪的同时要避免表面各种各样的凹凸不平。SAFE 吸脂术能解决该问题,打破传统吸脂术"剂量反应曲线"的束缚,塑造出光滑的曲线和自然的外观。

无论是首次吸脂术还是重复吸脂术,滚动夹捏法是判断脂肪重置操作是否到位的标志。将皮肤夹捏在拇指和其余手指之间,两只手朝不同方向滚动夹捏触摸整个术区,评估术区平整度和下方脂肪层的厚度。如果触摸到不平整的区域,可以用辅助手捏起该不平整组织,将笼状管插入其中,辅助手轻微加压,主动手持管使管头在这部分不均匀的皮下组织中来回推送抽动进行脂肪重置操作,直到觉得术区平整为止。重复吸脂整形时,术区如果仍然不平整,就要进行力度更大的脂肪转移和重置操作,局部容量不足时进行脂肪移植补充,最后,需轻柔精准的将皮肤粘连区分离开来。

传统的处理吸脂术后凹凸不平的方法叫"定点法",它是指将凹陷周围突出部位的脂肪抽除,而凹陷部位则进行脂肪移植补充。该方法被广泛传授给大多数整形外科医师,用于处理上述问题(图 22.2.6)。

"定点法"术前的标记工作很繁重,手术时间也很长。相反,用 SAFE 吸脂术重置整个术区的脂肪技术难度小,经此操作后,大多数病例都无须进行标准的脂肪移植术。如果仍需脂肪移植,相较于热能相关的吸脂术后或"定点法"中因广泛剥离所造成的不那么友好的受区环境,SAFE 吸脂术可以提供较好的受区环境可保证移植脂肪更好地成活。

防止外观畸形

有很多技术可以防止吸脂时产生术区不平整。在吸脂管进出吸脂口附近时,应把硅胶管捏住或关闭设备以停止负压抽吸。有弧度的吸脂管有其特殊的用途,其在操作时可以通过旋转改变抽吸方向,而无须每次将抽吸管回到入口处再次插入,(特别是在腰部等带弧度的区域)使用弯管可以顺着身体自然弧度抽吸而防止抽出凹陷,并能更好地到达并完成整个区域的抽吸。切口附近的脂肪应最后处理,在手术快结束时仔细地将切口附近部位的脂肪处理平整。除了移植脂肪所作的切口,其余所有切口都不缝合,敞开引流,可减少术区积液,减轻皮肤淤青和术区肿胀。最后,作者不建议抽吸臀中部脂肪,以免造成术区畸形。相反,作者通常在该区域移植脂肪以获得更好的术后效果。

辅助操作

重复吸脂术时,Cellfina 皮肤橘皮样凹陷处理器非常适合处理粘连区和凹陷部位。它通过负压辅助能精准的释放黏附部位的皮肤,破坏下方的纤维条索组织,而且出血少,不会破坏移植到该区域的脂肪组织。术前要对被处理区域进行详细的设计和标记,在 SAFE 吸脂术最后阶段如仍有残余凹陷时再使 Cellfina,使用 Cellfina 后无需牵引线和粗且欠精准的分离吸管操作。

为追求最佳效果,重复吸脂术有时需要与包括腹壁成形、隆乳术等在内的其他塑形手术联合实施。虽然重复吸脂术中吸出的脂肪质量不如首次吸脂术,但仍然可以用作脂肪移植的原料。就这一点而言,首次吸脂术和重复吸脂术二者之间并无太多不同。

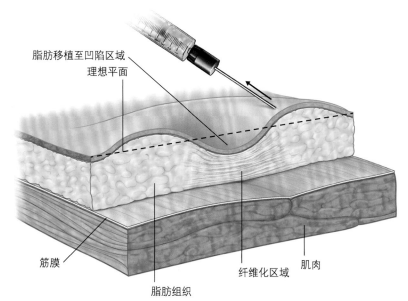

脂肪移植至凹陷区域
理想平面

图 22.2.6 "定点法"抽吸突出部位的脂肪,用脂肪移植填补凹陷

筋膜　　脂肪组织　　纤维化区域　　肌肉

术后护理

重复吸脂后术后愈合过程更加复杂。这类患者容易出现持续肿胀、不平整、血清肿和外观畸形。医生应该告诉患者,术后肿胀完全消退可能需要长达 1 年甚至 2 年,此时皮肤才会变软并恢复弹性。此外,这类患者也容易出现感染异常和迟钝。术后 2 周即开始使用普瑞巴林,脱敏治疗和按摩能减轻上述症状。

长期使用压迫治疗有利于水肿消退,缓解不适,减轻术区畸形。平坦的术区可以用半英寸(1.27cm)或 1 英寸(2.54cm)厚的 Reston 敷料(3M Inc., St. Paul, MN)均匀压迫。而对进行了脂肪移植的大面积凹陷区则不宜过度压迫,需通过修剪 1 英寸厚 Reston 的敷料来实现和周围其他区域的差异化压迫。泡沫敷料外面再加低压力的紧身衣舒适固定,注意这种紧身衣的压力比吸脂术后常规穿着的那种压力要小。

一张描述使用泡沫敷料的注意事项的卡片能避免很多问题发生:泡沫边缘放置纱布可以防止皮肤水疱形成;泡沫在术后第一天早晨和术后 2~3 天需松开检查皮肤情况。松开后然后再即刻敷上能以防止张力性水疱并让患者保持舒适。一块泡沫在前 2 周能 24 小时使用,接下来 2 周只在白天使用,晚上可以不用。晚上不使用泡沫可以让身体自行处理水肿的部位并防止压出痕迹来。可以将婴儿爽身粉涂抹在泡沫下。如果仍然不舒服,可以在泡沫下穿着氨纶制的或紧实棉花制的贴身衣物。泡沫清洗之后会变得再次柔软舒适。如果泡沫变得硬而坚固了就要注意了,这样容易导致皮肤水疱形成或导致溃疡。

除了泡沫和紧身衣,应告知患者避免做弯腰屈曲动作等避免在高危区域(绝大多数在腹部)出现皮肤褶皱。术后 4 个月内应避免过紧束缚性衣服。

结果

与传统吸脂术、热能相关的吸脂术以及其他形式的吸脂术相比,SAFE 吸脂术在重复吸脂中有多方面的优势。SAFE 吸脂术通过对整个治疗区域进行脂肪吸取、脂肪重置及特定区域的脂肪移植充填等综合平衡手段保证了即使在较彻底激进的抽吸情况下也能有平顺而不会增加外观畸形的风险。

有证据表明,SAFE 吸脂术的分离和重置操作能激活留存的脂肪干细胞(分泌各类细胞因子)从而促进缺血脂肪组织的再血管化和氧分压的提高。这有可能会促进健康脂肪组织修复和重建。

问题与并发症

必须认识到的是,与其他美容修复手术相比,吸脂修整和二次修复吸脂所能达到的效果可能不那么理想。大范围重复吸脂术的患者由于原有的外形不平畸形、皮肤损害或瘢痕等病变,无论如何修复都会或多或少残留一些畸形,这会让手术的整体效果略打折扣。此外,有些情况尤其是热能或剥脱性损伤等原因造成的畸形很难修复。上述方法产生的瘢痕和纤维组织总体上降低了完全修复所有残留畸形的可能(图 22.2.7~22.2.10)。

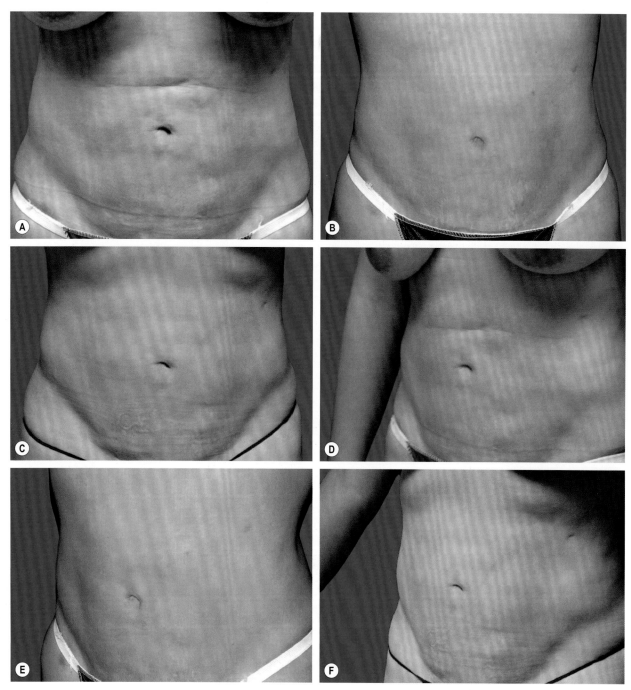

图 22.2.7　30 岁女性,曾行多次吸脂术,包括负压吸脂术,超声辅助吸脂术,经 SAFE 吸脂术治疗腹壁浅层,行瘢痕松解,60cc 脂肪移植;术后 1 年效果。(*2017 Simeon Wall Jr.,MD,FACS.*)

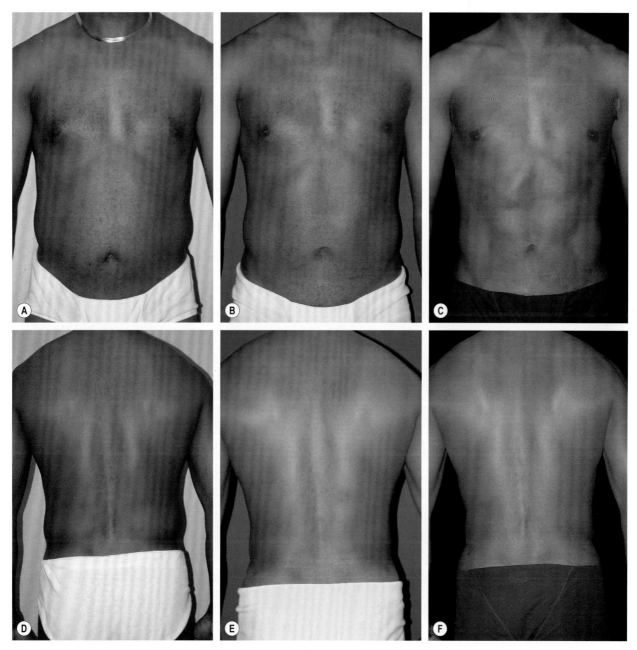

图 22.2.8　（A~C）SAFE 吸脂术，躯干和胸部环吸，抽吸量 4.5L；（D~F）腹部和髂腰部浅层 SAFE 吸脂术处理，抽吸量 1.3L。（*2017 Simeon Wall Jr. , MD , FACS.*）

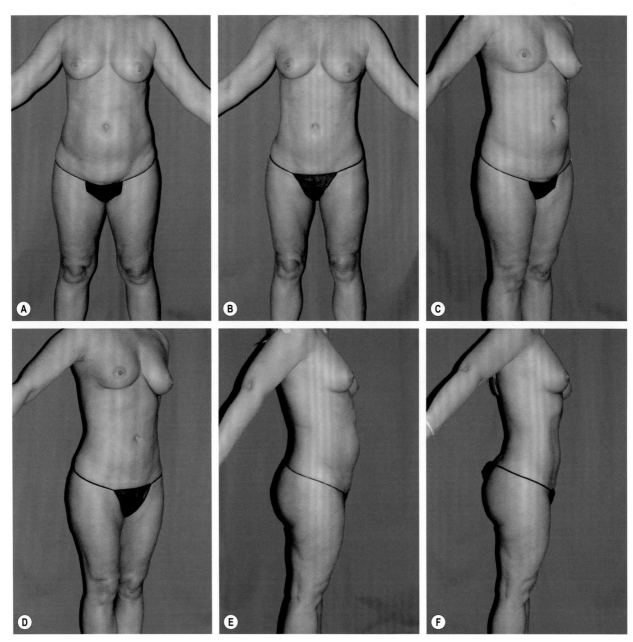

图 22.2.9 48 岁女性，外院躯干、大腿和膝等部位负压辅助吸脂术环吸史，SAFE 吸脂术行躯干、双侧大腿环吸、膝、小腿、下面部、下颌和颈部抽吸，共抽吸 6.8L。术前见：A、C、E、G 和 I；SAFE 吸脂术后见：B、D、F、H 和 J。（*2017 Simeon Wall Jr.，MD，FACS.*）

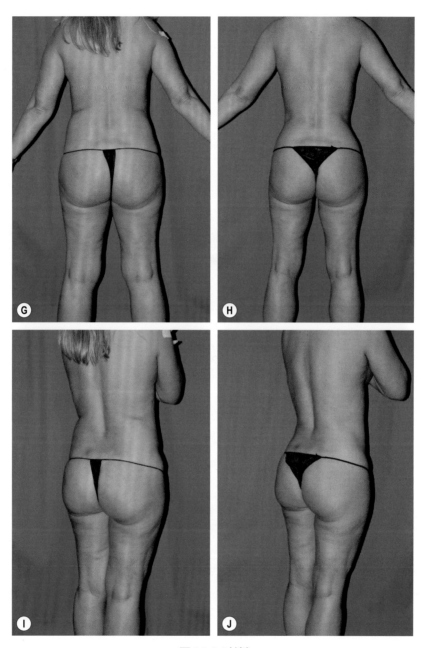

图 22.2.9（续）

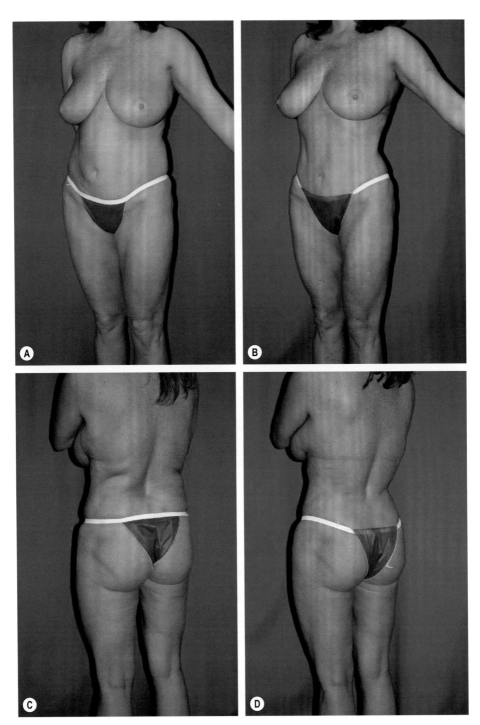

图 22.2.10　52 岁女性,曾行躯干和大腿负压辅助吸脂术环吸 3 次,躯干仍有脂肪堆积,用 SAFE 吸脂术进行躯干环吸和小型腹壁整形术,抽吸量 3.3L。(A 和 C)SAFE 吸脂术前;(B 和 D)SAFE 吸脂术后。(*2017 Simeon Wall Jr.,MD,FACS.*)

第 23 章

腹壁成形术

Dirk F. Richter, Nina Schwaiger

概要

- 腹部是整形外科手术中最常见的区域之一。通常在孕后或体重改变之后,患者希望改善腹壁外形,同时也包括修复额外的腹疝。
- 对腹部区域的评估包括详细的病史和体检,包括怀孕史、手术史,尤其是下腹区域的手术史和患者体重的变化。术前确定包括腹直肌分离在内的任何现有的腹疝是必不可少的。
- 在腹部应该注意的基本问题包括在垂直和水平两方向是否存在组织过剩及具体部位,同时评估脂肪组织与多余皮肤组织之间的关系,以及检查脐茎并排除脐疝。围手术期的其他问题包括:术前肠排空以降低腹腔内压、精准的术中处理、维持适当体温、充分预防血栓形成、术中精准把握解剖学要点、术后加压治疗,以及对术后早期并发症的及时处理,例如血清肿。
- 鸢尾式腹壁成形术可改善整个腹部区域,同时收紧腰围。在切除下腹部多余组织之前,应先初步评估并暂时缝合垂直切口,这一点至关重要。尤其要注意避免将垂直切口上延至两乳中间。
- 在大量减肥患者中,通过外侧高张力腹壁成形术加强外周张力合并实施鸢尾式腹壁成形术可改善形体,在大多数情况下,还须行躯干环切术才能取得更好的效果。
- 通过保全腹部浅筋膜到 Scarpa 筋膜的脂肪筋膜瓣,可保护筋膜下淋巴管从而防止血清肿的形成,Scarpa 筋膜的收紧也可以改善大腿内侧区域。
- 必须对切除的组织区域中的任何可疑皮肤肿物进行病理检查分析。

简介

腹壁成形术是最常见的美容手术之一,其不仅包含美学特征的修复,还有腹壁的结构重建。美学特征的改变包括改善腹壁轮廓、重建外观自然的脐孔和将手术所致的腹部瘢痕置于最佳的部位。结构重建部分包括重塑恢复原有的筋膜和肌肉正常解剖并且修复可能存在的任何其他解剖结构的畸形。

腹壁成形术的主要目的是通过三维立体方式来实现组织切除,缝合后张力区域远离切口,从而使腹部多余皮肤和皮下组织切除量达到最佳状态。将切口张力远离切口端的目的是防止皮瓣血运受损。此外,应恢复腹部肌肉腱膜层结构以防止腹疝、腹直肌分离和随之而来的躯干肌肉失衡,同时改善腹壁轮廓。

由于腹壁成形术的变化和改良方法众多,在术式选择上宜采用个性化原则以选择合适的术式,其关键在于降低手术病损率、术后致残率以期获得预期效果[1]。

历史回顾

腹壁外科手术最早的报道可以追溯到 1899 年。Kelly 尝试使用较长的腹部正中水平切口来矫正多余的腹部皮肤和脂肪[2,3],切除的腹部垂肉重达 7kg。1916 年,Babcock 提出了垂直的腹正中切口[4]。Thorek(1924)第一个设计并采用保留脐的下腹部横行切口来进行腹壁整形,该方法也是目前使用最多的腹壁成形术[5,6]。

1957 年,Vernon 发表了当代版本的腹壁成形术,其中包括脐转位和肌肉腱膜层折叠术[7]。Pitanguy 于 1967 年报道了 300 例腹部脂肪切除术[8];Regnault 于 1972 年发表了 W-技术腹壁成形术[9]。1973 年,Grazer 在书中描述了所谓的"比基尼线切口"[10]。St. Tropez 比基尼在 1960 年代很流行,因为这类比基尼腰围很低,因此偏向于采用近乎水平切口的腹壁成形术。在 20 世纪 80 年代中期,法式比基尼(French-line bikini)(在侧方切口高而在中央切口低)开始流行,将腹壁成形术切口从近乎水平方向转换为伴随腹股沟走行的切口线[9,10]。如今,腰围位置非常低的比基尼再次受到人们的欢迎。因此,为了实现腹壁成形术的量身定制,必须对每种术式进行适当的调整。

1977 年,Grazer 和 Goldwyn 报道了使用新型腹壁成形术的第一个并发症[11]。他们注意到,在不减小腰围的情况下,可通过缝合腱膜来减少腹壁前突。1978 年,Psillakis 首次提出切取双侧条带状腹外斜肌腱膜,将其交叉折叠缝合于中线区域,通过缝合收紧腹外斜肌腱膜,可显著缩小腰围[12]。

20 世纪 80 年代,腹壁成形术中吸脂术的辅助应用使腹壁成形术得以进一步发展。1985 年,Dellon 发表了将腹壁多余组织垂直和横向切除相结合的新方法,从而产生了鸢尾式腹壁成形术[13]。1988 年,Matarasso 根据患者解剖结构的变化对腹壁成形术患者手术方式进行分类,从单一吸脂术、局部腹壁成形术到全腹壁成形术[14]。

Ted Lockwood 在 1997 年描述了外侧高张力的腹壁成形术,其与常规的腹壁成形术的区别在于减少了皮瓣的直接的剥离和分离,增加腹部侧方皮肤切除量,在重建浅筋膜系统(SFS)的基础上在侧腹部形成高张力切口闭合[15]。

2001 年,Saldanha 发表了一项将脂肪成形术与传统的腹壁成形术相结合的新技术,其中强调不对腹部皮瓣进行分离,但随后通过对腹壁皮瓣的扩大分离对该技术进行了改良[16]。

根据美国整形美容外科学会 2016 年美容手术国家数据库的统计,自 1997 年以来,腹壁成形术的手术数量增加了约434%[17]。

解剖学

腹壁解剖学知识对于腹部美容和重建手术是必不可少的。从胚胎学角度,腹壁的来源呈节段性,这可从其血液供应和神经支配上反映出来。腹壁的形成始于妊娠的第 22 天,此时胚胎从三胚层胚盘转变为三维结构。在子宫内腹壁的进一步发育具有多个关键性阶段。

任何一个阶段出现任何问题都可能导致腹壁先天性缺陷。脐带分离后,腹壁结构便固定不变了。

随着年龄的增长和女性怀孕,腹部皮肤变化和脂肪堆积更多发生在下腹部。特别是多次怀孕的妇女,妊娠纹较为常见,主要原因在于真皮层胶原纤维断裂和分离,从而使皮肤变薄[18]。目前,妊娠纹的治疗仅可通过外科手术切除(图 23.1)。

脐

作为腹壁最明显的美学标志,脐位于中线,距阴阜上方约 9~12cm。脐周轻微凹陷,呈直径约 4~6cm 的圆形或椭圆形。因脐带周围的筋膜较不稳定,可增加疝气的发病率,故在进行脐部解剖分离时易导致肠损伤。脐周血供来源于双侧腹壁下动脉所构建的真皮下血管网的分支,还有部分来源于脐正中韧带。

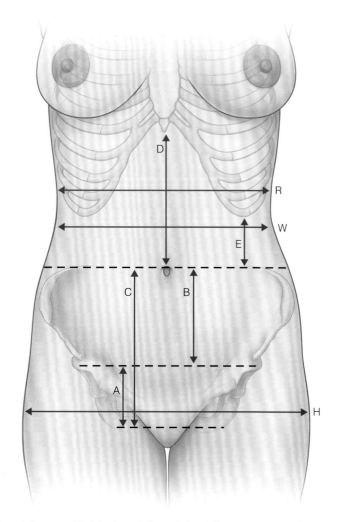

图 23.1 解剖标志。腹部正常解剖学比例。如图列出女性腹部测量平均值。个体差异取决于身高和骨骼结构。99% 的患者脐位于髂嵴最高点平面。A,阴阜顶点到大阴唇前联合距离,平均 5~7cm。B,脐和阴阜顶点距离,平均 11~13cm。C=A+B,脐到大阴唇前联合间距离(C=D)。E,肋缘至髂嵴距离。E 与胸腔底部宽度(R)的比例决定了患者是长腰型还是短腰型。正常比例(E:R)约为 1:3(长腰型接近 1:2;短腰型接近 1:3)。胸廓向下逐渐变窄,相较于腋下方胸廓宽度,较窄的胸廓下部可形成巧妙的"V"形而有助于突出腰部轮廓。H,臀部宽度。骨盆比胸廓要宽,也可以突出腰部轮廓。当 R<H 时,腰部更清晰。W,自然腰围 - 躯干的最窄点(请注意,脐通常位于自然腰部下方约 1~4cm)。相对于臀部,健康女性的腰臀比(W:H)大约为 0.72:1;在健康男性中,大约为 0.83:1。需要注意的是,健康腹部的自然轮廓显示出轻微的上腹矢状凹陷,并逐渐转变为脐下下腹部的轻度前凸。在"eh"腹直肌外侧边界处还有一个细微的垂直沟,在肌肉发达的人群中更为明显可见

皮肤、肌肉和筋膜

腹部皮肤某些部位和其下的筋膜附着较强("粘连区"),如髂前上棘和腹白线。腹部皮下组织被两层筋膜分隔,

浅层的 Camper 筋膜和深层的 Scarpa 筋膜,Scarpa 筋膜为一层致密的纤维结缔组织,向下延续与大腿阔筋膜相连[19]。

浅层脂肪层相对致密,其间脂肪颗粒较小,有丰富的血管结构,而深层脂肪则颗粒较大,结构相对疏松。

需要进行腹壁手术的患者经常患有肌肉腱膜松弛,因此了解这些解剖结构至关重要。腹部肌肉组织包括四个成对的肌肉,即腹直肌,连接在正中腹白线,腹外斜肌、腹内斜肌和腹横肌则在半月线部位前后融合延续成为腹直肌前后鞘。

腹直肌由前、后鞘包围,起始于肋下缘,附着于耻骨联合。在弓状线(又称道格拉斯半环线,大约位于脐和耻骨联合的中点)上方,腹直肌前鞘由腹外斜肌腱膜和腹内斜肌腱膜形成,而腹直肌后鞘由腹内斜肌腱膜和腹横肌腱膜形成。在弓状线以下,只有腹横筋膜和腹膜,腹直肌后鞘不存在。在腹直肌的下方,80%~90% 的患者有锥状肌存在(图 23.2)。

为了避免引起背部不适,腹壁手术中一个重要的步骤是必须矫正会带来肌肉失衡的腹直肌分离现象。

淋巴系统

淋巴管收集真皮下汇聚的淋巴液,经过较深的脂肪层,进入较粗大的淋巴管(图 23.3)。腹壁淋巴系统分为两部分,脐上引流至同侧腋窝和胸外侧淋巴结,脐下则引流至腹股沟浅或外侧淋巴结。脐下区的(较粗)淋巴管最终行走于 Scarpa 筋膜平面下方,这也说明了在腹壁手术中保留 Scarpa 筋膜的重要性[18]。

血液供应

腹壁的血液供应来自胸部和骨盆区域的众多主干动脉,这些动脉通过许多吻合相互连通。Taylor 和 Palmer 引入了血管体区或人体血管区域的概念[20]。他们描述了两种类型的皮肤血液供应:①直接为皮肤提供血液的直接供血血管;②间接供血血管,主要是一些主要目的是供应肌肉和其他深层组织的血管"从深筋膜穿出的终末支血管"。在 1988 年的后续研究中,Moon 和 Taylor 证明了腹壁上、下血管系统之间的联系及其与皮肤血循环的关系[21-23]。

腹壁动脉供血的详细知识对于腹壁手术非常重要,尤其是在腹壁或胸壁手术之前。Huger 描述了腹壁供血的不同分区,可指导外科医生进行术前设计和提高术中操作安全性(图 23.4)[22]。Huger 将腹壁的 I 区定义为垂直走向的腹壁上下血管弓向前穿支供养的区域。Ⅲ区定义为腹壁的外侧面,由六支外侧肋间动脉和四支腰动脉供血。下腹部则由腹壁浅动脉、会阴浅动脉和旋髂浅动脉供血(Ⅱ区)。这些区域之间有丰富的侧支循环。

在标准的腹壁成形术中,在下腹部区域和直到剑突的中央区皮瓣分离掀起后,I 区和Ⅱ区皮瓣的主要血液供应被打断,导致腹部皮瓣灌注主要由 Ⅲ区血管提供。由于向下拉动的腹部皮瓣供血依赖于来自肋间和腰动脉的外侧穿支,所以保留这些血管至关重要。因此,了解任何术前已存在的瘢痕(例如肋下胆囊切除术切口)很关键。在某些情况下,即使是垂直的中线切口也会损害皮瓣的血液灌注。

腹壁神经

腹壁的皮肤感觉来源于第八至第十二肋间神经的前皮支和外侧皮支,它们穿行于腹内斜肌和腹横肌之间,进入腹直肌,到达上覆的筋膜和皮肤。外侧皮支于腋中线处穿出肋间肌进入皮下层。T5-L1 皮肤感觉区域交叉感觉支配和这两类分支有关。腹斜肌和腹横肌的运动支来源于下胸部和腰背神经,而腹直肌则由第五至第十二肋间神经的分支支配,这些分支经腹直肌后在肌肉外侧 1/3 和内侧 2/3 交界处进入腹直肌[23]。

作为支配腹壁运动和感觉的外周神经,髂腹下神经和髂腹股沟神经是必须提及的,因为它们的走行在下腹部外侧横行切口中可能会被切断,导致腹股沟和大腿前内侧区域的持续感觉丧失(图 23.5)。

病理学

妊娠是导致腹壁畸形的最常见原因,因为其对皮肤和肌肉腱膜结构的拉伸已超出了它们的生物力学回缩能力。皮肤相应的变薄、弹性缺失,可能会有妊娠纹和腹直肌分离。由于腹壁皮肤回缩力不足,产后体重下降也会加剧腹壁畸形的进展(图 23.6)。节食或减脂手术后体重大幅下降会导致类似腹壁病理生理改变,包括皮肤和皮下组织赘余以及腹壁肌肉组织的松弛。这些特殊类型的患者对腹壁修复的需求越来越大,使得腹部手术开始向下腹部环形切除整形术方向发展。此类修复整形的内容详见第 25.2 章和第 28 章。

脂肪堆积方式男女有别。随着体重的增加,女性的脂肪堆积常见于低位躯干和臀部,而男性则多见于腹部,呈环形堆积。在女性,常见于大腿后部的脂肪堆积会引发皮肤表面的橘皮样凹坑,这可能是由皮下脂肪组织内纤维间隔牵拉引起[24]。

腹直肌分离是由于腹直肌鞘过度扩张,腹白线处腱膜变宽所致,表现为脐上和 / 或脐下隆突。包括术后切口疝、先天性上腹部疝和脐疝在内的腹疝可减弱腹壁强度。术前明确此类疝气诊断是避免术中肠损伤的关键。

由于腹壁感染可能升级为细菌性坏疽和坏死性筋膜炎并危及生命,因此必须谨慎治疗。

腹部良性和恶性肿瘤非常少见。肿瘤广泛切除后会导致腹壁的巨大组织缺损,这通常需要采用显微外科游离组织移植来进行修复。

远离脐部的先天性腹壁缺损较为少见,大多基于腹壁的结构性缺陷。脐突出,持续性胎儿导管缺陷的一种,80% 的患儿在出生后 12 个月内可自行消退[25]。腹裂是较常见的先天性腹壁缺陷之一,导致胎儿腹腔脏器突入到疝囊内。在大多数情况下,必须通过一期缝合或应用免缝 silo 袋分期修复性手术进行矫正。

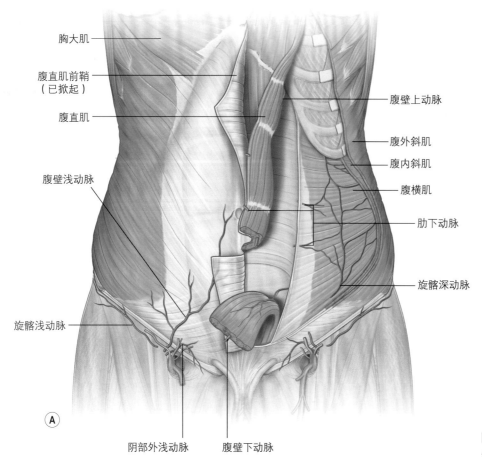

胸大肌

腹直肌前鞘
（已掀起）

腹直肌

腹壁浅动脉

旋髂浅动脉

阴部外浅动脉　　腹壁下动脉

腹壁上动脉

腹外斜肌

腹内斜肌

腹横肌

肋下动脉

旋髂深动脉

图 23.2 （A）腹壁肌肉解剖
和动脉供应;(B) 弓状线和半
月线

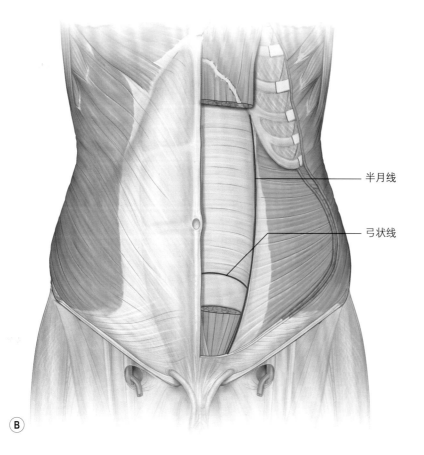

半月线

弓状线

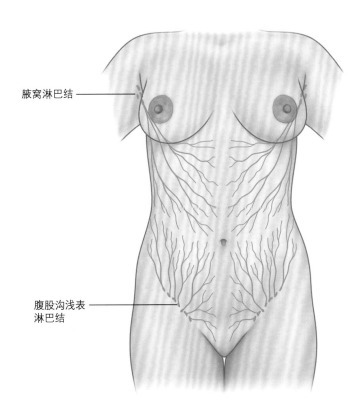

腋窝淋巴结

腹股沟浅表
淋巴结

图 23.3 腹壁淋巴系统分为两部分，脐上引流至同侧腋窝和胸外侧淋巴结；脐下则引流至腹股沟浅或外侧淋巴结。脐下区的淋巴管走行于 Scarpa 筋膜下方，说明了在腹壁手术中保留 Scarpa 筋膜的重要性

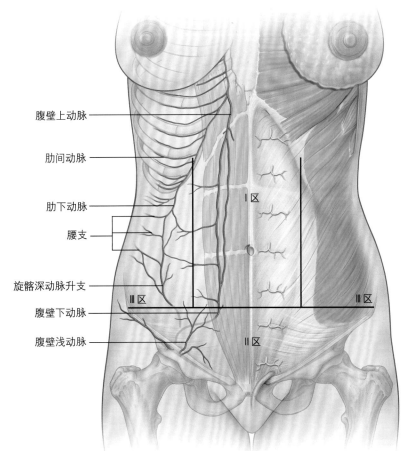

腹壁上动脉

肋间动脉

肋下动脉

腰支

旋髂深动脉升支

腹壁下动脉

腹壁浅动脉

Ⅰ区

Ⅲ区　Ⅲ区

Ⅱ区

图 23.4 腹壁血运供应分区[22]

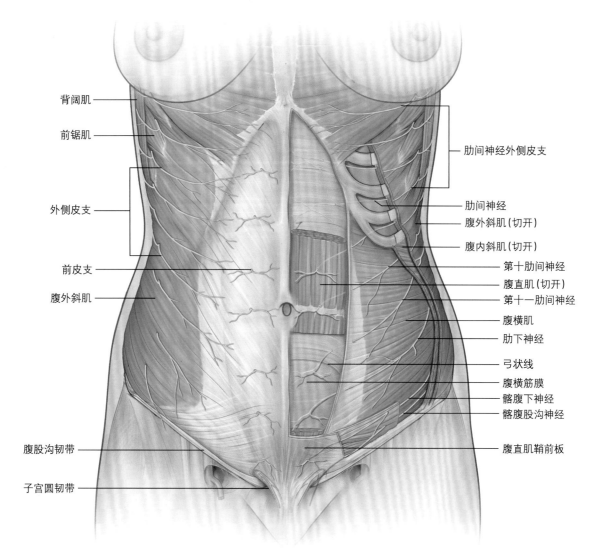

背阔肌
前锯肌

外侧皮支

前皮支
腹外斜肌

腹股沟韧带
子宫圆韧带

肋间神经外侧皮支

肋间神经
腹外斜肌(切开)
腹内斜肌(切开)
第十肋间神经
腹直肌(切开)
第十一肋间神经
腹横肌
肋下神经
弓状线
腹横筋膜
髂腹下神经
髂腹股沟神经

腹直肌鞘前板

图 23.5 腹壁神经

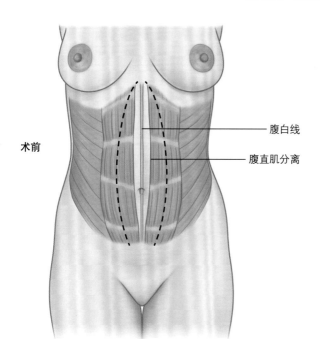

术前

腹白线

腹直肌分离

图 23.6 减脂、减脂手术和怀孕后体重急速下降导致相似的腹壁病理生理改变,其中包括过多的皮肤和皮下组织以及腹壁肌肉组织的松弛

问题分类

1988 年，Bozola 及其同事发表了对不同腹部畸形的分类，其包括 5 组不同的腹部美学畸形，并提出了相应的手术方案[26,27]。第 I 组为年轻的未生育者，她们的皮肤弹性正常，肌肉张力良好，主要是腹部皮下脂肪组织过多。第 II 组患者通常至少有一次妊娠，轻度下腹部皮肤松弛，腹直肌分离和脐下方过度脂肪组织堆积。第 III 组患者会有明显的脐下皮肤松弛，脂肪堆积和腹部肌肉松弛，有腹直肌和腹外斜肌分离。此外，患者多胎妊娠后常有妊娠纹。第 IV 组 和第 V 组患者脐孔上下均有严重的皮肤松弛和脂肪堆积，常伴有轻至严重的腹直肌和腹外斜肌分离。第 V 组患者的脐下垂低于理想高度。

Song 等人试图将大幅度减肥患者的外观和体检结果与选择合适的手术方法相关联。设计了 "Pittsburgh 评分量表"，该分类系统提出了大幅度减肥后相关畸形的全套解决方案（图 23.7A~D）[28]。

患者选择和手术适应证

术前评估腹腔内容物和腹压对于避免术后压力升高或腹腔间室综合征非常重要。在腹内压升高的情况下，患者取仰卧位时，腹壁会高于肋缘和髂嵴水平（图 23.8）。对有腹内压升高的患者，无论是否行腹直肌折叠，都必须谨慎进行腹壁成形术。

病史和体格检查

初诊时询问病史并体检。病史评估应包括体重波动情况、目前体重指数、体重指数下降情况、体重波动和稳定性、可能的减肥手术、营养失调、各类药物、怀孕和生产次数、剖宫产史、腹部手术史和腹部疝、运动频次、胃肠病史、心肺疾病史和吸烟史。重要的是要知道是否进行过哪类减肥手术。如果有过胃束带手术史，需要检查皮下注射壶的位置是否位于皮瓣分离或吸脂区。以防皮瓣的牵拉而导致束带移位而进一步导致胃绞窄。有些麻醉师手术时更喜欢排空松弛束带以防不测。请注意胃旁路手术和袖状胃切除术后患者适当补充维生素 B_{12}。

减肥手术后的血常规检查包括血红蛋白、血细胞比容、电解质、维生素 B_1、B_{12}、叶酸、铁 / 铁蛋白、维生素 D_3、葡萄糖、转氨酶和白蛋白。总蛋白、总胆固醇、甲状旁腺激素（PTH）、A1C（后者仅限于术前有糖尿病的患者）。

减肥手术后患者每年的实验室复查包括：

- 维生素 A
- 维生素 B_6
- 维生素 B_{12}
- 维生素 E
- 维生素 D（25- 羟基维生素 D）
- 铜
- 钙
- 镁
- 磷
- 锌
- 叶酸
- 前白蛋白 / 总蛋白 / 白蛋白
- 铁 / 总铁结合力（TIBC），铁蛋白，转铁蛋白
- 全血细胞计数（CBC），血红蛋白和血细胞比容
- 代谢功能全套（Chem-7）
- 肝功能：血清谷氨酸 - 草酰乙酸转氨酶（SGOT）/ 血清谷氨酸 - 丙酮酸转氨酶（SGPT），碱性磷酸酶，总 / 直接胆红
- 胆固醇 / 甘油三酸酯水平
- 糖化血红蛋白 A1C 水平（仅当患者在手术前患糖尿病时）
- 脱氢表雄酮（DHEA）
- 促甲状腺激素，T_4（如果患者患有甲状腺疾病则需要）

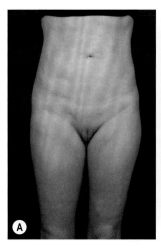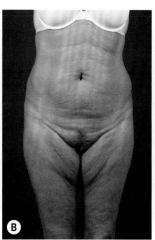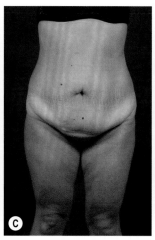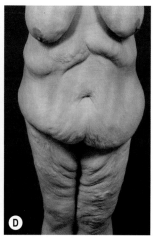

图 23.7　匹兹堡评分量表 0-3 显示了不同的畸形，以便更好地制定手术计划

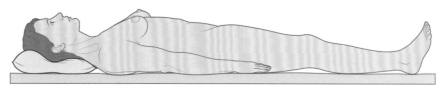

舟状腹

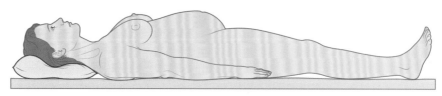

非舟状腹

图23.8　评估仰卧位的腹腔内压力。非舟状腹的腹壁成形术后容易出现压力升高

- 甲状腺旁激素PTH

必须记录腹部吸脂手术史。同时应该建议近期备孕的女性推迟相应的腹部塑形手术，但准备后期怀孕则不是本次手术禁忌证。

体格检查需要对整个腹壁进行检查，包括皮肤和脂肪层、肌肉腱膜层和腹腔内容积。皮肤和脂肪组织可以通过夹捏来测量皮下层厚度。评估皮肤质量，观察有无妊娠纹或膨胀纹及严重程度，但注意脐上纹理通常在腹壁成形术中不能切除。研究表明，减肥手术后患者的皮肤胶原结构有损害[29,30]。

必须评估和测量下腹部脂肪皮肤赘余松弛形成的束袋状垂肉，这类情况在严重时偶尔也可以见于上腹部。仔细检查褶皱区域是否有湿疹和继发性的色素沉着。术前分别在直立位、仰卧位和坐位时，必须将下腹部褶皱以下、侧腹部和上腹部、腰部、髋部、大腿以及下胸部等处对所有部位皮肤赘余情况进行详细的评估。

腹部的任何瘢痕尤其是肋下瘢痕和中线瘢痕都会损害血液供应。上腹部有横行瘢痕的话通常就不能进行常规的腹壁成形术，也许只有反向腹壁成形术可选。有垂直中线瘢痕可纳入鸢尾式腹壁成形术。

熟悉脐上中线区域和腹股沟部位相关黏附区域解剖对制定手术计划至关重要。上腹部卷筒形皮肤脂肪松垂就起始于腰部平面上的黏附区域。

最后，必须严格检查腹壁膨隆是否因腹直肌分离或因切口疝、上腹部疝或脐疝所致。在无法明确诊断时，CT扫描或磁共振成像扫描可帮助明确诊断。小套管针疝可能很难发现。建议按以下方式记录：

- 皮肤质地
- 脂肪组织厚度
- 褶皱的数量和位置
- 腹壁缺损部位
- 已经存在的瘢痕
- 腹部肌肉状态。

需要测量的项目如下：

- 脐到阴阜顶部的距离
- 脐到胸骨切迹的距离
- 会阴前联合到阴阜顶部的距离
- 腰围、臀围，腰臀比
- 夹捏法测量腹部脂肪组织的厚度

对于体重指数高于30或估计切除重量超过1500g的患者，由于术后血栓栓塞和血清肿发生的风险显著增加，因此必须严格掌握手术指征。此外，术前较高的体重指数提示术后美容改善效果相对有限。

影像文件

确保术前和术后有完整的影像记录至关重要，至少包括5个视角（前位、前斜位、侧位、后斜位和后位），如可能的话包括8个角度。此外还需要拍摄患者向前弯腰和坐位时的正侧位影像资料。通常随访拍摄时间点在术后的3、9和12个月。

通常的拍摄范围应从乳房下皱襞开始到耻骨联合；当然也可以另外拍摄一些范围更广的照片，把相邻区域也包括在内。还可以拍摄一些腹部肌肉收缩和放松时的照片。患者直立手臂下垂拍摄一组，然后上肢上举再拍摄一组。此外，患者可以在坐姿拍摄，以显示上腹部皮肤脂肪组织赘余松弛的程度。最后，让患者抓住并抬起腰腹部多余的组织，以及捏住腹部中部多余的组织时，分别补充拍摄站立位和向前弯腰位时的正侧位照片。

患者知情同意

有关手术过程、可能的替代术式以及手术风险和益处等必须在患者术前沟通时进行详细的讲解，这是术前准备中重要的一环。除了向患者常规提供并详细介绍标准的术前知情同意书内容外，一些相关的音像资料也有助于患者更好地理解和加深记忆。与任何整形手术一样，患者必须全面理解任何可能发生的并发症的真正含义；如可以让患者看一下切口主要并发症（如皮瓣坏死）和随后进行植皮后的照片。

此外,患者如有特殊的情况,还应一一详细解释清楚并签署相关的知情同意书。理想情况下,知情同意书应由参与沟通的医患双方尽早签署,然后在手术前不久签署第二份同意书。必须告知患者有关术后护理方面的情况,包括预计的活动强度。患者必须清楚地了解手术效果受很多因素影响,譬如每人不同的骨骼结构、腹腔内脏脂肪量和先前的瘢痕等,所有这些都会降低手术的最终效果。最后,患者必须意识到,与任何美学或重建手术一样,他们的腹壁成形术可能需要进行后期修复手术。

患者术前指导

患者术前体重至少保持 12 个月的稳定;如有减肥目标都应该在手术前完成。强烈建议患者在术前 6 周停止吸烟,最低标准是至少在术前 2 周和术后 2 周内戒烟。患者应在手术前晚和手术当天早晨清洁沐浴,特别注意用棉签和消毒液彻底清洗腹部的褶皱和脐部。

如果有可能在围手术期输血,需要在术前告知患者,因为需提前进行血型检查和并签署知情同意书。

手术前 10 天必须避免使用抗凝药物。患者还应避免围手术期使用各种可能引起出血的顺势疗法药物和营养补充剂。

由于可预期的术后腹腔内压力升高,通常在手术前一晚需进行肠道准备。在极端情况下需进行饮食控制,术前 24 小时只能流质饮食。

患者应充分了解术中过程,包括任何辅助活动,如体位、抗血栓疗法、Foley 导尿管、引流和压力服的穿着,以及患者自控性镇痛。

必须指导患者术后疗程,包括血栓栓塞预防、呼吸锻炼、早期活动、避免引起腹部高压、拔除引流和拆线,以及停工和停止运动的最少时间。

术前标记

可能的手术切口位置应在初诊期间与患者进行讨论和演示,以便让患者有足够的时间关注术后的瘢痕情况。术前标记应尽可能在手术前即刻进行。作者建议对手术标记进行照相,万一患者后期不满意时有参考。术后经常重新对比术前标记也有助于外科医生个人成长,不断提高手术治疗质量。

男性患者的腰部回缩程度较低,因此设计的手术的瘢痕位置和女性相比要低平一些。

作者发现将中线固定并且依据手术设计,利用亚甲蓝进行文身标记对手术有益。

美容性手术过程

术前标记和瘢痕位置:测量

作者通常会让患者穿着内衣站立位进行标记,这样可

以清楚患者内衣的界限从而保证最终切口可以被内衣掩盖。就最终形成瘢痕情况进行评估并与患者讨论。在此过程中,重要的是告知患者术后组织回缩力不同和组织赘余量多寡等都可能导致瘢痕位置异常和两侧不对称。作者会用不同颜色的水彩笔来标记术后的瘢痕位置。由于患者共同参与了术前设计过程,因此一般会对未来的瘢痕位置有正确的认识并能接受,这一过程已被证明具有巨大的价值(图 23.9)。

作者会通过仔细地夹捏组织厚度来评估预期的切除范围(图 23.10)。根据作用力的物理平衡原则,作者会将实际下切口线标记在预期瘢痕线以下大约一到两个手指的宽度。要求患者评估多余的组织量以进行精确定位。

下切口线设计和预期瘢痕线平行,通常在下腹部褶皱

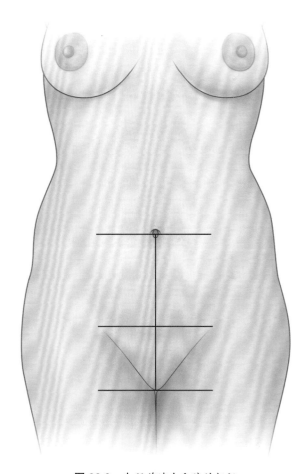

图 23.9　会阴前连合和脐的标记

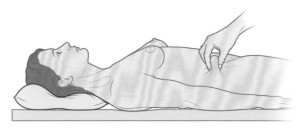

图 23.10　直立位和仰卧位时夹捏法评估腹壁组织厚度

线下方 1~2cm。最终形成的瘢痕线到会阴前连合处的距离应不少于 6~7cm。在阴阜肥大或下垂的情况下，必须相应调整下腹切口线位置(图 23.11)。

随后，医生会估计上切口线的位置，术中在腹部皮瓣切除之前仔细检查以确保伤口可以闭合。最后，医生会评估腹壁的局部脂肪情况并进行标记，评估两侧的对称性并确定中线位置，这些标记方便进行辅助性吸脂术。

术前、术中和术后护理及一般注意事项

术前、术中和术后管理中的所有重要步骤都应记录在标准检查表中。

对于有妊娠纹且皮肤干燥患者，建议术前给予特殊护理，使用脂质平衡霜，按摩腹部组织，并在术前至少 14 天避免紫外线照射。手术前两天，患者最好使用消毒洗液进行身体清洗，特别要注意皮肤赘余的部位。患者应在术前立即使用对流加热装置进行预热，术中主动升温保暖至少 1 小时以上。大量研究表明，系统性保暖措施的实施可大量降低术后患者的不满和并发症[31]。

所有腹壁手术的患者都应采用间歇性加压设备或穿戴弹力袜，以预防围手术期血栓形成。在大多数情况下，也建议在术中和术后使用肝素。医生通常会给予单次抗生素预防感染，这对于脐茎较长或有明显褶皱且局部皮肤有损伤的患者更有必要。

手术室中患者体位很重要，注意对脚、膝盖、臀部、背部(特别是对于脊柱前凸患者)，肩膀和头部等部位用良好的软垫支撑。在手术开始前就要进行"沙滩椅"体位改变预试，因为该体位有利于手术结束闭合伤口时降低伤口张力。

麻醉苏醒前，敷料外需用压力腰带固定以免在患者醒来时筋膜缝线崩断。拔管时应特别小心，轻柔操作，避免咳嗽和腹部压力的升高。术后患者立即转入预热病床。在恢复室中测量中心体温，如果患者体温过低或感到寒冷时应开始主动加温。注意充分补充液体，这是良好伤口愈合和循环系统稳定的必要条件。

性别差异 - 对于男性患者的手术思考

医生不仅要根据瘢痕的位置，而且还要从腹部和侧腰腹的最终形状来区分男性和女性的不同需求(框 23.1)。女性理想的优美形体应该呈曲线形，腹部内收，腹部中央腹白线有轻微凹沟但又不显现肌肉轮廓。对于男性而言，整体形体更显直挺，腹部整体既不内收凹陷腹部中央腹白线处也没有凹沟。仔细的术前分析和对患者期望的精准评估可预防术后男性患者女性化(图 23.12A~C)。

为了明确是否腹内容物过多并且压力太高，让患者平躺，看腹部是否仍保持在肋缘以上。如果是的话，这种情况并不是一个很好的手术指征，因为就腹壁美学上来讲会有一个较差的术后外观，患者仍会感到肥胖。腹部压力升高从容

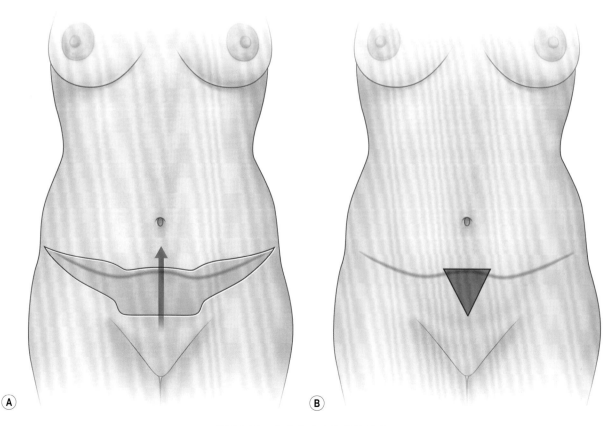

(A)　　　　　　　　　　　　　　　　(B)

图 23.11　水平和垂直阴阜整形术

男性
- 腹腔内容物多
- 皮下脂肪薄
- 腹外斜肌分离
- 腰间赘肉
- 皮肤质地好
- 腰线外凸

女性
- 腹腔内容物少
- 皮下脂肪厚
- 多重褶皱
- 皮肤皱折
- 橘皮样皮肤
- 无腰间赘肉
- 腹直肌分离
- 妊娠后无腰线(中性腰线)

框 23.2 男女性不同的手术目标

男性
- 强化男性外观,塑造6块腹肌
- 挺直的外形
- 不带中央凹沟的平坦腹部
- 不强化腰线
- 皮下脂肪菲薄
- 瘢痕位置低、平
- 腰间赘肉抽吸或切除
- 脐孔和皮肤相平

女性
- 无肌肉外形
- 强化腹直肌形
- 脐孔稍上平面强化腰部曲线
- 腹部平坦或稍内收,中线凹沟
- 脐孔微陷,位于皮下筋膜层水平
- Scarpa筋膜下脂肪切除或腰腹部全层吸脂

易增加深静脉血栓(deep vein thrombosis,DVT)和腹腔室间隔综合征的风险。

作者通常会在男性患者中发现皮下组织较薄,皮肤没有褶皱,皮质较好,皮肤表面一般没有橘皮样凹陷。在大多数有减肥史的男性患者中,作者都会发现腹部呈鼓形,因为腹直肌和腹外斜肌分离使腰围外凸扩展。

注意观察是否有腰间赘肉(俗称"爱的把手")十分重要,因为它可能会完全改变手术计划。如果腰间赘肉特别明显,则常需进行环吸腹壁成形术或行身体提升联合吸脂手术,具体需要和患者仔细探讨。

男性患者更喜欢肌肉发达的外观,术后最好能呈现6块腹肌(框23.2)。这可以通过在腹直肌腱划和中线部位进行浅层吸脂术来实现,但不建议行开放性腹中央切除成形,因为手术后可能使形体女性化。

通过腹直肌折叠附加腹外斜肌折叠术可以达到腹部平坦、体态挺直、腰线呈中性既不外凸又不凹陷的理想男性体型。需注意的是在男性患者不应该实施腰腹带状脂肪皮肤切除术。

美观的肚脐位于皮肤水平,上缘皮肤无松垂掩盖脐孔,因此无需将脐茎向下固定到筋膜上。如果脐茎的确过长,则可以适当缩短。

瘢痕的位置对男性患者的最终外形十分重要,应将瘢痕置于较低位置且外观较平直,这是因为男性内衣普遍较低,无法覆盖较高位置的瘢痕,因此需要改进瘢痕设计,将上切口线适当延长,这样缝合后就可以最终形成相对直线形的瘢痕。

腰部赘肉是男性患者的典型标记,因为此处纤维组织较多、皮肤较厚,回缩力较差,因此此处吸脂术并不容易进行。此时可能需要行皮肤脂肪切除手术,但背部较高的位置会留有瘢痕。

伤口闭合

■ 为了获得最佳的伤口闭合效果,术中需屈曲髋关节。如前所述,这一操作应在术前准备和消毒铺巾前进行检查。

■ 通过渐进式减张力缝合法,使用可缓慢吸收的缝线,将皮瓣底面和腹壁缝合,闭合脐上、下方腔隙。这样做有助于防止血清肿形成并消除皮肤闭合切口处张力(图23.13)。

■ 切口分层缝合。建议在进行渐进缝合和深层缝合前先在皮瓣下方置入引流管。作者通常会在一侧置入一根引流管。在最近几年,作者尝试在采用渐进式张力缝合法的部

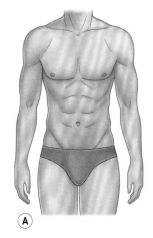
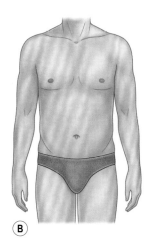
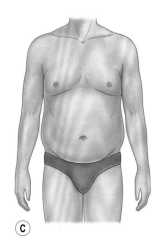

图 23.12 (A)理想的男性体形,肌肉发达,有6块腹肌。(B)典型的中性腰围男性患者,腹部脂肪中度堆积。(C)典型的男性腹壁畸形,腹内容物增加,腰围外凸,有腰间赘肉

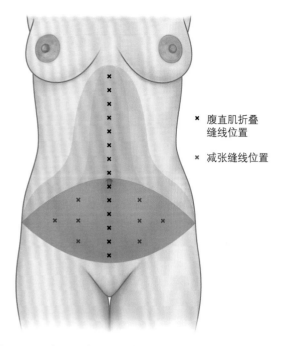

× 腹直肌折叠
缝线位置

× 减张缝线位置

图 23.13 减张缝线尽可能多一些,以闭合无效腔并减少腹部皮瓣切口处张力

分患者中不放置引流管。

■ 作者会使用缓慢可吸收缝线间断或连续缝合法恢复 Scarpa 筋膜的连续性。也可以使用新一代的倒刺缝合线(连续缝合法)以缩短缝合时间及减少组织损伤。真皮下层也可以用缓慢吸收的缝线间断或连续缝合,或用倒刺线连续缝合闭合。真皮层通过外翻缝合使皮肤张力最小化并促进皮肤对合,可以避免再缝合皮肤。当然,如果为了皮肤对合稳固,也可以使用倒刺线行真皮内连续缝合(图 23.14)。另外,在一项多机构研究中,由胶带网和新一代氰基丙烯酸盐黏合剂组成的复合伤口闭合装置(PRINEO,Ethicon Inc.,Somerville,NJ)用于伤口闭合证明同样安全,且比皮内缝合更快[32]。目前更喜欢这类闭合系统,因为它减少了操作时间,同时可隔绝细菌,并且易于去除。

记录

除标准信息外,手术记录还应记录腹壁薄弱和疝的位置和严重程度,以及相应的修复和重建。仔细记录脐的处理方法,如使用的可吸收和不可吸收缝线以及任何其他重建材料。此外,必须记录切除腹部组织的重量,且对标本拍照留

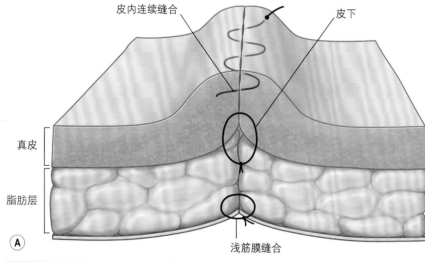

皮内连续缝合

皮下

真皮

脂肪层

浅筋膜缝合

Ⓐ

图 23.14 (A)示意和(B)术后(3 周和 3 个月),显示皮肤外翻缝合后瘢痕愈合良好。但必须提前告知患者瘢痕早期可能外观不佳

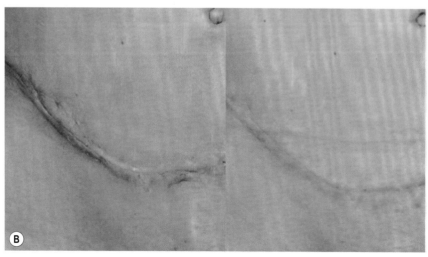

Ⓑ

档。任何皮肤或组织异常均应记录,并记录伤口边缘的皮肤血供灌注情况。如果已经进行了吸脂术,则应记录技术类型(振动,超声或激光辅助或手动)、肿胀液注射量和配比方法以及所用吸脂管的类型和外径。吸脂部位以及对应吸出物静止沉淀后的液体量和脂肪含量均应记录在案。

手术技巧和术后结果

手术技技巧和术后结果见表 23.1。

微创腹壁成形术

简介

和标准的全腹壁成形术相比,微创或短瘢痕腹壁成形术的特征是采用较短的下腹部横切口。最初,短瘢痕技术手术效果受限于手术视野和操作相对困难等,但得益于近年来吸脂和内镜技术的发展,微创腹壁成形术又逐渐复兴起来(图 23.15)。

适应证与患者选择

轻度或中度皮肤松弛症且下腹部(脐下)组织过多,并且耻骨联合与脐部之间有足够长的距离,是微创或短瘢痕腹壁成形术的适应证。已有传统的下腹部横切口的年轻女性通常会从该技术中受益。上腹部和侧腰腹部吸脂可改善腹部整体轮廓。另外,通过使用内镜或带光源的长拉钩,可以治疗并存的腹直肌分离或腹疝。切口的确切位置选择相对灵活,很大程度上取决于患者的个人喜好。就腹壁血管而言,微创腹壁成形术是安全的,因为只有 Huger 分区中的 II 区受累。

标记

如前所述,最适合做微创腹壁成形术者应该是病变程度相对轻微且主要局限于下腹部的患者。

患者站立位时进行标记。先标记好患者内衣的边缘。让患者双手将腹部下垂组织对称地向上拉,以评估下切口线与最终术后瘢痕位置的关系。一个关键的措施是皮肤切除后保留在脐部和皮肤上切口之间的皮肤宽度:应严格遵守上切口线和脐部之间至少保留 9cm 的距离,以避免出现外观

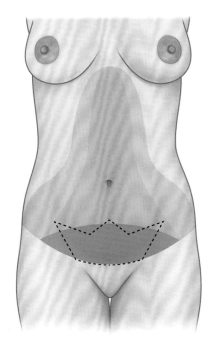

图 23.15　上切除线和脐之间至少 9cm 的距离应严格遵守,以避免不美观的外观。如果在皮肤切除后,预计距离小于 9cm,则应首选结合脐孔转位的倒 T 形切口

不良。如果在皮肤切除后,脐孔和切口线间距离低于 9cm,则最好采用结合脐孔向上转位的倒 T 形切口以改善外观。

关于瘢痕设计长度的问题,具体应评估髂嵴区域的脂肪分布,在猫耳畸形和适当延长瘢痕长度间达成折衷。不管最后的瘢痕长度如何,尽可能获得最佳外观为上。

麻醉

苗条患者可以仅仅在局麻或局麻结合镇静麻醉下进行该手术。如果手术包括前腹直肌鞘的重建,单纯局麻往往不足,很难获得该层次的充分麻醉,在这种情况下,作者建议采用全身麻醉或脊柱麻醉。

术前护理

术前应该考虑的问题已在前文讨论。由于手术区域、组织切除量及所产生伤口大小均有限,因此围手术期风险相对较少。应遵循一般原则,包括术前进行沙滩椅体位改变预演,肠道准备和预防血栓形成等。

表 23.1　各种腹壁成形术适应证

	微创	现代	短 T	标准	外侧高张力	固定式	环形	反向
下腹部	+	++	++	+++	+++	+++	+++	0
脐周	(+)	+	+	++	++	+++	++	+
上腹部	0	(+)	+	++	++	+++	++	+++
腹直肌分离 / 疝气	(+)	+	++	++	++	+++	++	+
腹侧面 / 臀部 / 大腿	0	0	0	(+)	+	++	+++	0

手术技巧

可在术前消毒铺巾前就注射带有肾上腺素的乳酸Ringer液，以便肾上腺素有足够的时间起到血管收缩作用。任何补充性的吸脂术都应在腹壁成形术前进行，以有效修薄包括浅筋膜以上层次在内的所有皮下脂肪层。超声波辅助或振动辅助吸脂等技术可能会导致皮肤收缩，从而产生额外的皮肤紧致效果。因此，在年轻患者皮肤弹性张力较好以及耻骨联合和脐之间的距离较长时，就不必行脐孔转位术。

手术从下腹横切口开始。可以用普通刀片或电刀切开到真皮层，个人喜好用Corolado微针进行全面的真皮止血。使用Colorado微针止血须快速精准，以避免烧伤和随之而来的伤口愈合障碍，但这种情况其实非常罕见。继续向下切开至Scarpa筋膜层。此时助手必须仔细向上牵拉腹部皮瓣，以便于清晰地区分Scarpa筋膜层，一般而言，Scarpa筋膜发育非常好，很容易辨识。术中正确保留Scarpa筋膜需要一定的学习时间。从Scarpa筋膜浅层向上分离皮瓣直到脐下两到三指宽，时切开Scarpa筋膜转到腹直肌鞘浅层平面继续向上解剖分离。通过这种分离方法可以保留下腹部的主要淋巴管免受损伤，从而可以减少术后血清肿的发生[21,33]。

即使没有必要进行腹直肌腱膜重建，腹部皮瓣也会向上分离至脐茎水平。如果术前患者确诊有脐上腹直肌分离，作者建议将脐茎和周围腹壁筋膜分离出来，然后继续向上解剖分离直到剑突和肋缘。脐茎基底部应标明以方便后面重新固定。

使用非吸收性缝合线材料以间断缝合法完成从剑突到耻骨联合的腹直肌前鞘的折叠。在这方面，还可以进行第二层筋膜缝合（Pitanguy技术）强化。相同的缝合材料也可用于脐茎的固定。下拉绷紧皮瓣，标记切除组织大小和范围，确保剩余皮瓣从脐部到上切口线之间至少保持9cm的距离。

首先在皮瓣中线切开，真皮层用bullet钳临时固定。这样可以评估皮瓣两侧张力并预估切除组织量。检查原皮肤和皮下组织切除标记线是否合适。如果合适，将其调整到和下切口线相符。可以使用Pitanguy型皮瓣固定器。切口边缘以45°角斜形切除，可以实现上下不同厚度切缘的精确匹配，以实现最佳伤口闭合。

然后，下一步屈曲患者髋关节将其转变成沙滩坐椅体位，巴鲁迪（Baroudi）缝合闭合无效腔，使用bullet钳从外侧开始向内侧临时闭合固定伤口。为了避免猫耳畸形，将较长的上边伤口切缘稍微向内转移，这样和较短的下伤口切缘均匀对合。从外侧开始，渐次取下临时固定钳，用可吸收缝线分层缝合固定Scarpa筋膜和皮下层。最后皮内缝合或应用PRINEO（Ethicon，Somerville，NJ）对合皮肤层。

最后可以置入引流管，当然，未进行筋膜重建和吸脂的微创腹壁成形术不一定需要引流。外敷料保护伤口，外面穿戴压力衣，调整松紧合后，患者维持在屈髋体位送病房或留观室。

术后护理

此类手术既可门诊也可以住院进行。关键是术后要尽早下地活动。24小时引流量小于30ml患者出院时可拔除引流。患者休息时应保持髋关节屈曲约30°以减少伤口张力。术后维持此体位2~3周，以确保瘢痕的无张力愈合。引流管拆除后即可淋浴。术后随访检查有无血清肿形成，询问患者肠功能恢复情况，具体可采取腹部听诊和叩诊，这对于进行腹直肌折叠等筋膜修复重建和疝修补手术的患者尤其重要。

如果患者肠鸣音减弱、术后有发热或其他病征应引起重视，排除腹腔脏器损伤的可能。用超声波扫描检查会有帮助。

术后3周应去除缝线或PRINEO。拆线后建议使用硅胶贴膜至少3个月，这可能会改善并促进瘢痕成熟。

术后6周不应进行体育活动，如果行筋膜重建术，则延长至8周。应建议患者避免桑拿和日光浴。在上述恢复时间段应同时穿好压力衣。

术后结果

如前所述，轻度至中度下腹部组织赘余的患者是短瘢痕或微创腹壁成形术的理想人选。原有剖宫产瘢痕的患者可结合微创腹壁成形术来切除或修整该瘢痕。

因腹直肌分离和轻度皮肤组织过剩导致腹部膨隆的患者也是该术式的合适人选，同时进行腹直肌前鞘折叠后可获得显著效果（图23.16）。

该方法的主要局限性是无法去除上腹部皮肤褶皱和卷筒样松垂畸形。这类患者需要进行范围更广、更彻底的手术才能矫正，相关内容将在本章下文介绍。

脐离断的"现代"腹壁成形术

简介

腹壁成形术时，将脐从腹直肌前鞘筋膜前切断游离随皮瓣一起向下转位而不行常规的脐周环形切开法是一种新理念，特别是再结合吸脂和腹直肌筋膜折叠术等，有时可以达到令人震惊的手术效果。这一操作的优点是可以保持脐部外观不变，且脐周不会留有瘢痕（图23.17）。

适应证与患者选择

此类腹壁成形术是微创腹壁成形术的一种扩展形式，主要适用于在组织松弛多余处于下腹部区域且脐周区域皮肤松弛程度较轻的患者。类似于微创腹壁成形术，此法中由于可切除的皮肤数量也相对有限。因此，要想获得好的效果，前提是耻骨联合与脐之间至少有14~18cm的距离，皮肤张力弹性良好、妊娠纹不明显。脐随皮瓣一起向下移位时，可以使脐周围的皮肤紧绷，同时也不会在脐孔周围留下瘢痕。此外，该方法操作视野优良，方便进行腹直肌分离矫正或疝气修复。

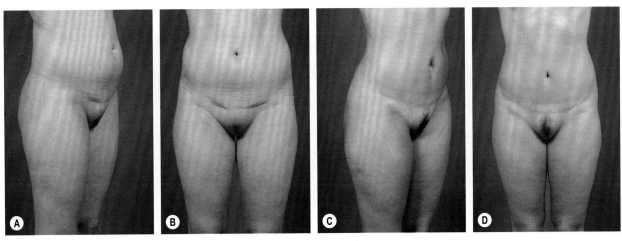

图 23.16　31 岁患者,两次妊娠并剖腹产术后。不做脐孔移位的短瘢痕腹壁成形术(A 和 B)术前和(C 和 D)术后斜位和正位。注意术前原瘢痕位置低、脐孔深陷以及脐下腹直肌分离情况

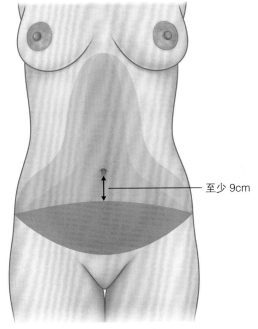

至少 9cm

图 23.17　脐孔从筋膜前离断转位而不必行脐周环形切开,这类腹壁成形术可以实现出色的美学效果,结合吸脂和筋膜折叠效果更佳

因此,该技术是微创腹壁成形术和标准腹壁成形术之间的一种良好替代方案。除脐周皮肤松弛的患者外,这类腹壁成形术还非常适合不愿接受脐周瘢痕或有发生增生性瘢痕或瘢痕疙瘩的患者。最后,该技术对于不能确保无张力闭合或因吸烟而担心皮瓣血运问题的微创腹壁成形术患者很有帮助。

标记

与微创腹壁成形术相比,该技术适用于脐与耻骨之间距离较长(14~18cm)的患者,通常可见于肚脐位置异常高的患者。瘢痕线评估和定位的原则与微创腹壁成形术相似且

已在先前说明。总体而言,该术式和微创腹壁成形术相比,瘢痕稍长一些,切除的组织也会多一些。

同样的必须理解并遵循特定的美学原则,例如上、下腹部以 60% 对 40% 的比例关系为佳,同时脐部和耻骨之间至少留有 9cm 的距离都需遵循。

术前护理

这部分内容已包含在先前的“患者选择与适应证”部分中。

手术技巧

总体而言,手术技术与上述的微创腹壁成形术相同。共同特征包括注射含肾上腺素的乳酸 Ringer 液,辅助性的吸脂术和皮瓣剥离时在下腹部保留 Scarpa 筋膜在腹壁上。然而,不同的是需要将脐茎根部从腹直肌前鞘上离断分离。当腹壁皮瓣向下拉动后,将脐茎重新固定在相对下方的位置。注意脐孔新位置距耻骨联合不少于 9cm(图 23.18)。

术后护理

这部分内容已在前文详细论述。

术后结果

脐横断的腹壁成形术是微创腹壁成形术与标准腹部整形术之间的良好替代手术。该技术适用于主要是脐周有皮肤褶皱但组织松垂不过多完全的腹部成形术的患者(图 23.19)。

标准腹壁成形术

简介

标准腹壁成形术是全世界最常见的整形外科手术之一。主要优点是可以同时治疗上腹部,脐周区域和下腹部,且瘢痕较隐蔽。

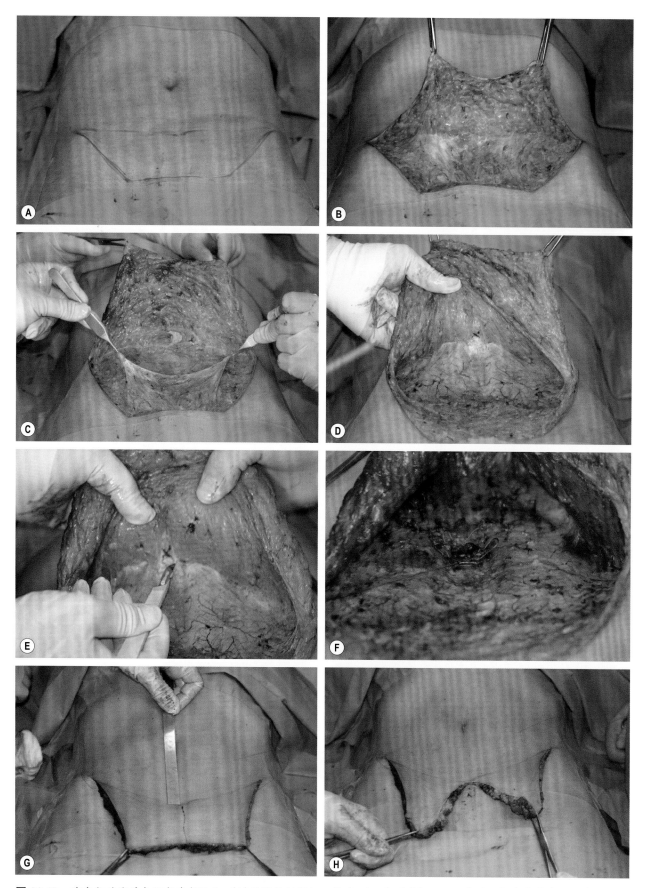

图 23.18　脐离断的腹壁成形术手术图示。(A)仰卧位标记切口线;(B 和 C)下腹部 Scarpa 筋膜保留在腹壁;(D 和 E)脐茎离断准备;(F)用不可吸收的缝合材料闭和脐基底筋膜;(G 和 H)评估上切口线和脐间距,切除多余下腹壁皮瓣

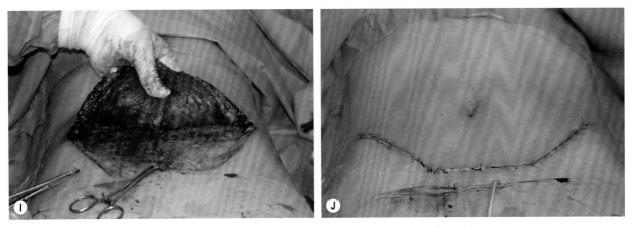

图 23.18(续)　(I)将脐茎重新固定到腹直肌前鞘上;(J)术中即刻表现

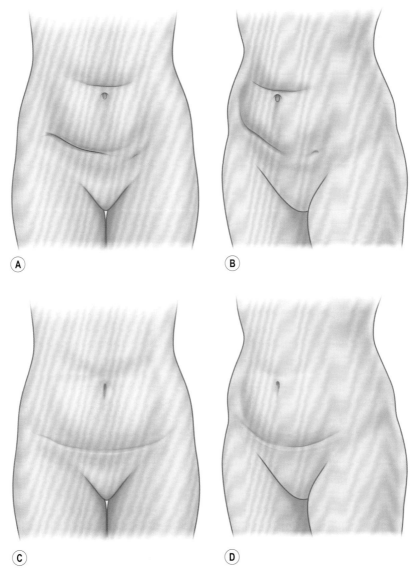

图 23.19　一位 40 岁的患者在多次腹腔内手术后的示意图。脐离断的腹壁成形
术的术前(A 和 B)和术后正斜位图(C 和 D)

传统的腹壁成形术需要将腹部皮瓣向上分离到肋弓，甚至更高的位置，以确保切口无张力愈合。

人们经常将伤口愈合问题和伤口边缘坏死的原因错误地归因于伤口张力过大。多项研究已表明，腹部皮瓣的血液循环障碍主要是皮瓣广泛分离和 Huger 分区中Ⅲ区中外侧穿支血管破坏所致。

现代腹壁成形术严格遵循腹壁血供来源的相关原则，主要核心是采用最微创的技术以获得最佳的美学效果。腹部皮瓣的分离范围主要在腹直肌和腹白线的中央区域，这些区域包括了 Lockwood 首先描述随后由 Ali 详细阐明的中间黏附区[34,35]。而腹部外侧区则可通过额外的吸脂或用 Lockwood 分离器进行非连续性的分离间接游离，从而保留了外侧穿支血管不受损伤且不破坏腹直肌外侧缘的附着点。这种分离模式对于原有腹直肌分离的患者最终能获得总体的美学效果是非常重要的。因为在这种分离模式下，腹直肌的轮廓可以通过腹直肌筋膜的中线折叠很好地恢复。理想情况下，上腹部的浅层筋膜系统应与腹直肌腱膜保持连接。如果分开，上腹部会呈帐篷状隆起，且有较高的血清肿形成风险。

中线腹直肌筋膜折叠术的缺点可能是软组织向中线部位堆积。这可通过开放式切除或行额外的吸脂术轻松解决，同时也不会有血循环障碍的风险。偶尔情况下，可能还需要向外侧进行皮瓣延伸分离才能解决问题。

适应证与患者选择

此手术适用于上、下腹部皮肤和软组织赘余，且可接受脐周环形瘢痕的患者。

符合条件的患者通常表现为腹壁局部脂肪堆积且伴有皮肤的松弛，这种脂肪堆积通常对饮食控制减肥方法无效。这类患者通常经历过多次妊娠。上腹部的壶腹畸形可能被误解为组织赘余，而实际情况起始往往是筋膜分离。在这种情况下，如果有上腹疝气，进行吸脂就可能很危险。由于位于下腹部褶皱处的切口相对较长，因此可以很好地利用该切口进行腹直肌分离折叠术或疝气的修复。同样，通过该切口也可以去除大量的多余组织。吸烟者患伤口愈合出问题风险较高[36,37]。糖尿病患者易患术后伤口感染。除此之外，糖尿病患者代表了一大群可以通过这种手术方式受益的患者，主要是因为通过手术后可防止腹部褶皱内的慢性感染和其他可能危及生命的感染再次发生。

标记

如前所述，首先标记患者内衣的边界。然后，作者会标记预计的理想瘢痕位置。

在直立位先精确地标出腹部中线，然后让患者抬起赘余的腹部组织，以确定腹部褶皱线的位置。考虑到阴阜可能下垂的影响，下切口线应平行于腹部褶皱线，且下切口线到阴唇前连合的垂直距离为 7cm。然后在仰卧位，评估并标记预期的切除量。特别需要注意中线区域，除了脐周环形切口外，评估一下是否需要增加下方倒 T 形切口。此时所进行的上部切口线设计是预估的，正常情况下，需要在术中评估正确的组织切除量后才最终确定该切口线。

对于可能已经存在的腹部疝和腹直肌分离，应该在仰卧位进行反复评估，确保清楚腹直肌分离范围并标记，从腹中线开始标记并且记录两侧的手术瘢痕。

切口线的选择必须恰当，需要注意的是，一个较长的下切口将会形成一个微微向上的弧形瘢痕（Baroudi 式），而一个较长的下切口将最终会形成一个更平直且上凸的瘢痕（Pitanguy 式）。

遵循这一简单的原则，最终瘢痕的走行就可以根据患者的年龄和个性化着装方式做相应的调整。一个特殊的瘢痕线形必须和患者进行详细的讨论，因为流行趋势的变化很快。例如，一个高位比基尼切口可能会对于时尚的患者日后穿着低腰或露脐装产生较大影响。

术前护理

术前注意事项已在上文讨论。在接受标准腹壁成形术的患者中，切口较其他手术更大，手术时间更长，并且患者常有体重过重和其他合并症等因素。综合考虑这些因素，与微创手术相比，全腹壁成形术患者的并发症风险更高。

肺栓塞和 DVT 预防显然是必不可少，尤其是服用避孕药或激素替代疗法的患者，她们手术风险更高。对此必须在术前沟通时详细告知相关风险，术前 3~4 周停用激素替代治疗可降低对应的风险[38]。

如果腹直肌分离或疝气较严重，筋膜折叠重建会导致腹腔内压升高，这可能是术后呼吸困难的根源。对于这类患者，建议在术前 1~2 周开始进行术前呼吸锻炼（使用诱发性肺量计），并在术后 2 周继续进行呼吸锻炼。如果有感冒、干咳或任何形式的呼吸道感染，均应推迟手术，因为咳嗽会引起筋膜缝合线破裂，继而引起继发性出血。

建议患者术前 24 小时穿着紧致加压腰带 2 周，以适应术后腹内压力的增加。

建议患者术前 6 周戒烟。如果不能忍受 6 周的时间，则至少提前 2 周戒烟或大幅减少吸烟量。糖尿病可能是该手术的相对禁忌，尤其是对血糖控制不佳的患者。此外，重要的是要排除任何腹部褶皱线和脐部区域的炎症或任何皮肤异常情况。强烈建议在术前检查这些区域。糖尿病患者应在手术前即刻接受一次性抗生素治疗。

手术技巧（视频 23.1）

术前消毒准备和手术铺单前，可以先注射含肾上腺素的乳酸 Ringer 液浸润皮下组织层，以便肾上腺素有足够的时间发挥其血管收缩作用。在腹壁成形术进行前可以先行辅助性吸脂，修薄包括浅筋膜浅层在内的所有皮下组织层。再次检查确认手术方案和设计标记线后开始腹壁成形术。可以用亚甲蓝对一些特别的参考点如拟切除组织上下范围的腹中线行文身标记。

■ 下切口线可另外浸润局部麻醉剂，以减少术后疼痛和血压升高引发的风险。下切口线使用科罗拉多针头切开并对其真皮层进行止血。然后进一步切开皮下层，此层中经常会遇到较粗大的腹壁浅血管应予以结扎。

手术助手使用 bullet 钳小心地向上拉动腹部皮瓣,可以帮助显示皮下组织层次,这样术者可以保护 Scarpa 筋膜的完整性。在 Scarpa 筋膜层上进行解剖分离从而保证其下面的淋巴管不受破坏。有腹壁手术史的患者,可能很难确定合适的解剖层。在 Scarpa 筋膜浅层向上解剖直到脐平面下 2 到 3 指宽时,向下切开 Scarpa 筋膜到达其深层,沿着腹直肌前鞘浅面继续向上剥离。

然后脐周环形切开使脐茎和腹部皮瓣分开,脐孔暂时缝合以防污染。脐茎周围血管穿支应仔细结扎,因为在腹直肌前鞘解剖分离后这些穿支血管很容易缩回到肌肉中。处理后脐茎后继续沿腹直肌筋膜前向上分离直至剑突。此时很容易识别腹白线,因为它与 Scarpa 筋膜很明显地贴合在一起。腹白线两侧的穿支血管应予保留(图 23.20)。

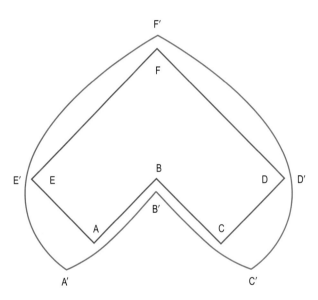

图 23.20 先前腹壁脐周切开方式(红线 A~F)和新的脐插入处切口方式(蓝线 A′~F′)

采用 Pitanguy 所描述的技术(见上文)用不可吸收缝线从剑突到耻骨联合进行腹直肌前鞘的折叠缝合。如果下腹部也需进行前鞘折叠缝合,将 Scarpa 筋膜向两侧钝性推动显示中线即可。在一些患者中,Scarpa 筋膜下可能有明显的脂肪层,则可以通过吸脂来修薄。为保护侧穿支血管,脐平面以上直到肋弓平面未进行皮瓣分离,进行腹直肌折叠后可能会导致腹中线区域软组织向前凸起。这类继发畸形可以通过以下三种方法之一来治疗:使用 Lockwood 分离器进行不连续的侧方粘连区游离;进行腹中线区域的脂肪组织的开放性切除;在伤口闭合后进行吸脂。

将腹部皮瓣下拉并依次进行减张缝合。然后在中线切开皮瓣下方。利用 bullet 钳或 Pitanguy 组织固定器,此时可以估计上切除线是否需要调整以实现无张力的伤口闭合。继续调整垂直切口和使用 bullet 钳进行临时切口闭合可以进一步评估需要切除的组织体积,最终确定上切除线并以 45° 角倾斜于伤口边缘切开,使不同厚度皮肤的上下切口良好对合以实现最佳的伤口闭合。仔细止血后,将切口临时闭合。估计并标记新的脐位置。有几种脐切口模式(作者更

倾向于倒 V 形切口)。然后将腹部皮瓣新脐孔部分沿切开孔四周抽吸部分脂肪,造成新脐茎周围凹陷。脐上腹部中线位置也可通过中线吸脂或开放性切除而进一步强化改成的内陷。

旁正中线附件的腹直肌前鞘的折叠,能够矫正不对称的脐。结合腰部的进一步收紧,可使腰部呈沙漏形。

作为一种选择,可以使用不可吸收的缝合线将脐切口的上缘固定在脐茎上方基底部和腹直肌前鞘上,以形成脐凹陷的效果并可减轻对脐的牵拉张力(图 23.21)。

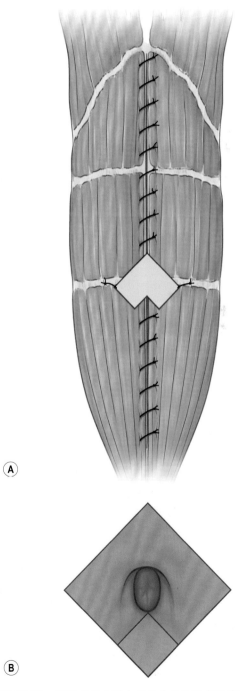

图 23.21 将脐茎缝合到中线折叠后的腹直肌前鞘前蓝线表示脐柄切口模式,红色区域腹部皮瓣切开形成倒 V 形皮瓣

■ 伤口闭合、引流和压力衣的应用已在前面描述过（见上文"伤口闭合"部分）。

术后护理

常规的术后护理已于微创腹壁成形术部分进行了讨论。对于标准腹壁成形术，作者会希望患者住院进行手术，并观察 2~3 晚。

如果患者术前存在腹部切口瘢痕（例如疝气切开术或腹腔镜）则须仔细观察有无皮瓣血运障碍。术后轻微的脐部变色通常并不危险。脐蒂完全坏死非常罕见，可以保守治疗，通常效果良好。

术后结果

因为标准的腹壁成形术可以对整个腹部进行治疗，所以术后患者的满意度一直很高。不足之处是术后会遗留下一个较长的瘢痕，且对臀部和背部的治疗效果有限，这是一个不利因素。

患者通常希望了解未来怀孕对手术效果的影响。如果患者能够控制体重、坚持锻炼，并用局部外用药物护理好腹部皮肤，则腹壁整形手术的效果在妊娠后仍可维持（图 23.22 和图 23.23）。

外侧高张力腹壁成形术

简介

这类扩大改良的腹壁成形术不仅能治疗腹部，也可以治疗臀部和大腿外侧。该术式的切口经过改良（图 23.24）。

20 世纪 90 年代，Lockwood 认识到，许多患者，特别是大量减肥患者接受标准腹壁成形术后，在腹部中部区域可显示出良好的效果，但由于侧方区域多余组织的聚集，腹部侧方并没有改善甚至恶化。这推动了张力转移概念的形成，即将张力区从腹部中央转向侧面张力增加。Lockwood 建立了相对应的一些外科原则，在许多方面与标准的腹壁成形术截然

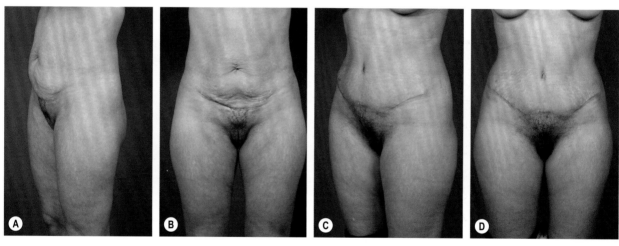

图 23.22　一位 42 岁女性，单次妊娠后脐周区有明显的妊娠纹。（A 和 B）标准腹壁成形术前和（C 和 D）术后斜位和正位图像，未完全消除妊娠纹

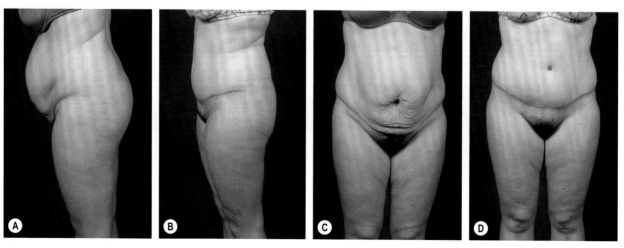

图 23.23　一位 42 岁的患者，两次妊娠和减肥 15kg。（A 和 C）术前和（B 和 D）结合腹直肌折叠的标准腹壁成形术，术后斜位和正面视图

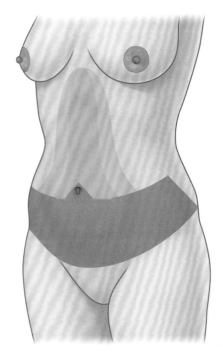

图 23.24 扩大改良的腹壁成形术不仅治疗腹部,通过改良的切口形式还可以治疗臀部和大腿外侧。治疗理念是将张力从腹部中央向侧面转移

相反,即在腹部中部进行广泛的不连续分离、更保守的中央切除,在外侧则进行更广泛的皮肤切除。

适应证与患者选择

外侧高张力腹壁成形术适合于不仅仅想单纯腹部收紧的患者,此法也常常适用于大量减肥后的患者。女性通常在大腿外侧区域有皮肤松弛,而男性则常常抱怨典型的腰间赘肉。尽管通过外侧组织延伸切除和延长瘢痕切口,但经验丰富的外科医生仍然面临腹壁成形术后外侧的猫耳畸形。虽然可以进行辅助性吸脂术,但仍会出现皮肤赘余,且整体效果有限。

虽然此类手术方式仅能解决少数患者的问题,但对于标准腹壁成形术不足以解决其问题,又不想进行低位躯干提升术的患者而言,该术式为其提供了一个很好的解决方案。

标记

患者站立位时进行标记。如前所述,先标记出内衣的边界。像标准的腹壁成形术一样,患者将多余的腹部组织向上抬起以识别腹部褶皱线位置。外阴前连合垂直向上 7cm,标记平行于腹部褶皱线的下切口线。下切口线朝髂前线横向拉出,并以 45° 角向上延伸至腋中线。在下一步中,从脐最高点开始与下切口线平行绘制第二条线,当该标记到达腋前线时,以 45° 角度向下旋转,与腋中线部位的下线相交,末端形成 90° 夹角(见图 23.24)。使用这种改良的切口的扩大性腹壁成形术不仅可以治疗腹部,而且可以治疗臀部和大腿外侧区域。这便是将腹部中央的张力更多地转向外侧的概念。

术前准备

这部分在前文已进行过详细讨论。另外,在这类手术中,医生需要在患者臀区放置额外的软垫,这样有助于侧腹和大腿外侧的抬高,以方便外侧更广泛的手术操作。此外,手术也可以选择侧方卧位。

手术技巧

手术技术与标准的腹壁成形术相似,中央皮瓣剥离应尽可能地向外侧延伸直到可以进行腹直肌筋膜折叠。然后用 Lockwood 剥离子在中线垂直方向上实现非连续性剥离。然而,外侧皮肤切除需彻底且尽可能向外延伸,外侧切口在高张力闭合。在直角切口的外侧区域,建议通过减少皮下脂肪量和延长腹壁成形术切口等方法来避免猫耳畸形形成。

术后护理

术后护理已经在前文详细叙述。

术后结果

外侧高张力腹壁成形术提出了一种治疗概念,即除了考虑腹部本身之外,还需特别关注臀部和大腿外形。为了得到令人信服的结果,必须容忍侧向延长的瘢痕,可喜的是大部分患者通常都能接受。由于手术操作一般不会伤害腹壁外侧穿支血管,保证了腹部皮瓣安全且持续的血供,因此可可靠地对整个腹壁进行广泛的吸脂术(图 23.25)。在某些情况下,大腿外侧的效果可能相对有限。

鸢尾式腹壁成形术

简介

鸢尾式腹壁成形术或锚形腹壁成形术于 1985 年首次推广,源于 Regnault[9](传统的 "W" 技术)、Kelly(1910)和 Babcock(1916)[14] 先前的描述。该手术的原理和功能是可以去除上下腹部水平和垂直位多余组织,可以最大限度地改善身体形态和缩窄腰围。也可以将此技术与外侧高张力腹壁成形术联合应用,从而取得令人满意的效果。术中必须保证一些基本原则,如保留侧方的穿支血管、非连续性的剥离以消除无效腔等。当然,这种手术主要缺点是瘢痕长度的增加(图 23.26)。

适应证与患者选择

这类技术适用于在大量减肥后遗留有下腹部特别是还有上腹部组织过剩的患者。其独特的适应证是原有腹部中线瘢痕的患者。

另一个特殊情况是对已经进行过腹壁成形术,但仍有腹部组织过多(通常在上腹部)的患者。这类畸形可以在患者处于坐姿或在直立位置稍微向前弯曲的情况下发现。

减肥手术将在第 28 章中讨论。当考虑做垂直中线切口时,重要的是要询问患者是否做过胃约束带手术,因为横向组织切除术可能会导致胃束带注射壶异位。

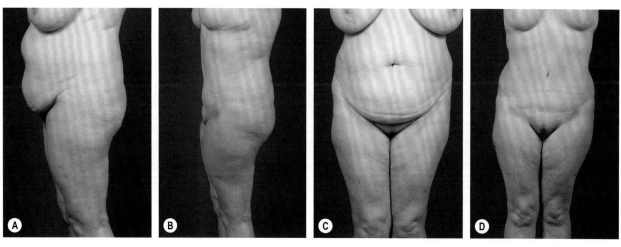

图 23.25　一位 54 岁患者,腹部和侧腹部有大量皮肤和软组织赘余。外侧高张力腹壁成形术结合筋膜收紧,但未行任何吸脂术。术前和术后 3 个月对比图。(A 和 B)侧位对比;(C 和 D)正位对比

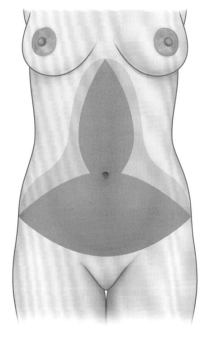

图 23.26　典型的鸢尾形方式可去除上下腹部的水平和垂直方向多余组织,最大限度地改善形体并缩小腰围

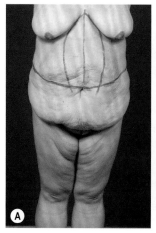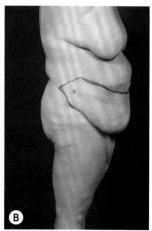

图 23.27　(A 和 B)鸢尾式联合外侧高张力腹壁成形术,可以实现最佳轮廓塑形并减少多余组织

手术标记

设计此手术的关键是独立评估皮肤和脂肪组织在水平和垂直方向的赘余量。当患者分别处于直立和放松的仰卧位时,可通过精确夹捏皮肤来完成组织赘余量的估计。

作者通常从直立位开始,标记标准腹壁成形术或更常见的外侧高张力腹壁成形术的切口模式。然后估计上腹部水平方向的组织过剩程度,并且可以如 Aly[35] 先前描述的那样用单椭圆或双椭圆技术进行标记,以避免过度切除(图 23.27)。标记通常会产生类似 Ω 的形状。

重要的是要向患者阐明垂直方向瘢痕的高度,因为它在最终闭合后可能会向上延伸到乳房之间。为了防止这种

情况出现,作者建议在剑突下方进行精确标记,并建议主要通过局部浅表吸脂而不是更进一步将切口延长进行切除来矫正猫耳畸形。

在整个检查和标记过程注意控制对称性。最后,仔细测量和比较上下切口线以及垂直切口线。且应在直立、仰卧和坐位等不同体位检查标记是否精准。

术前处理

术前处理如前所述。如果同时进行外侧高张力腹壁成形术,另外需注意增加软垫的支撑保护。

手术技巧

手术的基本技术和标准腹壁成形术相同。

■ 腹部皮瓣的分离转移和标准的腹壁成形术中相同。其原则是:下腹部皮瓣在 Scarpa 筋膜平面上分离,上腹部则在腹直肌筋膜前游离,侧方达腹直肌外侧缘(半月线)并保护外侧穿支血管不受损伤。

■　对于外侧皮瓣,作者更倾向于使用 Lockwood 剥离器,仔细进行外侧方间断性外侧分离。在最终组织切除之前,先临时使用 bullet 钳暂时闭合以整体评估垂直和水平方向切除范围是否合适。

■　精确闭合每个解剖层次是伤口良好愈合和避免瘢痕的关键。在这项技术中,脐必须整合到垂直瘢痕中。调整脐到合适的高度,此处在腹部皮瓣两侧各做横向小切口,局部行环形脂肪切除术。然后修整皮缘时脐蒂和周围腹部皮瓣相匹配达到最佳术后外观。皮肤切除过多的话可能会导致欠美观的喇叭口样脐孔外扩。为了控制这种情况发生,皮肤切除应渐次进行,边切边观察外侧张力改变。

■　上方垂直瘢痕的闭合相当困难,因为在该区域经常出现猫耳畸形问题。为了避免这种并发症,可在乳腺下皱襞水平方向开放式切除真皮下脂肪,或可以行 Burow 三角形切除修整,也可以尝试通过浅表吸脂术进行矫正。

■　在完成切口闭合后,还可吸脂进行调整。

■　作者通常会放置 3~4 个引流管。

■　患者麻醉苏醒前,必须穿好紧身衣。患者体位有平卧位改为屈髋体位。

术后护理

术后护理已在前面讨论过。住院时间通常稍长,因为患者上腹部引流时间延长。应特别告知患者注意呼吸训练。

术中单次静脉注射抗生素以预防感染,或者可以使用 5 天广谱抗生素疗法。

术后结果

如果遵循最基本的原则,最大限度地保存穿支血管,进行最低程度的腹壁皮瓣剥离和尽可能的消灭无效腔,伤口愈合应该是没有问题且快速的。该方法对臀部和腰部的形体改变是巨大的,其他任何技术无法与其媲美。且腹部中线切口很快愈合,且瘢痕不明显。此外,由于外侧皮肤切除后显著牵拉对合,背部和腹侧面的褶皱可以得到显著改善。

如果患者可以接受可见的腹壁瘢痕(图 23.28),上腹部有大量多余组织的患者是该手术的良好候选者。

大量减肥患者的腹壁成形术

近年来,由于大众健康意识的提高以及现代减肥手术技术的普及,大量减肥后的患者数量急剧增加。不管是男性还是女性,大量减肥后都常常伴有巨大的腹壁畸形,这导致了严重的生理卫生和功能障碍。

由于该类患者存在明显的围手术期问题,因此在第 28 章中对大量减肥后患者和减肥手术进行了概述。

带 Scarpa 筋膜提升的腹壁成形术

简介

在腹壁成形术中,准确地解剖和保存 Scarpa 筋膜,可以在不损害淋巴引流的情况下,利用筋膜收紧这类术中辅助性操作来达到皮肤紧致的目的。由于 Scarpa 的筋膜向下延续进入 Colles 筋膜,牵拉 Scarpa 筋膜所致张力可以传导到大腿前内侧区域。这样反过来又可以促进大腿内侧一定程度的皮下提升效果[39]。

适应证

轻度至中度减肥后的患者可能会在大腿内侧部位出现轻微皮肤松弛,而这种轻微的松弛尚不需要进行额外的提紧手术。腹壁成形术中,作为垂直皮肤收紧之辅助步骤,Scarpa 筋膜的皮下收紧也有助于大腿内侧区域的上提。必须强调的是,这种操作只能解决其中的少数患者。对皮肤大量多余的患者通常必须进行传统的包括横向和纵向的组织切除成形手术。

手术技巧

术中暴露 Scarpa 筋膜,将弓形线水平以下的 Scarpa 筋

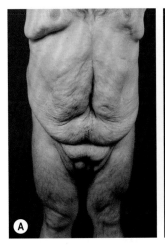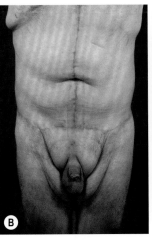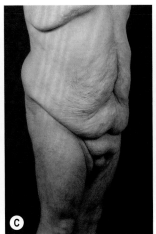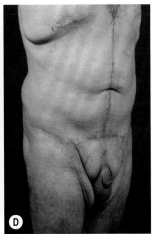

图 23.28　一位 44 岁的患者,袖状胃切除术后体重减轻 125kg。(A 和 C)鸢尾形腹壁成形术前和(B 和 D)术后斜位和正位图像

膜保留在下腹壁不受损伤,用不吸收缝线采用间断或连续缝合的方式垂直方向向上将其收紧至腹直肌前鞘。可以在手术中验证该操作对大腿内侧区域的改善作用。

结果

作者注意到从 Scarpa 筋膜到大腿内侧腹股沟筋膜的张力传导作用,腹部 Scarpa 筋膜的收紧具有间接抬高大腿内侧区域的作用。由于轻度至中度减肥后的患者通常急于改善大腿内侧皮肤松弛,但又担心增加大腿内侧和腹股沟瘢痕及随之而来的潜在并发症,她们往往会拒绝进行另外的大腿内侧的上提手术。因此,这种额外的术中操作为越来越多这类患者提供了改善的机会(图 23.29 和图 23.30)。

环形腹壁成形术

环形腹壁成形术的最初想法来源于处理从腹壁成形术延伸到背部的外侧猫耳畸形。然后,自 20 世纪 90 年代初以来,环形腹壁成形术已经被广泛应用于越来越多的需要进行皮肤脂肪环形切除以上提下部躯干的患者中[33,40,41]。关于该术式的详细内容见第 25.2 章。

反向腹壁成形术

简介

绝大多数躯干组织赘余的患者都会有下腹部皮肤和软组织过多的问题。

正常情况下,这类患者可以用本章节介绍的众多方法之一来治疗。然而,在某些患者中,可能仅仅需要上腹部的收紧。

适应证

这类手术的适应证不像其他腹壁成形术那样常见,一般很少单独进行。这类手术可以在乳房缩小整形术中一起进行,也可以与标准的腹壁成形术联合进行。在作者的实践中,最常见的适应证是进行了常规腹壁成形术的大量减肥患者,他们可能仍有持续性的上腹部皮肤和软组织赘余。

患者必须清楚并且可以接受由此产生的瘢痕才能进行该种手术。由于大多数患者是女性,虽然在乳房之间有明显的瘢痕,但可以将瘢痕定位在乳腺下皱壁中。男性患者

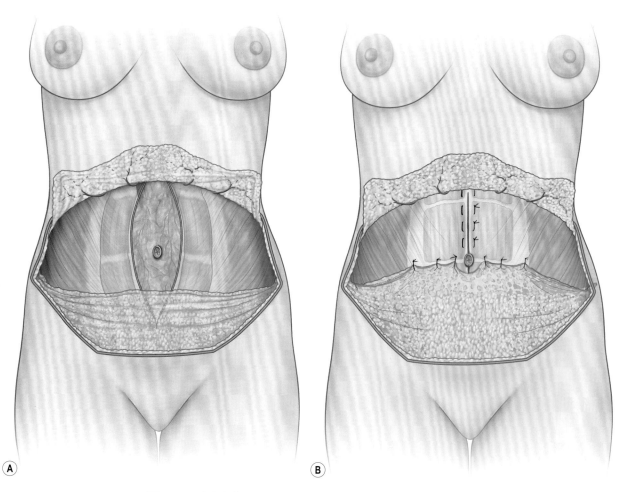

Ⓐ　　　　Ⓑ

图 23.29　(A)术中保留 Scarpa 筋膜和(B)收紧筋膜至腹直肌前鞘

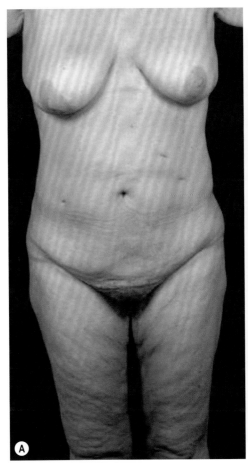
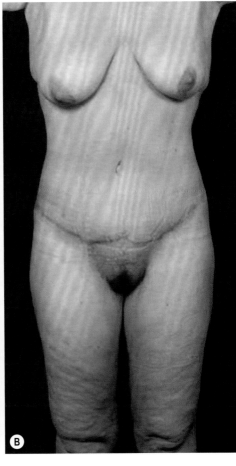

图 23.30　一位 41 岁女性,减肥 22kg 且有过两次妊娠。行标准腹壁成形术(包括双侧 Scarpa 筋膜提拉术)。(A)术前和(B)术后 3 个月。大腿内侧区域得到改善,避免了大腿内侧区域瘢痕

不具有明确的适应证,因为这一区域的瘢痕无法隐藏。

在一些特殊病例中,作为乳房上提固定术的一部分,反向腹壁成形术中多余组织可用于乳房填充。上腹部皮瓣去上皮后,向上方旋转行乳房填充。用不可吸收缝线将旋转组织固定在肋骨骨膜上。

标记

患者站立位时进行标记。患者稍微向前弯曲以明确赘余的组织量。该方法是评估垂直和水平方向组织赘余的最佳方式。然后标记乳房下皱襞线且向外延至腋前线。

仰卧位时有助于检查乳腺下皱襞的活动程度,因为在大量减肥的患者中其活动度可能很大。通过精确的夹捏试验评估组织赘余量,据此确定下切口线。建议在中线处取 V 形切口,以避免患者穿低领衣服时瘢痕显现。垂直方向的标记线有助于确保伤口对称闭合。切除宽度一般 <15cm (图 23.31)。

垂直腹壁成形术

垂直腹壁成形术是指通过单一垂直切口切除中部组织

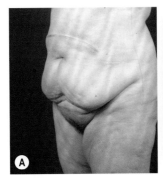
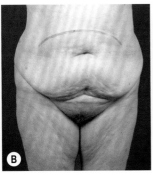
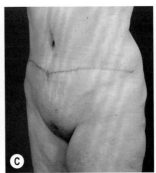
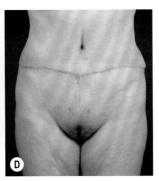

图 23.31　一位 52 岁患者,不典型剖腹手术后出现上腹部横行瘢痕。原有瘢痕的腹壁成形术(A、B)术前和(C、D)术后效果对比

后,将两侧腹部软组织侧向内移动。这类手术原为腹部中线有瘢痕的患者所设计,以期改善腹部轮廓但又不增加横行的瘢痕。特别是对于原有腹直肌分离或瘢痕疝的患者,需要进行纵行筋膜收紧时,这类手术特别适合用于改善腹部轮廓。

脐成形术

对于脐的保护和再造,迄今为止已经发明了多种技术。再造的脐应相对较小,呈纵向,上方有小帽状皮肤覆盖,形成一个直径 4~6cm 的轻微圆形凹陷。此外,它应有利于强化自然的微微内陷的腹部中线。

当掀起腹部皮瓣时,用圆形或菱形的脐周切口释放脐;然后将脐茎仔细地和腹部皮瓣分离开来。脐重新插入新的位置前,用缓慢可吸收缝线在先将脐茎在 3、6、9 和 12 点钟方向固定在腹直肌前鞘上,然后将腹部皮瓣下拉覆盖脐,皮瓣下方临时缝合固定。

通过使用 Pitanguy 型皮瓣定位器(或 Lockwood 标识器)或测量腹部皮瓣上或下方的脐到耻骨联合的距离来确定新的脐孔位置,然后在新脐孔部位切开皮瓣,具体取何种切口可根据手术医生偏好确定。作者的经验(图 23.32)是,向上凸起的水平新月形切口或类似的倒 V 形切口是最常用的切口模式,其结果也是最佳的。

在大量减肥的患者中,通常需要缩短脐茎,单纯依靠皮下组织缝合不足于预防脐茎疝出。需要将脐茎牢固地固定在腹直肌前鞘筋膜上并保证一定的高度,这对于避免任何疝气形成及维持脐部良好的外观至关重要。

当确定新的脐部位置时,以脐为中心直径为 4~6cm 的圆形区域行抽吸减脂,随后在脐上至剑突的中线区域修薄皮瓣以形成凹槽,这可以通过吸脂或直接皮下楔形切除 1~2cm 的脂肪组织来实现。

根据作者的经验,脐外形的强化主要需要加强脐上方区域腹部皮瓣的局部凹陷。这可以通过将腹部皮瓣真皮固定到稍高于脐茎位置的腹直肌前鞘上来完成。

还需要注意腹部皮瓣切口的大小是否足够,以便插入脐茎。如果切口太小,瘢痕缩窄后脐外观会很小。相反,一个过大的切口可能导致巨大的,不美观的脐部。出于这方面考虑,建议在做新脐孔切口前,先将腹部皮瓣临时固定闭合拉紧皮瓣,这样就减少了因皮瓣张力变化带来的切口误差,也避免了脐异常扩大变形的可能。

腹外斜肌腱膜条带

在严重的腹肌壁松弛症的情况下,简单的腹直肌前鞘折叠可能不足以改善腰部线条。在这类情况下,脐上方腹外斜肌腱膜条带可用于增强腰部轮廓。

在中线位置完成腹直肌前鞘折叠后,两侧腰部各切开约 2~3 指宽的腹外斜肌腱膜筋膜,交叉越过中线重叠缝合。为了有利于筋膜的分离,注射生理盐水有助于分离,注意使用不可吸收的缝线将腱膜在最大张力下固定在下方的腹外斜筋膜上。

如果此操作导致腹直肌前鞘折叠继发性松弛,则可再次进行第二层的腹直肌前鞘折叠收紧(图 23.33 和图 23.34)。

既往瘢痕的处理技巧

在微创手术时代,作者经常会观察到各种不典型腹部瘢痕的患者,这些瘢痕限制了腹壁成术的选择。值得注意的是,肋缘附近的水平瘢痕可能会使手术设计复杂化,因为这类患者不适合常规的下腹部入路。

为了避免皮瓣灌注受损引起的并发症,如果不能在去

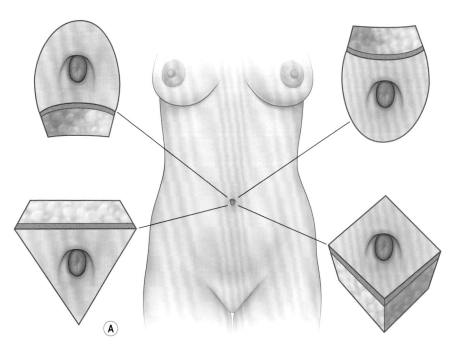

Ⓐ

图 23.32　各种脐成形术

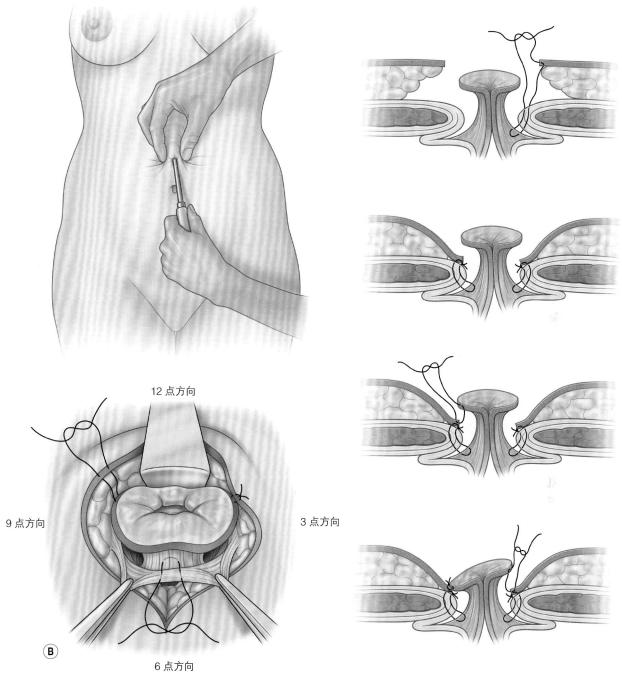

12 点方向

9 点方向　　　　　　3 点方向

Ⓑ

6 点方向

图 23.32（续）

除的组织的同时切除瘢痕,那么对瘢痕区的处理应尽可能避免分离或最多做间接的分离。理想情况下,尽管术后可能在美学效果上有所影响,应将预先存在的瘢痕整合到所设计的手术切口之中。否则腹部皮瓣灌注受损的话,势必导致真皮和脂肪层坏死,最终伤口裂开的不良后果。

　　如果在腹部剖腹手术后上腹部有横向瘢痕,手术设计下切口线时应相应抬高,这样切口线和原瘢痕可以整合到最后的腹壁成形术瘢痕中(见图 23.31)。

阴阜的处理

　　腹壁松弛和组织过剩的患者中,常有继发性的肥大阴阜或轻度至重度阴阜下垂。特别是在大量减肥的患者中,阴阜不仅在垂直方向,也可在水平方向均有松垮表现。患者可能会抱怨阴阜的假性肥大,其实这是由于腹部组织挤压和阴阜松弛之间的不平衡造成的。阴阜淋巴引流系统的中断会

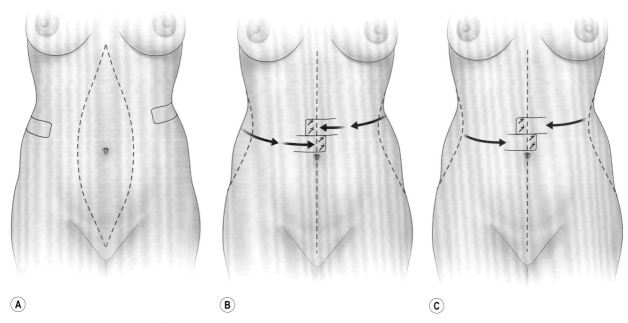

图 23.33   保留筋膜和筋膜收紧的腹外斜肌筋膜条带手术示意图

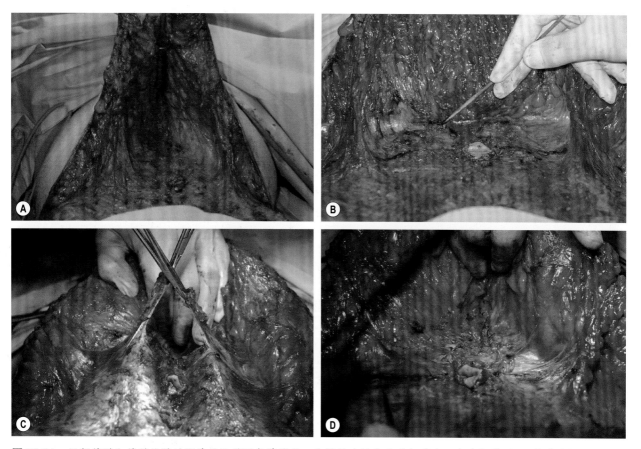

图 23.34   保留筋膜和筋膜收紧的腹外斜肌筋膜条带手术。中线粘连区分离后行腹直肌分离折叠矫正,腹外斜肌腱膜筋膜瓣设计、切开游离并交叉固定以重建筋膜层

加剧这种情况。

在大多数腹壁成形术病例中,进行辅助性阴阜吸脂术就足以解决问题,且不会引起局部皮肤过多。但在大量减肥患者中,对于阴阜肥大和阴阜区域皮肤过多,作者通常采用水平切口的阴阜成形术,该整形术可以将切口整合到腹壁成形术的下腹部切口中。注意切口线到外阴前连合处的距离为 6~7cm 为妥。

严重的阴阜肥大和下垂(如在大量减肥患者中所见),则需要进行水平和垂直方向上的复合成形术。在这种情况下,可以在中线进行额外的 V 形切除。由于髂腹股沟神经会支配阴阜和腹股沟以及阴茎或大阴唇根部的近端部分感觉,因此手术时需谨慎进行防止损伤该神经[42]。如果阴阜皮肤极度多余,则可进行双侧阴阜成形术,这可以和大腿内侧上提整形术一起作为二期手术进行。这种情形多见于大量减肥患者一期进行腹壁成形术或下躯干环形上提术后(见图 23.11)。

并发症

患者术后几周内可能会有疼痛、皮瓣麻木、瘀青、全身乏力,和因为腹部张力的增加导致的不适等。

并发症可以是局部或全身性的。局部并发症包括血肿、血清肿、伤口感染、脂肪坏死、伤口裂开、感觉异常和持续麻木等。其中,血清肿是最常见的并发症,通常需要通过连续穿刺和引流来处理。持续不消退的血清肿可能需要留置引流管,如果是后期血清肿包膜形成则需要二次手术切除包膜。如果血清肿腔内感染,首先有蜂窝组织炎,患者可能会有发热及其他全身性表现。如果怀疑有感染,必须通过手术引流。一般而言,如果血清肿发现及时,简单的抽吸可以防止其恶化。

轻微伤口裂开很常见,且通常可以慢慢自愈。明显的裂开可能是由张力过大或伤口边缘坏死引起。坏死通常发生于张力最大的腹部皮瓣的中央远端部分。此时应该进行适当伤口护理,直到坏死界限清晰后再进行清创以去除坏死组织。如果伤口无法二期愈合,则可能需要植皮闭合伤口。一般极少可以,实际上也很少需要采用额外推进皮瓣手术来关闭术后愈合不良的伤口缺损。

腹壁成形术可能会导致许多欠美观的局部小问题。包括猫耳畸形、瘢痕变宽或增生、瘢痕异位,以及许多与脐部美观直接相关的问题等。这些问题大多可以通过仔细的术前设计和精准把控手术细节来避免。如果同时进行吸脂术,与该手术相关的问题包括外形不规则和真皮的异常粘连等。

全身性并发症包括 DVT、肺栓塞、由于腹内压增高引起的呼吸困难及包括中毒性休克在内的全身感染。所有这些并发症都可能致命,必须迅即处理。外科医生应该意识到,腹壁成形术,特别是与吸脂等其他手术一起进行时,比任何其他类型的常规整形手术都有更高的全身并发症发生率。

腹壁成形术的临床证据

术前评估的临床证据

■ 吸烟者的伤口愈合问题和感染发生率显著增加(吸烟者为 50%,不吸烟者为 15%):证据等级为 II 级。

■ 体重指数 >30 的肥胖患者和软组织切除量超过 1 500g 的患者发生肺栓塞的风险增加:证据等级为 II 级。

■ 和术前自然减肥的患者相比,减肥手术后进行腹壁成形术患者术后伤口愈合并发症更常见:证据等级为 II 级。

■ 手术时间 2 小时以上,显著增加肺栓塞的风险:证据等级为 II 级。

预防性抗生素应用的证据

■ 建议所有接受腹壁成形术的患者单次预防性使用抗生素可以减少术后伤口感染的发生率:证据等级为 II 级。

预防血栓的证据

■ Davison-Caprini 风险评估模型适用于腹壁成形术:证据等级为 II 级。

■ 体重指数 ≥30 的患者发生 DVT 的风险增加呈指数级:证据等级为 II 级。

■ 药物预防可显著降低 DVT 的风险,但会增加出血并发症的概率:证据等级为 II 级。

手术设计的证据

■ 同一手术中采用不同手术方法的组合不会增加术中并发症或严重的术后并发症发生:证据等级为 IV 级。

■ 通过皮下引流,渐进式减张缝合以及更浅层的解剖层次保护淋巴管可以减少血清肿形成:证据等级为 I~III 级。

禁忌证

有严重身体健康问题、手术目标不切实际、患有身体变形障碍症的患者是选择性腹壁成形术的主要禁忌证。腹壁成形术的相对禁忌证包括单侧或双侧上腹部有瘢痕;严重的合并症(如心脏病、糖尿病、病态肥胖、吸烟等);有近期妊娠计划;血栓栓塞性疾病史和病态肥胖(体重指数 >35)。对于有瘢痕疙瘩或增生性瘢痕倾向的患者,术前必须告知并接受相关的术后瘢痕增生可能。

参考文献

1. Hunstad JP, Repta R. *Atlas of Abdominoplasty*. Philadelphia, PA: Saunders Elsevier; 2009. *This major work on all current abdominoplasty procedures is written by a leading authority on this subject, covering all topics from patient selection, incision placement, ancillary procedures, up to all possible complications by highlighting key considerations for a safe and successful performance.*

2. Kelly HA. Report of gynecological cases (excessive growth of fat). *Johns Hopkins Med J.* 1899;10:197.

3. Kelly HA. Excision of fat of the abdominal wall lipectomy. *Surg*

Gynecol Obstet. 1910;10:229–231.

4. Babcock WW. The correction of the obese and relaxed abdominal wall with special reference to the use of buried silver chain. *Am J Obstet Gynecol.* 1916;74:596–599.

5. Thorek M. *Plastic Surgery of the Breast and Abdominal Wall.* Springfield, IL: Thomas; 1924.

6. Thorek M. Plastic reconstruction of the female breast and abdomen. *Am J Surg.* 1939;43:268–278.

7. Vernon G. Umbilical transplantation upward and abdominal contouring in lipectomy. *Am J Surg.* 1957;94:490–492.

8. Pitanguy I. Abdominolipectomy. An approach to it through an analysis of 300 consecutive cases. *Plast Reconstr Surg.* 1967;40:384.

9. Regnault P. *Abdominal Lipectomy, a Low "W" Incision.* New York, NY: New York International Society of Aesthetic Plastic Surgery; 1972.

10. Grazer FM. Abdominoplasty. *Plast Reconstr Surg.* 1973;51:617–623.

11. Grazer FM, Goldwyn RM. Abdominoplasty assessed by survey, with emphasis on complications. *Plast Reconstr Surg.* 1977;59:513–517.

12. Psillakis JM. Abdominoplasty: some ideas to improve results. *Aesthetic Plast Surg.* 1978;2:205–215.

13. Dellon AL. Fleur-de-lis abdominoplasty. *Aesthetic Plast Surg.* 1985;9:27–32. *Dellon first published, in 1985, his approach to a vertical and horizontal restoration of the abdominal wall through a combined resection, the "fleur-de-lis" technique.*

14. Matarasso A. Abdominolipoplasty: a system of classification and treatment for combined abdominoplasty and suction-assisted lipectomy. *Aesthetic Plast Surg.* 1991;15:111–121.

15. Lockwood T. High lateral-tension abdominoplasty with superficial fascial system suspension. *Plast Reconstr Surg.* 1995;96:603–608. *This article describes the principles and details of this new approach to abdominoplasty. It offers an alternative technique, especially in patients after massive weight loss with limited treatment of the flanks.*

16. Saldanha OR, Pinto EB, Matos WN Jr, et al. Lipoabdominoplasty without undermining. *Aesthet Surg J.* 2001;21:518–526.

17. American Society for Aesthetic Plastic Surgery (ASAPS). *Cosmetic Surgery National Data Bank Statistics.* Available at: <http://www.surgery.org/sites/default/files/ASAPS-Stats2016.pdf>; 2016.

18. Arem AJ, Kischer CW. Analysis of striae. *Plast Reconstr Surg.* 1980;65:22–29.

19. Mitz V, Elbaz JS, Vilde F. [Study of dermal elastic fibers during plastic surgery of the trunk]. *Ann Chir Plast.* 1975;20:31–43.

20. Taylor GI, Palmer JH. The vascular territories (angiosomes) of the body: experimental study and clinical applications. *Br J Plast Surg.* 1987;40:113–141.

21. Costa-Ferreira A, Rebelo M, Vásconez LO, et al. Scarpa fascia preservation during abdominoplasty: a prospective study. *Plast Reconstr Surg.* 2010;125:1232–1239.

22. Huger WE Jr. The anatomic rationale for abdominal lipectomy. *Am Surg.* 1979;45:612–617.

23. Moon HK, Taylor GI. The vascular anatomy of rectus abdominis musculocutaneous flaps based on the deep superior epigastric system. *Plast Reconstr Surg.* 1988;82:815–832.

24. Querleux B, Cornillon C, Jolivet O, et al. Anatomy and physiology of subcutaneous adipose tissue by in vivo magnetic resonance imaging and spectroscopy: relationships with sex and presence of cellulite. *Skin Res Technol.* 2002;8:118–124.

25. Grosfeld JL. Pediatric surgery. In: Sabiston DC, ed. *Textbook of Surgery: The Biologic Basis of Modern Surgical Practice.* 14th ed. Philadelphia, PA: WB Saunders; 1991:1167.

26. Bozola AR, Psillakis JM. Abdominoplasty: a new concept and classification for treatment. *Plast Reconstr Surg.* 1988;82:983–993.

27. Bozola AR. Abdominoplasty: same classification and a new treatment concept 20 years later. *Aesthetic Plast Surg.* 2010;34:181–192.

28. Song AY, Jean RD, Hurwitz DJ, et al. A classification of contour deformities after bariatric weight loss: the Pittsburgh Rating Scale. *Plast Reconstr Surg.* 2005;116:1535–1546. *Rubin, as a currently "leading post-bariatric surgeon" has published an interesting work on the different deformities in patients after bariatric weight loss, which may serve as a guideline for plastic surgeons during preoperative planning and for evaluation of their postoperative outcomes.*

29. Orpheu SC, Coltro PS, Scopel GP, et al. Collagen and elastic content of abdominal skin after surgical weight loss. *Obes Surg.* 2010;20:480–486.

30. Light D, Arvanitis GM, Abramson D, et al. Effect of weight loss after bariatric surgery on skin and the extracellular matrix. *Plast Reconstr Surg.* 2010;125:343–351.

31. Sajid MS, Shakir AJ, Khatri K, et al. The role of perioperative warming in surgery: a systematic review. *Sao Paulo Med J.* 2009;127:231–237.

32. Richter DF, Stoff A, Blondeel PN, et al. *A comparison of a new skin closure device (PRINEO™) and intradermal sutures in the closure of full thickness surgical incisions.* Submitted.

33. Richter DF, Stoff A, Velasco-Laguardia FJ, et al. Circumferential lower truncal dermatolipectomy. *Clin Plast Surg.* 2008;35:53–71, discussion 93.

34. Lockwood TE. Superficial fascial system (SFS) of the trunk and extremities: a new concept. *Plast Reconstr Surg.* 1991;87(6):1009–1018.

35. Aly AS. *Body Contouring after Massive Weight Loss.* St Louis, MO: Quality Medical Publishing; 2006. *This work is published by a currently "leading post-bariatric surgeon", Aly has composed a unique work on all reliable techniques for body contouring of patients after massive weight loss.*

36. Manassa EH, Hertl CH, Olbrisch RR. Wound healing problems in smokers and nonsmokers after 132 abdominoplasties. *Plast Reconstr Surg.* 2003;111:2082–2089.

37. Krueger JK, Rohrich RJ. Clearing the smoke: the scientific rationale for tobacco abstention with plastic surgery. *Plast Reconstr Surg.* 2001;108:1063–1077.

38. Blickstein D, Blickstein I. Oral contraception and thrombophilia. *Curr Opin Obstet Gynecol.* 2007;19:370–376.

39. Richter DF, Stoff A. The Scarpa lift – a novel technique for minimal invasive medial thigh lifts. *Obes Surg.* 2011;21:1975–1980.

40. Lockwood TE. Superficial fascial system (SFS) of the trunk and extremities: a new concept. *Plast Reconstr Surg.* 1991;87:1009–1018.

41. Aly AS, Cram AE, Chao M, et al. Belt lipectomy for circumferential truncal excess: the University of Iowa experience. *Plast Reconstr Surg.* 2003;111:398–413.

42. Rab M, Ebmer J, Dellon AL. Anatomic variability of the ilioinguinal and genitofemoral nerve: implications for the treatment of groin pain. *Plast Reconstr Surg.* 2001;108:1618–1623.

延伸阅读

Various authors. *Clinics in Plastic Surgery.* London: Saunders Elsevier; July 2010. *All issues in abdominoplasty are covered in this July 2010 volume, including the latest updates on different abdominoplasty procedures.*

第24章

吸脂腹壁成形术

Osvaldo Saldanha，Paulo Rodamllans Sanjuan，Sabina Aparecida Alvarez de Paiva，
Osvaldo Ribeiro Saldanha Filho，Cristianna Bonnetto Saldanha，Andrés Cánchica

概要

吸脂腹壁成形术的效果包括：

- 吸脂后腹围减少可获得更好的身体曲线。
- 保留穿支血管，没有术区无效腔，手术病损小。
- 并发症发生率低。
- 该领域所有医生都做过吸脂术和腹壁成形术，因此容易操作。
- 更自然，更年轻的腹壁外形。
- 保留耻骨上方区域的感觉灵敏度。
- 术后恢复快，瘢痕小。
- 可以用震动辅助吸脂或超声辅助吸脂。
- 对吸烟人群和减肥术后的人群也很安全。

简介

　　大多数人都对外形非常在意。由于先天影响或肥胖、消瘦、怀孕或其他原因导致的外观和功能畸形时，腹壁是最常波及的部位。皮肤松弛、脂肪堆积和腹直肌鞘及腹直肌肌肉分离会引起腹壁外观畸形和功能异常，从而对患者心理、生理以及外观产生负面影响。

　　历史资料显示，从1899年至1957年，人们进行过渐进式皮下剥离的腹壁成形术。在1957年，Vernon实现了脐孔移位手术，从而将大范围皮下剥离的腹壁成形手术标准化。1980年，Illouz发明了吸脂术，推动了现代腹壁成形术的发展。在过去10年间，吸脂腹壁成形技术的革新推动医师们不断研究创新，减少手术发病率，加快术后恢复速度，以获得更好的手术效果，同时也降低了并发症的发生率及皮肤坏死的病例数量[1,2,3]。

　　人们尝试通过腹壁成形术和吸脂术来解决上述问题。长久以来，人们都认为腹壁成形术简单易行，但是其美学

效果并不总是令人满意。在美容性腹壁成形术的发展过程中，随着外科医生不断寻求创新精进，出现了许多手术方法[1,4-19]。过去几年中，剥离腹壁皮瓣和处理腹壁脂肪的技术发展迅猛。

　　吸脂腹壁成形术是将腹壁吸脂和全腹壁整形手术相结合在同一次手术中实施，兼顾腹壁外观和功能，将上述两种手术的优点结合起来。这是临床手术观察、解剖学研究和腹壁穿支血管基础研究相结合的产物。吸脂腹壁成形术包括以下两方面内容：①腹壁浅层吸脂，能将皮瓣剥离并向耻骨方向推进；②保留了腹壁的穿支血管。

　　这项技术不仅仅是简单地在腹壁成形时使用吸脂术。它非常重视腹壁解剖，并用吸脂管剥离皮瓣替代传统的剥离方法，结果便使得来自腹壁穿支血管的血供得以保留。此外，该技术在腹部正中皮下剥离出一个狭窄的通道，这样可以直接安全地折叠腹直肌。

基础科学／疾病进程

吸脂腹壁成形术的解剖原理

　　吸脂腹壁成形术的主要原则基于解剖学研究。该项技术建立在对腹壁血管解剖的认识之上，尤其是来源于腹壁上、下动脉的穿支血管。许多相关研究通过尸体解剖、临床观察和无创放射检查等方法评估了该区域的血管情况[20-22]。

　　Taylor等研究了皮肤血运，指出基于血管体区（某一血管体表供应范围）可以将腹壁的皮肤分为上区、下区和侧区[22]。腹壁上区的皮肤血运来自腹壁上动脉。腹壁侧区的皮肤血运来自旋髂浅、深血管及肋间血管分支。腹壁下区的皮肤血运主要来自腹壁下动脉（图24.1）。

　　Huger认为在行传统腹壁成形术时，来自腹直肌的穿支

腹壁成形术

吸脂腹壁成形术
（"Saldanha技术"）

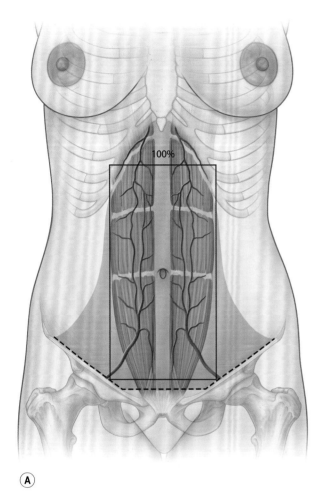
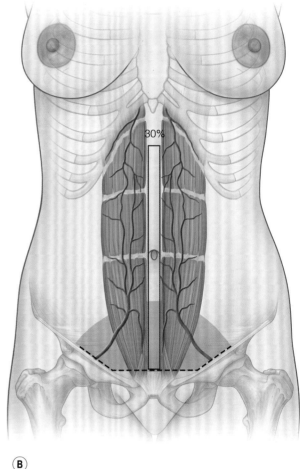

图 24.1 　（A）传统腹壁成形术的手术剥离方式会离断来自腹直肌的穿支血管。（B）吸脂腹壁成形术保留了这些穿支血管，但在腹壁正中剥离出一个无血管区的通道以进行腹直肌折叠。虚线为手术切口。注意：吸脂腹壁成形术的切口短于传统腹壁成形术

血管被离断，腹壁皮肤的正常血流会受到影响[22]。于是，皮瓣的血供只能来自上方和外侧的肋间血管、肋下血管和腰动脉穿支。因此，当传统腹壁成形术与吸脂术同时进行时，大范围的剥离会损伤皮瓣血供，增加皮瓣坏死的风险。第 23章会详细描述相关解剖。

　　Graf 曾发表过一项非常重要的研究[23]。他用多普勒血流仪探测了吸脂腹壁成形术后第 15 天时脐周穿支血管的灌注情况。他发现吸脂不会破坏直径≥1mm 的血管，而且这些穿支血管的管径增大了 9%，灌注量增加了 56%。虽然尚无法得知灌注增加的具体原因，但很可能与手术创伤所致的血管舒张有关。

　　Munhoz 等将穿支血管进行定位和量化，使得可以对吸脂腹壁成形术前和术后皮瓣的血供情况进行对照研究[24]。研究结果表明，术后有超过 81.21% 的穿支血管得以保留。

　　De Frene 等[25]在曾行腹壁吸脂术的患者群体中，研究了经腹直肌穿支为蒂的乳房再造手术。他们发现吸脂术并不会损伤大的穿支血管。

基本原理

　　吸脂腹壁成形术的两大手术原理：保留腹壁穿支血管和浅层吸脂术。浅层吸脂术的概念最先由 De Souza Pinto 提出，在腹部，浅层吸指的是吸取 Scarpa 筋膜浅面的脂肪[9,26]。而让吸脂腹壁成形术成为可能的主要发现是浅层吸脂术的操作能移动腹壁的皮瓣。吸脂后腹壁皮瓣能在无需传统大范围剥离从而不损伤穿支血管的情况下向耻骨大范围移动，并能在腹部中央穿支血管间创造出一个狭窄通道，以便于进行腹直肌折叠术。

　　该技术能保留至少 80% 的腹壁皮肤血供，还能保留感觉神经和淋巴管，与传统腹壁成形术相比，并发症更少。

诊断 / 患者表现

术前超声检查

虽然术前详细的腹壁体格检查能发现疑似疝气的皮下肿块,但触诊并不能发现所有的疝气。吸脂腹壁成形术前常规用超声检查腹壁能排除隐匿疝,增加腹壁吸脂手术安全性。

虽然切口疝发生率很低(4.3%),但考虑到吸脂术所致小肠穿孔的死亡率达到50%,术前应用超声检查还是很有必要的。

患者选择

所有具有腹壁成形术指征的患者都适用吸脂腹壁成形术。典型适应证包括腹壁脂肪堆积,腹壁皮肤松弛和腹直肌分离。

对于吸烟者要尤其注意。但吸脂腹壁成形术保留穿支血管的原则使得该类人群也有可能接受该术式。

治疗 / 手术技术(视频 24.1)

标记

腹壁标记的方法与 Pitanguy 所描述的传统方法一样[8]。由一条 12~14cm 长的水平标记线和两侧 7~8cm 长向髂嵴方向走行的角度约 30~35° 的斜行标记线组成。耻骨联合到水平标记线约 6~7cm(图 24.2)。

在分离隧道伊始,为了更好地定位隧道的位置,应标记腹直肌分离的范围(图 24.3)。如有必要,需要吸脂的背侧区域也应该标记。

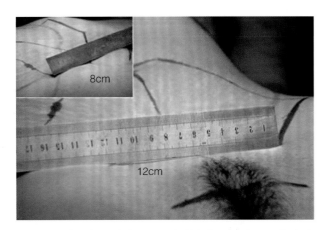

图 24.2 水平标记线(12~14cm),斜行标记线(7~8cm),水平标记线至耻骨的距离(6~7cm)

肿胀液浸润

采用湿法吸脂或超湿吸脂技术,浸润腹壁脂肪的溶液使用含肾上腺素(1:500 000)的生理盐水,平均注入液体1.0~1.5L。

上腹部和肋下吸脂

为了安全地进行手术,患者呈过伸体位平卧于手术台上。从腹壁脐上部分开始,用 3mm 或 4mm 吸脂管进行深层和浅层抽吸,然后向两侧腹进行(图 24.4)。与传统吸脂术一样,必须要保留一定厚度的脂肪以避免血管损伤,以防止外观畸形。

下腹部

在切除多余的皮肤之前,从下腹直到脐部的 Scarpa 筋膜都予以暴露并保留,直到剥离平面转入肌筋膜时为止(图24.5)。在游离脐茎之前评估一下皮瓣的可移动状况,脐以下皮肤的切除方法与传统腹壁成形术相同(图 24.6)。

选择性剥离

在上腹部分裂的腹直肌内侧边界之间剥离出一个间隙,术中注意不要损伤腹直肌的中部,因为众多的穿支血管走行在这一区域(图 24.7 和图 24.8)。

根据腹直肌折叠的需求,可以将隧道剥离直到剑突。为了暴露出良好的术野以便进行腹直肌折叠,设计了一种特殊的拉钩。这种拉钩能暴露术区并避免损伤皮瓣边缘(图24.9)。腹直肌分离得越厉害,经腹直肌的穿支血管会越分散,隧道就要剥离的越大。

保留 Scarpa 筋膜

不在下腹部进行吸脂操作。术中注意保护 Scarpra 筋膜,切除下腹部皮肤时注意保持筋膜的完整性。

保护 Scarpa 筋膜非常重要,原因众多:保留下腹部的穿支血管以减少出血;当上腹部皮瓣被向下拉拢后变薄,Scarpa 筋膜能为皮瓣提供支撑;能缩短双侧瘢痕的长度,腹直肌折叠后能提供向心收缩作用,缩短最终瘢痕的长度,在30% 的病例中,瘢痕都比原来的切口短;保留 Scarpa 筋膜也有利于皮瓣与深层组织的黏附,降低血清肿和血肿发生的概率(图 24.10)。

脐下组织的切除和腹直肌折叠

在脐下中线处,切除一条包括 Scarpa 筋膜和脂肪在内的组织。然后暴露腹直肌内侧缘,从剑突至耻骨将双侧腹直肌折叠缝合(图 24.11 和图 24.12)。

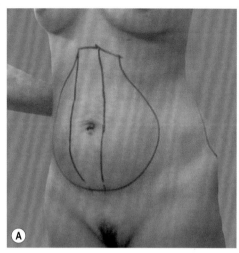
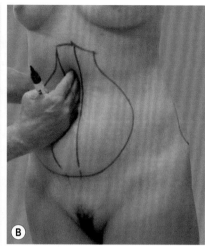
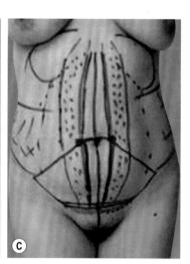

图 24.3　术前标记腹直肌分离范围

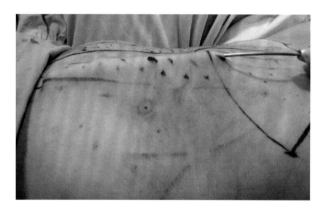

图 24.4　上腹部吸脂

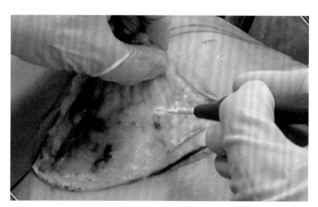

图 24.5　保留 Scarpra 筋膜

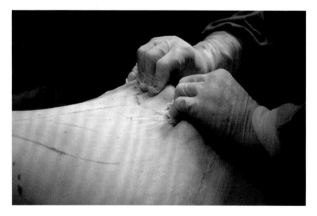

图 24.6　评估上腹部皮瓣

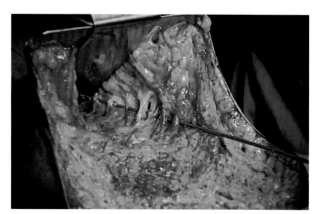

图 24.7　保留穿支血管和 Scarpra 筋膜

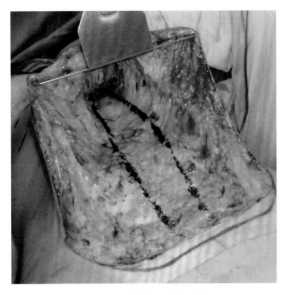

图 24.8　选择性剥离隧道

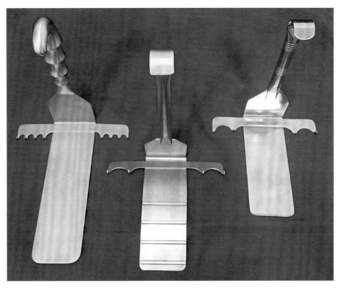

图 24.9　Saldanha 拉钩

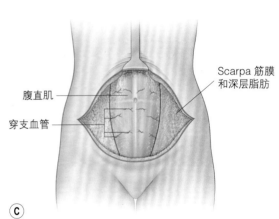

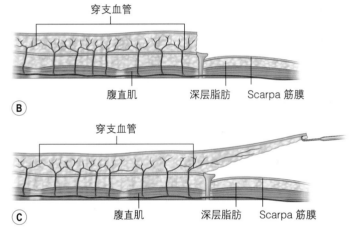

图 24.10　(A~C)保留下腹部的 Scarpa 筋膜和部分深层脂肪以调节皮瓣

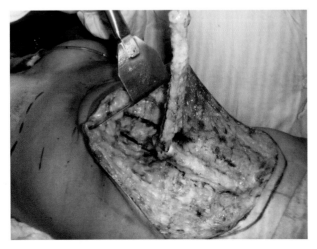

图 24.11　切除脐下部分组织

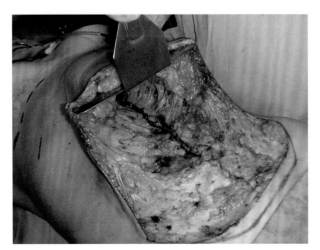

图 24.12　折叠腹直肌

脐成形术

作者采用星形脐成形术再造脐部。在腹壁作一个十字切口,缝合脐茎后使脐茎外形成矩形。脐茎底部缝合固定在肌筋膜上,上方保留 2cm 长度(图 24.13),然后将脐与十字形皮肤切口缝合。缝合后脐周切口类似于一个连续 Z 成形术,能降低瘢痕挛缩的概率(图 24.14 和图 24.15)。作者用 Monocryl(单乔)缝线进行皮下缝合。

分层缝合和引流

分两层缝合伤口。用 4-0 Monocryl(单乔)缝线缝合深层组织和皮下组织。采用 Lockwood 的方法将张力尽量分散在两侧,减低中段切口的张力[14,15]。在手术最后,如果切口张力较低,可以再切除 2~3cm 长耻骨区域的皮肤(图 24.17),

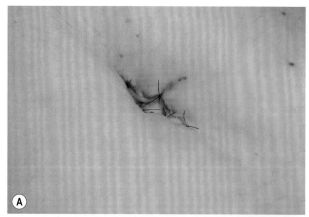

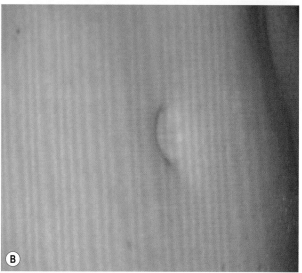

图 24.15　脐部最终形态

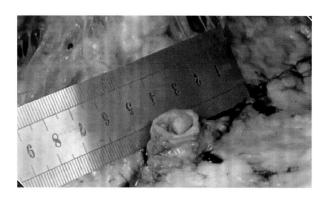

图 24.13　将脐茎上拉至高约 2cm,并固定在筋膜上

让瘢痕的位置更低。留置 4.2mm 粗的持续负压引流管 1~2 天(图 24.16)。整个手术时间约 2 小时,术后患者留院观察 1 天。

整个手术过程患者都要佩戴腿部间歇性加压装置,直到患者能自行下地活动为止。加压压力维持在 30mmHg 到 40mmHg 之间。

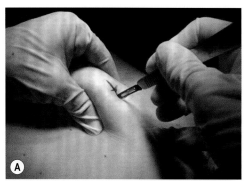

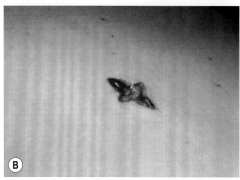

图 24.14　(A)标记;(B)切开:星形脐成形术

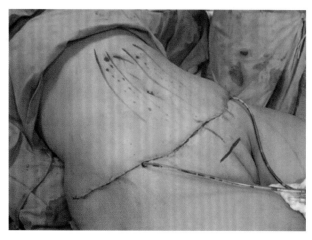

图 24.16　分层缝合,瘢痕位置下移

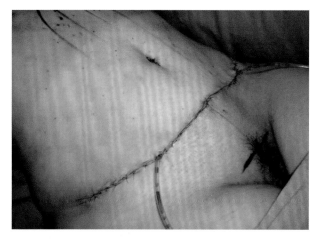

图 24.17　切口至阴唇前联合的距离为 6~8cm,并用负压引流管引流创面渗液

包扎和术后护理

用医用纸胶带包扎伤口,于术后第三天和第八天更换。在术后第八天拆除伤口缝线。术后穿戴压力衣 15 到 20 天。

术后第七天开始淋巴引流。吸脂腹壁成形术创伤较传统手术小,血管和神经损伤少,术区无效腔小,因此,吸脂腹壁成形术后患者恢复时间在吸脂术和传统腹壁成形术康复时间之间。与传统腹壁成形术相比,该手术方式并发症少,患者能快速回归社交活动和工作。

结果

在作者最初 10 年执业生涯中,腹壁成形术手术量增长了 100%。2000 年之前,每年手术约 35 例,2015 年时达到了 65 例。与此同时,需要二次手术修复的案例减少了 50%。在这 10 年的后期,作者只实施过两例传统腹壁成形术,因为患者曾行减肥手术,腹壁皮肤赘余较多。

30% 的病例手术瘢痕比原切口缩短了。原手术切口长度为 28cm,横切口 12cm,每侧斜行切口均为 8cm。在 602 例病例中,180 例最终瘢痕为 25~27cm,平均减少了 2cm。这是 Scarpa 筋膜的收缩引起皮肤收缩导致的。对脐部外形的评估也为"好"或"非常好"(图 24.17~图 24.21)。

术后第 7 天或第 14 天,包括腹部和其他吸脂区域在内的术区会肿胀,但在术后 1~2 月的时候,水肿会消退。

所有患者术后身体外形明显改善,腹围明显下降,术后效果评价均为"良"或"优"。吸脂腹壁成形术术后效果兼具吸脂术和腹壁成形术的优点。

腹壁成形术兼具两种手术的身体塑形效果,并能减少并发症发生率。对大多数术者而言,该术式的学习曲线很快,因为他们以往就能单独进行吸脂或传统腹壁成形术。

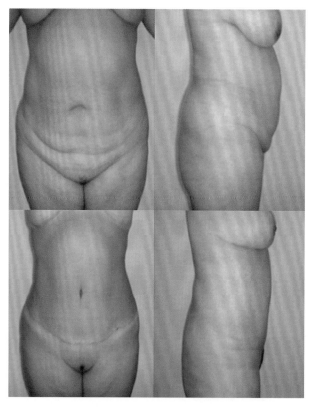

图 24.18　案例 1:术前及术后效果

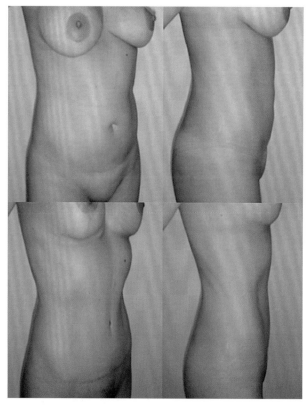

图 24.19　病例 2:术前及术后效果

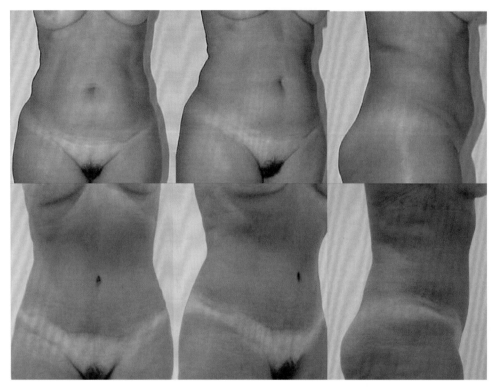

图 24.20　病例 3:术前及术后效果

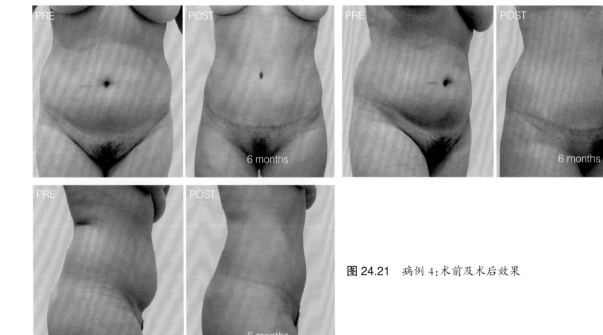

图 24.21　病例 4:术前及术后效果

并发症

作者将传统腹壁成形术和吸脂腹壁成形术的并发症发生率进行了比较。从 1979 年至 2000 年,共有 496 例传统腹壁成形术,从 2000 年到 2015 年,共有 996 例吸脂腹壁成形术(表 24.1)。996 例行吸脂腹壁成形术的患者中有 15 名男性,981 名女性,平均年龄 34 岁。

表 24.2 是接受吸脂腹壁成形术的患者需要二次手术的情况。传统腹壁成形术中需要二次手术的患者约为 20%,而吸脂腹壁成形术则低于 7%。因为吸脂不足和术后再次皮肤松弛的占 2.5%,这部分患者术前均有减肥手术史,术前腹壁皮肤非常松弛。因瘢痕要求二次手术的患者占 4.1%,这部分患者占所有二次吸脂腹壁成形术患者的 63%。

术后血清肿发生率明显降低(从 60% 降至 0.5%,$P<0.0001$),表皮损伤从 3.8% 降至 0.2%($P=0.0003$),伤口裂开从 5.1% 降至 0.5%($P<0.0001$),皮肤坏死从 4% 降至 0.2%($P=0.0002$)。作者认为,皮瓣坏死率降低的原因可能在于动脉灌注增加或静脉回流改善。

和传统腹壁成形术相比,虽然术后血肿发生率有所降低(从 0.6% 到 0.2%),深静脉血栓/肺栓塞发生率一样(0.2%),但由于病例数量少,统计学差异并不明显。

图 24.22 展示了 14 年来,传统腹壁成形术和行选择性剥离的吸脂腹壁成形术术后并发症情况的比较。

评论

Levesque 等在 2013 年发表了一篇综述。作者以"吸脂腹壁成形术"和"腹壁成形术"为关键词搜索了自 2000 年以来发表的文章。经过题目和摘要内容筛选,最终有 26 篇文章入选,共 1 316 例吸脂腹壁成形术患者入选。在 1 316 例患者中,21 人发生血清肿(1.6%);1 032 名患者中,5 名出现血肿(0.5%),6 名出现静脉栓塞(0.5%),3 名出现肺栓塞。所有患者均为女性,平均年龄 48 岁(27~70 岁),平均体重指数为 25.2(17.7~35.5),平均随访时间为 8 个月(1~54 个月),平均抽液量 1 605ml(150~5 350ml),切除组织的平均重量为 1 309g(128~4 838g)。平均手术时间 225 分钟(88 分钟 ~435 分钟),出院前平均恢复时间 124 分钟(33 分钟 ~270 分钟)。Levesque 自己的病例统计出的术后并发症发生率:85 名患者中有 20 人出现血清肿,1 名患者发生深静脉血栓,1 名患者发生蜂窝组织炎,1 名患者出现脓肿。这篇文章认为,只要把握好适应证,吸脂腹壁成形术是非常安全有效的[27]。

表 24.1　作者个人统计的腹壁成形术与吸脂腹壁成形术数据对比

	1979—1999	2000	2001	2002	2003	2004	2005	2006	2007	2008	2009	2010	2011	2012	2013	2014	2015
腹壁成形术	469	25															
吸脂腹壁成形术		15	45	55	64	62	65	68	71	75	82	85	79	83	56	59	32

表 24.2　作者个人统计的腹壁成形术后行二次手术的原因

	2000	2001	2002	2003	2004	2005	2006	2007	2008	2009	2010	2011	2012	2013	2014	2015
共 996 例	15	45	55	64	62	65	68	71	75	82	85	79	83	56	59	32
瘢痕	3	5	4	3	4	3	3	4	2	1	2	1	2	1	1	1
皮肤松弛	×	×	1	2	1	1	1	2	×	1	1	1	1	1	×	×
吸脂不足	×	×	1	2	2	1	1	1	1	×	1	×	×	1	×	×
吸脂过度	×	×	×	×	×	×	×	×	×	×	×	×	×	×	×	×
感染	×	×	×	×	×	×	×	×	×	×	×	×	×	×	×	×
其他原因	×	×	×	×	1	×	×	×	×	×	×	×	×	×	×	×
二次手术共 63 例	3	5	6	7	8	5	5	7	3	2	4	2	3	3	1	1
百分比 /%	4.5	8	9	11	12	8	8	11	4.5	3	6	3	4.5	4.5	1.5	1.5

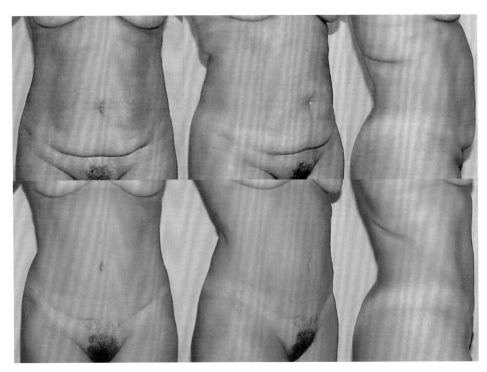

图 24.22　术前及术后效果

参考文献

1. Illouz YG. Une nouvelle technique pour les lipodystrophies localisés. *Es Rev Chir Esth France*. 1980;9:6.
2. Friedland JA, Maffi TR. MOC-PS CME article: abdominoplasty. *J Plast Reconstr Aesthet Surg*. 2008;121:1–11.
3. Saldanha OR. *Avaliação estética dos resultados da lipoabdominoplastia em pacientes com sobrepeso*. Estudo comparativo. Universidade de São Paulo: Doctorate thesis; 2013.
4. Voloir P. *Operation Plastiques Sus-Aponévrotiques sur la Paroi Abdominale Antérieure*. Paris: These; 1960.
5. Kelly HA. Report of gynecological cases. *Johns Hopkins Med J*. 1899;10:197.
6. Vernon S. Umbilical transplantation upward and abdominal contouring in lipectomy. *Am J Surg*. 1957;94:490–492.
7. Callia WEP. *Dermolipectomia Abdominal (Operação de Callia)*. São Paulo: Carlos Erba; 1963.
8. Pitanguy I. Abdominoplasty: classification and surgical techniques. *Rev Bras Cir*. 1995;85:23–44.
9. De Souza Pinto EB. Our experience in liposuction. *Ann Cong Bras Plast Surg*. 1983;1:9.
10. Hakme F. Technical details in the lipoaspiration associated with liposuction. *Rev Bras Cir*. 1985;75:331–337.
11. Matarasso A. Abdominoplasty: a system of classification and treatment for combined abdominoplasty and suction-assisted lipectomy. *Aesthetic Plast Surg*. 1991;15:111–121.
12. Matarasso A. Liposuction as an adjunct to full abdominoplasty. *Plast Reconstr Surg*. 1995;95:829–836.
13. Illouz YG. A new safe and aesthetic approach to suction abdominoplasty. *Aesthetic Plast Surg*. 1992;16:237–245.
14. Lockwood T. High-lateral-tension abdominoplasty with superficial fascial system suspension. *Plast Reconstr Surg*. 1995;96:603–608.
15. Lockwood T. The role of excisional lifting in body contour surgery. *Clin Plast Surg*. 1996;23:695–712.
16. Shestak KC. Marriage abdominoplasty expands the mini-abdominoplasty concept. *Plast Reconstr Surg*. 1999;103:1020–1031.
17. Avelar JM. Abdominoplasty: a new technique without undermining and fat layer removal. *Arq Catarinense Med*. 2000;291:147–149.
18. Saldanha OR, de Souza Pinto EB, Matos W, et al. Lipoabdominoplasty without undermining. *Aesthet Surg J*. 2001;21:518–526. *In 2001, using the term "lipoabdominoplasty" for the first time and with the publication of this technique, Saldanha standardized a selective undermining along the internal borders of the rectus abdominal muscles, corresponding to 30% of the traditional undermining, thus preserving the abdominal perforating vessels, performing liposuction and abdominolipoplasty in the same surgical time, safely.*
19. Vila-Rovira R. *Liposucción en Cirugía Plástica y Estética*. España: Salvat; 1988:81–85.
20. El-Mrakby HH, Milner RH. The vascular anatomy of the lower anterior abdominal wall: a microdissection study on the deep inferior epigastric vessels and the perforator branches. *Plast Reconstr Surg*. 2002;109:539–543, discussion 544–547.
21. Taylor GI, Watterson PA, Zelt RG. The vascular anatomy of the anterior abdominal wall: the basis for flap design. *Perspect Plast Surg*. 1991;5:1–30.
22. Huger WE Jr. The anatomic rationale for abdominal lipectomy. *Am Surg*. 1979;45:612–617.
23. Graf R. Lipoabdominoplasty: fluxmetry study and technical variation. In: Saldanha O, ed. *Lipoabdominoplasty*. Rio de Janeiro: Di-Livros; 2006.
24. Munhoz AM, Ishida LH, Sturtz G, et al. Importance of the lateral row perforator vessels in deep inferior epigastric perforator flap harvesting. *Plast Reconstr Surg*. 2004;113:517–524.
25. De Frene B, Van Landuyt K, Hamdi M, et al. Free DIEAP and SGAP flap breast reconstruction after abdominal/gluteal liposuction. *J Plast Reconstr Aesthet Surg*. 2006;59:1031–1036.
26. Boyd JB, Taylor CI, Corlett R. The vascular territories of the superior epigastric and the deep inferior epigastric systems. *Plast Reconstr Surg*. 1984;73:1–16.
27. Levesque AY, Daniels MA, Polynice A. Outpatient lipoabdominoplasty: review of the literature and practical considerations for safe practice. *Aesthet Surg J*. 2013;33:1021–1029.

Uebel CO. Lipoabdominoplasty: revisiting the superior pull-down abdominal flap and new approaches. *J Plast Reconstr Aesthet Surg*. 2009;33:366–376.

Samya S, Sawh-Martinez R, Barry O, Persing JA. Complication rates of lipoabdominoplasty versus traditional abdominoplasty in high-risk patients. *J Plast Reconstr Aesthet Surg*. 2010;125:683–690.

Le Louam C, Pascal JF. The high-superior-tension technique: evolution of lipoabdominoplasty. *Aesthetic Plast Surg*. 2010;34:773–781.

Weiler J, Taggart P, Khoobehi K. A case for the safety and efficacy of lipoabdominoplasty: a single surgeon retrospective review of 173 consecutive cases. *Aesthet Surg J*. 2010;30:702–713.

Saldanha, et al. Lipoabdominoplasty. Abdominal surgeries complications reduction. *Rev Bras Cir Plást*. 2011;26:275–279.

Epstein S, Epstein MA, Gutowski KA. Lipoabdominoplasty without drains or progressive tension sutures: an analysis of 100 consecutive patients. *J Plast Reconstr Aesthet Surg.* 2013;35:434–440.

Pollock TA, Pollock H. Commentary on: Lipoabdominoplasty without drains or progressive tension sutures: an analysis of 100 consecutive patients. *J Plast Reconstr Aesthet Surg.* 2013;35:441–442.

Cardoso de Castro C, Salema R, Atias P, et al. Abdominoplasty to remove multiple scars from the abdomen. *Ann Plast Surg.* 1984;12:369–373.

Willkinson TS, Swartz BE. Individual modifications in body contour surgery: the "limited" abdominoplasty. *Plast Reconstr Surg.* 1986;77:779–784.

Saldanha OR, de Souza Pinto EB, Matos W, et al. Lipoabdominoplasty with selective and safe undermining. *Aesthetic Plast Surg.* 2003;22:322–327. *The aesthetic treatment of the abdominal region using the principles of liposuction associated with traditional abdominoplasty. Lipoabdominoplasty is different from other techniques because it has the advantages of conserving perforator vessels of the abdominal wall.*

Saldanha OR. *Lipoabdominoplasty.* Rio de Janeiro: Di-Livros; 2006. *In this book the author describes the anatomical concepts, history, and evolution of the technique of lipoabdominoplasty. Saldanha describes each detail of this surgery.*

Saldanha OR, Azevedo SF, Delboni PS, et al. Lipoabdominoplasty: the Saldanha technique. *Clin Plast Surg.* 2010;37:469–481. *The incidence of complications was compared in traditional abdominoplasty to that in lipoabdominoplasty. From 1979 to 2000 the author performed 496 traditional abdominoplasty surgeries, and from the year 2000 to the present date lipoabdominoplasty was performed on 602 patients.*

Saldanha OR. Lipoabdominoplasty. *Plast Reconstr Surg.* 2009;124:934–942.

Aly A. Discussion. Lipoabdominoplasty. *Plast Reconstr Surg.* 2009;124:943–945.

De Souza Pinto EB. *Superficial Liposuction.* Rio de Janeiro: Revinter; 1999:1–4. *Superficial liposuction, introduced by de Souza Pinto, was one of the fundamental principles of lipoabdominoplasty because it made its performance possible and easier. This procedure gives more mobility to the abdominal flap so that it can slide down easily and reach the suprapubic region.*

延伸阅读

Saldanha OR, de Souza Pinto EB, Matos W, et al. Lipoabdominoplasty with selective and safe undermining. *Aesthetic Plast Surg.* 2003;22:322–327. *The aesthetic treatment of the abdominal region using the principles of liposuction associated with traditional abdominoplasty. Lipoabdominoplasty is different from other techniques because it has the advantages of conserving perforator vessels of the abdominal wall.*

Saldanha OR. *Lipoabdominoplasty.* Rio de Janeiro: Di-Livros; 2006. *In this book the author describes the anatomical concepts, history, and evolution of the technique of lipoabdominoplasty. Saldanha describes each detail of this surgery.*

Saldanha OR, Azevedo SF, Delboni PS, et al. Lipoabdominoplasty: the Saldanha technique. *Clin Plast Surg.* 2010;37:469–481. *The incidence of complications was compared in traditional abdominoplasty to that in lipoabdominoplasty. From 1979 to 2000 the author performed 496 traditional abdominoplasty surgeries, and from the year 2000 to the present date lipoabdominoplasty was performed on 602 patients.*

De Souza Pinto EB. *Superficial Liposuction.* Rio de Janeiro: Revinter; 1999:1–4. *Superficial liposuction, introduced by de Souza Pinto, was one of the fundamental principles of lipoabdominoplasty because it made its performance possible and easier. This procedure gives more mobility to the abdominal flap so that it can slide down easily and reach the suprapubic region.*

第 25.1 章

环周躯干塑形术：导论

J. Peter Rubin

　　环周躯干塑形术是怀孕、减肥及衰老后体形重塑的基础。以 Ted Lockwood 为代表的体形重塑外科医生在该领域做出了奠基性的工作，本书中两位专家分别介绍了环腰脂肪切除术和低位躯干提升技术。

　　这类手术在设计和操作上有所区别，体形重塑外科医师应了解每个步骤的基本原理，以便于针对每个患者的需求进行个性化应用。Al Aly 及其同事介绍的环腰脂肪切除术是改善腰围的有效方法。Dirk Richter 及其同事介绍的低位躯干提升术主要是应用一个更低位的切除来有效改善大腿外侧及臀部的形状。体形重塑外科医生通过了解如何应用每种手术的原理，能够更有自信应对各种类型的体形重塑，这两种手术可以根据需要灵活地组合应用。

　　环周躯干塑形术中组织重新定位的创新使得运用局部皮瓣的臀部塑形有了显著进步。还有两名体形重塑专家介绍了他们的方法，Joe Hunstad 及同事叙述了荷包缝合臀部成形术，巧妙地将臀组织形成岛状形态，从而模仿出高突度臀部假体的效果。该技术可用于改善臀部形状而无须行环周塑形术。

　　Robert Centeno 和他的同事描述了艺术性的臀部皮瓣转位技术，仅仅使用局部组织就可以得到臀部轮廓的美学效果。Centeno 在他撰写的精彩章节中展示了这项技术的巨大潜力。

　　这 4 个章节全面概述了环周躯干塑形术的艺术应用，为体形重塑外科医生面对各种体型提供了系列解决方案。

环周躯干塑形术:环腰脂肪切除术

Al S. Aly, Khalid Al-Zahrani, and Albert Cram

概要

- 皮肤 / 脂肪紧密附着在深面的肌肉骨骼上,这些附着区包括脊柱、胸骨、腹白线、腹股沟区、耻骨上区与臀部和大腿外侧脂肪之间的区域。

- 接受低位躯干提升 / 环腰脂肪切除术的大部分是大量减肥患者,其次是体重指数在 26~28 之间的女性,另外是希望获得比单纯腹壁成形术更显著效果的正常体重女性。

- 影响患者外形的因素包括体重指数、脂肪沉积类型与被覆皮肤 / 脂肪的质量。

- 躯干提升 / 环腰脂肪切除术可以看成一种低位躯干环周切除术。手术一种是 II 型低位躯干提升术(Lockwood 术式),另一种是环状脂肪切除 / 中部躯干提升术(Aly and Cram 术式)。

- 患者术前准备需要进行全面的体检和风险评估。

- 在做躯干提升 / 环腰脂肪切除术时,可以通过牵拉组织模拟封闭切口后瘢痕的位置。躯干前侧的最终瘢痕由下标记决定,躯干后侧的最终瘢痕由上标记决定。

- 手术顺序通常是首先行前侧手术,然后行背侧手术,最后闭合切口。

- 术后需要住院监护一级的护理,重点是患者体位、早期运动、输液与止痛。

- 术后可能发生严重并发症,最常见的问题是血肿。

简介

低位躯干的身体轮廓畸形可表现为"单纯前部"畸形或"环状"畸形。如果问题仅限于中等程度的、局部的脂肪堆积,只需要吸脂治疗。如果腹前壁出现了皮肤松弛和 / 或腹壁薄弱,为获得最佳外形,就需要进行腹壁成形术。如果除腹前侧畸形外,还存在腹外侧与腹后侧的脂肪堆积,那除了吸脂手术还要增加腹部整形才能获得最佳的塑形效果。如果已经出现了环周皮肤及皮下组织松弛,通常需要做躯干提升 / 环状切除术。因此,当分析低位躯干畸形的患者的大量治疗方案时,会从"单纯前部"手术演变成"环周"切除手术。本章介绍的环周低位躯干切除术,即"环状脂肪切除术"。

历史回顾

腹部皮肤脂肪切除术 / 腹壁成形术历史悠久,本书其他章节已有介绍。尽管在 20 世纪的文献中偶有环周皮肤脂肪切除术的报道,但数量很少,而且实际进行这类手术的外科医师也很少。20 世纪 60 年代到 70 年代 Iowa 大学的 Mason 开创了减肥手术,但直到 21 世纪初才开始流行。大约在 2000 年前后,减肥手术经历了一段爆发时期,产生了一大批新的患者群体,这类患者统称为"大量减肥患者"。由于这类患者畸形的环周特性,环周皮肤脂肪切除术迅速成为整形外科的主流手术之一。本章将综合讨论环周皮肤脂肪切除术,尤其是对于大量减肥患者。

基础科学与疾病进程

解剖学

行低位躯干环周皮肤脂肪切除术需要具有对腹部血供的清晰认识。第 23 章已经回顾了腹壁血供的解剖结构。

腹壁皮下脂肪被浅筋膜系统分为深、浅两层,此筋膜在腹部称为 Scapa 筋膜。较瘦的患者的两层厚度非常接近。体重指数较高的患者的浅层脂肪厚度明显大于深层。

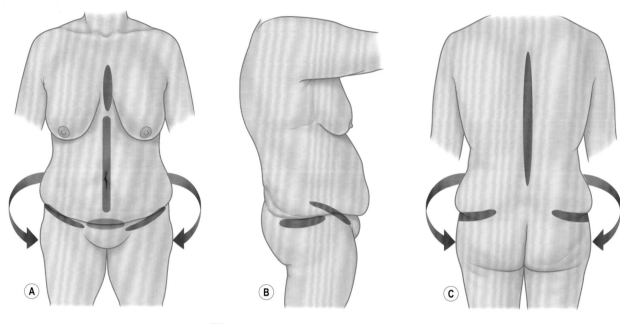

■ 强附着区　■ 弱附着区　■ 变化附着区

图 25.2.1　躯干附着区。注意,随年龄增长和 / 或体重下降,组织向中下松垂

有些躯干部位的皮肤 / 脂肪紧密附着在深面骨骼肌上,限制其上下移动,但这些可以通过衰老、体重波动或者手术操作而发生改变。这些部位被称为“附着区”,作用是将下垂的皮肤脂肪像“钩子”一样挂住,特别是那种因体重过大或减肥出现的多余皮肤(图 25.2.1)。在脊柱与胸骨部位的附着区是强附着区,终生存在。而位于腹中线白线处的附着区通常较弱,甚至不存在。双侧腹股沟部位的附着区较强,对于躯干提升 / 环周脂肪切除时控制瘢痕位置 起重要作用。耻骨上水平状的附着区位置变化较大,因此造成了耻骨上褶皱。沿腹股沟分布的附着区,作用是将腹膜固定在耻骨阴阜的上方。

另一重要的附着区位于臀部和大腿外侧之间,可以防止手术过程中组织的移动。某些手术,例如 Lockwood 所述的“Ⅱ型低位躯干提升术”,会故意破坏该附着区,显著抬高大腿外侧[1,2]。

疾病进程

有 3 类患者可以成为躯干提升 / 环周脂肪切除术的潜在受益者[3]。虽然他们在手术涉及方面的某些适应证和原理相同,但是仍要注意他们之间的区别。

大量减肥患者

大量减肥患者是躯干提升 / 环周脂肪切除术患者的主要人群。大量减肥患者的低位躯干可以看成气球。当患者体重增加然后减掉体重时,气球首先会因体重增加而伸展,然后随着体重减轻而放气。就像已经膨胀了很长时间的气球一样,在此过程中,皮肤的固有弹性不可逆转地改变,导致多余的松弛的皮肤基本都是环状的。常见形状是倒锥形

(图 25.2.2)。

超重 20~30 磅的患者

尽管进行了运动并控制饮食减肥却没有明显减轻体重、超重 20~30 磅(约 9.1~13.6kg)、体重指数范围为 26~28 的女性,是躯干提升 / 环周脂肪切除术的第二类潜在受益人。

这类患者低位躯干脂肪堆积,自然状态下表现为环周脂肪增多,从而导致低位躯干的结构特点消失(图 25.2.3)。

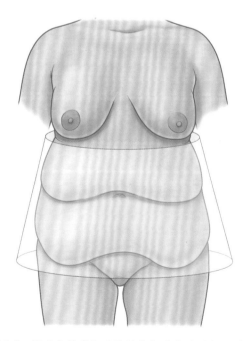

图 25.2.2　图示大量减肥后的低位躯干典型形态;一个三维的“倒锥形”

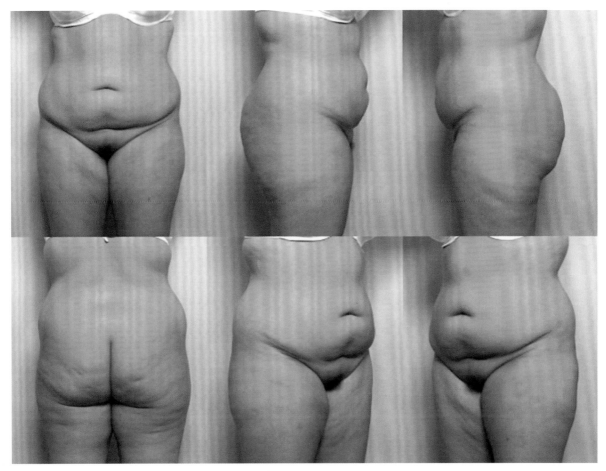

图 25.2.3　图示典型"超重 20~30 磅"组患者。注意低位躯干的脂肪代谢障碍

正常体重患者

可能受益于躯干提升／环周脂肪切除术的第三类患者是正常体重患者，通常考虑腹壁成形术，但希望低位躯干的形态有更明显改善。这类患者希望他们的大腿前侧、大腿外侧、臀部与下背部的形态得到显著提升。吸脂结合腹壁成形术能改善很多类似患者的以上部位的形态，但如果患者希望获得显著的提升与轮廓塑形，那就需要做环周脂肪切除手术（图 25.2.4）

少数正常体重的老年患者能够从躯干提升／环状脂肪切除术中获益，因为他们的皮肤松弛，吸脂手术皮肤不能收紧，后所以需要环周脂肪切除术来获得收紧作用（图 25.2.5）。

诊断／患者表现

以下的讨论主要围绕大量减肥患者进行，其他类患者也会适时提到。虽然大量减肥患者被分为一类，但是他们的临床表现存在很大差异（图 25.2.6）。影响其临床表现的 3 个因素是体重指数、脂肪堆积方式与被覆皮肤／脂肪的质量。

体重指数水平

大量减肥患者的体重指数水平差异很大。有的患者体重指数水平很高（≥35）；有的患者可能水平中等（30~35 之间）；有的可能会降到 20 以下（见图 25.2.6）。

脂肪堆积类型

大量减肥患者的畸形形态还取决于特定的脂肪堆积类型。人类脂肪堆积以及脂肪减少类型自出生就受基因控制。例如：女性脂肪通常倾向于堆积在腹腔外、下腹部、臀部和大腿，通常称为"梨形"。另一方面，男性脂肪通常集中在腹膜内侧和侧腹部（或称"腰间赘肉"）的身体中部，大腿沉积的脂肪较少，通常称为"苹果形"（图 25.2.7）。

被覆皮肤／脂肪

被覆皮肤／脂肪是整形外科医生的手术对象，其本质特征非常重要。某些患者皮肤／被覆脂肪薄而柔软，另一些患者则厚并且缺乏弹性。作者发现，"牵拉移动"概念对检查该类患者非常有帮助（图 25.2.8）。例如，术前检查患者时，

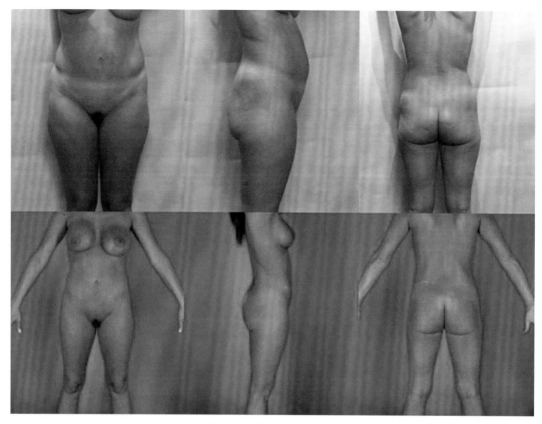

图 25.2.4　30 多岁的女性患者,希望改善腹部轮廓,但也希望获得低位躯干的最佳外形,包括较好的腰部曲线、大腿前侧、外侧提升及臀部提升

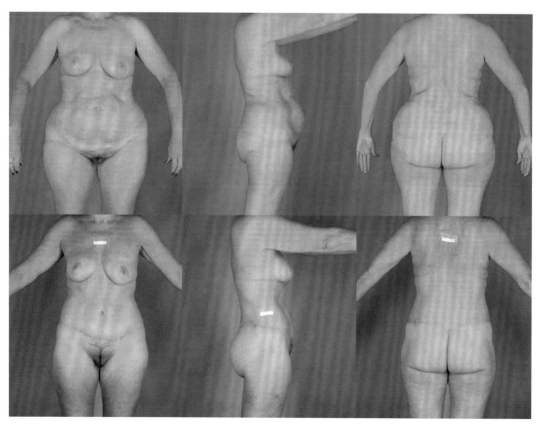

图 25.2.5　60 多岁的女性患者,环周切除术前后对比图。此年龄群患者吸脂术后皮肤收缩不足,可能需要通过切除手术获得最佳轮廓

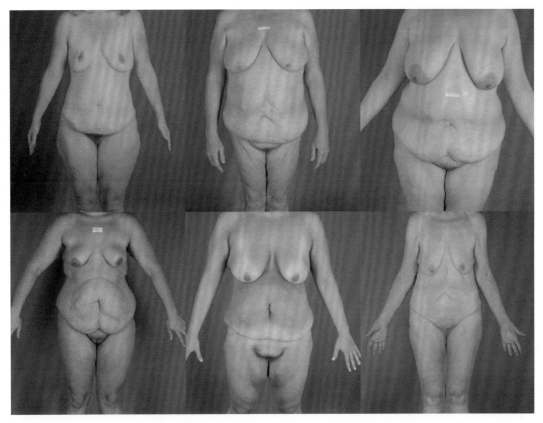

图 25.2.6　6 例大量减肥患者体重稳定后的照片。注意体重指数的显著变化、脂肪堆积类型和被覆皮肤 /
脂肪的质量

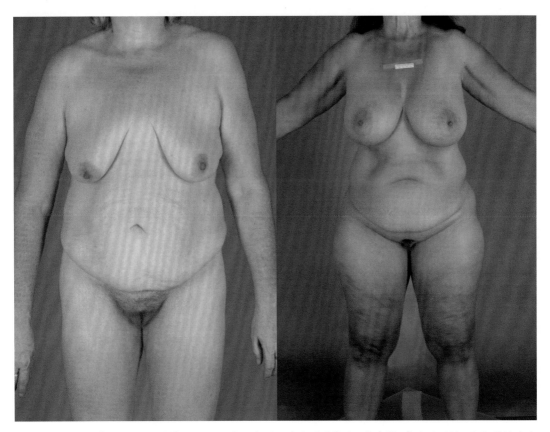

图 25.2.7　两患者示例两种最普遍的脂肪堆积类型。左侧是"苹果形"身材，常见于男性，虽然图例为女
性。右侧是女性"梨形"身材脂肪堆积类型

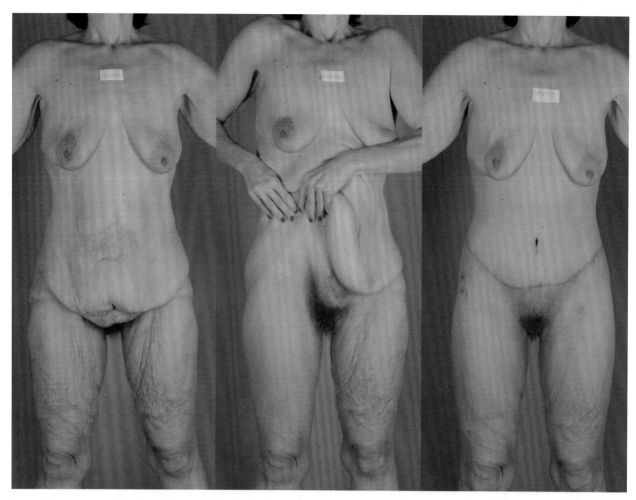

图 25.2.8　图示"牵拉移动"的方法。中间图示患者通过用手夹捏组织,模拟了切除组织后的潜在远期效果。注意,大腿前侧术后形态与术前夹捏效果非常接近

夹捏腹部的外侧组织可以模拟躯干提升 / 环周脂肪切除术的侧腹切除对大腿远端的影响,从而能够较为准确地预测出最终的手术效果。如果夹捏可移动的组织量很小,例如存在高体重指数和厚而柔软的皮肤 / 脂肪包膜的患者,同样可用来预测最终结果。通常规律是,体重指数下降越大,可拉动的组织量就越大。

共性临床表现

几乎所有的大量减肥患者都表现出"皮肤脂肪悬垂"现象。皮肤脂肪的大小与形状因各个患者固有的脂肪堆积类型不同而有所不同(图 25.2.9)。几乎每位大量减肥患者都有"阴阜悬垂"表现。最明显的畸形是垂直方向组织量赘余的同时伴有不同程度的水平方向组织量赘余。

腰部是肋骨和骨盆边缘之间低位躯干的最窄部分,很多大量减肥患者由于悬垂的被覆皮肤 / 软组织从肋骨垂到骨盆边缘下方,腰部可能变钝。大腿前侧和外侧通常会下垂。对于"超重 20~30 磅"组和"正常体重"组的患者,大腿改变不显著,但仍值得关注。

和大腿一样,大量减肥患者的臀部会因体重增加 / 减轻过程的影响而下垂。很多大量减肥患者的下背部和臀部分界不清(图 25.2.10)。

很多患者出现了恼人的背部褶皱。部分背部褶皱位于下背部,通常可以经躯干提升 / 环状切除术予以改善。上背部的褶皱通常伴有乳房的松垂,躯干提升 / 环周脂肪切除术对他们作用较小,必须采用高位躯干提升手术予以治疗(图25.2.11)。

患者选择

虽然"躯干提升 / 环周脂肪切除术"可被认为是一种低位躯干的环周楔形切除术,但术式也有变化[4]。作者将躯干提升术的范围进行了分类,并对其中的不同加以说明,以便读者能够理解,哪种术式能完成什么目的工作。Lockwood之前提出的"Ⅱ型低位躯干提升"手术,另一种是艾奥瓦州的作者提出的"环状脂肪切除术"。作者的目的不是指出一种躯干提升术比其他术式更优越,而是希望医师可以熟悉这类技术,并能够根据不同类型患者的个性化需求应用术式。

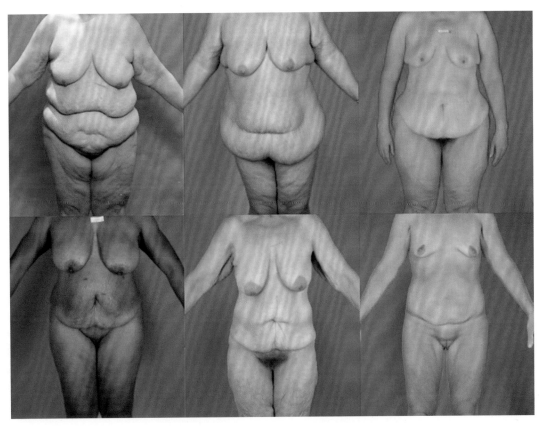

图 25.2.9　图示 6 例大量减肥患者不同皮肤脂肪形态和大小

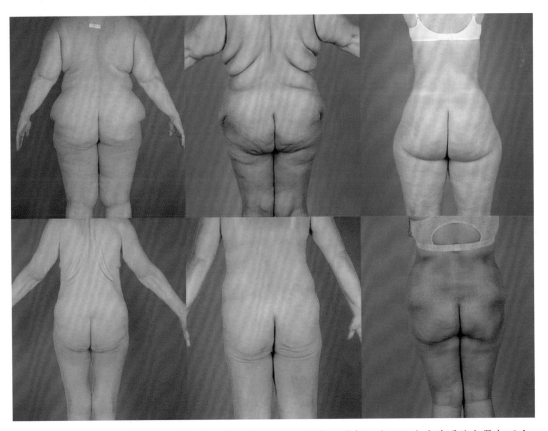

图 25.2.10　图示 6 例大量减肥患者的不同类型和尺寸的臀部。臀部区域脂肪代谢障碍结合臀部下垂,通常导致臀部与背部边界模糊不清

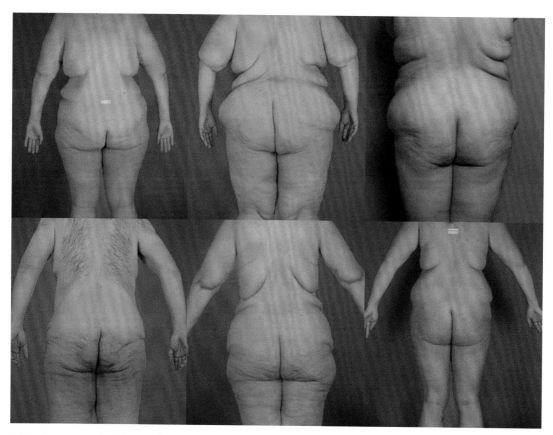

图 25.2.11　6 例大量减肥患者,显示不同类型的背部褶皱。躯干提升术 / 环状脂肪切除术可以改善或消除中到下背部褶皱,但对上背部褶皱无效

环周脂肪切除术:不同于Ⅱ型低位躯干提升(Lockwood 技术)的术式

　　此类躯干提升术的环状楔形切除总体组织范围位于低位躯干的下部。此类手术可被视为大腿提升术,而不仅是躯干提升术[5]。该术式在第 25.3 章中进行了详细的阐述。为了使医师能够更大程度地将大腿前部和外侧上提,要通过间断剥离和大范围吸脂来破坏位于臀部与粗隆之间的双侧附着区。

　　Ⅱ型低位躯干提升术能够显著提升大腿。环状楔形切除的瘢痕位置较低,大多数内衣或者泳衣可以遮盖瘢痕(图25.2.12)。Ⅱ型低位躯干提升术也有缺点和局限性。由于最终切口瘢痕设计在骨盆缘最宽部的下方,腰部收窄的程度不如切口在上方的术式。因该手术沿着最窄的部位(即腰部)将高位躯干组织拉到最宽的骨盆边缘,导致腰部变宽,而不是变窄,作者称其为"裙带效应"。在前部,如果腹部皮瓣较薄,瘢痕远低于髂前上棘,则瘢痕不明显。但是,如果腹部皮瓣较厚,如体重指数较高的患者,髂前上棘的突出程度则会增加,该区域本应该是平坦而不是凸出。Ⅱ型低位躯干提升术在后方的低位瘢痕的缺点违反了美学原则。这对于想用内衣隐藏切口,不需要下背部与臀部间分界明显的患者(如男性患者)不是问题。但是,大多数女性患者都希望下背部

与臀部之间分界清晰(框 25.2.1)。

框 25.2.1　Ⅱ型低位躯干提升
优点
● 躯干提升
● 非常明显的大腿提升
● 减少了大腿后续的手术需要量
● 低位瘢痕部位能被泳衣或者内衣遮盖
缺点
● 多数患者腰部钝化
● 后部瘢痕影响臀部
● 下背部和臀部之间缺乏分界
● 皮瓣厚的患者会形成髂前上棘上脂肪堆积

环周脂肪切除术 / 中部躯干提升术的特点

　　环周脂肪切除术 / 中部躯干提升术整体上比Ⅱ型低位躯干提升术楔形切除术更高[6]。它通过稍微削弱臀部和大腿外侧之的附着区达到效果,但不像Ⅱ型低位躯干提升术一样将其完全破坏。这些差异导致瘢痕位置更高,且环绕低位躯干分布。在后侧,瘢痕位置更理想,位于下背部与臀部的

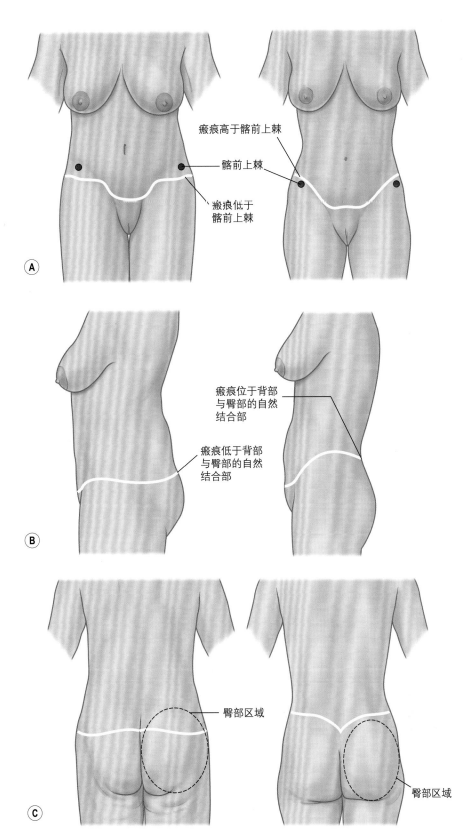

瘢痕高于髂前上棘

髂前上棘

瘢痕低于
髂前上棘

瘢痕位于背部
与臀部的自然
结合部

瘢痕低于背部
与臀部的自然
结合部

臀部区域

臀部区域

图25.2.12　总体而言，Ⅱ型低位躯干提升术前侧的瘢痕位置较环周脂肪切除术的瘢痕位置更靠下。在前侧，Ⅱ型低位躯干提升的最终瘢痕低于髂前上棘(A，左)，环周切除术高于髂前上棘(A，右)。在外侧和后侧，瘢痕低于背部与臀部的自然结合部(B、C，左)，而环周脂肪切除术则正好位于或略高于自然结合部(B、C，右)

自然衔接处,形成了更具吸引力的臀部,下背部与臀部的界限更清晰,并且可以为大多数患者打造更纤细的腰部。在前面,瘢痕位置高于髂前上棘,会因骨盆边缘上方收紧而进一步产生收腰的效果。这一点对于腹部皮瓣较厚的患者尤其重要,皮瓣将填充髂前上棘上的凹陷,而非覆盖在髂前上棘的浅面。由于该手术只是弱化附着区,因此对于大腿的提升幅度不如Ⅱ型低位躯干提升术。

环周脂肪切除/中部躯干提升术有很多缺点,最主要的缺点是瘢痕位置较高,内衣无法遮盖。目前的趋势是通过内衣遮盖躯干较低位置的瘢痕,尤其是后方背部瘢痕。虽然这可能会违背时尚潮流,但合情合理,尤其是男性患者,通常不需要关心瘦腰或臀部形态。另一个缺点是无法像Ⅱ型低位躯干提升术一样得到良好的大腿提升。因此大腿减少的范围比Ⅱ型低位躯干提升术需要的更多。

特别需要注意的是,治疗大量减肥患者的整形医师应该更熟悉Ⅱ型低位躯干提升术和环周脂肪切除术/中部躯干提升术的基本原则,这样才能充分结合并发挥这些手术的特点,为每位患者提供最佳的治疗效果(框25.2.2)。

> **框 25.2.2　环周脂肪切除/中部躯干提升**
>
> **优点**
> - 躯干提升
> - 收窄腰部
> - 改善臀部轮廓
> - 区分下背部与臀部
>
> **缺点**
> - 正常泳衣/内衣遮盖不住的高位置瘢痕
> - 减大腿效果不如其他术式明显
> - 可能需要相对其他术式更大范围的减大腿术

选择标准

严重的心肺疾病是躯干提升/环周脂肪切除术的禁忌证。大多数医生认为吸烟也是禁忌证。有些外科医生认为吸烟者手术并发症发生率高。为有胶原血管疾病的患者实施手术时也应格外谨慎。作者就遇到过几例伤口难愈和感染的患者。

体重指数是整形医师判定是否手术的重要因素。正如本章下文所述,并发症发生率随着体重指数的增长而增加[7]。许多整形外科医生不为体重指数 >32 的患者进行手术,特别是刚刚进行大量减肥患者躯体提升手术和/环周脂肪切除术的新手。本章作者经常对体重指数范围较高的患者进行手术,但他们的并发症发生率要高得多,尤其是当体重指数 >35 时,并发症发生率接近 100%。

理想状态下,最好把身体塑形手术推迟到患者减肥至体重稳定后。很多患者减肥过程中会出现"假性瓶颈期",此时患者体重稳定,但随后又开始下降。大多数医师认为稳定期至少需要 3 个月。接受胃系带手术的患者,达到稳定体重平均需 2 年左右。胃旁路手术与胃环缩手术患者术后平均需 18 个月左右达到稳定体重。十二指肠转位术患者约需 12~14 个月达到稳定体重。这些数字因人而异,并非绝对。

如果患者腹部内容物过多而无法通过腹壁肌肉折叠使腹部轮廓变平,那么环周脂肪切除术的效果就与脂膜切除术的效果非常接近[8]。为避免环周切除术的风险,应该进行保守治疗,改为脂膜切除术。

环周皮肤脂肪切除术后恢复的生理与心理方面挑战性都很大。如果选择心理不稳定的患者经历漫长艰难的康复期可能会导致灾难性后果(患者选择见框25.2.3)。

> **框 25.2.3　患者选择**
>
> - 身体健康稳定
> - 心理状态稳定
> - 不吸烟(大多数外科医生要求,但不是全部)
> - 腹腔内容物较少
> - 体重稳定

术前评估

大量减肥患者通常存在多部位畸形,包括上臂、乳房、上背部褶皱、大腿和面部。低位躯干堆积与赘余是最常见的主诉。

当患者存在低位躯干形态问题时,必须详细询问其体重变化史。确定其低位躯干畸形的病因很重要,病因包括衰老,生育,日晒引起的皮肤松弛和大量减肥患者。如果主要原因是体重减轻,则应回答以下问题:

- 他们最大的体重是多少?
- 他们减肥的方法是什么?
- 体重最低是多少?
- 体重保持了多长时间?
- 他们是否认为自己会继续减轻体重?
- 他们是否倾向于采取极端的方法减肥?

必须仔细询问所有重要的疾病的状况与病史。了解营养和饮食习惯。如减肥术后患者未服用维生素,说明随访不足,可能存在营养不良。提示整形医师需要进行详细的实验室检查。

很多大量减肥患者有严重的精神心理问题病史。作者认为有必要获取每位进行环周脂肪切除/躯干提升术患者的心理健康证明,以确保患者能够经受手术过程,并提示术后可能需要心理咨询师介入治疗。

体格检查应注意以下几点:

- 皮肤松弛程度
- 皮下脂肪厚度
- 皮肤牵拉程度
- 皮肤瘢痕情况:肋下胆囊切除术后瘢痕可能会影响皮瓣血运,中线部位瘢痕可能会限制下腹部皮瓣的活动度
- 腰部分界
- 是否存在腹部或背部的褶皱

　　■ 腹直肌分离的程度和 / 或疝气的存在

　　■ 必须注意腹部内容物量。由于腹壁脂肪较厚、松弛,传统的"潜水员测试"对大多数大量减肥患者无效。作者利用更有效的方法评估他们的腹部轮廓,将患者置于仰卧位。如果腹部呈舟状,且腹壁低于肋骨水平,则可认为腹直肌筋膜会有效地保持扁平形态[9]。如果腹部高于肋骨,则可以推测腹部内容物量过大,已不能形成有效的筋膜折叠(见图 25.2.7)。

　　■ 臀部突度和下垂程度

　　■ 大腿前、外侧脂肪堆积和下垂的程度

　　大量减肥患者的饮食方式改变或食物限制,可能造成实验室检查结果的异常,导致术中出现潜在风险[10]。因此,应尽早进行一系列的实验室检查,术前矫正患者的实验室指标异常。实验室指标包括血常规、尿素、肌酐、电解质、血糖、尿常规、肝功能、铁、钙、白蛋白、前白蛋白、总蛋白、维生素 B、镁和硫胺素。必要时需做胸部 X 线和心电图。

治疗 / 手术技术

环周脂肪切除术的基本原理

　　整形外科的基本原则是"避免张力"。在腹壁成形术中,张力确实会增加瘢痕并影响血运,但在通过组织切除的塑形手术中,张力是基本条件。在腹壁成形术中,椭圆形切除在腹部中央区域产生最大的拉力。该区域上下部位,上方的剑突以及下方的阴阜,形态都获得了最大程度的改善。通过增加外侧椭圆形切除,张力减小,在其横向边缘达到零(图 25.2.13)。通过椭圆形切除从内测向外侧跨越时,切口上方和下方的组织(腹外侧部与大腿前部)外形得到明显改善。在仅有前侧外形欠佳的低体重指数患者中,切口上、下方组织一般无需进行改善。而大多数体重较大的患者(超重 20~30 磅,约 9.1~13.6kg),以及一些正常体重的患者,需要在整个下部躯干的环周切除来改善腹部上、下方的形态(图 25.2.14)。因此,通过保留环周张力,可以改善切除组织部位上、下区域的形态。

　　行腹壁成形术时,如果忽略了保持环绕躯干的张力概念,那么无论是实施腹壁成形术还是 T 形(弯尾式)切除术,躯干的外侧与背部术后形态都不会理想(图 25.2.15)。

环周脂肪切除术

　　本部分将介绍作者常用的方法,环状脂肪切除术或躯干中部提升术,患者多为女性。

目标

　　一般而言,躯干提升 / 环状脂肪切除术要将低位躯干作为整体对待,解决患者的绝大多数诉求。框 25.2.4 是常见的塑形诉求。

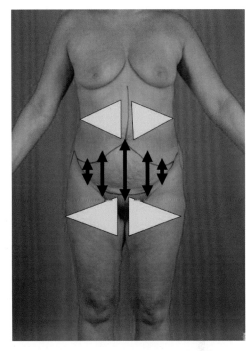

图 25.2.13　黑色箭头表示建议的腹部椭圆切除成形术后闭合时产生的张力大小。中心部位张力最大,在椭圆形闭合切口的外侧缘逐渐缩小趋于零。手术前后体形改善程度与张力大小直接相关。因此,在最终瘢痕的上方和下方的中心处改善程度(即图中浅色部位)最大,并在横向上降至零。本患者不需做外侧与上、下方的组织切除,是腹壁成形术的理想患者

框 25.2.4　目标
1. 去除腹部组织松垂,使腹部扁平
2. 消除阴阜下垂和多余脂肪
3. 形成腰围轮廓(多见于女性)
4. 提升大腿前部及外侧
5. 消除下背部褶皱,与部分患者的中背部褶皱
6. 提臀
7. 塑造最佳臀部轮廓

术前标记

　　躯干提升 / 环状脂肪切除术的术前标记是成功的"指南"。尽管术中有部分调整,但在标记过程大部分计划和决策应在标记过程中完成。拍摄记录很重要,有以下两种作用:用于术前评估并进行必要的调整,以及将患者的最终轮廓与标记进行比较(通常在术后 12 个月)。这是提高术者水平的唯一途径。

　　腹部问题是患者最关心的,术者应在不影响外侧或后部形态的前提下尽力获得最佳的腹部形态。应该牢记,通常以骶骨为支点,组织围绕骶骨做内下方旋转,为矫正这一畸形,需要做大量的外侧组织切除,使躯干获得协调的形态。

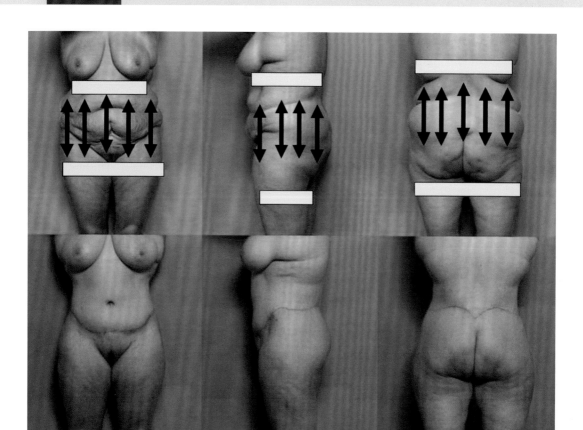

图 25.2.14　患者存在切口上下区域的环状畸形,有必要维持切口的环周张力,从而获得手术部位的改善

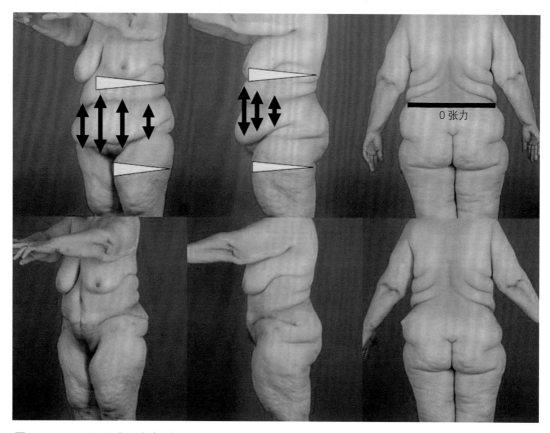

图 25.2.15　该大量减肥患者,采用传统腹壁成形术对腹部外形的改善局限于腹前壁,因为腹壁成形式缺乏外侧与后方张力,因此这些部位没有明显改善

本章中的标记说明仅是一般性指南。尽管这里涉及许多技术细节处理,但更重要的是学习这些细节背后的原理,以便在各种条件下都能够应用原理。每个外科医生都渴望控制瘢痕位置。一般而言,可以通过模拟闭合时的组织动力线来达到接近瘢痕位置的效果。

标记垂直中线

有时很难找到前正中线。上腹部区域的毛发可以辅助确定中线。女性阴蒂系带和在男性阴茎中线有助于划定下腹部中线。

标记阴阜水平线

基本上所有的大量减肥患者都存在阴阜部位的脂肪悬垂和不同程度的水平方向的脂肪堆积。因此,躯干提升/环状脂肪切除术的关键就是尽量切除悬垂脂肪。由于阴阜呈 V 形,毛发皮肤内的低位切除术最终会留下很窄的阴阜。

患者仰卧位时,利用非画线手向上推移组织,使其退缩,以模拟理想的阴阜外观。在中线触摸骨性突起,在其上方 1~3cm 从一侧向另一侧画水平标记线。这一操作可对切口闭合进行动态模拟。在张力条件下,阴唇系带至拟提升的阴阜顶部的距离通常约为 6~8cm(图 25.2.16)。注意测量中线两边的距离,以保持对称性。

从阴阜外侧到髂前上棘的标志线

患者在半屈曲体位下画出阴阜至髂前上棘的水平标志线。模拟出切口闭合时组织张力的位置,而非画线手以同样用力的方式将腹部组织向上推,来模拟切除腹部皮瓣后切口闭合时的状态(图 25.2.17)。用手产生的牵引力来抵抗腹股沟部位附着区的阻力。然后画出标记线,这便是术者最理想的最终瘢痕位置。如果术者希望保留较高的"法式比基尼"

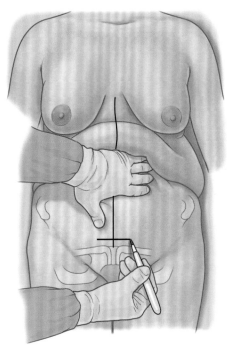

图 25.2.16　阴阜水平标记线。注意,如果希望将阴阜提高,以改善其美观效果,标记线应位于耻骨上方 1~3cm

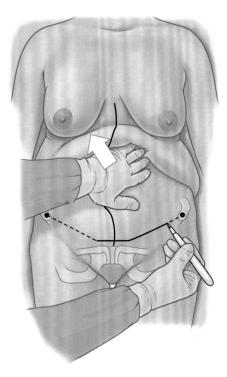

图 25.2.17　从阴阜外侧到髂前上棘做标记画线。用非画线手将组织上推,模拟腹部皮瓣切除术后的下部切口线的拉力,并画出标记线

成角瘢痕,就触到髂前上棘,在其稍上方画出标记线。这种方法产生的瘢痕位于腹部与臀部的自然交界处,可以使腰部变窄。如果术者想要低位瘢痕,同样可以采用该手法,只需根据需要将画线位置稍微降低即可。

上腹部水平线标记

患者处于半屈曲位,画上腹部预设的切口水平标记线。大量减肥患者的上腹部水平线位于脐上方的几厘米处,当患者超重 20~30 磅(约 9.1~13.6kg)或者体重正常时,该画线位置应该略低。这些标记线与前面描述的下部标记线不同,根据组织移位和预期形态可以在术中进行调整。一般情况下,大量减肥患者需要积极进行切除,以获得最佳的塑性效果,而且也不需要通过垂直切除术来避免产生外侧猫耳畸形。环周切除术能够使整形医师更大范围的切除来达到最佳的塑形效果。这是相对于单纯前部切除手术的主要优势。作者倾向于将上标记线与下标记线等距离配对画,这有助于在闭合切口时形成一条直线。中部将阴阜水平标记线配对缝合后,上标记线呈扁平或略呈 V 形,尤其避免最终瘢痕呈 W 形(图 25.2.18)。

如果医师喜欢"法式比基尼"线,为了匹配从阴阜到髂前上棘的下标记线,特别是在仰卧位时,容易将上外侧标记线成角。这种趋势会导致肋间、肋下与腰部到中线部位的血运减少,造成组织坏死,应该注意避免。当患者站立位时,仰卧位画的几乎是平的上外侧标记线,在中线位置会因脂肪重力作用形成角度,因此卧位成角的标记线就会变得角度更大,导致发生潜在并发症。

重要的是要注意,由于下附着区相对固定,因此要将瘢

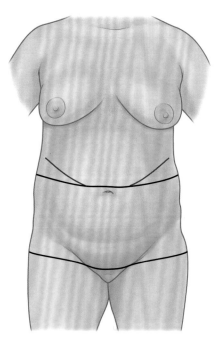

图 25.2.18 侧上方画线尽可能没有太多角度,特别患者仰卧位时进行标记。红色所示的严重弯角标记可能会导致血运明显减少,从而导致腹部中央皮瓣坏死

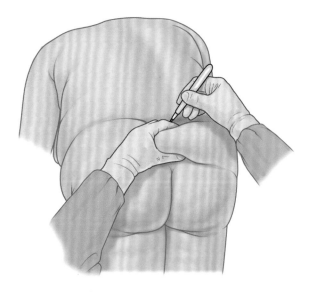

图 25.2.19 患者腰部屈曲,医生标记其背部切口的中线中心位置,以此模拟腹壁成形术完成后的位置。该方法能够降低术后前部与后部相互抵触的拉力所造成的切口裂开的风险

痕靠近下附着区,而非移动度较大的腹部皮瓣位置。

标记背部垂直中线

患者于站立位画背部标记线。

标记背部垂直中线的切除范围

人们通过检查大多数大量减肥患者的双侧背部发现,背部组织相对平滑,而多余皮肤和软组织转移到臀部。通常,臀上部转移组织较多,当体重下降时,转移进一步降低。尤其是存在较低臀中线部位的褶皱需要提升时,中线部位切除的下标志点邻近该水平。一旦确定了下标记点的位置,应该让患者腰部向前方屈曲,医师用手夹捏上方组织,模拟腹壁成形术后需要切除的组织量,然后画出上部标记线(图 25.2.19)。这一动作必不可少,可以减少切口裂开的风险。

关于这一点,医师必须对侧方前上与前下标记线的平面进行评估,比较他们与背部中线标记线的位置关系。显然,前上外侧标记最终连接到上中线标记,而前下外侧标记线将连接到下中线标记。如果偏差较大,必须进行调整。

下背部标记

下背部标记线位于背部中线到身体前部标记线的外侧延长线之间,呈平缓的 S 形(图 25.2.20)。这种画线方法由作者最先提出,与上部画线不同,本方法有助于切除一定形态的组织,达到塑形效果。S 形的最低点应位于腋后线,该区域是年老皮肤松垂或减肥造成躯干下垂的最低位置。

上背部标记

上背部标记线位于背部中线至身体前部标记线的外侧延长线之间,该线与下背部标记线之间呈收窄形状,将臀部与大腿外侧组织尽量上提到形成理想臀部与大腿外侧轮廓的位置。(图 25.2.21)从中线到前面画线的外侧,先从顶部

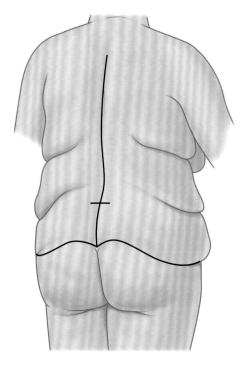

图 25.2.20 后下部标记线如平滑的 S 形。由于外侧、腋后线有明显的脂肪悬垂,此形状可使在该平面上切除组织量达到最大

向外侧做多点标注,然后进行连接。作者倾向于将最后的中线瘢痕定在下背部、骶骨和臀部之间的自然结合部,呈 V 形。有的术者喜欢直线缝合,也有少数术者倾向于使用倒 V 形切口。

由于上背部比臀部脂肪组织的移动度小,因此上背部画线的位置决定了最终环周脂肪切除术的瘢痕位置。

通过这种方法画出了环周脂肪切除术/躯干中部提升的切口线后,预计的切口瘢痕将位于或略高于骨盆最宽的

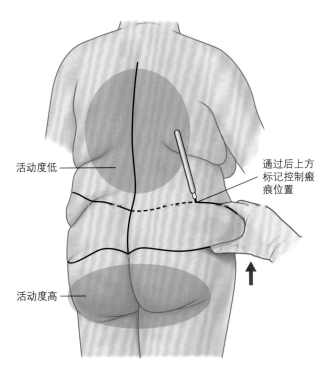

活动度低

通过后上方标记控制瘢痕位置

活动度高

图 25.2.21　后上方标记通过在多个提升点完成,注意适度提升塑造臀部轮廓,然后将这些点连接起来。重要的是要注意上标记线是控制最终瘢痕位置的因素,因为它相对于臀部活动度更低

边缘部位,最终瘢痕一般位于上部画线的 2~3cm 范围内。此原则不适用于低位躯干提升术,因为切除组织部位距离下背部附着区较远,最终瘢痕会低于原上部画线,距离超过3cm。作者在术前会评估并调整上背部画线的位置,根据最终瘢痕与该线的距离来确定上背部画线的位置是否合适。

垂直排列画线

环周做垂直对齐画线。作者喜欢在阴阜外侧与髂前上棘水平做垂直排列画线,其他画线位置要根据患者的体型大小来确定,根据术者意愿而定。值得注意的是多数患者下标记线要比上标记线长 15cm 左右,所以切口缝合时需要进行调整或矫正。切口缝合后可能产生小褶皱,随着时间可以消失。

体位顺序

目前存在多种潜在的体位顺序,可用于实施躯干提升或环周脂肪切除术。无论采用何种顺序,重点都只在于能够获得患者期望的体形。

最常用的顺序是俯卧位 / 仰卧位,该顺序的优点是只翻一次身,且能判断背部切除手术的对称性,并在自然体位下进行隆臀手术。其缺点是体位损伤风险,尤其在手术时间过长情况下,该体位具有造成呼吸困难、肩部损伤、尺神经损伤与眼球损伤的潜在风险。

仰卧位 / 仰卧位也是一次翻身的体位顺序组合,其增加优势是能够保证先完成的塑形手术位于身体前面。与俯卧 / 仰卧位相比它的缺点是,当前面切除手术完成后,患者转成俯卧位比较困难,存在翻身时切口切开的风险。

仰卧位 / 侧卧位是作者倾向于选择的体位顺序,因为身体正面塑形最为重要,而身体其他部位的调整为次要需求。另一个优点是侧卧位时,可以最大限度地切除多余组织。缺点主要是在手术中不便于观察背部与臀部形态,可能导致不对称。侧卧位做隆臀手术更具挑战性,而且体形判断难度更大。另一个缺点是需要翻身两次,而且增加了一次术后要将患者翻身再搬到床上的动作。虽然作者本人也能够有效地完成这些步骤,避免患者暴露时间过长或者体温丧失过多,但作者依然拥有训练有素、经验丰富的团队。不够理想的团队可能很难达到这种理想的效果。

麻醉及预防下肢深静脉血栓与肺栓塞

大多数进行躯干提升术 / 环状脂肪切除术的外科医生都使用全身麻醉。本章的作者使用的是全身麻醉联合胸椎硬膜外麻醉并保留置管,对于减轻术后疼痛非常有效[11]。在撰写本章时,作者正在整理有关数据。使用硬膜外麻醉可显著降低深静脉血栓形成与肺栓塞。尽管整形科和麻醉学文献支持硬膜外麻醉可降低深静脉血栓与肺栓塞风险的观点,但在整形外科领域认为这一观点为时过早。如果不使用硬膜外麻醉,需在决定是否常规穿弹力袜、早下床活动外,再增加其他口服药物,减少深静脉血栓与肺栓塞风险。目前无明确可用的最佳药物预防方案。

手术技术

本节所述的技术是作者所做的环周脂肪切除术。

手术室内,患者仰卧位,上臂外展 90°。使用亚甲蓝染料标记切口线,留置尿管,手术铺单。

将牵引线缝合在脐带的 6 点和 12 点位置的适当深度,以便于进行环形切口。切开脐带,剪刀剥离脐蒂周围组织。在解剖脐蒂时必须小心,有些患者可能存在未发现的脐疝。

然后沿下腹部切口切开皮肤至 Scarpa 筋膜层。部分患者筋膜层明显,一些分层不明显。从切口线向上到脐的 Scarpa 筋膜要予以保留(图 25.2.22)。作者认为,在腹直肌筋膜表面保留部分脂肪组织可降低血肿的发生风险。

脐上组织的切除方法取决于腹部皮瓣的厚度。如果皮瓣较薄,就做传统的朝向季肋区与剑突部位的提升。作者会在腹直肌筋膜表面保留薄层脂肪来减少血肿形成。腹部皮瓣提升的程度应该足够形成最佳外形,而且尽可能多的保留皮肤穿支。如果腹部皮瓣较厚,尽量向上至剑突部位剥离,暴露腹直肌内缘,结合吸脂修薄皮瓣(见图 25.2.22)。

然后做从剑突向耻骨的垂直对齐缝合。作者喜欢用持久带刺的缝合线。必要时做水平褥式缝合。

为了最大限度地推进皮瓣,患者应在腰部弯曲位,使皮瓣向下方牵拉。然后在皮瓣上剪口作为上部切除的标记。切除多余的皮瓣时,如果皮瓣较厚,通常需要对切除部分进行楔形切除。

如果阴阜太厚,可以进行 Scarpa 筋膜下进行吸脂或直接切除脂肪。直接切除通常需要在适当的平面上将阴阜 Scarpa 筋膜向下固定到深面的腹直肌筋膜上。

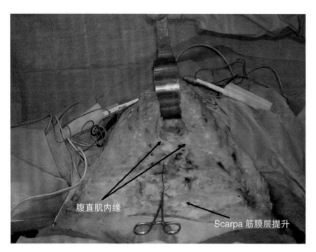

图 25.2.22　已完成全部脐外提升,深度刚好在 Scarpa 筋膜水平。图示了一位"厚皮瓣"患者的皮瓣提升,作者在脐上皮瓣作常规吸脂。为避免影响血供,这种类型的患者脐带上提升非常有限,恰好位于腹直肌的内缘,保持腹直肌穿支血管不被破坏

伴随着腹部皮瓣的修剪与暂时性对位固定,在中线脐蒂浅面的皮瓣上作一个 1.5~2cm 的垂直切口。钝性剥离出一条脐蒂浅出的通道,无须去除脂肪。作者认为在新脐部位做脂肪切除可能会导致皮瓣血运问题。脐的理想翻转形态可以通过在 3、6、9 点位置的"3 点固定缝合"获得。这些翻转缝合方法使用的是 3-0 丝线,先缝合腹壁筋膜,再贯穿缝合腹部皮瓣的皮下层,最后贯穿缝合脐部的皮下层(图25.2.23)。这些缝合线打结后,脐部的翻转程度会与医生的预期相符,瘢痕也会被移至脐部凹陷区域内。脐的其他部位沿皮瓣周围采用皮下间断内翻缝合。这种缝合方法无外部缝线,可以避免缝合痕迹。瘢痕应位于脐凹的内侧面,这样能够很好地隐藏。

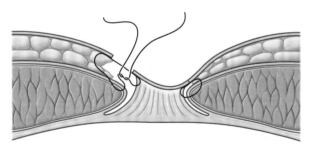

图 25.2.23　采用三点固定缝合法能够形成翻转的脐。最终脐周瘢痕位于内侧,避免了外部明显的瘢痕。应注意,作者造脐穴并未去除脂肪,因为作者认为这可能会导致皮瓣坏死的风险增加

包括作者在内的一些外科医生使用位于腹部皮瓣和深层腹壁间的固定缝线来消除潜在的死腔,减少血肿形成的风险[12]。这些缝线也称进行性张力缝线或 Baroudi 针。图25.2.24 显示了作者在进行有限脐上脂肪切除术后的固定缝合类型。

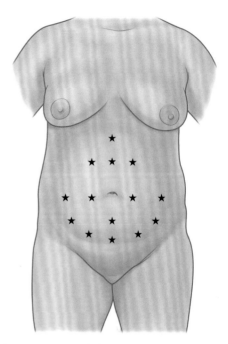

图 25.2.24　图示作者所用的皮瓣固定缝合方式

腹部闭合通常需要至少放置一条闭合引流管。作者喜欢从大约髂前上棘侧面的水平方向引出该引流管,因为如果放置超过一周的时间,在耻骨部位的引流管会引起有些大量减肥患者的明显不适。闭合切口涉及 Scarpa 筋膜的闭合和 1~2 层皮肤浅层的缝合。腹前部组织切除会造成外侧"猫耳畸形",可以采用订皮机将创缘暂时闭合,再进行修整。

把患者调整成侧卧位需要麻醉医师和至少 4 名手术室人员的共同合作。翻身过程中需要始终保持腰部弯曲,以防止腹部切口裂开。最好指派一人专门确保腹部体位。每个压力点都需要棉垫保护,包括使用腋部垫圈。在膝盖之间放枕头来给髋关节外展,可以最大程度切除外侧组织(图 25.2.25)。

患者重新消毒铺单后,从外侧猫耳畸形向背部中线进行背部切除。大多数患者将在此时进行大腿外侧吸脂术。

作者喜欢先沿上切口线切开,从切口线到提升平面的剥离深度取决于臀部脂肪预期保留量。臀部过度突出的患者,通过在髋关节上方夹捏可以预测臀部突度的理想目标和腰部降低的程度。实现这一点最好通过向下剥离到肌筋膜浅层,然后上提下部的皮瓣到预设的切口线平面(图25.2.26)。修剪皮瓣时,要进行楔形切除来进一步收窄腰部。

对于臀部饱满度正常或不佳的患者,手术应尽可能维持或恢复正常的突度。因此,沿上切口线切开时应到达浅筋膜层,皮瓣在此平面向下剥离到预设切除水平(图 25.2.26)。修剪皮瓣时,下部皮瓣边缘不要倾斜。

大腿外侧下方的剥离通常不超过预设的下部切口线范围。修剪完下方皮瓣后,用前述方式进行闭合。闭合前插入引流管。一侧关闭过程中会在中线产生猫耳畸形,先用订皮机暂时闭合以便进行另一侧。患者翻身后,对侧重复相同的步骤。

患者转向仰卧位,并确保依然维持弯曲位,然后在手术医师的监督下将其搬运至病床上。

一些研究者主张对于臀部突度不足的患者行自体组织

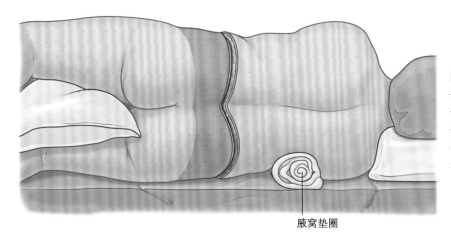

图 25.2.25　作者倾向于通过侧卧位切除组织,该组织是由从前向中背部切除术产生的外侧猫耳畸形。该体位可最大程度外展髋关节,便于大腿外侧吸脂术。必须要适当地垫护患者,包括使用腋窝垫圈

腋窝垫圈

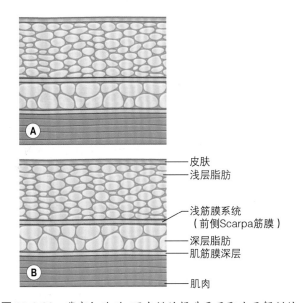

皮肤
浅层脂肪

浅筋膜系统
(前侧Scarpa筋膜)
深层脂肪
肌筋膜深层
肌肉

图 25.2.26　背部切除时,下皮瓣的提升平面取决于解剖结构和患者的期望值。体重指数高和/或臀部过度突出的患者中,解剖会深达肌筋膜浅层,以收窄腰部并缩小臀部突度(A)。体重指数低和/或臀部突度不足的患者中,解剖平面位于浅筋膜层,以保持丰满度并增加最终突度(B)

隆臀术。来源于背部切除的去表皮组织作为填充物转到臀部。作者不用这些皮瓣有多重考虑。首先,这些皮瓣可能会在非预设位置进行填充,造成背部瘢痕位置变形,而且大多数患者根本不需要填充。大量减肥患者身体塑形手术的皮瓣相关并发症包括脂肪坏死、严重皮肤坏死、慢性疼痛、慢性血肿、切口严重裂开和败血症,有些很难解决。本身手术时间已经过长,自体隆臀又增加了手术时间,使得并发症的发病率进一步提高。作者认为,初学者不应该尝试这类皮瓣,经验丰富的医师也要谨慎选择患者。

术后护理

在病床上放置"患者完全苏醒前,不得作任何移动"的标语。当患者因麻醉昏迷状态时,稍微改变身体姿势都可能导致切口裂开。一旦患者醒来,他们就可以感觉到张力并能够保护自己防止切口裂开。术前应该对患者进行有关感受张力的能力以及如何在术后护理方面配合护理人员的教育。常规医嘱是术后当天应该让患者下地活动,可以借助别人或试走几步。由麻醉师管理硬膜外麻醉留置管至第二天早晨。然后停止输液,仍保留导管。如果患者无法耐受疼痛,可以恢复止痛药,但在大多数情况下,应移除硬膜外留置针。停止硬膜外输注后 4~6 小时后拔除尿管。作者建议患者住院至少 2 天,因为几乎所有主要并发症都会集中在这几天发生。大多数患者术后 2~3 天即可出院。

术后第 1 周,患者可以弯腰,然后慢慢伸直运动。在 3~4 周内根据耐受情况缓慢增加活动量,多数患者可以在 4 周内恢复非体力工作。术后几天只要不压迫腹部皮瓣血运就可以穿弹力衣。然后要求患者在能耐受的情况下尽可能长时间穿弹力衣。引流量应该 ≤40ml/d,即便达不到这一标准,大多数引流管也要在 2 周后取出。术后护理总结见框 25.2.5。

框 25.2.5　术后护理总结

- 将"患者完全苏醒前,不得作任何移动"的警示张贴到病床上
- 协助患者术后当天下床活动
- 术后 1 周内限制伸展运动
- 建议术后 1~2 天监护
- 长时间穿着弹力衣
- 术后效果稳定至少需要 1 年的时间

绝大多数患者需要至少 1 年恢复时间达到最终塑形效果,少数患者需要 2 年时间。

结果、预后及并发症

根据患者的形态特征,环周脂肪切除术后的预后取决于患者的体重指数,脂肪堆积方式以及被覆皮肤/脂肪的质量。患者的体重指数是最重要的因素。通常,体重指数越低,

效果越好,并发症发生率越低。相反,体重指数越高,效果越差,并发症发生率越高。作者按体重指数水平对大量减肥患者进行了分类:Ⅰ组,体重指数≥36;Ⅱ组,体重指数 30~35;Ⅲ组,体重指数≤29。虽然各组之间的界限不是一定的,但分类的目的是帮助外科医生和患者以一般方式预测预期结果。Ⅰ组患者比Ⅱ组的(图 25.2.27 和图 25.2.28)躯干提升/环周脂肪切除术的改善更小、并发症更多。Ⅱ组(图 25.2.29 和图 25.2.30)患者比Ⅲ组(图 25.2.31 和图 25.2.32)的改善更小,并发症更多。组间比较可以根据这一基本原则。每组体重指数有一个活动范围,患者不一定遵循以下规则:较低的体重指数一定保证更好的结果或较低的并发症发生率,因为其他因素(例如脂肪堆积方式和皮肤松弛程度)也起一定的作用。

一定要在术前向患者解释,躯干提升/环状脂肪切除术虽能够明显改善体形,但不能改变肤质。尤其是上腹部,一旦手术肿胀消除,皮肤弹性即恢复术前状态。没有经验的医生和患者都寄希望于切除更多组织,但可能会导致手术失败。

文献中没有指出,腹部环周脂肪切除术可能会导致皮肤感觉丧失。传统腹壁成形术造成的感觉丧失一般位于新

形成的脐下三角区域,底部位于腹部中央瘢痕区,顶部位于新的脐部。经过 1~2 年感觉可以逐渐恢复感觉,顶部下降,底部变窄。作者观察到的感觉丧失区域往往是环形,可以在 6 个月到 1 年有所恢复。术前应提醒患者注意控制体重,几乎所有的身体塑形手术都会反弹。

并发症

体重正常的患者进行躯干提升/环周脂肪切除术的并发症与腹壁成形术患者基本相似。但是大量减肥患者进行躯干提升/环周脂肪切除术的并发症的风险很高,高于其他任何美容手术领域。对于体重指数范围较高的患者尤其如此。一般而言,体重指数越高,并发症发生率越高。

血肿

躯干提升/环周脂肪切除术最常见的并发症除切口发生局部愈合不良以外,就是血肿。事实上,如果选择给体重指数 >35 的患者手术,几乎都会出现血肿。目前,作者在剥离腹部皮瓣时,都要在脐下腹直肌筋膜浅面保留一层脂肪,做皮瓣固定来减少血肿发生率。当出现血肿时,可进行持续

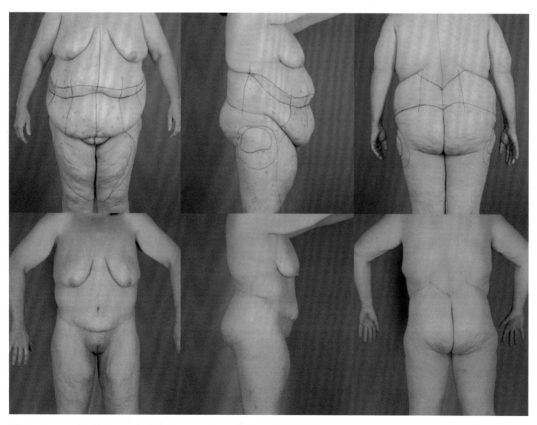

图 25.2.27　该图显示了体重指数 >35 的Ⅰ组患者的术前(上)和术后(下)的照片。该患者接受了环周脂肪切除术/躯干提升术。由于出现时腹部皮瓣较厚,且需要修薄,建议对预设上方以上的脐上组织吸脂,并进行有限的中央皮瓣剥离以保留腹直肌穿支血供。请注意,有两条预设的上切除线,理想的切除线较高,但事实上多应用更低的切除线。预设瘢痕位置应尽可能高,可以“束紧”腰部。在后方的肌肉筋膜水平处抬高臀部下方的皮瓣,以“束紧”腰部并在臀部上方产生凹陷,增加了臀部的突度。请注意,与Ⅱ和Ⅲ组相比,Ⅰ组在低位躯干轮廓上的总体改善较小

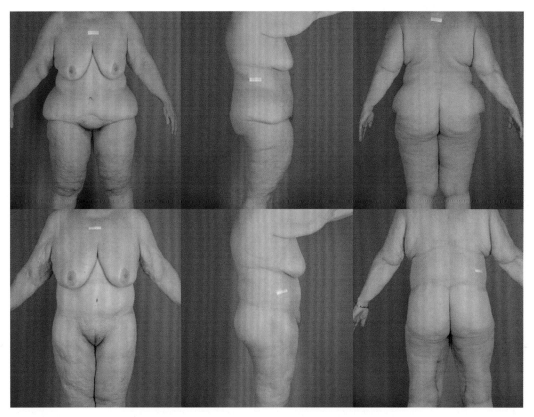

图 25.2.28　图示体重指数范围大于 35 的另一位 I 组患者的术前(上)和术后照片(下)。患者既往接受了不成功的"仅前侧"腹壁成形术治疗环周低位躯干赘余。对该患者进行了环状脂肪切除术 / 身体提升术,需要完全重做腹部区域

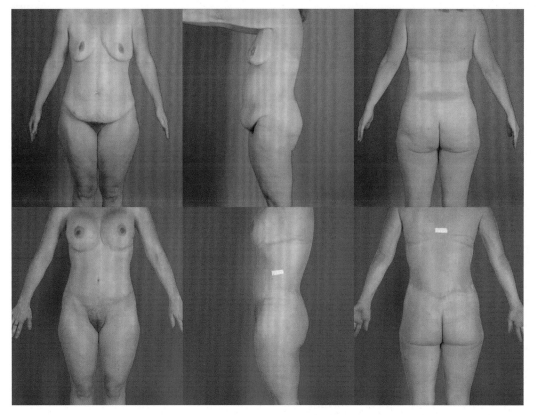

图 25.2.29　图示体重指数在 30 到 35 之间的 II 组患者的环周脂肪切除 / 躯干提升术的术前(上图)和术后(下图)。与 I 组相比,该组患者通常改善效果更明显,但低于 III 组

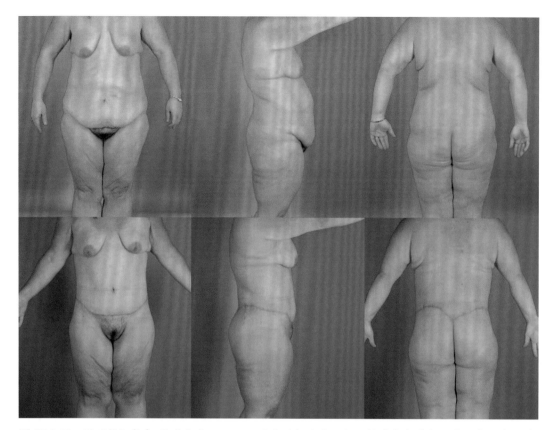

图 25.2.30 图示Ⅱ组患者,体重指数 30~35,环周脂肪切除术 / 躯干提升术术前(上图)和术后(下图)。请注意,患者随后也进行了高位躯干提升术

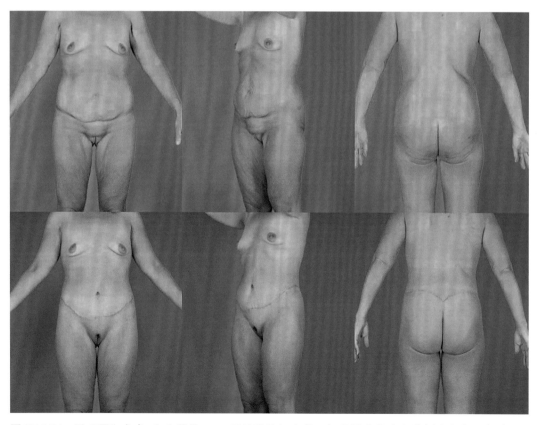

图 25.2.31 图示Ⅲ组患者,体重指数 <30,环周脂肪切除术 / 躯干提升术的术前(上)和术后(下)。注意,Ⅲ组患者总体上躯体轮廓改善比Ⅰ组或Ⅱ组患者更明显

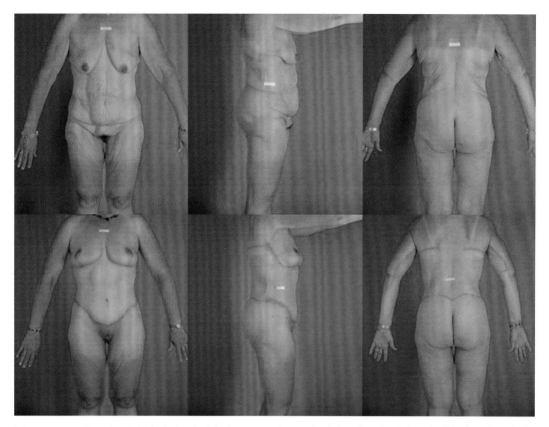

图 25.2.32　图示另一位Ⅲ组患者,体重指数 <30,环状脂肪切除术 / 躯干提升术的术前(上)和术后(下)。注意,与Ⅰ或Ⅱ组患者相比,整体改善更大

负压吸引,如果吸引不成功,可以往血肿腔隙内注入硬化剂多西环素,以封闭血肿腔隙。众所周知,形成血肿腔隙不是血肿的手术指征。如果血肿腔隙很小,且不继续持续增大,则不需要治疗,可自行消失。因此,作者将观察到少量的积液,但不会将其抽出。

如果血肿继发感染,通常需要切开引流,应用抗生素,应用"灯芯"式填塞敷料,保证血肿腔隙从底层向上逐渐愈合。

切口分离

环周皮肤脂肪切除术的切口较长、张力高,常会发生切口分离。大多数情况下,可以自愈,也不留后遗症,但会影响患者情绪。因此,最好术前告知患者。通常采取保守治疗方法等待切口自愈。

切口裂 / 开

切口裂 / 开是指切口在浅筋膜系统层或更深层的组织分离。环周脂肪切除术由于前后都需要闭合切口,因此切口容易裂开。幸运的是,如果缝合良好,切口分离是相当罕见的。开裂可能发生在术后即刻或手术后几周内,患者可能误以为切口已经愈合。注意以下 3 点有助于减少术后早期切口裂 / 开的风险。第一,切除腹前壁组织后,再让患者保持腰部弯曲位标记背部中线切除的范围。第二,在患者床上放置的告示牌,警告所有医护人员"在患者清醒前避免移动",

这一点至关重要,因为"清醒的患者可以感觉到张力并保护自己"。第三,在术前应当知道患者和护理人员将在患者"感觉张力"的提示下,协助患者"下床",并避免切口缝合张力增加的姿势。需告知患者,在手术后的前 3 个月中,所有动作都应缓慢、柔和,当张力达到裂开程度前能够感知。一旦切口裂开,可以通过二次手术闭合。急诊修复裂口或使用张力减小器。受累区域可能需要瘢痕修复。

感染

躯干提升 / 环周脂肪切除术后感染的最常见原因是未发现已形成的血肿。明智的做法是术后随访至少 1 年,以确保没有未发现的血肿。如前所述,作者并不处理小的血肿,但会密切注意以防感染。上文已描述了血肿感染的治疗方法。有时,患者会发生与血肿无关的皮肤蜂窝织炎。治疗方法与一般外科术后蜂窝织炎方法相同,需应用抗生素。

组织坏死

躯干提升 / 环周脂肪切除术后可能会发生组织坏死,特别是在下腹部中线部位。组织坏死可因多种因素所致,如吸烟,缝合切口张力过大,腹部上外侧切口呈锐角和陈旧性腹部瘢痕影响正常的血供。作者会避免为吸烟人群手术。褥式缝合可使切口减张,但是最好一开始就避免切口张力过大。

一般倾向于在腹外侧皮瓣进行成角切除,使之与下切

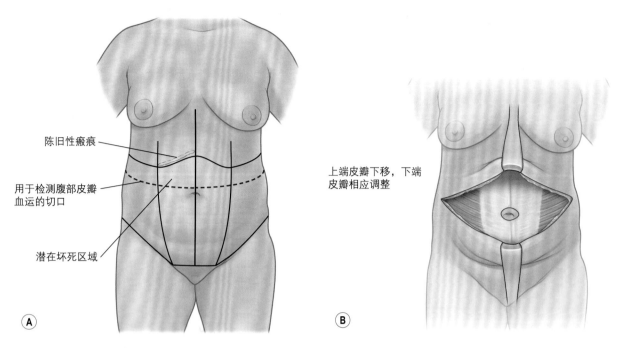

陈旧性瘢痕

用于检测腹部皮瓣
血运的切口

潜在坏死区域

上端皮瓣下移，下端
皮瓣相应调整

Ⓐ　Ⓑ

图 25.2.33　图示作者在遇到人字形胆囊切除术瘢痕时最常用的方法。先沿预设的上切口线切开。脐上组织提升受腹直肌的内缘限制。然后评估人字形瘢痕以下的阴影区域，如果发现其血运受损，则在陈旧瘢痕处修整上端皮瓣。然后将下端皮瓣抬高，并根据预设切口线进行剪裁。另一方面，如果阴影区域血运良好，多数情况如此，通常将上端皮瓣下移，适当调整下端皮瓣，使瘢痕位于正常位置

口线处的组织厚度相吻合，如果切除角度较小，如"法式比基尼"线（见图 25.2.18），就容易出现组织坏死。腹部皮瓣的主要血供是肋间、肋下和腰椎血管，腹部上切口的成锐角切除可能累及供血血管，从而导致中线下皮瓣坏死。下切口线决定瘢痕的最终位置，而非上线标记，因此不需要呈锐角，从而避免了这类潜在的并发症。

和传统的腹壁成形术一样，传统的提升术在肋下形成的瘢痕会影响皮瓣的血供。有许多方法可以用来降低缺血坏死的风险。某些大量减肥患者肋下瘢痕位置较低，以至于可以用作组织切除的上限，这样可以保护任何组织切除不受限。另一种方法是将肋下瘢痕行 T 形切除术，垂直四肢在中线纵行缝合。作者没有这类手术经验。作者处理肋下瘢痕的最常见方法是改变手术步骤的顺序，首先沿上标记画线切口，上提脐上皮瓣，在下内侧到瘢痕间即刻会出现血运障碍（图 25.2.33）。如果考虑组织缺血，即切除相应组织，上提下端皮瓣，做反向的腹部成形术。显然，该方法会导致最终的切口瘢痕位置过高，应患者术前告知。另一方面，如瘢痕下方组织具有充足的血液供应，脐上皮瓣可被下拉至下部画线，同时修剪下部皮瓣。

深静脉血栓和肺栓塞

躯干提升 / 环周脂肪切除术的患者具有多种增加深静脉血栓和肺栓塞（deep vein thrombosis and pulmonary embolism，DVT/PE）发生的危险因素。标准预防 DVT/PE 的措施包括术后早活动、应用弹力袜。关于如果减少 DVT/PE 的其他方法还有很多正在讨论。在制定明确的指南前，还需要更多应

用药物预防和硬膜外麻醉的随机研究。

心理障碍

大量减肥患者通常会因肥胖产生心理问题或者存在导致肥胖的心理问题[13]。躯干提升 / 环周脂肪切除术的术后恢复过程中心理压力很大，大量减肥患者术后心理问题可能会恶化。作者一般对于想做躯干提升 / 环周脂肪切除术的患者进行心理测试，非常有助于降低术后心理障碍的发生率。

参考文献

1. Lockwood T. Lower bodylift with superficial fascial system suspension. *Plast Reconstr Surg*. 1993;92:1112–1122.

2. Lockwood T. Lower bodylift. *Oper Tech Plast Reconstr Surg*. 1996;3:132–144.

3. Aly A, Cram AE, Chao BS, et al. Belt lipectomy for circumferential truncal excess: the University of Iowa experience. *Plast Reconstr Surg*. 2003;111:398–413. *This is the first article ever published that describes the use of circumferential lower truncal lipectomy/belt lipectomy in the treatment of massive weight loss patients. It also describes four groups, including the massive weight loss group, where circumferential procedures can be utilized.*

4. Aly AS. Option in lower truncal surgery. In: Aly AS, ed. *Body Contouring after Massive Weight Loss*. St Louis, MO: Quality Medical Publishing; 2006:59. *This chapter describes the differences between the different types of circumferential procedures both in technique and philosophy.*

5. Lockwood TE. Lower bodylift and medial thigh lift. In: Aly AS, ed. *Body Contouring after Massive Weight Loss*. St Louis, MO: Quality Medical Publishing; 2006:147. *This chapter describes Lockwood's original technique, which differs significantly from belt lipectomy. It describes the use of the superficial fascial system in excisional truncal contouring as well as describing his technique for medial thigh lifting.*

6. Aly AS, Cram AE. The Iowa belt lipectomy technique. *Plast Reconstr Surg*. 2008;122:959–960.

7. Aly AS, Capella JE. Staging, reoperation and treatment of complications after body contouring in the massive weight loss patient. In: Grotting JC, ed. *Reoperative Aesthetic and Reconstructive Plastic Surgery*. St Louis, MO: Quality Medical Publishing; 2007:1701.

8. Aly AS. Belt lipectomy. In: Aly AS, ed. *Body Contouring after Massive Weight Loss*. St Louis, MO: Quality Medical Publishing; 2006:83. *This chapter goes in detail over the author's approach to contouring the lower truncal area. It covers patient presentation, physical examination, markings, operative technique, results, and complications.*

9. Aly AS. Belt lipectomy. In: Aly AS, ed. *Body Contouring after Massive Weight Loss*. St Louis: Quality Medical; 2006:86.

10. Sebastian JL. Bariatric surgery and work-up of the massive weight loss patient. *Clin Plast Surg*. 2008;35:11–26.

11. Michaud AP, Rosenquist RW, Cram AE, et al. An evaluation of epidural analgesia following circumferential belt lipectomy. *Plast Reconstr Surg*. 2007;120:538–544. *The article describes the authors' regimen for epidural anesthesia, which the authors believe to be essential, not only alleviating postoperative pain, but also in reducing the risk of VTE/PE.*

12. Pollock TA, Pollock H. No-drain abdominoplasty with progressive tensions sutures. *Clin Plast Surg*. 2010;37:515–524.

13. Sarwer DB, Fabricatore AN. Psychiatric considerations of the massive weight loss patient. *Clin Plast Surg*. 2008;35:1–10.

环周躯干塑形术：低位脂肪提升术

Dirk F. Richter，Nina Schwaiger

概要

- 除 Aly 报道的环周脂肪切除术之外，可选择术中变换体位的环周低位躯干成形术。

- 该方法来源于 Ted Lockwood 低位躯干提升术式，主要适应证为大量减肥人群。

- 在同一手术中，仅需变换一次体位，即可同时进行腹壁、侧腰、大腿外侧、背部、臀部的皮肤切除及塑形。

- 除了腹壁成形，术中臀部整形很重要，可经自体组织转移进行体积和形态上的重塑。

- 需谨慎选择适应证人群，和患者沟通期术后望效果和手术的局限性。

- 躯干提升是良好的手术方法，适用于减肥后、衰老导致的环躯干皮肤松弛或吸脂术后皮肤软组织畸形。

- 术中关注臀部畸形并进行臀部重建。

- 体重指数 >32 的患者不宜行躯干提升。

- 将减肥患者分为 3 类：臀部肥大伴脂肪赘余；臀部体积正常伴皮肤赘余和下垂；臀部平坦伴皮肤赘余和下垂。

简介

在成功治疗越来越多的肥胖症患者后，作者近年来记录了许多体形重塑的治疗方法。随着经验不断丰富，这些方法的适应证越来越广，包括大量减肥后、衰老引发的美容需求、既往吸脂术后畸形的患者。并且，手术需求也不断增长。除了常规手术部位，如腹壁、阴阜、腰臀部之外，臀部美容正受到更多的关注。

减肥后臀部畸形会引发一系列问题。一些患者主诉臀部肥大，另一些主诉臀部肌肉不饱满导致臀部扁平，也有一些主诉臀部脂肪堆积导致臀沟变深变长。就诊的患者通常是想获得臀部良好的突度和坚挺的形态。据国际美容整形

医师协会（International Society of Aesthetic Plastic Surgery，ISAPS）统计，臀部整形的需求正迅速增长。

形态优美的臀部包括几个特点：曲线圆润而不显现棱角，臀沟短，女性臀部拥有明显的上下区分界。将臀部划分为上中下 3 个部分，理想的凸出部位应位于中上部分之间。

臀沟曲线走行圆滑而无褶皱。侧面观，腰背、臀、大腿后侧呈现腰背部内曲的 S 形曲线。可采取多种术式达到上述目标。患者的侧视图应显示作为下背部和腰部区域的平滑向内过渡的背部和大腿之间的 S 形轮廓[1]。在 20 世纪 60 年代末，有医生通过置入乳房假体进行隆臀。目前已有多种专门用于隆臀的假体可供选择，置入到臀肌筋膜上层、筋膜下层或臀肌下层。目前最常使用吸脂术进行臀部塑形，尤其是臀外侧、髂腰结合部和鞍背畸形，在可以获得良好的手术效果的同时而不遗留明显的手术切口痕迹。

在最近的十余年，自体脂肪移植隆臀应用广泛，并且很成功。诸如大颗粒或细颗粒脂肪移植等多种方法可用于臀部塑形，有时也同时进行吸脂塑形[2]。

然而，这些技术并非适合所有大量减肥患者。此类患者皮肤张力差，需要切除极度松弛的皮肤软组织。为了处理这些严重的畸形，各种提升术式不断推陈出新，如 Ted Lockwood 于 1993 年报道的环周低位躯干切除提升术[3-6]。在此基础上，联合自体组织移植可以使臀部呈现更好的术后形态，如应用去表皮化的臀部组织瓣填充。2005 年，Sozer 等报道了 20 例接受低位躯干提升术的肥胖或求美患者，术中应用去表皮的真皮脂肪复合组织转位瓣填充进行隆臀术[7]。经过 200 例患者的应用，该术式得到了很大改进。术中，形成的软组织瓣携带一段臀大肌肌束，可更好地向尾端转移，同时组织瓣血供更丰富，脂肪坏死大大降低[8]。

本文中，作者改进了低位躯干提升术，术中进行臀部脂肪组织转移，并证实这种方法可以很好地重塑臀部突度和形态。

患者选择与筛查

患者首次就诊时,需仔细体检并详细询问病史。如果首次就诊后未立即手术,二次就诊时需在再次体检和询问病史。病史采集需包括以下内容:体重;以前和现在的体重指数,或者体形指数(body shape index,BSI;依据身高、体重、腰围计算得出,能够反映健康状况的参数,由于考虑了患者的腰围,因而认为其在评估肥胖方面优于体重指数);体重增减史,详细至体重波动程度和持续地时间,运动量,既往减肥经历;是否存在营养不良;生育史;是否行过剖宫产手术;是否有腹壁手术史或腹壁疝;胃肠、心肺疾病史;吸烟史。其中需重点关注患者曾采用过的减肥方式。如果患者曾行束胃带置入减肥术,术前需找到皮下注射壶,以免行皮下组织剥离或吸脂时损伤。术中牵拉皮瓣可能导致胃系带移位而牵扯胃部。一些医生习惯术前将胃系带放松。胃旁路术和袖状胃切除术后常规补充维生素 B_{12}。减肥手术后需行血液检验,包括:血红蛋白、血细胞比容、电解质、维生素 B_1、B_{12}、叶酸、铁 / 铁蛋白、维生素 D_3、血糖、转氨酶、白蛋白、总蛋白、总胆固醇、甲状旁腺素和血红蛋白 A1C(此仅作为糖尿病患者术前检验项目)。

建议减肥术后患者每年进行血液检验,项目包括:

- 维生素 A
- 维生素 B_6
- 维生素 B_{12}
- 维生素 D
- 铜
- 钙
- 镁
- 磷
- 锌
- 叶酸
- 前白蛋白 / 总蛋白 / 白蛋白
- 铁 / 总铁结合力 / 铁蛋白 / 转铁蛋白
- 血细胞计数,血红蛋白,血细胞比容
- 血生化
- 肝功能
- 胆固醇 / 甘油三酯
- 血红蛋白 A1C(此仅作为糖尿病患者术前检验项目)
- 脱氢雄酮
- 促甲状腺素
- 甲状旁腺素

需明确患者既往是否曾行腹壁吸脂术,少数患者可能隐瞒病史。患者在术前 6~12 月内应无明显的体重增长史;术前应结束减肥。作为指南的一条原则,体重指数 >32 的患者不予手术,因为该类患者术后出现局部或全身性并发症的风险会增加,术后美学效果亦欠佳。通常建议此类患者再次就诊于肥胖症治疗中心,考虑其他的治疗方案。

临床查体是病史采集的重要部分。低位躯干查体时,患者直立位、仰卧位、俯卧位、侧卧位均需检查,仔细触诊腹部、大腿外侧、臀部皮下脂肪组织。这样便于医生夹捏皮肤软组织和进行测量,确定皮肤软组织的体积和移动度等情况。要仔细检查臀部下部的大腿上段的后外侧区域,记录脂肪组织的量。如该部位严重的局部脂肪堆积不予处理,将臀部组织向下牵拉移位,影响臀部整形的整体效果。评估有褶皱部位的皮肤状况,告知患者腹壁整形手术不会切除脐上的皮肤褶皱(鸢尾状腹壁成形术除外)。此外,仔细检查并记录上腹部和下腹部存在的任何血管瘤畸形,以及皮肤湿疹或色素沉着。术前需对腹壁季肋部、身体中线、水平向瘢痕及臀部瘢痕拍照,并在病历中记录,因为这可能影响形成皮瓣的血运。另外,还需对腹部肌肉进行检查和评估,必要时行 CT 和磁共振检查,排除腹直肌分离、切口疝、上腹疝、脐疝等。患者仰卧位时,如腹内压增高,腹壁会上升超过肋缘和髂前上棘水平[9,10]。

作者建议建立一个关于术前和术后情况的摄影文档,包括不同的角度(前面、斜侧面、侧面和后面;图 25.3.1)。

术后 3、9 和 12 个月拍照记录。个别情况下,作者建议对手臂和大腿的各个位置、肌肉松弛和收缩的组织特征、患者坐位显示多余的上腹部松弛和组织赘余以及其他角度进行额外的拍照记录。抬起并捏住特定区域中的赘余组织。在对不同畸形进行分类的过程中,作者发现,Pittsburgh 评分表有助于患者演示和选择最佳的手术方法[11]。然而,作者在全身所有部位都采用了吸脂和切除术相结合的技术[9,10]。

患者须知的有关手术流程的详细信息、替代方案、与手术相关的一般风险和收益是术前记录的重要组成部分。除了必须由患者尽早查看并签署的标准和个性化同意书外,作者还建议对术中细节,术前和术后结果以及可能的并发症进行视听演示。应告知患者术后护理方法,包括预期的活动水平,并且必须了解在存在骨结构,脂肪分布和任何瘢痕存在的情况下手术结果的局限性[9,12,13]。

研究评估了未减肥组的患者与减肥组的患者腹部皮肤胶原蛋白和弹性蛋白含量的差异,减肥组的皮肤显示质量受损[14]。应明确告知每个患者这一事实,降低患者术后期望。必须告知有多个褶皱的患者,其特殊情况的可能会引起继发松弛,需要进行二次皮肤收紧手术。

做腹部体检时,应注意以下参数:

- 腹部组织赘余
- 腹部皮肤质量(妊娠纹?)
- 脐蒂畸形
- 皮肤褶皱的数量及其与侧面的连续性
- 皮肤质量
- 脂肪组织的体积和流动性
- 腹肌张力
- 阴阜区域

臀部体格检查时,应注意以下参数:

- 臀高
- 臀围宽度
- 最大突度
- 圆形或矩形

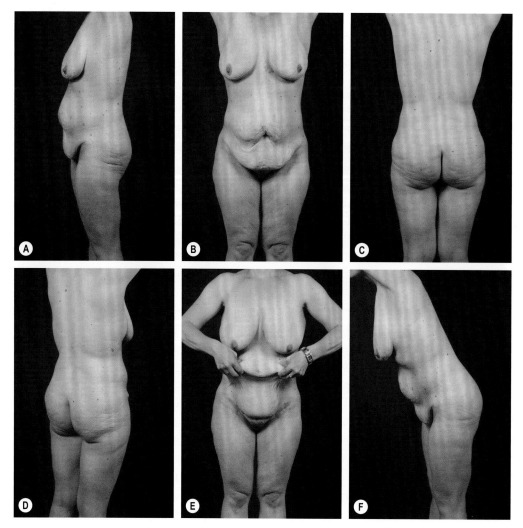

图 25.3.1　行躯干提升术的患者的一系列术前照片

- 皮肤质量
- 脂肪组织的体积和流动性
- 臀肌张力
- 背部褶皱
- 脊椎状态,例如脊柱侧弯。

在大量减肥患者组中,作者为臀区的手术计划建立了一个分类,可以将其简单地分为 3 组(图 25.3.2):

1. 臀部大伴脂肪组织过多
2. 正常大小伴下垂、皮肤赘余的臀部
3. 扁平、发育不良伴下垂、皮肤赘余的臀部

臀区上 1/3 的脂肪组织具有过量的小叶和板层结构,女性的比例为 1∶2,男性的比例为 1∶1,而下 1/3 男女性的比例均为 1∶1[12](图 25.3.3)。

第 1 组患者可能仍然超重。为了减少臀脂肪组织,在小叶和层状脂肪组织之间以及需要切除的所有区域进行彻底的吸脂。由于这一操作需要提前完成,因此作者将这一手术称为脂肪躯干提升术。

对于第 2 组畸形的患者,作者保留了完整的浅筋膜。出于这一考虑,作者避免了广泛的脂肪组织切除,保持小叶脂肪组织。由于第 3 组畸形的患者臀部扁平甚至不足,医生应严格避免任何脂肪组织的减少,并在皮下浅层进行准备。与 Lockwood 所描述的筋膜下剥离技术相反,作者通常会保留浅筋膜,该筋膜是连续、坚韧的结构,将深层和浅层小叶脂肪组织分开。臀浅筋膜类似于面部手术中的筋膜浅表肌腱膜系统(superficial musculo-aponeurotic system, SMAS),减轻了皮肤张力和在不同组织水平上垂直塑形的机会[12]。

治疗目标和预期结果

环周紧致术的目的是恢复和改善身体形态,包括腹部、侧腹部和臀部。可以通过标准的腹部成形术,吸脂腹部成形术或鸢尾腹部成形术的准备来重塑腹部区域。该术式的主要目标是最大限度地减少皮肤和脂肪组织,塑形腹壁。侧腹部主要通过垂直组织切除修复;另外,在鸢尾腹壁成形术中,水平组织切除可减少腰围。根据患者的术前情况,臀区可以采用不同的方法。在体积和形状不足的情况下,可以通过直

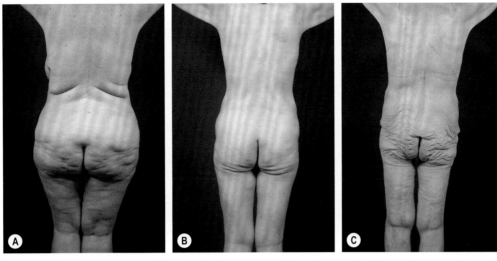

图 25.3.2　第 1 组（A）、第 2 组（B）和第 3 组（C）的臀部畸形患者显示出 3 种不同类型的臀部形状

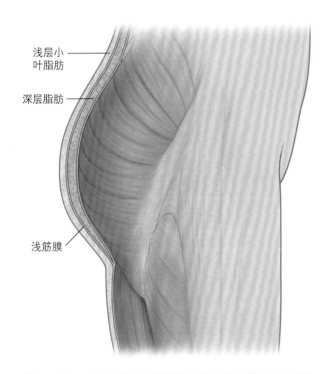

浅层小
叶脂肪

深层脂肪

浅筋膜

图 25.3.3　通过浅筋膜与深层状脂肪分隔的浅层小叶脂肪

接切除或臀部自体组织隆臀来防止臀组织减少。在这两种情况下，提升手术的目的都是要恢复臀部的体积，重塑臀部周围组织。

术前计划和准备

建议吸烟者至少在手术前 6 周戒烟。术前患者应在晚上和早上洗澡消毒，用消毒液彻底清洗皮肤褶皱和脐部。

由于某些患者可能需要术后输血，因此必须术前告知患者需要测血型和并签署额外的知情同意书。术前 14 天必须停用抗凝药物。作者建议所有患者在术前一晚排空肠道。有巨大疝气的患者可能需要在术前 24 小时改成流质饮食。

患者必须了解术中操作，包括任何体位的改变、术后并发症的风险、抗血栓预防措施、导尿管、引流管和塑身衣，以及患者自控镇痛。此外，还必须指导他们术后预防血栓、呼吸锻炼、早期活动、避免腹部高压、估算引流管拔出和拆线时间，以及不工作和不运动的最短时间。

患者应避免腹部褶皱和脐部的任何皮肤刺激或炎症。强烈建议在问诊期间以及术前对这些区域进行检查。对于吸烟者、接受节育药物或激素替代治疗的患者，应重点预防肺栓塞和深静脉血栓[15]。在术前一晚或术前最晚 2 小时开始对所有患者进行肝素治疗。作者会在术前 3~4 周告知患者停止激素治疗降低这种特殊风险。

如果患者有疝气，筋膜的过度扩张会导致腹内压增加，这可能是呼吸困难的根源。因此，作者建议术前进行呼吸练习（使用肺量计）并于术前 1~2 周佩戴加压带。感冒、干咳或任何类型的呼吸道感染都会导致手术延期。持续咳嗽可能会导致筋膜缝合处破裂，从而导致继发性出血[9,12,16]。

标记

作者建议患者站立位开始标记（图 25.3.4）。让患者带上自己喜欢的内衣，以便标出边框，可以根据患者喜欢的内衣调整未来的瘢痕线。理想情况下，这意味着可以隐藏预设的瘢痕。下一步，应捏起组织，估算赘余组织的活动性和质量。把预设的瘢痕线标记为红色，以更好地判断上切口线的位置。

医生与患者讨论后者期望的结果和偏好。低位躯干提升术的主要目的是瘢痕可以完全被内衣掩盖。这种方法不同于环周脂肪切除术，后者的主要目标是达到最佳的腰围。

使用红色标记预设瘢痕线后，作者会从臀间褶皱的最

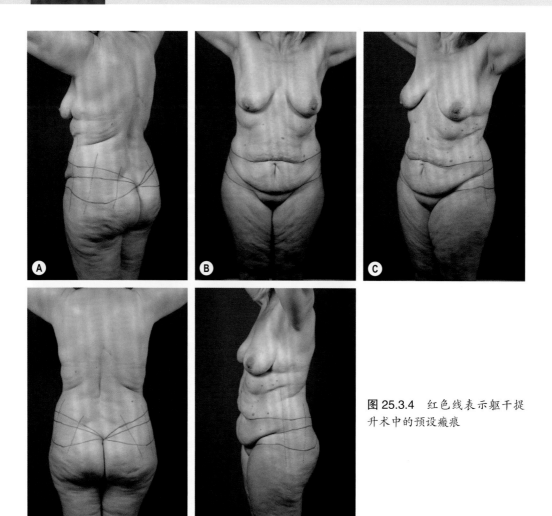

图25.3.4　红色线表示躯干提升术中的预设瘢痕

顶端开始在背面进行标记。然后,将赘余的组织从腋中线向下拉,以估计未来瘢痕线松弛度,术后瘢痕最终会隐藏在内衣边界内。

大多数患者瘢痕线上方的松弛度约为3~4指。此点的两侧均应对称标记。

现在,臀间褶皱上方的点以自然方式与沿着自然轮廓的腋中线上的点相连。用这种方式,最终确定上背部切口线。

下一步,标记下切口线。多余的皮肤应在腋中线水平向上拉动组织,同时用示指稳定上切线的方式来挤压。通常,下切口线的这一点与粘连的外侧区域有关。

根据臀部畸形的类型,再次捏住多余的组织,并从腋中线向臀间褶皱绘制一条弯曲或直线。如果需隆臀(如萎缩臀部),下切口线应稍头侧,因为需要更多的组织来覆盖扩大的区域,应严格避免皮肤过度切除。

切口线应以一定角度终止于臀裂区。因为穿过臀间褶皱的直线切口线会导致伸长的臀间褶皱和延长臀部。

现在可以开始前面的标记。阴阜松弛现象在大量减肥患者中最为常见,手术方案必须加以考虑。

首先,要求患者抬起腹部赘余的组织,暴露外阴连合或阴茎根部。然后从外阴联合/阴茎根部向头侧测量7~8cm距离。这是切口线的下边界。

现在可以从侧面绘制腹侧和背侧标记的线。腹侧切口线应规划在自然组织褶皱以下一点,因为褶皱内的组织质量通常很低。为确保切口角度正确,请让患者坐下并仔细检查腹部的标记是否与自然褶皱相关。

测量上切口线时,让患者躺下并以大约45°的角度弯曲臀部。之后,捏紧赘余的组织,如果能够无张力闭合,则在脐带上方标记上切口线。

然后在脐蒂上方的点和腋中线之间绘制一条线,连接背部的上切口线和腹部的上切口线。为安全起见,请沿环形夹捏组织,认真检查画线。

根据作者的经验,预设瘢痕线以上的切除大约占赘余组织的四分之一,而预设瘢痕线以下的切除通常占赘余组织的四分之三。

前面赘余组织和切除量相差很大。前面画线完成后,应标记后向量(图25.3.5),以获得更好的腰部轮廓。向内旋转组织来获得更圆,突度更大的臀部以及更明确的腰围。

如果仍需吸脂,作者建议患者取站立位,用不同颜色的同心圆标记吸脂部位。

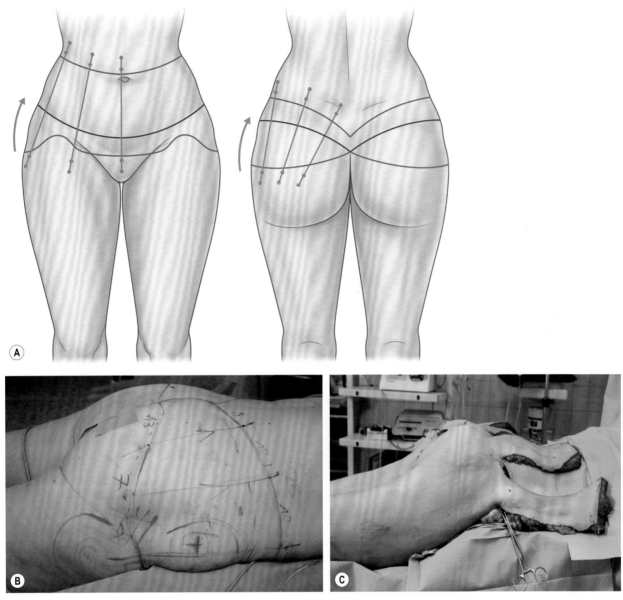

图 25.3.5　后部矢量的标记必须避免在提升术后背部出现"帐篷状"的外观。后向量线示意图（A）和术中（B）演示。沿矢量线切开后的术中侧视图（C）

患者体位

　　气管插管、置尿管后，患者仰卧位入室。手术室内，患者转到俯卧位，以便从第一手术台转到第二手术台。建议使用准备好的软垫以保证安全，减压和对称定位。作者用无菌铺单覆盖下背部、髋部、臀部和大腿后侧的整个区域，暴露臀区和包括臀部褶皱在内的周围区域。

　　臀区最终闭合后，用订皮机暂时闭合赘余的外侧皮肤，并覆盖无菌敷料（图 25.3.6）。然后取下主要的铺单，将患者仰卧位转移至第二个手术台，然后使用无菌单子将其转移回原来的手术台。此方法可避免更换手术台。

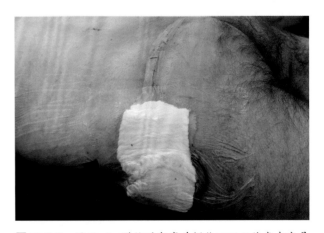

图 25.3.6　用 Opsite 膜临时包裹外侧伤口可以使患者容易从俯卧位翻转到仰卧位

对称体位放置后取下敷料和订皮钉,无菌铺单。现在可以连接后侧的引流管。此外,现在可以使用标准的水平切除术或鸢尾切除术继续切除前侧手术[9,12]。

手术方法

低位躯干提升通常由两名外科医生进行,也可以选择由一名或两名医助参与。主刀医生执行初始标记和术中核对,并监督整个过程。两侧同时进行组织准备、解剖和切口闭合。在手术消毒和随后的覆盖后,用肿胀液(1L Ringer液内加入1瓶肾上腺素)适度浸润手术需要切除及剥离的区域。膨胀液范围包括整个手术及邻近区域。应确保液体仅打在预设层次,以便产生冷却效果和水剥离。应避免组织过度肿胀和水中毒。

1型

对于1型计划接受脂肪躯干提升的患者,医生一开始会在计划切除的区域进行吸脂(图25.3.7),减小Scarpa筋膜上下的体积,直到要切除的组织变得很薄为止。

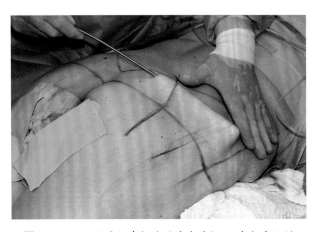

图25.3.7　吸脂应仅在切除区域内进行,以免损害血供

然后用局部麻药浸润下切口线,以减轻术后疼痛,降低出血风险。在下切口线适当吸脂,以便剥离。

2型和3型

沿上切口线切开皮肤(使用冷刀片或Colorado显微解剖针),一直分离至浅筋膜下,剥离浅层小叶与筋膜下层脂肪。然后在坚韧的白色浅筋膜表面继续进行解剖。深层臀部脂肪外保留的筋膜类似于面部的SMAS筋膜或者腹部的Scarpa筋膜。

所有类型的患者都在在下切除线的高度切开臀上筋膜的外侧半部分,然后在尾部直接将皮瓣钝性分离到肌表面水平直至臀部褶皱。把浅筋膜保留在下皮瓣上,可以在伤口闭合时重建筋膜的连续性。这类操作的重点在于要最大限度

地释放粘连至臀肌皮瓣的臀肌组织,前至腋前线和后至臀褶的高度。进一步剥离至大腿外侧,解剖平面高于阔筋膜张肌腱膜。可以直接使用Lockwood剥离子或低压吸脂进行大腿外侧远端的操作。

应避免伤及上切口边缘,如果需要闭合切口,应谨慎进行,以保留造成新的创伤切口。

完成剥离后,应广泛动员腰部和臀脂肪组织,并用稳定的浅筋膜完好覆盖。在打结之前从外侧到内侧缝合3根1-0不可吸收线,理想情况下要抓住稳定的筋膜,从而使臀和腰部脂肪组织向内侧移位,来达到实现自体组织隆臀的效果。在臀部的内侧到中央部分从尾侧到头侧再缝合3~4根1-0线来重塑上臀部(图25.3.8)。因此,避免筋膜缝合时脂肪组织的绞窄是避免组织坏死的关键。通过臀脂肪组织的移位和收紧,臀区域向头侧抬起,降低张力,最终缝合皮肤。此外,该方法还可以通过动员腰部脂肪组织及其内侧移位来改善腰部的形状[9,12]。

在严重或继发性臀部下垂的情况下,建议使用可吸收、半吸收或不可吸收的补片加强臀组织重建。脱细胞真皮的研究正在进行中。

主刀医生应全程密切指导切除过程,以确保切除对称。作者建议使用bullet钳来确定切除量。从内侧到外侧标记的矢量线,并在最大张力下切开。以这种方式产生的内侧,中间和外侧臀肌皮瓣可在bullet钳之间的张力下精确测量张力,进行对称切除。

沿着矢量线向内适度旋转皮瓣,并用bullet钳临时闭合臀区域,然后用可吸收的稳定2-0单丝或多股丝线重建浅筋膜系统(superficial fascial system,SFS)。进行皮内缝合之前,用可吸收的2-0和3-0单丝缝合线以外翻方式进行皮下多层闭合。由于切口较长,建议使用的2-0可吸收单股缝线封闭切口产生的组织张力。最后,术后最初的3周内垂直方向用3M免缝胶带减张。或者可以用2-0单股带刺可吸收缝线连续缝合所有层次;这样可以节省大量时间,缝合也可靠。皮肤闭合也可以采用两种皮肤缝合方法进行[17]。在每个臀和大腿外侧区域放置两个引流管。在患者转为仰卧位之前,作者会使用订皮器和封闭敷料暂时封闭多余的外侧皮肤。

术前准备

检查并重新标记下切口线,将原始下切口线调整为外侧最终臀部切口线。必须确保脐蒂清洁彻底。先用标准肿胀液直接和间接浸润整个剥离区域,然后根据吸脂腹壁成形术进行深层吸脂。尤其有利于1型具有局部脂肪堆积的患者,这样操作能使皮瓣更灵活,脂肪组织更薄。

然后用局部麻醉药浸润下切口,以减少术后疼痛,降低出血风险。沿下切口线切开,结扎上腹部所有表浅血管后,进行Scarpa筋膜准备(图25.3.9)。为了充分准备Scarpa筋膜,作者推荐使用Colorado微针,并确保腹部皮瓣充分上拉。保留Scarpa筋膜,可以保留下方的淋巴管。通常作者会在Scarpa筋膜下发现一层薄薄的脂肪。

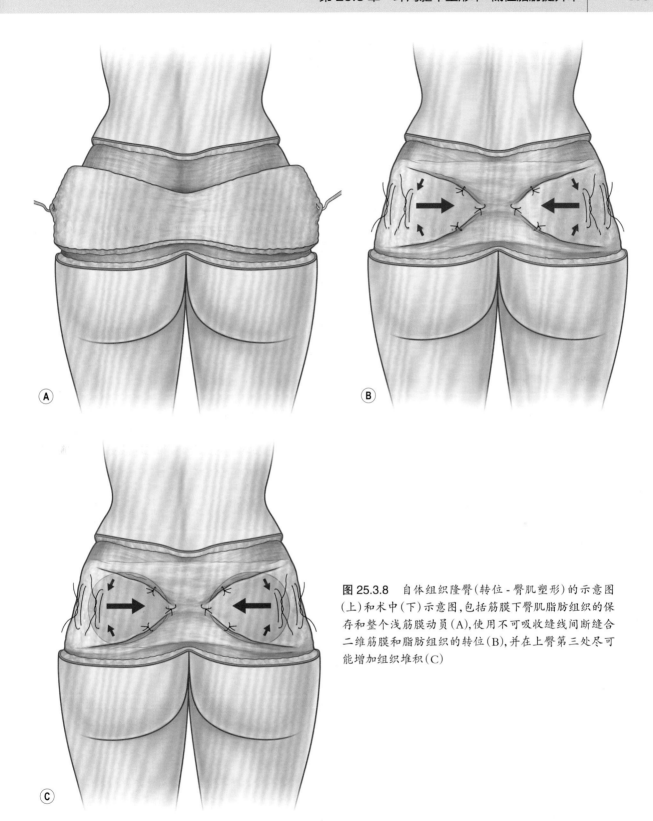

图 25.3.8　自体组织隆臀（转位 - 臀肌塑形）的示意图（上）和术中（下）示意图，包括筋膜下臀肌脂肪组织的保存和整个浅筋膜动员（A），使用不可吸收缝线间断缝合二维筋膜和脂肪组织的转位（B），并在上臀第三处尽可能增加组织堆积（C）

在 Scarpa 筋膜上表面剥离，具有许多关键的优点：由于 Scarpa 筋膜下淋巴管得以保留，可以防止长期肿胀，而 Scarpa 筋膜上内侧的收紧为大腿深筋膜系统（Colles 筋膜）提供了额外的"内牵引"[18]。在脐部下方大约 3 个手指的高度，切开 Scarpa 筋膜，并在腹直肌筋膜表面进一步移动腹部皮瓣。

在脐高度切开腹壁皮瓣中线，脐蒂呈方形或圆形横切，完全脱离腹壁皮瓣，不留脐周脂肪组织。尤其对于体重大幅度下降后的患者，脐蒂必须缩短并固定在基底的腹直肌前鞘上，最好在 3、6 和 9 点钟位置使用更牢固的可吸收缝线。此外，在腹直肌前鞘表面剥离至剑突。由于白线与 Scarpa 筋膜有明显的联系，所以很容易辨认。通常只要解剖到直肌外

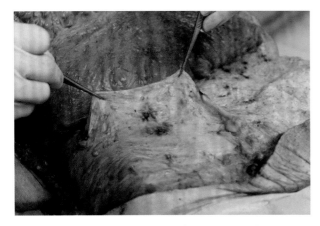

图 25.3.9 下腹部 Scarpa 筋膜表面保留淋巴管的准备

侧缘就足够了。在肋缘区域,必须保留外侧穿支,以获得足够的皮瓣血供。在进行腹壁皮瓣处理后,为了防止腹直肌分离,可使用不可吸收的或可吸收的缝合线从剑突到耻骨到前腹直肌筋膜进行交叉缝合(图 25.3.10)。这样可以避免在垂直和水平方向上的肌肉过度松弛。

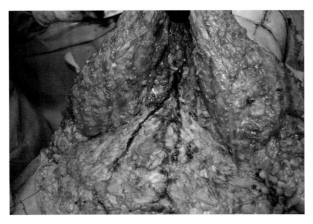

图 25.3.10 腹直肌交叉缝合技术治疗肌肉横向和纵向松弛

为防止下腹部腹直肌分离,可以直接调动 Scarpa 筋膜和下面的组织进行进一步的中线筋膜折叠。为防止脐蒂位置不对称,或者想要进一步收紧腰部,可以进一步加强腹直肌前鞘的正中旁折叠。外侧切除时避免伤及肋弓,保留外侧穿支,用 Lockwood 剥离子或吸脂针间断分离外侧粘连,增加皮瓣移动性。

现在,将患者置于沙滩椅体位,并在中线(从颅骨到尾椎)放置两到 3 个带有 2-0 Vicryl(薇乔)的渐进式张力缝合线,以密封死腔并向尾端转移张力(另见第 23 章)。

之后,在脐下方用 1 号 Ethibond 硬线夹住 Scarpa 筋膜,并向上拉(图 25.3.11)。这种 Scarpa 筋膜提升,可以适度收紧大腿内侧和耻骨区域。此外,下瘢痕线的稳定性有利于控制继发瘢痕位置。

如果发现脐下腹直肌分离,应进行仔细剥离或直接切除表面脂肪,在该区域折叠筋膜。有的患者 Scarpa 筋膜下的脂肪组织很厚,还需要吸脂。由于组织的旋转和扩散导致

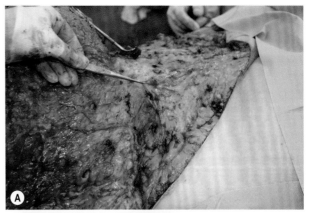

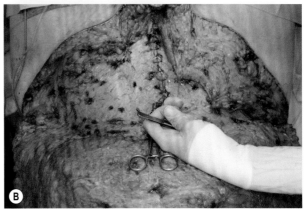

图 25.3.11 Scarpa 提升:当 Scarpa 筋膜足够坚固且保存完好时,这可以额外增强大腿前侧和外侧的轮廓

组织变平的情况很少见。

确定了脐的新位置后,进行 V 形切口。另一条缝合线是从 V 形切口的尖端到脐蒂上方的深筋膜层。这制造了一个良好的与其他渐进性张力缝合线结合的中线点。然后拉出脐蒂并固定。

然后再进行更多的张力缝合来关闭腔隙,张力分布于切口边缘。现在可以开始切除。在组织切除术中,用 bullet钳或垂体组织分界器评估上切口线。另外,垂直皮瓣切口并使用 bullet 钳时关闭伤口可能有助于进一步评估切除量。然后标记上切口线,为了精确契合厚薄不一的软组织层,切口边缘以 45° 进行楔形切除。对于腹部脂肪层明显的患者,应在整个活动区切除 Scarpa 筋膜下的脂肪组织。这样可以避免因脂肪重叠而引起的术后脂肪坏死并发症。一般而言,从腹部皮瓣中切除 Scarpa 下脂肪层是安全可行的,特别是在腹部塑形重点的中线区域。经过精心对合,暂时闭合切口。用 bullet 钳从外侧到内侧开始暂时闭合切口。作者建议最大限度地转移大量减肥患者及大腿部位环周组织过量的患者的整个内侧组织。该组织可在大腿近内侧折叠打褶,如计划大腿提升,在大腿提升术时可去除。

在腹部放置 2~3 个引流管后,最终闭合所有层次。同样,为了缩短切口缝合时间,通常建议使用可吸收带刺缝合线和双组皮肤闭合系统[17]。在最终清洁消毒切口后,如前文

所述使用 3M 免缝胶带固定切口。术后 3 周应用免缝胶贴。最后，使用无菌切口敷料包扎并穿着可调节弹力衣。

阴阜重建

大多数女性患者要求重建阴阜区域。将下切口线对准外阴连合处上方 7cm，可以最大限度地减少该区域的组织赘余。组织剩余过多时，可以进行中央楔形切除术以减少组织的水平剩余量。

辅助吸脂

缝合切口后可以使用吸脂术减少瘢痕线以上的背部或肋上区的脂肪组织堆积。这种辅助手术可以从不同角度改善臀部和全身轮廓。

男性腰间脂肪

男性患者经常在后肋部位出现局部脂肪组织堆积，臀部伤口闭合后可通过吸脂术减少脂肪，或准备后续切除。作者建议在局部脂肪垫切除过程中谨慎止血，保留 2~3 个穿支血管确保血供[10]。

潜在并发症和处理

低位躯干提升术后一般会出现术后疼痛或酸痛、皮瓣麻木、瘀伤、全身疲劳和术后数周因皮肤张力增加引起的不适。

局部并发症包括血肿、皮下积液、伤口感染、脂肪坏死、伤口裂开、感觉异常和持续麻木。腹部经常出现皮下积液，通常可以通过穿刺、引流来处理。持续性的皮下积液可能需要二次手术。通常，应及时发现并简单处理皮下积液，以避免重复感染或造成切口裂开。小的切口裂开很常见，大多数可以自愈。如果在臀沟区域裂开，患者需要面临伤口难愈及其随之而来的保守治疗。使用不可吸收线单纯间断缝合加强该特定区域的切口缝合，避免由于剪切力而造成伤口裂开。由于使用了可吸收缝合线缝合切口，作者经常会在整个切口上看到单个或多个局部创面难愈。然而，这一现象更多见于臀部区域。由于不能像腹部区域那样有效地减小该区域中的张力，因此在该区域中导致的伤口分离具有较高的风险。作者通常以外翻方式缝合切口促进愈合。由于减少了缝合材料对皮肤的影响，伤口愈合障碍减少。

张力增加或创面边缘坏死可能引起明显的切口裂开。治疗创面坏死的合理方法是始终保守创面护理，直到坏死区域被划定只能进行手术修复为止。皮瓣推移可以实现最佳的二次伤口闭合。只要脐蒂适合皮肤水平，脐带灌注的任何损伤都应保守治疗。别的局部并发症包括猫耳畸形，增生性瘢痕及在腹部区域与脐带有关的美容问题。通过良好的术前设计、注意手术细节，可以避免大多数此类问题。全身性并发症包括深静脉血栓形成、肺栓塞、脂肪栓塞、腹部筋膜过紧情况下由于腹腔内压力升高引起的呼吸损害以及包括中毒性休克综合征在内的全身感染。所有这些并发症都可能致命。一般而言，腹部紧致手术的全身并发症发生率高于其他任何类型的常规整形手术[9,10,12,13,19,20]。然而，作者对最近 15 年内的大量减肥患者进行了 3 000 多次手术，仅经历了一次致命的并发症。

重建的臀肌缝合的裂开或者单或双侧软组织松弛可以通过二次手术修补，也可用补片加强组织支撑。为了防止总的筋膜不足，将来的观点可能是在初次臀肌自体组织移植时应用补片。

术后护理

每个低位躯干提升的患者都应接受单次抗生素治疗。少数具有预先存在的危险因素的患者，延长抗生素治疗至 5 天。为了安全起见，应在重症监护病房或中级监护病房术后 24 小时内监测低位躯干提升患者。为了确保最佳的组织灌注和适当的微循环，在术后最初的 48 小时内提供每 24 小时 2 500ml 的 Ringer 液。在这段时间内，束身衣应该包着吸收渗液的敷料。此外，术后 48 小时内重复进行电解质和血红蛋白的实验室检查，并监测尿量。患者可以坐在具有电子可调位置沙滩椅上（如果可以在软床垫上使用）。给予低分子量肝素和加压袜以预防血栓形成。术后即刻指导患者进行脚始终保持不交叉的活动，然后术后第一天尽早进行深呼吸运动预防肺炎。术后 48 小时内，所有患者均使用个性化患者自控镇痛（PCA）泵进行疼痛治疗。每 24 小时引流量少于 30ml 时，拔除引流管。术后 2~3 天拔除导尿管。

在有公立或私人健康保险报销的情况下，作者的机构的患者接受低位躯干提升术后的平均住院时间为 6 天。如果手术是患者自费，则平均住院时间为 3~4 天。通常患者需要这段时间恢复完全活动能力并拔除所有引流管。术后立即进行加压治疗，减少剪切力，加强不同重建组织层之间的黏附力。在这种情况下，引流管至少保留 4 天，保持腔内负压。患者出院前，作者会分别配置在术后 8 周内的不同弹力衣。

为了减少表面伤口的张力，术后前 3 周内垂直于切口方向应用 3M 免缝胶带。术后 3 周后拆除所有缝合线或切口敷料。作者会建议患者术后至少 3 个月用硅胶片覆盖整个瘢痕，或使用各种可用的减少瘢痕的皮肤乳液来预防瘢痕形成[9,12]。

术后 8 周应避免体育活动。建议患者避免使用桑拿浴和美黑床。

术后效果

男性患者基本可以预期术后瘢痕的方向和外观，以及体形的改善,术后多年效果稳定。关键是前后都能看见一条非常低的瘢痕线,最大限度地减少腹部组织赘余,有利地避免"鸢尾"造成的垂直中线瘢痕,并最大限度地减少局部脂肪组织的横向和肋后区("爱之把手")堆积。因此大量减肥后的患者中无法避免垂直的中线瘢痕。一般而言,作者观察到男性患者在减肥后皮肤质量更强,二次松弛率更低。这可能是因为在男性人群中,持续减肥的患者比例更高(未公布的数据)。

女性患者,尤其是减肥后的女性患者,主要关注包括阴阜在内的腹部的改善。在这方面,作者观察到患者对于"鸢尾法"收紧腹部区域满意度很高,因为这一过程使组织减少到最大量。由于上腹部的皮下脂肪组织层被完全切除,所以剩余的腹部皮下组织最大限度地变薄,从而最大限度地改善了腹部和腰部轮廓。为了避免与腹部相关的阴阜组织不匹配,建议通过吸脂、直接切除或楔形切除方式进行充分的阴阜复位。女性患者的第二个主要关注点是臀部整形。由于每个患者的术前情况不同,必须选择个体化治疗。由于大多数患者都有足够的臀脂肪组织,通过组织移位重建可以可靠地重塑臀部。

臀突最高点

术后第1周,患者通常在臀部上部第三区出现最大臀部突度。术后6~8周,这种有意的臀肌过度矫正将受到影响。大腿外侧和背侧区域多余的脂肪组织可能会对臀廓线产生负面影响,因为任何额外的向下牵引可能会损害臀突度。因此,作者建议在臀肌手术之前或期间通过吸脂来广泛减少这种特殊的多余脂肪组织。收获的脂肪组织可制备并用于臀部的额外脂肪移植。

瘢痕外观

作者主张形成从臀间裂的上端一直延伸至臀外侧上边界的拱状瘢痕。背部中央有一个很强的中线粘连区,会导致明显皮肤和软组织下垂。术者必须考虑到这一点,因为以背中线为终点的更上一层瘢痕可能会延长臀沟裂,有美学局限性。此外,拱形瘢痕线突出圆形臀部,并且符合臀美学单位的边界(图25.3.12)。

过渡向量线

由于与上切口线相比,下切口平面处的周长更大,臀

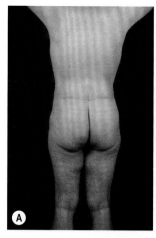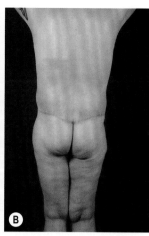

图25.3.12　比较背部拱形瘢痕(A)直线瘢痕(B),图示背后用直线切口时视觉上臀间沟延长

下区必须在内侧移动更多的组织。当上部进行鸢尾式腹壁成形术减少上部分维度时,这一现象更为明显,因此,作者会在每侧对称地标记3个向量,能够使臀下部组织向内侧移位的同时,积累臀中部组织,可能会进一步加强臀部突度[9,12]。此外,此操作可以瘦腰,并改善臀部整体形态。如果大腿外侧或前部有大量的组织赘余,作者建议将整个皮肤和被覆软组织向内侧移动,导致大腿内侧和腹股沟区域的皮肤臃肿。在第二阶段大腿内侧提升时可以切除多余的组织。

结论

低位脂肪躯干提升术可以有效地实现身体年轻化和塑形。不仅改善腹部,还可以显著改善整体和臀部形状。自体组织隆臀术(臀肌转位成形术)可利用臀部下外侧、大腿外侧和臀部脂肪组织的转位进行有效可靠的隆臀。它可以整合到任意一个躯干提升术,不需要增加额外的时间或费用。

如果按照临床路径进行手术,低位脂肪躯干提升术可以减少手术时间,减少并发症,患者满意度高,美学效果最佳(图25.3.13)。但是,这些预期取决于患者的术前条件和组织特征。

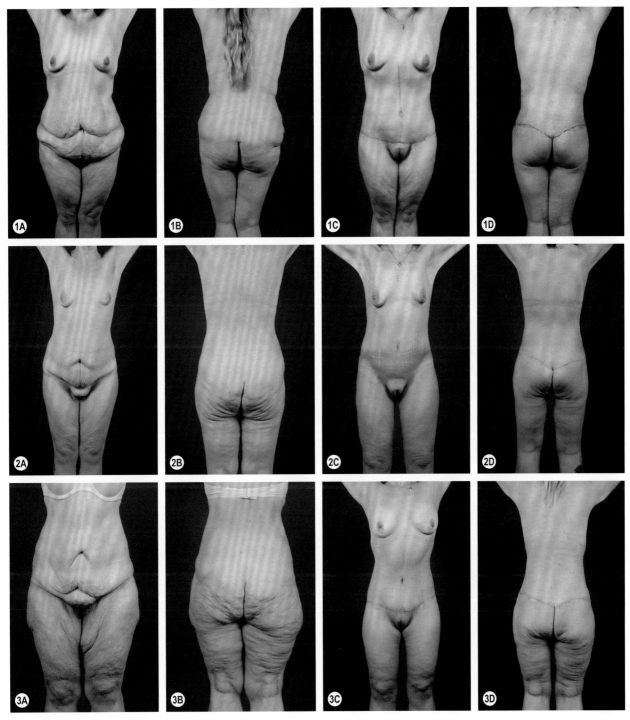

图 25.3.13　结果。(1A~D)34 岁患者,因袖状胃切除术而体重减轻 66kg,行低位躯干提升术合并莺尾腹壁成形术的术前和术后 3 个月。(2A~D)31 岁患者,饮食和运动减肥 46kg 后,低位躯干提升术前后 3 个月。(3A~D)34 岁患者,胃旁路手术体重减轻 87kg 后,低位躯干提升术合并大腿提升术的术前和术后 3 个月

参考文献

1. Roberts TL 3rd, Weinfeld AB, Bruner TW, et al. "Universal" and ethnic ideals of beautiful buttocks are best obtained by autologous micro fat grafting and liposuction. *Clin Plast Surg*. 2006;33:371–394.

2. Roberts TL 3rd, de la Pena JA, Cardenas JC, et al. Cosmetic surgery of the buttocks region. *Aesthet Surg J*. 2003;23:381–387.

3. Lockwood TE. Superficial fascial system (SFS) of the trunk and extremities: a new concept. *Plast Reconstr Surg*. 1991;87:1009–1018.

4. Lockwood TE. Lower body lift with superficial fascial system suspension. *Plast Reconstr Surg*. 1993;92:1112–1122.

5. Lockwood TE. The role of excisional lifting in body contour surgery. *Clin Plast Surg*. 1996;23:695–712.

6. Lockwood TE. Maximizing aesthetics in lateral-tension abdominoplasty and body lifts. *Clin Plast Surg*. 2004;31:523–537.

7. Sozer SO, Agullo FJ, Wolf C. Autoprosthesis buttock augmentation during lower body lift. *Aesthetic Plast Surg*. 2005;29:133–137, discussion 138–140.

8. Sozer SO, Agullo FJ, Palladino H. Split gluteal muscle flap for autoprosthesis buttock augmentation. *Plast Reconstr Surg*. 2012;129:766–776.

9. Richter DF, Stoff A. Lower body lift. In: Rubin P, Jewell M, Richter DF, et al., eds. *Body Contouring and Liposuction*. St. Louis, MO: Elsevier Saunders; 2012.

10. Stoff A, Richter DF. Abdominoplasty and body contouring. In: Farhadieh RD, Bulstrode NW, Cugno S, eds. *Plastic and Reconstructive Surgery Approaches and Techniques*. Hoboken, NJ: Wiley; 2015.

11. Song AY, Jean RD, Hurwitz DJ, et al. A classification of contour deformities after bariatric weight loss: the Pittsburgh Rating Scale. *Plast Reconstr Surg*. 2006;116:1535–1544.

12. Richter DF, Stoff A, Velasco FJ, et al. Circumferential lower truncal dermatolipectomy. *Clin Plast Surg*. 2008;35:53–71.

13. Hunstad JP, Repta R. *Atlas of Abdominoplasty*. Philadelphia, PA: Saunders Elsevier; 2009.

14. Orpheu SC, Coltro PS, Scopel GP, et al. Collagen and elastic content of abdominal skin after surgical weight loss. *Obes Surg*. 2010;20:480–486.

15. Krueger JK, Rohrich RJ. Clearing the smoke: the scientific rationale for tobacco abstention with plastic surgery. *Plast Reconstr Surg*. 2001;108:1063–1073, discussion 1074–1077.

16. Rubin JP, Nguyen V, Schwentker A. Perioperative management of the post-gastric-bypass patient presenting for body contour surgery. *Clin Plast Surg*. 2004;31:601–610, vi.

17. Richter DF, Stoff A, Ramakrishnan V, et al. A comparison of a new skin closure device and intradermal sutures in the closure of full-thickness surgical incisions. *Plast Reconstr Surg*. 2012;130: 843–850.

18. Richter DF, Stoff A. The Scarpa lift – a novel technique for minimal invasive medial thigh lifts. *Obes Surg*. 2011;21:1975–1980.

19. Richter DF, Stoff A. Abdominoplasty procedures. In: Neligan PC, ed. *Plastic Surgery*. 3rd ed. St. Louis, MO: Elsevier Saunders; 2012.

20. Aly AS. *Body Contouring after Massive Weight Loss*. St. Louis, MO: Quality Medical Publishing; 2006.

环周躯干塑形术：自体组织荷包缝合臀肌成形术

Joseph P. Hunstad, Nicholas A. Flugstad

概要

■ 传统隆臀术应用的旋转皮瓣由于血运不良容易出现并发症。荷包缝合隆臀术作为一种独特的自体组织隆臀术，不需要破坏或旋转皮瓣，手术更易操作、安全性更强。

■ 手术关键要素包括提臀结合自体组织移植、不破坏自体组织和使用荷包缝合增强自体组织的隆臀效果。

■ 患者还可选择臀部脂肪填充术，但该方法无法矫正皮肤松弛，而且大量减肥患者可用于填充的脂肪量不足。选择传统臀部提升术不能很好地矫正容量缺失。最后，旋转皮瓣法可以用于隆臀术，但这不仅需要额外切除，而且皮瓣血运也不能保证。

■ 最适合接受荷包缝合臀部成形术的是臀部扁平、下垂希望得到提臀效果的患者。该择期手术需要患者身体健康并且能够接受预先设计的切口瘢痕。

■ 减肥和正常衰老的患者出现臀部下垂和扁平也很常见。荷包缝合臀部成形术可以安全有效地矫正此类问题。

简介

臀部扁平、下垂普遍困扰大量减肥患者或者正常衰老患者。2009 年，首次有人报道荷包缝合臀部成形术可以替代现有的方法[1]，后者的旋转皮瓣无法保证远端的血运，常出现远端损失。新方法为自体隆臀术，通过利用患者自身的多余软组织，结合臀部提升来实现萎缩臀部的增大。有几位作者都对自体隆臀术进行了描述[2-7]。传统方法包括剥离、旋转皮瓣，或基于穿支血管命名的窄蒂皮瓣。

荷包缝合臀部成形术是一种安全、简易的隆臀术。既不需要破坏也不需要旋转组织，因此操作简单、安全性强。这种方法能完整地保护血管。另外，荷包缝合可以塑形、增加臀部的突度。因此该手术可以单独为臀部塑形使用，也可以联合环状腹壁成形术 / 躯干提升进行手术。

在美国，随着大量减肥患者的产生，身体塑形的需求量日益增加。这一现象归因于肥胖人数和减肥手术成功案例的增加[8]。大量减肥产生的畸形会使这类患者承受巨大的心理压力[9]。也有人认为，提臀术中隆臀的患者满意度高于单纯的臀部提升术[10]。这类患者会要求不断改善身体塑形的美观性，因此可能需要荷包缝合臀肌成形术。

患者选择

该术式最适合下背部和臀部皮肤软组织赘余的患者。可以通过双手捏、触诊来确定。大多数患者有过大量的减肥，但是臀部萎缩、下垂的患者同样可以进行本手术。

行躯干塑形术的患者必须身体健康，心肺功能良好，足以承受术中的俯卧位。由于手术使皮肤产生一定的张力，必须在术前 6 周到完全愈合之前戒烟。糖尿病、心血管疾病患者慎用。即便手术失血量很小，医师也该检查患者的凝血和血红蛋白。

面诊时患者通常会拉起臀部和大腿组织来演示他们想要的隆臀和提臀效果。他们也会自己提出臀部脂肪填充术和臀部假体置入术。对于典型的大量减肥患者，几乎都需要去除皮肤才能达到满意的提臀和缩臀效果。此外，"减肥彻底成功"的患者自身脂肪可能不足够用来抽取进行臀部填充[11]。单纯臀部置入物的尺寸有限，不建议与提臀术一起使用。自体组织含量丰富，触感自然，可以满足所有大量减肥患者。

手术技术

标记方法类似于环周腹部成形术的背部部分。最后瘢痕的位置相对于典型的臀部提升术稍偏尾端，因此中心组织的隆起相对于臀部扩大术的位于更好的位置[12]。最大臀位突度的理想投影线是从尾骨到股骨的大转子[13]。

画线时，从大转子到尾骨水平绘制设计的瘢痕线，水平位低于臀肌顶点或者刚好位于该水平以下（图25.4.1）。双手掌向上抬起预测自体组织隆臀术量（图25.4.2）。切除范围可以扩大到设计的瘢痕位置以下。增加的组织应该位于在设计的切除范围内（图25.4.3）。隆臀的外侧缘根据臀部的外侧缘设计。设计垂直方向标记线，应该准确标记最终的软组织闭合的位置（图25.4.4）。为了安全起见，画完双侧手掌线之后，作者会上下各标记1cm，确保闭合切口时无张力。

患者入手术室，俯卧位，全身麻醉。在下肢铺适量垫圈，并佩戴间歇压缩气囊。用巾钳夹起组织检测标记是否正确，能否在无张力的情况下闭合切口（图25.4.5）。然后用27号针头的结核菌素注射器把亚甲蓝刺入已标记的画线，以防止画线被擦掉。用利多卡因稀释肾上腺素，注入切口线和臀丘上方的皮肤下用来止血。为使肾上腺素在术前发挥最大作

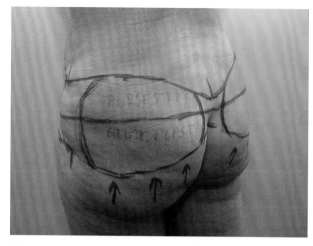

图25.4.3 在切除图案中标记预设隆臀的区域，在本病例中标记为"荷包缝合臀部成形术"

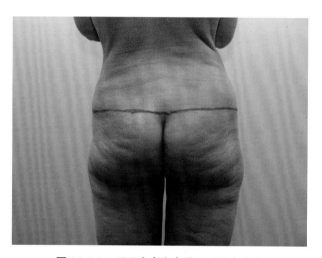

图25.4.1 预设瘢痕线在臀肌顶点水平处

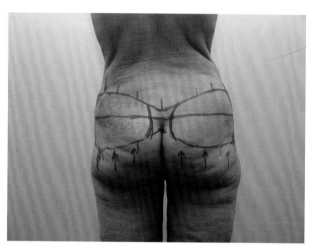

图25.4.4 完整的标记，并用蓝色线条绘制了重新排列的对准标记

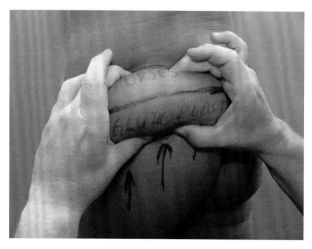

图25.4.2 通过双手夹捏估计和标记皮肤切除量

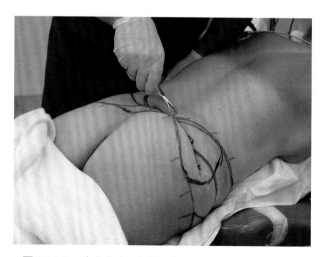

图25.4.5 手术室内，用巾钳检测标记点，评估所需张力

用,应该在完全铺单前进行相关准备工作。

　　用 10 号手术刀切开真皮。剥离臀丘部位上皮组织。全过程电凝止血,并剥离臀丘周围皮下组织,直至深筋膜(图25.4.6)。解剖平面垂直于创面且不成斜角,以免破坏臀成形术丘。在浅筋膜层面分别荷包缝合臀丘。此位置的放置很重要,因为放置位置过浅会导致皮肤投影产生软组织凹陷,放置位置合适可以增加投影效果。用 1 号聚酯缝线沿着各个臀丘环形连续缝合。缝线必须滑动而不能锁死。收紧缝线后,基底部变窄,臀丘的凸出度增加(图 25.4.7)。荷包缝合出漂亮的圆形,增加了突度。然后,将臀丘的真皮层缝合至浅筋膜层的中间,防止臀丘发生水平移位(图 25.4.8)。根据臀丘的体积需要去除适当周围臀部软组织,保证切口能够闭合(图25.4.9)。最后放置引流管,并将引流管横向盘绕在臀丘周围。用巾钳模拟切口封闭,然后用 1 号 Prolene 线暂时封闭 VY 切口(图 25.4.10)。此外,单纯隆臀术和提臀术的切口也应止

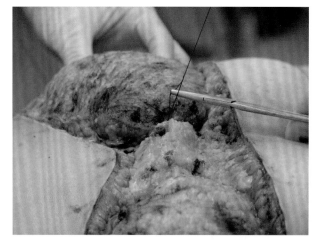

图 25.4.8　臀丘固定到浅筋膜层中心上,以防组织向外侧移位

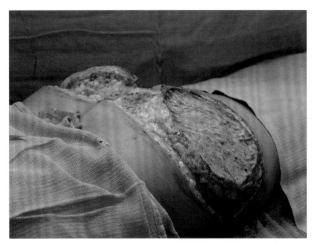

图 25.4.6　臀丘去上皮,沿臀丘周围解剖直至深筋膜层,注意不要斜切或破坏臀丘

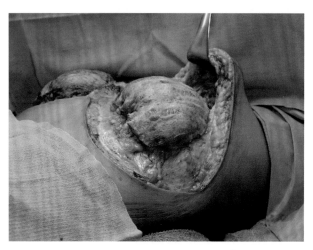

图 25.4.9　向下剥离臀部软组织,以形成一个供臀丘成形术安置的腔隙,适当利用周围软组织闭合切口

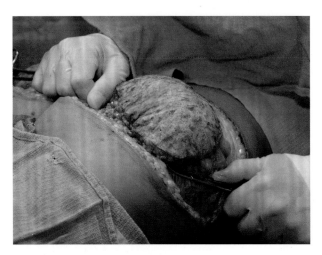

图 25.4.7　在浅筋膜层连续紧致进行荷包缝合术,缩窄臀丘成形的基底,加强形态和软组织突度

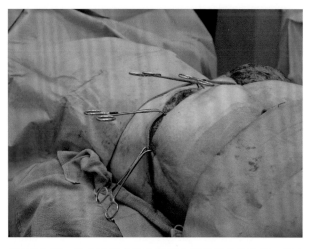

图 25.4.10　闭合过程中暂时性用巾钳对齐皮肤边缘。用 1号 Vicryl(薇乔)线封闭缝合浅筋膜系统层。暂时性关闭侧面的 V-Y 切口,待患者仰卧时完成

于腋前线。切口线闭合分 3 层进行。浅筋膜层用 0 号或 1 号 Vicryl（薇乔）线闭合，缝线间隔 1cm。用 2-0 Vicryl（薇乔）线间断缝合真皮深层，最后用 4-0 Monocryl（单乔）线进行皮内缝合（图 25.4.11）。俯卧位部分完成后，改成仰卧体位。

单独使用荷包缝合臀部成形术时，应去除 Prolene 缝合线，切除侧面的猫耳畸形。如果作为环行腹部成形术的一部分，进行荷包缝合臀部成形术，那么以上操作应该稍后进行。术者必须记住，腹部成形术会对荷包缝合臀部成形术的张力产生影响。该手术的直接结果是大大改善了臀部的松垂和软组织的突度。术后必然会发生一定程度的松垂，但该术式能够可靠地实现和维持臀部的体积和突度（图 25.4.12~ 图 25.4.14）。

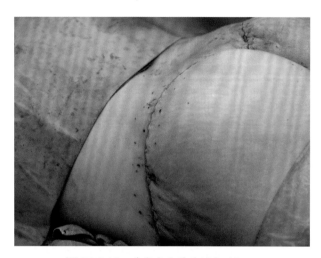

图 25.4.11　手术室内最终闭合的切口

提示与要点

- 用巾钳检查画线标记，有助于确保不会发生因张力过大臀丘表面皮肤无法封闭。同时在双侧手掌线的内侧 1cm 标记防止过度切除。
- 铺单之前，重新对准标记刺入亚甲蓝，来确保标记不会被洗掉。
- 最大的拉力通常可能发生在侧面。在标记侧面时，指示患者稍微向医师倾斜以免过度切除。
- 将浅筋膜层与荷包缝合的最深处接合在一起，可以将大部分张力施加在浅筋膜层而不是皮肤上，能够使皮肤以最小张力愈合，最终改善瘢痕效果。

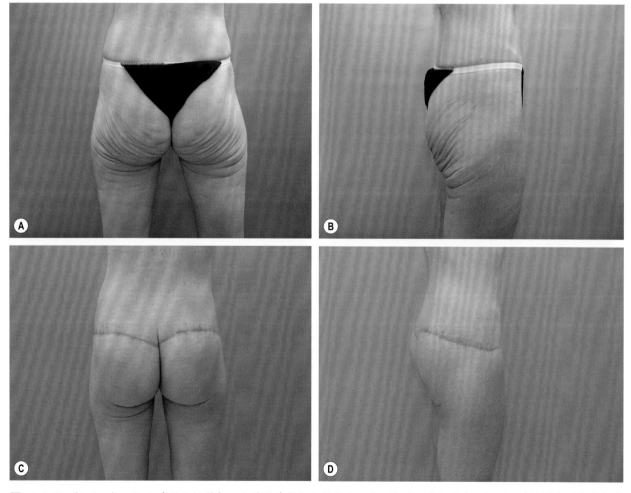

图 25.4.12　（A 和 B）一位 60 岁的女性臀部下垂并随着年龄的增长而下垂。她不是减肥患者。（C 和 D）提臀术联合荷包缝合臀肌成形术的术后 3 个月

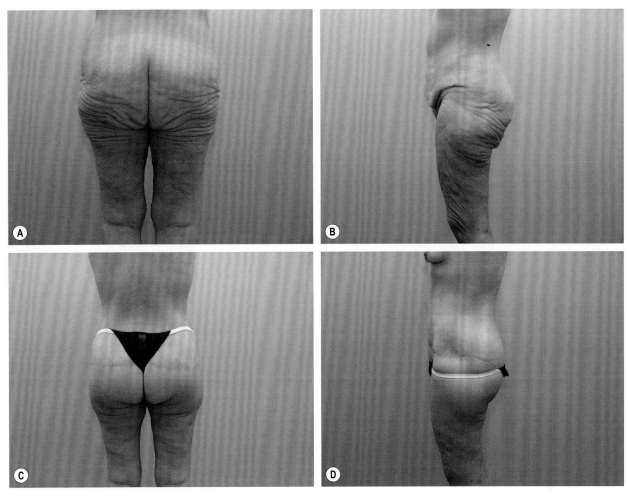

图 25.4.13 （A 和 B）一名 47 岁的减肥女性,主诉臀部下垂。（C 和 D）在进行腹围腹部成形术后 1 年和 3 个月并进行荷包缝合臀部成形术。她继续进行瘢痕修复

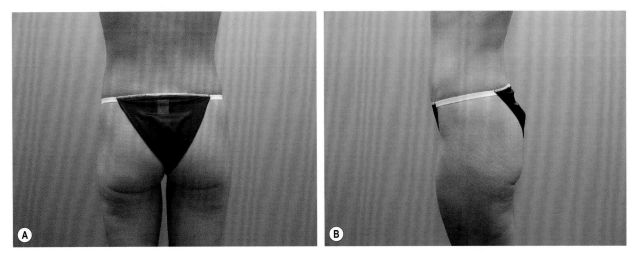

图 25.4.14 （A 和 B）一名 34 岁的女性,主诉皮肤松弛和臀部平坦

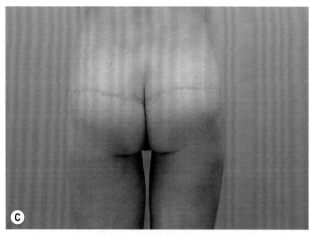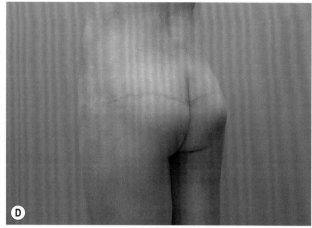

图 25.4.14（续）（C 和 D）荷包缝合臀部成形术联合提臀术后 18 个月的随访。患者的臀部形状和突度得到改善

术后护理

作者通常使用 1 英寸（2.54cm）胶带覆盖切口，每 5cm 切一次胶带防止肿胀。该胶带在术后的 2~3 周内可以加强封闭切口，应每 5~7 天更换一次。由于放置和更换困难，因此在此期间不穿弹力衣。

在恢复过程中，单纯荷包缝合臀肌成形术的患者可以平卧位或者侧卧位。如果同时进行腹部成形术，患者可以保持仰卧或者半坐卧位。出院后，常规服用止痛药及预防性应用抗生素。在康复期间，患者需要坐在软枕头或软垫上，避免坐在硬物表面，可以限制患者坐着的时间。定期走动可确保缓解臀部压力，减少深静脉血栓形成的发生。术后前几天密切观察病情，确保愈合按预期进行，解决可能出现的任何问题。引流量少于每 24 小时 25ml 后，拔掉引流管。患者大约 4 周后完全愈合，就可以进行自由活动。

术后效果和并发症

荷包缝合臀部成形术长期隆臀效果良好。随着时间流逝表面皮肤可能会松弛，但是深面的臀丘是活组织，因此效果持久而自然。缝合保证了自体组织隆臀的形状和突度，不易改变。术前患者必须对瘢痕有充分的心理准备，签署知情同意书。患者需要为此手术做好瘢痕的准备，以权衡去除皮肤和松垂的程度。还必须为患者准备好存在瘢痕可能扩大或不利的瘢痕形成。根据作者的经验，患者对该手术的满意度一直很高。

最常见的并发症是局部切口裂开和浅表部位感染。裂开的地方用由湿到干的敷料处理，直到愈合。小面积的切口通常可以通过挤出缝合材料来治疗。局部感染用广谱口服抗生素如阿莫西林/克拉维酸或克林霉素治疗，牢记切口接近肛门。作者实施的臀肌成形术病例中未出现任何一例由于感染或迁延不愈发生而坏死的病例，臀部成形术效果持久

而可靠。此外，所有大面积解剖都会面临血肿和皮下积液，但极少遇到。一旦发生，应立即清除血肿，持续吸引皮下积液。最后，从长期来看，偶尔可以看到外侧瘢痕下移到大腿上部。作者对两位患者进行了瘢痕修复和释放大腿外侧瘢痕下粘连以解决这一问题。

希望提升臀部、改善臀部形状和突出的患者可以选择进行荷包缝合臀部成形术。从文献中可以看出，塑形术有利患者身心。术前精心的设计和准备有助于改善和预测最终的效果。

参考文献

1. Hunstad JP, Repta R. Purse string gluteoplasty. *Plast Reconstr Surg.* 2009;123:123e–125e.
2. Centeno RF. Autologous gluteal augmentation. *Clin Plastic Surg.* 2006;33:479–496.
3. Balague N, Combescure C, Huber O. Plastic surgery improves long-term weight control after bariatric surgery. *Plast Reconstr Surg.* 2013;132:826–833.
4. van der Beek ES, Geenen R, de Heer F. Quality of life long-term following bariatric surgery: sustained improvement after 7 years. *Plast Reconstr Surg.* 2012;130:1133–1139.
5. Rohde C, Gerut Z. Augmentation buttock-pexy using autologous tissue following massive weight loss. *Aesthetic Surg J.* 2005;25:576–581.
6. Raposo-Amaral CE, Cetrulo CL, de Campos Guidi M. Bilateral lumbar hip dermal fat rotation flaps: a novel technique for autologous augmentation gluteoplasty. *Plast Reconstr Surg.* 2006;117:1781–1788.
7. Sozer SO, Francisco JA, Wolf C. Autoprosthesis buttock augmentation during lower body lift. *Aesth Plast Surg.* 2006;29:133–137.
8. Kitzinger HB, Aayev S, Pittermann A. The prevalence of body contouring surgery after gastric bypass surgery. *Obes Surg.* 2012;22:8–12.
9. Azin A, Zhou C, Jackson T, et al. Body contouring surgery after bariatric surgery: a study of cost as a barrier and impact on psychological well-being. *Plast Reconstr Surg.* 2014;133:776e–782e.
10. Srivastava U, Rubin JP, Gusenoff JA. Lower body lift after massive weight loss: autoaugmentation versus no augmentation. *Plast Reconstr Surg.* 2015;135:762–772.
11. Hunstad JP, Aiken ME. Circumferential body contouring. In: Aly A, ed. *Body Contouring after Massive Weight Loss.* Boca Raton, FL: CRC Press; 2006:183–212.
12. Hunstad JP, Deos M, Repta R. Circumferential abdominoplasty. In: Hunstad JP, Repta R, eds. *Atlas of Abdominoplasty.* Philadelphia, PA: Saunders Elsevier; 2009:89–114.
13. Centeno RF, Mendieta CG, Young VL. Gluteal contouring surgery in the massive weight loss patient. *Clin Plast Surg.* 2008;35:73–91.

环周躯干塑形术：自体臀肌瓣隆臀并维持臀部轮廓的低位躯干提升术

Robert F. Centeno，Jazmina M. Gonzalez

概要

- 改善臀部美观的需求在减肥和非减肥患者人群中都有明显增加。
- 虽然目前的大多数隆臀手术是自体脂肪转移和假体置入术，但有些合并皮肤赘余或臀部下垂的臀肌畸形则需要结合其他体形美容手术才能得到改善。
- 目前可通过几种不同的技术进行自体组织隆臀，同时实施环周躯干提升术和切除臀部提升术。
- 本章将介绍3类自体皮瓣：岛状皮瓣及作者所描述的推进皮瓣和转位皮瓣。

简介

对减肥手术需求的持续增加及减肥手术对于大量减肥患者导致的严重体形轮廓畸形的影响出乎意料地推动了臀部塑形手术的需求上升。臀围美学标准在社会及文化层面上的不断变化和流行文化媒体渠道的曝光也增加了美国臀部塑形手术的需求[1]。尽管当今大多数手术方案都是自体脂肪移植和假体置入术，但是大量减肥患者的独特的臀部畸形需要其他的体形美容手术。在体重减轻患者和皮肤严重松弛或发育不全的非体重减轻患者中，美臀流行程度的急剧提高也增加了对环周躯干提升术和臀部切除自体组织提升术的需求。为了解决这一问题，前文已经提出了几种利用环周躯干提升术（circumferential bodylift，CBL）和臀部组织切除术（excisional buttock lifts，EBL）进行自体臀肌隆臀（autologous gluteal auto-augmentation，AGA）的技术。本章介绍了3类自体皮瓣：岛状皮瓣，以及作者所描述的推进皮瓣和移位皮瓣。除大量减肥患者外，各种技术的经验和知识也可以扩展应用到出现臀部发育不全的美臀患者。本章将讨论适应证、技术差异、手术方案、预后、并发症和术后处理。

大量减肥和美容患者的臀部发育不全

随着年龄的增长，躯干和臀区发生的解剖变化会导致臀部突度和美观度降低。臀部周围皮下脂肪堆积有损臀部的美观。围绝经期变化并伴有腹直肌分离的女性腹腔内脂肪堆积有损躯干轮廓。年龄相关的皮肤松弛和皮下脂肪下垂也会减少臀部的突度。减肥患者臀部的脂肪量急剧减少，是导致突度和下垂的特殊原因。随着年龄的增长，普通女性患者的臀部会变宽，并且臀下褶皱会增多[2-4]。这类问题会促使美容患者就体形问题寻求与医生沟通。事实证明，环周躯干提升术是解决许多这类问题的非常有效的方法，因此经常被推荐。然而，向后明显提升臀部会导致臀部明显扁平（图25.5.1）。该手术还会使本来的臀部下垂恶化，臀部下垂也是许多美容患者所关切的问题。

大量减肥患者代表了另一类型人群。运动或减肥手术继发的体重减轻通常是变化的。有数据表明，人体某些部位的脂肪组织比其他部位更能抵抗体重减轻。抗性脂肪细胞的遗传程序设计与反应较快的区域不同，这表明不同体型的遗传作用。一些体型，例如"苹果形"，臀部看起来脂肪组织较少。"梨形"身材的臀部脂肪组织更多。这些体型也会影响骨盆和臀部的形状。体重减轻后的体重指数对这些形状有重大影响，而与体形无关。许多大量减肥患者可以出现臀部组织容量缺失[4,53]。

大量减肥患者还会出现可能导致臀萎缩的骨骼变化（图25.5.2）。病态肥胖会造成肺功能受限，仰卧位阻塞更为明显。仰卧位的呼气流量受限可能导致肺部过度充气和内源性呼气末正压通气（positive end-expiratory pressure，PEEP）。人们普遍认为，这在肥胖患者报告的位置性呼吸暂停中起作用[5,6]。随着时间的流逝，人们认为肥胖患者为适应对功能储备能力增加的需求会引起胸廓骨骼恶性体积膨胀。继发

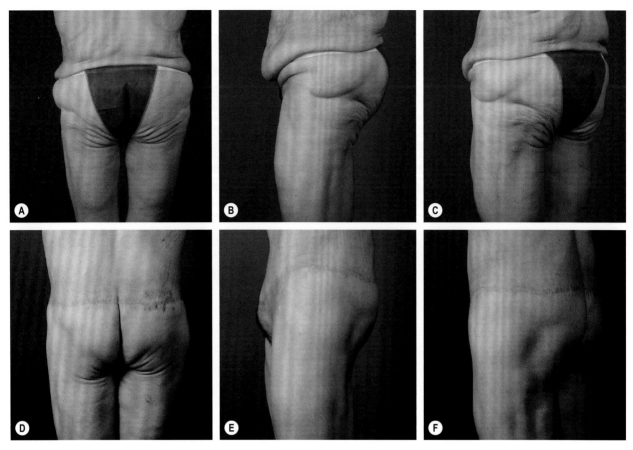

图 25.5.1 （A~F)环周躯干提升 / 切除式臀部上提与平整术

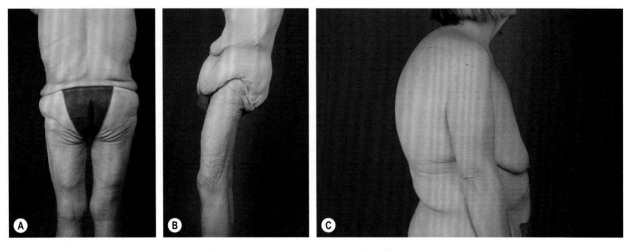

图 25.5.2 （A~C)大量减肥患者的骨骼改变

胸椎受压和骨盆前倾的胸椎后凸或脊柱侧凸[7]。低血钙、维生素 D 吸收不良、继发性甲状旁腺功能低下以及由性激素或血清端粒肽调节的典型的负性骨重塑治疗不当也可能使这些症状恶化并发生与体重有关的骨骼变化[8]。这些骨骼变化是永久性的，并且由于臀区脂肪组织的丧失而导致原有的原发性或继发性的肢体病恶化。骨骼变化也会导致身体轮廓严重的不对称。

技术发展

随着隆臀需求以及各种形式的假体移植和自体组织隆臀的总体经验的增长，人们已经达成共识：臀部假体设计的局限性限制了假体隆臀的成功和在美国的广泛接受度。尽管如此，仍有消息灵通的少数患者进行了此类技术的治疗。假体移植技术在增强臀部美观方面非常成功，但由于其长期并发症发生率高，因此适用性有限。这些假体移植手术的"美学成功"激发了作者和其他人继续完善几种自体皮瓣技术进行隆臀[9-12]。此外，假体的位置对臀部突度和美学的影响也极大地影响了自体组织隆臀术。

与理想的阴阜水平相比，肌下假体可以达到最凸点的最高位置。肌内假体置入降低了最凸点，但仍高于理想水平。筋膜下假体置入把最凸点降低了到了阴阜水平上最接近理想的位置（图 25.5.3）。

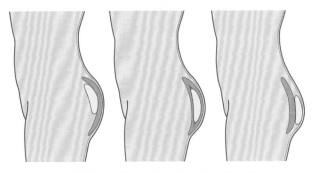

图 25.5.3　假体位置和臀部最大突度点

伴有明显皮肤赘余和臀部下垂的大量减肥患者不适用于以下 3 个公认假体置入平面中的任何一个：筋膜下、肌肉间和肌肉下；也不适用于自体脂肪移植。切除术（CBL / EBL）的特征在于其较高的继发并发症发生率，与同种异体移植术相结合，在这种情况下，会暴发灾难性感染[13,14]。也有报道讲去上皮化皮瓣用于臀部轮廓塑形[15-17]。应用自体组织预防 CBL 导致的臀部畸形的报道也有所报道，但缺乏足够的细节，也未能证实它隆臀的效果[18,19]。臀上动脉，臀下动脉，腰后皮瓣及其血管供应的描述也增加了该方法的临床可行性[20]。最近的解剖学研究进一步完善了人们对臀区血管解剖学的认识[21,22]。

AGA 岛状皮瓣是最早的技术之一，它模拟了圆形的非解剖设计的肌下臀肌假体。该皮瓣基于臀上动脉穿支，通过限制皮瓣的破坏来保留这些穿支。Hunstad 报告了岛状皮瓣的一种变型，即叠瓦状皮瓣，该皮瓣利用荷包缝合来增强皮瓣的突度。Colwell 介绍了一种基于臀上动脉穿支瓣（superior gluteal artery perforator，SGAP）的岛状瓣变型（图 25.5.4）。Pascal、Raposa-Amaral 和 Kohler 均提出了 SGAP 岛状瓣的变异方案，并逐渐募集更多周围组织以增强效果（图 25.5.5）。尽管这些渐进式皮瓣大大增强了突度效果，但与其他皮瓣设计相比，最大突度点仍然很高。主要的限制因素是为了

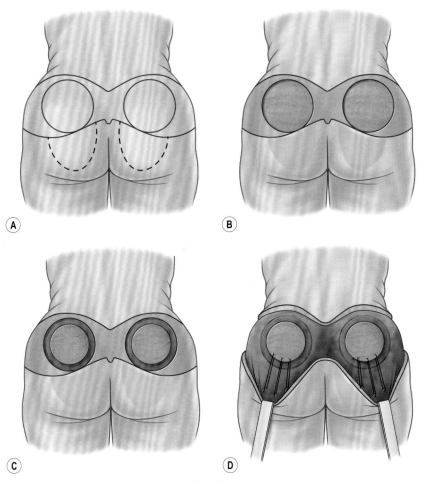

图 25.5.4　岛状臀肌皮瓣：（A~D）Centeno- 岛状皮瓣

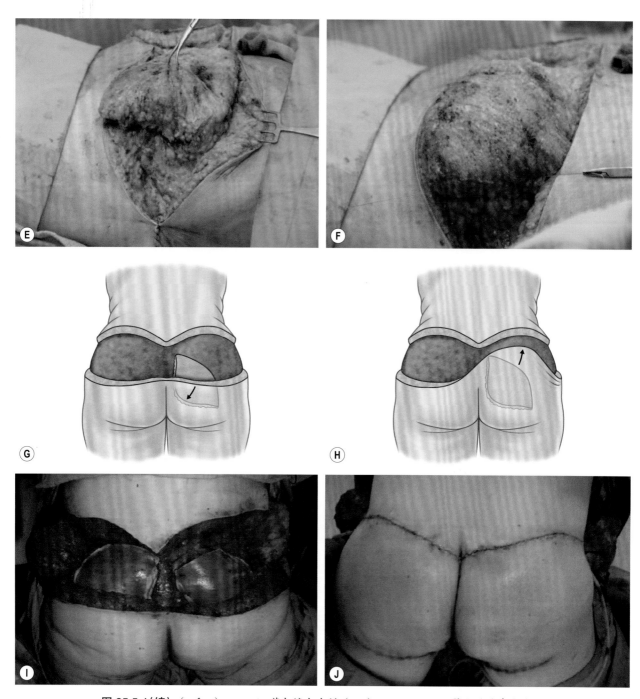

图 25.5.4(续)　(E 和 F) Hunstad - 荷包缝合皮瓣；(G~J) Colwell-Borud- 臀上动脉穿支皮瓣

保护血运,限制了皮瓣从原始供体部位的破坏和动员的解剖。从作者的经验来看,这些方法的长期增强效果不佳。高于理想的臀凸点和下极缺乏突度一直影响这些技术的美学效果。这些缺点促进了作者研发新的技术,即胡子 AGA 瓣(图 25.5.6),它是移位瓣的一种变型。胡子 AGA 瓣基于臀上动脉和腰部穿支,利用背部和侧面肌组织作为部分岛状和部分移位瓣[23,24]。胡子 AGA 瓣的"手把"部分的内下转移从而募集额外的组织增加突度体积,以及将最大突度点降低到阴阜的水平,在美学上更加和谐。皮瓣缝线松动,可形成"解剖学"形的自体置入物。皮瓣组织的中央区域通常会分开,

以便更容易闭合,并朝下旋转以合并到皮瓣中。Rohde 还提出了一种局部转位皮瓣来降低自体皮瓣的最大突度点来增强效果[25]。Sozer 在多份报告中提出了一种基于臀大肌部分解剖的臀大肌翻转皮瓣,以增强突度并将皮瓣固定到臀部的中至下极,效果良好[26-29]。根据已发表的结果和对美学结果的严格评估,Centeno- 胡子转位皮瓣或其他迭代方法,或者 Rohde 或 Sozer 等的手术标准是:显著、持久的美学隆臀,并且对于和谐美效果至关重要的最大突度点的较低(见图 25.5.6)。

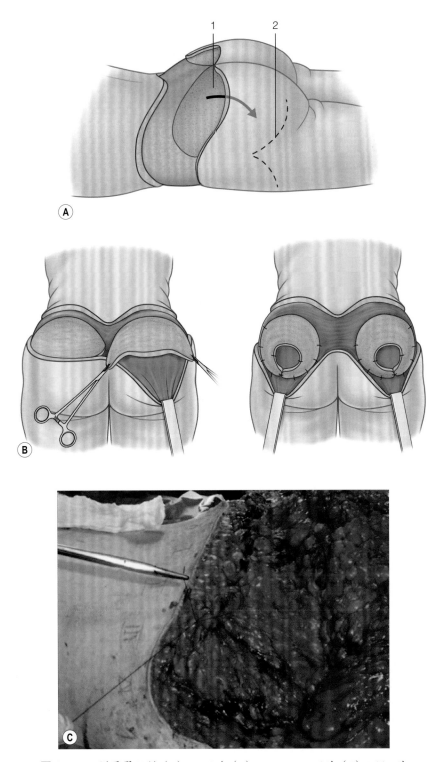

图 25.5.5　增量臀肌瓣：(A) Pascal 法；(B) Raposa-Amaral 法；(C) Kohler 法

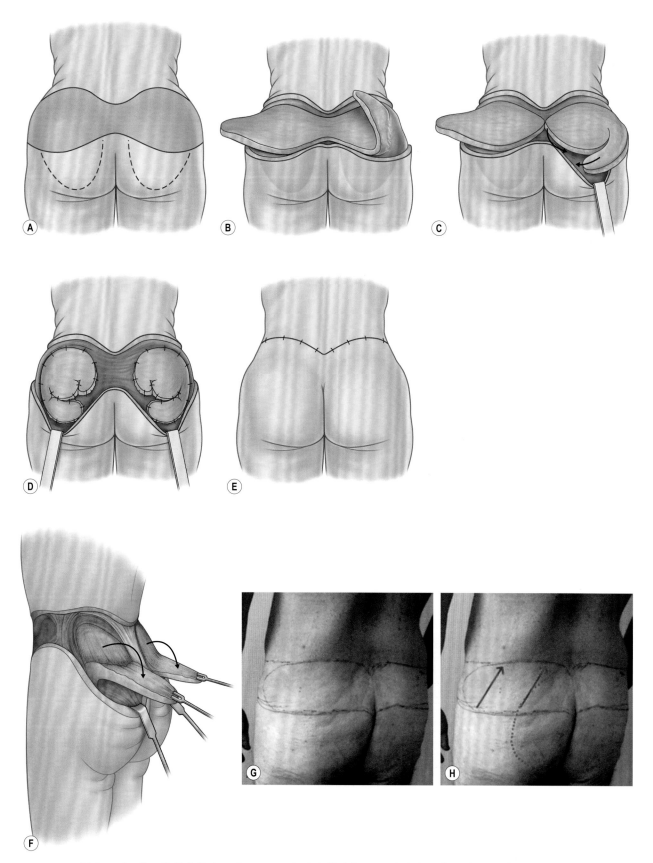

图 25.5.6 臀肌转位皮瓣:(A~E) Centeno- 胡子皮瓣;(F) Sozer- 分离翻转皮瓣;(G 和 H) Rohde 皮瓣

美学分析

大量减肥患者臀部塑形或美容患者中选择臀部塑形的技术始于对臀畸形的性质和原因仔细的美学分析。第一步是分析臀区域的皮下脂肪组织的状况以及躯干和下肢的臀周围的美学单位(图 25.5.7)[30]。多余或不足的体积分析需要足够精确,以确保选择正确的技术。然后根据 Mendieta 的描述确定臀部形状(图 25.5.8)。V 形臀部最难矫正,臀部的下极和侧面的组织需求量最大。然后确定肌肉和骨的高度和宽度,以确定臀部是否需要明显缩短或延长,并确定最大突度点的最终位置(图 25.5.9)[31]。这种分析对切口高度的位置很重要,因为与皮瓣的选择和最终切口的位置有关。高拱式 CBL/EBL 切口可以提高腰部的清

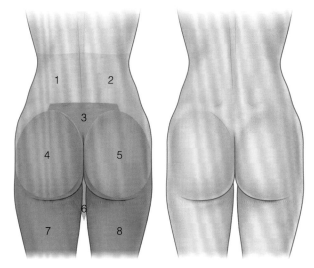

图 25.5.7　Centeno - 臀部美学单位分类

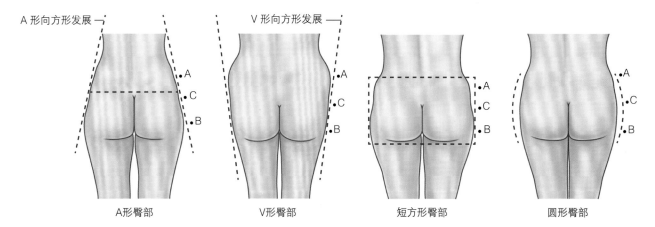

A 形向方形发展　　　　　　　V 形向方形发展

A形臀部　　　　V形臀部　　　　短方形臀部　　　　圆形臀部

图 25.5.8　Mendieta 臀部形状分类

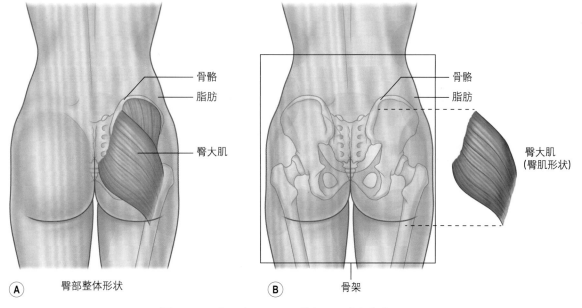

骨骼
脂肪
臀大肌

骨骼
脂肪

臀大肌
(臀肌形状)

(A) 臀部整体形状　　　　　(B)　　　　骨架

图 25.5.9　(A、B)Mendieta 臀大肌和骨盆高度评估

晰度,同时在较短的臀部患者中有利地延长臀部,但臀部较长的患者不适合延长臀部(图25.5.10)。以短臀大肌和骨盆高度为特征的短臀部可以用较短的皮瓣(例如岛状皮瓣或增量皮瓣)进行治疗。以长肌肉、骨骼和视线长度为特征的长臀部,和V形臀部一样,更适合使用转位皮瓣进行治疗。转位皮瓣可以吸收更多组织,用来填充臀部的下1/3,V形臀部的下侧面,并使最大突度点降低到更接近理想的位置。最后,注意腹部、侧面、臀部、背部、臀部、大腿前部、外侧大腿和大腿后部的皮肤的质量和松弛度。然后,该分析的结果将用于指导外科医生通过"臀部轮廓算法"进行身体轮廓定位(图25.5.11)。一旦隆臀的切口设计确定,背后部皮肤松弛,就应该考虑CBL或者EBL。如果确定为CBL或EBL组,则在30岁以下的体重指数患者中,用血管化臀肌皮瓣进行自体组织隆臀是首选术式。增量算法表明,在各种情况下,该式均是隆臀的首选术式。随着时间的流逝,使用自体组织作为皮瓣或脂肪转移已成为作者实践中的首选手术。由于胡子皮瓣和其他转位皮瓣的明显隆臀效果,已使补充手术(如分阶段的脂肪转移或假体置入)变得不再必要。各种形式的假体隆臀所带来的高并发症率也使这类手术仅在最了解情况和最顺从的患者中降级为最后的手术方案。

体重指数与手术适应证

　　体重指数超过30的肥胖患者在身体美容和大量减肥患者塑形的围手术期并发症风险更高。肥胖患者中常见的并发症是伤口愈合裂开,延迟愈合,血清肿,感染和深静脉血栓形成。这类患者与普遍认为的理想美学目标相去甚远,应更保守地进行治疗。如分阶段吸脂和特殊手术以及限制性的解剖等风险较小的方法,可以降低这一组患者的并发症发病率。在该组中不建议使用带有环周躯干提升术或的AGA。

　　体重指数中等(25~30)的患者也可以通过切除手术、辅助吸脂以及自体脂肪移植隆臀进行进一步塑形。没有合并症的年轻患者在此范围的下部,也可以进行带有CBL/EBL的AGA。

　　结合美学判断、术前医疗状况、年龄、体重指数、查体结果和患者期望,可以确定哪些手术可以合并以及如何进行分期。

　　体重指数低(<25)低伴有皮肤松弛,臀肌发育不全且没有其他可行的长期选择的隆臀患者是AGA合并CBL/EBL的理想人群。他们通常没有足够的脂肪来进行自体脂肪转

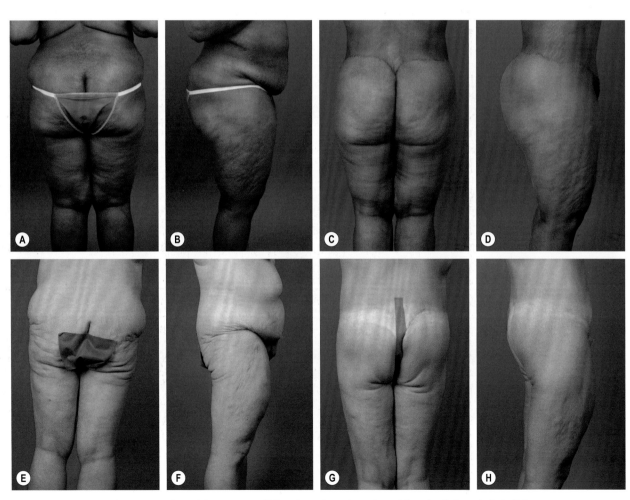

图25.5.10　(A~H)切口位置和臀部延长/缩短;(E~H)环周躯干提升术后的扁平臀部

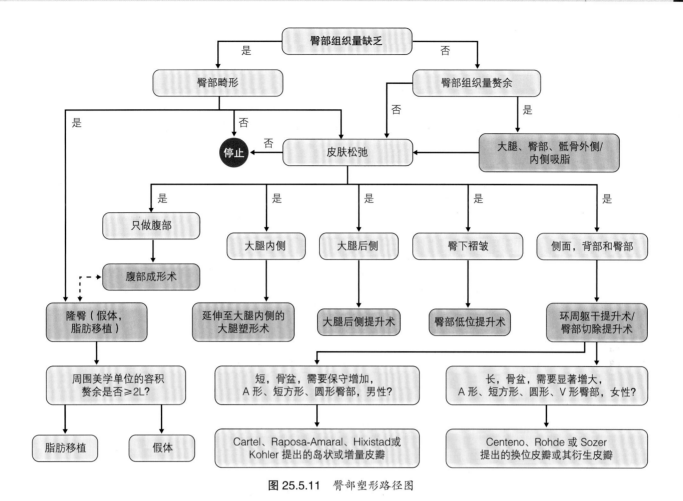

图 25.5.11　臀部塑形路径图

移,仅假体置入就对大量减肥患者构成了不合理的风险。该组从 AGA 的 CBL/EBL 手术中美学效果最好,并且在其他所有因素相同的情况下,并发症的发生率通常较低(表 25.5.1)。

表 25.5.1　体重指数与臀部轮廓手术的选择

体重指数	臀部轮廓手术
体重指数 <25	CBL/EBL 联合 AGA ± 脂肪移植 ± 其他切除手术
体重指数 25~30	脂肪移植, ± 其他切除手术 ±CBL 联合 AGA
体重指数 >30	CBL/EBL,吸脂 ± 脂肪移植 ± 其他切除手术

CBL,环周躯干提升术;切除性臀部提升术;AGA,自体臀肌组织隆臀术。

臀肌瓣选择

一旦确定患者准备进行 CBL/EBL 的 AGA 手术,就必须选择合适的皮瓣设计,以实现美学效果(图 25.5.11)。岛状 AGA 皮瓣,无论有或无叠瓦状,及 AGA 皮瓣变型,是组织体积最小,增强效果最少的手术。这些皮瓣通常位于臀大肌的上 1/3 或中 2/3,适合较短的臀部。它们仅用于防止 CBL/

EBL 扁平。术前臀部突起应 "正常" 或接近患者所需的水平。岛状 AGA 皮瓣的最大突度点通常位于阴阜的转折水平处或稍高一点。因此,可能在美学上更适用于非裔美国人和亚洲女性以及男性患者。对于更高的最大突度点或更短的骨盆垂直高度的需求的不同导致这些美学偏好不同。这类患者有助于美学分组[32]。最后,作者不建议对 V 形臀部使用岛状皮瓣设计,因为内下侧和外侧容积的恢复对这类臀部获得良好的美学效果至关重要。这类皮瓣可能对适当的 A 形、方形和圆形臀部有效。

在岛状皮瓣设计的基础上加入额外非破坏性的下或外侧组织的渐进式 AGA 皮瓣设计也代表了 AGA 的更高层次。它们适用于术前躯体下垂并希望适度改善的患者。这是通过设计一个更大的皮瓣来完成的,皮瓣的下腹部和侧面的体积明显增大。这些皮瓣设计 "填充" 臀部区域略比岛状皮瓣有效。因为最大突度点仍然显著高于阴阜的转折水平,因此没有解决臀部的下极问题。该方法适用于臀部下垂和 A 形、圆形或方形臀部的患者。对于上述臀部形状的患者,增量皮瓣尤其有助于改善臀部外侧缺如。

无论最终选择何种皮瓣设计,皮瓣的体积都可以根据临床情况和患者的意愿进行调整。较大皮瓣体积的主要限制是用于 CBL/EBL 的皮肤标记模式的上限。较小的皮瓣也可用于增加组织灌注的安全范围,或避免后路 CBL/EBL 皮瓣过度紧张。如果担心组织灌注、CBL 关闭时张力过大或自体组织移植后无法闭合皮瓣,所有皮瓣都可以降级或完全切除,以确保患者安全。

临床解剖

在 CBL/EBL 的后部,躯干外侧、背侧和臀部的浅层解剖结构的完整性最容易受损。髂腹下神经和髂腹股沟神经都是起源于骶丛的 L_1 神经根的分支。这些神经在腹横肌和内斜肌之间沿下内侧走行。髂腹下神经分为外侧皮支和前皮支,为臀外侧区和耻骨上方的皮肤提供营养。在折痕处或折痕处做躯干提升切口可能会损伤这些神经。髂腹下神经的外侧分支和肋间神经也可能在手术期间被破坏。如果用外斜肌的过度横向折叠来增强腰部清晰度,或者横向使用三点缝合线或褥式缝合闭合“无效腔”,则会损伤神经。臀区和躯干外侧的神经感觉有多种来源:神经根 3 和 4 的背支;L_1 根产生的髂腹神经的皮肤分支;以及源自 L_1、L_2 和 L_3 神经根的阴部上神经,然后跨过阴阜。由这些神经传递的保护性皮肤感觉在 CBL 和 AGA 与 CBL 过程中遭到暂时性破坏。建议患者经常改变体位,并避免使用电热垫或毯,以免造成压力坏死或烧伤。

臀动脉上下穿支提供了臀区上方皮肤的血运,这两个分支均来自髂内动脉。腰部穿支提供了腰骶部的血运。在 CBL/EBL 或 AGA 和 CBL/EBL 的背部必须牺牲一些穿支,但是周围的组织皮瓣血供丰富。

臀部的筋膜解剖学对衰老臀部美观具有重要的临床意义。筋膜“围裙”的松弛与臀肌下垂以及体积减小和皮肤松弛有关。切除并收紧浅表筋膜“围裙”不仅可以改善臀肌下垂,而且可以在 CBL/EBL 手术和 CBL/EBL 的 AGA 中发挥重要作用。筋膜围裙类似于面部 SMAS 筋膜。深臀筋膜在以 CBL 为固定点的 AGA 中起着重要作用,但在假体隆臀的筋膜下剥离过程中,也应尽量保留此筋膜。浅筋膜层和臀部深筋膜层融合并紧密黏合,形成臀下褶皱,这种结构极难重建,不能被破坏[33]。

手术标记

用 CBL/EBL 标记 AGA 患者开始于标记患者为传统 CBL/EBL 的改良。CBL/EBL 背部标记比平时放置得更低,以增加臀部中部或下极,符合臀部的美学元素。降低背部标记也有助于视觉上“缩短”臀区,以提高美观度。最大臀部突度点首先从阴阜的水平投影到背部并标记。该投影点用于帮助确定隆臀量的最大突度点水平。然后根据许多因素选择 CBL/EBL 的上极标记的位置。这些因素包括最大投影的转位点,视觉上缩短或延长臀部的愿望,以及需要多少下极增强。门迭塔所描述的一个有用的解剖学标志是骶骨岬,它与臀肌大肌或臀部的起源部位相对应[31]。“鸥翼”形的上切口可以达到两个目的:(1)骶骨和臀肌之间的切口,可以增强美观性;(2)防止或改善与提臀有关的不利的臀间褶皱加

长。髂骨的解剖表面标记过高,会过度拉长臀部,限制臀下部的隆起,不会加长臀间沟。然后,通过向上标记线拉和捏下垂组织确定下标记线。这样,皮肤切除量不仅足以矫正臀部松弛,还可以安全地容纳新放置的 AGA 皮瓣,并且张力不会过大。然后测量两个对称的臀肌腔隙,并在臀下褶皱上方 2~3cm 开始标记 CBL/EBL 的下标记线。

然后在臀区域的切除标记线的最下方处开始标记岛状或增量皮瓣设计。皮瓣的尺寸取决于现有的臀部尺寸,隆臀量以及 CBL 或臀腹部提升标记的上限。皮瓣从每个臀区域的内侧到外侧居中。使用转位瓣需要标记“把手”或臀上翻组织所需长宽的外缘。用卷尺测量确定适当的翻转皮瓣的向下旋转程度或者胡子转位皮瓣“把手”的下内侧移位度。“旋转弧线”的限制点是距离胡子翻转皮瓣中线 12cm 处和距臀大肌的下边界。一旦在手术台上置为俯卧位,就可标记 CBL/EBL,将下标记线调整至 1~3cm,适应松弛组织的上移,从而确保中央切除术的安全性,保持臀位美观,并缩短臀间沟。传统的后部 CBL/EBL 的最终切口在美学上过高,违反臀部美学原则或使臀部呈细长或方形的外观[34-36]。带 AGA 的后部 CBL/EBL 标记的最终切口有些妥协。为了增加臀部中下部并位于臀肌美学单位之间的皮瓣,其标记必须低于传统标记线。将切口永久放置在臀部美学单位之间的交界处可改善臀部在后前位的外观,但潜在的代价是会加宽腰围。可通过对侧腹脂肪过多的患者进行辅助吸脂来克服此问题。相比之下,传统的后高位 CBL/EBL 切口可改善后前位的腰椎前凸和腰围清晰度,但以后前位永久性臀部细长为代价。传统的高切口在普通内衣或者衣服上方可见。

手术技术

所有的手术都是从 AGA 皮瓣的去上皮化设计开始的。斜形切开岛状皮瓣和增量皮瓣,用电刀从浅筋膜系统(superficial fascial system,SFS)、臀肌筋膜和腰骶筋膜向下切开。保留骶筋膜完整。按照计划切除周围组织,以完成 CBL/EBL,在肌筋膜表面留下一层脂肪。在浅筋膜以下,臀肌筋膜以上,以臀肌区域为中心对臀肌腔隙进行对称性解剖,直至但不超过臀下褶皱。外侧组织桥作为腔隙的边界留在原位,以防止 AGA 皮瓣的外侧移位。当使用岛状 AGA 皮瓣时,可以从 9 点到 3 点的位置进行皮瓣重叠,或者从真皮层到浅筋膜层进行荷包缝合来改善突度。如果使用转位瓣,则将胡子 AGA 皮瓣的“把手”从胸后筋膜剥离至距中线 12cm 处,以保留臀上动脉穿支。臀大肌的范围限制了的臀肌分离翻转皮瓣的下部解剖。远端“把手”或“臀肌分离翻转皮瓣”的真皮固定在臀肌腔隙的最下端的臀肌筋膜上。胡子皮瓣的中间部分在中央分开,并向内侧下旋转,并缝合到皮瓣的真皮上。松散缝合并折叠胡子转位 AGA 瓣,从而改善突度,形状和对称性(见图 25.5.6A~F)。用可吸收的缝线把皮瓣进一步固定在臀肌腔隙的内侧,从而加强臀部塑形并防止横向移位。将引流管双向放置在解剖腔隙的最下部。用巾钳暂时关闭 CBL 切口。一旦确认切口对称,就用首选

缝合线闭合浅筋膜。将深层和浅层真皮用常规方式封闭。用优良敷料包扎切口,但要注意避免敷料引起的剪切力。

并发症

与 CBL/EBL 的相比,AGA 直接相关的并发症似乎没有明显增加。报告中伤口愈合延迟,表皮松解或皮肤坏死的发生率在 0~77% 的范围内,总并发症发生率在 10%~80% 的范围内[34-38]。大量减肥患者和限制性皮瓣解剖的牢固血管化以及不超过两个连续的血管小体似乎提供了良好的皮瓣血供和活性。与只做 CBL 的大量减肥患者组相比,只有一部分 CBL 的 AGA 报告伤口愈合并发症发生率显著更高[39]。作者认为,AGA 组的患者平均体重更高,即使身体质量指数(体重指数)具有可比性,伴 CBL 的 AGA 手术标记相当激进。这些发现提示存在潜在的混淆变量,例如皮瓣设计、肥胖相关风险以及可能影响结论的患者选择问题。在作者的病例中,一例小皮瓣坏死很可能是由于胡子皮瓣向"后肋间"血管小体中过度延伸"把手"侧面所致,Taylor 补录曾记载[21,22]。扩展被破坏,以允许在转位 AGA 皮瓣的胡子变体中进行亚体间转位,可能已经超过了穿孔皮瓣灌注的"两个相邻血管小体"限制。

CBL 患者和 AGA 中 CBL 患者的切口延迟愈合率和并发症的总体回顾性比较未显示并发症发生率显著增加(图 25.5.12)。这两个队列的创面延迟愈合率与 CBL、大量减肥患者的躯体塑形或者前述已报告的肥胖患者相当。与正常,健康的美容患者相比,大多数患者的大量减肥患者可能代表了更多"高危"的患者。尽管如此,当将 AGA 添加到 CBL 中时,下皮瓣的剥离和切口闭合处的张力可能会更加明显。这可能会导致伤口愈合问题,尤其是组织血运的"分水岭"的切口中心部位。为帮助减少此问题,患者需在弯腰时标记中央切口,以模拟术后半卧位时的切口张力,并且中央切除的范围受到限制。详细进行术前计划,一开始避免过度切除和皮瓣尺寸过于保守,有助于避免严重的伤口愈合问题、皮肤坏死和裂开。适当选择体重指数较低的患者有助于降低伤口愈合风险。这些限制可能会影响初始手术的质量,但是一旦获得更多的经验,就可以取得更好的结果。

通过将引流管置于臀肌腔隙的最相关部分,可以减少由于死角而导致的临床上的大血肿。作者的临床经验是,CBL 患者的手术后血肿或引流量过多可用多西霉素进行硬化治疗。考虑到成本和证据不足,目前尚未使用组织封闭剂。由于缝合线可能会无用或导致捆扎效应,因此通常不缝合。

除上述预防措施外,在考虑将 CGA/CBL 用于 AGA 时,不能过分强调正确选择患者的重要性。对适当的体重指数组采用适当的手术并匹配身体特征以降低并发症发生率。体重指数超过 30 的患者存在全身塑性手术切口延迟愈合率高的风险,但不代表不适合接受这类手术。可以使用更为保守的手术方案。

围手术期的安全性

伴 CBL 的 AGA 患者平均住院 1~2 天。伴 EBL 的 AGA 通常可以很好地耐受门诊手术。多数大量减肥患者手术步骤较多,对患者的身体要求很高,需要密切的术后管理。常规监测出血、体温、电解质、体液和深静脉血栓形成 / 肺栓塞(deep vein thrombosis/pulmonary embolism,DVT / PE)。患者俯卧在铺有全长凝胶床垫的手术床上,在躯干下方有凝胶卷。确保面部、眼睛、腋窝、乳房、生殖器、肘部、膝盖和足部有足够的衬垫,防止受伤[40,41]。一旦患者确定最终手术体位,就可以确认血流动力学和通气稳定性[42,43]。术中吸氧分数(inspired oxygen fraction,FIO_2)增至 80%,术后 2 小时在麻醉监护室使用非再呼吸面罩,因为有证据表明,该干预措施可减少术后感染和恶心的发生率[44,45]。

常规的术后实验室检查包括完整的血常规和血生化检查。此外,还有例如血糖监测,总蛋白,白蛋白和凝血指标[46]。蛋白质补充和营养优化对于大量减肥患者和体形美容患者的康复起着关键作用[47,48]。常规放置 Foley 导管监测尿量。预防性使用抗生素 24 小时。通常使用轮流加压设备泵并让患者早期下床,预防 DVT。如果患者存在 DVT / PE 中到高风险,或既往有 DVT / PE 病史,则术后可用加压装备,并协同注射或口服抗凝药[49-51]。根据患者体重进行调整这些药物的剂量。如果抗凝延迟,则可能会发生术后出血,但并不常见。应用术后抗凝治疗时,应密切观察病情。

术后患者并不都需要穿弹力衣。为预防皮肤血运受阻和压力性坏死,推迟到围手术期的后期拔除引流管。用组织胶代替传统的敷料,可以监测皮肤血运,并减少剪切力和术

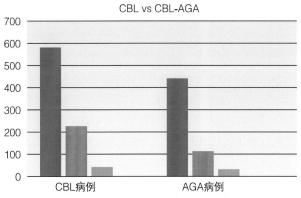

CBL vs CBL-AGA

CBL – Van Huizum, Aly, Rohric, Lockwood, Strauch, Rubin, Hurwitz, Capella
581位患者,226例并发症,并发症发生率38%

AGA – Centeno, Rubin, Sozer, Hunstad, Rohde, Koller, Raposo-Amaral, Derunz, Colwell
439位患者,110例并发症,并发症发生率25%

图 25.5.12　回顾环周躯干提升(CBL)和 CBL/ 自体组织隆臀(AGA)并发症发生率

后水肿引起的水疱。引流量在 24 小时内低于 50ml 时,拔除引流管。如果引流液过多或时间过长,可以通过将高浓度多西环素溶液(在 50ml 的 0.9% 生理盐水中加入 500mg 多西环素)注入引流管,夹紧 15~30 分钟进行硬化,然后恢复吸力。进行硬化之前,可以通过将适当重量的 0.5% 的丁哌卡因剂量注入引流腔来局部麻醉。硬化后 8 到 24 小时会出现手术后疼痛,建议口服止痛药。可能需要重复几次此过程,才能减轻显著降低引流量。由于其炎症特性,使用的多西环素的浓度高于推荐的静脉内注射浓度。医生需要将这类药物的"非常规"用法告知患者。此外,如果拔除引流管后发生血肿,可以在腔隙中注入溶液,然后进行抽吸。应采取特殊的预防措施,以确保不会将溶液注入皮下组织,否则可能会导致脂肪和皮肤坏死。,床旁超声引导一直是作者在抽吸或注射过程中的有用工具。出现疼痛通常表示渗入皮

下,应立即中止操作。在少数情况下,可以切除或挤压血肿腔隙[52]。

总结

对于大量减肥患者或身体美容手术患者而言,用 CBL/EBL 进行自体组织隆臀是身体轮廓手术的有效辅助手段。上述技术代表了假体置入的替代方法和其他不太适用的自体技术,用于大量减肥患者和需要行切除手术的美容患者改善臀部轮廓。带有 CBL/EBL 的 AGA 似乎可以在可接受的安全性范围内维持肢体下垂的长期矫正。这类技术和患者选择的进一步改善可以减少并发症,改善美观效果。有关结果的更多示例,请见图 25.5.13 和图 25.5.14。

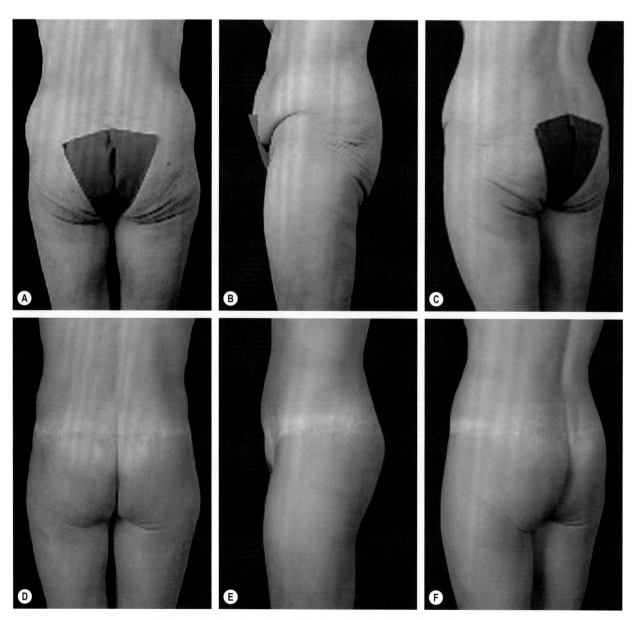

图 25.5.13 (A~L)环周躯干提升术 / 自体臀肌岛状皮瓣隆臀效果

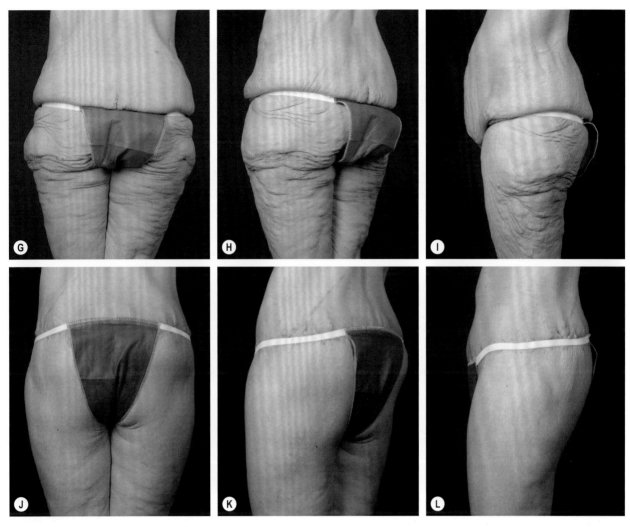

图 25.5.13(续)

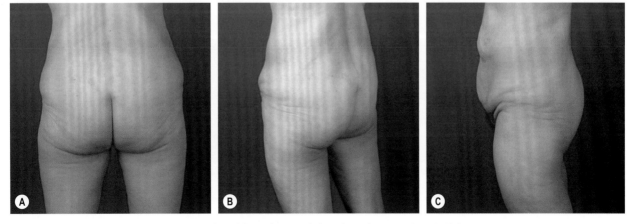

图 25.5.14 (A~L)环周躯干提升术 / 自体臀肌胡子皮瓣隆臀术结果

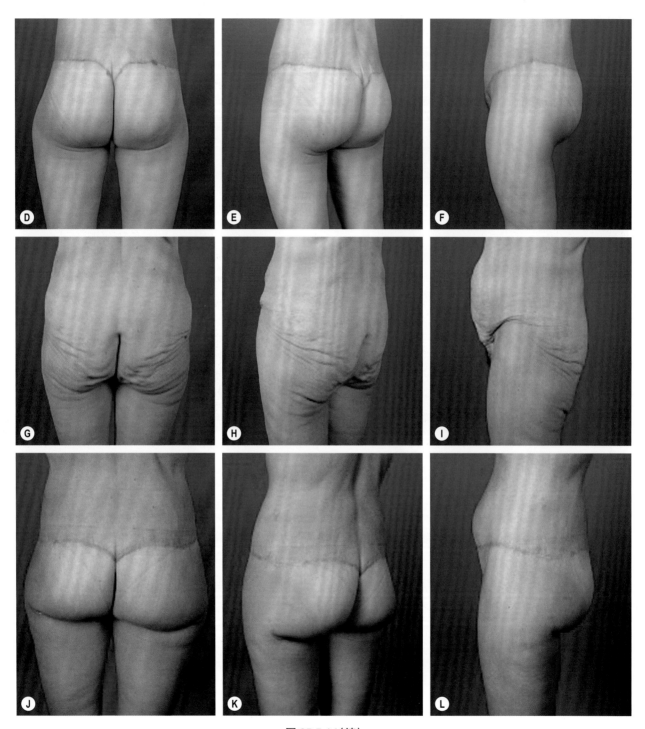

图 25.5.14(续)

参考文献

1. The American Society for Aesthetic Plastic Surgery. *2016 Cosmetic Surgery National Data Bank Statistics.* Available online at: http://www.surgery.org/sites/default/files/ASAPS-Stats2016.pdf.

2. Da Rocha RP. Surgical anatomy of the gluteal region's subcutaneous screen and its use in plastic surgery. *Aesth Plast Surg.* 2001;25:140–144.

3. Toth MJ, Tchernof A, Sites CK, et al. Menopause-related changes in body fat distribution. *Ann NY Acad Sci.* 2000;904:502–506.

4. Kopelman PG. The effects of weight loss treatments on upper and lower body fat. *Int J Obes.* 1997;21:619–625.

5. Ferretti A, Giampiccolo P, Cavalli A, et al. Expiratory flow limitation and orthopnea in massively obese subjects. *Chest.* 2001;119:1401–1408.

6. Watson RA, Pride NB. Postural changes in lung volumes and respiratory resistance in subjects with obesity. *J Appl Physiol.* 2005;98:512–517.

7. De Souza SAF, Faintuch J, Valezi AC, et al. Postural changes in morbidly obese patients. *Obes Surg.* 2005;15:1013–1016.

8. Giusti V, Gasteyger C, Suter M, et al. Gastric banding induces negative remodeling in the absence of secondary hyperparathyroidism: potential role of serum C telopeptides for follow-up. *Int J Obes Relat Metab Disord.* 2005;29:1429–1435.

9. Vergara R. Intramuscular gluteal implants: fifteen years' experience. *Aesth Surg J.* 2003;23:86–91.

10. de la Peña JA. Subfascial technique for gluteal augmentation. *Aesth Surg J.* 2004;24:265–273.

11. Gonzalez-Ulloa M. Gluteoplasty: a ten-year report. *Aesthetic Plast Surg.* 1991;15:85–91.

12. Mendieta CG. Gluteoplasty. *Aesthet Surg J.* 2003;23:441–455.

13. Sinno S, Chang JB, Brownstone ND, et al. Determining the safety and efficacy of gluteal augmentation: a systematic review of outcomes and complications. *Plast Reconstr Surg.* 2016;137:1151–1156.

14. Mofid MM, Gonzalez R, de la Peña JA, et al. Buttock augmentation with silicone implants: a multicenter survey review of 2226 patients. *Plast Reconstr Surg.* 2013;131:897–901.

15. Gonzalez M, Guerrerosantos J. Deep planed torso-abdominoplasty combined with buttocks pexy. *Aesthetic Plast Surg.* 1997;21:245–253.

16. Guerrero-Santos J. Secondary hip-buttock-thigh plasty. *Clin Plast Surg.* 1984;11:491–503.

17. Pitanguy I. Surgical reduction of the abdomen, thighs and buttocks. *Surg Clin N Am.* 1971;51:479–489.

18. Pascal JF, le Louarn C. Remodeling bodylift with high lateral tension. *Aesthetic Plast Surg.* 2002;26:223–230.

19. Regnault P, Daniel R. Secondary thigh-buttock deformities after classical techniques: prevention and treatment. *Clin Plast Surg.* 1984;11:505–516.

20. Strauch B, Vasconez LO, Hall-Findlay EJ. *Grabb's Encyclopedia of Flaps.* 2nd ed. Philadelphia, PA: Lippincott-Raven; 1988.

21. Taylor GI, Corlett RJ, Dhar SC, et al. The anatomical (angiosome) and clinical territories of cutaneous perforating arteries: development of the concept and designing safe flaps. *Plast Reconstr Surg.* 2011;127:1447–1459.

22. Pan WR, Taylor GI. The angiosomes of the thigh and buttock. *Plast Reconstr Surg.* 2009;123:236–249.

23. Centeno RF. Autologous gluteal augmentation with circumferential body lift in the massive weight loss and aesthetic patient. *Clin Plast Surg.* 2006;33:479–496.

24. Young VL, Centeno RF. Large volume liposuction and adjunctive procedures. In: Matarasso A, Rubin J, eds. *Aesthetic Surgery of the Massive Weight Loss Patient.* Philadelphia, PA: Elsevier, Churchill Livingstone; 2006.

25. Rohde C, Gerut ZE. Augmentation buttock pexy using autologous tissue following massive weight loss. *Aesthet Surg J.* 2005;25:576–581.

26. Sozer SO, Agullo FJ, Wolf C. Autoprosthesis buttock augmentation during lower body lift. *Aesthetic Plast Surg.* 2005;29:133–137.

27. Sozer SO, Agullo FJ, Palladino H. Bilateral lumbar hip dermal fat rotation flaps: a novel technique for autologous augmentation gluteoplasty. *Plast Reconstr Surg.* 2007;119:1126–1127.

28. Sozer SO, Agullo FJ, Palladino H. Autologous augmentation gluteoplasty with a dermal fat flap. *Aesthet Surg J.* 2008;28:70–76.

29. Sozer SO, Agullo FJ, Palladino H. Split gluteal muscle flap for autoprosthesis buttock augmentation. *Plast Reconstr Surg.* 2012;129:766–776.

30. Centeno RF. Gluteal aesthetic unit classification: a tool to improve outcomes in body contouring. *Aesthetic Surg J.* 2006;26:200–208.

31. Mendieta CG. *The Art of Gluteal Sculpting.* St. Louis, MO: Quality Medical Publishing; 2011.

32. Lee EI, Roberts TL, Bruner TW. Ethnic considerations in buttock aesthetics. *Semin Plast Surg.* 2009;23:232–243.

33. Centeno RF, Young VL. Clinical anatomy in aesthetic gluteal contouring surgery. *Clin Plast Surg.* 2006;33:347–358.

34. Gonzalez-Ulloa M. Belt lipectomy. *Br J Plast Surg.* 1960;13:179–186.

35. Lockwood TE. Lower-body lift. *Aesthetic Surg J.* 2001;21:355–370.

36. Lockwood TE. Maximizing aesthetics in lateral-tension abdominoplasty and body lifts. *Clin Plast Surg.* 2004;31:523–537.

37. Aly AS, Cram AE, Chao M, et al. Belt lipectomy for circumferential truncal excess: the University of Iowa experience. *Plast Reconstr Surg.* 2003;111:398–413.

38. Nemerofsky RB, Oliak DA, Capella JF. Body lift: an account of 200 consecutive cases in the massive weight loss patient. *Plast Reconstr Surg.* 2006;117:414–430.

39. Srivastava U, Rubin J, Gusenoff JA. Lower body lift after massive weight loss: auto-augmentation versus no augmentation. *Plast Reconstr Surg.* 2015;135:762–772.

40. Cheney FW, Domino KB, Caplan RA, et al. Nerve injury associated with anesthesia: a closed claims analysis. *Anesthesiology.* 1999;90:1062–1069.

41. Kroll DA, Caplan RA, Posner K, et al. Nerve injury associated with anesthesia. *Anesthesiology.* 1990;73:202–207.

42. Brodsky J. Positioning the morbidly obese patient for anesthesia. *Obes Surg.* 2002;12:751–758.

43. Lincoln JR, Sawyer HP. Complications related to body positions during surgical procedures. *Anesthesiology.* 1961;22:800–809.

44. Greif R, Laciny S, Rapf B, et al. Supplemental oxygen reduces the incidence of postoperative nausea and vomiting. *Anesthesiology.* 1999;91:1246–1252.

45. Mangram AJ, Horan TC, Pearson ML, et al. Guideline for prevention of surgical site infection. *Infection Control Hosp Epidemiol.* 1999;20:247–280.

46. Rubin JP, Nguyen V, Schwentker A. Perioperative management of the post-gastric-bypass patient presenting for body contour surgery. *Clin Plastic Surg.* 2004;31:601–610.

47. Agha-Mohammadi S, Hurwitz DJ. Nutritional deficiency of post-bariatric surgery body contouring patients: what every plastic surgeon should know. *Plast Reconstr Surg.* 2008;122:604–613.

48. Austin RE, Lista F, Khan A, et al. The impact of protein nutritional supplementation for massive weight loss patients undergoing abdominoplasty. *Aesthet Surg J.* 2016;36:204–210.

49. Young VL, Watson ME. The need for venous thromboembolism (VTE) prophylaxis in plastic surgery. *Aesthet Surg J.* 2006;26:157–175.

50. Venturi ML, Davison SP, Caprini JA. Prevention of venous thromboembolism in the plastic surgery patient: current guidelines and recommendations. *Aesthet Surg J.* 2009;29:421–428.

51. Jeong HS, Miller TJ, Davis K, et al. Application of the Caprini risk assessment model in evaluation of non–venous thromboembolism complications in plastic and reconstructive surgery patients. *Aesthet Surg J.* 2014;34:87–95.

52. Shermak MA, Rotellini-Coltvet LA, Chang D. Seroma development following body contouring surgery for massive weight loss: patient risk factors and treatment strategies. *Plast Reconstr Surg.* 2008;122:280–288.

53. Bauccu O, Gozil R, Ozmen S, et al. Gluteal region morphology: the effect of the weight gain and aging. *Aesth Plast Surg.* 2002;26:10–133.

隆臀术：导论

J. Peter Rubin

接下来的两章对于增进读者关于增强臀部美学效果的认知至关重要。这些章节由 Constantino Mendieta、Jose Abel De LaPeñaSalcedo 和 Thomas Roberts Ⅲ 主编,第一章涵盖了假体置入物,第二章着重讲应用脂肪移植术和吸脂术改善臀部形状。这两章都将使读者对臀部美学有敏锐的认知,因此可以为特定的患者选择最适合的手术。体型美容医师不仅应该熟悉隆臀技术,还应该了解挑选患者的原则,来进行最安全合适的手术,尽可能达到患者的预期目标。

读者应该从这些章节吸取到的关键点是无论是自体脂肪移植还是假体置入,都只是提高臀部美学形态精心设计的一部分。通过侧面和髋部吸脂术去除脂肪组织或在某些情况下进行脂肪切除(如体重减轻患者的低位躯干提升)的"减法"非常重要,可以同时改善隆臀的效果。了解臀部美学的基础知识以及如何最好地使用减法和加法,可以让体型美容外科医师成功达到患者的预期目标。

隆臀术：臀部假体置入术

Jose Abel De la Peña Salcedo, Jocelyn Celeste Ledezma Rodriguez and David Gonzalez Sosa

概要

- 隆臀术是可能会引起严重并发症的大手术。
- 隆臀术的总体目标是使臀部外观和轮廓更加年轻，并达到 0.7 的理想腰臀比。
- 有 3 种可用的隆臀手术方法：①将硅胶假体放置入深筋膜层；②将硅胶置入物置于肌间平面内；③自体颗粒脂肪移植术（micro fat grafting，MFG）。
- 每种隆臀方法都有其自身一系列困难、风险、手术器械需求和并发症。
- 术前设计和所用的手术技术应根据患者个人的解剖结构和患者需求而定。
- 术前在患者站立时进行标记，对于指导手术过程至关重要。

臀部美学标准

臀部美观的评价不是独立存在的，而需要与腰围成比例。Singh 认为，男性普遍认为臀部丰满、腰部狭窄的女性体型最具吸引力[1]。理想的女性比例总结为腰臀比为 0.7（在最窄的腰部测量腰围，在最大圆周的水平上测量臀部）。除了总体比例关系以外，迷人的年轻臀部还有多种特征。其中包括：①腰骶部和腰部过渡曲线流畅；②非常女性化的臀部，上下区域分明；③垂直向的最凸点位于臀部中到上部，水平向的最凸点位于内侧和中央的 1/3 的交界处；④臀下褶皱较小；⑤没有臀部下垂[2]。

Cuenca-Guerra 和 Lugo-Beltran 确定了四个新的美学特征：①臀大肌外侧缘、股方肌、臀中肌和股外侧肌对大转子的形成侧向凹陷；②坐骨结节、股二头肌的半腱肌和长腹部插入与臀大肌的下边界产生臀下褶皱；③多裂肌、腰背腱膜、臀大肌插入形成髂后上棘上方的臀上窝；④在臀褶皱的近端部分出现 V 形折痕[3]。

形态解剖

对解剖学和美学上有全面认知对臀部美学处理至关重要[4,5]。

臀大肌主要起源于骶骨的外侧缘，小部分起源于尾骨和骶结节韧带。外缘一直延伸至髂后上棘（在髂窝外侧）。它只是附着于髂嵴的起始段 1/3。臀大肌上界止于后髂嵴。臀大肌插入髂嵴束，止于大转子（图 26.2.1）。

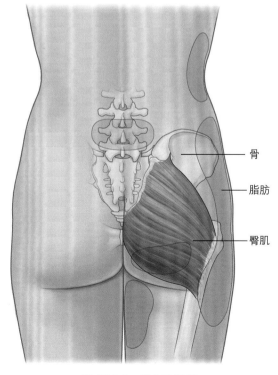

骨

脂肪

臀肌

图 26.2.1　臀大肌解剖

了解臀大肌起止解剖对于描述理想臀部非常重要。但是,臀部的美感并不仅仅取决于臀肌。整个臀部的形状还受骨盆骨解剖结构及脂肪分布的影响,在一定程度上还受皮肤紧致度的影响。就像大量减肥患者的情况一样,如果出现松弛下垂,皮肤状况会影响臀部外观。实际上,女性臀部的吸引力主要取决于脂肪层的厚度和分布,脂肪通常占臀部体积的 50%~60%。

审美分析

评估臀部需要沿臀部中心绘制一条垂直假想线将臀部划分为多个象限。理想的臀部在该线的两侧体积相同,并呈橄榄球状。

为了进一步评估体积分布,添加臀中部的横线,将臀部分为四个象限(图 26.2.2)。理想的臀部在此水平线的上方和下方均具有相等的体积。如果分别评估各个象限,下象限三区和四区体积相同,但往往略大于一区和二区。对每位患者最佳的评估方式是独立评价 4 个象限是否饱满或塌陷。

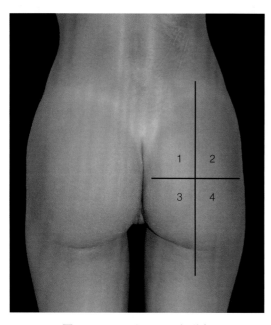

图 26.2.2　四分法的理想臀部

一旦体积确定,环绕臀部的另外三个区域对评估非常重要:上内侧臀部/骶交界处,下内侧臀褶皱/腿交界处和中外侧臀/髋关节交界处。

臀内上部/骶交界区:理想的骶前间隙外形

臀内侧/骶间隙很容易识别,为 V 形;该较低的骶前间隙在此局部称为 V 区(图 26.2.3)。V 区越明显,臀部吸引力越大。理想臀部的臀肌边界清晰,呈半圆形向上弯曲。如果此间隙不明显,臀部则会看起来变钝、扁平,侧面观尤其明显。

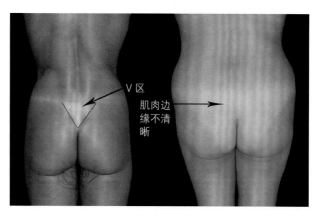

图 26.2.3　V 区。臀肌清晰的臀部与臀肌外脂肪过量的臀部对比

内下侧臀褶皱/腿交界处

为了描述这种关系,臀间褶皱被称为中线。褶皱的上缘很容易识别;但是,下缘为臀部从中线开始分离的位置。臀部理想的分开部位在下方的大约 2/3 到 3/4 处。两侧臀部逐渐分开直至大腿内侧交界处。此时,臀褶皱下方与中心臀折线成 45° 角,而臀内侧褶皱/腿交界处形成菱形空间(图 26.2.4)。这是臀肌美学的一个关键点。

随着臀内侧褶皱下缘和腿部内侧变得更饱满,褶皱的 45° 的倾斜线变得水平,这会导致菱形的空间变成一条直线,失去美感(见图 26.2.4)。随着丰满度的增加,臀内侧褶皱会产生向上倾斜(负角)并发展成反比关系(见图 26.2.4)。该区域的改善将取决于丰满程度。

臀中部外侧/髋部轮廓

符合美学标准的臀部,臀中部外侧是没有凹陷的区域。该区域形态分为无凹陷、轻度凹陷以及中度或重度凹陷(图 26.2.5)。

侧面审美

在侧面观,骶前区应有一条流畅的 S 形曲线(从臀肌的背侧到底部)(图 26.2.6)。臀部体积大多位于中央,在上下臀区均等分布,形成 C 形曲线。有人提出臀部的最高点应该位于耻骨水平(图 26.2.7)。

确定臀部最大体积的位置(上臀部,中臀部或下臀部)决定了隆臀术的顺序(图 26.2.8)。

诊断/患者表现

此类患者由于衰老或局部软组织缺乏,希望改善自己的身体曲线和比例。有些的患者需求会受到种族背景和社会关系的影响。主要涉及的增加区域有以下六个:臀部内上

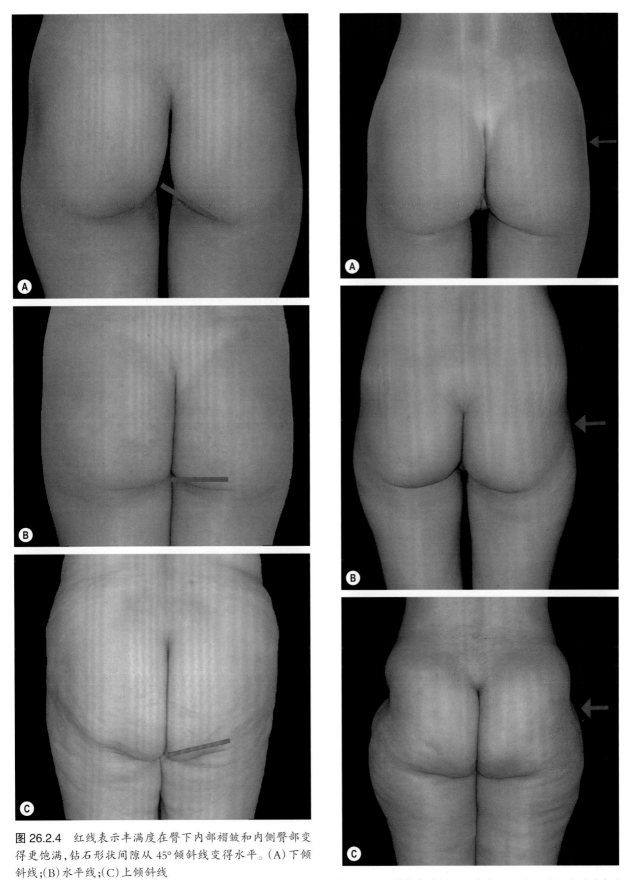

图26.2.4 红线表示丰满度在臀下内部褶皱和内侧臀部变得更饱满,钻石形状间隙从45°倾斜线变得水平。(A)下倾斜线;(B)水平线;(C)上倾斜线

图26.2.5 臀部中外侧凹陷的变化。(A)无至轻度;(B)中度;(C)重度

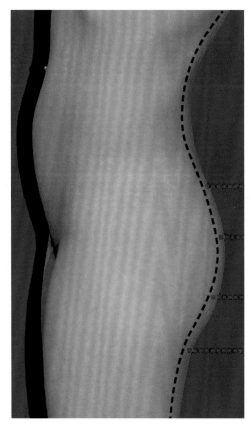

图 26.2.6 臀部审美——侧视图

侧,臀中部,臀部内下侧,外侧凹陷 / 股骨粗隆部凹陷,大腿外侧和各种局部凹陷。

臀大肌增大不仅要使臀部变大,而且要修复轮廓和重塑形状。自体脂肪移植 / 假体置入也是常用的隆臀方法。

人种差异

种族标准也应属于患者需求的考虑范围(表 26.2.1)[2]。

表 26.2.1 不同种族的臀部审美标准

	臀部大小	臀部外侧丰满程度	大腿外侧丰满程度
亚洲人	小至中等,轮廓清晰	不丰满	不丰满
白人	丰满,但不宜过大	圆形或凹陷	不丰满
西班牙裔美国人	非常丰满	非常丰满	稍微丰满
非洲裔美国人	尽可能丰满	非常丰满	非常丰满

白人

白人想要饱满但不要过大的臀部。侧面观不要太大,但是白人对于臀部的侧面有两种类型:有的想要更女性化、丰满圆润的臀部,有的更喜欢平整或凹陷的臀部侧面。这两种患者都不想要大腿外侧丰满。

拉丁裔

该类患者更喜欢整体和侧面都非常丰满的臀部,以及侧面轻度丰满的大腿。与非裔美国人要求更加丰满的大腿相比,拉丁裔患者想要的是轻度到中度丰满的大腿。通常情况下,墨西哥患者的腰椎前凸不足,需要增加该部位的吸脂来进行再造。哥伦比亚患者的腰椎前凸清晰,皮下组织也更厚。

非裔美国人

非裔美国人一直非常渴望巨大的臀部。另外,除了上臀部的丰满度之外,也非常喜欢前凸的腰窝。他们想要大腿外侧有一个完整突出的股骨转子区,他们认为这是生育能力或生殖力的象征。在非洲裔美国人中,这个外侧转子区被称为"髋部",但大多数其他人把髂前上棘称为"髋部"。非裔美国人骨架大,外侧大腿(髋部)非常大,通常要求臀部的每个

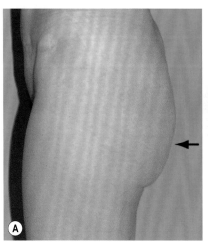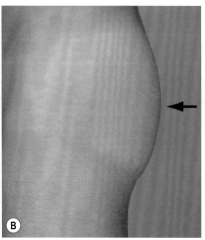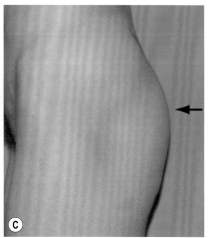

图 26.2.7 侧视图中的体积分布类型

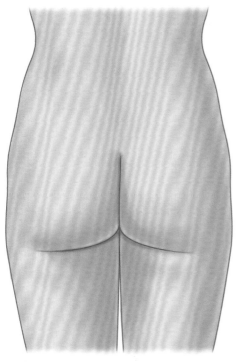

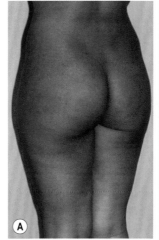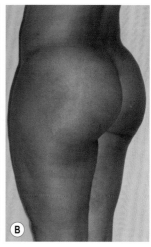

图 26.2.9　36 岁非裔美国女性进行每侧各 890cc 脂肪移植隆臀术的术前（A）及术后（B）

图 26.2.8　理想的臀部美学。可以看到，臀肌的上部美学单元遵循其起源；它始于骶骨中线，并以半圆形线的形式连接到后棘突（骶骨旁区域的双侧凹陷），最高点在连接点上方 2~3cm。发育良好的臀部的骶骨前脂肪很少，V 区清晰可见，这进一步突出了上内部的肌肉解剖结构；肌肉呈橄榄球状，在所有四个象限中的体积几乎相等（第三个象限和第四个象限比第一个象限和第二个象限略宽）。臀单元的特征是上缘是骶骨（容易触诊），而下缘则是臀下褶皱。毫无疑问，臀肌美学的最重要因素在于所有四个象限的分布量。当该体积足够时，所有其他美学要点都可以忽略，仍然可以吸引人。臀下方美学的定义由臀内侧与大腿交界处的钻石形决定；臀部内侧从臀间线呈 45° 倾斜角并入臀下褶皱，该褶皱终止于臀部中间线或刚好超过臀部中间线。在侧面观，从下背部到臀部呈 S 形弯曲，大部分臀部体积位于中央区域

矮一些，也更小一些，因此即使臀部的大小或形状发生很小的变化也可以产生显著的效果[6]。

患者选择

假体隆臀的理想患者类型是年轻、健美的臀部，没有或者很少下垂的臀部。病态肥胖的患者不适合进行此手术，除非他们减肥后接受手术塑形，改善背部和臀部区域。

美学目标

Singh 记录了理想腰臀比（0.7）的重要性[1]。下背部，腰部和侧腹部吸脂与臀部填充结合应用可以实现理想的腰臀比，效果更好。腰越细的时候，臀部看起来越丰满，形态越美，这一点是显而易见的。

有吸引力的女性臀部很重要的特征是美丽的臀沟分开每个单独的臀部。此外，向下倾斜的背部、腰部和骶部，加深突出了臀沟。臀沟使臀部短而饱满，短而丰满的臀部具有吸引力。而垂直方向长的臀部只是看起来大而已。

区域都显著增大，同时腰部则尽可能小。非裔美国人另一个独特的共同要求是上臀部明显突出（"架子"状；图 26.2.9）。

亚洲人

在一些亚洲文化中，美臀有以下 4 个要素：从下背部到臀部的 S 形弯曲、足够的肌肉量、足够的脂肪量和适当的皮肤弹性。其中的前两个可以通过体育锻炼，例如伸展运动和瑜伽来改善。但是后面两个要素只能手术。在这方面，隆臀术的目标是恢复美观的背部弯曲，提供足够的臀部突度，并将臀部凸出的最高点重新定位为高于耻骨[6]。

这些患者偏爱小到中等大小的臀部，几乎不需要臀部外侧或大腿外侧丰满。此外，臀部的形状及其在整个身体框架中的相对比例对该族群非常重要。它们通常比其他种族

臀部假体（视频 26.2.1）

过去 10 年，使用臀部硅胶假体增加臀部体积的方法迅速普及。对于许多较瘦的患者，由于缺乏供体组织，无法使用自体脂肪移植进行隆臀。对于这类患者，硅胶假体隆臀是增加臀部体积的唯一的选择。根据整形外科医师协会的资料，接受隆臀术的患者数量已经从 2005 年会员外科医生首次记录的 542 例增加到了 2011 年的 1 149 例[7]。

假体置入的解剖平面

肌肉深层平面

　　1984 年,Robles 描述了肌肉深层平面入路[8]。该方法可保留腱膜系统使臀部皮肤保留原有的位置,并具有减少包膜挛缩形成的优势。然而,该术式带来了一个新的解剖学问题,即具有坐骨神经损伤的潜在风险。坐骨神经是人体内最大的周围神经,从骨盆中通过较大的坐骨神经孔穿出,然后在上方和侧面紧绕坐骨结节。肌肉下平面的剥离可能会损伤坐骨神经。即使在解剖过程中神经没有受损,如果假体的下边缘延伸到在臀部中部以下,它也会压迫神经上,并可能引起相关症状。肌肉深层平面也由于空间小的缺点,限制了较大假体的使用。因此,目前医生很少在此平面置入假体。

肌间平面

　　肌间假体置入对于皮下组织薄且需注意手感的患者很重要[7]。

　　该平面破坏了臀大肌的肌纤维。它的目标是在腔隙前面保留 2~3cm 的肌肉,在腔隙深面留出 3cm 厚的臀大肌来保护坐骨神经。因为假体放置在肌肉内,所以没有解剖学上的标志。一旦到达合适的平面,外科医生就必须记住,该平面是类似于地球仪的曲面,因此,解剖时必须向下弯曲,因为其上方,侧面和下方都需要进行解剖。一个常见的问题是在上层解剖过程中就进入该平面,穿入皮下组织。然后,当患者取坐位时,假体会向上移动,可引起髋骨区的疼痛。另一个技术难点是臀大肌区域缺乏天然的组织平面,意味着解剖时会破坏肌纤维,导致了组织水肿和血肿的高发生率。

　　人们已证实,只要保证将假体的所有部位均放置在肌肉内,肌间置入方法导致坐骨神经痛症状的情况非常罕见。由于臀大肌几乎延伸至臀下褶皱,有助于椭圆形假体的置入,使得臀中部得到最大限度的饱满度。但是如果假体的高度不足以增加下极的体积时,可能发生双泡畸形。

筋膜下平面

　　这是作者提出的一项很好的技术,需要使用毛面硅胶假体[9]。该技术基于对臀部解剖层次的准确理解。臀筋膜非常坚韧(图 26.2.10 和图 26.2.11),从起止点到插入点覆盖整个臀大肌。

　　筋膜下平面置入假体可能会对增加臀下极体积起到更好的效果,特别是对于臀部较长的患者[7]。

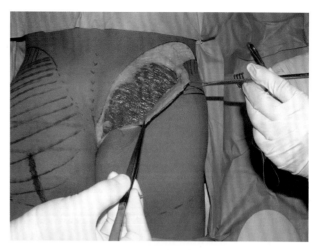

图 26.2.10　尸体解剖显示筋膜皮瓣被掀起。从筋膜下切口开始剥离

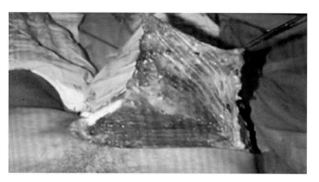

图 26.2.11　尸体解剖显示,臀肌筋膜是可行的隆臀解剖平面

假体形状选择

　　选择肌间平面的假体形状需要评估两个方面:
　　1. 正面观中肌肉高度与宽度关系
　　2. 侧面观中肌肉的分布体积。

肌肉高宽比

　　要找到这种关系,需要确定臀肌肉的上方和下方关键点以及最内侧和外侧点。可发现高度与宽度的关系,主要有 3 个比率:
　　■ 1∶1(短肌肉)
　　■ 2∶1(长肌肉)
　　■ 1.5∶1(中等长度肌肉)。
　　理想的臀部是中等比例,但更倾向于 2∶1 的关系(图 26.2.12)。

假体选择

　　隆臀术置入的假体大小可借助缩放仪确定,以免在闭合时产生肌肉张力。置入物的形状选择基于肌肉的高宽比;

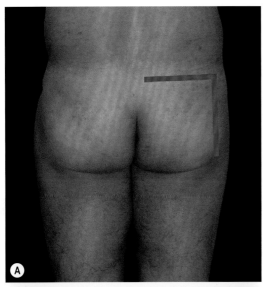

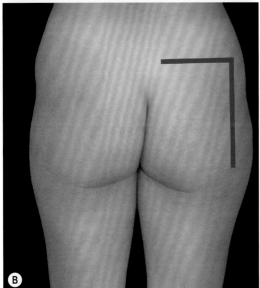

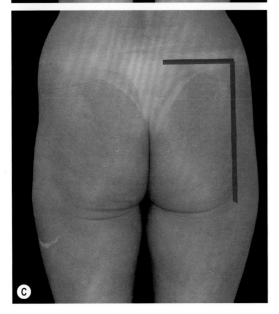

图 26.2.12　臀部解剖结构的高宽比类型。（A）短，1：1；（B）中，1.5：1；（C）长，2：1

较长的臀部（高宽比为 2：1）最好选用解剖型假体。短臀部（高宽比为 1：1）最好选用圆形假体，而适中者（高宽比为 1.5：1）可能需要侧面观才能确定最终位置（图 26.2.13）。

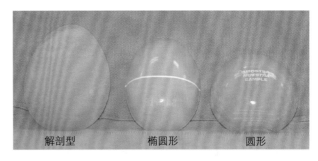

图 26.2.13　标准臀部假体形状

侧视图

侧视图将评估大部分臀体积位置分为臀下部、臀中部或臀上部。

如果臀下部较饱满，则置入圆形假体后外观最好，因为圆形假体的大部分凸度都添加到了臀上部和臀中部，从而平衡了整个臀部的体积。如果臀上部或下部没有明显的突出，作者建议将椭圆形假体置入于臀中部或者臀上部。如果最大丰满度位于上臀部，则解剖型假体（臀下部最大）效果最佳，因为解剖设计会增加臀下部体积。如果在这些情况下使用圆形置入物，则会加剧下臀部不足，从而使臀部看起来非常不均衡。

假体大小选择

选择假体的大小需要在设法获得患者所需大小的同时，还要兼顾防止假体暴露和切口裂开的并发症。通常由于以上冲突，组织不允许按患者要求进行过大填充。在这些情况下，可以结合脂肪转移以进一步增加体积。使用体积小于或等于 375ml 的假体可通过降低切口张力，从而减少切口裂开的发生率[7]。

由于每个患者的解剖结构都不相同，并且随着张力的增加，假体的暴露率也会增加，因此无法在手术前确定假体的大小。术中使用缩放器来确定臀部可容纳的最大假体，而在闭合时不会产生过度的肌肉张力。如果患者需要更大的体积，可以在 3~6 个月内将假体换成较大的假体，或者进行脂肪转移。置入假体的同时进行脂肪填充要格外小心，以避免将脂肪颗粒进入假体，这大大增加了感染的风险。吸脂或移植的套管对置入物袋的损伤会增加血清肿的风险，并可能造成假体破裂。

肌内假体手术技术

术前标记

在术前患者站立位时标记吸脂或脂肪转移范围。术中标记很少，只需确定尾骨的尖端和臀下褶皱。

术前准备

术前药物包括地塞米松 10mg 静脉注射和克林霉素 600mg 注射。麻醉诱导前应用气动压力仪器。

麻醉 / 定位

在全麻或腰麻下进行手术。从膝盖消毒到上背部，并尽可能向外侧倾斜。应用保护垫暴露整个臀区和下背部；碘伏纱布置于肛门上方，并用 2-0 丝线固定，以避免污染。无菌铺单至肛门和臀内侧区域。

切口设计 / 选择

双侧骶骨旁切口已取代垂直的臀间中线。新切口可避免中线的血液供应不足，从而将裂开率降低至 10% 以下。

切口设计如下：患者俯卧位，触及并标记出尾骨尖端；臀中线一般位于骶骨中线，从尾骨尖向头侧画出 8cm。从该中线旁开 1cm 标记切口，使得两侧切口在下部和中间部分间隔 2cm。如果下方间距不够，可能会发生中央皮肤坏死。当切口到达臀上部时，沿臀部曲线走形（在距尾骨标记约 6cm 处），两切口 4~5cm（图 26.2.14）。

皮瓣剥离

用 10ml 的 1% 利多卡因与 1∶100 000 肾上腺素浸润切口。将肿胀液注入肌肉和皮下组织以及要吸脂的区域。切开至臀肌筋膜深面。用拉钩将组织向上牵引。进行剥离，并确保肌筋膜得到保留。可以把纱布缠在手指上，向上剥离皮下组织。皮下解剖的主要目的将是暴露足够的肌肉和筋膜以置入假体。这通常需要 8cm 宽、6cm 长的皮下隧道。

肌肉剥离

以骶中水平面为参考点，筋膜沿着肌肉纤维方向剥离 5cm。

肌肉解剖开始时，使用一个长的弯钳（tonsil 或 Kuettner），穿入肌肉 1cm 深，进行广泛剥离，以便另一只手插入卵圆钳。然后再穿入肌肉 1cm 深，然后插入血管钳，剥离肌肉至 2.5~3cm 的总深度。这种剥离过程只产生一个小的肌肉开口，必须将其扩大。用电刀把肌肉切口向内、外延伸，直至完全筋膜切口长度。一旦达到正确的解剖层次，用拉钩拉开肌肉。这是肌肉内的处理，没有平面存在，必须创造一个球状腔隙。闭合卵圆钳直接推动和创造肌肉内腔隙，肌肉腔隙整体保持在 3cm 深度。最好从上外侧开始进行腔隙剥离。进一步剥离腔隙可使用 Aiache 臀肌剥离器（锯齿形仪器）。

用长而窄的干纱布垫压迫创面 1~2 分钟。可以得到非常干净的术野。

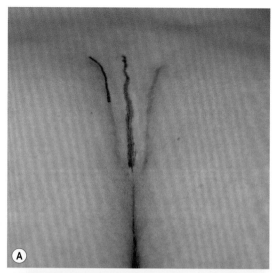

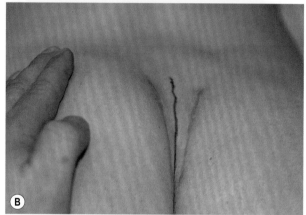

图 26.2.14　假体放置的双侧骶骨旁切口

假体型号模拟器 / 假体大小

解剖满意后可以使用假体型号模拟器来确定适当的假体大小。假体如果放置位置合适，肌肉边缘对合良好，闭合时张力就很小。

引流管

一旦确定了假体大小，可以在腔隙内放置 Jackson Pratt 引流管，并通过臀下褶皱的单独穿刺切口将其引出。引流管的使用降低了血肿形成的发生率。大多数外科医生使用引流管的时间为 4 天以上（63.2%）。

假体置入 / 缝合

冲洗腔隙，重新准备、布置手术区域，用无菌套管指引放置假体，避免假体接触皮肤。2-0 可吸收单股缝线缝合肌肉。3-0 Vycril（薇乔）分层缝合皮下组织。另一侧用同样方法缝合。切口用 Dermabond（多抹棒）皮肤胶黏合加固，封闭切口，防止污染。

筋膜下假体置入的外科技术

术前标记

患者取站立位,使用定制设计的模板进行标记。模板必须位于臀部中央区域,模板与臀下褶之间至少留2cm,距骶骨边界至少2cm(图26.2.15和图26.2.16)。位置和切开标记与肌内入路相同。

手术技术

初始的切开和剥离与肌内入路相同。当到达骶骨外缘的肌肉腱膜时,做平行于骶骨边界的8~10cm的切口,进入筋膜下解剖平面。用套管灌注100~150ml肿胀溶液。这样就可使筋膜深面的无血管平面清晰,便于锐性分离筋膜下平面的间隔,有利于完整的筋膜皮瓣剥离。

间隔和肌纤维平行,因此呈扇形散布走形(图26.2.17和图26.2.18)。

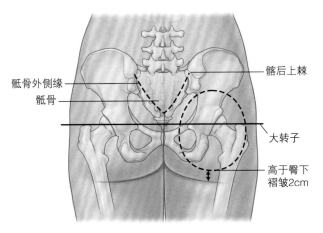

图26.2.15 假体的正确位置显示。标记必须遵循臀部解剖形状,并确保假体位于骶骨的外侧,距离臀下褶皱上方至少2cm处

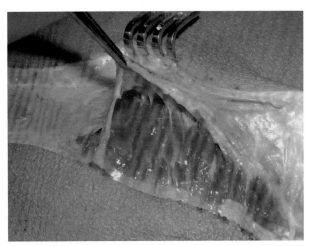

图26.2.17 切开筋膜并掀起臀肌腱膜,形成假体腔隙

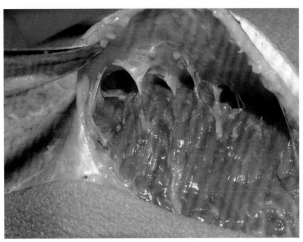

图26.2.18 横跨臀大肌表面的腱膜剥离。腱膜剥离对于创建腔隙至关重要。该视图给人空间的均匀性的感觉,形状类似于下方的臀大肌

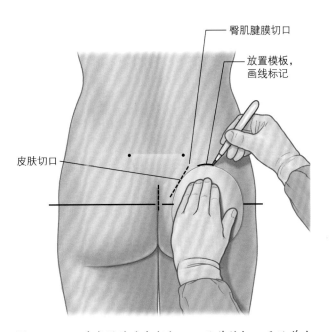

图26.2.16 手术设计应包括切口。目前该切口已从单个中线切口转变为臀间沟的两个切口,因此两侧腔隙要分别剥离。然后通过筋膜切口剥离筋膜深面的腔隙,将假体置入臀大肌浅面。臀部的水平标记线应与假体表面的标记线相匹配,以帮助确保两侧假体对称

建议从内到外、从头到尾进行剥离,这样能改善剥离时的术野。保持广泛的术野暴露,但不要超出皮肤的标记线。

在假体置入前创建两侧腔隙,以避免置入一侧假体时干扰另外一侧腔隙的剥离。剥离腔隙后,使用缩放器评估所需假体的体积和形状,并确认合适的假体大小。

引流管

引流管从臀下褶皱处引出。然后置入固体或高黏度硅胶假体，确保假体轴线与皮肤表面标记线一致（图 26.2.19），并且在腔隙内松弛、无张力（图 26.2.20 和图 26.2.21）。

缝合

置入假体后，首先原位重新封闭臀肌腱膜，确保缝合在无张力下进行。然后在皮下分深、浅两层缝合切口。最后，使用 4-0 尼龙线缝合皮肤，并用 Dermabond（多抹棒）皮肤胶固定。

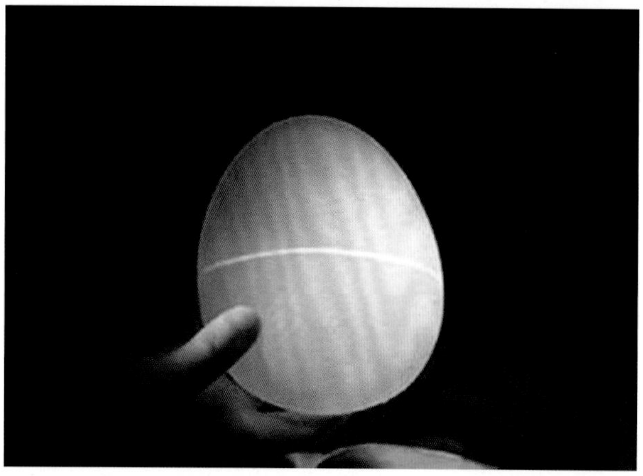

图 26.2.19 解剖型高黏度硅胶的臀部假体。横向线确保了假体在腔隙内的完美定位和对称

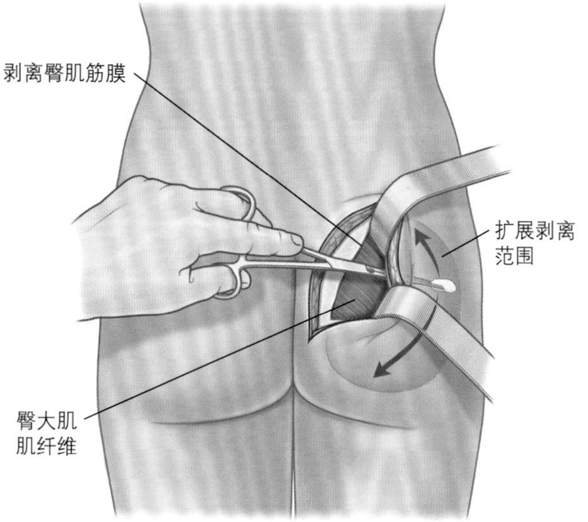
剥离臀肌筋膜
扩展剥离
范围
臀大肌
肌纤维

图 26.2.20 筋膜下平面剥离的范围必须超出假体边缘 2cm

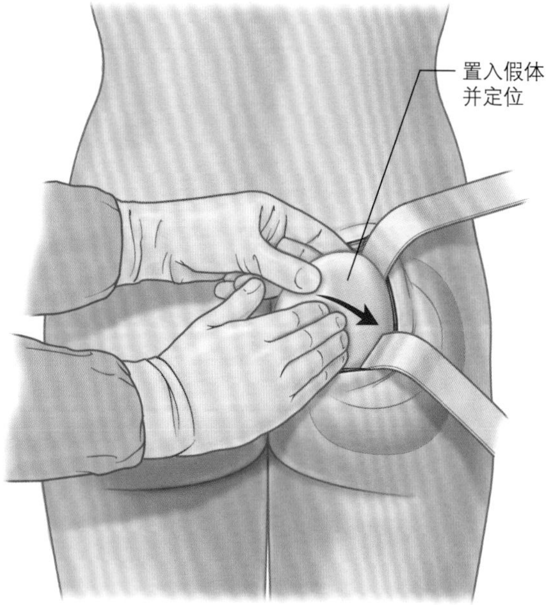
置入假体
并定位

图 26.2.21 剥离出腔隙后，插入一个假体型号模拟器，测量腔隙，并评估假体的大小和位置。假体应松散地放置在腔隙中

术后护理

活动

由于大多数伤口开裂发生在第 12 天到第 16 天之间，应指导患者减少引起伤口压力增加或摩擦的活动。要求患者俯卧位睡眠 3 周，只有去洗手间可以坐位。2 周后，患者可能恢复正常活动，避免体育运动和久坐。术后头 4 周内，患者不得开车。

患者通常在 3 周后恢复工作。患者可以在 6~8 周后恢复体育锻炼。如果伤口裂开，可能需要额外限制活动 6 周。患者可在术后 12 周恢复不受限制的活动。假体最初感觉非常硬，3 个月后才能软化。

弹力衣

患者吸脂后需要穿弹力衣 6 周。如果未进行吸脂手术，使用腹带 2~3 周加压臀上部分。从理论上讲，有助于减少切口张力。

引流管

放置引流管后，患者需使用预防性抗生素。引流管处每天涂抹抗生素药膏。引流量小于每天 30ml 后可以拔除引流管。通常，保留不得超过 7~10 天。

术后疼痛管理

通常 3~10 天出现不适,清晨最明显。每天两次口服美卓尔片剂和加巴喷丁 100mg 可以帮助缓解术后不适。也可服用肌肉松弛药以及抗焦虑药。

并发症

切口裂开

最常被报道的并发症是切口裂开。通过将手术切口从臀中切口改为双侧骶骨旁切口,可改善血液供应,从而将伤口裂开从 30% 降低到 5%~7.9%[7,8]。如果发生切口裂开,处理包括细致的局部伤口护理和换药。结果是切口二期愈合。切口愈合后 3~6 个月可进行瘢痕修复(图 26.2.22)。

假体暴露

如果在肌肉闭合过程中没有施加任何张力,则暴露的发生率约为 2%。如果放置了太大的假体,或者患者的肌纤维非常紧绷,拉伸度很小,发生率可能高达 30%[8]。一旦假体暴露,必须进行手术冲洗伤口并更换假体。医生需告知患者,这是假体抢救方法,并且需要将假体移除。

感染

术后感染很少见,发生率约为 1%。如果发生感染,治疗时通常需要暂时取出假体。感染最常发生在术后第 10~14 天,但最迟可在术后 3 个月发生。

3.6% 的病例出现不需要移除假体的轻微感染[7]。但是,使用封闭的抗生素冲洗系统冲洗腔隙数日可以挽救假体。

最终,有 38% 的患者由于重大感染还是需要移除假体。不经常进行隆臀术或经验有限的外科医生导致的感染发生率可能更高[7]。

血肿

假体隆臀术另一个常见并发症是形成血肿。超声和磁共振成像都有助于诊断假体周围的血肿。血肿一旦产生,必须排空。术后使用引流管可降低血肿的发生率。晚期血肿的发生率为 3%~3.7%,通常在术后约 3~6 个月出现。原因主要跟使用毛面假体有关。解决方法是需要更换假体(使用光面假体替代),切开部分腔隙囊壁并引流。

如果不加以治疗,血肿的形成可能导致假体移位、不对称甚至感染。对抽吸无反应的较大血肿应排干,缩小假体周围空间并减少假体移位的可能性。术后早期减少活动和术后数周穿弹力衣,可最大限度地减少血肿形成。

囊膜挛缩

囊膜挛缩症的发生率为 1%,可通过更换假体和切除部位包膜囊得到改善。

神经功能障碍

外科医生使用该技术的担忧体现在坐骨神经损伤方面。了解解剖结构至关重要。神经结构比作者预期的 3cm 肌肉厚度解剖更深。在手术后的最初 4~6 周内,由于肿胀,患者会抱怨坐骨神经相关的不适和感觉下降。4.2% 的病例会出现急性延长型疼痛[7]。

通过物理治疗,口服非甾体抗炎药和新罗汀可以改善神经功能障碍的症状。大部分症状将在随后的 2~4 个月内改善并最终消失。在完全康复之前,患者必须认知到自己的感觉下降,否则可能会忽视创伤或局部缺血。

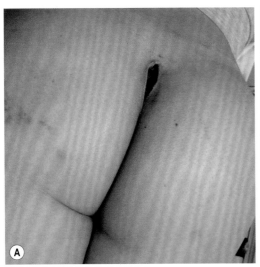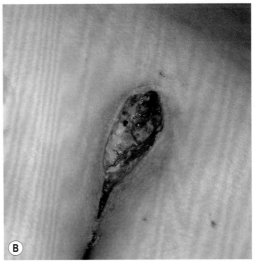

图 26.2.22　肌内置入物术后 10 天,臀间切口裂开

假体旋转

圆形假体不存在旋转的问题。解剖型假体的旋转发生率很小,不到1%。

假体移位

随着时间的流逝,腔隙和包膜可能会扩大从而使假体发生移位(图26.2.23)。发生率约为1%~2%。如果发生移位,应使用包膜缝合术关闭腔隙(图26.2.23和图26.2.24)。3.4%的患者存在假体触觉过大的问题。

色素沉着

皮肤可能会出现色素沉着,发生在内侧象限的概率尤其高。色素沉着的病因不明,但可能与血肿有关。色素沉着如果继发于伤口开裂,引流和假体外露后,可能需要重新手术并去除假体。如果色沉持续存在且伤口没问题,可以考虑局部皮肤美白。

皮肤溃疡

这种情况很少见,但在皮下和筋膜下放置假体时常见。需要移除假体,等待3~6个月后矫正。

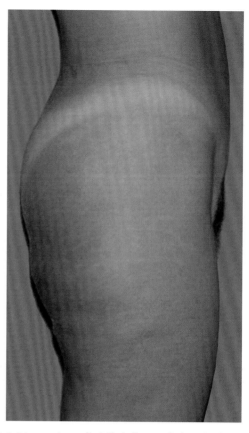

图26.2.24　一名38岁的臀发育不全患者的术前照片。患者2年前使用小型假体肌肉间隆臀。注意高位假体和臀部外形的双重轮廓

慢性疼痛

慢性疼痛很罕见。可能的原因包括肌炎、筋膜炎、囊膜挛缩或神经受损。在某些情况下,假体可能过大,导致坐位时假体移动压迫后髂嵴的肌肉附着区引起疼痛。在这些情况下,可以考虑缩小假体或更换为圆形假体。

二期手术

为了让患者达到预期,可能需要进行二期修复手术。一些修复手术与初次手术所应用的技术相关,另一些与初次手术不同,是完全独立的手术。

瘢痕修复

臀部假体填充后需要通过外科手术修复瘢痕的病例并不少见。包括假体置入的臀部中线切口或骶骨旁切口瘢痕。

其他并发症包括需要更换假体(5%的患者出现过)。3.8%的患者由于严重感染,慢性疼痛和慢性血清肿等原因必须去除假体。前文已经对隆臀术相关的并发症的诊断、治疗和预防的深入分析进行了描述。

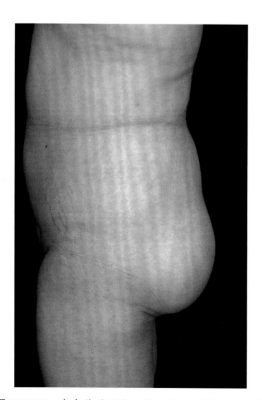

图26.2.23　患者筋膜下置入圆形假体且继发向下移位

结论

与其他面部和身体假体置入手术(包括隆胸手术)相比，使用硅胶假体进行隆臀是一种安全有效的方法，患者满意度很高。

参考文献

1. Singh D. Universal allure of the hourglass figure: an evolutionary theory of female physical attractiveness. *Clin Plast Surg*. 2006;33: 359–370.

2. Roberts TL 3rd, Weinfeld AB, Bruner TW, et al. "Universal" and ethnic ideals of beautiful buttocks are best obtained by autologous micro fat grafting and liposuction. *Clin Plast Surg*. 2006;33:371–394. *The largest series of augmentation by fat grafting with the technique well illustrated. The authors report for the first time the importance of ethnic variations in the perception of ideal shape and how to obtain these ideals. Also documented for the first time is the importance of the ideal 0.7 waist-to-hip ratio and a fascinating appendix summarizing Singh's theory of why it is truly universally acknowledged as the ideal female shape.*

3. Cuenca-Guerra R, Lugo-Beltran I. Beautiful buttocks: characteristics and surgical techniques. *Clin Plast Surg*. 2006;33:321–332.

4. De la Peña JA, Rubio OV, Cano JP, et al. History of gluteal augmentation. *Clin Plast Surg*. 2006;33:307–319.

5. Centeno RF, Young VL. Clinical anatomy in aesthetic gluteal body contouring surgery. *Clin Plast Surg*. 2006;33:347–358. *An outstanding and well-illustrated description of the anatomic relationships that must be understood to safely perform the various techniques of buttocks augmentation.*

6. Park TH, Whang KW. Buttock resharping with intramuscular gluteal augmentation in an Asian Ethnic group: A six-yearexperience with 130 patients. *Ann of Plast Surg*. 2016;77(3):272–279.

7. Mofid MM, Gonzalez R, De la Peña JA, et al. Buttock augmentation with silicone implants: a multicenter survey review of 2226 patients. *Plast Reconstr Surg*. 2013;131:897–901.

8. Mendieta CG. Gluteoplasty. *Aesthet Surg J*. 2003;23:441–455.

9. De la Peña JA, Rubio OV, Cano JP, et al. Subfascial gluteal augmentation. *Clin Plast Surg*. 2006;33:405–422. *The most comprehensive paper on this technique by its developer. These excellent results depend on the use of the author's silicone gel implant, which is not available in the United States; the available elastomer complications preclude this technique.*

延伸阅读

De la Peña JA. Subfascial technique for gluteal augmentation. *Aesthet Surg J*. 2004;24:265–273.

Flores-Lima G, Eppley BL, Dimas JR, et al. Surgical pocket localization for gluteal implants: a systematic review. *Aesthetic Plast Surg*. 2013;37:240–245.

Mendieta CG. Classification system for gluteal evaluation. *Clin Plast Surg*. 2006;33:333–346.

Mendieta CG. Intramuscular gluteal augmentation technique. *Clin Plast Surg*. 2006;33:423–434.

Roberts TL, Toledo LS, Badin AZ. Augmentation of the buttocks by micro fat grafting. *Aesthet Surg J*. 2001;21:311–319.

隆臀术：脂肪移植与吸脂结合的臀部整形术

Constantino G. Mendieta，Thomas L. Roberts Ⅲ，Terrence W. Bruner

概要

- 理想隆臀术的患者供区能够提供充足的脂肪进行移植。
- 自体脂肪移植隆臀术的技术要求很高，需要严格无菌操作，将移植脂肪通过数以百计隧道均匀分布到肌肉中层与皮肤之间。
- 充填和吸脂相结合是达到理想效果的最优方法。
- 术前标记是手术成功的关键，应在患者站立位时进行。
- 术后坐位是允许的，需要在大腿后侧垫一个枕头，这样可以抬高臀部，避免臀部受压。枕头需要使用 6 周。

简介

自体脂肪移植是隆臀术行之有效的技术。成功的治疗需要对患者的解剖特点进行仔细的分析和基于美学标准的手术设计。重要的是，理想的臀部塑形，经常需要对局部缺损区域增加脂肪和脂肪堆积过多区域减少脂肪组织相结合。

历史回顾

自体脂肪移植技术的出现使隆臀术得到了发展，1990年[1]，Chajchir 及其同事首先对该技术进行了报道。从那以后，越来越多的文献报道了最具有吸引力的女性体型，臀部是女性体型的两个最重要美学决定因素之一，而这种吸引力与腰臀比或腰髋比直接相关[2,3]。

患者和医生对隆臀术的兴趣从 20 世纪 90 年代末至今逐步提高[4-6]。在此期间，隆臀技术经历了一些演变，手术方法有所改进，人们对在不同层次进行假体置入的理解有所加深，假体置入隆臀技术也有所提高[7-12]。众所周知，自体脂肪移植是臀部塑形和增大的多功能手术，目前在提高脂肪移植存活率、降低并发症和改善疗效方面都有明显改进[13-16]。

臀部审美理念

臀部的审美理念参见第 26.2 章的总论，读者通过阅读该章节可对手术设计相关的解剖、美学分析和不同种族审美理念获得整体认知。

诊断／患者表现

此类患者多有衰老或者局部软组织缺乏，因此希望改善她们身体的曲线和身材比例。有些特殊患者的期望受种族背景和社会关系的影响。患者希望进行隆臀的区域包括6 个：内上侧臀部、中臀部、下内侧臀部、外侧凹陷／股骨粗隆凹陷、大腿外侧和几处局部凹陷。

有些外科医生和患者认为隆臀术只是让臀部变大的手术，其实，这只是提高臀部外形的一部分操作。手术真正目标是臀部体积重新分配——将体积从没有吸引力的部位转移到更理想的部位。从这个角度来看，即使是臀部丰满的女人也会成为手术者，因为仔细检查时会发现有些大的臀部脂肪分布异常，与美学相关部位的脂肪不足（图 26.3.1）。吸脂的目的是塑形，而脂肪移植可以用来增大体积。

患者选择

什么人是自体脂肪移植隆臀术的理想患者？

每个患者都有不同的美学目标和容积倾向。因此，患者

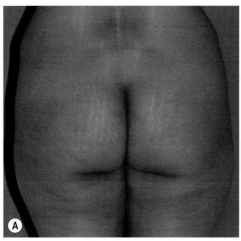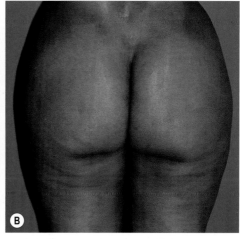

图 26.3.1 体积整体再分布改善臀部形态

必须有足够的脂肪可以用来移植达到想要的臀部形态和大小。在每个患者中，可以用来移植的脂肪含量是不同的，但是，每个臀部的移植目标需要 500~1 500cc 含量的脂肪（有些病例需要更多）。判断可移植脂肪含量的最简便的方法是外科医生的经验和夹捏实验。使用体重指数进行判断并无帮助，因为有些患者是"小骨架胖子"（在夹捏实验中有较厚的皮下脂肪层的瘦子）而另外一些患者可能有较高的体重指数，但脂肪大部分属于内脏脂肪。而其他人的体重指数可能很大，但脂肪主要是内脏的。如果你怀疑脂肪是否充足，患者可以增加 10~20 磅（约 4.54~9.08kg）。第 26.2 章讨论了利用置入物进行臀部增大的技术。有关各种隆臀技术的优缺点的详细总结请参见表 26.3.1。

美学目标

Singh 和其他作者的研究报道认为理想的腰臀比为 0.7，这一点很重要。作者发现，某些文化认为 0.6 是非常理想的腰臀比。下背部、腰部和侧腹部吸脂结合臀部充填将产生良

表 26.3.1　各种隆臀技术的优缺点

	自体脂肪移植：当前技术（不包括每侧臀部 >1 000cc）（n=74）	肌肉内或肌下置入假体	筋膜下平面置入假体（硅胶，毛面）
通过一次手术是否能获得理想的效果（腰臀比 0.7）？	是	否	否
该技术是否能满足不同种族的要求？	是	否	
臀部可以增大的区域	臀部的所有区域	仅臀部的中上区域	仅臀部的中下区域
臀部侧面是否可以增大？	是	否	稍微增大
大腿侧面是否可以增大？	是	否	否
是否可以在同区域同时行吸脂术？	是	否	否
假体是否有移位可能？	否	是	是
该技术是否能一直满足患者臀部增大的期望？	是	否	通常可以，但不是总可以
假体边缘是否可见？	是	偶尔出现"双泡"	偶尔
假体可触及（坚硬）	0%	10%	100%
患者是否会对异物感到担忧	否	是	是
未来是否可能出现硅胶相关的诉讼	否	可能	可能
伤口裂开	0%（但 4% 持续 1~6 周，每天引流量小于 2ml）	大约 30%	大约 30%
假体周围血清肿	0%	2%~4%	19%
手术时长	5~6 小时	2~4 小时	4 小时
感染	2.7%	1.4%	7%
严重并发症发生率	2.7%	15%~25%	35%

好的协同作用,以此实现理想的腰臀比例。许多事实证明丰满的臀部和纤细的腰部相结合,曲线优美而具有更大的吸引力。

具体的目标就是达到具有完美臀沟和美丽曲线的臀部。短的丰满臀部比长的臀部更有吸引力。

自体颗粒脂肪移植术

术前标记

颗粒脂肪移植臀部填充的术前标记有两个基本要点。第一要点是准确设计侧面腰区、腰骶区,以创建向内的斜曲线,使脂肪移植后丰满的臀部外形更加协调。通过吸脂重建臀沟上方的骶部深 V 形。通过上内侧臀部充填可以使臀沟更加清晰。第二个要点是要有足够的供区。临床上,作者看到从各个供区获得的移植脂肪的成活率没有区别。绝大多数的臀部填充范围为每侧臀部移植 500cc(体型较小的患者)到 1 500cc(体型较大的患者)。1/3 的脂肪可能在获取过程中被损坏,这意味着需制备 3 000~4 000cc 可供移植的脂肪颗粒。

最突出的部位应位于横向的中间和中 1/3 交界处和臀部中、上极。患者被要求带上最喜欢的泳衣并标记泳装的轮廓,在手术过程中,尽量将吸脂的切口保持在标记界以内。

手术技术

这是一项三维的手术。因此,在进行吸脂和脂肪注射时,患者需要仰卧位,侧卧位和俯卧位。在准备阶段,在手术台上,将会提供给患者一张由无菌敷料覆盖的毯子。麻醉诱导前穿好气动式压缩弹力袜,全麻成功后插导尿管。在标记好以后,进行环形的聚维酮碘消毒,如果患者过敏,用氯己定消毒。术前 30 分钟预防性应用克林霉素 600mg 静滴,术后头孢唑林 1g 静滴。后背下垫一块无菌巾帮助更好地翻身。因为要持续性进行翻身,麻醉结束前,患者身上不会覆盖无菌洞巾。手术过程将持续 1.5~2 小时。

彻底消毒,防止感染。患者取仰卧位,输液前将肿胀液加热到 110~115°F(43~46℃),注入所有的脂肪供区。这是保持患者在手术过程中适当身体温度的好办法。

获取和准备脂肪是一个多步骤的过程。通过电动辅助的吸脂设备(MicroAire)连接 4~5mm 的套管。作者发现结合应用电动辅助吸脂,获取脂肪时间较短,脂肪的存活率较高。至关重要的是负压维持小于 24inchHg(约 609.6mmHg),否则可能破坏细胞膜,显著降低脂肪成活率。

收集和注射技术根据手术的演变也发生了变化。有很多不同的系统可以用来收集和再注射脂肪,术者可以采用自己最擅长的。目前作者用来准备的系统包括一个倾倒的方法。这样可以保留更小的脂肪细胞,但是注射的脂肪组织中会留存更多的液体。这是这项技术的缺点,作者希望,技术的发展会带来更加先进的准备系统。

在过去,注射器被用来注射脂肪,但是因为技术的改进,医生现在可以使用带有一种密闭系统的再灌注泵。该设备可以极大地方便注射,使手术变得非常有效。因此,在回输过程中,需要使用两种系统:第一种是套管系统来注射脂肪。这是一种电动辅助的 4~5mm 往复式振动套管系统(Micro-Aire)。如果你没有电动辅助的振动系统,也可以使用常规的吸脂套管系统。往复式电动辅助振动套管可以膨胀组织,预打通隧道,松解致密的真皮韧带,为脂肪注射创造空间。第二个设备是一个再灌输泵,它可以直接将罐里的脂肪回输。使用该方法,脂肪不会在空气中处理或暴露在空气中。有几个系统可以被采用。以上描述的系统就是 Wells Johnson 高容量精确自动移植系统(HVP)。

脂肪集中在一个 2~3L 的大罐子里,罐子底部有一个 Y 形连接口,可以使液体从一个管子流出。可以夹住管子的末端,重输的管子可以通过泵来注射。重输的套管长度为 5mm,与往复式 PAL 连接。注射脂肪前,在罐子里每 500cc 收集的脂肪中注入 10cc 抗生素溶液(3g 氨苄西林 / 舒巴坦和 80mg 庆大霉素加 1g 头孢唑林,溶于 1 000ml 生理盐水中)。

在患者仰卧位时完成前外侧的移植。随后调整成侧卧位完成腹壁,下胸壁和腰骶部的吸脂。在侧卧位时,同样可以对侧臀部进行脂肪注射,最后在俯卧位时结束整个吸脂过程。应该在臀中肌到皮下组织的所有解剖层次进行臀后部的脂肪注射。(应该避免把脂肪注入肌肉内来预防臀部血管穿出梨状肌时的损伤)。套管跟大腿后部平行注射可以确定在套管走形在臀中肌水平(不要让套管形成向下的倾斜角度)。需要注意坐骨神经,避免对其造成压迫或损伤。皮下的注射用来对臀部进行塑形,肌肉部位注射用来提升容量。

最后通过精确的吸脂获得所需的轮廓。所有凹陷、平坦和存在抵抗的区域都是因为存在肌肉筋膜韧带的牵拉。即使能够把这些区域垫高,这些区域也会在术后重新出现下垂,除非有选择性地松解这些韧带。用 J 形玻璃器进行广泛的剥离,但只能在脂肪移植之后进行。可能需要用 J 形玻璃器进行广泛的剥离,但只能在径向的方向上;应避免使用横扫剥离动作,虽然这样能使肌肉剥离更完整,但也会导致局部隆起。术后需要使用弹力衣。将 Kerlix 旋转制成一个 3 英寸(约 7.62cm)厚的三角形纱布,填充腰 / 骶区域,帮助促进皮肤黏附于骶骨区并保持上方臀沟和腰骶区域的向内倾斜。骶尾部和腹股沟区的切口保持开放,有利于引流。

术后护理

颗粒脂肪移植臀部填充术可在门诊进行。患者在出院前,必须要达到相关行业制定的标准。每个患者术后的前 3~4 天必须配有主管护师。导尿管保留 24 小时,术后不需要使用引流管和抗生素。

活动和随访

患者在术后是可以坐起,需要在大腿后侧垫一个枕头。

这样可以抬高臀部,使有移植脂肪的臀部区域不受压。患者必须俯卧位睡眠,手术当晚即鼓励活动。在患者日常检查的基础上,检查臀部有无红肿或发软的区域。弹力服需要穿着4周。患者可以在6周时恢复锻炼,并可能会在术后8周恢复不受限制的活动。

结果、预后及并发症

通过颗粒脂肪移植臀部填充术可以恢复女性臀部更年轻的外观和更好的,近似理想审美的0.7的腰臀比。结果因患者而异,取决于手术是否达到了患者的预期。这需要考虑到患者的种族背景,并将此纳入手术设计。整体上,患者对手术结果非常满意,会经常评论她们改善后的形象。一般情况下,正如前文所述,自体脂肪移植提供了更大的灵活性,可实现各种患者的期望。

自体脂肪移植的并发症

自体脂肪移植与臀部填充相关的并发症是多样的,并可能非常严重。有趣的是,体重指数似乎与主要和次要并发症的总发生率并不关联,这些并发症包括以下几种。

感染

某些感染与潜在因素有关。当进行自体脂肪移植时,感染引起极度关注。感染类型包括脂肪制备和移植过程中的潜在污染。肛门位于手术操作区内并邻近手术切口,受区普遍血供较差(臀部主要由脂肪组织构成),将这些没有血管的脂肪组织移植到温暖、潮湿的环境中。与感染相关的培养最常见的细菌是革兰阴性菌和皮肤菌群。此类感染的治疗包括使用特定的抗生素,局部脓肿形成通常需要引流和局部伤口护理。也会在术后1~3个月发生结核分枝杆菌的感染。

血肿

由于对腹部、下腰部和骶尾部区域进行广泛吸脂,以实现臀沟和后背的下倾斜,这一区域在术后易发生液体积聚。术后皮下血肿一般需要抽吸及适当加压包扎。经皮留置长条引流可以避免大的和复发性血肿。

神经功能障碍

发生的概率很低,但如果发生神经损伤或坐骨神经压迫,后果很严重。处理包括内科和外科两方面。应用中药和类固醇以及非甾体抗炎药会显著改善患者的症状。更严重的坐骨神经压迫令人关注,外科处理包括吸脂术去除移植到坐骨神经周围的脂肪。

血液病和代谢紊乱

症状性低血容量可能在术后最初的几天出现,期间最好的处理方式是口服液体,更严重的病例可以进行静脉输液。为了预防任何代谢和电解质紊乱,患者每天应喝1加仑(约3.79L)的运动电解质饮料。

患者还可能会发生贫血,需要进行输血治疗。因为体液转移,血红蛋白将会假性降低。偶尔,会处在7~8g/dl之间。如果患者没有症状,建议观察一段时间,同时补充铁剂。

二次手术

额外充填

在单次手术中,可用的脂肪量可能会受供区脂肪量和脂肪质量的限制,可进行第二次脂肪移植。

参考文献

1. Chajchir A, Benzaquen I, Wexler E, et al. Fat injection. *Aesthetic Plast Surg*. 1990;14:127–136.
2. Singh D. Body shape and women's attractiveness: the critical role of waist-to-hip ratio. *Hum Nat*. 1993;4:297–321.
3. Singh D. Universal allure of the hourglass figure: an evolutionary theory of female physical attractiveness. *Clin Plast Surg*. 2006;33: 359–370.
4. Roberts TL, Toledo LS, Badin AZ. Augmentation of the buttocks by micro fat grafting. *Aesthet Surg J*. 2001;21:311–319.
5. Gonzalez R. Augmentation gluteoplasty: the XYZ method. *Aesthetic Plast Surg*. 2004;28:417–425.
6. González-Ulloa M. Gluteoplasty: a ten-year report. *Aesthetic Plast Surg*. 1991;15:85–91.
7. Mendieta CG. Intramuscular gluteal augmentation technique. *Clin Plast Surg*. 2006;33:423–434.
8. De La Peña JA, Rubio OV, Cano JP, et al. Subfascial gluteal augmentation. *Clin Plast Surg*. 2006;33:405–422.
9. Mendieta CG. Classification system for gluteal evaluation. *Clin Plast Surg*. 2006;33:333–346.
10. Robles JM, Tagliapertra JC, Grandi MA. Gluteoplastia de aumento: implante submuscular. *Cir Plast Iberolatinoamer*. 1984;10:365–375.
11. Vergara R, Amezcua H. Intramuscular gluteal implants: 15 years' experience. *Aesthet Surg J*. 2003;23:86–91.
12. Vergara R, Marcos M. Intramuscular gluteal implants. *Aesthetic Plast Surg*. 1996;20:259–262.
13. Roberts TL 3rd, Weinfeld AB, Bruner TW, et al. "Universal" and ethnic ideals of beautiful buttocks are best obtained by autologous micro fat grafting and liposuction. *Clin Plast Surg*. 2006;33:371–394. *The largest series of augmentation by fat grafting with the technique well illustrated. The authors report for the first time the importance of ethnic variations in the perception of ideal shape and how to obtain these ideals. Also documented for the first time is the importance of the ideal 0.7 waist-to-hip ratio and a fascinating appendix summarizing Singh's theory of why it is truly universally acknowledged as the ideal female shape.*
14. Guerrerosantos J. Autologous fat grafting for body contouring. *Clin Plast Surg*. 1996;23:619–631.
15. Peren PA, Gomez JB, Guerrerosantos J, et al. Gluteus augmentation with fat grafting. *Aesthetic Plast Surg*. 2000;24:412–417.
16. Toledo L. Syringe liposculpture: a two-year experience. *Aesthetic Plast Surg*. 1991;15:321–326.

第 27 章

上肢塑形术

Joseph F. Capella, Matthew J. Trovato, Scott Woehrle

概要

- 上肢塑形术(upper limb contouring)非常受减肥后人群的关注。
- 腋窝、前臂以及部分案例中的侧胸壁都需要和上臂一同进行矫正,才能最大程度改善上肢的外观。
- 吸脂手术在上臂整形术(brachioplasty)中非常重要。
- 术后瘢痕位置在上肢塑形术中应得到高度重视。
- 上肢塑形术的严重并发症较少见。

简介

随着近十年来减肥手术的快速发展,对减肥后上臂轮廓畸形的手术需求也快速增长。据美国整形外科医师协会统计,自 1997 年到 2016 年,美国上臂整形术增长了 5 184%[1]。虽然减肥带来的改变是全身的,但由于手臂是每天都能注意到的,所以对于部分人而言,手臂形态是最值得留意的。患者对上肢形态改善的期望以及对上肢形态快速恢复的要求,使得上肢塑形术成为了一种特殊的挑战。

历史回顾

2000 年之前,很少有整形外科医生会进行上臂整形术。最早的上臂整形术仅仅是简单地进行软组织梭形切除,腋窝形态并没有被考虑在内,并且手术患者通常是重度肥胖的患者[2-4]。

20 世纪 70 年代,一些文章开始介绍不同的上臂软组织切除手术,其中一些技术主要用于避免上臂及腋窝之前的瘢痕挛缩[5-8]。Pitanguy[8]详细描述了一种包括上臂、腋窝及测胸部同时进行手术的方法。第一例大量减肥后的患者进行上臂整形术的病例便是在这段时间进行的报道[9]。20 世纪 80 年代,上臂整形术常被认为是上半身皮肤提升或全身皮肤提升术中的一部分,Goddio 还报道了一种用于埋藏多余软组织的创新技术[10-12]。

上臂整形术在 20 世纪 90 年代继续发展[13,14],吸脂术逐渐成为其中一个常规步骤。Lockwood[13]建议通过缝合锁胸筋膜和腋窝筋膜,使得上臂后中部的软组织固定于胸骨膜上。他认为如果缝线松脱了,会产生"松弛吊床"效应或者上臂皮肤下垂。Lockwood 的上臂整形术的方法是将上臂皮瓣固定在腋部筋膜上,再结合浅层筋膜系统以修复切口,可减少术后瘢痕的宽度及不自然的轮廓。

在过去的十年里,关于上臂整形术的文章数不胜数。为了减小手术瘢痕的长度,一些作者介绍了一种切除腋窝及上臂近端组织联合吸脂术的手术方法[15-18]。近些年的文章和讨论则主要集中在减肥后患者的上臂整形术,并且他们分析的近十年样本越来越庞大[19-31]。如今的研究则主要讨论有关瘢痕设计,吸脂术的使用及时机,以及短瘢痕技术在减肥后患者手术中的联合运用。

对于大多数减肥后患者,作者倾向使用上臂后内侧入路,并延伸至内上髁,同时联合吸脂手术。在作者前一半的案例中,手术瘢痕沿着肱二头肌沟走向。作者尚未发现一个限于上臂近端及腋窝的,并在该患者群体中积累了显著数量病例的入路方法。

基础科学 / 疾病进程

减肥相关的上臂畸形是非常显著的,并受包括体重指数、既往最高体重指数、体重指数变化、年龄、性别等因素的影响(图 27.1~ 图 27.5)。在病理性肥胖的患者中,脂肪通常容易堆积在腋窝和上臂的前、中、后部(图 27.1)。随着体重减轻,这些部位的软组织就会出现明显赘余。曾经体重指数很高的患者在体重降低后,与相对体重变化较小的患者比起来,多余的软组织更为明显(见图 27.2 和图 27.3)。对于50 岁以上的患者,特别是女性,哪怕体重变化较小,仍然可能由于结缔组织松弛,出现较为明显的上臂软组织多余(图27.4)。男性的畸形多集中在上臂近侧和腋窝(图 27.5)。女性也会有同样的变化,并且很可能会延伸至肘部和前臂(图27.4)。

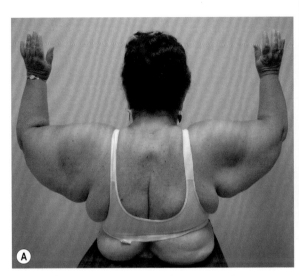
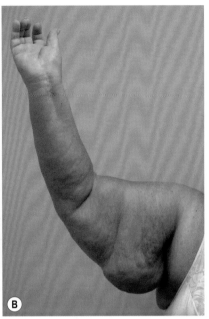

图 27.1　(A 和 B) 69 岁病理性肥胖的女性,脂肪主要堆积在腋窝、上臂后方和前方,上臂前方比后方少一些

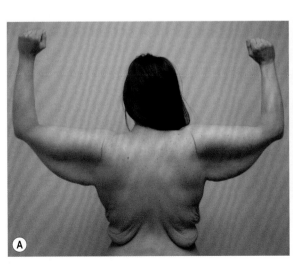
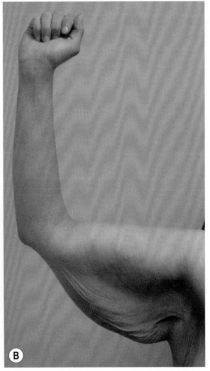

图 27.2　(A 和 B)28 岁女性,在 6 年中体重减少了 185 磅(约 84kg),目前的体重和体重指数分别是188 磅(约 85kg)和 27,可见明显的软组织赘余

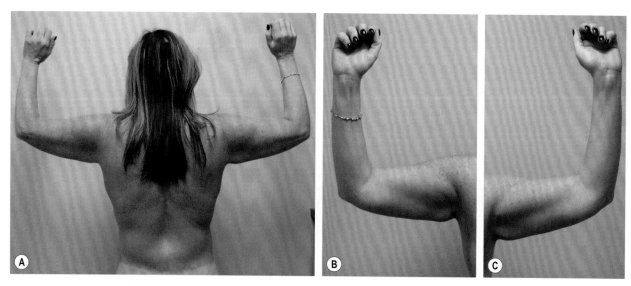

图 27.3 （A~C)37 岁女性,体重减少了 60 磅(约 27kg),可见少量的软组织赘余

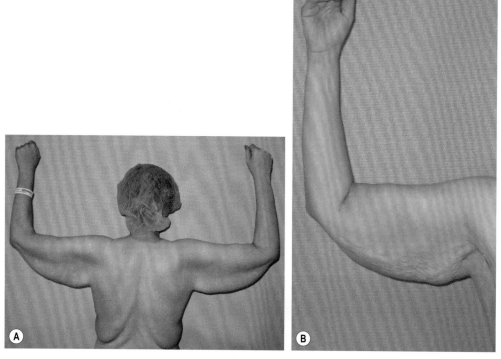

图 27.4 （A 和 B)52 岁女性,体重减少了 78 磅(约 35kg),虽然体重减少相对较少,但可见较多软组织赘余

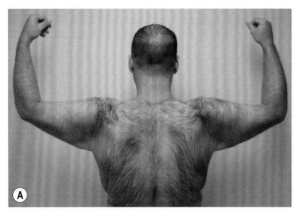
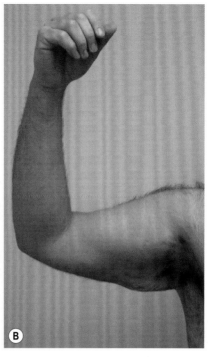

图 27.5　(A 和 B)35 岁男性,体重减少了 128 磅(约 58kg),可见畸形局限于腋窝和上臂近躯干部

诊断 / 患者表现

对于少数减肥后的患者,手臂外形是他们最关心的。而对大多数人而言,手臂同样也是关注的部位之一。患者常有很多不满,尤其是上臂,包括"蝙蝠袖"外观、手臂膨胀纹、前臂肥胖、腋窝和胸壁侧皮肤松弛和脂肪堆积,以及少数患者会出现的前臂近侧皮肤松弛。

作者治疗的减肥后患者人群的平均年龄是 39 岁[32]。大多数患者对治疗都表现得非常迫切,并希望能尽量减少对工作和家庭造成的影响。因此,患者通常要求能尽快对多个部位同时进行治疗。对患者的评估中最重要的一个部分是评估术中的手术方式、顺序以及是否需要行其他手术。在术前定制计划时,需要仔细地考虑患者的期望及要求。尤其是手臂整形术中,更需要明确患者对瘢痕的接受程度,以及他们所期望的轮廓形态。如果肥胖症治疗后的患者期望通过较为保守的手术以达到理想的效果,其结果可能会令人失望。

患者选择

对于上臂整形术的患者,医生在术前需要进行完整的病史询问和体格检查。对于所有的肥胖症治疗后的患者,医生需要特别关注曾经的体重情况。关键信息包括患者身高、目前体重和最大体重。需记录最大体重与目前体重水平之

间的间隔时间,以及目前体重水平维持的时间。如果在肥胖症治疗中进行过减肥手术,需了解手术方法及手术时间。其他体重相关的重要信息包括是在手术医生处随访、最后一次随访时间、是否有额外的用药、是否规律服用等。还需查明是否存在与减肥手术潜在相关的问题,如频繁呕吐、腹痛、乏力、轻度头疼和频繁的肠蠕动等。而通过调整生活方式减肥的患者,需了解方案的具体细节,如锻炼、节食结合锻炼、药物,以及是否有专业人士指导等。

对肥胖症治疗后欲行上臂整形术的患者需进行全面的体检,要特别注意身体上半部。除观察前臂、上臂和腋窝的软组织多余情况,还需评估乳房、侧胸和后背区域的情况。这些区域内的脂肪情况也应该注意。标准化的检查很有帮助(图 27.6)。需注意的是皮肤褶皱处是否有皮肤溃烂及皮炎,这通常是在腋窝发展而来。需要记录淋巴水肿、红斑和供血不足。此外,还需记录上肢已经存在的瘢痕、条索带和膨胀纹等。

上臂整形术的最佳适应证包括身体健康体重稳定且体重指数小于 28 的患者,曾经大量减肥(通常是 50 磅 /23kg 以上)。体重指数大于 28 的患者手术效果不确定,最终的效果可能不会特别理想。上臂整形术的价值取决于需要矫正的畸形程度,这通常取决于体重减少的程度。上臂整形术的相关禁忌证包括高体重指数、体重指数变化小、手臂上显著瘢痕、瘢痕增生或色素沉着病史,以及不切实际的患者期望,尤其是希望瘢痕尽量短小的患者。作者的实践经验表明,绝对禁忌证包括淋巴水肿病史和上肢动静脉供血不足。相对禁忌证包括前述疾病的高危因素,例如曾行腋窝淋巴结切除或腋窝放疗。

上臂	左侧：皮纹	有	无	皮肤松弛	无	轻度	中度	重度
	脂肪萎缩	无	轻度	中度	重度			
	瘢痕	有	无					
	横向条索	有	无	淋巴水肿	有	无		
	右侧：皮纹	有	无	皮肤松弛	无	轻度	中度	重度
	脂肪萎缩	无	轻度	中度	重度			
	瘢痕	有	无					
	横向条索	有	无	淋巴水肿	有	无		

腋窝/侧胸部	脂肪萎缩	左侧	无	轻度	中度	重度
		右侧	无	轻度	中度	重度
	皮肤褶皱处皮炎	左侧	无	轻度	中度	重度
		右侧	无	轻度	中度	重度
	皮肤松弛	左侧	无	轻度	中度	重度
		右侧	无	轻度	中度	重度

乳房	目前乳房大小		期望乳房大小				
	多余乳房组织重量		左侧	右侧			
	乳头乳晕复合体直径		左侧	右侧			
	胸骨切迹至乳头距离（23~25cm）			左侧	右侧		
	乳房下皱襞至乳头距离（10~12cm）			左侧	右侧		
	中线至乳头的距离（10~12cm）			左侧	右侧		
	瘢痕 左侧 无	活检	倒T切口	垂直切口	环乳晕切口	肌内入路	腋窝切口
	右侧 无	活检	倒T切口	垂直切口	环乳晕切口	肌内入路	腋窝切口
	乳房下垂 左侧 无	Ⅰ度	Ⅱ度	Ⅲ度			假性下垂
	右侧 无	Ⅰ度	Ⅱ度	Ⅲ度			假性下垂
	淋巴肿大 左侧 无	腋窝	锁骨上				
	右侧 无	腋窝	锁骨上				
	可触及包块 左侧 有	无					
	右侧 有	无					
	乳头分泌物 左侧 有	无					
	右侧 有	无					

图 27.6　体格检查表

	肩部凹陷	左侧	有		无		
		右侧	有		无		
	包膜挛缩Baker分级	左侧	无	轻度	中度	重度	
		右侧	无	轻度	中度	重度	
乳房	男性乳腺发育	左侧	类型	I	II	III	IV
			肥大	A	B	C	
		右侧	类型	I	II	III	IV
			肥大	A	B	C	
	管状乳房	左侧	无	轻度	中度	重度	
		右侧	无	轻度	中度	重度	
腹部	膨胀纹	有	无				
	瘢痕	无	中线	上腹部	下腹部	左肋下	右肋下
		V形切口	左旁正中	右旁正中	左腹股沟	右腹股沟	
		剖宫产手术	腹壁成形术	腹腔镜手术	阑尾手术		
	疝气	无	腹部疝	切口疝	脐疝	左腹股沟疝	右腹股沟疝
	皮肤松弛	无	轻度	中度	重度		
	脂肪萎缩	无	轻度	中度	重度		
	面部松弛	无	轻度	中度	重度		
	皮肤褶皱处皮炎		有	无			

图 27.6（续）

定制计划

通过询问病史和体格检查收集的信息是制定初步诊疗计划的依据。对于仅关注上臂手术的患者而言，治疗计划是非常明确的。对于这类患者，需要明确在上臂手术设计中腋窝的位置。在大量体重降低后，患者通常会关注除了上臂以外的部位，包括乳房、侧胸区域、背部、腹部、大腿及臀部。对于整形外科医生而言，可供选择的方案是多样的。作者的方案是先行躯干提升术，在 3 个月后行乳房提升术 / 侧胸整形术 / 上臂整形术。如果有必要，在 3 个月后行内侧大腿提升术[33]。作者对该手术顺序的理论依据来自临床观察，即躯干提升术会对上、下背部形态有较大影响。对大多数患者而言，躯干提升术后，背部和侧胸壁的松弛可通过乳房提升术、侧胸壁整形术、上臂整形术来改善外形。

如果在躯干提升术之前行上半身的塑形术，那将很难

准确预估侧胸壁需要切除的组织量。绝大多数肥胖症治疗后的患者都适合进行躯干提升术，但本章节不会对其进行过多讨论。

在手术前一定要明确患者是否满足一些条件。患者至少应在几个月内保持体重稳定，这一点取决于减肥的治疗方式。若在减肥过程中进行手术，可能会导致术后软组织早期就出现再次松弛。并且从安全角度考虑，患者可能出现营养和代谢不良。手术医生应对患者减肥手术后出现的相关症状进行评估。对于有精神疾病或急性精神疾病的患者应由专业人士进行评估。患者应继续按照减肥手术医生的要求安排饮食计划。同时，医生应要求有吸烟史的患者停止吸烟，并告知烟草带来的风险包括影响伤口愈合和增加血栓形成，这在过往的文献中已经证实[32,34]。作者的建议是，对于正在进行药物减肥的患者，需要告诉他们暂停治疗。所有患者都需要检验合格。若降低体重明显能改善病理性肥胖患者的健康状况，则不需要马上停止治疗[35]。总之，对健康状况

进行详细的评估是必要的。

与患者协商可能的手术方案后,需要注意以下几个问题。在手术之前,很多患者会急于减去更多的体重,他们认为体重轻一些,手术将会更安全,也能去除更多的软组织。但作者的经验表明,对于大部分在就诊时体重稳定的患者,他们在就诊时的体重就是最有可能长期保持的体重。大多数减肥手术后的患者若在一段时间内快速减轻体重,将很难获得体重减轻带来的益处。而短期内减轻体重反而可能导致一些其他的意外。对于此类患者,他们的营养和代谢状态可能不平衡,并且在将来可能出现体重的增加,将会抵消塑形术的效果。我会建议患者进行均衡的饮食,维持体重的稳定。此外,需要向患者说明,手术会切除一定量的多余软组织,而术后的体重应该是现在的体重减去切除软组织的重量。若术后 3 个月的体重与术前体重接近,则提示患者术后可能有较明显的体重增长。同时需要说明保持体重的稳定、减少日晒(紫外线)和戒烟等,会有助于维持术后的长期效果。

实验室检查

患者的病史能提示存在的问题,然而全面的实验室检查对于已经存在的不足或异常也很关键。月经期妇女一般没有明显症状,但减肥手术后可能会出现严重的贫血。此时需要进行全血红细胞计数和其他检查,常规检查还包括完整的代谢检查。若检查结果出现异常,如营养不良,总蛋白低于 60g/L 或者白蛋白低于 30g/L,则应让患者在减肥手术医生处进行详细的评估复查,并补充营养,这类异常可能在体检时表现为水肿。低蛋白的患者伤口愈合常会出现问题。血红蛋白低于 100g/L 的严重贫血患者,应于内科或血液科就诊。而血红蛋白高于 100g/L 的贫血患者,建议补充铁剂、叶酸和维生素 B_{12},并在一周后复查红细胞计数。作者倾向于让患者在术前保持 120g/L 以上的血红蛋白,并告知患者可能会进行输血。作者通常不会让患者进行自体血液储存,多数情况下,自体血采集后需要在一个月内应用,但一个月的时间不足以让患者贫血情况恢复。

术前访视

术前访视通常在术前两周进行,需检查手术方案的细节及潜在的并发症,并于患者就病情进行沟通和建议。术前访视的另一个重要部分是回顾初次就诊时拍摄的照片。患者对自身的畸形很难有全面而准确的认知,因此讨论的关键时强调已存在的不对称和条索在多数情况下难以完全矫正,并讲解该手术的手术方式和手术能达到的效果。我不建议进行计算机效果模拟,但可以给患者展示于其相似的手术案例。与减肥手术后行其他轮廓手术患者不同,进行上臂整形术患者应非常明确手术可能带来的瘢痕情况。

医生需要与患者讲解瘢痕恢复的过程,以及术后瘢痕增生与色素沉着的潜在风险。若未能充分沟通瘢痕的全部问题,即使手术效果很好,也很难让患者完全满意。也需要

向患者讲解术后的禁忌及康复指导。患者通常会认为术后恢复时都需要长期卧床,但我经常向他们强调术后活动的重要性。在术前需明确是否存在需要避免服用的药物,包括增加出血风险的药物(阿司匹林和非甾体类抗炎药物等)和增加深静脉血栓风险药物(口服避孕药或激素替代治疗药物等)。因要求患者在术前及术后两周内停止使用上述药物。作者总结了一套预防深静脉血栓的方法。

血栓性疾病预防

在作者的上臂整形术的案例中,很少出现血栓性疾病。所有进行上臂整形术的患者,在术前、术中及术后均使用下肢静脉气泵预防血栓形成,直到患者术后能自主下床活动。手术后应尽早鼓励患者下床行走。对于体重指数大于 32 的患者,术前需皮下注射肝素 5 000U。有肥胖以外疾病高风险因素的患者,应给予对应的治疗及处理。对于同时行上臂整形术和其他手术的患者,如腹壁整形术,其血栓性疾病的预防不在本章讨论范围内。

治疗 / 手术技术

解剖

在准备上臂后内侧手术入路时,认清体表解剖标志对设计瘢痕位置很重要(图 27.7)。重要的解剖标志包括腋窝前皱襞、腋窝后皱襞、肱二头肌、肱三头肌、肱骨内上髁、肱二头肌内侧沟和肘内侧沟等。事实上,上臂后内侧入路还涉及腋窝穹窿部。该区域的切口应该很表浅,仅切开皮肤和浅层

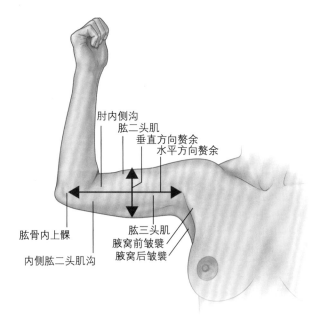

图 27.7 上臂体表标志。上臂内侧观,需要重点注意的是肱二头肌间沟、肘内侧沟、肱骨内上髁和腋窝及其组成

皮下脂肪。这个范围内通常不进行吸脂,因为可能会损伤浅表的肋间臂神经,最后导致上臂内侧麻木。但患者对这种情况有良好耐受性,很少会注意到这种情况。在上臂后内侧剥离前先进行吸脂,可使浅筋膜深层和深筋膜浅层之间更容易分离。重要的结构位于深筋膜深面,沿着上臂和肘部分离时,不太容易被伤及。在上臂的内后侧 2/3,深筋膜浅层有臂后内侧皮神经和小的无名浅静脉走行(图 27.8)。头静脉和臂前侧皮神经应被隔离在锐性剥离范围外。之前的吸脂

和剥离都不应损伤臂后内侧皮神经。这些神经的损伤会导致对应区域麻木。沿着上臂远端 1/3 和肘区分离时,肘正中静脉和前臂内侧皮神经走行于深筋膜表面,容易被损伤(图27.9)。重要的是,在该部位进行锐性分离前进行吸脂有助于辨别结构层次,避免损伤。上臂的皮下致密粘连区域一般位于上臂外侧方和肘区(图 27.10)。上臂后内侧入路时,通常不会在这一区域进行锐性分离,该区域内通常不存在脂肪堆积。在上臂后内侧向肘后方行吸脂术,有助于内侧肘部的锐性分离。

术前标记

　　作者所采用的技术将瘢痕设计在上臂后内侧,大致位于肱三头肌水平。在腋窝,瘢痕应设计在腋窝穹窿内。标记时,患者保持站立位,上臂平举于身体两侧(图 27.11)。沿胸大肌外侧边界找到点 A(位于腋窝穹窿上部)及点 B(位于腋窝穹窿下部)。于肱三头肌水平标记点 C,并容易找到点 D(位于腋窝穹窿最高点)。连接点 A、B 和 C,在腋窝部形成椭圆形区域,由此可以大致决定穹窿部需要切除的软组织量。自肱骨内上髁(点 E)标记一条虚线至肱三头肌上的腋窝穹窿外侧点 F。对于体重较重患者,需握住上臂后部以明确肱三头肌位置。最后,找到位于虚线 E-F 上方的 G 区,对应上臂后侧切除范围最大的区域。用多根手指捏住此区域适当向下牵拉,示指、中指、环指和小指所对应的水平就是 H 水平面。将 H 水平面牵拉至点 E 或内上髁高度。然后自点 E 通过 H 水平面向椭圆形外侧区域标记水平线,相交于点 I。自点 E 通过 H-I 水平的线在背侧的投影即显示了后侧切除软组织范围。通常这条线在上臂远端逐渐上抬,在内侧 1/3 慢慢降至腋窝。

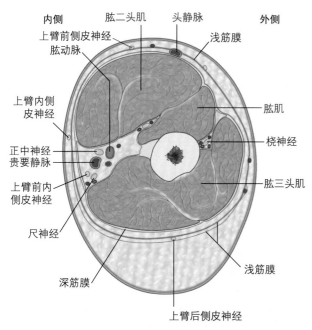

图 27.8 上臂的矢状面解剖。上臂中段的矢状面解剖,重点显示神经、动脉、静脉和筋膜

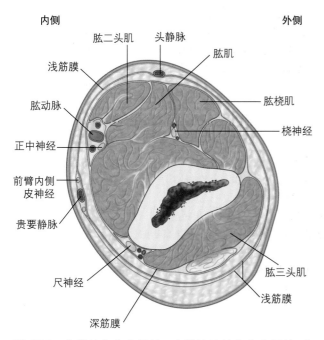

图 27.9 上臂的矢状面解剖。上臂远端的矢状面解剖,重点显示神经、动脉、静脉和筋膜

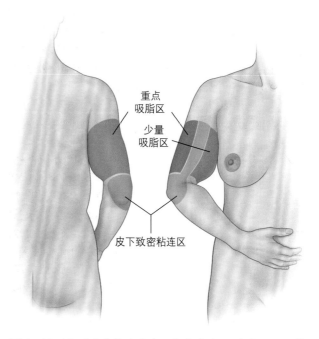

图 27.10 皮下致密粘连区域。上肢前后观,重点显示阴影区为皮下致密粘连区域:前侧、内侧、后侧以及内侧肘部

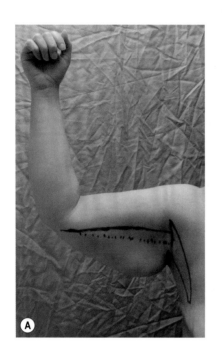

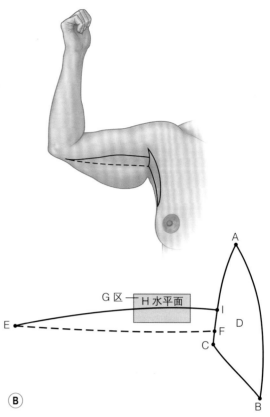

图 27.11　上臂整形术的标记线

手术技术（视频 27.1 和视频 27.2）

　　手术台上铺无菌巾，患者仰卧位，一条腿使用静脉气泵，另一条腿使用袖带式血压计。于手背或腕部行静脉穿刺，并静脉给与抗生素，通常是一代头孢菌素。将一个脉氧测量仪放在耳部。通过喉罩行常规麻醉后，前臂、上臂、腋部、腹部和胸部消毒。以无菌巾缠绕手和前臂并固定，并用无菌单覆盖锁骨以上及胸壁下方(图 27.12)。用刀在画好的标记线上做划痕，即由 A 指向 B 再经由 C 回到 A。同样，由 E 经H 线至腋部椭圆区域的外侧表面做划痕。从右上臂开始，用15 号刀片做 4 个小切口：①前臂内侧近端；②邻近肱骨内上髁；③上臂近中后侧；④上臂远外侧。经由这些小切口将肿胀液(1L 生理盐水、1ml 的 1∶1 000 肾上腺素、50ml 的 1% 利多卡因)注入上臂后内侧的皮下组织。如果上臂前外侧也有脂肪堆积，那么也需要一同注射肿胀液。作者建议按照肿胀液容积和去除脂肪体积之比 1∶1 的比例注射，过量的肿胀液注射可能会影响手术。

　　肿胀液注射后，在腋窝的椭圆形标记区域内，切除皮肤和少量皮下脂肪，以避免损伤深部结构。然后用 3~4mm 的吸脂针进入前臂内侧切口皮下，抽吸上臂内侧皮下脂肪，尤其需要注意上臂内侧远端，此处皮肤与皮下筋膜连接致密。进行吸脂时上臂平放在臂板上，沿上臂远端外侧切口进入，对上臂后侧和后外侧进行抽吸。操作时，手术医生处于站立位，由助手将前臂抬高。

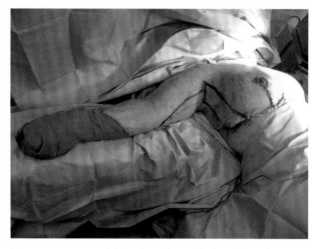

图 27.12　双侧上臂整形术铺单。该患者上臂、胸外侧整形术和乳房上提固定术同时进行

　　最后，经后方切口，对整个上臂后侧进行吸脂。手术医生站立，将上臂向内侧旋转至胸部。上臂置于臂板上，切开自点 E 经 H~I 至腋部切口的皮肤。吸脂后皮下组织呈蜂窝状，上臂的后外侧在该层次比较容易分离(图 27.13)。肘部皮肤的支持韧带较厚，一般较难分离。

　　分离结束后，用巾钳夹住腋部皮肤外侧缘的点 I，沿着皮缘 A-B 直接经过切口连接至另一点。找到椭圆形外侧缘的点 C，或者在 C 点略上或下一点，该点接近皮缘 A-B 内侧，就在点 I 至内侧皮缘 A-B 处的下方，可形成上臂和腋窝部理

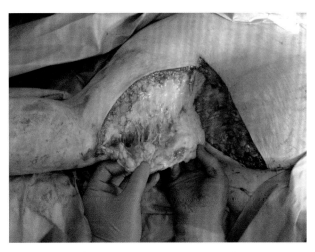

图 27.13 上臂后内侧吸脂术后皮下组织外观，可见分离层面

想外形。再用巾钳固定椭圆形皮缘的内侧和外侧。

一旦固定好腋窝椭圆形皮缘的各点，就可以进行上臂的手术。巾钳沿已分离皮缘的上部，从 E 点经 H 点至 I 点依次分布固定。自上臂多余组织最明显部位开始，通常是上臂中段，将 Pitanguy 皮肤钳固定在巾钳上。医师和助手向上牵拉整块皮瓣，并尽量推进皮瓣，使其再滑动 1cm 或更多。在适度的张力下，利用皮肤钳钳夹下方皮瓣，标记去除范围（图 27.14）。

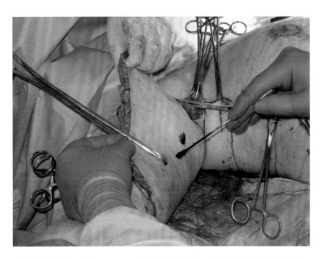

图 27.14 用 Pitanguy 皮肤钳确定切除的多余软组织量

沿上臂边缘进行同样的操作，重复 3~4 次，可确定切除皮缘的边界。连接各点，将皮瓣切除。仔细止血，无须留置引流管。再在腋部和上臂，用巾钳关闭皮瓣边缘。腋部浅筋膜和真皮深层用 2-0 Vicryl（薇乔）可吸收缝线间断缝合，距皮瓣边缘 0.5cm。深层组织也需缝合以减少死腔，用 3-0 的 Monocryl（单乔）缝线做皮内缝合。上臂缝合也用 2-0 的 Vicryl（薇乔）和 3-0 的 Monocryl（单乔）缝线，但深层组织不用缝合。腋部和上臂切口放置棉垫敷料，然后用弹力绷带适当加压包扎上臂。使用裹胸带加压包扎腋窝伤口，如果同时做了乳房手术，可以使用胸罩辅助固定。

以作者的经验，可以同时进行上臂整形术和乳房提升术来改善外侧胸壁形态。手术的顺序是先进行乳房提升术。采用乳房下皱襞的切口手术时，先在侧胸臂至腋窝穹窿区域，用金属缝合器评估皮肤和软组织的多余程度。完成评估后，切除侧胸和腋窝区域多余皮肤和少量皮下脂肪。然后如前所述，从吸脂开始进行上臂整形术。切口缝合的顺序自腋窝向下延伸至侧胸部，止于乳房提升术的下皱襞切口外侧，其余的手术步骤相同。如果自臂外侧区域切除大面积皮肤和软组织，皮肤切口可用缝线和缝合器缝合，引流管可以放置几天（图 27.15）。这些措施能减少腋部血清肿及持续渗液的可能。

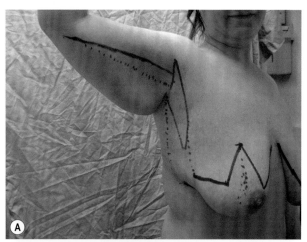

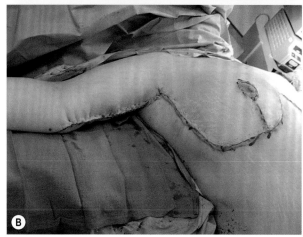

图 27.15 （A）同时行乳房上提固定术、侧胸部整形术和上臂整形术的切口设计。（B）同时行乳房上提固定术、侧胸部整形术和上臂整形术的最终效果

除了上臂，前臂近端也会有多余软组织，尤其是 50 岁以上的妇女。前臂的手术在前述的上臂整形术后进行，在利用 3-0 Monocryl（单乔）缝线行上臂皮内缝合之前。应用 2-0 Vicryl（薇乔）可吸收缝线缝合皮下后，在肱骨内上髁上方，利用订皮技术沿前臂近端评估皮肤和多余软组织的程度。切除近端前臂内侧的皮肤和少量皮下组织。最后用 2-0 的 Vicryl（薇乔）可吸收缝线和 3-0 的 Monocryl（单乔）缝线缝合前臂、上臂和腋窝。

术后护理

　　通常鼓励术后尽早下床活动,上臂整形术通常在门诊进行,尤其是单纯的上臂整形术,术后经过数小时观察便可离院。术后两天去除敷料包扎,并可以允许患者回家淋浴。需要患者术后两周内,在不淋浴时尽量保持腋窝干燥,避免大量出汗及抬高上臂超过肩膀(不是前臂)。可以允许使用前臂及手进行梳洗等日常活动。不需要进行额外包扎。术后两周后可以恢复下肢的剧烈运动。术后六周可以恢复上身以及手臂的剧烈运动。应鼓励患者术后在需要的时候使用镇痛药物,但需要尽快停药。在术后 1 周、6 周、3 个月、6 个月及 1 年时常规随访,通常在术后 3 个月时进行拍照。

结果、预后及并发症

　　通过适当的术前筛选及术前教育,大多数上臂整形术

患者对结果满意。而其中对手术效果满意度最高的患者,通常术前体重指数 <28,或者术前体重指数变化 >20。术前体重指数 >28 且在术前经历过大量减肥的患者,也容易感到满意,但并不容易达到最满意的美学效果(图 27.16)。体重指数 >32 且术前减肥幅度较小的患者,以及体重指数变化 <5 的患者,通常最不满意且改善幅度较少(图 27.17)。获得手术最佳效果的关键,是将上身的整体效果进行考虑。患者不会仅仅因为上臂的改变而满意。如果前臂、腋窝或者胸壁区域没有得到足够处理,患者仍然会感到顾虑。

　　上臂整形术很少有严重的并发症(表 27.1)。对 600 例病例(1 200 只手臂)的回顾表明,伤口裂开是最易发生的并发症,大约占 26%。早期伤口裂开(术后 24~48 小时)发生较少,但手术两周后发生较多。在这些切口裂开的病例中,95% 发生在腋窝穹窿部和上臂之间的伤口。就像其他三角皮瓣一样,皮瓣尖端是最有可能血供不足的。典型的表现就是在术后前几天出现发黑表现,随后大约 2 周时出现伤口裂开。大部分皮肤裂开大小不超过 2cm。避免该并发症是非常具有挑战性的,因为 Z 成形术的伤口必须从腋下延伸至手

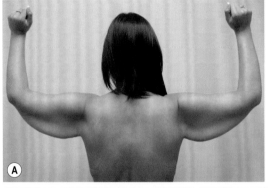
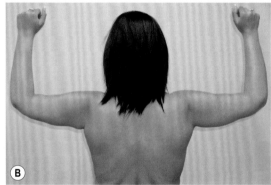

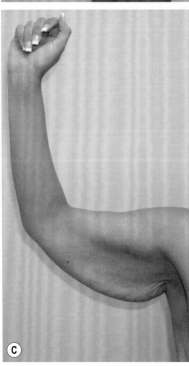
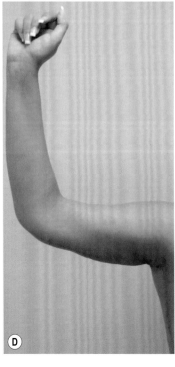

图 27.16　(A 和 C)27 岁女性,3 年体重减少 164 磅(约 75kg)。目前体重和体重指数分别是 202 磅(约 92kg)和 37。最高体重和体重指数分别是 366 磅(约 166kg)和 67。(B 和 D)上臂整形术后 6 个月,可见上臂后中部的瘢痕

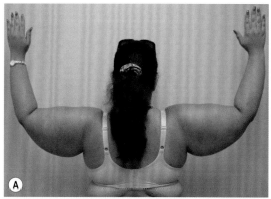
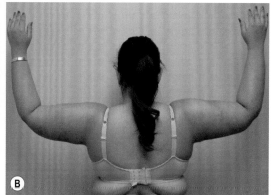
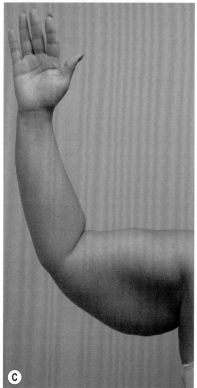
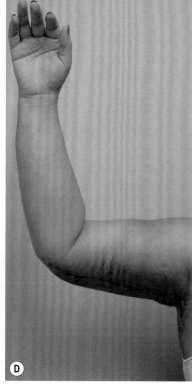

图 27.17 （A 和 C）37 岁女性，7 年年体重减少 45 磅（约 20kg）。目前体重和体重指数是 220 磅（约 100kg）和 37。最高体重和体重指数分别是 265 磅（约 120kg）和 44。（B 和 D）上臂整形术术后 6 个月，可见瘢痕位于上臂后内侧，同时行上臂吸脂术

表 27.1 上臂整形术的并发症发生率

上臂整形术的并发症 [n=600 例(1 200 只手臂)]	发生率
皮肤裂开	26%
血清肿	10%
感染	2.5%
血肿	0.5%
皮肤坏死	0.5%
深静脉血栓	0.2%

臂，以避免瘢痕挛缩。要求患者避免过度拉伸手臂可能有一定帮助，但无法完全解决问题。

伤口裂开的通常通过换药进行治疗。在某些情况下，裂开的伤口可能出现过度的增生肉芽组织，硝酸盐可以有效地改善这类情况。在作者的病例中，血清肿是第二容易出现的并发症，约占 10%，其中绝大部分(90%)发生在上臂中下 1/3 的瘢痕下方。大多数在术后 3 周变得明显，直径约在 1~4cm。

作者最早采用穿刺引流的方法处理血清肿，但该方法的复发率很高。开窗术是在血清肿上方做切口，引流积液，然后将腔隙和皮肤固定在一起。该方法近乎 100% 有效，但会留下更宽的瘢痕。作者如今选择通过瘢痕切口行血清肿引流，并留置橡胶引流管（Penrose 管）。在引流期间患者需使用抗生素。该方法操作渐变，却非常有效。相比起出血和血肿，感染非常少见。术后超过 3 个月出现感觉减退的病例很少，超过 6 个月出现的则更加罕见。尽管几乎在所有手术中都进行了吸脂，但皮肤坏死却非常罕见。作者仅遇见过一例患者在手术后出现深静脉血栓。该患者术后从前臂至上臂可触及线性条索，提示出现浅表性血栓静脉炎。经过上肢静脉超声检查，显示上肢深部血管受到影响。没有发现出现肺栓塞的病例。

二次手术

上臂整形术后的患者进一步的改善诉求通常包括瘢痕的质地和位置以及上肢整体的轮廓,主诉瘢痕质地包括过宽、色素沉着以及增生瘢痕。一些患者觉得他们的瘢痕太明显,希望瘢痕位置能向前或向后移动。对于形态的顾虑则包括多余皮肤或脂肪堆积、轮廓不规则或横行条索等(图27.18)。作者注意到,绝大多数患者的瘢痕成熟后的颜色都与他们的皮肤近似。

总体而言,Fitzpatrick评分较低的患者比评分较高的患者瘢痕色素沉着的消退更快、更完全。除了在瘢痕成熟过程中避免紫外线照射外,作者并没有要求患者使用或购买任何声称可以改善瘢痕恢复的产品。作者并没有发现类固醇注射能更好改善增生性瘢痕。在大多数情况下,类固醇药物注射治疗只是遗留下了同样难看地萎缩样地瘢痕。作者对瘢痕过宽、增生及色素沉着的处理方式是鼓励患者等待瘢痕自然恢复。作者发现,几乎所有上臂地瘢痕最终都会变得不明显,色素沉着和瘢痕增生也是如此。即使患者并不愿意等待过长的时间,作者也建议患者至少等待8~10个月之后再进行处理。要求患者延迟干预,可以等待皮肤和软组织进一步松弛。

作者对不良瘢痕处理方法是切除并重新修复软组织边缘。在绝大多数情况下,作者采取该方法都能明显改善瘢痕治疗。该方法的原理在于,张力是影响瘢痕质量最重要因素,而瘢痕修复术后张力小于初次手术。在修复瘢痕时,如有少量多余软组织和脂肪存在,则先进行吸脂,以减少上臂体积,从而减少切口张力。

患者和整形医生对于完美瘢痕的观点是不一样的。无论哪一种,只要有足量的软组织,就可以对瘢痕位置进行调整。需要再次强调的是,就像瘢痕修复手术那样,吸脂术可以产生大量的多余软组织。二次手术中针对多余软组织采用与初次手术类似的方法。对吸脂手术后局部不平整的处理方法,仅需要进行吸脂手术。吸脂手术后不平整的二次手术难度更大。

过度吸脂最常发生在上臂远端1/3处。这种情况下,需要对其他部位进行吸脂或切除。患者常会抱怨横行条索,在术前条索通常已经非常明显,而对于体重指数较高的患者而言,术后会更加明显,并且经常出现在上臂远端。尤其在瘢痕增生的情况下,横行条索会更加明显(见图27.18)。随着肘关节的反复屈伸,上臂软组织会产生一个永久横行条索瘢痕。尽管在上臂前方横行条索两侧吸脂能大大地缩减横线条索的可见程度,但此种方式并没有对横行条索进行直接处理。这种情况下可以使用Z成形术,但必须谨慎设计切口,因为瘢痕通常位于前面。

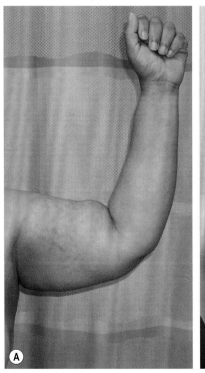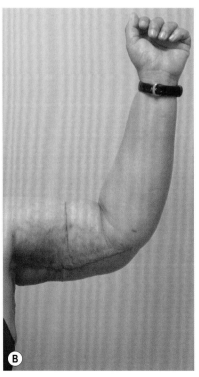

图27.18　(A)40岁女性,体重减少30磅(约17kg)。目前体重和体重指数分别是150磅(约68kg)和28。最高体重和体重指数分别是180磅(约82kg)和34。(B)上臂整形术后3个月,瘢痕位于上臂后内侧,同时行上臂吸脂术。可见瘢痕增生和横向条带

参考文献

1. American Society of Plastic Surgeons. Plastic Surgery Statistics. Available at:<https://d2wirczt3b6wjm.cloudfront.net/News/Statistics/2016/2016-plastic-surgery-statistics-report.pdf.

2. Thorek M. Esthetic surgery of the pendulous breast, abdomen and arms in the female. *Ill Med J*. 1930;3:48–57.

3. Posse RP. *Cirugia Estetica*. Buenos Aires, Argentina: 1946.

4. Correa-Iturraspe M, Fernandez JC. Dermolipectomia braquial. *Prensa Med Argent*. 1954;34:2432–2436.

5. Baroudi R. Dermatolipectomy of the upper arm. *Clin Plast Surg*. 1975;2:485–494.

6. Guerrero-Santos J. Brachioplasty. *Aesthetic Plast Surg*. 1979;3:1–14.

7. Juri J, Juri C, Elias JC. Arm dermolipectomy with a quadrangular flap and "T" closure. *Plast Reconstr Surg*. 1979;64:521–525.

8. Pitanguy I. Correction of lipodystrophy of the lateral thoracic aspect and inner side of the arm and elbow dermosenescence. *Clin Plast Surg*. 1975;2:477–483.

9. McCraw LH Jr. Surgical rehabilitation after massive weight: case report. *Plast Reconstr Surg*. 1974;53:349–352.

10. Hallock GG, Altobelli JA. Simultaneous brachioplasty, thoracoplasty and mammoplasty. *Aesthetic Plast Surg*. 1985;9:233–235.

11. Hauben DJ, Benmier P, Charuzi I. One-stage body contouring. *Ann Plast Surg*. 1988;21:472–479.

12. Goddio AS. A new technique for brachioplasty. *Plast Reconstr Surg*. 1989;84:85–91.

13. Lockwood T. Brachioplasty with superficial fascial system suspension. *Plast Reconstr Surg*. 1995;96:912–920. *Anatomic studies are reported by the author that reveal that the posteromedial soft tissue of the arm in youth is firmly suspended to the clavipectoral periosteum by means of the clavipectoral and axillary fasciae. Loosening of these structures leads to ptosis of the posteromedial arm. On the basis of this anatomic concept, the brachioplasty technique proposed provides anchoring of the arm flap to the axillary fascia and repair of the superficial fascial system to reduce the risk of scar widening or migration and unnatural arm contours. The series included five cases. While the series is small, the article highlights the importance of the superficial fascia system in body contouring surgery.*

14. Temourian B, Malekzadeh S. Rejuvenation of the upper arm. *Plast Reconstr Surg*. 1998;102:545–551.

15. Richards MA. Minimal incision brachioplasty: a first choice option in arm reduction surgery. *Aesthet Surg J*. 2001;21:301–310.

16. Vogt PA. Brachial suction-assisted lipoplasty and brachioplasty. *Aesthet Surg J*. 2001;21:164–167.

17. Abramson DL. Minibrachioplasty: minimizing scars while maximizing results. *Plast Reconstr Surg*. 2004;114:1631–1634. *A short-scar brachioplasty or minibrachioplasty technique is described by the author that limits the scar to the axilla and proximal arm. Eight patients were treated with the technique. Brachioplasty techniques with scars limited to the proximal arm are likely to have a limited scope of utility in the massive weight loss patient.*

18. Reed LS. Brachioplasty with limited scar. *Clin Plast Surg*. 2014;41:753–763.

19. Strauch B, Greenspun D, Levine J, et al. A technique of brachioplasty. *Plast Reconstr Surg*. 2004;113:1044–1048.

20. Taylor J, Shermak M. Body contouring following massive weight loss. *Obes Surg*. 2004;14:1080–1085.

21. Capella JF. *Brachioplasty*. Baker, Gordon Symposium. February 1, 2005, Miami, FL.

22. Pascal JP, Le Louarn C. Brachioplasty. *Aesthetic Plast Surg*. 2005;29:423–429. *A technique for brachioplasty is described where the scar is placed along the posteromedial arm and concomitant liposuction is used to help preserve both deep and superficial lymphatics, reduce damage to vessels and nerves, reduce volume, and allow for better tissue mobilization. The series includes 21 patients. The concepts presented in this article are similar to the techniques discussed in this chapter and those I presented in February 2005 in Miami, Florida, at the Baker, Gordon Conference. Liposuction is a particularly important component of brachioplasty.*

23. Knoetgen J III, Moran SL. Long term outcomes and complications associated with brachioplasty: a retrospective review and cadaveric study. *Plast Reconstr Surg*. 2006;117:2219–2223.

24. Aly A, Cram AE, Pace D. Brachioplasty in the patient with massive weight loss. *Aesthet Surg J*. 2006;26:76–84.

25. Hurwitz DJ, Holland SW. The L brachioplasty: an innovative approach to correct excess tissue of the upper arm, axilla, and lateral chest. *Plast Reconstr Surg*. 2006;117:403–411.

26. Cannistra C, Valero R, Benelli C, et al. Brachioplasty after massive weight loss: a simple algorithm for surgical plane. *Aesthetic Plast Surg*. 2007;31:6–9.

27. El Khatib HA. Classification of brachial ptosis: strategy for treatment. *Plast Reconstr Surg*. 2007;119:1337–1342.

28. Gusenoff JA, Coon D, Rubin JP. Brachioplasty and concomitant procedures after massive weight loss: a statistical analysis from a prospective registry. *Plast Reconstr Surg*. 2008;122:595–603. *The authors analyze data from a prospective registry of massive weight loss patients who underwent brachioplasty alone or with concomitant operations to identify statistically significant complications. Outcome measures included operative time, time since gastric bypass, need for revision, arm liposuction, and complications such as seroma, dehiscence, hematoma, infection, and nerve injury. Patients with a greater change in body mass index had a higher chance of wound infection. Longer operative time was associated with increased rates of surgical complications at the operative site. There was a trend towards increased complications when arm liposuction was combined with brachioplasty. The series included 101 cases. This article is particularly important in that it reviews a relatively number of cases and makes conclusions based on data.*

29. Bruschi S, Datta G, Bocchiotti MA, et al. Limb contouring after massive weight loss: functional rather than aesthetic improvement. *Obes Surg*. 2009;19:407–411.

30. de Runz A, Colson T, Minetti C. Liposuction-assisted medial brachioplasty after massive weight loss: an efficient procedure with high functional benefit. *Plast Reconstr Surg*. 2015;135:74e–84e.

31. Knotts CD, Kortesis BG, Hunstad JP. Avulsion brachioplasty: technique overview and 5-year experience. *Plast Reconstr Surg*. 2014;133:283–288.

32. Nemerofsky RB, Oliak DA, Capella JF. Body lift: an account of 200 consecutive cases in the massive weight loss patient. *Plast Reconstr Surg*. 2006;117:414–430.

33. Aly AS, Capella JF. Staging, reoperation and treatment of complications after body contouring in the massive-weight-loss patient. In: Grotting J, ed. *Reoperative Aesthetic and Reconstructive Surgery*. 2nd ed. St. Louis, MO: Quality Medical Publishing; 2007:1701–1740.

34. Geerts WH, Heit JA, Clagett GP, et al. Prevention of venous thromboembolism. *Chest*. 2001;119:132S–175S.

35. Buchwald H. Obesity comorbidities. In: Buchwald H, Cowan SM, Pories WJ, eds. *Surgical Management of Obesity*. Philadelphia, PA: Saunders, Elsevier; 2007:37–44.

第 28 章

减肥后形体重塑

Jonathan W. Toy, J. Peter Rubin

概要

- 肥胖是一个全球性问题。随着减肥手术量的增长,大量减肥后通过整形手术重塑体型的需求也在持续增加。
- 对大量减肥后的患者进行术前评估,包括完整的病史采集和体格检查,以及体重变化、既往手术史和营养状态等关键信息。
- 对大量减肥后接受塑形手术的患者,在术前必须评估其是否并发有精神疾病。
- 患者管理的基本要素包括:术中的体位,保持中心体温,预防静脉血栓形成和优化医疗。
- 腹部是大量减肥后患者最常见的治疗部位,常伴有腹壁疝,必须保持高度警惕。
- 在大量减肥后患者中,为获得满意的美学效果,多数的病例需要做环躯干的身体塑形。
- 多部位联合手术的前提是安全,需根据患者的偏好、手术室的配备情况、麻醉时间和患者的整体健康状态进行选择。

肥胖

定义与流行病学

超重与肥胖是指体重超过了公认的健康体重范围。用于肥胖患者分级的主要测量指标是体重指数[1]。世界卫生组织关于超重的定义是体重指数在25~29.99之间。体重指数大于30即定义为肥胖,Ⅰ级肥胖患者的体重指数介于30~34.99[2]。在新的分类方法中增加了超肥胖(50~60)和极度肥胖(>60)(表28.1)[3]。

在美国,肥胖症患者的数量正在以惊人的速度增加[4]。在2012年,美国成年人群肥胖的患病率是34.9%[5]。约5%

表 28.1 体重指数与肥胖分级

体重指数	分级
<18.5kg/m²	体重过低
18.5~24.9kg/m²	正常体重
25.0~29.9kg/m²	超重
30.0~34.9kg/m²	Ⅰ级肥胖
35.0~39.9kg/m²	Ⅱ级肥胖
40.0~49.9kg/m²	Ⅲ级中度肥胖
50.0~59.9kg/m²	Ⅲ级超级肥胖
≥60.0kg/m²	Ⅲ级极度肥胖

的美国人被认为是病态性肥胖[6]。全球范围内超重和肥胖的人数估计约有17亿[7]。

肥胖不仅是总死亡量的一个独立的危险因素,也是重大疾病如冠心病、2型糖尿病、高血压、某些恶性肿瘤和肌肉骨骼疾病的致病因素[8]。肥胖所导致的社会心理问题也不容忽视[9]。事实上,肥胖即将超过吸烟,成为美国人的主要致死病因[10]。肥胖所致的社会生产力降低和医疗成本升高,持续增长的发病率和致死率等现状,迫使政府采取干预措施[11-13]。

肥胖的病因比最初设想的要复杂得多。虽然可以简单地被理解为“摄入的能量大于消耗”,但其他因素,包括遗传、环境、心理因素,也会产生影响[12]。众所周知,肥胖极难治疗,常对多种形式的治疗产生抵抗。胃分流术已被证实对轻中度肥胖患者有效,能够长期稳定地控制体重,性价比高[14,15]。减肥手术并发症的降低与安全性的提高使减肥手术量增加,越来越多的患者希望通过手术去除减肥后残留的相对过多的皮肤和脂肪组织[16,17]。

通过手术或者单纯的节食和运动所达到的大量减肥,被界定为体重减轻超过50磅(约45.4kg)。整形外科医师需要对传统的手术方式和技术进行改进,以适应这一新兴患者群所特有的畸形外观的治疗。

减肥的方法

控制饮食和运动

在任何减肥方案中,控制饮食和运动都会起到重要的作用。简单地说,为了减肥,热量的摄入必须小于全身能量的支出,以消耗内生甘油三酯[18]。热量限制的方式可以是减少热卡摄入,也可以调整要素饮食的类型(如脂肪、碳水化合物)[19,20]。遵循推荐的饮食方案:女性每日摄入1 000~1 200kcal,男性每日摄入1 200~1 600kcal,通常能达到每周减肥1~2磅(约0.45~0.91kg)的目标。大多数情况下,建议在减肥初期的6个月内减掉原始体重的10%[21]。事实上,长期研究发现,单纯控制饮食的方法对肥胖的治疗无效[21,22]。

减少热量摄入的同时通常还需要坚持运动或健身。坚持运动能长期、有效地维持减肥的效果[23,24]。单纯的运动但不改变高热量的饮食结构,不能达到显著减肥的效果[25]。

药物治疗

过去人们使用过两种有厌食效果的药物:芬氟拉明和芬特明,两者均被美国食品药品管理局(Food And Drug Administration,FDA)批准为单独用药。但是,由于与原发性肺动脉高压和瓣膜性心脏病的发展有关,这些药物并不常用于治疗肥胖[26-29]。

目前,减肥药已被FDA批准用于体重指数≥30或体重指数在27~29.9之间,并伴有与肥胖相关的并发症的治疗[18]。大多数减肥药物是食欲抑制剂,仅被批准于短期使用,通常在患者体重恢复正常后就该停药[30]。

减肥手术

减肥手术已被证实可以改善病理性肥胖,甚至治愈一些长期以来被认为采用医疗手段很难治愈的慢性疾病。减肥手术最显著的作用可能是能减轻2型糖尿病。1995年,Pories等率先报道了具有里程碑作用的研究结果,减肥手术能够显著在血糖控制中发挥显著作用[14]。进一步的研究证实,减肥手术对2型糖尿病的有效率可达到83%和86%[31,32]。早在在术后几天就能发现糖尿病的改善,在体重减轻前糖尿病就可能被治愈[14]。

减肥手术被认为是美国第二常见的腹部手术[33]。减肥手术后,糖尿病,高脂血症,高血压和睡眠呼吸暂停均得到改善[6,34,35]。减肥手术后患者的预期寿命延长[34,36,37]。减肥手术能在术后1年内持久且稳定地减轻体重,效果是非手术治疗的3~4倍[6,38]。

减肥手术作为肥胖症治疗的一种方法,适应证包括:体重指数>40或在35~40之间,且伴有高危合并症,药物治疗无效,多学科会诊,对病情与手术充分知情,手术预期现实,并承诺长期随访的患者[39-41]。

现有多种手术方法可用于治疗肥胖症。整形外科医生应了解各种方法的特点。手术方法主要可分为3类:限制性的、降低吸收的和两者结合的。

限制性手术可通过手术制造一个限制了出口的胃小囊,以产生饱腹感,从而限制食物的摄入[42]。限制性手术的优点是减轻了以往长期抑制吸收类手术所导致的营养吸收不良。垂直带状胃成形术要在胃食管接口以下几英寸处作一个圆形窗口,造一个小的垂直囊。并发症包括胃食管反流、吻合口狭窄或变宽,以及与胃旁路术稳定的减肥效果相比体重减轻不明显,后者导致该手术的实施量下降[43-46]。

目前,比较流行的是纯限制性减肥手术是腹腔镜可调节胃束带术(laparoscopic adjustable gastric banding,LAGB),在胃食管交界处下方1~2cm处的胃上部放置一条环形束带,形成一20~30cc的上部胃小囊[44]。经一皮下部件可向约束带内注射盐水,通过调节注入的盐水量来调节约束带的收缩程度。由于胃肠道的吸收表面是不变的,因此降低了营养吸收不良的风险。该方法体重下降的范围是52%~68%[47-50]。与结合了限制性和减少吸收方法相比,LAGB的缺点是体重减轻少,遗留了永久性腹腔异物。LAGB的最严重并发症之一是将装置侵蚀入胃内,需要手术去除束带[51]。基于LAGB的安全性和有效性的数据不断积累,可以预见该方法的使用量会显著增加[45,52]。

单纯减少吸收的手术可改变营养的吸收,干扰消化过程。最常见的技术包含了限制性与吸收不良的机制,而非单纯的吸收不良。胆胰分流术(biliopancreatic diversion,BPD)包括部分胃切除以减小胃的大小,以及建立吸收不良的残端,保留50cm的共用通道用于吸收。BPD的主要并发症包括蛋白质热卡性营养不良、贫血和骨质疏松[43,44,46]。此手术会造成严重的吸收不良,还可能发生吻合口溃疡、大便过频与恶臭和倾倒综合征[51,53]。

目前在美国,最流行的减肥手术是胃旁路术,或空肠Roux-en-Y胃旁路术(Roux-en-Y gastric bypass,RYGB)。胃和胃出口的大小都受到限制。这是一种结合了限制性和吸收不良的组合手术方法,该方法通过吻合到胃出口上的空肠长度决定来决定吸收减少的程度[54]。RYGB有多种术式变化。

整形外科医生最关注的是减肥手术的晚期并发症[51],包括体重减轻不足、精神状态欠佳、倾倒综合征以及营养不良[43,53,55]。摄入足够的热量和营养素是术后伤口愈合的基石。减肥手术后可能会出现叶酸、钙、维生素B_{12}和铁的缺乏。每日补充维生素可降低神经系统和血液系统的并发症[56]。有研究报道,减肥手术后周围神经病变的发病率为16%[57]。表28.2总结了各种减肥方法的利弊。

减肥后塑形手术的发生率与手术决定

体重减轻后,赘余皮肤会导致身体出现功能性问题,因此患者仍会愈发感受到肥胖造成的负担。Reiffel等的研究

表 28.2　各种减肥方法的优点与缺点

减肥方法	优点	缺点
饮食与运动	无创	单靠饮食调整通常不能长期有效
药物治疗	无创	油性大便 脂溶性维生素吸收不良 大便失禁
减肥手术程序	可能改善病理性肥胖或多种慢性疾病	有创
垂直带状胃成形术（VBG）	营养吸收不良风险低	胃食管反流 吻合口变窄/变宽 与其他减肥手术相比，体重减轻不明显
腹腔镜可调节胃束带（LAGB）	约束带的收缩程度可调节 营养吸收不良风险低 胃肠道吸收表面不变	与其他减肥手术相比，体重减轻的程度较小 设备侵蚀到胃中 需要手术去除束带
胆胰转移（BPD）	限制机制和吸收不良机制	蛋白质热卡性营养不良 贫血 骨质疏松 吻合口溃疡 便频/恶臭 倾倒综合征
胃旁路手术（RNYGB）	限制机制和吸收不良机制都有多种术式变化	营养缺乏 倾倒综合征

表明，仅有 11.6% 的减肥后患者会选择接受塑形手术[58]。不接受塑形手术的最常见原因是费用高昂和对手术选择的意识不足[59]。Al-Hadithy 等的另一项研究则表明，73.4% 接受减肥手术的患者希望在体重减轻后接受塑形手术[60]，而 Gusenoff 等报告的手术率则为 11.3%[61]。曾有相关研究指出，社会经济地位较高的患者接受减肥后整形手术的可能性更大。在很多情况下，由于整形手术被其视为低优先级事项，因此这类患者无法及时提供手术费用，或其费用受限于某些特定条件。

诊断/表现/评估

病史

患者评估包的病史要完整，必须问清既往的减肥方法。有关患者体重的关键信息包括：

- 既往减肥手术的时间和方法。
- 最大，最小和当前体重以及体重指数。
- 目标体重。
- 最近（过去 3 个月）体重变化[62]。

其他重要病史包括：

- 既往或目前是否吸烟。
- 既往手术史。
- 既往妊娠史与未来的妊娠计划。
- 乳房病史，包括既往的手术史、癌症史、家族史、乳房

X 线检查史、乳房活检史。

- 既往是否发生过深静脉血栓、肺栓塞或凝血功能障碍。
- 精神病史
- 一般患病情况。

在减肥之前，许多患者都患有多种肥胖伴发疾病，这些合并症在减肥后常常能得到显著改善或治愈。这些效果通常在减肥手术后的 2~5 个月内发生[63]。还必须评估胃旁路手术的后遗症，包括病史，既往与现在是否发生倾倒综合征或长期的呕吐。

营养状况的筛查很重要[64]。根据文献报道，每天蛋白质的摄入量应达到 70~100g，以前用测量血清蛋白质来监测减肥手术后患者的身体蛋白质状况。减肥手术后，蛋白质是能影响和反映低白蛋白血症、贫血和水肿的主要营养物质之一。在空肠 Roux-en-Y 胃旁路手术的患者中，最常见的蛋白质缺乏原因日常状态下因胆胰分流造成的蛋白质吸收障碍[40,64]。摄入蛋白质对于伤口愈合必不可少，尤其是在完成身体多部位塑形手术后。前白蛋白和白蛋白水平表明了蛋白质摄入和吸收状态。术前可能需要补充蛋白质。

营养素和维生素缺乏中，以维生素 B_1、叶酸维生素 B_{12} 和铁缺乏最常见[65,66]。目前与过去的营养补充情况基本能反映现实状态。营养不良最常见于抑制吸收类手术，如 Roux-en-Y 胃旁路术和胆胰分流术[64]。

贫血在大量减肥人群中并不少见，可能与全身状况或特定的营养缺乏有关。尽管贫血主要与缺铁有关，但微量营养素如维生素 B_{12}、叶酸、铜、脂溶性维生素 A 和 E 或锌的

缺乏也可能会导致贫血[67,68]。完整的血液学检查包括测量铁的储藏量，尤其是高危患者。在某些情况下，缺铁可能对很难通过口服制剂矫正，需要通过更积极的肠胃外铁治疗、输血或外科手术干预[65]。各种胃旁路手术都可能合并缺铁情况。

体格检查

系统的体格检查包括对皮肤赘余程度、脂肪分布、赘肉的数量和位置、剩余皮肤的质量和弹性，这些因素将指明哪些部位需要进行塑形手术。典型的患者可预测周身组织下垂的类型。

附着区是筋膜附着到深层肌肉系统形成的比较紧致的区域，作用是将松弛下垂的在此区域与深部组织固定。大多数大量减肥的患者，附着区域位稍远部位的皮肤与软组织，包括外侧躯干的组织会出现下垂[69]。通过夹捏试验可以预估皮肤组织的切除量，这可能还有助于确定转移组织量（远离夹捏部位受影响的组织）[70]。

既往手术的瘢痕要着重标记，因为这些部位的血供会减少，在手术过程需要对手术方式进行调整。通常，腹直肌剥离可能被覆盖。腹疝是可缩小或不缩小，但疝的边缘能触及。应当进行乳房检查，注意包块、乳头乳晕复合体的位置和被覆皮肤的质量。不对称的患者要指出来。注意记录胸侧方赘肉。拍摄标准照片。

检查

适当的医学检查至关重要。常规请内科、精神科和其他与患者治疗相关的医生会诊。检查包括胸部 X 线检查、心电图、血常规、凝血功能、前白蛋、白蛋白水平，育龄女性的妊娠筛查，如果考虑进行乳房手术，则应进行乳房 X 线检查[71]。对疑似疝的患者进行腹部 CT 检查以完善手术计划。

患者术前沟通和教育

术前沟通能了解患者的手术目的、期望值和最关心的手术部位。患者对自己身体提问最多的部位，特别是在有多个部位都需要进行手术的情况下，要优先予以治疗。讲解可以同时进行塑形手术的部位，与患者讨论分阶段进行手术的适当方法。患者必须意识到，大面积皮肤切除会遗留一定长度的瘢痕，必须愿意为追求更好的体型而付出代价。

术前宣教必须集中在术前和术后的期望值、手术过程的时间以及多部位手术后恢复的时间以及恢复后的形状。由于大多数外科医生在术后初期留置引流管，必须对患者提供有关引流管护理的信息。患者必须在家中获得适当的社会支持，以便顺利康复。对于腹部手术后，患者最好不要举起重于 10 磅（约 9.1kg）的物品。

禁止服用具有潜在出血倾向的药物（包括中药）很重要。大多数外科医生在进行塑形手术时将吸烟看作相对或绝对禁忌证。戒烟有助于减少皮瓣丢失和伤口裂开、感染

等伤口并发症[72,73]。尽管目前尚无共识，但常用的指导原则是，在择期整形美容手术前后至少戒烟或行尼古丁替代疗法 4 周[74]。

签署知情同意书是术前沟通的重要环节。患者必须知道，大量减肥后的身体塑形可能需要多次手术，而且可能要修改方案。必须向患者强调外科医生修改手术方案的原则，以及二次手术（进一步收紧皮肤）的区别。通常，大量减肥患者术后会出现轻度至中度的皮肤松弛，因此需要进一步的皮肤切除。在切除范围内，也可能出现轮廓不规则和术后的猫耳畸形。美国整形外科医师协会提供了有关大量减肥后身体塑形患者知情同意的全面指南[75]。

患者选择 / 手术时机

将进行大量减肥后塑形手术的患者，体重应与目标体重相差不大，并在术前至少 3 个月内体重稳定。此体重通常与减肥手术后的 12~18 个月期间的体重。体重指数小于 35 是比较安全的，体重指数 >35 的患者手术并发症的风险会增加[76-78]。在理想情况下，大量减肥后接受塑形手术的患者体重变化应在目标体重的 10%~15% 内，并且在过去的 3~6 个月内体重波动不大（体重稳定）[42]。Constantine 等报道过减肥 50~100 磅（约 45.4~90.7kg）的患者不会增加切口并发症的风险，但是当减肥 >100 磅时风险会增加[79]。

体重指数较低的患者的美学效果较好。一般而言，体重指数为 25~30 最理想，患者体重指数 >32 时美学效果可能有限[80,81]。同时，高体重指数会增加并发症的发生率，尤其是血栓类并发症，例如形成深静脉血栓[82,83]。高体重指数的患者建议进一步减肥，减到理想的体重指数后再回来接受手术。但对腹壁过度松垂呈巨大囊袋的患者，可放宽条件。此类患者在切除腹部多余的脂肪后，会因运动增多、生活质量或卫生状况改善而获益，而且体重也会进一步减轻[84]。

患者同时患有其他严重疾病、精神疾病、期望不切实际或目前在吸烟时，术前要严格筛查。在第二次术前沟通时仍需要对这些问题进行评估，只有在上述问题得到改善或解决后才安排手术。

作者认为，对于身体塑形手术，系统性疾病是全身麻醉的绝对禁忌证。相对禁忌证包括主动吸烟、体重指数 >35、未矫正的凝血功能障碍、影响伤口愈合的严重疾病以及使患者处于高手术风险中的全身性疾病。

减肥后塑形患者的心理评估

大量减肥被许多人认为是"改变人生的事件"。身体塑形手术也是如此。应该对患者的体重减轻表示祝贺。术前和术后的心理咨询作为常规的工作至关重要。在康复期间，家庭和社会支持会对患者提供帮助。

减肥手术之前，多达 1/3 的患者至少有一项精神类疾病的诊断；接受减肥手术的患者中约有 40% 正在进行某种形式的心理治疗[85,86]。情绪障碍、人格障碍和体像障碍是最

常见的症状。有双相情感障碍和精神分裂症病史的患者必须慎行外科手术。对高度怀疑的患者必须在术前进行全面的精神科检查。据报道,大量减肥后,许多患者的精神状态得到改善,尽管时间短暂[87]。然而,可以发现,在进行塑形手术后,患者的生活质量与情绪都得到了改善[88]。

患者安全和术中注意事项

任何塑形手术均应在经过充分认证的门诊或医疗机构中进行。拥有熟悉身体塑形术的手术室工作人员,是手术安全、高效完成的保障。麻醉师应熟悉减肥患者术后的恢复过程,感知患者的生理与心理变化(框 28.1)[89]。

框 28.1　塑形术的安全性和术中注意事项

- 手术应在经过认证的门诊或医院内实施。
- 预防体温过低至关重要。
- 必须预防静脉血栓形成。
- 注意患者的体位。
- 手术时间长短很重要。

预防体温过低至关重要。由于手术时间长、创伤大、患者大部分身体暴露等原因,必须对所有患者进行认真监护。体温应保持在 35℃以上。作者采用空气压缩加热毯对麻醉前的患者进行预升温。在手术期间持续保温,需采取一系列措施,如提高室温、使用压力电热毯、对所有输液进行加热处理和使用手术床加热垫等。

预防静脉血栓形成要从多个环节入手。手术时间过长、腹壁紧缩与腹壁整形术常常会使腹内压升高,易形成深静脉血栓(deep vein thrombosis,DVT)和肺栓塞。术前询问 DVT 危险因素的病史,采取措施小心预防,能降低 DVT 的发生率。危险因素包括年龄增大,恶性肿瘤,自然流产史,遗传性或后天性血栓形成,外源性雌激素的使用,妊娠以及既往的静脉血栓栓塞等,这些都提醒整形外科医生应警觉 DVT 发生的风险会增加[90-92]。

可采用美国胸科医师学会提供的预防 DVT 的指南[93,94]。建议早下床活动、使用下肢间歇性气动加压设备和弹性袜,预防性使用低分子量肝素或普通肝素等药物[90]。术前预防用药并不能在术后 6~12 小时内发挥作用,而且行 2 小时内手术发生出血的风险反而增大[95]。非骨科手术患者预防 VTE 的指南于 2012 年发布[93,94]。

患者合理的体位可使手术顺利进行并预防产生继发于压力的各种并发症。塑形手术常采用俯卧位,突出部位的压力,例如胸部,生殖器和面部,必须降至最低。气管插管的位置必须要维护好。已有报道俯卧位致失明的报道,术中务必避免压迫眼球[96]。俯卧位时,应将患者置于 15°的头高脚低位,以防止压迫眼球[97,98]。可能发生神经和血管压迫症状[99]。

手术时间长短是一个重要的参考因素。多个部位的身体塑形手术的时间显著延长。多个部位塑形同时进行,会显著延长手术时间。如果患者改变体位,也会增加手术时间。

对身体塑形手术,尚无公认的时间限制。外科医生应根据手术环境,手术风险和团队技术水平来考虑手术时间。

各解剖部位的手术技术

腹部塑形

第 23 章详细介绍了腹壁成形术。本章专门对大量减肥后患者的腹壁成形术进行了回顾(框 28.2)。

框 28.2　大量减肥患者的腹部塑形

- 皮肤脂肪切除术主要是一种重建性手术,旨在从体重不理想的患者的腹部前部去除皮肤和脂肪。术语"腹壁成形术"主要是一种美容手术,涉及去除腹部皮肤和脂肪,以及收紧腹壁肌肉组织和重建脐部。
- 腹壁疝和脐疝在大量减肥后人群中很常见。术前必须保持高度警惕,并寻找出这些结构异常。
- 可能需要垂直切除躯干部皮肤和脂肪(鸢尾式腹部成形术)以横向收紧腹部。必须尽量减少皮瓣的剥离。
- 如果患者的皮肤和软组织呈环形堆积,行低位躯干提升术或腰腹部脂肪切除术可能美学效果要优于皮肤脂肪切除术或单纯的腹壁成形术。
- 生殖器部位或阴阜可能需要修薄并再悬吊。
- 腹部严重松垂的患者,可能需要在切除术中使用特殊的升降设备。

畸形 / 患者评估

腹部是大量减肥后患者到整形外科寻求沟通最多的部位。问题主要有腹部皮肤松垂、皮肤褶皱反复摩擦导致糜烂、感染、行动受限、性生活困难。大量减肥后的腹壁成形术或皮肤脂肪切除术,能使患者身体形态更完美,主观生活质量提高[100]。

为进行腹部塑形,要对患者的目前情况进行评估,除了完整的病史外,还包括:

- 腹部皮肤的质量和弹性;
- 是否存在多个皮肤皱襞;
- 肥胖和皮肤皱襞肿胀的程度;
- 腹腔内与腹外脂肪堆积的程度;
- 是否存在腹直肌分离;
- 腹疝,脐疝的存在与否;
- 有无手术瘢痕;
- 外侧和环形组织过多的程度;
- 是否伴发生殖器畸形,包括阴阜下垂。

手术设计与技术

皮肤脂肪切除术是一种功能性手术,旨在缓解因腹部皮肤与脂肪过度下垂产生的症状。它适用于体重指数较高或有严重伴随疾病的患者。它被认为是一种仅去除皮肤和脂肪的功能性、重建性手术。对皮肤、脂肪进行有限的剥离,不做皱襞手术。传统腹壁成形术的风险最小。在大量减肥的患者，脐部的蒂可能较长，不易塑形，术者可能会切除脐部蒂、再造一个新的肚脐。

与皮肤脂肪切除术形成对比的是腹壁成形术。这是一个传统意义上出于美学目的而进行的手术，不仅包括去除皮肤和脂肪，还包括腹壁收紧和脐部重建。患者通常达到或接近目标体重。

对组织赘余程度的评估很重要，不仅要从正面观察，还要从侧面及各个角度观察。皮肤脂肪切除术或腹部整形术将切除前面的皮肤和脂肪。但是，如果过多的皮肤和脂肪延伸到侧面和后面，这些部位就无法手术。在这种情况下，可能会在侧面形成较大的猫耳畸形。改变手术方式，采用下部躯干提升术、吸脂术或环形脂肪切除术，可以矫正此类畸形。应该在术前对此进行记录并与患者讨论。

对原有的手术瘢痕要格外小心。既往手术切口周围的组织皮瓣上提要当心血供的问题。有限剥离（掀起瘢痕）能降低皮瓣坏死的风险。术前还应查找可能导致皮肤坏死的危险因素，如果存在，应尽量减少术区的剥离范围。

随着微创减肥手术的引入，腹壁切口疝变得越来越少。必须确保在腹壁整形、重建后，腹腔能在无张力的情况下容纳腹腔内容物。如果不是这样，患者首先要使用腹带进行支持治疗，建议其在进一步减肥后再行腹壁成形术。

腹部直疝或脐疝可通过腹部低位横切口进行腹壁修复。小到中度的腹壁疝可在其他身体塑形手术的同时进行修复，手术难度不大。但是，较大的腹壁疝则需要进行更广泛的解剖和粘连松解。在这些情况下，为安全起见，同期手术的数量就要减少[71]。

由于伤口裂开和感染的风险较高，作者在进行腹壁重建时倾向于不使用人造的修复材料。腹壁结构剥离是修复腹疝的一种优秀技术，可避免使用网状补片[101]。

必须考虑最终瘢痕的位置。下腹壁的横切口位于女性会阴联合上方 6cm，男性阴茎根部上方 6cm。这一位置可使最终的瘢痕隐藏在患者的内衣中。

腹部塑形和重建方法的变化

对于上腹部明显松弛的患者，可行躯干垂直切口联合下腹壁横切口的鸢尾式腹壁成形术（图 28.1）[102,103]。限制垂直切口边缘剥离范围的做法是明智的。要尽量保留皮肤穿支血管，并避免皮瓣尖端的张力过大，保持皮瓣的血供[104]。通过垂直切口进行脐部重建，术后需要对脐周切口减张以维持脐部的形状，避免张力所致的脐部增大或变形。要修剪垂直切口的头侧端周围的皮下脂肪，以避免形成猫耳畸形。鸢尾式腹壁成形术的优点是能够改善上腹部轮廓和腰部曲线（图 28.2），缺点是有腹壁垂直瘢痕，在男性可能出现因腰部

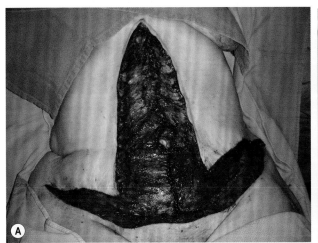
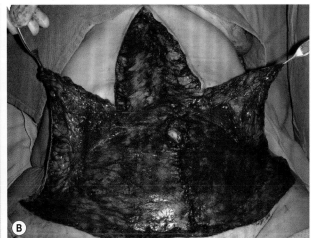
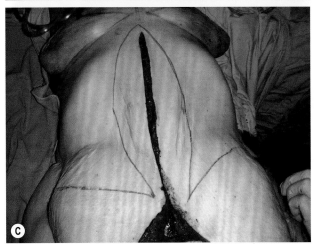

图 28.1　鸢尾式腹壁成形术的手术方法。(A)标记预估切除范围。皮瓣的分离最小化。(B)首先横向切除组织，然后纵向切除。(C)保留腹壁穿支血管可使皮瓣坏死和伤口愈合并发症的风险降至最低。关键是减少剥离

收的过紧形成女性化的体型。据报道,鸢尾式腹壁成形术的并发症发生率与传统的腹部成形术相当[105]。

大量减肥后的患者常常有耻骨/阴阜区的松垂。使用不可吸收缝线将腹前筋膜与耻骨区的浅筋膜系统缝合3~5点,有助于这些部位的复位(图28.3和图28.4)。可能需要修薄耻骨区的腹壁浅筋膜(Scarpa筋膜)下的脂肪组织,以匹配腹部皮瓣的厚度。如果行阴阜悬吊,则应在术前告知患者术后可能会出现尿流角度的一过性改变。

极端情况下,男性耻骨部位脂肪过多、组织松垂可能会导致阴茎被掩埋,从侧面看不见阴茎体和龟头(图28.5)[106]。由于阴茎是由悬韧带固定的,而腹部脂肪则没有被固定,因此腹部脂肪的增多会导致阴茎隐匿情况的发生[107]。隐匿阴茎处易反复感染、且长期潮湿浸渍,可能引发阴茎皮肤糜烂和瘢痕形成,将进一步加重阴茎挛缩。此外,隐匿阴茎患

者常常苦不堪言,常伴有排尿功能异常、卫生状况差以及性交困难[108]。这类畸形的矫正很复杂,目前已开发出多种技术,包括耻骨上皮肤脂肪切除术,耻骨阴囊粘术连联合吸脂术[109-112]。

要特别关注严重腹壁松垂、形成巨大囊袋状的患者,因均伴有较高的体重指数,他们更易罹患其他严重的系统性疾病。活动受限、卫生问题(反复出现糜烂和湿疹)和慢性淋巴水肿,在切除术后都能得到缓解[113,114]。由于要切除大量组织,需要使用特殊的提升装置以便暴露切口[76,115]。谨记可能发生切口疝或脐疝,因此要在腹壁皱襞皮肤边缘放置Steinman针。这些针可以连接到Hoyer液压升降机。提升腹壁皱襞促进了皱襞内的静脉回流,方便了对大血管的控制。术中必须使用血管夹或止血带止血。在大多数情况下,必须切除脐部(图28.6)。

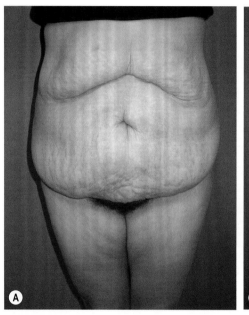
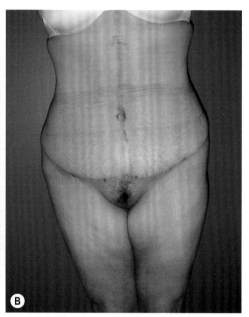

图28.2 鸢尾式腹壁成形术。38岁女性,减肥50kg。术前(A)和术后12个月(B)。注意腰部的改善

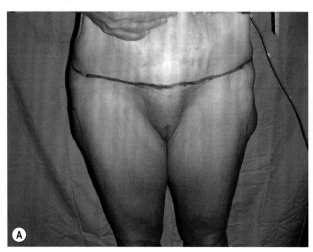
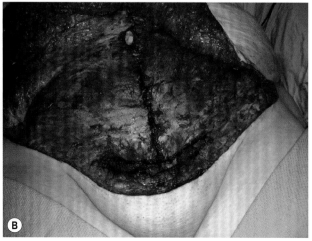

图28.3 阴阜矫正与再悬吊。腹壁成形术切口标记在外阴连合上方6cm。(A)为切除腹壁赘肉,切除阴阜处深部脂肪组织好。阴阜的厚度应与腹部皮瓣的厚度相匹配。楔形切除延伸至耻骨联合(B~D)

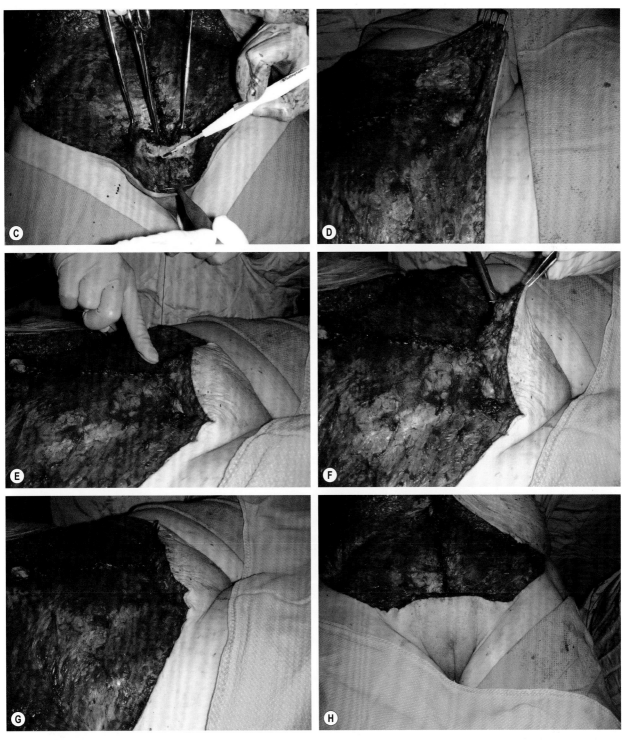

图 28.3(续)　(E 和 F)将阴阜深面缝合在腹壁上。(G 和 H)可见阴阜的饱满与下垂程度减小

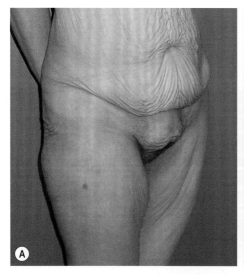

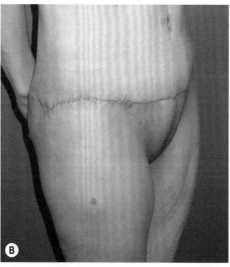

图 28.4 阴阜下次矫正。49岁女性,伴有明显阴阜下垂。腹壁成形术术前(A)和术后(B)。注意,通过缩小阴阜的体积可改善生殖器的外形和位置

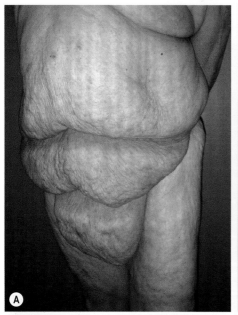

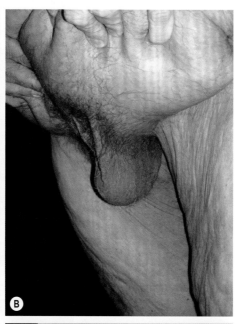

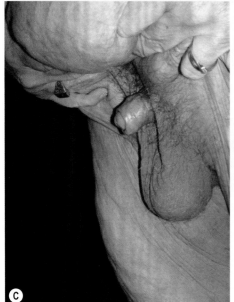

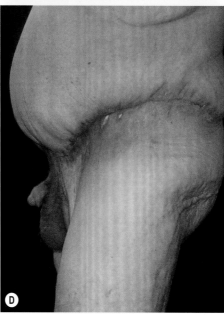

图 28.5 隐匿阴茎。53岁的男性伴有严重腹壁松垂和埋藏阴茎。阴茎已退缩到松垂组织内(A 和 B)。本例患者可手拔出阴茎(C)。皮肤脂肪切除术后,生殖器的外观和暴露情况得到改善(D)

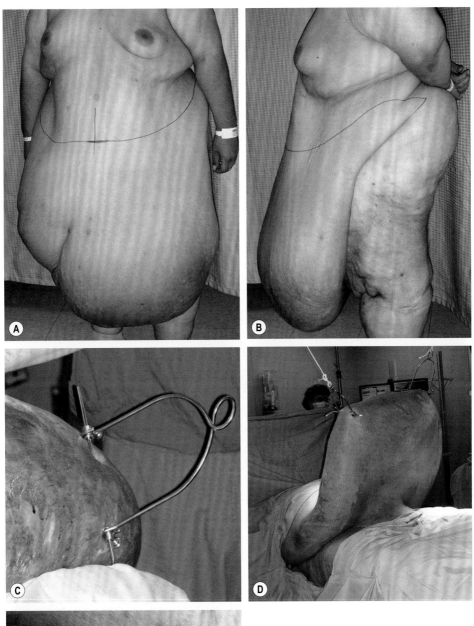

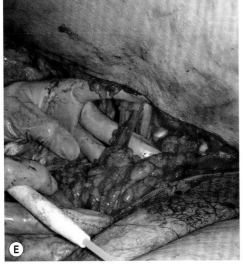

图 28.6 严重腹壁松垂。42岁男性，胃束带术后（体重从352kg减至236kg），术前严重的腹壁松垂导致患者功能性瘫痪（A和B）。在腹壁松垂边缘插入骨科针，用牵引弓固定，上提牵引，将松垂的腹壁悬吊于高位（C和D）。遇到大血管时通常要予以结扎（E）。切除的腹壁组织的总重量为61kg

并发症

术后早期可能会出现局部并发症，包括血肿、血清肿、伤口感染和伤口裂开。可能出现瘢痕位置或腹壁轮廓不对称。切口两端猫耳畸形较常见，但如果在手术计划和手术方法选择阶段就加以注意是可以避免的（例如将术式改为躯干环切术）。生殖器部位的再悬吊可能会引起暂时性的尿流改变。

其他并发症包括深静脉血栓形成、肺栓塞、切除过度或切除不足。组织松垂复发很常见，可能需要进一步行皮肤紧致术。

低位躯干提升术 / 臀部塑形

第 25.2 和 25.3 章介绍了低位躯干提升术（环形脂肪切除术）。下文将特别针对大量减肥后患者的低位躯干提升术进行回顾（框 28.3）。

框 28.3　低位躯干提升术

- 对周身皮肤和脂肪过多的患者，单纯行腹部手术不是理想选择。低位躯干提升术环形脂肪切除术将提供更佳的美学效果。
- 大腿外侧软组织的不连续剥离将有助于调整组织切除量并降低皮肤张力。
- 表浅筋膜系统的精细修复将降低切口张力，有助于预防瘢痕增生。
- 在许多情况下，可能会因自体脂肪保留不足使臀部变平。

畸形 / 患者评估

对于许多大量减肥后患者，单纯腹部塑形不能完全解决问题，还需行大腿和臀部外侧软组织切除手术。通常，皮肤松弛与脂肪堆积的臀部松垂到大腿外侧，同时形成腹壁松垂呈袋状。有许多方法可以解决这类畸形，包括环状脂肪切除术，低位躯干提升术和环周躯干塑形术，所有术式都可以获得躯干部环形塑形[80,116-118]。臀部、腹部和大腿必须作为一个整体来对待。Lockwood 应用于浅筋膜系统结合局部去上皮的臀大肌皮瓣进行臀部自体组织移植以恢复臀部的突度和轮廓，效果令人满意[119-121]。

除了按前述要求评估腹部外，还要评估大腿外侧和臀部。评估这些部位的皮肤的质量、弹性和切除量，并通过夹捏试验确定皮肤的活动度。记录脂肪堆积的数量和位置。确定臀部的突度和臀部的体积，这有助于为制定手术方案、预测臀部局部皮瓣的组织量提供依据。

患者选择

理想的低位躯干环周塑形患者具有最理想的体重指数，臀部与大腿外侧组织松垂且被覆皮肤脂肪较薄，身体状况良好，手术预期现实。必须就瘢痕范围和术后预期效果与患者进行谈论。

对大量减肥后患者，分期实施塑形手术很重要。对于进行低位躯干环周塑形术和大腿内侧提升术的患者，建议分阶段手术。作者建议首先行低位躯干塑形术，第二阶段再行大腿内侧提升术。更多细节将在下面讨论。

标记

低位躯干环周塑形术的手术标记因个人形态而异。拟切除组织在躯干赘肉上方不要过高，在大腿外侧，特别是腰部要有中度上提的力量。对于希望改善腰部曲线的女性患者而言，这可能是理想的选择，但对于不希望女性化轮廓的男性患者不宜采用[69]。应用自体臀大肌皮瓣进行臀部塑形时，如果位置较高实施起来比较困难。与较高位置的切除术相比，进行下部的切除术，借助大腿外侧组织上提进行臀部塑形的手术操作更容易。在这种情况下，可通过腹直肌折叠和增加垂直腹部皮肤切口来改善腰部曲线。切除方式的选择取决于患者的体型和手术目标。作者更喜欢低位的切除，预防臀部扁平，增加对大腿外侧轮廓的控制，并使最终瘢痕能被大多数内衣可靠地覆盖。

在仰卧位，腹部皮肤伸展状态下，于女性会阴联合、男性阴茎根部上约 6cm 画线。背部画线时，患者要背对医生。上界线可由中线向外延伸至腋中线。在中部间隔 6cm 作垂直参考线。在腿部微屈状态下，可用捏夹试验来判断外侧组织切除量，并进行相应标记。这样就产生了下切除线的外侧缘。然后绘制下切口线。通常在腋中线处标出前、后切口线之间的过渡区域。标出切口线内区域的组织，将被保留用于自体组织臀部填充。

患者面向外科医生，向外侧拉紧腹部皮肤，标出双侧下切口线的外侧点，将该点与中线会阴联合上方 6cm 处的点连接，这就是腹部塑形手术的下切口线。需要辅助吸脂的部位也要标记（图 28.7）。

手术技巧（视频 28.1）

尽管 Lockwood 是最早描述采用 3 种体位实施减肥手术的作者，但他仍认为采用两位体位（先俯卧位，然后仰卧位）就足以完成手术[121-123]。常规使用导尿、加热毯和下肢加压装置。对低位躯干进行环形无菌消毒准备。首先采用俯卧位，将要保留的用于臀部填充的臀大肌皮瓣去上皮。然后，切开上切口线，在避开去表皮的臀部皮瓣后，形成下方蒂的皮瓣。在手术过程中，核对下切口线并进行调整以确保组织切除后能闭合伤口。

在侧面，剥离臀部的皮瓣，可吸收的缝线将该皮瓣塑形以增加臀部的突度和体积。在皮瓣以下进行适度的剥离，以增大臀部皮瓣的体积（图 28.8）。大腿外侧区域，采用 Lockwood 间断剥离器（Byron Medical, Tucson, AZ）行皮下不连续剥离来松解皮肤组织（图 28.9）。小腿屈曲以降低外侧张力，并使用巾钳将伤口闭合。留置引流管后缝合切口。侧面的猫耳畸形暂时用订皮器闭合。

在仰卧位，该过程与传统的腹壁成形术相同。必须注意的是，在身体后部行高位切除术时，腰部屈曲可能会导致背

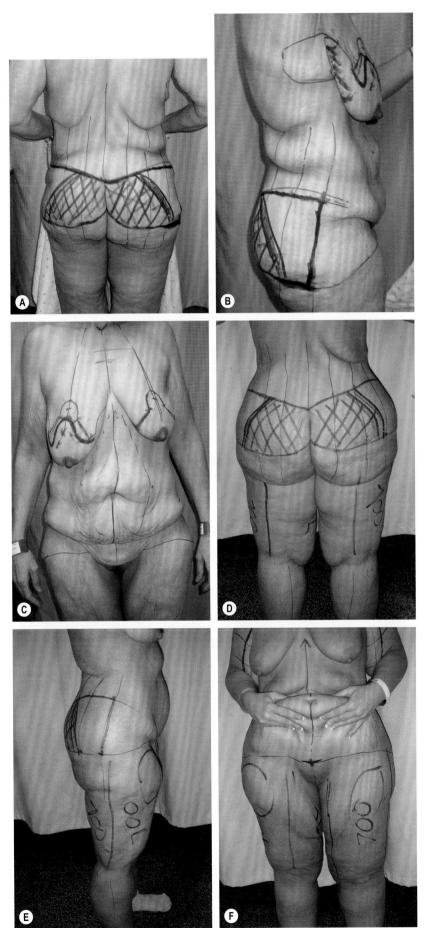

图 28.7 低位躯干提升术标记。两例环周低位躯干提升术病例。后位观(A 和 D)，红色虚线区域的脂肪组织将用于臀部塑形。注意患者的体型不同，但均可使用这块臀部脂肪。侧面观(B 和 E)，外侧皮肤切除的范围。正面观(C 和 F)显示低位的横行瘢痕。随借助向上牵拉腹壁组织，能显露最终的横向瘢痕的位置(F)。第二例患者(D~F)需要额外的大体积吸脂术，以此为第二阶段的大腿内侧垂直提升作好准备

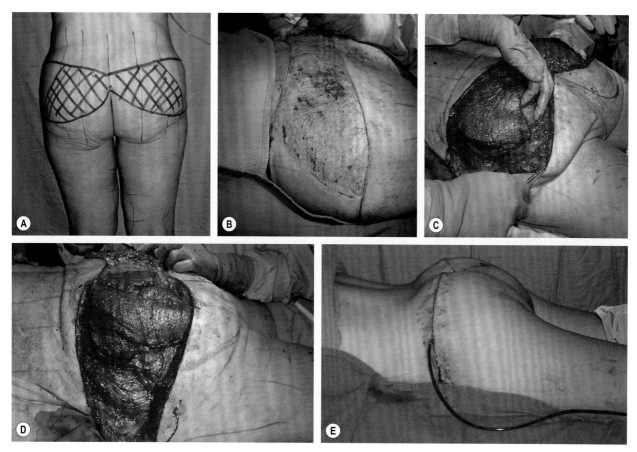

图 28.8 低位躯干提升的臀部重塑技术。低位躯干提升术的术前标记。斜线标记为臀部脂肪垫的预留部位(A)。臀部脂肪预留部位去上皮,保留全厚皮瓣,而外侧切除更深。脂肪垫从侧面被游离以便旋转。向下剥离形成囊袋,以容纳转移的皮瓣(B 和 C)。旋转皮瓣的外侧部,向下置入囊袋与深筋膜缝合固定(D)。通过真皮表面折叠可增强臀部的突度。最终的手术效果如图(E)所示

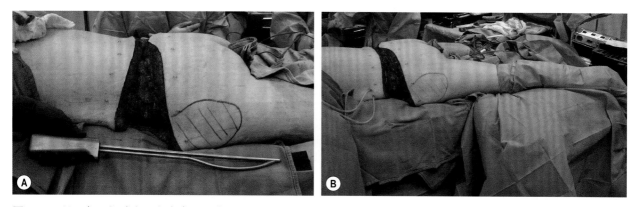

图 28.9 低位躯干提升术。术中在大腿外侧使用 Lockwood 剥离器(A)。小腿被固定到无菌桌上,或加上上臂托板,以减轻外侧切口的张力(B)

部伤口的张力更大,因此,前部组织切除要适度。在伤口外侧,用可吸收缝合线进行浅筋膜系统缝合至关重要。腹部伤口内留置引流,常规缝合切口。典型病例见图28.10和图28.11。

术后护理

患者采用屈曲仰卧位,腰部弯曲。围手术期使用抗生素。术后第1天,应鼓励其下床活动,拔除导尿管。使用抗凝药物预防静脉血栓栓塞,继续使用下肢加压装置。术后需要住院,住院时间根据患者的病情和联合手术的数量而异。在适当的情况下,也可以在门诊为患者实施躯干提升术[124]。如果24小时内引流量少于30ml,就可以拔除引流管。

垂直大腿提升术

畸形/患者评估

对大量减肥后患者,大腿是治疗的一个难点。没有一个单一的手术能同时对大腿内侧和外侧塑形(框28.4)。低位躯干提升术(lower bodylift,LBL)可以改善大腿外侧的轮廓,但对大腿内侧的改变较小,而大腿内侧垂直提升能收紧大腿内侧,却无法涉及大腿外侧。

大量减肥后会在大腿内侧产生特征性的形态变化。可能会出现软组织的下垂,以及明显的变形。大腿的皮肤脂肪包膜在内侧的附着力比外侧差,因此导致大量减肥后患者大腿内侧明显的软组织下垂[125]。尽管这给人以垂直方向上软

组织过多的感觉,但实际上主要是水平方向软组织赘余造成的,这点应加以注意。

以前多通过新月形切除来矫正大腿内侧软组织过多的问题,目的是将瘢痕隐藏在腹股沟和会阴褶皱中。通过向腹股沟的方向垂直拉力,可以改善大腿内侧上1/3的组织松弛[126,127]。由于常见并发症包括瘢痕增宽、外阴畸形和松垂复发,因此对大腿内侧上部提升的方法进行了改进,将大腿内侧固定到Colles筋膜上[128]。该手术的优点是避免内侧的纵向瘢痕,能与低位躯干提升术同时进行,与垂直大腿提升术相比减少了手术和恢复时间。但是,此方法无法改善大

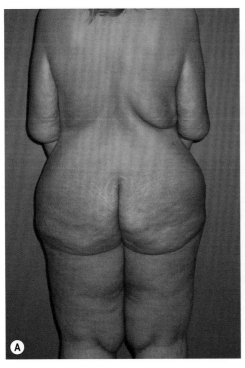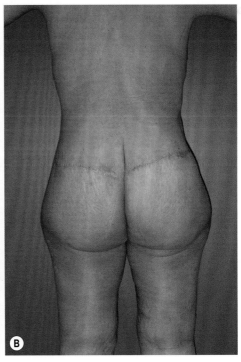

图28.10 低位躯干提升同时行吸脂术减脂。39岁女性,减肥后体重下降45kg(A)。第一步先行低位躯干提升与吸脂术,大腿吸脂9L。第二步行大腿内侧垂直提升术,术后6个月(B)。在第二期手术时还做了胸外侧切除以矫正背中部赘肉和乳房上提固定术

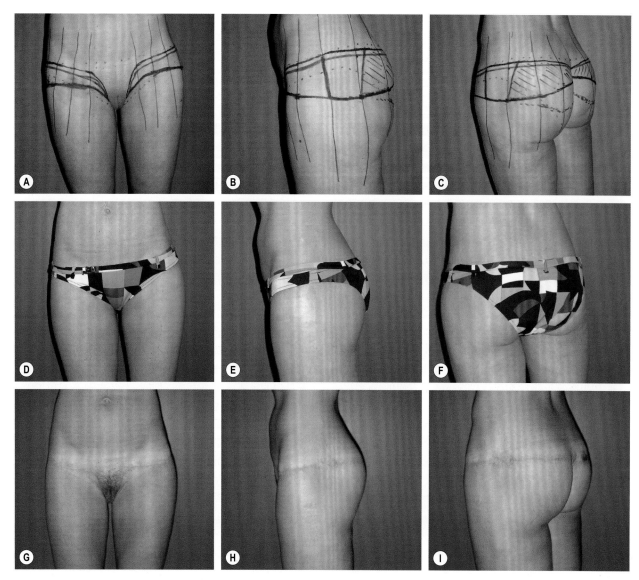

图 28.11　不进行腹壁成形术的低位躯干提升。体重减轻 36kg 的 49 岁女性。患者皮肤弹性好,腹部的皮肤赘余不明显,术前画线拟行低位躯干提升术,不进行腹壁成形术。红线是设计的瘢痕的位置,切口上界可随牵拉移动变化。正面观,瘢痕平行于并延伸至腹股沟折痕(A~C)。术后 8 个月照片显示,瘢痕很好地隐藏在内衣中(D~F)。注意,前部瘢痕要非常靠近阴阜,以防止其下降延伸到大腿前部(G~I)

腿内侧远端 1/3 的松弛。许多大量减肥后皮肤明显松垂的患者,需要效果更好的手术方式。

　　垂直大腿内侧提升的目的是通过切除垂直方向的组织来矫正水平方向的软组织松弛,张力通常集中在大腿内侧。大腿可以想象由两个部分组成,由骨骼和肌肉组成的坚固、不易弯曲的内芯以及外侧的皮肤和被覆软组织[125]。大腿最宽的地方位于会阴褶皱下方 2~3cm。在垂直的大腿提升术中,唯一的横向切除部分位于切口的上方,用于去除大腿近端的猫耳畸形。根据远端皮肤的松弛程度,朝向膝部内侧的瘢痕既可以缩短,也可以延长。

　　淋巴水肿或明显静脉曲张的病史记录很重要。体格检查应包括远端皮肤松弛的范围、程度和皮肤质量。大腿内侧和外侧夹捏试验能够显示可能的皮肤切除量和牵拉平移量。病历中还应记录脂肪代谢障碍与萎缩的程度。任何淋巴水肿的迹象都应引起关注。

　　必须与患者就其最关心的塑形部位进行讨论。这将影响手术的内容和顺序。例如,如果患者要进行低位躯干提升术(以矫正大腿外侧)和大腿内侧提升术(以矫正大腿内侧),通常在第一阶段进行低位躯干提升术,然后在第二阶段进行大腿内侧提升术。

患者选择

　　手术方式的选择取决于皮肤的质量、赘余量和程度、脂肪堆积部位的量和位置、医生和患者的偏好以及患者对以遗留瘢痕为代价而改善体型的意愿。

　　对于大腿内侧上部轻度至中度皮肤松弛且脂肪较少的患者,在腹股沟和会阴褶皱作横行新月形切除,垂直提升皮肤悬吊到 Colles 筋膜上,这样可以将瘢痕隐藏起来。

对大腿内侧皮肤松弛程度较高且轻度至中度脂肪堆积的患者，进行大腿内侧皮肤垂直切除（垂直大腿内侧提升）与位于腹股沟和会阴褶皱的横向切除可能就足够了。可以行辅助吸脂术。在皮肤极端赘余的情况下，垂直切除的远端范围可能会改变并延长到膝盖的水平。

对于大腿脂肪堆积和皮肤过多的大量减肥后患者，建议进一步减肥，或者对大腿内侧区域进行初步的吸脂减脂，然后在第二阶段进行大腿内侧垂直提升术。

单纯大腿内侧提升对大腿外侧的皮肤过多和脂肪堆积作用不大。需要采取低位躯干提升或大腿外侧提升的方法来解决这些畸形，但通常需要与大腿内侧手术分阶段实施。

标记

患者取仰卧位，腿部屈曲，在腹股沟折痕从阴阜中线外侧 4cm 开始画切口线。采用夹捏试验估计腹股沟折痕中的新月形切除量。接下来，标记垂直切口线，标出设想的瘢痕位置。将大腿组织向后牵拉，以模拟大腿前组织提升的效果。用这种方式画出前固定线。后面通过向前牵拉组织来模拟画线。每隔 6cm 垂直于切口线作一参考线。画线完成后，比较双侧大腿的标记是否对称（图 28.12）。

如果在靠近腹股沟部位要进行水平方向的皮肤切除，任何向下的牵引力都会传递到生殖器部位，无论切除组织有多少，在女性都要进行评估。术后可能会出现阴唇外展，小阴唇暴露，因此必须小心以将这类风险降至最低。

手术操作（图 28.13）

放置腿架、臂板，腿部屈曲外展。将皮瓣向后牵拉来确定后切口线。隐静脉要进行识别并保留。要核对后切口线，确定是否能闭合，再进行手术。剥离平面要在浅筋膜层，以保护淋巴管。腿的淋巴回流集中在内侧。留置引流管后逐层缝合切口。环形加压包扎。典型案例如图 28.14 所示。

Cram 和 Aly 描述了另一种矫正大腿内侧畸形的方法[125]，该方法也采用了大腿内侧垂直切除技术，必要时可选择进行会阴横切除以矫正所产生的猫耳畸形。标出类似的切口线，利用"双椭圆"技术来避免过度切除组织。该手术首先在拟切除部位吸脂，以完全去除这些部位的脂肪。椭圆剪裁皮肤，模拟闭合切口。随时调整切口。从远端到近端分段切除皮肤，每个部分进行下一步手术之前要用皮钉暂时闭合切口。这样可以防止术中过度水肿，有助于避免切口无法闭合。可以通过会阴褶皱处的横向切除来矫正切口上端的猫耳畸形。局部吸脂可改善远端轻至中度的脂肪堆积。

术后护理

鼓励在手术当天晚上上下床活动；腿部保持抬高；弹力袜加压 4 周有助于预防水肿。当 24 小时内引流量少于 30ml 时，拔除引流管。

并发症

几乎所有接受大腿内侧提升手术的患者都会出现不同程度的一过性下肢远端水肿。穿弹力服和腿部抬高可能有助于尽早减轻水肿。在大多数情况下，水肿可在数月内消失。下肢淋巴水肿性瘫痪是术后最可怕的并发症之一，可见于各种大腿提升术。在股三角部位仔细浅层剥离可能有助于避免此类并发症。

在腹股沟附近进行任何程度的皮肤切除术，都可能导致阴唇被拉开，这是在大腿提升手术中可能会引起司法问题的主要原因[125]。其他常见的并发症有血肿、血清肿、瘢痕和不对称。

大量减肥后患者的手臂、胸部、躯干上部和男性胸部塑形

上臂塑形、乳房上提固定与乳房整形术、大量减肥后躯干上部提升、男性乳腺增生的相关内容在第 27 章。

分期和联合手术

与多数需要矫正特定部位的患者不同，大量减肥后患者通常会要求对多个部位进行治疗。术前需要仔细评估。影响因素包括医疗状况、手术时间、张力大小、外科医生的经验、手术助手以及患者的费用。

目前缺乏关于患者接受多次联合手术时的安全性和并发症发生率的信息。大量减肥后患者与非减肥人群在人口学上有很大的差异。Coon 等的一项近期研究表明，可以在安全地在塑形患者身上实施多种手术[129]。多种手术联合实施时的轻微并发症总发生率高于单一手术，但就某一术式而言，并发症的发生率均没有显著增加。

尽管尚无共识，但许多外科医生认为分期手术的间隔至少应为 3 个月。在第二期手术前，患者的健康状态应恢复至术前水平。没有强有力的数据来限制每个阶段手术的时长[130,131]。

当面对患者要求多项手术时，医生的答复可能因人而异。对患者个人要求的评估必须首先考虑手术部位。将患者的需求与手术医生的偏好及自身状况相结合，有助于决定手术方案[131]。一般而言，如果考虑进行低位躯干提升和大腿内侧提升，则应先实施环绕躯干的手术。这将为下一阶段手术奠定基础，而且可以安全地同时完成躯干上部手术，如乳房手术或上臂成形术。作者采取这一做法的原因如下：

1. 低位躯干提升术将对患者的整体外形和形象产生更直接的影响。

2. 随着时间的推移，低位躯干提升术会使大腿内侧组织向内下方松弛旋转。

3. 如果同时进行低位躯干提升术和大腿内侧提升术，患者的康复将异常困难，这样也可能会使手术团队的纳税增加。

如果要同时进行矫正背部皱褶的高位躯干提升术和低位躯干环形手术，则应先实施低位躯干提升术，在第二阶段再实施高位躯干提升术。如果同时进行上半身和下半身上下背部塑形，由于反向张力竞争的关系，与分期手术相比，前

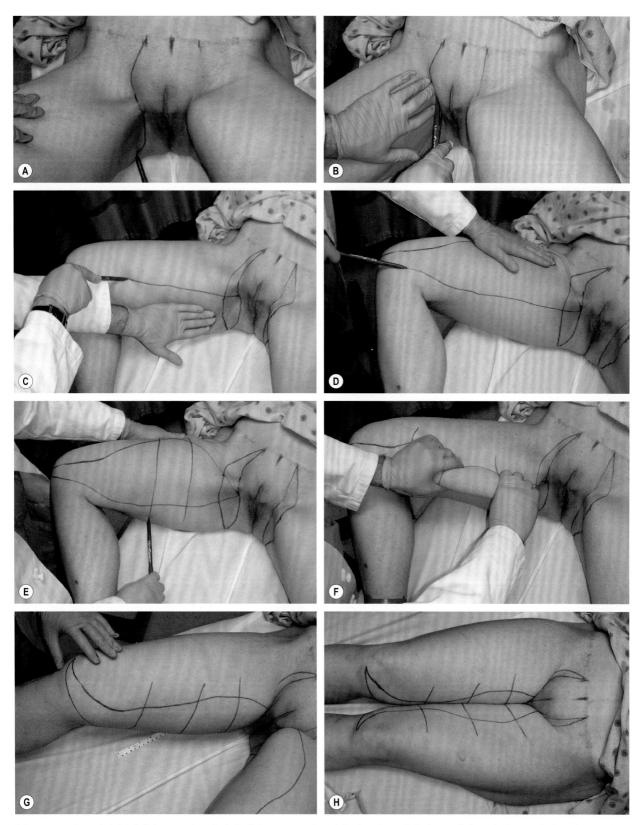

图 28.12 大腿垂直提升术标记。在阴阜中线外侧 4cm,沿腹股沟折痕画切口线(A)。通过夹捏试验评估垂直方向上的皮肤切除(B)。左手向后方牵拉皮肤确定大腿内侧的前方切口线,估计瘢痕的位置(C)。用非惯用手前向牵拉皮肤,画出后切口线,标出大腿内侧的中线(D),绘制横向参考线,在闭合伤口能引导对位缝合(E)。估算切除组织边缘(F)。在远端,切除组织在中轴线会穿过膝关节,将其在髌骨下画成弧线(G)。检查对称性(H)

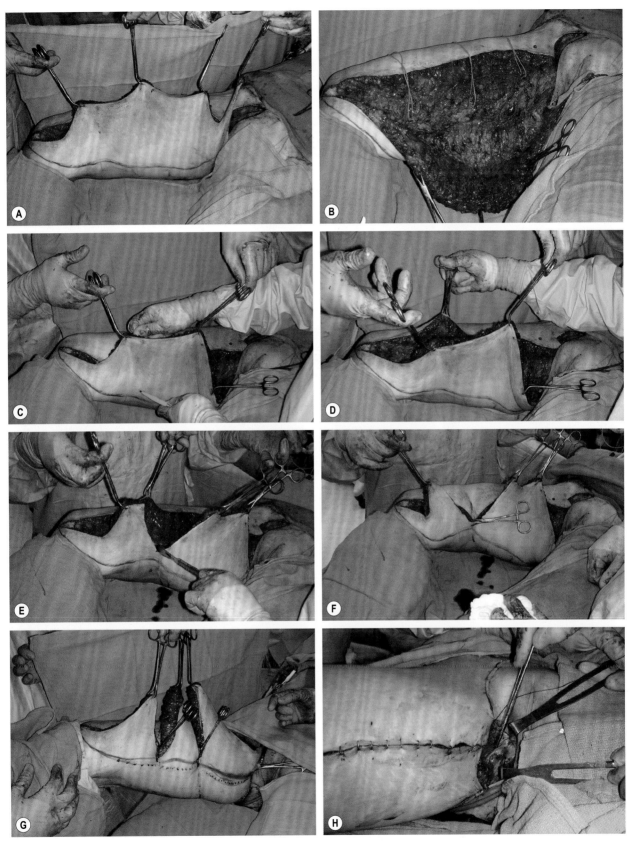

图 28.13　垂直大腿提升的手术方法。切开切除组织的的前缘，向后切口线方向剥离形成皮瓣（A）。识别并保护大隐静脉（放置血管环进行标记）。解剖平面位于浅表静脉层（B）。用巾钳夹住皮瓣，同时用巾钳夹住切口前缘（C 和 D）。在保留巾钳牵拉的情况下间断剥离皮瓣（E 和 F）。在巾钳间的切口位置重新标记切除组织的后切口线（G）。将浅筋膜缝合至大腿的 Colles 筋膜上（H）

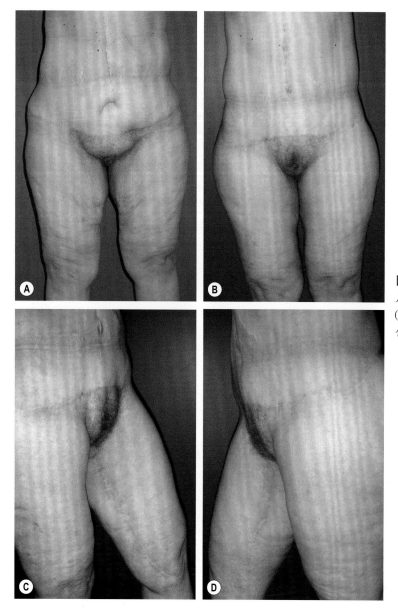

图28.14　垂直大腿提升术。52岁女性,减肥后体重减轻60kg,曾行腹壁成形术。(A)术前。(B~D)术后1年。进行了腹部整形术和大腿内侧垂直提升术,未进行低位躯干提升术

者可能会导致影响美观的环缩畸形。有文献报道了一次全部躯干提升进行躯干的方法,同期实施了低位躯干提升术、高位躯干提升术和环形腹壁成形术。上臂整形术、乳房手术、吸脂术通常在一次手术中完成。并发症的发生率为76%,主要是伤口愈合的问题[132]。作者认为,如果由经过筛选患者,由具有塑形外科手术经验的团队实施手术,一次性完成全身提升是安全、有效的[132,133]。

并发症 / 二次手术

绝大多数大量减肥后患者塑形手术后的并发症都与伤口有关。常见沿缝合张力方向发生的小范围的伤口裂开。

常发生血清肿[134]。可采用大号针头反复穿刺抽吸,通常至少每周一次,直至血清肿完全消退。在某些情况下,可能需要在超声引导下引流。在身体塑形手术中规避血清肿的方法包括:将皮瓣的下表面与深层组织缝合固定,使用组织胶以及多部位引流[135,136]。

尽管手术医生采用的标准不同,但通常在24小时内引流量小于30ml时,才可以拔除引流管。但是,根据引流情况,有些病例常常要留置引流2周才能拔除。如果术后2~3周引流量仍然很大,则可将稀释的多西环素(100mg溶于5ml盐水)注入引流管内。引流管内注药后,夹闭4小时,然后再重新开放。据报道,这种方法能改善血清肿[137]。

手术时的体重指数可能会影响并发症发生率[78]。在一次手术中实施三个或更多的手术项目可能会增加输血的风险,并增加术后住院的时间[138]。与控制饮食减肥相比,手术减肥后塑形患者的并发症的风险有显著差异[139]。手术减肥后皮肤松弛现象可能出现不同程度的复发,有时需要行二次手术(主要是需要进一步收紧皮肤)。在许多情况下,患者的皮肤松弛复发是可预见的[75],这一发现提示手术医生应在术前提醒患者有二次手术的可能性。

优秀体型管理中心

与实施减肥手术的同行一样,整形外科医生也意识到,一个有组织的、优秀的、专注于身体塑形的中心可以带来多种益处[140]。在大量减肥后人群,也需专业的指导来促进或维持他们的成果。由专业的、多学科组成的中心能提高减肥手术和减肥后塑形手术的安全性和有效性[55,141]。患者在初次沟通时就现场进行营养评估。由全体团队成员进行标准化的筛选和评估。团队合作的方式使整形外科医生可以在一次手术中实施更多的手术项目,并大大缩短手术时间。在采用数据库和质量保证措施的情况下,优秀的中心可以不断进行研究与创新[62]。

参考文献

1. Centers for Disease Control and Prevention. *Overweight and obesity*. Online. Available at: <https://www.cdc.gov/obesity/adult/defining.html>. June 16, 2016.
2. World Health Organization. *Body mass index – BMI*. Online. Available at: <http://www.euro.who.int/en/health-topics/disease-prevention/nutrition/a-healthy-lifestyle/body-mass-index-bmi>. 2017.
3. Renquist K. Obesity classification. *Obes Surg*. 1998;8:480.
4. Hedley AA, Ogden CL, Johnson CL, et al. Prevalence of overweight and obesity among US children, adolescents, and adults, 1999–2002. *JAMA*. 2004;291:2847–2850.
5. Ogden CL, Carroll MD, Kit BK, et al. Prevalence of childhood and adult obesity in the United States, 2011–2012. *JAMA*. 2014;311:806–814.
6. Buchwald H, Avidor Y, Braunwald E, et al. Bariatric surgery: a systematic review and meta-analysis. *JAMA*. 2004;292:1724–1737.
7. Deitel M. Overweight and obesity worldwide now estimated to involve 1.7 billion people. *Obes Surg*. 2003;13:329–330.
8. Pi-Sunyer FX. Medical hazards of obesity. *Ann Intern Med*. 1993;119:655–660.
9. Pender JR, Pories WJ. Epidemiology of obesity in the United States. *Gastroenterol Clin North Am*. 2005;34:1–7.
10. Allison DB, Fontaine KR, Manson JE, et al. Annual deaths attributable to obesity in the United States. *JAMA*. 1999;282:1530–1538.
11. Frezza EE, Wachtel MS. The economic impact of morbid obesity. *Surg Endosc*. 2009;23:677–679.
12. Thompson D, Wolf AM. The medical-care cost burden of obesity. *Obes Rev*. 2001;2:189–197.
13. Wang G, Zheng ZJ, Heath G, et al. Economic burden of cardiovascular disease associated with excess body weight in US adults. *Am J Prev Med*. 2002;23:1–6.
14. Pories WJ, Swanson MS, MacDonald KG, et al. Who would have thought it? An operation proves to be the most effective therapy for adult-onset diabetes mellitus. *Ann Surg*. 1995;222:339–352.
15. Picot J, Jones J, Colquitt JL, et al. The clinical effectiveness and cost-effectiveness of bariatric (weight loss) surgery for obesity: a systematic review and economic evaluation. *Health Technol Assess*. 2009;13:1–190, 215–357, iii–iv.
16. American Society of Plastic Surgeons. *2016 national plastic surgery statistics: cosmetic & reconstructive procedure trends*. Online. Available at: <https://d2wirczt3b6wjm.cloudfront.net/News/Statistics/2016/2016-plastic-surgery-statistics-report.pdf> 2017.
17. Trus TL, Pope GD, Finlayson SR. National trends in utilization and outcomes of bariatric surgery. *Surg Endosc*. 2005;19:616–620.
18. Klein S. Medical management of obesity: present and future therapy. *J Gastrointest Surg*. 2003;7:464–467.
19. Freedman MR, King J, Kennedy E. Popular diets: a scientific review. *Obes Res*. 2001;9(suppl 1):1S–40S.
20. Kennedy ET, Bowman SA, Spence JT, et al. Popular diets: correlation to health, nutrition, and obesity. *J Am Diet Assoc*.

2001;101:411–420.
21. National Institutes of Health. *The Practical Guide: identification, evaluation, and treatment of overweight and obesity in adults*. Online. Available at: <http://www.nhlbi.nih.gov/guidelines/obesity/prctgd_c.pdf>. 1998.
22. North American Association for the Study of Obesity (NAASO) and the National Institutes of Health. *Clinical Guidelines on the identification, evaluation, and treatment of overweight and obesity in adults: The Evidence Report*. Online. Available at: <http://www.nhlbi.nih.gov/guidelines/obesity/ob_gdlns.pdf>. 1998.
23. Wing RR, Hill JO. Successful weight loss maintenance. *Annu Rev Nutr*. 2001;21:323–341.
24. Wing RR, Phelan S. Long-term weight loss maintenance. *Am J Clin Nutr*. 2005;82(1 suppl):222S–225S.
25. Garrow JS, Summerbell CD. Meta-analysis: effect of exercise, with or without dieting, on the body composition of overweight subjects. *Eur J Clin Nutr*. 1995;19:1–10.
26. Connolly HM, Crary JL, McGoon MD, et al. Valvular heart disease associated with fenfluramine-phentermine. *N Engl J Med*. 1997;337:581–588.
27. Connolly JM, Bakay MA, Fulmer JT, et al. Fenfluramine disrupts the mitral valve interstitial cell response to serotonin. *Am J Pathol*. 2009;175:988–997.
28. McMurray J, Bloomfield P, Miller HC. Irreversible pulmonary hypertension after treatment with fenfluramine. *Br Med J (Clin Res Ed)*. 1986;292:239–240.
29. Abenhaim L, Moride Y, Brenot F, et al. Appetite-suppressant drugs and the risk of primary pulmonary hypertension. International Primary Pulmonary Hypertension Study Group. *N Engl J Med*. 1996;335:609–616.
30. Sjöström L, Rissanen A, Andersen T, et al. Randomised placebo-controlled trial of orlistat for weight loss and prevention of weight regain in obese patients. European Multicentre Orlistat Study Group. *Lancet*. 1998;352:167–172.
31. Sugerman HJ, Wolfe LG, Sica DA, et al. Diabetes and hypertension in severe obesity and effects of gastric bypass-induced weight loss. *Ann Surg*. 2003;237:751–758.
32. Schauer PR, Burguera B, Ikramuddin S, et al. Effect of laparoscopic Roux-en-Y gastric bypass on type 2 diabetes mellitus. *Ann Surg*. 2003;238:467–485.
33. Herron DM, Roohipour R. Bariatric surgical anatomy and mechanisms of action. *Gastrointest Endosc Clin N Am*. 2011;21:213–228.
34. Sjöström CD, Lissner L, Wedel H, et al. Reduction in incidence of diabetes, hypertension and lipid disturbances after intentional weight loss induced by bariatric surgery: the SOS Intervention Study. *Obes Res*. 1999;7:477–484.
35. Sjöström L, Lindroos AK, Peltonen M, et al. Lifestyle, diabetes, and cardiovascular risk factors 10 years after bariatric surgery. *N Engl J Med*. 2004;351:2683–2693.
36. Williamson DF, Pamuk E, Thun M, et al. Prospective study of intentional weight loss and mortality in overweight white men aged 40–64 years. *Am J Epidemiol*. 1999;149:491–503.
37. Williamson DF, Pamuk E, Thun M, et al. Prospective study of intentional weight loss and mortality in never-smoking overweight US white women aged 40–64 years. *Am J Epidemiol*. 1995;141:1128–1141.
38. Christou NV, Sampalis JS, Liberman M, et al. Surgery decreases long-term mortality, morbidity, and health care use in morbidly obese patients. *Ann Surg*. 2004;240:416–424.
39. Rubino F, Kaplan LM, Schauer PR, et al. The Diabetes Surgery Summit Consensus Conference: recommendations for the evaluation and use of gastrointestinal surgery to treat type 2 diabetes mellitus. *Ann Surg*. 2010;251:399–405.
40. Gastrointestinal surgery for severe obesity: National Institutes of Health Consensus Development Conference Statement. *Am J Clin Nutr*. 1992;55(2 suppl):615S–619S.
41. National Institutes of Health Consensus Development Panel. National Institutes of Health Consensus Development Conference statement, Gastrointestinal Conference statement, gastrointestinal surgery for severe obesity. *Ann Intern Med*. 1991;115:956–961.
42. Sebastian JL. Bariatric surgery and work-up of the massive weight loss patient. *Clin Plast Surg*. 2008;35:11–26.
43. Ellison SR, Ellison SD. Bariatric surgery: a review of the available procedures and complications for the emergency physician. *J Emerg Med*. 2008;34:21–32.
44. Elder KA, Wolfe BM. Bariatric surgery: a review of procedures and outcomes. *Gastroenterology*. 2007;132:2253–2271.
45. Anon. A review of bariatric surgery procedures. *Plast Reconstr Surg*. 2006;117(1 suppl):8S–13S.

46. Profumo RJ. Bariatric surgery: review of common procedures and mortality analysis. *J Insur Med.* 2004;36:187–193.

47. Belachew M, Belva PH, Desaive C. Long-term results of laparoscopic adjustable gastric banding for the treatment of morbid obesity. *Obes Surg.* 2002;12:564–568.

48. Dargent J. Laparoscopic adjustable gastric banding: lessons from the first 500 patients in a single institution. *Obes Surg.* 1999;9: 446–452.

49. Vertruyen M. Experience with lap-band system up to 7 years. *Obes Surg.* 2002;12:569–572.

50. Favretti F, Cadière GB, Segato G, et al. Laparoscopic banding: selection and technique in 830 patients. *Obes Surg.* 2002;12:385–390.

51. Tanner BD, Allen JW. Complications of bariatric surgery: implications for the covering physician. *Am Surg.* 2009;75:103–112.

52. Martin LF, Smits GJ, Greenstein RJ. Treating morbid obesity with laparoscopic adjustable gastric banding. *Am J Surg.* 2007;194: 333–348.

53. Tack J, Arts J, Caenepeel P, et al. Pathophysiology, diagnosis and management of postoperative dumping syndrome. *Nat Rev Gastroenterol Hepatol.* 2009;6:583–590.

54. Deitel M, Shikora SA. The development of the surgical treatment of morbid obesity. *J Am Coll Nutr.* 2002;21:365–371.

55. Lim RB, Blackburn GL, Jones DB. Benchmarking best practices in weight loss surgery. *Curr Probl Surg.* 2010;47:79–174.

56. Thaisetthawatkul P. Neuromuscular complications of bariatric surgery. *Phys Med Rehabil Clin N Am.* 2008;19:111–124, vii.

57. Thaisetthawatkul P, Collazo-Clavell ML, Sarr MG, et al. A controlled study of peripheral neuropathy after bariatric surgery. *Neurology.* 2004;63:1462–1470.

58. Reiffel AJ, Jimenez N, Burrell WA, et al. Body contouring after bariatric surgery: how much is really being done? *Ann Plast Surg.* 2013;70:350–353.

59. Azin A, Zhou C, Jackson T, et al. Body contouring surgery after bariatric surgery: a study of cost as a barrier and impact on psychological well-being. *Plast Reconstr Surg.* 2014;133: 776e–782e.

60. Al-Hadithy N, Mennie J, Magos T, et al. Desire for post bariatric body contouring in South East Scotland. *J Plast Reconstr Aesthet Surg.* 2013;66:87–94.

61. Gusenoff JA, Messing S, O'Malley W, et al. Temporal and demographic factors influencing the desire for plastic surgery after gastric bypass surgery. *Plast Reconstr Surg.* 2008;121:2120–2126.

62. Gusenoff JA, Rubin JP. Plastic surgery after weight loss: current concepts in massive weight loss surgery. *Aesthet Surg J.* 2008;28: 452–455.

63. Buchwald H. Consensus conference statement bariatric surgery for morbid obesity: health implications for patients, health professionals, and third-party payers. *Surg Obes Relat Dis.* 2005;1:371–381.

64. Bloomberg RD, Fleishman A, Nalle JE, et al. Nutritional deficiencies following bariatric surgery: what have we learned? *Obes Surg.* 2005;15:145–154.

65. Love AL, Billett HH. Obesity, bariatric surgery, and iron deficiency: true, true, true and related. *Am J Hematol.* 2008;83:403–409.

66. Clements RH, Katasani VG, Palepu R, et al. Incidence of vitamin deficiency after laparoscopic Roux-en-Y gastric bypass in a university hospital setting. *Am Surg.* 2006;72:1196–1204.

67. von Drygalski A, Andris DA. Anemia after bariatric surgery: more than just iron deficiency. *Nutr Clin Pract.* 2009;24:217–226.

68. Parkes E. Nutritional management of patients after bariatric surgery. *Am J Med Sci.* 2006;331:207–213.

69. Aly AS. Options in lower truncal surgery. In: Aly AS, ed. *Body Contouring After Massive Weight Loss.* St. Louis, MO: Quality Medical Publishing; 2006:59–70.

70. Aly AS. Belt lipectomy. In: Aly AS, ed. *Body Contouring After Massive Weight Loss.* St. Louis, MO: Quality Medical Publishing; 2006:71–145. *The authors describe their experience with circumferential belt lipectomy. Technical aspects and review of results is discussed. This procedure should be considered for any patients with circumferential truncal excess who are well informed about the possible risks of the procedure.*

71. Bossert RP, Rubin JP. Evaluation of the weight loss patient presenting for plastic surgery consultation. *Plast Reconstr Surg.* 2012;130:1361–1369.

72. Manassa EH, Hertl CH, Olbrisch RR. Wound healing problems in smokers and nonsmokers after 132 abdominoplasties. *Plast Reconstr Surg.* 2003;111:2082–2089.

73. Gravante G, Araco A, Sorge R, et al. Wound infections in post-bariatric patients undergoing body contouring abdominoplasty: the role of smoking. *Obes Surg.* 2007;17:1325–1331.

74. Krueger JK, Rohrich RJ. Clearing the smoke: the scientific rationale for tobacco abstention with plastic surgery. *Plast Reconstr Surg.* 2001;108:1063–1077.

75. Anon. Informed consent for body contouring procedures in the massive weight loss patient. *Plast Reconstr Surg.* 2006;117(1 suppl):31S–44S.

76. Matory WE Jr, O'Sullivan J, Fudem G, et al. Abdominal surgery in patients with severe morbid obesity. *Plast Reconstr Surg.* 1994;94:976–987.

77. Vastine VL, Morgan RF, Williams GS, et al. Wound complications of abdominoplasty in obese patients. *Ann Plast Surg.* 1999;42: 34–39.

78. Coon D, Gusenoff JA, Kannan N, et al. Body mass and surgical complications in the postbariatric reconstructive patient: analysis of 511 cases. *Ann Surg.* 2009;249:397–401.

79. Constantine RS, Davis KE, Kenkel JM. The effect of massive weight loss status, amount of weight loss, and method of weight loss on body contouring outcomes. *Aesthet Surg J.* 2014;34: 578–583.

80. Aly AS, Cram AE, Chao M, et al. Belt lipectomy for circumferential truncal excess: the University of Iowa experience. *Plast Reconstr Surg.* 2003;111:398–413.

81. Nemerofsky RB, Oliak DA, Capella JF. Bodylift: an account of 200 consecutive cases in the massive weight loss patient. *Plast Reconstr Surg.* 2006;117:414–430.

82. Shermak MA, Chang DC, Heller J. Factors impacting thromboembolism after bariatric body contouring surgery. *Plast Reconstr Surg.* 2007;119:1590–1598.

83. Arthurs ZM, Cuadrado D, Sohn V, et al. Post-bariatric panniculectomy: pre-panniculectomy body mass index impacts the complication profile. *Am J Surg.* 2007;193:567–570.

84. Friedrich JB, Petrov RV, Askay SA, et al. Resection of panniculus morbidus: a salvage procedure with a steep learning curve. *Plast Reconstr Surg.* 2008;121:108–114.

85. Kalarchian MA, Marcus MD, Levine MD, et al. Psychiatric disorders among bariatric surgery candidates: relationship to obesity and functional health status. *Am J Psychiatry.* 2007;164:328–334, 374.

86. Rosenberger PH, Henderson KE, Grilo CM. Psychiatric disorder comorbidity and association with eating disorders in bariatric surgery patients: A cross-sectional study using structured interview-based diagnosis. *J Clin Psychiatry.* 2006;67: 1080–1085.

87. Song A, Fernstrom MH. Nutritional and psychological considerations after bariatric surgery. *Aesthet Surg J.* 2008;28: 195–199.

88. Song AY, Rubin JP, Thomas V, et al. Body image and quality of life in post massive weight loss body contouring patients. *Obesity (Silver Spring).* 2006;14:1626–1636.

89. Colwell AS, Borud LJ. Optimization of patient safety in postbariatric body contouring: a current review. *Aesthet Surg J.* 2008;28:437–442.

90. Venturi ML, Davison SP, Caprini JA. Prevention of venous thromboembolism in the plastic surgery patient: current guidelines and recommendations. *Aesthet Surg J.* 2009;29:421–428.

91. Pannucci CJ, MacDonald JK, Ariyan S, et al. Benefits and risks of prophylaxis for deep venous thrombosis and pulmonary embolus in plastic surgery: a systematic review and met-analysis of controlled trials and consensus conference. *Plast Reconstr Surg.* 2016;137:709.

92. Geerts WH, Pineo GF, Heit JA, et al. Prevention of venous thromboembolism: the Seventh ACCP Conference on Antithrombotic and Thrombolytic Therapy. *Chest.* 2004;126(3 suppl):338S–400S.

93. Gould MK, Garcia DA, Wren SM, et al. Prevention of VTE in nonorthopedic surgical patients. *Chest.* 2012;141(suppl 2): e227S–e277S.

94. Guyatt GH, Akl EA, Crowther M, et al. Antithrombotic therapy and prevention of thrombosis, 9th ed: American College of Chest Physicians Evidence-Based Clinical Practice Guidelines. *Chest.* 2012;141(suppl 2):7S–47S.

95. Raskob GE, Hirsh J. Controversies in timing of the first dose of anticoagulant prophylaxis against venous thromboembolism after major orthopedic surgery. *Chest.* 2003;124(6 suppl): 379S–385S.

96. Manfredini M, Ferrante R, Gildone A, et al. Unilateral blindness as a complication of intraoperative positioning for cervical spinal surgery. *J Spinal Disord.* 2000;13:271–272.

97. Cheng MA, Todorov A, Tempelhoff R, et al. The effect of prone

positioning on intraocular pressure in anesthetized patients. *Anesthesiology.* 2001;95:1351–1355.

98. Ozcan MS, Praetel C, Bhatti MT, et al. The effect of body inclination during prone positioning on intraocular pressure in awake volunteers: a comparison of two operating tables. *Anesth Analg.* 2004;99:1152–1158.

99. Shermak M, Shoo B, Deune EG. Prone positioning precautions in plastic surgery. *Plast Reconstr Surg.* 2006;117:1584–1589.

100. Stuerz K, Piza H, Niermann K, et al. Psychosocial impact of abdominoplasty. *Obes Surg.* 2008;18:34–38.

101. Borud LJ, Grunwaldt L, Janz B, et al. Components separation combined with abdominal wall plication for repair of large abdominal wall hernias following bariatric surgery. *Plast Reconstr Surg.* 2007;119:1792–1798.

102. Dellon AL. Fleur-de-lis abdominoplasty. *Aesthetic Plast Surg.* 1985;9:27–32.

103. Ramsey-Stewart G. Radical "fleur-de-lis" abdominal after bariatric surgery. *Obes Surg.* 1993;3:410–414.

104. Friedman T, O'Brien Coon D, Michaels J, et al. Fleur-de-lis abdominoplasty: a safe alternative to traditional abdominoplasty for the massive weight loss patient. *Plast Reconstr Surg.* 2010;125:1525–1535.

105. Friedman T, O'Brien Coon D, Michaels J, et al. Fleur-De-Lis abdominoplasty: a safe alternative to traditional abdominoplasty for the massive weight loss patient. *Plast Reconstr Surg.* 2010;125:1525–1535.

106. Warren AG, Peled ZM, Borud LJ. Surgical correction of a buried penis focusing on the mons as an anatomic unit. *J Plast Reconstr Aesthet Surg.* 2009;62:388–392.

107. Pestana IA, Greenfield JM, Walsh M, et al. Management of "buried" penis in adulthood: an overview. *Plast Reconstr Surg.* 2009;124:1186–1195.

108. Donatucci CF, Ritter EF. Management of the buried penis in adults. *J Urol.* 1998;159:420–424.

109. Blanton MW, Pestana IA, Donatucci CF, et al. A unique abdominoplasty approach in management of "buried" penis in adulthood. *Plast Reconstr Surg.* 2010;125:1579–1580.

110. Alter GJ. Surgical techniques: surgery to correct hidden penis. *J Sex Med.* 2006;3:939–942.

111. Alter GJ, Ehrlich RM. A new technique for correction of the hidden penis in children and adults. *J Urol.* 1999;161:455–459.

112. Alter GJ. Pubic contouring after massive weight loss in men and women: correction of hidden penis, mons ptosis, and labia majora enlargement. *Plast Reconstr Surg.* 2012;130:936–947.

113. Petty P, Manson PN, Black R, et al. Panniculus morbidus. *Ann Plast Surg.* 1992;28:442–452.

114. Manahan MA, Shermak MA. Massive panniculectomy after massive weight loss. *Plast Reconstr Surg.* 2006;117:2191–2199.

115. Jensen PL, Sanger JR, Matloub HS, et al. Use of a portable floor crane as an aid to resection of the massive panniculus. *Ann Plast Surg.* 1990;25:234–235.

116. Lockwood T. Lower bodylift with superficial fascial system suspension. *Plast Reconstr Surg.* 1993;92:1112–1125. *The author presents his experience with patients undergoing lower bodylift alone or in conjunction with other body contouring procedures. Key technical elements regarding lower bodylift are highlighted and results are reviewed.*

117. Van Geertruyden JP, Vandeweyer E, de Fontaine S, et al. Circumferential torsoplasty. *Br J Plast Surg.* 1999;52:623–628.

118. Carwell GR, Horton CE Sr. Circumferential torsoplasty. *Ann Plast Surg.* 1997;38:213–216.

119. Centeno RF. Autologous gluteal augmentation with circumferential

120. Sozer SO, Agullo FJ, Wolf C. Autoprosthesis buttock augmentation during lower bodylift. *Aesthetic Plast Surg.* 2005;29:133–140.

121. Lockwood TE. Superficial fascial system (SFS) of the trunk and extremities: a new concept. *Plast Reconstr Surg.* 1991;87:1009–1018.

122. Lockwood TE. Transverse flank-thigh-buttock lift with superficial fascial suspension. *Plast Reconstr Surg.* 1991;87:1019–1027.

123. Lockwood TE. Lower-body lift. *Aesthet Surg J.* 2001;21:355–370.

124. Buchanan PJ, Nasajpour H, Mast BA. Safety and efficacy of outpatient lower body lifting. *Ann Plast Surg.* 2013;70:493–496.

125. Cram A, Aly A. Thigh reduction in the massive weight loss patient. *Clin Plast Surg.* 2008;35:165–172. *A review of the authors' technique and experience with vertical medial thigh-lifts in the massive weight loss patient.*

126. Mathes DW, Kenkel JM. Current concepts in medial thighplasty. *Clin Plast Surg.* 2008;35:151–163.

127. Le Louarn C, Pascal JF. The concentric medial thigh-lift. *Aesthetic Plast Surg.* 2004;28:20–23.

128. Fowler ME, Lockwood TE. Advances in thighplasty. *Plast Surg Nurs.* 1988;8:146–149.

129. Coon D, Michaels J 5th, Gusenoff JA, et al. Multiple procedures and staging in the massive weight loss population. *Plast Reconstr Surg.* 2010;125:691–698. *Principles in staging of multiple procedures and evaluation of outcomes are discussed.*

130. Anon. Safety considerations and avoiding complications in the massive weight loss patient. *Plast Reconstr Surg.* 2006;117(1 suppl):74S–83S.

131. Borud LJ. Combined procedures and staging. In: Rubin JP, Matarasso A, eds. *Aesthetic Surgery in the Massive Weight Loss Patient.* Philadelphia, PA: Elsevier; 2007.

132. Hurwitz DJ, Agha-Mohammadi S, Ota K, et al. A clinical review of total bodylift surgery. *Aesthet Surg J.* 2008;28:294–305.

133. Hurwitz DJ. Single-staged total bodylift after massive weight loss. *Ann Plast Surg.* 2004;52:435–441.

134. Shermak MA, Rotellini-Coltvet LA, Chang D. Seroma development following body contouring surgery for massive weight loss: patient risk factors and treatment strategies. *Plast Reconstr Surg.* 2008;122:280–288.

135. Pollock T, Pollock H. Progressive tension sutures in abdominoplasty. *Clin Plast Surg.* 2004;31:583–589, vi.

136. Weinrach JC, Cronin ED, Smith BK, et al. Preventing seroma in the latissimus dorsi flap donor site with fibrin sealant. *Ann Plast Surg.* 2004;53:12–16.

137. Downey SE. Approach to the abdomen after weight loss. In: Rubin JP, Matarasso A, eds. *Aesthetic Surgery in the Massive Weight Loss Patient.* Philadelphia, PA: Elsevier; 2007.

138. Shermak MA, Chang D, Magnuson TH, et al. An outcomes analysis of patients undergoing body contouring surgery after massive weight loss. *Plast Reconstr Surg.* 2006;118:1026–1031.

139. de Kerviler S, Hüsler R, Banic A, et al. Body contouring surgery following bariatric surgery and dietetically induced massive weight reduction: a risk analysis. *Obes Surg.* 2009;19:553–559.

140. Tang L, Song AY, Choi S, et al. Completing the metamorphosis: building a center of excellence in postbariatric plastic surgery. *Ann Plast Surg.* 2007;58:54–56.

141. Wakefield W, Rubin JP, Gusenoff JA. The life after weight loss program: a paradigm for plastic surgery care after massive weight loss. *Plast Surg Nurs.* 2014;34:4–9.

第 **29** 章

基于能量的塑形设备

PaulN.Afrooz,Jason Posner,BarryDiBernardo

概要

- 现代患者越来越青睐停工期更短、效果更好的选择性外科治疗。应运而生的科技改进和创新,使人们得以进行更安全、创伤更小的治疗。

- 未来,医生需要更好地将塑形的患者分类:需要进行大创伤手术的,需要结合辅助能量输送方式或美速疗法的微创吸脂术的,以及需要通过辅助的能量输出设备等无创技术达到减少体积和紧肤的。

- 当前,愿意接受轻度至中度效果的患者被认最适合接受第二种治疗。

简介

塑形手术有几个固有的缺点,如需要住院、麻醉、疼痛、肿胀和康复时间长等。因此,通过无创手段进行塑形越来越受青睐。患者的期望以及技术的进步,促使了更安全、创口更小、不适感更少、副作用更少、停工期更短的治疗方式的出现。

历史回顾

两名意大利妇科医生 Arpad 和 Giorgio Fischer 开创了一种钝头管去除脂肪的方法[1]。到 1982 年,吸脂术由法国外科医生 Yves-Gerard Illouz 推广开来[2]。

"Illouz 法"是一种抽吸辅助的减脂技术,在肿胀浸润或将液体输注到组织后使用钝针和负压抽吸,该技术被证实效果良好、可重复性强、不良反应轻。另一位法国外科医生 Pierre Fournier 将利多卡因用作局部麻醉,改良了切口,并且率先开始在吸脂术后使用弹力套[3]。吸脂术于 20 世纪 80 年代中期至后期在美国开始流行,通常在镇静而非全身麻醉下进行。但施术医生常常被肿胀技术中肿胀液的量过大和潜在的利多卡因中毒风险说困扰,直至小体积"超湿"肿胀概念的出现。

意大利人是第一个使用超声波乳化脂肪的实验者[4]。超声波能量最初是由 Scuderi 在 20 世纪 80 年代后期应用于身体轮廓塑形外科领域[5]。后来,Zocchi 对其进行了推广,并于 1996 年将该技术引入美国[6]。

能量设备辅助的吸脂术

肿胀技术优化了吸脂手术的效果和安全性,被认为是人体轮廓塑形术治疗中的金标准[7-12]。而且,细节的改进,例如适于特定身体部位的吸脂针的开发,使用手动注射器抽吸进行脂肪移植和精细塑形,也促使了吸脂技术的进一步改进。此外,吸脂术的手术效果也得到了优化[9]。引入基于能量的设备,例如激光辅助吸脂(laser-assisted liposuction,LAL)和超声辅助吸脂(ultrasound-assisted liposuction,UAL)是有用的辅助手段,可以减少手术时间,减轻术者的工作量,缩短患者恢复时间,减轻术后疼痛[7-9,12]。

激光辅助吸脂术

激光辅助吸脂术是通过直径约 1mm 的细套管插入一根细纤维(300~1 000μm),向组织输出能量。激光能量在皮下传递,而不是经皮传递的。同步的冷却机制可保护表皮免受内部高热量的损伤。这一过程会安全有效地促使皮肤紧致,这是激光辅助吸脂的主要作用。激光辅助吸脂也已被发现可有效地治疗表层的瘢痕,凹陷和橘皮组织,并已被临床使用。使用较小的插管可减少可能导致轮廓不规则的潜在风险。但是,该设备价格高昂。此外,温度监控至关重要,因为如果没有温度监控,则很可能会烫伤或起水疱。随着激光辅助吸脂技术的进步,已证明在使用相同管径吸脂针的同时附加激光,破坏脂肪的效率提高了 40 倍。

术前准备

激光辅助吸脂的理想患者是需要减少脂肪以及改善皮肤松弛的患者。在治疗部位作标准标记,另外标记 5×5cm 的正方形,这是激光治疗皮肤松弛的靶点部位。每 5×5cm^2 的区域大约注入 50~100ml 肿胀液(图 29.1)。麻醉方式因人而异,通过局部麻醉、镇静或全身麻醉中的任何一种或组合都可以完成这项手术[7,13]。

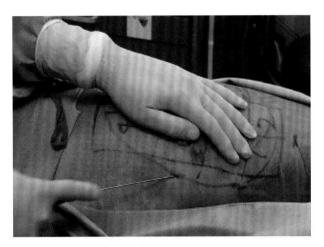

图 29.1　每个区域使用膨胀液 50~100ml。(*Reproduced from Afrooz PN, Pozner JN, DiBernardo BE. Clinics in Plastic Surgery, 2014-10-01, Volume 41, Issue 4, Pages 789-804, Copyright. 2014 Elsevier Inc.*)

患者必须了解紧肤效果取决于几个因素,包括年龄、遗传史和潜在的皮肤状况。必须考虑和解释环境因素(例如吸烟和日晒)的混杂影响,并且最重要的是,患者的期望必须切合实际。

手术技术

激光系统(Triplex, Cynosure, Westford, MA)可以在 1 064nm,1 320nm 和 1 440nm 波长处单独或顺序发射能量。如上所述,能量是由一根穿过 1mm 套管的细纤维发出的。光纤超出微套管的远端 2~3mm。当将微套管插入组织时,激光被激活。微套管缓慢而均匀地穿过深脂肪层,同时发出波长为 1 064~1 440nm 的激光,或者穿过浅表皮下层,结合 1 064~1 320nm 的激光(图 29.2)。激光波长的选择取决于理想的吸收和性能,以及脂肪和水等靶组织的亲和力。

通过双平面技术,脂肪被分解并乳化成液化物质,可以用较小的套管将其清除。随后的清除过程非常轻松,特别是靠近皮肤的部位,减少了可能出现轮廓不规则的潜在风险,这一不良反应在使用大型设备的吸脂术中很常见。为了达到增加皮肤的弹性和紧致度的目的,制定了温度目标,表面温度目标为 40~42℃,而深层温度目标为 45~47℃(在较深

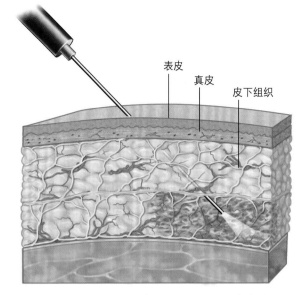

图 29.2　用于破坏脂肪细胞和纤维的深层激光能量的位置示意图。(*Reproduced from Afrooz PN, Pozner JN, DiBernardo BE. Clinics in Plastic Surgery, 2014-10-01, Volume 41, Issue 4, Pages 789-804, Copyright. 2014 Elsevier Inc.*)

的皮肤颜色的患者中温度需更低)。如上所述,监测皮肤温度至关重要,在整个过程中都需要检测和保持温度在安全范围,以免损伤皮肤。

激光手柄上安装了加速度计传送系统(Smart Sense, Cynosure)。该手柄能使治疗期间发生的局部热损伤最小化。手柄包含一个运动感应反馈芯片,该芯片不断监视导管的运动并将该信息传递给激光设备,从而使激光功率随着导管前进的速度而变化,在慢速运动时会降低,在更快的运动时会增加。只要手柄停止,能量传递就会在 0.2 秒内停止。这种安全防护措施能防止治疗区域内能量的过度积聚[7]。套管的尖端装有一个热存储探头。根据上述参数,将探头设置为适当的范围。如果超出安全范围,激光将自动停止发射[13]。

使用两层技术,分别对深层和浅层进行处理。首先处理标有方形的深层脂肪(表皮以下 1~3cm)(见图 29.2)。使用 11 号刀片做皮肤切口,插入微套管。第二步,处理表皮下的浅层脂肪(表皮以下 0.5cm)(图 29.3)。用标准的 3mm 吸脂针抽吸剩余的脂肪,破裂的细胞和游离的油脂[13]。临床示例如图 29.4~图 29.6 所示。

激光辅助吸脂术的最佳使用效果很大程度上取决于将足量和可控的能量输出维持在安全范围内。在治疗过程中,如果热量控制不当,不仅可能因温度过高导致皮肤损伤或脂肪坏死,也可能因热量不足导致皮肤紧致效果欠佳。对浅层脂肪组织的过度加热可能会导致皮肤起水疱,灼伤或色素变化。内置的安全机制有助于控制温度并避免有害的热量积聚[13]。

术后护理

抽吸完成后,立即佩戴弹力套。术后要配套弹力套 3~4 周。保留辅助切口用于引流,嘱患者口服抗生素[7,13,14]。

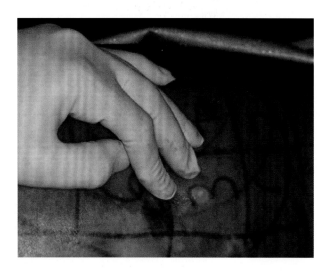

图 29.3 真皮下方的浅层激光应用,可视化氦氖导束。(*Reproduced from Afrooz PN, Pozner JN, DiBernardo BE. Clinics in Plastic Surgery, 2014-10-01, Volume 41, Issue 4, Pages 789-804, Copyright . 2014 Elsevier Inc.*)

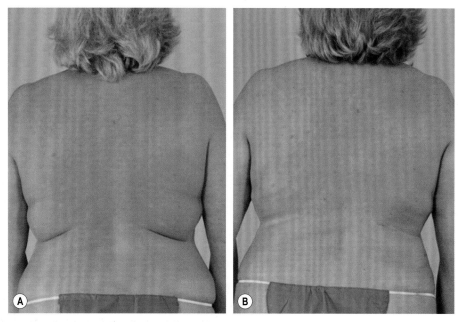

图 29.4 用激光辅助吸脂治疗的背部的临床实例。术前(A)和术后 3 个月(B)。(*Reproduced from Afrooz PN, Pozner JN, DiBernardo BE. Clinics in Plastic Surgery, 2014-10-01, Volume 41, Issue 4, Pages 789-804, Copyright . 2014 Elsevier Inc.*)

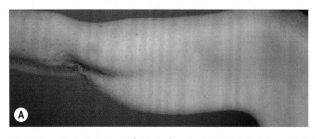

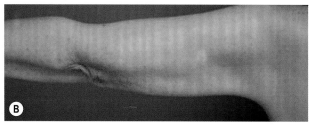

图 29.5 用激光去除上臂脂肪并收紧皮肤的临床示例。术前(A)和术后 3 个月(B)。(*Reproduced from Afrooz PN, Pozner JN, DiBernardo BE. Clinics in Plastic Surgery, 2014-10-01, Volume 41, Issue 4, Pages 789-804, Copyright . 2014 Elsevier Inc.*)

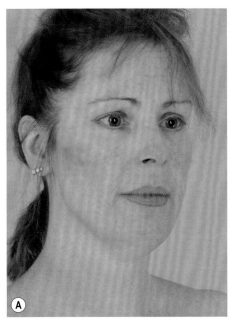
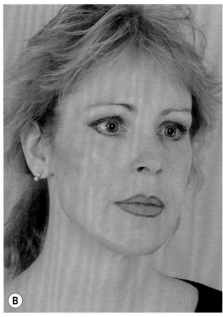

图 29.6 （A 和 B）对 48 岁的患者进行激光辅助吸脂术治疗颈部的临床示例，术后 3 个月。注意治疗后肌肉带的显现。（*Reproduced from Afrooz PN，Pozner JN，DiBernardo BE. Clinics in Plastic Surgery，2014-10-01，Volume 41，Issue 4，Pages 789-804，Copyright 2014 Elsevier Inc.*）

术后 1 周对患者进行检查，并评估皮肤和组织的状态。如果出现过度肿胀或密集的水肿，应在该区域使用 Triactive（Cynosure Inc.，Westford，MA）或其他类似设备按摩治疗 3 周，以减轻水肿和促进淋巴引流。治疗后，成纤维细胞激活产生生物学效应并带来皮肤变化所需的时间约为 90 天。在术后需告知患者注意这一点。如果在术后 3 个月需要进一步紧致皮肤，可以使用外部设备，并且在组织效应消退后可以在邻近区域进行其他治疗[13]。

并发症和处理

激光辅助吸脂术的并发症可能包括水疱、挫伤、烧伤、气孔、长时间水肿、神经失用症、永久性神经损伤、轮廓不规则、不对称和矫正不当[7,14]。通过关注细节和熟练操作，这些并发症的发生率可以被降至最低。

结论

激光辅助吸脂的安全性和有效性得到了提高，从而改善了美学效果。因能最大限度地减少失血，并有紧肤的作用，LAL 被证明是适用于特定人群的、安全有效的形体雕塑方法之一。这种通过纤维传递能量达到治疗目的的模式，将进一步应用于解决皮肤表面轮廓不规则的问题，例如凹陷、瘢痕和橘皮组织[7,13,15]。

超声辅助吸脂

将超声波应用于形体轮廓雕塑外科始于 20 世纪 80 年代后期，并于 1993 年传入美国。2001 年，第三代 VASER 系统（Sound Surgical Technologies，Louisville，CO）诞生，它是目前最常用的超声辅助吸脂技术[16-18]。

超声波与组织相互作用涉及 3 种基本机制：热、机械和空化[13,16,19-22]。热效应是由快速振动的超声波产生的热能所引发的效应[23]。当快速振动的超声波的尖端接触组织时就会产生机械效应[24]。空化是组织的相互作用，是在当前的超声辅助吸脂设备使用中出现脂肪乳化的主要原因。在肿胀液扩散之后，微气泡被沉积在脂肪组织基质内。随着超声的应用，这些微气泡爆裂和塌陷。接着脂肪组织基质中的脂肪细胞被分离开，在声流的作用下，与肿胀液剧烈混合，形成乳剂。最后用吸脂针吸出这些乳剂[13,16,20-22]。

术前准备

患者站立位进行术前标记。与传统的吸脂术一样，在超声辅助吸脂术中应避免五个特殊的解剖区域。这些区域是"附着区"，包括臀沟、髂胫束的大腿下部外侧区域、腘窝上方的大腿后部、大腿中部区域和外侧臀大肌区域。尝试治疗这些区域后，经常会导致轮廓变形。在手术之前，仔细计划皮肤切口非常重要，因为超声辅助吸脂需要更多数量的稍长的切口来容纳皮肤保护器。此外，精心设计的切口可避免在超声探头上产生扭矩，尤其是在治疗曲面的解剖区域时[16]。

选择合适的 VASER 探头时，必须考虑待治疗区域的局部脂肪的特性。如 De Souza Pinto[22]所述，脂肪细胞，以及脂肪细胞间的胶原结构和纤维隔，在人体各个部位都有所不同。为了获得最佳结果，了解这些差异至关重要。

组织渗透受探头直径以及探头尖端凹槽数量的影响。具有更多凹槽的给定直径的探头比具有更少凹槽的探头更有效地乳化脂肪组织。但是，具有更多凹槽的探针由于振动能量分散在探头的侧面而不是集中作用于前表面，因而不能更好地穿透纤维组织。通常,随着能量的集中,使用具有较少凹槽的探头可以更好地处理纤维组织。此外,在处理纤维组织时,较小直径的探头更容易穿透组织。3.7mm 探头可实现对中等到大体积软组织和纤维组织的高效减薄和轮廓塑形。探头尖端的凹槽数量应与组织的纤维性质相对应。2.9mm 探头用于精细雕塑体积较小的,柔软或纤维组织较多的局部堆积的脂肪组织[22]。

通常,连续模式经常用于纤维组织,更快地破碎脂肪细胞,或者不容易实现组织乳化的情况下应用于 VASER 模式中。VASER 模式通常适合于更薄、需精细塑形或较软的组织。探头在组织中的理想情况是能够平滑移动,必须调整设置以达到此目的[22]。

通过实践和经验确定使用时间。通常,每 100ml 肿胀液可以以 VASER 模式或连续模式作用 1 分钟。手术的终点是在所有预期区域内探头能无阻力的运动。然后可以用吸力辅助或动力压辅助的吸脂术进行抽吸[22]。

手术技巧

首选气管内插管的全身麻醉,尤其是在需要俯卧位以及大体积吸脂的情况下。俯卧位时便于对背部、腰部、大腿外侧和大腿后上部进行操作。也有许多外科医生倾向于侧卧位。尽管需要进行摆体位,但一些外科医生仍然认为,侧卧位操作更方便,并有助于从侧面和背部进行大体积的吸脂,以获得美观的腰部曲线。当治疗部位为腹部、大腿前侧和内侧、膝盖、小腿、手臂、脚踝、乳房和脸部时,应采用仰卧位[16]。

保持核心体温是必不可少的,可以通过静脉输注温暖的液体以及使用压缩暖风机(Bair Hugger, Arizent Inc., Eden Prairie, MN))来实现。使用 11 号刀片作皮肤切口,切口必须能够容纳注水针。通常,在室温下将 1ml 肾上腺素加到 1L 的林格氏乳酸袋中(1:1 000 000 稀释度)制备肿胀液[16]。可以将利多卡因添加到肿胀液中以达到的额外的局部麻醉作用。利多卡因的剂量通常不应超过 35mg/kg,尽管有些作者,在安全范围内,常规使用超过 50mg/kg 的剂量[25]。

推荐的治疗方案[16]

腹部
■ VASER 模式下使用 3.7mm 三环超声探头,能量设置为 80%;
　▣ 肋缘以上区域采用连续模式;
　▣ 平均超声时间为 8~9 分钟;
　▣ 用小直径套管抽吸。

背部
■ 3.7mm 两环探头,能量水平为 80%,大部分背部采用连续模式;
■ 3.7mm 单环探头,能量水平为 80%,连续模式适用于纤维性的背部赘肉;
　▣ 背部需要更长的超声时间,平均在 12~14 分钟之间;
　▣ 用小直径套管抽吸。

四肢和臀部
■ 3.7mm 三环超声波探头,70%VASER 模式,用于大腿

内上部;
■ 在 80%VASER 模式下,在膝盖周围和大腿后上部使用一个短的 3mm 三环探头;
■ 大腿前部和外侧区域也可以使用 3.7mm 三环探头,以 80%VASER 或连续模式,具体取决于皮下层的纤维;
■ 平均超声时间:双膝大约 3 分钟,双侧大腿内上部 5 分钟,双侧大腿前侧 8 分钟,双侧大腿外侧 6~7 分钟,双侧大腿后上部 4 分钟;
■ 对于腋窝区域:将 3mm 三环探头通过腋窝褶皱中的小切口插入皮下间隙;
■ 能量设置为 70%VASER 模式,每条手臂大约持续 2 分钟;
■ 用小直径套管抽吸。

男性乳腺增生
■ 在此区域使用 3.7mm 单环探头或男性乳腺增生专用探头;
■ 能量水平为 80%~90% 的连续模式,每侧乳房大约 3~4 分钟;
■ 用小直径套管抽吸。

面部和颈部
■ 建议使用 3 个切口:耳垂后方各一个切口,颏下褶皱中一个切口;
■ 小直径,高精度仪器用于面部超声辅助吸脂;
■ 在 VASER 模式下,使用能量为 50%~60% 的 2.4mm 三环超声探头,超声工作 2~3 分钟;
■ 用细套管抽吸。

HIV 相关的颈背脂肪代谢障碍
■ 3.7mm 一环或二环探头,取决于治疗区域的纤维性质;
■ 能量设置为 80% 的连续模式,时间根据治疗区域的脂肪量而异;
■ 用细套管抽吸。

优化效果
▣ 施加实现脂肪乳化所需的最少的超声能量;
▣ 超声应用的理想终点是组织对探针无阻力;
■ 仔细计划切口位置,以方便进入治疗区域,同时避免超声探头上的扭矩;
■ 小直径套管能提供最高的准确性,尤其是对于浅表脂肪;
▣ 应自由使用肿胀液,并使之在脂肪组织中均匀扩散,以最大限度地提高超声空化的效率,减少失血、对超声辅助吸脂的热效应提供额外的保护;
■ 与局部堆积脂肪的去除相比,缩减围度的治疗效果更为均匀;
■ 术后佩戴弹力套,淋巴引流按摩和皮肤保湿护理有助于达到最佳的超声辅助吸脂效果,并缩短恢复时间。

术后护理

在大体积的超声辅助吸脂术治疗后,必须补充体液和监测尿量。多数大体积吸脂术后的患者在术后 24~36 小时

会有切口渗液。在超声辅助吸脂术之后的前12小时内会吸收大量的肿胀液,在术后补液时必须考虑到这一点。鼓励患者提早下床活动,并在术后第一天常规办理出院。大多数超声辅助吸脂术患者通常在术后佩戴弹力套或泡沫支具。在可耐受的情况下,采取淋巴引流按摩和皮肤保湿护理,将有效地促进恢复[16]。

并发症和处理

吸脂术最常见的并发症是脂肪抽吸不足、过度抽吸和轮廓不规则。通过在术中使用流程图来记录每个解剖区域的注水量和抽吸量,可以减少这类并发症的发生。脂肪抽吸不足通常可以通过二次抽吸进行矫正,而抽吸过度则可能需要通过自体脂肪移植来矫正。感觉异常、水肿和瘀斑并不少见,通常是自限性的。振动的超声波探头会产生热量,这可能会造成热损伤,尤其是在切口部位附近。因此,除了在切口附近使用湿毛巾以增加保护外,还必须使用皮肤保护剂。避免探头上的扭矩是避免切口部位热损伤的最重要措施[16,26]。

由于超声发生器设置不当或作用时间过长使得超声能量过度作用,通常会导致血清肿[16,26]。通常每个治疗区域注入100ml肿胀液,能量设置不超过80%,作用时间1~1.5分钟。

无创方式

低温溶脂

冷冻溶脂是一种无创技术,利用精确控制的冷冻系统治疗选定的靶向组织和消除脂肪细胞,而不会损坏周围组织[13,27]。冷冻溶脂是通过Zeltiq Breeze系统作用的,它是CoolSculpting(Zeltiq Aesthetics, Pleasanton, CA)的一部分。

尽管人们尚不完全清楚冷冻溶脂的机制,但有证据表明,脂肪组织冷暴露后会引发炎症反应[28]。与其他类型的细胞相比,脂肪细胞对冷冻的反应是独特的。精确控制的冷冻导致脂质结晶并触发脂肪细胞凋亡。然而,在非脂质储存细胞中,脂质未受损。凋亡的脂肪细胞释放的脂质通过淋巴系统缓慢排空,组织体积因此慢慢减小[27,29]。

术前准备

在患者站立时进行评估,站立位下局部堆积的脂肪受到重力作用下垂。通过使用C形杯技术模拟治疗头开口来评估将要吸入治疗头开口内的脂肪的量(图29.7)。为了获得最佳效果,应在治疗头中至少吸取至少2.5cm厚的脂肪[13]。

在治疗之前,应使用Zeltiq提供的模板在每个凸起的中心标记一个"X"。如果要处理较大的部分,则可能需要作多个标记。这些标记的位置应确保相邻的治疗区域略有重叠[13]。

凝胶垫可在患者的皮肤和治疗头之间提供热接触,应用在治疗部位的中间。治疗头直接放在"X"上方的凝胶垫上。凝胶垫应延伸到治疗头面板的边缘以外(图29.8)[13]。

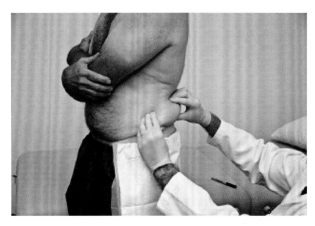

图29.7 采用C形杯技术评估患者的脂肪。(*Reproduced from Afrooz PN, Pozner JN, DiBernardo BE. Clinics in Plastic Surgery, 2014-10-01, Volume 41, Issue 4, Pages 789-804, Copyright. 2014 Elsevier Inc.*)

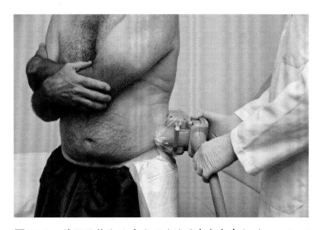

图29.8 将凝胶垫和治疗头正确放置在患者身上。(*Reproduced from Afrooz PN, Pozner JN, DiBernardo BE. Clinics in Plastic Surgery, 2014-10-01, Volume 41, Issue 4, Pages 789-804, Copyright. 2014 Elsevier Inc.*)

技术

可从机器的控制台中选择治疗方案。部分治疗方案包括简短的按摩程序,以增强对脂肪细胞的选择性损伤。

在正确放置治疗头并摆好患者体位后,启动冷冻循环。有负压将组织吸入治疗头中,以达到最佳的冷冻效果[13]。

优化效果

正确选择患者进行冷冻溶脂治疗对于获得理想的效果和患者满意度至关重要。理想的人选应达到或接近其理想体重并具有良好的肤质,最小程度的皮肤松弛,节食和运动治疗无效的脂肪堆积[13]。

单次治疗通常可以使脂肪层的厚度减少20%(图29.9和图29.10)[30]。尽管通常单次治疗即可获得明显的效果,但仍建议采用多次治疗以达到理想的美学目标。最早在3周即可观察到效果,但最终效果出现在治疗后2~4个月[13]。

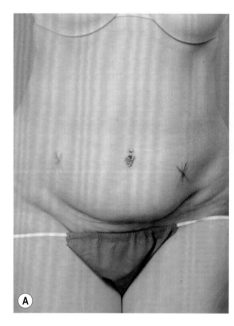
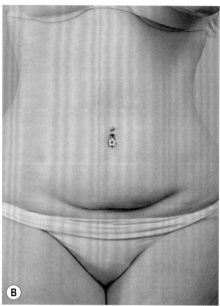

图 29.9　CoolSculpting 治疗前（A）和治疗后 2 个月（B），正视图。（*Reproduced from Afrooz PN, Pozner JN, DiBernardo BE.* Clinics in Plastic Surgery, *2014-10-01, Volume 41, Issue 4, Pages 789-804, Copyright . 2014 Elsevier Inc.*）

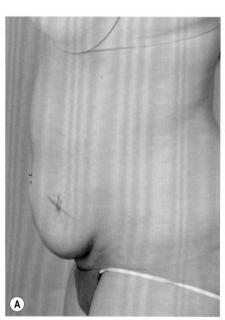
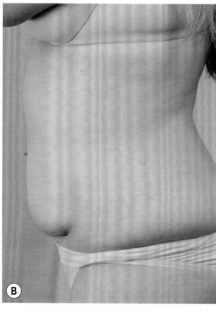

图 29.10　CoolSculpting 治疗前（A）和之后 2 个月（B），侧面观。（*Reproduced from Afrooz PN, Pozner JN, DiBernardo BE.* Clinics in Plastic Surgery, *2014-10-01, Volume 41, Issue 4, Pages 789-804, Copyright . 2014 Elsevier Inc.*）

术后护理

治疗后，治疗部位可能会感觉寒冷和坚实，并有红色和凸起的外观。这些反应是暂时的，通常会在几分钟到几小时内消失。其他反应包括淤青、酸痛、压痛、痉挛和刺痛，通常会在几天至几周内消失。

并发症和处理

在极少数情况下，某些患者在治疗后可能会出现明显的疼痛。这一不良反应通常属于自限性，往往会在几周内缓解。

结论

对于特定的需要进行无创治疗的患者，冷冻溶脂是一种安全有效的选择。它非常适用于局部脂肪堆积的情况，例

如腰腹或背部凸出的脂肪袋，或饮食和运动治疗无效后的小区域的脂肪堆积。虽然可以减少局部脂肪堆积，但冷冻溶脂对皮肤或更深层的组织没有紧致的效果。

高强度聚焦超声

高强度聚焦超声（HIFU）设备 UltraShape（Syneron Inc., Irvine, CA）和 Liposonix（Solta Medical, Hayward, CA）是通过杀死脂肪细胞实现无创的减脂和身体塑形的技术。这些设备在用于靶向脂肪的超声波频率上有所不同。UltraShape 的运行频率为 0.2MHz，能在脂肪细胞内产生空化作用。Liposonix 的工作频率为 2MHz，并具有一定的热效应，治疗过程中脂肪细胞会被热破坏。两种方法都会导致脂肪细胞死亡，随后通过淋巴管缓慢清除坏死的脂肪细胞释放的脂质，

随之达到减少脂肪组织体积的目的[13,31,32]。

术前准备

应当在站立进行患者评估,以使脂肪堆积部位受到重力作用更突出。应该评估脂肪的厚度,因为通常至少需要1.5cm 厚的脂肪才能看到效果。但是,这项技术的进步使得适应证扩大到较小体积的脂肪堆积。将接受治疗的区域以标准方式标记。

技术

大多数患者无需镇痛药或镇静剂即可耐受治疗。用油润滑皮肤以增强传导,然后使用换能器。操作员在设备屏幕上选取一个操作模式,该模式可指导治疗并确保目标区域获得均匀的治疗而不会重叠。将换能器在每个区域停留 1 秒,传递超声波能量的同时跟踪系统记录所治疗的区域。一个典型的疗程是 3 次治疗,相隔 2 周一次,在非治疗期的几周内同时进行射频治疗[13]。

优化效果

像所有无创治疗一样,患者的期望必须在术前进行管理,并且必须了解这些设备的效果不如吸脂术。尽管大多数患者都会对治疗效果满意,但效果可能会有很大差异。可观察到效果的时间是可变的,可能最早在治疗后 3 周就可以看到,但最终结果在 2~4 个月内可见(图 29.11 和图 29.12)。

术后护理

高强度聚焦超声治疗后没有任何限制,患者可以在治

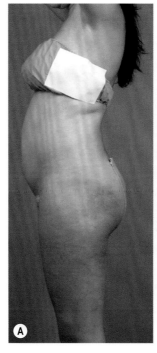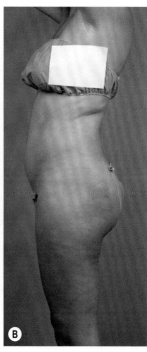

图 29.12 3 次 Ultrashape 治疗前(A)和治疗后侧面观(B)。(*Reproduced from Afrooz PN, Pozner JN, DiBernardo BE. Clinics in Plastic Surgery, 2014-10-01, Volume 41, Issue 4, Pages 789-804, Copyright. 2014 Elsevier Inc.*)

疗后立即恢复所有活动。被治疗的区域可能会出现轻微的瘀斑和水肿。但是,这些症状将在几天内缓解。也可能出现感觉异常,但通常症状会在几天内消失。

并发症

尽管很少见,但治疗可能会引起烧伤。

低能量激光疗法

低能量激光疗法(low-level laser therapy,LLLT)是一在低剂量能量下的一种激光治疗,该能量不会引起组织内即刻可测的温度升高,或宏观可检测到的组织的结构变化[33,34]。Zerona(Erchonia,Melbourne,FL)是一种发射波长为 635nm 激光的低能量激光设备,被证明能有效地减少腰部、臀部和大腿的围度[35]。低能量激光的作用机制仍然存在争议,但人们认为 635nm LLT Zerona 激光可以穿透头几毫米的浅层脂肪组织,并在脂肪细胞膜上造成暂时性的孔,脂质通过该孔释放到细胞间隙中,并被淋巴系统缓慢清除[33]。

Zerona 激光器具有 5 个旋转的独立二极管激光头,每个激光头发出 17mW 的 635nm 激光。在完成一项有 67 位参与者的,安慰剂随机对照双盲多中心临床研究后,该激光成为第一个获得美国食品药品管理局(Food And Drug Administration,FDA)市场许可的无创美容设备,用于减少腰部、臀部和大腿的围度[36]。在这项研究中,观察到患者腰部、臀部和大腿的围度在短短 2 周内平均减少了 3.51 英寸(约8.92cm)[36,37]。

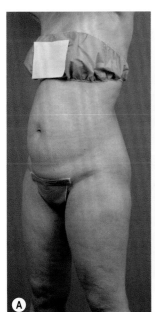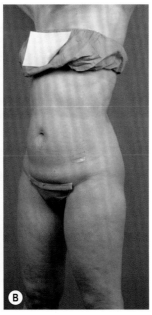

图 29.11 3 次 Ultrashape 治疗前(A)和治疗后(B)。(*Courtesy of Dr. Hector Leal-Silva, Monterrey, MX. Reproduced from Afrooz PN, Pozner JN, DiBernardo BE. Clinics in Plastic Surgery, 2014-10-01, Volume 41, Issue 4, Pages 789-804, Copyright. 2014 Elsevier Inc.*)

术前准备

在站立位进行患者评估,以准确定位脂肪堆积部位。

在两次治疗之间,应指导患者每天行走 30 分钟,每天喝 1L 水。还因嘱咐患者服用一种称为 Curva 的补充剂,这是一种含有烟酸以及其他旨在增加淋巴回流的顺势疗法药物。鼓励患者戒烟和戒酒。

技术

Zerona 装置具有许多二极管,将这些二极管放置在患者身体周围 6 英寸(约 15.24cm)以内。取仰卧位或俯卧位,在腰部,臀部和大腿处持续治疗 20 分钟。中心二极管位于腹部上方 4~12 英寸(约 10.16~30.48cm)处,并在中线居中。剩下的四个二极管位于侧腹部和大腿上方。接着取仰卧位进行治疗,将二极管以类似的方式在俯卧位下重新放置[36]。每隔 48 小时进行一次治疗,以维持脂肪细胞膜的孔隙。

根据患者的习惯,常规的 Zerona 疗程需要进行 6~12 次治疗。平均而言,患者在 2 周内每 48 小时接受一次治疗,共进行 9 次治疗。可以将 Zerona 与其他更具聚焦和有消融性的减脂技术结合使用,以增强整体的减脂和塑形效果。

并发症

低能量激光疗法的并发症可能包括皮肤热损伤,但这种情况很少见。因不切实际的期望而引起的患者对治疗效果不满意的情况常常见[35]。

结论

低能量激光疗法是一种独特的无创塑形技术。能够在不触发脂肪细胞凋亡的情况下缩小脂肪体积。这是一种真正的无创治疗方式,选择合适患者的情况下能获得满意治疗效果。未来的目标是优化这种无创治疗的效率并扩大患者的适应证。

组织液化脂肪成形术

用于人体塑形和脂肪成形的组织液化技术于 2010 年获得 FDA 批准(图 29.13)。这项技术后来被 FDA 批准用于自体脂肪移植术中脂肪组织的获取。基于白内障手术的创新[38],这种使脂肪组织靶向性液化的新型脂肪成形术称为组织液化吸脂术(tissue liquefaction liposuction,TLL)。组织液化吸脂术使用的是温暖的(37~55℃),最小加压(300~1 100psi)的脉冲盐水,该盐水在吸脂针的远端内部释放,并一直留在管腔中,直到吸脂结束。皮下脂肪和非脂肪组织通过侧孔吸入套管,并受到套管内腔中盐水流的影响(图 29.14 和图 29.15)。该水流导致脂肪从固体到液体的相变,而非脂肪组织不受影响并保持完整。盐水流中的机械能和热能是低水平能量,它们会协同工作以达到选择性液化脂肪组织所需的最小能量阈值,并维持在液化非脂肪组织,如血管、神经和结缔组织的能量阈值以下[39]。和组织液化吸脂术一起输送的盐水完全保留在套管内,因此,不

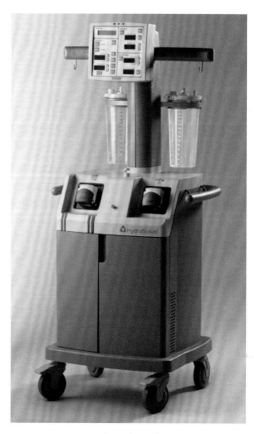

图 29.13 Hydrasolve 设备的基本单元。(*Courtesy of Hydrasolve,Tustin,CA;with permission. Reproduced from Afrooz PN,Pozner JN,DiBernardo BE. Clinics in Plastic Surgery,2014-10-01,Volume 41,Issue 4,Pages 789-804,Copyright. 2014 Elsevier Inc.*)

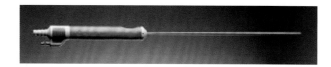

图 29.14 HydraSolve 设备的导管。(*Courtesy of HydraSolve,Tustin,CA;with permission. Reproduced from Afrooz PN,Pozner JN,DiBernardo BE. Clinics in Plastic Surgery,2014-10-01,Volume 41,Issue 4,Pages 789-804,Copyright. 2014 Elsevier Inc.*)

会导致软组织变形,并且对周围结缔组织网络的破坏也很小。

组织液化吸脂术的早期临床效果令人满意。与负压吸脂术和超声辅助吸脂术相比,组织液化吸脂术治疗后患者出现的瘀伤,肿胀和疼痛的情况更少。这可能是由于组织液化吸脂术的组织选择性以及另外两种术式的非选择性性质所致。脉冲式、温热盐水的流动特性使得液化的脂肪顺利通过吸脂针,避免了堵塞或汽塞现象。与传统吸脂术的效率相比,当套管运动减慢到传统速率的一半至三分之一时,负压吸脂术和超声辅助吸脂术可以最有效地提取脂肪。这有助于以更高的精度和更少的工作量来实现更有效的治疗。仍然建

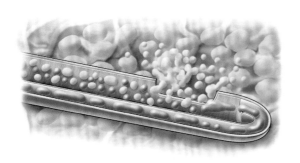

图 29.15　通过侧孔吸入皮下脂肪和非脂肪组织，及其受到管腔内水流的作用的示意图。该水流导致脂肪从固体到液体的相变，而非脂肪组织保持完整。（*Courtesy of HydraSolve, Tustin, CA; with permission. Reproduced from Afrooz PN, Pozner JN, DiBernardo BE. Clinics in Plastic Surgery, 2014-10-01, Volume 41, Issue 4, Pages 789-804, Copyright . 2014 Elsevier Inc.*）

议在 TLL 治疗前使用肿胀液[39]。

　　组织液化吸脂术能有效地获取用于自体脂肪移植的脂肪组织。通过裸鼠模型对比研究组织液化吸脂术提取的人体脂肪组织与传统的注射器抽吸的脂肪组织的差异[40]。此外，对组织液化吸脂术提取的脂肪组织的显微镜下研究表明，其活性率达 97%[41]。脂肪抽吸物中含有小簇脂肪组织，每个功能单元中含有 100~400 个脂肪细胞[42]。TLL 已经成功的应用在临床上的脂肪移植中。与传统的脂肪获取方法相比，TLL 收集的脂肪可能具有一些潜在的优势，包括更少的血液和油脂污染，以及脂肪抽吸物中的纤维组织更少。较少的污染物可以减少炎症，并促进脂肪移植物的存活。

射频

　　尽管没有被 FDA 直接批准用于减脂，但旨在减脂和塑形的射频设备近来已被投入市场应用。将射频应用于人体塑形，是基于在将脂肪组织通过射频能量加热到 45℃后脂肪细胞活力会损失 60% 的数据。射频设备的缺点包括在组织加热中缺乏均匀性和一致性，以及皮肤加热带来的疼痛和不适。

　　Vanquish（BTL Aesthetics, Boston, MA）是一种新设备，利用多极技术提供选择性射频，该技术可发射大面积的电磁场，靶向治疗能量吸收峰值的深层组织层。Vanquish 利用无线发射的特定频率的电磁波起效，该频率属于"工业、科学与医学"（"industrial, scientific, and medical, ISM）频段，是国际公认的用于这些领域的射频能量。这项技术根据体内组织的不同电磁阻抗来发射能量，具有较高阻抗的组织对电磁场的流动具有较高的阻力，因此电磁场会选择性通过其周围阻抗较低的组织，并对其加热[39]。

　　Vanquish 采用的频率最适合深层组织中脂肪细胞的阻抗。该设备选择性加热脂肪组织，穿透深度根据脂肪组织的厚度以及治疗头与身体之间的距离而变化。治疗头离身体越近，穿透深度越浅。相反，治疗头离人体越远，穿透力越深。

为了在脂肪层中达到热效应，治疗头不接触皮肤，放置在距皮肤表面约 10mm 的位置[39]。

　　该设备最初在动物中进行了测试，随后进行了人体临床试验[43]。年龄在 18~68 岁之间的 41 位受试者每周接受 4 次 30 分钟的腹部和腹侧治疗。35 名患者完成了研究。没有不良反应的报道，有 89% 的患者报告说治疗舒适或非常舒适。35 位患者中的 32 位（91.4%）有腹围减小。腹围的减小范围为 1~13cm，平均为 4.93cm。71% 的患者报告对治疗效果感到满意或非常满意[44]。目前，人们正在研究更长的治疗时间和更短的治疗间隔对治疗效果影响。

总结

　　患者对安全、微创的塑形治疗的强烈需求，将不可避免地推动技术的发展，寻求更有效，更短的停工期和恢复时间，同时治疗效果更佳的方式。未来，医生需要更好地将塑形的患者进行分类：需要进行大创伤手术的，需要结合辅助能量输送方式或美速疗法的微创吸脂术的，或者需要通过辅助的能量输出设备等无创技术达到减少体积和紧肤的。

　　安全性和有效性已被证实的，微创和无创的人体塑形方法的发展前景可观。但是，需要严格把控患者适应证的选择，也不应过分提倡这类治疗。目前，对于这类治疗最理想的适应证是能够接受轻度至中度效果的患者。

　　这些技术整形外科实践的整合为人体轮廓塑形方法提供了多种备选方案，最终将提高患者和医生的满意度，并且无疑是微创和无创塑形外科学的新兴模式。

参考文献

1. Coleman WP III. The history of liposculpture. *J Dermatol Surg Oncol.* 1990;16:1086.
2. Illouz YG. Body contouring by lipolysis: a 5-year experience with over 3000 cases. *Plast Reconstr Surg.* 1983;72:591–597.
3. Fournier PF, Otteni FM. Lipodissection in body sculpturing: the dry procedure. *Plast Reconstr Surg.* 1983;72:598–609.
4. Palmieri B, Gozzi G, Perrone V, et al. [Ultrasonic liquid medium for lipo-emulsification. An experimental study.]. *Minerva Chir.* 1994;49:199–201.
5. Scuderi N, Devita R, D'Andrea F, et al. Nuove prospettive nella liposuzione la lipoemulsificazone. *Giorn Chir Plast Ricostr ed Estetica.* 1987;2:33–39.
6. Zocchi ML. Clinical aspects of ultrasonic liposculpture. *Perspect Plast Surg.* 1993;7:153–174.
7. Goldman A, Gotkin RH. Laser-assisted liposuction. *Clin Plast Surg.* 2009;36:241–253, vii; discussion 255–260.
8. Parlette EC, Kaminer ME. Laser-assisted liposuction: here's the skinny. *Semin Cutan Med Surg.* 2008;27:259–263.
9. Mann MW, Palm MD, Sengelmann RD. New advances in liposuction technology. *Semin Cutan Med Surg.* 2008;27:72–82.
10. Klein JA. Anesthesia for liposuction in dermatologic surgery. *J Dermatol Surg Oncol.* 1988;14:1124–1132.
11. Klein JA. Tumescent technique for local anesthesia improves safety in large-volume liposuction. *Plast Reconstr Surg.* 1993;92:1085–1098, discussion 1099–1100.
12. Heymans O, Castus P, Grandjean FX, et al. Liposuction: review of the techniques, innovations and applications. *Acta Chir Belg.* 2006;106:647–653.
13. DiBernardo BE. Principles of new invasive modalities. In: Rubin JP, Jewell ML, Richter DF, et al., eds. *Body Contouring and Liposuction.* Philadelphia, PA: Elsevier Saunders; 2013:534–542.
14. DiBernardo BE. Recognition and management of complications of

fat and cellulite treatments. In: Katz BK, Sadick NS, eds. *Body Contouring*. Philadelphia, PA: Elsevier Saunders; 2010:183–192.

15. DiBernardo BE. Treatment of cellulite using a 1440-nm pulsed laser with one-year follow-up. *Aesthet Surg J*. 2011;31:328–341.

16. Garcia O Jr. Ultrasonic liposuction. In: Rubin JP, Jewell ML, Richter DF, et al., eds. *Body Contouring and Liposuction*. Philadelphia, PA: Elsevier Saunders; 2013:543–558.

17. Zocchi ML. *Metodo di trattamento del tessuto adipose con energia ultrasonic. Congresso del Societa Italiana di Medicina Estetica*. Rome, Italy, 1988.

18. Zocchi ML. *New prospective in liposculpturing: the ultrasonic energy. Proceedings of the 10th ISAPS Congress*. Zurich, Switzerland, 1989.

19. Update from the Ultrasonic Liposuction Task Force of the American Society for Dermatological Surgery. *Dermatol Surg*. 1997;23:210–214.

20. Graf R, Auersvald A, Damasio RC, et al. Ultrasound-assisted liposuction: an analysis of 348 cases. *Aesthetic Plast Surg*. 2003;27:146–153.

21. Lawrence N, Coleman WP III. The biologic basis of ultrasonic liposuction. *Dermatol Surg*. 1997;23:1197–1200.

22. de Souza Pinto EB, Abdala PC, Maciel CM, et al. Liposuction and VASER. *Clin Plast Surg*. 2006;33:107–115, vii.

23. Cimino WW, Bond LJ. Physics of ultrasonic surgery using tissue fragmentation: part I. *Ultrasound Med Biol*. 1996;22:89–100.

24. Bond LJ, Cimino WW. Physics of ultrasonic surgery using tissue fragmentation: part II. *Ultrasound Med Biol*. 1996;22:101–117.

25. de Jong RH, Grazer FM. Titanic tumescent anesthesia. *Dermatol Surg*. 1998;24:689–691.

26. Jewell ML, Fodor PB, de Souza Pinto EB, et al. Clinical application of VASER-assisted lipoplasty: a pilot clinical study. *Aesthet Surg J*. 2002;22:131–146.

27. Manstein D, Laubach H, Watanabe K, et al. Selective cryolysis: a novel method of non-invasive fat removal. *Lasers Surg Med*. 2008;40:595–604.

28. Avram MM, Harry RS. Cryolipolysis for subcutaneous fat layer reduction. *Lasers Surg Med*. 2009;41:703–708.

29. Zelickson B, Egbert BM, Preciado J, et al. Cryolipolysis for noninvasive fat cell destruction: initial results from a pig model. *Dermatol Surg*. 2009;35:1462–1470.

30. Rosales-Berber I, Diliz-Perez ES, Allison J. *Accumulative abdomen fat layer reduction from multiple Zeltiq cryolipolysis procedures*. American Society for Laser Medicine and Surgery 2010 Annual Meeting. Phoenix, AZ, 2010.

31. Jewell ML, Solish NJ, Desilets CS. Noninvasive body sculpting technologies with an emphasis on high-intensity focused ultrasound. *Aesthetic Plast Surg*. 2011;35:901–912.

32. Jewell ML, Jewell JL. High intensity focused ultrasound and non-invasive body contouring. In: Rubin JP, Jewell ML, Richter DF, et al., eds. *Body Contouring and Liposuction*. Philadelphia, PA: Elsevier Saunders; 2013:559–571.

33. Neira R, Arroyave J, Ramirez H, et al. Fat liquefaction: effect of low-level laser energy on adipose tissue. *Plast Reconstr Surg*. 2002;110:912–922, discussion 923–925.

34. Brown SA, Rohrich RJ, Kenkel J, et al. Effect of low-level laser therapy on abdominal adipocytes before lipoplasty procedures. *Plast Reconstr Surg*. 2004;113:1796–1804, discussion 1805–1806.

35. Mulholland RS, Paul MD, Chalfoun C. Noninvasive body contouring with radiofrequency, ultrasound, cryolipolysis, and low-level laser therapy. *Clin Plast Surg*. 2011;38:503–520, vii–iii.

36. Jackson RF, Dedo DD, Roche GC, et al. Low-level laser therapy as a non-invasive approach for body contouring: a randomized, controlled study. *Lasers Surg Med*. 2009;41:799–809.

37. Avci P, Nyame TT, Gupta GK, et al. Low-level laser therapy for fat layer reduction: a comprehensive review. *Lasers Surg Med*. 2013;45:349–357.

38. Mackool RJ, Brint SF. AquaLase: a new technology for cataract extraction. *Curr Opin Ophthalmol*. 2004;15:40–43.

39. Borab ZM, Godek CP. Tissue liquefaction liposuction for body contouring and autologous fat transfer: a retrospective review over 3 years. *Eplasty*. 2016;16:e36.

40. Davis K, Rasko Y, Oni G, et al. Comparison of adipocyte viability and fat graft survival in an animal model using a new tissue liquefaction liposuction device vs. standard Coleman method for harvesting. *Aesthet Surg J*. 2013;33:1175–1185.

41. *Data on file. Adipose tissue cell viability of four fat harvesting modalities*. Andrew Technologies LLC, April 2011.

42. *Data on file. Comparison of lipoaspirate clump size between HydraSolve and syringe fat harvesting methods*. Andrew Technologies, September 2011.

43. Weiss R, Weiss M, Beasley K, et al. Operator independent focused high frequency ISM band for fat reduction: porcine model. *Lasers Surg Med*. 2013;45:235–239.

44. Fajkosova K, Machovcova A, Onder M, et al. Selective radiofrequency therapy as a non-invasive approach for contactless body contouring and circumferential reduction. *J Drugs Dermatol*. 2014;13:291–296.

第 30 章

生殖器美容手术

Gary J. Alter

概要

- 如果外生殖器存在客观或主观的畸形,整形美容手术可极大增强患者的自信。
- 已经形成许多新的外生殖器整形美容手术方式。
- 男性阴茎增大手术可能导致严重畸形,后者通常可以经由手术整复。
- 隐匿性阴茎、阴茎阴囊蹼状畸形整复手术和阴囊缩小手术成功率高、并发症发生率低。
- 通过中央楔形扩大切口行小阴唇缩小术和阴蒂被覆缩小术,术后形态自然,患者满意度高。
- 伴或不伴脂肪切除的阴阜提升和大阴唇缩小术能提升患者的自信。
- 和其他所有整形美容手术一样,外生殖器整形美容手术要特别注重细节的处理。

简介

对自身外生殖器的臆想与每个人的自我认知及自尊关系密切。如果一个人对自己的外生殖器不满意,其自尊将会受到伤害。有时,一个正常的男性会认为自己的阴茎短小,一个正常女性会觉得自己的外阴不美观。这些感觉来源于患者将自身与成人影片中的角色相比较,或来源于性伴的评价。

患者外生殖器审美意识的觉醒催生了巨大的手术需求。近来,基于对已有的小儿或成人外生殖器手术方式的改进,已经发展形成了多种男女外生殖器整形美容的新术式。这些术式可以使患者的外生殖器形态获得极大改观。当然,和所有其他美容手术一样,外生殖器整形美容手术需要很大的耐心和细心,是一项具有挑战性的工作。

男性外生殖器美容手术

简介

目前,有多种方法可以改善男性阴茎或阴囊的形态。阴茎悬韧带松解术辅术后阴茎悬吊或牵拉可使阴茎延长。筋膜下自体脂肪填充、真皮脂肪复合组织移植或异体脱细胞真皮移植可以达到阴茎增粗的效果。阴茎阴囊蹼状畸形可以通过设计单个或多个 Z 成形切口进行整复。巨大、下垂的阴囊可通过手术进行缩小和提升。隐匿性阴茎可通过耻骨上脂肪切除 / 耻骨上皮肤切除以及耻骨区或阴茎阴囊部位皮肤的固定得以矫正。

男性患者对阴茎增大术前的心理学评估非常抵触。许多要求行阴茎增大术的患者缺乏基本的自尊和自信,医生通常需要明智地拒绝这类患者。与拥有正常阴茎形态而寻求阴茎增大术的患者不同,隐匿性阴茎、阴茎阴囊蹼状畸形、阴囊肥大以及确有其他外生殖器畸形的患者应该得到医生更多的关注,医生为他们进行手术治疗的成功率和满意度通常也更高。

测量

Schonfeld 和 Beebe 等[1]认为,阴茎疲软状态时的完全拉伸长度接近于勃起时的长度。疲软状态下,完全拉伸阴茎时,阴茎耻骨结合部到龟头前端的距离和阴茎勃起时的长度高度相关。同样,阴茎勃起和疲软两种状态下的周径之间也存在比较复杂的相关性。

Da Ros 和 Teloken 等[2]对 150 例男性白人经人工勃起后的阴茎进行测量,参数包括阴茎长度(耻骨中点到龟头前端的距离)和周径(分别测量冠状沟周径和阴茎基底周径)。结果显示,阴茎平均长度 5.7 英寸(约 14.5cm),18 例短于 4.7 英寸(约 11.9cm),18 例长于 6.3 英寸(约 16cm)。阴茎基底部周径 3.5~5.9 英寸(约 5.9~15cm),平均 4.7 英寸(约 11.9cm),冠状沟周径 3.2~5.5 英寸(约 8.1~14cm),平均 4.4 英寸(约 11.2cm)。

Wessells 等[3]研究发现,阴茎在疲软和勃起两种状态下测量的各种数据呈正相关。阴茎疲软状态下长度平均为 11cm,勃起状态下为 12.5cm,两者之间的相关度为 r^2=0.769。阴茎疲软状态下周径平均为 10cm,勃起状态下为 12.5cm,两者之间无明显相关性。他们还认为,耻骨前脂肪垫的厚度会影响阴茎疲软状态下的视觉长度,但是不影响阴茎勃起性交时的功能长度。

患者选择 / 检查

考虑到重力影响,需在站立位和仰卧位分别对患者进行术前检查。站立位检查时,耻骨前脂肪垫因重力作用向前向下移动,会加重阴茎隐匿的程度,而仰卧位可以消除这种影响。肥胖患者腹部多余的皮肤和脂肪可使阴茎呈悬垂畸形,并影响性交。此时除了需要切除耻骨上皮肤和脂肪外,可能还要同时行腹壁成形术。术前评估耻骨联合和皮肤之间的脂肪组织量,有利于预估耻骨上脂肪切除术或吸脂术之后阴茎所能延长的长度。必须检查阴茎位置,看是否因阴囊组织的包裹而加重阴茎隐匿。检查阴茎腹侧是否存在阴茎阴囊蹼状畸形,后者可使阴茎在形态和功能上更显短小。仰卧位检查时,完全拉伸阴茎并使之与腹壁呈 90°,可分别测量从耻骨和耻骨上皮肤到龟头前端的距离。在阴茎完全拉伸时,可分别测量龟头基底和冠状沟的周径。触诊排除阴茎结节病,后者表现为阴茎白膜上坚固的瘢痕组织。

实施阴茎美容手术前,医生要仔细问诊,并评价阴茎的功能。患者应当具有正常的排尿功能和性能力,并且不会受阴茎手术的影响。

医生应当询问患者是否存在勃起功能障碍或阴茎弯曲畸形。大多数男性的阴茎都有轻度的弯曲,但并不影响正常生活。但如果考虑行阴茎增粗手术,术者应当记录下任何哪怕是细微的弯曲。患者需要提供不同角度拍摄的阴茎勃起时的照片。如果患者不能提供以上照片,可通过手淫或者海绵体内注射前列腺素 E_1 使阴茎勃起,然后拍照。使用前列腺素 E_1 时,使用 30G 针头垂直刺入阴茎根部的海绵体内进行药物注射。正常男性使用 10μg 的剂量即可达到勃起效果。医生应当提醒患者,以上操作可能导致阴茎异常勃起,如果勃起持续时间超过 4 小时,需要进行逆转操作,即在勃起阴茎的海绵体内注射低剂量的肾上腺素使阴茎迅速疲软。这是手术后终止药物性勃起的常规方法。

诊断一旦明确,医生需要和患者沟通计划进行的手术之过程、效果以及存在的风险。患者通常不会认识到阴茎阴囊蹼状畸形和耻骨上脂肪堆积和下垂,但医生必须向患者明确这些诊断并提出相应的解决方案。尽管根据患者自身的解剖特点可以采用多种方法,但医生需要依据患者个性化的治疗目标找出最佳的手术方案。患者必须对手术方案有理

性的认识,并理解手术的局限性,防止产生误解和纠纷。过分夸大术后效果可能导致患者产生失望、抑郁和敌对情绪;因此,医患之间需要坦诚沟通、相互理解。阴茎增大等生殖器美容手术项目未必为医疗保险所覆盖,因此术前应当查看相关保险条款。

解剖

阴茎悬韧带是发自白线、耻骨联合上部与弓状韧带,到达阴茎背侧中线,形成三角形的厚纤维束带[4]。其起自腹壁浅层筋膜,在阴茎固定部和活动部之间形成悬吊。此外,Scarpa 筋膜增厚形成的吊带状韧带牢固附着在耻骨联合上方的腹直肌筋膜上,并向阴茎的背侧和外侧延展,以固定阴茎的相对位置[5]。

阴茎表面皮肤薄、远端无毛发生长、移动度大,且无皮下脂肪。阴茎浅层筋膜和皮下筋膜层(肉膜层)是下腹部 Scarpa 筋膜和 Camper 筋膜在阴茎表面的延续,直达阴茎冠状沟。肉膜含有散在的平滑肌细胞。阴茎肉膜和表面皮肤由阴部外动静脉系统的分支供应滋养。阴部内动静脉系统,包括阴茎背侧动静脉和海绵体、尿道滋养血管,通常只在龟头和冠状沟部位与阴部外血管系统存在交通[6]。肉膜高度血管化,它是组织移植的良好受区。肉膜深面覆盖有 Buck 筋膜。龟头的感觉主要由阴茎背侧神经支配。阴茎背侧动静脉和阴茎背神经在双侧的阴部管内沿坐骨支走行,然后在会阴深隙沿耻骨内侧缘逐渐向中央走行。血管神经束在距耻骨联合 1/2 英寸(约 1.27cm)处穿过会阴筋膜,进入到 Buck 筋膜内。两根阴茎背动脉分别走行于位于中线的阴茎背深静脉及其两侧的阴茎背神经之间。

阴茎增大

阴茎延长

阴茎延长是通过松解阴茎悬韧带辅以术后阴茎悬吊或牵拉来实现的(图 30.1A)[7-10]。阴茎悬韧带松解术通常选择在阴茎耻骨角上方行低位横行切口,长约 3~4cm,术中沿耻骨联合骨膜表面全长切开一指宽即可达到松解的效果。很多医生选择设计一个倒 V 形切口,使耻骨前皮肤通过 V-Y 推进瓣转移到阴茎(图 30.1B 和 C)[11,12],理论上可以延长阴茎或使包皮短缩者的阴茎在疲软状态下显得更长。但对多数患者而言,应用 V-Y 推进瓣延长阴茎的效果并不明确,因为术后随访发现,部分患者的阴茎在疲软状态下反而显得更短。V-Y 推进瓣的蒂部位于阴茎耻骨结合部,设计长度为 2~3cm 或更长。较宽的皮瓣蒂部设计会牵扯到整个阴茎根部背侧组织和部分双侧的阴囊皮肤,影响阴茎肉膜和皮肤在中线的分布。阴茎的血供和淋巴回流也会受到一定干扰,增加术后出现皮瓣尖端坏死、伤口愈合不良和皮瓣肿胀的发生率。伤口愈合不良会导致术后瘢痕增生和增宽,继而出现瘢痕性毛发脱失和凹陷性瘢痕畸形(图 30.2A 和图 30.3A)。宽大的皮瓣蒂部设计还会将肥厚的、覆盖毛发的耻骨上皮肤向

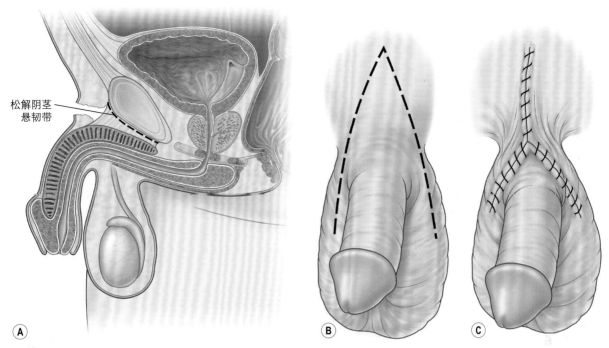

松解阴茎
悬韧带

Ⓐ　　Ⓑ　　Ⓒ

图 30.1　普通的阴茎延长术式常引起阴茎畸形。(A)悬韧带松解;(B)较宽的 V-Y 推进瓣;(C)推进皮瓣转移后,阴毛生长皮肤下移至阴茎近端,双侧猫耳形成,阴茎呈低位悬垂状

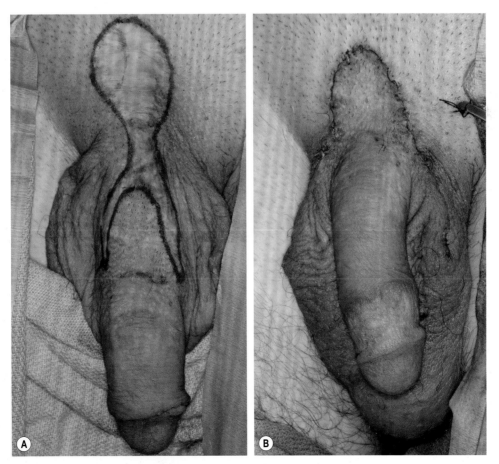

Ⓐ　　Ⓑ

图 30.2　完全反向 V-Y 推进皮瓣。(A)标记瘢痕切口线。依据耻骨前阴毛生长区边缘设计 V-Y 瓣蒂部的切口线;(B)将 V-Y 皮瓣逆向转移完全复位,形成术后半圆形切口缝合线。V-Y 皮瓣毛发区和耻骨区毛发区对合良好

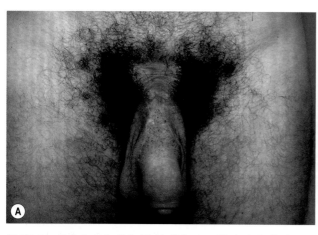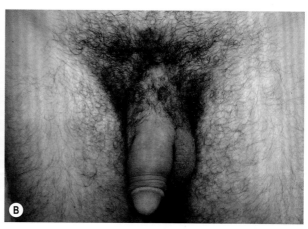

图30.3 患者行悬韧带松解、宽蒂部 V-Y 推进瓣转移、自体脂肪填充。(A)术后畸形:阴茎低位悬垂、阴毛下移至阴茎背侧近端、双侧阴茎阴囊结合部猫耳形成、外观短小、耻骨前瘢痕宽和阴茎皮下脂肪易见。(B) V-Y 推进瓣部分复位术后,修复了猫耳畸形、瘢痕整复、选择性去除脂肪。因既往 V-Y 推进瓣部分坏死缺失,不能行 V-Y 瓣完全复位

下推进,使得阴茎根部出现驼峰样的臃肿畸形和低位悬吊的形态[13-16]。阴茎根部被阴囊组织和受牵拉的大块耻骨前脂肪垫共同包绕,反而使阴茎缩短或加重其隐匿程度。V-Y 推进瓣还会在阴囊远端切口处出现猫耳畸形。相比之下,应用较小的 V-Y 推进瓣可以减少术后并发症,但伤口愈合不良和局部外观畸形仍时有发生。

结果

因为缺乏标准化的测量参数,也没有相关研究在主流期刊上发表,目前很难对阴茎延长术的手术效果做出很客观的评价。

理论上单独行阴茎悬韧带松解术可使疲软的阴茎增长 1~2cm,但结果常常并不理想;使用重物悬吊或牵拉的办法可能奏效,使阴茎勃起和疲软时的长度均得以增加。单独使用后两种方式也许就能延长阴茎,但阴茎悬韧带松解术客观上释放了阴茎根部,可以增加阴茎被延长的效果。如果患者拒绝术后重物悬吊或牵拉,就要重新考虑阴茎延长术的可行性。阴茎延长术后一周即可行重物悬吊或牵拉。悬吊或牵拉治疗的着力点在龟头前端,以牵拉整个海绵体部,以一日数次的频率维持数月至数年。至于悬吊或牵拉的力量、频率、持续时间,目前尚无定论。有些设备也可以起到持牵拉的作用。

关于阴茎延长的效果存在争议,多数接受阴茎延长术甚至术后辅以悬吊或牵拉的患者并没有得到很明显改善。真正能延长数英寸的病例非常罕见,这偶尔会在一些同时行耻骨上脂肪切除术的病例中出现,术中一般切除了肥厚的皮下脂肪组织。然而,一些坚持使用悬吊或牵拉治疗的患者声称他们使阴茎成功地延长了数英寸。事实上,能使阴茎延长 0.5~1 英寸(约 1.27~2.54cm)就非常成功了,即便如此,这样的病例也很少见。

偶尔有患者抱怨,在接受阴茎悬韧带松解术后阴茎反而缩短了。原因在于,该手术会在耻骨联合和阴茎之间形成一无效腔,愈合过程中,阴茎因为牵缩而被向后牵拉。为避免上述情况,可在走行到中线附近的精索周围形成一个蒂

部位于中央或远端的脂肪组织瓣,用以填充上述无效腔(图 30.4)。然而,很多医生仅仅告知患者术后辅以阴茎牵拉,而忽略了术中对无效腔的处理。

阴茎悬韧带松解术并不会导致阴茎不稳,后者往往源于手术中将海绵体从坐骨耻骨支表面进行了过度剥离。将剥离范围严格限制在耻骨联合中线处一指宽范围内可以避免上述情况。手术中,完全拉伸阴茎,保持在耻骨联合中线进行骨膜上剥离,而不向海绵体外侧部松解,这样可以避免损伤阴茎背侧的神经和血管组织。悬韧带松解术后,阴茎勃起时可能会出现轻度的位置下移,但影响不大。

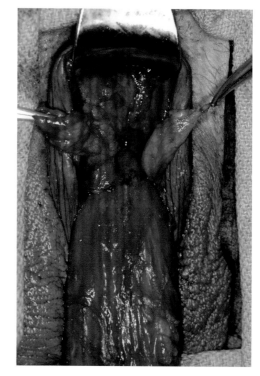

图30.4 转移双侧精索近中形成脂肪瓣填充阴茎根部的无效腔

阴茎增粗

阴茎增粗的术式多样,在不断发展的同时,也伴随着极高的并发症发生率。其手术难点在于如何形成一个对称的、相对完美的圆柱状阴茎体。移植物吸收可能导致术后畸形和功能障碍。因此,各种手术方法层出不穷,各有优缺点。

阴茎延长术后为防止悬韧带再次粘连需及时牵引龟头,而阴茎增粗术后阴茎会肿胀不适,并不适合牵引操作,因此多数医生将以上两个手术间隔数周分开进行。并且,同时进行阴茎延长术和阴茎增粗术会增加并发症的发生,如伤口愈合不良、皮瓣坏死。阴茎增粗术可安排在阴茎延长术后择期进行。

脂肪填充

现在仍有一些医生将自体脂肪移植到阴茎肉膜层,以增加阴茎体积。脂肪组织移动度高,可为阴茎增加一定的松软的组织量。一般而言,自体脂肪移植后的存活率小于50%。为达到理想的术后填充效果,通常采用多隧道、小剂量(10~20ml)的注射方法。采用小剂量注射的方法虽然限制了阴茎增粗的手术效果,但降低了并发症的发生。相反,大剂量脂肪填充可能导致阴茎形态不对称、凹凸不平的结节和阴茎勃起硬度降低(图 30.3 和图 30.5A)。

真皮移植和真皮脂肪复合组织移植

阴茎增粗手术中,可以在阴茎肉膜筋膜中填充真皮或真皮脂肪复合组织等条状移植物,或在肉膜和 Buck 筋膜之间环绕包裹真皮脂肪复合组织移植物[7-10]。选择使用条状移植物时,可选择局部环阴茎切口或耻骨上横切口。少数情况下,选择使用卷毯样移植物,此时采用环阴茎的手术切口,切口长度达到阴茎周径的80%,仅遗留尿道表面的皮肤不予切开。移植物两端均予缝合固定,防止移位。真皮移植物易成活,术后效果通常较好,能使阴茎周径增加 2~4cm。但是,术后阴茎制动不良、移植物过厚会使移植物成活不良,继而出现严重并发症,如阴茎勃起受限、阴茎弯曲。相较于脂肪移植而言,真皮移植和真皮脂肪复合组织移植的手术创伤

大、时间长,会在臀下皱襞、耻骨上、侧腹壁等供区形成明显瘢痕,优势在于并发结节或脂肪吸收的可能性较小。术后阴茎水肿会持续 6 周左右,4~6 月后逐渐减退。环绕包裹移植物和条状移植物相比较,前者形成棱角畸形和移位的可能性更小,能获得平滑的质地。真皮脂肪复合组织移植偶尔会使阴茎皮肤变得相对不足。

异体真皮基质移植

自体真皮脂肪复合组织移植后会在供区遗留难看的瘢痕,因此异体真皮基质移植物成为阴茎增粗手术的新选择。术中可在 Buck 筋膜浅层植入数层异体真皮,并将其首尾分别固定。理论上,植入的异体真皮为自体组织的长入提供一个基质床,两者最后融为一体。但也有失败的移植病例,异体真皮最终出现挛缩。异体真皮缺乏延展性,因此术后患者常抱怨阴茎勃起受限或阴茎弯曲。此外,患者还会抱怨术后感觉阴茎不自然、移植物移位、不对称,或有视觉或触觉上的异常。很多异体真皮移植术后出现感染,导致慢性炎症,形成伴或不伴皮肤缺损的窦道。

在阴茎增粗术中,于 3 点和 9 点位置经白膜纵行切开,植入异体真皮或隐静脉为蒂的移植物,可以实现预期的效果[17]。此术式源于 Peyronie 病阴茎矫直手术。但是多数报告只有个案,缺乏大样本研究。术后一旦出现感染或愈合不良,很可能出现勃起受限而导致功能障碍。

除此以外,有人尝试在阴茎增粗术中填充包含可降解支架的组织工程移植物[18]。硅胶注射也是一种方法,但可能导致严重的并发症。近来,也有通过注射有机材料(polymethylmethacrylate,PMMA)来增粗阴茎,但并没有很好的样本研究。

阴茎增大再造

患者因既往术后存在多种畸形就诊,需要进行整形再造[15,16]。他们在阴茎延长术中可能进行过 V-Y 推进皮瓣和 / 或自体脂肪填充,或异体真皮移植等。一次手术不能矫

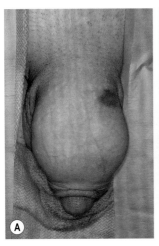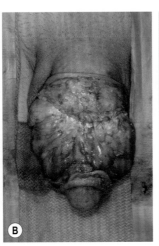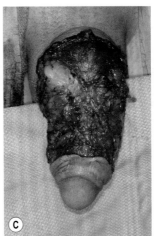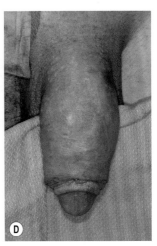

图 30.5 (A)阴茎大量脂肪注射后呈现凸出畸形;(B)经环形切口暴露弥散分布的移植脂肪;(C)塑型后剩余的脂肪组织;(D)切口关闭后阴茎外观。很难实现双侧对称

正所有的畸形,因此需在术前明确手术目的的主次。有些患者只想清除少量的自体脂肪或移植的异体真皮、局部采取或甚至不采取 V-Y 推进皮瓣逆向转移,或者仅对微小瘢痕进行修复。医生需了解其真实的意图。

反向 V-Y 推进皮瓣

最常见的是对形成宽大瘢痕畸形的部分或完全的反向 V-Y 推进皮瓣修复(见图 30.2 和图 30.3)[14-16]。V-Y 推进皮瓣用正常的皮肤消除阴茎背部和阴茎根部有毛发生长部位的瘢痕,重新覆盖以正常皮肤。术后,阴茎皮肤恢复到正常位置,阴毛与皮瓣上的毛发对齐。V-Y 推进皮瓣局部或完全复位时可以切除瘢痕组织、游离垂直切口双侧的 Scarpa 筋膜及皮肤、拉拢切口缝合,从而同时修复术后耻骨上软组织空虚和难看的瘢痕。通过半环形切口实现 V-Y 推进皮瓣完全复位是一个理想的方法,但一般很难实现。皮瓣尖端可能因第一次的手术已经坏死,或者在本次手术中需要预先切除以防止术后缺血坏死。患者可能既往进行过自体脂肪移植手术,阴茎遗留多处环状瘢痕牵拉阴茎。此时术中需要保留和转移足够的皮肤,以防止 V-Y 推进皮瓣完全复位后阴茎缩短(主观或客观上的)或勃起受限。通过海绵体内注射前列腺素 E_1 使阴茎勃起,可以观察阴茎的皮肤量是否足够。阴茎正常勃起时不应受到皮肤的牵拉。如果阴茎皮肤不足以实施完全复位,则行局部的 V-Y 推进皮瓣复位,这样会遗留垂直臂稍短的 Y 形瘢痕(图 30.3B 和图 30.6),比完全复位形成的瘢痕要明显。

V-Y 推进皮瓣复位可能在阴囊形成猫耳畸形,通常位于阴囊的两侧。进行猫耳畸形修整时,要预先判断阴茎皮肤的松弛度,避免术后阴茎勃起受限。不能在阴茎根部的皮肤或肉膜行环行切口消除皮肤不规整或猫耳畸形,因为这样会导致淋巴水肿期延长或皮肤缺失。为了避免在阴茎根部中央形成切口,可以选择中外侧切口进行猫耳畸形的修整,而不是沿着猫耳内侧绕过阴茎根部(见图 30.6)。

瘢痕的切除和整复要将切口在无张力下严密对合,减少术后再次出现瘢痕增生的风险。术后留置引流管。即使精细闭合切口,在 V-Y 推进皮瓣局部复位的尖端对合处仍会出现愈合不良。此外,也常出现瘢痕增宽。

除非患者抱怨术后阴茎反而缩短了,否则不建议对阴茎悬韧带进行二次松解,因为这会增加阴茎背部神经血管损伤的风险。为防止海绵体松解部分再次附着到耻骨联合引起阴茎缩短,可借助邻近的精索周围脂肪组织形成脂肪瓣,填充于海绵体和耻骨联合之间(见图 30.4)。

清除移植的自体脂肪

多数寻求二次手术的患者并不希望完全去除移植的自体脂肪。他们通常主诉自体脂肪移植术后阴茎出现结节,或是凹凸不平形成阴茎不对称。经环形小切口或完全切口、中线切口,或既往 V-Y 切口,可以矫正自体脂肪移植术阴茎结节或形态畸形(见图 30.5)。直线切口愈合后形态差,不予推荐。一般先去除明显的脂肪堆积,再进行剩余脂肪的塑形。过度修剪脂肪组织会导致凹陷性畸形,因此术中只对少量造

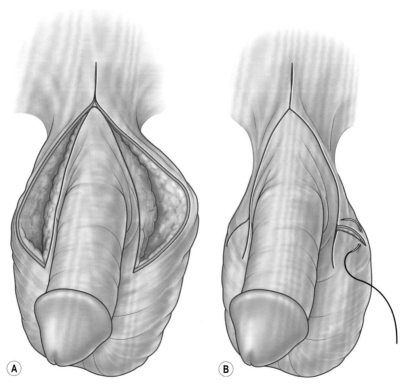

(A)   (B)

图 30.6 V-Y 推进瓣部分复位。(A)在保持阴茎长度的前提下,尽量复位 V-Y 瓣。(B)切口外侧行附加切口,修整猫耳畸形。也可延长阴囊外侧切口修整

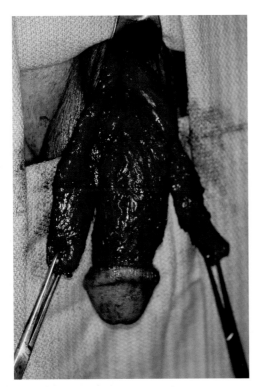

图 30.7 同种异体真皮易于从 Buck 筋膜掀起。转移脂肪瓣防止瘢痕形成,阴茎受限(见图 30.4)

成畸形的移植组织进行修整。

完全清除移植脂肪组织会导致严重并发症,因此术前要履行充分告知的义务。术中为了达到接近彻底清除的目的,则要在包括注射脂肪弥散区在内的所有移植部位进行清扫,需行环形或半环形切口。术中尽量清除移植的脂肪组织,同时要尽可能保留肉膜。即使如此,术后依然会有很高的并发症发生率,包括持续长达 6 个月的淋巴水肿,阴茎皮肤和深层 Buck 筋膜粘连,阴茎海绵体和耻骨前皮肤及皮下组织粘连导致阴茎缩短。一旦形成皮肤及皮下纤维组织粘连,可能需要激素注射治疗;但很可能需要另一次更复杂的瘢痕松解手术,或需要转移单侧 / 双侧脂肪瓣填充皮下形成的无效腔。

实施 V-Y 推进皮瓣局部复位术,会限制同时去除脂肪结节或修整脂肪堆积畸形。在不剥离 V 瓣的前提下,可经 V-Y 切口远端行单侧或双侧切口,形成数厘米长的隧道,以清除脂肪;也可选择局限的环形切口。手术尽量在一侧进行,勿骚扰对侧,以保证术后良好的淋巴和血液回流。但在进行宽大的 V-Y 推进皮瓣复位术时,采用近端中央切口可能会损伤近端肉膜。V-Y 推进皮瓣复位术时最好不要同时清理大量的弥散脂肪颗粒,因为过度骚扰皮瓣和肉膜会减少皮瓣血管再生,可能延长水肿期。为了切口瘢痕组织能充分血管化,脂肪清除手术应该在 V-Y 推进皮瓣复位术后 6 个月进行。

真皮脂肪复合组织移植物与异体真皮的清除

真皮、真皮脂肪复合组织、异体真皮移植后会出现多种

问题,包括阴茎缩短、弯曲、硬结。清除这些移植物时,可选择单个环形切口、中线切口、耻骨前低位切口或三者之间的联合切口。如果移植物形成瘢痕化的硬结,与深部 Buck 筋膜无粘连,则易去除,畸形得以矫正(图 30.7)。但如果移植物与深部 Buck 筋膜广泛粘连,术中要注重保护阴茎背部的神经血管组织,精细的操作通常需要放大镜辅助。去除瘢痕化的真皮或异体真皮移植物,可以消除阴茎形态畸形、弯曲或勃起受限;但由于皮肤和肉膜瘢痕化不可逆,很难完全恢复阴茎长度或笔直程度。尽可能保留肉膜,以防止皮肤和深层 Buck 筋膜粘连。通常可采用单侧或双侧的精索脂肪瓣来填充阴茎耻骨结合部的皮下无效腔,防止形成阴茎缩短畸形(见图 30.4)。创面留置闭式引流。

术后护理

在阴茎整形手术中,几乎所有去除大量脂肪或进行组织脱套样剥离后均需要经耻骨上穿刺放置闭式引流。术后在阴茎周围环形包扎敷料对恢复很重要,有助于防止形成血肿或水肿而产生继发畸形。可以使用薄 Duoderm 敷料宽松地缠绕阴茎,其上再缠绕一层 Coban 敷料。这种敷料包扎可以维持 2 天或更长时间。之后更换 Tegaderm 敷料包扎。术后常规留置尿管。

结果

阴茎整形术后并发症的处理极具挑战性。这类患者往往存在心理障碍。因为他们一开始就因缺乏自信而寻求阴茎增大术的治疗。因此,医生在二次再造术中要格外谨慎细致,以帮助患者恢复阴茎的形态和功能,以及患者的自信。术中精细的操作可减少并发症的发生。多数患者因此能达到期望值,满意度较高。阴茎再造术通常需要进行多次。畸形矫正术后,大多数患者能够自然地恢复正常的性生活。

阴茎阴囊蹼状畸形

阴茎阴囊蹼状畸形,临床表现为阴囊皮肤延伸到阴茎腹侧,使阴茎阴囊结合部呈钝角,模糊了阴囊和阴茎之间的固有界限(图 30.8A)。清晰的阴茎阴囊分界线,可以增加阴茎的视觉长度。阴茎阴囊蹼状畸形可能是先天性的,但多数是由于包皮环切术中切除了过多的阴茎腹侧皮肤。阴茎阴囊蹼状畸形会导致性交或戴避孕套时不适。

轻度畸形可以通过在阴茎阴囊蹼的中线行单个或多个 Z 成形进行矫治[19,20]。转瓣后,阴茎阴囊蹼状畸形的短缩形态得到改善,阴茎阴囊界限变清晰,阴茎显得更长。如果患者阴茎阴囊结合部皮肤大量富余,形成重度的阴茎阴囊蹼状畸形,通常需要在蹼状畸形中线行纵行切口(图 30.8B 和 C)。为了适量切除多余的皮肤,不至于在术后形成环形的挛缩畸形,需要通过药物勃起试验来确定需要切除皮肤的组织量。药物勃起试验是通过海绵体内注射前列腺素 E_1 使阴茎勃起。确定切除的皮肤组织量后,术中切除适量皮肤并进行 Z 成形术,后者可以避免瘢痕挛缩而导致蹼状畸形复发(图 30.8D 和 E)。

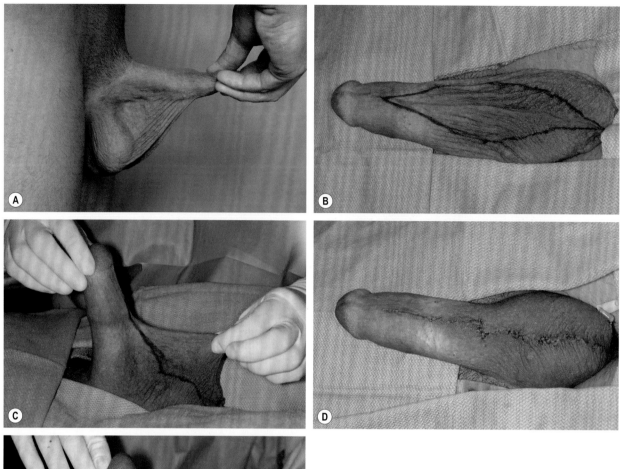

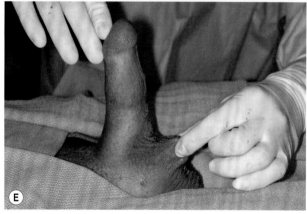

图 30.8　切除过多包皮导致阴茎阴囊蹼状畸形。环状瘢痕位于阴茎近端。（A）侧面观：严重的阴茎阴囊蹼状畸形和阴茎皮肤相对不足。（B 和 C）皮肤切除设计线。阴茎处于药物性勃起状态。（D 和 E）皮肤切除后阴茎阴囊蹼状畸形明显消除。阴茎阴囊结合部术后呈 Z 成形缝合。留置引流

　　也可以设计 V-Y 推进瓣矫治蹼状畸形，术中要注意处理猫耳畸形[21,22]。

阴囊增大

　　衰老、先天性阴囊增大以及阴囊积液或精索静脉曲张所致局部牵拉，可引起阴囊局部皮肤松弛，从而继发阴囊增大和下垂（图 30.9A）。本章节不讨论淋巴水肿导致的阴囊增大。阴囊增大畸形会引发身体不适或自信丧失。阴囊缩小整形术式多样，但基本都遵循保持阴囊囊袋样外观的原则。如果存在阴囊积液或精索静脉曲张，应优先或术中同时处理，避免术后牵拉而导致阴囊增大复发。

　　医生与患者应充分沟通确定手术范围。嘱患者于站立

位，面对镜子进行初步手术设计线标记，并在术中截石位再次与患者确定。切口线的设计应当依阴囊的解剖结构而定，以保证术后形成正常的阴囊形态。如果患者有明显的阴茎阴囊蹼状畸形，要首先标记。阴囊缩小术中，通常选择阴囊中上部水平切口，其与阴茎阴囊结合部的垂直切口连接形成倒 T。为了术后瘢痕隐蔽，也可以选择在阴囊后方行 U 形切口，此切口不与阴茎阴囊结合部的垂直切口相连。

　　手术切口线的设计还要参考患者是否存在明显的阴茎阴囊蹼状畸形。如果存在，应当首先在阴茎海绵体内注射前列腺素 E$_1$ 致药物性勃起后，再行标记画线。蹼状畸形富余的皮肤一般堆积在中线形成束状，并不引起阴茎皮肤的环形紧缩（图 30.9B~D）。此时可以在阴囊中上部设计上凹的横行新月形切口。如果皮肤堆积在阴茎阴囊结合部，一般不会

出现猫耳畸形。一旦形成猫耳畸形,则同时在左右两侧各设计一个 V 形切口线,最终形成向下的切口线。术中切除皮肤及其深面肉膜。调整切口对合位置,以缝合形成正常的阴囊形态(图 30.9E)。肉膜采用 4-0 可吸收线缝合,可吸收线皮内缝合关闭皮肤切口。术后留置闭式引流。

血肿是最常见的并发症,故术中要仔细止血。切口愈合后经常会出现两侧皮肤组织颜色或质地不匹配,使瘢痕更明显。医生需在术前对患者说明这一点,使其有心理准备。大多数患者对术后结果,无论是外观还是舒适度上,都很满意

(图 30.9F 和 G)。

隐匿型阴茎

以"隐匿""隐藏"和"埋藏"等术语来形容阴茎,均是指阴茎的功能和视觉长度不足(图 30.10、图 30.11A、图 30.12A 和 B 及图 30.13A)[22-41]。其阴茎海绵体长度即使正常,但被遮盖而不能显露。先天性隐匿性阴茎并不常见。隐匿性阴茎通常因为肥厚的耻骨上脂肪垫、肥胖、衰老或减肥后耻骨

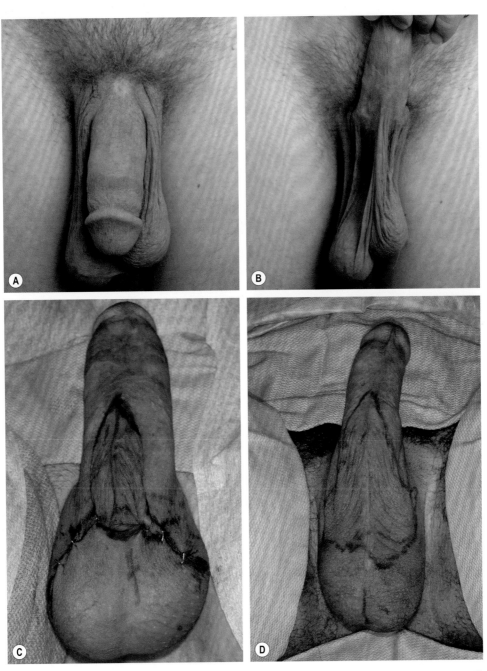

图 30.9 27 岁男性患者,因阴囊皮肤赘余、松弛,行阴囊缩小术。(A 和 B)阴囊下垂至低于阴茎水平,且合并阴茎阴囊蹼状畸形。(C)在阴茎药物性勃起状态下,确定拟切除的皮肤软组织。首先用订皮器模拟固定阴茎阴囊蹼状畸形切除后缝合线,再模拟对合水平切口线,调整至双侧阴囊对称。(D)拟切除皮肤区域(非同一患者,但情况类似)

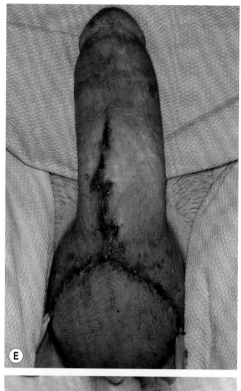

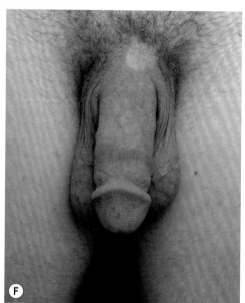

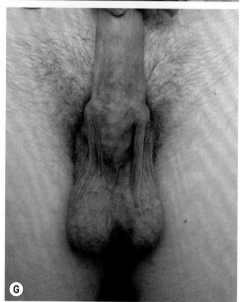

图30.9(续) (E)术后阴囊形态。阴茎阴囊结合部呈Z成形缝合线。蹼状畸形在阴囊中缝处收紧,故无猫耳畸形。(F和G)术后3个半月外观。瘢痕隐蔽。阴囊高于阴茎,阴茎阴囊蹼状畸形消失

上皮肤软组织下垂引起。也有其他一些原因可导致隐匿型阴茎,如激进的包皮环切术,腹壁成形术中将肉膜与Scarpa筋膜过度剥离或阴茎延长术中不恰当的采用过大的V-Y推进瓣。隐匿型阴茎严重影响患者自信,使其回避公共更衣间、体育活动和性生活。阴茎隐匿造成皮肤被覆部位长期潮湿,会导致阴茎炎症及皮损性疾病,如干燥性闭塞性龟头炎。本章讨论具有充足阴茎皮肤的成人和儿童的隐匿型阴茎矫形术,不讨论合并有皮肤移植或皮瓣转移的病例[42-43]。

矫正成人隐匿型阴茎的方法部分源于小儿隐匿型阴茎矫形术的经验。这些患者的阴茎Buck筋膜和肉膜之间附着不充分,因此海绵体近端缺乏皮肤和肉膜覆盖,从而形成阴茎短缩。由于阴茎海绵体可能退缩到耻骨上脂肪或阴囊内,

因此要将肉膜及皮肤复位固定于阴茎海绵体的背侧和腹侧,以保证手术成功[39]。

手术技术

患者于站立位查体有助于明确诊断。

如果患者存在过多的耻骨上脂肪,术中应行切除,并且松解Scarpa筋膜限制条带来增加阴茎的视觉和功能长度。需要注意的是,衰老和肥胖患者减肥后会导致耻骨上皮肤和脂肪组织下垂,站立位时影响阴茎显露。在老年男性患者中,同时行耻骨上皮肤脂肪切除和耻骨上皮瓣加固,可以改善阴茎的视觉和功能长度,使阴阜显得更加年轻化和富有吸引力。也有一些患者不合并耻骨上皮肤和脂肪组织的下垂(见

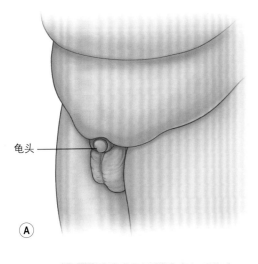

龟头

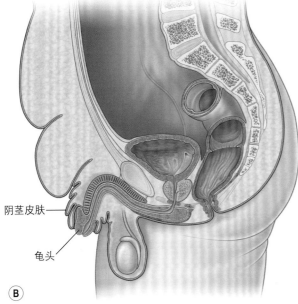

阴茎皮肤

龟头

图 30.10　典型的隐匿或埋藏阴茎。(A)阴茎埋藏于腹壁皮下脂肪和阴囊内。(B)阴茎皮肤与深部海绵体附着不紧,因此海绵体后缩至耻骨区与阴囊内

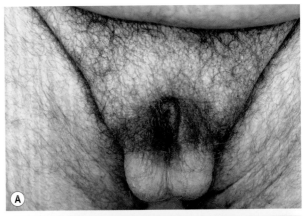

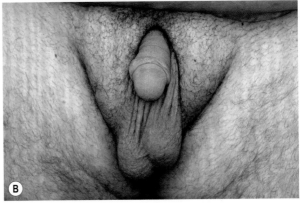

图 30.11　(A)32 岁男性患者,肥胖,未行包皮环切术,严重的隐匿型阴茎。(B)术后 3 个月观,阴茎形态正常。术中切除部分耻骨前皮肤和脂肪,提升阴茎会阴部皮肤

图 30.13)。就这类患者而言,可在阴茎耻骨结合部切开,将阴茎背侧皮肤固定于阴茎白膜(见下文)。注意检查阴茎阴囊结合部,因为阴茎腹侧必须和该部位皮肤相固定,这通常涉及阴茎阴囊蹼状畸形的修复。

术前嘱患者于站立位画线,以确定多余的皮肤组织量。如果为了切除多余皮肤软组织以提升阴阜,可选择在阴阜上方行横行的新月形切口,切口上缘一般刚好位于悬垂皮肤褶皱的下方(图 30.14)[39-44]。耻骨上脂肪切除后,皮肤会向下移位,因此横行切除的皮肤软组织宽度通常不超过数厘米。对于重度肥胖的患者,需要切除部分悬垂的腹壁脂肪和皮肤,避免在横行切口处形成明显的台阶样落差。阴茎耻骨结合部以上至少保留 7~8cm 高度的正常盾形阴阜区。

术中切开皮肤脂肪达腹直肌筋膜,在腹直肌筋膜上行潜行分离形成皮肤脂肪复合组织瓣,双侧达外环,下至耻骨

联合。耻骨、腹股沟和阴囊上区域注射肿胀液。在耻骨上区均匀地进行吸脂以去除脂肪垫,同时在腹股沟和阴囊上部位逐渐减少吸脂的量,以防形成凹陷畸形。保留皮下 1~2cm 厚度的皮下脂肪和纤维组织。对吸脂效果差的部位,可锐性切除局部脂肪组织,尤其是阴茎耻骨结合部。耻骨上脂肪去除后适当塑形,使切缘与上方的腹壁侧切缘相匹配。有时需要去除一定量的精索内侧脂肪,但去除过多腹股沟区的精索周围脂肪组织会导致生殖器淋巴水肿或浅部神经损伤。术中直视下将阴茎海绵体从深层组织上游离。同时可以适当松解阴茎悬韧带。为了防止悬韧带松解术后阴茎粘连到耻骨联合,可从临近精索的组织中分离形成脂肪瓣以填充位于耻骨联合前的无效腔(见上文)。

将耻骨上皮肤的皮下纤维脂肪组织缝合固定于腹直肌筋膜,保持盾形阴阜向上收紧的良好形态,同时将阴茎背侧皮肤固定到阴茎上(图 30.14B)。为了防止阴茎皮肤包裹的海绵体退缩到阴囊或耻骨区,术中以 1 号 Prolene 线将皮瓣的皮下脂肪组织固定于腹直肌筋膜。儿童可选择 0 号 Prolene 线缝合。术中以前列腺素 E$_1$ 进行海绵体内注射维持药物性勃起,注意观察缝合固定不能影响到正常的勃起。首先在耻骨联合位于两侧外环之间的部位横向缝合 3 针,大体位于阴茎耻骨联合头侧 1~2cm 处水平。通常缝合固定 3~4 排。尽量避免形成腹壁过度凹陷或耻骨上区塌陷。在术区深层近耻骨联合处放置闭式引流,引流管由右侧引出。

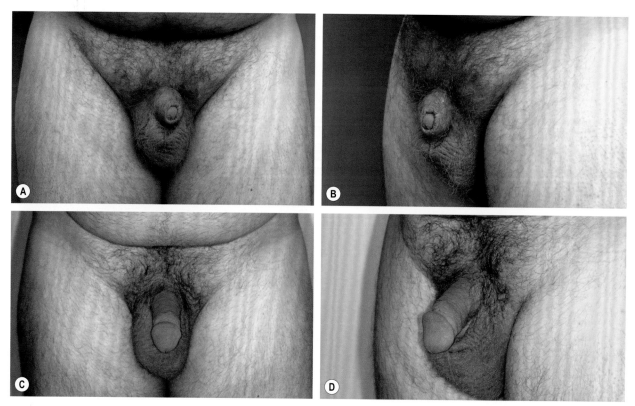

图 30.12 （A 和 B）45 岁男性患者，中度肥胖，相对隐匿型阴茎。患者非中度肥胖，但阴茎皮肤和深部 Buck 筋膜缺乏牢靠的附着。（C 和 D）耻骨前皮肤脂肪切除术后 2 个月观。术中同时行吸脂术、耻骨区和阴茎阴囊皮肤缝合固定。耻骨前区呈现中度凹陷

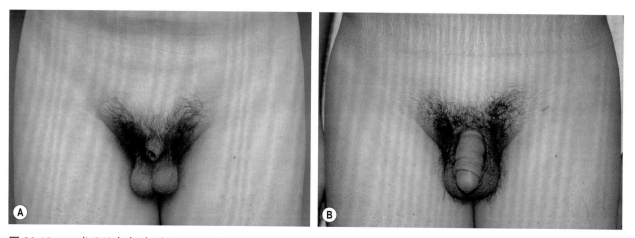

图 30.13 14 岁男性患者，相对隐匿型阴茎。无耻骨前皮肤松弛和皮下脂肪垫。予以阴茎耻骨前和阴茎阴囊间缝合固定，同时辅以吸脂术。（A）术前。（B）术后 3 个月。仍有阴茎水肿，通常在数月内逐渐消退

尽管有了上述的耻骨上缝合固定，但如果不将阴茎腹侧皮肤加以固定，阴茎海绵体依然可能退缩到阴囊内（图 30.15）。此类患者多数合并阴茎阴囊蹼状畸形，术中需要同时予以矫治（见上文）。术中在阴茎阴囊结合部或稍下方行沿中线的纵行切口或 Z 成形切口，切开肉膜达尿道海绵体和白膜。术中需辅以药物性勃起。在双侧阴茎阴囊结合部位于尿道的水平，以 2-0 PDS 线将白膜和位于阴茎阴囊结合部稍下方的腹侧皮下肉膜组织缝合固定[39,44]。上述缝合将阴

茎腹侧皮肤固定到海绵体，防止后者退缩至皮下脂肪层或阴囊内。注意不要在缝针处形成明显的凹陷，但有时为了获得良好的加固效果，难免形成局部凹陷。最后关闭肉膜和皮肤切口（图 30.16）。

对于耻骨前仅有轻度脂肪堆积而无明显多余皮肤组织的患者，无需行耻骨上的横行切口（见图 30.13）。这类患者仅需将阴茎耻骨结合部 12 点钟位置的皮下组织缝合固定至白膜的背侧近端[45,46]。术中在阴茎耻骨结合部上方做

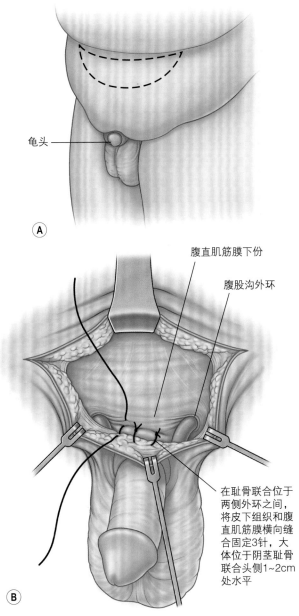

龟头

腹直肌筋膜下份

腹股沟外环

在耻骨联合位于
两侧外环之间,
将皮下组织和腹
直肌筋膜横向缝
合固定3针, 大
体位于阴茎耻骨
联合头侧1~2cm
处水平

图 30.14　(A)腹壁皮肤软组织悬垂线下方的低位横行切口。切除皮肤与否取决于是否存在赘余的皮肤。通过吸脂和切除的方法去除多余的耻骨前脂肪组织。(B)以数排缝合线将耻骨前皮瓣固定于腹直肌筋膜

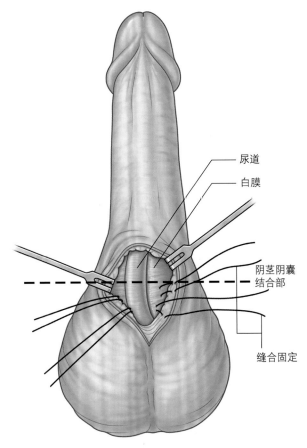

尿道

白膜

阴茎阴囊
结合部

缝合固定

图 30.15　切口位于阴茎阴囊角水平。如果存在蹼状畸形,则通过 Z 成形和 / 或皮肤切除予以矫正。双侧缝合固定,将近阴茎阴囊角的白膜固定于阴茎腹侧皮下

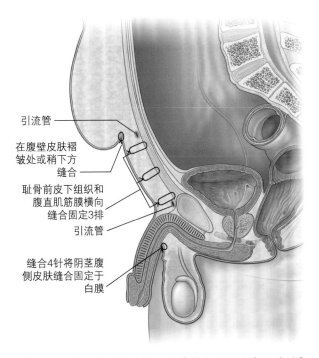

引流管

在腹壁皮肤褶
皱处或稍下方
缝合

耻骨前皮下组织和
腹直肌筋膜横向
缝合固定3排

引流管

缝合4针将阴茎腹
侧皮肤缝合固定于
白膜

图 30.16　术后即刻示意图。耻骨前皮肤与腹直肌筋膜相固定,近阴茎阴囊角的白膜固定于阴茎腹侧皮下。阴茎皮肤和深部海绵体融为一体

3~4cm 的切口,分离皮下组织至阴茎海绵体部,同时辅以药物性勃起。在 10 点钟到 2 点钟位置纵向钝性分离 Buck 筋膜至双侧的阴茎背动脉,最好到达阴茎背神经位置。避免锐性剥离,防止神经被横断。显露双侧白膜后,每侧均以 2-0 线缝穿相邻的两针(图 30.17A 和 B)。缝线同时穿过阴茎耻骨结合部的皮下组织。四根缝线打结,使白膜和皮下组织牢靠固定。切口旁另行穿刺,留置 10F 闭式引流管。可行吸脂术去除部分耻骨前脂肪,注意保护固定的缝合线。然后关闭切口。此类患者往往还需要同时行阴茎阴囊固定。手术操作完成后,在海绵体内注射肾上腺素消除阴茎勃起。

　　任何隐匿型阴茎矫形术都应当保证阴茎勃起时的坚挺

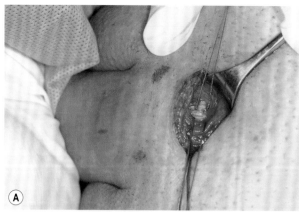

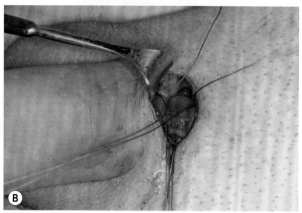

图 30.17　男性患者,相对隐匿性阴茎,不合并耻骨前皮肤下垂或脂肪垫,行阴茎和耻骨前皮肤固定。(A)在阴茎会阴结合部行白膜缝合固定。在 10 点和 2 点方向各缝合两针。需钝性分离并牵开阴茎背动脉和阴茎背神经。图中皮肤标记示缝合固定的位置。(B)在阴茎会阴结合部将白膜和皮下组织缝合固定

形态,疲软时龟头亦不至于退缩到阴囊或是腹壁软组织内。

结果

隐匿型阴茎矫形术式非常成熟,一般都很成功。受该疾病折磨的患者,术后自信心会有极大提升。术后并发症包括耻骨上软组织塌陷,在采用吸脂术去除耻骨上脂肪的方法后,这类并发症极少出现。少数患者耻骨前和阴囊部位的缝合固定维持时间短,因此在缝合最初几针时要结扎牢靠,确保皮肤和海绵体充分固定,即使术后早期缝针处形成局部凹陷也无碍手术的最终效果。缝针形成的凹陷一般在数月内消退。对于一些单行耻骨前固定而效果不佳的患者,二次手术时通常需要进行阴茎耻骨部位的固定。偶尔阴茎阴囊固定也需要二次进行,该手术操作相对简单。

女性外生殖器美容手术

简介

评价女性的外生殖器是否美观受到文化背景和个人审

美观的影响。近年来,会阴部脱毛治疗的流行和成人色情资料的传播,使女性更加关注自身外生殖器的形态。和别人比较之后,她们形成了各自的审美标准。如果一个女性认为自己的外阴存在异常或畸形,她会感到尴尬甚至丧失自信[47-50]。一旦如此,这类女性常常会选择逃避正常社交及易显露外阴特征的场景,譬如穿紧身泳衣、公共浴室或性生活。她们躲避妇科检查,不愿意和医生提及此类问题,因而其潜在的需求也被忽视。目前尚不存在客观的女阴美学标准,但一般认为理想的女性外生殖器具有以下特点:①双侧小阴唇形态对称,站立位前突不超过大阴唇;②阴蒂长短适中,无明显突起或多余的皮肤褶皱;③大阴唇紧致且饱满,无脂肪过多导致的囊袋样臃肿外观;④阴阜紧致且饱满,曲线平滑而不突兀[51]。随着手术方式的不断改进,手术基本能帮助患者达到以上目标。面对外阴形态存在的一些轻度异常,有些女性经过适当的安慰得以缓解,有些女性则寻求手术改善,且术后变得更自信。

此外,部分女性存在大阴唇、小阴唇或阴蒂肥大,在性交、运动或穿紧身衣时感到不适。阴唇过度肥大影响阴部卫生、妨碍性交、损伤尿道自净功能,会引发慢性炎症。

解剖

掌握女性会阴部的解剖学知识可以预防手术中阴蒂损伤和感觉缺失(图 30.18)。阴蒂头被阴蒂包皮覆盖,后者是阴蒂被覆的延续。阴蒂体依靠悬韧带附着于耻骨联合,阴蒂基底部依靠海绵体走行向下外侧的分支附着于双侧的坐骨耻骨支。阴蒂系带是发自阴蒂头的皮肤皱襞,与阴蒂被覆的延伸部融合形成小阴唇。

女性外生殖器血供丰富[52]。主要由阴部外动脉和阴部内动脉供应,旋股内动脉也常发出分支供应之。阴部外动脉和阴唇后动脉相吻合,后者为来源于阴部内动脉的分支血管,走行于大阴唇内。上述动脉吻合支向体表发出许多动脉弓,为会阴部提供丰富的血供。

小阴唇缩小

大多数小阴唇肥大是先天性的,但也有患者主诉在分娩、慢性刺激或使用激素后随着年龄增长而出现小阴唇肥大[53-57]。超过 12 周岁的女性,如果因小阴唇肥大导致严重不自信或不适,可以考虑行小阴唇缩小术。生殖器尴尬会导致严重的社交恐惧。多数女性偏爱直立的、薄而色淡、形态对称的小阴唇。

多数医生通过剪、切、钳夹或激光切割和缝合的方法来矫正小阴唇前突和不对称畸形[47,53-58]。这些方法的优点在于手术时间短,可以形成颜色较淡的小阴唇边缘。缺点是正常的小阴唇边缘消失,取而代之的是一道卷曲的纵行不规则瘢痕,更容易出现慢性不适,且容易出现形态不对称或矫枉过正。另外,上述方法很难保持阴蒂系带、阴蒂被覆和小阴唇间的正常过渡。有些医生选择 W 成形术进行小阴唇缩小术或设计 S 形切口,术后失去了小阴唇边缘的正常形态[59,60]。

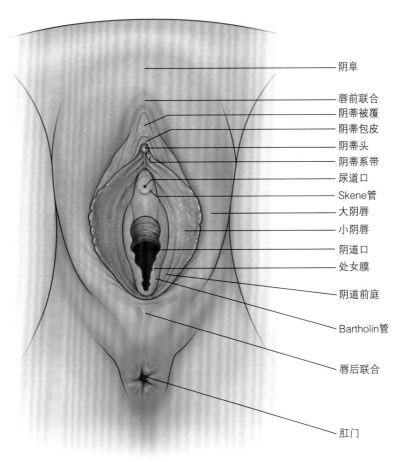

阴阜

唇前联合
阴蒂被覆
阴蒂包皮
阴蒂头
阴蒂系带
尿道口
Skene管
大阴唇
小阴唇
阴道口
处女膜

阴道前庭

Bartholin管

唇后联合

肛门

图 30.18　女性外生殖器

理想的手术应能保留会阴部的正常解剖结构,包括正常的小阴唇边缘。选择保留小阴唇边缘的中央椭圆形去表皮化切除缝合术可以消除前突畸形,但小阴唇长度未得到改善[48]。中央楔形延伸切除术,术中楔形切除或 V 形切除小阴唇突出部分的大部,切缘对齐缝合,可保留小阴唇边缘的正常形态[61]。缺点在于手术时间长、需要丰富的手术经验,偶尔并发持久的阴唇色素加深[62,63]。有些术者选择低位的楔形切除,但这无法改善小阴唇的厚度,且有较高的并发症发生率[64-66]。也有报道应用 Z 成形的方法对中央楔形切除法进行改良[67,68]。常规的沙漏样切口小阴唇缩小术能很好地改善特别肥大的小阴唇形态[69]。还有文章报道同时行阴蒂被覆和小阴唇整形的联合术式[70]。

手术技术

术前取头高截石位进行检查,同时让患者从镜子中观察自己的外生殖器,便于患者指出自己关心的部位。向患者仔细解释和描述中央楔形切除术的具体方法[61]。

小阴唇的长度、厚度、形态变异很大,因此需依据每个患者的解剖特点进行手术设计画线。术前对阴蒂被覆进行全面的评价,以确定相应组织的突出度、对称性、过度角化变黑的皮肤位置、是否有多余褶皱以及阴蒂头的大小与显露程度。对曾行外阴切开术造成的阴道后唇位置偏高或存在的阴道口关闭不全进行评估。在每侧小阴唇的最突出部行大 V 形切口或楔形切口(图 30.19A 和 B)。楔形切口的设计要

调整至双侧对称。一般都能获得良好的对称性。通常要切除颜色最深的皮肤。

小阴唇缩小术一般取截石位,在全麻或局麻下进行。术中小阴唇楔形切口的上份通常位于阴蒂系带和阴蒂被覆结合处,或在其稍后方。切除小阴唇的组织量要适中,以形成平直的、不赘余的形态,同时要确保切口无张力缝合,并且不能使阴道口过于紧张,以能容纳两指为宜。内侧的 V 形切口向深部延伸直至处女膜环。外侧的 V 形切口向前方略呈弧形弯曲以免形成猫耳畸形,可切除多余的阴蒂被覆组织或被覆外侧的褶皱(图 30.19C)。因此,术中小阴唇内外侧的 V 形切口并不对称。极少数患者会为了切除足够的组织量并达到对称而需要在靠后的位置另行单侧或双侧的 V 形切除。

术中画线后,以含肾上腺素的利多卡因溶液和布比卡因溶液行小阴唇浸润麻醉。组织经浸润麻醉肿胀后,仔细将拟切除部位去表皮化,尽可能保留皮下组织,后者的愈合可以防止皮肤切口裂开或出现穿孔。切口的前后缘皮下组织通常分层对合,以 5-0 Monocryl(单乔)线缝合(图 30.19D)。通常需要借助放大镜进行切缘的精细对合。修剪内外侧猫耳畸形。5-0 Monocryl 线垂直褥式缝合关闭小阴唇缘和内外侧切口。内侧切口深部切口和外侧切口大部可行连续缝合。阴蒂被覆外侧部切口可以 5-0 Monocryl 线行皮下组织和皮内连续缝合。术后仅余一条小的横行缝合线可见(图 30.19E)。多数情况下,术后小阴唇突出度能维持在稍高出阴道口的理想位置,但如果小阴唇过于肥大则很难达到此

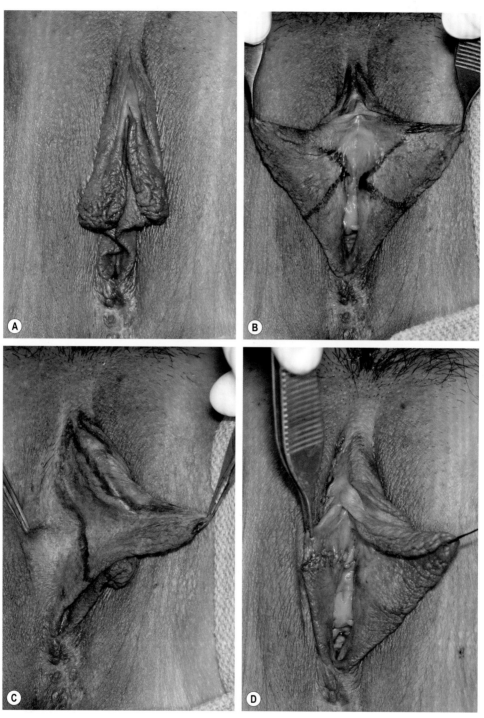

图 30.19　47 岁女性患者,小阴唇缩小术和阴蒂被覆外侧缩小术。(A)术前;(B)小阴唇张开状态下于内侧设计 V 形切口线;(C)小阴唇外侧略呈弧形的 V 形切口线设计,切口线上臂从阴蒂被覆的近阴蒂处延伸至前端;(D)右侧切除术后即刻与未手术的左侧对比

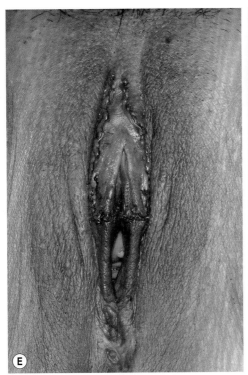
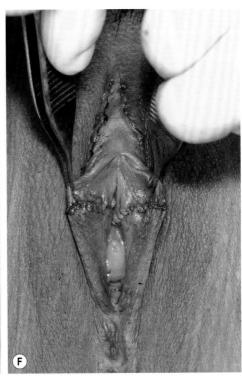

图 30.19(续)　(E)术后;(F)术后小阴唇张开状态

效果。

　　如果阴蒂被覆近中位置有垂直方向赘余的褶皱或皮肤增生肥厚,可设计垂直方向的椭圆形切口切除之。此时,外侧的 V 形切口可止于大小阴唇之间的沟槽处。偶尔有患者出现水平方向的皮肤褶皱,此时可设计较小的横向椭圆形切口切除之。然而,这可能导致阴蒂头显露太多而过于敏感,外观形态也欠佳。联合阴蒂部分切除的阴蒂阴唇成形术可以去除更多的阴蒂被覆皮肤,因该术式主要涉及阴蒂缩小,本章不予讨论。

　　如果阴道口过紧或阴道后唇过高,可在 6 点钟方向沿中线切开,然后采用美容缝合消除猫耳畸形并关闭切口。在对肥大的小阴唇行缩小术时,如果同时需要行会阴成形术、阴道后壁修复或缩紧术,需注意防止阴道口过窄。为了预防上述情况,可在小阴唇缩小术结束后再行处女膜环深部的会阴和阴道修复手术,关闭切口时充分调整阴道口的松紧程度。

结果

　　术后患者的小阴唇形态正常,愈合良好(图 30.19F、图 30.20 和图 30.21)。最常见的并发症是小阴唇缘切口有细微裂开或小阴唇出现小的穿孔。在遵循上述手术要点前提下,这些并发症发生率小于 2%,且很少出现大范围的切口裂开。小的切口裂开或穿孔可在术后 4~6 月时局麻下修补。切口瘢痕造成慢性不适或影响性交的情况很少见,而且也能进行修复。有些患者术后出现小阴唇牵拉或瘢痕增生,需要进行简单的修复。如果小阴唇经最大限度 V 形切除术后仍明显突出,患者认为必须矫正,则可行二次手术,于小阴唇内外侧

行椭圆形切除。和单纯修剪及遗留很长的阴唇缘缝合线的方法相比,中央楔形切除技术是一个大的进步。中央楔形切除技术和其他多数精细的小阴唇缩小技术都能收获良好的手术效果,患者满意度超过 90%。

大阴唇缩小

　　年轻态的大阴唇外观紧致饱满而无赘余的皮肤。脂肪丰厚导致过于饱满或皮肤赘余会使大阴唇呈现突出畸形,有时两者并存(图 30.22)。先天性原因、生育、减肥和衰老都会造成大阴唇皮肤赘余和松弛。皮下脂肪堆积会使大阴唇明显突出,这可能源于先天或肥胖。医生应对这类患者进行评估,以确定是否存在阴阜脂肪萎缩或下垂。如患者大阴唇欠饱满,可行脂肪填充术予以改善。鉴于移植脂肪的吸收率,术中需适度地矫枉过正。

　　嘱患者于站立位或截石位,手持镜子自行观察,医患沟通后进行术前设计画线[7]。根据患者的不同情况,可能需要切除部分皮肤和/或脂肪组织。在双侧大阴唇的内侧各设计从前唇联合至后唇联合的新月形切口,切除多余的皮肤软组织(图 30.23A)[51]。切口内侧缘一般位于大小阴唇间沟槽处阴毛生长边界内缘处或稍外侧,有时甚至可以将此手术切口线设计更靠内一些,但须确保切口内外侧缘皮肤匹配。皮肤切口设计因人而异,但切口外侧缘与大阴唇深色皮肤至少距离 1.8cm,以保证下肢充分外展时切口愈合线两侧不出现明显的色差。在不确定时,尽量采取保守策略。依双侧大阴唇的对称程度以及皮肤赘余是否向唇后联合方向延展,决定该手术切除组织量的多寡。双侧切口线前后两端呈梭形

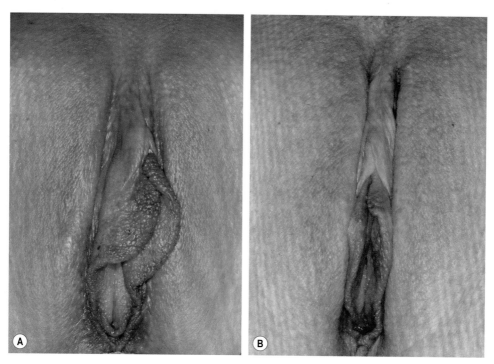

图 30.20　50 岁女性患者,行小阴唇缩小术和阴蒂被覆外侧缩小术。(A)术前;(B)术后 3 个月

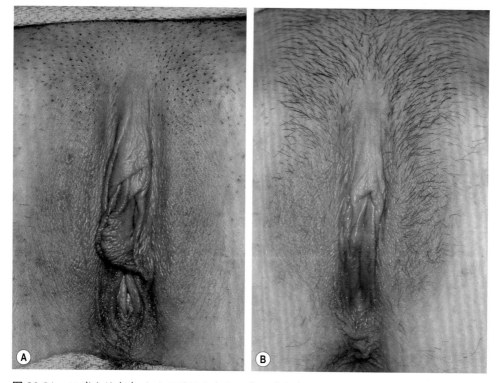

图 30.21　44 岁女性患者,行小阴唇缩小术和阴蒂被覆中外侧缩小术。(A)术前;(B)术后 3 个月

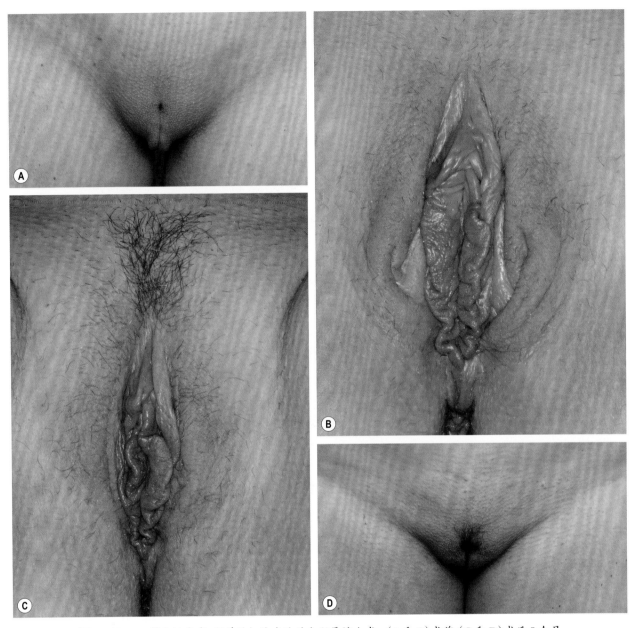

图 30.22　40 岁女性患者,行单纯切除皮肤的大阴唇缩小术。(A 和 B)术前;(C 和 D)术后 5 个月

稍向外侧延伸,不可在中线贯通。通常不切除大阴唇皮下脂肪;如果确需切除,应在术前确定切除的具体部位和脂肪量。过度切除皮肤软组织会使大阴唇呈现老年化特征。

　　手术一般取截石位,在全麻下实施。以含肾上腺素的利多卡因、布比卡因溶液的进行局部浸润麻醉。按对称性原则设计后,切除皮肤,拉拢切缘,二次检查双侧大阴唇的对称性。如果要切除脂肪组织,需打开浅 Colles 筋膜,术中用电刀仔细切除和止血,防止术后血肿形成。以 4-0 Monocryl(单乔)线连续缝合关闭浅 Colles 筋膜切口(图 30.23B)。切除脂肪量较大时需放置引流。皮下以 5-0 Monocryl(单乔)线缝合,注意挂住部分浅 Colles 筋膜,以消灭无效腔。以 5-0 Monocryl(单乔)线连续缝合关闭皮肤切口。

　　术后并发症很少,血肿罕见,但偶尔会出现双侧大阴唇不对称。切口线两侧皮肤的颜色和质地会有差别,因而选择

好切口线的位置很重要。患者对医生的术前告知通常能够理解和接受。

　　术中不能切除过多皮肤软组织,以免造成术后阴道口关闭不全,导致阴道干涩、穿衣不适和形态不美观。要特别留意已行或拟行股内侧皮肤软组织提升手术的患者。股内侧提升术中筋膜的缝合固定一旦松脱,大腿的皮肤软组织会向后移位,会将同侧的大阴唇向外侧牵拉,出现阴道口关闭不全。

　　大阴唇缩小术和小阴唇缩小术可于同一台手术完成,注意先行小阴唇缩小术。

阴阜下垂和脂肪萎缩

　　不合并皮肤赘余的单纯阴阜脂肪垫肥厚患者,可予以

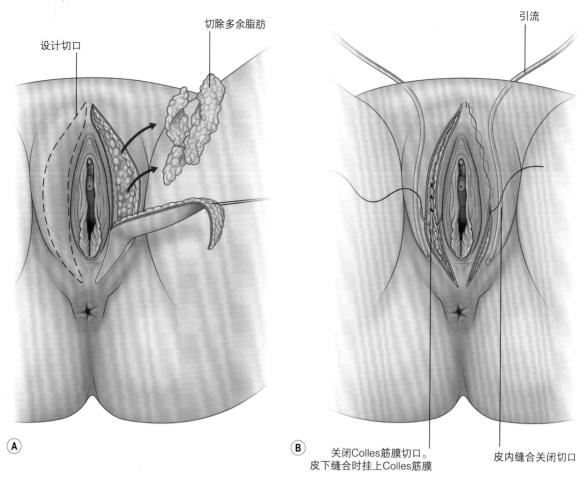

图 30.23 （A）大阴唇内侧新月形皮肤切除示意图。切口设计却决于切除皮肤切除量的多少。切口不可在中线贯通。同时切除脂肪。（B）分层关闭切口。脂肪切除后关闭 Colles 筋膜。大量切除脂肪后需放置引流。缝合皮下时挂住 Colles 筋膜以消灭无效腔。皮内缝合闭合皮肤切口

吸脂术进行减脂,术中切口位于双侧腹股沟。患者明显的增重和减肥,可能会形成阴阜脂肪垫突出畸形合并皮肤松弛和下垂(图 30.24A 和 B 及图 30.25A 和 B)。为了矫正上述畸形,医生们尝试过多种术式,包括阴阜提升联合腹壁成形术或单纯的耻骨前皮肤软组织提升术,但大多未获成功。采用中线切口切除多余的皮肤及皮下脂肪组织,最终形成纵向或倒 T 形瘢痕,影响美观。上提耻骨前皮肤软组织联合阴阜缩小术可以获得比较自然的外观。术中水平切开,潜行游离阴阜脂肪垫,继而行阴阜、大阴唇上部和腹股沟区吸脂术,再切除剩余的多余脂肪垫。术中将耻骨前皮肤软组织瓣皮下纤维脂肪组织缝合固定于腹直肌筋膜,可防止耻骨区软组织复发下垂[51]。

嘱患者于站立位接受术前检查。唇前联合正常位于耻骨联合部。因此检查时可上提下垂的腹壁皮肤软组织,使唇前联合达到正常位置,依此确定需要切除的皮肤软组织量。通常仅需切除数厘米宽的皮肤,因为当皮下脂肪切除后,耻骨区皮肤会有一定程度的回缩。切口下缘与唇前联合之间需保留 7~8cm 宽的盾形阴阜区。过多切除皮肤会上提唇前联合于不正常的解剖位置。横行切口通常选择在腹壁皮肤下垂褶皱的稍下方或选择既往腹壁成形术切口瘢痕处。切

口线延长至足以切除多余的皮肤软组织而不形成猫耳畸形即可,偶尔需要延长切口线至双侧髂前上棘。

单独行阴阜提升术时,患者取仰卧位。如需同时行大阴唇缩小术,则取截石位,以暴露两个术野。按新月形设计切口的上方切口线切开皮肤皮下组织达腹直肌筋膜。在腹直肌筋膜浅层分离皮肤软组织瓣,达耻骨联合与两侧外环,形成皮肤脂肪复合组织瓣。做新月形设计切口线下缘切口,切除皮肤,同时切除适量脂肪(图 30.26A)。于耻骨区皮肤脂肪复合组织瓣、双侧大阴唇上部和腹股沟区常规注射肿胀液。先行耻骨区皮肤脂肪复合组织瓣吸脂术,切除剩余的多余脂肪,保留皮瓣厚度为 1~2cm。毗邻部位亦行吸脂术,以免形成明显的耻骨区凹陷。大阴唇可同时行吸脂术或经上方开放切口行脂肪切除术,术后双侧放置闭式引流。以 1 号线将上述皮瓣缝合固定于腹直肌筋膜,切口关闭方式类似隐匿型阴茎矫正术(见上文)(图 30.14 和图 30.26B)。

提升耻骨区皮肤软组织时,可同时行大阴唇皮肤脂肪切除术。但如果患者既往进行过股内侧提升术,建议不要采取该方法。因为股内侧提升术切口合并大阴唇内侧切口及耻骨区提升切口,理论上会导致位于切口线之间大阴唇及其外侧组织供血不足。这种情况下,患者大阴唇缩小术可能延

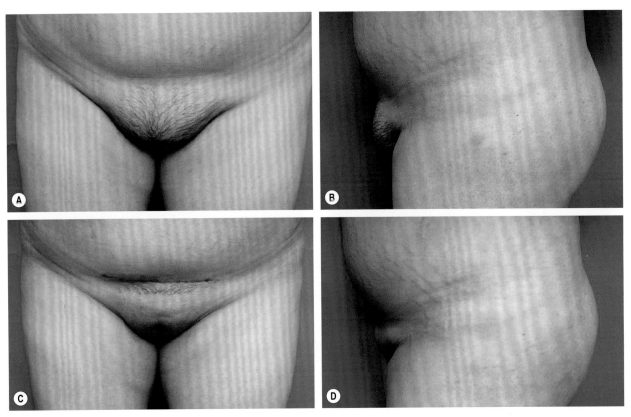

图 30.24　19 岁女性患者,耻骨前脂肪堆积,皮肤过多。行耻骨前脂肪切除和会阴提升术。(A 和 B)术前。(C 和 D)术后 2 个月

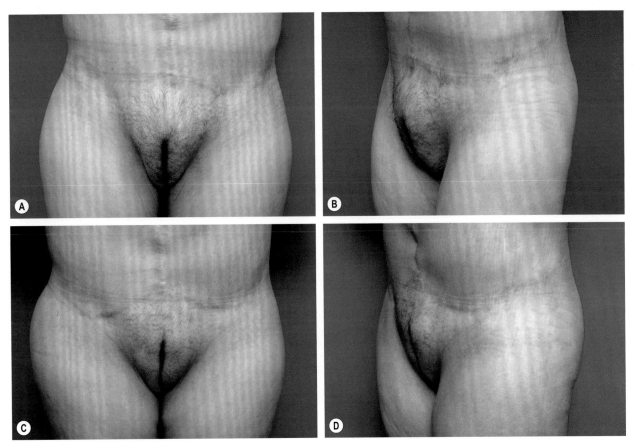

图 30.25　(A 和 B)34 岁女性患者,阴阜区皮下脂肪垫隆起合并大阴唇肥大。行会阴提升和大阴唇缩小术。(C 和 D)会阴提升术后 10 个月。可通过耻骨前吸脂进一步改善,但患者拒绝手术

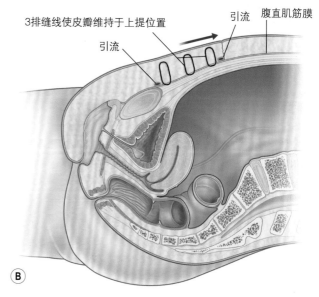

图 30.26 （A）切除少量皮下脂肪，切除平面由浅至深过渡到耻骨联合。吸脂去除了大部分脂肪。皮瓣切缘和上方的腹壁切缘对合。（B）通常需要缝合固定 3 排，以减轻凹陷程度。耻骨区和大阴唇及唇前联合一并向上提升。放置闭式引流，引流管起自耻骨联合右侧，走行于切口深面

迟恢复。

　　医生应当告知患者，手术可能形成耻骨区凹陷或矫正不完全。耻骨区过度提升会使唇前联合上移，耻骨前盾形区变短。只要术前做出合理判断，沟通好手术的局限性和期望的效果，患者通常会对手术结果非常满意（见图 30.24 和图 30.25）。

结论

　　过去的几十年间，手术方法不断发展和革新，成功改善了多种生殖器的美学缺陷。这些手术能帮助患者克服了因缺乏自尊导致的心理障碍。然而，也有一些虚假的信息在散播。随着更多的病例报道和经验交流，两性外生殖器整形美容技术将不断进步。很多患者通过手术获得了自信，这也促使医生不断探索新的、更好的治疗方案。

参考文献

1. Schonfeld WA, Beebe GW. Normal growth and variation in the male genitalia from birth to maturity. *J Urol.* 1942;48:759–777.

2. da Ros C, Teloken C, et al. *Caucasian penis: what is normal size?* Presented at American Urological Association 89th Annual Meeting, San Francisco, May 16, 1994.

3. Wessells H, Lue T, McAninch JW. *The relationship between penile length in the flaccid and erect states.* Guidelines for penile lengthening. Presented at American Urological Association 90th Annual meeting, Las Vegas, April, 1995.

4. Basmajian JV, Slonecker CE, eds. *Grant's Method of Anatomy.* 11th ed. Baltimore, MD: Williams and Wilkins; 1989.

5. Clemente CD, ed. *Anatomy of the Human Body by Henry Gray.* 30th ed. Philadelphia, PA: Lea and Febiger; 1985.

6. Grossman J, Caldamone A, Khouri R, et al. Cutaneous blood supply of the penis. *Plast Reconstr Surg.* 1989;83:213–216.

7. Alter GJ. Augmentation phalloplasty. *Urol Clin North Am.* 1995;22:887–902.

8. Alter GJ. Penile enhancement. *Adv Urol.* 1996;9:225–254.

9. Alter GJ. Penile enhancement surgery. *Tech Urol.* 1998;4:70–76.

10. Alter GJ, Jordan G. Penile elongation and girth enhancement. *AUA Update Ser.* 2007;26:229–237.

11. Long DC. [Elongation of the penis]. *Zhonghua Zheng Xing Shao Shang Wai Ke Za Zhi.* 1990;6:17–19, 74.

12. Roos H, Lissoos I. Penis lengthening. *Int J Aesthetic Restorative Surg.* 1994;2:89–96.

13. Wessells H, Lue TF, McAninch JW. Complications of penile lengthening and augmentation seen at 1 referral center. *J Urol.* 1996;155:1617–1620.

14. Alter GJ. RE: Complications of penile lengthening and augmentation seen at 1 referral center. Letter to the editor. *J Urol.* 1996;156:1784.

15. Alter GJ. Reconstruction of deformities resulting from penile enlargement surgery. *J Urol.* 1997;158:2153–2157. *This paper is the most comprehensive article describing reconstruction of deformities of penile enlargement surgeries.*

16. Alter GJ. Reconstruction of the penis for complications of penile enlargement surgery. In: Graham SD Jr, Keane TE, eds. *Glenn's Urologic Surgery.* Philadelphia, PA: Wolters Kluwer/Lippincott Williams & Wilkins; 2010:537–543.

17. Austoni E, Guarneri A, Cazzaniga A. A new technique for augmentation phalloplasty: albugineal surgery with bilateral saphenous grafts – three years of experience. *Eur Urol.* 2002;42:245–253.

18. Perovic SV, Byun JS, Scheplev P, et al. New perspectives of penile enhancement surgery: tissue engineering with biodegradable scaffolds. *Eur Urol.* 2006;49:139–147.

19. Vorstman B, Horton CE, Winslow BH. Repair of secondary genital deformities of epispadias/exstrophy. In: Horton CE, ed. *Genitourinary Surgery: Clinics in Plastic Surgery.* Philadelphia, PA: WB Saunders; 1988:387–391.

20. Alter GJ. Correction of penoscrotal web: surgical techniques. *J Sex Med.* 2007;4:844–847.

21. Chang SJ, Liu SP, Hsieh JT. Correcting penoscrotal web with the VY advancement technique. *J Sex Med.* 2008;5:249–250.

22. Zaontz MR. Management of the concealed penis with a penoscrotal web. *Dialogues Pediatr Urol.* 2006;28:8–9.

23. Maizels M, Zaontz M, Donovan J, et al. Surgical correction of the buried penis. Description of a classification system and a technique

to correct this disorder. *J Urol*. 1986;136:268–271.

24. Crawford BS. Buried penis. *Br J Plast Surg*. 1977;30:96–97.

25. Devine CJ, Jordan GH, Horton CE. Concealed penis. *Soc Pediatr Urol Newsletter*. 1984;115.

26. Horton CE, Vorstman B, Teasley D, et al. Hidden penis release: adjunctive suprapubic lipectomy. *Ann Plast Surg*. 1987;19:131–134.

27. Alter GJ, Horton CE, Horton CE Jr. Buried penis as a contraindication for circumcision. *J Am Coll Surg*. 1994;178:487–490.

28. Donohue PK, Keating M. Preputial unfurling to correct the buried penis. *J Pediatr Surg*. 1986;21:1055–1057.

29. Boemers TML, DeJong TP. The surgical correction of buried penis: a new technique. *J Urol*. 1995;154:550–552.

30. Wollin M, Duffy PG, Malone PS, et al. Buried penis. A novel approach. *Br J Urol*. 1990;65:97–100.

31. Klauber GT, Sant GR. Disorders of the male external genitalia. In: Kelalis PP, King LR, Belman AB, eds. *Clinical Pediatric Urology*. Philadelphia, PA: WB Saunders; 1985:825–861.

32. Shapiro S. Surgical treatment of the "buried" penis. *Urology*. 1987;30:554–559.

33. Kubota Y, Ishii N, Watanabe H, et al. Buried penis: a surgical repair. *Urol Int*. 1980;46:61–63.

34. Shepard GH, Wilson CS, Sallade RL. Webbed penis. *Plast Reconstr Surg*. 1980;66:453–454.

35. Masih RK, Bresman SA. Webbed penis. *J Urol*. 1974;111:690–692.

36. Perlmutter AD, Chamberlain JW. Webbed penis without chordee. *J Urol*. 1972;107:320–321.

37. Badhakrishnan J, Reyes HM. Penoplasty for buried penis secondary to "radical" circumcision. *J Pediatr Surg*. 1984;19:629–631.

38. Adham MN, Teimourian B, Mosca P. Buried penis release in adults with suction lipectomy and abdominoplasty. *Plast Reconstr Surg*. 2000;106:840–844.

39. Alter GJ, Ehrlich RM. A new technique for correction of the hidden penis in adults and children. *J Urol*. 1999;161:455–459. *This article is the first paper to outline ventral tacking sutures but also discusses pubic tacking techniques. The discussion explains indications and pitfalls.*

40. Donatucci CF, Ritter EF. Management of the buried penis in adults. *J Urol*. 1998;159:420–424.

41. Alter GJ, Ehrlich RM. Buried penis. In: Ehrlich RM, Alter GJ, eds. *Reconstructive and Plastic Surgery of the External Genitalia*. Philadelphia, PA: WB Saunders; 1999:397–401.

42. Pestana IA, Greenfield JM, Walsh M, et al. Management of the "buried" penis in adulthood: an overview. *Plast Reconstr Surg*. 2009;124:1186–1195.

43. Tang SH, Kamat D, Santucci RA. Modern management of adult-acquired buried penis. *Urology*. 2008;72:124–127.

44. Alter GJ. Pubic contouring after massive weight loss in men and women: correction of hidden penis, mons ptosis, and labia majora enlargement. *Plast Reconstr Surg*. 2012;130:936–947. *This graphic article updates and illustrates the technique for correction of hidden or buried penis in the usual pediatric and adult patient.*

45. Borsellino A, Spagnoli A, Vallasciani S, et al. Surgical approach to concealed penis: technical refinements and outcome. *Urology*. 2007;69:1195–1198.

46. Firlit CF, Hirhlji D, Palafiri AV. Penile concealment: a successful approach to correction. *Dialogues in Pediatr Urol*. 2006;28:4–5.

47. Hodgkinson DJ, Hait G. Aesthetic vaginal labioplasty. *Plast Reconstr Surg*. 1984;74:414–416.

48. Choi HY, Kim KT. A new method for aesthetic reduction to the labia minora (the deepithelialized reduction labiaplasty). *Plast Reconstr Surg*. 2000;105:419–422.

49. Laub D. A new method for aesthetic reduction to the labia minora (the deepithelialized reduction labiaplasty) (Discussion). *Plast Reconstr Surg*. 2000;105:423.

50. Alter GJ. A new technique for aesthetic labia minora reduction. *Ann Plast Surg*. 1998;40:287–290.

51. Alter GJ. Management of the mons pubis and labia majora in the massive weight loss patient. *Aesthet Surg J*. 2009;29:432–442. *This is the only article that explicitly explains and illustrates the techniques for correction of the protuberant or ptotic mons pubis and also the method for labia majora reduction.*

52. Hwang W, Chang T, Sun P, et al. Vaginal reconstruction using labia minora flaps in congenital total absence. *Ann Plast Surg*. 1983;18:534–537.

53. Caparo VJ. Congenital anomalies. *Clin Obstet Gynecol*. 1971;14:988–1012.

54. Radman HM. Hypertrophy of the labia minora. *Obstet Gynecol*. 1976;48(suppl).783–793.

55. Kato K, Kondo A, Gotoh M, et al. Hypertrophy of labia minora in myelodysplastic women. Labioplasty to ease clean intermittent catheterization. *Urology*. 1988;31:294–299.

56. Gowen RM, Martin VL. Labia minora reduction in an iron-lung disabled woman. *Obstet Gynecol*. 1988;71:488–489.

57. Chavis WM, LaFerla JJ, Niccolini R. Plastic repair of elongated, hypertrophic labia minora. A case report. *J Reprod Med*. 1989;34:373–375.

58. Girling VR, Salisbury M, Ersek RA. Vaginal labioplasty. *Plast Reconstr Surg*. 2005;115:1792–1793.

59. Maas SM, Hage JJ. Functional and aesthetic labia minora reduction. *Plast Reconstr Surg*. 2000;105:1453–1456.

60. Felicio Y. Labial surgery. *Aesthet Surg J*. 2007;27:322–328.

61. Alter GJ. Aesthetic labia minora and clitoral hood reduction using extended central wedge resection. *Plast Reconstr Surg*. 2008;122:1780–1789. *This is the seminal article on the central wedge or "V" excision labioplasty with methods and results in 407 patients. It also discusses the advantages and disadvantages of alternative techniques.*

62. Murariu D, Jackowe DJ, Parsa AA, et al. Comparison of wedge versus straight-line reduction labioplasty. Letter to editor. *Plast Reconstr Surg*. 2010;125:1046–1047.

63. Alter GJ. Comparison of wedge versus straight-line reduction labioplasty. Reply letter to the editor. *Plast Reconstr Surg*. 2010;125:1047.

64. Rouzier R, Louis-Sylvestre C, Paniel BJ, et al. Hypertrophy of labia minora: experience with 163 reductions. *Am J Obstet Gynecol*. 2000;182:35–40.

65. Munhoz AM, Filassi JR, Ricci MD, et al. Aesthetic labia minora reduction with inferior wedge resection and superior pedicle flap reconstruction. *Plast Reconstr Surg*. 2006;118:1237–1247.

66. Alter GJ. Aesthetic labia minora reduction with inferior wedge resection and superior pedicle flap reconstruction. *Plast Reconstr Surg*. 2007;120:358–360.

67. Giraldo F, Gonzalez C, de Haro F. Central wedge nymphectomy with a 90-degree Z-plasty for aesthetic reduction of the labia minora. *Plast Reconstr Surg*. 2004;113:1820–1825.

68. Alter GJ. Central wedge nymphectomy with a 90-degree Z-plasty for aesthetic reduction of the labia minora. Letter. *Plast Reconstr Surg*. 2005;115:2144–2145.

69. Gonzalez F, Dass D, Almeida B. Custom flask labiaplasty. *Ann Plast Surg*. 2015;75:266–271.

70. Gress S. Composite reduction labiaplasty. *Aesthetic Plast Surg*. 2013;37:674–683.